D1665953

Gynäkologie und Geburtshilfe
Band III/2

Gynäkologie und Geburtshilfe

Grundlagen · Pathologie · Prophylaxe · Diagnostik · Therapie
in 3 Bänden

Herausgegeben von
O. Käser, V. Friedberg, K. G. Ober,
K. Thomsen, J. Zander

Georg Thieme Verlag Stuttgart · New York

Band III/2

Spezielle Gynäkologie 2

Herausgegeben von
V. Friedberg und K. Thomsen
Wissenschaftlicher Beirat
H. A. Hirsch und G. Kindermann

Bearbeitet von

J. Baltzer	R. E. Herzog	F. Melchert
R. P. Baum	H. A. Hirsch	H. Mensing
P. Brockerhoff	G. Hör	H. Merkl
E. Burghardt	U. B. Hoyme	E. Merz
P. M. Carsten	O. Käser	C. Mittermayer
A. Castaño-Almendral	G. Kindermann	K. J. Neis
C.-H. Coester	K.-J. Klose	H. Pickel
H. Feichtinger	G. W. Korting	D. Schmähl
E. Frei	R. Kreienberg	M. L. Schneider
V. Friedberg	K. J. Lohe	B. Schüßler
H.-J. Genz	H. Ludwig	K.-W. Schweppe
H. Hahn	H. Maaß	H. E. Stegner
F. Haid-Fischer	V. Maassen	J. Torhorst
H. Hepp	W. Meier	P. Wolff

2., neubearbeitete Auflage
425 Abbildungen in 542 Einzeldarstellungen
15 Farbtafeln, 219 Tabellen

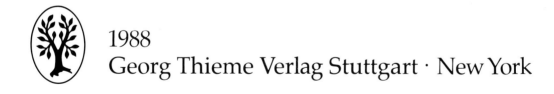

1988
Georg Thieme Verlag Stuttgart · New York

CIP-Titelaufnahme der Deutschen Bibliothek

Gynäkologie und Geburtshilfe : Grundlagen, Pathologie, Prophylaxe, Diagnostik, Therapie ; in 3 Bd. / hrsg. von O. Käser . . . – Stuttgart ; New York : Thieme.

NE: Käser, Otto [Hrsg.]
Bd. 3. Spezielle Gynäkologie.
   2. – 2., neubearb. Aufl. – 1988
Spezielle Gynäkologie. – Stuttgart ; New York : Thieme.
   (Gynäkologie und Geburtshilfe ; Bd. 3)
2. hrsg. von V. Friedberg u. K. Thomsen. Wiss. Beirat: H. A. Hirsch u. G. Kindermann. Bearb. von J. Baltzer . . . – 2., neubearb. Aufl. – 1988
NE: Friedberg, Volker [Hrsg.]; Baltzer, Jörg [Mitverf.]

1. Auflage 1972
1. italienische Auflage 1973
1. spanische Auflage 1975

© 1972, 1988 Georg Thieme Verlag
Rüdigerstraße 14, D-7000 Stuttgart 30
Printed in Germany

Satz und Druck: Appl, Wemding
Satzsystem: Digiset 40 T 30

ISBN 3-13-596602-X   1 2 3 4 5 6

Anschriften

Baltzer, J., Prof. Dr. med. Dr. med. habil.,
I. Frauenklinik der Universität,
Maistraße 11, 8000 München 2

Baum, R. P., Dr. med., Oberarzt,
Abteilung für Nuklearmedizin,
Zentrum der Radiologie, Klinikum der
Johann-Wolfgang-Goethe-Universität,
Theodor-Stern-Kai 7, 6000 Frankfurt/Main 70

Brockerhoff, P., Priv.-Doz. Dr. med.,
Klinik für Geburtshilfe und Frauenkrankheiten,
Langenbeckstraße 1, 6500 Mainz

Burghardt, E., Prof. Dr. med.,
Vorstand der Geburtshilflich-Gynäkologischen
Universitätsklinik, Auenbruggerplatz 14,
A-8036 Graz

Carsten, P. M., Prof. Dr. med.,
Khing-Khaled Hospital,
P. O. Box 876, Tabuk/Saudi-Arabien

Castaño-Almendral, A., Prof. Dr. med.,
Universitäts-Frauenklinik und Poliklinik,
Schanzenstraße 46, CH-4031 Basel

Coester, C.-H., Dr. med.,
Freie Universität Berlin, FB 1, We 4,
Hindenburgdamm 27, 1000 Berlin 45

Feichtinger, H., Dr. med.,
Institut für Pathologische Anatomie,
Müllerstraße 44, A-6020 Innsbruck

Frei, E., Dr. phil. nat.,
Institut für Toxikologie und Chemotherapie,
Deutsches Krebsforschungszentrum,
Im Neuenheimer Feld 280, 6900 Heidelberg

Friedberg, V., Prof. Dr. med.,
Direktor der Klinik und Poliklinik für Geburtshilfe
und Frauenkrankheiten,
Postfach 3960, 6500 Mainz

Genz, H.-J., Dr. med.,
Universitäts-Frauenklinik und Poliklinik,
Schanzenstraße 46, CH-4031 Basel

Hahn, H., Prof. Dr. med.,
Leiter des Instituts für Medizinische Mikrobiologie
der FU, Hindenburgdamm 27,
1000 Berlin 45

Haid-Fischer, F., Dr. med.,
Königstraße 4, 7000 Stuttgart 1

Hepp, H., Prof. Dr. med.,
Direktor der Frauenklinik im Klinikum
Großhadern der Universität,
Marchioninistraße 15, 8000 München 70

Herzog, R. E., Prof. Dr. med.,
Klinik und Poliklinik für Geburtshilfe und
Frauenkrankheiten der Universität,
Langenbeckstraße 1, 6500 Mainz

Hirsch, H. A., Prof. Dr. med.,
Direktor der Universitäts-Frauenklinik,
Schleichstraße 4, 7400 Tübingen 1

Hör, G., Prof. Dr. med.,
Leiter der Abteilung für Nuklearmedizin,
Zentrum der Radiologie, Klinikum der
Johann-Wolfgang-Goethe-Universität,
6000 Frankfurt 70

Hoyme, U. B., Prof. Dr. med.,
Zentrum für Frauenheilkunde am
Universitätsklinikum, Hufelandstraße 45,
4300 Essen

Käser, O., em. Prof. Dr. med.,
Socinstraße 43, CH-4051 Basel

Kindermann, G., Prof. Dr. med.,
I. Universitäts-Frauenklinik und Hebammenschule,
Maistraße 11, 8000 München 2

Klose, K.-J., Prof. Dr. med.,
Institut für Klinische Strahlenkunde
der Universität, Langenbeckstraße 1, 6500 Mainz

Korting, G. W., Prof. Dr. med.,
Direktor der Univ.-Hautklinik,
Langenbeckstraße 1, 6500 Mainz

Kreienberg, R., Prof. Dr. med.,
Klinik und Poliklinik für Geburtshilfe
und Frauenkrankheiten der Universität,
Langenbeckstraße 1, 6500 Mainz

Lohe, K. J., Prof. Dr. med.,
Chefarzt der gynäkologisch-geburtshilflichen
Abteilung, Städt. Krankenhaus
München-Schwabing, Kölner Platz 1,
8000 München 40

Ludwig, H., Prof. Dr. med.,
Vorsteher der Universitäts-Frauenklinik,
Schanzenstraße 46, CH-4031 Basel

Maass, H., Prof. Dr. med.,
Direktor der Universitäts-Frauenklinik,
Martinistraße 52, 2000 Hamburg 20

Maassen, V., Dr. med.,
Oberarzt der I. Frauenklinik u. Hebammenschule
der Universität München, Maistraße 11,
8000 München 2

Meier, W., Dr.,
Frauenklinik im Klinikum Großhadern der
Ludwig-Maximilians-Universität München,
Marchioninistraße 15, 8000 München 70

Melchert, F., Prof. Dr. med.,
Direktor der Frauenklinik, Klinikum der Stadt
Mannheim der Universität Heidelberg,
Theodor-Kutzer-Ufer, 6800 Mannheim

Mensing, H., Prof. Dr. med.,
Universitäts-Krankenhaus Eppendorf, Hautklinik,
Martinistraße 52, 2000 Hamburg 20

Merkl, H., Dr. med.,
Chefarzt der Gynäkologisch-Onkologischen
Klinik II Bad Trissl, 8203 Oberaudorf

Merz, E., Dr. med.,
Universitäts-Frauenklinik,
Langenbeckstraße 1, 6500 Mainz

Mittermayer, C., Prof. Dr. med.,
Direktor des Institutes für Pathologie,
Klinikum der RWTH,
Pauwelsstraße, 5100 Aachen

Neis, K. J., Priv.-Doz. Dr. med.,
Geschäftsführender Oberarzt, Universitäts-
Frauenklinik, 6650 Homburg/Saar

Ober, K. G., Prof. Dr. med.,
Am Meilwald 26, 8520 Erlangen

Pickel, H., Prof. Dr. med.,
Geburtshilflich-gynäkologische Universitätsklinik
Graz, Auenbruggerplatz 14, A-8036 Graz

Schmähl, D., Prof. Dr. med.,
Direktor des Instituts für Toxikologie
und Chemotherapie,
Deutsches Krebsforschungszentrum,
Im Neuenheimer Feld 280, 6900 Heidelberg

Schneider, M. L., Prof. Dr. med.,
Universitätsklinikum Steglitz,
Frauenklinik und Poliklinik,
Hindenburgdamm 30, 1000 Berlin 45

Schüßler, B., Prof. Dr. med.,
Frauenklinik, Klinikum Großhadern,
Ludwig-Maximilians-Universität,
Marchioninistraße 15, 8000 München 70

Schweppe, K.-W., Priv.-Doz. Dr. med.,
Chefarzt der gynäkologisch-geburtshilflichen
Abteilung, Kreiskrankenhaus Ammerland,
Akademisches Lehrkrankenhaus
der Universität Göttingen,
Langestraße 38, 2910 Westerstede

Stegner, H. E., Prof. Dr. med.,
Direktor der Abteilung für Gynäkologische
Histopathologie und Elektronenmikroskopie
der Universitäts-Frauenklinik,
Martinistraße 52, 2000 Hamburg 20

Thomsen, K., Prof. Dr. med.,
ehem. Direktor der Universitäts-Frauenklinik,
Martinistraße 52, 2000 Hamburg 20

Torhorst, J., Prof. Dr. med.,
Institut für Pathologie, Universität Basel,
Schönbeinstraße 40, CH-4003 Basel

Wolff, P., Dr. med.,
Institut für Klinische Strahlenkunde
der Johannes-Gutenberg-Universität,
Langenbeckstr. 1, 6500 Mainz

Zander, J., Prof. Dr. med.,
Direktor der I. Universitäts-Frauenklinik,
Maistraße 11, 8000 München 2

Inhaltsverzeichnis

Hinweis

Zur Verkürzung der Zeit zwischen Abschluß der Manuskripte und der Fertigstellung des Werkes hat sich der Verlag entschlossen, nicht durchgehend, sondern kapitelweise zu numerieren. Jedes Kapitel beginnt mit der Seitenzahl **1** unter Voranstellung der jeweiligen Kapitel-Nummer. Das Sachverzeichnis ist entsprechend aufgebaut. Der Gesamtumfang des Werkes beträgt XVIII, 770 Seiten.

12. Dermatologische Affektionen im Vulva-Damm-Bereich 12.1
G. W. KORTING

13. Endometriose 13.1

Wesen und Entstehung

Klinik und Therapie

14. Genitalmalignome

16. Grundsätze der Chemo-, Hormon- und Immuntherapie 16.1
R. KREIENBERG und F. MELCHERT

17. Tumornachsorge bei Frauen nach Primärbehandlung von Genitalkarzinomen . . 17.1

Allgemeine, berufliche und soziale Nachsorge

Spezielle medizinische Nachsorge bei gynäkologischen Malignomen

18. Differentialdiagnose akuter und chronischer Unterbauch- und Kreuzschmerzen . 18.1
P. BROCKERHOFF

19. Unerwartete Situationen bei der Laparotomie 19.1
A. Castaño-Almendral und O. Käser

20. Blutgerinnung und Schock 20.1

Gerinnungsstörungen

24. Bildgebende diagnostische Verfahren in der Gynäkologie 24.1

Inhaltsübersicht

11. Entzündliche Erkrankungen der Genitalien

Die bakterielle Normalflora der Vagina

H. HAHN und C.-H. COESTER

Einleitung

Mehr als ein Jahrhundert ist vergangen, seitdem DÖDERLEIN (1882) die Ergebnisse seiner Scheidensekretuntersuchungen publizierte und auf das Vorliegen grampositiver Stäbchen in der normalen Scheidenflora hinwies (6). Seitdem sind zahlreiche Arbeiten zu deren normaler oder physiologischer Zusammensetzung erschienen. Dennoch ist das Wissen über die bakterielle Vaginalflora, was als physiologisch und was als pathologisch zu gelten hat, recht unvollständig. Verschiedene Erreger sind in den vergangenen Jahren einer Neubewertung unterzogen worden, so die Gardnerella vaginalis, oder sind neu entdeckt, wie z. B. die toxinproduzierenden Staphylokokken des Toxic-Shock-Syndroms. Andere Keime wiederum konnten erst jetzt näher charakterisiert werden, wie die Mobiluncus-Arten, obschon sie bereits 1913 als vibrioähnliche Organismen beschrieben waren (5). Die Frage, inwieweit der Nachweis bestimmter Keime auf ihre Beteiligung an Infektionsprozessen hinweist, wird heute anders und differenzierter beantwortet als noch vor wenigen Jahren (Tab. 1).

Der vaginalen Bakterienflora kommt eine wichtige Rolle zu

1. in der Unterdrückung einer pathologischen Keimbesiedelung,
2. als Keimquelle für Infektionen im unteren und oberen weiblichen Genitalbereich und
3. als Infektionsquelle für das Neugeborene und das Kind in utero.

Im folgenden soll versucht werden, den gegenwärtigen Wissensstand über die Zusammensetzung der Bakterienflora und die Faktoren zusammenzufassen, die sie beeinflussen können.

Die Vagina ist neben der Haut, der Mundschleimhaut und dem Dickdarm die am stärksten von einer Bakterienflora besiedelte Körperregion. Bei gesunden Frauen finden sich pro Gramm Vaginalsekret 10^8 bis 10^{10} Bakterien. Diese bakterielle Besiedelung stellt ein fein reguliertes Ökosystem dar, das in stärkerem Ausmaß als die Keimflora anderer Regionen physiologischen Schwankungen unterworfen ist (Tab. 2). Quantitative Studien haben große Unterschiede in der Zusammensetzung der vaginalen Flora ergeben, wenn mehrfache Proben in zeitlichen Abständen von ein und derselben Frau abgenommen wurden. Die wichtigsten Faktoren mit Einfluß auf die Zusammensetzung der physiologischen Vaginalflora sind hormoneller Natur und beruhen auf zyklus- und altersbedingten Veränderungen. Hierzu rechnen in erster Linie der Glykogengehalt der Epithelzellen sowie, davon abhängig, der pH-Wert der Vagina, Schwangerschaft und Entbindung (Tab. 3).

Der pH-Wert der Vagina spielt für die Aufrechterhaltung der Stabilität der bakteriellen Vaginalflora eine ausschlaggebende Rolle. Er liegt bei Frauen im konzeptionsfähigen Alter zwischen 4,0 und 4,5. Der Glykogengehalt der Vaginalepithelzellen ist die Voraussetzung für die Milchsäurebildung durch die Laktobazillen, der sog. Döderleinschen Stäbchen, durch die der saure

---

Tabelle 1 Verschiebung der Vaginalflora

Fragen:

Pathogenetische Bedeutung?
Opportunisten?
Bedeutung quantitativer Änderungen?
Synergismus?
Symptomlose Überträgerinnen?
Gefahr der Aszension?
Ausdruck nichtbakterieller Veränderungen?
Notwendigkeit spezifischer antibiotischer Behandlung?

Tabelle 2 Faktoren mit Einfluß auf die Vaginalflora

Menstruationszyklus
Glykogengehalt der Epithelzellen
pH
Alter
Schwangerschaft
Entbindung
Koitus, Ejakulat
Verhütungsmethoden (IUD, Intrauterinpessar, lokale Cremes, Hormone)
Sexuelles Verhalten
Antibiotikatherapie
Chirurgische Eingriffe, Instrumentation
Neoplasien, Bestrahlung
Immunsuppression
Adhärenz von Bakterien am Vaginalepithel

Tabelle 3 Faktoren, die das Vorkommen bestimmter Keime begünstigen

Laktobazillen	pH 4–4,5 Östrogene
Anaerobier (und Gardnerella)	Östrogenmangel pH-Erhöhung
„Mischflora"	Promiskuität
Gramnegative Stäbchen (z.B. Escherichia coli)	Schwangerschaft
Toxinproduzierende Staphylokokken	nicht rechtzeitig gewechselter Tampon (>24 h)
Sproßpilze	Antibiotika Einphasenpräparate

pH-Wert aufrechterhalten wird. Das saure Milieu erlaubt eine Besiedelung nur durch wenige bestimmte Keimarten. Wenn der pH-Wert steigt, kommt es zur Ansiedlung anderer Bakterien und zu einer Verschiebung des physiologischen Gleichgewichts der Bakterienarten. Hierdurch wird Infektionen der Boden bereitet. Steigt z.B. der pH-Wert aufgrund einer Abnahme der Laktobazillen, so vermehren sich die obligat anaeroben Bakterien, die ein alkalisches Milieu bevorzugen, so daß letztere ein Übergewicht gewinnen können.

Vaginitiden durch Candida-Arten und Trichomonaden scheinen durch Einphasenpräparate begünstigt zu werden, IUD-Trägerinnen haben 3- bis 7fach höhere Chancen, an einer Salpingitis durch obligat oder fakultativ pathogene Erreger zu erkranken als das Vergleichskollektiv.

Frauen mit häufig wechselnden Sexualpartnern zeigen, insbesondere bei nicht geschütztem Verkehr, eine veränderte Flora, die sich in Richtung Anaerobier im Verhältnis zu den Laktobazillen bewegt. Dabei ist Gardnerella vaginalis vermehrt nachweisbar. Mikroskopisch sieht man eine kokkoide Mischflora. Auch der Einsatz von Verhütungsmitteln (IUD, Intrauterinpessare, Kondome, lokal wirksame Cremes) oder Hormonen kann eine wichtige Rolle spielen.

Ein dritter Komplex von beeinflussenden Faktoren sind ärztliche Maßnahmen, so Antibiotikatherapie, chirurgische Eingriffe, Instrumentation, Neoplasien, Bestrahlung und immunsuppressive Therapie.

Eine kommensale von einer als pathologisch anzusehenden Flora abzugrenzen, ist aus den geschilderten Gründen schwierig oder kann im Einzelfall unmöglich sein. Es ist aber von großer Wichtigkeit zu wissen, wann eine Vaginalflora als gestört anzusehen ist, denn die gestörte Flora stellt oft den Ausgangspunkt gynäkologisch-obstetrischer Infektionen dar. Einen Versuch, hier Kriterien zu finden, stellt die Quantifizierung der gefundenen Keime und ihre Korrelation mit bestehenden Symptomen dar (3).

Mit Ausnahme der Laktobazillen, Eubakterien und Bifidobakterien müssen sämtliche in der Vagina vorkommenden Bakterien als fakultativ pathogen angesehen werden. Ob sie tatsächlich zu pathologischen Veränderungen führen und einer Therapie bedürfen, hängt im wesentlichen von den zahlenmäßigen Relationen der Bakterien untereinander und davon ab, ob eine Symptomatik vorliegt. Die subjektiven Beschwerden können nicht immer als Leitfaden herangezogen werden, da sie trotz massiver Befunde gering sein können (18).

Zusammensetzung der Flora

Fakultativ anaerobe Bakterien der Normalflora (Tab. 4)

Döderlein-Flora

Die „Grundbesiedelung" der Vagina erfolgt durch die sogenannte Döderlein-Flora. Bei diesen Bakterien handelt es sich um große, $(0,6-0,9 \times 1,5-6,0 \,\mu m)$ messende grampositive Stäbchen, die zur Familie der Laktobazillen gehören. Sie sind nicht beweglich und bilden keine Sporen. Laktobazillen wachsen unter mikroaerophilen oder strikt anaeroben Bedingungen auf einfach oder komplex zusammengesetzten Kulturmedien.

Der Hauptvertreter ist Lactobacillus acidophilus. Weitere Angehörige dieser Gruppe sind L. fermentum, L. brevis, L. casei, L. leichmannii, L. salivarius, L. lactis und L. cellobiosus.

Insgesamt beläuft sich die Konzentration der Döderlein-Flora auf 10^8 bis 10^{10} Keime pro Gramm Vaginalsekret. Sie steht somit quantitativ

Tabelle 4 Hauptsächlich vorkommende Bakterien der Vaginalflora gesunder Frauen

Fakultativ Anaerobe (10^8–10^{10}/g Vaginalsekret)
Lactobacillus spp. (sog. Döderlein-Flora)
Koagulasenegative Staphylokokken
Koryneforme Stäbchen

Anaerobier (10^8/g Vaginalsekret)
Peptococcus spp.
Peptostreptococcus spp.
Bacteroides spp. (außer B. fragilis)
Eubacterium spp., Bifidobacterium spp., Lactobacillus spp.

Ferner:
Clostridium spp.
Fusobacterium fusiforme
Sphaerophorus-spp.
Veillonella spp.

an erster Stelle unter den Vertretern der fakultativ anaeroben kommensalen Bakterienflora der Vagina.

Die Hauptaufgabe der Döderlein-Flora besteht darin, das in den Epithelzellen des Vaginalepithels gespeicherte Glykogen zu Milchsäure zu spalten und dadurch den pH-Wert der Vagina bei 4,0 bis 4,5 zu stabilisieren.

Als Erreger von Infektionen kommen die Mitglieder der Döderlein-Flora nicht in Betracht.

Koagulasenegative Staphylokokken

Die koagulasenegativen Staphylokokken unterscheiden sich von Staphylococcus aureus durch die Unfähigkeit, das fibrinaktivierende Enzym Koagulase zu bilden. Früher hießen die Vertreter dieser Gruppe wegen der bei ihnen fehlenden Pigmentbildung Staphylococcus albus. Später bürgerte sich der Begriff Staphylococcus epidermidis ein. Es stellte sich in der Folge heraus, daß die koagulasenegativen Staphylokokken aus einer Reihe voneinander abgrenzbarer Arten bestehen, die als Opportunisten mit unterschiedlicher Häufigkeit Krankheitsprozesse verursachen. Es empfiehlt sich, außer im Falle eindeutiger bakteriologischer Abgrenzung, von koagulasenegativen Staphylokokken zu sprechen.

Koagulasenegative Staphylokokken kommen auf der Haut und den Schleimhäuten aller gesunden Normalpersonen vor. Von der Vaginalschleimhaut werden koagulasenegative Staphylokokken bei etwa 35% aller Normalpersonen isoliert. Diesen Keimen kommt so lange keine pathologische Bedeutung zu, wie sie auf die Vaginalschleimhaut beschränkt bleiben. In normalerweise keimfreien Körperregionen können sie jedoch eitrige Entzündungen hervorrufen. Diese Prozesse bilden ihrerseits Ausgangsherde für eine Sepsis.

Bei Operationen im weiblichen Genitalbereich kann eine mit koagulasenegativen Staphylokokken besiedelte Schleimhaut zum Ausgangspunkt von Infektionen werden.

Koryneforme Stäbchen

Eine weitere, häufig von der Vaginalschleimhaut gesunder Normalpersonen isolierte Gruppe von Keimen stellen die koryneformen Stäbchen dar. Es handelt sich hierbei um eine noch nicht in befriedigender Weise eingeordnete Gruppe von grampositiven Bakterien. Ihre biologische und pathogenetische Bedeutung ist noch nicht in allen Einzelheiten geklärt. Insgesamt betrachtet sind sie von niedriger Virulenz. Eine Ausnahme ist der Biotyp JK, der auf der Haut vorkommt und gelegentlich als Sepsiserreger bei Patienten mit intravenösen Kathetern als sehr resistenter Keim in Erscheinung tritt.

Obligate Anaerobier

Die obligat anaeroben Bakterien sind auf der Vaginalschleimhaut in geringeren Konzentrationen vorhanden als die fakultativ anaerob wachsenden Bakterien (2). Ihre Konzentration liegt auf der Vaginalschleimhaut bei 10^8 bis 10^{10} Bakterien pro Gramm Vaginalsekret. Ihre zahlenmäßige und pathogenetische Bedeutung ist in den vergangenen 15 Jahren genauer erforscht worden, seitdem es Anzüchtungs- und Transportmedien gibt, die eine Bearbeitung dieser Keime in mehr als nur wenigen Speziallaboratorien ermöglichen.

Die Angaben in der Literatur über die Häufigkeit, mit der sich obligat anaerobe Bakterien bei gesunden Frauen aus dem Vaginalsekret isolieren lassen, sind unterschiedlich. WERNER (17), dem hier gefolgt wird, fand bei 77% aller im letzten Trimenon untersuchten gesunden Schwangeren Laktobazillen, jedoch nur in 5% obligate Anaerobier. HAMMANN (8) isolierte obligate Anaerobier in 34% seines Kollektivs. Von anderen Autoren werden noch höhere Prozentsätze angegeben. Es ist aber nicht immer klar zu ersehen, inwieweit hier auch anaerobe Laktobazillen und Eubakteriumspezies mit berücksichtigt wurden. Es dürfte jedoch feststehen, daß der Prozentsatz gesunder Frauen, von deren Vaginalschleimhaut obligat anaerobe Bakterien isoliert werden können, weit unterhalb des Prozentsatzes liegt, bei dem sich Laktobazillen, d. h. Döderlein-Flora, findet. Es besteht eine inverse Relation zwischen Laktobazillen und anaeroben Keimen (Tab. 5). Die Häufigkeit, mit der obligat anaerobe Bakterien gefunden werden, nimmt zu, wenn sich pathologische Prozesse anbahnen bzw. manifest sind.

Anaerobier finden sich vermehrt bei Mädchen vor der Geschlechtsreife und bei Frauen nach der Menopause. Östrogene, physiologisch sezerniert oder als Kontrazeptiva und Therapeutika eingenommen, begünstigen das Wachstum von Laktobazillen und verdrängen dadurch die Anaerobier. Während der Schwangerschaft nimmt die Zahl der Anaerobier ab.

Sie sind in der ersten Zyklushälfte vermehrt nachweisbar; entsprechend hoch ist auch die In-

Tabelle **5** Besiedelung bei Patientinnen mit bakterieller Vaginosis und bei gesunden Kontrollen (nach *Piot*)

	Vaginitis	gesunde Kontrollen
Laktobazillen	48%	94%
Anaerobier	94%	52%
Gardnerella vaginalis (reichliches Wachstum)	85%	17%

zidenz von Posthysterektomieinfektionen in diesem Zyklusabschnitt. Infektionen, an denen obligate Anaerobier beteiligt sind, finden sich im Bauchraum und im Bereich des weiblichen Genitales. Anaerobier sind an der Pathogenese von Peritonitiden und von PID beteiligt.

Bei der Frau gelangen sie aszendierend aus der Vagina über die Uterusschleimhaut in die Tuben und in die Bauchhöhle. Neben dem PID sind Douglas-Abszesse regelmäßig von Anaerobiern mitverursacht. Das chronische Stadium des PID ist die Domäne der Anaerobier. Es entwickelt sich meistens auf dem Boden einer gonokokken- oder chlamydienbedingten akuten Salpingitis. Ein weiteres Krankheitsbild, an dem Anaerobier wesentlich mitbeteiligt sind, ist die Puerperalsepsis.

Peptostreptokokken

Peptostreptokokken sind eine Gattung anaerob wachsender grampositiver Kettenkokken. Der Hauptkeim der Gattung ist die Spezies Peptostreptococcus anaerobius. Peptostreptokokken finden sich nach LINDNER (9) bei gesunden Frauen in bis zu 21% aller untersuchten Proben.

Peptostreptokokken kommen als Eitererreger im Bereich des weiblichen Genitales, des Bauchraumes und als Sepsiserreger in Frage.

Peptokokken

Eine weitere Gruppe von grampositiven, obligat anaerob wachsenden Bakterien sind die Peptokokken. Diese sind haufenförmig gelagert. Früher subsumierte man mehrere Arten unter dieser Gattung. Inzwischen hat man sie bis auf eine Art in die Gattung Peptostreptococcus transferiert, so daß in der Gattung Peptococcus nur noch Peptococcus niger verblieben ist.

Ebenso wie die Peptostreptokokken können Peptokokken eitrige Prozesse und Sepsis hervorrufen.

Obligat anaerobe Stäbchen

Unter den obligat anaeroben Stäbchen steht die Gruppe der Bacteroides-Arten im Vordergrund. Früher ordnete man eine Reihe von Bacteroides-Arten, die man von der Schleimhaut der Vagina isolierte, der Spezies B. fragilis zu.

Neuerdings hat man von der Spezies B. fragilis eigene taxonomische Entitäten abgetrennt, von denen einige nur einen genitalen Standort haben und im Stuhl nicht vorkommen. Nach WERNER (17) sind die hauptsächlichen Vertreter der Bacteroides-Gruppe in der Vaginalschleimhaut B. oralis, B. bivius, B. disiens, die Bacteroides-melaninogenicus-Gruppe, B. asaccharolyticus,

B. vulgatus und B. thetaiotaomicron. Von diesen dürften die Vertreter der Bacteroides-oralis-B.-bivius/B.-disiens-Gruppe ihren ausschließlichen Standort im Genitale haben.

B. fragilis spielt, entgegen früheren Angaben in der Literatur, in der Vaginalflora keine große Rolle. Der Grund hierfür liegt in der differenzierten taxonomischen Auftrennung der Gattung Bacteroides.

Rolle der Bacteroides-Arten als Krankheitserreger

B. thetaiotaomicron, B. melaninogenicus und B. asaccharolyticus sind an Infektionen ursächlich beteiligt.

Die Angabe der Häufigkeit, mit der Bacteroides von der Vaginalschleimhaut Gesunder in signifikanten Konzentrationen ($> 10^7$/ml) isoliert wird, schwankt je nach Autor: So geben LINDNER u. Mitarb. (9) und WERNER (17) nur 4% an, während SPARKS u. Mitarb. (14) bei 16 von 50 gesunden Frauen Bacteroides fanden.

Weitere, von der Vaginalschleimhaut Gesunder gefundene obligat anaerobe Stäbchen:

In weitaus geringeren Konzentrationen als Bacteroides-Arten finden sich in der Bakterienflora gesunder Frauen Fusobacterium fusiforme, Sphaerophorus- und Leptotrichia-Arten sowie Clostridien.

Fusobacterium fusiforme und Sphaerophorus-Arten können Krankheitsprozesse verursachen, und bei nicht lege artis durchgeführter Abruptio kann ein Gasbrand durch Clostridium perfringens entstehen.

Gramnegative Kokken

Gelegentlich lassen sich von der Vaginalschleimhaut obligat anaerob wachsende gramnegative Diplokokken, sog. Veillonellen, isolieren. In Zervixabstrichen, die lediglich einer mikroskopischen Untersuchung unterzogen werden, lassen sie sich mit Gonokokken verwechseln und müssen von diesen differentialdiagnostisch abgegrenzt werden. Der Begriff „Pseudogonokokken" in älteren Literaturstellen bezieht sich auf diese Keime, aber auch auf gramnegative kokkoide Stäbchen (vorwiegend Acinetobacter). Aus diesen Gründen sollte bei der Diagnosestellung einer Gonorrhö (s. S. 11.44 ff.) nicht auf die Anzüchtung verzichtet werden.

Mobiluncus-Spezies

Es handelt sich um gekrümmte bewegliche Stäbchen ($0,3 \times 2,3$ μm) mit einer atypischen mehrschichtigen Zellwand, die als grampositiv anzusehen ist. Sie färbt sich nur schlecht an und erscheint in Vaginalabstrichen nach verlängerter Fuchsinfärbung gramnegativ. Sie wachsen unter strikt anaeroben Bedingungen auf komplexen Medien mit Pferdeblut. Sie sind metronidazol-resistent, gegen β-Lactam-Antibiotika aber sehr empfindlich. Es werden Mobiluncus curtisii und Mobiluncus mulieris aufgrund morphologischer und biochemischer Kriterien unterschieden (11). Beide zeigen keine Verwandtschaft mit bisher beschriebenen Bakterien. Möglicherweise besteht eine Verbindung mit der bakteriellen Vaginosis.

Eubacterium und Bifidobacterium

Diese grampositiven anaeroben Stäbchen gehören zur normalen Besiedelung der Vaginal- und anderer Schleimhäute. Sie bilden keine Sporen und sind als apathogen zu betrachten, auch wenn sie aus Wundmaterial isoliert werden sollten. Bifidobacterium ist an den Enden zugespitzt, Eubacterium nicht. Mikroskopisch können sie jedoch wegen ihres Formenreichtums mit pathogenen Keimen wie Clostridien, Listerien und Streptokokken verwechselt werden.

Weitere fakultativ anaerobe Keime

Die im folgenden behandelten Bakterien können auch in der Vaginalflora gesunder Frauen gefunden werden. Sie gehören aber nicht zur kommensalen Standortflora, sondern müssen als fakultativ pathogen angesehen werden. Wenn Vertreter aus dieser Gruppe isoliert werden, ist die Frage zu stellen, ob sie für einen gegebenen Entzündungsprozeß verantwortlich sind. Die Beantwortung dieser Frage kann im Einzelfall schwierig sein und beruht oft auf dem Ermessen des Arztes. Der Mikrobiologe kann in diesen Fällen eine Hilfestellung geben. Es müssen die Beschwerden der Patientin, der objektive Befund und das bakteriologische Anzüchtungsergebnis sorgfältig gegeneinander abgewogen werden (18).
Quantitative Verhältnisse spielen bei diesen Keimgruppen eine ausschlaggebende Rolle. Gerade bei der unspezifischen Vaginitis findet eine Verschiebung der Keimflora statt, und die veränderte Keimflora ist mit klinischen Symptomen assoziiert.
Wenn Keime der im folgenden genannten Gruppe gefunden werden, so ist neben der Frage nach der pathogenetischen Bedeutung auch zu prüfen, inwieweit Trägerinnen dieser Keime als symptomlose Infektionsquellen zu gelten haben, inwieweit hier der Boden für einen bakteriellen Synergismus bereitet ist, der zu einer Infektion führt, ob die Gefahr einer aszendierenden Infektion oder die einer Infektion des Neugeborenen gegeben ist.

Enterokokken

Unter dem Begriff Enterokokken sind grampositive Kettenkokken zusammengefaßt, die der serologischen Gruppe D nach Lancefield angehören. Die Hauptvertreter sind Streptococcus faecalis und Streptococcus faecium. Beide kommen in der Stuhlflora vor. Als Opportunisten rufen sie Harnwegsinfektionen, Eiterungen und Sepsis hervor. Sie werden auch bei eitrigen Prozessen des weiblichen Genitales isoliert, sind aber häufig wohl nur Begleitkeime. Ihre pathogenetische Bedeutung im Bereich des Genitales ist fraglich. Häufig lassen sich Enterokokken in geringen Zahlen aus der Vagina isolieren. Sie gehören aber nicht zur kommensalen Standortflora, sondern gelangen aus dem Darm in die Vagina.
Bei 82 unselektierten Frauen fanden TAYLOR u. Mitarb. (15) unter 4 Abstrichen Streptococcus faecalis in Konzentrationen von 10^9/ml Vaginalsekret.

Staphylococcus aureus

Staphylococcus aureus, der hauptsächliche Eitererreger beim Menschen, wird gelegentlich aus dem Vaginalsekret klinisch gesunder Frauen isoliert. Auch hier gilt, daß dieser Keim nicht als Mitglied der physiologischen kommensalen Flora anzusehen ist. Abgesehen von seiner Potenz als Eitererreger muß noch die Möglichkeit in Betracht gezogen werden, daß es sich um einen Stamm handelt, der das Toxic-Shock-Syndrom-Toxin (TSST) produziert. Auslösend kann dabei ein nicht rechtzeitig ausgewechselter Tampon sein.

Gardnerella vaginalis

Gardnerella vaginalis hat in den vergangenen Jahren die Aufmerksamkeit von Gynäkologen und Bakteriologen auf sich gezogen, da man in diesem Keim zusammen mit obligaten Anaerobiern einen der Miterreger oder Leitkeim der unspezifischen Kolpitis sieht. Gardnerella vaginalis, früher als Haemophilus vaginalis oder Corynebacterium vaginale bezeichnet, ist ein gramnegatives (von TOPLEY u. WILSON [16] als gramvariabel bezeichnetes) Stäbchen, das heute einer eigenen Gattung, Gardnerella, zugerechnet wird. G. vaginalis ist nicht bekapselt und unbeweglich. Der Keim gedeiht auf komplex zusammengesetzten Kulturmedien mit Humanblut in einer 5%igen CO_2-Atmosphäre. G. vaginalis läßt sich auch aus Scheidensekret gesunder Frauen isolieren. Bei unspezifischer Vaginitis ist die Konzentration der Erreger erhöht.

Man nimmt heute an, daß ein Synergismus zwischen G. vaginalis und obligat anaeroben gramnegativen Stäbchen, insbesondere Bacteroides-Arten, besteht. Charakteristisch ist das Vorkommen von sogenannten „Clue-Zellen". Es handelt sich hierbei um Epithelzellen, die mit G. vaginalis bedeckt sind. Diese können mittels Nativpräparat diagnostiziert werden.

β-hämolysierende Streptokokken der Gruppe B

Bei diesen Erregern handelt es sich um grampositive Kettenkokken, die man früher als Streptococcus agalactiae bezeichnete, da sie bei Kühen eine Mastitis hervorrufen. Sie werden häufig aus Vaginalabstrichen isoliert (1). Standort dieser Streptokokken sind das Perineum und das Rektum. Als Übertragungsweg kommt unter anderem auch der Sexualverkehr in Frage.

Isolierungsraten schwanken von 4% bei Frauen einer Familienplanungseinrichtung (7) bis 30,3% bei Patientinnen einer STD-Klinik (12). Unterschiedliche Entnahmetechniken, Verwendung spezieller Selektivnährböden und unterschiedliche Patientenkollektive erklären diese Unterschiede. Durch Abnahmen an verschiedenen Stellen (Vagina, Rektum) kommt man bei Schwangeren auf Kolonisationsraten von mehr als 20% (4).

Die Bedeutung der B-Streptokokken liegt in der Gefährdung des Neugeborenen. Nach amerikanischen Untersuchungen ist bei 1–2% der besiedelten Mütter mit einer Sepsis oder Meningitis des Neugeborenen zu rechnen, vor allem bei Vorliegen von Risikofaktoren, wie Frühgeburt, vorzeitigem Blasensprung oder Amnionitis.

Die Schwangere selbst kann in 1–5% eine postpartale Endometritis entwickeln.

Das Vorkommen von B-Streptokokken sollte nach alledem nicht als harmloser Normalbefund gewertet werden. Unklar war bisher, wie eine Kolonisation chemotherapeutisch zu behandeln ist, da eine orale Prophylaxe mit Antibiotika offenbar keine Wirkung zeigt. In einer über 5 Jahre durchgeführten Studie erwies sich, daß eine intravenöse Gabe von Ampicillin während der Entbindung eine signifikante Abnahme des Risikos für das Neugeborene erbringt (4).

Theoretisch besteht die Möglichkeit, mit gereinigtem Polysaccharidantigen der Streptokokken eine Immunisierung durchzuführen.

Enterobakteriazeen

Unter Enterobakteriazeen oder Enterobakterien versteht man fakultativ anaerob wachsende gramnegative Stäbchen, deren gemeinsames Kennzeichen die Vergärung von Glucose unter Sauerstoffabschluß ist. Sie stellen den Hauptanteil der nicht obligat anaeroben Darmflora dar. Als Opportunisten rufen sie Harnwegsinfektionen, Eiterungen und Sepsis hervor.

Enterobakteriazeen werden mit wechselnder Häufigkeit aus dem Vaginalsekret gesunder Frauen isoliert. Dabei wird mit Abstand am häufigsten Escherichia coli gefunden. LINDNER u. Mitarb. (9) fanden bei 6% ihres Untersuchungsgutes Enterobakteriazeen in Konzentrationen von mehr als 10^7 pro Gramm Vaginalsekret.

Herkunftsort der Enterobakteriazeen in der weiblichen Vaginalflora ist der Darm.

Insbesondere das Vorkommen von Escherichia coli im Geburtskanal stellt eine potentielle Gefährdung des Neugeborenen dar, da sich letzteres beim Durchtritt durch den Geburtskanal infizieren kann. Escherichia-coli-Stämme, die das Kapselantigen K 1 tragen, sind neben B-Streptokokken die häufigsten Erreger von Neugeborenensepsis und -meningitis. Der Erreger kolonisiert die Vagina während der Schwangerschaft in verstärktem Maße, und das Neugeborene wird beim Durchtritt durch den Geburtskanal infiziert.

Auch als Partner von Anaerobiern kommt Escherichia coli bei aerob/anaeroben Mischinfektionen im Bereich des weiblichen Genitales (PID, Douglas-Abszeß) eine wichtige Rolle zu.

Andere Enterobakteriazeen treten hinter Escherichia coli in ihrer pathogenetischen Bedeutung zurück.

Listeria monocytogenes

Listeria monocytogenes verdient in dieser Aufstellung Erwähnung, weil sie ubiquitär ist, bei Gesunden auch gelegentlich isoliert wird und mikroskopisch mit koryneformen Stäbchen und Streptokokken verwechselt werden kann. Listerien sind grampositive nichtsporenbildende Stäbchen, die bei Zimmertemperatur beweglich sind und auf bluthaltigen Nährböden eine Hämolyse hervorrufen. Listerien verursachen Zoonosen und sind bei zahlreichen Tierarten nachgewiesen worden. Dementsprechend sind Epidemien durch infizierte Milch oder Fleischprodukte, jedoch auch durch pflanzliche Lebensmittel, beschrieben. Der Erreger kann über Augen und Haut eindringen, häufig sind aber eine besondere Eintrittspforte oder Tierkontakt in der Anamnese nicht nachweisbar. Bedeutsam in unserem Zusammenhang ist die Plazentagängigkeit des Erregers und die Begünstigung von Listerieninfektionen durch Immunsuppression und Schwangerschaft. Ein ursächlicher Zusammenhang von wiederholten Aborten und Listerien wird diskutiert. Leichte fieberhafte Erkrankungen in der Schwangerschaft können auf Listerien zurückgehen. Die Erreger sind dann nur in Blutkulturen nachweisbar und werden als Zufallsbefund entdeckt. In utero kann es zur Granulomatosis infantiseptica, einer schweren generalisierenden Erkrankung des Fetus, kommen. Beim Neugeborenen können Sepsis und Meningoenzephalitis vorkommen, Krankheiten, die sich auch beim immungeschwächten Erwachsenen entwickeln können. Lokale Infektionen bei Erwachsenen und Kindern sind ebenfalls möglich. Für einen erfolgreichen Nachweis ist es wichtig, das bakteriologische Labor von der Verdachtsdiagnose „Listerien" in Kenntnis zu setzen.

Sproßpilze

Der Nachweis von Sproßpilzen im menschlichen Untersuchungsmaterial hat seit dem Gebrauch von Antibiotika erheblich zugenommen. Der meistgefundene Pilz, Candida albicans, kann in allen besiedelten Regionen, wie Magen-Darm-Trakt und Vagina, nachgewiesen werden. In geringer Zahl ist er als Kommensale anzusehen. Candida albicans besiedelt selten die gesunde Haut; auf geschädigter Haut steigt die Nachweisrate schnell an. Die meisten Infektionen sind endogen erworben. Eine sexuelle Übertragung oder eine Übertragung auf das Neugeborene während der Geburt kommen vor.

Das Vorkommen von Sproßpilzen wird im Vaginalsekret gesunder Frauen unterschiedlich häufig beschrieben. SKINNER u. FARR (13) geben die Isolationsrate mit 24,3% an, während LINDNER u. Mitarb. (9) 16% berichten. Bei diesen Keimen handelt es sich um Candida albicans und Torulopsis glabrata. Wichtig ist auch hier, die Keimzahlen mit dem klinischen Befund zu korrelieren.

Literatur

1 Baker, C.J., et al.: Vaginal colonization with group B streptococcus: A study in college women. J. infect. Dis. 135 (1977) 392

2 Bartlett, J.G., et al.: Cervical and vaginal bacterial flora: Ecologic niches in the female lower genital tract. Amer. J. Obstet. Gynec. 130 (1978) 658–661

3 Bartlett, J.G., et al.: Quantitative bacteriology of the vaginal flora. J. infect. Dis. 136 (1977) 271

4 Boyer, K.M., et al.: Prevention of early-onset neonatal group B streptococcal disease with selective intrapartum chemoprophylaxis. New Engl. J. Med. 314 (1986) 1665–1669

5 Curtis, A.H.: A motile curved anaerobic bacillus in uterine discharges. J. infect. Dis. 12 (1913) 165–169

6 Döderlein, A.: Die Scheidensekretuntersuchungen, Zbl. Gynäk. 18 (1894) 10

7 Goldacre, M.J., et al.: Vaginal microbial flora in normal young women. Brit med. J. 1979/I, 1450–1453

8 Hamann, R.: A reassessment of the microbial flora of the female genital tract, with special reference to the occurrence of bacteroides species. J. med. Microbiol. 15 (1982) 293–302

9 Lindner, JGEM, et al.: Quantitative studies of the vaginal flora of healthy women and of obstetric and gynaecological patients. J. med. Microbiol. 11 (1977) 233–241

10 Piot, P.: Gardnerella vaginalis and Gardnerella-associated vaginitis (Habilitationsschrift, Universität Antwerpen)

11 Roberts, M.C., et al.: Antigenic distinctiveness of Mobiluncus curtisii and Mobiluncus mulieris. J. clin. Microbiol. 21 (1985) 891–893

12 Ross, P.W., et al.: Group B streptococci in women attending a sexually-transmitted disease clinic. J. infect. Dis. 5 (1982) 161–166

13 Skinner, F.A., J.G.Farr: The Normal Microbial Flora of Man. Academic Press, London 1974

14 Sparks, R.A., et al.: The bacteriology of the cervix and uterus. Brit. J. Obstet. Gynec. 84 (1977) 701–704

15 Taylor, E., et al.: Gardnerella vaginalis, anaerobes and vaginal discharge. Lancet 1982/I, 1376–1379

16 Topley and Wilson: Principles of Bacteriology, Virology and Immunology. Williams & Wilkins, Baltimore 1983

17 Werner, H., et al.: Epidemiology of anaerobic infections of the female genitourinary tract, and preliminary results of therapy with erythromycin. Curr. med. Res. 1978, Op.5, Suppl. 2: 52–55

18 Weström, L., P.-A.Mårdh: Definitions of infections and infection-like conditions in the lower genitale tract of the female. Scand. J. infect. Dis., Suppl. 40 (1983) 65–70

Entzündungen der Vulva, der Vagina, des Uterus und der Adnexe

Vulvovaginitis

U. B. HOYME und H. A. HIRSCH

Normale Keimflora von Vulva und Vagina

In der Vulva und Vagina der gesunden geschlechtsreifen Frau kommen neben Laktobazillen alle Keime der physiologischen Haut- und Darmflora vor: HILL (76) fand bei 65 prämenopausalen Frauen durchschnittlich 9,1 Keimarten pro Probandin. Davon zählten 3,9 zu den Aerobiern, 4,7 zu den Anaerobiern, und 0,5 waren mikroaerophil. Aerobe Bakterien kamen bei 97%, anaerobe bei 91% und Bakterien mit variabler Sauerstofftoleranz bei 94% aller Frauen vor. Nach KAYE (96) beträgt die Konzentration fakultativ anaerober Keime in der normalen Vaginalflora 10^7-10^8/ml, die anaerober Keime 10^8-10^9/ml.

Die einzelnen Keimarten befinden sich in der Scheide in einem quantitativen und qualitativen Gleichgewicht, das durch endogene und exogene Faktoren beeinflußt wird. So ist die hormonabhängige Konzentration der Laktobazillen während der Kindheit und im Klimakterium im Vergleich mit der reproduktiven Phase und besonders der Schwangerschaft niedrig (107). Neben Laktobazillen sind apathogene Korynebakterien, vergrünende Streptokokken und Staphylococcus epidermidis die am häufigsten vorkommenden aeroben Keime, Peptostreptokokken, Peptokokken, anaerobe Laktobazillen, Eubakterien und Bacteroides spp. die häufigsten Anaerobier (39, 61, 107, 110). Auch Gardnerella vaginalis oder Candida spp. können bei asymptomatischen Frauen nachgewiesen werden (39, 151); ebenso werden Mycoplasma hominis bei 20-50% und Ureaplasma urealyticum bei 50-70% sexuell aktiver, asymptomatischer Frauen gefunden (116). Eine ungezielte kulturelle Untersuchung der Vaginalflora ist deshalb zur Erkennung der mikrobiellen Ätiologie einer Scheidenentzündung weitgehend ungeeignet, wenn nicht ein spezifischer Erreger vorliegt (39).

Vulvitis

Definition

Die Vulvitis ist eine flächenhafte Dermatitis im Bereich des äußeren Genitales. Sie kann primär infolge einer exogenen Schädigung der Haut und anschließender Infektion mit der Standortflora zustande kommen. Sie kann aber auch Folge eines ständigen Fluor genitalis oder einer Infektion mit Bakterien, Pilzen oder Viren sein, die z. T. venerisch übertragen werden. Sekundäre Vulvitiden treten im Gefolge eines anderen, häufig internistischen Grundleidens auf, wobei Disposition und Ätiologie der Entzündung oft nicht voneinander abzugrenzen sind.

Häufigkeit

Die Vulvitis ist eine Erkrankung, die in allen Altersgruppen vorkommt, insbesondere die primäre bzw. unspezifische Form. Die Häufigkeit der Entzündung ist durch prädisponierende Faktoren bestimmt, wobei dem Fluor genitalis eine maßgebliche Funktion zukommt. In der überwiegenden Mehrheit ist die Vulvitis Teil einer ausgedehnten Entzündung des Genitales, so daß eine isolierte Betrachtung nicht sinnvoll ist. Die Häufigkeit orientiert sich somit an der Prävalenz der jeweils zugrundeliegenden Störung bei den untersuchten Patienten.

Prädisponierende Faktoren

Die enge anatomische Beziehung zwischen Vulva, Vagina, Harntrakt und Darm hat zur Folge, daß Entzündungen oder Erkrankungen in diesen Bereichen aufeinander übergreifen können. Dies ist z. B. bei Harn- oder Stuhlinkontinenz der Fall, die zur sekundären Vulvitis disponieren. Zur sekundären Vulvitis neigen auch Frauen mit Stoffwechsel- oder Allgemeinerkrankungen wie Diabetes mellitus oder Leber- und Bluterkrankungen.

Eine klare Abgrenzung zwischen primärer und sekundärer Vulvitis ist in der Praxis häufig nicht möglich und sinnvoll. So kann z. B. Fluor vaginalis zur Vulvitis disponieren, kann aber auch Ausdruck einer Vulva und Vagina gleichermaßen betreffenden primären Infektion sein. Auch bei der Kausalkette Diabetes mellitus - Adipositas – Schweiß – Intertrigo ist die Klassifizierung schwer möglich. Ebenso fließend ist die Abgrenzung als prädisponierender oder ätiologischer Faktor bei den im folgenden genannten Irritationen:

- mechanisch:
  Kleidung, Vorlagen, Kohabitation, Rasur, Masturbation, Sport, psychogener Pruritus, Filzläuse, intestinale Parasiten;
- thermisch:
  Bad, Verbrennung, Verbrühung;
- chemisch:
  Intimhygienische Maßnahmen, intravaginale Antikonzeption, Kunstfaserwäsche, Verätzung;
- aktinisch:
  Radiatio bei Karzinom;
- therapeutisch:
  Antibiotika, Immunsuppressiva, Zytostatika, Corticoide, Ovulationshemmer (?);
- mikrobiologisch:
  Harnweginfektionen, Kolpitis, Zervizitis, AIDS, Verwahrlosung.

Außerdem begünstigen auch andere Erkrankungen (z.B. Psoriasis), das Alter oder genetische Faktoren bestimmte Formen der Vulvitis.

Unspezifische Vulvitis

Im Bereich der Vulva können *bakterielle Infektionen* auftreten, die in ähnlicher Form das gesamte Integument befallen und primär in den Bereich der Dermatologie gehören. Dazu zählen die u.a. von Staphylococcus aureus verursachte Folliculitis superficialis staphylogenes (Impetigo Bockhardt), die Folliculitis et Perifolliculitis acuta (Furunkulose) und die Hidradenitis suppurativa (Schweißdrüsenabszeß) (1, 36). Auch das Erysipel als überwiegend von Streptokokken verursacht und das Erythrasma als Infektion mit Corynebacterium minutissimum gehören in diesen Formenkreis.

Die Symptome und der Verlauf der genannten Staphylokokkeninfektionen entsprechen denen an anderen Körperstellen. Juckreiz, Brennen, Nässen, Berührungsschmerz, Wundgefühl, Dysurie und Dyspareunie sind die vorherrschenden subjektiven Beschwerden am Genitale. An objektiven Befunden können Pustel, Furunkel, Abszedierung, Ödem, Infiltration, Lymphadenitis und Allgemeinreaktion gefunden werden. Die Symptome können derart ausgeprägt sein, daß eine stationäre Behandlung indiziert ist. Im Vordergrund steht dabei die antibiotische Therapie, bei Abszedierung die chirurgische Entleerung. Gleichzeitig kommt der Ausschaltung zur Vulvitis prädisponierender Faktoren entscheidende Bedeutung zu.

Pilzinfektionen der Vulva sind in der Regel ebenfalls mit einer Kolpitis vergesellschaftet. Der häufigste Erreger ist Candida albicans, ein Sproßpilz. Bezüglich der Mykose sei auf den speziellen Teil dieses Kapitels verwiesen.

Die Trichophytie, hervorgerufen durch Trichophyton rubrum, T. mentagrophytes, T. verrucosum und Epidermophyton floccosum ist dagegen selten im Vulvabereich und nur in Ausnahmefällen in der Scheide lokalisiert (36). Oberschenkelinnenseiten und Schenkelbeugen sind die Prädilektionsstellen. Das klinische Bild mit rundlichen schuppenden Herden, abgebrochenen Haaren, entzündeten Follikeln sowie Bläschen, Pusteln und evtl. Abszessen führt zur Diagnose, die mykologisch aus abgeschabten Hautschuppen oder Haaren gesichert werden kann. Die Therapie erfolgt lokal oder systemisch mit Antimykotika.

Spezifische Infektionen

Die *Aktinomykose,* hervorgerufen durch das Bakterium Actinomyces israelii, ist eine an der Vulva relativ seltene Erkrankung. Klinisch finden sich in einem brettharten Infiltrat gruppierte rote Knoten und Fistelungen. Die Diagnose basiert auf dem Drusennachweis im Eiter mittels Histologie, daneben auf der Kultur oder dem Tierversuch. Die Behandlung erfolgt mit β-Lactam-Antibiotika (5, 36).

Die *Tuberkulose* der Vulva ist selten und differentialdiagnostisch von der Aktinomykose schwer abzugrenzen. Beim Vulvabefall handelt es sich um eine postprimäre Manifestation. Sie ist gekennzeichnet durch Knötchenbildung und schmerzhafte Ulzeration der Haut sowie Fistelung der befallenen Lymphknoten. Die Tuberkulinprobe ist deutlich positiv. Die Diagnose wird am schnellsten histologisch gesichert, da Kultur und Tierversuch sechs oder mehr Wochen Zeitaufwand erfordern. Die Therapie erfolgt mit Tuberkulostatika (158, 174).

Venerische Infektionen

Die durch Treponema pallidum hervorgerufene *Syphilis* ist eine relativ selten gewordene Erkrankung. Für 1981 wurden in der BRD einschließlich West-Berlins insgesamt 5502 Neuerkrankungen beider Geschlechter gemeldet (147). Alle drei Stadien der Lues können am weiblichen Genitale gefunden werden (36, 180).

Stadium 1: Etwa drei Wochen nach der Infektion kommt es an der Inokulationsstelle zum Primäraffekt, dem sog. harten Schanker. Dieser stellt eine blaßrote-livide, leicht glänzende, am Rande derbe, etwa 1 cm große Erosion der Vulva oder des Introitus dar. Der Erreger kann jetzt mittels Dunkelfeldmikroskopie aus dem Reizsekret des Primäraffekts nachgewiesen werden. Die Luesserologie ist meist noch negativ. Fünf Wochen nach der Infektion kann es zum Befall der inguinalen Lymphknoten kommen, dies aber nur, wenn der Primäraffekt, der spontan abheilen kann, an Vulva oder distaler Scheide lokalisiert ist.

Stadium 2: Etwa neun Wochen nach der Infektion kommt es zum hochinfektiösen, generalisierten makulopapulösen Exanthem mit Prädilektion der sog. Condylomata lata für Vulva, Leistenbeugen und Stamm. In dieser Phase sind sowohl der direkte Keimnachweis als auch die Seroreaktionen diagnostisch verwertbar. Eine weitere Möglichkeit bieten Tierversuch und Zellkultur.

Stadium 3: In dieser Phase finden sich ulzeroserpiginöse Syphilide und rundliche Infiltrationen, die zentral erweichen bzw. ulzerieren und als Gummen bezeichnet werden. Diese Form der destruierenden Entzündung betrifft sowohl die Haut als auch die inneren Organe, darunter das Zentralnervensystem. Die Diagnose basiert auf der Histologie und den Seroreaktionen (36, 180).

Die Therapie der Syphilis erfolgt mit Penicillin, wobei wegen der Generationszeit der Treponemen von mehr als 30 Stunden eine Langzeitbehandlung für mindestens 10 Tage notwendig ist. Therapie, Verlaufskontrolle und Nachsorge erfolgen durch den Venerologen.

Ulcus molle (Haemophilus ducreyi), *Lymphogranuloma venereum* (Chlamydia trachomatis, Serotyp L_1-L_3) und *Granuloma venereum* (Donovania granulomatis) sind erosiv-ulzerierend verlaufende, in Europa nur selten vorkommende bakterielle Infektionen (36). Auch sie gehören maßgeblich in die Zuständigkeit des Venerologen.

Bei den in der Gynäkologie bedeutsamen Virusinfektionen wird häufig ein gemeinsamer Befall von Vulva, Perineum, Darm, Vagina und Cervix uteri beobachtet. Unter den sexuell übertragbaren Erkrankungen stehen Herpes genitalis und die Condylomata acuminata im Vordergrund (Tab. 1). Gelegentlich kann es im Bereich des N. genitofemoralis oder des R. pudendalis des Plexus pudendus auch zu einem Herpes zoster kommen.

Die Symptome des *Herpes genitalis* der Vulva sind häufig unspezifisch; insbesondere wenn eine bakterielle Superinfektion vorliegt (4, 36, 143, 183). Im typischen Falle bestehen jedoch Bläschen, die nach einigen Tagen in kleine Ulzerationen übergehen. Beide Stadien bestehen nebeneinander, bis es zur spontanen Remission kommt. Auf die mikrobiologische Diagnostik und die symptomatische Therapie wird im Zusammenhang mit der Zervizitis eingegangen.

Condylomata acuminata, hervorgerufen durch das Human papilloma virus (HPV), können einzeln oder in Gruppen Damm, Vulva, Introitus, aber auch Scheide und Portio befallen (2, 36), Fluor vaginalis bzw. Scheideninfektionen begünstigen ihre Entstehung und Ausbreitung. Neben der Ausschaltung disponierender Faktoren besteht die Möglichkeit der medikamentösen Therapie kleiner Kondylome mit Podophyllin (22). Dabei können jedoch erhebliche Unverträglichkeitsreaktionen auftreten (65). Bei ausgedehntem Befall ist die chirurgische Entfernung mit dem Elektrokauter oder Laser indiziert. Die Rezidivrate ist hoch. Günstige Ergebnisse sind in jüngster Zeit mit der systemischen Anwendung von β-Interferon erzielt worden (49, 162).

Die mögliche Assoziation zwischen Virusinfektion und Neoplasie wurde in den letzten Jahren vermehrt diskutiert (27, 56, 109, 119, 153, 165, 175, 182, 189). Während die vermutete karzinogene Wirkung des Herpes-simplex-Virus nicht nachgewiesen werden konnte, sprechen die Untersuchungen in bezug auf die serologischen Typen 16 und 18 des Papillomvirus immer mehr für einen kausalen Zusammenhang (27, 56, 65, 119, 175, 189).

Parasitosen der Vulva

Die *Phthiriasis pubis* wird durch die Filzlaus, Phthirus pubis, verursacht (5, 36). Die Filzläuse befallen vorwiegend die Schamgegend, können aber auch an anderen behaarten Körperstellen gefunden werden. Bereits mit dem bloßen Auge, besser noch bei Lupenbetrachtung, sind die Filzläuse und ihre Nissen am Haarschaft zu erkennen. Blaugraue winzige Flecke, sog. Taches bleues, markieren die Bißstellen, die Juckreiz verursachen können.

Die Übertragung erfolgt durch engen körperlichen, meist sexuellen Kontakt, aber nicht über gemeinsam genutzte Textilien. Bei Patientinnen mit Phthiriasis pubis müssen venerische Erkrankungen ausgeschlossen werden.

Die Therapie muß den Partner einbeziehen und erfolgt am besten mit Hexachlorzyklohexanwaschungen an zwei aufeinanderfolgenden Tagen. Eventuell muß die Behandlung nach einer Woche wiederholt werden (22, 36).

Die Krätze, *Skabies,* wird verursacht durch eine Milbe, Sarcoptes scabiei (5, 36). Dabei dringt

Tabelle **1** Virusinfektionen der Vulva (nach *G. Gross* [65])

Poxvirus mollusci:	Mollusca contagiosa
Herpes-simplex-Virus Typ 1, 2:	Herpes genitalis
Varicella-Zoster-Virus:	Herpes zoster
Humane Papillomviren 6, 11:	Condylomata acuminata Buschke-Löwenstein-Tumoren flachkondylomatöse Papeln pigmentierte Papeln
Humane Papillomviren 16, 18:	Bowenoide Papulose Morbus Bowen flachkondylomatöse Papeln pigmentierte Papeln

das Weibchen in das Stratum corneum der Haut ein und setzt dort Eier und Kot ab. Die Milbengänge sind bis zu 1,5 cm lang. An ihrem distalen Ende kann das Insekt aufgesucht, mit einer Nadel herausgehoben und mit der Lupe oder dem Mikroskop identifiziert werden. Der Milbenbiß führt zu heftigem Juckreiz, so daß Kratzeffloreszenzen und Sekundärinfektionen an den befallenen Körperstellen typisch sind. Zu den Prädilektionsstellen der Skabies gehören Mons pubis, Nabel und Unterbauch, aber auch Axilla, Streck- und Beugeseite der Arme und die Fingerfalten.

Die Übertragung der Krätzemilbe erfolgt durch engen körperlichen, nicht unbedingt sexuellen Kontakt. Trotzdem sollten venerische Erkrankungen ausgeschlossen werden. Die Infektion über Textilien ist ebenfalls möglich.

Die Behandlung erfolgt lokal, z.B. mit Hexachlorzyklohexan- oder Benzylbenzoatemulsion, die an drei aufeinanderfolgenden Tagen am gesamten bekleideten Körper eingerieben wird (5, 36). Danach erfolgt ein Wechsel der Leib- und Bettwäsche. Die Erfassung und Untersuchung der Kontaktpersonen ist indiziert.

Bartholinitis

Die Bartholin-Pseudozyste und der Bartholin-Abszeß entstehen durch Retention von Sekret oder Eiter im Ausführungsgang der Drüse oder in der Drüse selbst. Bei der Entzündung der Bartholin-Drüse kommt es infolge des zugeschwollenen Ausführungsganges zum Empyem und zur Abszedierung.

Die Bartholinitis kommt jenseits der Menarche in jedem Lebensalter vor, tritt aber bei sexuell aktiven Frauen gehäuft auf. Angeborene und erworbene anatomische Veränderungen (Narbenstenose nach Episiotomie etc.) prädisponieren zur Infektion (94), ebenso die zur Vulvitis führenden Faktoren. Neben den Gonokokken kommen als Erreger vorwiegend Staphylokokken, evtl. auch Chlamydien in Betracht (29).

Bei der Untersuchung wird im Bereich der Drüse meist einseitig ein praller, dolenter Tumor gefunden. Die Haut des Introitus ist vorgewölbt, jedoch häufig nicht entzündlich verändert. Die Diagnose gründet sich auf das klinische Bild. Der Nachweis der Erreger sollte aus dem Eiter versucht werden, der Nachweis von Gonokokken und Chlamydien auch aus Urethra und Cervix uteri.

Die Behandlung besteht bei beginnender Fluktuation in einer 1–2 cm weiten Inzision mit Marsupialisation (94) (Abb. **1**). Die neugeschaffene Drüsenmündung schrumpft im Verlauf der nächsten Wochen, bleibt jedoch funktionsfähig.

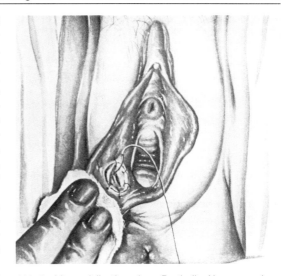

Abb. **1** Marsupialisation eines Bartholin-Abszesses (aus O. Käser, F. K. Iklé, H. A. Hirsch: Atlas der gynäkologischen Operationen. Thieme, Stuttgart 1983 [94])

Fluor genitalis

Der normale Vaginalinhalt setzt sich zusammen aus Wasser, Elektrolyten, organischen Fettsäuren, Proteinen, Kohlenhydraten, Mikroorganismen und abgeschilferten Körperzellen. Die Hauptmenge der Flüssigkeit wird durch Transsudation aus den Kapillaren der mit unverhorntem Plattenepithel bedeckten Vaginalwand freigesetzt. Geringere Mengen stammen aus den Zervixdrüsen, dem Endometrium und den Eileitern. Der physiologische pH-Wert beträgt 3,8–4,2. Individuell schwanken die ausgeschiedenen Flüssigkeitsmengen auch bei gesunden Frauen beträchtlich. So werden die Zervixdrüsen präovulatorisch durch Östrogene unterschiedlich stark stimuliert; auch durch verstärkte Abschilferung von Epithelien kann vermehrter Ausfluß entstehen. Die zellulären Bestandteile stammen überwiegend vom Plattenepithel der Vagina, zugleich findet sich ein geringer Anteil Zylinderepithel der Zervix.

Das Keimwachstum in der Scheide ist vom pH-Wert, dem Redoxpotential sowie vom Glykogen- und Glucoseangebot abhängig. Der Stoffwechsel von Laktobazillen, anderen Mikroorganismen und der des Vaginalepithels führen zum Anfall von Milchsäure. Der resultierende niedrige pH-Wert begünstigt das Wachstum von azidophilen Keimen, z.B. Laktobazillen, was wiederum zur Erhaltung des Milieus beiträgt. Unter diesen Bedingungen besteht ein stabiles Gleichgewicht zwischen den verschiedenen Keimen in der Scheide (39, 76, 96, 133, 177).

Das Überwiegen einer Keimart, insbesondere aus dem anaeroben Spektrum, wird zudem durch oxidierend wirkendes Hydrogenperoxid,

Tabelle **2** Pathophysiologie des Fluor genitalis

Hypersekretion	– Zervix:	Ovulation, Hormone, Medikamente, Ektropium, Polyposis, vegetative Stimulation
	– Vestibulum:	sexuelle Erregung
	– Vulva:	falsche Hygiene
Hypertranssudation	– Vagina:	Gravidität, Medikamente, intravaginale Antikonzeption, Spülungen, Pessare
Exsudation	– überall:	Infektion, Fremdkörper, Trauma, Karzinom, Diabetes mellitus, chemisch
Hyperexfoliation	– Vagina:	Disposition

ein Produkt bestimmter Laktobazillenarten, verhindert (39). Es gibt Hinweise dafür, daß in der Scheide ein antibakterielles System besteht, das an diese Laktobazillen gebunden ist und dem der Leukozyten ähnelt. Dies würde bedeuten, daß unter normalen Bedingungen das Wachstum von Bakterien in der Vagina auch durch die Wirkung von Hydrogenperoxid, Peroxidase und evtl. ein Halogen gesteuert wird (39, 42, 76 a).

Definition

Fluor genitalis ist eines der Leitsymptome in der Gynäkologie und Geburtshilfe. Pathophysiologisch ist er auf Hypersekretion, Hypertranssudation, Exsudation und Hyperexfoliation der Vulva, Vagina oder der Cervix uteri zurückzuführen (Tab. 2). Die Abgrenzung zwischen physiologischem und pathologischem Ausfluß ist in der Praxis häufig schwierig, da die Grenze nicht klar definiert werden kann und auch die subjektive Einschätzung durch Patientin und Arzt eine Rolle spielt. Der normale vaginale Ausfluß sollte jedoch in der Regel 5 ml pro Tag nicht überschreiten und zudem weißlich und nicht übelriechend sein.

Häufigkeit

Die Prävalenz des Fluor genitalis ist nicht exakt zu ermitteln. Abgesehen von der subjektiv geprägten Abgrenzung gegenüber physiologischem Ausfluß, wird die Bewertung auch durch die Vielfalt der ständig variierenden prädisponierenden, ätiologischen und soziologischen Faktoren erschwert. Schätzungen im Schrifttum sprechen jedoch dafür, daß etwa 10–20 % der Patientinnen den Frauenarzt wegen eines Fluor genitalis konsultieren oder anläßlich eines Besuches dieses Problem mit ansprechen (39, 44).

Prädisponierende Faktoren

Eine Vielzahl endogener und exogener Faktoren kann zur Störung der Homöostase in der Scheide oder zur Irritation des Epithels führen (48, 61, 89, 106, 107, 110, 111, 173). Dazu gehören Schwangerschaft, Diabetes mellitus, die Behandlung mit Antibiotika oder Immunsuppressiva, aber auch der Geschlechtsverkehr, um nur einige

Tabelle **3** Übersicht über die zum Fluor genitalis prädisponierenden Faktoren

Physiologische Gegebenheiten:
 Altersabhängige Hormonsituation
 Zyklus – Ovulation – Ektropium
 Schwangerschaft

Soziologische Gegebenheiten, Sexualverhalten:
 Frühe Kohabitarche
 Zahl der Partner, Partnerwechsel
 Hygiene, Menstruationshygiene, Fremdkörper
 Berufliche Exposition, Feuchtigkeit

Stoffwechselkrankheiten, Endokrinopathien:
 Diabetes mellitus
 Adipositas
 Hyperurikämie
 Cushing-Syndrom
 Acrodermatitis enteropathica
 Eisenmangel
 Polyendokrinopathie

Konsumierende Erkrankungen:
 Neoplasie, Infektion, Inanition, Operation,
 Defektimmunopathie (AIDS), genetische Disposition

Medikamentöse, therapeutische Faktoren:
 Antibiotika
 Corticosteroide, Immunsuppressiva, Zytostatika
 Radiatio

zu nennen. Eine Beeinflussung durch orale Kontrazeptiva ist dagegen nicht eindeutig belegt (39, 58, 121, 139). Einen Überblick über die prädisponierenden Faktoren gibt Tab. 3, auf Besonderheiten wird im Zusammenhang mit den einzelnen Infektionen im Text eingegangen.

Ätiologie

Die Ätiologie des pathologischen Fluor genitalis ist überwiegend infektiös. Aufgrund der bereits angesprochenen Vielfalt und Varianz der prädisponierenden und soziologischen Faktoren ist es nur annähernd möglich, das Verhältnis der einzelnen Ursachen zueinander zu ermitteln. In der Universitäts-Frauenklinik Tübingen weisen mehr als 80 % der ambulanten Fluor-Patientinnen eine Infektion auf (Tab. 4). Im Schrifttum wird über einen ähnlichen Anteil der Infektionen, aber

Tabelle **4** Mikrobiologische Diagnosen bei 499 Fluor-Patientinnen, Universitäts-Frauenklinik Tübingen

	Prozent
Vaginale Infektion	
Bakterielle Vaginose	62
Candida spp.	21
Trichomonas vaginalis	3
Mykoplasmata	16
Zervikale Infektion	
Chlamydia trachomatis	12
Neisseria gonorrhoeae	1
Herpes-simplex-Virus Typ 2	1
Zytomegalievirus	3
Keine der o. g. Erreger, sonstige	17

Tabelle **5** Ätiologie des Fluor genitalis

Infektiös:	– Vagina:	Bakterielle Vaginose (G. vaginalis) Candida spp. Trichomonas vaginalis Syphilis Mykoplasmata??
	– Cervix uteri:	Chlamydia trachomatis Neisseria gonorrhoeae Herpes-simplex-Virus Zytomegalievirus Papillomvirus
Nichtinfektiös:	Ektropium, Polyposis	Neoplasie Fremdkörper Gewebsreste Traumatisierung Allergie Überempfindlichkeit Psychogenie

auch eine ähnliche Verteilung der Infektionskeime berichtet (2, 39, 44, 86).

Einen Überblick über die infektiöse und nichtinfektiöse Ätiologie des Fluors gibt Tab. 5.

Symptome

Der Fluor genitalis ist ein Symptom, das anhand der Kriterien Menge, Farbe und Geruch vom physiologischen Ausfluß als pathologisch abzugrenzen ist. Wie ausgeführt, sind ein Volumen von mehr als 5 ml/Tag, eine Färbung abweichend von Weiß und ein Fötor objektivierbare Zeichen einer Störung. Eine klare Abgrenzung ist mit diesen Kriterien jedoch nicht zu erzielen, da in die Beurteilung auch das individuell stark variierende Gefühl der Patientin über den Krankheitswert des Fluors eingeht.

Im Zusammenhang mit dem genitalen Ausfluß

treten häufig weitere Symptome auf: Geruchsbelästigung, Pruritus, Erythem, Dysurie und Dyspareunie.

Diagnose

Die Diagnose Fluor genitalis gründet sich auf die anamnestischen Angaben der Patientin und auf die bei der Spekulumuntersuchung erhobenen Befunde, die auch zur Klärung der Ätiologie beitragen.

Bei der *Anamnese* muß nach den bereits genannten Symptomen gefragt werden. Darüber hinaus sind neben dem Alter der Patientin gynäkologische und geburtshilfliche Anamnese, vorangegangene Erkrankungen und Behandlungen sowie insbesondere die Partneranamnese von Bedeutung. Ergibt sich daraus der Verdacht auf eine venerische Infektion, so sollte auch nach den Symptomen möglicher Komplikationen gefragt werden, z. B. nach Zeichen peritonealer Reizung, einer Arthralgie oder einer Konjunktivitis. In dieser Situation ist auch eine vollständige körperliche Untersuchung zu empfehlen (3).

Bei der *gynäkologischen Untersuchung* wird wie folgt vorgegangen: Nach Inspektion des äußeren Genitales werden aus dem distalen Drittel der Urethra für die jeweils indiziert erscheinende mikrobiologische Untersuchung Abstriche entnommen.

Die Spekulumeinstellung ermöglicht sodann die Beurteilung von Vagina und Zervix, wobei es wichtig ist, zwischen einer Kolpitis und einer Zervizitis zu unterscheiden. Das Spekulum sollte sterilisiert und frei von Lubrikantien sein, um die Proben nicht zu verfälschen. Menge, Farbe und Konsistenz des Fluors werden beurteilt. Der Scheiden-pH wird im mittleren Drittel der Vagina mit Indikatorpapier gemessen (cave zervikale Kontamination), und aus dem Fornix posterior werden Fluorproben für Nativpräparate und Geruchstest entnommen. Dazu eignen sich am besten eine Öse, ein Watteträger oder – nach Beendigung der Inspektion – das Vaginalspekulum selbst. Ist eine mikrobiologische Untersuchung angezeigt, so werden mit Wattestäbchen Abstriche aus dem hinteren Scheidendrittel, von der Portio und/oder aus dem Zervikalkanal gemacht. Dann erfolgt der zytologische Abstrich. Den Abschluß bildet die bimanuelle Palpation.

Die *mikroskopische Untersuchung* der nativen Scheidenflüssigkeit in einem Tropfen 0,9%iger NaCl-Lösung zeigt im Falle einer Entzündung Leukozyten und dient dem Nachweis der bakteriellen Vaginose, der Trichomoniasis und von Mykosen. Das Präparat muß umgehend beurteilt werden. Bei Verdacht auf bakterielle Vaginose wird an einer weiteren Fluorprobe der Geruchstest durchgeführt. Der Fluor wird dabei in einem Tropfen 10%iger KOH-Lösung auf einem Objektträger verrührt. Dasselbe Präparat wird dann mit einem Deckgläschen abgedeckt und im Phasenkontrastmikroskop auf Pilzelemente untersucht. Die Kalilauge kann auch direkt auf den mit Fluor benetzten Watteträger oder das Vaginalspekulum getropft werden. Das zytologische Präparat ergibt neben der Eingruppierung nach Papanicolaou ebenfalls Hinweise auf die genannten Erkrankungen.

Die weitere *mikrobiologische Untersuchung* muß je nach klinischem Befund (Vulvitis, Kolpitis, Zervizitis), der Herkunft des Fluors (vaginaler oder zervikaler Fluor) und der Anamnese (Erstuntersuchung, rezidivierender Fluor) mehr oder weniger ausführlich sein. Bei mikroskopisch nicht eindeutig geklärtem Verdacht auf Pilze muß eine Pilzkultur angelegt werden.

Beim zervikalen Fluor aufgrund einer Zervizitis muß mit einer bakteriologischen Kultur, Zellkultur, der Immunfluoreszenzmikroskopie oder dem Enzymimmunassay nach Gonokokken, Chlamydien und bei Verdacht auch nach Herpesviren gesucht werden. Bei entsprechendem Verdacht müssen auch die serologischen Untersuchungen auf Syphilis erfolgen. Das diagnostische Vorgehen ist in Tab. 6 dargestellt. Auf die genannten Untersuchungen wird ebenso wie auf

---

Tabelle 6 Diagnostische Maßnahmen beim Fluor genitalis in der Praxis

Anamnese:
  Symptome
  Dauer der Beschwerden
  Vorausgegangene Therapie
  Partnersituation

Inspektion der Vulva:
  Erythem – Effloreszenzen – Beläge
  Kratzeffekte
  Parasiten

Spekulumeinstellung:
  Zervikaler/Vaginaler Fluor?
  Scheidenwand-pH
  Nativpräparat mit 0,9% NaCl
  Nativpräparat mit 10% KOH
  Geruchstest mit 10% KOH
  Evtl. Zytologie und Kolposkopie, Biopsie
  Bei Verdacht auf Neisseria gonorrhoeae, Chlamydia
    trachomatis oder Herpes simplex Abstriche von
    Urethra und Cervix uteri für Kultur/Zellkultur,
  Immunfluoreszenzmikroskopie oder
    Enzymimmunoassay
  Bei Verdacht auf Syphilis Serologie

Palpation:
  Schmerzhaftigkeit von Uterus und Eileiter
  Peritoneale Abwehr

Sonstiges:
  Extragenitale Manifestationen bei venerischer Infektion
  Evtl. Partneruntersuchung veranlassen

---

die Therapie in Zusammenhang mit den jeweiligen Infektionen näher eingegangen.

Allgemeine Komplikationen

Die schnelle Abklärung und die Therapie des Fluors ist relativ einfach und preisgünstig möglich. Die Folgezustände einer genitalen Infektion dagegen können schwerwiegend sein und sind, wenn überhaupt, nur mit erheblichem Aufwand zu beheben (1). Ein Beispiel dafür ist die Salpingitis mit nachfolgender tubarer Sterilität, extrauteriner Gravidität oder chronischen Schmerzen. Dazu können Dyspareunie und psychosexuelle Störungen kommen (59). Diese Entwicklung ist nur mit Hilfe einer frühzeitigen Diagnostik und adäquaten Behandlung zu verhindern.

Kolpitis

Definition

Die Kolpitis ist eine Entzündung der Vagina, die zum Symptom Fluor vaginalis führen, aber auch völlig ohne vermehrten Ausfluß ablaufen kann. Die Entzündung ist die unspezifische Antwort des Gefäßnetzes und des Bindegewebes auf den entzündlichen Reiz. Aus Bild und Verlauf der Entzündung kann in der Regel nicht auf den ursächlichen Faktor geschlossen werden.

Häufigkeit

Die Kolpitis ist die häufigste Ursache des Fluor genitalis (39, 44, 48, 86). Wie für den genitalen Ausfluß, so sind auch für die Scheidenentzündung verläßliche Zahlen über die Prävalenz schwer zu erheben. In Abhängigkeit von Alter, sozioökonomischem Status und prädisponierenden Faktoren in der jeweils untersuchten Gruppe ist die Schwankungsbreite groß. Schätzungen in der Literatur sprechen für einen Anteil der Kolpitis von bis zu 20% bei nicht ausgewählten Frauen in der gynäkologischen Sprechstunde (39, 44). Dabei wird bei neun von zehn dieser Patientinnen mit dem klinischen Bild der Scheidenentzündung eine der folgenden drei Diagnosen gestellt: Mykose, Trichomoniasis oder bakterielle Vaginose. Letztere stellt zwar dem pathohistologischen Bild nach keine Entzündung dar (82), wird aber wegen ihrer klinischen Symptomatik von zahlreichen Autoren unter dem Oberbegriff „Kolpitis" miteingeordnet. Mykose, Trichomoniasis und bakterielle Vaginose werden in eigenen Kapiteln dargestellt.

Prädisponierende Faktoren, Ätiologie

Die zur Kolpitis prädisponierenden Faktoren entsprechen denen des Fluor genitalis, so daß auf diese Darstellung verwiesen werden kann (Tab. 3). Gleiches gilt für die Ätiologie der Kolpitis (Tab. 5). Besonderheiten bei Mykosen, Trichomoniasis und bakterieller Vaginose siehe entsprechende Abschnitte.

Symptome und Befunde

Die Symptome der akuten Kolpitis sind Ausfluß, oft brennende Schmerzen, Juckreiz und das Gefühl von Schwere und Hitze im Becken. Bei der Untersuchung findet man eine Rötung und Schwellung der Scheidenwand, wobei die Veränderungen unterschiedlich stark ausgeprägt sein können. Gelegentlich treten Ulzerationen auf; Nekrosen oder Pseudomembranen sind selten. Der klinisch auffällige Fluor vaginalis kommt durch Exsudation zustande. Dabei sind Farbe, Dichte, Konsistenz und Geruch zum Teil von der Ätiologie abhängig, jedoch variabel. Bei länger anhaltender Entzündung kann es zu Verdickkungen und Verhärtungen der Scheidenwand kommen.

Kolposkopische und histologische Untersuchungen haben zur Unterscheidung der folgenden Entzündungsgrade bzw. Kolpitisarten geführt (83): Colpitis papillaris, C. macularis, C. granularis, C. cystica, C. necroticans und C. atrophicans. Die Colpitis mycotica entspricht der Colpitis macularis oder granularis, zudem finden sich grau-weißliche Beläge auf der Scheidenwand.

Diagnose

Die Diagnostik der Kolpitis orientiert sich an den beim Fluor genitalis dargestellten Richtlinien (Tab. 6). Bei chronisch-rezidivierenden Kolpitiden sollte ein prädisponierendes internistisches Grundleiden ausgeschlossen werden. Bleibt die Ätiologie unklar, so kann die Gewebsentnahme von Scheide und Portio zur histologischen Untersuchung indiziert sein, z. B. bei der differentialdiagnostischen Abgrenzung einer Colpitis emphysematosa von Gasbrand und Karzinom.

Bakterielle Vaginose

Definition

Die bakterielle Vaginose, eine Fehlbesiedlung der Scheide mit Keimen aus dem anaeroben oder fakultativ anaeroben Spektrum, ist sowohl die häufigste Scheideninfektion als auch die häufigste Ausflußursache (39, 44, 53, 86, 140, 144, 166). Die bakterielle Vaginose ist im Januar 1984 auf einer Tagung der Weltgesundheitsorganisation als „a replacement of the lactobacilli of the vagina by characteristic groups of bacteria accompanied by changed properties of the vaginal fluid" definiert worden (115). Damit sind zugleich die in den letzten Jahren in der Literatur synonym gebrauchten Bezeichnungen Haemophilus vaginalis - Vaginitis, Gardnerella vaginalis - Vaginitis, unspezifische Vaginitis, Aminkol-

pitis, anaerobe Vaginose und unspezifische Vaginose durch einen Begriff ersetzt worden, der die Erkrankung ausreichend charakterisiert. Er berücksichtigt, daß eine Vielzahl von (anaeroben und fakultativ anaeroben) Bakterienarten mit dieser Störung im Zusammenhang steht (39, 44, 86, 166) und daß in der Regel *keine* entzündlichen Veränderungen an der Vaginalwand (Rötung oder Schwellung) oder im Ausfluß (Leukozyten) auftreten, die die Bezeichnung als Vaginitis begründen würden (82).

Auch die Taxonomie des Leitkeimes der bakteriellen Vaginose unterlag Veränderungen. Die Begriffe „Corynebacterium vaginale" oder „Haemophilus vaginalis" sind aufgegeben worden, da typische, von diesen Genera abweichende Charakteristika bestehen. In Anerkennung der grundlegenden Studien von GARDNER u. Mitarb. (50, 51, 52) wurde die Bezeichnung „Gardnerella vaginalis" gewählt (64).

Häufigkeit

Die bakterielle Vaginose ist mit einem Anteil von 30 bis 60% die häufigste Ursache des pathologischen Fluors genitalis (39, 44, 86, 140). ESCHENBACH (39) berichtete für die USA eine Prävalenz der bakteriellen Vaginose von 5% in der gynäkologischen Sprechstunde. Entsprechende Daten aus dem deutschsprachigen Raum liegen bisher nicht vor.

Prädisponierende Faktoren

Die bakterielle Vaginose entsteht infolge einer Störung des Bakteriengleichgewichts in der Scheide. Dabei erhalten mikroaerophile und anaerobe Keime, die auch in der physiologischen Vaginalflora vorkommen, das Übergewicht. Der auslösende Faktor ist nicht bekannt, jedoch scheinen Kohabitationsfrequenz und Zahl der Partner in direkter Beziehung zur bakteriellen Vaginose zu stehen (39, 145, 166). Gelegentlich tritt sie im übrigen auch nach Masturbation oder übertriebener genitaler Hygiene auf.

Ätiologie

Die Infektion mit Gardnerella vaginalis wurde ursprünglich als Ursache der bakteriellen Vaginose angesehen, da dieser Keim bei mehr als 95% aller erkrankten Frauen vorkommt (39, 45, 53). Mit Selektivmedien ist er kulturell jedoch auch bei bis zu 40% asymptomatischer Frauen nachzuweisen (181). Ein wesentliches Charakteristikum der Störung ist indes der Anstieg der Konzentration von Gardnerella vaginalis um den Faktor 100 auf 10^7/ml und mehr. Auch Anaerobier werden bei etwa 95% aller Frauen mit bakterieller Vaginose gefunden. Die Konzentration dieser Keime steigt um den Faktor 1000 auf ebenfalls über 10^7/ml. Besonders häufig werden die Arten Bacteroides bivius, B.

disiens, B. capillosus, B. melaninogenicus, Peptococcus asaccharolyticus, P. magnus und Peptostreptokokken gefunden (39, 86, 140).

Die Bedeutung sogenannter „Curved rods", mobiler, anaerober, gramnegativer oder gramlabiler Stäbchen ist bisher ungeklärt (114). Sie treten bei Frauen mit bakterieller Vaginose in bis zu 50% auf, wogegen sie bei gesunden Frauen nicht nachzuweisen sind (28, 167, 168). Bakteriologische Studien haben diese Keime als selbständige Arten, Mobiluncus curtisii und Mobiluncus mulieris, charakterisiert (168). Im deutschen Schrifttum ist auch die Benennung als Falcivibrio vaginalis und Falcivibrio grandis zu finden (67).

Bei Frauen mit bakterieller Vaginose ist das Redoxpotential in der Scheide stark erniedrigt, d. h. es herrschen anaerobe Bedingungen (39, 76a). Ob dies Ursache oder Ergebnis der verschobenen Keimbalance ist, bleibt bislang ebenso unklar wie die Bedeutung des Geschlechtsverkehrs bei diesem Phänomen. Als Resultat finden sich ein pH > 4,5 und die faulig-fischig riechenden Amine Cadaverin und Putrescin, die im Stoffwechsel anaerober Bakterien anfallen (24).

Der Nachweis von Laktobazillen bei etwa 40% aller Frauen mit bakterieller Vaginose steht nicht im Widerspruch zu den beschriebenen Veränderungen der Scheidenflora. Es handelt sich nämlich um solche Varianten, die kein H_2O_2 bilden und somit nicht oxidierend wirken können (39, 76a). Dadurch wird das Wachstum der für die bakterielle Vaginose typischen anaeroben Keime begünstigt, das Ökosystem der Vagina gerät aus der Balance.

Symptome, Diagnose

Die bakterielle Vaginose wird anhand der folgenden Charakteristika diagnostiziert:

1. Grauweißer, homogener, nicht flockiger Fluor;
2. Amingeruch beim Test mit 10% KOH-Lösung;
3. pH-Wert an der Scheidenwand > 4,5 und
4. Nachweis von Schlüsselzellen („Clue cells") im Ausfluß.

Drei der genannten Kriterien müssen zumindest erfüllt sein, um die Diagnose zu stellen (38).

Zu 1: Der charakteristische Fluor findet sich in unterschiedlicher Menge vor allem im hinteren Scheidengewölbe. Die Vaginalwand ist unverändert. Besteht ein Erythem oder eine Leukozyteninfiltration, so ist eine zusätzliche Störung oder Infektion vorhanden.

Zu 2: Der Geruchstest wird mit einer Ausflußprobe unmittelbar auf dem Spekulumblatt, einem Watte- oder einem Objektträger ausgeführt. Amingeruch tritt im übrigen auch bei der Menstruation oder nach

der Kohabitation unter der Einwirkung von Blut oder der alkalischen Samenflüssigkeit auf. Bei der Anamnese sollte deshalb gezielt nach Geruchsbelästigung gefragt werden, da die Patientinnen dieses Symptom oft auf Unsauberkeit zurückführen, als peinlich empfinden und deshalb verschweigen (44).

Zu 3: Der pH-Wert wird mittels Indikatorpapier bestimmt, das an die Vaginalwand im mittleren Drittel der Scheide angelegt wird. Dabei müssen Verfälschungen durch das Zervixsekret oder Lubrikantien am Spekulum vermieden werden.

Zu 4: Schlüsselzellen sind vaginale Epithelzellen, die von einer so großen Zahl von Bakterien bedeckt sind, daß ihre Zellgrenzen undeutlich werden (Abb. 2). Sie können mikroskopisch sowohl im Nativpräparat als auch bei der Färbung nach Gram, Papanicolaou oder mit Methylenblau nachgewiesen werden (39, 44, 53, 82, 140). Von den genannten Methoden genügt das Nativpräparat für die tägliche Praxis vollauf.

Für wissenschaftliche Untersuchungen hat sich der gaschromatographische Nachweis eines Succinat-/Lactat-Quotienten von > 0,4 im Vaginalinhalt als sicheres diagnostisches Kriterium erwiesen (62). Der kulturelle Nachweis von Gardnerella vaginalis bestätigt dagegen die bakterielle Vaginose nicht (181). Er ist in der Praxis verzichtbar, da aufgrund der klinischen Untersuchung die bakterielle Vaginose mit großer Zuverlässigkeit diagnostiziert werden kann.

Therapie

Die bakterielle Vaginose wird im Schrifttum zu den sexuell übertragbaren Krankheiten gerechnet (30, 53). Das gemeinsame Auftreten mit Trichomoniasis, Mykoplasmeninfektion oder infektiösen Zervizitiden (39, 86, 137, 144), insbesondere bei Promiskuität (51), spricht für den venerischen Charakter der Erkrankung. Es ist jedoch noch ungeklärt, ob die bakterielle Vaginose wirklich Ausdruck einer Infektion ist. Ebenso unklar ist, ob und unter welchen Umständen Gardnerella vaginalis oder ein anderer sexuell übertragbarer Faktor zur Milieuänderung in der Scheide führt. Bei epidemiologischen Studien konnte der Keim bei 77–91% der Partner erkrankter Frauen nachgewiesen werden (30, 58, 144). Dies führte dazu, daß die Partnerbehandlung von zahlreichen Autoren erwogen (82, 144) oder empfohlen wird (53, 91, 140, 163). Es ist jedoch keine prospektive Untersuchung bekannt, die die Wirksamkeit dieses Vorgehens bewiesen hätte. Die routinemäßige Mitbehandlung des asymptomatischen Sexualpartners kann also gegenwärtig nicht empfohlen werden, bei wieder-

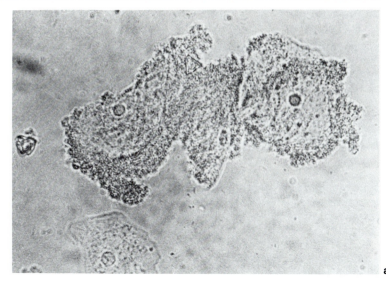

a

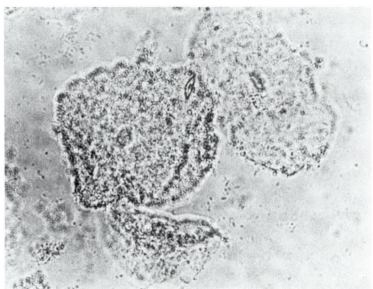

b

Abb. **2** Schlüsselzellen im Nativpräparat (Darstellung in der Originalpublikation von *H. L. Gardner* u. *C. D. Dukes* [50])

holten Rezidiven der bakteriellen Vaginose ist sie jedoch zu erwägen (39).

Symptomatische Frauen mit bakterieller Vaginose sollten behandelt werden, asymptomatische Frauen mit dieser Störung oder mit alleinigem kulturellen Nachweis von Gardnerella vaginalis dagegen nicht. Metronidazol und Tinidazol sind derzeit die Präparate der Wahl (39, 45, 53, 86, 90, 91, 115, 140, 144, 163, 166). Bei einer Dosierung von 750-1000 mg/die für sieben Tage oder von je 2 g im Abstand von 48 Stunden werden Heilungsraten von 90-95% erzielt. Die Behandlung sollte nach gegenwärtiger Auffassung in jedem Falle oral erfolgen, da erst bei der Darmpassage der Imidazole hydroxylierte Metaboliten mit der höheren antimikrobiellen Wirksamkeit gebildet werden (148). Die im Tierexperiment gefundene Mutagenität dieser Medikamente wird weiterhin

untersucht, eine Gefährdung der Patienten hat sich jedoch bisher nicht belegen lassen (68, 108, 115, 130, 152).

Die Behandlung mit Ampizillin, Amoxizillin oder Cephalosporinen weist Heilungsraten um 65% auf (6, 39, 144). Sie kann auch bei symptomatischen Schwangeren angewendet werden, ist jedoch mit einer höheren Schädigung der normalen Scheidenflora belastet. Die lokale Therapie mit Sulfa- oder Jodpräparaten und die orale Therapie mit Erythromycin oder Tetrazyklinen führt nur in etwa 20% zur Heilung (39, 73). Bei der lokalen Milchsäuresubstitution oder einer anderweitigen pH-Senkung in der Scheide kommt es unmittelbar nach Therapieende zum Rezidiv.

Komplikationen

Die bakterielle Vaginose bedingt einen Anstieg potentiell pathogener Keime in der Scheide um den Faktor 100 bis 1000. Dies scheint zu Infektionen in Gebärmutter und Eileitern zu disponieren, insbesondere zu Tuboovarialabszessen und Infektionen nach Hysterektomie (42, 87). Häufig ist die bakterielle Vaginose auch mit anderen Infektionen vergesellschaftet, so mit Chlamydien- und Gonokokkenzervizitis (137). Auch Mycoplasma hominis und Trichomonas vaginalis wurden häufiger und in höherer Konzentration gefunden (39, 144); ihre Rolle als Kofaktor bei der bakteriellen Vaginose wird derzeit diskutiert. Von wesentlicher Bedeutung scheinen die quantitativen und damit qualitativen Veränderungen der Scheidenflora auch in der Schwangerschaft zu sein; derzeit in den USA laufende Studien deuten darauf hin, daß die bakterielle Vaginose zu intra- und postpartalen Infektionen, zu Entzündungen der Plazenta und zur Frühgeburt disponiert (25, 41, 141).

Trichomoniasis

Definition

Die Trichomoniasis ist eine Erkrankung der Genitalorgane und der unteren Harnwege beider Geschlechter. Erreger ist Trichomonas vaginalis, ein überwiegend sexuell übertragbarer anaerober Flagellat. Im Vordergrund steht bei der Frau die Kolpitis. Häufig sind auch die Paraurethraldrüsen, die Urethra und die Harnblase, seltener die Bartholin-Drüsen beteiligt. Die Infektion kann jedoch auch asymptomatisch verlaufen (80, 83, 142, 149).

Häufigkeit

Die Trichomoniasis kommt in allen Lebensaltern vor mit einem Gipfel zwischen 20 und 40 Jahren. Die Häufigkeit der Erkrankung betrug noch vor 20 Jahren 10 bis 15% bei asymptomatischen Frauen und 75 bis 90% bei Frauen mit Kolpitis (83). Heute ist die Prävalenz nach übereinstimmenden Angaben stark zurückgegangen (44, 54, 142). In Tübingen beträgt sie derzeit bei Patientinnen mit Kolpitis noch rund 3% (86).

Prädisponierende Faktoren

Die zum Fluor genitalis prädisponierenden Faktoren (Tab. 3) gelten weitgehend auch für die Trichomoniasis. Trichomonas vaginalis wird nahezu ausschließlich durch den Geschlechtsverkehr übertragen (83). Die Infektion über Waschtextilien, Badewasser, Toilettenbrillen oder durch eine gynäkologische Untersuchung ist nur in Ausnahmefällen möglich, da die Überlebensfähigkeit des Keimes außerhalb des Genitales gering ist. Es besteht eine ausgesprochene Prädilektion

von Trichomonas vaginalis für den Urogenitaltrakt. Sonstige humanpathogene, in Mund und Darm vorkommende Trichomonaden (Trichomonas buccalis, Trichomonas tenax) sind ebenfalls ortsspezifisch. Sie sind in der Vagina nicht nachzuweisen. Die Trichomoniasis scheint häufig zusammen mit der bakteriellen Vaginose aufzutreten (39). Das ähnliche Scheidenmilieu bei beiden Infektionen macht dies erklärlich. Ein gehäuftes Zusammentreffen von Trichomonadeninfektion und Gonorrhö ist nachgewiesen (46, 149).

Ätiologie

Die Trichomoniasis wird ausschließlich durch Trichomonas vaginalis hervorgerufen. Die anaerobe Vaginalflora ist dabei in der Regel vermehrt (96).

Symptome

Die Trichomonadenkolpitis führt in der akuten Phase zu ausgeprägtem, dünnflüssigem, homogenem, oft auch schaumigem Ausfluß; er ist gelblich oder weiß bis grün gefärbt, manchmal auch hämorrhagisch. Häufig besteht Amingeruch, der auf die anaerobe Begleitflora zurückzuführen ist. Wie bei der bakteriellen Vaginose beträgt der pH > 4,5, und es können sich auch Schlüsselzellen finden. Immer sind dagegen reichlich Leukozyten vorhanden (39, 44, 149).

Bei der akuten Infektion findet man in der Vagina, z. T. auch an der Vulva, ein Ödem, ein Erythem oder Exkoriationen. Häufig bestehen Schmerzen, starker Pruritus und Dysurie. Die klassische „Erdbeerportio" ist allerdings selten, ebenso die Colpitis granularis (83). In der subakuten Phase sind die Befunde weniger ausgeprägt, in der chronischen Phase besteht lediglich ein mäßiger Fluor. Bis zu 25% aller Trichomonadeninfektionen verlaufen asymptomatisch (187a). Das klinische Bild der Trichomoniasis kann durch mitbestehende andere Infektionen, z. B. durch eine gonorrhoische Zervizitis, verändert werden (149).

Diagnose

Die Diagnose Trichomoniasis wird in der Praxis mikroskopisch mittels der Phasenkontrast- oder Dunkelfeldtechnik gestellt. Das Nativpräparat, versetzt mit physiologischer Kochsalzlösung, muß im warmen Zustand bewertet werden, um eine sichere Unterscheidung zwischen den beweglichen Trichomonaden und mitunter reichlich vorhandenen Leukozyten zu gewährleisten (2, 39, 145). Die Sensitivität dieser Methode beträgt jedoch nur 50 bis 70%, verglichen mit der Kultur, in der auch noch geringe Keimkonzentrationen erfaßt werden (Tab. 7). Der Trichomonadennachweis durch Anzüchtung ist jedoch aufwendig und wird derzeit nur bei wissen-

Tabelle **7**   Sensitivität von Kultur und Nativpräparat zum Nachweis von Trichomonaden in Abhängigkeit von der Intensität der klinischen Symptomatik (nach *P. Andrews* u. *J. D. Schnell* [7])

Klinische Symptomatik	Kultur positiv	Nativpräparat positiv
keine	98%	35%
leicht	97%	71%
stark	97%	93%

schaftlichen Untersuchungen durchgeführt, da stets frisches Kulturmedium bereitgehalten werden muß und der Ausschluß einer Infektion eine Beobachtungszeit von bis zu 12 Tagen erfordert.

Der Trichomonadennachweis im Papanicolaou-Präparat ist unzuverlässig. Die zytologische Diagnose muß durch eine der o. g. Methoden gesichert werden. Im Zervixabstrich finden sich bei der Trichomoniasis neben den Entzündungszeichen auch vermehrt Atypien (92). Eine maligne Transformation von Epithelzellen durch Trichomonaden ist in der Vergangenheit vermutet, jedoch nicht belegt worden.

Der Nachweis von Trichomonaden wird primär aus dem vaginalen Ausfluß versucht, da hier die höchsten Infektionsraten beobachtet werden. Paraurethrale Drüsen, Harnröhre und insbesondere Zervix sind vergleichsweise selten infiziert.

Die Partneruntersuchung ist dringend indiziert. Die Infektion beim Mann verläuft ebenfalls z. T. asymptomatisch, z. T. mit Zeichen der Urethritis oder Infektion der männlichen Adnexe. Der Keimnachweis kann aus Urethra-/Prostataexprimat oder aus der Samenflüssigkeit erfolgen (16).

Wegen des venerischen Charakters der Trichomoniasis muß bei jeder Untersuchung auch auf sonstige sexuell übertragbaren Erkrankungen geachtet werden.

Therapie

Die Behandlung der Trichomoniasis erfolgt mit Metronidazol oder einem anderen Nitroimidazol. Dabei werden heute nach Empfehlung zahlreicher Autoren 2 g oral als Einmaldosis als ausreichend erachtet (45, 112, 149). Die Heilungsrate liegt bei über 90%. Die Therapie mit 2 × 250 mg für sieben Tage weist ähnliche Erfolgsraten auf, ist jedoch teurer und wird weniger akzeptiert, nicht zuletzt wegen der erforderlichen Alkoholkarenz (149). Die Notwendigkeit der Partnerbehandlung ist nachgewiesen (39, 112). Die systemische Behandlung ist sinnvoll, da Trichomonaden nicht nur in der Scheide, sondern auch in Urethra und paraurethralen Drüsen vorkommen (83). Die vaginale Applikation von Metronidazol sollte als zusätzliche Behandlung erfolgen, wenn bei nachgewiesener Empfindlichkeit der Trichomonaden der Therapieerfolg ausbleibt. Die alleinige lokale Behandlung ist unzureichend, da sie nicht alle Infektionsherde erreicht (149). Resistenz der Trichomonaden gegen Metronidazol ist in vitro beobachtet worden, sie ist jedoch selten Ursache von Therapieversagern (118). Neben der vaginalen Behandlung wird bei Therapieresistenz die Erhöhung der Metronidazoldosis auf 2 g pro Tag empfohlen (39, 108). Die Behandlung asymptomatischer Keimträger erscheint wegen des venerischen Charakters der Infektion aus epidemiologischen Gründen angezeigt.

Mykoplasmeninfektionen

Die Bedeutung der Infektion mit Mycoplasma hominis, Mycoplasma fermentans und Ureaplasma urealyticum als Ursache von Entzündungen der Scheide und der Zervix wird in der Literatur widersprüchlich beurteilt. In zahlreichen Arbeiten wird über eine Häufung dieser Keime bei der Kolpitis berichtet, ohne daß auch die anderen möglichen Infektionen genügend berücksichtigt wurden. Eine ursächliche Beteiligung der Mykoplasmen am Fluor vaginalis ist bisher nicht eindeutig belegt (47, 137, 184).

Detaillierte mikrobiologische Untersuchungen weisen auf eine Beziehung zwischen bakterieller Vaginose und erhöhtem Mykoplasmenbefall hin (35, 86, 120, 137, 169). Dies könnte für einen saprophytären Charakter der Keime sprechen, schließt aber eine ursächliche Beteiligung nicht aus (47). Die Übertragung von Mykoplasmen erfolgt durch sexuellen Kontakt; Keimträgerinnen weisen auch gehäuft Trichomonaden und Gonokokken auf (184).

Die Mykoplasmeninfektion verursacht kein charakteristisches Krankheitsbild. Der Nachweis erfolgt durch Isolierung und Identifizierung des Keimes auf Spezialnährböden. Mykoplasmen können im gesamten Urogenitaltrakt vorkommen; sie lassen sich in der Urethra, in der Vagina, der Zervix, im Endometrium oder in den Tuben nachweisen (47, 71, 95, 105).

Die Therapie der Mykoplasmeninfektion erfolgt oral mit Tetrazyklinen oder Erythromycin für sieben bis zehn Tage (18, 117, 184). Die lokale Behandlung ist unzureichend, da nicht alle Infektionsherde erreicht werden (184). Bei asymptomatischen Frauen oder bei geringen Keimkonzentrationen in der Urethra/Vagina besteht nach der gegenwärtigen Auffassung keine Indikation zur Therapie.

Pilzinfektionen

Definition

Pilzinfektionen des Genitales entstehen überwiegend durch imperfekte Hefen. Das klinische Bild bietet ein breites Spektrum, das von der asymptomatischen Besiedlung bis zur typischen Colpitis mycotica mit den pathognomischen Belägen, dem sog. Soor, reicht. Ein Übergreifen auf die Vulva (Pilzvulvitis) ist nicht selten.

Häufigkeit

Die Literaturangaben über die Prävalenz der genitalen Mykose variieren sowohl in Abhängigkeit von den angewendeten diagnostischen Verfahren als auch zwischen den jeweils untersuchten Bevölkerungsgruppen beträchtlich. Bei Kolpitispatientinnen findet man bis zu rund 30% Pilze (Tab.8) (39, 44, 86, 121, 173). Auch in der Schwangerschaft liegt die Prävalenz in diesem Bereich (Lit. bei 160).

Prädisponierende Faktoren

Die in Tab.3 genannten prädisponierenden Faktoren gelten auch für Mykosen. Da die Abwehr von Pilzinfektionen an das zelluläre Immunsystem gebunden ist (176), können genetische Defekte oder vorübergehende Ausfälle infolge Streß oder immunsuppressiver Therapie zur Mykose führen. Bei der erworbenen Immunschwäche (AIDS) sind besonders schwere Pilzinfektionen der Schleimhäute mit massiven Soorbelägen typisch (72). Schwangerschaft, Diabetes mellitus und Behandlung mit Breitspektrumantibiotika sind ebenfalls wichtige Risikofaktoren. Der Einfluß oraler Kontrazeptiva ist nicht eindeutig belegt (39, 58, 121, 139).

Tabelle **8** Abhängigkeit der vaginalen Hefekontamination vom gynäkologischen Gesundheitszustand (nach *J.D.Schnell* [160])

	Nachweis in %	davon C.albicans in %
Krebsvorsorgeuntersuchung (n = 990)	10,1	60,0
Gynäkologische Ambulanz (n = 324)	17,0	72,7
Stationäre Patienten mit Kolpitis (n = 87)	33,3	82,8

Ätiologie

Pilzinfektionen werden zu 75 bis 90% durch Candida albicans hervorgerufen, der verbleibende Anteil entfällt auf andere Candida-Arten, darunter vor allem auch Candida glabrata, früher Torulopsis genannt (100, 131, 160, 173). Candida albicans tritt in niedriger Konzentration auch bei 10 bis 50% asymptomatischer Frauen auf, ohne daß außerhalb der Schwangerschaft eine Indikation zur Behandlung besteht (39, 131). Bei massiver Besiedlung oder bei Störung des Keimgleichgewichts in der Scheide kommt es dagegen zu Symptomen.

Die Wahrscheinlichkeit einer gleichzeitigen Infektion mit Pilzen und anderen pathogenen oder fakultativ pathogenen Keimen scheint gering zu sein. Einige Untersuchungen haben dies für Gonokokken, Trichomonaden, Mykoplasmen und Gardnerella vaginalis gezeigt (8, 60); Chlamydien und Bacteroides-Arten scheinen zusammen mit Pilzen ebenfalls selten vorzukommen (86).

Hefepilze gehören zur normalen Darmflora, wovon aufgrund der anatomischen Nachbarschaft die Besiedlung von Vulva und Vagina ausgehen kann. Bei gegebener Disposition entsteht eine Infektion (176). Beim ubiquitären Vorkommen von Hefepilzen ist die Infektionsquelle oft jedoch nicht eindeutig zu bestimmen. Die Häufigkeit der sexuellen Übertragung von Pilzen ist ungeklärt, so daß auch die Partnerbehandlung nicht generell indiziert ist (3, 42, 43, 108). Etwa 10% aller Männer von symptomatischen Frauen weisen Beschwerden wie Urethritis oder Balanitis auf (38, 131, 149); gelegentlich kann die Infektion beim Mann jedoch auch asymptomatisch verlaufen (149). Die Partnerbehandlung ist nur bei nachgewiesener Infektion des Mannes zu empfehlen (39, 149).

Symptome

Das Leitsymptom der Pilzinfektion ist ein intensiver vulvärer und vaginaler Pruritus. Weitere Symptome sind ein Erythem von Vulva und Vagina, Brennen, Dysurie und Dyspareunie (39, 44, 121, 160, 173).

Der vaginale Fluor ist geruchlos, häufig weiß, bröckelig und hoch viskös, manchmal aber auch wäßrig. Der pH-Wert ist häufig <4,5. Bei der Hefemykose kann die Döderleinsche Flora völlig unverändert sein. Die typischen an der Scheidenwand festhaftenden Soorbeläge finden sich

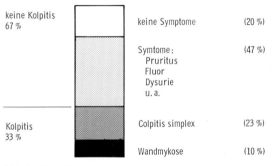

Abb.**3** Kandidabefall und klinische Symptomatik (nach *H.Spitzbart* [170])

nur bei etwa 10% der Frauen mit kulturell nachgewiesener Pilzinfektion (Abb. 3) (170).

Diagnose

Myzelien oder Sporen können mikroskopisch im Nativpräparat nachgewiesen werden, das häufig bereits wegen der großen Zahl von Leukozyten auffällig ist. Durch Zugabe von KOH anstelle von NaCl sind die Pilzelemente besser erkennbar. Die Sensitivität der mikroskopischen Methoden schwankt jedoch zwischen 30 und 90%, bezogen auf die Kultur (42, 121), da im Direktpräparat eine Anreicherung nicht möglich ist (173). Dies gilt auch für das Papanicolaou-Präparat. Kann bei bestehendem Infektionsverdacht der Nachweis mikroskopisch nicht geführt werden, so ist die Kultur aus dem Vaginalabstrich indiziert (39, 44, 121, 172). Sie ist in der Praxis ohne großen Aufwand mit handelsüblichen Sabouraud-Nährmedien auch bei Zimmertemperatur durchführbar; weniger gute Ergebnisse werden mit dem sog. Nickerson-Medium berichtet (121).

Therapie

Die Möglichkeiten der antimykotischen Therapie sind vielfältig. Eine dauerhafte Heilung ist beim ubiquitären Vorkommen der Pilze nahezu unmöglich, wenn es nicht gelingt, prädisponierende Faktoren auszuschalten. Rezidive sind häufig.
Die lokale Therapie erfolgt mit den Polyenen Nystatin und Amphotericin B oder Imidazolderivaten wie Clotrimazol, Miconazol-Nitrat oder Terconazol. Die Behandlungsdauer reicht von einer Einmaldosis bis zu zehn Tagen und länger (38, 42, 74, 149, 173). Die Heilungsraten betragen 50 bis 95%. Eine Resistenzentwicklung spielt, zumindest bei Candida albicans, keine Rolle (171). Die Reinfektionsgefahr ist groß, da der Darm als Keimreservoir bei der lokalen Therapie nicht saniert wird (13, 39, 122, 149).
Eine über zehn Tage hinausgehende Therapie der vaginalen Pilzinfektion ist nur selten indiziert, Hautaffektionen im Vulvabereich können dagegen eine verlängerte Behandlung erforderlich machen. In dieser Situation sind adjuvante Maßnahmen, z. B. Farbstoffapplikationen, angezeigt, die zur Säuberung und Trocknung der Haut beitragen (3, 121, 173).
Bei rezidivierenden Pilzinfektionen kommt als Alternative die Behandlung mit dem oral absorbierbaren Imidazolderivat Ketoconazol in Frage (15, 97, 108). Bei diesem Verfahren werden ausreichende Hemmkonzentrationen in der Scheide, der Haut und auch im Darm erzielt. Diesem Vorteil steht eine gewisse Lebertoxizität gegenüber (97). Die Heilungsrate entspricht der von lokal angewendeten Imidazolpräparaten (15, 39, 121).

Toxic shock syndrome (TSS)

Definition

Das Toxic shock syndrome beruht auf einer Infektion mit Staphylococcus aureus, die meist das Genitale betrifft und infolge Toxinproduktion zu Allgemeinerkrankungen führt (81). Die drei Leitsymptome sind hohes Fieber, Hypotonie und eine diffuse makuläre Erythrodermie, der eine Desquamation folgt. Aufgrund der variablen Beteiligung einzelner Organe am Krankheitsverlauf, kommt es zu weiteren, wechselnd intensiven klinischen Manifestationen, von denen definitionsgemäß mindestens drei vorhanden sein müssen (23).

Häufigkeit

Nach Angaben aus den USA befällt das Toxic shock syndrome zu 96% Frauen, darunter zu 97% Angehörige der weißen Rasse. Der Altersgipfel liegt bei 23 Jahren. Die Erwartungshäufigkeit wurde für 1982 mit sechs bis sieben Erkrankungen auf 100000 menstruierende Frauen errechnet (23).

Prädisponierende Faktoren

Das Toxic shock syndrome steht bei der Mehrzahl der erkrankten Frauen im Zusammenhang mit der Menstruation und dem Gebrauch von Tampons. Vor 1981 wurde nur bei 6% diese Beziehung nicht gefunden; seither ist dieser Anteil auf über 20% gestiegen. Aber auch die nicht mit der Menstruation auftretende Erkrankung betrifft in der überwiegenden Zahl Frauen, insbesondere solche mit Wundinfektionen durch Staphylococcus aureus nach vaginaler oder abdominaler Entbindung (150). Die folgenden Faktoren wurden jedoch ebenfalls in Assoziation mit dem Toxic shock syndrome beobachtet:
- Postoperative Wundinfektion,
- Hautinfektion nach Bienenstich,
- Abszeß,
- Osteomyelitis,
- intravenöse Heroininjektion,
- Corpus-luteum-Phase,
- Diaphragmagebrauch,
- Neonatalperiode des Kindes bei gleichzeitig infizierter Mutter (Lit. bei 33).

Die relative Verschiebung zu den von der Menstruation unabhängigen prädisponierenden Faktoren des Toxic shock syndrome kann auf zwei Erscheinungen zurückgeführt werden, nämlich auf einen Verhaltenswechsel im Gebrauch von Tampons und auf die in den letzten Jahren vermehrte Beachtung der Symptome dieses Syndroms (33).

Ätiologie

Sowohl die Infektion als auch die Kolonisation mit Staphylococcus aureus kann zum Toxic shock syndrome führen. Meist handelt es sich um die Typen 29 und 52 der Phagengruppe I. Neben den bekannten Toxinen der Staphylokokken (Koagulase, Enterotoxin, Exotoxin, Hämolysin, Hyaluronidase, Leukozidin, Lipolysin, Staphylokinase) vermögen die beim TSS nachgewiesenen Erreger ein pyrogenes Exotoxin C zu synthetisieren (159), das neben der fiebererzeugenden Wirkung u. a. auch eine den letalen Ausgang eines Endotoxinschocks begünstigende Komponente aufweist. Ein weiteres bei TSS nachgewiesenes Protein ist das Enterotoxin F, das im Tierversuch zu Emesis und Diarrhö führt (14).

Zur Erkrankung kommt es, wenn die genannten Toxine über eine Eintrittspforte in den Kreislauf gelangen. Eine Staphylokokkenbakteriämie tritt dagegen meist nicht auf.

Bei menstruierenden Frauen entstammen die zum TSS führenden Staphylokokken der Vaginalflora, wobei zum Zeitpunkt der Menstruation die Kolonisation der Cervix uteri mit diesem Keim zunimmt (129). Dies wird darauf zurückgeführt, daß durch den Tampongebrauch vermehrt Staphylokokken in die Scheide gelangen und die physiologische, das Keimgleichgewicht bestimmende inhibitorische Funktion der Laktobazillen beeinträchtigt wird (156). Mikroverletzungen der Vaginalwand, Absorption über das Endometrium oder Aufstau des Menstrualblutes und Reflux durch die Eileiter in den Peritonealraum führen zur Einschwemmung der Toxine in die Blutbahn, wogegen sie beim nichtmenstruellen TSS direkt vom Ort der Infektion erfolgt.

Die zirkulierenden Staphylokokkentoxine verursachen eine Reihe von Störungen. An erster Stelle steht die Schädigung der Kapillarendothelien mit vermehrtem Flüssigkeitsaustritt in das Interstitium und verringertem venösen Rückfluß. Daraus entsteht letztlich eine reduzierte kardiale Leistungsfähigkeit und eine Minderversorgung vitaler Organe wie Nieren und Zentralnervensystem. Gastrointestinale und hämatologische Störungen, Fieber sowie Haut- und Schleimhautveränderungen sind dagegen direkt durch die Toxine bedingt. Die kardialen und pulmonalen Störungen werden sowohl durch die Zirkulationsstörung als auch durch die Toxine bewirkt (33).

Symptome

Die Hauptsymptome des Toxic shock syndrome sind hohes Fieber, Hypotonie und ein Hautausschlag, der diffus, nicht juckend und dem Scharlach ähnlich an Stamm und Extremitäten auftritt. Hinzu kommt häufig ein subkutanes Ödem. Ein bis zwei Wochen nach Erkrankungsbeginn tritt dann eine Hautabschilferung ein, die vorwiegend Handteller und Fußsohlen betrifft. Weitere Symptome können in nahezu allen Organsystemen gefunden werden:

- Gastrointestinaltrakt: Nausea, Emesis, Diarrhö,
- Haut/Schleimhaut: Kolpitis, Oropharyngitis, Konjunktivitis,
- Muskulatur: Myalgie, Myositis,
- Niere: Oligurie, Anurie, Pyurie,
- Leber: Ikterus, Transaminasenanstieg,
- Blut: Thrombozytopenie, disseminierte intravasale Gerinnung,
- Herz: Ischämiezeichen im EKG, Linksherzinsuffizienz,
- Lunge: Ateminsuffizienz,
- Zentralnervensystem: sensorische Ausfälle, Bewußtlosigkeit.

Wie bereits ausgeführt, können die Störungen sehr unterschiedlich sein. Definitionsgemäß müssen beim Toxic shock syndrome jedoch mindestens drei der genannten Faktoren zusätzlich zu den drei Hauptsymptomen vorhanden sein (23).

Diagnose

Die Diagnose des Toxic shock syndrome wird anhand der genannten Symptome gestellt (23, 81).

Der mikrobiologische Nachweis von Staphylococcus aureus kann u. a. aus Vagina, Cervix uteri, Urin, Plazenta und Eihäuten versucht werden, ist jedoch nicht obligatorisch. Ohne Nachweis auch der TSS-spezifischen Toxine oder ohne Phagentypisierung besagt das Vorhandensein der Staphylokokken wenig. Der Staphylokokkennachweis in der Blutkultur schließt das Syndrom nicht aus, da die Bakteriämie als fakultativ gilt.

Therapie

Die Behandlung des Toxic shock syndrome orientiert sich an der Art und der Ausprägung der klinischen Erscheinungen. Volumenersatz und Behebung der Hypotonie durch vasopressorisch wirksame Medikamente und evtl. Corticoide stehen dabei im Vordergrund. Auch die Hämodialyse kann erforderlich werden. Weitere begleitende Maßnahmen sind die Gabe von Sauerstoff, Temperaturkontrolle sowie Überwachung der Blutgerinnung.

Die antimikrobielle Chemotherapie ist darauf gerichtet, die Staphylokokkeninfektion zu beseitigen. Eine Beeinflussung der bereits zirkulierenden Toxine ist nicht möglich. Die antibiotische Behandlung wird jedoch empfohlen, um die Rezidivrate zu senken (33). Da die beim Toxic shock syndrome vorkommenden Staphylokokken weitgehend gegen Penizilline resistent sind, müssen gegen β-Lactamase stabile Antibiotika gewählt werden. In Frage kommen Methicillin, Nafcillin, Oxacillin oder Cephalosporine, bei Penizillinallergie Vancomycin, Gentamicin oder Clindamycin. Insbesondere beim nichtmenstruellen Toxic shock syndrome können auch die chirurgische Intervention mit Drainage, Débridement oder die Kürettage des Uterus indiziert sein.

Komplikationen

Die Mortalität des Toxic shock syndrome beträgt zwischen 3 und 11% (23, 33). Ateminsuffizienz, Hypotonie und Blutgerinnungsstörungen sind die wesentlichen Todesursachen. Obwohl die Mehrheit der Patienten bei adäquater Therapie vollständig geheilt wird, sind schwerwiegende Folgezustände beobachtet worden. Darunter fanden sich funktionelle Störungen des Zentralnervensystems, neuromuskuläre Störungen und Beeinträchtigungen der Nierenfunktion (33).

Zervizitis

U. B. HOYME und H. A. HIRSCH

Die bakterielle Besiedlung der Zervix spiegelt die Verteilung der Bakterien in der Scheide wider, wobei jedoch die Anzahl der nachweisbaren Keimarten und die Konzentration der Keime im Vergleich zur Vagina geringer ist (133). Außerdem können Zervixproben bei der Entnahme zusätzlich durch die Vaginalflora kontaminiert werden. Auf das Ergebnis verfälschend wirkt auch der Zervixschleim, der eine antimikrobielle Aktivität mit Maximum am 14. Zyklustag aufweist (155, 188). Dadurch wird jedoch eine Zervizitis, insbesondere mit spezifischen· Erregern, nicht verhindert.

Definition

Die Zervizitis ist eine Entzündung des Zylinderepithels des Zervikalkanals. Bei einem Ektropium oder einem Emmet-Riß befinden sich die entzündlichen Veränderungen auch auf der Portiooberfläche. Die Zervizitis ist eine relativ häufige Ursache des Fluor genitalis (Tab. 4). Häufig liegen ihr Infektionen mit Gonokokken, Chlamydien oder Viren zugrunde.

Häufigkeit

Die Prävalenz der Zervizitis hängt in der jeweils untersuchten Patientengruppe vom Vorkommen sexuell übertragbarer Erkrankungen und dem Vorhandensein prädisponierender Faktoren ab. Die aus der Literatur bekannten Angaben stellen die Zervizitis meist in Beziehung zum Fluor genitalis. FLEURY (44) fand bei 10000 in Illinois untersuchten Frauen mit vaginalem Ausfluß einen Anteil von 25% Zervizitiden. In Tübingen werden etwa 15% gefunden (Tab. 4). Die Gonorrhö steht in der Bundesrepublik Deutschland unter den meldepflichtigen Erkran-

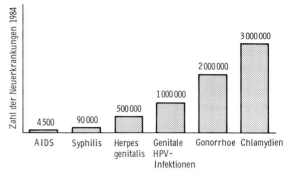

Abb. 4 Sexually transmitted diseases in den USA (Quelle: Centers for disease control, nach *G. Gross* [65])

kungen an erster Stelle: 1981 wurden 49014 Fälle registriert (147). Vergleichbare statistische Erhebungen über die Chlamydieninfektion liegen nicht vor. Berichte aus den USA (Abb. 4) und Skandinavien (186) lassen aber den Schluß zu, daß sie etwa zwei- bis sechsfach häufiger vorkommt als die Gonorrhoe. Untersuchungen im Raum Tübingen und Lüneburg haben selbst bei asymptomatischen Frauen eine Chlamydien-Prävalenz in Cervix uteri und Urethra von 4 bis 15% ergeben (84); bei gynäkologischen Patientinnen im Raum Heidelberg wurden 6 bis 8% gefunden (124).

Prädisponierende Faktoren

Die zum Fluor prädisponierenden Faktoren (Tab. 3) begünstigen auch die zervikale Infektion. Hervorgehoben werden müssen dabei das Ectropium cervicis und der Emmet-Riß, die gehäuft zur Zervizitis führen. Insbesondere bei der Chlamydieninfektion ist diese Beziehung signifikant. Über den Einfluß oraler, intravaginaler und intrauteriner Antikonzeption sind die vorliegenden Untersuchungsergebnisse widersprüchlich, wenn auch kein Zweifel darüber besteht, daß Intrauterinpessare mit dem in der Zervix liegenden Faden häufig unspezifische Entzündungen verursachen.

Ätiologie

Die Zervizitis kann, bei entsprechender Disposition, durch die Keime der normalen Scheidenflora entstehen. Bei diesen unspezifischen Entzündungen werden Staphylokokken, Streptokokken, Enterobakterien und Anaerobier nachgewiesen. Eine Indikation für die gezielte antibiotische Behandlung sollte daraus jedoch nicht abgeleitet werden, da die zur Infektion prädisponierenden Faktoren wahrscheinlich wichtiger sind als die Art der jeweils nachgewiesenen Keime. Ihr Nachweis bestätigt letztlich nur das Vorhandensein der Standortflora.
Anders ist es bei den venerischen Infektionen der Zervix mit Chlamydia trachomatis und Neis-

seria gonorrhoeae. Diese Keime sind die primäre Ursache der Entzündung und erfordern eine gezielte Chemotherapie, die auch die Kontaktpersonen einbeziehen muß (3, 39). Die sexuell übertragbaren Herpes-simplex-Viren, Zytomegalieviren und Papillomviren verursachen ebenfalls eine Infektion der Zervix, sind jedoch einer kausalen Therapie bisher nicht zugänglich (19, 56, 57, 123, 179, 182). Nach In-vitro-Tests scheint aber der Gebrauch von Kondomen beim Geschlechtsverkehr nicht nur bakterielle, sondern auch Virusinfektionen zu verhindern (93, 187). Auch Scheideninfektionen mit Trichomonaden und Pilzen können auf die Zervix übergreifen (39).

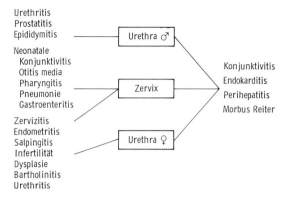

Abb. 5 Keimreservoir und klinische Manifestationen der Infektion mit Chlamydia trachomatis

Symptome, Diagnose

Für die klinische Beurteilung des zervikalen Ausflusses muß die Portio von Scheidenflüssigkeit gesäubert werden. Ein purulenter Fluor ist unabhängig von der Zyklusphase immer ein Zeichen einer Zervizitis. Hohe Leukozytenzahlen im mikroskopischen Präparat bestätigen die Entzündung (39). Eine oft ringförmige Rötung des äußeren Muttermundes, verbunden mit erhöhter Vulnerabilität, z. B. bei der Entnahme des zytologischen Abstriches, ist ein weiteres Symptom der Zervizitis.

Die *Gonorrhö* der Cervix uteri und der Urethra verläuft häufig symptomarm oder atypisch. Sie kann nur mit gezielten Untersuchungen erfaßt werden (103). Zum Nachweis von Gonokokken reicht das in der Praxis noch oft verwendete Gram- oder gar Methylenblaupräparat zumindest bei der Frau nicht aus. Mit dieser Methode lassen sich allenfalls gramnegative Diplokokken erkennen. Daraus die Diagnose Gonorrhö zu stellen, ist nicht gerechtfertigt, da es im Genitalbereich auch andere gramnegative Diplokokkenarten gibt. Zur Sicherung der Diagnose gehören eine positive Oxidasereaktion und die Dextrosespaltung in der Kultur (79) oder der direkte Nachweis des Gonokokkenantigens, z. B. durch einen Enzymimmunassay.

Chlamydien- und Gonokokkeninfektionen kommen häufig gemeinsam vor: Chlamydien werden bei 31 bis 63% aller Frauen mit Gonorrhö, Gonokokken bei 18 bis 42% aller Frauen mit Chlamydieninfektion gefunden (134, 151).

Die *Chlamydieninfektion* kann mit Hilfe der Zellkultur aus Zervix oder Urethra diagnostiziert werden (113, 134). Methoden zum direkten Nachweis von Chlamydien mit Hilfe von Antigen-Antikörper-Reaktionen (Immunfluoreszenz, Enzymimmunassay) befinden sich derzeit in der Einführung und Erprobung. Die zytologische Diagnose der Chlamydieninfektion im Papanicolaou-Präparat (66, 75, 126) ist entgegen anderslautenden Mitteilungen unzuverlässig (99). Dies wurde durch Studien mit Chlamydienkul-

turen wiederholt nachgewiesen (31, 55, 164). Serologische Nachweisverfahren eignen sich für epidemiologische Fragestellungen, sind jedoch für die unmittelbare klinische Diagnostik nicht von Bedeutung.

Die Chlamydieninfektion kann zervikalen Fluor, Pruritus, Metrorrhagie oder Dysurie verursachen, verläuft aber bei etwa 50% der Infizierten asymptomatisch (134, 185). An der Zervix entsteht gelegentlich ein typisches kolposkopisches Bild, die ödematös-exophytisch-follikuläre Zervizitis (34, 69, 136). Chlamydien können aber auch von einer kolposkopisch unauffälligen Portio isoliert werden (85, 135, 185). Die Zervix ist weit mehr als die Urethra das Keimreservoir für die aszendierende Infektion oder auch für die Partnerinfektionen (Abb. 5).

Epidemiologische Untersuchungen haben gezeigt, daß zwischen sexueller Aktivität und Zervixkarzinom eine Beziehung besteht (153, 161, 165). Dabei scheinen Infektionen eine wesentliche Rolle zu spielen. Auch bei der Chlamydieninfektion treten vermehrt Zellatypien oder dysplastische Veränderungen der Zervix auf (66, 70, 135, 157). Dies ist jedoch kein Beweis für eine karzinogene Wirkung der Chlamydien, sondern zeigt lediglich eine höhere Exposition gegenüber sexuell übertragenen karzinogenen Faktoren. Dysplasien der Zervix, bei denen zugleich eine Chlamydieninfektion besteht, sind häufiger reversibel und weniger persistent oder progredient als Dysplasien ohne diese Infektion (85).

Herpes genitalis ist in den USA weit verbreitet und immer noch im Zunehmen begriffen (Abb. 4); gegenwärtig sind etwa 15-20 Millionen Frauen betroffen (20, 57). In Deutschland scheint die Erkrankung vergleichsweise viel seltener zu sein. Die initiale Infektion des Genitales mit dem zytopathogenen Herpes-simplex-Virus (vorwiegend Typ 2) betrifft Vulva, Vagina und Zervix, außerdem Rektum, Urethra und Blase (11, 12); später auftretende Episoden bleiben vorwiegend auf die Vulva beschränkt. Der Ver-

Tabelle **9**   Klinik des Herpes genitalis (nach *D. A. Baker* [12])

Primär	Nicht primär/rezidivierend
85% Herpes-simplex-Virus Typ 2 Infektionsrate: 75% Inkubationszeit: 6 Tage	Rezidive gehäuft bei HSV 2
Lokale Symptomatik: Ausgeprägt (im Mittel für 13,8 Tage) Allgemeine klinische Symptomatik	meist milder Verlauf (im Mittel für 6,9 Tage) keine Allgemeinreaktion
Beteiligung von Blase/Rektum	1–3 Läsionen
Dauer der Läsionen: 3–6 Wochen Virusausscheidung: lang anhaltend, häufig von der Cervix uteri Herpesantikörper: nicht vorhanden	8 Tage kurzzeitig vorhanden (Typ 1 oder 2)

Tabelle **10**   Diagnostik der Infektion mit Herpes-simplex-Virus (nach *G. Gross* [65])

Test	Bewertung
Zytologischer Nachweis (Tzanck-Test, Papanicolaou-Präparat) Elektronenmikroskopie	orientierend, unspezifisch
Immunfluoreszenznachweis Gewebekultur Restriktions-Endonuklease-Analyse	Typisierung möglich, spezifisch
Serologischer Nachweis	Serokonversion (vier Stufen) nur bei Primärinfektion

lauf und die Intensität der klinischen Symptomatik werden durch die Antikörpersituation bestimmt (Tab. 9). Der initiale Herpes genitalis führt in der Regel zu ausgeprägteren Erscheinungen als die nachfolgenden Episoden, da beim Primärereignis keine oder allenfalls Herpesvirus-Typ-1-Antikörper vorhanden sind. Zum Rezidiv kommt es infolge von Reaktivierung des latenten Virus in den Sakralganglien trotz Anwesenheit spezifischer Antikörper.

Der Herpes genitalis verursacht Schmerzen, Brennen und Dysurie, gelegentlich auch Fieber (11, 12, 143). Obwohl die Vaginalflora durch den Herpes zunächst nicht verändert ist, werden die vulvären und vaginalen Läsionen durch bakterielle Superinfektion modifiziert. Dabei kann auch eitriger Fluor auftreten, der primär nicht an Herpes denken läßt.

Die klinische Untersuchung zeigt gruppenförmig angeordnete, z. T. konfluierende Bläschen, die in schmierig belegte Ulzerationen übergehen. Die regionalen Lymphknoten sind, insbesondere bei der Erstinfektion, schmerzhaft und geschwollen. Nur bei typischer Ausprägung und Anamnese ermöglichen diese Befunde jedoch die Diagnose. Die zervikale Infektion kann so larviert verlaufen, daß sie nur bei gezielten diagnostischen Maßnahmen entdeckt wird.

Der diagnostische Aufwand bei der Zellkultur oder beim Antigennachweis ist hoch. Andere Nachweisverfahren sind bisher nur in wissenschaftlichen Untersuchungen erprobt worden oder weisen eine zu geringe Sensitivität und Spezifität auf, um als Routinemethode in Betracht zu kommen (Tab. 10).

Zytomegalieviren sind fakultativ zellpathogen. Nach Zellkulturuntersuchungen können sie zu Veränderungen am Zervixepithel führen (123, 179). Wesentlicher sind jedoch die systemischen Manifestationen der Infektion beim Neugeborenen (26, 138) und immunsupprimierten Erwachsenen nach Transplantation oder Transfusion. Entgegen früheren Auffassungen scheint die sexuelle Übertragung nur von geringer Bedeutung zu sein. Verläßliche epidemiologische Daten liegen nicht vor (101, 127).

Das gleiche gilt auch für die Infektion mit *Papillomviren,* die u. a. Condylomata acuminata oder flache kondylomatöse Effloreszenzen an der Cervix uteri hervorrufen. Außerdem begünstigen sie andere, unspezifische Infektionen an der Zervix. Für die Serotypen 16 und 18 ist zudem eine Beteiligung bei der Entstehung des Zervixkarzinoms sehr wahrscheinlich (27, 56, 109, 119, 175, 182, 189). Das Papillomvirus kann im Gegensatz zu Herpes- und Zytomegalievirus nicht durch Zellkultur nachgewiesen werden; Koilozyten im zytologischen Präparat geben einen Hinweis auf diese Infektion, die mittels DNA-Hybridisierung bestätigt werden kann (65).

Therapie

Die Therapie der Gonorrhö mit Penicillin ist mit einer geringen, aber ansteigenden Versagerquote belastet, da seit 1976 zunehmend Penizillinase-produzierende Gonokokkenstämme weltweit vorkommen (9, 63). Auch spectinomycinresistente Stämme wurden beobachtet. Für die Bundesrepublik Deutschland hat diese Entwicklung noch keine praktische Bedeutung. In den USA wird jedoch heute neben der Therapie mit Amoxizillin/Ampizillin und Spectinomycin als Alternative die Behandlung mit Tetracyclin-HCL, Doxycyclin oder Erythromycin empfohlen (22). Damit wird auch das häufige gemeinsame Vorkommen von Gonorrhö und Chlamydieninfektion berücksichtigt (77, 132, 134, 151). Bei der Chlamydienzervizitis ist die orale Behandlung mit Tetrazyklinen für mindestens zehn Tage die Therapie der Wahl (39). Damit ist auch eine gleichzeitig bestehende Gonorrhö ausreichend behandelt. Die systemische Behandlung stellt sicher, daß alle Lokalisationen der Chlamydieninfektion erreicht werden. Die tägliche Dosis beträgt 4 × 500 mg Tetracyclin oder 2 × 100 mg Doxycyclin (22). In der Schwangerschaft ist Erythromycin vorzuziehen.

Im Falle einer nachgewiesenen Gonorrhö oder Chlamydieninfektion muß zeitgleich die Behandlung der Sexualpartner erfolgen.

Die unbehandelte Chlamydienzervizitis scheint spontan abzuheilen, wenn auch die Erreger über Monate nachweisbar und die Patientinnen damit infektiös bleiben (17). Wegen der Ansteckungsgefahr und wegen der möglichen Aszension müssen auch asymptomatische Infektionen behandelt werden (10). Ob dies auch für die Chlamydieninfektion in der Schwangerschaft gilt, ist bis jetzt ungenügend untersucht (weitere Lit. bei 18a, 37, 88, 154).

Eine kausale Chemotherapie von Virusinfektionen ist bisher nicht möglich. Für die Behandlung der *Herpes-simplex-Infektion* wird Acyclovir empfohlen (20, 22, 32, 98, 128). Die Anwendung kann lokal, oral oder intravenös erfolgen, wobei es zur Linderung der Beschwerden und Verkürzung der Episoden kommt (108). Am wirkungsvollsten ist die parenterale Therapie, insbesondere bei der initialen Infektion. Während einer Dauerbehandlung mit Acyclovir werden Rezidive weitgehend unterdrückt; nach Absetzen der Suppressionstherapie treten sie jedoch mit der früheren Häufigkeit wieder auf. Wesentliche klinische, hämatologische oder biochemische Nebenwirkungen von Acyclovir sind bisher nicht beobachtet worden, jedoch ist diese Behandlung wegen des beträchtlichen Aufwandes nur bei schwerwiegenden Herpesinfektionen sinnvoll (98).

Eine Behandlung der *Zytomegalieinfektion* der Zervix gibt es nicht; bei intaktem Immunsystem kommt es zur Spontanheilung.

Condylomata acuminata können mit Podophyllin 10–25% behandelt werden. Als Alternative, insbesondere bei Therapieresistenz über mehr als vier Wochen, sind die chirurgische Entfernung der Effloreszenzen mittels Laser, die Elektroresektion oder Kryotherapie zu empfehlen (22). Rezidive sind häufig. Ein Karzinom muß zytologisch und histologisch ausgeschlossen werden.

Endometritis

U. B. HOYME und H. A. HIRSCH

Definition

Die nichtpuerperale Endometritis steht nicht nur anatomisch zwischen Zervizitis und Salpingitis (134). Ihre Abgrenzung von diesen beiden Erkrankungen ist in der Praxis oft schwierig und außerdem klinisch nicht immer sinnvoll. Auch die mögliche Ausbreitung der Infektion zur Myometritis, Perimetritis und Peritonitis erschwert eine klare Abgrenzung.

Die Endometritis nach Schwangerschaft dagegen ist eine völlig andere Erkrankung. Sie unterscheidet sich von der nichtpuerperalen Endometritis in ihrer Pathogenese, ihrer klinischen Erscheinung und ihren Komplikationen. Sie soll hier nicht weiter erörtert werden.

Häufigkeit

Häufigkeitsangaben über die spontan auftretende Endometritis sind nicht bekannt. Die Prävalenz dieser Erkrankung bei verschiedenen Untersuchungsgruppen korreliert mit dem Vorkommen prädisponierender Faktoren. Sie tritt häufig zusammen mit Zervizitis und Salpingitis auf.

Prädisponierende Faktoren

Das humorale und zelluläre Abwehrsystem der Zervix und ein intaktes Endometrium sind ein wirksamer Schutz gegen Infektionen des Cavum uteri. Dieses System ist bei der Menstruation, dem Abort, der Geburt, aber auch bei intrauterinen Eingriffen gestört (21, 125). Korpusschleimhautpolypen, submuköse Myome und Karzinome begünstigen das Entstehen einer Endometritis, und zwar sowohl, wenn sie den Zervikalkanal verlegen und zur Abflußbehinderung führen (z. B. Pyometra beim Korpuskarzinom) als auch, wenn sie ihn permanent geöffnet halten, z. B. beim Myom in statu nascendi.

Manche Keime, wie Gonokokken und Chlamydien, sind in der Lage, aufgrund ihrer Virulenz selbst eine Infektion zu setzen. Sie bahnen auch damit nachfolgenden anderen Erregern den Weg.

Ätiologie

Die Keimbesiedlung des Endometriums ist nur in wenigen Studien untersucht worden. Dabei ließ sich eine Verfälschung der Ergebnisse durch Kontamination der Proben mit Vaginal- oder Zervikalflora häufig nicht ausschließen. Weitgehend repräsentative Endometriumproben konnten unter Verwendung von Doppel-Lumen-Kathetern transzervikal gewonnen werden (40, 102, 146). Diese Untersuchungen wurden jedoch bei Frauen mit Endometritis nach Schwangerschaft durchgeführt. Nekrosen im Uteruskavum bieten dabei einen guten Nährboden, vorwiegend für Anaerobier.

Die aszendierende, nicht puerperale Endometritis kann durch das Bakterium Actinomyces israelii hervorgerufen werden, insbesondere bei Frauen mit einem IUD in situ (5). Als weiterer Keim konnte bisher lediglich Chlamydia trachomatis zweifelsfrei identifiziert werden, wobei Zervizitis – Endometritis – Salpingitis meist gemeinsam bestanden (113, 185). Als hämatogene Infektion des Endometriums spielt praktisch nur die Tuberkulose eine Rolle (158, 174). Die lymphogene oder intrakanalikuläre Ausbreitung ist dagegen häufiger; sie kommt bei Infektionen in der Umgebung des Uterus, vor allem bei der komplizierten Appendizitis, vor. In diesen Fällen ist jedoch meist nicht nur das Endometrium betroffen.

Symptome, Diagnostik

Die Symptomatik der akuten Endometritis ist uncharakteristisch. Unterleibschmerzen, eitriger Fluor aus der Zervix und Blutungen stehen im Vordergrund. Die unspezifischen Entzündungsreaktionen sind erhöht. In der chronischen Phase kann die Endometritis klinisch unauffällig verlaufen. Die Diagnose muß sich auf die pathohistologische Beurteilung des Abrasionsmaterials gründen (117). Lediglich bei eindeutiger Anamnese, also z. B. nach einem Abort, kann die Erkrankung klinisch diagnostiziert werden. Der Erregernachweis ist wegen der Kontamination mit Vaginal- und Zervikalflora problematisch. Besondere Bedeutung hat er beim Nachweis der Tuberkulose, wo er aus Menstrualblut oder Abrasionsmaterial mittels Kultur, Tierversuch und histologischer Untersuchung versucht werden muß.

Therapie

Die Behandlung der Endometritis beinhaltet die Ausschaltung der prädisponierenden Faktoren. Dies kann z. T. bereits durch die diagnostische Abrasio geschehen sein. Wesentlich ist die Entleerung der Gebärmutter und die Gewährleistung eines freien transzervikalen Abflusses. Auf diese Weise kann den Komplikationen Hydrometra bzw. Pyometra vorgebeugt werden.

Durch antibiotische Behandlung einer Zervizitis oder Salpingitis wird die Endometritis mitbehandelt. Die antibiotische Behandlung einer isolierten Endometritis ist selten indiziert. Zur Anwendung kommen die üblichen Breitspektrumantibiotika.

Die tuberkulöse Endometritis wird behandelt mit täglich

- 300 mg Isoniazid (INH),
- 15 mg/kg Körpergewicht Ethambutol und

- 450 mg Rifampicin bei einem Körpergewicht bis 50 kg, darüber 600 mg.

Die Therapie wird nach drei Monaten mit Ethambutol beendet; die beiden anderen Pharmaka werden ein Jahr lang gegeben (158, 174).

Literatur

1 Adler, M. W.: ABC of sexually transmitted diseases. A changing and growing problem. Brit. med. J. 287 (1983) 1279

2 Adler, M. W.: ABC of sexually transmitted diseases. Vaginal discharge: Diagnosis. Brit. med. J. 287 (1983) 1529

3 Adler, M. W.: ABC of sexually transmitted diseases. Vaginal discharge-management. Brit. med. J. 287 (1983) 1611

4 Adler, M. W.: ABC of sexually transmitted diseases. Genital herpes. Brit. med. J. 287 (1983) 1864

5 Adler, M. W.: ABC of sexually transmitted diseases. Genital infestations. Brit. med. J. 288 (1984) 311

6 Amsel, R., C. W. Critchlow, C. A. Spiegel, K. C. S. Chen, K. Young-Smith, K. K. Holmes: Comparison of treatments for non-specific vaginitis. Ampicillin or amoxicillin vs. metronidazole. Abstr. 1st International Conference on Vaginosis, Kristiansand, Norway (1982) 22

7 Andrews, P., J. D. Schnell: Wertigkeit verschiedener Nachweismethoden für Trichomonas vaginalis. Geburtsh. u. Frauenheilk. 33 (1973) 715

8 Anger, P. J., J. Joly: Microbial flora associated with Candida albicans vulvovaginitis. Obstet. and Gynec. 55 (1980) 397

9 Ansink-Schipper, M. C., B. van Klingeren, M. H. Huikeshoven, R. K. Woudstra, L. J. van Wijngaarden: Epidemiology of penicillinase producing N. gonorrhoeae infections in the Netherlands. Analysis by auxonographic typing and plasmid characterization. Abstr. 5th International Meeting International Society for STD Research, Seattle/Wash. (1983) 17

10 Arya, O. P., H. Mallison, A. D. Goddard: Epidemiological and clinical correlates of chlamydial infection of the cervix. Brit. J. Vener. Dis. 57 (1981) 118

11 Baker, D. A.: Herpesvirus. Clin. Obstet. Gynec. 26 (1983) 165

12 Baker, D. A.: Viral infections of the female genital tract. In: Infectious Diseases in the Female Patient, hrsg. von R. P. Galask, B. Larsen. Springer, New York 1986

13 Bender, H. G., H.-G. Schnürch: Entzündliche Veränderungen im Bereich des äußeren weiblichen Genitales. In: Erkrankungen der Vulva, hrsg. von J. Zander, J. Baltzer. Urban & Schwarzenberg, München 1986

14 Bergdoll, M. S., B. A. Crass, R. F. Reiser, R. N. Robbins, J. P. Davis: A new staphylococcal enterotoxin, enterotoxin F, associated with toxic-shock syndrome Staphylococcus aureus isolates. Lancet 1981/I, 1017

15 Bisschop, M. P. J. M., J. M. W. M. Merkus, H. Scheygrond, J. van Cutsem, A. van de Kuy: Treatment of vaginal candidiasis with ketoconazole, a new orally active antimycotic. Europ. J. Obstet. Gynec. Reprod. Biol. 9 (1979) 253

16 Block, E.: Occurrence of trichomonas in sexual partners of women with trichomoniasis. Acta Obstet. Gynec. Scand. 38 (1959) 398

17 Bowie, W. R.: Treatment of chlamydial infections. In: Chlamydial Infections, hrsg. von P. A. Mårdh, K. K. Holmes, J. D. Oriel, P. Piot, J. Schachter. Elsevier Biomedical Press, Amsterdam 1982

18 Bredt, W.: Mycoplasma-Infektionen in der Gynäkologie. Gynäkologe 18 (1985) 138

18a Brunham, R. C., K. K. Holmes, D. A. Eschenbach: Sexually transmitted diseases in pregnancy. In:

K. K. Holmes, P.-A. Mårdh, P. F. Sparling, P. J. Wiesner: Sexually Transmitted Diseases. McGraw – Hill, New York 1984

19 Bryson, Y., M. Dillon, M. Lovett, D. Bernstein, J. Sayre: A prospective long term study of the natural history of genital HSV. Abstr. 5th International Meeting International Society for STD Research, Seattle/Wash. (1983) 175

20 Bryson, Y. J., M. Dillon, M. Lovett, A. Acuna, S. Taylor, J. D. Cherry, L. Johnson, E. Wiesmaier, W. Growdon, T. Creagh-Kirk: Treatment of first episodes of genital Herpes simplex virus infection with oral acyclovir. New. Engl. J. Med. 308 (1983) 916

21 Burnhill, M. S.: Syndrome of progressive endometritis associated with contraceptive devices. Advanc. Fam. Plann. 8 (1972) 144

22 Centers for Disease Control: Sexually transmitted diseases treatment guidelines 1982. MMWR 31 (1982) 33

23 Centers for Disease Control: Toxic shock syndrome, United States, 1970–1982. MMWR 31 (1982) 201

24 Chen, K. C. S., P. S. Forsyth, T. M. Buchanan, K. K. Holmes: Amine content of vaginal fluid from untreated patients with nonspecific vaginitis. J clin. Invest. 63 (1979) 828

25 Chop, A. W., L. B. Guze: Bacteroidaceae bacteremia: Clinical experience with 112 patients. Medicine 53 (1974) 93

26 Congenital cytomegalovirus infection. Lancet 1983/I, 801

27 Crum, C. P., H. Ikenberg, R. M. Richart, C. Gissmann: Human papillomavirus type 16 and early cervical neoplasia. New. Engl. J. Med. 310 (1984) 880

28 Curtis, A. H.: A motile curved anaerobic bacillus in uterine discharges. J. Infect. Dis. 12 (1913) 165

29 Davies, J. A., E. Rees, D. Hobson, P. Karayiannis: Isolation of Chlamydia trachomatis from Bartholin's ducts. Brit. J. Vener. Dis. 54 (1978) 409

30 De la Fuente, F., L. R. Rico, F. Soria: Hemofilasis urogenital affeccion venera? Rev. Esp. Obstet. Ginec. 18 (1959) 252

31 Donath, E.-M., R. Schrage, U. B. Hoyme: Chlamydia trachomatis-Untersuchungen zur Wertigkeit des Nachweises im Papanicolaou-Präparat. Geburtsh. u. Frauenheilk. 45 (1985) 402

32 Douglas, J., C. Critchlow, J. Benedetti, G. Mertz, M. Remington, A. Fahnlander, C. Winter, L. Corey: Double blind placebo-controlled trial of prophylactic oral Acyclovir for frequent recurrences of genital herpes. Abstr. 5th International Meeting International Society for STD Research, Seattle/Wash. (1983) 183

33 Duff, P.: Recognizing and treating toxic shock. Contemp. Obstet. Gynec. 22 (1983) 43

34 Dunlop, E. M. C., I. A. Harper, M. K. Al-Hussaini, J. A. Garland, J. D. Treharne, D. J. M. Wright, B. R. Jones: Relation of TRIC agent to "non-specific" genital infection. Brit. J. vener. Dis. 42 (1966) 77

35 Edmunds, P. N.: Haemophilus vaginalis: its association with puerperal pyrexia and leucorrhoea. J. Obstet. Gynaec. Brit. Emp. 66 (1959) 917

36 Engel, S.: Entzündliche Erkrankungen der Vulva. In: Vulvitis – Kolpitis, hrsg. von H. Spitzbart, J. Holtorff, S. Engel. Barth, Leipzig 1981

37 Elder, H. A., B. A. G. Santamarina, S. Smith, E. H. Kass: The natural history of asymptomatic bacteriuria during pregnancy: The effect of tetracycline, on the clinical course and the outcome of pregnancy. Amer. J. Obstet. Gynec. 111 (1971) 441

38 Eschenbach, D. A.: A guide to the diagnosis and treatment of vaginal infection. Contemp. Obstet. Gynec. 20 (1982) 203

39 Eschenbach, D. A.: Vaginal infection. Clin. Obstet. Gynec. 26 (1983) 186

40 Eschenbach, D. A., M. G. Gravett, U. B. Hoyme,

K. K. Holmes: Possible complications related to nonspecific vaginosis. Abstr. 5th International Meeting International Society for STD Research, Seattle/Wash. (1983) 58

41 Eschenbach, D. A., M. G. Gravett, U. B. Hoyme, K. K. Holmes: Bacterial vaginosis during pregnancy. An association with prematurity and postpartum complication. In: P.-A. Mårdh, D. Taylor-Robinson: Bacterial Vaginosis, WHO Workshop on Anaerobic Curved Rods and Bacterial Vaginosis, Stockholm 1984. Almqvist & Wiksell, Stockholm 1984

42 Eschenbach, D. A.: Lower genital tract infections. In: Infectious Disease in the Female Patient, hrsg. von R. P. Galask, B. Larsen. Springer, New York 1986

43 Faro, S.: Diagnosis and management of female pelvic infections in primary care medicine. Williams & Wilkins, Baltimore 1985

44 Fleury, F. J.: Ausfluß und Infektionen der Vagina. Extracta gynaec. 4 (1980) 261

45 Fleury, F. J.: The clinical diagnosis of Gardnerella vaginalis infection. Abstr. 1st International Conference on Vaginosis, Kristiansand/Norway 1982 (S. 20)

46 Fouts, A. C., S. J. Kraus: Trichomonas vaginalis: re-evaluation of its clinical presentation and laboratory diagnosis. J. infect. Dis. 141 (1980) 137

47 Friberg, J.: Genital mycoplasma infections. Amer. J. Obstet. Gynec. 132 (1978) 573

48 Friedrich, E. G.: Vaginitis. Amer. J. Obstet. Gynec. 152 (1985) 247

49 Gall, S. A., C. E. Hughes, K. Trofatter: Interferon for the therapy of condyloma acuminatum. Amer. J. Obstet. Gynec. 153 (1985) 157

50 Gardner, H. L., C. D. Dukes: Haemophilus vaginalis vaginitis. A newly defined specific infection previously classified "nonspecific vaginitis". Amer. J. Obstet. Gynec. 69 (1955) 962

51 Gardner, H. L., T. K. Damper, C. D. Dukes: The prevalence of vaginitis. Amer. J. Obstet. Gynec. 73 (1957) 1080

52 Gardner, H. L., C. D. Dukes: Haemophilus vaginalis vaginitis. Ann. N. Y. Acad. Sci. 83 (1959) 280

53 Gardner, H. L.: Haemophilus vaginalis vaginitis after twenty-five years. Amer. J. Obstet. Gynec. 137 (1980) 385

54 Gardner, H. L.: Infectious vulvovaginitis. In: Infectious Diseases in Obstetrics and Gynecology, hrsg. von G. R. G. Monif. Harper & Row, Philadelphia 1982

55 Giampaolo, C., J. Murphy, S. Benes, W. McCormack: How sensitive is the Papanicolaou smear in the diagnosis of infections with Chlamydia trachomatis? Amer. J. clin. Path. 80 (1983) 844

56 Gissmann, L.: Kondylome – Hinweise für die Beteiligung der Papillomviren an der Entstehung des Zervixkarzinoms. Gynäkologe 18 (1985) 160

57 Glaser, R. G.: Herpes simplex infections. West. J. Med. 138 (1983) 111

58 Göttlicher, S., J. Madjaric: Bedeutet die orale Kontrazeption eine erhöhte Gefahr für vaginale Sproßpilzinfektionen? Extracta gynaec. 7 (1983) 622

59 Goldmeier, D.: ABC of sexually transmitted diseases. Psychosexual problems. Brit. med. J. 288 (1984) 704

60 Gough, P. M., D. W. Warnock, A. Turner, M. D. Richardson, E. M. Johnson: Candidosis of the genital tract in non-pregnant women. Europ. J. Obstet. Gynec. reprod. Biol. 19 (1985) 237

61 Gorbach, S. L., K. B. Menda, H. Thadepalli, L. Keith: Anaerobic microflora of the cervix in healthy women. Amer. J. Obstet. Gynec. 117 (1973) 1053

62 Gravett, M. G., D. A. Eschenbach, S. A. Spiegel-Brown, K. K. Holmes: Rapid diagnosis of amniotic fluid infection by gasliquid chromatography. New. Engl. J. Med. 306 (1982) 725

63 Greaves, W., P. Strine, M. Schrader, W. Whittington, Penicillinase-producing Neisseria gonorrhoeae: the

continuing challenge. Abstr. 5th International Meeting International Society for STD Research, Seattle/Wash. (1983) 15

64 Greenwood, J. R.: Current taxonomic status of Gardnerella vaginalis. Abstr. 1st International Conference on Vaginosis, Kristiansand/Norway (1982) 6

65 Gross, G.: Virusinfektionen der Vulva. In: Erkrankungen der Vulva, hrsg. von J. Zander, J. Baltzer. Urban & Schwarzenberg, München 1986

66 Gupta, P. K., E. F. Lee, Y. S. Erozan, J. K. Trost, S. T. Geddes, P. A. Donovan: Cytologic investigations in chlamydia infection. Acta cytol. 23 (1979) 315

67 Hammann, R., A. Kronibus, A. Viebahn, H. Brandis: Falcivibrio grandis gen. nov. sp. nov., and Falcivibrio vaginalis gen. nov. sp. nov., a new genus and species to accomodate anaerobic motile curved rods formerly described as "Vibrio mulieris". System. Appl. Microbiol. 5 (1984) 81

68 Haneke, E., E. Gebhart: Zur Frage der Mutagenität und Kanzerogenität des Metronidazol. Der Hautarzt 34 (1983) 259

69 Hare, M. J., E. Toone, D. Taylor-Robinson, R. T. Evans, P. M. Furr, P. Cooper, J. K. Oates: Follicular cervicitis - Colposcopic appearances and association with Chlamydia trachomatis. Brit. J. Obstet. Gynaec. 88 (1981) 174

70 Hare, M. J., D. Taylor-Robinson, P. Cooper: Evidence for an association between Chlamydia trachomatis and cervical intraepithelial neoplasia. Brit. J. Obstet. Gynaec. 89 (1982) 489

71 Harwick, H. J., R. H. Purcell, J. B. Iuppa, E. F. Fekety jr.: Mycoplasma hominis and abortion. J. infect. Dis. 121 (1970) 260

72 Helm, E. B., W. Stille: AIDS - eine neue Bedrohung. Gynäkologe 18 (1985) 167

73 Heltar, A., P. Taglehany: Nonspecific vaginal infection. Amer. J. Obstet. Gynec. 77 (1959) 144

74 Higton, B. K.: A trial clotrimazole and nystatin in vaginal moniliasis. J. Obstet. Gynaec. Brit. Cwlth 80 (1973) 992

75 Hilgarth, M., A. Roß: Chlamydien-Nachweis durch Vaginalzytologie. Fortschr. Med. 100 (1982) 391

76 Hill, G. B.: Vaginalflora bei gesunden Frauen im geschlechtsreifen Alter. Geburtsh. u. Frauenheilk. 40 (1980) 961

76a Hillier, S., M. Krohn, D. A. Eschenbach: The effect of H_2O_2-producing Lactobacilli on vaginal microflora. Annual meeting infectious disease society for obstetrics and gynecology, Glasgow, Scotland, July 6-8, 1987

77 Hilton, A. L., S. J. Richmond, J. D. Milne, F. Hindley, S. K. R. Clarke: Chlamydia A in the female genital tract. Brit. J. Vener. Dis. 50 (1974) 1

78 Hirsch, H. A.: Vulvovaginitis candidamyzetika. Physik. Med. Rehabil. 17 (1976) 227

79 Hirsch, H. A.: Probleme der Gonorrhoe in der Frauenheilkunde. Praxis 74 (1975) 1136

80 Hirsch, H. A., Trichomoniasis. In: Innere Medizin in Praxis und Klinik (III), hrsg. von H. Hornborstel, W. Kaufmann, W. Siegenthaler. Thieme, Stuttgart 1985

81 Hirschberg, R., K. Schaefer: Syndrom des toxischen Schocks. Dtsch. med. Wschr. 108 (1983) 912

82 Holmes, K. K., C. Spiegel, R. Amsel, D. A. Eschenbach, K. C. S. Chen, P. Totten: Nonspecific vaginosis. Scand. J. infect. Dis. 26 (1981) 110 S

83 Holtorff, J., W. A. Müller: Infektionen der Vagina durch Trichomonas vaginalis. In: Vulvitis-Kolpitis, hrsg. von H. Spitzbart, J. Holtorff, S. Engel. Barth, Leipzig 1981

84 Hoyme, U. B.: Chlamydia trachomatis - epidemiologische Daten aus der Universitäts-Frauenklinik Tübingen. Geburtsh. u. Frauenheilk. 43 (1983) 363

85 Hoyme, U. B., E.-M. Donath, R. Schrage: Chlamydia trachomatis - zytologische Befunde bei Infektion der Cervix uteri. Geburtsh. u. Frauenheilk. 43 (1983) 370

86 Hoyme, U. B., P. E. Hermann, H.-J. Gerth: Mikrobiologische Befunde beim Fluor vaginalis. Geburtsh. u. Frauenheilk. 44 (1984) 796

87 Hoyme, U. B., D. A. Eschenbach: Bakterielle Vaginose. Mikrobiologie, Diagnostik, Therapie und Komplikationen. Dtsch. med. Wschr. 9 (1985) 349

88 Hoyme, U. B.: Nachweis, Klinik, Komplikationen und Behandlung von Chlamydieninfektionen in der Gynäkologie und Geburtshilfe. Gynäkologe 18 (1985) 142

89 Huggins, G. R., G. Preti: Vaginal odors and secretions. Clin. Obstet. Gynecol. 24 (1981) 24

90 Jerve, F., E. Quigstad, J. Eng: Metronidazole treatment in NSV. Abstr. 1st International Conference on Vaginosis. Kristiansand, Norway (1982) 31

91 Jerve, F., P. Hovik: Metronidazole in the treatment of non-specific vaginitis. Abstr. 5th International Meeting International Society for STD Research. Seattle, Washington (1983) 29

92 Jirovec, O., M. Petri: Trichomonas vaginalis and trichomoniasis. Advan. Parasitol. 6 (1968) 117

93 Judson, F. N., G. F. Bodin, M. J. Levin, J. M. Ehret, H. B. Masters: In vitro test demonstrate condoms provide an effective barrier against Chlamydia trachomatis and Herpes simplex virus. Abstr. 5th International Meeting International Society for STD Research. Seattle, Washington (1983) 176

94 Käser, O., F. K. Iklé, H. A. Hirsch: Atlas der gynäkologischen Operationen. Georg Thieme Verlag. Stuttgart New York (1983)

95 Kass, E. H., W. M. McCormack, J.-S. Lin, B. Roser, A. Munoz: Genital mycoplasmas as a cause of excess premature delivery. Trans. Assoc. Amer. Phys. 94 (1981) 261

96 Kaye, D.: Normale Vaginalflora und Erreger von gynäkologisch-geburtshilflichen Patientinnen. Geburtsh. u. Frauenheilk. 40 (1980) 968

97 Ketoconazol. Lancet 1982/I, 319

98 Kinghorn, G. R., I. G. Barton, C. W. Potter, A. P. Fiddian: Oral Acyclovir prophylaxis of recurrent genital herpes. Abstr. 5th International Meeting International Society for STD Research, Seattle/Wash. (1983) 185

99 Kiviat, N., J. Paavonen, J. Brockway, C. Critchlow, R. Brunham, C. Stevens, W. Stamm, C. C. Kuo, J. K. Benedetti, K. K. Holmes: Diagnosis of C. trachomatis using routine Papanicolaou stained cervical smears. Abstr. 5th International Meeting International Society for STD Research, Seattle/Wash. (1983) 87

100 Knippenberger, H., H. Vanselow, H. Barth, H. D. Scheffzek, H. Rüttgers: Untersuchungen zur Sproßpilzepidemiologie an 1000 Patientinnen. Geburtsh. u. Frauenheilk. 39 (1979) 676

101 Knox, G. E.: Cytomegalievirus: Importance of sexual transmission. Clin. Obstet. Gynec. 26 (1983) 173

102 Knuppel, R. A., J. C. Scerbo, G. W. Mitchell, C. L. Cetrulo, J. Bartlett: Quantitative transcervical uterine cultures with a new device. Obstet. and Gynec. 57 (1981) 243

103 Kosmowski, A., W. Weise, B. Zimmermann, R. Fischer, D. Baumann: Häufigkeit und kultureller Nachweis der weiblichen Gonorrhoe in Beziehung zu entzündlichen gynäkologischen Erkrankungen. Zbl. Gynäk. 103 (1981) 473

104 Lal, S.: Metronidazole in the treatment of alcoholism. Quart. J. Study. Alcohol. 30 (1969) 40

105 Lamey, J. R., D. A. Eschenbach, S. H. Mitchell, I. M. Blumhagen, H. M. Foy, G. E. Kenney: Isolation of mycoplasmas and bacteria from blood of postpartum women. Amer. J. Obstet. Gynec. 143 (1982) 104

106 Larsen, B., R. P. Galask: Vaginal microbial flora: practical and theoretic relevance. Obstet. and Gynec. 55 (1980) 100 S

107 Larsen, B., R. P. Galask: Vaginal microbial flora of the cervix during pregnancy and the puerperium. Obstet. and Gynec. 55 (1980) 1005 S

108 Ledger, W. J.: Infection in the Female. Lea & Febiger, Philadelphia 1986

109 Levine, R. U., C. P. Crum, E. Herman, R. M. Richart: The high risk male: a clinical, histologic and cytologic study of 35 male consorts of patients with genital condylomata and cervical intraepithelial neoplasia. Abstr. 5th International Meeting International Society for STD Research, Seattle/Wash. (1983) 173

110 Levison, M. E., I. Trestman, R. Quach, C. Sladowski, C. N. Floro: Quantitative bacteriology of the vaginal flora in vaginitis. Amer. J. Obstet. Gynec. 133 (1979) 139

111 Lindner, J. G., F. H. Plantema, J. A. Hoogkamp-Korstanje: Quantitative studies of the vaginal flora in healthy women and obstetric and gynecological patients. J. med. Microbiol. 11 (1978) 233

112 Lyng, J., J. Christensen: A double-blind study of the value of treatment with a single dose tinidazole of partners to females with trichomoniasis. Acta obstet. gynecol. scand. 60 (1981) 199

113 Mårdh, P.-A., B. R. Möller, H. J. Ingerslev, E. Nüssler, L. Weström, P. Wölner-Hanssen: Endometritis caused by Chlamydia trachomatis. Brit. J. vener. Dis. 57 (1981) 191

114 Mårdh, P.-A., G. Christensen, E. Holst, L. Larsson, B. R. Möller, A. Skarin, I. Thelin: Further observations on comma-shaped anaerobic rods occuring in the vagina and certain other sites. Abstr. 5th International Meeting International Society for STD Research, Seattle/Wash. (1983) 24

115 Mårdh, P.-A., D. Taylor-Robinson: Bacterial Vaginosis, WHO Workshop on Anaerobic Curved Rods and Bacterial Vaginosis, Stockholm 1984. Almqvist & Wiksell, Stockholm 1984

116 McCormack, W. M., B. Rosner, Y.-H. Lee: Colonization with genital mycoplasmas in women. Amer. J. Epidemiol. 97 (1973) 240

117 Meinen, K., H. Breinl, K. Wimmenauer, R. Lange, E. W. Schmidt: Zum Problem der Endometritis - differentialdiagnostische Erwägungen unter besonderer Berücksichtigung histologischer und mikrobiologischer Befunde. Geburtsh. u. Frauenheilk. 41 (1981) 343

118 Meingassner, J. G., J. Thurner: Strain of Trichomonas vaginalis resistant to metronidazole and other 5-nitromidazoles. Antimicrob. Agents Chemother. 15 (1979) 254

119 Meisels, A., R. Fortin, M. Roy: Condylomatous lesions of the cervix. II. Cytologic, colposcopic and histopathologic study. Acta cytol. 21 (1977) 379

120 Mendel, E. R., J. H. Graham, D. Dellinger: Mycoplasma species in the vagina and their relation to vaginitis. Obstet. and Gynec. 35 (1970) 104

121 Mendling, W.: Mykosen in Gynäkologie und Geburtshilfe - eine ständige Herausforderung. Gynäkologe 18 (1985) 177

122 Miles, M. R., L. Olsen, A. Rogers: Recurrent vaginal candidiasis. J. Amer. med. Ass. 238 (1977) 1836

123 Morse, A. R., D. V. Colemann, S. D. Gardner: An evaluation of cytology in the diagnosis of herpes simplex virus infection and cytomegalovirus infection of the cervix uteri. J. Obstet. Gynecol. Brit. Cwlth 81 (1974) 393

124 Mösinger-Lundgreen, V., M. Schneider, D. Petzoldt: Chlamydia trachomatis: Seroepidemiological studies in a German population. Abstr. 5th International Meeting International Society for STD Research, Seattle/Wash. (1983) 155

125 Moyer, D. L., D. R. Mishell: Reaction of human endometrium to the uterine foreign body. Amer. J. Obstet. Gynec. 111 (1971) 66

126 Naib, Z. M.: Cytology of TRIC agent infection of the eye of newborn infants and their mothers genital tracts. Acta cytol. 14 (1970) 390

127 Neumann-Haefelin, D.: Die Zytomegalievirus-Infektion - Bedeutung in Gynäkologie und Geburtshilfe. Gynäkologe 18 (1985) 156

128 Nicholson, K. G.: Antiviral therapy. Lancet 1984/II, 617

129 Noble, V. S., J. A. Jacobson, C. B. Smith: The effect of menses and use of catamenial products on cervical carriage of Staphylococcus aureus. Amer. J. Obstet. Gynec. 144 (1982) 186

130 Olsen, P. R., M. Hebjorn: Safety of metronidazole? Arch. Pharm. Chemo. Sci. Ed. 10 (1982) 69

131 Oriel, J. D., B. M. Partridge, M. J. Denny, J. C. Coleman: Genital yeast infections. Brit. med. J. 1972/IV, 761

132 Oriel, J. D., P. A. Powis, P. Reeve, A. Miller, C. S. Nicol: Chlamydia infections of the cervix. Brit. J. vener. Dis. 50 (1974) 11

133 Osborne, N. G., R. C. Wright, L. Grubin: Genital bacteriology: a comparative study of premenopausal women with postmenopausal women. Amer. J. Obstet. Gynec. 135 (1979) 195

134 Paavonen, J.: Chlamydia trachomatis Infections in the Female Genital Tract. University Helsinki Academic Dissertation, Auranen, Helsinki 1979

135 Paavonen, J., E. Purola: Cytologic findings in cervical chlamydial infection. Med. Biol. 58 (1980) 174

136 Paavonen, J., E. Vesterinen, B. Meyer, E. Saksela: Colposcopic and histologic findings in cervical chlamydial infection. Obstet. and Gynec. 59 (1982) 712

137 Paavonen, J., A. Miettinen, R. C. Brunham, C. E. Stevens, W. E. Stamm, C. C. Kuo, K. C. S. Chen, K. K. Holmes: Nonspecific vaginitis is associated with mucopurulent cervicitis. Abstr. 5th International Meeting International Society for STD Research, Seattle/Wash. (1983) 59

138 Peckham, C. S., K. S. Chin, J. C. Coleman, K. Henderson, R. Hurley, P. M. Preece: Cytomegalovirus infection in pregnancy: Preliminary findings from a prospective study. Lancet 1983/I, 1352

139 Peddie, B. A., V. Bishop, R. R. Bailey, H. McGill: Relationship between contraceptive method and vaginal flora. Aust. NZ. J. Obstet. Gynec. 24 (1984) 217

140 Petersen, E. E., K. Pelz, T. Isele, A. Fuchs: Die Aminkolpitis. Gynäk. Prax. 7 (1983) 447

141 Petersen, E. E., T. Sanabria de Isele, K. Pelz, H. G. Hillemanns: Die Aminkolpitis, nicht nur ein ästhetisches Problem: Erhöhtes Infektionsrisiko bei Geburt. Geburtsh. u. Frauenheilk. 45 (1985) 43

142 Petersen, E. E.: Trichomoniasis. Gynäkologe 18 (1985) 136

143 Petersen, E. E.: Herpes genitalis. Gynäkologe 18 (1985) 163

144 Pheifer, T. A., P. S. Forsyth, M. A. Durfee, H. M. Pollock, K. K. Holmes: Nonspecific vaginitis: role of Haemophilus vaginalis and treatment with metronidazole. New. Engl. J. Med. 298 (1978) 1429

145 Perl, G.: Errors in the diagnosis of Trichomonas vaginalis infection as observed among 1199 patients. Obstet. and Gynec. 39 (1972) 7

146 Pezzlo, M. T., J. W. Hesser, T. Morgan, P. J. Valter, L. D. Thrupp: Improved laboratory efficiency and diagnostic accuracy with new double-lumen-protected swab for endometrial specimens. J. clin. Microbiol. 9 (1979) 56

147 Pöhn, H.-Ph.: Epidemiologische Situation in der Bundesrepublik 1982. 10. Symposion der Deutschen Gesellschaft für Infektiologie, Schloß Reisensburg, 4.-7. 5. 1983

148 Ralph, E. D.: Comparative antimicrobial activity of metronidazole and the hydroxy metabolite against Gardnerella vaginalis. Abstr. 1st International Conference on Vaginosis, Kristiansand/Norway (1982) 32

149 Rein, M.F., T.A.Chapel: Trichomoniasis, Candidiasis, and the minor veneral diseases. Clin. Obstet. Gynec. 18 (1975) 73

150 Reingold, A.L., N.T.Hargrett, B.B.Dan, K.N.Shands, B.Y.Strickland, C.V.Broome: Nonmenstrual toxic shock syndrome: a review of 130 cases. Ann. intern. Med. (Part 2) 96 (1982) 871

151 Ridgway, G.L., J.D.Oriel: Interrelationship of Chlamydia trachomatis and other pathogens in the female genital tract. J. clin. Path. 33 (1977) 933

152 Robbie, M.O., R.L.Sweet: Metronidazole use in obstetrics and gynecology: A review. Amer. J. Obstet. Gynec. 145 (1983) 865

153 Rotkin, J.D.: A comparison review of key epidemiological studies in cervical cancer related to current searches for transmissible agents. Cancer Res. 33 (1973) 1353

154 Rowe, D.S., E.Z.Aicardi, C.R.Dawson, J.Schachter: Purulent ocular discharge in neonates: Significance of Chlamydia trachomatis. Pediatrics 63 (1979) 628

155 Rozansky, R., S.Persky, B.Bercovici: Antibacterial action of human cervical mucus. Proc. Soc. exp. Biol. Med. 110 (1962) 876

156 Sanders, C.C., W.E.Sanders, J.E.Fagnant: Toxic shock syndrome: An ecologic imbalance within the genital microflora of women? Amer. J. Obstet. Gynec. 142 (1982) 977

157 Schachter, J., E.C.Hill, E.B.King, V.R.Coleman, P.Jones, K.F.Meyer: Chlamydial infection in women with cervical dysplasia. Amer. J. Obstet. Gynec. 123 (1975) 753

158 Schaefer, G.: Female genital tuberculosis. Clin. Obstet. Gynec. 19 (1976) 223

159 Schlievert, P.M., K.N.Shands, B.B.Dan: Identification and characterization of an exotoxin from Staphylococcus aureus associated with toxic-shock syndrome. Infect. Dis. 143 (1981) 509

160 Schnell, J.D.: Vaginalmykose und perinatale Pilzinfektion. Karger, Basel 1982

161 Schneweis, K.E.: Virus-Infektionen und Zervixkarzinom. Gynäkologe 17 (1984) 84

162 Schonfeld, A., S.Nitke, A.Schattner, D.Wallach, M.Crespi, T.Hahn, H.Levavi, O.Yarden, J.Shoham, T.Doerner: Intramuscular human interferon-β-injections in treatment of Condylomata acuminata. Lancet 1984/I, 1038–1042

163 Schubert, W.: Metronidazol als Therapie der Wahl bei bakteriellem Fluor vaginalis. Fortschr. Med. 99 (1981) 517

164 Shafer, M.A., K.L.Chew, L.K.Kromhout, A.Beck, J.Schachter, E.B.King: Chlamydial infections and cytological changes on pap smears in post menarchal sexually active adolescent females. Abstr. 5th International Meeting International Society for STD Research, Seattle/Wash. (1983) 49

165 Singer, A.: Sex and genital cancer in heterosexual women. J. reprod. Med. 28 (1983) 109

166 Spiegel, C.A., R.Amsel, D.A.Eschenbach, F.Schoenknecht, K.K.Holmes: Anaerobic bacteria in nonspecific vaginitis. New Engl. J. Med. 303 (1980) 601

167 Spiegel, C.A., A.Skarin, P.-A.Mårdh, K.K.Holmes: Isolation and characterization of curved, motile anaerobic organism associated with nonspecific vaginitis. Abstr. 4th International Meeting International Society for STD Research, Heidelberg/FRG (1981) 9

168 Spiegel, C.A.: Phenotypic characteristics of vaginal curved rods and other anaerobic succinateproducing bacteria. In: Chlamydial Infections, hrsg. von P.-A.Mårdh, K.K.Holmes, J.D.Oriel, P.Piot, J.Schachter. Elsevier Biomedical Press, Amsterdam 1984

169 Spitzbart, H.: Das gemeinsame Vorkommen von Haemophilus vaginalis und PPLO in der Scheide. Geburtsh. u. Frauenheilk. 27 (1967) 889

170 Spitzbart, H.: Das klinische Bild der Vaginalmykose. Gynaecologia 165 (1968) 295

171 Spitzbart, H.: Gibt es Resistenzprobleme bei der Behandlung der Vaginalmykosen? Zbl. Gynäk. 102 (1980) 492

172 Spitzbart, H.: Neue Aspekte der Fluordiagnostik und -therapie. Zbl. Gynäk. 102 (1980) 585

173 Spitzbart, H., R.Blaschke-Hellmessen: Infektionen der Vagina durch Sproßpilze. In: Vulvitis – Kolpitis, hrsg. von H.Spitzbart, J.Holtorff, S.Engel. Barth, Leipzig 1981

174 Sutherland, A.M.: Gynaecological tuberculosis: Analysis of a personal series of 710 cases. Aust. NZ. J. Obstet. Gynaec. 25 (1985) 203

175 Syrjänen, K.J.: Human Papillomavirus lesions in association with cervical dysplasias and neoplasias. Obstet. and Gynec. 62 (1983) 617

176 Syverson, R.E., H.Buckley, J.Gibian, G.M.Ryan: Cellular and humoral immune status in women with chronic Candida vaginitis. Amer. J. Obstet. Gynec. 134 (1979) 624

177 Tashijian, J.H., C.B.Coulam, J.A.Washington: Vaginal flora in asymptomatic women. Mayo Clin. Proc. 51 (1976) 557

178 Todd, J., M.Fishaut, F.Karpal, T.Welch: Toxic-shock syndrome associated with phage-group 1 staphylococci. Lancet 1978/II, 1116

179 Vesterinen, E., P.Leinikki, E.Saksela: Cytopathogenicity of cytomegalovirus to human ecto- and endocervical epithelial cells in vitro. Acta cytol. 13 (1975) 473

180 Vogt, A.: Heutiger Stand der Syphilis-Diagnostik. Gynäkologe 18 (1985) 146

181 Vontver, L.A., D.A.Eschenbach: The role of Gardnerella vaginalis in nonspecific vaginitis. Clin. Obstet. Gynec. 24 (1981) 439

182 Walker, P.G., J.D.Oriel: Cervical epithelial abnormalities in women with vulvar warts. Abstr. 5th International Meeting International Society for STD Research, Seattle/Wash. (1983) 174

183 Wassilew, S.W.: Herpes genitalis. 45.Tagung der Deutschen Gesellschaft für Gynäkologie und Geburtshilfe, Frankfurt/Main, 22.9. 1984

184 Weissenbacher, E.-R.: Zur Bedeutung von Myko- und Ureaplasma im weiblichen Urogenitaltrakt. Fortschr. Med. 99 (1981) 37

185 Weström, L., P.-A.Mårdh: Genital chlamydial infections in the female. In: Chlamydial Infections, hrsg. von P.-A.Mårdh, K.K.Holmes, J.D.Oriel, P.Piot, J.Schachter. Elsevier Biomedical Press, Amsterdam 1982

186 Weström, L., L.Svensson, P.Wölner-Hanssen, P.-A.Mårdh: Chlamydial and gonococcal infections in a defined population of women. Scand. J. infect. Dis. 32 (1982) 157 S

187 Wölner-Hanssen, P., P.-A.Mårdh: In vitro tests of adherence of Chlamydia trachomatis to human spermatozoa. Fertil. and Steril. 42 (1984) 102

187a Wölner-Hanssen, P., J.Krieger, C.Stevens, J.Paavonen, L.Koutsky, T.DeRouen, C.Critchlow, K.K.Holmes: Vaginal trichomoniasis: A cross sectional study of clinical manifestations and risk factors, adjusting for effects of co-infections. Annual meeting infectious disease society for obstetrics and gynecology, Glasgow, Scotland, July 6–8, 1987

188 Zuckerman, H., A.Kahana, S.Carmel: Antibacterial activity of human cervical mucus. Gynec. Invest. 6 (1975) 265

189 zur Hausen, H.: Condylomata acuminata and human genital cancer. Cancer Res. 36 (1976) 794

Salpingitis

H. A. HIRSCH und U. B. HOYME

Definition

Neben der Krankheitsbezeichnung „Salpingitis"
ist im deutschen Schrifttum der Begriff „Adnexitis", in der angloamerikanischen Literatur „pelvic inflammatory disease" (PID) gebräuchlich.
Beide Begriffe weisen auf die Ausbreitungsten-
denz der Salpingitis hin. Infektiöse Entzündungen der Eileiter und ihrer Umgebung lassen sich
in folgende Gruppen einteilen:

1. *Aszendierende Infektion:*
   Sie ist die häufigste Form, kommt vor allem
   bei jungen, sexuell aktiven Frauen vor und
   muß aufgrund ihrer Genese und Infektionserreger zu den sexuell übertragbaren oder zumindest durch den Geschlechtsverkehr ausgelösten Krankheiten gezählt werden. Aus einer
   Infektion der Zervix entsteht in der Regel
   durch kanalikuläre Aszension (62) zunächst
   eine Endosalpingitis. Häufig bleibt die Infektion aber nicht auf das Lumen der Eileiter beschränkt, sondern breitet sich mehr oder weniger in die Umgebung aus. Dadurch kann eine
   Perisalpingitis, Pelveoperitonitis, ein Douglas-
   Abszeß oder ein Tuboovarialabszeß entstehen.
   Auch die Ausbreitung im gesamten Bauchraum (Peritonitis), evtl. mit Abszeßbildung
   und einer Perihepatitis (Fitz-Hugh-Curtis-Syndrom), ist möglich.
2. *Infektionen des Uterus nach Schwangerschaften, Aborten und intrauterinen Eingriffen:*
   Sie können sich auf die Tuben, die Ovarien,
   ins Parametrium und weiter im kleinen Bekken ausbreiten.
3. *Fortgeleitete (sekundäre) Salpingitis:*
   Entzündliche Prozesse in der Nachbarschaft
   der Tuben, namentlich die Appendizitis, können auf die Tuben übergreifen. Befallen ist vor
   allem die rechte Tube. Nach gynäkologischen,
   urologischen und abdominalchirurgischen
   Eingriffen können Peritonitiden, intra- und
   extraperitoneale Abszesse die Adnexe einbeziehen. Typisch sind Adnexabszesse nach vaginaler Hysterektomie (36).
4. *Hämatogene Infektionen* der Tuben (und auch
   des Uterus):
   Dieser Infektionsweg ist wahrscheinlich selten
   und dürfte nur für die Entstehung der Genitaltuberkulose von Bedeutung sein.

Neben den akuten Infektionen, die auch symptomarm verlaufen können, gibt es Affektionen
im kleinen Becken, die aufgrund des klinischen
Eindrucks oft als „chronische Adnexitis" bezeichnet werden. Dabei ist zu unterscheiden zwischen einer echten chronischen Infektion, z. B.
einer Tuberkulose, Aktinomykose, persistierenden, infektiös-entzündlichen Adnextumoren, einem Morbus Crohn oder einer Divertikulitis mit
Adnexbeteiligung, Abszeß- oder Fistelbildung
einerseits und anderen Erkrankungen im Adnexbereich und im kleinen Becken, bei denen keine
Infektion der Adnexe besteht und für die deshalb der Begriff „chronische Adnexitis" nicht
zutrifft. Dazu gehören die Endometriose, Ovarialzysten und -tumoren, ernährungsgestörte Myome, torquierte Adnexe, Verwachsungen und
andere Folgezustände von abgeheilten entzündlichen Erkrankungen des kleinen Beckens sowie
Schmerzzustände anderer und oft unbekannter
Ursache.

Auf der Basis der Ätiologie und Pathogenese
wurde von WESTRÖM (62) folgende Einteilung
der Salpingitis vorgeschlagen:

I. *Primäre Salpingitis*
   Vom unteren Genitaltrakt aszendierende In-
   fektion
   A. *Exogene Erreger oder Faktoren*
      1. *Venerische Adnexerkrankung:*
         Infektionen durch sexuell übertragene
         Keime
      2. *Iatrogene Adnexerkrankung:*
         Verschleppung einer zervikalen Infek-
         tion zu den Tuben durch diagnostische
         und therapeutische Maßnahmen oder
         durch Einlegen eines Intrauterinpessars
   B. *Endogene Erreger*
      Aszendierende Infektion durch Keime der
      körpereigenen Vaginal- oder Perinealflora

II. *Sekundäre Salpingitis*
    Infektionen der Tuben durch Ausbreitung ei-
    ner Infektion benachbarter Beckenorgane,
    meistens der Appendix

Häufigkeit

Die Salpingitis kommt nahezu ausschließlich bei
nichtschwangeren, sexuell aktiven jungen Frau-
en vor. Der Häufigkeitsgipfel liegt in der Altersgruppe zwischen 15 und 24 Jahren (68). In
Lund, Schweden, treffen jährlich auf 1000 Frau-
en dieser Altersgruppen 6,2 Salpingitiden durch
Chlamydia trachomatis und etwa 1,5 durch
Neisseria gonorrhoeae (68). In den USA wird
für Teenager eine jährliche Inzidenz von 1,5%
angenommen (15). Damit ist die Salpingitis die
häufigste schwerwiegende Infektion in dieser Altersgruppe. Insgesamt erkranken nach dieser
Schätzung 10–15% aller Frauen im geschlechtsreifen Alter an einer Eileiterentzündung (15).
Vergleichbare Zahlen für die Bundesrepublik
Deutschland fehlen.

Unter den stationären Patienten hat die Salpingitis in den letzten 30 Jahren abgenommen. An
der Universitäts-Frauenklinik Tübingen wurden
in den letzten 10 Jahren durchschnittlich 1,5%
der stationären Patientinnen wegen einer Adne-

xitis behandelt; jede 10. Antibiotikabehandlung entfällt auf eine Adnexitis.

Prädisponierende Faktoren

Für die Zunahme der Adnexitis kommen ursächlich eine Reihe von prädisponierenden und ätiologischen Faktoren in Betracht: Dazu gehören die Antikonzeption mit Intrauterinpessaren, in jüngerem Alter beginnender Geschlechtsverkehr, häufiger Partnerwechsel, Schwangerschaftsabbrüche, Zunahme venerischer Erkrankungen und vorausgegangene Adnexitiden.

Das Auftreten der Salpingitis steht in eindeutiger Beziehung zum Geschlechtsverkehr. Dafür spricht auch die Tatsache, daß sie bei Virgines und Nonnen praktisch nicht vorkommt (62). Ausnahmen bilden lediglich die tuberkulöse, die fortgeleitete und die postoperative Form der Adnexinfektion. Neben den o.g. Faktoren scheint der Geschlechtsverkehr selbst eine Rolle zu spielen. Spermatozoen sind in der Lage, Bakterien aus dem Zervixschleim nach oben zu transportieren (57).

Ein *Intrauterinpessar (IUD)* führt zu einer mindestens zwei- bis siebenfachen Erhöhung des Risikos, an einer Salpingitis zu erkranken (7, 9, 48). Besonders betroffen sind junge Frauen, die niemals schwanger waren. In dieser Gruppe betrug in einer schwedischen Untersuchung die Salpingitishäufigkeit 11,8 pro 1000 Frauenjahre im Gegensatz zu 3,4 pro 1000 Frauenjahre bei den übrigen (65).

Alter, sozioökonomischer Status und das Sexualverhalten haben zusätzlich einen Einfluß auf die Salpingitishäufigkeit bei IUD-Trägerinnen (19). Bei kontinuierlicher Kontrazeption mit einem IUD verdoppelt sich das Salpingitisrisiko alle 5 Jahre (31). Das Salpingitisrisiko hängt nach Kaufmann u. Mitarb. (31) vom Typ des IUD ab. Es ist 13fach erhöht beim Dalkon-Shield, 8fach beim Lippes-Loop und Safe-T-Coil und 4fach beim Cu 7. Sicherheitsfäden beim IUD, die bis in die Scheide reichen, erhöhen das Risiko; besonders ungünstig sind geflochtene Fäden (49, 50). Im Gegensatz zur intrauterinen schützen die orale Kontrazeption und vaginale Barrieremethoden vor Salpingitis. Bei Ovulationshemmern ist das Risiko etwa auf die Hälfte reduziert (45, 62).

Das Salpingitisrisiko ist offensichtlich *altersabhängig* (62). Bei sexuell aktiven 15jährigen Mädchen wurde es mit 1:8 berechnet, bei 16jährigen mit 1:10 und bei 24jährigen mit 1:80. Frauen mit mehreren Sexualpartnern erkranken 4,6mal häufiger an Salpingitis als monogame Frauen (62). Nach *Schwangerschaftsabbrüchen* wurden Adnexitiden in der Literatur mit einer Häufigkeit von 0,03 bis 3,5%, im Mittel 1% berichtet (11). Vorher schon bestehende Zervixinfektionen, insbesondere mit Gonokokken, erhöhen das Risiko (2).

Die Häufigkeit der *Aszension einer Zervixinfektion* zu den Eileitern beträgt bei der Gonorrhö 10–19%, bei der Chlamydieninfektion 12% (62, 64).

Rezidive von Salpingitiden werden mit einer Häufigkeit von 20–25% gefunden (61). Damit verdoppelt sich für die Betroffenen das Risiko im Vergleich zu bisher gesunden Frauen.

Ätiologie

Die Salpingitis wird sowohl durch die typischen Erreger von sexuell übertragbaren Erkrankungen, nämlich Gonokokken und Chlamydien, verursacht als auch von einer Reihe anderer aerober und anaerober Keime, die größtenteils zur physiologischen Vaginalflora gehören. In vielen Fällen besteht eine Mischinfektion aus mehreren oder allen der genannten Keimgruppen. Lange Zeit galt vor allem in den USA die Gonorrhö als der Schrittmacher der Infektion, der dann andere Keime, insbesondere die Eitererreger der körpereigenen Flora, folgen. Darauf beruhte auch die Penicillinbehandlung der Salpingitis, die sich vor allem gegen die Gonokokken richtet. Inwieweit diese Theorie heute noch stimmt, läßt sich derzeit nicht sagen. Zum einen wurden Gonokokken bei Adnexentzündungen in den letzten 10 bis 15 Jahren immer seltener gefunden (62). In Mitteleuropa, so schätzt man (66), werden heute etwa 5% der Salpingitiden durch Gonokokken verursacht. Ihre einst prädominierende Stelle nehmen inzwischen Chlamydien ein. Man findet sie in 30–70% in Kulturen aus der Zervix und/oder den entzündeten Tuben. Zum anderen lassen sich schon zu Beginn der Erkrankung zahlreiche aerobe und anaerobe Keime der bakteriellen Mischinfektion aus den Tuben und dem Douglas-Sekret isolieren (14, 40, 53). Die Ausbeute an aeroben und anaeroben Eitererregern war am höchsten, wenn das Untersuchungsmaterial in den ersten 24 Stunden nach Auftreten der Symptome gewonnen wurde (53).

Obwohl man heute weit davon entfernt ist, die Pathogenese und Pathophysiologie der Adnexentzündung ganz zu verstehen, muß man für die Praxis davon ausgehen, daß vom Anfang an alle genannten Erreger an der multibakteriellen Infektion beteiligt sein können; man muß sie jedenfalls bei der Behandlung berücksichtigen.

Gonokokken

Gonokokken werden in 10–80% aus dem Zervixsekret von Salpingitispatientinnen, dagegen nur etwa halb so oft von den Tuben nachgewiesen (25). Der seltenere Nachweis von den Tuben hat zum Teil entnahmetechnische Gründe. Studdiford (51) fand Gonokokken bei 16 von 24 Tubenbiopsien, jedoch bei keiner dieser Patientinnen im Tubensekret. Zum anderen Teil hängt der Nachweis von Gonokokken vom Zeitpunkt der Materialentnahme, also vom Infektionsverlauf selbst ab. In den ersten 24 Stunden nach Krankheitsbeginn fanden SWEET u. Mitarb. (52) bei 70% Gonokokken in den Tuben, nach 48 Stunden nur bei 19%. Aber auch schon in den ersten 24 Stunden waren ebenfalls bei 37% Anaerobier vorhanden.

Bei 10-19% der Patienten mit gonorrhoischer Zervizitis kommt es zur aufsteigenden Infektion der Tuben. Das Risiko einer Aszension hängt nicht nur von prädisponierenden Faktoren auf seiten der Patientin ab, sondern auch von bestimmten Eigenschaften der Gonokokken. Bisher wurden Zusammenhänge mit Auxotypen (Nährstoffbedarf), Antibiotikaempfindlichkeit, Phänotyp der Kolonien, Membranproteinen und -polysacchariden sowie Pili gefunden (35).

Chlamydien

Die Infektion mit Chlamydia trachomatis scheint gegenwärtig die häufigste Ursache der akuten Salpingitis zu sein: In Europa, insbesondere in Skandinavien, wurden bei 30-60% der Salpingitiden Chlamydien gefunden (64). Am häufigsten, nämlich bei 90%, sind sie in der Zervix nachweisbar, in 1-2% nur in der Urethra und in 8-9% in Urethra und Zervix (55). Das Risiko, daß aus einer Chlamydienzervizitis eine Salpingitis entsteht, beträgt in Schweden 1:12; bei jungen Frauen ist es höher: Bei Teenagern beträgt es 1:10, bei 30- bis 40jährigen Frauen 1:25 (64).

Bei durchschnittlich 30% der Patientinnen mit akuter Salpingitis lassen sich Chlamydien von den Tuben isolieren (29, 39, 54). Die Keime können noch Monate bis Jahre nach Beginn der Infektion vorhanden sein. Tierexperimentell wurden sie noch lange in Biopsiematerial von Tuben gefunden, nachdem sie im Tubensekret nicht mehr nachweisbar waren (47).

Bei sterilen Frauen mit verschlossenen Tuben, aber ohne Anzeichen einer aktiven Entzündung wurden Chlamydien in den Tuben und im Douglas-Raum anläßlich von Sterilitätsoperationen gefunden (24, 29), 50% dieser Sterilitätspatientinnen hatten auch Antikörper gegen Chlamydien (24).

Im Gegensatz zur Gonorrhö führt die Chlamydieninfektion in der Regel zu einer langanhaltenden symptomarmen Entzündung. Diese Patienten haben seltener Fieber, seltener tastbare Adnextumoren, dafür häufiger eine erhöhte Blutkörperchensenkungsreaktion und Metrorrhagien (64). Eine Unterscheidung der Chlamydieninfektion von Salpingitiden anderer Genese ist jedoch aufgrund des klinischen Bildes nicht möglich.

Nicht selten (in Schweden bis zu 15%) besteht neben der Chlamydieninfektion gleichzeitig eine Gonorrhö (64). Der Nachweis der Chlamydien erfolgt aus zellhaltigem Material in der Gewebe-

kultur, direkt mit der Immunfluoreszenzmikroskopie oder dem Enzymimmunassay. Erhöhte IgG-Antikörpertiter lassen sich bei bis zu 85% der Patientinnen mit positiver Zervixkultur nachweisen, aber auch bei 30% der Zervizitiden mit negativer Kultur und bis über 40% bei Frauen ohne Zeichen einer Genitalinfektion (67). Es könnte sich dabei um Resttiter nach früher abgelaufenen Infektionen handeln. Auch IgM-Antikörper sind bei 50% der kulturpositiven Zervizitiden und ebenfalls bei 25% der kulturnegativen Zervixinfektionen vorhanden (67). Die Unterscheidung zwischen einer Zervizitis und einer Salpingitis ist serologisch nicht möglich.

Mykoplasmen

Die ätiologische Bedeutung der ebenfalls sexuell übertragbaren Mykoplasmen für die Salpingitis ist noch unklar. Zwar wurden *Mycoplasma hominis* und *Ureaplasma urealyticum* häufig (bis zu 80%) in der Zervix nachgewiesen, der Nachweis von Eileitern und aus dem Douglas-Raum gelang jedoch in weniger als 10% (10, 16, 53). In Schweden, so schätzt man (62), sind Mykoplasmen bei etwa 10-15% der Salpingitiden beteiligt.

Andere Keime

Nicht sexuell übertragbare aerobe und anaerobe Keime aus der Vaginalflora werden regelmäßig, in manchen Studien bei fast allen Salpingitispatientinnen (6), in den Tuben gefunden. In der Regel handelt es sich um polymikrobielle Mischinfektionen mit 4-5, ja sogar bis zu 12 verschiedenen Keimarten, unter denen Anaerobier, namentlich Bacteroides fragilis, Peptostreptokokken und Peptokokken, prädominieren (10, 56). Die zweitgrößte Gruppe sind Enterobakterien mit Escherichia coli an der Spitze. Außerdem kommen Streptokokken, Enterokokken, seltener auch Staphylokokken und Gardnerella vaginalis vor. Wie die Gonokokken, so findet man auch die endogenen Keime besonders häufig zu Beginn der Infektion (35). Sie scheinen sowohl als primäre Infektionserreger als auch als sekundäre Invasoren bei Gonorrhö und Chlamydieninfektionen vorzukommen. Bei Adnexabszessen und septischen Beckenvenenthrombosen sind vor allem Anaerobier, insbesondere Bacteroides fragilis und andere Bacteroides-Arten, beteiligt (35). Sie verdienen - nicht zuletzt wegen ihrer Resistenz gegen viele Antibiotika - bei der Therapie besondere Berücksichtigung.

Symptome und Befunde

Die „klassischen" Symptome der Adnexentzündung sind Fieber, schmerzhafte Verdickung der Adnexe und pathologische Entzündungsreaktionen. Sie sind jedoch keineswegs immer vorhanden. In einer grundlegenden Untersuchung über die Diagnose der Adnexitis auf der Basis objek-

Tabelle **1** Symptome und Befunde bei Patientinnen mit der Verdachtsdiagnose Adnexitis (30)

| | Laparoskopisch: | |
	Adnexitis bestätigt (n = 623)	Normale Tuben (n = 184)
	(%)	(%)
Unterbauchschmerzen	94	94
Vaginaler Fluor	55	57
Anamnestisch Fieber > 38°	41	20
Unregelmäßige Blutungen	36	43
Harnwegsymptome	19	20
Erbrechen	10	9
Fieber > 38° bei Aufnahme	33	14
Druckempfindliche Adnexe	92	87
Adnextumoren oder -verdickung	49	24
BSG ⪌ 15 mm/h	76	53
Pathologischer Fluor	63	40

tiver Kriterien kam die genannte Trias nur bei 16% der Patientinnen mit laparoskopisch verifizierter Adnexitis vor (30). Über 10% junger Mädchen mit Adnexitis sind völlig asymptomatisch (62). Die Häufigkeit verschiedener Symptome bei nachgewiesener Salpingitis und bei Frauen, die bei der Laparoskopie keine pathologischen Veränderungen der Adnexitis hatten, zeigt Tab. 1. Alle hatten akute Unterbauchschmerzen, Zeichen einer vaginalen und/oder zervikalen Infektion und druckschmerzhafte Adnexe bei der gynäkologischen Untersuchung.

Bemerkenswert ist, daß nur ein Drittel der Adnexitispatientinnen Fieber hatte; nur 3% waren bei der Krankenhausaufnahme schwer krank. Bei der Hälfte ließ sich ein Adnextumor tasten, aber auch bei einem Viertel der Patientinnen mit normalem Genitalbefund, was nichts anderes besagt, als daß gynäkologische Tastbefunde bei Patientinnen mit Unterbauchschmerzen mit Zurückhaltung zu interpretieren sind. Ein Drittel hatte Blutungsunregelmäßigkeiten, fast 20% Harnwegsymptome, und 60% Fluor. Schmerzen im rechten Oberbauch waren bei 5% vorhanden; sie sind oft ein Zeichen einer Perihepatitis (Fitz-Hugh-Curtis-Syndrom). Eine Erhöhung der Leukozytenzahl im Blut ist bei der Hälfte bis zwei Dritteln der Patientinnen mit Adnexitis zu finden, aber auch bei etwa einem Drittel der Frauen mit Infektionen des unteren Genitaltrakts (17, 30).

Eine erhöhte Blutkörperchensenkungsgeschwindigkeit von 15 mm/h findet man bei etwa Dreiviertel der Adnexitiden und bei der Hälfte der anderen Patientinnen. Bekanntlich „hinkt" die Senkung nach, steigt aber um so mehr, je länger die Symptomatik andauert (59) und kann bis zu 3 Monaten nach erfolgreicher Behandlung der akuten Salpingitis erhöht bleiben (25). Sie ist vor

allem bei palpablen Adnextumoren erhöht (16) und bei Tubenverschluß besonders hoch (17). Ihr Wert wird heute vor allem in der Verlaufskontrolle von länger andauernden Entzündungen, insbesondere bei Abszeßbildung, gesehen (5).

Andere unspezifische Entzündungsreaktionen, insbesondere C-reaktives Protein (CRP), Antichymotrypsin und Orosomucoid sind bei etwa 80% der Adnexitispatientinnen und bei etwa 25% der Frauen mit Infektionen des unteren Genitaltrakts erhöht (63). Das CRP reagiert im Anstieg und Wiederabfall schneller als die BSG und ist deshalb gut zur Verlaufskontrolle der Salpingitis geeignet.

In der Peritonealflüssigkeit, die sich mit einer Douglas-Punktion durch das hintere Scheidengewölbe gewinnen läßt (Erfolgsrate der Punktion etwa 85%), wurden zwei Parameter untersucht. Bei Frauen mit Adnexitis fanden sich in der Douglas-Flüssigkeit mehr als 30 000 Leukozyten/mm^3 aber weniger als 1000/mm^3 bei Patientinnen ohne Adnexitis. Die nicht pankreatische Isoamylase im Peritonealsekret (nicht dagegen im Blut) zeigt einen spezifischen Abfall bei akuter Salpingitis und korreliert mit dem Schwe-

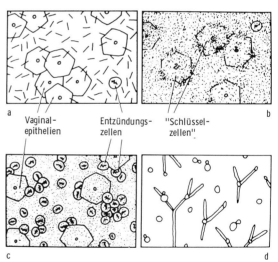

Abb. **1** Nativpräparat des Scheideninhalts: **a–c** in 0,9%iger NaCl-Lösung, **d** in 10- bis 20%iger KOH-Lösung: **a** Normaler Ausstrich, keine Infektion. Ausgereifte Epithelzellen und Stäbchenflora; wenige oder keine Entzündungszellen (Leukozyten) – kein Hinweis auf Adnexitis; **b** eitriger Ausstrich einer Infektion: Entzündungszellen vorherrschend; Bakterienflora kokkoid (nicht immer eindeutig erkennbar); evtl. Trichomonaden – Ausstrich typisch für Zervizitis und Adnexitis; Kultur erforderlich; **c** kokkoider Ausstrich: massenhaft kokkoide Bakterien, die gewöhnlich an den Epithelzellen haften; Zellränder dadurch unscharf („Schlüsselzellen"); Schlüsselzellen + positiver Amintest typisch für bakterielle Vaginose. Einige Entzündungszellen deuten nur gelegentlich auf Adnexitis hin; **d** Candida im KOH-Ausstrich als Pseudohyphen und Blastosporen (nach *Weström* [63])

regrad der Tubenveränderungen (65). Eine weitere einfache Untersuchung ist das Nativpräparat der Vaginalflüssigkeit aus dem hinteren Scheidengewölbe (63). Da die Salpingitis in den meisten Fällen aus einer Entzündung des unteren Genitaltraktes entsteht, ist zu erwarten, daß man in der Regel – nach WESTRÖM (63) immer – im Nativpräparat des Scheideninhalts vermehrt Entzündungszellen (Leukozyten) findet (Abb. 1).

Diagnose

Klinische Untersuchung

Die klinische Untersuchung bei Salpingitis/Adnexitis ist unzuverlässig, da die als typisch geltenden Symptome und Befunde bei weitem nicht immer vorhanden sind und in einem hohen Prozentsatz auch bei Entzündungen des unteren Genitaltraktes und bei anderen Erkrankungen vorkommen, die differentialdiagnostisch auszuschließen sind (Tab. 2).

Tabelle **2** Laparoskopisch erfaßte Erkrankungen und Veränderungen bei 137 Frauen, die wegen Verdacht auf Adnexitis laparoskopiert wurden und bei denen sich keine Zeichen einer Adnexinfektion fanden (12)

	Einweisungsdiagnose	
	Akute Adnexitis (n = 416)	Chronische Adnexitis (n = 352)
	(n)	(n)
Allen-Masters-Syndrom	8	31
Postoperative Adhäsionen	9	30
Rupturiertes Corpus luteum	11	4
Appendizitis	12	3
Endometriose	7	7
Divertikulitis	4	1
Uterus myomatosus	3	7

Findet man bei einer Anamnese mit Unterbauchschmerzen druckschmerzhafte Adnexe, so lassen sich in der gynäkologischen Sprechstunde mit dem Nativpräparat in physiologischer Kochsalzlösung infektiös-entzündliche von nichtinfektiösen Erkrankungen unterscheiden. Bei den Infektionen, auf die es hier ankommt, prädominieren Leukozyten über Epithelzellen (Abb. 1). Fehlen die Entzündungszellen, so ist eine Infektion des unteren Genitaltrakts und damit auch eine Adnexitis mit größter Wahrscheinlichkeit auszuschließen (63). Besteht dagegen eine Infektion des unteren Genitaltrakts zusammen mit Schmerzen und druckempfindlichen Adnexen, so findet man bei 6 von 10 Patientinnen auch eine Adnexitis (63). Die Wahrscheinlichkeit einer Adnexitis erhöht sich auf 80% über 90%, wenn weitere Symptome oder Befunde vorhanden sind (Tab. 3).

Douglas-Punktion

Die Kuldozentese zur Bestimmung der spezifischen Isoamylase und der Leukozyten wird von einigen Autoren empfohlen (38, 65), hat sich aber bisher nicht durchsetzen können.

Bildgebende Verfahren

Die Sonographie hat mit den bisher verfügbaren Ultraschallgeräten nur bei der Erfassung und Verlaufskontrolle von Adnex- und Douglas-Abszessen diagnostischen Wert. Dort ist sie allerdings von großem klinischen Nutzen. Für leichte und mittelschwere Adnexitiden hat sie bisher keine Bedeutung. Dasselbe gilt für die Computertomographie (42).

Laparoskopie

Die Laparoskopie ist heute die zuverlässigste Methode, eine Salpingitis/Adnexitis zu diagno-

Tabelle **3** Korrelation zwischen einigen klinischen und Laborparametern und dem Laparoskopiebefund bei Frauen mit der vorläufigen Verdachtsdiagnose einer Adnexitis (63)

	Bei Laparoskopie:		
	Adnexitis bestätigt	keine Adnexitis	Prozentsatz bei allen Adnexitiden
	(%)	(%)	
Minimum: 3 Parameter	61	39	16,1
– Zeichen einer Kolpitis/Zervizitis			
– Schmerzen im Unterbauch			
– Druckschmerzhafte Adnexe			
Zusätzliche Parameter			
– BSG $\leqq 15$ mm/h			
– Rektale Temperatur $> 38,0°$			
– Tastbarer Adnextumor			
Minimum + 1 zusätzlicher Parameter	78	32	28,3
Minimum + 2 zusätzliche Parameter	90	10	38,7
Minimum + 3 zusätzliche Parameter	96	4	16,9

Tabelle 4 Laparoskopische Diagnosen bei 768 Frauen, die wegen Verdacht auf akute oder chronische Adnexitis hospitalisiert wurden (12)

	Einweisungsdiagnose	
	Akute Adnexitis (n = 416)	Chronische Adnexitis (n = 352)
	(%)	(%)
Adnexitis	62,7	14,5
Zustand nach Adnexitis	8,7	33,8
Andere Erkrankungen	13,0	23,6
Normaler Befund	15,6	28,1

Tabelle 5 Einteilung der Adnexitis nach Schweregraden aufgrund der laparoskopischen Untersuchung (23)

Leichte Erkrankung:	Erythem und Ödem der Tuben, kein spontan ausgetretenes eiteriges Exsudat[1] Tuben frei beweglich
Mittelschwere Erkrankung:	massenhaft eiteriges Material sichtbar, stärker ausgeprägtes Erythem und Ödem, Tuben evtl. nicht frei beweglich und Fimbrienenden evtl. verschlossen
Schwere Erkrankung:	1. Pyosalpinx oder entzündliches Konglomerat 2. Abszeß

[1] Austritt von Eiter aus den Tuben evtl. nur nach Manipulation.

Tabelle 6 Grading der Adnexitis aufgrund klinischer Untersuchung (23)

I. *Unkompliziert* (auf Tube[n] und/oder Ovar[ien] beschränkt)
 – ohne Pelveoperitonitis
 – mit Pelveoperitonitis

II. *Kompliziert* (entzündliches Konglomerat oder Abszeß mit Einbeziehung von Tube[n] und/oder Ovar[ien])
 – ohne Pelveoperitonitis
 – mit Pelveoperitonitis

III. *Ausbreitung außerhalb des Beckens*, d. h. rupturierter Tuboovarialabszeß

stizieren oder auszuschließen. Für wissenschaftliche Untersuchungen ist sie unverzichtbar. Nur etwa zwei Drittel der klinisch vermuteten Adnexitiden lassen sich laparoskopisch bestätigen (Tab. 4). Das haben mehrere, zum Teil sehr umfangreiche Untersuchungen gezeigt (4, 12, 30, 32). Bei den übrigen Patientinnen mit Adnexitissymptomen wurden bei der Laparoskopie entweder andere Erkrankungen im kleinen Becken gefunden (Tab. 2) oder makroskopisch normale Organe. Die für die Adnexitis typischen Beschwerden können offensichtlich auch durch Infektionen verursacht werden, die sich auf den unteren Genitaltrakt beschränken.
Bei der Routinediagnostik in der Klinik müssen die Vorteile der Laparoskopie gegen die Nachteile des Aufwandes, der Kosten und des Risikos von Komplikationen abgewogen werden. Die Laparoskopie ist vor allem bei leichten und mittelschweren Krankheitszuständen angezeigt (27, 63). Bei klinisch schweren Erkrankungen läßt sich die Diagnose meist durch das Vorhandensein von mehreren typischen Symptomen mit hinreichender Sicherheit stellen (Tab. 3).
Die Kriterien der laparoskopischen Adnexitisdiagnostik sind:
a) eine ausgeprägte Hyperämie der Tubenserosa,
b) Ödem der Tubenwand,
c) dickflüssiges Exsudat auf der Tubenoberfläche und aus den Tubenostien, falls sie nicht verschlossen sind (30).
Im Anfangsstadium der Infektion sind die Tuben jedoch nicht unbedingt schon gerötet, sondern eher blaßrosa. Charakteristisch ist das Ödem der Tubenwand, wodurch sie sukkulent und starr erscheinen, wenn man versucht, sie mit dem Taststab zu bewegen. Im weiter fortgeschrittenen Stadium finden sich eitriges Exsudat im Douglas-Raum, fibrinöse Beläge, Verklebungen und schließlich Konglomerattumoren.
Bei 99% der Patientinnen ist es möglich, mit diesen Kriterien die Adnexe zu beurteilen (30). Die Sensitivität der Methode ist hoch. In der zitier-

ten schwedischen Studie entwickelte sich nur bei einer von 184 Patientinnen ohne laparoskopisch erkennbare Entzündungszeichen anschließend eine Adnexitis (30). Bei 91 von insgesamt 623 Adnexitispatientinnen der Studie fand man die Adnexentzündung unerwartet bei einer Laparoskopie, die aus anderen Gründen als Adnexitisverdacht durchgeführt wurde (30).
Auf der Basis der o. g. laparoskopischen Kriterien wurden von amerikanischen Autoren eine Klassifikation des Schweregrades der Adnexitis (Tab. 5) und ein klinisches Grading (Tab. 6) vorgeschlagen (23). Neben ihrem Nutzen für das klinische Management sind sie für Therapiestudien und für die Vergleichbarkeit verschiedener Untersuchungen wertvoll.
Die mikrobiologische Untersuchung des Zervixsekretes von Adnexitispatientinnen läßt sexuell übertragbare Infektionen erkennen, was für die Infektionsübertragung, die Therapie und die Partnerbehandlung von Bedeutung ist. Die Erfassung weiterer Keime als der sexuell übertragbaren ist nur von begrenztem Wert, da die Infektionskeime der Zervizitis mit denen der intraabdominellen Infektion häufig nicht übereinstimmen (10).
Bei der Materialentnahme durch Douglas-Punk-

tion besteht die Gefahr der Verunreinigung durch Vaginalkeime. Die beste Art, die Infektionskeime der Salpingitis/Adnexitis zu bestimmen, ist die Materialentnahme aus den Tuben und aus intraabdominellen Abszessen. Dies ist bei der Laparoskopie und natürlich bei der Laparotomie möglich und für wissenschaftliche Untersuchungen unentbehrlich. Für die Behandlung der individuellen Patientin ist die bakteriologische Kultur von intraabdominal entnommenem Material entbehrlich, da man auch bei diesem Vorgehen nicht immer mit Sicherheit alle Infektionskeime erfaßt (s.o.) und deshalb die Behandlung doch auf alle möglichen Infektionserreger ausrichten muß.

Komplikationen und Folgen

Frühkomplikationen

Die akuten Komplikationen der Salpingitis bestehen in der Ausbreitung der Infektion zu einer diffusen Peritonitis, in der Abszeßbildung und im Übergang in eine chronisch-rezidivierende Entzündung.

Peritonitis

Eine begrenzte Pelveoperitonitis ist im exsudativen Stadium nicht selten; man findet sie bei der Laparoskopie bis zu 20% (39, 61). Diffuse Peritonitiden können primär oder sekundär durch rupturierte Abszesse entstehen.
Ein besonderes Krankheitsbild bildet die Perihepatitis, das sog. Fitz-Hugh-Curtis-Syndrom mit Adhäsionssträngen zwischen Leber und Zwerchfell (8, 17). Man findet sie bei etwa 5% der Patienten mit akuter Salpingitis (16, 60). Die Perihepatitis kommt bei der Gonorrhö, aber auch bei Chlamydien- und anderen Infektionen vor, z.B. bei der Appendizitis (1).

Abszesse

Bei etwa 15% der wegen Adnexitis hospitalisierten Patienten entsteht ein Adnexabszeß (33). Literaturangaben reichen von 10–30% (25). Zu unterscheiden sind:
- *Pyosalpingen,* die durch den Verschluß der Tubenostien und Eiterretention entstehen;
- *Adnexabszesse* durch Verklebungen und Eiteransammlungen zwischen Tube, Ovar, Beckenwand und/oder Darmschlingen;
- echte *Tuboovarialabszesse,* die sich meist zwischen gesprungenen Follikeln und der Tube ausbilden, und
- sog. *Douglas-Abszesse,* die meist durch verklebte Darmschlingen gegen die freie Bauchhöhle abgekapselten Eiteransammlungen in der Tiefe des Douglas-Raumes mit sehr unterschiedlicher Ätiologie (genitale und nichtgenitale intraabdominelle Infektionen).

Spätkomplikationen und Folgen der akuten Salpingitis

Rezidive

In prospektiven Untersuchungen liegt die Rezidivrate zwischen 20 und 25% (13, 25, 61). Es ist nicht immer möglich, zwischen echten Rezidiven und Reinfektion, d.h. Neuinfektion, zu unterscheiden. Gewöhnlich nimmt man eine Reinfektion an, wenn nach einem symptomfreien Intervall von 4 oder 6 Wochen nach Abschluß der Behandlung ein neuer Schub auftritt (13, 61).
Die Rezidivhäufigkeit ist vom Schweregrad der Erstinfektion abhängig und war in Schweden bei Frauen unter 20 Jahren doppelt so hoch (30%) wie bei Frauen über 20 Jahren (13%) (61). Bei einer Neuinfektion der Zervix mit Gonokokken trat nach vorausgegangener Adnexitis doppelt so oft wieder eine Adnexitis auf (33%), wie ohne diese Anamnese (10–17%) (13). Ein Drittel der „Rezidivpatientinnen" hatte mehrere Schübe (13).

Chronische Schmerzzustände

Chronische Schmerzzustände nach abgelaufener Adnexitis müssen ebenso wie Reinfektionen von einer „chronischen Adnexitis" unterschieden werden, als die sie oft fälschlicherweise bezeichnet werden. Der Begriff „chronische Adnexitis" sollte für persistierende Adnextumoren mit Infektions- und Entzündungserscheinungen und für primär chronische Infektionen, z.B. eine Tuberkulose, reserviert bleiben. Die Häufigkeitsangaben über chronische Schmerzzustände reichen von 10–20% (25). Als einen der Gründe dieser chronischen Schmerzzustände nimmt man einen erhöhten Druckanstieg in den Ovarien an, der durch zyklusabhängige Volumenänderungen und die die Ovarien einengenden Verwachsungen zustande kommt. Dadurch lassen sich die relativ guten Behandlungserfolge mit Progesteron oder Danazol-Dauerbehandlung erklären (62).

Extrauteringraviditäten

Die Angaben über die Häufigkeit von Extrauteringraviditäten (EUG) nach Salpingitis sind in der Literatur sehr unterschiedlich, da die Häufigkeit der EUG in der sog. Normalbevölkerung in Abhängigkeit von der untersuchten Bevölkerungsgruppe und vom Untersuchungszeitraum stark variiert. Extrauteringraviditäten haben in den letzten 25 Jahren ständig zugenommen (62). Man nimmt an, daß etwa die Hälfte dieser Extrauteringraviditäten bei Patienten auftreten, die einmal eine Adnexitis hatten (62). Das Verhältnis von Extrauteringravidität zu intrauteriner Schwangerschaft wurde bei Frauen, die niemals eine Salpingitis hatten, aus einer Vielzahl von Veröffentlichungen mit 1:300 berechnet (58). Bei

Frauen, die früher einmal eine Adnexitis hatten, betrug das Verhältnis 1:24 (61). Das Risiko, eine Extrauteringravidität zu bekommen, ist bei Frauen mit Adnexitis um das Sieben- bis Zehnfache erhöht (62).

Sterilität

Die Rate der unfreiwilligen Kinderlosigkeit nach Salpingitiden liegt nach neueren Statistiken zwischen 15 und 20% (25). Die Sterilität ist von mehreren Faktoren abhängig: Alter der Patientin, Schweregrad der Infektion, Infektionskeim, Dauer der Erkrankung bis zum Beginn der Behandlung und – am schwerwiegendsten – der Anzahl der Rezidive. Die Infertilitätsquote stieg von 11,4% bei einem Infektionsschub auf 54,3% bei drei und mehr Schüben an (62). Frauen über 25 Jahre sind davon stärker betroffen als jüngere.

Von Patientinnen mit einer leichten Erkrankung waren 6,1% infertil, mit einer schweren Veränderung an den Adnexen 30% (62). Bei frühzeitiger Behandlung waren später nur 5% der Tuben beiderseits verschlossen, im Gegensatz zu 11%, wenn zu Behandlungsbeginn bereits Adnextumoren vorhanden waren (30). Bei Behandlungsbeginn weniger als 2 Tage nach Auftreten der ersten Symptome waren in einer anderen Untersuchung alle Tuben durchgängig, nach 7 und mehr Tagen nur noch 70% (59).

Therapie

Durch die Behandlung der akuten Adnexitis mit Antibiotika ist eine beträchtliche Verbesserung des Verlaufs und der Prognose dieser Infektion eingetreten. Die Dauer der Erkrankung, die Häufigkeit von Komplikationen und die Folgen wurden günstig beeinflußt. Die Schwangerschaftsraten nach durchgemachter Adnexitis stiegen mit der Antibiotikabehandlung fast auf das Doppelte (26). Der Wert der verschiedenen Arten der Zusatzbehandlung ist zum Teil umstritten, zum Teil ungeklärt. In den Fällen, bei denen die Antibiotikabehandlung nicht zum Ziel führt, ist ein chirurgischer Eingriff erforderlich. Über Indikationen, Ausmaß und günstigsten Zeitpunkt des operativen Vorgehens haben sich die Meinungen in den letzten Jahren geändert.

Antibiotika

Die optimale Therapie der Salpingitis erfordert frühzeitige Diagnosestellung und sofortige Behandlung mit Antibiotika, die gegen die wichtigsten Infektionserreger dieser Erkrankung wirksam sind. Die Keime, die in bezug auf ihre Antibiotikaempfindlichkeit besonders berücksichtigt werden müssen, sind Gonokokken, Chlamydien, Anaerobier, insbesondere gramnegative anaerobe Stäbchen und Enterobakterien (6, 10, 54). Die Centers for Disease Control (3)

Tabelle 7 Antibiotikabehandlung der akuten Adnexitis: Empfehlungen der Centers for Disease Control 1982 (3)

Stationär

1. *Cefoxitin:* 2 g i.v. 6stündlich plus
   Doxycyclin: 100 mg i.v. 12stündlich
   mindestens 4 Tage lang oder mindestens 48 Stunden nach Entfieberung.
   Danach Doxycyclin 100 mg per os 2mal täglich bis zur Gesamtbehandlungsdauer von 10–14 Tagen.
2. *Clindamycin:* 600 mg i.v. 6stündlich plus
   Gentamicin oder *Tobramycin:* 2,0 mg/kg i.v., danach 1,5 mg/kg i.v. 6stündlich bei Patienten mit normaler Nierenfunktion mindestens 4 Tage lang oder mindestens 48 Stunden nach Entfieberung.
   Danach Clindamycin 450 mg per os 6stündlich bis zu einer Gesamtbehandlungsdauer von 10–14 Tagen.
3. *Doxycyclin:* 100 mg i.v. 2mal täglich plus
   Metronidazol: 1,0 g i.v. 2mal täglich
   mindestens 4 Tage lang oder mindestens 48 Stunden nach Entfieberung. Danach beide Medikamente in derselben Dosis oral bis zu einer Gesamtbehandlungsdauer von 10–14 Tagen.

Ambulant

Cefoxitin: 2 g i.m.
   oder

Penicillin G
(wäßriges Prokain – Penicilin G): 4,8 Mio. E. i.m.
   oder

Ampicillin: 3,5 g *(Amoxicillin: 3,0 g)* per os
   danach

Doxycyclin: 100 mg per os 2mal täglich 10–14 Tage lang
   oder

Tetracyclin: 500 mg per os 4mal täglich 10–14 Tage lang

haben 1982 als Therapierichtlinie Antibiotikakombinationen vorgeschlagen, die diese Keime abdecken (Tab. 7). Die Behandlungsdauer beträgt 10 bis 14 Tage. Die mindestens 4 Tage dauernde intravenöse Behandlung mit Cefoxitin plus Doxycyclin und die nachfolgende orale Behandlung mit Doxycyclin oder Clindamycin scheinen gleich gute Resultate zu ergeben (35). Ob die einmalige intravenöse Gabe von Cefoxitin, Ampicillin oder Penicillin mit nachfolgender oraler Behandlung genügt, müssen erst klinische Prüfungen zeigen. Andere neuere Antibiotika, wie Cephalosporine und Chinolone, sind bei der Behandlung der Salpingitis ebenfalls wirksam. Nach Behandlung mit β-Lactam-Antibiotika konnte trotz klinischer Heilung der Salpingitis Chlamydia trachomatis weiterhin im Endometrium nachgewiesen werden (54).

Die Behandlungsergebnisse in Tübingen zeigt Tab. **8**. Die Heilungsquote beträgt 97%. Die Kombination Gentamicin/Clindamycin hat etwas bessere Ergebnisse als die Monotherapie mit Cefoxitin, Cefotaxim und Mezlocillin. Bei 15% der Patientinnen war wegen Nichtansprechen auf die Antibiotika oder persistierenden Adnextumoren ein operativer Eingriff erforder-

Tabelle **8** Behandlungsergebnisse der Adnexitis mit verschiedenen Antibiotika (28)

	Anzahl d. Pat.	Therapie-erfolg	Operation/ Drainage
Gentamicin + Clindamycin	104	104	17
Cefoxitin	72	70	10
Cefotaxim	43	40	6
Mezlocillin	23	21	4
	242	235 = 97%	37 = 15%

lich. Eine Heilungsquote von 96,5% wurde kürzlich auch von Cephalosporinen der zweiten und dritten Generation berichtet (37).

Die Behandlung von *Adnexabszessen* erfolgt im Prinzip mit denselben Antibiotika wie die der unkomplizierten Adnexitis. Chlamydien, Gonokokken und Mykoplasmen werden in Abszessen selten gefunden.

Es prädominieren aerobe und anaerobe Kokken und Stäbchen, namentlich Streptokokken, Peptostreptokokken, Peptokokken, Escherichia coli und Bacteroides-Arten, einschließlich B. fragilis, B. disiens und B. bivius. Dieses Keimspektrum wird von den Kombinationen Cefoxitin/Doxycyclin und Doxycyclin/Metronidazol ungenügend abgedeckt. Die Kombination von Clindamycin und Gentamicin oder Tobramycin dürfte wegen ihres breiten Wirkungsspektrums und wegen der Fähigkeit von Clindamycin, in Abszesse einzudringen, geeigneter sein. In Tübingen wird diese Kombination seit Jahren erfolgreich verwendet. Durch medikamentöse Behandlung allein ist bei der Hälfte bis zwei Drittel der Adnexabszesse mit Heilung zu rechnen (20, 22, 28, 33).

Zusatzbehandlung

Hospitalisierung

Patientinnen mit Salpingitis sollten u. E. nach Möglichkeit im Krankenhaus stationär behandelt werden (35, 38). Das ergibt sich bei schwerkranken Patientinnen von selbst; bei leichten Erkrankungen stellt sich jedoch immer die Frage, ob es sich tatsächlich um eine Adnexitis handelt, so daß häufig zur Klärung der Diagnose eine Laparoskopie erforderlich ist.

Corticosteroide und Antiphlogistika

Durch zusätzliche Behandlung mit Corticosteroiden kommt es nach einer Untersuchungsreihe aus den 60iger Jahren zur schnelleren Abnahme der akuten Erscheinungen wie Fieber, erhöhte BSG und des Adnexbefundes. Die Corticosteroidbehandlung hatte keinen Einfluß auf das Endergebnis wie persistierende Schmerzen, nicht resorbierte Adnextumoren und die Fertilität. Die

damals zur Behandlung benützten Antibiotika waren allerdings nach heutigem Wissen nicht adäquat. Neuere Untersuchungen mit modernen Antibiotika gibt es nicht.

Nach klinischem Eindruck und einigen älteren Literaturberichten führen auch Antiphlogistika zur schnelleren Abnahme der Schmerzhaftigkeit, des Fiebers und des pathologischen Tastbefundes (26). Kontrollierte Studien, die dies beweisen würden, sind nicht bekannt. Eine rasche Besserung der Beschwerden durch Antiphlogistika sollte jedoch nicht dazu führen, im akuten Stadium auf die allein kausale Behandlung mit Antibiotika zu verzichten.

Ovulationshemmer

Ovulationshemmer vermindern das Risiko, an einer Salpingitis zu erkranken, auf etwa die Hälfte (45, 48). Ob das auch für die Rekonvaleszenzphase nach Adnexitis gilt, ist nicht untersucht. Trotzdem werden Ovulationshemmer zur Rezidivprophylaxe häufig empfohlen.

Operationen

Operative Maßnahmen sind bei der Behandlung von infektiösen Adnexerkrankungen in manchen Situationen unumgänglich. Ihre Indikationsstellung und damit ihre Häufigkeit, der Zeitpunkt des Eingriffs und die Art des Vorgehens haben sich jedoch in den letzten beiden Jahrzehnten beträchtlich geändert. Andererseits sind noch keineswegs alle Fragen geklärt.

Indikation

Die Indikation zur operativen Behandlung ist im wesentlichen der rupturierte Tuboovarialabszeß, das Nichtansprechen auf eine medikamentöse Behandlung und Beschwerden verursachende Restzustände, meist in Form von Adnextumoren nach klinischer Heilung der akuten Adnexitis (Abb. 2).

Die Häufigkeit der operativen Behandlung ist stark zurückgegangen. Weniger als 5% der Frauen, die in der akuten Phase der Salpingitis zur Behandlung kommen, bedürfen einer operativen Therapie. Andererseits ist eine operative Behandlung bei etwa der Hälfte der Frauen mit indurierten und seit längerer Zeit bestehenden Adnextumoren erforderlich (38). Nach LANDERS u. SWEET (34) ist bei einem Drittel bis der Hälfte der Patientinnen mit Adnexabszessen eine Operation erforderlich.

Zeitpunkt des operativen Eingriffs

Während in der vorantibiotischen Ära der Eingriff möglichst spät, d. h. nach Abklingen der akuten Erscheinungen gemacht wurde, wird heute bei der akuten Adnexitis durchweg die frühzeitige Operation durchgeführt (21, 34, 38).

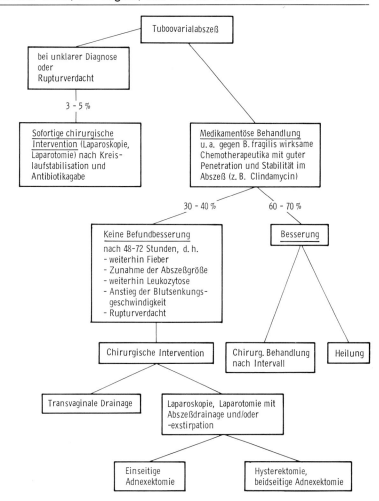

Abb. 2 Therapie des Tuboovarialabszesses (nach *Landers* u. *Sweet*
[35])

Bei *rupturierten Tuboovarialabszessen und unklarem akutem Abdomen* ist ein sofortiger Eingriff erforderlich (34). Die meisten Operationen werden jedoch wegen Nichtansprechens pelviner Abszesse auf die antibiotische Behandlung gemacht, und zwar, wenn innerhalb 48–72 Stunden klinisch keine deutliche Besserung zu erkennen ist (Abfall des Fiebers, Abnahme der Leukozyten und subjektive Besserung der Patientin).
Persistierende Adnextumoren und Schmerzen sind gelegentlich eine sekundäre Operationsindikation zu einem späteren Zeitpunkt (17). Zur Klärung der Diagnose empfiehlt sich der großzügige Einsatz der Laparoskopie.
Über *operatives Vorgehen,* die Art des operativen Eingriffs und das Ausmaß des zu entfernenden Gewebes sind die Meinungen nach wie vor geteilt. In den letzten Jahren zeigt sich jedoch ein deutlicher Trend zum weniger ausgedehnten Eingriff (21, 34, 38).

Kuldotomie und Drainage

Voraussetzung für diesen Eingriff ist der fluktuierende Abszeß in der Mitte des kleinen Bek-kens, der in das Septum rectovaginale vordringt und das hintere Scheidengewölbe vorwölbt (sog. Douglas-Abszeß). Sind diese Voraussetzungen nicht gegeben, so ist die Komplikationsrate hoch. Bei einem Drittel bis 40% der Patientinnen ist früher oder später nach Kuldotomie und Drainage wegen persistierender Infektion oder Schmerzen ein weiterer größerer Eingriff erforderlich (43, 46). Nicht selten entsteht eine diffuse Peritonitis (43). Die Kuldotomie wird deshalb von vielen Autoren (34), so auch von uns, in den letzten Jahren immer seltener durchgeführt.
Ein weiterer Grund ist die größere Chance, bei einem einseitigen Adnexabszeß durch einseitige Adnexektomie den Infektionsherd zu sanieren und somit die Fertilität oder zumindest die Hormonproduktion der anderen Seite zu erhalten.

Laparotomie

Das typische Vorgehen bei Adnexabszessen, die auf eine antibiotische Behandlung nicht ansprechen, und bei persistierenden Adnextumoren mit rezidivierenden Adnexitisschüben war früher die abdominale Hysterektomie mit bilateraler

Salpingoophorektomie und Drainage (26). Dieses Vorgehen hat die besten Heilungschancen; die Kastration ist jedoch für junge Frauen besonders schwerwiegend. Deshalb bevorzugt man heute bei jüngeren Frauen mit Kinderwunsch einen möglichst organerhaltenden Eingriff, d. h., wenn technisch möglich, die einseitige Adnexektomie. Selbst die Erhaltung nur eines Ovars und des Uterus kann im Zeitalter der In-vitro-Fertilisation noch sinnvoll sein.

Der Nachteil dieses Vorgehens ist das Risiko, daß wegen erneuter Abszeßbildung ein zweiter Eingriff notwendig wird. Dieses Risiko liegt nach der Literatur zwischen 0 und 43%, im Mittel bei 17% (34). Schwangerschaften traten bei durchschnittlich 14% der so operierten Patientinnen ein (34).

Das organerhaltende Vorgehen ist auch bei rupturierten Tuboovarialabszessen möglich. RIVLIN u. HUNT (44) konnten mit nur partieller Resektion des Genitales und postoperativer Spüldrainage mit Gentamicin 3–4 Tage lang bei 74% von 113 solcher Patientinnen die Menstruation und bei 44% die Organe für eine Schwangerschaft erhalten. Die Letalität betrug 7,1% und ist damit der anderer großer Serien vergleichbar (41).

Literatur

1 Bearse, C.: Gonorrheal salpingitis and perihepatic adhesions. J. Amer. med. Ass. 97 (1931) 1385
2 Burkmann, R. T., J. A. Tonascia, M. F. Atienza, T. M. King: Untreated endocervical gonorrhea and endometritis following elective abortion. Amer. J. Obstet. Gynec. 126 (1976) 648
3 Centers for Disease Control: Sexually transmitted diseases. Treatment Guidelines 1982. MMWR Suppl. 31 (1982) 335
4 Chaparro, M. V., S. Ghosh, A. Nashed: Laparoscopy for the confirmation and prognostic evaluation of pelvic inflammatory disease. Int. J. Gynec. Obstet. 15 (1978) 307
5 Charles, D.: Value of the erythrocyte sedimentation rate in gynecologic infections. Clin. Obstet. Gynec. 19/1 (1976) 171
6 Chow, A. W., K. L. Malkasian, J. R. Marshall: The bacteriology of acute pelvic inflammatory disease. Amer. J. Obstet. Gynec. 122 (1975) 976–979
7 Cramer, D. W., J. Schiff, S. C. Schoenbaum, M. Gibson, S. Belisle, B. Albrecht, R. J. Steillman, M. J. Berger, E. Wilson, B. v. Stadel: Tubal infertility and the intrauterine device. New Engl. J. Med. 312 (1985) 941
8 Curtis, A.: Bacteriology and pathology of Fallopian tubes removed at operation. Surg. Gynec. Obstet. 33 (1921) 621
9 Daling, J. R., N. S. Weiss, B. J. Metch, W. H. Chow, R. M. Soderstrom, D. E. Moore, L. R. Spadoni: Primary tubal infertility in relation to the use of an intrauterine device. New Engl. J. Med. 312 (1985) 937
10 Decker, K.: Bakteriologische Befunde und Antibiotika-Empfindlichkeit bei Adnexitiden. Infection 7 (1979) 142
11 Decker, K.: Infektionen nach Schwangerschaftsabbruch. Gynäkologe 11 (1978) 201–205
12 Decker, K., R. Fleiner, H. A. Hirsch: Laparoskopische Befunde bei Verdacht auf Adnexitis. (In Vorbereitung)
13 Eschenbach, D. A.: Acute pelvic inflammatory disease. Etiology, risk factors and pathogenesis. Clin. Obstet. Gynec. 19/1 (1976) 147
14 Eschenbach, D. A.: Epidemiology and diagnosis of acute pelvic inflammatory disease. Obstet. and Gynec. 55 (1980) 142–153
15 Eschenbach, D. A.: Acute pelvic inflammatory disease. In: Gynecology & Obstetrics, hrsg. von J. Sciarra. Lippincott, Phildadelphia 1985 (S. 44)
16 Eschenbach, D. A., T. M. Buchanan, H. M. Pollack, P. S. Forsyth, E. R. Alexander, J. S. Ling, S. P. Wang, B. B. Wentworth, W. M. McCormack, K. K. Holmes: Polymicrobial etiology of acute pelvic inflammatory disease. New Engl. J. Med. 293 (1975) 166
17 Falk, V.: Treatment of acute non-tuberculous salpingitis with antibiotics alone and in combination with glucocorticoids. Acta obstet. gynec. scand. 44, Suppl. 6 (1965)
18 Fitz-Hugh, T.: Acute gonococci peritonitis of the right upper quadrant in women. J. Amer. med. Ass. 102 (1934) 2094
19 Flesh, G., J. M. Weiner, R. C. Corlett: The intrauterine contraceptive device and acute salpingitis. Amer. J. Obstet. Gynec. 135 (1979) 402
20 Franklin, E. W., J. E. Hevron, J. D. Thompson: Management of the pelvic abscess. Clin. Obstet. Gynec. 16 (1973) 66
21 Friedberg, V., W. Schmitt: Der Tuboovarialabszeß. Gynäkologe 17 (1984) 143
22 Ginsberg, D. S., J. L. Stern, K. A. Hamod: Tubo-ovarian abscess: a retrospective review. Amer. J. Obstet. Gynec. 138 (1980) 1055
23 Hager, W. D., D. A. Eschenbach, M. R. Spence, R. L. Sweet: Criteria for diagnosis and grading of salpingitis. Obstet and Gynec. 61 (1983) 113
24 Henry-Suchet, J., F. Catalan, V. Loffredo: Microbiology of specimens obtained by laparoscopy from controls and from patients with pelvic inflammatory disease or infertility with tubal obstruction: Chlamydia trachomatis, Ureaplasma urealyticum. Amer. J. Obstet. Gynec. 138 (1980) 1022
25 Hirsch, H. A.: Die akute Salpingitis: Pathogenese, Ätiologie, Diagnose und Prognose. Gynäkologe 11 (1978) 176
26 Hirsch, H. A.: Die Behandlung akuter pelviner Infektionen. Gynäkologe 11 (1978) 221
27 Hirsch, H. A.: Adnexentzündungen: Diagnosesicherung durch Laparoskopie. Diagnostik 14 (1981) 106
28 Hirsch, H. A., K. Decker, R. Fleiner, U. Hoyme: Treatment of severe infections in obstetrics and gynecology – a randomized study. 12th Int. Congress of Chemotherapy Florence, Italy, July 1981
29 Hoyme, U. B., J. Swacek: Chlamydia trachomatis - laparoskopische Probenentnahme und Diagnose bei der Salpingitis. Geburtsh. u. Frauenheilk. 44 (1984) 307
30 Jacobson, L., L. Weström: Objectivized diagnosis of acute pelvic inflammatory disease. Amer. J. Obstet. Gynec. 105 (1969) 1088
31 Kaufmann, D. W., S. Shapiro, L. Rosenberg: Intrauterine contraceptive device use and pelvic inflammatory disease. Amer. J. Obstet. Gynec. 136 (1980) 159
32 Kolmorgen, U. K., G. Seidenschnur, G. Wergien: Diagnostik und Therapie des akuten Adnexprozesses beim Einsatz der Laparoskopie. Zbl. Gynäk. 100 (1978) 1103
33 Landers, D. V., R. L. Sweet: Tuboovarian abscess: Contemporary approach to management. Rev. infec. Dis. 5 (1983) 876
34 Landers, D. V., R. L. Sweet: Current trends in the diagnosis and treatment of tuboovarian abscess. Amer. J. Obstet. Gynec. 151 (1985) 1098
35 Landers, D. V., R. L. Sweet: Upper genital tract infection. In: Infectious Diseases in the Female Patient, hrsg. von R. P. Galask, B. Larsen. Springer, New York 1986
36 Ledger, W. J., C. Campbell, D. Taylor, J. R. Willson: Adnexal abscess as a late complication of pelvic operations. Surg. Gynec. Obstet. 129 (1969) 973

37 Ledger, W.J.: Selection of antimicrobial agents for treatment of infection of the female genital tract. Rev. infect. Dis. 5 (1983) 98

38 Ledger, W.J.: Infection in the Female. Lea & Febiger, Philadelphia 1986

39 Mårdh, P.-A., T.Ripa, L.Svensson, L.Weström: Chlamydia trachomatis infection in patients with acute salpingitis. New Engl. J. Med. 296 (1977) 1377

40 McCormack, W.M., K.Nowroozi, S.Aplpert: Acute pelvic inflammatory disease: characteristics of patients with gonococcal infection and evaluation of their response to treatment with aqueous procaine penicillin-G and spectinomycin hydrochloride. Sex. transm. Dis. 4 (1977) 125

41 Mickal, A., A.H.Sellmann: Management of tubo-ovarian abscesses. Clin. Obstet. Gynec. 12/1 (1969) 252

42 Moir, C., R.E.Robins: Role of ultrasound, gallium scanning and computed tomography in the diagnosis of intra-abdominal abscess. Amer. J. Surg. 143 (1982) 582

43 Rivlin, M.E.: Clinical outcome following vaginal drainage of pelvic abscess. Obstet. and Gynec. 61 (1983) 169

44 Rivlin, M.E., J.A.Hunt: Ruptured tuboovarian abscess. Is hysterectomy necessary? Obstet. and Gynec. 50 (1977) 518

45 Rubin, G.L., H.W.Ory, P.M.Layde: Oral contraceptives and pelvic inflammatory disease. Amer. J. Obstet. Gynec. 144 (1982) 630

46 Rubenstein, P.R., D.R.Mishell, W.J.Ledger: Colpotomy drainage of pelvic abscess. Obstet. and Gynec. 50 (1977) 518

47 Schachter, J., J.Banks, M.Sung, R.L.Sweet: Hydrosalpinx as a consequence of chlamydia salpingitis in the guinea pig. In: Chlamydial Infections, hrsg. von P.-A.Mårdh, K.K.Holmes, J.D.Oriel. Elsevier, Amsterdam, 1982

48 Senanayake, P., D.G.Kramer: Contraception and the etiology of pelvic inflammatory disease: New perspectives. Amer. J. Obstet. Gynec. 138 (1980) 852

49 Skangalis, M., C.J.Mahoney, W.M.O'Leary: Microbial presence in the uterine cavity as affected by varieties of intrauterine contraceptive devices. Fertil. and Steril. 37 (1982) 263

50 Sparks, R.A., B.G.A.Purrier, P.J.Watt, M.Ectein: Bacterial colonization of uterine cavity: role of tailed intrauterine contraceptive device. Brit. med. J. 282 (1981) 1189

51 Studdiford, W.E., W.A.Caspar, E.N.Scandron: The persistence of gonococcal infection in the adnexa. Surg. Gynec. Obstet. 67 (1938) 176

52 Sweet, R.L., D.Draper, W.K.Hadley: Etiology of acute salpingitis: influence of episode number and duration of symptoms. Obstet. and Gynec. 58 (1981) 62

53 Sweet, R.L., D.L.Draper, J.Schachter: Microbiology and pathogenesis of acute salpingitis as determined by laparoscopy. What is the appropriate site to sample. Amer. J. Obstet. Gynec. 138 (1980) 985

54 Sweet, R.L., J.Schachter, M.O.Robbie: Failure of beta-lactam antibiotics to eradicate Chlamydia trachomatis in the endometrium despite apparent clinical cure of acute salpingitis. J. Amer. med. Ass. 250 (1983) 2641

55 Taylor-Robinson, D., B.J.Thomas: The role of Chlamydia trachomatis in genital-tract and associated diseases. J. clin. Path. 33 (1980) 205

56 Thadepalli, J., S.C.Gorbach, L.Keith: Anaerobic infections of the female genital tract: Bacteriologic and therapeutic aspects. Amer. J. Obstet. Gynec. 117 (1973) 1034

57 Toth, A., M.L.Lesser, D.Labriola: The development of infections of the genitourinary tract in the wives of infertile males and the possible role of spermatozoa in the development of salpingitis. Surg. Gynec. Obstet. 159 (1984) 565

58 Urquhart, J.: Effect of the veneral disease epidemic on the incidence of ectopic pregnancy – implications for the evaluation of contraceptives. Contraception 19 (1979) 455

59 Viberg, L.: Acute inflammatory conditions of the uterine adnexa. Clinical, radiological, and isotopic investigations of nongonococcal adnexitis. Acta obstet. gynec. scand. (Suppl. 4) 43 (1964) 5

60 Wölner-Hanssen, P.: Manifestations and pathogenesis of chlamydial pelvic inflammatory disease. Acta obstet. gynec. scand. 443 (1985)

61 Weström, L.: Effect of acute pelvic inflammatory disease on fertility. Amer. J. Obstet. Gynec. 121 (1975) 707

62 Weström, L.: Incidence, prevalence, and trends of acute pelvic inflammatory disease and its consequences in industrialized countries. Amer. J. Obstet. Gynec. 138 (1980) 880

63 Weström, L.: Clinical manifestations and diagnosis of pelvic inflammatory disease. J. reprod. Med. 28 (1983) 703

64 Weström, L.: Genital chlamydial infections in the female. Arch. Gynec. 238 (1985) 811

65 Weström, L., L.Ph.Bengtsson, P.A.Mårdh: The risk of pelvic inflammatory disease in women using intrauterine contraceptive devices as compared to non-users. Lancet 1976/II, 221

66 Weström, L., P.-A.Mårdh: Genital chlamydial infections in the female. In. Chlamydial Infections, hrsg. von P.-A.Mårdh, K.K.Holmes, J.D.Oriel, P.Piot, J.Schachter. Elsevier, Amsterdam 1982

67 Weström, L., P.-A.Mårdh: Chlamydial salpingitis. Brit. med. Bull. 39 (1983) 145

68 Weström, L., L.Svensson, P.Wölner-Hanssen, P.-A.Mårdh: Chlamydial and gonococcal infections in a defined population of women. In: Chlamydia Trachomatis in Genital and Related Infections, hrsg. von P.-A.Mårdh, B.Möller, J.Paavonen. Almqvist & Wiksell, Stockholm 1982 (S.157-162)

Sexuell übertragbare Erkrankungen

H. MENSING

Einleitung

Das Spektrum der erregerbedingten Genitalerkrankungen hat sich in den letzten Jahren erheblich gewandelt. Außer den „klassischen" Geschlechtserkrankungen zählt hierzu heute eine Vielzahl weiterer, durch Viren, Bakterien, Pilze und andere Mikroorganismen hervorgerufene Infektionen, die unter dem Terminus „sexuell übertragbare Erkrankungen" (englisch STD = *s*exually *t*ransmitted *d*iseases) zusammengefaßt werden (Tab. 1). Im Gegensatz zu den „klassischen" STD, für die geregelt durch das Gesetz zur Bekämpfung der Geschlechtskrankheiten vom 23. Juli 1953 und dessen Änderungsgesetz vom 24. Mai 1968 eine Meldepflicht besteht (Meldung des Falles, bei Therapieentzug namentliche Meldung), gilt dieses für alle anderen in Tab. 1 aufgeführten Erkrankungen (mit Ausnahme der Hepatitis B) nicht. Daher stehen auch verläßliche epidemiologische Daten zur Häufigkeit dieser Erkrankungen nicht zur Verfügung. Betrachtet man die Statistik der meldepflichtigen Erkrankungen, so stellt man einen Rückgang auf gut 50 000 gemeldete Fälle im Jahre 1983 fest, von denen ca. ⅘ auf die Gonorrhö und ⅕ auf die Syphilis entfielen. Allerdings muß bei diesen Zahlen von einer erheblichen Dunkelziffer ausgegangen werden, da der Meldepflicht nicht mehr im gesetzlich geforderten Maße nachgekommen wird, vor allem aber eine zunehmende Selbstmedikation bei den betroffenen Personen durch die heute leicht zugänglichen oralen Therapeutika feststellbar ist. In der täglichen Praxis machen daher Patienten mit Gonorrhö oder Syphilis nur noch den kleineren Teil der Klientel mit STD aus. Im Vordergrund stehen vielmehr die viral bedingten Genitalerkrankungen und die Gruppe der sogenannten unspezifischen Urethritiden. Gerade für die letztgenannten Erkrankungen haben sich die diagnostischen Möglichkeiten durch Entwicklung von Nachweismethoden mit monoklonalen Antikörpern oder Enzymimmunoassays entscheidend verbessert, so daß nach Erregerbestimmung gezielte Therapiemaßnahmen eingeleitet werden können.

Gonorrhö

Einleitung

Die Gonorrhö ist mit Abstand die häufigste „klassische" sexuell übertragbare Erkrankung. Obwohl sich durch genauere Kenntnis der chlamydienbedingten Genitalaffektionen die Gewichtung etwas zu der letztgenannten Erkrankung verschoben hat (s. dort), kommt der Gonorrhö nach wie vor große epidemiologische und sozioökonomische Bedeutung zu. Im Gegensatz zu den „unspezifischen" Urethritiden besteht eine Meldepflicht (nicht namentlich bei Behandlung, namentlich bei Behandlungsentzug), die eine statistische Erfassung der Erkrankung, ihrer Komplikationen, Kosten usw. gestattet. Leider wird diese Meldepflicht in der BRD vernachlässigt, so daß die 1983 gemeldeten 45 000 Fälle kaum der Realität entsprechen dürften. Es wird mit einer mindestens doppelt so hohen Dunkelziffer gerechnet. Nach Berechnungen, die in den USA angestellt wurden, ergeben sich folgende bemerkenswerte Daten, die die Bedeutung der Gonorrhö insbesondere für die betroffenen Frauen, aber auch für das allgemeine Gesundheitswesen unterstreichen. Lagen die Neuerkrankungszahlen pro Jahr in den USA zwischen 1950 und 1965 noch bei 200 000 bis 300 000, stiegen diese bis 1975 auf über 1 000 000 mit jetzt gleichbleibender Frequenz an (4). Real schätzt man aber über 2 000 000 Neuerkrankungsfälle pro Jahr. Da die Altersverteilung ei-

Tabelle 1 Sexuell übertragbare Erkrankungen (STD)

Gonorrhö	Chlamydien- ⎫
Syphilis	Mykoplasmen- ⎪
Ulcus molle	Candida- ⎬ Urethritis
Lymphogranuloma inguinale	Trichomonaden- ⎭
Granuloma venereum	Bakterielle Vaginose
Hepatitis B	Skabies
AIDS ((HIV)-Infektion)	Phthiriasis
Herpes genitalis	
Condylomata acuminata	
Zytomegalie	

nen Gipfel bei den 15- bis 25jährigen zeigt, errechnet sich daraus, daß ca. jeder 30. Mensch dieser Altersklasse an einer Gonorrhö erkrankt. Wegen der relativen Symptomarmut bei Frauen sind Komplikationen durch Erregeraszension in ca. 10–20% anzunehmen, für deren Behandlung in den USA 1980 ca. 600 Millionen Dollar (!) aufgebracht werden mußten (4). Derzeit werden in den USA ca. 80 000 durch Gonorrhö bedingte Sterilitäten festgestellt, die Frequenz extrauteriner Schwangerschaften stieg in dem Intervall 1965 bis 1975 um 250% auf über 40 000 jährlich. Diese wenigen Daten machen deutlich, wie notwendig genaue Diagnostik und Therapie, gerade unter der zunehmenden Penicillinresistenz der Gonorrhöerreger, erforderlich sind.

Erreger

Die Gonorrhö wird durch einen gramnegativen Diplokokkus hervorgerufen, der nach seinem Entdecker ALBERT NEISSER (1879) als Neisseria gonorrhoeae benannt ist. Das Wachstumsoptimum unter Kulturbedingungen erreicht der Keim unter aeroben Verhältnissen mit einer erhöhten CO_2-Spannung von ca. 5%. Von den 5 unterscheidbaren Kolonietypen sind in vivo nur die Typen I und II für die Urethritis von Relevanz. Sogenannte L-Phase-Organismen mit unvollständiger Zellwand können gelegentlich auch in vivo gefunden werden, ihre Bedeutung für die Aufrechterhaltung der Infektion ist aber fraglich. Allerdings scheinen diese Wuchsvarianten zu einer Wiederanlage einer rigiden, funktionsfähigen Zellwand in der Lage zu sein. Epidemiologisch wichtig sind ferner das Auftreten von mindestens 20 sogenannten Auxotypen, d. h. Neisserienstämmen, die in Kultur an das Vorhandensein bestimmter Aminosäuren gebunden sind. Hierüber bestehen Möglichkeiten zur Differenzierung einer Neuinfektion durch einen dritten Partner mit anderem Auxotyp oder Reinfektion vom gleichen Partner mit gleichem Auxotyp (7).

Die Infektion mit Neisseria gonorrhoeae betrifft in erster Linie das Zylinderepithel des unteren Urogenitaltraktes, dessen Zellen zerstört werden. Leukozyten phagozytieren die Erreger und sind für das eitrig-gelbliche Sekret als führendes klinisches Symptom verantwortlich. Die Übertragung des Erregers erfolgt in aller Regel beim Sexualkontakt, das Infektionsrisiko beträgt für Männer 20–40%, für Frauen um 60% (8). Die Überlebenszeit der Neisserien außerhalb des Organismus beträgt zwar bis zu 24 Stunden, allerdings sinkt die Virulenz nach kurzer Zeit erheblich ab, so daß der Infektion über Toilettenbrillen, Handtücher u. ä. nur sehr geringe Bedeutung zukommen dürfte. Als Ausnahmen müssen hier weibliche Kleinkinder genannt werden, bei denen durch die hohe Empfindlichkeit des Epithels Kontaminationen über Schwämme und Handtücher, mit der Folge einer purulenten Vulvovaginitis, wiederholt beschrieben wurden.

Klinik

Nach einer Inkubationszeit von wenigen Tagen lokalisiert sich die Primärinfektion im wesentlichen in den Bereich der Urethra sowie der Zervix (Abb. 1). Die Symptome reichen von akuten Schmerzen, Brennen beim Wasserlassen und purulentem Fluor bis zu asymptomatischen Verläufen. Harnröhre und Zervix können gerötet sein, eine Infektion der Bartholinischen Drüsen wird, meist durch Verlegung des Ausführungsganges, von einem Abszeß gefolgt.

Die Erregeraszension, vor allem in die Genitalorgane, führt zur Endometritis und Salpingitis gonorrhoica. Beide Manifestationsformen bewirken menstruationsabhängige Beschwerden. Bei der Endometritis erfolgt dies in Form von verlängerten und verstärkten Regelblutungen sowie ziehenden, in Oberschenkel und Kreuzbein ausstrahlende Schmerzen. Die gonorrhoische Salpingitis führt zu krampfartigen, dumpfen Schmerzen im Unterleib, häufig im Verbund mit Fieber. Chronische Beschwerden können sich über Wochen und Monate hinziehen und sind durch die entzündungsbedingten Verklebungen der Tubarlumina für Tubarabszesse, Pyosalpinx

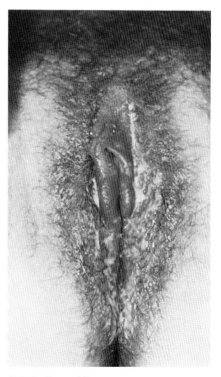

Abb. **1** Gonorrhö

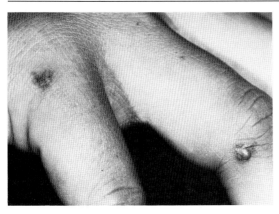

Abb. **2**　Gonorrhoische Sepsis. Hämorrhagische Effloreszenzen an den Fingern

sowie konsekutive Sterilität verantwortlich. Gelangen die Erreger über die freien Tubarenden in das Peritoneum, können peritonitische Beschwerden oder eine Perihepatitis acuta gonorrhoica, das sogenannte Fitz-Hugh-Curtis-Syndrom, resultieren. Eine gonorrhoische Sepsis tritt insbesondere bei längerem Bestand nicht erkannter aszendierender Erregerausbreitung auf. Neben den allgemeinen Zeichen der Sepsis leiden diese Patientinnen an disseminierten Gelenkrötungen, -schwellungen und -schmerzen. Als drittes Krankheitszeichen entwickeln sich livid-rote, hämorrhagische Effloreszenzen von meist weniger als 5 mm Durchmesser (6). Diese lassen sich ubiquitär meist als solitäre Makulä oder Papeln, auch an den Schleimhäuten, finden, bevorzugen aber die akralen Regionen, vor allem die Hände bzw. die Finger (Abb. 2). In diesen Läsionen läßt sich mit entsprechend empfindlichen Methoden (monoklonale Antikörper) in über 80% Neisseria gonorrhoeae nachweisen. Als Gewebsreaktion kommt es zu leukozytoklastischen Vaskulitiden, die im Sinne eines Sanarelli-Schwartzmann-Phänomens interpretiert werden.

Von den extragenitalen Manifestationsformen der Gonorrhöe bedürfen vor allem die rektale und pharyngeale Manifestation der Beachtung. Die rektale Gonorrhö soll bei Frauen isoliert in ca. 4% der Fälle, gemeinsam mit einer genitalen Gonorrhö in ca. 40% der Fälle auftreten, wobei eine sekundäre Infektion durch herablaufendes Sekret aus den Genitalläsionen nur eine untergeordnete Rolle spielen dürfte.

Eine in der Regel gleichzeitig bestehende pharyngeale und genitale Gonokokkeninfektion wird bei Männern und Frauen gleichhäufig in ca. 5–10% der Infizierten gefunden. Die gonorrhoische Blenorrhö kann in jedem Lebensalter vorkommen, insbesondere durch sekundäre Inokulation von neisserienhaltigem Sekret. Die Neugeboreneninfektion ist durch die Credésche

Prophylaxe weitgehend unbedeutend geworden.

Die gonorrhoische Monarthritis ist heute ebenfalls selten, wird aber häufiger bei Frauen als bei Männern gefunden. Insbesondere während der Menstruation oder Schwangerschaft kommt es zu einer Schwellung vor allem der Knie und Sprunggelenke. In der Gelenkflüssigkeit lassen sich die Erreger in gut der Hälfte der Fälle nachweisen.

Diagnostik

Die Diagnostik der Gonorrhö stützt sich in der Praxis auf die orientierende Methylenblau- und Gram-Färbung und den anschließenden kulturellen Erregernachweis. Darüber hinaus wurden zur Spezialdiagnostik direkte Nachweisverfahren mittels Immunfluoreszenz- sowie Enzymdiagnostik entwickelt, deren Bedeutung aber ebenso wie serologische Nachweismethoden hinter der Kultur zurücksteht.

Die in wenigen Minuten durchführbare Methylenblau-Färbung hat nur orientierenden Wert, da nicht nur Diplokokken vom Typ Neisseria gonorrhoeae, sondern auch andere Diplokokken und Keime der Mimea-Gruppe angefärbt werden (Abb. 3). Die Gram-Färbung grenzt grampositive Diplokokken aus, gibt aber keinen Ausschluß der Mimea-Gruppen.

Die kulturelle Anzüchtung erfolgt heute üblicherweise auf kommerziell zur Verfügung stehenden Selektivmedien, die in der Regel Vancomycin, Colistin und Nystatin zur Unterdrückung der Begleitflora enthalten, z. B. Thayer-Martin-Agar (3). Mit der zusätzlichen Oxidasereaktion (Blaufärbung der Neisserienkolonien) ist eine Verläßlichkeit von über 95% erreichbar. Genauere Bestimmungen können darüber hinaus nur mit biochemischen Nachweismethoden, insbesondere Zuckervergärungen, erreicht werden. Allerdings haben sich mit der Entwicklung zweier polyklonaler Antigonokokken-Antikörper in Form eines Koagglutinationstests (Phadebact) bzw. eines Immunfluoreszenztests (Bacto FA N. gonorrhoeae) vereinfachte Kulturbestätigungsverfahren als praktikabel erwiesen.

Ein kürzlich entwickeltes Enzymnachweisverfahren hat Vorteile insbesondere im Hinblick auf Transportprobleme, da die Gonokokken relativ empfindlich sind und nach unsachgemäßem Transport kulturell nur schlecht angehen. Da dieser Enzymimmunoassay (Gonozyme) auf einem Antigennachweis beruht, müssen die Gonokokken nicht lebend konserviert werden. Die Spezifität des Tests, ebenso wie die Sensitivität, liegt bei Männern nahe 100%, bei Frauen, insbesondere Prostituierten, allerdings unter 90% (5).

Mit einem β-Lactamase-Test läßt sich neuerdings auch die β-Lactamase-Aktivität eines

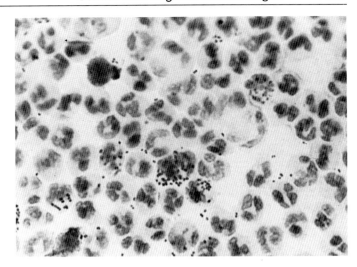

Abb. **3** Gonorrhö: Diplokokken im Methylenblaupräparat

N.-gonorrhoeae-Stammes bestimmen. Dieser Test kommt entweder bei Therapieversagern oder aber primär bei Patienten zur Anwendung, die die Gonorrhö in Endemiegebieten mit Penicillinase produzierenden Gonokokken (sogenannten PPNG) acquiriert haben.

Therapie

Die Therapie der Gonorrhö bestand viele Jahre in der Applikation von 1 000 000 E Penicillin G i.m. mit zusätzlicher oraler Gabe von Probenicid 1,0 g zur Verlängerung des therapeutisch wirksamen Penicillinserumspiegels. Dieses einfache Therapieschema fand lediglich Einschränkung bei Penicillinallergikern, die vorzugsweise mit Tetracyclin oder Spectinomycin behandelt wurden. Nach dem Auftreten β-Lactamase-produzierender Gonokokkenstämme, sogenannten PPNG (s. oben), vor allem im südostasiatischen Raum, ist es über den modernen Massentourismus auch in Europa zum Anstieg dieser penicillinresistenten Gonokokken gekommen. In Endemiegebieten Südostasiens und Zentralafrikas sind bereits weit mehr als 50% aller isolierten Gonokokkenstämme als PPNG einzustufen, in Europa liegt diese Quote nach Untersuchungen vor allem aus Großbritannien und Dänemark bei ca. 5-10%. Von den Centers for Disease Control in Atlanta wurden 1983 folgende Therapieempfehlungen für die unkomplizierte Gonorrhö ausgesprochen (1):
Tetracyclin 4 × 500 mg oder
Doxycyclin 2 × 100 mg jeweils über 7 Tage oral.
Alternativ
Ampicillin 3,5 g oral oder
Procain-Penicillin 4,8 Mill. E i.m.
+ 1,0 g Probenicid.
In der Schwangerschaft bzw. bei Penicillinallergie wird Erythromycin 4 × 500 mg über 7 Tage empfohlen. Bei Nachweis von Penicillinase pro-

duzierenden Neisseria gonorrhoeae (PPNG) kommen Spectinomycin 2,0 i.m. oder Cefotaxim 1,0 i.m. als Einmalinjektion in Frage. Für die pharyngeale Gonorrhö, die sich häufig als besonders therapieresistent zeigt, gilt Trimethoprim-Sulfamethoxazol (80 mg/400 mg) in einer Dosierung von 9 Tabletten täglich über 5 Tage als aussichtsreich.

Darüber hinaus steht aber eine ganze Reihe weiterer, oral applizierbarer Substanzen wie Rosoxacin, Thiamphenicol sowie Ceporexin zur Verfügung.

Im Falle von aszendierenden Gonokokkeninfektionen, Sepsis, Arthritis usw. muß eine Therapie über mindestens 10-14 Tage, z.B. mit 10 Mill. E Penicillin i.v. oder mehr bei PPNG z.B. mit täglich Spectinomycin 2,0 g, erfolgen.

Durch das schlechte Ansprechen von Mykoplasmen und Chlamydien auf Penicillin bzw. Cephalosporine muß bei Persistenz der Urethritisbeschwerden unbedingt an eine postgonorrhoische Urethritis gedacht werden, so daß in diesen Fällen eine entsprechende Diagnostik auf Chlamydien, Mykoplasmen usw. (s. dort) durchgeführt werden sollte.

Literatur

Gonorrhö
1 Centers for Disease Control: Guidelines for sexually transmitted diseases. J. Amer. Acad. Derm. 8 (1983) 589-605
2 Cooke, C. L., D. S. Owen, R. Irby, E. Toone: Gonococcal arthritis. J. Amer. Med. Ass. 217 (1971) 204-205
3 Genzmer, U., P. Naumann, G. Nemes: Zur Brauchbarkeit handelsüblicher Kulturmedien für die Gonokokkendiagnose. Hautarzt 35 (1984) 512-516
4 Hethcote, H. W., J. A. York: Gonorrhoea Transmission Dynamics and Control. Springer, Berlin 1984
5 Hofman, H., D. Petzold: Nachweis von Gonokokkenantigen mit einem Enzymimmunoassay (Gonozym). Hautarzt 36 (1985) 675-681
6 Holmes, K. K., G. W. Counts, H. N. Beaty: Disseminated gonococcal infection Ann. intern. Med. 74 (1971) 979-993

7 Petzold, D.: Gonorrhoe. In: Dermatologie in Praxis und Klinik IV, hrsg. von G. W. Korting. Thieme, Stuttgart 1981

8 Wright, D. J. M., O. Daunt: How infections is gonorrhoea? Lancet 1973/I, 208

Syphilis

Die Syphilis oder Lues (übersetzt: Seuche) ist eine chronische, durch Treponema pallidum hervorgerufene Infektionskrankheit, die zelluläre und humorale Reaktionen im Organismus induziert, welche für die klinische Symptomatik in den verschiedenen Stadien der Krankheit verantwortlich sind. Das interindividuell stark unterschiedliche morphologische Bild der Haut- und Organmanifestationen führt zu Phänokopien einer Vielzahl anderer Erkrankungen, weshalb an die Syphilis „differentialdiagnostisch immer gedacht werden muß". Die frühere Bedeutung der Syphilis, die im 16.–19. Jahrhundert epidemieartig ganze Landstriche entvölkerte, ist nach Einführung der Penicillintherapie 1943 zurückgegangen. Die Zahl der gemeldeten Fälle in der Bundesrepublik Deutschland belief sich 1983 nur noch auf 9000. Allerdings muß mit einer 2- bis 3fachen Dunkelziffer gerechnet werden.

Erreger

Der Erreger der Syphilis ist das Treponema pallidum, bisher Spirochaeta pallida, ein korkenzieherartig gewundenes Bakterium von 5–15 μm Länge und ca. 20 Windungen. Es vollführt langsame Drehungen um die eigene Achse und Abknickbewegungen. Es handelt sich um einen Gewebeparasiten, dem die Blutbahn nur als Transportmedium dient. Im Gegensatz zu anderen im Organsimus saprophytär vorkommenden Spiro-

chäten (Mundhöhle) verfügt Treponema pallidum nicht über eine Eigenlokomotion.

Direkter Erregernachweis im Dunkelfeld

Treponema pallidum läßt sich aus Primäraffekten sowie nässenden Läsionen des 2. Stadiums aus dem sog. Reizserum gewinnen. Hierzu wird die Läsion mit Äther betupft und von den Rändern her leicht massiert, bis klares Lymphsekret austritt (kein Blut!). Dieses wird mit einer Platinöse gewonnen, auf einen Objektträger gebracht, mit einer kleinen Menge physiologischer Kochsalzlösung versetzt und mit einem Deckglas verschlossen. Die Betrachtung des Präparates im Dunkelfeld bei 40facher Vergrößerung sollte danach umgehend erfolgen, um die Aktivität der Spirochäten beurteilen zu können. Die typischen Abknickbewegungen und langsamen Rotationen um die Längsachse sind die Erkennungszeichen und Unterscheidungsmerkmale im Vergleich zu anderen Spirochäten (1). Die Dunkelfeldmethode ist im Primärstadium der Syphilis *die* Nachweismethode der Wahl, da die Seroreaktionen zu diesem Zeitpunkt nicht unbedingt positiv ausfallen müssen (Abb. 4).

Stadieneinteilung

Die Syphilis folgt bestimmten Gesetzmäßigkeiten, die durch Entwicklung verschiedener klinischer Stadien gekennzeichnet ist (Tab. 2). Primär- und Sekundärstadien werden auch als Frühsyphilis zusammengefaßt, in der ein lokalisierter bzw. generalisierter Erregerbefall vorliegt. Bei den Stadien III und IV oder der Spätsyphilis handelt es sich dagegen um immunologisch vermittelte Phänomene, die nicht nacheinander, sondern zeitlich nebeneinander ablaufen. Eine betroffene Person befindet sich entweder in ei-

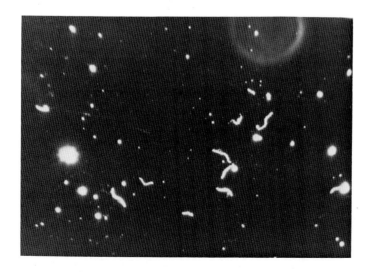

Abb. 4 Syphilis: Spirochätennachweis im Dunkelfeld. Die sich spiralig um die eigene Achse drehenden Spirochäten weisen typische Abknickbewegungen auf

Tabelle **2** Stadien der Syphilis

		Nachweis	Inkubationszeit	Dauer
I	Primäre Lues			
	Primäraffekt	Dunkelfeld	21 Tage	3–6 Wochen
	Primärkomplex			
II	Sekundäre Lues			
	Syphilide	Serologie (Dunkelfeld)	6–8 Wochen	rezidivierend bis zu 2 Jahren
Lues latens seropositiva				
III	Tertiäre Lues			
	Syphilome, Gummata	Serologie	3–5 Jahre (10 Jahre)	persistierend allerg. Reaktion
IV	Quartär- oder Metalues	Serologie	10–30 Jahre	persistierend anerg. Reaktion

ner allergischen (Entwicklung von Syphilomen) oder anergischen Reaktionslage (Paralyse, Tabes dorsalis), so daß bei einem Patienten mit Syphilomen nicht mit der Entwicklung einer Paralyse bzw. umgekehrt zu rechnen ist.

Die Übergangsphase zwischen Stadium II und III wird als Lues latens seropositiva bezeichnet, da sich infizierte Personen mit Hilfe der Seroreaktionen (s. dort) identifizieren lassen. Ob sich aber überhaupt je eine Spätsyphilis entwickelt, kann im Einzelfall nicht vorhergesagt werden, da mit Spontanheilungen bis zu 60 % der Fälle in dieser Phase gerechnet wird (3).

Klinisches Bild

Lues I:
Häufigster Sitz des Primäraffektes oder Ulcus durum ist die Genitalregion. Extragenitale Manifestationen lassen sich bei ca. 10–15 % der Patienten finden. Die Primärläsion ist eine Papel, die nach wenigen Stunden zentral zerfällt und

Tabelle **3** Differentialdiagnose des Ulcus durum (Lues I)

Ulcus molle	(weiches, schmerzhaftes Ulkus mit unterminiertem Rand)
Aphthen	(flach, schmerzhaft, multipel, rezidivierend)
Herpes genitalis	(Prodromalerscheinungen, Bläschen, Schmerzen, Rezidive)
Schankriforme Pyodermie	(Ausschlußdiagnose, wenn keine Erreger isolierbar sind)
Traumatisches Ulkus	(Anamnese!)
Tuberkulöser Primäraffekt	(meist derbes, schmerzhaftes Ulkus)
Karzinome	(langsam progredientes Wachstum, Histologie)

Ulcus vulvae acutum Lipschütz

eine Hautulzeration mit sehr derbem Randwall aufweist. Die Palpation des Primäraffektes (PA) ist in der Regel nicht schmerzhaft. Nicht selten kommt es zu einer erheblichen periläsionalen Schwellung (Oedema induratum), die besonders im weiblichen Genitalbereich zu beobachten ist. Häufigster Sitz der Primäraffekte sind die kleinen und großen Labien (Abb. **5**), sowie Klitoris und Urethraöffnung, seltener kommen sie in der Vagina oder auf der Portio (Abb. **6**) vor. Häufigste extragenitale Manifestationen finden sich an den Lippen, Mamillen (Abb. **7**) und perianal, prinzipiell kann sich aber an jeder Haut- bzw. Schleimhautlokalisation ein Primäraffekt entwickeln. Bei der Dunkelfelddiagnostik von Pri-

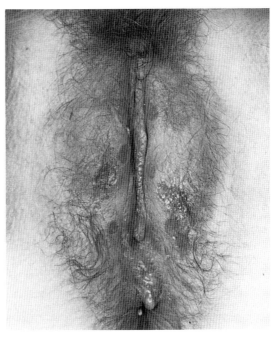

Abb. **5** Syphilis: Stadium I, multiple Primäraffekte

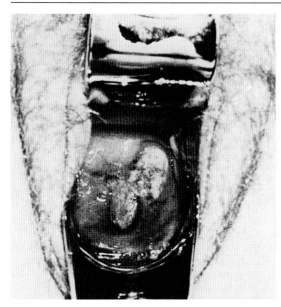

Abb. 6 Syphilis: Stadium I, Primäraffekt an der Portio

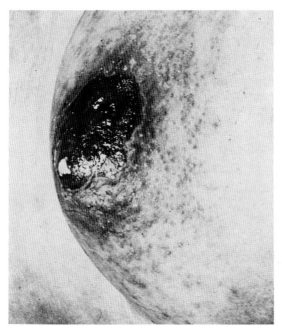

Abb. 7 Syphilis: Stadium I, extragenitaler Primäraffekt an der Mamille

märaffekten der Mundhöhle muß berücksichtigt werden, daß hier saprophytär lebende Spirillen vorkommen. Der Nachweis der Treponema pallidum ist daher in dieser Lokalisation nur für den Geübten zweifelsfrei möglich. Wenige Tage nach Auftreten des PA reagiert der zugehörige Lymphknoten in Form einer harten, nicht schmerzhaften Schwellung. Einschmelzungen der Lymphknoten kommen nicht vor. Mit Ausnahme des Primäraffektes an der Portio drainie-

ren alle anderen in durch die Haut tastbare Lymphknoten. Dieser primär betroffene Lymphknoten ist in aller Regel größer als die später im Stadium II im Rahmen der generalisierten Polyskleradenitis mitreagierenden Lymphknoten. Primäraffekt und zugehörige Lymphknoten werden auch als Primärkomplex bezeichnet.

Lues II:

Die Manifestationsformen des 2. Stadiums der Syphilis sind vielgestalt und betreffen die Haut, Hautanhangsorgane sowie die inneren Organe (s. Tab. 4). Da es sich um Reaktionen auf den jetzt generalisierten Erreger handelt, sind die Veränderungen symmetrisch und ungruppiert. Diese generalisierten Veränderungen nehmen aber bei länger bestehenden, rezidivierenden Verläufen zu mehr gruppiert-unsymmetrisch verteilten Effloreszenzen hin ab. Klinisch wichtig ist weiterhin der generell fehlende Juckreiz der Veränderungen sowie das Fehlen bullöser bzw. urtikarieller Läsionen. Effloreszenzen des Sekundärstadiums werden auch als Syphilide bezeichnet. In der Regel kommt es gerade in der Frühphase nebeneinander zu Hauteffloreszenzen, generalisierter Polyskleradenitis, sowie wechselnden Allgemeinerscheinungen wie Abgeschlagenheit, Heiserkeit oder grippeähnlichen Erscheinungen. Die letztgenannten Symptome sind bei Rezidivexanthemen meist weniger ausgeprägt.

Häufigstes Erscheinungsbild sind makulopapulöse Exantheme (Abb. 8), die bevorzugt am Stamm, charakteristischerweise aber auch an Handtellern und Fußsohlen vorkommen, ebenso können sie im Gesicht auftreten. Erstexantheme sind dabei gelegentlich relativ blaß, sogenannte Roseolen, können aber auch gleich ein lichenoid-knotiges Aussehen aufweisen. Eine Sonderform der syphilitischen Papeln stellen die Condylomata lata dar (Abb. 9), die als nässende, erosive Vegetationen vornehmlich im Anogenitalbereich in Erscheinung treten. Im Reizsekret

Tabelle 4 Symptome der Lues II

Genitale Läsionen	Condylomata lata, Papeln
Exantheme (Stamm, Handflächen, Fußsohlen)	Roseola specifica, makulopapulös, papulopustulös, papulosquamös
Haare	Alopecia specifica
Mundschleimhaut	Plaques muqueuses
Lymphknoten	Polyskleradenitis, Tonsillitis specifica
Pigmentverschiebung	Leukoderme, Hyperpigmentierung

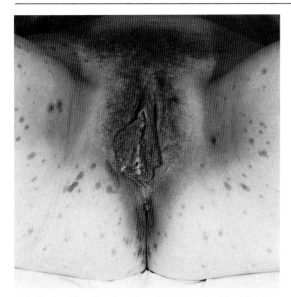

Abb.8 Syphilis: Stadium II, multiple Papeln (Syphilide)

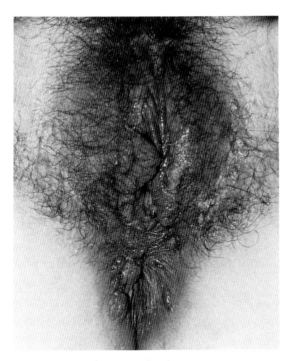

Abb.9 Syphilis: Stadium II, Condylomata lata

(durch Mazeration) lassen sich Spirochäten direkt nachweisen.

In der Mundhöhle treten opaleszierende Beläge bzw. Plaques auf (Plaques muqueuses), die die gesamte Schleimhaut und Zunge überziehen können. Gelegentlich läßt sich eine Angina specifica beobachten, die als Manifestationsform im Rahmen der Polyskleradenitis anzusehen ist.

Haarwachstumsstörungen treten in Form umschriebener oder auch diffuser Alopezien auf, bedingt durch toxische oder entzündliche Phänomene an den Anagenhaaren. In der Abheilungsphase der Effloreszenzen kann es zu Pigmentierungsstörungen durch Inhibierung oder Stimulierung der Melaninsynthese in den Melanozyten kommen. Diese Leukoderme oder Pigmentsyphilide sind aber nicht spezifisch, sondern können auch bei einer Reihe anderer Dermatosen beobachtet werden.

Von den Allgemeinerscheinungen sei nochmals auf die generalisierte Polyskleradenitis verwiesen, die in dem sogenannten „Schwiegervaterhandgriff" das klassische Diagnostikum findet (Abtasten der kubitalen Lymphknoten). Zu den oben bereits genannten Allgemeinerscheinungen kommen gelegentlich noch nächtliche Knochenschmerzen (Periostitis) und Kopfschmerzen (frühsyphilitische Meningitis). Selten werden auch eine Nephritis, Iritis, Hepatitis oder Phlebitis beobachtet.

Differentialdiagnose

Aus der Vielzahl der aufgeführten Veränderungen läßt sich der Umfang differentialdiagnostischer Erwägungen verstehen. Als wichtigste seien hier die verschiedenen Virusinfektionen wie Influenza, Masern, Röteln und Condylomata acuminata sowie Arzneimittelexantheme, Psoriasis, Pityriasis lichenoides, Lichen ruber und papulonekrotische Akne genannt. Diese Differentialdiagnose erweitert sich entsprechend der Symptomatik bei Entzündungen innerer Organe.

Lues III:

3–5 Jahre nach Ende des Sekundärstadiums kann sich aus der Phase der Lues latens seropositiva das Tertiärstadium der Syphilis entwickeln.

Die Hautveränderungen sind gekennzeichnet durch granulomatöse Infiltrate, weshalb die Effloreszenzen in dieser Phase auch als Syphilome bezeichnet werden. Es handelt sich um eine zellulär vermittelte immunologische Reaktion vom Tuberkulintyp, demzufolge sind die Läsionen nicht kontagiös (kein Erregernachweis möglich), ihre Verteilung ist im Gegensatz zur Lues II asymmetrisch gruppiert. Die kräftigen, zellulären, zu Nekrosen und Einschmelzung neigenden Infiltrate heilen unter Hinterlassung von Narben und Atrophien ab. (Syphilide heilen in der Regel narbenlos ab.) Diagnostisch stehen die spezifischen Seroreaktionen ganz im Vordergrund. Bekanntermaßen lassen sich Syphilome durch Gabe von Jodkali rückbilden: Wird dem Patienten 3mal täglich 2–5 ml einer Lösung Kaliumjodat 10,0, Aqua dest. ad 150.0 M.D.S verabreicht, können Syphilome innerhalb von 5 Tagen zur Regression gebracht werden. Syphilome können in jedem Körperorgan auftreten.

Haut: In der Haut lassen sich kutane (tuberoserpiginöse Syphilome) und subkutane (Gummata) Läsionen unterscheiden. Tuberoserpiginöse Syphilome sind gekennzeichnet durch gruppiert stehende, rotbräunliche Papeln, die sich unter Hinterlassung einer zentralen Atrophie peripherwärts ausbreiten. Rezidive in dieser zentralen Atrophie kommen nicht vor. Das Wachstum der Läsionen ist im Vergleich z. B. zur Tuberkulose relativ schnell. Syphilome manifestieren sich häufig in der Mundhöhle und an den Lippen. Syphilitische Makroglossie und Makrocheilie kommen ebenso vor wie atrophisierende (Glossitis) und ulzerierende Prozesse (Tonsillen, Uvula, Gaumen). Neben der Tuberkulose müssen differentialdiagnostisch vor allem eine Mycosis fungoides (T-Zell-Lymphom) und eine Sarkoidose beachtet werden, die sich durch die Seroreaktion, Jodkaliprobe und Histologie unterscheiden lassen. Die in der Subkutis liegenden Gummata gehen in der Regel mit schweren Defektbildungen der Haut und angrenzenden Strukturen einher. Der geschwürige Zerfall führt zu einem tiefen Ulkus mit einer typischen (namengebenden) gummiartigen Konsistenz. Die druckschmerzhaften Läsionen heilen nach Monaten spontan unter Hinterlassung von Narben aus. Differentialdiagnostisch kommen Tuberculosis cutis colliquativa, Aktinomykosen, Pannikulitiden, karzinomatöse und granulomatöse Prozesse in Betracht. Seroreaktionen, Jodkaliprobe und Histologie sind auch hier wegweisend.

Bei Knochenlues sind vor allem die langen Röhrenknochen (Säbelscheidentibia) und das Nasenskelett (Sattelnase durch Einschmelzen) betroffen. Parenchymatöse Organe, vor allem Leber, Milz, Niere und Hoden, können unter entsprechender Funktionseinbuße ebenso betroffen sein wie Herz und Blutgefäße. Gefürchtet ist vor allem das luische Aneurysma, das spontan aber auch unter initialer Penicillintherapie rupturieren kann. Daher wird bei Verdacht auf Lues-Aneurysma eine der Penicillintherapie vorgeschaltete Jodkaligabe (s. oben) empfohlen. Prognostisch ungünstig ist weiterhin der Befall von großen Hirngefäßen, ebenso wie die gummöse Hirnlues. Auch hier ergibt sich aus der Vielzahl der verschiedenen Organmanifestationen differentialdiagnostisch eine große Spielbreite. In erster Linie muß ein karzinomatöses oder tuberkulöses Geschehen in Betracht gezogen werden, ferner chronische Entzündungen wie Hepatitis, Pankreatitis sowie Gefäßveränderungen z. B. in Form von arteriosklerotischen Aneurysmen u. ä. Eine weitere Differentialdiagnose im Lippen-Zungen-Bereich stellt die granulomatöse Cheilitis bzw. Glossitis oder Pareiitis (Melkersson-Rosenthal-Syndrom) dar.

Lues IV:
Im Gegensatz zur Lues III ist die Quartärlues eine anergische Reaktion des Organismus, die im wesentlichen durch zwei Krankheitsbilder – die Tabes dorsalis und progressive Paralyse – gekennzeichnet ist. Die Latenzzeit ist wesentlich länger (10–20 Jahre) als die der Lues III. Ca. 3–5% nicht behandelter Syphiliserkrankungen sollen in dieses Stadium eintreten. Da offensichtlich keine suffiziente immunologische Abwehr der Spirochäten vom Organismus hergestellt werden kann, besteht in den betroffenen Organen ein Erregerreichtum.

Bei der Tabes dorsalis stehen ebenso wie bei der progressiven Paralyse neurologische Symptome ganz im Vordergrund, die im ersten Fall durch periphere, im zweiten durch zentrale Ausfallerscheinungen gekennzeichnet sind. Der Verlauf kann in beiden Fällen foudroyant nach 3–4 Jahren zum Exitus letalis führen oder sich protrahiert über Jahrzehnte hinziehen. Typische Symptome der Tabes dorsalis sind Reflexausfälle (Patellarsehne, Achillessehne), lanzinierende Schmerzen, Gangataxie und trophische Ulzera. Bei der progressiven Paralyse findet sich, wie gelegentlich auch bei der Tabes dorsalis, das klassische Argyll-Robertson-Phänomen (Miosis, Anisokorie und Pupillenstarre). Initiale persistierende Kopfschmerzen werden gefolgt von Wesensveränderungen, Sprachstörungen, epileptischen Reaktionen und ähnlichem.

Syphilis in der Schwangerschaft

Die Plazenta wird nach Abschluß ihrer Entwicklung im 4.–5. Schwangerschaftsmonat für die Spirochäten passierbar. Dabei gilt der Grundsatz, je frischer und florider eine Syphilis bei der Mutter ist, desto größer die Möglichkeit der Fruchtschädigung.

Bei ausreichender Therapie einer kurz vor der Konzeption acquirierten Syphilis bis zum Abschluß des ersten Trimenons ist daher nicht mit einer Infektion zu rechnen. Unterbleibt eine Therapie bis zu diesem Zeitpunkt, kommt es zur diaplazentaren Übertragung der Erreger, die Frucht stirbt typischerweise im 7.–8. Schwangerschaftsmonat ab. Liegt die Infektion der Mutter schon länger zurück und besteht somit nur ein mäßiger Erregerreichtum, bleibt die Frucht erhalten. Allerdings entwickeln sich die klassischen Zeichen der Lues connata praecox (Hepatosplenomegalie, Rhinitis, Pneumonie, Hepatitis, Parrot-Pseudoparalyse durch Hypophysenlösung, Syphilide).

Erfolgt die Infektion der Mutter erst in den letzten Wochen der Schwangerschaft, kann ein gesundes Kind zur Welt kommen. Allerdings besteht die Möglichkeit, daß es bei Durchtritt durch die Geburtswege infiziert wird und am Infektionsort einen Primäraffekt entwickelt.

Serodiagnostik der Syphilis

Die serologische Diagnostik der Syphilis ist in der Regel 5–6 Wochen nach Eintritt der Infektion möglich, da ab diesem Zeitpunkt entsprechende Antikörper nachweisbar werden. Grundsätzlich sind dies IgM-Antikörper, wenn eine Behandlung unterbleibt. Diese persistieren auch über die Produktion von IgG-Antikörpern hinaus, so daß mit den modernen serologischen Methoden eine frische behandlungsbedürftige Syphilis auch bei insuffizienter Vorbehandlung oder ausreichender Behandlung früherer Syphilisinfektionen mit Hinterlassung einer Seronarbe (IgG-Antikörper) sicher zu erkennen und einer Therapie zuzuführen ist.

Folgende Reaktionen werden in der heutigen Diagnostik eingesetzt (3):

1. Nicht treponemale Seroreaktion:
   VDRL: Veneral disease research laboratory test,
   RPRC: Rapid plasma reagin card test.
2. Treponemale Seroreaktionen:
   TPI   = Treponema-pallidum-Immobilisationstest (Nelson),
   FTA   = Fluoreszin-Trep.-pal.-Antikörper-Absorptionstest,
   TPHA = Treponema-pallidum-Hämagglutinationstest,
   SPHA = Solid phase hemadsorptionstest.

Die nicht treponemalen Seroreaktionen beruhen auf dem Nachweis eines unspezifischen Lipoidantikörpers bzw. Cardiolipins, der unter Komplementverbrauch abläuft. Diese zuerst von WASSERMANN, NEISSER u. BRUCK 1906 beschriebene Methode (WaR) wird heute zur Schnelldiagnostik (RPRC) oder Suchreaktion VDRL-Test (auch titrierbar) genutzt. Diese Reaktionen bedürfen aber der Bestätigung durch die treponemalen Reaktionen. Von diesen ist heute der TPHA die geläufigste Testmethode, die auf dem Nachweis erregerspezifischer treponemaler Antikörper im Serum mittels Hämagglutination beruht (5). Als Antigensubstrat dienen Hammelerythrozyten. Bei dem SPHA werden mit Antihumanserum beschichtete Mikrotiterplatten erst mit Vollblut des Patienten, danach mit antigenbeschichteten Hammelerythrozyten inkubiert, welche bei vorhandenen Antikörpern an der Mikrotiterplatte anhaften. In einer weiteren Hämadsorption lassen sich dann spezifische Reaktionen nachweisen. Bei entsprechender Sedimentation des Serums lassen sich 19-S-IgM- und 7-S-IgG-Moleküle auftrennen, wodurch differenzierte Aussagen zur Behandlungsbedürftigkeit möglich werden (7).

Der FTA-ABS-Test mit der Variation des 19-S-IgM-FTA-ABS-Tests beruht auf einem indirekten Immunfluoreszenzverfahren (6). Auf einem Objektträger getrocknete und fixierte Trepone-

Tabelle **5** Serologische Syphilisreaktionen, Anwendungsgebiet und Aussagefähigkeiten

Reaktion	Anwendung (Aussage)
VDRL*	Suchreaktion Verlaufskontrolle
RPRC	Suchreaktion (Schnelltest)
TPHA SPHA	Suchreaktion
IgG-FTA-ABS TPI	Bestätigungsreaktion
19-S-IgM-FTA-ABS 19-S-IgM-SPHA	Behandlungsbedürftigkeit

* VDRL: Veneral disease research laboratory test
  RPRC: Rapid plasma reagin card test
  TPHA: Treponema-pallidum-Hämagglutinationstest
  SPHA: Solid phase hemadsorptionstest
  FTA: Fluoreszin-Trep.-pal.-Antikörper-Absorptionstest
  TPI: Treponema-pallidum-Immobilisationstest (Nelson)

mata pallida reagieren mit antitreponemalen Antikörpern im Patientenserum und werden in einem zweiten Reaktionsschritt über eine Inkubation mit fluoreszingekoppelten Antihumanglobulinserum sichtbar gemacht. Gerade der 19-S-IgM-FTA-ABS hat wie der 19-S-IgM-SPHA-Test entscheidende Bedeutung in der Beurteilung, ob eine alte Seronarbe oder eine behandlungsbedürftige Neuinfektion vorliegt.

Der TPI-Test hat heute an Bedeutung gegenüber den letztgenannten Verfahren verloren. Der Test beruht letztlich auf einer komplementverbrauchenden Immobilisierung von Treponema pallidum durch Antikörper im Patientenserum (Immobilisine). Tab. 5 gibt einen Überblick über den diagnostischen Wert und die Aussagefähigkeit der genannten Testverfahren.

Therapie

Die Therapie der Syphilis ist nach Einführung des Penicillins eine Domäne dieses Antibiotikum. Resistenz der Treponemen gegen Penicillin wurde bis heute nicht festgestellt, so daß einzig Penicillinallergiker einer anderen Antibiotikaklasse zur ausreichenden Therapie bedürfen.

Die Therapie wurde bisher in Anlehnung an das klinische Stadium, nach neuen Überlegungen nach der Zeitdauer der Erkrankung festgelegt. Eine Syphilis im ersten und zweiten Stadium wurde bisher mit 1 Mill. E Clemizol-Penicillin G pro Tag über 21 Tage behandelt, wobei es einen treponemoziden Spiegel von 0,03 mg/ml zu erreichen und zu erhalten gilt. Eine tertiäre Syphilis wurde entsprechend mindestens über 30 Tage, eine Neurosyphilis mit 10 Mill. E täglich i.v. über den gleichen Zeitraum therapiert.

Die Empfehlungen der CDC sind dahingehend, eine Syphilis einer kürzeren Dauer als 1 Jahr mit einmalig 2,4 Mill. Benzathinpenicillin, bei Dauer von mehr als 1 Jahr mit 3 × 2,4 Mill. Benzathinpenicillin in wöchentlichem Abstand zu behandeln (2).

Bei gesicherter Syphilis kann 30 Minuten vor Erstinjektion des Penicillins 40 mg Urbason i. m. (Methylprednisolon) gespritzt werden, um eine Herxheimersche Reaktion zu vermeiden (toxinbedingtes Fieber durch Treponemenzerfall). In unklaren Ausnahmefällen, insbesondere einem antibiotisch anbehandelten Primäraffekt, der weder im Dunkelfeld noch in der Seroreaktion positiv ist, kann eine Penicillininjektion auch unter differentialdiagnostischen Gesichtspunkten probatorisch gegeben werden (Provokation der Herxheimer-Reaktion). Allerdings sollten die Seroreaktionen nach 4–6 Wochen unbedingt kontrolliert werden!

Bei Penicillinallergie ist Erythromycin 4 × 500 mg über 15 Tage bei einer Syphilis 1 Jahr, über 30 Tage bei längerem Bestand erforderlich. In der Schwangerschaft sollte bei Penicillinallergie ausschließlich Erythromycin 4 × 500 mg über einen entsprechenden Zeitraum gegeben werden.

Literatur

Syphilis
1 Braun-Falco, O., G. Plewig, H. H. Wolff: Dermatologie und Venerologie, 3. Aufl. Springer, Berlin 1984
2 Centers for Disease Control: Guidelines for sexually transmitted diseases J. Amer. Acad. Derm. 8 (1983) 589–605
3 Luger, A. F.: Syphilis. In: Dermatologie in Praxis und Klinik IV, hrsg. von G. W. Korting. Thieme, Stuttgart 1981
4 Luger, A. F., R. D. Catterall: Syphilis-Immunologie. In: Dermatologie in Praxis und Klinik IV, hrsg. von G. W. Korting. Thieme, Stuttgart 1981
5 Müller, F., A. F. Luger: Treponemen-spezifische Immundiagnostik der Syphilis und deren Normierung. Z. Hautkr. 51 (1976) 643–651
6 Schmidt, B. L.: The 19-S-IgM FTA-ABS in the serum diagnosis of syphilis. WHO Document WHO/VDT/RES (1979) 79. 362
7 Schmidt, B. L.: The solid phase hem adsorptionstest (SPHA), a method for the detection of Treponema pallidum specific IgM. Sexually transmitted diseases. J. Amer. vener. Dis. Ass. 7 (1980) 53–58

Ulcus molle

Einleitung

Das Ulcus molle war über viele Jahre in Deutschland nur sporadisch zu beobachten, während es endemisch vor allem in der Türkei und in den Tropen vorkommt. Seit ca. 1975 nimmt aber die Zahl der Infektionen auch hierzulande wieder zu (1, 3). Vornehmlich in den Ballungszentren erkrankten zu Anfang vor allem türkische und mittelasiatische Gastarbeiter, seit 1980 ist die Infektion aber zumindest in Hamburg gleich häufig bei in- und ausländischen Patienten feststellbar. Männer gelangen dabei wesentlich häufiger zur Behandlung als Frauen. Lediglich zwei der über 30 in den letzten Jahren in Hamburg diagnostizierten Patienten waren Frauen. Offensichtlich ist auch bei dieser Erkrankung die Symptomatik bei Frauen wesentlich weniger auffällig. Darüber hinaus existieren aber auch symptomlose Keimträgerinnen.

Die Erkrankung unterliegt nach dem Bundesseuchengesetz der Meldepflicht.

Erreger

Das Ulcus molle wird durch das Bakterium Haemophilus Unna-Ducrey, ein gramnegatives Stäbchen, hervorgerufen. Die Inkubationszeit beträgt 2–7 Tage. Autoinokulation ist über ein bereits bestehendes Ulcus molle im Gegensatz zur Syphilis möglich.

Klinik

Die Primäreffloreszenz, die meist nur wenige Stunden besteht, ist eine kleine Papel auf erythematösem Grund. Die Papel zerfällt und bildet ein von den Rändern her deutlich unterminiertes Geschwür. Die Läsion ist palpatorisch weich und schmerzt bei Berührung. Bei Frauen findet sich der weiche Schanker vor allem an den großen und kleinen Labien (Abb. 10), der Portio und der hinteren Kommissur. Auch am Damm

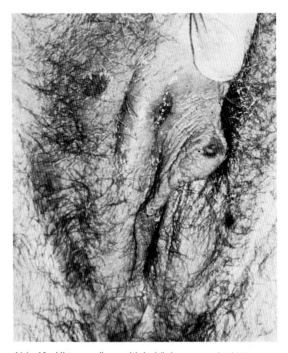

Abb. 10 Ulcus molle, multiple Läsionen an der Vulva

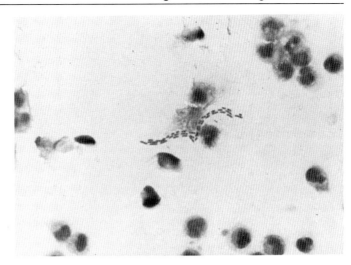

Abb. 11 Ulcus molle, fischzugartige Anordnung der Erreger Haemophilus Unna-Ducrey

und Anus finden sich singuläre, häufiger aber multiple Herde, deren Vielzahl durch Autoinokulation (Abklatschulkus) bedingt ist.

Wenige Tage nach der Primäreffloreszenz entwickelt sich bei gut der Hälfte der Patienten eine schmerzhafte, häufig abszedierende Lymphadenitis (Bubo), die nicht selten durch die Haut perforiert. Da hierbei erneut Haemophilus Unna-Ducrey in die Perforationsränder inokuliert werden kann, sind neuerliche Ulcera mollia in dieser Lokalisation mit nachfolgender Fistelbildung möglich. Eine spontane Abheilung ist nicht zu erwarten.

Diagnostik

Der schnellste Nachweis der Erreger gelingt aus Material, das mit einer Platinöse aus dem unterminierten Rand des Ulcus molle gewonnen wird. Hierin zeigt sich nach Ausstrich und Gram-Färbung eine typische fischzugartige Anordnung der Erreger (Abb. 11).

Kultureller Nachweis ist schwierig, am besten erfolgt er durch Züchtung der Erreger in defibrinisiertem Kaninchenblut oder in 56° erhitztem, inaktiviertem Eigenblut der Patienten. Die Kulturen sollten in einer wasserdampfgesättigten, 5- bis 10%igen CO_2-Athmosphäre bei 33° gehalten werden (4).

Autoinokulation von Material in die Bauchhaut mit anschließendem Uhrglasverband für 48 bis 72 Stunden (Abb. 12) sollte nur bei fehlenden kulturellen Sicherungen erfolgen, um eine Überimpfung anderer Erreger, z.B. Herpes simplex, zu vermeiden. An den skarifizierten Autoinokulationsstellen entwickeln sich in den folgenden Stunden die beschriebenen Papeln, Pusteln und das zerfallende Geschwür.

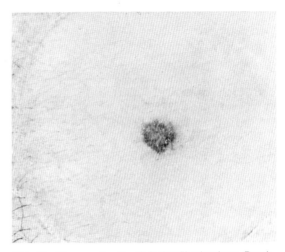

Abb. 12 Ulcus molle, Bauchdeckenüberimpfung. Durchmesser des Ulkus ca. 0,7 cm

Therapie

Trimethoprim-Sulfamethoxazol (80/400) 2mal täglich gilt als Mittel der ersten Wahl und führt nach 10–14 Tagen zur Abheilung. Gleich gute Ergebnisse sind mit den sogenannten Gyrase-Hemmern (4-Quinolonen) zu erreichen (2). Auch Thiamphenicol führt in zweimaliger oraler Applikation im Abstand von 1 Woche in über 90% zur Abheilung. Ebenso wie durch Streptomycin, das wegen seiner ototoxischen Nebenwirkungen aber nicht mehr Mittel der ersten Wahl ist, werden durch die genannten Substanzen mögliche Zusatzinfektionen mit Treponema pallidum *nicht* kaschiert.

Differentialdiagnose

In erster Linie ist der Primäraffekt der Syphilis abzugrenzen, der aber einen harten Randwall aufweist, zumeist singulär und nicht schmerzhaft ist und konsekutiv zu indolenter, derber Lymphknotenschwellung führt. Wegen der Schmerzhaftigkeit kann auch ein erosiver Herpes genitalis in Frage kommen, in Endemiegebieten auch ein Lymphogranuloma inguinale. Das Ulcus vulvae acutum Lipschütz entwickelt sich schneller, ist nicht unterminiert und verändert sich nicht, abszedierende Lymphadenitis kommt nicht vor.

Literatur

Ulcus molle
1 Hoting, E., H. Mensing, W. Meigel: Ulcus molle - diagnostische und therapeutische Aspekte einer aktuellen Geschlechtskrankheit. Therapiewoche 31 (1981) 6341-6344
2 Mensing, H.: Treatment of chancroid with enoxacin. Acta. derm. venereol. 65 (1985) 455-457
3 Nasemann, Th.: Ulcus molle. In: Fortschritte der praktischen Dermatologie und Venerologie, hrsg. von O. Braun-Falco. Springer, Berlin 1979
4 Stüttgen, G.: Ulcus molle in Berlin. In: Fortschritte der praktischen Dermatologie und Venerologie, hrsg. von O. Braun-Falco. Springer, Berlin 1979

Lymphogranuloma inguinale

Diese in unseren Breiten sehr seltene Erkrankung wird ebenfalls ganz überwiegend bei Männern beobachtet und betrifft seitens der wenigen weiblichen Personen Reisende aus Endemiegebieten (Tropen) und Prostituierte (2).

Erreger

Der Erreger des Lymphogranuloma inguinale ist Chlamydia trachomatis der Serotypen L_1-L_3.

Klinik

Klinisch weist die Erkrankung drei Stadien auf (3):
1. Die Primärläsion: Diese ist bei Frauen im wesentlichen an der Vulva, Vagina, Zervix oder Portio lokalisiert. Das flache Ulkus ist schmerzlos, wird häufig nicht bemerkt und heilt nach wenigen Tagen ab.
2. Etwa 14 Tage später kommt es zur Lymphadenitis, die sich bei Frauen aufgrund des Lymphabflusses zumeist in den pararektalen oder paraaortalen Lymphknoten lokalisiert.
3. Elephantiasis genitoanorectalis ulcerosa. Bei fehlender Behandlung können sich monströse Schwellungen der Labien, Strikturen, Fisteln und Fibrosen ausbilden.

Diagnostik

Die Diagnostik beruht im wesentlichen auf dem Erregernachweis in der McCoy-Zellkultur bzw. auf der Anwendung monoklonaler Antikörper

(s. Abschnitt Chlamydien). Die Komplementbindungsreaktion hat nur im Akutstadium unter Beobachtung des Titerverlaufes Bedeutung, später sinken die Titer weitgehend ab. Werte größer als 1:16 müssen als suspekt angesehen werden. Mit der Überwanderungsimmunelektrophorese steht ein neues, derzeit aber nur in Speziallaboratorien durchführbares Verfahren zur Verfügung. Der Freitest wird heute nicht mehr angewendet.

Therapie

Die Therapie besteht in der 10- bis 14täglichen Gabe von 2-3 g Tetracyclin bzw. Doxycyclin (2 × 100 mg).
Im dritten Stadium helfen die Antibiotika nur noch symptomatisch, chirurgische Maßnahmen müssen häufig zur Beseitigung der Fisteln und Strikturen durchgeführt werden (1).

Literatur

Lymphogranuloma inguinale
1 Braun-Falco O., G. Plewig, H. H. Wolff: Dermatologie und Venerologie, 3. Aufl. Springer, Berlin 1984
2 Durell P., J. Pellerat: Maladies Veneriennes. Foucher, Paris 1966
3 Schaller, K. F.: Lymphogranuloma inguinale. In: Dermatologie in Praxis und Klinik IV, hrsg. von G. W. Korting. Thieme, Stuttgart 1981

Granuloma venereum

Diese vornehmlich in den Tropen zu findende Erkrankung wird durch das Calymmatobacterium granulomatis (früher Donovania granulomatosis) hervorgerufen, wird im wesentlichen bei männlichen Farbigen und Homosexuellen manifest und scheint bei Frauen meist symptomlos zu bleiben (Überträgerinnen!).

Klinik

Nach einer Inkubationszeit von 8-12 Wochen entwickeln sich vorzugsweise auf der Haut, in der Leiste, seltener direkt im Genitalbereich Pusteln, die bald zerfallen und flächenhafte, granulomatöse Ulzerationen erzeugen. Die Lymphknoten sind nicht direkt betroffen. Ohne Behandlung kommt es zu wochen- bis monatelangem langsamem Progreß, der sich zur Elephantiasis der Labien durch Verlegung der Lymphbahnen ausweiten kann. Spontanheilung ist nicht zu erwarten (2).

Diagnose

Der Erregernachweis gelingt am besten in der Giemsa-Färbung nach Kürettage oder Entnahme einer Stanze aus den granulomatösen Läsionen. Zu suchen ist nach großen, mononukleären

Zellen mit den darin enthaltenen kokken- bis stäbchenförmigen Erregern (sogenannte Donovan-Körper) (1).

Differentialdiagnose: Ulcus molle, Lymphogranuloma inguinale, Pemphigus vegetans, Onchozerkose.

Therapie

Tetracyclin 4×500 mg oder Trimethoprim-Sulfamethoxazol $2 \times 80/400$ mg über 2–3 Wochen. Ausweichpräparate stellen Erythromycin und Thiamphenicol dar.

Literatur

Granuloma venereum
1 Dodson, R. F., G. S. Fritz, W. R. Hubler: Donovanosis a morphologic study. J. invest. Derm. 62 (1974) 611–614
2 Schaller, K. F.: Lymphogranuloma venereum. In: Dermatologie in Praxis und Klinik IV, hrsg. von G. W. Korting. Thieme, Stuttgart 1981

Genitourethralerkrankungen durch Chlamydia trachomatis, Mycoplasma hominis und Ureaplasma urealyticum

Einleitung

Die frühere Bezeichnung „unspezifische Urethritis" war ein Sammeltopf für alle mit der Symptomatik Urethritis einhergehende Erkrankungen, die nicht auf den klassischen (spezifischen) Erreger Neisseria gonorrhoeae zurückgeführt werden konnten. Mit Hilfe neuerer diagnostischer Hilfsmittel ist aber eine genaue Identifizierung verschiedener Erreger möglich, die für urethrale, besonders bei der Frau auch genitale Beschwerden verantwortlich zu machen sind. Das Spektrum dieser Erreger umfaßt außer Chlamydien, Mykoplasmen und Ureaplasmen auch Pilze und Bakterien, wie z. B. Candida albicans und Gardnerella vaginalis. Die beiden letztgenannten Keime werden gesondert abgehandelt.

Chlamydia-trachomatis-Infektionen

Hauptaugenmerk soll hier vor allem auf die chlamydienbedingten Erkrankungen gelegt werden. Betrachtet man die (geschätzte) Zahl neuerkrankter Personen, die allein in den USA ca. 3 Millionen pro Jahr betragen soll (5), und die durch Erregeraszension bedingten Adnexerkrankungen nach Chlamydienurethritis bzw. -zervizitis, so scheint das Ausmaß der sozioökonomischen Folgen das der Gonorrhö noch zu übertreffen. Die verbesserte Diagnostik der Chlamy-

dien verdeutlicht immer mehr, daß prinzipiell ein der Gonorrhö sehr ähnlicher Organbefall bis hin zur Perihepatitis möglich ist. Das differente therapeutische Ansprechen der Erreger erfordert somit bei ähnlicher klinischer Symptomatik eine exakte Erregerbestimmung.

Erreger

Es handelt sich bei Chlamydia trachomatis um ca. 300 nm große Organismen. Diese sogenannten Elementarkörper sind in der Lage, intrazellulär kleine Kolonien zu bilden, sogenannte Initialkörper, mit einer Größe von ca. 800 bis 1200 nm. Da sie über eine Zellwand, RNA, DNA und einen Kohlenhydratstoffwechsel verfügen, werden sie heute von den Viren abgegrenzt. Allerdings sind sie nur intrazellulär vermehrungsfähig, da ihnen die Fähigkeit zur Energiegewinnung fehlt und sie deshalb auf die intrazellulären Energieträger angewiesen sind. Daher gelingt der Nachweis der Erreger praktisch nur aus zellhaltigem Material. Nach der Erregervermehrung kommt es zu Zellwandruptur, Zelltod und Freisetzung vieler Elementarkörper, die wiederum durch Phagozytose in neue, nicht infizierte Zellen gelangen (9). Wichtig für die Epidemiologie ist dabei, daß auch asymptomatische Chlamydienträger prinzipiell infektiös sind und somit zur Ausbreitung der Erkrankung ganz wesentlich beitragen.

Wie aus Tab. 6 ersichtlich, gibt es von Chlamydia trachomatis unterscheidbare Subspezies, die in Serogruppen eingeteilt werden (10). Abgesehen von den Serotypen D–K, die für die Urethritis und aszendierende Infektionen des Urogenitaltraktes verantwortlich sind, sind Chlamydien die Erreger des Trachoms, in der 3. Welt nach wie vor eine der häufigsten zur Blindheit führenden Augeninfektionen, sowie des Lymphogranuloma inguinale (s. dort).

Bei Erwachsenen ist das klinische Bild der Infektion mit Chlamydia trachomatis der Serotypen D–K durch Krankheiten des Urogenitaltraktes gekennzeichnet. Männer erkranken in erster Linie an einer Urethritis, gelegentlich bei Erregeraszension auch an einer Epididymitis. Insbesondere bei Homosexuellen beobachtet

Tabelle **6** Serotypen vom Chlamydia trachomatis und assoziierte Krankheitsbilder

Serotyp	assoziierte Krankheiten
A, B, Ba, C	Trachom
D–K	Urethritis
	Adnexitis-Perihepatitis
	Epididymitis
	Blenorrhö
	Pneumonie etc.
L_1, L_2, L_3	Lymphogranuloma inguinale

Tabelle 7   Erkrankungen durch Chlamydia trachomatis der Serogruppen D–K

Männer:	Frauen:	Neugeborene:
Urethritis	Urethritis	Konjunktivitis
Epididymitis	Zervizitis	Pneumonie
Prostatitis	Salpingitis	Gastrointestinale Infektionen
Proktitis	Perihepatitis Endometritis	

man auch chlamydienbedingte Proktitiden (Tab. 7). Die Erkrankungen des weiblichen Genitalbereichs umfassen neben der Urethritis vor allem aszendierende Infektionen in Form von Zervizitis, Endometritis, Adnexitis und Perihepatitis (4). Die Bedeutung dieser Infektionen im Hinblick auf die Fertilität ist ungemein groß, zumal die meisten Patientinnen (über 60%) über lange Zeit weitgehend symptomlos bleiben (2). So wundert es nicht, daß Patientinnen mit Tubarverschluß sehr häufig hohe Chlamydienantikörper aufweisen. Aber auch die akute Salpingitis ist in bis zu 30% und mehr durch diesen Erreger bedingt. Wegen der großen Schwierigkeiten des genitalen Erregernachweises wird heute in Fällen unklarer Adnexerkrankungen zur baldigen Laparoskopie geraten, um möglichst frühzeitig vor irreversiblen Gewebsänderungen die Adnexitis zu sichern und eine erregerentsprechende Therapie einzuleiten. Das gleiche gilt für das sehr seltene Krankheitsbild der Perihepatitis. Wie schon erwähnt, bleiben aber viele Patientinnen weitgehend symptomlos, so daß auch bei geringfügigen Symptomen, wie schleimig-eiteriger Ausfluß und/oder Zervixerosionen, unbedingt eine Chlamydiendiagnostik durchgeführt werden sollte (6).

Diagnostik

Die Diagnostik der Chlamydieninfektionen ist wegen der geschilderten klinischen Symptomatik ein wichtiges Erfordernis und sollte nicht durch probatorische Gabe von Antibiotika ersetzt werden! Wenn sich auch die mikrobiologischen Verfahren nicht grundsätzlich von den Nachweismethoden anderer Keime unterscheiden, gibt es doch einige bemerkenswerte Punkte, die es aufgrund des intrazellulären Lebensraumes der Chlamydien zu beachten gilt:

1. Der direkte Erregernachweis erfordert ein bestimmtes Abstrichmaterial (z. B. Calgiswab) und ggf. Transportmedium für den Fall, daß eine Zellkultur angelegt werden soll.
2. Ein Abstrich sollte frühestens 2 Stunden nach der letzten Miktion erfolgen, die Urethra bzw. Zervix ist von Sekret bzw. Fluor zu reinigen (hierin kein Chlamydiennachweis!).
3. Der Spezialtupfer muß wenigstens 2 cm in die

Urethra oder den Zervixkanal eingeführt und dort intensiv rotiert werden (schmerzhaft!), um zelluläres Material zu gewinnen. Nur hier lassen sich Erreger nachweisen.

Für den direkten Erregernachweis stehen heute im wesentlichen drei Verfahren zur Verfügung:

1. Inkubation des ausgestrichenen Abstrichmaterials mit einem fluoreszingekoppelten monoklonalen Antikörper. Ablesen des Ergebnisses mit Hilfe eines Fluoreszenzmikroskops. Zeitaufwand ca. 1 bis 1½ Stunden, geschultes Personal erforderlich, das die Präparate durchmustert (13).
2. Inkubation des gewonnenen Materials mit einem enzymgekoppelten Antikörper, Ablesung der durch Farbreaktion gekennzeichneten Proben mit Hilfe eines Photometers. Automatisiertes Verfahren, keine Ablesefehler, höherer Zeitaufwand (3–4 Stunden) (11).
3. Inkubation des Materials mit McCoy-Zellen. Kostenintensive, zeitaufwendige Methode, Testergebnisse erst nach ca. 3 Tagen durch Färbung der fixierten McCoy-Zellen mit Lugolscher Lösung, neuerdings mit FITC-markierten monoklonalen Antikörpern und anschließend mikroskopisch geführtem Nachweis der intrazellulär gelagerten Chlamydienkolonien. Dieser Test wird heute durch die erstgenannten Verfahren in der Routinediagnostik zunehmend ersetzt.

Die serologischen Nachweisverfahren (in der Regel Komplementbindungsreaktionen) sind bei unkomplizierter Chlamydieninfektion wertlos, da über 90% der Patienten IgG-Antikörper aufweisen und IgM-Antikörper als Marker der frischen Infektion nur kurzfristig nachweisbar sind. Allerdings hat sich gezeigt, daß insbesondere bei Adnexentzündungen und auch bei Neugeborenenpneumonie sehr hohe Titer gefunden werden können, die in diesen Fällen klinische Relevanz besitzen.

Neuerdings scheint die serologische Diagnostik über einen spezifischen IgA-vermittelten Antikörpernachweis (Ipazym) verbessert, so daß behandlungsbedürftige Neuinfektionen von ausreichend behandelten „serologischen Narben" abgegrenzt werden können (eigene, unveröffentlichte Ergebnisse).

Therapie

Chlamydien sind empfindlich gegen eine ganze Reihe von Antibiotika, nicht aber gegen Penicillin, Spectinomycin oder Cephalosporine, wodurch sich, wie oben dargestellt, die postgonorrhoische Urethritis erklärt. Von den Centers for Disease Control (CDC) in Atlanta (3) wurde zur Therapie der Chlamydieninfektion die 7tägige Behandlung mit 4×500 mg Tetracyclin bzw. Erythromycin oder 2×100 mg Doxycyclin empfohlen. Schwangere sollten ausschließlich Erythromycin erhalten, ebenso Neugeborene bei Blenorrhö 4×50 mg/kg über 4 Tage, bei chlamydienbedingter Pneumonie über 3 Wochen. Als wirksam haben sich ferner die jüngst entwikkelten Quinolonderivate wie z. B. Ofloxacin, Enoxacin und andere erwiesen. Die Therapie sollte mit diesen Präparaten gleichfalls über 7 Tage durchgeführt werden.

Ebenfalls als erfolgreich hat sich die 4tägige Behandlung mit Thiamphenicol bei chlamydienbedingter Urethritis erwiesen (8): Nach der oralen Erstdosis von 2,5 g bekommen die Patienten an den folgenden 3 Tagen je $3 \times 0,5$ g per os (Wirkungsgrad 96%). Vorteil des geschilderten Verfahrens ist außer der hohen Wirksamkeit, kurzen Behandlungszeit und der relativ guten Verträglichkeit, die gleichzeitige Eliminierung von Gonokokken und Mykoplasmen. Dies bedeutet, daß im Falle des Vorliegens einer Gonorrhö ein Wechsel des Antibiotikums nicht erforderlich wird, um eine postgonorrhoische Urethritis zu vermeiden. Zudem ist nach der oralen Erstdosis von 2,5 g Thiamphenicol (unter Aufsicht des Arztes) die Gonorrhö in über 95% der Fälle ausreichend behandelt, was z. B. für eine Tetracyclintherapie nach dem ersten Tag noch nicht zutrifft.

Abschließend soll nochmals darauf hingewiesen werden, daß unbedingt eine Partneruntersuchung veranlaßt und bei Erregernachweis ebenfalls eine Therapie durchgeführt wird. Dieses gilt natürlich nicht nur für die hier geschilderten Chlamydieninfektionen, sondern für alle in Tab. 1 aufgeführten sexuell übertragbaren Erkrankungen.

Literatur

Chlamydia trachomatis
1 Beem, M. O., E. M. Saxon: Respiratory tract colonization and a distinctive pneumonia syndrome in infants infected with Chlamydia trachomatis. New Engl. J. Med. 296 (1977) 306–310
2 Burns, D. C., D. Mac, S. Darovgar, R. N. Thin, L. Lothian, C. S. Nicol: Isolation of Chlamydia from women attending a clinic for sexual transmitted diseases. Brit. J. vener. Dis. 51 (1975) 314–318
3 Centers for Disease Control: Guidelines for sexually transmitted diseases. J. Amer. Acad. Derm. 8 (1983) 589–605
4 Gschnait, F.: Genitale Chlamydieninfektionen. Der Hautarzt 37 (1986) 312–319
5 Gschnait, F., A. Luger: I. U. V. D. T. Bulletin on chlamydial infections (1984)
6 Hare, M. J.: Chlamydial infection of the lower genital tract of women. Brit. med. Bull. 39 (1983) 138–144
7 Martin, D. H., L. Koutsky, D. A. Eschenbach, J. R. Daling, E. R. Alexander, J. K. Benedetti, K. K. Holmes: Prematurity and perinatal mortality in pregnancies complicated by maternal Chlamydia trachomatis infection. J. Amer. med. Ass. 247 (1982) 1585
8 Mensing, H., G. Felten, H. J. Schulz, C. Körner: Treatment of urethritis by thiamphenicol. Europ. J. Sex. trans. Dis. 3 (1985) 47–48
9 Nasemann, Th.: Chlamydiae infections. In: Viral Diseases of the Skin, Mucous Membranes and Genitals, hrsg. von Th. Nasemann. Thieme, Stuttgart 1977
10 Oriel, J. D., P. Reeve, H. T. Wright, J. Oven: Chlamydial infection of the male urethra. Brit. J. vener. Dis. 52 (1967) 46–51
11 Petzold, D., V. Mösinger-Lundgren: Genitale Chlamydieninfektionen. Hautarzt 31 (1980) 263–267
12 Sweet, R., J. Mills, K. Hadöey, E. Blumenstock, J. Schachter, M. Robbei, D. Draper: Use of laparoscopy to determine the microbiologic etiology of acute salpingitis. Amer. J. Obstet, Gynec. 134 (1979) 68–74
13 Tam, M. R., W. E. Stamm, H. H. Handsfield, R. Stephens, C. C. Kuo, K. K. Holmes, K. Ditzenberger, M. Crieger, R. C. Nowinski: Culture independent diagnosis of Chlamydia trachomatis using monoclonal antibodies. New Engl. J. Med. 310 (1984) 1146–1150
14 Wagner, G. P., D. H. Martin, L. Koutsky, D. A. Eschenbach, J. R. Daling, W. T. Chian, E. R. Alexander, K. K. Holmes: Puerperal infections morbidity: relationship to route of delivery and to antepartum Chlamydia trachomatis infection. Amer. J. Obstet. Gynec. 138 (1980) 1028–1033

Mykoplasmen-Ureaplasmen-Urethritis

Urethritiden, hervorgerufen durch Mykoplasmen und Ureaplasmen, treten in der Häufigkeit und Bedeutung hinter die Chlamydienurethritis zurück. Verschiedene Mykoplasmenarten lassen sich zudem bereits saprophytär auf unveränderter Schleimhaut nachweisen (7).

Pathophysiologisch stehen Ureaplasmen, in erster Linie Ureaplasma urealyticum, im Vordergrund, während Mykoplasmen, hier vor allem Mycoplasma hominis und Mycoplasma fermentans, möglicherweise nur nach Überschreiten hoher Sekretkonzentrationen für entzündliche Veränderungen des Urothels verantwortlich sind.

Erreger

Mykoplasmen und Ureaplasmen, früher auch als PPLO (pleuro-pneumonia like organisms) bezeichnet, sind in ihrem biologischen Verhalten bakterienähnliche Erreger, die allerdings über keine eigene Zellwand, sondern nur lipoid- und cholesterinhaltige Zellmembranen verfügen (3). Sie sind etwas kleiner als Bakterien (im Durchmesser ca. 0,5 µm) und aufgrund der fehlenden Zellwand relativ empfindlich gegenüber Umwelteinflüssen (Austrocknung).

Klinik

Eine ausschließliche Mykoplasmen-Ureaplasmen-Urethritis imponiert (zumindest beim Mann) im wesentlichen durch ihren serösen Fluor. Für die Urethritisbeschwerden wird in erster Linie Ureaplasma urealyticum verantwortlich gemacht. Durch Inokulationsversuche konnten entsprechende Symptome mit $3-5 \times 10^4$ koloniebildenden Einheiten hervorgerufen werden (5). Eher fraglich ist die Bedeutung beider Erreger bei Vorliegen einer Vulvitis, Kolpitis oder Zervizitis. Mycoplasma hominis wurde gehäuft aus Fluor bei bakterieller Vaginose isoliert

(1). Allerdings ist die Wertigkeit dieser Befunde für die klinische Symptomatik unklar (2). Speziell bei Bartholinitis wurde häufiger Mycoplasma hominis nachgewiesen.

Fraglich ist ferner die Pathogenität insbesondere der Mykoplasmen bei Adnexitis (Salpingitis) und ihre Rolle als Verursacher einer Infertilität, zumal widersprüchliche Befunde bei infertilen Paaren über die Häufigkeit einer Mykoplasmeninfektion vorliegen.

Diagnostik

Mykoplasmennachweis gelingt nur über eine direkte Kultivierung. Ein natives mikroskopisches Verfahren steht praktisch nicht zur Verfügung, Transportmedien ergeben wegen der hohen Empfindlichkeit der Erreger nur selten repräsentative Ergebnisse in der nachfolgenden Kultur. Die Kultivierung gelingt nur auf relativ komplexen Nährböden mit Zusatz von Serum und dessen Bestandteilen. Die Wuchsform von Mycoplasma hominis und Mycoplasma fermentans ist auf dem Agar durch das spiegeleiähnliche Aussehen relativ charakteristisch (Abb. 13), während Ureaplasma urealitycum bei etwas niedrigerem pH einen wesentlich kleineren Umfang erreicht und häufig eine bräunliche Farbe aufweist. Im Gegensatz zu Mycoplasma hominis und Mycoplasma fermentans ist Ureaplasma urealyticum in der Lage, Harnstoff zu spalten (4). Zur Einschätzung der Pathogenität der gefundenen Erreger wird aber ein quantitativer Nachweis gefordert (6).

Die serologische Diagnostik stützt sich auf Komplementbindungsreaktionen, Immunfluoreszenz und Hämagglutination. Allerdings sind bei Urogenitalaffektionen kaum verwendbare Ergebnisse zu erwarten, da einerseits allein für Ureaplasma urealyticum 7 verschiedene Serotypen bekannt sind, andererseits die oberflächlichen Infektionen eine nur geringfügige Antigen-Antikörper-Reaktion induzieren.

Therapie

In der Behandlung wird ein ähnliches Vorgehen wie bei Chlamydieninfektionen empfohlen. In erster Linie sollten Doxycyclin 2×100 mg oder Tetracyclin 4×500 mg über 7 Tage oder Erythromycin in gleicher Dosierung und Zeit eingesetzt werden. Ohne Effekt sind Penicillin und Cephalosporine.

Literatur

Mykoplasmen
1 Dattani, I. M., A. Gerken, B. A. Evans: Etiology and management of non-specific vaginitis. Brit. J. vener. Dis. 58 (1982) 32–38
2 Hoyme, U. B., D. A. Eschenbach: Bakterielle Vaginose, Dtsch. med. Wschr. 110 (1985) 349–353
3 Röckel, H., Th. Nasemann: Untersuchung zur Pathogenität der Pleuropneumonie-ähnlichen Organismen im Urogenitaltrakt des Menschen. Der Hautarzt 5 (1954) 304–348
4 Shepard, M. C., C. D. Lunceford: Differential Agar medium (A7) for the identification of ureaplasma-urealyticum in primary cultures of clinical material. J. clin. Microbiol. 3 (1976) 613–619
5 Tailor-Robinson, D., G. W. Csonka: Human intraurethral inocculation of ureaplasmas. Quart. J. Med. 46 (1977) 309–315
6 Weidner, W., H. Brunner, W. Krause, T. S. Rothauge: Quantitativer Nachweis von Mykoplasmen bei Patienten mit Prostata-Urethritis. Verh. dtsch. Ges. Urol. 28 (1976) 162
7 Weidner, H., H. G. Schiefer, H. Kraus, J. Engstfeld: Untersuchung zur Ätiologie der unspezifischen Urethritis. Dtsch. med. Wschr. 107 (1982) 1227–1231

Humane Papillom-Virus-Infektionen

Einleitung

Humane Papillomviren (HPV) sind DNS-haltige, karyotrope Viren mit einem Durchmesser von ca. 50 nm. HPV-Infektionen führen zu einer Epithelproliferation der Haut bzw. Schleimhaut, mit Ausbildung benigner Akanthome. In den letzten Jahren konnte mit Hilfe molekularer Hybridisierungsverfahren, Restriktionsenzymanalysen und Immunfluoreszenztechniken nachgewiesen werden, daß die HPV eine genetisch heterogene Gruppe von Viren darstellen (1). Mittlerweile konnten über 40 verschiedene Subtypen identifiziert werden, die z. T. für bestimmte Krankheitsentitäten verantwortlich zeichnen (Tab. 8). Während vulgäre oder plane Warzen ebenso wie Condylomata acuminata lediglich von ein oder zwei bestimmten Subtypen hervorgerufen werden, konnte bei Personen mit Verrucosis generalisata (Epidermodysplasia verruciformes Lewandowski-Lutz) eine ganze Reihe unterschiedlicher Stämme identifiziert werden. Gerade bei der letztgenannten Erkrankung sind bestimmte Subtypen (z. B. HPV 5) mit einem höheren Malignitätsrisiko belastet (5).

Von besonderem Interesse ist in diesem Zusammenhang die Assoziation der HPV-Typen 16

Tabelle 8   Klassifikation humanpathogener Papillomviren

Virustyp	Entität
HPV 1 und 4	Verrucae vulgaris
HPV 2 und 4	Verrucae plantares
HPV 3, 5, 8, 9, 10, 14, 15 und andere	Epidermodysplasia verruciformis
HPV 6 und 11	Condylomata acuminata
HPV 13	Fokale epitheliale Hyperplasie
HPV 16	Bowenoide Papulose

und 18 mit Zervixdysplasien und Karzinomen. Hieraus läßt sich auf ein erhebliches onkogenes Potential gerade dieser Subtypen schließen, deren Genomstrukturnachweis in Zervixdysplasien zu erhöhter Aufmerksamkeit im Hinblick auf eine weiterführende Zelltransformation Anlaß geben sollte.

Von den HPV-bedingten Erkrankungen sind bezüglich der sexuell übertragbaren Erkrankungen insbesondere die Condylomata acuminata und die bowenoide Papulose von Wichtigkeit.

Condylomata acuminata

Die spitzen Kondylome oder sogenannten Feigwarzen werden von den Subtypen 6 und 11 hervorgerufen. Aus Inokulationsuntersuchungen ließ sich auf eine Inkubationszeit von einigen Wochen bis zu 6 Monaten schließen. Die Infektiosität bei einmaligem Kontakt beträgt abhängig von Alter und Größe der Condylomata acuminata ca. 20–50%. Bevorzugter Infektionsort sind dabei Regionen, die aufgrund eines feuchtwarmen Milieus zu Mazerationen und Epitheldefekten neigen.

Klinisch lassen sich in erster Linie drei Manifestationsformen finden: Die spitzen (acuminierten) und flachen (planen) Kondylome sowie Riesenformen vom Typ Buschke-Löwenstein mit destruierendem Charakter, die gelegentlich auch maligne entarten können (4).

Hauptsächliche Lokalisation ist das Genitale, bei der Frau in erster Linie die Labia majora und minora, seltener die Vagina oder Zervix. Gerade im äußeren Genitalbereich herrschen papillomatöse Wucherungen vor, die hautfarben oder mattrötlich in beetartiger Anordnung erscheinen. Mazeration führt zu einer weißlichen Verfärbung, die Läsionen sind dann von Sekret durchsetzt. Gelegentlich lassen sich auch Hyperpigmentierungen finden (Abb. 13). Der äußere und innere Analbereich wird ebenfalls nicht selten betroffen. Die genaue Inspektion und proktologische Untersuchung sind auf jeden Fall indiziert, um Rezidive seitens solcher okkulten – besser nicht erkannten – Manifestationen vorzubeugen.

Entsprechend dem Übertragungsmodus sind in erster Linie jüngere Erwachsene betroffen. Eine besondere Risikogruppe stellen zudem übergewichtige Diabetiker dar, bei denen inguinal infolge von Mazeration z. T. monströse Wucherungen von Condyloma acuminata zu beobachten sind. Flache Kondylome finden sich vornehmlich im Portiobereich und können makroskopisch leicht übersehen werden. Hier steht die histologische Sicherung im Vordergrund.

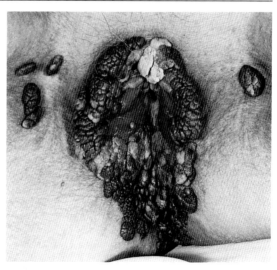

Abb. 13   Condylomata acuminata (pigmentierte Riesenform)

Histologie

Das feingewebliche Bild der Condylomata acuminata ist geprägt von einer Akanthose und Papillomatose. Subkorneal lassen sich in den Läsionen vakuolisierte Keratinozyten mit hyperchromatischen Nukleoli und basophilen Einschlußkörpern nachweisen. Zellproliferation und mitotische Tätigkeit können verstärkt sein (Parakeratose), die Stratifikation der Epidermis bleibt aber insgesamt erhalten. Plane Kondylome bieten ein wesentlich unauffälligeres Bild, vor allem fehlt die Akanthose. Vakuolisierte HPV-infizierte Zellen imponieren im wesentlichen als sogenannte Koilozyten.

Differentialdiagnose

Condylomata lata, als Syphilide zur Syphilis des II. Stadiums gehörig, sind makroskopisch nicht immer leicht von Condylomata acuminata abgrenzbar, weisen aber in der Regel eine breitere und eine nässende Oberfläche auf (s. Abb. 9). Außerdem lassen sie sich nicht, wie die papillomatös aufgebauten Condylomata acuminata, mit einer Sonde auseinanderdrängen. Im Dunkelfeld sind zumeist Spirochäten nachweisbar, die Seroreaktionen sind positiv. Nicht selten lassen sich aber auch beide Erkrankungen gleichzeitig nebeneinander nachweisen. Gelegentlich muß aufgrund des makroskopischen Bildes der Condylomata acuminata auch ein Plattenepithelkarzinom, ein Lymphogranuloma venereum oder ein Pemphigus vegetans ausgeschlossen werden.

Therapie

Die Behandlung der Condylomata acuminata ist nicht immer einfach, da die Erkrankung erhebliche Rezidivfreudigkeit aufweisen kann. Mehrere altbewährte und neuere Verfahren stehen zur Verfügung.

Die Pinselung mit 10–25% Podophyllinlösung ruft vor allem eine toxische Reaktion auf das Epithel hervor (im wesentlichen bedingt durch den Inhaltsstoff Podophyllotoxin).

Wiederholte Anwendungen im Abstand von 3 bis 5 Tagen werden empfohlen. Die Rezidivquote beträgt aber nach einigen Autoren mehr als 40% (6, 7). Dazu sind die Nebenwirkungen aufgrund der Toxizität nicht unerheblich: Anschwellung und Schmerzhaftigkeit der erodierten Schleimhaut kann beträchtliches Ausmaß annehmen. Die Resorption des Podophyllins kann zu neurotoxischen und hepatotoxischen Reaktionen Anlaß geben. In der Schwangerschaft ist Podophyllin wegen seiner Toxizität absolut kontraindiziert (3)!!

Die chirurgische bzw. elektrokaustische Abtragung der Condylomata acuminata erweist sich etwa gleich wirkungsvoll wie die Podophyllinbehandlung, die Rezidivquote unterscheidet sich nicht wesentlich. Gleiches gilt für kryochirurgische Verfahren. Eine Weiterung der operativen Therapie der Condylomata acuminata stellt die Lasertherapie dar. Relativ günstige Erfahrungen liegen diesbezüglich insbesondere mit dem CO_2-Laser vor. Allerdings bedarf es hierfür des finanziell nicht unerheblichen Geräteaufwandes.

Eine Beeinflussung der Condylomata acuminata ist grundsätzlich auch mit Hilfe immunologischer Therapieansätze möglich, allerdings sind hierzu noch keine endgültigen Aussagen möglich. Über positive Ergebnisse mit unspezifischen immunmodulierenden Substanzen, wie z. B. Thymopentin, wurde ebenso berichtet wie mit Interferon. Insbesondere Interferon α und γ, die bereits physiologischerweise bei Virusinfektionen vermehrt vom Organismus gebildet werden, wurden in unterschiedlichen Applikationsformen eingesetzt (extern, intraläsional, subkutan und intravenös). Limitierend für die Interferontherapie ist neben dem Kostenfaktor, der aber durch die gentechnologische Herstellung der Substanz an Bedeutung verliert, die häufig schlechte Verträglichkeit: Die Patienten leiden unter grippeähnlichen Symptomen mit Fieber, Abgeschlagenheit, Antriebslosigkeit und Gelenkschmerzen.

Bowenoide Papulose

Das Krankheitsbild der bowenoiden Papulose scheint nach neuesten Erkenntnissen durch den HPV-Subtyp 16 hervorgerufen zu werden. Der Nachweis in den Genitalläsionen der jeweiligen Sexualpartner unterstützt diese Ansicht (2). Während das Krankheitsbild beim Mann durch stecknadelkopfgroße Papeln im Bereich der Glans gekennzeichnet ist, lassen sich bei Frauen Zervixdysplasien mit zytologischen Veränderungen nachweisen, die als Vorstufe des Zervixkarzinoms anzusehen sind (CIN I–III = cervical intraepithelial neoplasia). Bei den meisten der bisher untersuchten Frauen fanden sich gleichzeitig Condylomata acuminata, vorwiegend vom Typ HPV 11. Da die bowenoide Papulose beim Mann so gut wie nie zur zellulären Transformation und Neoplasie führt, wurde vermutet, daß lokalisatorische Unterschiede in der Suszeptibilität für HPV 16 bei Mann und Frau existieren (2).

Aus diesen neueren Erkenntnissen sollte die Schlußfolgerung resultieren, die Sexualpartner von Frauen mit CIN I–III und Zervixkarzinomen auf das Vorliegen solcher HPV-Infektionen zu untersuchen.

Literatur

Papillomviren
1 Gissmann, L., H. Fister, H. zur Hausen: Human papilloma viruses (HPV): Characterization of four different isolates. Virology 76 (1977) 569
2 Gross, G., D. Wagner, B. Hauser-Brauner, H. Ikenberg, L. Gissmann: Bowenoide Papulose und Carcinoma in situ der Cervix uteri bei Sexualpartnern. Ein Beispiel für die Übertragung der HPV-16 Infektion. Hautarzt 36 (1985) 465–469
3 Hausen, B. M.: Podophyllinbehandlung während der Schwangerschaft. Hautarzt 34 (1983) 477–479
4 Nasemann, Th.: Viral Diseases of the Skin, Mucous Membranes and Genitals. Thieme, Stuttgart 1977
5 Orth, G., M. Favre, F. Breitburd et al.: Epidermodysplasia verruciformis. In: Viruses in Naturally Occuring Human Cancer, vol A 259–282, hrsg. von M. Essex, G. Todaro, H. zur Hausen. Cold Spring Habor Press, New York 1980
6 Simmons, P. D.: Podophyllin 10% and 25% in the treatment of anogenital warts. Brit. J. vener. Dis. 57 (1981) 208–209
7 Weismann, K., V. Kassis: Behandlung von Condylomata acuminata mit 0,5% 5-Fluor-Uracil Lösung. Z. Hautkr. 57 (1982) 810–816

Herpes-simplex-Virus-Infektion

Herpesviren sind DNA-haltige, karyotrope Viren, die bei Menschen und Tieren vorkommen. Für den Menschen sind lediglich Herpes simplex Typ I und II pathogen.

Die Durchseuchung der Bevölkerung mit Herpesviren macht mehr als 90% aus. Entsprechend ihrer bevorzugten Lokalisation kommt es epidemiologisch zu 2 zeitlich unterschiedlichen Manifestationsgipfeln: Während der vornehmlich im Gesicht lokalisierte Typ I (Herpes labialis) bereits im Kindesalter Durchseuchungsgrade von über 50% erreicht, läßt sich dies für den Typ II (Herpes genitalis) erst ab der Pubertät und im frühen Erwachsenenalter feststellen (15–50%) (3). Herpesviren sind dermatotrop und neurotrop. Nach den Primärinfektionen gelangen sie in das zur infizierten Hautlokalisation gehörige Nervenganglion, werden von dort im Rezidivfall erneut ausgeschüttet und gelangen entlang des Nervs zurück in das ursprünglich befallene Hautareal. Gemessen an dem hohen Durchseuchungsgrad in der Bevölkerung ist die Zahl manifest erkrankter Personen relativ klein. Nur ca. 9% der Infizierten entwickeln ein der Primärsymptomatik entsprechendes Krankheitsbild. Nur ca. 1% bekommt im weiteren Verlauf ein oder mehrere Rezidive in loco.

Herpes simplex Typ II

Der genitale Herpes muß zu den häufigsten sexuell übertragbaren Erkrankungen gerechnet werden. Entsprechend der Lokalisation wird die Infektion auch als Herpes genitalis, Herpes analis oder Herpes glutealis bezeichnet. Aufgrund der klinischen Symptomatik unterscheidet man zwischen der Primärinfektion sowie den Rezidiven.
Die Primärinfektion (z. B. Vulvovaginitis herpetica) ist in der Regel ein schweres Krankheitsbild (Abb. 14). Die Patienten leiden unter Fieber, allgemeinem Unwohlsein, Übelkeit und Erbrechen bis hin zu Myalgie und Gelenkbeschwerden. Nach diesen Prodromalzeichen entwickelt sich eine zunehmende Rötung und Schwellung der Labien und Vagina, in der sich sodann kleine, gruppiert oder disseminierte stehende Bläschen ausbilden. Der anfangs wasserklare Inhalt kann eintrüben, häufiger reißt aber die Blasendecke ab, und es entstehen flache Ulzerationen. Im Verlauf der Erkrankung stellt sich in der Regel eine schmerzhafte Lymphadenitis der regionalen Lymphknoten ein. Nach einer Krankheitsdauer von 7–14 Tagen klingen die Beschwerden langsam ab. Im Verlauf der Erkrankung leiden die Patienten unter erheblichen Schmerzen, die durch Kontakt mit Urin noch verstärkt werden. Im Analbereich kann es zu Tenesmen und Stuhlentleerungsstörungen kommen. Der primäre Herpes glutealis kann mit neuralgischen Beschwerden in den Beinen einhergehen, die einen Bandscheibenprolaps imitieren können.
Der Herpes simplex recidivans muß als vornehmlich immunologisch vermitteltes Krankheitsbild angesehen werden. Obwohl mit den herkömmlich meßbaren Parametern bei den betroffenen Personen keine Immunschwäche im eigentlichen Sinne nachweisbar ist, führen exogene und endogene Reize wie z. B. intensive Besonnung, Traumen, Menstruation oder allgemein Streß zur Virusreplikation im Ganglion und zu konsekutiver Virusausschüttung über die peripheren Nerven in das in der Regel primär infizierte Hautareal.
Rezidive kündigen sich bei vielen Patienten mit Prodromi in Form von Mißempfindungen, Juck-

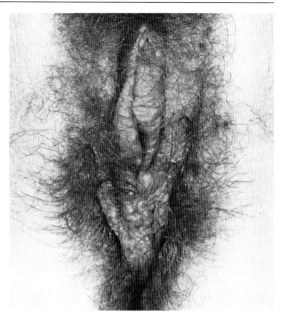

Abb. **14** Herpes genitalis

reiz oder ähnlichem an, häufig bereits 24 bis 48 Stunden vor der Manifestation neuer Bläschen. Im Gegensatz zur Primärerkrankung ist die Symptomatik meist wesentlich abgeschwächt. Das betroffene Areal ist zumeist nur sehr umschrieben, es entwickeln sich nur wenige Bläschen, die nach 7–10 Tagen unter Krustenbildung abheilen. Die Virusausscheidung – und damit die Infektiosität – beträgt im Mittel 3–5 Tage. Allgemeinsymptome sind bei Herpes simplex rezidivans seltener, dennoch kann es gerade bei genitalem, vor allem aber glutealem Herpes zu leichtem Fieber, Neuralgien und mäßiger Lymphadenitis kommen. Die Beschwerden durch Herpes genitalis recidivans bei Frauen können sich bei Lokalisation im Zervix- oder Vaginalbereich auch ausschließlich auf leicht verstärkten Fluor beschränken, so daß die Patienten die Erkrankung gar nicht realisieren.
Der Herpes glutealis recidivans tritt häufig in zosteriformer Anordnung auf, d. h., es entwickeln sich mehrere Herde gruppiert stehender, aber relativ uniformer Bläschen, die bei jedem Rezidiv an anderer Lokalisation auftreten. Wegen der starken neuralgischen, in die Beine ausstrahlenden Beschwerden werden diese Krankheitszustände als „rezidivierender Zoster" verkannt, ein in der Tat nicht existentes Krankheitsbild. Zudem unterscheiden sich die Zosterbläschen durch recht unterschiedliche Größe und häufig Hämorrhagie von Herpesbläschen.

Komplikationen
Die Herpes-simplex-Infektion birgt über die direkte Hautsymptomatik hinaus einige wesentliche Komplikationsmöglichkeiten in sich, deren

Kenntnis für die Beratung dieser Patienten und für Vorsichtsmaßnahmen von großer Bedeutung ist:

1. *Herpessepsis des Neugeborenen:* Diese häufig letale oder schwerst invalidisierende Herpeserkrankung der Neugeborenen wird durch Infektion des Kindes während des Geburtsvorganges hervorgerufen. Verantwortlich ist zumeist ein nicht erkannter Herpes genitalis recidivans bei der Mutter. Nach Kontakt mit den infektiösen Läsionen ist das Neugeborene den invadierenden Herpesviren aufgrund fehlender Abwehr schutzlos ausgesetzt.
Prophylaktisch sollte deshalb bei einem zum Geburtstermin auftretenden Herpes genitales der Mutter eine Sectio durchgeführt werden. Diese sollte auch noch bei erfolgtem Blasensprung erfolgen, solange dieser nicht länger als 4–6 Stunden zurückliegt. Liegt der Blasensprung mehr als 12 Stunden zurück, kann eine vaginale Entbindung erfolgen.

2. *Eczema herpeticatum:* Das Eczema herpeticatum stellt eine Aussaat von Virusbläschen über große Hautareale dar. Diese mit hohem Fieber und schwerem allgemeinem Krankheitsgefühl einhergehende Erkrankung betrifft vor allem Patienten mit einer atopischen Diathese, die zumeist auch unter einer manifesten Dermatitis atopica (= Neurodermitis) leiden. Insbesondere in den ekzematisch veränderten Hautpartien entwickeln sich Hunderte solcher Virusbläschen. Nicht selten kommt es im weiteren Verlauf zur sekundären Impetiginisierung, so daß ein ganz komplexes, schweres Krankheitsbild entsteht.

3. *Postherpetisches Erythema exsudativum multiforme:* Infolge der Herpesinfektion kann es 1 bis 2 Wochen nach Auftreten der Bläschen zu einem Erythema exsudativum multiforme kommen. Dieses wahrscheinlich als antigenvermittelte immunologische Reaktion aufzufassende Krankheitsbild geht mit typischen, kokardenartig aufgebauten Effloreszenzen an der Haut, aber auch an Schleimhäuten einher. Im Genitalbereich können sich Rötung, Schwellung und eine erosive Vulvovaginitis entwickeln, die nach jedem Rezidiv des Herpes neuerlich auftreten.

Diagnostik

Die Herpesviren lassen sich mit verschiedenen Verfahren nachweisen. Allerdings sind diese mit erheblichen zeitlichem und apparativem sowie finanziellem Aufwand verbunden, so daß häufig das kaum verwechselbare klinische Bild führend für die Diagnostik bleibt.
Mit Hilfe der Elektronenmikroskopie kann das sogenannte Negativ-Stainung-Verfahren durchgeführt werden, das in ca. 30–45 Minuten zum direkten Virusnachweis führt. Das Abstrichmaterial wird auf die Netzobjektträger aufgebracht und mit Phosphorwolframsäure kontrastiert. Aufgrund der typischen Morphologie lassen sich Herpesviren leicht darstellen, allerdings ist eine Typisierung nicht möglich (2). Die Virustypisierung erfolgt heute am schnellsten mit Hilfe monoklonaler Antikörper (Nachweis unter dem Immunfluoreszenzmikroskop) (5). Des weiteren steht die Methode der Überimpfung des Materials auf die Chorionalantoismembran zur Verfügung. Typ-I-Herpesviren wachsen dort in kleinen runden Kolonien, während Typ-II-Viren mehr opake Plaques bilden. Ein ähnliches Verhalten der Herpesviren kann auch in der Zellkultur festgestellt werden (4).
Histologisch handelt es sich bei den Herpesbläschen um intraepidermal-akantholytische Vesiculae. Frei im Lumen schwimmende Keratinozyten zeigen sich im Tzanck-Test (Aspiration der Bläschenflüssigkeit und Gram-Färbung auf Objektträger) als multinukleäre Riesenzellen.
Serologische Tests bieten nur bei der Primärinfektion durch Serokonversion diagnostische Hinweise. Bei der hohen Durchseuchung der Bevölkerung lassen sich niedrige Antikörpertiter fast regelmäßig nachweisen, die in der Regel keinen Titerschwankungen bei rezidivierendem Herpes unterliegen.

Therapie

Das zentrale Problem bei der Therapie von Herpesinfektionen besteht darin, daß bis heute kein Medikament zur Verfügung steht, welches in der Lage wäre, das Eindringen des Virus in die Nervenganglien zu verhindern bzw. das dort in Latenz liegende Virus zu erkennen und zu zerstören. Insofern sind derzeit nur symptomatische Maßnahmen möglich, die eine Virostase der sich im peripheren Gewebe replizierenden Herpesviren bewirken:
Unter den virostatisch wirksamen Substanzen spielen in der Lokaltherapie vor allen Dingen Purin-Analoga eine Rolle, die über den Einbau falscher Basenbausteine in die Virus-DNA zum Kettenabbruch führen. Leider ist die Mehrzahl dieser Substanzen nicht selektiv auf herpesinfizierte Zellen wirksam. Daher ist eine systemische Therapie wegen ihrer allgemein zytotoxischen Eigenschaften nicht möglich. Zu dieser Virostatikagruppe gehören vor allen Dingen 5-Joddesoxyuridin (IDU), Äthyldesoxyuridin (ÄDU), Vidarabin und Phosphonoformiat, die am wirkungsvollsten bereits im Stadium der Prodromi eingesetzt werden können. Weniger empfehlenswert ist in diesem Zusammenhang das Thromantadin, das zu erheblicher Kontaktsensibilisierung führen kann.
Eine neue Substanz stellt das Acyclovir dar, das insbesondere bei der schweren Primärmanifestation zur schnelleren Abheilung der Erkrankung

führt (1). Der große Vorteil dieser Substanz liegt in ihrem selektiven Wirkungsmechanismus auf virusinfizierte Zellen, da die aktive Substanz (Acyclovirtriphosphat) erst intrazellulär mit Hilfe der virusinduzierten Thymidinkinase gebildet wird. Daher ist die intravenöse, systemische Applikation ausgesprochen nebenwirkungsarm. Leider ist aber auch mit dieser Substanz das Auftreten von Rezidiven nicht vermeidbar. Bei rezidivierendem Herpes sind die Effekte weniger eindrucksvoll, wenn auch hier durch orale bzw. lokale Applikation eine etwas schnellere Abheilung der Läsionen erreichbar scheint. Alle übrigen lokal oder systemisch applizierbaren Substanzen sind bisher den Nachweis ihrer Wirksamkeit schuldig geblieben, das gilt für Vitamin B und C oder Lysin ebenso, wie für Lokalmaßnahmen in Form von Äther oder adstringierenden Substanzen. Immerhin kommt es unter den letztgenannten Lokalmaßnahmen seltener zu bakteriellen Superinfektionen. Derzeit in Erprobung sind immunstimulierende Substanzen und Impfstoffe, über deren Wirksamkeit aber noch kein abschließendes Urteil möglich ist. Durch den Placeboeffekt therapeutischer Maßnahmen, ebenso wie durch die spontane Besserung bzw. Abnahme der Rezidivfrequenz der Herpesinfektion, ist ein realer, substanzgebundener Therapieeffekt nur in zeitlich ausgedehnten, doppelblind durchgeführten, placebokontrollierten Studien möglich (6). Diese strengen Kriterien sollten bei der Beurteilung der Wirksamkeit neu angebotener „wirksamer" Substanzen angelegt werden.

Literatur

Herpes
1 Corey, L., J. Benedetti, C. Critchlow et al.: Treatment of primary first episode genital herpes simplex virus infections with acyclovir. Results of topical, intravenous and oral therapy. J. antimicrob. Chemother. 12 (1983) 79–88
2 Nasemann, Th., G. Schaeg: Einfacher Virusnachweis bei Herpes simplex Läsionen. Hautarzt 34 (1983) 409
3 Petersen, E. E., J. F. Böcker, I. Führmaier, H. G. Hillermanns: Herpes simplex Virus Typ II. Dtsch. med. Wschr. 97 (1972) 1936–1942
4 Richman, D., N. Schmidt, Plothin S.: Summary of a workshop on new and useful methods in rapid viral diagnosis. J infect. Dis. 150 (1984) 941–951
5 Volpi, A., A. D. Lakeman, L. Pereira, S. Stagno: Monoclonal antibodies for rapid diagnostic and typing of genital herpes infections during pregnancy. Amer. J. Obstet. Gynec. 146 (1983) 813
6 Wassilew, S. W.: Virostatica in der Dermatologie. Hautarzt 37 (1986) 259–262

AIDS (acquired immune deficiency syndrome)

Einleitung

Über das erworbene Immundefizienzsyndrom AIDS wurde erstmals 1981 aus San Francisco und wenig später aus New York berichtet (3). Bei den betroffenen Personen handelte es sich ganz überwiegend um junge, meist homosexuelle Männer, die unter schweren Infektionen, hervorgerufen durch opportunistische Keime, und/oder bestimmten Hauttumoren, Kaposi-Sarkomen, litten. In der Folgezeit kam es zu einer seuchenhaften Ausbreitung der Erkrankung, die bereits auf die Bedeutung eines infektiösen Agens hinwies. 1983 gelang zuerst einer französischen Arbeitsgruppe um MONTAGNIER (1) und kurze Zeit später einer amerikanischen Arbeitsgruppe um GALLO (9) der Nachweis eines Virus, das heute als Erreger des AIDS gilt. Dieses aufgrund seiner reversen Transkriptase den Retroviren zugeordnete Virus wurde zuerst als HTLV-III (humanes T-lymphozytotropes Virus) oder LAV (lymphadenopathieassoziiertes Virus) bezeichnet, heute als HIV (humanes Immundefizienzvirus). Die Erkrankung hat sich in den vergangenen Jahren weltweit ausgebreitet, wobei außer den USA vor allem westeuropäische Länder und Zentralafrika zu nennen sind.

Erreger

Das HIV-Virus ist ein RNS-haltiges Virus, das mit Hilfe des Enzyms reverse Transkriptase in der Lage ist, entgegen dem physiologischen Ablauf Einzelstrang-RNA in die wirtseigene DNA als Doppelstrang-DNA (Provirus) zu subskribieren. Das Virus selbst ist ca. 100 µm groß. Es besteht aus einem zylinderförmigen Innenkörper (Core), der die RNA und das Enzym reverse Transkriptase enthält, und einer glykoproteinhaltigen Hülle. Gegen Core- und Hüllproteine werden Antikörper gebildet, die zur Diagnostik eingesetzt werden. Die Genomstruktur der RNA ist durch gentechnologische Untersuchungen aufgeklärt. Es enthält 4 Gene, die für die reverse Transkriptase (POL), für die gruppenspezifischen Antigene (gag), für Proteine, die für die Onkogenität verantwortlich sind (onc) und für Hüllproteine (env) kodieren. Gerade dieses Envelope-Gene unterliegt einer großen Antigendrift, so daß die Hüllproteine starker Varianz ihrer Antigendeterminante unterliegen, eine Tatsache, aus der die großen Schwierigkeiten bei der Herstellung von Impfstoffen verständlich werden (12).
Die beiden anderen Virustypen der HTLV-Gruppe wurden im übrigen bei leukämischen

Erkrankungen gefunden: HTLV-I vornehmlich bei einer in Japan vorkommenden T-Zell-Leukämie, HTLV-II lediglich bei 2 Patienten mit Haarzell-Leukämie. Das HIV-Virus befällt bevorzugt OKT_4-positive T-Helfer-Zellen und bewirkt hier, im Gegensatz zum HTLV-I + II, einen zytopathischen Effekt mit Zelltod. Darüber hinaus ist nach neueren Erkenntnissen das Virus aber auch neurotrop, da es sich aus Hirngewebe bzw. Liquor u.ä. isolieren ließ.

Übertragungsmodus und Epidemiologie

Die Übertragung des Virus ist abhängig von der Übertragung seiner Zielzelle, den T-Lymphozyten, auf einen anderen Wirt. Dies geschieht ganz überwiegend auf 2 Wegen:
1. bei der direkten Übertragung von lymphozytenhaltigen Blutbestandteilen,
2. bei Sexualverkehr.

Obwohl das Virus auch in anderen Körpersekreten als Blut und Sperma festgestellt wurde, ist die Übertragung im Speichel über die Tränenflüssigkeit oder mit der Muttermilch fraglich. Zumindest ist bis heute kein entsprechender Fall eindeutig dokumentiert. Die Hitzelabilität und Instabilität des Virus machen eine andere Übertragung als die o.g. unwahrscheinlich. Dies wird auch durch Untersuchungen an Pflegepersonal bzw. Familienmitgliedern von AIDS-Patienten belegt, die trotz jahrelanger Exposition keiner Serokonversion und damit Infektion unterlagen.

Bis Ende 1986 wurden aus den USA ca. 35 000 Erkrankungen gemeldet, aus Europa ca. 3500 und aus der Bundesrepublik Deutschland ca. 750, wobei überall eine Konzentration in den Großstädten feststellbar ist. In der Bundesrepublik Deutschland sind dies vornehmlich Frankfurt, Berlin, Hamburg und Köln sowie München. Betrug die Verdoppelungsrate neu gemeldeter Fälle bisher zwischen 5 und 8 Monaten, ist diesbezüglich im letzten Jahr eine Verlangsamung auf 11-13 Monate feststellbar. 90% der betroffenen Personen sind dabei Männer, 10% Frauen, deren Anteil aber prozentual anzusteigen scheint. In afrikanischen Endemiegebieten beträgt der Anteil von Frauen an dieser Erkrankung bereits ca. 40% (8). Die Risikogruppen setzen sich nach wie vor ganz überwiegend aus Homosexuellen (70%), i.v. Drogenabhängigen (ca. 20%), Hämophilen und Bluttransfundierten sowie bi- und heterosexuellen Partnern der den genannten Gruppen angehörenden Personen zusammen (10).

Die Infektiosität bei einmaligem Sexualkontakt wurde mit annähernd 30% vom infizierten Mann sowie von ca. 5% von einer infizierten Frau auf die gesunde Kontaktperson errechnet. Für die neugeborenen Kinder von HIV-positiven Müttern besteht die Möglichkeit einer diaplazentaren Übertragung oder einer Infektion über das Blut der Mutter beim Geburtsvorgang. Beachtenswert ist ferner eine Ausbreitung des Erregers auch bei Prostituierten. Nach Untersuchungen in Wien, Zürich und Hamburg liegt die Infektionsrate bei ca. 1% der untersuchten Frauen. Die Mehrzahl der Neuinfektionen geschieht nach wie vor über den Sexualkontakt. Von Bedeutung sind hierbei insbesondere solche Sexualpraktiken, bei denen es außer dem direkten Kontakt des Spermas mit der Vaginal- oder Analschleimhaut auch zu Traumatisierungen mit Blutgefäßeröffnungen kommt. Ein wichtiger Faktor ist ferner die Promiskuität, das Risiko für diese Personen steigt eindeutig mit der Anzahl der Partner an.

Die Übertragung über Blutkonserven bzw. Plasmaextrakte dürfte für die Zukunft minimiert werden, da seit Ende 1985 alle Blutspender auf das Vorliegen einer HTLV-III-Infektion in der Bundesrepublik Deutschland untersucht werden. Das gleiche gilt bzw. sollte gelten für Samenspender, Ammenmütter und Organspender.

Klinik

Die Infektion des Organismus mit HIV ist nicht zwingend von klinischen Symptomen gefolgt. Langzeitbeobachtungen von jetzt mehr als 8 Jahren zeigen eine Morbidität von bis zu 40% HIV-Infizierter. Epidemiologisch bedeutsam ist dabei aber, daß alle HIV-infizierten Personen, auch solche ohne Krankheitszeichen, das Virus übertragen können. Die HIV-Infektion manifestiert sich in verschiedenen Stadien (Tab.9), von denen nur Patienten des Stadiums der manifesten Immundefizienz als AIDS-Kranke bezeichnet und diesem Krankheitsbild zugeordnet werden sollten. Patienten mit Frühexanthemen oder Lymphadenopathiestadium müssen sich nicht zwangsläufig in das Vollbild des AIDS weiterentwickeln.

Frühexanthem

Nach prospektiven Untersuchungen seronegativer Personen der Hochrisikogruppen wurde erst kürzlich über ein grippeähnliches Krankheits-

Tabelle **9**   AIDS-Stadien

1. Frühexanthem	3-6 Wochen
2. Lymphadenopathiestadium ARC, Pre-AIDS	6 Monate bis 10 Jahre
3. Manifeste zelluläre Immundefekte Kaposi-Sarkome	

bild berichtet, das mit der HIV-Infektion assoziiert zu sein scheint und ca. 3–4 Wochen nach Infektion auftritt (7). Bei 9 dieser 10 serokonvertierten Patienten trat zu diesem Zeitpunkt ein flüchtiges maculopapulöses Exanthem im Verein mit Fieber, katarrhalischen und gastro-intestinalen Erscheinungen auf. Das Krankheitsbild hielt in der Regel nur wenige Tage an und bildete sich spontan, ähnlich einer Virusinfektion, zurück. Die Symptomatik dieser Frühinfektion ähnelt der anderer banaler Virusinfektionen, wodurch ihr von den betroffenen Patienten kaum besondere Aufmerksamkeit geschenkt wird.

Lymphadenopathiestadium (ARC = AIDS-related complex, Pre-AIDS)

Nach einer Latenzzeit von wenigstens 6 Monaten nach Infektion, häufig aber auch erst Jahre später, können HIV-infizierte Personen ein allgemeines Krankheitsgefühl entwickeln, welches durch uncharakteristische Symptome wie Übelkeit, Unwohlsein, Appetitlosigkeit, Müdigkeit, Darmkrämpfe mit gelegentlichen Diarrhöen, Nachtschweiß und subfebrilen Temperaturen gekennzeichnet ist. Typisch sind ferner ein Gewichtsverlust von mehr als 10% des Körpergewichts sowie die Entwicklung von extrainguinalen Lymphknotenschwellungen. Zusätzlich lassen sich bei dieser Personengruppe leicht jukkende, makulopapulöse Exantheme, gelegentlich auch Splenomegalie feststellen. Zu diesem Zeitpunkt kann in der Regel bei diesen Patienten neben den HIV-Antikörpern eine Verminderung der Gesamtlymphozytenzahl, sowie Verschiebungen der T-Helfer: T-Suppressor-Quotienten von normal 2 auf unter 1 nachgewiesen werden. Dementsprechend fallen auch Testuntersuchungen zur zellulären Immunität (z. B. Tuberkulinreizschwelle, Candidin, Trichophytin u. a.) vermindert bzw. negativ aus. Obwohl eine Reihe dieser Patienten bereits an chronischen Candidainfektionen der Mundhöhle bzw. des Anogenitalbereichs, ständig rezidivierendem Herpes beider Subtypen (s. dort), hartnäckigen anogenitalen Chlamydieninfektionen oder Hepatitis-A- bzw. -B-Infektionen leiden, erfüllen sie noch nicht die Kriterien des AIDS. Das LAP ist auch nicht als obligater Vorläufer zum AIDS aufzufassen, da die Patienten auch in diesem Stadium verbleiben können, manche sogar spontane Besserung zeigen. Nach gegenwärtiger Kenntnis schätzt man, daß ca. 20–75% der Patienten mit LAP das Vollbild des AIDS entwickeln. Allerdings sind die Beobachtungszeiträume noch nicht ausreichend lang, um Endgültiges sagen zu können.

Tabelle 10 Opportunistische Infektionen

Viren	Zytomegalieviren Herpes-simplex-Viren Adenoviren Epstein-Barr-Viren Varicella-Zoster-Viren Humane Papillomviren
Bakterien	Salmonellen, Legionellen, Mykobakterien, Chlamydien, Nokardien
Protozoen	Kryptosporidien, Pneumocystis carinii Toxoplasmen
Nematoden	Strongyloides
Pilze	Candida, Cryptococcus neoformans

AIDS

Unter dem Vollbild des AIDS versteht man definitionsgemäß eine Schwächung des zellulären Immunsystems, die sich durch keine andere angeborene oder erworbene Immunschwäche (z. B. Tumorerkrankung, Zytostase o. ä.) erklären läßt. Das Auftreten von Infektionskrankheiten, hervorgerufen durch opportunistische bzw. saprophytäre Mikroorganismen bestimmt das klinische Krankheitsbild, als „Leiterkrankung" gilt hier die Pneumocystis-carinii-Pneumonie, die bei ca. 50% aller AIDS-Kranken festgestellt werden kann. Das zweite Kriterium ist das multifokale Auftreten von Kaposi-Sarkomen bzw. lymphoretikulären Neoplasien bei HIV-positiven Personen. Bei ca. 20% der AIDS-Patienten lassen sich diese Tumoren beobachten. Beide Manifestationsformen, Infektionen oder Neoplasien, können auch gleichzeitig auftreten. Es handelt sich aber in beiden Fällen um assoziierte Folgeerkrankungen der HIV-Infektion, die nicht direkt HIV-bedingt sind.

Tab. 10 gibt die häufigsten Erreger wieder, die bei AIDS-Patienten für klinisch apparente Infektionskrankheiten verantwortlich zu machen sind. Häufigste Organmanifestation sind die Lunge (Pneumocystis carinii, Zytomegalie, Mycobacterium avium intracellularis), der Gastrointestinaltrakt (Cryptococcus neoformans, Entamoeba histolytica, Kryptosporidien), und das ZNS (Toxoplasmen, Zytomegalie). Prinzipiell können aber in so gut wie jedem Organ assoziierte Infektionen nachgewiesen werden.

Hautveränderungen kommt im Rahmen des AIDS insofern eine Leitfunktion zu, als diese jederzeit gut sichtbar und diagnostischen Maßnahmen, wie z. B. Biopsien, leicht zugänglich sind. Die bereits genannten Kaposi-Sarkome sind für AIDS definitionsgemäß diagnostisch, wenn ein positiver HIV-Befund vorliegt. Der bereits 1876 von MORITZ V. KAPOSI, einem Wiener

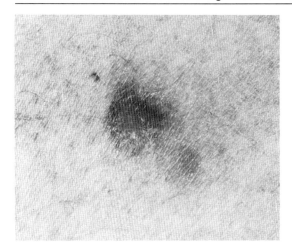

Abb. **15**   Kaposi-Sarkom als Manifestation des AIDS (acquired immune deficiency syndrome). Oberflächlich hämorrhagische Veränderungen um den Sarkomknoten herum.

Tabelle **11**   AIDS – Dermatologische Symptome

Kaposi-Sarkome
Non-Hodgkin-Lymphome

Orale und genitale Kandidose
Genitoanale Ulzerationen
Pyodermien
Arzneimittelexantheme
Seborrhoische Dermatitis
Hodenatrophie

Dermatologen, beschriebene Tumor (6) trat bisher nur bei alten Männern (vornehmlich osteuropäischen Juden) auf und verhielt sich biologisch semimaligne, d. h., die vornehmlich an den unteren Extremitäten lokalisierten, braun bis purpurroten Tumoren zeigten ein nur langsam progredientes, sich über viele Jahre hinziehendes Wachstum. Im Gegensatz dazu verhält sich das im Rahmen des AIDS auftretende Kaposi-Sarkom wesentlich aggressiver (5). Es tritt multifokal im Bereich der gesamten Haut bzw. Schleimhäute auf, wobei sich die primär, meist oval konfigurierten makulopapulösen Läsionen gerne in den Spaltlinien der Haut anordnen. Typische klinische Zeichen sind die randwärts zu findenden gelblich-grünlichen hämatomartigen Farbveränderungen, die durch Erythrozytenextravasate und -abbau dieses sich histologisch als Gefäßzellproliferation (Endothelzellen sowie Perizyten bzw. Adventitiazellen) darstellenden Sarkoms zustande kommen (Abb. **15**). Im Endstadium kann eine diffuse, generalisierte Hautinfiltration eintreten. Die in Tab. **11** aufgelisteten Hautinfektionen bzw. -reaktionen sind dagegen nicht AIDS-spezifisch, lassen sich aber gehäuft in nicht selten schwerer, chronischer Manifesta-

tionsform bei diesen Patienten nachweisen. Besonders sei in diesem Zusammenhang auf therapieresistente Candidainfektionen, Herpes und chlamydienbedingte Läsionen hingewiesen.

AIDS in der Schwangerschaft

Durch die zunehmende Infektion auch weiblicher Patientinnen im gebärfähigen Alter muß mit einer Zunahme schwangerer, HIV-positiver Frauen gerechnet werden. Die Wahrscheinlichkeit der Infektion des Kindes muß dabei relativ hoch eingestuft werden, da mit einer diaplazentaren Erregerübertragung zu rechnen ist (Nachweis des Erregers in Plazentagewebe) (7).
Falls nicht eine Interruptio erfolgt ist, sollte aber bei diesen Frauen auf jeden Fall die Durchführung einer Sectio überlegt werden, um bei einem noch nicht infizierten Neugeborenen die Kontamination mit HIV-infiziertem Blut der Mutter beim Durchtritt durch den Geburtskanal zu vermeiden.
Ferner muß nochmals auf die potentielle postnatale Gefährdung durch HIV-kontaminierte Muttermilch hingewiesen werden.

Therapie

Therapeutisch ist derzeit kein kausales Behandlungsprinzip der HIV-Infektion bekannt.
Virostatische Substanzen, wie z. B. Suramin u. a., sind nebenwirkungsreich und überhaupt nur so lange effektiv, wie eine regelmäßige Applikation erfolgt (2). Seit Mai 1987 steht mit Zidovudin (Retrovir) eine virostatisch wirksame Substanz zur Vefügung, die nach ersten Erfahrungen eine Morbostase der AIDS-Erkrankung erreichen läßt. Allerdings bestehen bisher keine langfristigen Studien, so daß derzeit keine Aussagen über eine Verbesserung der Gesamtprognose möglich sind. Das Medikament ist zudem erheblich knochenmark- und nephrotoxisch, daher in der therapeutischen Breite limitiert. Eine weitere erfolgversprechende, in Entwicklung befindliche Substanz ist das Dedeoxycytidin.
Stimulation der Lymphozyten mittels Interferon, Interleukin II oder Thymopoitin erbrachten ebenfalls keine Langzeiterfolge. Die Entwicklung von Impfstoffen wird z. Zt. forciert betrieben, allerdings wird auch die Etablierung solcher Impfstoffe noch Jahre in Anspruch nehmen. Die Therapie der Infektionskrankheiten richtet sich, soweit möglich, nach dem Erreger. Nur exemplarisch herausgestellt seien die folgenden 3 häufigsten Infekte: Pneumocystis-carinii-Pneumonien sprechen zumeist auf Trimethoprim-Sulfamethoxazol an. Allerdings entwickeln bis zu 50% der Patienten schwere Intoleranzreaktionen in Form generalisierter Arzneiexantheme auf Sulfamethoxazol. Zostererkrankun-

gen, vor allem aber chronische Herpesinfektionen können durch Acyclovir, falls erforderlich als Dauerapplikation, therapiert werden. Ebenfalls als orale Dauertherapie wird Nystatin bei Candidabefall empfohlen, um einer Generalisation vorzubeugen.

Die Behandlung der Kaposi-Sarkome ist bisher ebenfalls nur sehr unbefriedigend möglich. Einzelherde lassen sich exzidieren (z. B. bei kosmetisch beeinträchtigender Lokalisation im Gesichtsbereich) oder auch röntgenbestrahlen. Disseminierte Herde sprechen noch am besten auf Vinblastin an, alllerdings ist die Allgemeinsymptomatik der Patienten der häufig limitierende Faktor. Erfolge mit Interferon α (Dosierung 5–20 Mill. E/kg Körpergewicht) wurden bei 10–20% der Patienten meist in Form passagerer Teilremissionen beobachtet.

Prognose

Prognostisch muß für manifeste AIDS-Erkrankte eine fast 100%ige Mortalität angenommen werden. Ca. 50% versterben bereits innerhalb der ersten 2 Jahre. Spontanheilungen wurden bisher nicht beobachtet (11).

Prophylaxe

Bei den noch unzureichenden therapeutischen Möglichkeiten kommt prophylaktischen Maßnahmen entscheidende Bedeutung zu. Die Eliminierung HIV-positiver Seren im Blutspendewesen bzw. bei der Herstellung von Faktor-VIII-Konzentraten u. ä. wird bereits vollzogen. Darüber hinaus ist aber eine Eindämmung der Epidemie durch Aufklärung und richtiges Verhalten der HIV-infizierten Personen möglich. Diese sozialpolitischen Aufgaben müssen von Ärzten im Verein mit Gesundheitsbehörden, AIDS-Selbsthilfegruppen und ähnlichen Vereinigungen erfolgen. Zu nennen sind hier im wesentlichen die Einschränkung der Promiskuität, insbesondere ohne Infektionsschutz (Kondome). Auch die zunehmende Bedeutung der heterosexuellen Übertragung und damit Ausbreitung der Infektion in bisher nicht betroffene Bevölkerungsschichten bedarf in erster Linie der seriösen, verständlichen Information für die Bevölkerung, um den eher panikerzeugenden Publikationen der Boulevardpresse entgegenzutreten. Der Umgang mit AIDS-Patienten ist nach heutiger Kenntnis für das Pflegepersonal bzw. bei Beachtung von hygienischen Grundregeln, wie sie in etwa auch für die Hepatitis B gelten, als ungefährlich anzusehen. Insbesondere sollte durch Tragen von Handschuhen die direkte Kontamination mit Blut von betroffenen Patienten vermieden werden. Vorsicht ist insbesondere im Umgang mit Injektionskanülen geboten, die auf

keinen Fall in ihre Plastikhüllen nach Gebrauch zurückgeschoben werden sollten, da es hierbei in der Vergangenheit wiederholt zu Stichverletzungen in den Finger, mit der potentiellen Gefahr einer Mikrotransfusion gekommen ist. Dennoch muß auch hier festgestellt werden, daß die Gefahr einer Übertragung nur äußerst gering ist, da bei mittlerweile mehr als 1000 bekannten Stichverletzungen lediglich in einem einzigen Fall der Nachweis einer Serokonversion geführt werden konnte.

Literatur

AIDS

1 Barre-Sonoussi et al.: Isolation of T-lymphotropic retro virus from a patient at risk for AIDS. Science 220 (1983) 868–871
2 Busch, W., et al.: Suramin Therapie bei Patienten mit LAS/AIDS. Dtsch. med. Wschr. 110 (1985) 1552–1553
3 CDC: Pneumocystis Pneumonia – Los Angeles Morbidity Mortality Weekly Rep. 30 (1981) 250
4 Cooper, D.A., et al.: Acute AIDS retrovirus infection. Lancet 1985/I, 537–540
5. Friedman-Kiehn et al.: Disseminated Kaposi sarcoma in homosexual men. Ann. intern. Med. 96 (1982) 693
6 Kaposi, M.: Idiopathisches multiples Pigmentsarkom der Haut. Arch. Derm. Syph. 4 (1872) 256
7 Lapointe, N., et al.: Transplacental transmission of HTLV-III virus. New Engl. J. Med. 312 (1985) 1325
8 Piot, P., et al.: AIDS in a heterosexual population in Zaire. Lancet 1984/II, 65
9 Popovic, M., et al.: Detection, isolation and continous production of a cytopathic retrovirus (HTLV-III) from patients with AIDS and pre-AIDS. Science 224 (1984) 497–500
10 Vogt, M., et al.: Heterosexuelle Übertragung des erworbenen Immunmangelsyndrom AIDS. Dtsch. med. Wschr. 110 (1985) 1483–1487
11 WHO: AIDS, Where do we go from here? Chronicle 39 (1985) 98–103
12 Wong-Staal, F., R.C.Gallo: Human T-lymphotropic retroviruses. Nature 317 (1985) 395–403

Epizootien

Der enge Körperkontakt gibt Milben, Läusen und anderen Arthropoden Gelegenheit, den Wirt zu wechseln. Insofern sind die vorhergenannten STD nicht selten vergesellschaftet mit einer Skabies oder Pedikulose.

Pediculosis pubis: Die Filzlaus (Pediculus pubis) findet sich insbesondere in an apokrinen Drüsen reichen Hautarealen, vor allem in der Schambehaarung und im Genitalbereich (Abb. 16). Die Laus hat eine gedrungene schildförmige Gestalt und 3 Beinpaare mit z. T. kräftigen Scheren, mit deren Hilfe sie sich an den Schamhaaren festhält. Die Filzlaus ist relativ unbeweglich, ihre Nissen sind an der Behaarung leicht auszumachen. Durch Bisse der Laus in die Haut entstehen sogenannte Taches bleu, graublaue linsengroße Flecken, die durch Hämoglobinabbau

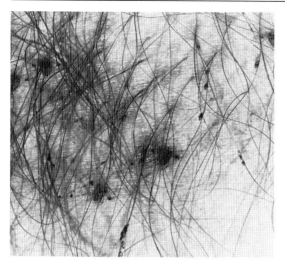

Abb.**16**   Phthiriasis pubis (Filzläuse und Nissen)

nach Einwirkung des Läusespeichels zustande kommen.

Therapie: Einreibung mit y-Hexachlorcyclohexan über 3 Tage, Cuprex oder einen Pyrethrumextrakt (Goldgeist forte).

Skabies: Die Milbe Acarus (Sarcoptes) scabiei findet ihren Lebensraum in der Epidermis des Menschen und wird im wesentlichen bei Bett-

wärme durch befruchtete Weibchen übertragen. Typischerweise zeigen die Milben ihre größte Aktivität unter diesen Bedingungen, kenntlich auch an der typischen Anamnese der Patienten mit der Angabe des quälenden Pruritus, sobald sie ins Bett gehen. Die hauptsächlichen Lokalisationen sind intertriginöse Räume (axillär, inguinal, interdigital), Hautfalten (Ellenbogen), Mamillen und Genitalbereich. Typische Veränderungen stellen vor allem Milbengänge dar, aus denen sich die Milben, Eier oder kleine Kotballen mit einer Kanüle herausheben lassen. Therapeutisch kommen y-Hexachlorcyclohexan, Benzylbenzoat, Crotamiton und Schwefelpasten 10–15%ig zur Anwendung. Kleinkinder und Schwangere sollten wegen der Neurotoxizität nicht mit y-Hexachlorcyclohexan behandelt werden.

Auch bei Vorliegen einer Epizootie sollte unbedingt in der Umgebung des Erkrankten nach Kontaktpersonen gefahndet werden, um eine vollständige Sanierung z. B. einer ganzen Familie zu gewährleisten.

Literatur

1 Nasemann T., W. Sauerbrey: Lehrbuch der Hautkrankheiten und venerischen Infektionen, 5. Aufl. Springer, Berlin 1984

12. Dermatologische Affektionen im Vulva-Damm-Bereich

G. W. Korting

Typische Vulvaerkrankungen

Vulvitis chronica plasmacellularis

Als „Vulvitis" faßt man für gewöhnlich Entzündungs- und Reizzustände des äußeren weiblichen Genitales und im besonderen des Scheidenvorhofes zusammen, die in ihrer Entstehungsweise nicht venerisch bedingt und auch sonst mit keiner anderen Dermatose verknüpft sind. Ihre Klinik und Ätiopathogenese werden in diesem Werk durch THOMSEN und HUMKE abgehandelt, während hier nur auf eine speziell im dermatologischen Arbeitsbereich bekannte Sonderform der chronischen Vulvitis, die *Vulvitis chronica plasmacellularis,* einzugehen ist.

Diese entspricht erscheinungsbildlich weitgehend der von LIPSCHÜTZ (40) so genannten *Vulvitis chronica haemorrhagica.* Histopathologisch fand LIPSCHÜTZ wie später auch KUMER (37) ein von Erythrozyten und Plasmazellen durchsetztes, chronisch entzündlich verändertes, lymphatisches Grundgewebe, welches offenbar ortsständig stärker entwickelt ist. Bei der Vulvitis chronica plasmacellularis, wie sie von GARNIER (12) als Gegenstück zu der Balanoposthitis chronica plasmacellularis von ZOON (65) aufgestellt wurde, finden wir unter meist fleckförmiger Anordnung auf dem Boden einer mehr oder minder flächenhaften, mäßigen Vulvitis nicht selten auffällig lackartig glänzende, spritzer- oder bogenförmig gruppierte, dunkelrote bis schokoladenrotbraune Eritheme. Die erwähnten fleckförmigen Veränderungen sind vor allen Dingen bei tangentialem Druck mäßig zu fälteln und im Gegensatz zu der meist eintönig gesättigt roten und nicht ins Bräunliche spielenden, samtartig feingekörnten Oberfläche der *Erythroplasie* (= Morbus Bowen der Schleimhäute und Halbschleimhäute) glatt. Bei derartigen zirkumorifiziellen Plasmozytosen handelt es sich nach heutiger Auffassung weder um einen topographisch noch nosologisch besonderen Krankheitszustand eigener Art, sondern vielmehr um eine für Körperöffnungen und deren Umgebung standortgebundene Reaktionseigentümlichkeit, die ihren histopathologischen Niederschlag in einer charakteristischen Plasmozytenproliferation findet.

Derartige umschriebene Plasmazellanhäufungen, wie sie den Ophthalmologen als „Plasmom" bereits länger geläufig waren (49), finden sich mitunter bei derselben Person an mehreren Stel-

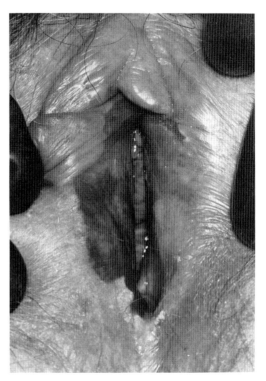

Abb. 1 Vulvitis plasmacellularis chronica

len (36), wie das in Abb. 1 in Gestalt einer Vulvitis plasmacellularis bei gleichzeitiger Uranitis plasmacellularis vorgeführt wird.

Kraurosis vulvae und Lichen sclerosus et atrophicus vulvae

Das von dem Gynäkologen August BREISKY 1885 erstmalig als Kraurosis vulvae bezeichnete Leiden wird in diesem Band ausführlich von LIMBURG geschildert. Das sklerosierend-atrophisierende und auf die Dauer neben einer Einebnung des normalen Profils der großen und kleinen Labien sowie der Klitoris namentlich zu einer Schrumpfung des Vaginaleingangs führende Krankheitsbild ist auch am männlichen Genitale bekannt und von DELBANCO analog bezeichnet worden. Hier sei deshalb von dermatologischer Seite nur darauf hingewiesen, daß diese stenosierende Genitalatrophie, die BREISKY selbst noch als „eine wenig beachtete Form von Hautatrophie am pudendum muliebre" ansah, heute für einen zumindest für die meisten Fälle hochcharakteristischen genitalen Schrumpfungsendzustand gehalten wird, der von verschiedenen Grundkrankheiten aus erreicht wird (33).

Da jedoch fernerhin die Kraurosis vulvae im wesentlichen eine straffe, schrumpfende Atrophie darstellt, sollte man nichtindurierende Involutionen des alternden Genitales lediglich als *senile Vulvaatrophie,* nicht zuletzt wegen ihrer weit besseren Prognose, gesondert führen. Eine solche *Atrophia vulvae senilis* ist außerdem vor allem durch das charakteristische Schütterwerden der Schambehaarung gekennzeichnet und kann, vornehmlich wegen der Enge und Trockenheit des Introitus, Kohabitationsschwierigkeiten bedingen.

Damit soll das wohl seltene Vorkommen einer primären Kraurosis nicht völlig in Abrede gestellt sein. Sie käme demgemäß völlig unabhängig von Pruritus und Katarrh, aber auch von Leukoplakie zustande (BREISKY: „weißlich, trokken, mitunter mit einer dicken, etwas rauhen Epidermis" ... oder mit „verwaschenen, weißlichen Flecken"). Demgegenüber spielt – abgesehen von den weitaus selteneren *Begleitatrophien der Vulva* nach Art der Kraurosis im Gefolge flächenhaft ausgedehnter, primärer Hautatrophien, wie vor allem bei der Akrodermatitis chronica atrophicans – als Ersterkrankung, die bei längerer Bestandsdauer in die erscheinungsbildliche Anonymität der Kraurosis einmündet, der *Lichen sclerosus et atrophicus* (HALLOPEAU 1884, DARIER 1892) eine in diesem Zusammenhang bisher unterschätzte Rolle (s. Bildtafel I, Abb. 2). Der Lichen sclerosus et atrophicus steht nosologisch zwischen der kleinfleckigen zirkumskrip-

ten Sklerodermie einerseits und dem Lichen ruber planus (s. Bildtafel I, Abb. 3) andererseits, ohne indes mit diesen beiden Hautkrankheitszuständen voll identifiziert werden zu können.

Histologisch finden wir beim Lichen sclerosus als Substrat der manchmal etwas gedellten und charakteristischerweise mit kleinen Hornzapfen bestandenen, 2 bis 5 mm großen, harten, weißen Papeln subepidermal kernarme Bezirke einer homogenen Bindegewebssklerose, in denen es schon frühzeitig zu einem Schwund der Elastika kommen kann. Derartige Bindegewebszonen werden auch nach der Epidermis zu mitunter ausgeprägt dicht bandförmig rundzellig umwallt, wodurch sich der eingangs erwähnte Aspekt zum Lichen ruber hin ergibt. Ferner setzt bald nach transitorischer Hyper- und Parakeratose sowie Akanthose eine Verschmälerung des Epidermisbandes ein, während die für die makroskopische Diagnose hervorgehobenen follikulären Hyperkeratosen weitaus länger persistieren (Abb. 4).

In klinischer Hinsicht sei noch unterstrichen, daß der Lichen sclerosus im Gegensatz zur Kraurosis vulvae die Außenseiten der großen Labien bevorzugt, auf die Analregion und die Oberschenkel übergreift und den Vaginaleingang nicht verengen soll (MONTGOMERY u. HILL 1940). Vielleicht kommt es auch besonders schnell zur atrophischen Weiterentwicklung des Lichen sclerosus an der Vulva kleiner Mädchen. Ferner führt die Kraurosis offenbar eher und bevorzugt zur Karzinomentstehung hin, wobei allerdings fast immer als weiteres Entwicklungsglied die leukoplakische Epithelproliferation hinzutreten muß, wie sie SCHWIMMER 1878 als „Leukoplacia buccalis" beschrieben hat. Während derartige leukoplakische Bezirke in erster Linie der fortlaufenden Kontrolle auf ihre Entartung hin bedürfen – therapeutisch wird über längere Zeit Vitamin A 100 000 bis 200 000 E pro

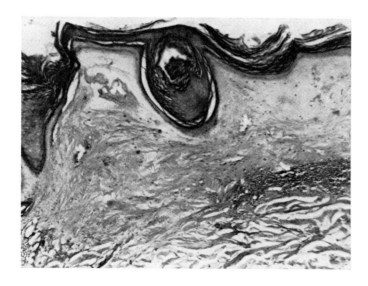

Abb. **4** Lichen sclerosus; histologische Übersicht

Tag empfohlen (20) –, kommen zur Behandlung der Lichen-sclerosus-Papeln weniger Corticosteroidsalben als vielmehr sub- und intrafokale Unterspritzungen mit Corticosteroid-Kristallsuspensionen in Betracht. Bei flächenhafter Kraurosis vulvae kann man neuerdings die Anwendung einer 2%igen Testosteronpropionat-Salbe (etwa in Neribas-Fettsalbe als Vehikel) empfehlen. Neuerdings erscheinen auch systemische Behandlungsversuche mit aromatischem Retinoid (Tigason, 25–75 mg p.d. unter Beobachtung der Blutfett-Transaminasen-Werte sowie allgemeiner Austrocknungszeichen) anwendungswert.

Spielarten der Herpes-simplex-Infektion an der Vulva (Vulvitis aphthosa, Herpes simplex progenitalis recidivans einschl. Ulcus vulvae acutum, Aphthosis Touraine und Behçet-Syndrom)

Der Begriff der Aphthen ist schon etymologisch vieldeutig, da er sowohl von αἱ ἀφϑαί = Mundausschläge der Kinder herrühren kann (was im einzelnen nach H. ORTH [48] vom α = priv. und φϑάω = zerstören abzuleiten wäre) als auch auf ἅπτομαι = ich bin entzündet zurückgehen kann. Heute wird unter einer Aphthe im morphologischen Sinne eine solitär oder multipel auftretende, rundlich oder eirund begrenzte, gelbweißliche, mit fibrinösem Belag versehene und hyperämisch umwallte, schmerzhafte Effloreszenz von meist nicht über Linsengröße verstanden, die an Schleim- und Halbschleimhäuten, so auch im Bereich der Vulva, auftritt. Im klinischen Sinne ist sowohl aus Gründen des Erscheinungsbildes als auch wegen der grundsätzlich anderen Ätiologie strikt zwischen der akuten aphthösen Erkrankung und den VON MIKULICZ beschriebenen rezidivierenden bzw. habituellen Aphthen (10) zu unterscheiden (Abb. 5).

Bei der Stomatitis aphthosa (= Gingivostomatitis herpetica) dürfte die Herpes-simplex-Ätiologie für die meisten Erkrankungsfälle heute gesichert sein (9, 37, 58). Typisch für diese Gingivostomatitis herpetica ist die mit konstitutionellen Symptomen und regionärer Lymphknotenschwellung einhergehende Heftigkeit der fötiden Stomatitis und Gingivitis, die sich erscheinungsbildlich der Aphthosis epizootica (= Maul- und Klauenseuche) durchaus nähern kann. Auch die seltenere Variante der Herpes-simplex-Infektion unter dem Bilde des Aphthoids Pospischill-Feyrter mit ihren peripher gyriert fortschreitenden und flächenhaft beetartigen, periorifiziellen Krankheitsherden sollte dem Gynäkologen vertraut sein, weil diese Zweitkrankheit nicht nur bei negativ-anergen Kindern mit Keuchhusten oder Masern auftritt, sondern bisweilen schon bei (männlichen) Säuglingen zu beobachten ist. Heute kä-

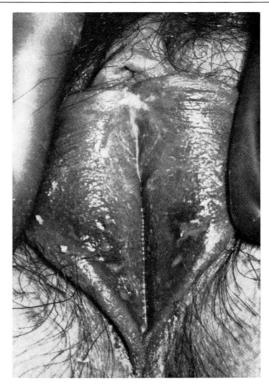

Abb. 5 Vulvitis aphthosa

men als Kandidaten für dieses Erscheinungsbild auch immunsupprimierte Patienten in Betracht.

Der Stomatitis aphthosa entspricht ein Gegenbild an der Vulva, das man mit PARROT-SARAZIN *„Vulvitis aphthosa"* nennen oder aber auch als *primär herpetische Vulvitis* oder Vulvovaginitis bezeichnen kann (Beweis der Herpeserkrankung: Anstieg der Antikörper in der Komplementbindungsreaktion und im Neutralisationstest). Weitaus öfter kommt aber die genitale Herpes-simplex-Infektion *sekundär,* dann ohne beweisende Titeranstiege, ohne wesentliche Allgemein- und Lokalerscheinungen und vor allen Dingen rezidivierend vor. Dabei können von einem Herpes genitalis Mons pubis, Perineum, die Labia minora und/oder Labia majora, die Klitoris sowie Vagina und Zervix betroffen sein.

Wegen des letzteren Verhaltens gerade des *Herpes progenitalis* sei zu seiner *Therapie* das Folgende angeführt: Im allgemeinen wird man sich in der *Behandlung des Herpes simplex progenitalis recidivans* auf äußerliche antiinfektiöse Maßnahmen beschränken können (chloramphenicol- oder tetracyclinhaltige Salben, bei stärkerer Exsudation auch solche mit Farbstoff- und Corticosteroidzusätzen). Die Corticosteroide wirken aber – ebenso wie die meisten heute üblichen Antibiotika – nicht auf den Viruserreger selbst, sondern auf die Wirtszelle (64). Häufig reichen im Genitalbereich auch Tupfungen mit wäßrigen Farbstofflösungen (0,5%ige Gentianaviolett-Lösung) oder 20%igem Phenolglycerin zur schnelleren Heilung

aus. Umstritten ist die Wirkung von Herpin nach BI-BERSTEIN u. JESSNER. Auch die Anwendung einer Pok-kenschutzimpfung hat in der Prophylaxe des rezidivie-renden Herpes simplex versagt, wie zuletzt anläßlich der Heidelberger Pockenepidemie 1959 an dem Versa-gen der Vakzination weiter Bevölkerungsteile bei Per-sonen mit rekurrierendem Herpes simplex ersichtlich wurde (43). Die sonst nicht selten zur Erreichung we-sentlich längerer rezidivfreier Intervalle wirksame Röntgenstrahlenanwendung unter Oberflächenbedin-gungen wird im Vulvabereich nur nach der Menopau-se in Frage gestellt werden können. Prüfenswert zur Prophylaxe des rezidivierenden Herpes simplex wäre auch eine gezügelte Formalintherapie (Hexamethylen-tetramin 1- bis 3 × tägl. 0,5 über 2 bis 3 Wochen). Von modernen Viruziden kam das an der Hela-Zellkultur von NASEMANN (45) getestete heterozyklische Bigua-nid Spenitol in Frage, auch Emanil (5-Jod-2-Desoxy-uridin), welches aber nach eigenen Erfahrungen (19) an der Haut und den Halbschleimhäuten nicht dassel-be leistet wie in der Behandlung der Herpesvirusinfek-te an der Kornea.

Bei rezidivierenden Herpesmanifestationen sollte man vor allem auch Gammaglobulininjektionen (z. B. als Beriglobin i. m.) oder Echinacin liquidum 3 × 20 bis 50 Tropfen tgl. versuchen. Handelt es sich um unge-wöhnlich ausgedehnte Erscheinungsbilder, so erwäge man auch die Anwendung von Acyclovir („Zovirax", auch als Tabletten) oder von Inosin (z. B. als „delim-mun" alle 3 Std. 1 Tabl. tgl.), wobei allerdings nach bisheriger eigener Erfahrung der Herpes progenitalis darauf nicht so gut anspricht wie etwa der Herpes sim-plex labialis. Im übrigen haben Patienten mit HSV-Typ-II-Infektionen häufiger Rezidive als Patienten mit HSV I. Bei manchen Patienten mit einer ursprüngli-chen HSV-I-Exposition kann auch in der Folge durch-aus eine genitale Infektion mit HSV II entwik-keln. Schließlich sollte Patienten bedeutet werden, während der Herpesepisoden keinen Geschlechtsver-kehr durchzuführen.

Neben einem solchen Bilde des Herpes simplex progenitalis (dicht gruppierte, evtl. auf der Ge-genseite „abgeklatschte" kleine Bläschen, die sich zu einer polyzyklischen bzw. kleeblattarti-gen Erosion weiterentwickeln) kommen gerade an der Vulva entsprechend den schubweise auf-tretenden, mehr oder weniger solitären, rezidi-vierenden Aphthen der Mundschleimhaut ein-zelne große „vagante Aphthoide" vor, für die mehr oder weniger wahllos nebeneinander eine Reihe von Bezeichnungen, wie etwa „insonte Anogenitalgeschwüre" Welander, „Aphthosis" Neumann usw., gebraucht wird. Für derartige Genitalläsionen, deren Substrat weder makro-skopisch noch mikroskopisch hinreichend von-einander abzugrenzen ist, ist die (allerdings stark simplifizierende) Zusammenfassung unter dem Dachbegriff der Aphthosis Touraine (60) zu be-grüßen.

Bei dem Ulcus vulvae acutum im Sinne von LIP-SCHÜTZ (41) und SCHERBER handelt es sich um eine akute, gelegentlich perakute und mit ein-drucksvollen Allgemeinsymptomen (primär-aty-pische Pneumonie mit Erhöhung von Kälteagg-lutininen [16] u./o. Mykoplasmentiter) verge-sellschaftete Krankheitsform, im Gesamtbild et-wa nach Art der Vulvitis aphthosa (analog zur Stomatitis aphthosa). Immerhin sind aber für das Ulcus vulvae acutum in einer nicht kleinen Zahl Rezidive oder gar über Jahre chronisch-re-zidivierende Verlaufsweisen bekannt geworden. LIPSCHÜTZ hat für das nach ihm benannte Krankheitsbild, welches wir hier weitgehend als „Vulvitis aphthosa" hinstellen, eine besondere Symptomatologie wie eigenartig heftigen Mik-tionsschmerz, Bevorzugung der kleinen Scham-lippen, häufiges Auftreten nach der Defloration oder dem Koitus überhaupt (vgl. hingegen „Her-pès indiscret" oder „Herpes venereus" Besnier), verschiedene, wie gangränöse, „venerische" oder miliare Geschwürstypen u.a.m. aufzustellen ge-sucht.

Ein weiteres Argument für die Lipschützsche Konzep-tion einer Krankheitseinheit des Ulcus vulvae acutum könnte man überdies in dem Nachweis des von LIP-SCHÜTZ als pathogene Abart des Döderleinschen Ba-zillus postulierten Bacillus crassus erblicken, der nicht nur in den Genitalläsionen selbst nachzuweisen ist, sondern darüber hinaus bei einzelnen Fällen sogar im strömenden Blut oder in Hautefloreszenzen ähnlich dem Erythema nodosum festgestellt wurde. Ohne hier aber auf die Vorstellungen von LIPSCHÜTZ über die Möglichkeit einer sprunghaften Variation der Döder-leinschen Scheidenbakterien zur Pathogenität näher eingehen zu wollen, geht meine Ansicht dahin, in dem von LIPSCHÜTZ Bacillus crassus genannten Scheiden-bakterium ein zwar der Einfachheit des Nachweises halber höchst wertvolles diagnostisches Epiphänomen zu erblicken, die eigentliche Ursache aber wohl in ei-nem dem Herpes simplex nahestehenden, indes mit diesem nicht identischen Virusinfekt zu suchen.

Ein weiteres Krankheitsbild innerhalb der von TOURAINE (60) versuchten Synthese der „großen Aphthosen" ist - sozusagen als Gegenpol zu der eben als „Vulvitis aphthosa" abgehandelten, überwiegend akuten Erscheinungsform des Ul-cus vulvae acutum - das von dem türkischen Dermatologen HULUSI BEHÇET (3, 4, 5) aufge-stellte Syndrom. Dieses weist, abgesehen von seinem sich über Jahre hinschleppenden, zähen, schubweisen Verlauf durch seine deutlicher her-vortretende Beteiligung von Gefäßgebieten grö-ßeren Kalibers (Gliedmaßen, Hohlvene usw.) und nicht zuletzt durch die häufig deletäre Au-genbeteiligung besondere Akzente auf. Neben dieser 1937 ursprünglich als Symptomen-Trias aufgestellten Symptomatologie, die dann in der Folge durch die erwähnten Gefäßveränderungen zu erweitern war, sind ähnlich wie in der Klinik der Herpes-simplex-Infektion Beobachtungen meningoenzephalitischer o. ä. Krankheitsbilder hinzugekommen (sog. Neuro-Behçet).

Hautkrankheiten mit häufiger Lokalisation an der Vulva

Formenkreis der Ekzeme (Lichen simplex chronicus, Morbus Fox-Fordyce einschließlich differentialdiagnostischer Erörterung der heterotopen Talgdrüsen)

Was ein *„Ekzem"* ist, läßt sich kaum in Kürze ausdrücken. Einmütigkeit herrscht immerhin darüber, daß der beste Definitionsansatz im histopathologischen Substrat der Ekzemreaktion, d.h. in der für diese so kennzeichnenden, „Spongiose" benannten schwammig-serösen Durchsetzung der Epidermis gegeben ist. Im Gegensatz zum „Ekzem" versteht man unter einer *„Dermatitis"* in morphologischer Hinsicht ein vorwiegend scharf begrenztes, flächenhaft erythematöses bis ödematöses Erscheinungsbild, welchem die synchrone und metachrone Polymorphie der gleitenden Ekzemskala (Erythem, Papulovesikel, Nässen, evtl. Pustel, Kruste, Schuppe) fehlt und welches sich nach Wegfall der äußeren Noxe bald spontan zurückbildet (cessante causa cessat effectus!). Diese Dermatitis in engerem Sinne bzw. Kontaktdermatitis wird demgemäß bei Auftreten im Vulvabereich den Gynäkologen zur Ermittlung einschlägiger artifizieller Ursachen (Irrigationsflüssigkeiten einschl. sonstiger vaginaler Medikation, Antikonzipientia, Pessare mit konsekutivem Reizfluor o.ä.) veranlassen. Darüber hinaus wird namentlich bei dickleibigen Frauen in den sich überdeckenden Genitokruralfalten der intertriginös-mazerativen Zersetzung mit u.U. aufgepfropfter mykotischer Besiedlung (Soor, Erythrasma usw.) Augenmerk zuzuwenden sein. Wohl allgemein bekannt ist die Entwicklung dermatitischer bis ekzematöser (d.h. dann weitgehend krankheitsautonom weiterbestehender) Reizungen der Genitalregion bei latenten oder manifesten Diabetikern, wobei nicht allein der Zuckergehalt des Harns als vielmehr die labile Hyperreagibilität der äußeren Decke die entsprechenden ekzematotropen Voraussetzungen zu schaffen scheint. Da ferner die Existenz einer rein mechanisch verursachten, also im Sinne von HEBRA wie KREIBICH als „Scheuerekzem" zu bezeichnenden Ekzematisation zu bejahen ist, wird der Ausschaltung sonstiger prurituöser Noxen (Verwurmung!) besondere Beachtung zu schenken sein, worauf in diesem Beitrag unter dem Kapitel „Pruritus vulvae" noch im einzelnen einzugehen sein wird.

Im allgemeinen teilt man heute den Formenkreis der Ekzeme in *vulgäre, seborrhoische* und *endogene** Ekzeme ein, wobei wir im Gegensatz zum vorzugsweise konditionellen vulgären Ekzem beim seborrhoischen wie endogenen Ekzem konstitutionelle Ekzematiker als Träger dieser Hauterscheinungen vor uns haben, die sich allerdings hinsichtlich Lebensalter, Erscheinungsbild und vegetativer Regulationsweise ihres Hautorgans ziemlich polar gegenüberstehen.

Im allgemeinen stellen isolierte Ekzemmanifestationen im Vulva-Damm-Bereich eine große Seltenheit dar, so daß angesichts eines derartigen Befundes zur exakten Erfassung des „Genitalekzems" die Besichtigung der gesamten Hautdecke meist unerläßlich ist. Hervorgehoben sei andererseits, daß demgegenüber das weibliche Genitale häufiger Sitz von u.U. hochgradigen Lichenifikationen ist, die aufgrund fortgesetzten intensiven Scheuerns als instinktiver Abwehrbewegung gegen den gerade im Genitalbereich nicht selten äußerst quälenden Juckreiz zustande kommen. Man sieht diese eigentümlichen brau- oder grauroten, evtl. auch bezirksweise depigmentierten und peripher schmutziggraubraun pigmentierten, chagrinlederartigen Vergröberungen der Oberhaut als sekundäres Reaktionsprodukt auf dem Boden wiederkehrender akuter oder subakuter Ekzemschübe. Seltener kommt eine derartige, mitunter *gigantische* Ausmaße annehmende *Lichenifikation primär,* d.i. durch flächenhaftes Zusammentreten runder, planer, stecknadelkopfgroßer (= Lichen-simplex-) Knötchen zustande. In solchem Falle wird es sich im Vulvabereich aber kaum jemals um Teilmanifestationen des endogenen Ekzems (= Neurodermitis disseminata) handeln, was im Einzelfall durch Berücksichtigung der Sippen- und Eigenanamnese, des Vorkommens von Asthma und Heuschnupfen, von Milchschorf- und Beugenekzem usw. in der geschilderten Weise leicht aufzuklären sein wird, sondern um den von ERNEST VIDAL in einer Sonderstellung 1886 abgegrenzten *Lichen simplex chronicus* (Abb. **6**).

Bei dieser auch als Neurodermitis circumscripta bezeichneten Hautkrankheit zeigt der Einzelherd (mehr als 2 bis 3 Herde gleichzeitig sind selten!) einen „diagnostischen" Drei-Zonen-Aufbau: In der Mitte des Lichen-simplex-Herdes flächenhafte (primäre) Lichenifikationen, als anschließende Zone dicht nebeneinander gruppierte, annähernd hautfarbene oder graurötliche, runde, plane, stecknadelkopfgroße, selten auch etwas größere oder stumpfe (= obtuse) Knötchen, die mithin im Gegensatz zum Lichen ruber weder polygonal gestaltet noch zentral gedellt sind, und schließlich als Abschluß nach außen einen dritten, peripheren Abschnitt in Gestalt einer verwaschenen, schmutzigen Braunpigmentierung. Im Gegensatz zum endogenen Ekzem ist der Lichen simplex chronicus nicht familiär,

---

* synonym für Neurodermitis disseminata, atopic dermatitis u.ä.

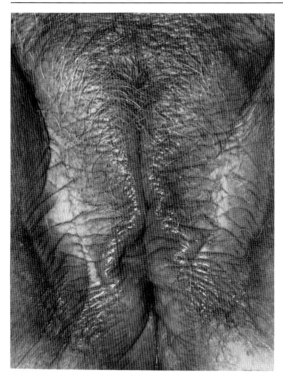

Abb. **6**   Lichen simplex chronicus der Vulva

entwickelt sich nicht vom Kinderekzem her und zeigt keine Kombinationshäufung mit Heuschnupfen, Asthma usw., sondern hängt ätiopathogenetisch mit Leberschädigungen, Gallenleiden, Obstipation, Anazidität, vermehrter Dünndarmfäulnis usw. zusammen. Zu unterstreichen ist, daß der Lichen simplex ausgesprochen häufig gerade im Bereich der großen Labien anzutreffen ist, wobei an dieser Stelle der vorhin hervorgekehrte Drei-Zonen-Aufbau meist verschwimmt und eine breite, flächige „Lichénification géante" mit Lichtung oder Schwund der Schambehaarung im Vordergrund steht.

Therapeutisch wird der Lichen simplex chronicus (ähnlich dem chronischen vulgären Ekzem) kombiniert, nämlich *zentral-allgemein* antiprurituös-sedierend mit kortikalen und subkortikalen Dämpfungsmitteln aus der Barbiturat- (z. B. Luminaletten), der Phenothiazin- (z. B. Megaphen, Atosil, Repeltin) oder Antihistaminreihe (z. B. Soventol) *und peripher-lokal* namentlich mit „reinem" Steinkohlenteer (= ungereinigtem Leuchtgasteer) zu behandeln sein. Zur schnelleren Teerreife, also zur Erreichung eines „ruhigen", subchronischen Ekzemsubstrats, stehen heute verschiedene Corticosteroidsalben zur Verfügung, die in solchen Fällen in salbig-fettigem Vehikel, bei akut-nässender Exazerbation hingegen in einer Creme-Grundlage hautkonstitutionsadäquat anzuwenden sind. Zu der bei ekzematösen Hautkrankheitszuständen im Vulva-Damm-Bereich besonders notwendigen Reinigung empfehlen sich als Badezusätze weniger pflanzliche Inhaltstoffe (Kamille, Malve, Schachtelhalm o. ä., eher noch Eichenrindenabkochungen) als flüssige, teerhaltige Zubereitungen (z. B. Plesiocid). Übrigens sei erwähnt, daß bei schulgerechter, kurzfristiger Teeranwendung eine karzinogene oder kokarzinogene

Wirkung der Teere nicht zu befürchten ist. Außerdem sind maligne Umwandlungen auf dem Boden chronisch-lichenifizierter Ekzemsubstrate ohnehin eine eminente Seltenheit geblieben (28, 29).

Im Gegensatz zu Teerungen wird man von der in der Ekzemtherapie sonst üblichen Anwendung von *Röntgenstrahlen* im Vulvabereich selbstredend nur nach Eintritt der Menopause Gebrauch machen, wie man auch andererseits mit der Verabfolgung symptomatischer Interna bei schwangeren Ekzemträgerinnen zurückhaltend sein wird.

Morbus Fox-Fordyce

Bei der 1902 von G. H. Fox makroskopisch und von J. A. Fordyce mikroskopisch anhand zweier Eigenbeobachtungen als „seltene papulöse Erkrankung der Achselgegend" beschriebenen Krankheit handelt es sich um eine Hautkrankheit, die von den einen dem Formenkreis der Prurigo-Reaktionen bzw. dem Lichen simplex chronicus (Arndt, Ehrmann), von den anderen mehr den Krankheitszuständen der apokrinen Schweißdrüsen zugezählt wird. Finden sich doch im besonderen an den Stellen apokriner Drüsen, also in den Achselgruben, den Brustwarzen und der Genitoperianalregion und praktisch nur bei der geschlechtsreifen Frau in disseminierter, d. h. auf engem Raum dicht gruppierter Anordnung stecknadelkopfgroße, halbkugelige, äußerst jukkende, hautfarbene Knötchen, die im Gegensatz zum typischen Lichen simplex zentral nicht zur primären, flächenhaften Lichenifikation zusammenfließen. *Histologisch* besteht kein von Fall zu Fall übereinstimmendes Bild.

Das Wesen des Morbus-Fox-Fordyce ist letztlich ungeklärt. Erörtert werden abwegige Sekretion des apokrinen Drüsenapparates oder apokrine Schweißretentionszustände, eine atavistisch-nävusartige Basis oder Einflüsse einer allgemeinen vegetativen Disharmonie. Häufig finden sich im Verein mit sonstigen „degenerativen" Stigmen Zyklusstörungen oder Virilisierungszeichen.

Therapeutisch kommen Probeabrasionen, Vitamin A und E, Follikel- und Corpus-luteum-Hormon oder Serumgonadotropin in Betracht, während die Lokalbehandlung im wesentlichen den bei Ekzem und Lichen simplex gegebenen Richtlinien entspricht.

Ektopische Talgdrüsen am weiblichen Genitale

Da in dem vorangehenden Abschnitt beim Morbus Fox-Fordyce von fraglichen Krankheitszuständen der apokrinen Schweißdrüsen die Rede war, die sich klinisch-morphologisch kleinknötchenförmig äußern, sei anschließend aus differentialdiagnostischen Gründen auf das Vorkommen heterotoper bzw. ektopischer, klinisch ebenfalls kleinknötchenförmig imponierender Talgdrüsen aufmerksam gemacht. Ihr Hauptsitz ist die Mitte der kleinen Labien, gelegentlich sind sie aber auch an den großen Schamlippen

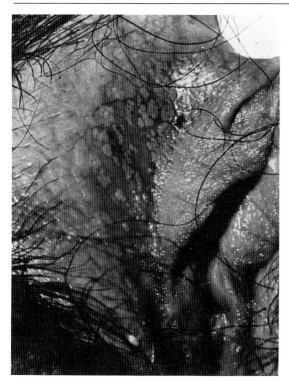

Abb. 7 Ektopische Talgdrüsen am weiblichen Genitale

und sehr selten am Präputium der Klitoris zu beobachten. Sammartino erwähnt ihr Auftreten auch am Mons pubis und in den Genitokruralfalten. Bei 506 von Friedrich u. Schädel (11) untersuchten Frauen war nur in 28 Fällen ein einseitiges Bestehen festzustellen, in Einzelfällen war gleichzeitiges Auftreten in der Mundhöhle (Seboglandulia buccalis) zu sehen. Friedrich u. Schädel werten für das Auftreten solcher ektopischer Talgdrüsen hormonelle Einflüsse höher als entwicklungsgeschichtliche Anlagen hierzu, da sie in ihrem großen Untersuchungsgut das seltene Vorhandensein ektopischer Talgdrüsen am weiblichen Genitale vor der Pubertät, oder allenfalls erst kurz vor der Menarche, und ihren Rückgang im Klimakterium verfolgen konnten, so daß gewissermaßen zwischen der Entwicklung einer Kraurosis vulvae oder einer Rückbildung bzw. dem Fehlen ektopischer Talgdrüsen am weiblichen Genitale ein Verdrängungsgleichgewicht bestehen könnte (Abb. 7).

Acne conglobata, Enterokokkengranulome
(23 a, 39 a, 46 a, 51 a)

Im Gegensatz zur Acne vulgaris ist die Acne conglobata nicht „juvenil", also an kein bestimmtes Lebensalter wie auch an keine bestimmte Körperregion gebunden, sondern eine den gesamten Rückenbereich einschließlich der Glutäi und des Nackens („Folliculitis et Perifolliculitis capitis abscedens et suffodiens") einneh-

mende Erkrankung. Einzelmorphologisch hervorzuheben sind Gruppen- und Riesenkomedonen, u. U. phlegmonöse kutane Infiltrationen mit nachfolgender brückenzipfelförmiger oder wie gestrickt erscheinender Vernarbung bei insgesamt eigentümlich Cutis-laxa-artiger schlaffer Hautdecke, die sich ggf. auch erst einige Zeit nach zentralnervöser Traumatisierung entwickelt und so die Genese dieser eigentümlichen, mitunter auch fistulös-ulzerösen und evtl. fieberhaften Akneform begünstigt. Seltener scheint auch eine beträchtliche Leberdysfunktion pathogenetisch mit im Spiel zu sein. Diese, übrigens ausgeprägt androtrope, Acne conglobata kommt nach eigenen, von Nürnberger (46 a) mitgeteilten Beobachtungen keinesfalls selten im *Damm-Gesäß-Bereich* vor. Diese äußerst lästige, weil hartnäckige, auch *Akne-Tetrade* genannte Affektion ist neuerdings durch Behandlung mit Isotretinoin (Roaccutan) therapeutisch zugänglich geworden. Isotretinoin ist jedoch fruchtschädigend (teratogen) und deshalb bei allen gebärfähigen Frauen nur mit Zurückhaltung angezeigt.

Furunkel bzw. Abszesse können – wiederum unter Bevorzugung des männlichen Geschlechts – in dieser Region chronisch-rezidivierende *Enterokokkengranulome* (23 a) darstellen, an deren nosologischer Eigenständigkeit nach den vorliegenden Nachbeobachtungen wohl nicht mehr zu zweifeln ist (23 a, 39 a, 51 a).

Bullöse Dermatosen (Pemphigus chronicus, bullöses Pemphigoid, Dermatitis herpetiformis, Erythema exsudativum multiforme)

Wie bei vielen generalisierten Hautkrankheiten treffen wir auch bei den mit Blasenbildung einhergehenden Dermatosen nicht selten auf eine entsprechende Krankheitsbeteiligung am äußeren Genitale der Frau. Beim *Pemphigus chronicus vulgaris,* der nach dem Nodetschen Kriterium durch die Entwicklung von prall gespannten und einkammerig gebauten Blasen auf unveränderter Haut charakterisiert ist („Bullosis spontanea"), wobei darüber hinaus diese blasigen Abhebungen und die Haut ihrer Umgebung tangential leicht verschiebbar sind (Nikolski-Phänomen), sieht man sowohl an der Vaginalschleimhaut wie im Bereich des äußeren Genitales immer wieder einmal Blasenbildungen oder deren Restzustände.

Ultramikroskopisch ist im gleichen Sinne eine primäre Alteration der Interzellularsubstanz zu konstatieren, wie auch mittels der direkten Immunfluoreszenz die Interzellularsubstanz der Epidermis als primärer Angriffspunkt des Krankheitsvorgangs hervortritt. Die hierfür verantwortlichen Pemphigusantikörper sind Immunglobuline hauptsächlich vom Typ des IgG,

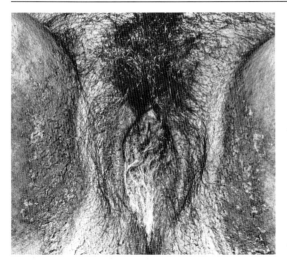

Abb.**8**　Pemphigus chronicus familiaris benignus (Hailey-Hailey)

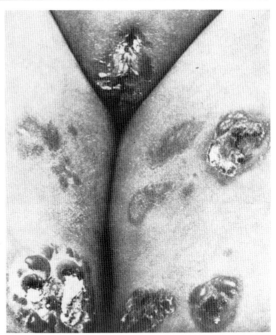

Abb.**9**　Pemphigoide Dermatitis herpetiformis mit Beteiligung der Vulvaregion

während ferner in der Interzellularsubstanz selbst noch C3 nachgewiesen wurde.

Ebenso besteht bei der als Pemphigus vulgaris beginnenden und sich zur exfoliierenden Erythrodermie umwandelnden Varietät des *Pemphigus foliaceus* meist eine Beteiligung der Genitalregion, ohne daß diese andererseits zur Prädilektion zu zählen wäre. Ganz anders verhält es sich dagegen beim *Pemphigus vegetans,* der anstelle von Blasen beetartige Wucherungen aufweist, die charakteristischerweise randwärts noch Blasenreste erkennen lassen können: Bei ihm sind Pubes, Genitokruralfalten, Oberschenkelinnenseiten, Perineum und Analregion bis zum Kreuzbein hin häufig schwimmhosenartig Vorzugssitz der fötide mazerierten, rasenförmigen Wucherungen, durch deren Entwicklung die großen Labien, gelegentlich auch die kleinen Schamlippen hahnenkammförmig aufschwellen. In der Nähe des Anus kann dergestalt bisweilen das Bild der breiten (luischen) Kondylome vorgetäuscht sein. Auch der *Pemphigus chronicus benignus* (Hailey-Hailey) bevorzugt mit flächenhaften serpiginösen sowie vesikulös-schuppenkrustösen Morphen speziell die intertriginösen Bezirke und somit nicht selten die Inguinal-Perianal-Region. Familiarität bei unregelmäßig dominantem Erbgang (Abb.**8**)!

Parapemphigus

Synonyma: Alterspemphigus, bullöses Pemphigoid

Bei dieser in diesem Jahrhundert in seiner Sonderstellung erkannten Pemphigusvarietät der 60- bis 70jährigen finden wir, ohne Geschlechtsunterschied, wie beim Pemphigus chronicus auf unveränderter Haut, aber auch auf erythematöser Basis helle, klare, später auch hämorrhagische und meist zunächst sehr prall stehende, blasige Abhebungen, die nach ihrem Einreißen Erosionen oder oberflächliche Vernarbungen hinterlassen.

Histologisch handelt es sich um eine subepidermale Blasenbildung, die von mehr oder weniger Zellinfiltra-

tionen in den oberen Kutisanteilen begleitet werden kann.

Immunologisch lassen sich zirkulierende Antikörper (IgG in linearer Anordnung) gegen die Basalmembran nachweisen, die komplementbindend sind, so daß bei diesem Leiden immunologisch und histologisch der Sedes morbi zusammenfällt.

Während nun der Pemphigus chronicus nach heutiger Anschauung vermutlich eine Krankheit eigener Art mit völlig unklarer Ätiologie darstellt, haben wir bei der *Dermatitis herpetiformis* (Duhring) zunächst auch eine symptomatologische Einheit vor uns, die bei aller Neigung zur Polymorphie durch ein dennoch charakteristisches Hauterscheinungsbild, durch eine eigentümliche Halogen-Idiosynkrasie (vorzugsweise gegenüber Jod) und durch eine Tendenz zur Eosinophilie im zellulären Blutbild wie im Blaseninhalt gekennzeichnet ist. Es dürfte sich aber um ein polyätiologisch verursachbares Syndrom handeln, wie u.a. aus der Zusammenstellung von SCHULZE-FRENTZEL (56) ersichtlich wird, wobei für den Gynäkologen die Kenntnis von Erkrankungen an Dermatitis herpetiformis als „réaction cutanée" bei malignen gynäkologischen Grundleiden beachtenswert ist (Abb.**9**).

Histologisch treffen wir auf eine kleine subepidermale Blasenbildung, die vor allem neben Neutrophilen und Mononukleären reichlich Eosinophile enthält. Besonders typisch sind darüber hinaus meist vorangehende, peribullöse oder in den Papillen lokalisierte Mikroabszesse oder Ödematisierungen an gleicher Stelle. Auch *elektronenmikroskopisch* erweist sich die dermoepider-

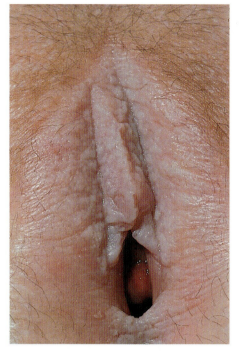

Abb.**2** Lichen sclerosus et atrophicus im Vulvabereich

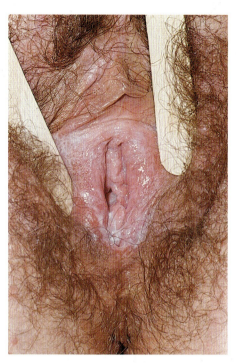

Abb.**3** Lichen ruber der Vulva

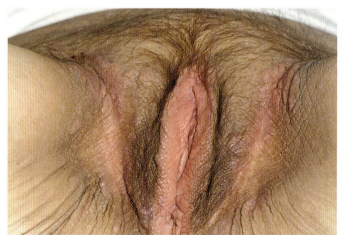

Abb.**13** Acanthosis nigricans

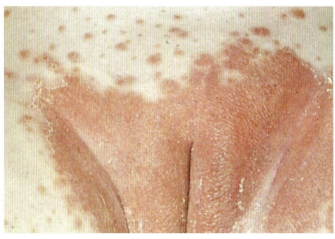

Abb.**20** Intertriginöse Candidosis

Endometriose, Wesen und Entstehung

G. KINDERMANN
S. **13**.1 ff.

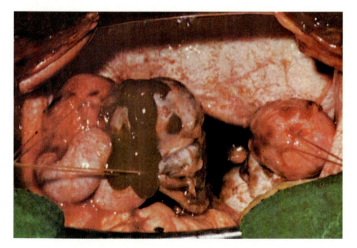

Abb. **4** Beckenendometriose mit linksseitiger Schokoladenzyste des Ovars bei Mayer-Rokitansky-Küster-Syndrom (17jährige Patientin mit periodischen Molimina seit zwei Jahren). Völliger Defekt von Vagina und Zervix. Beide Uterusknospen sind angezügelt, das Lig. vesicorectale ist gleichfalls durch einen Faden gefaßt und nach links gezogen. An der Oberfläche des rechten Ovars erkennt man altes Blut aus endometriotischen Bezirken, auf dem Bauchfell des Sigmas einen Endometrioseherd (Mitte des unteren Bildrandes). Die linke Tube ist stark erweitert. Die Schokoladenzyste des linken Ovars ist eröffnet. Der Inhalt fließt ab. Das linke Adnex und die beiden Uterusknospen wurden entfernt. Während die rechte Knospe solide war, enthielt die linke funktionierendes Endometrium

Zytologie und Kolposkopie

H. PICKEL
S. **14**.113 ff.

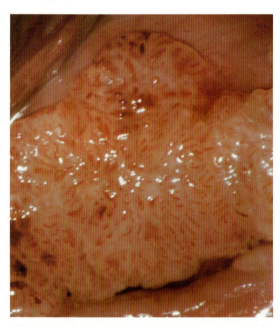

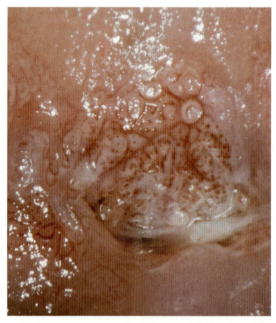

Abb. **6** Essigsäureprobe. Markante besenreiserartige sowie kommaförmige Gefäßzeichnung unter dem dünnen Plattenepithelüberzug eines flachen Portiopapilloms

Abb. **7** Größere Areale mit grober Punktierung in Kombination mit deutlichem Mosaik (histologisch CIN III)

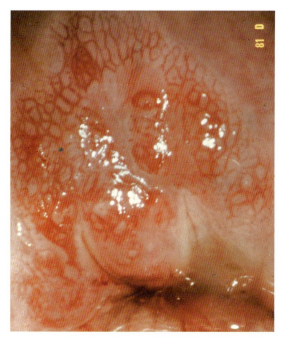

Abb. **8** Sehr grobes Mosaik mit Punktierung (histologisch CIN III)

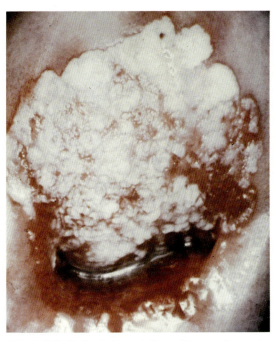

Abb. **9** Teils flach erhabene, teils papillär-polypöse essigweiße Keratose-Leukoplakie (histologisch CIN III)

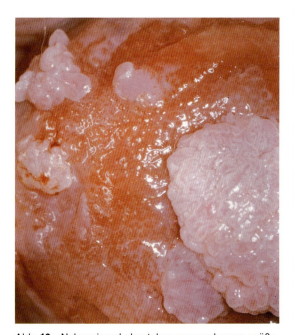

Abb. **10** Nebeneinanderbestehen von mehreren größeren und kleineren gegliederten Portiopapillomen. Dazwischen Areale mit Punktierung und Mosaik

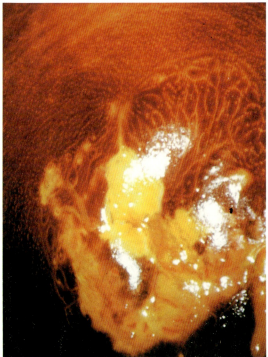

Abb. **11** Abnorme Umwandlungszone mit unterschiedlich ausgeprägter Jodprobe. Jodgelbe Areale unten. Jodnegative Bezirke in der Mitte. Oben ein größeres Areal mit jodpositivem Mosaik

K. J. Lohe und J. Baltzer
S. **14**.122 ff.

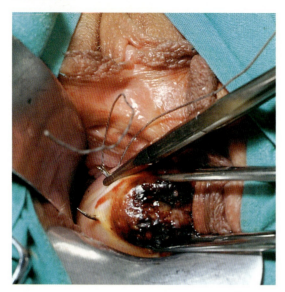

Abb. **1**   Umstechung der seitlich absteigenden Äste der
uterinen Gefäße zu Beginn der Konisation

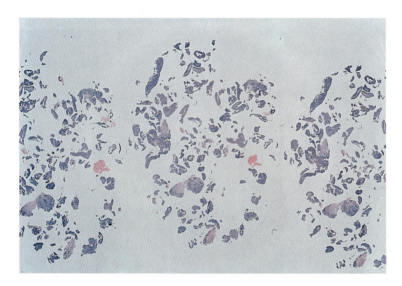

Abb. **8**   Der histologische Schnitt
zeigt die dicht aneinandergelegten
Gewebebröckel zur besseren
Durchmusterung nach Portioabschabung

A. CASTAÑO-ALMENDRAL und J. TORHORST
S. **14**.231 ff.

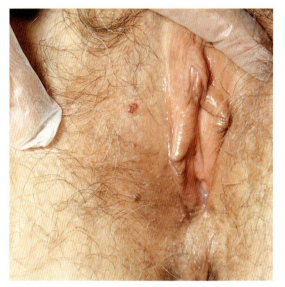

Abb. **5**   Angiokeratom bzw. seniles Hämangiom

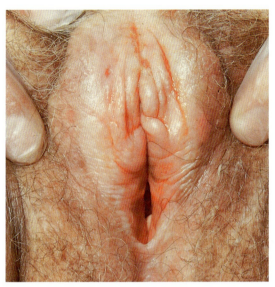

Abb. **10**   Lichen sclerosus

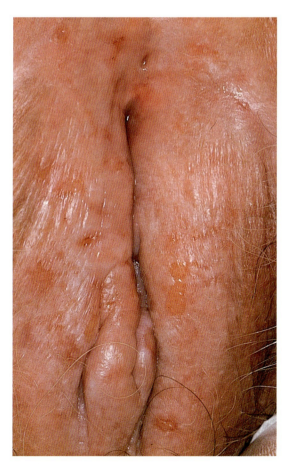

Abb. **11**   Hyperplastische Dystrophie

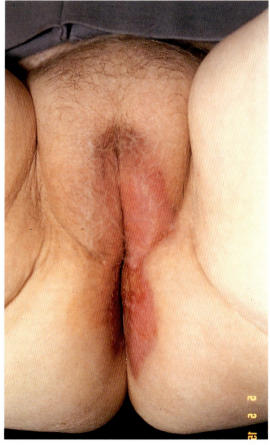

Abb. **14**   78jährige Patientin mit ausgedehntem Morbus Paget, vor allem re.

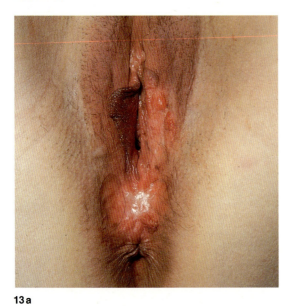

13a

Abb. **13a** 43jährige Patientin mit histologisch verifizier-
tem Morbus Bowen, **b** 63jährige Patientin mit bowenoi-
der Papullose der Vulva, vor allem li. mit Ödembildung;
c 38jährige Patientin mit Carcinoma in situ im Bereich der
hinteren Kommissur

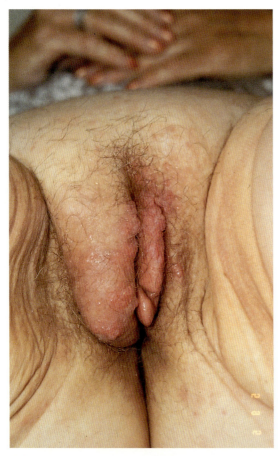

13b

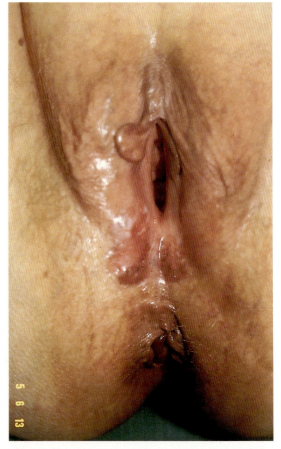

13c

F. HAID-FISCHER und H. LUDWIG

S. 21.29

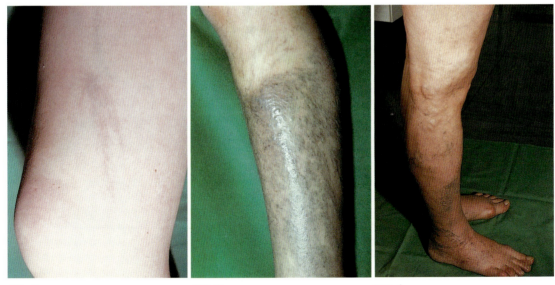

Abb. 1   Abb. 2   Abb. 4

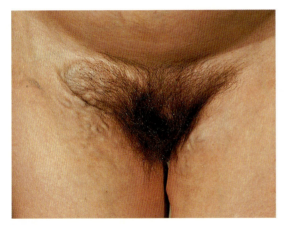

Abb. 1 „Besenreiser"-Varizen an der Innenseite des distalen Oberschenkeldrittels. Außerhalb der Schwangerschaft

Abb. 2 Polsterförmige Varikosis, bestehend aus konfluierenden „Besenreiser"-Varizen und retikulären Varizen im II. Trimenon einer sonst normalen Schwangerschaft

Abb. 3 Stammvenenvarikosis der V. saphena magna rechts mit Mündungsklappeninsuffizienz

Abb. 4 Stammvenenvarikosis der V. saphena parva, retikuläre Varikosis, venöse Stauung des rechten Beines mit Corona phlebectatica paraplantaris: „Chronisch-venöse Insuffizienz". Auch das linke Bein ist gestaut. 55jährige Frau vor gynäkologischer Operation

Abb. 3

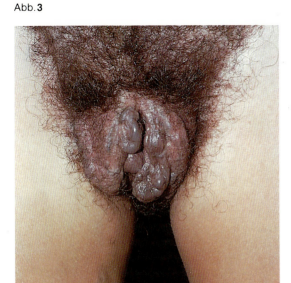

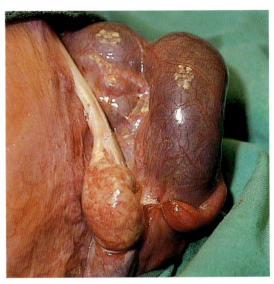

Abb. 5 Typisches Bild einer Varikosis der Vulva im III. Trimenon einer sonst normalen Schwangerschaft

Abb. 6 Parauterine Venen, gefüllt und prominent. Situation bei Sectio. Situs von dorsal. Die Patientin hatte an den Beinen während der 2. Hälfte ihrer 3. Schwangerschaft retikuläre Varizen

Laparoskopie
H. HEPP und W. MEIER
S. **23**.1 ff.

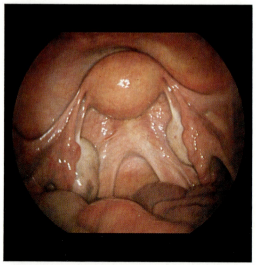

Abb. **1** Normaler Situs

Urethrozystoskopie
B. SCHÜSSLER und H. HEPP
S. **23**.20 ff.

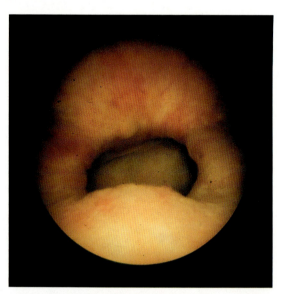

Abb. **3** Abgeheilte Vesikovaginalfistel

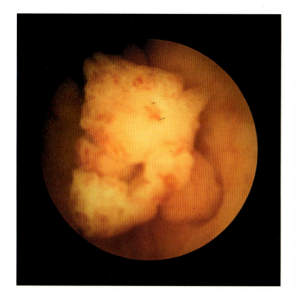

Abb. **4** Papilläres Urothelkarzinom

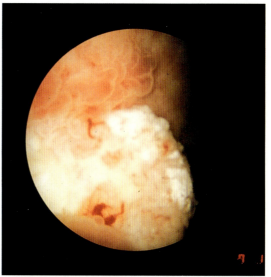

Abb. **5** Einbruch eines Zervixkarzinoms in die Harnblase. Daneben bullöses Ödem

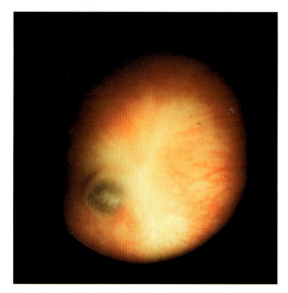

Abb. **6** Blasenendometriose mit suburothelialer Einblutung und narbigen Veränderungen der Blasenwand

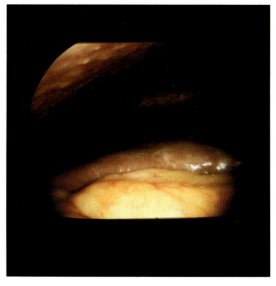

Abb. **7** Strahleninduzierte große Vesiko-Vagino-Rektalfistel (Kloake) im Zustand nach Anlage eines Anus praeternaturalis

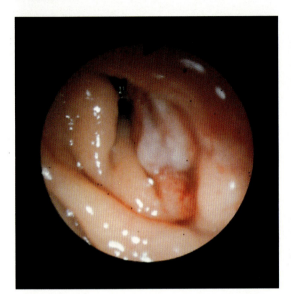

Abb. **3** Einbruch eines Ovarialkarzinoms in die Rektumschleimhaut

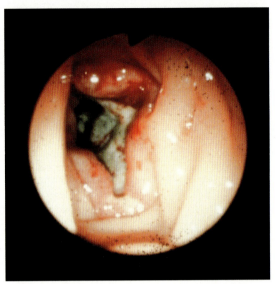

Abb. **4** Rektumkarzinom

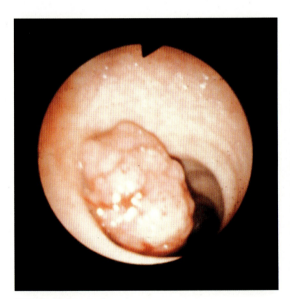

Abb. **5** Rektumpolyp

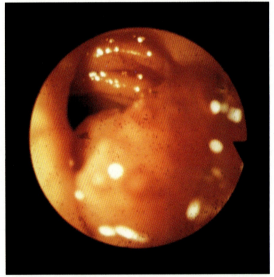

Abb. **6** Endometriose. Einbruch in die Rektumschleimhaut (2. Zyklushälfte) (Abb. 3, 4 und 5 wurden uns freundlicherweise von Frau Dr. *Marlene Weinzierl,* Med. Klinik II,
Klinikum Großhadern, zur Verfügung gestellt)

R. P. Baum und G. Hör
S. 24.48 ff.

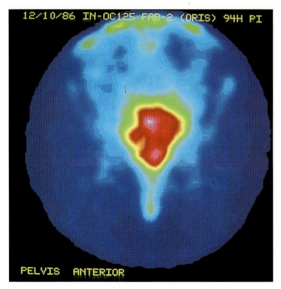

Abb. 1 Pelvines Rezidiv eines serösen Ovarialkarzinoms nach langjähriger, erfolgreicher Chemotherapie, dargestellt mit Indium-111-markierten OC-125-Antikörpern. Ventrale Aufnahme 94 h post injectionem. CA 125 war im Serum stark erhöht

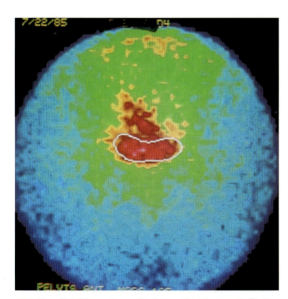

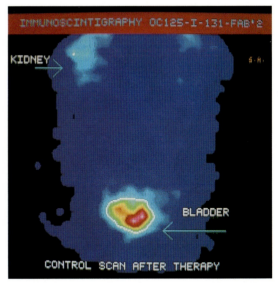

Abb. 2a Papillär-seröses Zystadenokarzinom mit Peritonealkarzinose (FIGO IV) *vor* Chemotherapie. Immunszintigraphie des mittleren und unteren Abdomens 4 Tage nach Injektion von Jod-131-OC-125-Antikörpern. Deutliche Antikörperfixation in dem retro- und supravesikal gelegenen Tumor sowie in den peritonealen Metastasen

2b Kontrollszintigraphie nach Abschluß einer PC-Chemotherapie (6 Zyklen): keine spezifische Tumoranreicherung mehr erkennbar, somit komplette Remission (durch Second-look-Operation histologisch bestätigt). Der zuvor stark erhöhte CA-125-Serumwert hatte sich ebenfalls normalisiert

Tafel XII

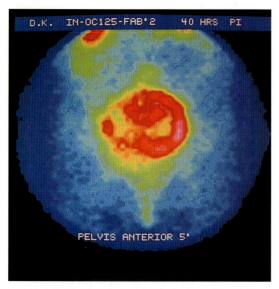

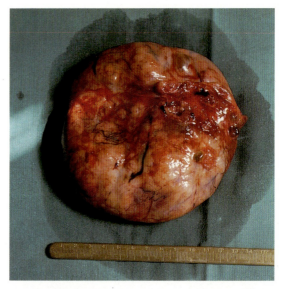

Abb. 3a Präoperatives Immunszintigramm mit Indium-111-markierten OC-125-Antikörpern bei einer Patientin mit Verdacht auf Ovarialkarzinom (sonographisch großer, zystischer Unterbauchtumor). 40 h p.i. findet sich eine sehr intensive, inhomogene Antikörperanreicherung am ausgeprägtesten in den Randzonen des Tumors. CA 125 im Serum war nur grenzwertig erhöht

3b Operationspräparat des in Abb. 3a immunszintigraphisch dargestellten Tumors. Die histologische Untersuchung ergab ein serös-zystisches, papilläres Ovarialkarzinom mit großen zentralen Nekrosen. Die Messung der Aktivitätskonzentration (44 h p.i.) ergab ein Verhältnis Tumor zu Blut von 20:1. Die CA-125-Konzentration in der tumorösen Zystenflüssigkeit zeigte sehr stark erhöhte Werte (bis zu 4500 U/ml)

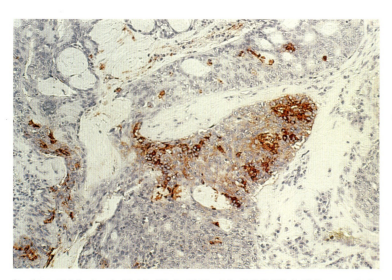

3c Immunhistochemie (Avidin/Biotin-Methode) mit OC-125-Antikörpern: starke apikale Anfärbung des CA-125-Antigens. Ein geringer Prozentsatz der Zellen weist auch zytoplasmatische Anfärbbarkeit auf

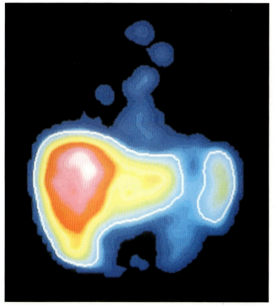

Abb. **4a**

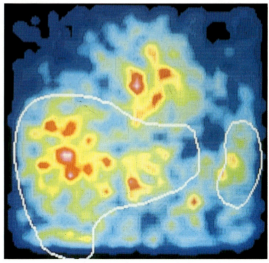

b

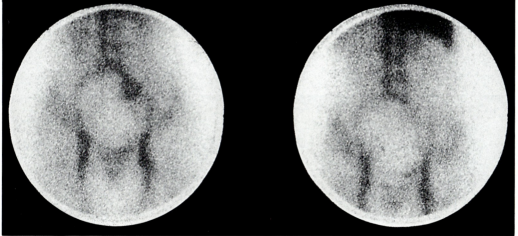

Abb. **5a**

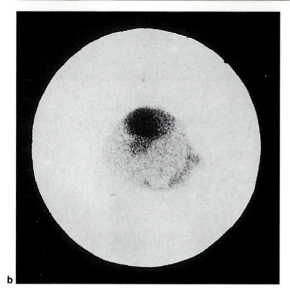

b

Abb. **4a** Konventionelles Leberszintigramm mit Tc-99m-Kolloiden bei einer jungen Patientin mit Zustand nach Ablatio mammae wegen eines invasiven Karzinoms und ansteigenden CEA-Werten im Serum: kein eindeutig pathologischer Befund. Lebersonographie zum gleichen Zeitpunkt ebenfalls unauffällig

4b Immunszintigramm der gleichen Patientin mit Jod-131 19-9/Anti-CEA (IMACIS 1): multiple fokale Antikörpermehranreicherungen sowohl im rechten als auch im linken Leberlappen. Die Lebermetastasierung wurde im weiteren Verlauf bestätigt

Abb. **5a** Immunszintigraphische Darstellung eines muzinösen Ovarialkarzinoms mit Jod-123-HMFG2: Die Aufnahme 10 Minuten p.i. (rechts) zeigt noch keine spezifische Antikörperanreicherung (Blutpool). 4 h p.i. deutliche Antikörperfixation in dem rechtsseitigen Ovarialkarzinom.

5b Immunszintigramm eines Operationspräparates (linksseitiges Ovarialkarzinom) 24 h nach Injektion von Jod-123-HMFG2: 2,4 Prozent der injizierten Aktivität finden sich im Tumor. (Die Abb. **5a** und **5b** wurden freundlicherweise von Dr. *M. Granowska*, London, England, zur Verfügung gestellt)

Tafel XIV

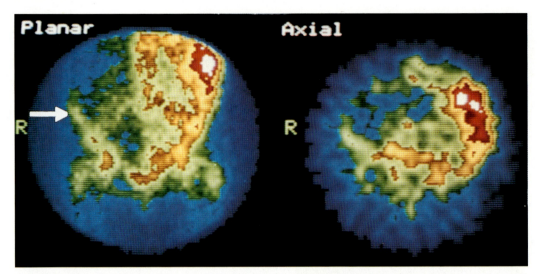

Abb. **6** Planares Immunszintigramm (links) und Emissionscomputertomographie (ECT – transversaler Schnitt in Höhe des angegebenen Pfeils) nach Injektion des mit Indium-111-markierten monoklonalen Antikörpers 791T/36 bei einem Patienten mit sonographisch großem zystischem Beckentumor (Verdacht auf Ovarialkarzinom): deutliche Antikörperanreicherung im linken Becken (insbesondere auf der ECT-Aufnahme erkennbar). Histologisch ergab sich ein gut differenziertes Liposarkom. (Die Abb. wurde dankenswerterweise von Dr. *A. C. Perkins,* Nottingham, England, zur Verfügung gestellt)

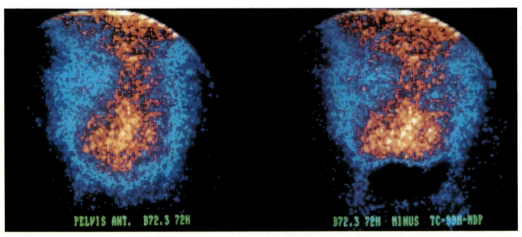

Abb. **7a** Radioimmunszintigraphische Darstellung eines großen, das ganze Becken ausfüllenden Ovarialkarzinoms mit dem Jod-131-markierten monoklonalen Antikörper B72/3 (ventrale Aufnahme 72 h p. i.). **7b** Die Subtraktionsszintigraphie mit Technetium-99m-MDP (Elimination der Blasenaktivität) bestätigt die spezifische Tumorfixation des Antikörpers. (Die Abb. **7a** und **7b** wurden freundlicherweise von Prof. *G. L. Buraggi,* Mailand, Italien, zur Verfügung gestellt)

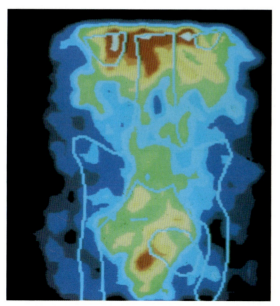

Abb. **8a**   Emissionscomputertomogramm   (frontaler
Schnitt) des mittleren und unteren Abdomens 4 Tage
nach Injektion von Jod-131-markierten monoklonalen Antikörpern gegen Beta-Humanchoriongonadotropin (HCG)
bei einer 30jährigen Patientin mit Verdacht auf Chorion-
karzinomrezidiv aufgrund ständig erhöhter Beta-HCG-Se-
rumspiegel. Es findet sich eine intensive fokale Antikörperanreicherung („hot spot") retrovesikal. Die blauen
Linien geben die Skelett- und Blasenkonturen wieder.

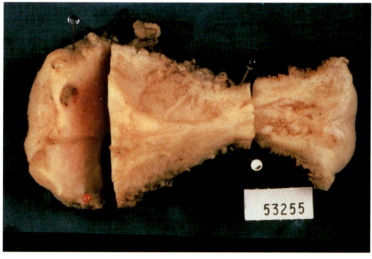

8b Aufgrund des immunszintigraphischen Befundes wurde die Patientin
operiert (Röntgencomputertomographie und Sonographie waren unauffällig!).
Es fand sich ein ca. 1 cm großes intrauterines Rezidiv des Chorionkarzinoms
(aufgeschnittenes Operationspräparat, deutlich erkennbar das Rezidiv).
(Abb. **8a** und **8b** wurden freundlicherweise von Prof. *J. F. Chatal,* Nantes,
Frankreich, zur Verfügung gestellt).

male Junktion als primärer Sitz, wie auch bei direkter *Immunfluoreszenzanwendung* IgA, und zwar nicht bandförmig, sondern in granulärer Verteilung in den Papillen feststellbar ist. Außerdem findet sich zusammen mit dem IgA Komplement vor, wie auch vereinzelt IgD dazu festgestellt wurde, während zirkulierende Antikörper gegenüber der Basalmembran und Epidermis offenbar nicht vorkommen.

Als dritte „große" bullöse Dermatose ist in Kürze noch auf das *Erythema exsudativum multiforme* zu verweisen, dessen häufige zirkumorifizielle Beteiligung am Exanthem namentlich beim Typus inversus bekannt ist. Dementsprechend finden sich unregelmäßig gezackte, speckige Ulzerationen an der Vulva oder der Vaginalschleimhaut, die mitunter aphthoid anmuten können, wie ja andererseits innerhalb dieses sicher heterogenen Formenkreises ein *postherpetisches Erythema exsudativum multiforme* als vermutliches „Herpetid" diskutiert wird (46). Differentialdiagnostisch sei schließlich auch erwähnt, daß meist hochfieberhafte toxische Exantheme unter dem Bilde derartiger multiformer Eryteme auftreten können, die dann nach eigener Beobachtung ebenfalls nicht selten mit einer „aphthoiden" Beteiligung der Genitalschleimhäute verbunden sind.

Papulöse Dermatosen (Morbus Darier, Acanthosis nigricans, Pseudoacanthosis nigricans, Lichen ruber planus)

Ebenso wie bei obligat oder fakultativ tumorförmigen Dermatosen, von denen hier als Beispiel aus der Gruppe der Retikulogranulomatosen bzw. malignen Lymphome die krankheitsspezifische Mitbeteiligung der Vulva in Gestalt tomatenförmiger Infiltrate bei *Mycosis fungoides,* einem T-Zellen-Lymphom, in Abb. 10 und 11 vorgeführt sei, kann auch in gleicher Weise bei den exquisit knötchenförmigen Hautkrankheiten das äußere Genitale der Frau mitergriffen werden. Hierbei kommt es als Standortvarietät sogar mitunter zu einer charakteristischen Sondernote der betreffenden Hautkrankheit, wie das hinsichtlich der in intertriginösen Hautbereichen nicht seltenen vegetierenden Umgestaltung bereits bei den bullösen Dermatosen (Pemphigus vegetans!) und noch davor für den Lichen simplex der Vulva („Lichénification géante"!) betont wurde. Das gleiche trifft unter den hier zu besprechenden Papulosen für die Dariersche Krankheit, die *Dyskeratosis follicularis vegetans* zu. Wir finden an den sogenannten seborrhoischen Prädilektionen und den intertriginösen Hautbezirken als Primäreffloreszenz bald dichter, bald lichter ausgestreut keratotisch-krümelige Papeln, die in der Inguinal-, Genital- und

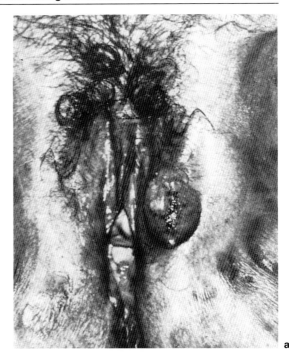

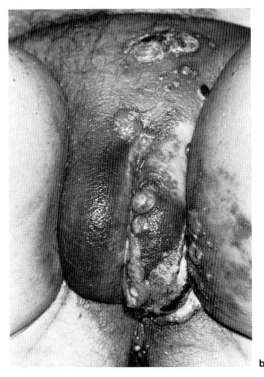

Abb. **10 a** Tumoröse Mycosis fungoides an der Vulva, **b** zur Differentialdiagnose Bild eines nach außen durchbrechenden Portiokarzinoms

Perianalregion dicht gedrängt konfluieren, breiig fötide verschmieren und überdies sich nicht selten zu zotten- oder hahnenkammförmigen, beetförmig-papillomatösen Flächen umbilden, u. U. von tumorartigem Gepräge (Abb. 12).

Zur Sicherung der Diagnose berücksichtige man die charakteristische Splitterung oder keratotische Verdikkung der Nägel sowie die bei einem Stempelkissendaumenabdruck eigentümliche Unterbrechung des Musters der Papillenleisten von der Hohlhand infolge ausgebröckelter Darier-Perlen.

Histologisch stellt der Morbus Darier eine klassische Dyskeratose mit meist deutlicher Entwicklung von „corps ronds" und „grains" dar, die weiterhin durch interzelluläre Spaltbildungen typisiert wird. Die *Therapie* besteht in der mehr oder minder wechselweisen Anwendung von Vitamin A in hohen Dosen oder von Grenzstrahlen, neuerdings: aromatisches Retinoid (Tigason)

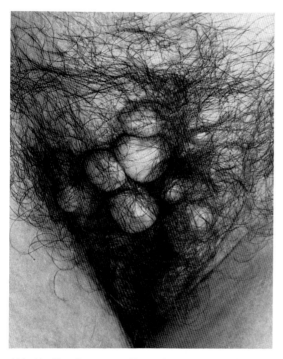

Abb. 11   Basaliome vom Typus Spiegler (sog. Spiegler-Tumoren) an der Vulva

Ein Hautleiden, welches als zur Hypertrophie führende Dystrophie aufgefaßt wird bzw. durch eine mit intensiver Pigmentierung und Hyperkeratose vergesellschaftete grobe Papillomatose charakterisiert ist, findet sich als *Acanthosis nigricans* – außer an Nacken, Achseln, weniger den Ellenbogen – ohnehin mit am häufigsten in der Genitoanalregion (CROCKER; POLLITZER u. JANOVSKY) (s. Bildtafel I, Abb. 13). Im allgemeinen wird bei dieser papillären und pigmentären Dystrophie mit BOGROW zwischen einer *benignen* und *malignen Form* unterschieden, wobei auffälligerweise die letztere Form sich meist ziemlich gleichzeitig mit malignen Adenokarzinomen (Magen-, Darm-, Brust-, Uteruskrebs usw.) manifestiert. Damit wird die maligne Acanthosis nigricans zum Hinweiszeichen von höchster klinischer Dignität auf ein viszerales Karzinom. Die benigne Acanthosis nigricans dagegen beginnt peripubertär, gelegentlich auch schon im frühen Kindesalter, wobei neben solchen endokrinen Einflüssen die Frage eines unregelmäßig dominanten Erbganges sowie die Kopplung mit Mißbildungen anderer Art oder mit heredodegenerativen Nervenleiden weiter zu verfolgen ist.

Darüber hinaus hat OLLENDORFF-CURTH 1951 eine weitere Form als *Pseudoacanthosis nigricans* (47) bei dunkelpigmentierten und adipösen Individuen beschrieben, bei welchen die klinische Durchuntersuchung beispielsweise Hypophysenstörungen oder ein Stein-Leventhal-Syndrom aufdecken kann. Abortive Erscheinungsbilder dieser Art sind aber auch bei rein exogener Fettsucht nach eigener Beobachtung nicht selten und dann entsprechend reversibel, ja gegebenenfalls nur an lipodystrophische Körpersegmente gebunden (35). Mitunter finden sich auch anstelle oder im Verein mit den üblichen Hauptsymptomen (papilläre Hypertrophie, Hyperpigmentation und Hyperkeratose) kleine, zwar disseminierte, aber isoliert bleibende Gebilde, die entweder pendulierenden Fibromen oder seborrhoischen Warzen entsprechen. GERT-

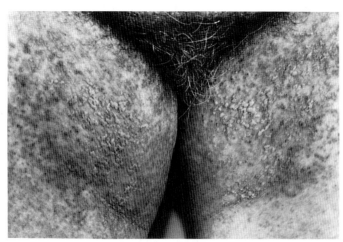

Abb. 12   Morbus Darier

LER hat solche Veränderungen als „postklimakterische Pigmentdermatose (Verrucosis seborrhoica mit Lokalisation der Pseudoacanthosis nigricans)" beschrieben (13).

Ähnlich der bereits abgehandelten vegetierenden Note der Pemphigusgruppe oder des Morbus Darier am äußeren weiblichen Genitale kommt es bei einer anderen exquisit knötchenförmigen Hautkrankheit, nämlich dem *Lichen ruber planus* (Abb.5), nicht selten zu einer für diese Lokalisation typischen Sonderform. Werden doch an der Vulva beim Lichen ruber vorzugsweise *anuläre,* sich von der Umgebung deutlich abhebende, weiße Papelreihen gebildet, die am deutlichsten an den kleinen Labien und an der Innenseite der großen Schamlippen zu sehen sind, wobei als weitere Besonderheit solcher Genitalherde nicht selten der geringe Juckreiz im Vergleich zu dem sonst doch mit heftigem Pruritus verbundenen Lichen ruber zu vermerken ist.

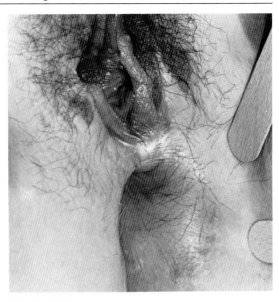

Abb.**14** Vitiligo

Pigmentstörungen (Vitiligo)

Von den verschiedenen Störungsbildern im Pigmentgehalt der Haut kommt im Genitalbereich nur der *Vitiligo* (Abb.14) Bedeutung zu. Im Zweifel, ob eine weiße Fleckenbildung im sonstigen Hautbereich als Leukoderma (deuteropathische Entpigmentierung) oder als Vitiligo (idiopathische Entpigmentierung) zu beurteilen ist, wird man sich dessen erinnern, daß die Umgebung der Geschlechtsorgane mit zu den ersten und hauptsächlichsten Lokalisationen der Vitiligo zählt. Vitiligoflecke sind ferner weitgehend seitengleich entwickelt und randwärts hyperpigmentiert. Eine Bindung an ein bestimmtes Lebensalter liegt nicht vor, die Krankheit entwickelt sich von Fall zu Fall verschieden schnell. Differentialdiagnostisch sind in erster Linie Leukoderme (Lues II, Lepra, Psoriasis vulgaris, Parapsoriasis, Pityriasis rosea, Pityriasis versicolor alba), ein partieller Albinismus, weniger auch ein Naevus anaemicus auszuschließen. Neuerdings werden bei der übrigens bis zu 30% auch familiären Vitiligo Beziehungen zur Schilddrüse (Antikörper?), Perniziosanämie oder zum Morbus Addison überprüft.

Therapeutisch gesehen wird eine perivulvär oder perianal entwickelte Vitiligo wohl kaum jemals Anlaß energischen Bemühens sein. Im übrigen stehen heute in der Therapie der Vitiligo Präparate, die Oxypsoralen enthalten, oder für die örtliche Anwendung solche mit Dihydrooxyazeton im Vordergrund, zur dekorativen Kosmetik Schminkungen, z.B. mit „Covermark".

Bei dem Gynäkologen besonders vertrauten Sheehan-Syndrom geht es um einen innersekretorisch gesteuerten, diffusen Pigmentschwund der Haut, Haarausfall, manchmal auch um Aufhebung des Schweiß- und Talgsekretion. Eine ähnliche „Alabasterhaut" liegt

aber häufig auch sonst bei Panhypopituitarismus vor (Simmonds-, Falta-Syndrom).

Das Bild der Pseudolues am äußeren weiblichen Genitale (Pseudolues papulosa und Erythème syphiloide postérosive)

Bei dem von LIPSCHÜTZ (40) 1921 aufgrund mehrerer Eigenbeobachtungen bekanntgegebenen Krankheitsbilde der *Pseudolues papulosa* begegnen wir mehr oder weniger großpapulösen, an ihrer Oberfläche glatt und solide bleibenden, mithin nicht wie bei den breiten luischen Kondylomen mazerativ veränderten, indes gegenüber der Umgebung häufig deutlich tablettenförmig oder pilzhutartig protuberierenden, nicht juckenden Gewebswucherungen (Abb.15), die feingeweblich durch massives Vorkommen von Plasmazellen ausgezeichnet sind. In für die Pathogenese charakteristischer Weise finden sich derartige benigne Reizakanthome (23) immer wieder bei Fällen von Incontinentia urinae (26, 50, 59).

Dieser „kondylomatösen Pseudolues" von LIPSCHÜTZ steht als Variante (1, 7) das *Erythema glutaeale* Parrot (erythème postérosive Jacquet, Dermatitis pseudosyphilitica Halle, Dermatitis ammoniacalis Cooke) gegenüber, das vor allem mit Hautveränderungen bei Lues congenita verwechselt werden kann (Abb.16). Hiergegen schützt aber der Umstand, daß das posterosive Syphiloid im Gegensatz zu den dort vorzugsweise angeordneten luischen Papeln (Abb.17) die Zirkumanalgegend ausspart und erst in gewissem Abstand hiervon die Glutäalregion besiedelt. Zu unterstreichen ist auch nach eigener Beobachtung, daß die Windelausschläge dyspeptischer Säuglinge weitgehend flä-

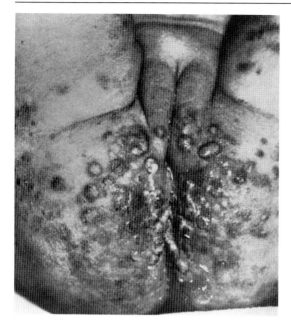

Abb. **15**   Pseudolues papulosa

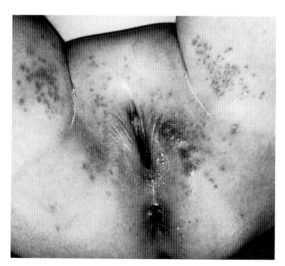

Abb. **16**   Posterosives Syphiloid

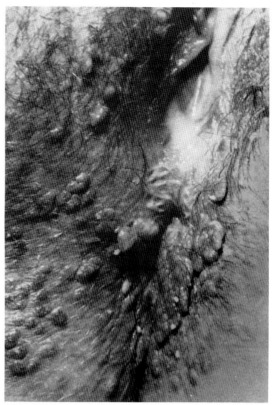

Abb. **17**   Papulöses sekundäres Syphilid, teilweise nach Art der breiten Kondylome im Anogenitalbereich

chenhaft geschlossene Gesäßrötungen darstellen, während wir es bei dem posterosiven Syphiloid mit disseminierten, linsengroßen, roten oder blau-rötlichen, verhältnismäßig derben Papeln, weniger häufig auch mit ebenso großen, schnell platzenden und kaum durchscheinenden Bläschen zu tun haben. Solche typischen lentikulären, posterosiv-syphiloiden Papeln werden am Gesäß häufig schon bei Einhaltung entsprechend verstärkter hygienischer Maßnahmen zur baldigen Rückbildung kommen. Äußerst wichtig ist derzeit die Abgrenzung einer primären oder aufgepfropften Kandidosis. *Lokaltherapeutisch* kommen weiterhin Farbstoffpinselungen (1%ige Rivanol-Lotio oder auch Millicorten-Vioform-Creme) in Frage, außerdem lokal Nystatin (z. B. Candio-Hermal-Paste). In diagnostisch zweifelhaften Fällen sollte - auch wenn die sonstige klinische Symptomatik der Lues congeni-

ta fehlt - niemals die Durchführung einer serologischen Kontrolle unterlassen werden. Wichtig ist auch die Beseitigung eines etwaigen alkalischen Urins (Bakteriurie, Pyurie).

Beim *Granuloma glutaeale infantum* (Tappeiner und Pfleger), welches sich makroskopisch durchaus von der Pseudolues papulosa (Lipschütz) beim Erwachsenen mit Incontinentia urinae unterscheidet, werden ätiologisch bis jetzt bakterielle Einflüsse oder Irritationen durch Papierwindeln, Puder o. ä., die Einwirkung von fluorierten Corticoiden vermutet, so daß es sich hierbei - in Analogie etwa zum Bromoderma vegetans - auch um vegetierende Fluoride handeln könnte. Differentialdiagnostisch zu diesem Granuloma glutaeale kommt vor allem eine *„inguinale Pomadenkruste der Säuglinge"* in Betracht, die, wie der Name sagt, nach längerfristiger Lokalbehandlung mit handelsüblichem Säuglingsöl entstehen und speziell die Hautfalten der Leiste als dick-krustöse Verdickung und Auflagerung bzw. als eine mit Pflegemittelresten vermengte Retentionshyperkeratose betreffen kann.

Vulvaerkrankungen bekannter Ätiologie

Diphtherie, Erysipel, akute Gangrän

Das Vorkommen der von BRETONNEAU beschriebenen primären pseudomembranösen *Diphtherie* der Haut in der Genital- und Analgegend wurde bereits im vorigen Jahrhundert von TROUSSEAU betont.

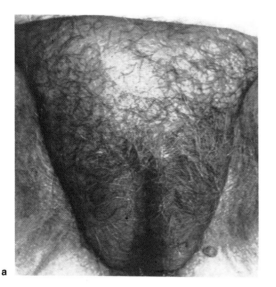

a

Die gegenwärtig äußerst seltene Erkrankung bevorzugt namentlich als sog. ekzematoide Form vor allem beim Kinde die Falten der Perigenital- und Genitalregion. Für den Venerologen galt früher das linsenförmige, diphtherische Ulkus in diesem Bereich als wichtiges differentialdiagnostisches Kriterium hauptsächlich gegenüber dem Ulcus molle. Erwähnt sei auch die Eigenbeobachtung einer Mors subita bei Vulvadiphtherie infolge interstitieller Myokarditis.

Im Gegensatz zur Hautdiphtherie ist das *Erysipel* nach wie vor eine häufige Krankheit geblieben, die nicht selten auch in der Genitalgegend auftritt, die beim Säugling neben der Nabelwunde die wichtigste Eintrittspforte darstellt. In dem locker gefügten Genitalgewebe führt die Wundrose zu unförmig-praller Vergrößerung der Form, die im Laufe der leider nicht seltenen Rezidivschübe immer mehr persistiert. Eine solche *Elephantiasis vulvae,* wie sie die Abb. 18 unter differentialdiagnostischem Vergleich mit einigen betont asymmetrischen Schwellungszuständen der Vulva zeigt, ist in unseren Breiten entweder ein Folgezustand nach Erysipel, da die Filariasis-Ätiologie der Tropen entfällt, oder weitaus seltener postherpetischer Natur, d. h. eine elephantiastische Schwellung infolge Lymphostase nach gehäuften Herpes-simplex-Manifestationen. Ansonsten ist die Vulvitis erysipelatosa acuta noch in ihrer Bedeutung als Wochenbettkomplikation erwähnenswert.

Morphologisch sind für das Erysipel das Wandern charakteristisch sowie neben den besonders

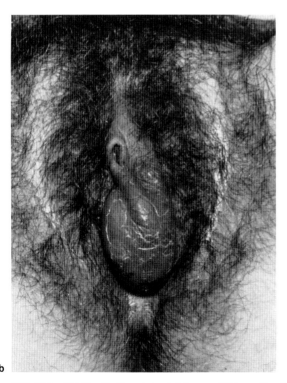

b

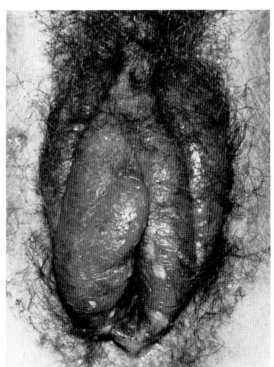

c

Abb. 18 a   Elephantiasis vulvae infolge rezidivierenden Erysipels,   b Bartholinitis,   c Oedema indurativum (LI)

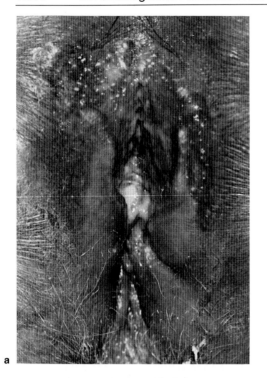

a

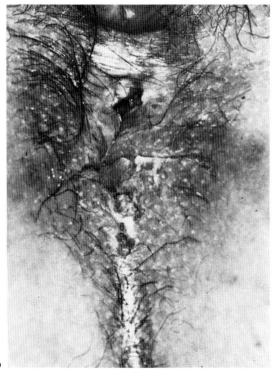

b

Abb. **19a** Tuberkulose im Anogenitalbereich bei Mastdarmtuberkulose, **b** fistulöse Ulzerationen bei Ileitis regionalis Crohn

beim Erst-Erysipel beträchtlichen Allgemeinsymptomen die zunächst scharfe und dann nach
4 bis 5 Tagen ins Unscharfe verschwimmende,
häufig flammenzungenartig auslaufende Begrenzung. Eine Besonderheit des Genitalerysipels ist
endlich die manchmal – wenn auch mehr beim
männlichen als beim weiblichen Geschlecht in
Erscheinung tretende – *foudroyante gangräneszierende Verlaufsweise.* Daneben gibt es aber
auch eine *akute Gangrän der Vulva* anderer Genese, die wie mancher erste Schub eines Erysipels mit Schüttelfrost, Fieber und Blasenbildung
einsetzt, um dann nach 4 bis 6 Tagen in eine
rasch demarkierende Gangrän überzugehen.
Derartige akute Gangränbilder des weiblichen
Genitales sind in jedem Lebensalter, so auch bei
kleinen Mädchen (2) oder Greisinnen (57) sowie
Schwangeren (17), beobachtet worden.

Chronische Vulvaödeme

Gegenüber akuten Ödemen werden, wie schon
erwähnt, dauerhafte oder hypertrophische Vul-
vaödeme überwiegend durch Lymphostase oder
Lymphangiektasien *(„Vulvitis lymphangiectati-
ca")* hervorgerufen, wozu in unseren Breiten vornehmlich chronisch-rezidivierende Erysipele,
weniger eine Filariosis führen können. Ähnlich
der Cheilitis granulomatosa beim Melkersson-
Rosenthal-Syndrom gibt es wohl auch eine *Vulvitis granulomatosa* (17a, 38a). Persistierende
Genitalödeme können des weiteren durch eine
Enteritis regionalis Crohn, chronische enterale
Eiweißverluste oder eine retroperitoneale Fibrose bedingt sein. Bei letzterer Krankheit kommt
es zur Neubildung von kollagenem Bindegewebe, welches seinerseits die Harnleiter oder große
Gefäßstämme komprimieren kann. Immer sollte
bei der Frage einer retroperitonealen Fibrose
auch die Verursachung durch ein Neoplasma
(Karzinoid) ausgeschlossen werden.

Tuberkulose

Analog zu der bereits erwähnten Tatsache, daß
bestimmte Hautkrankheitszustände an der Vulva
eine (z. B. vegetierende oder anuläre) Sondernote
aufweisen, ist hier für die *Tuberkulose der Genitalien* als besonderes Erscheinungsbild die *ulzeröse Form* der Tuberkulose herauszustellen, der
gegenüber beispielsweise der Lupus vulgaris viel
seltener und auch dann unter abgeändertem,
z. B. leukoplakisch-verrukösem Gepräge vorkommt.

Bei der primären tuberkulösen Infektion der Haut ist
mit BRUUSGAARD (6) (siehe seinen Fall 1) darauf hinzuweisen, daß bei Sitz des *tuberkulösen Primäraffektes*
im Vulvabereich ähnlich wie bei der Lues ein ausgeprägtes induratives Labienödem vorliegen kann, wobei aber im allgemeinen die unebene, unterminierte

und seichte Geschwürsfläche, weniger hingegen die lokale Lymphknotenvergrößerung differentialdiagnostisch behilflich sein werden. Im Anfang wird die regionäre Lymphknotenschwellung der luischen (freibewegliche „knorpelharte" Knoten) auch ähnlich sein; nicht viel später erfolgt aber bei der tuberkulösen Infektion die Verklebung der Einzelknoten zur Perilymphadenitis mit nachfolgendem Durchbruch. Derartige kolliquative Erscheinungsformen mit Sitz am äußeren weiblichen Genitale sind allerdings auch früher nur ganz vereinzelt mitgeteilt worden und kommen heute wohl kaum noch zur Beobachtung. Demgegenüber ist die erwähnte ulzeröse Hauttuberkulose auch derzeit immer wieder einmal zu erfassen, und zwar entweder in Gestalt unregelmäßig zerwühlter, seichter, schlaffer, zackig geränderter, schmierig granulierender Ulzerationen in der Vagina bis zur Portio hin oder an der Vulva, häufiger im Gefolge einer herabsteigenden „Abseuchung" aus dem Urogenitaltrakt oder aber, wie die Abb. 19 zeigt, im Gefolge einer deszendierenden Mastdarmtuberkulose. Differentialdiagnostisch werden heute eher ähnliche, mehr fistulöse als seicht-ulzeröse Erscheinungen bei der Ileitis terminalis Crohn zu beobachten sein.

Die gelegentlich nur miliar-ulzerös imponierenden Tuberkuloseformen hypertrophieren kaum jemals, so daß bei *Elephantiasis anogenitalis* der Frau eher an Folgezustände des Lymphogranuloma inguinale zu denken sein wird. Offenkundig bevorzugt eben die Tuberculosis subcutanea fistulosa wie auch die sehr seltene Acne conglobata in diesem Bereich das männliche Geschlecht.

Lepra

Als Hauptform des Morbus Hansen wird heute die bösartige *lepromatöse* Form (knotige Leprome an Ohrläppchen, Augenbrauenwulst, Nase, Facies leontina, Testes, infolge deren Funktionsausfalls u. U. Gynäkomastie) der *tuberkuloiden Lepra* gegenübergestellt.

An den *äußeren Genitalorganen der Frau* sind im Vergleich zum Mann spezifisch lepröse Erscheinungen nicht so häufig. Sie treten dafür aber auch im Schleimhautbereich auf, so daß beispielsweise u. U. auch im Vaginalschleim oder im vaginalen Teil der Zervix ein Bazillennachweis zu führen ist. Im übrigen können an weiteren Einzelorganen des weiblichen Genitalapparates lepröse Veränderungen feststellbar sein.

Dermatomykosen

Im Gegensatz zur *Aktinomykose* der Genitalregion, die meist unter dem Bilde einer fistelnden Tuberculosis cutis colliquativa sekundär auf dem Boden einer fortgeleiteten Nieren- oder Bauchaktinomykose zustande kommt, ist die (durch anaskosporogene Hefen der Gattung Candida hervorgerufene) klinisch manifeste *Soormykose* (s. Bildtafel I, Abb. 20) nicht nur auf dem Boden eines Diabetes mellitus, sondern vor allen Dingen wohl infolge der gegenwärtig häufigen Anwendungen der Antibiotika, weniger auch der Cortisonderivate, der Kontrazeptiva, aber auch nach Metronidazol keine Seltenheit mehr. Für gewöhnlich finden sich bei der *Soorvulvitis* im Anschluß an eine mykotische Kolpitis oder auf dem Wege einer Partnerinfektion (Soorbalanitis) auf dem Boden einer hell- bis düsterrot ödematisierten Schleimhaut der Vulva im Verein mit u. U. erheblichem, salben- oder weißkäseartigbröckeligem Fluor bei typischer Ausprägung flächenhafte, grau-weißliche Herde, seltener auch pustulöse Elemente, in deren Nachbarschaft dann satellitenartig ausgeschwärmt kleinere Herde stehen, die wie die größeren Herde auch von den für Soor so charakteristischen Schuppenkrausen umsäumt werden. In den Genitokruralfalten sind meist nur flächenhafte, hochrote, feuchtglänzende, erosive Erytheme vorhanden. Dieses heute geläufige Bild der Soormykose der Haut ist übrigens, obwohl der Soor-Pilz schon 1839 durch LANGENBECK beschrieben, wenn auch fehlgedeutet war, erst 1910 von BECK sowie IBRAHIM nosologisch erfaßt worden.

Zum Vorkommen von Sproßpilzen in der Scheide geben KALKOFF u. JANKE (21) das Folgende an: Von normaler Vaginalschleimhaut isolierten CARTER u. JONES sowie McVAY u. SPRUNT in 15%, PLAUT in 24%, FISHER u. ARNOLD in 24,6% und DÖDERLEIN in 36% Candida albicans. Bei Schwangeren beobachteten NEGRONI in 31% und JOHNSON u. MAYNE in 37% Candidabefall der Vagina. Bei Vulvovaginitis sahen AMAYA-LEON in 23,7%, PERL in 40% reine Candidainfektionen, wohingegen FISHER u. ARNOLD bei gynäkologischen Affektionen nur in 11,3% und BROMBERG bei Gesunden und Kranken zusammen im Genitaltrakt gar nur in 9,1% Candida albicans fanden. Erwähnt seien noch die Untersuchungen von STEINBERG, der bei 100 sterilen Ehen in 74% die Ursache bei der Ehefrau fand, wovon 44mal eine zervikal bedingte Sterilität bestand, die nach Ansicht des Autors in 6 Fällen durch Monilien verursacht war.

Histologisch findet sich bei einem oberflächlichen Soor das Bild einer Dermatitis, bei welcher sich die Pilzelemente – besonders leicht mittels der PAS-Reaktion – als Fäden und Sporen im Stratum corneum erfassen lassen.

Therapeutisch wird für die geschilderte *Vulvovaginitis candidamycetica* neben einer Berücksichtigung der Grundursache (Diabetes mellitus, Antibiotika) die Anwendung von Farbstoffpinselungen (Vioform, Chinosol, Auramin, Gentianaviolett, Brillantgrün 0,5% wäßrig), Boraxglycerin, 2%iger Jodtinktur, bestimmter Ester der Oxybenzoesäure (Nipagin, Nipasol bzw. Paraben) sowie vor allem Nystatin (Moronal) aus Streptomyces noursei als Suspension, in Puderform und als Vaginalovulum empfohlen. Griseofulvin ist bei Hefepilzen unwirksam! Eine systematische Behandlung kommt derzeit vor allem mit Ketokonazol (Nizoral, in der Regel 1 Tbl. tgl.) in Betracht. Empfehlenswert ist neuerdings besonders auch Pimaricin, z. B. als Pimafucort-Salbe sowie als Pimafucin-Vaginaltabletten, sowie Ampho-Moronal-Salbe.

Vulvaveränderungen bei Störungen des zellulären Blutbildes (Agranulozytose, Perniziosa)

Am 3.7.1922 berichtete Werner SCHULTZ (52–55) im Berliner Verein für Innere Medizin und Kinderheilkunde über gangräneszierende Prozesse bei Defekt des Granulozytensystems. Bei dieser später allgemein in ihrer Sonderstellung anerkannten und als „Agranulozytose" bezeichneten Krankheitsreaktion treten die Schleimhauterscheinungen, wie sie ähnlich auch bei akuter Myelose oder bei infektiöser Mononukleose vorkommen, hauptsächlich in der Mundhöhle auf, was der Krankheit eine Zeitlang auch die Bezeichnung „Angina agranulocytotica" eingetragen hat. Immerhin ist bereits in dem ersten Bericht von SCHULTZ sowie in dem pathologisch-anatomischen Korreferat von VERSÉ das Vorkommen einer „gangränösen Kolpitis" vermerkt. REYE (51) fand unter 18 Kranken, von denen 15 Frauen waren, derartige im ganzen genommen wenig charakteristische Nekrosen immerhin dreimal an Vulva und Vagina. Die fusiforme Spirillose unter dem Bilde der als „Noma" bezeichneten Nosokomialgangrän habe ich in Mazedonien einige Male an der Wange, jedoch nie an der Vulva gesehen. Von der Plaut-Vincentschen Erkrankung heben sich die agranulozytär bedingten, auf der Schleimhaut oder der Schleimhaut nahe sitzenden Ulzerationen durch ihre rasche Progredienz und den schweren fieberhaften Allgemeinzustand ab.

Erwähnte schon HEYN, daß bei perniziöser Anämie gelegentlich über genitoanales Brennen geklagt würde, so hat doch vornehmlich KATHE als Möllersche *Schleimhautveränderungen an der Vulva* „lebhaft rote, scharf begrenzte, oft symmetrisch verteilte rundliche oder zackige Erytheme" beschrieben, die gegebenenfalls recht frühzeitig bei einer perniziösen Anämie in Erscheinung treten. Ähnliche Bilder sieht man meiner Beobachtung nach bei sicherem Ausschluß einer Perniziosa vornehmlich auch bei Ariboflavinose (s. Abschnitt „Vitaminmangelzustände an der Vulva"), während als originäre Dermatosen differentialdiagnostisch vornehmlich atrophisierende Endzustände eines Lichen ruber der Schleimhaut, weniger auch einer flächenhaft interstitiellen Lues abzugrenzen sein werden. Sodann müssen toxische und u. U. auch „fixe" Arzneimittelexantheme (Pyrazolon, Phenolphthalein u. a.) differentialdiagnostisch berücksichtigt werden.

Bei den *hämorrhagischen Diathesen* steht die Beteiligung des äußeren Genitales der Frau kaum im Vordergrund: Obwohl bekanntlich verstärkte Mensesblutungen zum thrombozytopenischen *Morbus maculosus* Werlhof gehören, werden gewöhnlich die Blutungen aus Nase und Mund neben den düster bläulichroten, punktförmigen oder flächenhaften Blutungen in die Haut das Bild beherrschen.

Bei der *Oslerschen Krankheit*, deren Wesen man heute pathogenetisch in der quantitativ und qualitativ vermehrten Ausbildung von Sonderformen der peripheren Strombahn erblickt (Sperrarterien, arteriovenöse Anastomosen), wird der Gynäkologe mit einer verstärkten Blutungsbereitschaft (Epistaxis, Hämoptyse usw.) perimenstruell und noch mehr bei Eintritt einer Schwangerschaft zu rechnen haben.

Vitaminmangelzustände an der Vulva (Pellagra, Ariboflavinose)

Die seit langem bekannte *Vulvitis pellagrosa* (TERZAGHI, STEFANOWICZ) ist nach eigener Beobachtung durch dunkel- oder mahagoni-bräunliche, groblamellös einreißende oder mäßig hyperkeratotisch-verruciforme Erytheme gekennzeichnet, deren Vorkommen allein schon gegen die früher allzu sehr betonte Bedeutung des Sonnenlichtes zur Entwicklung der Pellagroderme spricht. Im Vergleich zu derartigen pellagrösen Veränderungen im Genitalbereich ist allerdings das Auftreten von pellagrösen Hauterscheinungen an den sonstigen Prädilektionen (Casalsches Halsband usw.) fraglos viel häufiger. Gegenüber dem vulvären Pellagroderm verhalten sich nun die Vulvaveränderungen bei der *Ariboflavinose* oder bei Mangel an den anderen B-Komplex-Faktoren mehr diskret seborrhoid, sie wirken vergilbt gelbbräunlich. Auf jeden Fall sollten derartig dünnlamellös desquamierende, mit geringem Juckreiz einhergehende sowie fleckförmig abgesetzte Erytheme im Vulvabereich angesichts der Häufigkeit der symptomatischen Ariboflavinose beim Diabetes mellitus immer auch veranlassen, eine Zuckerkrankheit auszuschließen. Vereinzelt reichen bei der Ariboflavinose die erwähnten Erytheme fleckförmig bis an die Portio und sind auf Vitamin-B_2-Injektionen rückbildungsfähig (KORTING u. TADŽER).

Pruritus vulvae

Wie den vorangehenden Ausführungen bereits zu entnehmen war, ist das Juckgefühl an der Vulva bzw. der an Vulva und Anus gemeinsam auftretende Juckreiz ein häufiges Begleitsymptom nicht nur bei den verschiedensten in diesem Bereich lokalisierten Hautkrankheitszuständen („Ekzem", Status crauroticus usw.), sondern auch bei einer Reihe von extrakutanen Erkrankungen. Besonders häufig ist Juckreiz zu Beginn der Menopause, während der Geschlechtsreife vor allem bei Frauen mit Unterfunktion der Ovarien. Der Pruritus vulvae ist mithin nicht zuletzt ein klinischer Fingerzeig auf ein durch weitere Untersuchungen näher zu ermittelndes Grundleiden, oder mit anderen Worten: ein „essentieller" Pruritus vulvae, d. h. ein sog. Pruritus sine materia, sollte im Vulvabereich nur mit besonderer Reserve diagnostiziert werden, nachdem eine diabetische Stoffwechselsituation, hepatische oder renale Insuffizienzen, aber auch sonstige endokrine oder allergische Grundzustände, nicht zuletzt auch psychogene Einflüsse als „Abwehr- oder Wunschsymptom" (61) sowie Banalfaktoren, wie Ungeziefer (Filzläuse!), Staub aus dem Berufsmilieu oder sonstige mangelnde Reinlichkeit (falsche Wischrichtung bei der Analtoilette, Smegmaretention usw.), ausgeschlossen sind. Pruritus vulvae kann gelegentlich aber auch prämonitorisches Symptom eines Korpuskarzinoms und in Form von lokalen Juckkrisen der Ausdruck einer Lues (Tabes dorsalis) sein. Wie schon erwähnt, können Poly-hypovitaminosen mit genitaler Juckreizprojektion einhergehen, während derartige lokal beschränkt bleibende Pruritus-Phänomene bei den weit mehr mit allgemeinem Juckreiz verbundenen Systemerkrankungen des hämatopoetischen Apparates oder bei den malignen Lymphomen (Mycosis fungoides, Paltauf-Sternbergsche Krankheit) meines Wissens nicht zu beobachten sind. *Therapeutisch* empfiehlt sich demgemäß die „Aufsättigung" oder ein Beeinflussungsversuch des Pruritus vulvae mit Nikotinsäure- und Riboflavin-Präparaten neben der ebenfalls (und zwar vornehmlich bei Bestehen straffatrophischer oder leukoplakisch-kraurotischer Bezirke) indizierten Anwendung von Vitamin A und E. Sodann können sich bisweilen Neuralgien des N.pudendus oder N.praesacralis als Juckreizempfindung an das äußere Genitale weiterleiten, wie ähnlicherweise auch Würmer, Obstipation, Phlebektasien, Polypen und Rhagaden Störungsreize abgeben, die sich an der nervös besonders erregbaren äußeren Genitalschleimhaut mehr als anderenorts bemerkbar machen. Erstaunlich ist bisweilen das sekundenschnelle Erlöschen eines Vulva-Juckreizes allein durch Ätzen oberflächlicher Rhagaden, die sich allerdings mitunter erst bei gründlicher Entfaltung der Schleimhaut darstellen. Von äußeren chemisch-toxischen Kontaktreizen, die u. U. erst auf dem Umweg über eine Fluorbildung wirksam werden, sind Pessare, Irrigatorkanülen, Antikonzipientia und der Kondomgummi mit seinen Inhaltsstoffen (CHARKE [8]: freies Alkali im Kaliumoleat) zu nennen. Über die eben gestreiften Standpunkte einer Pruritusanalyse im Vulva-Damm-Bereich hinaus denke man an die in den Abschnitten über Kraurosis und Ekzeme bereits gegebenen Hinweise zur Allgemeinbehandlung (blande Diät, Kaffee- und Kognakverbot!) sowie zur Lokaltherapie. SCHULTZE-RHONHOF empfahl reinen Bienenhonig als Symptomatikum auf die Vulva. Heute wird man wohl unter diesem Blickpunkt der intravenösen Anwendung von Invertzucker bzw. Fruktoselösung in handelsüblicher Zubereitung den Vorzug geben. Bei dem manchmal bis zur Erschöpfung quälenden Juckreiz auf kraurotischer Basis leisten nach eigener Erfahrung Folikelhormonsalben nicht selten Befriedigendes (Linoladiol-H-Emulsion). Als lokale Starttherapie werden heute meist Corticosteroidsalben den Anfang in der Therapiekette bilden, ehe man zu der bereits abgehandelten Teerung (evtl. auch als Liquor carbonis detergens, Liantral oder Naftalan, Linoladiol-H) übergehen kann. Sehr empfehlenswert und häufig auch ausreichend sind schließlich anstelle von Teer bituminöse Schieferölderivate, wie Tumenol oder Ichthyol, von denen derzeit verschiedene Kombinationspräparate mit Corticosteroiden (z.B. Ichtho-Cortin) im

Handel sind. Dagegen ist der Dermatologe mit der Anwendung von Oberflächenanästhetika als Salbenzusatz im Hinblick auf die hohe Intoleranzquote einiger Derivate aus dieser Gruppe eher zurückhaltend. Als innerliche Medikation kommen schließlich noch H_1-Antagonisten, sedierend (z.B. Repeltin) oder nicht-sedierend (Teldane, Hismanal), in Frage.

Literatur

Als Übersichtsmonographie zum Thema sei genannt:
G.W.Korting
Praktische Dermatologie der Genitalregion.
Schattauer, Stuttgart 1980
Weitere Übersichtsarbeiten sind durch ein Sternchen gekennzeichnet

1 Alexander, A.: Über nicht luetische syphilisähnliche Exantheme an den äußeren Genitalien weiblicher Kinder. Derm. Wschr. 90 (1930) 56
2 Anedda, A.: Su di un caso di cangrena acuta primitiva dei genitali. Rass. Ostet. Ginec. 50 (1941), 21, ref. Zbl. Haut- u. Geschl.-Kr. 68 (1942) 593
3 Behçet, H.: Über rezidivierende, aphthöse, durch ein Virus verursachte Geschwüre am Mund, am Auge und an den Genitalien. Derm. Wschr. 105 (1937) 1152
4 Behçet, H.: Kurze Mitteilung über Fokalsepsis mit aphthösen Erscheinungen an Mund, Genitalien und Veränderungen an den Augen, als wahrscheinliche Folge einer durch Virus bedingten Allgemeininfektion. Derm. Wschr. 107 (1938) 1037
5 Behçet, H.: Some observations on the clinical picture of the so-called triple symptom complex. Dermatologica (Basel) 81 (1940) 73
6 Bruusgaard, E.: Klinische Beiträge zur Pathogenese der Hauttuberkulose. Arch. Derm. Syph. (Berl.) 152 (1926) 465
7 Carol, W.L.L.: Vulvitis chronica haemorrhagica (Lipschütz). Ned. T. Geneesk. 77 (1933) 4846. Ref. Zbl. Haut- und Geschl.-Kr. 47 (1934) 287
8 Charke, G.H.V.: Pruritus vulvae from rubber. Brit. J. Derm. 60 (1948) 57
9 Dodd, K., L.M.Johnston, G.J.Buddingh: J. Pädiat. 12 (1938) 95
10 Flusser, E.: Habituelle und infektiöse Aphthen. Münch. med. Wschr. 77 (1930) 1483
11 Friedrich, H., M.Schädel: Zur Kenntnis der ektopischen Talgdrüsen am weiblichen Genitale und ihre Beziehungen zu ovariellen Dysfunktionen. Geburtsh. u. Frauenheilk. 9 (1949) 645
12 Garnier, G.: Vulvite érythémateuse circonscrite bénigne à type érythroplasique. Bull. Soc. franç. Derm. Syph. 61 (1954) 102
13 Gertler, W.: Postklimakterische Pigmentdermatose (Verrucosis seborrhoica mit Lokalisation der Pseudoakanthosis nigricans). Derm. Wschr. 144 (1961) 1366
*14 Gottron, H.A.: Hauttuberkulose. In: Die Tuberkulose, 2.Aufl., hrsg. von H.Deist, H.Krauss; Enke, Stuttgart 1959
15 Guiducci, A.A., A.B.Hyman: Ectopic sebaceous glands. Dermatologica (Basel) 125 (1962) 44
16 Hammerschmidt, E., G.W.Korting: Ein Beitrag zur Pathogenese des Ulcus vulvae acutum. Dermatologica (Basel) 99 (1949) 362
17 Herzog, Th.: Gangraena vulvae bei einer Schwangeren. Münch. med. Wschr. 14 (1917) 553
17a Hoede, N., U.Heidbüchel, G.W.Korting: Vulvitis granulomatosa chronica (Melkersson-Rosenthal-Vulvitis). Hautarzt 33 (1982) 218–220
18 Höfs, W.: Lichen sclerosus et atrophicus, kraurosis

vulvae und Balanitis xerotica obliterans. Derm. Wschr. 149 (1964) 217

19 Holzmann, H.: Zur Herpes-simplex-Therapie in der Dermatologie mit 5-jod-2'desoxyuridin. Z. Haut- u. Geschl.-Kr. 35 (1963) 86

20 Johnson, J.E., W.M.Ringsdorf, jr., E.Cheraskin: Relationship of vitamin A and oral leukoplakia. Arch. Derm. Syph. (Chic.) 88 (1963) 607

*21 Kalkoff, K.W., D.Janke: Mykosen der Haut. In: Dermatologie und Venerologie, Bd.II/2, hsg. v. H.A.Gottron, W.Schönfeld. Thieme, Stuttgart 1958

22 Kathe, A.: Möllersche Schleimhautveränderungen an der Vulva. Derm. Wschr. 119 (1947/48) 148

23 Kogoj, F.: Pseudolues papulosa. Lijecn. Vjesn. 59 (1937) 466, ref. Zbl. Haut- und Geschl.-Kr. 59 (1938) 154

23a Korting, G.W.: Chronische tiefkutane Enterokokkengranulome. Derm. Wschr. 126 (1952) 1000

24 Korting, G.W.: Ursachen und Behandlung von Pruritus ani et vulvae. Med. Welt (Stuttg.) (1953) 1014

*25 Korting, G.W.: Zur Pathogenese des endogenen Ekzems. Thieme, Stuttgart 1954

26 Korting, G.W.: Einige allgemeine physiologische und pathophysiologische Gesichtspunkte zur Behandlung von Hautkranken. Med. Welt (Stuttg.) (1957) 739

*27 Korting, G.W.: Schrifttumsübersicht in: Hautveränderungen bei Erkrankungen des Magen-Darm-Traktes, Mangelkrankheiten und Avitaminosen (einschl. Pellagra), I und II. In: Dermatologie und Venerologie, Bd.III/2, hrsg. von H.A.Gottron, W.Schönfeld; Thieme, Stuttgart 1959a

*28 Korting, G.W.: Formenkreis der Ekzemkrankheiten. In: Lehrbuch der Haut- und Geschlechtskrankheiten, 10.Auflage, hrsg. von H.G.Bode, G.W.Korting, Fischer, Stuttgart 1970

*29 Korting, G.W.: Das endogene Ekzem. In: Dermatologie und Venerologie, Bd.III/1, hrsg. von H.A.Gottron, W.Schönfeld; Thieme, Stuttgart 1959/c

30 Korting, G.W.: Einige Wesenszüge des endogenen Ekzematikers. Dtsch. med. Wschr. 85 (1960) 417

31 Korting, G.W.: Therapie bei Morbus Duhring. Derm. Wschr. 145 (1962) 61

32 Korting, G.W.: Behandlung eines rezidivierenden Herpes simplex. Dtsch. med. Wschr. 88 (1963) 393

33 Korting, G.W.: Über einige „anonyme" Krankheitszustände der Haut. Münchn. med. Wschr. 108 (1966) 973

*34 Korting, G.W., G.Brehm: Fox-Fordyce'sche Krankheit. In: Dermatologie und Venerologie, Bd.III/2, hrsg. von H.A.Gottron, W.Schönfeld. Thieme, Stuttgart 1959

35 Korting, G.W., J.Cabré: Papillomatosis bei segmentärer Lipodystrophie. Arch. klin. exp. Derm. 215 (1963) 422

35a Korting G.W., G.Hinterberger: Ulcus vulvae acutum mit Kälteagglutinin-positiver mykoplasmenbedingter atypischer Pneumonie. Der Hautarzt 30 (1979) 550-552

36 Korting, G.W., H.Theisen: Circumscripte plasmacelluläre Balanoposthitis und Conjunctivitis bei derselben Person. Arch. klin. exp. Derm. 217 (1963) 495

37 Kumer, L.: Über die chronische hämorrhagische Vulvitis (Lipschütz). Derm. Wschr. 97 (1933) 1003

38 Kumer, L.: Aphthen und aphthöse Erkrankungen der Mundschleimhaut. Arch. Derm. Syph. (Berl.) 182 (1942) 69

38a Larsson, E., P.Westermark: Chronic hypertrophic vulvitis, a condition with similarities to cheilitis granulomatosa (Melkersson-Rosenthal syndrome). Acta. derm.-venerol. (Stock) 58 (1978) 92–93

*39 Lewandowsky, F.: Die Tuberkulose der Haut. Springer, Berlin 1931

39a Limberger: Tiefkutane Enterokokken-Granulome.

Derm. Wschr. 134 (1956) 832, Derm. Wschr. 130 (1954)1026

40 Lipschütz, B.: Untersuchungen über nicht venerische Gewebsveränderungen am äußeren Genitale des Weibes. Arch. Derm. Syph. (Berl.) 131 (1921) 104

*41 Lipschütz, B.: Ulcus vulvae acutum. In: Handbuch der Haut- und Geschlechtskrankheiten, Bd.21, hrsg. von J.Jadassohn. Springer, Berlin 1927

42 Martin, H.A.E.: Über die Behandlung des Pruritus und der Kraurosis vulvae mit Vitamin E. Med. Klin. 47 (1952) 1603

43 Meurer, H.: Zur Frage der Kuhpockenvaccination als Behandlung des Herpes simplex labialis. Med. Klin. 54 (1959) 2229

44 Müller, H.: Neurodermitis und Klitoriskarzinom bei jungen Mädchen. Derm. Z. 35 (1922) 70

45 Nasemann, Th.: Virustatische Wirkung eines heterocyclischen Biguanides auf das Herpes simplex-Virus in vitro. Hautarzt 13 (1962) 182

46 Nasemann, Th.: Über das postherpetische Erythema exsudativum multiforme. Hautarzt 15 (1964) 346

46a Nürnberger, F.: Zur Kenntnis der Acne conglobata im Damm-Gesäß-Bereich. Z. Haut- u. Geschl.-Kr. 38 (1965) 188

47 Ollendorff-Curth, H.: Die Probleme der Acanthosis nigricans. Hautarzt 15 (1964) 433

48 Orth, H.: Antike Nomina in der Dermatologie. Hautarzt 11 (1960) 145

49 Pascheff, C.: Albrecht v. Graefes Arch. Ophthal. 68 (1908) 114

50 Planner, H.: Zur Frage der Pseudolues papulosa (Lipschütz). Arch. Derm. Syph. (Berl.) 167 (1933) 65

51 Reye, E.: Über Haut- und Schleimhautveränderungen bei der Agranulocytose. Derm. Wschr. 89 (1929) 1895

51a Schiller, F.: Sog. Enterokokken-Granulome. Derm. Wschr. 146 (1962) 520

52 Schultz, W.: Über eigenartige Hauterkrankungen. Dtsch. med. Wschr. 48 (1922) 1495

53 Schultz, W.: Zur Frage der Anginen von atypischem Verlauf. Dtsch. med. Wschr. 53 (1927) 1213

54 Schultz, W.: Nähere Erfahrungen über die Agranulozytose. Münch. med. Wschr. 75 (1928) 1667

55 Schultz, W.: Über einen Fall von Agranulozytose mit Lokalisation im Oesophagus nebst einigen allgemeinen Bemerkungen über diesen Krankheitszustand. Klin. Wschr. 8 (1929) 1530

56 Schultze-Frentzel, U.: Die Dermatitis herpetiformis (Duhring) als morphologisches Syndrom. Derm. Wschr. 132 (1955) 1105

57 Soupault, R.: Gangrène spontanée foudroyante de l'appareil génital externe de la femme. Presse méd. 49 (1941) 335, ref. Zbl. Haut- u. Geschl.-Kr. 68 (1942) 32

58 Steinmaurer: Zit. n. L. Kumer (1942)

59 Streitmann, B.: Über einige seltene nicht venerische Genitalerkrankungen. Z. Haut- u. Geschl.-Kr. 16 (1954) 20

60 Touraine, A.: L'Aphthose. Presse méd. 63 (1955) 1493

61 Tscherne, E.: Differentialdiagnose Pruritus vulvae. Med. Klin. 47 (1952) 1603

*62 Volk, R.: Tuberkulose der Haut. In: Handbuch der Haut- und Geschlechtskrankheiten, Bd.X/1, hrsg. von J.Jadassohn. Springer, Berlin 1931

63 Vonkennel, J.: Zum Symptomenkomplex der Agranulozytose. Med. Klin. 30 (1934) 123

64 Wheeler, C.E., E.J.Harvie, Ch.M.Canby: The effect of hydrocortisone on the production of herpes simplex-virus in tissue culture. J. invest. Derm. 36 (1961) 89

65 Zoon, J.J.: Balanoposthitis chronique circonscrite bénigne à plasmocytes. Dermatologica (Basel) 105 (1952)

13. Endometriose

Wesen und Entstehung

G. Kindermann

Definition

Der Begriff für das zumindest seit 1860 (49) bekannte pathologisch-anatomische Bild stammt von Sampson (50). Man hat während des langen Streites um die Genese Synonyma und Einteilungen der Endometriose geschaffen, die teils auf der katalogartigen Einordnung ihrer Fundorte (Adenomyose, Endometriosis interna, Endometriosis externa) beruhen, teils ihre Ausbreitung in Analogie zum Verhalten bösartiger Geschwülste (primär-sekundäre Endometriose nach Philipp u. Huber [42]) erfassen. Sie alle erscheinen zugunsten einer vereinfachten Sprachregelung entbehrlich. Unter Angabe des jeweils betroffenen Organs, der Art und Lokalisation charakterisiert der Terminus Endometriose hinreichend den vorliegenden Prozeß. Unabhängig von individuellen Wachstumsbedingungen, exogener oder endogener Stimulation, Lokalisation und Ausdehnung der Veränderungen wird unter Endometriose definiert, was die organartige Einheit von endometrialen Drüsen und typischem Stroma auch in der fremden Umgebung aufweisen kann.

Histogenese

Die Frage nach der Entstehung der Endometriose hat jahrzehntelang zahlreiche theoretische Überlegungen ausgelöst. Bei allen Theorien und Hypothesen handelt es sich im Prinzip um folgende zwei gegensätzliche Vorstellungen:
1. Endometrium entsteht am fremden Ort aus fremden Gewebselementen.
2. Endometrium wird aus dem Corpus uteri verschleppt und am fremden Ort implantiert.

Gedanklicher Ausgangspunkt für eine Neogenese von endometrialen Drüsen und Stromazellen waren Vorstellungen, die Meyer für das Modell der Beckenendometriose entwickelte. „Kurz, das Serosaepithel hat nicht nur im Uterus, sondern allgemein die Fähigkeit, heterotope Epithelwucherung einzugehen, und macht hiervon insbesondere in den rektozervikalen und rektovaginalen Wucherungen oft Gebrauch. – Es ist höchst bezeichnend. daß noch niemand die entzündliche Ätiologie der Serosaepithelwucherung angezweifelt hat ..." (34). Die Hypothese dieses Begründers der gynäkologischen Pathologie behielt für lange Zeit überragendes Gewicht. Auch Novak (38) glaubte an eine Metaplasie, sah aber nicht in einer Entzündung, sondern in der hormonalen Stimulierung der fremden Gewebselemente die Ursache. Andere Varianten entstanden in neuerer Zeit durch Levander u. Normann (24) sowie Merrill (33), die an eine Neubildung von ektopem Endometrium denken, die durch spezifische, aus dem Korpusendometrium stammende, kanalikulär, lymphogen oder hämatogen fortgeleitete Substanzen induziert würde. Die Metaplasietheorie in all ihren Varianten blieb bis heute ein Hypothesengebäude ohne schlüssigen Beweis.

Die Grundlage für die zweite Auffassung schuf Sampson durch seine Arbeiten (50–54). Sein aufgrund pathologisch-anatomischer Studien und klinischer Beobachtungen erarbeitetes Konzept war, daß Endometriose entstehen kann, wenn Korpusendometrium verschleppt wird und sich am fremden Ort implantiert. Die wissenschaftliche Diskussion mit seinen Zeitgenossen entzündete sich stets an einer Frage: Der kritische Punkt nämlich, der auch Meyer (35) hinderte, Sampsons Überlegungen zu folgen, war der zunächst fehlende Beweis, daß beim Platzen von endometriotischen Schokoladenzysten der Ovarien oder dem postulierten Abfluß von Menstrualblut durch die Tuben wirklich lebens- und implantationsfähige Endometriumfragmente in die Bauchhöhle gelangten. Diesen Beweis erbrachten erst 1950 Te Linde u. Scott (63), als sie experimentell bei Affen Endometriose erzeugen konnten, nachdem sie operativ den Uterus in kleine Becken „umdrehten", so den Abfluß des Blutes durch die Vagina verhinderten und die Tiere in die Bauchhöhle menstruieren ließen. Heute wundert man sich vielleicht ein wenig, daß diesem Experiment analoge Beobachtungen der menschlichen Pathologie - Endometriose bei angeborenen (s. Bildtafel II), Abb. **4**) oder erworbenen Atresien von Zervix und Vagina - nicht schon früher als Beweise für die Richtigkeit der Implantationstheorie erkannt wurden.

Morphologie

Das makroskopische und mikroskopische Bild der Endotriose bietet eine verwirrende Vielfalt von Erscheinungsformen. Als Heterotopie setzt sich das ortsfremde Endometrium stets mit dem Implantationsort, der neuen Umgebung auseinander und bewirkt so seine klinische Variabilität.

Das makroskopische Bild ist am längsten durch die Endometrioseherde an den Beckenorganen bekannt und charakterisiert. Von zierstecknadelkopfgroßen bräunlichen oder dunkelrot bis blauschwarz gefärbten Herden über beetartige Ansammlungen derartiger Implantate bis zu Schokoladenzyten (des Ovars) unterschiedlicher Größe reichen die Bilder, die der Operateur sozusagen auf Anhieb diagnostiziert. Ein unter dem Einfluß des Endokriniums stets potentiell chronisch-progressiver Prozeß vermag sich morphologisch und klinisch vom Bagatellbefund bis zur schweren zerstörenden und verstümmelnden Krankheit im kleinen Becken der Frau zu äußern. Das dabei zu beobachtende Miteinander von proliferativen Komponenten, resorptiven Prozessen mit Vernarbung, Fibrosierung und Organdestruktion ähnelt intraoperativen Befunden, die man sonst nur bei malignen Genitalgeschwülsten sieht.

Mikroskopisch beweisend ist die organartige Einheit von Drüsen und Stroma, deren Nachweis bei ausgeprägt regressivvernarbenden Prozessen durch Druckatrophie und weitgehende Zerstörung des aktiven Schleimhautgewebes schwierig sein kann. SCHWEPPE (59) wies nach, daß hier mit einer subtileren histologischen Aufarbeitung die größere diagnostische Sicherheit erreichbar ist. Ähnlich wie das makroskopische Bild der Endometriose bietet auch die mikroskopische Untersuchung eine große Variationsbreite von Zell- und Drüsentypen, Differenzierungsgrad des ektopen Herdes und Entwicklungsstufen. Im Gegensatz zum orthotopen uterinen Endometrium sind Endometrioseherde, oft in ein und derselben Biopsie (57), von deutlicher anatomischer und damit auch funktioneller Verschiedenheit. Neben Bildern, die der Funktionalis des Endometriums entsprechen, treten solche vom Typ des basalen Endometriums, aber auch des Isthmus. Gelegentlich ähneln sie selbst der Tuben- oder Zervixschleimhaut. Solche Unterschiede an Reife und Differenzierung lassen das verschiedene Reagieren von Endometrioseherden auf eine hormonale Therapie verständlicher werden. Dies ist schon seit Jahrzehnten bekannt (39) durch den Vergleich mit dem uterinen Endometrium der betroffenen Patientinnen (1, 2). SCHWEPPE (59) interpretierte diese variablen mikroskopischen Phänotypen als Ausdruck einer

unterschiedlichen Ontogenese der einzelnen Endometrioseherde auf der Basis differenter genetischer Muster. Es bedarf aber einer derartig komplexen Erklärung nicht. In Analogie stehen etwa die unterschiedlichen Differenzierungen bei bösartigen Geschwülsten, bei denen die Wachstumsbedingungen an den Metastasierungsorten die Ausgestaltung des Herdes beeinflussen.

Ausbreitung

Aufgrund der auch in den Einzelheiten bewiesenen Verschleppungs- und Implantationstheorie kann sich heute eine einheitliche Betrachtungsweise der Genese der Endometriose durchsetzen. Danach ist der Ursprungsort des ektopen Endometriums die Schleimhaut des Corpus uteri. So gibt es keine Endometriose bei Mädchen vor der Pubertät, bei Frauen ohne Uterus oder bei Greisinnen („keine Endometriose ohne Endometrium" [15]).

Die enzymatische Aktivität verschleppten Endometriums befähigt dieses zur Implantation, auch unter ungünstigen Wachstumsbedingungen. In dieser Eigenschaft bleibt die Analogie zum Karzinom, mit dem die Endometriose nicht nur die Möglichkeit der kontinuierlichen, sondern auch der diskontinuierlichen, embolisch-metastatischen Ausbreitung teilt. Die Lokalisationen der ektopen Endometriumherde erklären sich durch unterschiedliche Wege von Verschleppung und Ausbreitung. Prinzipiell mit der Möglichkeit der Implantation wird man überall im Organismus rechnen können (hämatogen, lymphogen). Seltene, ganz ungewöhnliche klinische Manifestationen der Endometriose und Tierexperimente haben schon seit langem darauf hingewiesen.

Kontinuierlich

Die Fähigkeit des Korpusendometriums, per continuitatem seine Grenze zu dem umgebenden Gewebe zu überschreiten, dürfte die Hauptrolle für die Entstehung der Endometriose im Myometrium (Abb. 1) spielen. CULLEN (5) wies schon 1908 bei 55 seiner 56 Fälle von „Adenomyosis" die direkte Verbindung von Endometrium und Endometrioseherden in der Korpusmuskulatur nach. Diskutiert wird bei diesem Ausbreitungsweg darüber, ob das Vordringen des Endometriums in Lymphgefäßen, in Gewebsschichten verminderter Gewebsspannung (48) oder durch destruktives Wachstum (34) erfolgt. Die letzte Möglichkeit ist am wenigsten wahrscheinlich.

Instrumentelle Eingriffe (z.B. Abrasio), die die organische Grenze zwischen Endometrium und Myometrium verletzen, dürften ein solches

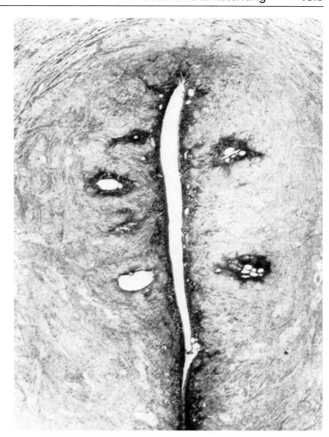

Abb. **1a** Sagittalschnitt des Corpus uteri.
Fast gleichmäßig um das Cavum uteri verteilt
hat das Endometrium an vielen Stellen die
Grenze in die Muskulatur überschritten.
Als „Endometrioseinseln" erscheint es dort,
wo die kontinuierliche Verbindung zum
(atrophischen) Endometrium nicht in der
Schnittebene des Präparates liegt

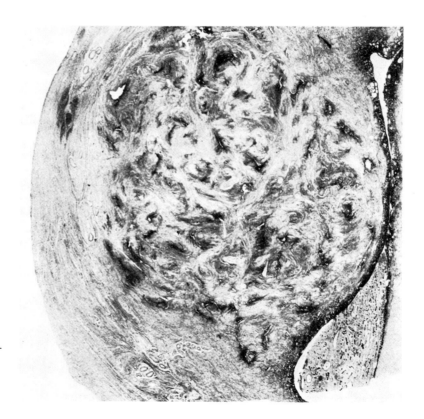

Abb. **1b** Sagittalschnitt des
Corpus uteri: ausgedehnte Endometriose, die durch die um
die Herde gelegene reaktive
Muskelhypertrophie zur Adenomyosis, zur knotigen Verwöl-
bung ins Cavum uteri geführt
hat. Im Kavum der Anschnitt
eines Korpuspolypen

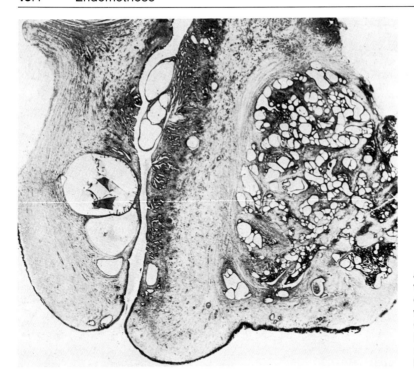

Abb.**2** In breiter Front hat vom Douglas-Raum her Endometriose die Zervixhinterwand ergriffen und das Organ deutlich aufgetrieben. Die inneren Wandschichten mit der Schleimhaut sind unbeteiligt

grenzüberschreitendes Einwachsen der Schleimhaut, meist vom Typ des basalen Endometriums, in die Muskulatur des Uterus begünstigen.

Außer für das Corpus uteri dürfte diese direkte Extension der Korpusschleimhaut zumindest auch bei der Entstehung der Endometriose benachbarter Organe wie Tube (Abb.3), Zervix und Parazervikalgewebe beteiligt sein.

Kanalikulär

Für die klinische Bedeutung des kanalikulären Weges spricht die zunehmende Endometriosehäufigkeit im Becken (Genitalorgane, Bauchfell, Rektosigmoid, Blase, Douglas-Raum [Abb.2]). Auf diese Weise entstandene Endometriose im Bauchfell höher gelegener Abdominalorgane (Appendix, Zäkum, Dünndarm, Netz) ist dagegen selten. Der Transport implantationsfähiger, desquamierten Endometriums durch die Tube soll – schon nach der Vorstellung von SAMPSON (54) – spontan während der Menstruation erfolgen. Nach Beobachtungen bei Laparotomien und Untersuchungen von Douglas-Punktaten während der Menses ist mit diesem Ereignis zwischen 50% und 90% zu rechnen (15, 16). Eine weitere Erklärungsmöglichkeit bietet die Tatsache, daß in die Tube eingewachsenes Korpusendometrium (Abb.3) dorthin menstruiert. Besonders PHILLIPP u. HUBER (41) haben darauf hingewiesen.

DONNEZ u. Mitarb. (7) untersuchten exstirpierte Tuben von Frauen, die längere Zeit vorher durch Tubenkoagulation sterilisiert worden waren. Die Autoren fanden in 26% Endometriose in den Eileitern.

Bei genitalen Mißbildungen (55) (Vaginalaplasie, Zervixatresie, verschlossenes Uterushorn u.a.) oder erworbenen Stenosen kommt es zum Reflux des Menstrualblutes in Eileiter und Abdomen und so zur Endometriose (Abb.4 s. Farbtafel II).

Einen iatrogenen Reflux von Blut beobachtet man fast regelmäßig, wenn man laparoskopiert (z.B. Sterilisation) bei Abrasio (z.B. Abort, Abruptio). Diese retrograde kanalikuläre Verschleppung darf nicht unterschätzt werden als eine mögliche Erklärung für die Zunahme der Beckenendometriose in den Industriestaaten (s.u.).

Vor einer ähnlichen artifiziellen kanalikulären Verschleppung haben schon TEILUM u. MADSON (62) gewarnt, die über 8 Fälle von Endometriose nach Hysterosalpinographie berichteten.

Lymphogen

Als Nebenbefund bei lymphonodektomierten Krebspatientinnen sieht man gelegentlich auch Endometriose in Beckenlymphknoten (Abb.5). Die klinische Bedeutung des lymphogenen Transportweges ist aber wohl ungleich geringer als die des kanalikulären Weges. Gesichert ist er für die Endometriose des retroperitonealen Becken-Zellgewebes. Gesichert gilt er auch nach den Untersuchungen von SCOTT u. Mitarb. (60)

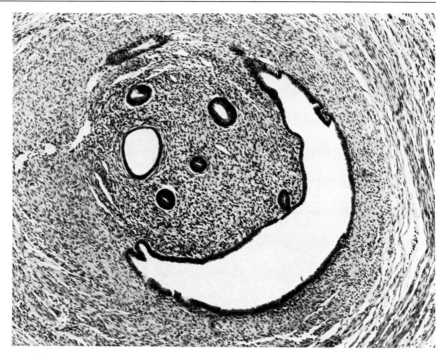

Abb. **3** Korpusendometrium ist kontinuierlich in die Tube hineingewachsen. Es engt das Lumen ein. Die Tube war im ampullären Teil verschlossen, in ihrer Wand fanden sich ausgedehnte Endometriosebezirke

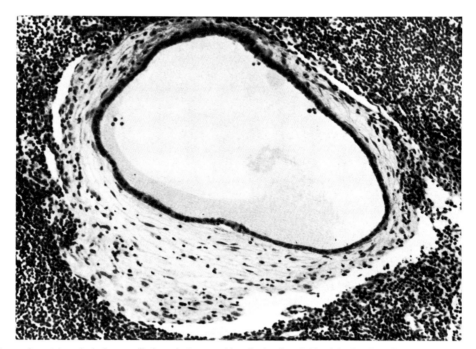

Abb. **5** Lymphknotenendometriose bei einer radikaloperierten graviden Patientin mit Zervixkrebs. Deutliche sekretorische Reaktion an Drüsenepithel, Stromazellen. Als Hinweis früherer Blutungen zahlreiche Siderophagen

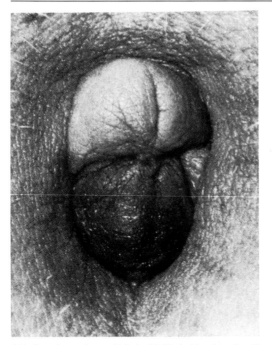

Abb. **6a** Am unteren Nabelpol tritt ein kirschgroßer Knoten hervor, der in der prämenstruellen Zyklusphase anschwillt und blaurot verfärbt

für die Nabelendometriose (Abb. 6a und b). Es wird diskutiert, ob die lymphogene Verschleppung auch als Erklärung für manche Formen von isolierter Dickdarm-(Rektosigmoid-)Endometriose, von Heterotopien im Myometrium, unteren Abschnitten der Scheide und manchen Endometrioseformen an den harnableitenden Wegen (z. B. Ureter) in Frage kommt. Man könnte auf analoge Beobachtungen bei der lymphogenen Aussat des Endometriumkarzinoms verweisen. Dieselbe Entstehung ist bei Endometriose am Mons pubis, im Lig. rotundum (eig. Beobachtung) oder in den Leisten (bereits SAMPSON [52] anzunehmen.

Hämatogen

Die Einschleusung von vitalen Endometriumpartikeln in das venöse Gefäßsystem ist schon lange morphologisch bewiesen (18, 53, 66). Auf diese Weise gelangt Endometrium in die Lunge. Den Pathomechanismus eines derartigen Vorganges wird man – in Analogie zur Trophoblastzell- und Fruchtwasserembolie (21) im graviden Uterus – vor allem darin sehen können: Manche diagnostischen und therapeutischen Eingriffe in Gynäkologie und Geburtshilfe können zur mechanischen Einschwemmung von Endometriumteilen in die Blutgefäße führen. In diesem Zusammenhang sei an die hämatogene Verschleppung von kleinsten Organteilen in die Lunge bei

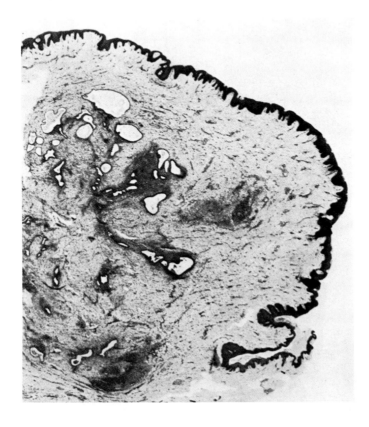

Abb. **6b** Den aus dem Nabel exzidierten Bezirk sieht man histologisch durchsetzt von Endometriose. Die zystischen Drüsen enthalten zum Teil Blut

Organtraumen von Milz, Leber, Niere oder Knochenmark erinnert.

Auch bei diesem Ergeignis ist die Lunge das hämatogene Auffangorgan erster Ordnung. Es wundert nicht, daß unter den extraabdominalen Endometrioselokalisationen die Lunge in der Häufigkeit weit führt. FOSTER u. Mitarb. (12) analysierten 65 Fälle der Literatur und unterschieden dann einen pleuralen und einen parenchymatösen (intrapulmonalen) Typ der Endometriose. Aus dem Rahmen von isolierten Lungenendometriosen fällt die Beobachtung von LINDENBERG u. Mitarb. (25) heraus, die bei einer 43jährigen Patientin mit 6monatiger Hämoptoe röntgenologisch und histologisch das Bild einer miliaren Lungenendometriose, einer disseminierten Ausbreitung wie bei einer Tuberkulose nachweisen und erfolgreich durch die Kastration behandeln konnten.

Zur Erklärung der Endometriose in ausgefallenen Lokalisationen, wie z. B. Wirbel (11, 67), Oberschenkel (28) und Armmuskulatur (37), Niere (29), wird ebenfalls die Verschleppung auf dem Blutwege herangezogen. Hier hat man pathogenetisch die Umgehung der Lungenpassage durch ein offenes Foramen ovale im Herzen vermutet.

Mechanisch-iatrogen

Die direkte mechanische Verschleppung von Endometrium in chirurgische Wunden mit konsekutiver Endometriose ist vor allem nach Schnittentbindungen, Hysterotomien, Antefixationsoperationen und Geburten, aber auch nach Amniozentese (19) in Bauch- und Dammnarben bekannt geworden. RIDLEY (48) meint, daß jeder erfahrene Gynäkologe solche Fälle im Laufe seines Lebens sehen wird. Zur Verhinderung der mechanischen Verschleppung von vitalem Endometrium wird auf ein behutsames operative Vorgehen dann hingewiesen, wenn bei einem Eingriff die Gebärmutterhöhle geöffnet wird (4, 44). Dies gelte vor allem für die Hysterotomie bei Schwangerschaft.

Auch in der Frage der Genese der Zervixedometriose sind neben geburtenbedingten operative Traumata (Abrasio, Konisation, Kauterisation) in die Diskussion gebracht worden (45, 65).

Ätiologische Faktoren

Die auffallende Häufigkeitszunahme der Endometriose in den letzten Jahrzehnten (s. S.13.12) hat zahlreiche Untersuchungen zur Ätiologie dieser Erkrankungen veranlaßt. Mit den Ergebnissen wurde viel spekuliert. Hier kann nur auf einzelne wichtig erscheinende Gesichtspunkte hingewiesen werden.

Iatrogene Propagation

Die Genese der Endometriose durch Verschleppung und Implantation ist so bewiesen wie die Zunahme dieser Erkrankung in den letzten Jahrzehnten. Aufgrund der kausalen Verknüpfung beider Sachverhalte liegt es nahe, bei einer Interpretation dieses Phänomens an eine Erhöhung der Verschleppungsrate in diesem Zeitraum zu denken. Dabei sollte man Erklärungen keineswegs nur in einer Änderung der spontanen endogenen Verschleppungshäufigkeit suchen, wie sie etwa den medizinsoziologischen Erwägungen von MEIGS (32) zugrunde liegen. Die wichtige Alternative beträfe die provozierte Verschleppung und damit den Bereich ärztlicher Handlungen. Hier könnte man auf folgendes hinweisen: In den Ländern, in denen die Zunahme der Endometriose festgestellt wurde, werden heute mehr Frauen von mehr Gynäkologen betreut als vor Jahrzehnten. Die Zahl kleiner und größerer diagnostischer Eingriffe am graviden und nichtgraviden Uterus hat vor allem bei jüngeren Frauen zugenommen. Ähnliches gilt für geburtshilfliche und gynäkologische Operationen (20). Für diese Manipulationen am Uterus war die grundsätzliche Möglichkeit der Verschleppung von Endometrium mit nachfolgender Endometriose durch Kasuistiken belegt.

KINDERMANN u. Mitarb. (22) haben bei 651 Endometriosepatientinnen die Frage eines Zusammenhangs zwischen gynäkologischen und geburtshilflichen operativen Eingriffen und Endometriose untersucht. Jeder Endometriosepatientin wurde im Kontrollkollektiv eine jeweils nächste, gleichalte Patientin ohne histologisch nachweisbare Endometriose, mit gleichem entferntem Organ (meist Uterus) für die statistische Auswertung gegenübergestellt. Unter den Eingriffen (Tab. 1) ließ sich eine Beziehung zur Endometriose nur für die Kürettage bei der graviden und nongraviden Patientin statistisch si-

Tabelle 1 651 Endometriosepatientinnen und ein Kontrollkollektiv wurden hinsichtlich operativer Eingriffe in und außerhalb der Schwangerschaft retrospektiv analysiert

Gynäkologische Eingriffe	Eingriffe in der Schwangerschaft
Abrasio	Abrasio
Biopsie am Uterus Konisation Konservative Myomoperation Plastische Operation an Uterus und Scheide Operation an den Adnexen	Operation bei Extrauteringravidität Vakuum/Forzeps bei Geburt Sectio caesarea
Sonstige Operation	Sonstige Operation

Tabelle 2   Statistisch sichern ließ sich der Einfluß der Abortkürettage auf die Endometriosis uteri interna. Einem Kollektiv von 489 Patientinnen mit uteriner Endometriose wurde ein Kontrollkollektiv von 467 Patientinnen mit histologisch endometriosefreiem Uterus gegenübergestellt (Sicherung der Resultate durch Chi-Q-Test, angenommene Irrtumswahrscheinlichkeit 5%)

| | Zahl der Abortkürettagen | | | |
	0	1	≥ 2	Gesamtfälle
Endometriosis interna	346 (70,7%)	94 (19,2%)	49 (10,0%)	489 (100%)
Kontrollkollektiv	392 (83,9%)	60 (12,8%)	15 (3,2%)	467 (100%)

Tabelle 3   Statistisch sichern ließ sich der Einfluß der Abrasio außerhalb der Gravidität bei Patientinnen mit Endometriosis uteri interna. Ein Kollektiv von 489 Endometriosepatientinnen wurde einem Kontrollkollektiv von 467 Patientinnen gegenübergestellt, deren Uteri sich histologisch als endometriosefrei erwiesen

| | Zahl der diagnostischen Kürettagen | | | |
	0	1	≥ 2	Gesamtfälle
Endometriosis interna	208 (42,5%)	163 (33,3%)	118 (24,1%)	489 (100%)
Kontrollkollektiv	255 (54,6%)	143 (30,6%)	69 (14,8%)	467 (100%)

chern. Patientinnen mit Endometriosis uteri interna hatten 3mal so häufig zwei und mehr Abortkürettagen gehabt als die Kontrollpatientinnen (Tab. 2). Die Häufigkeit nur einer Abortkürettage war mit 19,2% in der Gruppe der Endometriosepatientinnen zwar größer als im Kontrollkollektiv mit 12,8%, der Unterschied aber nicht signifikant.

Den Einfluß von diagnostisch-therapeutischen Abrasiones außerhalb der Schwangerschaft zeigt die Tab. 3. Auch hier hatten die Endometriosepatientinnen signifikant häufiger vorher 2 oder mehr Kürettagen hinter sich. Aus den statistisch gesicherten Ergebnissen dieser Untersuchung läßt sich der Schluß ziehen, daß wiederholte Kürettagen in und außerhalb der Schwangerschaft die Gefahr einer uterinen Endometriose (Endometriosis uteri interna) eindeutig erhöhen. Daß die Entstehung der Endometriose im Becken, außerhalb des Uterus, durch operative Eingriffe begünstigt wurde, ließ sich an unserem Material wegen zu kleiner Fallzahlen nicht statistisch belegen.

Epidemiologische Daten

Vor etwa 40 Jahren lehrte man in den USA den Medizinstudenten, daß Endometriose bei Negern so gut wie nie beobachtet worden sei (48). Daraus wurde eine rassische Disposition der Weißen gefolgert. 20 Jahre später (26) fand sich der Anteil für beide Rassen etwa gleich hoch. Und der Schwerpunkt der Diskussion verlagerte sich auf sozioökonomische Faktoren, besonders unter dem Einfluß der Untersuchungen von MEIGS (30, 31, 32). An Privatpatientinnen hatte er einen wesentlich höheren Anteil der Endometriosekrankheit beobachtet als bei „Ward Patients": Privatpatientinnen hatten sich in seinem Kollektiv durch späte Heirat und wenige Schwangerschaften, Anwendung von Kontrazeptiva gegenüber den Patientinnen aus niedrigeren Sozialschichten mit früherer Heirat, mehr Graviditäten und geringer Anwendung von Kontrazeptiva unterschieden. Auf andere Merkmale, z.B. vorangegangene uterine Eingriffe (s.o.), wurde in diesen Untersuchungen nicht geachtet. Unsere Untersuchungen widersprechen einem Einfluß der Sozialschicht (64). Eine signifikante Beziehung ließ sich hier ebensowenig analysieren wie bei somatischen Merkmalen (u.a. Körpergewicht, Körpergröße). Je häufiger eine Frau eine Schwangerschaft durchgemacht hatte, um so größer erwies sich das Risiko der Endometriosis uteri interna. Fehlgeburten hatten dabei eine größere Rolle als ausgetragene Graviditäten. Im Zusammenhang mit unserer Untersuchung über den Einfluß von gynäkologisch-geburtshilflichen Eingriffen (s.o.) erscheint uns dieser Unterschied zwischen ausgetragener Gravidität und Abort wegen der begleitenden Kürettage von bezeichnender Deutlichkeit (22, 23, 64).

Für wichtige Faktoren wurden auch Mangelernährung und entzündliche Erkrankungen an den Beckenorganen (48) gehalten. Andererseits erwähnt RIDLEY (48) auch, daß Endometriose bei der Landbevölkerung von Südvietnam und Afghanistan praktisch nicht existierte, obwohl Urogenitaltuberkulose und Geschlechtskrankheiten hier häufiger seien und der Gesundheitszustand im allgemeinen und die ärztliche Versorgung (!) so schlecht wie nirgendwo in den Vereinigten Staaten.

Schon lange (13, 14, 15) diskutiert man eine familiäre Disposition. Aufgrund von Untersuchungen von Familienmitgliedern 1. Grades bei 123 Patientinnen mit Endometriose meinen auch SIMPSON u. Mitarb. (61) eine familiäre, wenn nicht sogar genetische Tendenz zur Erkrankung feststellen zu können. Das Erkrankungsrisiko für die Nachkommenschaft wird mit 7% bei an Endometriose erkrankten Frauen eingeschätzt.

Hormonale Stimulierung

Wachstum und Ausdehnung des Endometriums hängen auch in den ektopen Herden von Östrogenen und Gestagenen ab. Die Ansprechbarkeit auf Ovarialhormone ist dabei sehr unterschiedlich. Dies kann man histologisch schon bei eng benachbarten Düsenarealen eines einzelnen Endometrioseherdes aus dem ganz unterschiedlichen Differenzierungsgrad beobachten. Als Erklärung dient am meisten die Vorstellung, daß dies an Unterschieden lokaler Wachstumsbedingungen (Vaskularisierung) am Implantationsort liegt. Eine gleichartige Fragestellung aus der Physiologie betrifft den Vergleich von Endometrium aus Corpus und Isthmus uteri oder von Funktionalis und Basalis. Solche Bedingungen lassen den unterschiedlichen Erfolg der hormo-

nalen Behandlung der Endometriose (s. Klinik) besser verständlich werden. SCHWEPPE u. Mitarb. (58) haben hier die Abhängigkeit vom Differenzierungsgrad elektronenoptisch belegen können. Neben der Lokalisation der Endometriose entscheidet über den Krankheitswert einer Patientin wohl in erster Linie die Beteiligung an einer solchen hormonalen Stimulierung: Wachstum und Ausdehnung hängen genauso von ihr ab wie die Frage einer zyklusbezogenen Symptomatik.

Sekundäre Prozesse

Sekundäre Veränderungen in den Herden können zu weiteren klinischen Bildern führen (u. a. Regression mit Vernarbung), denn die Frequenz klinisch bedeutsamer Endometriose liegt unter der tatsächlichen Verbreitung. Dies zeigt die Häufigkeit derartiger Heterotopien als Nebenbefund bei Frauen, die aus ganz anderen Indikationen an den Genitalorganen operiert wurden. In klinisch zunächst stummen Endometrioseherden können dann sekundäre Prozesse mit ihren Folgen eine Erkrankung bewirken. Entzündung und maligne Entartung verdienen besondere Beachtung.

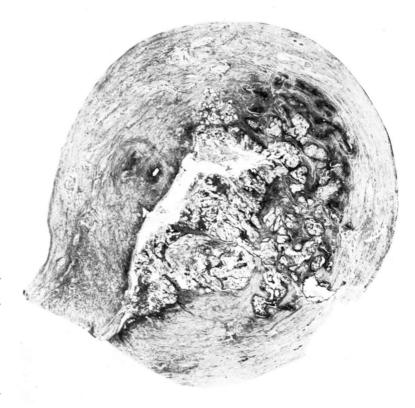

Abb. **7** Das teils exophytische, teils tief in die Muskulatur infiltrierende Adenokarzinom des Corpus uteri ist mit einer ausgedehnten Endometriose kombiniert (dunkle Stellen im Myometrium). Nicht immer kann man allerdings bei einem derartigen Bild entscheiden, ob es sich, wie hier, um die Koinzidenz zweier unabhängiger Prozesse handelt oder ob das Karzinom auf dem Boden der Endometriose entstand

Entzündliche Veränderungen

Histologisch trifft man entzündliche Gewebsreaktionen unterschiedlicher Ausprägung nahezu obligat bei ektopem Endometrium an, das unter stärkerer Östrogen- oder Gestagenwirkung zu Blutungen ins fremde Gewebe geführt hat. Derartige zunächst sterile, resorbierende Entzündungen können dabei in umfangreichen, narbig-harten Verwachsungen ausheilen, wie sie dem Operateur vor allem bei der Beckenendometriose begegnen. Echte bakterielle Infektionen in Endometrioseherden sind am häufigsten im Ovar. So entstehen isolierte Ovarialabszesse im pathologischen Hämatom einer Ovarialendometriose als einem besonders günstigen Nährboden (8, 40).

Maligne Entartung

Maligne Entartung der epithelialen oder stromalen Elemente heterotoper Endometriuminseln galt als Rarität. Inzwischen meint man, daß Adenokarzinome des Ovars nicht selten auf dem Boden einer Endometriose entstehen (s. S. 13.12). Ähnlich wie beim Ovar kann auch im Uterus (Abb. 7) der Beweis eines Zusammenhangs schwierig werden. Gefordert wird für die histologische Diagnose neben der Ähnlichkeit mit den analogen Tumoren des Korpusendometriums der Nachweis benigner Endometrioseherde und ihr Übergang in das Neoplasma (10). Neben dem bekannten endometrioiden Karzinom des Ovars und des Uterus wurde auch über extragenitale Malignome aus Endometrioseherden von Bauchnarbe (56) oder Wirbelkanal (47) berichtet. BROOKS u. WHEELER (3) trugen 45 Fälle von retroperitoneal lokalisierten endometrioiden Karzinomen zusammen, von denen die meisten im Septum rectovaginale lokalisiert waren.

Eine Besonderheit stellt die Stromatose (17) (Stromaendometriose) dar. Sie wird als neoplastische Verwandte der Endometriose mit geschwulstartigem Wachstum nur von Stromazellen und als „semimaligne" angesehen. Andere lösen sie mit ihrer Interpretation als Angioblastomatose (43, 46) allerdings ganz aus der Endometriose heraus.

Literatur

Die Übersichtsarbeiten sind durch ein Sternchen gekennzeichnet

1 Bergqvist, A., O. Ljungberg, E. Myhre: Comparison of the histological appearance of human endometrium and endometriotic tissue obtained simultaneously. Acta obstet. gynec. scand., Suppl 123 (1984) 11

2 Bergqvist, A., S. Jeppsson, O. Ljungberg: Histochemical demonstration of estrogen and progesterone binding in endometriotic tissue and in uterine endometrium: a comparative study J. Histochem. Cytochem. 33 (1985) 155

3 Brooks, J. J., J. E. Wheeler: Malignancy arising in extragonadal Endometriosis. Cancer 40 (1977) 3065

4 Chatterjee, S. K.: Scar endometriosis: A clinicopathologic study of 17 cases. Obstet. and Gynec. 56 (1980) 81

*5 Cullen, T. S.: Adenomyoma of the Uterus. Saunders, Philadelphia 1908

6 Dmowski, W. P., E. Radwanska: Current concepts on pathology histogenesis and etiology of endometriosis. Acta obstet. gynec. scand., Suppl 123 (1984) 29

7 Donnez, J., F. Casanas-Roux, J. Ferin, K. Thomas: Tubal polyps, epithelial inclusions and endometriosis after tubal sterilization. Fertil. and Steril. 41 (1984) 564

8 Egger, H., H. Fleischmann: Der isolierte Ovarialabszeß. Zur Klinik, Bakteriologie und Pathogenese. Geburtsh. u. Frauenheilk. 37 (1977) 625

9 v. Egidy, H., R. Bässler, F. Kümmerle, B. Hahn: Endometriose der Lunge. Dtsch. med. Wschr. 92 (1967) 1320

10 Ferraro, L. R., D. E. Janelli: Primary adeno-acanthoma of ovary arising in endometriosis. N. Y. St. J. Med. 66 (1966) 985

11 Fischer, S.: Seltene Lokalisation einer Endometriosis externa extraperitonealis. Geburtsh. u. Frauenheilk. 13 (1953) 240

12 Foster, D. C., J. L. Stern, J. Buscema, J. A. Rock, J. D. Woodruff: Pleural and parenchymal pulmonary endometriosis. Obstet. and Gynec. 58 (1981) 552

13 Frey, G. H.: The familial occurrence of endometriosis. Amer. J. Obstet. Gynec. 73 (1957) 418

14 Gardner, G. H., R. R. Greene, B. Ranney: The histogenesis of endometriosis. Recent contributions. Obstet. an Gynec. 1 (1953) 615

*15 Goodall, J. R.: A Study of Endometriosis, 2. Aufl. Lippincott, Philadelphia 1944

16 Halme, J., M. G. Hammond, J. F. Hulka, SH. G. Raj, L. M. Talbert: Retrograde menstruation in healthy women and in patients with endometriosis. Obstet. and Gynec. 64 (1984) 151

17 Hunter, W. C., J. E. Nohlgren, St. M. Lancefield: Stromal endometriosis or endometrial sarcoma. A re-evaluation of old and new cases with especial reference to duration, recurrences and metastases. Amer. J. Obstet. Gynec. 72 (1956) 1072

18 Javert, C. T.: Observations on the pathology and spread of endometriosis based on the theory of benign metastasis. Amer. J. Obstet. Gynec. 62 (1951) 477

19 Kaunitz, A., P. A. Di Sant'Agnese: Needle tract endometriosis. An unusual complication of amniocentesis. Obstet. and Gynec. 54 (1979) 753

20 Kindermann, G.: Krebsfrüherkennung und operative Gynäkologie. II. Über allgemeine Auswirkungen der Vorsorgeuntersuchung auf die operative Gynäkologie. Geburtsh. u. Frauenheilk. 39 (1979) 89

21 Kindermann, G., G. Lange: Die Fruchtwasserembolie. Ärztl. Forsch. 3 (1964) 134

22 Kindermann, G., S. Trotnow, E. Klawe: Beziehungen zwischen Endometriose und geburtshilflich-gynäkologischen Eingriffen. In: Gynäkologie u. Geburtshilfe, Forschungen - Erkenntnisse, hrsg. von H. Husslein. Egermann Verlag, Wien 1978

23 Klawe, E.: Beziehungen zwischen Endometriose und soziologischen und gynäkologischen Merkmalen von Patientinnen. Inaugural-Dissertation 1975, Med. Fakultät der Universität Erlangen

24 Levander, G., P. Normann: The pathogenesis of endometriosis. An experimental study. Acta obstet. gynec. scand. 34 (1955) 366

25 Lindenberg, K., J. Schmid, J. Rüttner, H. Sulser, M. Schmid: Endometriosis of the lung. Arch. Gynec. 218 (1975) 219

26 Loyd, F. P.: Endometriosis in the negro woman - a 5 year study. Amer. J. Obstet. Gynec. 89 (1964) 468

27 Malinak, L. R., V. C. Buttram, SH. Elias, J. L. Simpson: Heritable aspects of endometriosis. II Clinical charac-

teristics of familial endometriosis. Amer. J. Obstet. Gynec. 137 (1980) 332

28 Mankin, Z. W.: Beiträge zur Histogenese der Endometriose mit Hinweis auf eine besonders selten vorkommende Lokalisation im mittleren Oberschenkeldrittel. Arch. Gynäk. 159 (1935) 671

29 Maurer, H.-J.: Endometriosis externa extraperitonealis in einer Niere. Fortschr. Röntgenstr. 124 (1976) 362

30 Meigs, J. V.: Endometriosis – a possible etiological factor. Surg. Gynec. Obstet. 67 (1938) 253

31 Meigs, J. V.: Endometriosis – Etiologic role of marriage, age, parity; conservative treatment. Obstet. and Gynec. 2 (1953) 46

32 Meigs, J. V.: An interest in endometriosis and its consequences. Amer. J. Obstet. Gynec. 79 (1960) 625

33 Merrill, J. A.: Endometrial induction of endometriosis across millipore filters. Amer. J. Obstet. Gynec. 93 (1966) 780

34 Meyer, R.: Über den Stand der Frage der Adenomyositis und Adenomyome im allgemeinen und insbesonders über Adenomyositis seroepithelialis und Adenomyometritis sarcomatosa. Zbl. Gynäk. 43 (1919) 745

35 Meyer, R.: Über Endometrium in der Tube, sowie über die hieraus entstehenden wirklichen und vermeintlichen Folgen. Zbl. Gynäk. 51 (1927) 1482

36 Movers, F.: Die Endometriose. Bücherei des Frauenarztes, Nr.3. Enke, Stuttgart 1971

37 Navratil, E., E. Kramer: Endometriose in der Armmuskulatur. Klin. Wschr. 2 (1936) 1765

38 Novak, E.: Pelvic endometriosis. Amer. J. Obstet. Gynec. 22 (1931) 826

39 Novak, E. R., A. F. Hoge: Endometriosis of the lower genital tract. Obstet. and Gynec. 12 (1958) 687

40 Ober, K. G., J. Meinrenken: Gynäkologische Operationen. In: Allgemeine und spezielle chirurgische Operationslehre, Bd. IX, hrsg. von N. Guleke, R. Zenker. Springer, Berlin 1964

41 Philipp E., H. Huber: Die Entstehung der Endometriose, gleichzeitig ein Beitrag von Pathologie des interstitiellen Tubenabschnittes. Zbl. Gynäk. 63 (1939) 7

42 Philipp, E., H. Huber: Die Klinik der Endometriose im Lichte neuer Forschungsergebnisse. Zbl. Gynäk. 63 (1939) 482

43 Probst, A.: Die Angioblastomatose des Uterus (sog. Stromaendometriose) Virchows Arch. path. Anat. 337 (1964) 555

44 Ranney, B.: The prevention, inhibition, palliation, and treatment of endometriosis. Amer. J. Obstet. Gynec. 123 (1975) 778

45 Ranney, B., J. T. Chung: Endometriosis of the cervix uteri. Amer. J. Obstet. Gynec. 64 (1952) 1333

46 Richter, K.: Klinik der Endometriose und Stromatose. Gynäk. Rdsch. 15 (1975) 161

47 Richter, K.: Endometrioides Karzinom des Wirbelkanals. Geburtsh. u. Frauenheilk. 37 (1977) 771

48 Ridley, J. J.: The histogenesis of endometriosis. A review of facts and fancies. Obstet. gynec. Surv. 23 (1968) 1

49 v. Rokitansky, C.: Über Uterusdrüsenneubildung im Uterus. Z. k. k. Ges. Ärzte Wien 37 (1860) 577

50 Sampson, J. A.: Perforating hemorrhagic (chocolate) cysts of the ovary. Their importance and especially their relation to pevic adenomas of endometrial type („adenomyoma" of the uterus, rectovaginal septum, sigmoid, etc.). Arch. Surg. 3 (1921) 245

51 Sampson, J. A.: Intestinal adenomas of the endometrial type. Their importance and their relation to ovarian hematomas of endometrial type (perforating hemorrhagic cysts of the ovary). Arch. Surg. 5 (1922), 217

52 Sampson, J. A.: Inguinal endometriosis Amer. J. Obstet. Gynec. 19 (1925) 462

53 Sampson, J. A.: Metastatic or embolic endometriosis, due to menstrual dissemination of endometrial tissue into venous circulation. Amer. J. Pathi 3 (1927) 93

54 Sampson, J. A.: Peritoneal endometriosis, due to menstrual dissemination of endometrial tissue into peritoneal cavity. Amer. J. Obstet. Gynec. 14 (1927) 422

55 Sanfilippo, J. S.: N. G. Wakim, K. N. Schikler: Endometriosis in association with uterine anomaly. Amer. J. Obstet. Gynec. 154 (1986) 39

56 Schnieber, D., D. Wagner-Kolb: Maligne Entartung einer extragenitalen Endometriose-Kasuistik. Geburtsh. u. Frauenheilk. 46 (1986)

57 Schweppe, K.-W., R. M. Wynn: Ultrastructural changes in endometriotic implants during the menstrual cycle. Obstet. and Gynec. 58 (1981) 465

58 Schweppe, K.-W., R. M. Wynn: Endocrine dependency of endometriosis: An ultrastructural study. Europ. J. Obstet. Gynec. Reprod. Biol. 17 (1984) 193

59 Schweppe, K.-W.: Morphologie und Klinik der Endometriose. Schattauer, Stuttgart 1984

60 Scott, R. B., R. J. Nowak, R. M. Tindale: Umbilical endometriosis and Cullen's sign: study of lym lymphatic transport from pelvis to umbilicus in monkeys. Obstet. and Gynec. 11 (1958) 556

61 Simpson, J. L., S. H. Elias, L. R. Malinak, V. C. Buttram: Heritable aspects of endometriosis. I. Genetic studies. Amer. J. Obstet. Gynec. 137 (1980) 327

62 Teilum, G., V. Madson: Endometriosis ovarii et peritonei caused by hysterosalpingography. J. Obstet. Gynaec. Brit. Emp. 57 (1950) 10

63 Te Linde, R. W., R. B. Scott: Experimental endometriosis. Amer. J. Obstet. Gynec. 60 (1950) 1147

64 Trotnow, S., G. Kindermann, E. Klawe: Beziehung zwischen Endometriose und sozialen Faktoren. In: Gynäkologie u. Geburtshilfe Forschungen - Erkenntnisse, hrsg. von H. Husslein. Egermann Verlag, Wien 1978

65 Williams, G. A.: Endometriosis of the cervix uteri - a common disease. Amer. J. Obstet. Gynec. 80 (1960) 734

66 Wurster, K. H., H. J. Leu: Zur Frage der hämatogenen Ausbreitung der Endometriose. Geburtsh. u. Frauenheilk. 32 (1972) 983

67 Zangger, J., F. Heppner: Endometriosis im Wirbelloch als Ursache einer periodischen Wurzelneuralgie. Geburtsh. u. Frauenheilk. 22 (1962) Frauenheilk. 22 (1962) 1482

Klinik und Therapie

K.-W. SCHWEPPE und G. KINDERMANN

A. Diagnostik

Häufigkeit

Exakte Häufigkeitsangaben über dieses Krankheitsbild liegen nicht vor. In den letzten Jahren wird eine Frequenzzunahme beobachtet, so daß die Endometriose unter den pelvinen Erkrankungen, die zu gynäkologischen Abdominaloperationen bei Frauen über 30 Jahren führen, nach den Myomen den 2. Platz in der Häufigkeitsskala einnimmt, wobei oft (bis zu 40%) beide Krankheitsbilder gemeinsam vorliegen. Der Altersgipfel verlagert sich vor und liegt im dritten Lebensjahrzehnt, wobei 25% der Patientinnen unter 30 Jahre und 5% der Frauen unter 20 Jahre alt sind. Man schätzt, daß 1–2% der gesamten weiblichen Population eine Endometriosis genitalis externa haben, jedoch ist der Prozentsatz der asymptomatischen bzw. klinisch irrelevanten Erkrankungen unbekannt. Genaue Häufigkeitsangaben liegen nur für bestimmte Patientengruppen vor (Tab. 1) und beinhalten unterschiedliche Selektionskriterien der einzelnen Untersuchergruppen.

Symptome

Eine Endometriose kann aufgrund der Anamnese vermutet werden. Sekundäre Dysmenorrhö, unklare therapieresistente Unterbauchbeschwerden, Hypermenorrhö und prämenstruelle Schmierblutungen, perimenstruelle Miktion- und Defäkationsbeschwerden sowie unerklärbare Sterilität gelten als hinweisend. Der bimanuelle Palpationsbefund ist besonders bei retrozervikaler Endometriose sowie knotigen Verdickungen im Bereich der Ligg. sacrouterina richtungweisend; er kann jedoch auch unauffällig sein oder es finden sich derbe oder zystische Ovarialvergrößerungen. Da weder die Symptomatologie (Tab. 2) noch der Untersuchungsbefund pathognomonisch sind und ein breites Spektrum der Differentialdiagnose entzündlicher und tumoröser Beckenerkrankungen auch im urologischen und chirurgischen Bereich bis hin zu psychosomatischen Beschwerden abzuklären ist, sollte bei Verdacht auf Endometriose grundsätzlich eine pelviskopische Diagnostik mit Visualisierung der Beckenorgane und mikroskopischem Nachweis von Drüsenstrukturen und Stroma im Biopsiepräparat die Erkrankung eindeutig sichern.

Die Pelviskopie ist nicht nur indiziert, um differentialdiagnostisch die Endometriose zu sichern, sondern sie erlaubt auch die für die differenzierte Behandlung wichtige Festlegung des Schweregrades. Nachdem zunächst ACOSTA u. Mitarb. (1) nur geringgradige, mäßige und schwere Endometrioseformen unterteilten, verbesserten KISTNER u. Mitarb. (45) und später BUTTRAM (14) die Klassifikation, in dem sie genauere Befundbeschreibungen definierten. Obwohl eine gute Korrelation zu den therapeutisch relevanten Problemen (Prognose, Rezidivrate, Infertilität) gegeben war, wurde keine dieser Einteilungen generell akzeptiert, da sie für die klinische Routine zu kompliziert und detailliert waren. Erst

Tabelle 1   Häufigkeit der Endometriose

Weibliche Bevölkerung gesamt	ca. 1%– 2%
Frauen mit erkrankten Verwandten 1. Grades	7%
Zufallsbefund bei Sterilisation	2%– 3%
Gynäkologische Laparotomien	15%–50%
Sterilitätspatientinnen	15%–30%
Unerklärbare Sterilität	25%–50%

Tabelle 2   Symptome

1. Sekundäre Dysmenorrhö
   (selten: Zunahme einer primären Dysmenorrhö)

2. Dyspareunie

3. Diffuse, zyklusabhängige Schmerzen im Becken
   (seltener auch zyklusunabhängig)

4. Blutungsstörungen
   (prämenstruelle Schmierblutungen, Hypermenorrhö)

5. Suprapubische Schmerzen, Dysurie
   (selten: zyklische Hämaturie)

6. Unklare Bauch- oder Kreuzschmerzen

7. Defäkationsbeschwerden, Druckgefühl, Schmerzen
   (selten: zyklisch Blut im Stuhl)

8. Primäre oder sekundäre Sterilität

9. Keinerlei Beschwerden

Stadium I   (gering)   1– 5 Punkte
Stadium II   (mäßig)   6–15 Punkte
Stadium III (schwer)   16–30 Punkte
Stadium IV   (ausgedehnt) 31–54 Punkte
Gesamtpunkte: _____

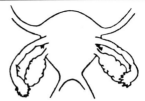

	Endometriose		unter 1 cm	1–3 cm	über 3 cm
Peritoneum	Punkte		1	2	3
	Verwachsungen		zart	dicht: partielle Douglas-Obliteration	dicht: totale Douglas-Obliteration
	Punkte		1	2	3
Ovar	Endometriose		unter 1 cm	1–3 cm	über 3 cm, oder rupturierte Zyste
	Punkte	rechts	2	4	6
		links	2	4	6
	Verwachsungen		zart	dicht: partieller Ovareinschluß	dicht: totaler Ovareinschluß
	Punkte	rechts	2	4	6
		links	2	4	6
Tuben	Endometriose		unter 1 cm	über 1 cm	Tubenverschluß
	Punkte	rechts	2	4	6
		links	2	4	6
	Verwachsungen		zart	dicht: Tubenverziehung	dicht: Tubenverschluß
	Punkte	rechts	2	4	6
		links	2	4	6

Abb.1 Einteilung der Endometriose nach Schweregrad (American Fertility Society, 1979)

1979 erarbeitete ein Expertenkomitee der American Fertility Society ein optimiertes Klassifikationsschema, welches die klinisch relevanten Faktoren wie Lokalisation, Größe und Zahl der Endometrioseherde sowie ihre Folgeschäden an den Beckenorganen in einfacher Form erfaßt (Abb.1). Sie hat sich im wissenschaftlichen Bereich international durchgesetzt, ist einfach und praktikabel; die revidierte und zu einseitig auf die Sterilitätsproblematik ausgerichtete Klassifikation der AFS von 1985 bedeutet demgegenüber keinen Fortschritt.

In vielen Fällen ist die endoskopische Diagnose eindeutig möglich. Bei allen nicht zweifelsfreien Befunden oder Fragen der Therapieplanung sollte eine histologische Sicherung angestrebt werden, da eine Biopsie in geeigneter Technik risikolos durchgeführt werden kann. Ältere eingeblutete Funktionszysten der Ovarien können Endometriose vortäuschen und im Douglas-Raum und an den Ligamenten des Uterus können eingeblutete Serosazysten, Hämangiome und zystische Keimepithelreste optisch mit einer Endometriose verwechselt werden. Darüber hinaus liefert die sorgfältige histologische Untersuchung auf zyklusabhängige Veränderungen wichtige Informationen über die hormonelle Abhängigkeit der Endometriose, so daß je nach Differenzierungsgrad und endokriner Modulation der Therapieplan hinsichtlich hormoneller Behandlung oder operativer Sanierung individuell festgelegt werden kann (67).

Sterilität

Ein gesondertes Problem stellt die symptomlose Genitalendometriose bei primärer oder sekundärer Sterilität dar, wenn bimanuelle Untersuchung, Pertubation und endokrinologischer Status keine Sterilitätsursachen liefern und zur weiteren Abklärung eine Pelviskopie durchgeführt wird, anläßlich derer eine Endometriose gesichert wird. Nach GREENBLATT (32) ist die Endometriose Hauptursache der Sterilität junger Frauen. Die Inzidenz der Sterilität unter Endometriosepatientinnen wird zwischen 40 und 75% angegeben (27, 46). Wichtig ist, daß die Sterilität der Endometriosepatientinnen relativ ist und Schwangerschaften bei Frauen mit nachgewiesener Erkrankung auftreten können. Unabhängig von der Behandlungsmethode scheint jegliche Therapie der Endometriose zur Verbesserung der Fertilität zu führen.

Der direkte ätiologische Zusammenhang zwischen Endometriose und Sterilität ist unbekannt. Es muß unterschieden werden in Sterilitätsursachen, die ätiologisch als Folge der Endometriose auftreten, und solchen, die mit der Endometriose nur vergesellschaftet sind. Zur ersten Gruppe gehören alle mechanischen Störungen der Motilität von Ovar und Tube, die durch die Endometrioseherde selbst oder durch die begleitenden Verwachsungen verursacht werden. Dies trifft für alle fortgeschrittenen Erkrankungsstadien zu, die jedoch nur in 10% der Fälle vorliegen. Es ist daher fraglich, ob die Auffassung von KISTNER (46) richtig ist, daß der entscheidende Grund bei endometriosebedingter Sterilität mechanische Störungen der tuboovariellen Beweglichkeit sind. Bereits im Stadium I und II der Erkrankung, also bei geringgradiger bis mäßiger Endometriose, sind 63% der Frauen steril (68) und auch die Schwangerschaftsraten nach ausschließlich hormoneller Endometriosetherapie sprechen gegen die Dominanz des mechanischen Faktors, da Adhäsionen medikamentös sicher nicht beseitigt werden. Zwar beeinträchtigen neben dem direkten Befall von Tubenserosa und Mesosalpinx oft begleitende Entzündungsprozesse (22) oder intramurale/isthmische Tubenverschlüsse (52) Eitransport und Spermienmigration, aber seit den Untersuchungen von SAMPSON (63) ist immer wieder bestätigt worden, daß die Mehrzahl der Endometriosepatientinnen durchgängige Tuben hat, d.h., in ¾ der Fälle sind andere Faktoren relevant (Tab. 3).

Ein wichtiger Sterilitätsfaktor scheint die gleichzeitig vorhandene ovarielle Dysfunktion zu sein. So fanden wir in 20% eine Anovulation, in 30% Störungen der Lutealphase, in 25% eine Hyperprolaktinämie und in 30% eine latente Hyper-

prolaktinämie, wobei Kombinationen bei einem Drittel der Patientinnen vorlagen (11). Ob diese Störungen im Endokrinium und der Ovarfunktion ätiologisch Folge der Endometriose sind oder ihrerseits die Entstehung einer Endometriose begünstigen, ist z. Zt. Gegenstand der Diskussion. Bisher vorliegende Daten erlauben nur hypothetische Erklärungen.

Ovulationsstörung und Endometriose sind aufgrund der dargestellten Überlegungen zwei unterschiedliche Probleme, die je nach Patientenklientel unterschiedlich häufig gemeinsam auftreten. Eine ätiologische Verknüpfung ist überwiegend Hypothese. Unabhängig voneinander müssen beide Störungen subtil diagnostiziert und je nach Therapieziel und klinischer Relevanz unterschiedlich behandelt werden.

Differentialdiagnose

Wegen der Variationsbreite von subjektiven Beschwerden und gynäkologischem Palpationsbefund ist eine Differentialdiagnose schwierig, wie aus dem hohen Anteil von 50% falscher praeoperativer Verdachtsdiagnosen hervorgeht (71). Je nach Lokalisation (Tab. 4) müssen entzündliche Prozesse und Neoplasien durch geeignete Untersuchungsverfahren ausgeschlossen wer-

Tabelle 4   Differentialdiagnose der Endometriose

1. Vulvaendometriose
   Vaginalendometriose
   a) mechanisch bedingte Artefakte
   b) luetischer Primäraffekt
   c) Epithelzysten
   d) Gartnersche Gangzysten
   e) Vulva-, Vaginal-, Rektumkarzinom

2. Portioendometriose
   a) Erythroplakien anderer Genese
   b) eingeblutete Ovula Nabothi
   c) Zervixkarzinom

3. Douglas-Endometriose
   a) Allen-Masters-Syndrom
   b) chronische Pelveoperitonitis
   c) chronische Appendizitis
   d) Sigmadivertikulose
   e) Douglas-Metastasen
   f) Rektumkarzinom

4. Ovarialendometriose
   a) chronische Adnexitis
   b) funktionelle Ovarialzysten
   c) gutartige/bösartige Ovarialtumoren
   d) Uterus myomatosus
   e) chronische Appendizitis
   f) Erkrankungen des distalen Ureters

5. Extragenitale Endometriose
   Differentialdiagnose je nach befallenem Organ
   (Dünndarm, Dickdarm, Milz, Pleura, Lunge,
   Bauchdecken, Canalis inguinalis, Canalis femoralis,
   Axilla, obere Extremität, Spinalkanal usw.)

Tabelle 3   Sterilitätsfaktoren bei Endometriose

1. Mechanische Beeinträchtigung
   a) direkte Erkrankung von Tuben und Ovarien
   b) indirekt durch Begleitentzündung
   c) sekundär durch Adhäsionen und Fibrose

2. Endokrine Störungen
   a) Hyperprolaktinämie
   b) Lutealphasendefekte
   c) LUF
   d) Anovulation

3. Störungen des Douglas-Milieus
   a) Erhöhung der Sekretmenge
   b) Veränderungen der PG-Konzentrationen
   c) Erhöhung der Makrophagenzahl

4. Immunologische Faktoren

5. Erhöhung der Spontanabortrate

den. In erster Linie muß an chronische Becken-entzündungen, Saktosalpinx, Adnexadhäsionen und Tuboovarialabszesse gedacht werden. Nur 30% der Endometriosepatientinnen haben eine Retroflexio uteri, und eine Retroflexio fixata kann sowohl durch Endometriose als auch durch entzündliche Adhäsionen bedingt sein. In-fizierte Endometriosezysten haben das gleiche klinische Bild wie Tuboovarialabszesse. Benigne und maligne Ovarialtumoren können palpato-risch und auch sonographisch nicht von Endo-metriosezysten unterschieden werden. Das glei-che gilt für Douglas-Metastasen. Gewichtsver-lust, sekundäre Anämie, Aszites und andere Malignitätssymptome fehlen zwar bei Endome-triose, jedoch ist jeder persistierende Adnextu-mor eine absolute Indikation für eine explorati-ve Pelviskopie bzw. Laparotomie. Zwar ist die Endometriose überwiegend ein chronisches, sich progredient entwickelndes Krankheitsbild, je-doch kann die Ruptur einer Endometriosezyste hochakute Krankheitsbilder wie eine Appendizi-tis, eine Extrauteringravidität, oder die Torsion eines Adnextumors nachahmen. Auch eine Di-vertikulitis, eine chronische Appendizitis oder sogar Rektum-Sigma-Karzinome können diffe-rentialdiagnostisch Schwierigkeiten machen. Psychosomatische Beschwerden im Unterleib können die gleichen Symptome wie eine Endo-metriose verursachen. Auch hier besteht wie bei der Sterilitätsproblematik (s.o.) die Frage nach der Bedeutung gefundener Minimalendometrio-sen. Man muß sich dann darüber im klaren sein, daß solche Befunde nicht dazu herhalten dürfen, die Patientin bequem auf die organische „Schie-ne" zu setzen, wenn gleichzeitig psychische und psychosoziale Schwierigkeiten durch die einge-hende Exploration aufgedeckt werden konnten. Um keine organische Erkrankung zu übersehen, ist sicherheitshalber die Pelviskopie indiziert. Da die Endometrioseimplantate prämenstruell an-schwellen und einbluten, sind sie im letzten Zy-klusdrittel pelviskopisch am leichtesten zu er-kennen. Ist wegen Sterilität eine gleichzeitige Abklärung des Tubenfaktors indiziert, so kann unter Berücksichtigung der Verschleppungstheo-rie nur zwischen dem 8. und 12. Zyklustag pel-viskopiert werden; besteht der Verdacht auf Ovulationsstörung (LUF) so ist der Eingriff nur innerhalb der ersten 6 Tage nach Basaltempera-turanstieg sinnvoll, um Ovulationsstigmata si-cher prüfen zu können. Zur kompletten Inspek-tion der Beckenorgane auch an schwierigen Lokalisationen ist unbedingt ein suprasymphy-särer Zweiteinstich erforderlich (71). Soweit möglich, muß der gesamte Intestinaltrakt gründ-lich abgesucht werden. Am ehesten findet man Endometriosebefall im Bereich des Sigmas, Zäkums, Appendix und der kaudalen Dünndarmschlingen, aber auch Oberbauch-

endometriosen sind in der Literatur beschrie-ben.

Es gibt verschiedene Untersuchungen über die Assoziationen von Endometriose und spontanen Aborten. Eine retrospektive Studie von 214 Schwangerschaften bei Endometriosepatien-tinnen ergab einen signifikanten Anstieg der spontanen Abortrate bei Frauen, die innerhalb der letzten 4 Jahre schwanger geworden waren, bevor die Endometriose diagnostiziert wurde. Ein Vergleich der Schwangerschaftsverläufe bei Frauen, deren Endometriose durch konservative Operationen behandelt wurde, ergab einen signi-fikanten Abfall der spontanen Abortrate. Von 37 Schwangerschaften, die vor operativer Thera-pie eintraten, endeten 17 (46%) als spontaner Abort; nach konservativer Endometriioseresek-tion kam es bei 50 Schwangerschaften lediglich zu 4 (8%) Aborten (58). Andere Untersuchungen bestätigen die erhöhte Abortrate bei Endome-triose, welche sowohl nach operativer Endome-triosetherapie (60, 80) als auch nach Danazolbe-handlung (34) auf Normalwerte zurückging. Pro-spektive Untersuchungen zu dieser Frage fehlen. Eine weitverbreitete Theorie über die zugrunde-liegenden pathophysiologischen Mechanismen sieht eine verspätete Implantation, d.h. die De-synchronisation zwischen Entwicklung der Bla-stozyste und sekretorischer Transformation des Endometriums, als ursächlich an. Der tubare Transport ist inadäquat und verlangsamt, da die Endometriose selbst oder sekundäre Schäden die Tubenfunktion beeinträchtigen. Ebenfalls diskutiert werden uterotubare Spasmen und Ovulationsprobleme mit Spätovulation und in-suffizienten Lutealphasen. Die im Douglas-Se-kret gemessenen Prostaglandinveränderungen liefern hier die pathophysiologische Hypothese sowohl für die uterotubaren Spasmen als auch für die Störungen der Ovarialfunktion. Die Tat-sache, daß solche Spontanaborte vor allem zwischen der 6. und 10. Schwangerschaftswoche post menstruationem beobachtet werden, steht im Einklang mit diesen hypothetischen Überle-gungen.

B. Therapie

Die Behandlung einer Endometriosis genitalis externa richtet sich vor allem nach den „repro-duktiven Erwartungen" der Patientin; beachtet werden müssen ferner Schweregrad der Sympto-me, Ausdehnung der Erkrankung sowie das Al-ter der Frau. Der Behandlungsplan muß auf die individuelle Situation ausgerichtet sein, da bis heute keine Standardbehandlung aller Endome-trioseformen heilen kann.

Chirurgische Behandlung

Pelviskopie

Die diagnostische Pelviskopie kann in bestimmten Ausmaßen mit kleineren chirurgischen Eingriffen und mikrochirurgischem Vorgehen kombiniert werden. Adhäsiolysen im Bereich des Douglas-Raums und der Adnexe, die Resektion von Verwachsungen, die scharfe Entfernung kleinerer Implantate mit der Biopsiezange sowie die Kauterisation von Endometrioseherden und die Resektion von Ovarialendometriomen sind möglich.

Einige Autoren halten die operative Pelviskopie für die Therapie der Wahl bei Fällen der Stadien I und II (38, 72). Dieses Vorgehen kann technisch schwierig sein, erfordert geeignetes Instrumentarium und sollte nur von erfahrenen Operateuren durchgeführt werden. Das Risiko ernsthafter Verletzungen wichtiger Nachbarorgane wie Darm, Blase und Ureter ist hoch (38). Über die größten Erfahrungen mit dieser Technik verfügt SEMM (71), der die Hochfrequenzkoagulation sowohl in der monopolaren als auch bipolaren Form für ungeeignet hält, da sie zur Exsikkation und Karbonisierung des koagulierten Gewebes mit nachfolgender Sequestrierung und Adhäsionsbildung führt. Das Risiko des unkontrollierten Traumas und der postoperativen Adhäsionsbildung wird durch die Anwendung der Thermokoagulation zur Denaturierung des Endometriosegewebes offensichtlich vermieden (72). Die Anwendung des Lasers sowohl bei der Laparotomie als auch per pelviscopiam wird von verschiedenen Untersuchergruppen befürwortet, um möglichst präzise bei minimalem Trauma die Endometriose komplett zu zerstören. Neben dem CO_2-Laser, der das Gewebe vaporisiert, wobei die Destruktion in der Tiefe auf 0,1 mm kontrollierbar ist, werden der Neodym-YAG-Laser und der Argon-Laser, die primär koagulieren und eine bis zu 4 mm tiefe Nekrosezone verursachen, eingesetzt. Die Therapieergebnisse sind mit denen der konventionellen pelviskopischen Operationstechniken vergleichbar (Tab. 5). Bei ausgedehnten Befunden wird nach der pelviskopischen Sanierung eine hormonelle Zusatztherapie zur Nachbehandlung empfohlen, da nicht alle Herde gesehen und therapiert werden können. Eine „Second-look"-Pelviskopie wird empfohlen, um die Ergebnisse einer Endometriosebehandlung zu prüfen und die Indikation für Zusatzmaßnahmen zu stellen. Dies ist besonders bei Sterilitätspatientinnen sinnvoll, die nicht innerhalb von 6–12 Monaten nach durchgeführter Primärtherapie schwanger geworden sind.

Laparotomie

Die konservativen Operationsverfahren umfassen die Resektion von Endometriosezysten und kleineren Endometrioseherden, die Resektion von Adhäsionen und die Rekonstruktion der Beckenanatomie. Organe, die durch den Krankheitsprozeß vollständig destruktiv verändert sind, müssen entfernt werden. Am Ende der Operation sollte wenigstens ein Ovar mit der korrespondierenden funktionsfähigen Tube vorhanden sein. Diese operative Therapie ist bei Sterilitätspatientinnen angezeigt mit dem primären Ziel, die Fertilitätschance zu erhöhen; ferner ist sie sinnvoll, um Krankheitsherde und Beschwerden zu beseitigen.

Andererseits ist bei ausgeprägter Beckenendometriose (Stadium III–IV) das Ziel, Uterus und Adnexe zu erhalten, operationstechnisch in der Regel sehr anspruchsvoll. Bei Befall z. B. von Parakolpium, Ligg. sacrouterina, Rektumwand, von Blasen- oder Ureterregion sind Eingriffe zur Resektion dieser Herde stets mit schwierigeren anatomischen Verhältnissen verknüpft. Zu Zusatzeingriffen an extragenitalen Beckenorganen (z. B. Darmresektion) wird man dann greifen müssen. Bei wenig ausgeprägter Endometriose im Becken (Stadium I–II) sollte die konservative Operation möglichst mikrochirurgische Techniken benutzen (13). Bisher liegen aber noch keine großen Zahlen darüber vor, ob eine solche aufwendige, subtile Operationstechnik den bisher

Tabelle 5   Pelviskopische CO_2-Laser-Therapie bei Endometriose

Autor	N	Nachunters.-Zeitraum (Mo.)	Geburten	Aborte	EUG
Daniell (1982)	10	5	3 (30%)	0	0
Tadir (1984)	7	12–18	n. b.		
Martin (1984)	52	24	24 (46%)	6 (12%)	2 (4%)
Feste (1984)	21	24	16 (76%)	5 (24%)	0
Kelly (1983)	10	6	3 (30%)	3 (30%)	0
Nezhat (unpub.)	23	6	12 (56%)	3 (13%)	0
Daniell (1984)	75 (48)*	12	26 (55%)	0	0
Chong (1985)	81	12	43 (55%)	0	0
Gesamt	279	5–24	127 (45%)	17 (6%)	2 (0,8%)

* Anteil der Sterilitätspatientinnen

Tabelle **6** Schwangerschaftsraten nach konservativer Endometrioseoperation

Autor	Jahr	mild		mäßig		schwer	
		n	Grav. %	n	Grav. %	n	Grav. %
Acosta u. Mitarb.	1973	8	75,0	60	50,0	39	33,0
Sadigh u. Mitarb.	1977	–	–	23	74,0	42	48,0
Garcia	1977	3	66,6	19	36,8	49	28,5
Buttram	1979	56	73,2	34	55,9	47	40,4
Decker u. Lopez	1979	–	–	61	44,0	28	29,0
Boeckx u. Mitarb.*	1980	–	–	34	56,0	27	47,0
Kable et al.	1985	4	50,0	21	41,0	29	34,0

* unter mikrochirurgischen Bedingungen

geübten konservativen Verfahren, wenn dies von erfahrenen Operateuren durchgeführt wurde, überlegen ist (Tab. 6). Bei ausschließlich unilateraler Endometriose führt die einseitige Adnexektomie zu guten Ergebnissen und niedrigen Rezidivraten (15, 16). Optimale Blutstillung und vollständige Reperitonealisierung sind wichtig, um postoperativen Adhäsionen vorzubeugen.

Zahlreiche zusätzliche chirurgische Maßnahmen wie eine Antefixatio uteri, präsakrale Neurektomie, Plication der Ligg. sacrouterina und die Verwendung von freien Omentum majus oder Peritonealtransplantaten zur Deckung des Operationsgebietes wurden empfohlen. Corticoide sowie Antihistaminika wurden systemisch vor und nach der Operation oder intraperitoneal während des Eingriffs verabreicht. Auch ein künstlicher Aszites mit physiologischer Kochsalzlösung oder die intraperitoneale Dextraninstillation wurden empfohlen. Ein wissenschaftlich gesicherter therapeutischer Effekt dieser Maßnahmen ist bisher nicht eindeutig gezeigt worden.

Das Rezidivrisiko nach organerhaltender Endometrioseoperation schwankt je nach Untersuchungszeitraum zwischen 7 und 35%. Nach Untersuchungen von BARBIERI u. Mitarb. (7) kommt in 16% der Fälle innerhalb des ersten Jahres und danach pro Jahr in weiteren 3–8% der Fälle zu Rezidiven, so daß nach 4 Jahren ⅓ der Frauen erneut an Endometriose litt. Die Endometrioserezidivrate soll durch eine nachfolgende Schwangerschaft günstig beeinflußt werden. So berichteten SCHENKEN u. MALINAK (65) über 3,7% Reoperationen bei Frauen, die nach der Erstbehandlung schwanger geworden waren, im Vergleich zu 40,6% im weiterhin infertilen Kollektiv.

Definitive Operation

Die Behandlungsmethode, die vor Rezidiven sicher schützt, besteht in der Resektion der Endometriose zusammen mit einer abdominalen Hysterektomie und bilateralen Salpingo-Oophorektomie (Kastration). Obwohl es unmöglich ist, für diese radikale Therapie allgemeingültige Indikationen aufzustellen, stellt heute die Exstirpation des inneren Genitales wegen Endometriose eine Ultima ratio dar und ist nur dann zu empfehlen, wenn 1. beide Ovarien bis zur Hilusregion von tiefen Endometrioseherden und Zysten befallen sind, (ovarielles Gewebe mit suffizienter Blutversorgung kann nicht erhalten werden); und wenn 2. im Stadium IV Darm, Blase und/oder Ureter tief infiltriert sind oder 3. zusätzlich pathologische Befunde einen solchen Eingriff rechtfertigen. Es ist zu erwarten, daß nach Kastration Residualherde, die unentdeckt zurückgelassen oder die aus technischen Gründen nicht reseziert wurden, schnell degenerieren. Unterschiedlich sind die Auffassungen, ob die Hysterektomie unter Belassung der Adnexe zum Stillstand oder gar zur Regression der Endometriose führt (9). Zumindest wird so eine erneute Verschleppung von orthotopem Endometrium unterbunden.

Ist aufgrund des Situs eine Hysterektomie indiziert, führt die Erhaltung ovariellen Gewebes in 85% zu einem Rezidiv, das eine erneute Operation erforderlich macht (35). Deshalb ist die bilaterale Ovarektomie notwendiger Bestandteil einer definitiven chirurgischen Therapie der Endometriose (61). Bei prämenopausalen Patientinnen ist danach eine Substitution mit Gestagenen oder einer niedrig dosierten Östrogen-Gestagen-Kombination angezeigt, da, von Einzelfällen abgesehen, bisher keine Rezidive beobachtet wurden (74).

Bei ausgedehntem Befall der ableitenden Harnwege, der Blase und des Darms ist das operative Vorgehen in jedem Einzelfall vom Alter der Patientin, der Symptomatik und der Endometrioseausdehnung abhängig zu machen. Akute Kolon-, Sigma- und Rektumobstruktionen werden durch kontinenzerhaltende Segmentresektion des befallenen Darmstückes angegangen (6). Resektion mit primärer End-zu-End-Anastomose ist ebenso möglich wie die Exzision kleinerer Herde. Operation an Blase und Ureter können eine Ureterostomie oder Ureteroneozystostomie erfordern. Eine komplette Resektion der

Endometriose und der oft ausgedehnten Fibrosierungen ist erforderlich, um zu verhindern, daß bis zu 30% der Frauen durch endometriosebedingte Schäden der ableitenden Harnwege ihre Niere verlieren (41).

Die gelegentlich empfohlene prophylaktische Appendektomie bei Endometrioseoperationen erscheint logisch, da die Appendix wegen ihrer topographischen Lage leicht befallen werden kann. Die Meinungen sind jedoch unterschiedlich, da bisher nur ca. 200 histologisch gesicherte Appendixendometriosen in der Literatur beschrieben wurden (57).

Hormonelle Behandlung

Allgemeine Prinzipien

Es ist 40 Jahre her, daß Testosteron und Methyltestosteron zuerst zur Behandlung der Endometriose eingesetzt wurden. Obwohl der Wirkungsmechanismus immer noch unklar ist, haben zahlreiche Untersucher über Verschwinden der Beschwerdesymptomatik und Besserung des Palpationsbefundes berichtet (Literatur siehe 68). Da Methyltestosteron per lingual 5-10 mg/Tag die ovarielle Funktion nicht suffizient unterdrückt, wurden Ovulation und Schwangerschaften unter der Behandlung beobachtet. Subjektive Besserung konnte in bis zu 80% der Fälle erzielt werden, und die Schwangerschaftsraten schwanken zwischen 11 und 60%. Ernstere androgene Nebenwirkungen wie Hirsutismus, Akne, tiefere Stimme und Klitorisvergrößerung wurden in 5-20% der behandelten Frauen beobachtet. Nach übereinstimmender Auffassung ist der Einsatz von Androgenen zur Endometriosebehandlung heutzutage obsolet.

Basierend auf der klinischen Beobachtung, daß in manchen Fällen insbesondere im letzten Schwangerschaftstrimenon eine Endometriose regressiv verändert wird, entwickelte KISTNER (44) das Therapiekonzept der Pseudogravidität. Eine kritische Literaturdurchsicht über den Einfluß der hormonellen, schwangerschaftsinduzierten Veränderungen bei Endometriose ergibt jedoch, daß 1. das histologische Erscheinungsbild einer Endometriose während der Schwangerschaft erhebliche Unterschiede aufweist und 2. eher als eine Nekrose eine verminderte Ansprechbarkeit oder Regression in der postpartalen Periode auftritt und 3. Besserung der subjektiven Symptome wesentlich seltener ist als Fortbestand und Progression der Endometriose. Während einer Schwangerschaft kommt es weder zu einer Heilung oder atrophischen Regression der Endometriose, noch tritt üblicherweise ein beschleunigtes Wachstum auf. Während des I. Trimenons können die Symptome sich verschlimmern und die tastbaren Endometrioseherde sich vergrößern. Klinische Besserung und palpable Regression werden vor allem im III. Trimenon und in der Postpartalperiode beobachtet (51).

Obwohl anfänglich gute Ergebnisse durch Indikation einer Pseudogravidität berichtet wurden, in dem für ein Zeitraum von 9 Monaten unterschiedliche Östrogen-Gestagen-Kombinationen in hoher Dosis eingesetzt wurden, sind diese Daten pathophysiologisch schwer verständlich. Basierend auf histologischen Untersuchungen soll eine deziduale Umwandlung mit Ödemzelltod und nachfolgender Abheilung die Erfolge erklären. Eine großangelegte tierexperimentelle Studie zeigte jedoch (26), daß nach Transplantation von Endometrium in die Peritonealhöhle von kastrierten Affen sowohl durch alleinige Östrogensubstitution als auch durch alleinige Gestagensubstitution die Endometriose aktiviert wurde, während in der Kontrollgruppe, die keine Behandlung erhielt, eine Atrophie einsetzte. Damit ergeben sich grundsätzliche Zweifel darüber, ob ovarielle Steroidhormone überhaupt zur Heilung einer Endometriose geeignet sind. Auch nachfolgende klinische Untersuchungen konnten die Erfolge nicht bestätigen. Die hochdosierte Behandlung mit oralen kontrazeptiven Steroiden (Mestranol und Norethynodrel) führte zu risikoreichen (venöse Thrombosen, arterielle Hypertonie) und nicht akzeptierbaren (Gewichtszunahme, Brustspannung, Kopfschmerzen) Nebenwirkungen, die oft den Therapieabbruch erforderten. Heutzutage wird diese Behandlung wegen zu hoher Stoffwechselrisiken bei nicht nachgewiesenem Heileffekt nicht mehr eingesetzt.

Es wurden Schwangerschaftsraten zwischen 30 und 47% publiziert, die aber einem wissenschaftlichen Vergleich nicht standhalten, da unterschiedliche Steroidhormone in unterschiedlicher Dosis über unterschiedliche Zeiträume gegeben wurden. Die Nachuntersuchungszeiträume variieren, und zusätzlich wurden andere Behandlungen wie z.B. konservative Operationen eingesetzt. Insgesamt lag die Rate notwendiger Laparotomien nach Pseudoschwangerschaftsbehandlung zwischen 11 und 51%, so daß man keine sichere Aussage über den Wert dieser Therapieform treffen kann (59, 36).

Gestagentherapie

Die kontinuierliche Applikation von Gestagenen ohne Östrogenkomponente wurde ebenfalls als wirksames Behandlungsprinzip für Endometriose beschrieben. Die hypoöstrogene, hypergestagene Situation soll zur Transformation und Dezidualisierung der ektopen Drüsen und des Stromas führen. Theoretisch bietet diese Behandlung den Vorteil einer verbesserten individuellen Verträglichkeit, da östrogene Nebenwirkungen fehlen. Um jedoch eine suffiziente deziduale Transformation mit nachfolgender Nekrose oder Resorption in den Implantaten zu erzielen, ist eine gleichzeitige Östrogenwirkung erforderlich (36). Die kontinuierliche Gestagentherapie supprimiert aber die ovarielle endogene Östrogenproduktion, so daß niedrige periphere Östrogenspiegel und dadurch bedingte Durchbruchblutungen die Folge sind. Die klinischen Daten hinsichtlich Besserung der Endometriosesymptomatik und Rezidivrate nach Absetzen der Behandlung entsprechen denen der Kombinationstherapie (54). Die Schwangerschaftsraten nach Medroxyprogesteronacetat, Lynestrenol und Norethisteronacetat-Behandlung schwanken zwischen 5% und 90% in Abhängigkeit vom Stadium der Endometriose und der statistischen Berechnungsart und Selektion. Schlechte Zykluskontrolle und frühe Rezidive sind die Hauptnachteile der alleinigen Gestagentherapie. Ein weiterer Nachteil für Sterilitätspatientinnen ist die unterschiedlich lange Dauer bis zum Wiedereinsetzen ovulatorischer Zyklen. Die Daten hinsichtlich notwendiger konservativer Operationen nach Gestagenbehandlung sind in der Literatur insuffizient. Deswegen wird zum gegenwärtigen Zeitpunkt empfohlen, eine niedrig dosierte Gestagendauertherapie nur dann einzusetzen, wenn die Suppression der subjektiven Beschwerden erwünscht, aber eine Ausheilung der Endometriose nicht Therapieziel ist. Inwieweit eine hochdosierte Gestagenbehandlung über einen Zeitraum von 6 Monaten eine anhaltende Regression der Endometriose erzeugen kann, ist Gegenstand aktueller Studien. So berichteten Telimaa u. Mitarb. (76) in einer pelviskopisch kontrollierten Studie 60% Heilungen nach 100 mg/d Medroxyprogesteronacetat.

Danazol und Gestrinon

Danazol hat sich insbesondere zur Behandlung kleinherdiger und mäßiggradiger Endometriose als sehr effektiv erwiesen (17). Eine Literaturzusammenstellung ergab für nahezu 1000 Endometriosepatientinnen, die für einen Zeitraum von 3–18 Monaten mit Danazoldosen von 200–1000 mg/d behandelt worden waren, subjektive Erfolge in 89%, pelviskopisch objektivierte Erfolge in 61% und bei Sterilitätsproblematik Schwangerschaftsraten von 40% (68). In 50% der Fälle kam es zur Gewichtszunahme von 2–10 kg, zusätzlich wurden blutchemische, anabole und vor allem androgene Nebenwirkungen in 4–23% beobachtet (68). Bei der Abklärung des Androgenstoffwechsels und der androgenen Nebenwirkung dieser Substanz muß berücksichtigt werden, daß Danazol ein Isoxazolderivat des Ethisterons ist, welches mit Testosteron-Radioimunoassays interferiert. Durch Kreuzreaktionen werden fälschlicherweise Werte gemessen, die auf schwere Störungen des Testosteronmetabo-lismus bzw. auf testosteronproduzierende Tumoren hinweisen. Das Gegenteil ist richtig. Frauen, die Danazol einnehmen, haben niedrige Serumtestosteronkonzentrationen, da ein suppressiver Effekt auf die Ovarfunktion ausgeübt wird (73). Parallel dazu supprimiert Danazol die steroidhormonbindendes Globulin (SHBG)-Synthese in der Leber, wodurch das endogene, ungebundene Testosteron erhöht wird. Deswegen sind sowohl das endogen freie Testosteron als auch androgene Eigenschaften des Danazols selbst und seiner Stoffwechselmetaboliten verantwortlich für die Nebenwirkungen, die von anaboler Gewichtszunahmen über Muskelkrämpfe bis zu geringgradigem Hirsutismus und Akne reichen; diese Nebenwirkungen sind häufig, aber nur geringgradig ausgeprägt und führen nur selten zum Therapieabbruch. Offensichtlich interferiert Danazol mit der pulsatilen Gonadotropinfreisetzung, moduliert die Pulsfrequenz und blockiert trotz seiner geringen Affinität zu Östrogen- und Progesteronrezeptoren, die Wirkungsmechanismen dieser Hormone an peripheren Zielorganen. Es supprimiert die Synthese von SHBG und corticoidbindendem Globulin (CBG) und verändert deshalb die Bindungen von Testosteron, Östradiol, Progesteron und Glucocorticoiden. Ferner wird die Follikelreifung supprimiert, und der ovulationsauslösende mitzyklische Gonadotropingipfel entfällt (8).

Eigene Erfahrungen mit Danazol stammen aus einer prospektiven Studie der Universitätsfrauenklinik Münster. Klinische, biochemische, endokrinologische und pelviskopische Untersuchungen einschl. licht- und elektronenmikroskopischer Aufarbeitung der Biopsien wurden vor, während und nach Behandlung durchgeführt. Bisher sind 96 Frauen über einen Zeitraum von 6 Monaten mit 600 mg Danazol/Tag behandelt und zwei Jahre lang nachuntersucht worden (Tab. 7). Das mittlere Alter lag bei 31 Jahren mit einer Schwankungsbreite von 19 bis 40 Jahren. In 61 Fällen lag eine Sterilität vor (44 Frauen mit primärer und 17 Frauen mit sekundärer Sterilität), wobei die mittlere Dauer der Sterilität 4,2 Jahre (von 2–8 Jahren) betrug. Aus dieser Gruppe waren 42 Frauen vor der Danazolbehandlung mit unterschiedlichen Hormonen z. T. über Jahre zur Verbesserung der Fertilität behan-

Tabelle 7 Beeinflussung der Endometriose durch Danazol (600 mg/d) (n = 96)

Stadium	n	Besserung/Ausheilung		
		Sub-jektiv	pelvis-kopisch	histo-logisch
I	40	92%	80%	55%
II	43	86%	72%	33%
III	11	82%	36%	0%
IV	2	100%	50%	0%
gesamt	96	88%	69%	35%

delt worden. Keine war schwanger geworden. Die Ergebnisse sind in Tab. 8 dargestellt. Bei der Beurteilung dieser Daten ist die negative Selektion zu berücksichtigen.

Trotz umfangreicher klinischer Studien ist eine präzise wissenschaftlich gesicherte Aussage über die Effektivität verschiedener Hormontherapien nicht möglich. Einerseits beinhalten die Kollektive unterschiedliche Selektionskriterien, andererseits fehlen oft Vergleichskollektive. Die Resultate einer prospektiven vergleichenden Therapiestudie zwischen chirurgischer und pharmakologischer Endometriosebehandlung bei 211 sterilen Frauen sind in Tab. 9 dargestellt (62). Mit 56% war nach 6monatiger Danazolbehandlung die unkorrigierte Schwangerschaftsrate am höchsten und das Intervall bis zur Konzeption kürzer als bei anderen Therapieverfahren. Bei Frauen mit fortgeschrittenen Stadien konnten durch konservative Operation und postoperativer Danazolbehandlung immer noch 32% Schwangerschaften erzielt werden. Die Einzelanalyse der verschiedenen Therapiegruppen ergibt eine unterschiedliche Stadienverteilung nach der AFS-Klassifikation, so daß eindeutig eine Selektion in Abhängigkeit vom Schweregrad der Erkrankung erfolgte. Dies ist nach klinischen Gesichtspunkten sinnvoll und unterstreicht die Notwendigkeit individueller Therapiekonzepte.

Tabelle **8**   Schwangerschaftsraten   nach   Danazol 600 mg/d

Stadium	n	z. St. F. n	Schwangerschaften	Grav.- Rate
I	25	21	7	28%
II	26	24	4	16%
III	9	7	0	0%
IV	1	1	0	0%
Gesamt	61	53	11	19%
korrigiert	8	0	5	62%

z. St. F. = Pat. mit zusätzlichen Sterilitätsfaktoren
korrigiert = Pat. ohne andere Sterilitätsfaktoren

Je größer und ausgedehnter der Endometriosebefall ist und je mehr Verwachsungen vorliegen, um so eher ist eine operative Korrektur indiziert. Unter Berücksichtigung der histologischen Differenzierung sprechen vor allem hochdifferenzierte, dem uterinen Endometrium entsprechende kleinherdige Endometriosen auf eine medikamentöse Therapie gut an und können ausgeheilt werden. Niedrige Differenzierungsformen und Mischformen mit autonomer Proliferation werden zwar arretiert und in ihrem Wachstum gestoppt, aber nur selten eliminiert. Nach Absetzen der Medikation ist zu berücksichtigen, daß mindestens in einem Drittel der Fälle noch persistierende Endometriosereste vorliegen. Deswegen empfehlen wir eine Kontrollpelviskopie und ggf. mikrochirurgische Sanierung nach hormoneller Endometriosebehandlung.

Aus Nachuntersuchungen geht hervor, daß in 15–20% der Fälle im ersten Jahr mit einem Rezidiv zu rechnen ist und daß danach in jedem weiteren Jahr ca. 5% Rezidive auftreten (Tab. **10**). HENRIQUES u. Mitarb. (39) konnten zeigen, daß innerhalb von 5 Jahren in 50% der Fälle wieder eine Endometriose auftritt.

Gestrinon ist ein synthetisches, trienisches 19-Nor-Steroid mit antigonadotropen Eigenschaften, welches zunächst hinsichtlich seines Einsatzes als langwirksames Kontrazeptivum untersucht wurde (20). Die Wirkung dieser Substanz auf Endometrium und Endometriosegewebe, auf die Konzentrationen von Zytosol-, Östrogen- und Progesteronrezeptoren und auf die Aktivität der 17β-Hydroxysteroid-Dehydrogenase wurden von KAUPPILA u. Mitarb. (42) untersucht. Die Therapie führt im ersten Behandlungszyklus zum Abfall der Serumkonzentrationen des Testosterons und des SHBG. Daraus resultiert ein Anstieg der freien Testosteron- und freien Östradilindizes. Am Endometrium werden die Östrogen- und Progesteronrezeptoren reduziert, die Aktivität der 17β-HSD wird erhöht. Dies ist charakteristisch für gestagene Wirksamkeit. Im Endometriosegewebe jedoch blieben diese Parameter unverändert. In klinischen Studien von COUTINHO (21) war die Effektivität von

Tabelle **9**   Erfolgsraten verschiedener Endometriosebehandlungen (aus *Rönnberg, L., P. A. Järvinen:* Acta obstet. gynaec. scand., Suppl. 123 [1984] 69)

Art der Behandlung	n Pat.	Zeit bis Konzeption	Grav. Gesamt	Geburten	Aborte	EUG	Grav.- rate
Kons. Operation	90	11,7 ± 9,9	39	33	4	2	43%
Op. + Danazol	44	6,9 ± 6,7	14	11	3	–	32%
Danazol	59	6,7 ± 6,1	33	28	5	–	56%
Pelviskop. Koagulation	18	8,7 ± 6,4	3	2	1	–	17%
Keine Ther.	4	–	–	–	–	–	0%
Gesamt	215		89	74	13	2	41%

Tabelle **10** Rezidive nach Danazolbehandlung

Autor	Jahr	Dosis (mg/d)	Dauer (Mo.)	Pat. n	Unters.-Zeitraum	Rezidive	
						n	%
Goebel, Rjosk	1978	600–800	6	68	6– 36	16	10
Audebert u. Mitarb.	1979	400–800	3–8	57	16– 34	8	14
Dmowski, Cohen	1978	800	6	99	27– 52	39	39
Greenblatt	1979	800	6	49	49–126	16	33
Ward	1979	200–600	6	44	9– 36	17	39
Biberoglu u. Mitarb.	1981	100–600	6	30	2– 35	8	27
Barbieri u. Mitarb.	1982	800	4	100	– 49	33	33
Dmowski u. Mitarb.	1982	100–600	6	24	24	7	29
Schweppe	1987	600	6	96	24	28	30

5 mg Gestrinon zweimal wöchentlich vergleichbar mit den Danazolwirkungen – sowohl hinsichtlich der Besserung der subjektiven Symptome als auch der Schwangerschaftsraten. Die geringe wöchentliche Steroidhormonmenge von 10 mg, die benötigt wird, um eine Endometriumatrophie zu induzieren, stellt eine im Vergleich zu Danazol deutlich geringere Stoffwechselbelastung dar. Androgene Nebenwirkungen wie Seborrhö und Akne wurden in 22–50% beobachtet, und in 50% der Fälle mußte die Dosis wegen Metrorrhagie, Schmierblutungen oder Dauerblutungen erhöht werden. Nachuntersuchungen ergaben in einem Zeitraum von 2 Jahren 8–16% symptomatische Rezidive, 45–64% intrauterine Schwangerschaften und 40–60% lebende Kinder (53). Während die Substanz in Europa noch in der klinischen Prüfung ist, wurde sie bereits in Brasilien als Präparat eingeführt.

LH-RH-Agonisten

Da LHRH-Agonisten spezifisch die FSH und LH-Sekretion der Hypophyse reduzieren oder verhindern, wird die Reifung der Follikel durch reversible Blockade der Gonadotropine unterdrückt. Die resultierende ovarielle Funktionsruhe ist das therapeutische Prinzip der antigonadotropen LHRH-Agonisten-Therapie wie beispielsweise Buserelin und Nafarelin. Über 6–12 Monate wird eine reversible, hormonelle Hypophysektomie und Ovarektomie induziert, die Wachstum und zyklische Veränderungen der Endometrioseherde verhindert und – sofern die Suppression effektiv ist – die Fertilität durch Involution der Endometrioseimplantate im Bereich des inneren Genitales und des Peritoneums verbessern soll [37].

Individuell sind unterschiedliche tägliche Dosen und unterschiedliche Applikationsmodi erforderlich, je nach gewünschter Geschwindigkeit und erforderlichem Ausmaß der hypophysären Suppression. Nach einer anfänglichen Stimulationsphase kommt es nach ca. 14 Tagen zur Einschränkung der Gonadotropinsekretion und damit zur Drosselung der Produktion gonadaler Steroide. Die Struktur der Agonisten gleicht weitgehend der des natürlichen Hormons, der Ersatz einiger Aminosäuren ist zur Wirkungsverstärkung geeignet. Die Wirkungsdauer der Agonisten wird durch die gleichen Enzymsysteme kontrolliert, wie die Wirkdauer des natürlichen LH-RH (64). Eine praktikable Methode der Langzeittherapie (6–12 Monate) ist die intranasale Verabreichung eines Buserelinsprays (300 µg 3mal täglich), eine Dosis, die äquivalent ist mit 30 µg/Tag subkutan. Um die initiale Suppression zu beschleunigen, kann die Behandlung durch Injektionen (2×200 µg 2mal täglich subkutan) begonnen werden. Außerdem werden subkutane Implantate erprobt, die die täglich erforderliche Suppressionsdosis kontinuierlich freisetzen, wodurch evtl. Resorptionsprobleme im Bereich der Nasenschleimhaut umgangen werden. Ein Problem ist der große individuelle Unterschied hinsichtlich der erforderlichen Suppressionsdosis (66). Die positiven klinischen Ergebnisse umfassen Verschwinden der subjektiven Symptomatik, sistieren von Darmblutungen und Besserung des Palpationsbefundes (37) in 80% der Fälle und Schwangerschaftsraten bei Sterilitätspatientinnen von 35–51% (66, 48, 69). Posttherapeutische Pelviskopien zeigten Narbenformationen, Fibrose oder Atrophie der Endometrioseherde. Trotz bisher nur kurzer Nachbeobachtungszeiträume werden Rezidivraten von 20% berichtet, die darauf hinweisen, daß auch diese Behandlungsform lediglich eine temporäre Suppression der Erkrankung bewirkt, wie dies von anderen hormonellen Therapien bekannt ist. Eine prospektive randomisierte Doppelblindstudie mit dem LHRH-Analog Nafarelin (400 µg/d) und Danazol (800 mg/d) bei 141 Patientinnen zeigte in den Kollektiven keine Unterschiede hinsichtlich Besserung der subjektiven Symptome, pelviskopisch objektiver Ausheilung und nachfolgender Schwangerschaften (55). Unterschiede finden sich auf dem Gebiet der Nebenwirkungen, da bisher bei LHRH-Agonisten keine pathologischen Veränderungen des Fettstoffwechsels, des Leberstoffwechsels und des androgenen Metabolismus gefunden wurden (19). Unklar sind gegenwärtig noch Ausmaß und Risiko einer Osteoporose durch die medikamentös induzierte reversible Kastration.

Sterilitätsbehandlung

Wegen der noch unklaren pathogenetischen Zusammenhänge zwischen Endometriose und Sterilität differieren die Therapieempfehlungen der einzelnen Untersuchergruppen für diese Situation erheblich. Ziel ist, das therapiebedingte iatrogene Trauma am inneren Genitale zu reduzieren, die Endometriose komplett zu sanieren und die Fertilität zu verbessern. Die Vorteile einer medikamentösen Behandlung liegen in der Vermeidung des Operationstraumas und der postoperativen Verwachsungen, dem guten Effekt auf kleinherdige Implantate – auch bei disseminierter Aussaat – der einfachen Durchführbarkeit und in einer günstigen Kosten-Nutzen-Relation. Nachteilig ist der lange Behandlungszeitraum, die Nebenwirkungen der Substanzen, der geringe Effekt auf ausgedehnte Endometriosen, die hohe Rezidivrate und die Unbeeinflußbarkeit von Sekundärschäden wie Adhäsionen und Fibrose.

Operative Therapie

Deshalb ist bei Frauen in fortgeschrittenen Endometriosestadien, d.h. bei mechanischer Sterilität, im allgemeinen ein operativer Eingriff erforderlich, um die Implantate zu resezieren und die anatomischen Verhältnisse zu restaurieren. Nur wenig experimentelle Daten stehen zur Verfügung über den Wert einer Danazol- bzw. Buserelinbehandlung bei prä- und postoperativem Einsatz. Der präoperativen medikamentösen Suppressionstherapie wird ein signifikanter Wert beigemessen (8); so können theoretisch postoperative Komplikationen wie Adhäsionsformation vermindert werden. Über den Wert einer postoperativen Nachbehandlung bei Sterilitätspatientinnen kann kein abschließendes Urteil abgegeben werden. Da die meisten Schwangerschaften nach chirurgischen Eingriffen innerhalb der ersten 6–12 Monate eintreten (8), sprechen theoretische Erwägungen gegen eine ovarielle Suppression direkt 6 Monate postoperativ, da der günstige Konzeptionszeitraum erheblich reduziert wird. Da Schwangerschaften nach Endometrioseoperationen auch bei unvollständiger Resektion auftreten, scheint die inkomplette Sanierung (aus operationstechnischen Gründen nicht erreichbare Herde) zwar das Rezidivrisiko zu erhöhen, aber dem Therapieziel Schwangerschaft nicht entgegenzustehen.

Mikrochirurgische Behandlungsprinzipien sollten bei Sterilität angewendet werden, da neuere Ergebnisse rekonstruktiver Mikrochirurgie eindrucksvolle Schwangerschaftsraten auch bei schwerer und exzessiver Endometriose von 44–56% bzw. 28–47% zeigen. GORDTS (31) berichtete kürzlich über 173 Frauen, bei denen durch mikrochirurgische Endometriosetherapie

in den AFS-Stadien I–IV eine Gesamtschwangerschaftsrate von 55% bei 36 Monaten Nachuntersuchung erzielt wurde. Beachtenswert ist, daß die Schwangerschaftsraten sich nicht in Abhängigkeit vom Schweregrad der Endometriose unterschieden.

In-vitro-Fertilisation und GIFT

Nachdem sich die In-vitro-Fertilisation in der Sterilitätsbehandlung etabliert hat, wurden zunächst schwere Endometriosen mit irreparablen Tubenschäden und später auch Minimalendometriosen nach diesem Prinzip behandelt. Zum gegenwärtigen Zeitpunkt sind die publizierten Daten zu gering, um eine sichere Aussage machen zu können. Einerseits werden unter den verschiedenen Sterilitätskategorien die höchsten Fertilisationsraten bei Frauen mit bilateralem Tubenverschluß und endometriosebedingter Sterilität berichtet (49), andererseits ergaben sich reduzierte Fertilisationsraten reifer Oozyten, wenn Follikelpunktionen bei Frauen, deren Sterilität endometriosebedingt war, durchgeführt wurden (79). WARDLE u. Mitarb. (79) berichten über reduzierte IVF-Raten bei Endometriose (ohne Tubenschaden) von 33% pro Oozyte und von 60% pro Ehepaar. Diese Befunde würden darauf hindeuten, daß Störungen der Eireifung und der Ovulation bei Endometriosepatientinnen auftreten und nahelegen, daß darin die Ursache der endometriose-assoziierten funktionellen Sterilität liegen. Umfangreiche Erfahrungen aus Australien bei 592 Ehepaaren (81) ergaben eine durchschnittliche Schwangerschaftsrate von 23,7% bei durchschnittlich 1,66 Therapiezyklen. Im Subkollektiv der Endometriosepatientinnen war die Schwangerschaft signifikant auf 9,1% reduziert. Weitere Erfahrungen sind notwendig, bevor sichere Schlüsse hinsichtlich der Therapiemöglichkeiten durch IVF-ET bei endometriosebedingter Sterilität gezogen werden können. Heutzutage umfaßt diese Gruppe etwa 7–15% der Frauen, die für In-vitro-Fertilisationsprogramme ausgewählt werden.

Seit 1986 wird an einigen Zentren GIFT (Gamete Intra Fallopian Tube Transfer) zur Behandlung endometriosebedingter Sterilität eingesetzt, wobei das Vorhandensein wenigstens einer ungeschädigten funktionsfähigen Tube Voraussetzung ist. Die Indikation beschränkt sich dadurch überwiegend auf frühe Stadien der Erkrankung. Erste Ergebnisse an über 100 Frauen ergaben 35% Schwangerschaften, von denen 25% als Abort endeten, 3 intratubar implantiert waren, und in einem ¼ der Fälle wurden Mehrlingsschwangerschaften erzielt (4, 25).

Obwohl diese neuen Behandlungsmöglichkeiten sicherlich faszinierend sind, kann nicht eindrücklich genug betont werden, daß die klinische Relevanz einer Minimalendometriose nach wie vor unklar ist und sicher manchmal überschätzt wird. Bei histologisch nachgewiesener Endometriose im Stadium I und Sterilität lassen sich durch ovulationsinduzierende Behandlungen (Clomifen, HMG-HCG) in bis zu 30% der Fälle Schwangerschaften erzielen, ohne daß die Endometriose vorher behandelt wurde (29). Noch deutlicher wird die mögliche Überinterpretation und Überbehandlung früher Endometriosebefunde in den Ergebnissen einer prospektiven randomisierten Studie, in der sterile Endometriosepatientinnen in den AFS-Stadien I und II entweder mit Medroxyprogesteronacetat (30 mg/Tag) oder mit Danazol (600–800 mg/Tag) oder gar nicht behandelt wurden. Alle 144 Patientinnen wurden für wenigstens 18 Monate lang nachuntersucht. Es fanden sich keine signifikanten Unterschiede hinsichtlich der kumulativen Schwangerschaftsraten und der spontanen Abortraten (56). Daraus folgt, daß nicht jede symptomlose Endometriose behandelt werden muß, auch nicht bei bestehendem Kinderwunsch, sondern daß ein konservatives, abwartendes Verhalten zumindest für 12–18 Monate gerechtfertigt ist.

C. Individualisierte Therapie

Ist eine Endometriose pelviskopisch und histologisch gesichert, muß die Patientin über ihre Erkrankung und die Behandlungsmöglichkeiten aufgeklärt werden. Es ist wichtig, die Frauen in den Entscheidungsprozeß mit einzubeziehen, da unter Berücksichtigung der individuellen Probleme Abweichungen vom üblichen Vorgehen sinnvoll sein können. Die wesentlichen Faktoren, die bei einem individuellen Therapiekonzept berücksichtigt werden müssen, sind Alter der Patientin, Schweregrad der subjektiven Symptome, Ausdehnung der Erkrankung und Fragen der Familienplanung.

Da diese Faktoren sehr vielfältig den Krankheitswert für eine Patientin bestimmen, kaum gesetzmäßig von einander abhängen - Beispiele sind etwa die ausgedehnte Beckenendometriose mit minimalen Beschwerden und der minimale, aber ungünstig lokalisierte Herd (z.B. Beckenzellgewebe) mit heftigen Symptomen -, kann es keine starren Behandlungsregeln geben. Besonders RICHTER (61 a–c) hat auf das sich aus dieser Situation ergebende „kunstvoll individualisierende Vorgehen" bei der Behandlung hingewiesen. Die folgende Zusammenfassung soll einen Leitfaden darstellen, nach dem wir unsere individualisierende Therapie auszurichten versuchen.

Symptomlose Endometriose

Hat die Patientin keine Beschwerden und ist die Endometriose bei einer aus anderen Gründen durchgeführten Pelviskopie oder Laparotomie entdeckt worden, so ist in den Stadien I und II eine Behandlung nicht unbedingt erforderlich. Es fehlen ausreichende Daten über die natürliche Progressionsrate der Endometriose, wobei allerdings rasches Fortschreiten der Fälle auch in jungen Jahren vorkommen (77). Da viele klinische Untersuchungen über die hormonelle und chirurgische Behandlung der Endometriose wegen fehlender Vergleichskollektive in ihrer wissenschaftlichen Aussagekraft eingeschränkt sind, erscheint es zum gegenwärtigen Zeitpunkt gerechtfertigt, folgendes Vorgehen bei Beschwerdelosigkeit zu empfehlen: Im Stadium I und II kann eine regelmäßige, (6monatige) gynäkologische Palpationskontrolle eine ausreichende Überwachung sein; beim Auftreten von knotigen Indurationen oder bei Ovarvergrößerungen muß dann auch bei subjektiver Beschwerdefreiheit weiter abgeklärt und behandelt werden. Im Stadium III und IV sollte allerdings immer zu einer operativen Korrektur geraten werden. Dies gilt besonders beim Befall von ableitenden Harnwegen und Darm, da ein abwartendes Verhalten nur den Befund verschlechtert und die Operation schwieriger macht. Eine medikamentöse Suppressionsbehandlung ist in diesen Fällen nur dann indiziert, wenn die Patientin die Operation ablehnt.

Junge Patientinnen mit Beschwerden

Das Prinzip des „so schonend wie möglich" soll hier im Hinblick auf die Fertilität umgesetzt werden.

Im Stadium I halten wir die Thermokoagulation der Implantate anläßlich der diagnostischen Pelviskopie für optimal, da so alle sichtbaren Läsionen saniert werden können. Eine spezifische Nachbehandlung scheint nicht erforderlich zu sein. Es ist möglich, die Patientin ohne Medikation gynäkologisch zu überwachen. Wegen der möglichen Rezidivneigung und des hohen Sterilitätsrisikos sollte die Frau darüber aufgeklärt werden, daß das Anstreben einer Schwangerschaft sinnvoll ist. Falls dies aus persönlichen Gründen nicht möglich ist, kann die Verordnung von Ovulationshemmern indiziert sein. In Frage kommen monophasische Kombinationspräparate, deren Gestagen eine potente suppressive Wirkung am Endometrium hat. Ob die zyklische Gabe oraler Kontrazeptiva wirklich einen inhibitorischen Effekt auf die Endometriose hat, wie vor allem im anglo-amerikanischen Schrifttum behauptet wird (9), oder ob klinische Beobachtung (71) und pathophysiologische Überlegungen (61) einer effektiven Suppression widersprechen, muß z. Zt. offenbleiben. Nach Untersuchungen von BROSENS u. Mitarb. (12) führt die medikamentöse Ovulationshemmung zu Östrogen- und Progesteronkonzentrationen im Douglas-Sekret, die um mehr als eine Zehnerpotenz niedriger liegen als im ovulatorischen Zyklus. Daraus könnte man ableiten, daß lokal die stimulierende Wirkung der Steroide des Douglas-Sekrets durch Ovulationshemmer unterdrückt wird und so ein suppressiver Effekt auf die Beckenendometriose zustande kommt.

Bei ausgeprägten Beschwerden im Stadium I sowie grundsätzlich im Stadium II und, falls keine ausgedehnten Verwachsungen vorliegen, auch im Stadium III ist die Indikation für eine 6monatige medikamentöse Suppressionsbehandlung gegeben. Die Behandlungsdauer richtet sich nach dem klinischen Befund und liegt zwischen 6 und 12 Monaten. Eine Kontrollpelviskopie sollte direkt im Anschluß an die Behandlung durchgeführt werden, um a) den Therapieerfolg zu kontrollieren und b) möglicherweise vorhandene Restherde und Adhäsionen endoskopisch operativ zu beseitigen (Drei-Phasen-Therapie nach SEMM).

Die Indikation für eine Kontrollpelviskopie ist nicht unumstritten, wird aber wegen des bis zu 50%igen Rezidivrisikos nach ausschließlich medikamentöser Behandlung und wegen der ungenügenden Reaktion niedrig differenzierter Endometriosen für angezeigt gehalten.

Im Stadium IV und je nach Ausdehnung der Adhäsionen oft auch im Stadium III ist die konservative Operation das Verfahren der Wahl. Dabei muß in Abhängigkeit vom Situs entschieden werden, ob endoskopisch operiert wird oder eine Laparotomie (mikrochirurgische Techniken) indiziert ist. Auf die unterschiedlichen Literaturmeinungen zur Frage der postoperativen medikamentösen Nachbehandlung wurde hingewiesen. Wir empfehlen diese nur dann, wenn die Patientin z. Zt. keine Schwangerschaft wünscht, weil 80% der postoperativen Schwangerschaften innerhalb des ersten Jahres nach dem Eingriff eintreten (13). Unterschiedlich sind auch die Auffassungen, ob im Stadium III nicht grundsätzlich operiert werden sollte. Wir halten eine primär operative Korrektur im Stadium III nur bei größeren Endometriosezysten der Ovarien für empfehlenswert, da nach den Ergebnissen klinischer Untersuchungen Schokoladenzysten weder durch eine Gestagenbehandlung noch durch eine Danazol- oder LHRH-Analogsuppression verschwinden.

Nach Beendigung der Behandlung sollte man in einem ausführlichen Gespräch diese jungen Frauen mit ausgedehnter Endometriose auf das Rezidivrisiko und die endometriosebedingte Sterilitätsproblematik hinweisen, d. h., man soll die-

sen Frauen raten, eine Schwangerschaft möglichst im Anschluß an die Behandlung anzustreben. Ist dieses für die Patientin nicht akzeptabel, so erscheint die Verordnung von oralen Kontrazeptiva unter dem Aspekt eines hypothetischen protektiven Effekts gerechtfertigt.

Frauen mit Beschwerden und erfülltem Kinderwunsch

Diese Patientinnengruppe hat ein Durchschnittsalter von über 35 Jahren, klagt über Unterleibsbeschwerden oder Funktionsbeeinträchtigung der Beckenorgane, welche durch Endometriose bedingt sind. Im Stadium I und II kann die immer erforderliche diagnostische Pelviskopie durch Adhäsiolyse und Endokoagulation therapeutisch erweitert werden. Danach sollte zunächst der weitere klinische Verlauf abgewartet werden, um erst bei rezidivierender Symptomatik eine medikamentöse Behandlung mit Danazol oder Gestagenen einzuleiten. Andererseits kann – wie in den Stadien II und III sinnvoll – eine 3- bis 6monatige medikamentöse Nachbehandlung erfolgen, um theoretisch noch vorhandene Mikroimplantate oder technisch nicht zu erreichende Endometriosereste zu supprimieren.

Bei ausgedehnten Verwachsungen und/oder zystischer Ovarialendometriose und/oder Zusatzherden an Harnwegen, Darm kann in dieser Patientengruppe im Stadium III + IV die konservative oder auch die kastrative Operation das Verfahren der Wahl sein. Wir entscheiden das nach den Begleitumständen (s. o.). Ist die Patientin jedoch älter (perimenopausal) und/oder wenn es sich um rezidivierende Endometriose nach konservativen Therapieversuchen handelt, so ist die sanierende Operation im Becken, mit und ohne Zusatzeingriffen an extragenitalen Beckenorganen (Darm, Harnwege) angezeigt.

Endometriose bei Sterilitätspatientinnen

Wird nach Ausschluß endokrinologischer und andrologischer Sterilitätsursachen anläßlich einer diagnostischen Pelviskopie zur Abklärung der mechanischen Faktoren oder wegen endometrioseverdächtiger Beschwerden bei bestehendem Kinderwunsch eine Endometriose diagnostiziert, sind Alter der Patientin und Schweregrad der Erkrankung die wichtigsten Kriterien für den Therapieplan. Bei Minimalendometriose, also im Stadium I, sind aufgrund der oben dargestellten ungelösten Fragen abwartendes Verhalten, primär Zyklusoptimierung, pelviskopische Thermokoagulation oder medikamentöse Suppression der Endometriose möglich. Über die Reihenfolge dieser Behandlungen muß individuell entschieden werden (Tab. 11). Im Stadi-

Tabelle **11** Therapiemöglichkeiten bei Sterilität und Endometriose Stadium I

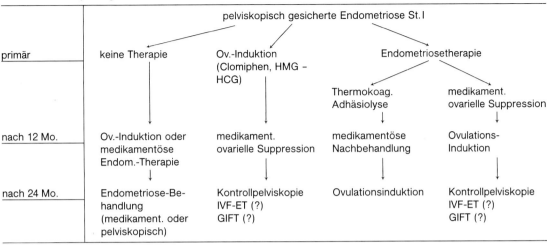

um II sind Adhäsiolyse und Thermokoagulation primär bei der Pelviskopie indiziert. Insbesondere bei disseminierter kleinherdiger Aussaat der Implantate werden gute Ergebnisse durch medikamentöse ovarielle Suppression (Danazol, LHRH-Analoge) erzielt, wobei die Behandlungsdauer zwischen 3 und 9 Monaten liegen sollte. Eine Kontrollpelviskopie zur Entfernung evtl. vorhandener Restherde und Adhäsionen ist empfehlenswert. Ob man im Stadium III ebenso verfährt, hängt von der apparativen Ausstattung der Klinik und den Erfahrungen des behandelnden Arztes auf den Gebieten der operativen Pelviskopie und der Mikrochirurgie ab. Im Stadium IV ist ein mikrochirurgisches, rekonstruktives Verfahren schwierig. Man wird es aber versuchen, da auch bei unvollständiger Resektion der Herde Konzeptionschancen bestehen. Da die beobachteten Schwangerschaften innerhalb der ersten 6–18 Monate nach der Operation eintreten, ist eine Suppressionstherapie im Anschluß an einen solchen konservativen Eingriff nur in Ausnahmen sinnvoll. Tritt nach abgeschlossener Endometriosebehandlung innerhalb einer Zeit von 12–18 Monaten keine Schwangerschaft ein und haben die während dieser Zeit beim Ehepaar durchgeführten Untersuchungen (Kontrollspermiogramm, Basaltemperaturkurve, Follikulometrie, Hormonanalyse) keine anderen Sterilitätsgründe ergeben, dann sollte eine erneute Pelviskopie durchgeführt werden, um ein Endometrioserezidiv auszuschließen. Ob in solchen Fällen In-vitro-Fertilisationen oder GIFT effektive Behandlungsalternativen sind, muß noch offenbleiben. Zusammenfassend gilt bei Sterilitätspatientinnen die Regel: je älter die Frau und je ausgedehnter die Endometriose, desto eher ist die primär chirurgische Sanierung indiziert.

Literatur

1 Acosta, A. A., V. C. Buttram, P. K. Besch, L. R. Malinak, R. R. Franklin, J. D. Vanderheyden: A proposed classification of pelvic endometriosis. Obstet. and Gynec. 42 (1973) 19
2 American Fertility Society: Classification of endometriosis. Fertil. and Steril. 32 (1979) 633
3 American Fertility Society: Revised American Fertility Society Classification of Endometriosis. Fertil. and Steril. 43 (1985) 351
4 Asch, R.: Endometriosis and G. I. F. T. Endometriose Int.-Symposium, Clermont-Ferrand 1986 (S. 43)
5 Audebert, A. J. M., S. Larrue-Charlus, J. C. Emperaire: Endometriosis and infertility. Postgrad. Med. J. 55/5 (1979) 10
6 Baerwald, C., L. Hausmann: Ileus bei Endometriose des Dickdarms. Med. Klin. 74 (1979) 445
7 Barbieri, R. L., S. T. Evans, R. W. Kistner: Danazol and treatment of endometriosis: analysis of 100 cases with a 4-year follow up. Fertil. and Steril. 37 (1982) 727
8 Barbieri, R. L., K. J. Ryan: Danazol: endocrine pharmacology and therapeutic applications. Amer. J. Obstet. Gynec. 141 (1981) 453
9 Betts, J. W., V. C. Buttram: A plan for managing endometriosis. Contemp. Obstet. Gynec. 15 (1980) 121
10 Biberoglu, K. O., S. J. Behrman: Dosage aspects of danazol therapy in endometriosis: short-term and long-term effectiveness. Amer. J. Obstet. Gynec. 139 (1981) 645
11 Bohnet, H. G., J. P. Hanker, K.-W. Schweppe, H. P. G. Schneider: Changes of prolactin secretion following long term danazol application. Fertil. and Steril. 36 (1981) 725
12 Brosens, I. A., P. R. Koninckx, P. A. Corveleyn: A study of plasma progesterone, oestradiol-17β, prolactin and LH levels, and of the luteal phase appearence of the ovaries in patients with endometriosis and infertility. Brit. J. Obstet. Gynaec. 85 (1976) 246
13 Brosens I. A.: Microsurgery for endometriosis. In: Rekonstruktive Chirurgie des Inneren Genital der Frau, hrsg. von H. P. G. Schneider, K.-W. Schweppe. Elser, Mühlacker 1983
14 Buttram, V. C. jr.: An expanded classification of endometriosis. Fertil. and Steril. 30 (1978) 240
15 Buttram, V. C: Conservative surgery for endometriosis in the infertile female: A study of 206 patients with implications for both medical and surgical therapy. Fertil. and Steril. 31 (1979) 117

16 Buttram, V. C.: Surgical treatment of endometriosis in the infertile female: a modified approach. Fertil. and Steril. 32 (1979) 635

17 Chalmers, J. A.: Danazol in the treatment of endometriosis. Drugs 19 (1980) 331

18 Chong, A. P.: Danazol versus carbon dioxide laser plus postoperative danazol: treatment of infertility due to mild pelvic endometriosis. Las. Surg. Med. 5 (1985) 571

19 Cirkel, U., K.-W. Schweppe, H. Ochs, H. P. G. Schneider: Metabolische Effekte und allgemeine Nebenwirkungen bei Endometriosebehandlung mit einem LHRH-Agonisten. Geburtsh. u. Frauenheilk. (im Druck)

20 Coutinho, E. M.: Clinical experience with implant contraception. Contraception 18 (1978) 411

21 Coutinho, E. M.: Treatment of endometriosis with gestrinone (R-2323) a synthetic antiestrogen and antiprogestin. Amer. J. Obstet. Gynec. 144 (1982) 895

22 Czernobilsky, B., A. Silverstein: Salpingitis in ovarian endometriosis. Fertil. and Steril. 30 (1978) 45

23 Daniell, J. F., D. H. Brown: Carbon dioxide laser laparoscopy: Initial experience in experimental animals and humans. Obstet. and Gynec. 59 (1982) 761

24 Daniell, J. F.: Laser laparoscopy for endometriosis. Colp. Gynec. Las. Surg. 1 (1984) 185

25 Devroey, P., P. Braeckmans, M. Camus, I. Khan, J. Smits, K. Staessen: Gamete Intra Follopian Transfer Versus in Vitro Fertilization and Embryo Transfer in Endometriosis. Endometriose Int.-Symposium, Clermont-Ferrand 1986 (S. 43)

26 DiZerega, G. S., D. L. Barber, G. D. Hodgen: Endometriosis: role of ovarian steroids in initiation, maintenance and suppression. Fertil. and Steril. 33 (1960) 649

27 Dmowski, W. P., M. R. Cohen: Treatment of endometriosis with an antigonadotropin, danazol: a laparoscopic and histologic evaluation. Obstet. and Gynec. 46 (1975) 147

28 Dmowski, W. P., M. R. Cohen: Antigonadotropin (danazol) in the treatment of endometriosis. Evaluation of posttreatment fertility and three-year follow up. Amer. J. Obstet. Gynec. 130 (1978) 41

29 Dmowski, W. P.: Management of Early Stages of Endometriosis. Endometriose Int.-Symposium, Clermont-Ferrand 1986 (S. 46)

29a Feste, J. R.: Laser laparoscopy: A new modality. Fertil. and Steril. 41 (1984) 74 S

30 Goebel, R., H. K. Rjosk: Danazol. Ein neues synthetisches Antigonadotropin. Behandlungsergebnisse bei Endometriose. Geburtsh. u. Frauenheilk. 38 (1978) 932

31 Gordts, S.: Endometriose als mechanischer Sterilitätsfaktor. Endometriose 4 (1986) 21

32 Greenblatt, R. B., W. P. Dmowski, V. B. Mahesh, H. F. L. Scholer: Clinical studies with an antigonadotropin – Danazol. Fertil. and Steril. 22 (1971) 102

33 Greenblatt, R. B., V. Tzingounis: Danazol treatment of endometriosis: long term follow up. Fertil. and Steril. 32 (1979) 518

34 Greenblatt, R. B.: Danazol in the treatment of infertility. Drugs 19 (1980) 362

35 Hammond, C. B., J. A. Rock, R. T. Parker: Conservative treatment of endometriosis: the effect of limited surgery and hormonal pseudopregnancy. Fertil. and Steril. 27 (1976) 756

36 Hammond, C. B., A. F. Haney: Conservative treatment of endometriosis. Fertil. and Steril. 30 (1978) 497

37 Hardt, W., M. Schmidt-Gollwitzer, K. Schmidt-Gollwitzer, T. Genz, J. Nevinny-Stickel: Erste Ergebnisse bei der Behandlung der Endometriose mit dem LH-RH-Analogon Buserelin. Geburtsh. u. Frauenheilk. 46 (1986) 483–489

38 Hasson, H. M.: Electrocoagulation of pelvis endometriotic lesions with laparoscopic control. Amer. J. Obstet. Gynec. 135 (1979) 115

39 Henriques, E. S., M. H. Jofe, R. L. Friedlander, D. P. Swartz: Long-term follow-up of endometriosis treated with danazol. In: Genital Endometriosis and Infertility, hrsg. von K. Semm, R. B. Greenblatt, L. Mettler. Thieme, Stuttgart 1982

40 Kable, W. T., M. A. Yussman: Fertility after conservative treatment of endometriosis. J. reprod. Med. 30 (1985) 857

41 Kane, C., P. Drouin: Obstructive uropathy associated with endometriosis. Amer. J. Obstet. Gynec. 151 (1985) 207

42 Kauppila, A., A. Isomaa, L. Rönnberg, P. Vierikko, R. Vihko: Effect of gestrinone in endometriosis tissue and endometrium. Fertil. and Steril. 44 (1985) 466

43 Kelly, R. W., D. K. Roberts: CO₂ laser laparoscopy: A potential alternative to danazol in the treatment of stage I and II endometriosis. J. reprod. Med. 28 (1983) 638

44 Kistner, R. W.: The use of newer progestins in the treatment of endometriosis. Amer. J. Obstet. Gynec. 75 (1958) 264

45 Kistner, R. W., A. M. Siegler, S. J. Behrmann: Suggested classification for endometriosis: relationship to infertility. Fertil. and Steril. 28 (1977) 1008

46 Kistner, R. W.: Endometriosis. In: Gynecology and Obstetrics, Vol. 1/38, hrsg. von J. Sciarra. Harper & Row, Hagerstown 1980

47 Koninckx, P. R., I. Brosens, G. Vasquez, S. Gordts: Pathophysiology a Treatment of Infertility in Women with Pelvic Endometriosis. Benelux Symposium Danatrol, Brüssel 1978

48 Lemay, A., R. Maheux, G. Quesnel, M. Bureau, N. Faure, T. Spiro, P. Merat: LH-RH Agonist Treatment of Endometriosis. Endometriose Int.-Symposium, Clermont-Ferrand 1986

49 Mahadevan, M. M., A. O. Trounson, J. F. Leeton: The relationship of tubal blockage, infertility of unknown cause, suspected male infertility and endometriosis to success in in vitro fertilisation and embryo-transfer. Fertil. and Steril. 40 (1983) 755

50 Martin, D. C.: Interval use of the laser laparoscope for endometriosis following danazol therapy. Fertil. and Steril. 41 (1984) 74 S

51 McArthur, J. W., H. Ulfelder: The effect of pregnancy upon endometriosis. Obstet. Gynec. Surv. 20 (1965) 709

52 Mettler, L., K. Semm: Endometriosis genitalis externa und Sterilität. Med. Welt 29 (1978) 307

53 Mettler, L., K. Semm: Three-step therapy of genital endometriosis in cases of human infertility. In: Medical Management of Endometriosis, hrsg. von J. P. Reno. Ravens Press, New York 1984

54 Moghissi, K. S., C. R. Boyse: Management of endometriosis with oral medroxyprogesterone acetate. Obstet. and Gynec. 47 (1976) 265

55 Moghissi, K. S., S. L. Corson, V. Buttram, M. R. Henzl: Evaluation of a GnRH Agonist – Nafarelin versus Danazol for Treatment of Endometriosis. Endometriose Int.-Symposium, Clermont-Ferrand 1986 (S. 34)

56 Moghissi, K. S., M. E. Hull, D. M. Magyar: Comparison of Different Treatment Modalities of Endometriosis in Infertile Women. Endometriose Int.-Symposium, Clermont-Ferrand 1986 (S. 34)

57 Movers, F.: Die Endometriose. Enke, Stuttgart 1971

58 Naples, J. D., E. B. Ronald, H. Sadigh: Spontaneous abortion rate in patients with endometriosis. Obstet. and Gynec. 57 (1981) 509

59 Noble, A. D., A. T. Letchworth: Treatment of endometriosis: A study of medical management. Brit. J. Obstet. Gynaec. 8 (1980) 726

60 Olive, D. L., R. R. Franklin, L. V. Gratkins: The associations between endometriosis and spontaneous abortion. J. Reprod. Med. 27 (1982) 333

61 Richter, K.: Untersuchungen an 324 bis zu 17 Jahren beobachteten Patientinnen mit histologisch erwiesener Endometriosis externa. a) I. Frequenz und Altersver-

teilung. Geburts. Frauenheilk. 33 (1973) 742. b) II. Diagnose. Geburts. Frauenheilk. 34 (1974) 21. c) III. Therapie. Geburts. Frauenheilk. 34 (1974) 501

62 Rönnberg, L., P. A. Järvinen: Different treatment modalities for infertility and endometriosis. Acta obstet. gynaec. scand., Suppl. 123 (1984) 69

63 Sampson, J. A.: Perforating hemorrhagic (chocolate) cysts of the ovary, their importance and especially their relation to pelvic adenomas of the endometrial typ. Arch. Surg. 3 (1921) 245

64 Sandow, J.: Therapie mit Agonisten und Antagonisten von Neuropeptiden. Internist 26 (1985) 275

65 Schenken, R. S., L. R. Malinak: Reoperation after initial treatment of endometriosis with conservative surgery. Amer. J. Obstet. Gynec. 131 (1978) 416

66 Schmidt-Gollwitzer, M., W. Hardt, V. Borgmann: Antigonadal properties of LH-Rh-agonists: Therapeutical application in human. In: LH-RH and Its Analogues, hrsg. von M. Schmidt-Gollwitzer. De Gruyter, Berlin 1985

67 Schweppe, K.-W., R. M. Wynn: Endocrine dependency of endometriosis: an ultrastructural study. Europ. J. Obstet. Gynec. reprod. Biol. 17 (1984) 193

68 Schweppe, K.-W.: Morphologie und Klinik der Endometriose. Schattauer, Stuttgart 1984

69 Schweppe, K.-W., U. Cirkel: GNRH in the Treatment of Endometriosis. XII World Congress Fertil. Steril. Singapore 1986

70 Schweppe, K.-W.: Therapieerfolge und Rezidivrate nach Endometriosebehandlung mit Danazol. Endometriose 5 (1987)

71 Semm, K.: Der Wandel der Therapie der Endometriose. In: Fortschritte in der Geburtshilfe und Gynäkologie, hrsg. von F. K. Beller, K.-W. Schweppe. Braun, Karlsruhe 1979

72 Semm, K.: Laparoskopische Operationen am inneren Genitale. In: Rekonstruktive Chirurgie des Inneren Genitale der Frau, hrsg. von H. P. G. Schneider, K.-W. Schweppe. Elser, Mühlacker 1983

73 Sharp, A. M., I. S. Fraser, I. D. Caterson: Further studies on danazol interference in testosterone radio-immuno assays. Clin. Chem. 29 (1983) 141

74 Studd, J. W. W., J. C. Montgomery: Oestradiol and Testosterone Implants After Hysterectomy for Severe Endometriosis. Endometriose Int. Symposium, Clermont-Ferrand 1986 (S. 30)

75 Tadir, Y., I. Kaplan, Z. Zuckerman: New instrumentation and technique for laparoscopic carbon dioxide laser operations. Obstet. and Gynec. 63 (1984) 582

76 Telimaa, S., J. Puolakka, L. Rönnberg, A. Kauppila: High-Dose Medroxyprogesterone Acetate and Danazol in the Treatment of Endometriosis. Endometriose-Int. Symposium, Clermont-Ferrand 1986 (S. 65)

77 Walz, K., R. Callies, P. F. Tauber: Pelviskopisch diagnostizierte Endometriose klinisch relevanter oder Nebenbefund? Nordw. dtsch. Ges. Gynäk. Geb., 92. Tagung 1983

78 Ward, G. D.: Dosage aspects of danazol therapy in the treatment endometriosis. Postgrad. Med. J. 55/5 (1979) 7

79 Wardle, P. G., E. A. McLaughlin, A. McDermott, J. D. Mitchell, B. D. Roy, M. G. R. Hull: Endometriosis and ovulatory disorders: reduced fertilisation in vitro compared with tubal and unexplained infertility. Lancet 1985/III, 236

80 Wheeler, J. M., B. M. Johnston, L. R. Malinak: The relationship of endometriosis and spontaneous abortion. Fertil. and Steril. 39 (1983) 656

81 Yovich, J. L., J. M. Yovich, A. T. Tuvih, P. L. Matson, D. L. Wilecox: In-vitro fertilisation for endometriosis. Lancet 1985/II, 552

14. Genitalmalignome

I. Allgemeines

Tumorätiologie

D. SCHMÄHL und E. FREI

Einleitung

Bei der Analyse der Krankheit „Krebs" können mindestens zwei Vorgänge voneinander unterschieden werden, die ihrem Wesen nach nichts miteinander zu tun haben. Der erste Vorgang umfaßt die *Umwandlung normaler Körperzellen* zu Krebszellen; er ist der Primärvorgang, der sich auf zellulärer Ebene abspielt. Er verläuft unbemerkt und ist – soweit wir heute wissen – den Regulationen des Wirtsorganismus nicht unterworfen. Ob eventuelle Repair-Vorgänge reguliert verlaufen, ist bis heute nicht entschieden. Der zweite Vorgang beinhaltet die *Vermehrung* und das pathologische Wachstum der entstandenen Krebszellen zur Krebsgeschwulst, zum klinisch manifesten Krebs. Dieser zweite Vorgang kann durch die Gegebenheiten des Körpers oder durch äußere Maßnahmen sowohl hemmend als auch fördernd beeinflußt werden. Bei der Besprechung einer allgemeinen Tumorätiologie steht der erste Vorgang, die Kanzerisierung von Zellen, im Vordergrund. Dabei wird vor allem die Frage von Interesse sein, was heute über die Ursachen bekannt ist, die eine maligne Umwandlung primär gesunder Zellen bewirken können, und wie eine kanzerisierte Zelle molekularbiologisch charakterisiert sein könnte. Die Ursachenforschung und deren Ergebnisse werden demnach in diesem Aufsatz zu umreißen sein, wobei kein vollständiger Überblick über alle Probleme dieser Forschungsrichtung gegeben werden kann, sondern nur Teilgebiete geschildert werden sollen, die aber als repräsentative Beispiele dienen mögen.

Anhand von Beispielen aus der menschlichen Pathologie und des Experiments sollen diejenigen Parameter betrachtet werden, die wir heute als essentiell und teilweise sogar quantifizierbar bei der Krebsentstehung betrachten müssen. Dabei ist gleich am Anfang klarzustellen, daß wir nicht von „dem Krebs" sprechen können. Krebs ist nämlich nur ein Oberbegriff für eine *Fülle unterschiedlicher Erkrankungen,* die sich hinsichtlich ihrer Ätiologie, ihres klinischen Verhaltens, ihrer Therapie und ihrer Prognose ganz erheblich voneinander unterscheiden können. Zwar ist allen malignen Tumoren gemeinsam, daß primär eine zelluläre Entartung dem Krankheitsbild zugrunde liegt, die Wege jedoch, die zu dieser zellulären Entartung führen, und ihr weiterer Verlauf müssen keineswegs einheitlich sein. Moderne diagnostische Verfahren haben uns zudem gelehrt, daß selbst bestimmte, zunächst einheitlich erscheinende Krebsformen, etwa Leukämien oder bestimmte solide Tumoren wie das Bronchialkarzinom, in ihrem immunologischen und zellulären Verhalten so unterschiedlich sein können, daß man auch nicht von „dem" Bronchialkarzinom oder „der" Leukämie sprechen kann. Krebs ist also keine Entität, sondern ein buntes Bild unter einem gemeinsamen nominellen Oberbegriff.

Wenn wir gleichwohl im folgenden versuchen, die wesentlichen Parameter zu beschreiben, die das Krebsgeschehen hinsichtlich der Entstehung der Geschwulst aus der normalen Zelle charakterisieren, so sollte dies stets mit den im vorherigen Absatz gemachten Vorbehalten geschehen. Wir fassen Krebs (C) in folgender vereinfachender Formel als eine Funktion von Disposition (D), Exposition (E) und Alter (A) auf (48) und wollen prüfen, inwieweit diese Einflußgrößen bestimmte Tumorformen bewirken können:

$$C = f (D, E, A)$$

Bei der Betrachtung der Disposition müssen wir eine genetische, die den Mendelschen Gesetzen folgt, und eine extragenetische unterscheiden. Genetisch bedingte Krebserkrankungen sind vergleichsweise selten und machen nur etwa 1% aller malignen Tumoren aus (Tab. 1). Neben diesen genetisch bedingten Krebsen kennen wir andere, die durch bestimmte Erkrankungen, die im Laufe des Lebens erworben werden können, zu bestimmten Tumorformen „disponieren". Diese Ersterkrankungen sind dabei keine Erbkrankheiten. Beispielhaft hierfür seien genannt das Gallenblasenkarzinom, das sich fast immer auf dem Boden einer chronisch entzündeten Steingallenblase entwickelt, oder das Magenkarzinom auf

Tabelle **1**   Beispiele für autosomal-dominante Erbleiden mit häufiger Tumorbildung

Erbleiden	Häufigste Tumoren
Basalzellnävus-Syndrom	Multiple Basalzellkarzinome und Medulloblastome
Von-Hippel-Lindau-Syndrom	Angioblastome des Kleinhirns, Angiomatosis retinae Hypernephrome
Retinoblastom	Retinoblastome
Neurofibromatose	Sarkome, Akustikusneurinome, Phäochromozytome
Peutz-Jegher-Syndrom	Adenokarzinome von Duodenum, Kolon und Ovar
Keratosis palmaris et plantaris (testikuläre Feminisierung)	Ösophaguskarzinome Seminome
Aniridie	Wilms-Tumor

dem Boden einer perniziösen Anämie. Das Fistelkarzinom der Haut nach einer chronischen Osteomyelitis oder das Speiseröhrenkarzinom an der Stelle einer Striktur der Speiseröhre nach einer Laugenverätzung sind weitere Beispiele. Nun sind natürlich weder Gallensteine noch die Perniziosa, noch der aus einer Fistel chronisch auf die Haut einwirkende menschliche Eiter oder eine einmal erfolgte Laugenexposition der Speiseröhre als „maligne Ereignisse" aufzufassen. Es sind dies vielmehr durch Zufälle oder Unfälle im Leben erworbene, „disponierende" Ereignisse, auf deren Boden sich ein maligner Tumor entwickeln kann. Das Primärereignis kann also unspezifischer Natur sein, aber einen malignen Tumor im Gefolge haben.

Das Gewicht des Faktors „D" für die Karzinogenese des Menschen ist nur schwer abschätzbar. Für bestimmte Tumorformen, z. B. der Brustdrüse, wissen wir, daß in „belasteten" Familien solche Malignome vierfach bis neunfach häufiger auftreten als in unbelasteten. Das gleiche gilt für eine Reihe von Tumorformen (Melanom, Magenkarzinom), während wieder für andere, z. B. Blasenkrebs oder auch Bauchspeicheldrüsenkrebs, keine solchen Dispositionen erkennbar sind.

In den Faktor E = Exposition gegenüber krebserzeugenden Verbindungen gehen sowohl chemische als auch physikalische oder virale Einflüsse ein (46). Bei der Entwicklung mancher Tumorformen ist die Exposition gegenüber solchen Umweltnoxen von entscheidender Bedeutung. Als Prototyp hierfür seien angeführt das Plattenepithelkarzinom des Bronchus, das in aller Regel durch die Inhalation von Tabakrauch oder mancher Ingredienzien der Luftverunreini-

gung verursacht wird. Dem Tabakrauch kommt hierbei zweifellos die größere Bedeutung zu. Ein anderes typisches Beispiel ist das Hautkarzinom, das sich praktisch nur in belichteten Stellen der menschlichen Haut findet und bei dem der UV-Anteil des Sonnenlichts als die entscheidende karzinogene Noxe angesehen wird. Im ersten Fall (Bronchuskarzinom) würde es sich also um den Einfluß chemischer Noxen, im zweiten Fall (Hautkrebs) um den Einfluß einer physikalischen (natürlich vorkommenden) karzinogenen Noxe handeln. Schließlich kann heute kein vernünftiger Zweifel mehr darüber bestehen, daß in bestimmten Regionen unserer Erde endemisch auftretende Krebserkrankungen viralen Ursprungs sein dürften. Als Prototyp dafür sei das Nasopharyngealkarzinom in bestimmten Regionen Chinas erwähnt oder das Burkitt-Lymphom in bestimmten Gebieten Afrikas oder der Anden. Die Gewichtigkeit des Faktors „E" ist demnach wiederum von Tumor zu Tumor unterschiedlich und abhängig von den Einflüssen der Lebensräume in unserer Welt sowie von der einwirkenden Dosis der entsprechenden karzinogenen Insulte. Darauf wird noch zurückzukommen sein. Schließlich weisen Ergebnisse der geographischen Pathologie und Epidemiologie mit Nachdruck auf die Bedeutung von „E" bei bestimmten Krebsformen hin (Einzelheiten bei 46). Beispielhaft seien das Mundhöhlenkarzinom bei Betelkauern in manchen asiatischen Ländern oder das Magenkarzinom der Japaner erwähnt. Der Mundhöhlenkrebs macht in diesen Regionen bis zu 35% aller Krebsformen aus (bei uns < 1%). Der Magenkrebs nach den USA ausgewanderter Japaner nimmt gemäß den niedrigen Inzidenzraten des neuen Heimatlandes ab und paßt sich den Inzidenzraten der Amerikaner an (Literatur bei 46; 44).

In Deutschland wird ganz besonders von OESER (28) (s. auch 23) die Meinung vertreten, daß aufgrund der Konstanz der Altersverteilung auftretender Krebse der maligne Tumor als ein geradezu „physiologisches" Ereignis zu betrachten ist, der Krebs also eine mehr oder weniger unabwendbare Alterserkrankung sei. Tatsache ist, daß der Krebs des Menschen in aller Regel eine Alterserkrankung ist, denn 70% aller malignen Geschwülste treten jenseits des 50. Lebensjahres auf. Tatsache ist ferner, daß auch Tiere (Säuger, Insekten, Fische, Mollusken) (16) in Abhängigkeit vom Alter zu malignen Tumoren neigen. Dies ist um so bemerkenswerter, als die Makro- und Mikroumwelt dieser Tiere häufig genug von der des Menschen völlig verschieden ist. Es ist demnach offenbar so, daß jedes zur Teilung befähigte Gewebe ganz grundsätzlich auch maligne entarten kann. Es stellt sich daher die Frage, ob der Alterungsprozeß per se einen maßgeblichen Einfluß auf die Krebsentstehung ausübt.

Nach unserer Auffassung, die wir besonders unter dem Eindruck toxikologischer Untersuchungen gewonnen haben, kann man wohl nicht das Alter an sich als „krebserzeugend" ansprechen. Wohl aber schafft ein hohes Lebensalter die Grundlage dafür, daß sich die im Laufe eines Lebens einwirkenden Schädigungen auszudrükken vermögen (Abb. 1). Da Krebs in der Regel eine Erkrankung ist, die eine lange Induktionszeit (Latenzzeit) benötigt, kann das Alter in diese Induktionszeit entscheidend mit eingehen. Daß dies wiederum von Tumorart zu Tumorart von ganz unterschiedlicher Bedeutung sein kann, muß besonders betont werden. So kennen wir maligne Tumoren des Menschen, wie etwa Adenokarzinome der Scheide oder „Alterskrebse" der Haut, die meist erst jenseits des siebten Lebensjahrzehnts auftreten, während andere Geschwülste, z. B. Hodentumoren des Mannes, ihren Altersgipfel im zweiten und dritten Lebensjahrzehnt aufweisen. Vor einer Verallgemeinerung der Bedeutung des Alters bei der Krebsentstehung muß daher wiederum gewarnt werden. Gleichwohl ist aber das Alter zweifellos ein wichtiger Parameter.

Die in den letzten Abschnitten vorgetragenen Gedankengänge mögen vergleichsweise vereinfachend erscheinen, sie sind aber gleichwohl geeignet, die wesentlichen Einflußgrößen bei der Krebsentstehung (nicht des Krebswachstums!) gedanklich zu ordnen und einzuteilen.

Die Ergebnisse vergleichender Untersuchungen der „geographischen Pathologie" haben gezeigt, daß Krebs (im folgenden wird unter „Krebs" nicht nur das Karzinom verstanden, sondern alle malignen Neubildungen) in verschiedenen Ländern der Welt nicht nur verschieden häufig vorkommt, sondern daß auch die Lokalisation der Tumoren in den einzelnen Organen erheblichen Unterschieden unterliegt (46). So ist z. B. das Magenkarzinom in Japan etwa 5mal häufiger als in den USA, der Mundhöhlenkrebs kommt in Indien 35mal häufiger vor als in Norwegen, die Sterberate am Bronchuskarzinom liegt in England und Wales etwa 6mal höher als in Norwegen, die Häufigkeit des primären Leberkarzinoms ist bei manchen in Afrika lebenden Negerstämmen um ein Vielfaches höher als bei den in den USA lebenden Negern usw. Aber nicht nur die Häufigkeit verschiedener Karzinomlokalisationen kann von Land zu Land verschieden sein, sondern auch eine bestimmte Karzinomlokalisation innerhalb verschiedener sozialer Schichten und Berufsgruppen des gleichen Landes. Die bekanntesten Beispiele dafür stellen das praktische Fehlen des Zervixkarzinoms des Uterus bei nicht deflorierten Frauen (z. B. Nonnen [54]) oder bei Jüdinnen im Vergleich zu den hohen Inzidenzraten bei anderen ethnischen Gruppen dar (Tab. 2 und 3). Schließlich sei erwähnt, daß ganz erheb-

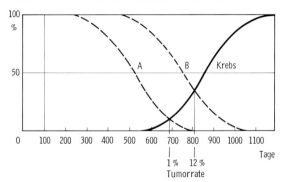

Abb. **1** 12fache Zunahme der Tumorinzidenz, bewirkt durch die Steigerung der Lebenserwartung von A nach B (Beispiel: Leberkrebserzeugung bei Ratten durch tägliche Fütterung von 1 mg 4-Dimethyl-aminoazobenzol; Versuchsbeginn bei einem Tieralter von 100 Tagen)
-----Absterben von 2 verschiedenen Rattenpopulationen
——Auftreten von Lebertumoren
Ordinate: Häufigkeitssummen in % der Gesamtzahl
Abszisse: Lebensalter in Tagen

Tabelle **2** Häufigkeit des Zervix- und Peniskarzinoms in verschiedenen Ländern auf 100 000 Einwohner (nach *Dontenwill* 1968 und *Doll* 1966)

Land	Penis	Zervix
	Karzinom	
Israel	0,1	5,5
Japan	0,6	19,4
New York, USA	0,8	17,4
Connecticut, USA	0,9	16,0
Norwegen	1,0	19,3
Kanada	1,0	23,9
Chile	1,0	35,5
Hamburg	1,0	50,6
Niederlande	1,1	23,3
England	1,2	17,1
Schweden	1,3	22,1
Dänemark	1,3	34,0
Kolumbien	2,3	62,0
Puerto Rico	5,1	36,6
Jamaica	5,4	37,9

liche Unterschiede im Auftreten des Peniskarzinoms bei verschiedenen Bevölkerungsgruppen beobachtet wurden, die auf die Beschneidung und Sexualhygiene zurückgeführt werden. Diese Krebsart kommt bei Juden, die wenige Tage nach der Geburt beschnitten werden, praktisch nicht vor, bei Moslems, die etwa mit 12 Jahren beschnitten werden, sehr selten, dagegen bei Hindus, die nicht beschnitten werden, etwa 150mal häufiger als bei Moslems (34).

Die im letzten Abschnitt geschilderten Fakten aus der menschlichen Pathologie, die noch vielfach ergänzt werden könnten, sprechen dafür, daß exogene Noxen im weitesten Sinne für die

Tabelle 3 Verteilung des Kollumkarzinoms (nach *Wynder*)

Bevölkerungsgruppe	Häufigkeit des Kollumkarzinoms	Alter beim ersten Koitus	Genitalhygiene bzw. Beschneidung des Mannes
Hindus (Indien)	sehr hoch	sehr früh	sehr schlecht
Christen (Indien)	hoch	früh	schlecht
Neger (USA)	hoch	früh	schlecht
Weiße (USA) (niedere Einkommensgruppe)	hoch	früh	schlecht
Weiße (USA) (hohe Einkommensgruppe)	niedrig	spät	gut
Moslems (Indien)	niedrig	sehr früh	gut
Parsen (Indien)	niedrig	sehr spät	gut
Juden (USA)	sehr niedrig	spät	sehr gut
Virgines	sehr selten	–	–

Karzinomentstehung eine Rolle spielen können. Diese Noxen sind offenbar je nach Lebensweise und Milieu verschieden oder wirken in verschieden starker Weise auf die exponierten Individuen ein. Eine Aufgabe der klinischen und experimentellen Krebsforschung besteht nun darin, diese Noxen aufzufinden, um - nach Maßgabe der vorhandenen Möglichkeiten - durch ihre Ausschaltung eine wirksame Krebsprophylaxe zu treiben. Ein besonders wichtiges Kapitel stellt dabei für den praktizierenden Arzt auch die Kenntnis potentiell karzinogener Arzneimittel dar (45, 46, 47). Im folgenden sollen einige Ergebnisse dargestellt werden, die von praktischer Bedeutung erscheinen.

Chemische und physikalische karzinogene Noxen

Die Erfahrung, daß Krebs durch den Einfluß exogener chemischer Substanzen entstehen kann, wurde zuerst am Menschen gemacht, zu einer Zeit, als es Tierexperimente im Rahmen medizinischer Forschung noch nicht gab. Erstmalig berichtete der englische Arzt POTT (Abb. 2) über das Auftreten von Haut- und Skrotumkrebsen bei jugendlichen Schornsteinfegern nach jahrelanger chronischer Einwirkung von Ruß und Rauch auf die Genitalregion dieser Leute. Diese Beobachtung konnte dann später am Ende des 19. Jahrhunderts durch VON VOLKMANN bestätigt und erweitert werden. Er stellte fest, daß bei Arbeitern des Braunkohlereviers in der Umgebung von Halle gehäuft Hautpapillome und -karzinome auftraten und machte richtigerweise das Manipulieren mit Teer dafür verantwortlich. Anfang des 19. Jahrhunderts wurde Arsen als karzinogen für den Menschen erkannt, eine Beobachtung, die in den letzten Jahren von den verschiedensten Autoren (4, 12, 37, 42) bestätigt werden konnte. Hier waren es - neben iatrogenen Arsenkrebsen (50) - besonders Winzer, die Arsenpräparaten (Schädlingsbekämpfungsmitteln) exponiert waren und die dann in hohem Prozentsatz an den für das Arsen typischen Krebsarten (Haut-, Leber- und Bronchuskarzinom) erkrankten. Auch die originäre Entdekkung von L. REHN (Abb. 3) am Ende des 19. Jahrhunderts, daß bestimmte synthetische Farbstoffe oder Komponenten derselben zu Blasenkarzinomen beim Menschen führen können, ist in allen Teilen der Welt immer wieder bestätigt worden. Wir wissen heute, daß vor allem dem 4-Aminobiphenyl (I), dem Benzidin (4,4′-Diamino-biphenyl) und dem 2-Naphthylamin (II) eine solche Wirkung zukommt.

(I)
4-Aminobiphenyl

(II)
2-Naphthylamin

Diese schon „historisch" gewordenen Ereignisse aus der Geschichte der Krebsforschung sollen hier nicht nochmals näher diskutiert werden, da sie als bekannt vorausgesetzt werden dürfen. Erwähnt werden muß aber, daß am Beispiel derartiger chemisch bedingter Krebse gezeigt werden konnte, daß nach Ausschaltung der karzinogenen Noxen die für eben diese Noxen typischen Krebsformen verhütet werden konnten, daß also Krebs eine Erkrankung ist, die zumindest teilweise einer Prävention zugänglich ist und damit partiell verhütbar erscheint.

Die experimentelle Krebsforschung hat bis heute mehr als 2000 definierte chemische Substanzen erarbeitet, die im Tierexperiment karzinogen wirken. Diese Verbindungen näher darzustellen, würde den Rahmen dieses Aufsatzes sprengen. Bei einem Teil von ihnen (etwa 35) weiß man, daß sie auch beim Menschen Krebs erzeugen. Bei den übrigen fehlt der direkte Nachweis der karzinogenen Wirkung für den Menschen, da man ja mit Menschen nicht experimentiert.

Die karzinogenen Stoffe können ihrer biologischen Wirkung nach in solche mit unmittelbar *lokaler* und in andere mit *resorptiver* Wirkung

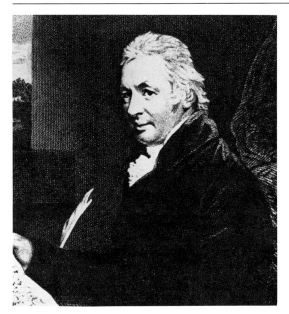

Abb. **2** Percival Pott (1714–1788)

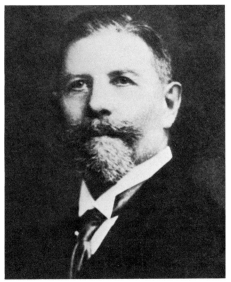

Abb. **3** Ludwig Rehn (1849–1919)

eingeteilt werden. Die ersteren erzeugen Geschwülste am Ort ihrer primären Einwirkung, also z. B. auf der Haut, wenn man diese mit ihnen in Kontakt bringt, die letzteren nach Resorption in bestimmten inneren Organen. Zu der Gruppe der Substanzen mit lokaler karzinogener Wirkung gehören einige höhere aromatische Kohlenwasserstoffe vom Typ des 3,4-Benzpyrens, der Tabakrauch, Metalle oder Metallsalze (Nickel, Chrom, Beryllium u. a.), Mineralien (Asbest) usw. Stoffe mit resorptiver karzinogener Wirkung sind einige aromatische Amine, alkylierende Agentien, Arsen, Urethan und Nitrosamine, um nur die wichtigsten Vertreter zu nennen.

Wenden wir uns zunächst den Verbindungen mit lokaler Wirkung zu. Als erstes sei die enorme Zunahme des Bronchuskarzinoms in den vergangenen 80 Jahren genannt. Während diese Krebsart um die Jahrhundertwende etwa 0,5 bis 1% aller Krebstodesfälle ausmachte, also sehr selten war, steht sie heute beim männlichen Geschlecht mit 25–30% an der Spitze der Krebslokalisationen (Abb. 4). Da bei uns jeder fünfte Mensch an Krebs stirbt, heißt das, daß heute etwa jeder 25. Todesfall durch ein Bronchuskarzinom bedingt ist. Da sich die „genetische Konstitution" der Bevölkerung in den verschiedensten Ländern der Welt nicht schlagartig im Laufe von 80 Jahren so geändert haben kann, daß eine vorher nicht vorhandene „Disposition" zum Bronchuskrebs nun plötzlich auftritt, lag es nahe, diejenigen aerogenen Medien für die Zunahme verantwortlich zu machen, die mit dem Bronchialbaum in direkten Kontakt kommen. Demgemäß werden als Hauptursachen in der Ätiologie dieser Erkrankung sowohl der zunehmende Ta-

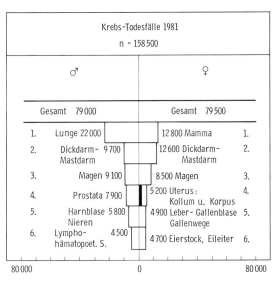

Krebs-Todesfälle 1981
n = 158 500

♂	♀
Gesamt 79 000	Gesamt 79 500
1. Lunge 22 000	12 800 Mamma 1.
2. Dickdarm– 9 700 Mastdarm	12 600 Dickdarm– 2. Mastdarm
3. Magen 9 100	8 500 Magen 3.
4. Prostata 7 900	5 200 Uterus: 4. Kollum u. Korpus
5. Harnblase 5 800 Nieren	4 900 Leber- Gallenblase 5. Gallenwege
6. Lympho- 4 500 hämatopoet. S.	4 700 Eierstock, Eileiter 6.

80 000 ⟶ 0 ⟵ 80 000

Abb. **4** Lokalisation der häufigsten Krebserkrankungen bei Männern und Frauen in der Bundesrepublik Deutschland

bakkonsum und vor allem die Inhalation von Tabakrauch als auch – aber in weit geringerem Maße – die Verschmutzung der Atemluft mit karzinogenen Stoffen angeschuldigt (Abb. 5) (69).

Als zweites Beispiel für die Bedeutung von Karzinogenen mit lokaler Wirkung in der Ätiologie von Tumoren soll der Mundhöhlenkrebs Erwähnung finden. Diese Krebsart ist in Europa sehr selten, in asiatischen Ländern (Indien, Sri Lanka, Singapur) dagegen sehr häufig. In diesen Ländern ist das Kauen von Betelnüssen sehr ver-

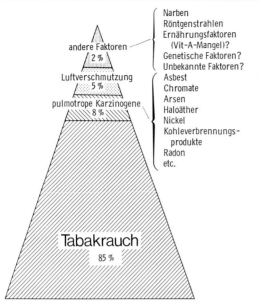

andere Faktoren
2 %

Luftverschmutzung
5 %

pulmotrope Karzinogene
8 %

Tabakrauch
85 %

Narben
Röntgenstrahlen
Ernährungsfaktoren
   (Vit-A-Mangel)?
Genetische Faktoren?
Unbekannte Faktoren?
Asbest
Chromate
Arsen
Haloäther
Nickel
Kohleverbrennungs-
   produkte
Radon
etc.

Abb. **5** Geschätzte Anteile der Faktoren, die für die Verursachung des Bronchialkarzinoms verantwortlich sind

breitet. Dabei wird die Nuß mit einem Blatt aus Rohtabak umwickelt und mit einem bestimmten Leim zusammengekittet. Es ist nun bemerkenswert, daß praktisch nur solche Personen an Mundhöhlenkrebs erkranken, die die Betelnuß zusammen mit dem Tabak kauen, während das Betelkauen ohne Tabakumwicklung offenbar nicht oder nur sehr selten zu Krebs führt. Demnach müssen durch den Speichel karzinogene Inhaltsstoffe aus dem rohen Tabak extrahiert werden, die zusammen mit den zahlreichen Komponenten der Betelnuß den Mundhöhlenkrebs bedingen. Auch hier handelt es sich offenbar um Substanzen mit lokaler Wirkung, die in Naturprodukten vorkommen.

Als drittes und letztes Beispiel für Substanzen mit lokaler karzinogener Wirkung, die eine hohe praktische Bedeutung in der menschlichen Pathologie haben, soll eine Gesteinsart genannt werden, die bei Einatmung zu Lungenkrebs führen kann, nämlich Asbest. Unter „Asbest" werden 11 verschiedene Mineralien verstanden, die basische Gesteinsarten darstellen und neben SiO_2 meist noch Magnesium, Calcium, Eisen und Natrium enthalten. In Deutschland treten pro Jahr etwa 200 Fälle von Asbestlungenkrebs, vor allem Mesotheliome, auf. Es ist interessant, daß nicht nur Asbestarbeiter an „Asbestose" mit nachfolgendem Lungenkrebs erkrankten, sondern auch Menschen, die in der Nähe von Asbestminen wohnten, wohin der Gesteinsstaub verweht worden sein mag. Die histologischen Erscheinungsbilder der Tumoren sind häufig Mesotheliome oder Endotheliome der Pleura,

die als Zeichen einer vorangegangenen Asbesteinwirkung geradezu charakteristisch sind. Für die karzinogene Wirkung der Asbestfaser ist offenbar die physikalische Form derselben verantwortlich (Länge größer als 10–15 µm, Durchmesser kleiner 0,1–1 µm). Durch gewerbehygienische Maßnahmen kann der Asbestlungenkrebs weitgehend vermieden werden. Die karzinogene Wirkung des Asbestes, die auch im Tierexperiment nachgewiesen werden konnte (39), ist ebenfalls lokaler Natur.

Substanzen mit üblicherweise streng lokaler Wirkung können unter bestimmten Bedingungen auch resorptive karzinogene Effekte zeigen. Behandelt man z. B. junge weibliche Ratten im Alter von 50 ± 1 Tagen einmalig oral mit 20 mg der Kohlenwasserstoffe 20-Methyl-cholanthren oder 9,10-Dimethyl-1,2-benzanthrazen (18), dann entwickelt ein hoher Prozentsatz dieser Tiere Mammakarzinome und ein geringer Prozentsatz Leukämien. Sind die Tiere jünger oder älter, dann gelingt diese Krebserzeugung nicht. Diese Beobachtung zeigt, daß die Brustdrüse in einer ganz bestimmten Phase ihrer Entwicklung offenbar sehr sensibel gegen den Einfluß bestimmter karzinogener Noxen ist. Diese experimentellen Mammakarzinome sind insofern den menschlichen Brustkrebsen ähnlich, als ein Teil von ihnen eine Zeitlang „hormonabhängig" oder besser „hormonempfindlich" ist, bis sie schließlich völlig autonom wachsen und keine Hormonempfindlichkeit mehr aufweisen. Sie weisen in etwa 90% der Fälle Östrogen- und Progesteronrezeptoren auf. In der hormonempfindlichen Phase reagieren die Tumoren auf eine Behandlung mit einer Kombination von Östradiol-17β und Progesteron (18, 21). Interessant mag weiter erscheinen, daß die Induktionszeit für diese Tumoren auffallend kurz ist; sie beträgt nur 3–5 Monate (Übersicht bei 13).

Verbindungen mit *resorptiver* karzinogener Wirkung erzeugen Krebs in inneren Organen, z. B. nach Verfütterung, Injektion oder Inhalation. Es gelingt heute im Experiment, Tumoren in praktisch allen Organen bei sehr vielen Tierarten zu erzeugen (9, 49). Die ersten Beobachtungen über solche Wirkungen wurden vielfach am Menschen gemacht; das Experiment am Tier war dann der „zweite Schritt", der die vermutete karzinogene Wirkung einer bestimmten Noxe entweder bestätigte oder verneinte.

Als Beispiel einer solchen Verbindungsklasse seien die krebserzeugenden Nitrosamine und Nitrosamide erwähnt, um deren Bearbeitung sich besonders MAGEE u. BARNES (24) sowie DRUCKREY u. Mitarb. (9) verdient gemacht haben. Untersuchungen über die Beziehungen zwischen chemischer Konstitution und Organotropie der karzinogenen Wirkung bei dieser Stoffklasse (Tab. 4) ergaben, daß einfach gebaute

Tabelle 4 Chemische Konstitution und organotrope Wirkung einiger Nitrosamine und Nitrosamide; Abhängigkeit von der Applikationsart. Versuche an Ratten

Substanz	Applikations-art	Tumorlokalisation
Diethylnitrosamin	oral	Leber, Niere, Speiseröhre
	i. v.	Leber
	rektal	Leber
Dibutylnitrosamin	oral	Blase, Leber
	s. c.	Blase, Leber
Diamylnitrosamin	oral	Leber
	s. c.	Leber, Lunge
Ethyl-butylnitrosamin	oral	Speiseröhre
Ethyl-vinylnitrosamin	oral	Speiseröhre
	i. v.	Speiseröhre, Siebbein
Nitrososarkosinester	oral	Speiseröhre
	i. v.	Speiseröhre
Nitrosopiperidin	oral	Speiseröhre
	s. c.	Speiseröhre, Siebbein
Nitrosomorpholin	oral	Leber
	i. v.	Leber, Siebbein
Nitrosomethylurethan	oral	Magen
	i. v.	Lunge
Nitrosomethylharnstoff	oral	Magen
	i. v.	Gehirn

Nitrosamine vom Dimethylnitrosamin (III) bis zum Diamylnitrosamin bei Ratten nach oraler Gabe nur Leberkrebs erzeugen, Dibutylnitrosamin ruft neben Leberkrebs auch noch Blasenkrebs hervor, Diamylnitrosamin nach subkutaner Injektion auch Lungenkrebs (Lit. bei 9). Sind die aliphatischen Ketten am Stickstoff unsymmetrisch, wie etwa beim Ethyl-butyl-nitrosamin (IV), dann entstehen Karzinome der Speiseröhre. Zyklische Verbindungen (Nitrosomorpholin) führen entweder zu Leberkrebs oder zu Karzinomen der Nase bzw. Nasennebenhöhlen (Nitrosopiperidin oder Di-N,N'-Nitrosopiperazin).

(III)
Dimethylnitrosamin

(IV)
Ethyl-butyl-nitrosamin

Die Organotropie ist weiter abhängig von der Dosierung. Werden z. B. Dimethyl- oder Diethylnitrosamin in relativ kleinen Tagesdosen, die 1/70 der DL_{50} ausmachen, chronisch oral verabreicht, dann entstehen Leberkarzinome. Nach nur kurzfristiger Behandlung mit hohen Dosen (z. B. viermalige Gabe von jeweils der Hälfte der DL_{50} in wöchentlichem Abstand) entwickeln sich dagegen Karzinome der Nieren (62).

Die beiden Nitrosamide Nitrosomethylharnstoff (V) und Nitrosomethylurethan erzeugen nach Verfütterung bei Ratten Karzinome des Vormagens. Injiziert man die Substanzen intravenös, dann entstehen im ersteren Fall mit großer Regelmäßigkeit Hirntumoren und nach Nitrosomethylurethan Lungengeschwülste (61).

(V)
Nitrosomethylharnstoff

Die schon etwas ins Spezielle hineinreichende Schilderung der karzinogenen Wirkung von Nitrosaminen und Nitrosamiden sollte zeigen, daß es heute im Experiment an verschiedenen Tierarten gelingt, ein Tumorspektrum zu erzeugen, das fast alle Geschwulstarten umfaßt, die auch in der Klinik und Pathologie des Menschen aktuell sind. Weiterhin sollte gezeigt werden, daß die karzinogene Wirkung und Organotropie an ganz bestimmte Molekülstrukturen und Dosisverhältnisse gebunden ist, die offenbar höchst spezifisch sind. Die Gründe dafür sind uns indessen unbekannt. Wahrscheinlich liegen sie in besonderen Stoffwechselprozessen zwischen der einwirkenden Substanz und den jeweiligen Parenchymzellen begründet, die wir bis heute aber noch nicht kennen (32).

Weitere Verbindungen mit resorptiver karzinogener Wirkung sind einige aromatische Amine (z. B. 4-Dimethylamino-azobenzol, 4-Dimethylamino-stilben, 4-Dimethylamino-biphenyl, 2-Naphthylamin, 2-Acetamino-fluoren), Lost-Verbindungen, Urethan, Arsen usw. Die Gefährlichkeit der krebserzeugenden Wirkung hat sich beispielhaft in Versuchen mit Urethan gezeigt (Lit. bei 42, 46). Trächtigen Mäusen wurde die Substanz einmalig injiziert und die Feten eine Stunde nach der Injektion durch Kaiserschnitt entbunden. Da Urethan auch durch die Muttermilch ausgeschieden wird und auf diese Weise bei den Säuglingen schon den Keim zu den späteren Lungentumoren legen kann, wurden die Jungen durch Ammen aufgezogen, die niemals mit der Verbindung in Kontakt gekommen waren. Obwohl diese Mäuse also nur für eine Stunde in utero mit dem Urethan Berührung hatten, entwickelte ein hoher Prozentsatz von ihnen später die für diese Verbindung typischen Lungengeschwülste. Ganz ähnliche Befunde wurden nach Behandlung schwangerer Ratten mit einigen Nitrosamiden erhoben (20). Diese Ergebnisse sprechen für sich; sie sind für die Gynäkologie insofern von großer Bedeutung, als sie die Notwendigkeit einer besonderen Schwangerenfürsorge fordern sollten, um die gegen den Einfluß karzinogener Noxe offenbar hochempfindlichen Feten vor solchen Noxen zu schützen. Besonders wichtig erscheint mir für den Arzt das Wissen um die Möglichkeiten iatrogener Krebsauslösung (47, 50). In neuerer Zeit haben wir bei Zytostatika, vor allem aus der Gruppe der Alky-

lantien, im Experiment beträchtliche karzinogene Wirkungen nachweisen können (Abb. 6), und zwar bereits in solchen Dosen, wie sie auch beim Menschen in der Therapie zur Anwendung kommen (43). Die karzinogene Wirkung derartiger Stoffe (z. B. Lost-Verbindungen) ist auch für den Menschen nachgewiesen (66), wobei wir sogar die Organotropie der karzinogenen Wirkung sowie Dosis-Wirkungs-Beziehungen quantifizieren konnten (Abb. 7, Tab. 5). Diese Befunde zwingen zu einer Neuorientierung für die Indikationsstellung bei der therapeutischen Anwendung solcher Stoffe, vor allem bei der postoperativen Chemoprophylaxe.

Nicht nur „künstlich" im Laboratorium hergestellte Substanzen können resorptive karzinogene Wirkungen haben, sondern auch Naturprodukte (40, 42). Experimentelle Untersuchungen

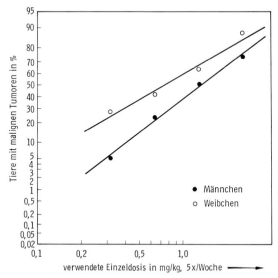

Abb. 6 Dosis-Wirkungs-Beziehung bei der Blasenkrebserzeugung bei Ratten nach chronischer Cyclophosphamid-Applikation. Zu beachten sind besonders die niedrigen Dosierungen, die denen am Kankenbett vergleichbar sind

Tabelle 5 Mediane Gesamtdosis der applizierten Zytostatika und Latenzzeit der Zweittumoren

Zytostatikum	Mediane Gesamtdosis (mg)	Mediane Latenzzeit (Monate)
Cyclophosphamid	47 000	54
Chlorambucil	2 505	60
Stickstoff-Lost	42	44
Busulfan	643	62
ThioTEPA	150	50
Azathioprin	108 000	48
Melphalan	1 550	48

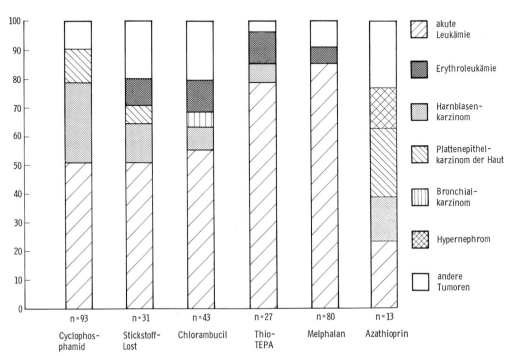

Abb. 7 Organotropie von Zweittumoren nach Applikation von Zytostatika in Abhängigkeit vom verwendeten Zytostatikum

berichten über karzinogene Wirkungen von Cycadennüssen. Nach Verfütterung an Ratten beobachtete man Leber- und Nierentumoren sowie Geschwülste des RES (22). Aus den Cycadennüssen wurde eine Substanz, das Cycasin (VI), isoliert, dessen chemische Verwandtschaft nach Abspaltung des Zuckerrestes mit der bereits erwähnten Gruppe der Nitrosamine unverkennbar ist. Andere Untersuchungen über das Auftreten von Hepatomen bei Forellen, die in kalifornischen Zuchtteichen speziellen Diäten unterworfen worden waren, brachten Hinweise dafür, daß das in den Diäten vorkommende Baumwollsamenmehl karzinogene Stoffe enthält (68). Dies sind Aflatoxine, Stoffwechselprodukte des Pilzes *Aspergillus flavus*. Diese Beispiele mögen genügen, um zu zeigen, daß wir auch bei Naturprodukten mit karzinogenen Effekten zu rechnen haben.

$$C_6H_{11}O_5-O-CH_2-N \overset{\overset{O}{\uparrow}}{=} N-CH_3$$

(VI)
Glucose-aglycon-methylazoxy-methanol

Sinngemäß gehört in die Besprechung der Karzinogenese durch exogene Noxe auch die Strahlenwirkung hinein. Daß intensive Bestrahlung mit UV-Licht Hautkrebs auslösen kann, ist sowohl aus den Erfahrungen beim Menschen („Landmannshaut") als auch aus zahlreichen Tierexperimenten seit langem bekannt. Seit der klassischen Mitteilung von FRIEBEN kennen wir auch die karzinogene Wirkung von Röntgenstrahlen. Weitere historische Beispiele sind etwa der „Schneeberger Lungenkrebs" durch radioaktive Emanation.

In jüngster Vergangenheit ist uns die Gefährlichkeit der Strahlenwirkung durch die Atombombenabwürfe in Japan erneut drastisch vor Augen geführt worden. Diejenigen Menschen, die den Abwurf der Bomben überlebten, entwickelten in den folgenden Jahren weit häufiger Leukämien als andere, die der Strahlung nicht ausgesetzt waren (19, 31, 57, 64). Die Leukämierate war abhängig von der Entfernung der exponierten Personen vom Explosionszentrum. Je kürzer die Distanz war, desto häufiger traten Leukämien auf. Ein weiteres Beispiel für iatrogene Strahlenkrebse stellen die sogenannten „Thorotrast-Tumoren" dar (2, 7, 65). Es ist bemerkenswert, daß die Latenzzeit bis zum Auftreten dieser Geschwülste nach einmaliger Behandlung mit diesem Kontrastmittel Jahrzehnte beträgt. Wir haben hier also eine extrem chronische Wirkung vor uns.

Pharmakodynamische Untersuchungen über die Krebserzeugung durch resorptiv wirkende Karzinogene oder Strahlen haben ebenso wie bei den Kohlenwasserstoffen ergeben, daß sehr

wahrscheinlich die primären zellulären Effekte irreversibel über die gesamte Lebenszeit der Individuen fortbestehen, sich summieren können und sogar durch die Zeit verstärkt werden („Verstärkerwirkung") (3, 8, 10, 11, 15, 58). Darin liegt die besondere Gefährlichkeit krebserzeugender Stoffe. Verschiedene Substanzen mit gleicher Organotropie können sich zudem offenbar in ihrer Wirkung addieren (27, 52). Eine Addition der karzinogenen Effekte von Strahlen mit resorptiv wirkenden Karzinogenen konnte dagegen nicht nachgewiesen werden (53). Das gleiche gilt, wenn lokal und resorptiv wirkende Karzinogene mit unterschiedlicher Organotropie gleichzeitig einwirken (41, 51). Weitere Untersuchungen müssen aber diese praktisch sehr wichtige Fragestellung abklären. Ähnliches gilt für die Abschätzung der Bedeutung von Reparaturvorgängen für die Reversibilität bzw. Irreversibilität der Primäreffekte bei der Kanzerisierung.

Kanzerisierung der Zelle

Um einen Einblick in das zu geben, was Krebszellen von anderen Zellen eines Organismus unterscheidet, sollen hier einige zellbiologische Betrachtungen angestellt werden (1).

Krebszellen zeichnen sich zuallererst durch ihr unkontrolliertes Wachstum aus. Sie scheinen also durch die für normale Zellen geltenden Regulationsmechanismen nicht (mehr) beeinflußbar zu sein. In Zellkulturen wachsen normale eukaryontische Zellen, bis sie durch Kontaktinhibition am Weiterwachsen gehindert werden. Sie bilden eine monozelluläre Schicht. Krebszellen hingegen bilden mehrere Zellschichten und teilen sich bei genügender Nährstoffzufuhr unendlich weiter. Sie sind also unsterblich. Normale Zellen hören in vitro oder im Körper irgendwann auf, sich zu teilen und sterben ab. Diese programmierte Alterung und der Zelltod ist den Krebszellen grundsätzlich verlorengegangen. Ein weiteres Merkmal vieler Malignome ist ferner ein Verlust aller oder von Teilen der Funktionen, die das Organ, aus dem sie entstanden sind, normalerweise ausübt. Der Zellstoffwechsel ist hauptsächlich auf die Zellteilung eingestellt.

Die Bildung von Zellen mit speziellen Funktionen nennt man Differenzierung. Schon während der Embryonalentwicklung werden Zellverbände angelegt, die determiniert sind, d.h., die Zellen einzelner Verbände werden sich zu Spezialisten definierter Funktion entwickeln, obwohl diese Determination histologisch noch nicht sichtbar ist. Die daraus entstehenden hochdifferenzierten Organe und Zelltypen sind aber keine statische Einrichtung und werden im Laufe eines Säugerlebens mit einigen Ausnahmen (z. B. Zellen der Augenlinse und Nervenzellen) ständig erneuert. Zellen, deren struktureller Differenzierungsgrad nicht zu hoch ist, können sich durch einfache Zellteilung der differenzierten Zelle erneuern (z. B. Hepatozyten und Endothelzellen). Andere, z. B. Zellen der gestreiften Muskulatur, Zellen der Epidermis und Blutzellen, sind entweder aus strukturellen Gründen oder durch Verlust des Zellkerns nicht mehr in der Lage, sich zu teilen. Neue Zellen entstehen daher aus einer wenig differenzierten Stammzelle, deren eine Tochterzelle Stammzelle bleibt, während die andere ihren Phänotyp bis zur voll differenzierten Zelle ändert. Diese Änderung geschieht z. B. in der Epidermis dadurch, daß die Zellen ständig von der Basalschicht nach außen wandern, keratinisieren und schließlich abgestoßen werden.

Im Laufe eines menschlichen Lebens finden etwa 10^{16} Zellteilungen zur Aufrechterhaltung der Körperfunktionen statt. Bei jeder Teilung werden die DNA-Doppelstränge aufgewickelt und zwei komplementäre Stränge synthetisiert. Diese Neusynthese ist aber keineswegs fehlerfrei. Man schätzt, daß etwa eine Mutation (Veränderung in den DNA-Basen oder der Basensequenz) pro 10^6 Zellteilungen und 10^6 Genen vorkommt. Bei dieser hohen Anzahl von Mutationen ist es erstaunlich, daß nicht häufiger für den Organismus schädliche Auswirkungen eintreten.

Mehrere Regulationsmechanismen scheinen zum Schutze des Organismus zu funktionieren. DNA-Schäden werden, falls sie als solche erkannt werden, von Reparaturenzymen behoben. Mutationen müssen außerdem in zur Teilung befähigten Zellen auftreten, um einen Effekt zu haben, z. B. in Stammzellen. Die Tochterzellen einer mutierten Stammzelle haben aber einen engbegrenzten Lebensraum, so daß auch Schäden begrenzt bleiben und die geschädigte Region abstirbt, wenn die normale Funktion des Zelltyps nicht mehr erfüllt wird. Die strikte Organisation einzelner Zelltypen in räumlich begrenzten Verbänden – oft in Schichten von Endothelzellen –, die letztlich die Form eines Organismus bedingt, kontrolliert ein etwaiges ausuferndes Wachstum von Zellen. Mutierte Zellen, die dennoch zu unkontrolliertem Wachstum neigen, aber die den Organabschnitt begrenzende Endothelschicht nicht durchdringen, werden als *benigne Tumoren* bezeichnet. Tumoren, die in der Lage sind, die Endothelschicht zu durchwachsen und benachbarte Gewebe zu infiltrieren bzw. Zellen auszukoppeln, die in entfernten Organen Tochtergeschwülste, sogenannte Metastasen, bilden, werden als *Karzinome* oder *maligne Tumoren* bezeichnet.

Mutationen können spontan oder durch exogene Einflüsse entstehen. Mutationen, die durch chemische Karzinogene hervorgerufen werden, beruhen oft auf der kovalenten Bindung eines aktiven Metaboliten an DNA-Basen oder an das

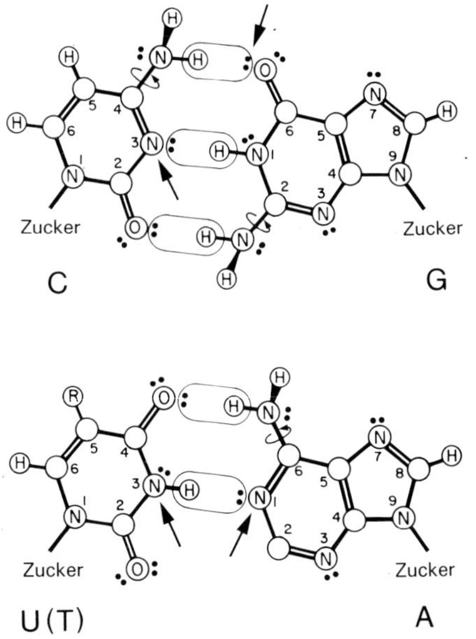

Wasserstoffbrücken zwischen den komplementären DNA-Basen

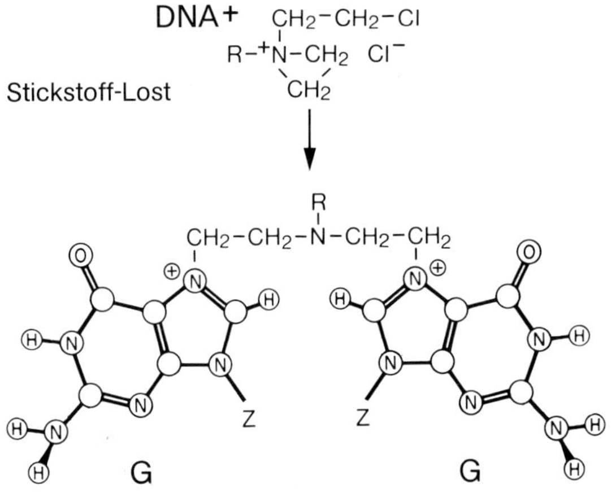

quervernetzte DNA

Abb. 8 *Oben:* Wasserstoffbrücken zwischen komplementären Basen zweier homologer DNA-Stränge bzw. DNA-RNA-Stränge. Die Basen eines Stranges sind durch Deoxyribose und Phosphat (DNA) bzw. Ribose und Phosphat (RNA) untereinander verbunden, hier mit „Zucker" symbolisiert. Die Pfeile zeigen die Stellen an den Basen auf, an denen Methylierungen z. B. durch Dimethylnitrosamin-Metabolite zu Störungen in der Basenpaarung führen (nach *Singer* u. *Grunberger*)
Unten: Reaktion einer Stickstoff-Lost-Verbindung mit zwei Guanosinen, die auf entgegengesetzten DNA-Strängen sitzen. Die beiden Stränge sind dadurch fest vernetzt und können nicht mehr vollständig aufwinden und abgelesen werden

Zucker-Phosphat-Rückgrat (56). Addukte an Stickstoff- oder Sauerstoffatome, welche an der Bildung der Wasserstoffbrücke zwischen den komplementären Basen beteiligt sind, führen zu fehlerhaften Basenpaarungen und können einerseits zu Ablesefehlern bei der Replikation der DNA führen, andererseits zu Fehlern bei der Transkription der RNA (s. unten). Folgende methylierte Basen konnten aus Lebern von mit Dimethylnitrosamin behandelten Ratten isoliert werden: N-1-Adenin, O^6-Guanin, N-3-Thymidin, N-3-Cytosin (Abb. **8** oben). Allerdings sind die Alkylierungsraten an den Positionen der Basen, die nicht an der Wasserstoffbrückenbildung beteiligt sind, etwa N-7-Guanin, viel höher, da diese Stellen im Molekül einem Alkylans eher zugänglich sind. Neben monofunktionellen alkylierenden (z. B. Dialkylnitrosamine) oder arylierenden (z. B. Benzo[a]pyren) Karzinogenen sind auch Produkte von bifunktionellen Karzinogenen mit DNA-Basen in vivo gefunden worden. So bildet Stickstoff-Lost Quervernetzungen (sogenannte „crosslinks") der beiden DNA-Stränge über N-7 zweier Guanine (Abb. **8** unten). Solchermaßen durch chemische Karzinogene verursachte Veränderungen an der DNA könnten dazu führen, daß Gene, die in enddifferenzierten Zellen nicht mehr exprimiert, d. h. in RNA und Proteine übersetzt, werden, plötzlich wieder aktiv sind und die Eigenschaften der Zelle verändern. Eine in letzter Zeit häufig diskutierte Möglichkeit ist auch die Aktivierung von Onkogenen in normalen Zellen durch Bindung chemischer Karzinogene an die DNA (s. Viren und Krebs).

Obwohl sehr viele chemische Karzinogene nachweislich Veränderungen an der DNA hervorrufen, ist der genaue Mechanismus der Veränderung der Zelle zur Krebszelle bisher unbekannt. Das Ausmaß der DNA-Veränderung ist kein direktes Maß für die Ausbeute an biologisch sichtbaren Neoplasien, vielmehr scheint die Qualität der DNA-Schäden ausschlaggebend zu sein, z. B. welches Alkyladdukt an welcher DNA-Base nach Nitrosamingabe zur Transformation der Zelle führt (30, 55). Es treten anscheinend häufig Mutationen auf, ohne daß diese zu einer krebsigen Veränderung der Zelle führen. Eine Hypothese geht dahin, daß eine Zelle von mindestens zwei Mutationen getroffen werden muß, um sich karzinogen zu verändern. Eine einzige Mutation würde demnach eine Schädigung bedeuten, die klein genug ist, um von den Kontrollmechanismen des Organismus unschädlich gemacht zu werden.

Neben den durch chemische oder physikalische Karzinogene und durch Viren induzierten Tumoren werden beim Menschen selten Geschwülste beobachtet, die anscheinend nicht auf einer Reaktion eines Initiators mit der DNA beruhen. Als Beispiele seien der Lippenkrebs der Flachsspinnerinnen (Abb. **9**), Fremdkörpersarkome und Mundhöhlenkrebs durch schlecht sitzende Zahnprothesen erwähnt. Die ständige Reizung des Gewebes durch die Fremdkörper führt zu Wunden und damit zu einer erhöhten Zellproliferation bei der Heilung. Rasch proliferierende Zellen sind einerseits anfällig für Mutationen (s. oben) und erreichen andererseits durch die ständige Verletzung kaum ein enddifferenziertes Stadium, welches das Wachstum einschränken würde. Diese Erklärung ist hypothetisch, der genaue Mechanismus solcherart hervorgerufener Malignome ist nicht bekannt.

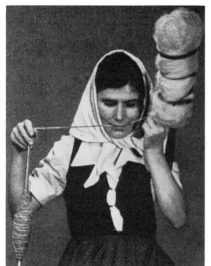
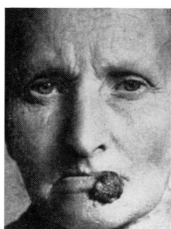
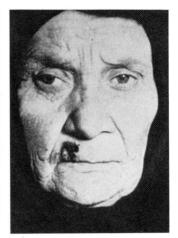

Abb. **9** Lippenkrebs bei Flachsspinnerinnen in Dalmatien

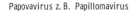

Papovavirus z. B. Papillomavirus

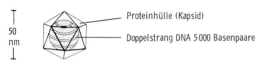

Proteinhülle (Kapsid)

Doppelstrang DNA 5 000 Basenpaare

50 nm

Retrovirus z. B. HTLV

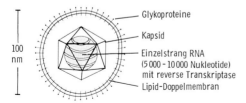

100 nm

Glykoproteine

Kapsid

Einzelstrang RNA
(5 000 – 10 000 Nukleotide)
mit reverse Transkriptase

Lipid-Doppelmembran

Herpesvirus

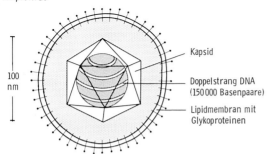

100 nm

Kapsid

Doppelstrang DNA
(150 000 Basenpaare)

Lipidmembran mit
Glykoproteinen

Abb. **10** Aufbau dreier Viren und Größenvergleich. Die Lipiddoppelmembran mit den Glykoproteinen der beiden unteren Viren stammt aus der Wirtszelle (s. Text) (nach *Alberts* u. Mitarb.)

Viren und Krebs

Schon im Jahre 1903 wurde von BORELL die Vermutung ausgesprochen, daß Viren (virus = Gift in der ursprünglichen Bedeutung) Krebs erzeugen könnten. Wenige Jahre danach gelang es dann im Experiment, einige Geschwülste vor allem bei Hühnern und Kaninchen zellfrei zu transplantieren, so daß die Virustheorie der Krebsentstehung auch experimentell fundiert war. Heute wird eine Vielzahl von Viren mit malignen Veränderungen von Geweben auch beim Menschen in Zusammenhang gebracht (70). Neue Brisanz hat die Entdeckung von sogenannten Protoonkogenen im normalen Säugetiergenom ausgelöst, und natürlich auch die Entdeckung von Produkten dieser Gene in Blasenkrebszellen beim Menschen (59).

Zum Verständnis des doch recht vielfältigen und verwirrenden Gebiets sollen nachfolgend einige Begriffe definiert werden.

Viren sind Partikel zwischen 10 und 250 nm, bestehend aus Erbinformation in Form von DNA oder RNA und einer Proteinhülle (Abb. **10**). Viren sind nicht in der Lage, sich ohne eine Wirtszelle zu vermehren, sie sind auch vom Biosyn-

theseapparat einer Wirtszelle abhängig. Das Virusgenom kodiert Proteine, die die Replikation des viralen Genoms initiieren und fördern und somit eine Virusvermehrung ermöglichen (Abb. **11**). Bei einer normalen Virusinfektion kommt es dann zur Synthese viraler Partikel, zur Lyse der Wirtszelle und zur Freisetzung der Viren. Manche Viren haben zusätzlich zu ihrer Proteinhülle, dem Kapsid, noch eine Lipidmembran, die von der Wirtszelle herrührt. Bei der Freisetzung dieser Art von Viren wird die Zelle nicht lysiert, sondern die Viren umhüllen sich mit Zellmembran und knospen sich von der Wirtszelle ab (sogenanntes „budding"). Die virale DNA kann sich aber auch in das Genom der Wirtszelle integrieren und wird so bei der Zellteilung weitervererbt. Diese Form des Virus wird Provirus genannt und stellt den latenten Zustand des Virus dar. Die RNA der RNA-Viren kann selbst als genetischer Informationsträger dienen und für Proteine kodieren. In diesen Viren ist eine von der viralen RNA kodierte RNA-Polymerase für die RNA-Replikation verantwortlich. Eine Unterform der RNA-Viren sind die Retroviren.

Retroviren sind Viren, die RNA als Genom enthalten, zusätzlich aber Enzyme, nämlich reverse Transkriptasen, welche RNA in Doppelstrang-DNA übersetzen, also den umgekehrten Vorgang einer normalen Genexpression vollführen. Das solchermaßen übersetzte virale Genom kann an vielen Stellen des Wirtsgenoms eingebaut werden (1). Zu diesen Viren gehören die sogenannten Onkoviren.

Zwei Gruppen von *Onkoviren* können aufgrund ihrer Pathogenität unterschieden werden (63): 1. Onkoviren, die zu Zelltransformationen erst nach einer Latenzzeit führen, sogenannte chronische Viren. Sie können sich im Wirt ohne ersichtliche Symptome vermehren. 2. Akut transformierende Viren, die innerhalb kurzer Zeit zu vielerlei Neoplasien führen können. Man nimmt an, daß diese durch Kombination von Genomen von chronischen Viren mit zellulären Onkogenen gebildet wurden. Durch den Einbau von zur viralen RNA komplementärer DNA oder von viraler DNA in das Wirtsgenom gelangen Genabschnitte des Wirts unter die Kontrolle des Virus, so daß unter Umständen Gene aktiviert oder stimuliert werden (67).

Onkogene: Es werden zelluläre Onkogene, sogenannte c-onc, und virale Onkogene, sogenannte v-onc, unterschieden. C-onc sind Genabschnitte im normalen Genom von Zellen, welche nach Aktivierung krebsige Veränderungen auslösen können. Die Aktivierung von c-onc, die auch als Protoonkogene bezeichnet werden, kann durch Viren oder Mutationen erfolgen (67). In einem menschlichen Blasenkarzinom wurde z. B. ein Onkogen gefunden, welches sich nur in einer

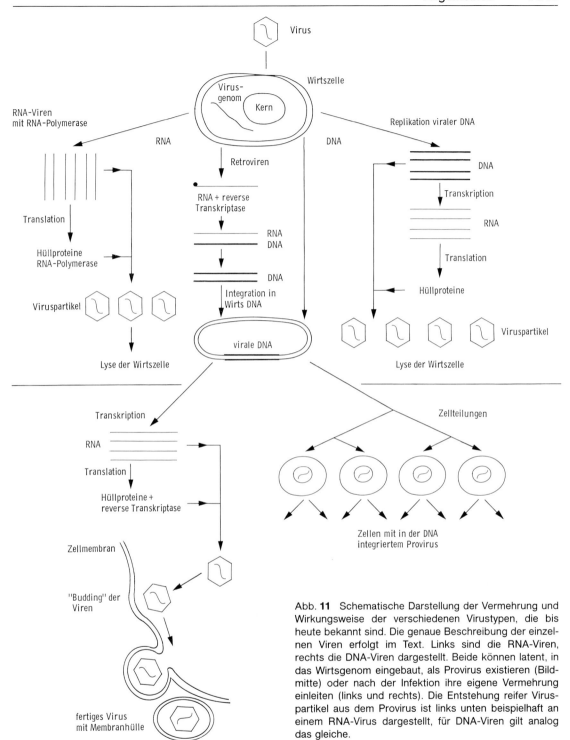

Abb. **11** Schematische Darstellung der Vermehrung und Wirkungsweise der verschiedenen Virustypen, die bis heute bekannt sind. Die genaue Beschreibung der einzelnen Viren erfolgt im Text. Links sind die RNA-Viren, rechts die DNA-Viren dargestellt. Beide können latent, in das Wirtsgenom eingebaut, als Provirus existieren (Bildmitte) oder nach der Infektion ihre eigene Vermehrung einleiten (links und rechts). Die Entstehung reifer Viruspartikel aus dem Provirus ist links unten beispielhaft an einem RNA-Virus dargestellt, für DNA-Viren gilt analog das gleiche.

einzigen Nukleinsäure von dem in normalen Zellen vorhandenen Protoonkogen unterscheidet. Im Experiment ist diese sogenannte Punktmutation ausreichend, um Klone (genetisch identische Zellen, die von einer einzigen Zelle abstammen), die das Onkogen enthalten, zur Kanzerisierung normaler Zellen zu bewegen, während Klone mit dem Protoonkogen dazu nicht in der Lage sind (35, 59, 60). Die Funktion dieser Protoonkogene in den normalen Zellen ist bis heute nicht geklärt. Man nimmt aber an, daß sie in der Embryonalentwicklung eine Rolle spielen. Ihre Genprodukte sind oft Kinasen, also Enzyme, die Proteine oder andere Zellbestandteile phosphorylieren und dadurch deren Funktionen beeinflussen. Protoonkogene sind Genabschnitte, die sehr wenige Veränderungen in der Evolution erlitten haben, also hochkonservativ sind. Homologe von H-ras-Onkogen z. B. sind in einer Blasentumorzellinie vom Menschen und in *Drosophila* gefunden worden.

Virale Onkogene sind Genabschnitte in Onkoviren, die für die Transformation der Wirtszelle durch Viren verantwortlich sind. Es sind zu c-onc homologe Abschnitte, die wahrscheinlich während der Entwicklung eines latenten Virus ins Virusgenom aufgenommen wurden.

Trotz all der neuen Ergebnisse auf diesem Gebiet ist bis heute der Zusammenhang zwischen Viren, zellulären Onkogenen und Krebsentstehung noch keineswegs geklärt. Im folgenden sollen aber trotzdem einige Viren, die bei der Entstehung von menschlichen Tumoren eine Rolle spielen könnten, beschrieben werden.

EBV (Epstein-Barr-Virus) ist ein DNA-Virus aus der Gruppe der Herpes-simplex-Viren. EBV wird mit zwei verschiedenen menschlichen Tumoren in Zusammenhang gebracht: mit dem Burkitt-Lymphom und mit dem Nasopharyngealkarzinom (29, 70).

Burkitt-Lymphome kommen endemisch in vielen Ländern Afrikas vor. 95% der histologisch typischen Burkitt-Lymphome enthalten EBV-DNA, meist als extrachromosomales Episom. Das isolierte Virus ist in vitro und in vivo in der Lage, Lymphozyten zu transformieren, so daß es ziemlich sicher ist, daß EBV bei der Induktion von Burkitt-Lymphomen eine Rolle spielt. Der genaue Mechanismus der Entstehung des Burkitt-Lymphoms ist aber noch ungeklärt (70).

Auch der Zusammenhang zwischen Nasopharyngealkarzinom und EBV ist ziemlich sicher. Hier werden aber im Gegensatz zum Burkitt-Lymphom Epithelzellen vom Virus transformiert und nicht Lymphozyten. In allen Nasopharyngealkarzinomen wurde EBV-DNA als extrachromosomales Episom gefunden. Bis jetzt sind keine biologischen Unterschiede zwischen dem EBV aus Burkitt-Lymphomen, dem aus Nasopharyngealkarzinomen und dem EBV-Virus, welches von Patienten mit Pfeifferschem Drüsenfieber isoliert wurde, gefunden worden (70).

Die Infektion von Epithelzellen mit EBV scheint rezeptorabhängig zu sein, d.h., Zielzellen haben einen Virusrezeptor, der die Infektion ermöglicht. In vitro können diese Zellen nur mit aus Patienten isolierten EBV infiziert werden, nicht mit EBV, die in Kultur gehalten wurden. Anscheinend ist für diesen Tumortyp die Expression und Reifung des Virus abhängig vom Differenzierungsgrad der Wirtszelle, ein Phänomen, welches auch bei Papillomviren auftritt. Diese Viren sind während der Zellteilung der Wirtszel-

le als Provirus latent vorhanden. Es treten auch keine viralen Antigene auf, bis die Wirtszelle einen gewissen Differenzierungsgrad erreicht hat und sozusagen das Signal zur Virusvermehrung gibt. Diese Beobachtungen würden die anhaltende Ausscheidung von infektiösem Virus bei Patienten mit Nasopharyngealkarzinom erklären (29).

HSV (Herpes-simplex-Virus) sind eine Klasse von DNA-Viren, von denen fünf beim Menschen Infektionen auslösen (33). Allen HSV scheint gemeinsam zu sein, daß eine erste akute Infektion in einer Epithelzelle erfolgt, wo sich das Virus vermehrt und als sekundäres Ziel eine andere, z. B. Nervenzelle, angreift, in der das Virus latent persistiert, um aus ungeklärten Gründen wieder eine akute Infektion auszulösen (5). HSV I und HSV II folgen genau diesem Schema. Als potentielles onkogenes Virus scheint vor allem HSV II interessant, da es mit Gebärmutterhalskrebs in Verbindung gebracht wird. Gebärmutterhalskrebs ist weltweit eine der verbreitetsten Krebsarten, besonders in ländlichen Gebieten der USA und in Entwicklungsländern, wo wenige Frauen regelmäßig Papanicolaou-Färbungen zur Vorsorgeuntersuchung vornehmen lassen. Gebärmutterhalskrebs fängt oft an der Stelle der größten Epithelunruhe an, ein auch von HSV II bevorzugter Infektionsort. Es wird angenommen, daß metaplastische Zellen, die oft nach der ersten Geburt auftreten, die Zielzellen einer onkogenen Transformation sind. Die Folge sind Dysplasien, Krebs in situ und invasives Wachstum. Die Empfindlichkeit metaplastischer Zellen gegenüber malignen Veränderungen würde auch eine Erklärung dafür bieten, daß hier gehäuft Karzinome auftreten, obwohl HSV-II-Infektionen von Penis und Gebärmutter etwa gleich häufig beobachtet werden. Antikörpertiter gegen HSV-Antigene bei Patientinnen mit Gebärmutterhalskrebs und Kontrollen ergaben oft keine signifikanten Unterschiede, da genitale HSV-II-Infektionen sehr häufig sind. Eine Studie aber, in der sehr junge Frauen (unter 21 Jahren) mit Gebärmutterhalskrebs *in situ* mit altersgleichen gesunden verglichen wurden, ergab viermal höhere Titer bei Krebspatientinnen (26).

In Krebszellen wurden neben virusspezifischen Proteinen auch m-RNA und teilweise auch virale Genabschnitte gefunden. Transformationen von Zellinien mittels HSV-II-Viren, die mit UV-Licht inaktiviert wurden, sind möglich. In vivo sind erst kürzlich Versuche geglückt, in denen Mäuse, die intravaginal über längere Zeit den UV-inaktivierten HSV-II-Viren ausgesetzt waren, tatsächlich Gebärmutterhalskrebs entwickelten. Das Virus muß durch UV oder andere Agenzien verändert werden, um eine akute Herpesinfektion zu vermeiden (33).

Sämtliche Versuche, *in vitro* irgendwelche Primatenzellen mit HSV II zu transformieren, schlugen aber bisher fehl. Wahrscheinlich können erst Immunisierungen großer Bevölkerungsteile mit noch zu entwickelndem Anti-HSV-II-Impfstoff endgültig den kausalen Zusammenhang zwischen HSV-II-Infektion und Gebärmutterhalskrebs klären.

ZUR HAUSEN (70) postulierte aufgrund verschiedener Daten auch eine mutagene Wirkung der HSV-Viren, demnach würde deren Onkogenität nicht darauf beruhen, daß das Virusgenom in die Wirtszell-DNA integriert wird, sondern daß durch das Virus eine DNA-Reparatur einsetzt, die zu Chromosomenaberrationen führen kann. Diese Hypothese würde auch die fehlende transformierende Aktivität von inaktivierten Herpesviren gegenüber Primatenzellen *in vitro* erklären. Primatenzellen sind auch gegenüber chemischen und physikalischen Mutagenen im Gegensatz zu Nagerzellen relativ unempfindlich.

Einer der Hauptfaktoren für Gebärmutterhalskrebs bleibt die sexuelle Betätigung. Der onkogene Faktor wird sexuell übertragen. Theoretisch kommen auch andere Überträger von Geschlechtskrankheiten als onkogene Faktoren in Betracht, aber außer für HSV und für das Papillomvirus sind die epidemiologischen und biologischen Hinweise auf deren Onkogenität nicht gegeben.

HPV (Human Papilloma Virus) sind als Ursachen menschlicher Warzen bekannt und führen normalerweise zu einer begrenzten Proliferation von Epithelzellen, die keratinisieren und Viruspartikel ausstreuen (71). Bis heute sind elf verschiedene HPV identifiziert, wovon einige auch in neoplastischen Geweben vorkommen (17). Beispielhaft seien genitale Tumoren erwähnt. Genitale Warzen sind relativ häufige Erkrankungen. DNA des HPV 6, des Virus, welches für *Condylomata acuminata* verantwortlich ist, wird auch regelmäßig in invasiv wachsenden Buschke-Löwenstein-Tumoren gefunden (71).

Anscheinend bestimmen Faktoren im Wirt, ob eine HPV-6-Infektion zu malignen Geschwülsten führt. Dies gilt wahrscheinlich auch für andere HPV. Die zusätzliche Einwirkung physikalischer oder chemischer Karzinogene scheint für die Veränderung eines benignen Papilloms zu einer malignen Geschwulst mitverantwortlich zu sein. Im Falle von juvenilen Laryngopapillomen sind Röntgenstrahlen, die zu therapeutischen Zwecken eingesetzt wurden, die physikalische Noxe, die 5–40 Jahre später zu malignen Geschwülsten führen kann (70). Wie erwähnt, wird das Mitwirken von Papillomviren auch bei der Entstehung von Gebärmutterhalskrebs diskutiert, zumal in einer Studie bei 50% der untersuchten Gebärmutterhalsdysplasien Papillomviren-spezifische Antigene gefunden wurden (17, 70).

*HBV-(Hepatitis-B-Virus-)*Infektionen sind weltweit verbreitet und werden mit hepatozellulären Karzinomen in Verbindung gebracht (36). Regionen mit hoher Rate an primären hepatozellulären Karzinomen in Afrika und Asien sind auch Gegenden, in denen chronische Hepatitis-B-Infektionen gehäuft vorkommen. Patienten mit hepatozellulärem Karzinom leiden oder litten in signifikant höherem Maße an akuten Hepatitis-B-Infektionen. Bei einer prospektiven Studie in Taiwan wurden unter dem Bevölkerungsteil, der Antikörper gegen ein bestimmtes HBV-Antigen aufwies, 300mal mehr Patienten mit hepatozellulären Karzinomen gefunden als unter jenen ohne HBV-Antigen (6). Bei Waldmurmeltieren scheint eine eindeutige Korrelation zwischen HBV-Infektion und hepatozellulärem Karzinom gegeben zu sein. Ein Drittel von experimentell mit HBV infizierten Waldmurmeltieren entwickelte hepatozelluläre Karzinome, ein Tumortyp, der in nichtinfizierten Tieren nicht vorkommt.

HBV ist ein DNA-Virus. Provirale DNA wurde in Hepatomzellinien aus menschlichen Tumoren gefunden. Diese in das Wirtsgenom eingebaute virale DNA war extensiv methyliert, im Gegensatz zu viraler DNA, die nicht methyliert ist. Es scheint, daß die Methylierung die Expression des viralen Genoms in Hepatomen reguliert (siehe „Kanzerisierung der Zelle").

HTLV (Human T-cell Leukemia-Lymphoma Virus) (38) ist ein chronisches Retrovirus, enthält also keine onkogene Gensequenz. Die Tumorinduktion erfolgt nach langer Induktionszeit. HTLV-Viren konnten aus zwei Patienten mit T-Zell-Lymphomen isoliert werden. In allen Fällen von Lymphomen, die von T-Zellen ausgehen, konnten eine oder wenige Kopien von HTLV-Provirus nachgewiesen werden, nicht aber in B-Zell- oder unreifen T-Zell-Lymphomen. In letzter Zeit hat HTLV weiter an Bedeutung gewonnen, da das AIDS-(acquired immune deficiency syndrome-)Virus HIV zur Gruppe der lymphotropen Retroviren gehört (14, 25). Das AIDS-Virus unterscheidet sich von den anderen lymphotropen Viren dadurch, daß die infizierten T-Zellen absterben und so zu der Immunschwäche führen, während die bekannten HTLV eine T-Zell-Proliferation induzieren.

In der vorliegenden kurzen Übersicht war es naturgemäß nicht möglich, alle Fragen, die eine allgemeine Tumorätiologie berühren könnten, zu besprechen. Wir haben nur ausgewählte Punkte angesprochen, die uns wichtig erschienen. Wir haben bewußt auf die Diskussion des Themas Endokrinologie und Krebs verzichtet, weil wir glauben, daß dieses Kapitel von Kollegen der Gynäkologie besprochen werden sollte, die für diese Problematik kompetenter sind als wir. Unsere Auswahl mag durchaus subjektiven Gesichtspunkten unterlegen sein, gleichwohl glauben wir, aktuelle und in Diskussion befindliche Probleme einer allgemeinen Tumorätiologie gestreift zu haben.

Literatur

1 Alberts, B., D. Bray, J. Levis, M. Raff, K. Roberts, J. D. Watson: Molecular Biology of the Cell. Garland, New York 1983

2 Bauer, K. H.: Das Krebsproblem. Springer, Berlin 1963

3 Blum, H. F.: On the mechanism of cancer induction by ultraviolet radiation. J. Nat. Cancer Inst. 23 (1959) 319

4 Büngeler, W.: Der Arsenkrebs. Münch. med. Wschr. 101 (1959) 1117

5 Cantin, E. M., A. Puga, A. L. Notkins: Molecular biology of Herpes simplex virus latency. In: Concepts in Viral Pathogenesis, hrsg. von A. L. Notkins, M. B. A. Oldstone. Springer, New York 1984 (S. 172)

6 Columbo, M., R. Cambieri, M. Rumi, G. Rouchi, E. Del Ninno, R. De Franchis: Long-term delta superinfection in hepatitis B surface antigen carriers and its relationship to the course of chronic hepatitis. Gastroenterology 85 (1983) 235

7 Dahlgren, S.: Thorotrast tumors. Acta pathol. microbiol. scand. 53 (1961) 147

8 Druckrey, H., D. Schmähl: Quantitative Analyse der experimentellen Krebserzeugung. Naturwissenschaften 49 (1962) 217

9 Druckrey, H., R. Preussmann, S. Ivankovic, D. Schmähl: Organotrope carcinogene Wirkung bei 65 verschiedenen N-Nitroso-Verbindungen an BD-Ratten. Z. Krebsforsch. 69 (1967) 103

10 Druckrey, H., A. Schildbach, D. Schmähl, R. Preussmann, S. Ivankovic: Quantitative Analyse der carcinogenen Wirkung von Diäthylnitrosamin. Arzneimittel-Forsch. 13 (1963) 841

11 Druckrey, H., D. Schmähl, W. Dischler: Dosis-Wirkungs-Beziehungen bei der Krebserzeugung durch 4-Dimethylamino-stilben bei Ratten. Z. Krebsforsch. 65 (1963) 272

12 Ehlers, G.: Klinische und histologische Untersuchungen zur Frage arzneimittelbedingter Arsen-Tumoren. Z. Haut- u. Geschl.-Kr. 48 (1968) 763

13 Fiebig, H. H., D. Schmähl: Das experimentelle Mammakarzinom als Modell für chemotherapeutische Studien. In: Behandlung und Nachbehandlung des Mammakarzinoms, hrsg. von D. Schmähl. Thieme, Stuttgart 1978 (S. 36)

14 Fisher, A. G., E. Collalti, L. Ratner, R. C. Gallo, F. Wong-Staal: A molecular clone of HTLV-III with biological activity. Nature 316 (1985) 262

15 Graffi, A., H. Bielka: Probleme der experimentellen Krebsforschung. Geest & Portig, Leipzig 1959

16 Habs, H., D. Schmähl, M. Habs: Spontantumoren bei Tieren. Umschau in Wissenschaft und Technik 81 (1981) 437

17 Howley, P. M.: The human papilloma viruses. Arch. Pathol. Lab. Med. 106 (1982) 429

18 Huggins, C., N. C. Yang: Induction and extinction of mammary cancer. Science 137 (1962) 257

19 Ichimaru, M., T. Ishimaru, M. Mikami, M. Matsunaga: Multiple myeloma among atomic bomb survivors in Hiroshima and Nagasaki, 1950–76: Relationship to radiation dose absorbed by marrow. J. Natl. Cancer Inst. 69 (1982) 323

20 Ivankovic, S., H. Druckrey: Transplacentare Erzeugung maligner Tumoren des Nervensystems. Z. Krebsforsch. 71 (1968) 320

21 Landau, R. L., E. N. Ehrlich, C. Huggins: Estradiol benzoate and progesterone in advanced human breast cancer. J. Am. Med. Assoc. 182 (1962) 632

22 Laqueur, G. L., O. Mickelsen, M. G. Whiting, L. T. Kurland: Carcinogenic properties of nuts from cycads

Circinalis L. indigenous to Guam. J. Natl. Cancer Inst. 31 (1963) 919

23 Lock, W.: Epidemiologie der Krebserkrankung – 105 Jahre Mortalitätsstatistik. Münch. med. Wschr. 123 (1981) 1491

24 Magee, P. N., J. M. Barnes: Carcinogenic nitroso compounds. Adv. Cancer Res. 10 (1967) 164

25 Marx, J. L.: A virus by any other name. Science 227 (1985) 1449

26 Nahmias, A. J., W. E. Josey, J. M. Oleske: Cervical cancer. In: Viral Infection of Humans: Epidemiology and Control, 2. Aufl., hrsg. von A. S. Evans. Plenum Medical Book Co, New York 1982 (S. 653)

27 Nakahara, W., F. Fukuoka: Summation of carcinogenic effects of chemically unrelated carcinogens 4-nitrochinoline-N-oxide and 20-methylcholantrene. Gann 51 (1960) 125

28 Oeser, H.: Krebs. Schicksal oder Verschulden. Thieme, Stuttgart 1979

29 Pagano, J. S.: Epithelial cell interactions of the Epstein-Barr virus. In: Concepts in Viral Pathogenesis, hrsg. von A. L. Notkins, M. B. A. Oldstone. Springer, New York 1984 (S. 307)

30 Pegg, A. E.: Methylation of the O^6 position of guanine in DNA is the most likely initiating event in carcinogenesis by methylating agents. Cancer Invest. 2 (1984) 223

31 Pinkston, J. A., T. Wakabayashi, T. Yamamoto, M. Asano, Y. Harada, H. Kumagami, M. Takeuchi: Cancer of the head and neck in atomic bomb survivors: Hiroshima and Nagasaki 1957–1976. Cancer 48 (1981) 2172

32 Preußmann, R., B. W. Stewart: N-Nitroso carcinogens. Preußmann, R., G. Eisenbrand: N-Nitroso carcinogens in the environment. In: Chemical Carcinogens, vol. 2, 2. Aufl., hrsg. von C. E. Searle. ACS Monograph 182. ACS, Washington/DC 1984 (S. 643, S. 829)

33 Rapp, F., M. K. Howett: Herpes viruses and cancer. In: Concepts in Viral Pathogenesis, hrsg. von A. L. Notkins, M. B. A. Oldstone. Springer, New York 1984 (S. 300)

34 Reddy, D. J., C. Indira: Some aspects of the pathology of penis carcinoma. J. Indian Med. Assoc. 41 (1963) 277

35 Reddy, E. P., R. K. Reynolds, E. Santos, M. Barbacid: A point mutation is responsible for the acquisition of transforming properties by the T24 human bladder carcinoma oncogene. Nature 300 (1982) 149

36 Robinson, W. S.: Hepatitis B virus diseases. In: Concepts in Viral Pathogenesis, hrsg. von A. L. Notkins, M. B. A. Oldstone. Springer, New York 1984 (S. 288)

37 Roth, F.: Über die chronische Arsenvergiftung der Moselwinzer unter besonderer Berücksichtigung des Arsenkrebses. Z. Krebsforsch. 61 (1956) 287

38 Sarin, P. S., R. C. Gallo: Chronic leukemia. In: Concepts in Viral Pathogenesis, hrsg. von A. L. Notkins, M. B. A. Oldstone. Springer, New York 1984 (S. 279)

39 Schmähl, D.: Cancerogene Wirkung von Asbest bei Implantation an Ratten. Z. Krebsforsch. 62 (1958) 561

40 Schmähl, D.: Krebserzeugung durch Naturstoffe. Dtsch. med. Wschr. 89 (1964) 575

41 Schmähl, D.: Die experimentelle Syncarcinogenese. In: Aktuelle Probleme auf dem Gebiet der Cancerologie, hrsg. von W. Doerr et al. Springer, Berlin 1966 (S. 81)

42 Schmähl, D.: Chemische Carcinogene in der Umwelt des Menschen. Arzneimittel-Forsch. 18 (1968) 964

43 Schmähl, D.: Karzinogene Wirkungen von Cyclophosphamid und Triazichon bei Ratten. Dtsch. med. Wschr. 92 (1967) 1150

44 Schmähl, D.: Karzinogenese des Magenkarzinoms unter besonderer Berücksichtigung ätiologischer Aspekte. Zbl. Chir. 106 (1981) 997

45 Schmähl, D.: Iatrogenic carcinogenesis. J. Cancer Res. Clin. Oncol. 99 (1981) 71

46 Schmähl, D. (Hrsg.): Maligne Tumoren – Entstehung

Wachstum Chemotherapie. Editio Cantor, Aulendorf 1981

47 Schmähl, D., M. Habs: Drug-induced cancer. In: Current Topics in Pathology, vol. 69 Drug-induced Pathology, hrsg. von E. Grundmann, Springer, Berlin 1980 (S. 333)

48 Schmähl, D., M. Habs: Krebs als Funktion von Disposition, Exposition und Alter. Naturwissenschaften 69 (1982) 332

49 Schmähl, D., H. Osswald: Carcinogenesis in different animal species by diethylnitrosamine. Experientia 23 (1968) 497

50 Schmähl, D., C. Thomas, R. Auer: Iatrogenic Carcinogenesis. Springer, Berlin 1977

51 Schmähl, D., C. Thomas, H. Brune: Experimentelle Untersuchungen zur Syncarcinogenese. 2. Mitteilung: Versuche zur Krebserzeugung bei Mäusen bei gleichzeitiger Gabe von Urethan und 9,10-Dimethyl-1,2-benzanthracen. Z. Krebsforsch. 66 (1964) 297

52 Schmähl, D., C. Thomas, K. König: Experimentelle Untersuchungen zur Syncarcinogenese. 1. Mitteilung: Versuche zur Krebserzeugung an Ratten bei gleichzeitiger Gabe von Diäthylnitrosamin und 4-Dimethylaminoazobenzol. Z. Krebsforsch. 65 (1963) 342

53 Schmähl, D., C. Thomas, E. Stutz: Krebserzeugung durch Applikation von Diäthylnitrosamin und Röntgenstrahlen an Ratten. Naturwissenschaften 50 (1963) 308

54 Schömig, G.: Die weiblichen Genitalkarzinome bei sexueller Enthaltsamkeit. Strahlentherapie 92 (1953) 156

55 Singer, B.: Alkylation of the O^6 of guanine is only one of many chemical events that may initiate carcinogenesis. Cancer Invest. 2 (1984) 233

56 Singer, B., D. Grunberger: Molecular biology of mutagens and carcinogens. Plenum Press, New York 1983

57 Streffer, C.: Kanzerogenes Risiko durch ionisierende Strahlen und mögliche Synergismen. Öffentl. Gesundheits-Wesen 42 (1980) 503

58 Stutz, E., W. Hunstein, U. Reincke: Zur Frage der Summation der kanzerogenen Strahlenwirkung bei fraktionierter Röntgenanzbestrahlung weißer Ratten. Naturwissenschaften 48 (1961) 505

59 Tabin, C. J., S. M. Bradley, C. L. Bargmann, R. A. Weinberg, A. G. Papageorge, E. M. Scolnick, R. Dhar, D. R. Lowy, E. H. Chang: Mechanism of activation of a human oncogene. Nature 300 (1982) 143

60 Taparowsky, E., Y. Suard, O. Fasano, K. Shimizu, M. Goldfarb, M. Wigler: Activation of the T24 bladder carcinoma transforming gene is linked to a single amino acid change. Nature 300 (1982) 762

61 Thomas, C., D. Schmähl: Zur Morphologie der durch intravenöse Injektion von Nitrosomethylurethan erzeugten Lungentumoren bei der Ratte. Z. Krebsforsch. 65 (1963) 294

62 Thomas, C., D. Schmähl: Zur Morphologie der Nierentumoren bei der Ratte. Z. Krebsforsch. 66 (1964) 125

63 Tronick, S. R., S. A. Aaronson: Unique interaction of retroviruses with eukaryotic cells. In: Concepts in Viral Pathogenesis, hrsg. von A. L. Notkins, M. B. A. Oldstone. Springer, New York 1984 (S. 165)

64 Upton, A. C.: Hiroshima and Nagasaki: Forty years later. Conference of the Collegium Ramazzini, Carpi 1983

65 van Kaick, G., H. Muth, A. Kaul, H. Immich, D. Liebermann, D. Lorenz, W. J. Lorenz, H. Lührs, K. E. Scheer, G. Wagner, K. Wegener, H. Wesch: Results of the German thorotrast study. In: Progress in Cancer Research and Therapy, vol. 26 Radiation carcinogenesis, epidemiology and biological significance. Raven Press, New York 1984 (S. 253)

66 Wada, S., M. Miyanishi, Y. Nishimoto, S. Kambe,

R. W. Miller: Mustard gas as a cause of respiratory neoplasia in man. Lancet (1968) 1161

67 Weinberg, R. A.: Cellular oncogenes and the pathogenesis of cancer. In: Concepts in Viral Pathogenesis, hrsg. von A. L. Notkins, M. B. A. Oldstone. Springer, New York 1984 (S. 178)

68 Wolf, H., E. W. Jackson: Hepatomas in rainbow trout. Science 142 (1963) 676

69 Zeller, W. J., D. Schmähl: Ätiologie des Bronchialkarzinoms. In: Luftverunreinigung und Atemwegserkrankungen beim Menschen. Kernforschungszentrum, Karlsruhe 1985 (S. 125)

70 zur Hausen, H.: The role of viruses in human tumors. Adv in Cancer Res Vol. 33 (1980) 77

71 zur Hausen, H., L. Gissmann, E. M. de Villiers: Papilloma viruses. In: Biochemical and Biological Markers of Neoplastic Transformation, hrsg. von P. Chandra, Nato Advanced Science Institutes Series, Vol. 57. Plenum Press, New York London 1983 (S. 595)

Tumorwachstum

H. Feichtinger und C. Mittermayer

Einleitung und Definition

Wachstum ist die Voraussetzung für die Entstehung multizellulärer Organismen und die Aufrechterhaltung ihrer Integrität. Vereinfacht kann es als Größen- oder Volumenzunahme betrachtet werden (172). Als Eigenschaft umschriebener lebender Systeme mit der Fähigkeit zur identischen Reproduktion beinhaltet es drei wichtige Aspekte (118):

a) Wachstum setzt aktive Leistungen der Zellen voraus.

b) Wachstum resultiert aus einer positiven Bilanz von Substanzaufbau und -abbau.

c) Wachstum ist ein physiologisch genau kontrollierter Vorgang mit vielfältigen Regulationsmechanismen in einem erst in Ansätzen erforschten Zusammenwirken stimulierender und inhibierender Faktoren. Tumoren, deren markantestes Merkmal ungehemmtes Wachstum darstellt, sind Erkrankungen, bei denen die Steuerung des Netzwerks der Wachstumskontrolle gestört ist und die Zellen auf Regulationsmechanismen abnorm reagieren (230).

Als Voraussetzung für ein besseres Verständnis der Pathologie des Wachstums bilden zelluläre und gewebliche Grundlagen der Proliferation den ersten Teil dieser Übersicht (I). Die Assoziation von unkontrolliertem Wachstum und der ungehemmten Ausbreitung von Tumoren, die Grundlagen für Invasion und Metastasierung, werden im zweiten Teil diskutiert (II). Im dritten Abschnitt (III) werden die Wechselwirkungen des Wirtsorganismus mit dem Wachstum und der Ausbreitung von Tumoren behandelt. Es folgt ein Glossar (IV).

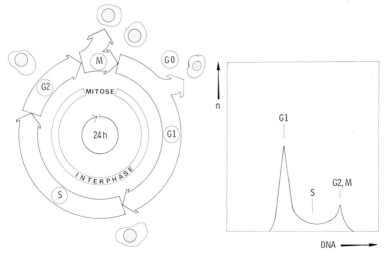

Abb. **1** Schematische Darstellung eines normalen Zellzyklus einer Einzelzelle sowie eines Histogramms einer asynchron wachsenden Zellpopulation mit Zuordnung einzelner Subpopulationen zu bestimmten Zellzyklusphasen. Diese Histogramme werden durch zytometrische Untersuchungsmethoden ermittelt (Durchfluß- oder Einzelzellzytometrie) (aus *B. Alberts, D. Bray, J. Lewis, M. Raff, K. Roberts, J. D. Watson:* Molecular Biology of the Cell 1)

I. Zellwachstum und Zellteilung

A. Der Teilungszyklus (Abb. 1)

Wachstum und Teilung von Zellen folgen einem zyklischen Ablauf. Während der Teilungsvorgang selbst, die Mitose und Zytokinese, eine distinkte und auch lichtmikroskopisch erfaßbare Phase darstellt, erfolgt im Zeitraum zwischen zwei Zellteilungen, der Interphase, eine kontinuierliche Synthese von Zellkomponenten, und, zeitlich abgrenzbar, die Replikation der DNA. Die DNA-Synthese ist ein auf einen bestimmten Zeitpunkt des Zellzyklus beschränktes Ereignis und markiert einen eigenen Abschnitt im Ablauf des Teilungszyklus. Es ergibt sich folgende Gliederung des Zellzyklus (121, 187, 188):

M-Phase: Mitose und Zytokinese.
G1-Phase: postmitotisches Intervall zwischen der Beendigung der Teilung und dem Eintritt in die DNA-Synthese.
S-Phase: Zeitraum der DNA-Synthese.
G2-Phase: Periode vom Ende der DNA-Verdoppelung bis zum Beginn der nächsten Mitose.

B. Proliferationskinetik

a) Untersuchungsmethoden

Die Beobachtungen von Einzelzellen in Gewebekulturen und Messungen makromolekularer Syntheseleistungen mit Hilfe verschiedener quantitativer Methoden erlauben detaillierte Einsichten in die Proliferationskinetik (115) und die Wachstumsregulation von Zellen und Geweben (77). In der **Zell- und Gewebekultur** können durch vielfältige Manipulationsmöglichkeiten für die Bedingungen des Zellwachstums die Ereignisse des Zellzyklus analysiert werden (115, 137, 177). Gezielte Veränderungen des Nährstoffgehaltes im Medium, die Zugabe oder das Weglassen von exogenen Wachstumsfaktoren (7), die Möglichkeit der gezielten Hemmung der Protein- oder der DNA-Synthese unter standardisierten Bedingungen gestatten die Etablierung synchroner Zellpopulationen (157, 207) oder die Dissoziation von Wachstum und Teilung und damit ein präzises Studium dieser beiden elementaren Vorgänge (125, 134, 185).

Die **Autoradiographie** ermöglicht in Kombination mit anderen Methoden eine Quantifizierung DNA-synthetisierender, teilungsaktiver Zellen, eine genaue Analyse der zeitlichen Abfolge der Teilung sowie der Teilungsrate und der Generationszeit verschiedener Zellpopulationen (97, 136).

Die **quantitative Histochemie** und **Zytophotometrie** haben durch die Einführung von immunologischen, nicht radioaktiven Methoden (69, 139) und die Entwicklung von „fluorescence activated cell sortern (FACS)" (215) (Abb. 2) eine Vielzahl neuer Erkenntnisse in der Erforschung der Proliferationskinetik von normalen Zellen und Tumorzellen gebracht (123). Die **quantitative Mehrparameteranalyse** von verschiedenen molekularbiologischen Merkmalen ermöglicht genauere Aussagen über das Phänomen der Heterogenität von Tumoren in Zusammenhang mit ihrem Wachstumsverhalten (35, 131, 151), die Bestimmung des Ploidiegrades oder die Quantifizierung unterschiedlicher Wachstumsfraktionen innerhalb eines Tumors (41, 70, 138).

b) Spezielle Aspekte der Tumorproliferation

Wesentlicher Parameter bei der quantitativen Analyse des Proliferationsverhaltens von Zellen ist der sich im Verlauf des Zellzyklus charakteristisch verändernde DNA-Gehalt. Seine Bestimmung erlaubt exakte Rückschlüsse sowohl auf die jeweilige Zyklusphase, in der sich eine einzelne Zelle befindet, als auch auf die Teilungsrate und die Generationszeit asynchron wachsender Zellpopulationen, wie sie in allen Geweben vorliegen. Im letzteren Fall wird der relative DNA-Gehalt vieler Einzelzellen quantitativ ermittelt und summativ als sogenanntes Histogramm gegen die Zellzahl aufgetragen (176) (s. Abb. 1).

In normalen Geweben zeigt der DNA-Gehalt eine charakteristische Verteilung entsprechend der Zahl der sich in der G1-, S-, G2- und M-Phase befindlichen Zellen, die als diploid oder euploid bezeichnet wird. Die Übernahme zytogenetischer Begriffe zur Beschreibung des DNA-Gehaltes dokumentiert die Beziehung zu den Chromosomen, die in ihrer Struktur und Anordnung sowie ihrer Anzahl das morphologische Äquivalent der DNA darstellen.

Die meisten humanen Tumoren zeigen numerische oder strukturelle chromosomale Aberrationen (234). Moderne Banding-Techniken zur Strukturanalyse von Chromosomen enthüllten Abnormitäten des Karyotyps in soliden und hämatologischen Neoplasmen (222). Neben dem Philadelphia-Chromosom bei der chronisch-myeloischen Leukämie (146) fand man auch charakteristische Veränderungen beim Retinoblastom (231) und beim Burkitt-Lymphom (126).

Im letzten Fall spielen diese Aberrationen, die auf spezifischen Translokationen bestimmter Chromosomenanteile beruhen auch eine entscheidende Rolle in der Tumorentstehung (110). Insgesamt gestaltet sich der Nachweis von Markerchromosomen allerdings schwierig. Die nachgewiesene erhöhte genetische Instabilität in malignen Tumoren (175) mit einer raschen Zunahme chromosomaler Aberrationen im Rahmen der Tumorprogression (147) ist wahrscheinlich für die erhebliche zytogenetische Variabilität innerhalb derselben histologischen Tumortypen und den bisher seltenen Nachweis von echten Markerchromosomen, beispielsweise in Urogenitaltumoren (71, 221) oder bei Mammakarzinomen (36), verantwortlich.

Die hohe Inzidenz numerischer und struktureller chromosomaler Abweichungen spiegelt sich in Änderungen des zellulären DNA-Gehaltes. Dieses als **Aneuploidie** bezeichnete Phänomen ist nicht auf bereits manifeste Tumoren – für die es alle Kriterien eines Tumormarkers erfüllt – beschränkt (8, 21), sondern ist auch in Präneoplasien nachzuweisen. Am Plattenepithel der Portio wie auch am Urothel dokumentieren sich die Übergänge von einfach atypischen Läsionen zum Carcinoma in situ durch eine breitere Streuung der DNA-Werte entsprechend einer Zunahme proliferierender Zellen bis zur Ausbildung echter aneuploider Tumorzellstammlinien mit völlig irregulärem DNA-Gehalt. Die Zellen einer intraepithelialen Neoplasie entsprechen in

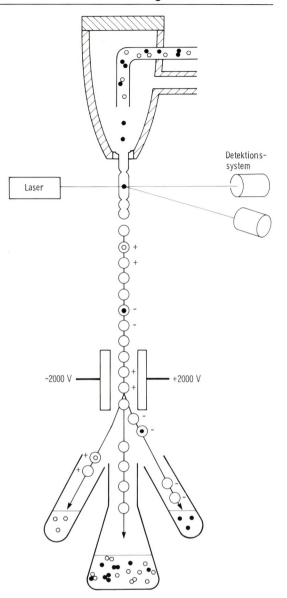

Abb. **2** Funktionsprinzip eines „fluorescence activated cell sorter"(FACS); monodispers suspendierte Zellen werden nach Fluoreszenzmarkierung durch ein Laserdetektionssystem auf bestimmte Merkmale (DNA-Gehalt, Oberflächen- oder zytoplasmatische Antigene) untersucht. Nach Aufsplitterung des kontinuierlichen Flüssigkeitsstromes in winzige Tröpfchen, die jeweils nur eine Zelle enthalten, können Einzelzellen nach verschiedenen Charakteristika mit einer positiven oder negativen Ladung versehen und nach Passage durch zwei Kondensorplatten sortiert werden. Mit Hilfe dieser Geräte können bis zu 10 000 Zellen/Sek. auf bis zu 4 Parameter gleichzeitig analysiert werden (Mehrparameteranalyse)

ihrem DNA-Verteilungsmuster aneuploiden Tumoren (93, 176) (s. Abb. 3).

Die DNA-Quantifizierung kann sowohl zur Standardisierung histopathologischer Diagnosen (93, 215a) als auch zur Frühdiagnose von prä-

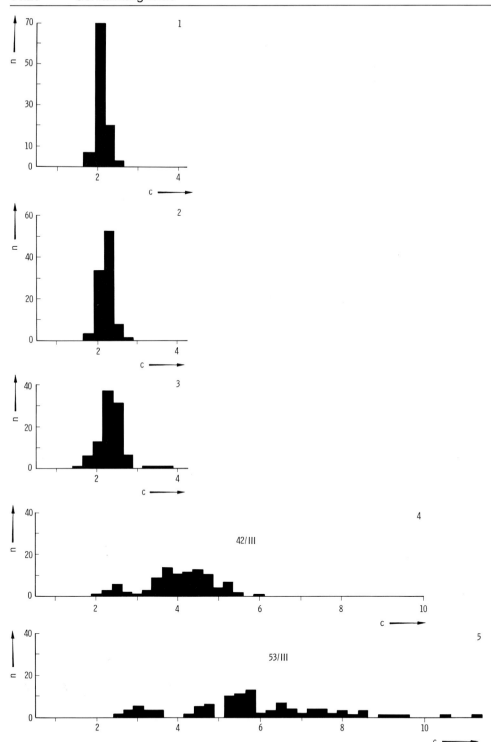

Abb. **3** Histogramme von Eichzellen (Lymphozyten), normalem und dysplastischem Portioepithel sowie von einem Carcinoma in situ und einem invasiven Plattenepithelkarzinom der Portio uteri.

1   Lymphozyten

2   Normales Epithel mit unimodaler DNA-Verteilung bis 2c

3   Dysplastisches Epithel zeigt eine bimodale Verteilung der DNA

4, 5 Völlig irreguläre Verteilung der DNA beim Carcinoma in situ und beim invasiven Karzinom mit Ausbildung aneuploider Tumorzellstammlinien

(Daten feundlicherweise zur Verfügung gestellt von Prof. Dr. *A. Böcking,* Vorstand der Abteilung Zytologie am Institut für Pathologie, Klinikum der RWTH Aachen, Direktor Prof. Dr. *C. Mittermayer*)

Tabelle **1** Volumensverdoppelungszeit bei verschiedenen humanen Tumoren (194 a)

Tumortyp	Zahl untersuchter Tumoren	Verdoppelungszeit (in Wochen)
Lunge		
Adenokarzinom	64	21
Plattenepithelkarzinom	85	12
Anaplastische Karzinome	55	11
Mamma		
Primärtumor	17	14
Lungenmetastasen	44	11
Weichteilmetastasen	66	3
Kolon		
Primärtumor	19	90
Lungenmetastasen	56	14
Lymphome		
Lymphknoten	27	4

neoplastischen Veränderungen eingesetzt werden (20). Außerdem korreliert die DNA-Verteilung bei vielen malignen Tumoren mit dem histopathologischen Differenzierungsgrad und der biologischen Aggressivität (8, 21), wie Untersuchungen am Harnblasenkarzinom (92) eindrucksvoll dokumentieren.

Beobachtungen und exakte Messungen des Wachstums menschlicher Tumoren unterliegen zahlreichen ethischen und methodischen Beschränkungen. Trotzdem gibt es viele Untersuchungen über die Wachstumsgeschwindigkeit und die Zunahme des Tumorvolumens maligner Geschwülste. STEEL (194 a) hat die Ergebnisse dieser Studien zusammengefaßt (Tab. **1**):

a) Die Wachstumsraten von Tumoren zeigen eine erhebliche Variabilität, selbst dann, wenn es sich um denselben histologischen Tumortyp und dasselbe Ursprungsorgan handelt.

b) Die mittlere Zeit, in der es zu einer Volumenverdoppelung kommt, beträgt bei Lungenmetastasen verschiedener Tumoren etwa 60–90 Tage.

c) Chemotherapiesensitive Tumoren (z.B. Lymphome) zeigen eine höhere Wachstumsrate als Tumoren, die kaum auf Zytostatika ansprechen (z.B. gastrointestinale Karzinome).

d) Metastasen wachsen in aller Regel rascher als der Primärtumor.

e) Sarkome und Plattenepithelkarzinome imponieren durch eine raschere Wachstumstendenz als Adenokarzinome.

Detailliertere Studien über die Proliferation von Tumoren können in experimentellen Systemen im Tiermodell durchgeführt werden. Folgende allgemeine Schlußfolgerungen lassen sich daraus ableiten:

a) Der Anteil proliferierender Zellen variiert stark und liegt im Durchschnitt bei 10–40%;

die teilungsaktiven Zellen zeigen innerhalb eines Tumors eine sehr heterogene Verteilung.

b) Die Dauer des Zellzyklus liegt zwischen 10 und 18 Stunden und läßt sich nicht eindeutig zur Wachstumsrate in Beziehung setzen.

c) In allen Tumoren existiert eine unterschiedlich große Population nicht proliferierender Zellen.

d) Die Wachstumszunahme wird wesentlich durch das Verhältnis proliferierender Zellen zur Zellverlustrate bestimmt.

Fortschritte in der differenzierten Analyse proliferierender Zellpopulationen und der tatsächlichen Wachstumsfraktion und der -rate humaner Tumoren sind durch zwei Neuentwicklungen zu erwarten: monoklonale Antikörper gegen Bromodesoxyuridin (BrdU), eine Base, die anstelle von Thymidin in die DNA inkorporiert wird (139), sowie ein von GERDES u. Mitarb. (69) entwickelter Antikörper, der alle nicht ruhenden Zellen in einem Tumor markiert, ermöglichen quantitative Aussagen über die Wachstumsgeschwindigkeit. Da proliferationskinetische Parameter in hohem Maß die Wirksamkeit der Zytostatika und Radiotherapie beeinflussen, sind derartige Untersuchungen nicht nur von biologischem Interesse, sondern auch von großer praktischer Bedeutung (41, 70, 138).

Das aberrante Proliferationsverhalten von Tumorzellen leitet über zu der Frage, welche Faktoren die Teilung und das Wachstum in normalen Zellen und Geweben kontrollieren und warum und wie Tumorzellen diesen Regulationsmechanismen entgleiten.

c) Regulation des Zellzyklus (11, 163)

Der Ablauf des Zellteilungszyklus ist durch mehrere Charakteristika gekennzeichnet:

1. Die G1-, G2- und S-Phase zusammen machen in der Regel etwa 90% der Gesamtdauer eines Zellzyklus aus (136).

2. Die Zeit vom Beginn der DNA-Synthese bis zum Wiedereintritt der Zelle in ein neuerliches postmitotisches Intervall ist für alle Zellen, unabhängig von ihrer mitotischen Aktivität, konstant (136).

3. Durch die Passage eines bestimmten Punktes in der späten G1-Phase, dem sog. Restriction point oder R-Punkt, werden die Zellen auf die nächste Teilung festgelegt (geprägt) und komplettieren diese, weitgehend unabhängig von äußeren Bedingungen, durch den Eintritt in die DNA-Synthese-, G2- und M-Phase (156, 158) (Abb. 4).

4. Unterschiedliche Generationszeiten verschiedener Zellen sind überwiegend durch variable Längen der G1-Phase bedingt (112, 155).

5. Wachstums- und Teilungsstopps von Zellen unter Aufrechterhaltung ihrer Integrität und Funktion sind nur im sog. R-Arrest möglich;

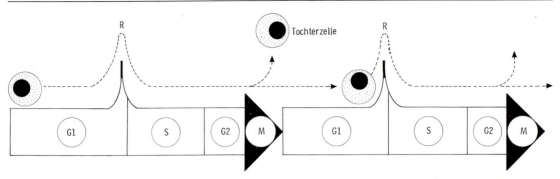

Abb. 4 Schematische Darstellung des Zellzyklus nach dem Trigger-Modell; der Eintritt der Zelle in die S-Phase erfordert die Überwindung des „restriction-point" (R-Punkt, R) (aus *B. Alberts, D. Bray, J. Lewis, M. Raff, K. Roberts, J. D. Watson:* Molecular Biology of the Cell 1)

derartige „ruhende" Zellen werden auch als G0-Zellen bezeichnet (30) (s. Abb. 4). Die dominierende Rolle, die dem R-Punkt in der Alles-oder-Nichts-Entscheidung beim Eintritt einer Zelle in die Teilung zukommt, setzt seine Kontrolle durch ein exakt genetisch gesteuertes Überwachungssystem voraus (155, 156). Dieses reguliert nicht nur den Prozeß der Zellteilung selbst, sondern stellt auch das Instrumentarium dar, mit dessen Hilfe die Zelle auf exogene Wachstumssignale reagiert (154). Experimentelle Befunde zeigen, daß eine Gruppe spezieller Gene, die sogenannten ccd-Gene (cell-cycle-division-genes) über die von ihnen kodierten Proteine die genaue, zeitlich koordinierte Abfolge der einzelnen Schritte des Zellzyklus steuern (103, 164). Darüber hinaus existieren verschiedene, bisher nur zum Teil identifizierte G1-Phase-assoziierte labile Proteine mit kurzen biologischen Halbwertszeiten (1–3 Std.), Triggerproteine, die durch ihre Akkumulation das Überschreiten des R-Punkts und den Eintritt der Zelle in die DNA-Synthese bestimmen (173). Abnormes Wachstum kann sowohl durch eine erhöhte Synthese, eine verminderte Degradation oder durch Stabilisierung dieser instabilen Proteine zustande kommen. Einer der diskutierten Regulationsmechanismen durch die Triggerproteine ist ihre Bindung an die Chromosomen. Replikationsproteine sind eine weitere Gruppe von Steuerfaktoren, die insbesondere den Ablauf der DNA-Synthese modulieren und die in Kooperation mit chromatingebundenen Inhibitoren die Einmaligkeit der DNA-Reduplikation gewährleisten (80, 202). Die Histone sind als Strukturproteine der Chromosomen wesentlich an diesen Prozessen beteiligt (101, 133, 181). Das Wachstum und die Massenzunahme von Zellen wird durch ein Kontrollsystem in der frühen G1-Phase gesteuert (185). Der Eintritt der Zelle in die DNA-Synthese wird so lange verzögert, bis alle Zellkomponenten in der für die weiteren Schritte der Teilung erforderlichen Menge

vorhanden sind (134). Die Zelle registriert also ihre Größe und ihren Wachstumszustand und benutzt diese Information über vielfältige Rückkopplungsmechanismen zur Steuerung der Teilung. Durch das Erreichen einer „kritischen Zellgröße" ist sowohl der Eintritt in die S-Phase als auch die zum Zeitpunkt der Mitose vorhandene Zellmasse determiniert (26, 27, 61). Die Verlängerung der G1-Phase und der verzögerte Eintritt in die DNA-Synthese durch Hemmung der Proteinbiosynthese bzw. bei Zellen mit sehr kleiner Zellmasse belegt die Bedeutung des Größenparameters für die Teilungskontrolle (132, 233).

In der G2-Phase konnten zytoplasmatische und nukleäre Faktoren nachgewiesen werden, die zur Chromosomenkondensation und zur Desintegration der Kernmembran als unmittelbare Voraussetzungen und Vorstufen der Mitose und Zytokinese führen. Fusioniert man Zellen in der G1-Phase mit solchen, die sich in der G2- oder M-Phase befinden, so bedingen diese Faktoren entsprechende vorzeitige Veränderungen in diesen an sich noch nicht teilungsbereiten Zellen (130).

Eine Vielzahl oder alle dieser „endogenen" Regulationsmechanismen sind in Tumorzellen gestört. Die interne Wachstumsdysregulation und Fehlsteuerungen im komplexen System exogener Wachstumskontrollfaktoren können im Rahmen der malignen Entartung von Zellen zur Autonomisierung des Zellwachstums führen.

d) Wachstumsregulation und maligne Transformation

Das intensive Studium von tumorinduzierenden Viren führte zur Entdeckung einer Gruppe zellulärer Gene, denen sowohl bei der neoplastischen Transformation (67, 114), aber auch bei der normalen Regulation des Wachstums und der Differenzierung von Zellen (45, 66) entscheidende Bedeutung zukommt. Die experimentelle Analyse der genetischen Information von DNA- und RNA-Tumorviren (213, 228) – letztere werden als Retroviren bezeichnet – enthüllte zunächst Bestandteile des viralen Genoms mit transformierender Potenz in Form der sogenannten viralen Onkogene – v-onc (16, 153). Gentechnologie und Hybridisierungsexperimente zeigten, daß homologe DNA-Sequenzen im Genom vieler humaner Tumoren als zelluläre Onkogene – c-onc – in aktivierter (47, 200) oder mutierter (67) Form vorliegen. Mittlerweile sind etwa dreißig derartiger Onkogene isoliert und in vielen soliden Neoplasmen wie auch bei malignen Systemerkrankungen nachgewiesen worden (34, 67, 68, 94, 106, 165, 184, 209).

Die Proteinprodukte der Onkogene – **Onkoproteine** – weisen wie die Onkogene selbst eine breite Diversität auf und sind in viele wachstumssteuernde Vorgänge, die an verschiedenen Zellkompartimenten angreifen, eingeschaltet (98) (Tab. 1).

Die bisher bekannten onkogen kodierten Proteine exemplifizieren folgende Faktoren im System der Wachstumsregulation (15) (s. Abb. 5):

– Wachstumsfaktoren und deren meist membranständige Rezeptoren;
– zytoplasmatische Mediatoren, die exogene oder endogene Signale weiterleiten und/oder in ihrer Wirkung potenzieren;
– nukleäre Proteine, die die DNA-Synthese und die Transkription von m-RNA modulieren.

Nach primärem Wirkungsort und -mechanismus lassen sich grundsätzlich drei Gruppen onkogenkodierter Proteine unterscheiden:
1. Proteine, die über Veränderungen an der Plas-

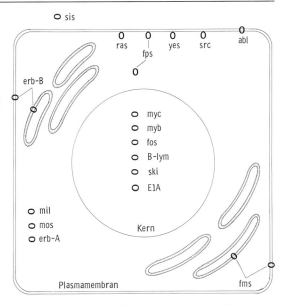

Abb. 5 Zelluläre Lokalisation verschiedener bisher bekannter Onkoproteine mit nachgewiesener oder vermuteter wachstumsregulatorischer Funktion. (aus *T. Hunter:* Sci. Am. 251 [1984] 70 [98])

mamembran und im Zytoplasma die Wachstumsregulation beeinflussen.

Exogene, hormonelle oder über Wachstumsfaktoren übertragene Proliferationssignale werden über membrangebundene spezifische Rezeptoren vermittelt. Die Bindung der jeweiligen Liganden an die Rezeptoren ist in vielen Fällen verknüpft mit Phosphorylierungsvorgängen an Proteinen oder Phospholipiden der Zellmembran. Dabei kommt dem Ligand-Rezeptor-Komplex selbst oder spezifischen Enzymen, den Proteinkinasen, die Katalysatorrolle bei der Übertragung der aktivierten Phosphatreste zu. Membranständige Enzymsysteme wie die Adenylatzyklase, können ebenfalls an diesem Vorgang beteiligt sein. Second messenger, wie c-AMP, c-GMP, Calcium- und Magnesiumionen wirken als Mediatoren in den anschließenden intrazellulären Reaktionen in dem Regulationsnetzwerk, das sich von der Zelloberfläche bis in den Zellkern erstreckt (1).

Virale oder aktivierte zelluläre Onkogene dieser ersten Gruppe interferieren über ihre Onkoproteine mit membrangebundenen und intrazytoplasmatischen Vorgängen in diesem Netzwerk und sind in ihrer Mehrzahl Proteinkinasen. Sie katalysieren die Phosphorylierung verschiedener Aminosäuren, überwiegend die von Tyrosin, und werden entsprechend als Tyrosinkinasen bezeichnet.

Die Aminosäurespezifität ermöglicht die Übertragung aktivierter Phosphatreste auf ein breites Spektrum von Membranbestandteilen und damit

Tabelle 2 Zelluläre Lokalisation und Funktion der Onkogene (aus *J. M. Bishop:* Cell 42 [1985] 23 [15])

Onkogen	Zelluläre Lokalisation	Funktion
src	Plasmamembran	Tyrosinspezifische
abl	?	Proteinkinasen
fps	Zytoplasma	
fes	Zytoplasma	
erb-B	Plasmamembran und innere Membranen	EGF-Rezeptorbestandteil
fms	Plasmamembran und innere Membranen	?
mil	Zytoplasma	?
raf	Zytoplasma	?
mos	Zytoplasma	?
sis	extrazellulär	PDGF-Untereinheit
ras	Plasmamembran	GTP-bindendes Protein
fos	Zellkern	?
myc	Zellkern	DNA-bindendes Protein
myb	Zellkern	?
B-lym	Zellkern?	?

multiple Effekte der genetischen Matrix eines Onkogens (99, 116, 166, 168).

Ein anderes Onkogen dieser Gruppe, wie das c-sis, stellt die genetische Information für eine der beiden Polypeptidketten des Platelet-derived-growth-factors (PDGF) dar; bei unkontrollierter Aktivierung und Expression kann es damit zu einer Autostimulation des Zellwachstums durch die überschießende Produktion eigener Wachstumsfaktoren durch die Tumorzelle kommen (129).

Die Homologie des von c-erb kodierten Proteins mit einem Bestandteil des Membranrezeptors des epidermal growth factor (42) illustriert eine weitere Möglichkeit der Entstehung eines malignen Zellphänotyps mit autonomem Wachstum durch eine Entkoppelung der Synthese von Rezeptorstrukturen. Die Entdeckung eines ähnlichen Zusammenhanges zwischen dem c-fms-Onkoprotein und dem MDGF-Rezeptor (2, 182) liegt die Vermutung nahe, daß auch noch andere, bisher nicht erforschte Onkogenprodukte veränderte Formen von Zelloberflächenrezeptoren für Wachstumsfaktoren darstellen (77).

Schließlich können transformierende Proteine über die unkontrollierte Aktivierung des Adenylatzyklasesystems und Wechselwirkungen mit second messenger in das Gleichgewicht wachstumsregulierender Faktoren eingreifen. Dieser Mechanismus scheint für die Gruppe der c-ras-Onkoproteine zuzutreffen, die Strukturhomologien mit GDP-bindenden Proteinen – sog. G-binding proteins – zeigen (32, 40, 72).

2. Nukleäre, die DNA-Synthese initiierende Proteine (15)

Die gestörte DNA-Replikation ist ein markantes Merkmal maligner Zellen. Die Kenntnisse über nukleäre transformierende Proteine und ihre Wirkungsmechanismen sind zum gegenwärtigen Zeitpunkt noch sehr spärlich. So ist zwar die Lokalisation einiger solcher Proteine im Zellkern gesichert, über ihren Einfluß auf die Steuerung des Zellzyklus und der DNA-Synthese existieren allerdings nur Hinweise. Möglicherweise sind sie identisch mit den bereits erwähnten Triggerproteinen, denen bei der unmittelbaren Initiation der DNA-Synthese entscheidende Bedeutung zukommt; andererseits kommen sie auch als Kofaktoren oder Stabilisatoren der labilen Triggersubstanzen in Frage und könnten bei Störungen eine permanente Stimulation der DNA-Replikation verursachen.

3. Nukleäre Proteine mit Regulationsfunktion bei der Transkription zellulärer Gene

Wie bereits erwähnt, übernehmen Regulatorproteine und -gene bei der Steuerung von Wachstum und Zellteilung eine zentrale Funktion. Sie entfalten ihre modulierende Wirkung über eine Stimulation oder Inhibition der Transkription zellulärer Gene in m-RNA. Mehrere transfor-

mierende Proteine, kodiert von verschiedenen Onkogenen, interferieren mit diesem komplexen System der intranukleären Transkriptionskontrolle entweder durch direkte Interaktion mit der DNA oder durch Wechselwirkung mit Regulatorproteinen (28).

Die von E1A, c-myc und c-myb kodierten Polypeptide imponieren durch kurze Halbwertszeiten (30–120 Min.) und finden sich in der nukleären Matrix – Eigenschaften, die für Proteine mit Steuerungsfunktionen charakteristisch sind; darüber hinaus zeigen sie untereinander auffallende Strukturgemeinsamkeiten und haben transformierende Potenz. Sie induzieren Änderungen im Kondensationszustand des Chromatins als Voraussetzung und Vorbereitung für die Transkription von DNA in m-RNA (1, 1a, 15, 98, 103).

Bisherige Untersuchungen haben gezeigt, daß zelluläre Onkogene bei der normalen Wachstumsregulation und Differenzierungskontrolle eine ebenso tragende Rolle spielen wie bei der neoplastischen Transformation von Zellen. Zumindest für einige ist eine kausale Beziehung zur Entstehung und zum ungehemmten Wachstum spontaner Tumoren nachgewiesen, bei einigen korreliert die Onkogenexpression mit der biologischen Aggressivität der Neoplasmen (78). Ihre Aktivierung und unkontrollierte Expression kann durch chromosomale Translokationen (110), Genamplifikationen (200) oder Punktmutationen (67) verursacht werden.

BISHOP (15) bezeichnet sie als genetische Tastatur, auf der die verschiedensten Karzinogene ihre Wirkungen entfalten, und sieht in den viralen Onkogenen als Karikaturen der zellulären Homologe ideale Studienobjekte zur Erforschung der normalen Funktion dieser Steuerungsgene. Trotz vieler offener Fragen und zum Teil widersprüchlicher Forschungsergebnisse stünde eine Art „biologischer Plan" zur Verfügung, der zur Erklärung, wie normale Zellen ihr Wachstum regulieren und warum und wie Tumorzellen den physiologischen Kontrollmechanismen entweichen, wesentlich beitragen kann.

e) Wachstumskontrolle im Gewebe

Onkogene, Onkoproteine und ihre Interaktionen mit Wachstumsfaktoren und deren Rezeptoren sowie intrazellulären Mediatoren vermitteln einen Einblick in zelluläre Abläufe der Kontrolle von Wachstum und Differenzierung. Die Teilungskontrolle in normal differenzierten Geweben, einschließlich Entwicklung, Zellumsatz, Hypertrophie und Regeneration, basiert auf einem intrazellulären Programm, in das suprazelluläre Regulationsmechanismen modulierend eingreifen, so daß alle Vorgänge koordiniert und in Wechselwirkung mit benachbarten Zellen, anderen Geweben und Organen ablaufen. Resultat ist in normalen Geweben eine geordnete Bilanz zwischen Zellneubildung und Zellverlust, wobei sich je nach Zellumsatz drei Gewebstypen unterscheiden lassen:

1. Ruhegewebe ohne Zellneubildung infolge Verlust der Teilungsfähigkeit der Zellen nach vollständiger Differenzierung (z. B. Nervenzellen, Myokard).
2. Wechselgewebe mit hohem Zellumsatz und Erhaltung der Teilungsfähigkeit in einer Stammzellpopulation sowie Verlust der Teilungsfähigkeit mit zunehmender Zellreifung (z. B. Epidermis, Gastrointestinaltrakt, hämatopoetisches System).
3. Expansionsgewebe mit niedrigem physiologischem Zellumsatz bei Erhaltung der Teilungsfähigkeit aller Zellen und deren Reaktivierung bei Auftreten eines Proliferationsreizes wie Organschädigungen u. a. m. (z. B. Leber, Nieren, endo- und exokrine Organe).

Die suprazellulären Regulationsmechanismen lassen sich nach verschiedenen Kriterien unterteilen. RILEY (169) schlägt eine Einteilung in zwei Gruppen vor:

1. **lokale interzelluläre Kontrollmechanismen,** die innerhalb einer Population oder Subpopulation von Zellen über Veränderungen des Mikroenvironments die Proliferation beeinflussen;
2. **systemisch wirksame Faktoren,** die das Wachstum in verschiedenen Zielorganen mit unterschiedlicher Spezifität regulieren;

Beide Systeme können sowohl stimulatorische wie auch inhibitorische Signale vermitteln und zeigen vielfältige Wechselwirkungen.

Lokale wachstumslimitierende Einflüsse sind bedingt durch räumliche Beschränkungen, durch ein begrenztes Angebot an essentiellen Nährstoffen, aber auch durch autoinhibitorische Effekte durch die lokale Akkumulation von Metaboliten, oft gekoppelt mit Änderungen des pH-Wertes. Transformierte Zellen zeichnen sich durch eine wesentlich geringere Sensitivität gegenüber derartigen lokalen regulatorischen Faktoren aus. Diese herabgesetzte Empfindlichkeit gegenüber lokalen Wachstumsrestriktionen verhilft neoplastischen Zellen zu Wachstumsvorteilen im Vergleich zum nicht entarteten Muttergewebe.

Eine der wesentlichen Voraussetzungen für die Funktion des Systems der interzellulären Kontrolle ist die **Kommunikationskompetenz** von Zellen, d. h. ihre Fähigkeit, über spezifische Zellkontakte in Form der gap junctions Metaboliten und kleine Moleküle bis zu einer Größe von 1 KDa sowie Ionen untereinander auszutauschen. LÖWENSTEIN (122) formuliert die These, daß die interzelluläre Kommunikation ein essentielles Instrument der Wachstumsregulation darstellt.

Experimentelle Untersuchungen in der Zellkultur zeigen ein uneinheitliches Bild mit unterschiedlich ausgeprägten Defekten der interzellulären Kommunikation (4). In soliden Tumoren wie beispielsweise beim Zervixkarzinom findet man eine kontinuierliche Abnahme der Anzahl von gap junctions bis hin zum völligen Verlust mit zunehmender Tumorprogression und Dedifferenzierung (124). Andere maligne Tumoren, wie das Mammakarzinom, zeigen eine Destabilisierung der Interzellularkontakte der Tumorzellen untereinander; interessanterweise lassen sich jedoch intakte Interaktionen von Tumorzellen mit Stromazellen nachweisen (122). Insgesamt zeigt sich, daß in Tumoren trotz unterschiedlicher Ausprägung und Spezifität interzellulärer Kommunikation und variabler Anzahl von gap junctions einzelne Subpopulationen von Zellen ihre Kommunikationskompetenz aufrechterhalten und sich gegenseitig in ihrem Wachstumsverhalten beeinflussen (223).

Derartige Mechanismen der Interaktion verschiedener Subpopulationen von Tumorzellen innerhalb eines Tumors werden gestützt durch Klonierungsexperimente. HEPPNER u. Mitarb. (87) konnten nachweisen, daß bei Kokulturen fünf verschiedener Zellklone eines Mammakarzinoms sowohl Verzögerungen wie auch Steigerungen der Wachstumsrate im Vergleich zum Wachstumspotential der einzelnen isolierten Zellklone auftreten. Dabei zeigt sich, daß die Wachstumskontrollmechanismen spezifisch für die in jeweils in Wechselwirkung stehenden Subpopulationen sind (135). Die Interaktionen modifizieren nicht nur die Proliferation, sondern beeinflussen auch andere Tumorcharakteristika wie die Zytostatikasensitivität und das Metastasierungsverhalten (88). POSTE u. FIDLER (161) zeigten in ähnlichen Experimenten eine Stabilisierung des metastatischen Phänotyps bei Mammakarzinomzellen mit stark divergierendem Metastasierungspotential der einzelnen ursprünglichen Zellklone. Die zugrundeliegenden Stabilisierungsmechanismen sind bisher unbekannt, sie können sowohl genetischer wie auch epigenetischer Natur sein. Es ist auch denkbar, daß auf der Ebene der Wachstumsregulation Mechanismen existieren, die im Tumor ein Gleichgewicht der individuellen Klone ermöglichen und die Interaktionen verschiedener Tumorzellpopulationen die zweifellos vorhandene Instabilität einzelner Klone im Gemisch der Tumorzellen maskieren (89).

Das Konzept multipler Wechselwirkungen zwischen verschiedenen Subpopulationen in soliden Tumoren erlaubt sowohl theoretische Rückschlüsse auf die Progression von Neoplasmen, es bedeutet andererseits aber auch eine Erweiterung der in der Diagnostik und in der prognostischen Beurteilung von Tumoren zur Verfügung stehenden Mittel durch die Erfassung subtiler, histopathologisch nicht unbedingt erkennbarer

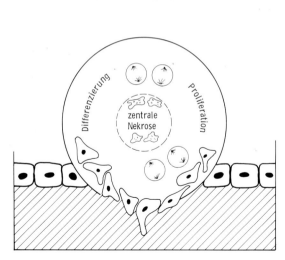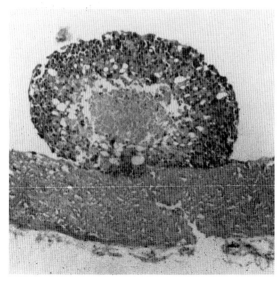

Abb. 6 Multizelluläre Tumorsphäroide (MCTS) sind dreidimensionale In-vitro-Modelle kleiner avaskulärer Tumorzellaggregate (max. Durchmesser bis 2 mm). Sie zeigen einen charakteristischen Aufbau mit zentraler Nekrose, mittlerer Proliferations- und äußerer Differenzierungszone (s. Schema).
In Kokultur mit Kaninchenaorta oder humanen Endothelzellen eignen sich MCTS sehr gut zum Studium prinzipieller Vorgänge der Metastasierungskaskade (s. Bild)

Charakteristika, die das Wachstumsverhalten eines Tumors bestimmen (88, 135, 219). Mögliche Fortschritte in dieser Richtung ergeben sich aus der Etablierung neuer Tumormodelle in vitro. Viele in-vitro-Untersuchungen beziehen sich meist auf das Wachstum von Zellen in Monolayerkulturen (128a, 185a). In Ergänzung dazu bietet die Kultur von dreidimensionalen multizellulären Tumorsphäroiden (Abb. 6) die Möglichkeit, sich einigen der in diesem Abschnitt diskutierten Eigenschaften von Tumoren, wie interzellulärem Kontakt, pH-Änderungen, O_2-Spannung oder Nährstoffgradienten und deren Einfluß auf Radio- und Chemosensitivität besser anzunähern (60). So existieren Versuche in der Sensibilitätstestung von Zytostatika, mit dem Ziel, die Interaktionen sensitiver und resistenter Zellvarianten im dreidimensionalen Tumormodell genauer zu studieren, und es besteht die Aussicht, auf diese Weise zu effizientere Testsysteme etablieren zu können (212).

Systemisch wirksame Faktoren der Wachstumsregulation erlauben dem Gesamtorganismus die Steuerung von Zellteilung und Proliferation in einzelnen Geweben oder Organen. Hormone mit generell wachstumsstimulierendem Effekt wie Insulin oder mit gewissen Einschränkungen Glucocorticoide, Substanzen wie die Purine oder Spurenmetalle wie Zink bilden einen unspezifischen Hintergrund für das Zellwachstum (18). Beispielsweise sind adäquate Konzentrationen dieser Faktoren, die physiologischerweise im Serum vorkommen, essentiell für das Wachstum normaler Zellen in Kultur. Ein Hauptmerkmal

maligne transformierter Zellen ist der verminderte Bedarf dieser Serumfaktoren im Nährmedium als Voraussetzung für die Zellproliferation (7).

Dem komplexen System essentieller Nährstoffe, Hormone, Vitamine, Kofaktoren u. a. beigeordnet sind die wachstumsregulierenden Effekte mehr oder weniger spezifischer organotroper Hormone und Wachstumsfaktoren, deren Wirkung über spezifische Zelloberflächenrezeptoren vermittelt wird. Membranständige Rezeptoren wurden für eine Reihe von Hormonen, wie für Insulin oder Glucagon isoliert (23a); östrogenbindende Proteine konnten im Zytoplasma und im Zellkern mit biochemischen und immunhistochemischen Methoden nachgewiesen werden (102a, 107, 167a). Ihr Nachweis gibt Hinweise für die Hormonabhängigkeit des Wachstums von Mammakarzinomen und führt zu entsprechenden Konsequenzen in der Therapie (57). Ergebnisse experimenteller Untersuchungen sprechen für Änderungen des Zellmetabolismus und der DNA-Syntheserate als Folge der Hormon-Rezeptor-Interaktion über eine Beeinflussung der zyklischen Nukleotide c-AMP und c-GMP. Proliferationshemmende Signale wie die Wirkung von Gonadotropin auf kultivierte Hamsterovarialzellen führen zu einer Erhöhung des intrazellulären c-AMP-Spiegels mit entsprechender Wachstumsverzögerung durch Verlängerung der Generationszeit. Umgekehrt findet man bei wachstumsstimulierenden Hormon-Rezeptor-Wechselwirkungen eine Erhöhung von c-GMP bei gleichzeitiger c-AMP-Verminderung. Diese Befunde finden Ausdruck in der von GOLDBERG

u. Mitarb. (73a) formulierten „Yin-Yang-Hypothese", die die Sensitivität der Zelle gegenüber hormoneller Wachstumsregulation einem bestimmten Verhältnis von c-AMP zu c-GMP zuschreibt.

Als weitere regulatorische Mechanismen, die das Zellwachstum der Kontrolle des Gesamtorganismus unterwerfen, kommen neurale Signale in Betracht (222a). Darüber hinaus existieren zahlreiche Hinweise für eine Wachstumssteuerung durch Zellen des lymphatischen Systems und deren Produkte. So ist die Hyperplasie des Schilddrüsenepithels beim Morbus Basedow und bei Schilddrüsenadenomen bedingt durch die Wirkung verschiedener, als Autoantikörper wirkender Immunglobuline, wie den Long-acting-thyroid-stimulator (LATS) und sogenannte Human thyroid stimulating immunoglobulins (HTSI), die offensichtlich einen wachstumsstimulierenden Effekt auf das endokrine Gewebe ausüben (229a). Auch bei regenerativen Vorgängen, wie der Leberregeneration nach partieller Hepatektomie konnte eine wachstumsstimulierende Wirkung bestimmter Lymphozytensubpopulationen nachgewiesen werden (169).

Zusätzlich wurden in den letzten Jahren eine Reihe von Polypeptiden, die sogenannten **Wachstumsfaktoren,** isoliert, in ihrer Struktur aufgeklärt und in der Zellkultur auf ihre Wirkungsmechanismen untersucht (13). Sie reagieren mit spezifischen Rezeptoren an der Zelloberfläche und greifen über ein Netzwerk interponierter zytoplasmatischer und nukleärer Mediatoren in die Regulation von Wachstum und Differenzierung von Zellen ein (154). Bei der intrazellulären Wirkungsübertragung sind intrazytoplasmatische Mediatoren wie zyklische Monophosphate, Ca-Ionen oder calciumbindende Proteine wie das Calmodulin beteiligt. Zusätzlich sind eine Reihe von Enzymen wie Kinasen und Lipasen, Zytoskelettproteine, DNA-bindende Polypeptide und Katalysatoren der DNA-Synthese der Wirkung der Wachstumsfaktoren beigeordnet. Diese molekularen Signale führen zu einem rascheren Eintritt der Zellen in die DNA-Synthese sowie zu einer allgemeinen Beschleunigung der Zellzyklusphasen. Die Wachstumsfaktoren unterscheiden sich von Hormonen wie Insulin u.a. nicht nur in ihrem Wirkungsmechanismus, sondern auch in der Art der Freisetzung und ihrer Übertragung auf die Zielzellen. Wahrscheinlich diffundieren sie über kurze Strecken im Gewebe und sind überwiegend lokal wirksam. Verschiedene im Serum vorhandene Wachstumsfaktoren stammen aus den Blutplättchen und werden im Rahmen von Gerinnungsvorgängen freigesetzt; ihnen kommt wahrscheinlich eine wichtige Funktion im Rahmen von Gewebsregenerationen nach Verletzungen zu.

BASERGA (12) unterscheidet nach biologischen Gesichtspunkten vier Gruppen von Wachstumsfaktoren:

a) Wachstumsfaktoren, die vorwiegend mit der Embryogenese und normalem Wachstum assoziiert sind; dazu zählen der Epidermal growth factor (EGF), der Fibroblast growth factor (FGF), die Gruppe der Somatomedine oder der Nerve growth factor (NGF).

b) Wachstumsfaktoren, die besonders in reifen Geweben mit hohem Zellumsatz aktiv sind; dazu werden der Colony stimulating factor (CSF) und Erythropoietin als Modulatoren der Hämatopoese sowie ebenfalls der EGF als Wachstumsstimulator epithelialer Zellen in der Epidermis, im Gastrointestinal- und im Urogenitaltrakt gerechnet.

c) Wachstumsfaktoren, die reaktive Zellproliferationen nach Gewebsläsionen initiieren; derartige Wirkungen werden dem Platelet-derived growth factor (PDGF), dem Monocyte/macrophage-derived growth factor (MDGF) und möglicherweise dem Endothelial-cell-derived growth factor (EDGF) zugeschrieben.

d) Wachstumsfaktoren, die zunächst im Medium bestimmter kultivierter Tumorzellen nachgewiesen wurden und die als Transforming growth factors (TGF) bezeichnet werden. Zwei Subtypen sind bisher näher untersucht; TGF-Alpha zeigt Strukturhomologien zum EGF, wurde bisher ausschließlich in Tumorzellen nachgewiesen (14, 211) und repräsentiert möglicherweise eine rudimentäre, embryonale Form des EGF, die von bestimmten malignen Zellen produziert wird. TGF-Beta ist ein potentes Mitogen und spezifische Rezeptoren wurden in zahlreichen normalen Geweben nachgewiesen. Interessanterweise wirkt TGF-Beta allerdings in einigen, insbesondere epithelialen Geweben auch wachstumshemmend (170). Der Verlust spezifischer Rezeptoren im Rahmen der malignen Transformation und der dadurch bedingte Wegfall der Wachstumsrestriktion wird von einigen Autoren als eine Möglichkeit für eine zunehmende Autonomisierung des Zellwachstums in bestimmten Tumoren diskutiert (142, 190).

Membranrezeptoren für Wachstumsfaktoren sind ubiquitär, und die meisten Zellen exprimieren mehrere Rezeptortypen an der Zelloberfläche, d.h., sie können von verschiedenen Wachstumsfaktoren beeinflußt werden. Die Gewebespezifität ist unterschiedlich ausgeprägt; so stimuliert beispielsweise Interleukin 2 nur bestimmte T-Lymphozyten (189), während der Epidermal growth factor über ein sehr breites Wirkungsspektrum verfügt und sowohl epitheliale wie auch mesenchymale Zellen zur Proliferation anregt. Normale Zellen benötigen in der Regel die Stimulation durch mehrere Wachs-

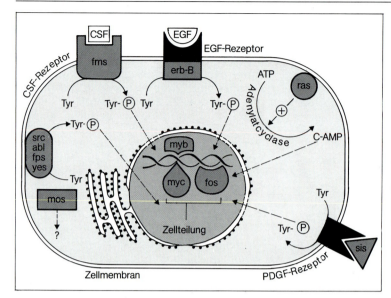

Abb. **7** Lokalisation und Wirkungsmechanismus von Onkoproteinen; Mutationen, Genamplifikation oder Translokationen können zur Entkopplung der Wachstumsregulation und damit zu unkontrolliertem Wachstum führen
(aus *U.-N.Riede, H.Wehner:* Allgemeine und spezielle Pathologie. Thieme, Stuttgart 1986)

tumsfaktoren für ein reguläres Wachstum. Dabei kann ein bestimmter Faktor die Wirkungsschwelle für einen zweiten herabsetzen (149). Darüber hinaus zeigen sie zum Teil eine von der jeweiligen Zellzyklusphase abhängige Wirksamkeit. Diese Eigenschaften – ihr Vorkommen in verschiedenen Geweben, die unterschiedliche Zellspezifität, die Erfordernis mehrerer Wachstumsfaktoren für die Stimulierung des Wachstums bestimmter Zellen – sind wahrscheinlich die Grundlage für eine Feineinstellung von verschiedenen Zellwachstumsraten innerhalb eines Gewebes.

Maligne Zellen zeichnen sich durch einen drastisch verminderten Bedarf an Wachstumsfaktoren in der Zellkultur (7) und wahrscheinlich auch in vivo als Voraussetzung für ihre Proliferation aus. Diese Tatsache könnte über mehrere Mechanismen zu Wachstumsvorteilen transformierter Zellen beitragen, wobei der engen Kopplung mit einigen Onkogenen und Onkoproteinen besonderes Augenmerk geschenkt werden muß (86, 98). Folgende Störungen der Wachstumsregulation, auf die bereits bei der Besprechung der Onkogene kurz Bezug genommen wurde, werden diskutiert (Abb.7):

a) Aktivierung einer autologen Synthese von Wachstumsfaktoren durch bestimmte Tumorzellen – autokrine Aktivierung (c-sis/PDGF) (86).

b) Synthese von alterierten Rezeptoren durch maligne Zellen (c-erb/EGF) (42).

c) Aktivierung von postrezeptionellen Übertragungsmechanismen unter Umgehung der normalen Wachstumsfaktor-Rezeptor-Interaktion (c-ras/GDP-bindende Proteine) (40).

Inhibitorische gewebespezifische Antagonisten der Wachstumsfaktoren sind die **Chalone**. Sie wirken autoregulatorisch und bewirken eine Abnahme der mitotischen Aktivität von Zellen. Chalone wurden in zahlreichen verschiedenen Geweben nachgewiesen. Bei Zelldefiziten führt eine Abnahme der Chalonkonzentration zu einer Steigerung der Teilungsrate. Tumoren zeigen einerseits einen stark verminderten Chalongehalt im Vergleich zum normalen Gewebe, und die einzelnen Tumorzellen imponieren andererseits durch eine herabgesetzte Sensitivität gegenüber der chalonbedingten Wachstumsinhibition (96).

Nicht nur normale Gewebe und Zellen, sondern auch Tumoren und maligne Zellen sind allen oder zumindest einigen Mechanismen des komplexen Systems der Wachstums- und Differenzierungskontrolle unterworfen. Das fundamentale Prinzip, daß Zellen als Mitglieder einer Gesamtpopulation sich gegenseitig beeinflussen, untereinander in Wechselwirkung stehen und auch systemischen Einflüssen des Gesamtorganismus unterliegen, bleibt auch aufrecht, wenn sie sich, wie in Tumoren, autonom von normaler Wachstumsregulation entwickeln.

II. Tumorwachstum und Tumorausbreitung

Die Entwicklung eines Tumors wird initiiert durch die Transformation einer normalen Zelle (48), die den Kontrollmechanismen von Wachstum und Differenzierung nur mehr eingeschränkt gehorcht oder ihnen völlig entgleitet. Die Fähigkeit, sich lokal destruktiv auszubreiten und angrenzende Gewebe zu infiltrieren sowie entfernt liegende Organe in Form metastatischer Absiedelungen zu befallen, ist ein Hauptmerkmal maligner Tumoren. Mit Hilfe von auf Mäuse transplantierten Tumoren etablierte TYZZER (214) Anfang dieses Jahrhunderts als erster ein Modell für das Studium von Invasion und Metastasierung. Diesen Experimenten entsprang eine mechanische Theorie der Tumorinvasion, die das Eindringen von Tumoren in benachbarte Strukturen und in das Gefäß- und Lymphgefäßsystem als passiven Vorgang, allein bedingt durch einfachen Wachstumsdruck, erklärte. Dazu im Widerspruch stehen Beobachtungen bei rasch proliferierenden gutartigen Tumoren wie beispielsweise beim Leiomyom des Uterus oder dem Fibroadenom der Mamma, die trotz ihres schnellen und verdrängenden Wachstums keine Invasionstendenz zeigen. In den letzten Jahrzehnten wurde deshalb verstärkt nach aktiven Mechanismen bei der Ausbreitung von Tumoren gesucht (216).

Aus klinischen Untersuchungen ist gut dokumentiert, daß rasch wachsende maligne Tumoren normalerweise auch eine hohe Neigung zur regionalen Ausbreitung und Fernmetastasierung haben. Andererseits gibt es Tumoren mit sehr hoher Invasionstendenz und praktisch fehlender Metastasierung, wie das Basalzellkarzinom der Haut. Eindrücklich belegt ist für zahlreiche Tumoren die Beziehung zwischen der Größe des Primärtumors und der Inzidenz von Metastasen. Im allgemeinen nimmt deren Häufigkeit mit der Tumorgröße zu, obgleich das Metastasierungsmuster bei ein und demselben Tumor oft große individuelle Schwankungen aufweist. Auch gibt es zahlreiche Beispiele von hochaggressiven Tumoren, wie z. B. kleinzellige Bronchialkarzinome, bei denen sich kaum eine Relation zwischen Primärtumorgröße und Metastasierung herstellen läßt.

So komplex und zum Teil widersprüchlich wie klinische Beobachtungen sind auch die biologischen Phänomene, die der Invasion und Metastasierung zugrunde liegen. Sie stellen eine Serie von Interaktionen auf verschiedenen Ebenen zwischen Tumor und Wirtsorganismus dar, die in eine Abfolge von bestimmten Schritten eingeteilt und als Metastasierungskaskade bezeichnet wird (160).

Folgende Vorgänge werden unterschieden:
a) Die Interaktion der Tumorzellen mit der extrazellulären Matrix und die Invasion in das umgebende Gewebe.
b) Die Penetration in das Gefäß- und Lymphgefäßsystem oder in Körperhöhlen.
c) Die Freisetzung von Tumorzellen nach ihrem Eindringen in das Gefäß- oder Lymphgefäßsystem und ihre intravasale Verschleppung.
d) Die Haftung von Tumorzellen an der Gefäßwand (Tumorzellarrest) und die Evasion aus dem Gefäßsystem.
e) Die Wechselwirkungen der evadierten Zellen mit dem Fremdorgan unter Milieuänderun-

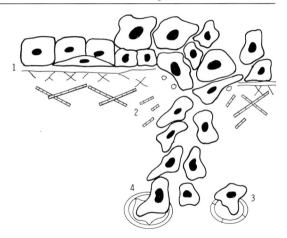

Abb. **8** Schematische Darstellung der Vorgänge bei der Invasion maligner Zellen in das benachbarte Gewebe.
1 Degradation der Basalmembran
2 Abbau und Umbau des interstitiellen Bindegewebes
3, 4 Einbruch in Lymph- bzw. Blutgefäße
(nach *L. Liotta, C. N. Rao, S. H. Barsky:* matrix. Lab. Invest. 49 [1983] 636 [120a])

gen und Bedingungen, die das Überleben der Zellen und ihr Wachstum als Metastasen ermöglichen.

a) Invasion

In der extrazellulären Matrix fast aller Gewebe existieren keine präformierten Ausbreitungswege für Zellen. Die Räume innerhalb eines dichten interstitiellen Stromas liegen in ihrer Dimension weit unter dem Zelldurchmesser. Die Basalmembran ist eine weitere unlösliche, dichte Barriere, die für Proteine mit einem Molekulargewicht von mehr als 100 000 undurchlässig ist. Eine fokale Permeabilität für die Ausbreitung von Zellen ergibt sich nur unter spezifischen Bedingungen wie im Rahmen von Entzündungen, bei der Wundheilung und Regeneration sowie bei der Invasion maligner Tumoren. Dabei kommt insbesondere Oberflächeneigenschaften und Membrankomponenten der beteiligten Zellen entscheidende Funktion zu (55, 180a). Der Ablauf der Invasion läßt im wesentlichen drei Schritte unterscheiden (Abb. **8**):

1. Tumorzellhaftung an der extrazellulären Matrix

Wichtigster Mechanismus ist dabei eine Brückenbildung zwischen der Tumorzelloberfläche, ausgestattet mit spezifischen Rezeptoren, und der Basalmembran als Bestandteil der extrazellulären Matrix (EZM) und erster Invasionsbarriere, über spezielle Glykoproteine (100). Tumorzellen bedienen sich bei diesem Schritt sowohl eigener als auch matrixspezifischer Haftfaktoren, beispielsweise einer Substanz wie Fibronektin. Dieses Glykoprotein, das im Serum und in der Basalmembran von Kapillaren vorkommt, enthält eine Reihe verschiedener Bindungsstellen für die Zelloberfläche wie auch für Matrixkomponenten (84). In vivo spielt es eine wichtige Rolle bei der Informationsübertragung und polaren Differenzierung von Zellen und übernimmt Aufgaben bei der Matrixorganisation (76). Für seine Beteiligung am Invasionsprozeß und an der Metastasierung sprechen erhöhte Serumspiegel bei metastasierenden Tumoren.

Laminin ist eine weitere Matrixkomponente, die ausschließlich in Basalmembranen vorkommt (210). TERRANOVA u. Mitarb. (206) konnten zeigen, daß Mäusetumorzellen mit hohem Metastasierungspotential überwiegend über Laminin an bestimmte Kollagentypen der extrazellulären Matrix binden. Darüber hinaus zeigen Tumorzellen, die Laminin als Haftsubstanz an die Basalmembran benutzen, eine deutlich höhere Metastasierungsfrequenz als solche mit Fibronektin als Brückenbildner (220). Spezifische Lamininrezeptoren fanden RAO u. Mitarb. (167) an kultivierten Mammakarzinom- und Melanomzellen. Die spezifische Bindungsfähigkeit des Lamininrezeptors ist bei invasiven Mammakarzinomzellen etwa 50mal höher als im normalen Brustdrüsengewebe und bei benignen Tumoren (95, 218). Preliminäre Ergebnisse zeigen darüber hinaus eine positive Korrelation zwischen Lamininrezeptorexpression und der Anzahl von Lymphknotenmetastasen beim Mammakarzinom (205).

2. Freisetzung lytischer Enzyme zur lokalen Matrixdegradation

Die Auflösung der Basalmembran markiert einen wesentlichen Schritt in der Tumorentwicklung (9, 119) und gilt allgemein als eines der bestimmenden und in vielen Fällen auch lichtmikroskopisch faßbares Malignitätskriterium. Die Suche und der Nachweis von proteolytischen Enzymen, die von Tumorzellen zum Abbau der EZM freigesetzt werden, ergab sich aus der Annahme, daß die Tumorinvasion einen aktiven Vorgang darstellt (199). Die Degradation der extrazellulären Matrix ist ein streng lokales Ereignis in der unmittelbaren Umgebung der Tumorzelloberfläche, an der die Konzentration des aktiven Enzyms die der im Serum und in der Matrix vorhandenen Inhibitoren übersteigt.

Zahlreiche proteolytische Enzyme konnten in den verschiedensten Tumorgeweben nachgewiesen werden. Urokinase-ähnliche, plasminogenspaltende Fermente finden sich in fast allen Karzinomen. Diese Enzyme – obwohl selbst ineffektive Proteinasen – induzieren durch die Bildung von Plasminen indirekt den Abbau nichtkollagener Matrixbestandteile und sie aktivieren Kollagenasevorstufen (120). Auch lysosomale Enzyme wie Kathepsin B wurden in der interstitiellen Flüssigkeit von malignen Tumoren gefunden. Kathepsin-B-Spiegel korrelieren mit dem Meta-

stasierungspotential von Melanomzellen, und auch in metastasierenden Mammakarzinomen fand sich dieses Enzym in sehr hoher Konzentration (186). Proteoglykane, eine Füllsubstanz zwischen kollagenen Fasern und Bestandteile der Basalmembran, können durch tumoreigene Heparanasen oder Hyaluronidasen abgebaut werden (58).

Der Abbau von Kollagen, dem strukturgebenden Rückgrat des Interstitiums, erfolgt durch Kollagenasen. Tumorspezifische Enzyme dieser Gruppe, die sowohl interstitielles als auch basalmembrangebundenes Kollagen degradieren, sind in einer Vielzahl von Tumoren identifiziert worden. Die Enzymkonzentrationen wurden bei oralen Karzinomen und bei malignen Blasentumoren mit der biologischen Aggressivität korreliert (232), die Ausscheidung von Hydroxyprolin, einem Kollagenspaltprodukt, wird als möglicher Marker für die Skelettmetastasierung beim Prostatakarzinom diskutiert (17).

Die Frage, inwieweit die invasiven Tumorzellen die proteolytischen Enzyme selbst produzieren oder sie deren Synthese in bestimmten, dazu befähigten Wirtszellen stimulieren, ist noch nicht sicher geklärt. Die Tatsache, daß in reinen Tumorzellkulturen von Sarkomen, Karzinomen und Melanomen Kollagenasen nachweisbar sind, spricht ebenso wie der von BARSKY u. Mitarb. (10) immunhistochemisch geführte intrazelluläre Kollagenasenachweis in invasiven Mammatumorzellen an histologischen Schnittpräparaten für die Fähigkeit der Zellen, diese Enzyme zu synthetisieren.

Allgemein herrscht die Vorstellung, daß bei der Invasion mehrere proteolytische Enzyme koordiniert und kaskadenförmig beim Abbau der extrazellulären Matrix ineinandergreifen und somit die lokale Tumorausbreitung ermöglichen.

3. Tumorzellfortbewegung in der modifizierten Matrix

Die aktive Fortbewegung der invasiven Tumorzellen im Interstitium erfordert neben Adhäsionsmechanismen auch intrazelluläre zytoplasmatische und membrangebundene, in ihrer Struktur hochvariable Zytoskelettkomponenten sowie die Möglichkeit zur Lösung von Zellkontakten, die die Lokomotion behindern (197). Konformationsänderungen kontraktiler Mikrofilamente in den Zellen, insbesondere der Aktine, die mittels adhäsiver Plaques in der Zellmembran verankert sind, bedingen die für die zelluläre Fortbewegung notwendigen Änderungen der Zellform. Einen direkten Zusammenhang zwischen Zellokomotion und der Bedeutung kontraktiler Mikrofilamente für die Tumorinvasion demonstrierten MAREEL (127) und STORME (195) an dreidimensionalen Zellkulturmodellen durch Invasionshemmung bei Blockade der Mikrofilament- und Mikrotubulussynthese mit spezifi-

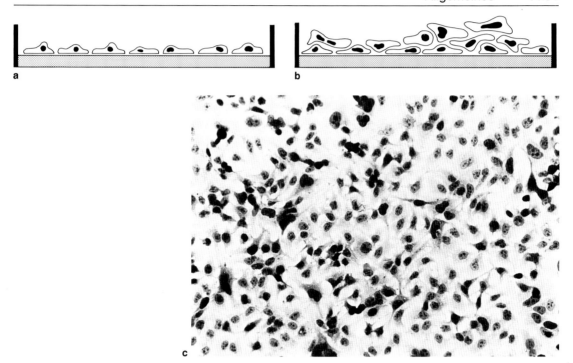

Abb. **9 a** Normale, nichttransformierte Zellen bilden einen konfluenten, kontaktinhibierten Zellmonolayer, **b** maligne Zellen sind nicht kontaktinhibiert und wachsen regellos übereinander, oft unter Ausbildung kleiner Zellaggregate, **c** kultivierte HeLa-Tumorzellen, die sich wie unter **b** beschrieben verhalten (Vergr. 200fach; Zellkulturlabor *P.Kaden,* Abt. Pathologie, RWTH Aachen)

schen Hemmstoffen. Unterschiede in der Zusammensetzung der Aktinfilamente zwischen normalen Zellen und Tumorzellen wurden von VARANI u. Mitarb. festgestellt (216).

Andere, die Invasion begünstigende Änderungen im Adhäsions- und Fortbewegungsverhalten von Tumorzellen dokumentieren sich in ihrem charakteristischen in-vitro-Verhalten. Das Fehlen der sogenannten Kontaktinhibition (Abb. 9) sowie das Phänomen der Thigmotaxis, d. h. der Orientierung und Ausbreitung von Tumorzellen an soliden Oberflächen entlang von Adhäsionsgradienten, werden als Faktoren diskutiert, die für die Tumorzellfortbewegung eine Rolle spielen könnten (196).

Die Bedeutung der Chemotaxis bei der lokalen Tumorausbreitung geht aus Untersuchungen hervor, in denen sich thermolabile chemotaktisch wirksame Faktoren aus Tumoren isolieren ließen, die in vitro eine Attraktivität auf Aszites-zellen von Hepatomen und Leukämiezellen ausüben (217). Ergebnisse von Experimenten von WEISS (225) u.a. Autoren (150) sprechen allerdings dafür, daß chemotaktische Signale in vivo offensichtlich weniger eine Rolle bei der Tumorausbreitung per se spielen, sondern eher die Zelladhäsion begünstigen. Diese Befunde sprechen deshalb mehr für eine Bedeutung chemotaktischer Faktoren bei der Lokalisation der intravaskulären Tumorzellhaftung in bestimmten

Organen im Rahmen der hämatogenen Tumorzellaussaat und sie sind vielleicht mitbestimmend für die Organspezifität im Rahmen dieses Metastasierungstyps (217).

b) Ausbreitungswege

Nach der Invasion von Tumorzellen in das benachbarte Gewebe vollzieht sich ihre Ausbreitung auf drei mögliche Arten:
a) lymphogen,
b) hämatogen,
c) in Körperhöhlen.

Die Wahrscheinlichkeit, mit der ein bestimmter Ausbreitungsmodus bevorzugt eintritt, ist einerseits abhängig von anatomischen Gegebenheiten, andererseits aber auch von spezifischen Eigenschaften der Tumoren sowie von vielfältigen und komplexen Interaktionen zwischen Tumor und Wirtsorganismus. Bei Karzinomen beobachtet man nach Invasion der Tumorzellen in das angrenzende Interstitium zunächst häufig eine lymphatische Streuung mit dem konsekutiven Befall der regionären Lymphknoten. Die lymphogene Metastasierung scheint somit durch anatomische Gegebenheiten stark beeinflußt (198). Zudem wird der Tumoreinbruch in das lymphatische System durch das Fehlen von Basalmembranen bei den Lymphspalten generell begünstigt.

Manche Sarkome, die eine besonders enge Beziehung zwischen Tumorgewebe und Gefäßspalten sowie eine auffallend starke Tumorvaskularisierung aufweisen, zeigen im Gegensatz zu epithelialen Tumoren häufig eine primär hämatogene Aussaat.

Im Rahmen der Metastasierung über das Blutgefäßsystem findet sich ein Tumoreinbruch am häufigsten in neugebildete Tumorgefäße; seltener ist die Invasion in kleine venöse Gefäße des Wirtes, insbesondere in postkapilläre Venulen; eine primäre Invasion in große Venen ist eine Rarität. Die geringste Wahrscheinlichkeit besteht für einen initialen Einbruch in den arteriellen Schenkel des Gefäßsystems, da die Arteriolen- und Arterienwände eine vergleichsweise hohe Invasionsbarriere darstellen.

Die Ausbreitung von Tumorzellen in den serösen Höhlen, insbesondere in der Bauchhöhle, ist seit langem bekannt. Die Tumorzellverteilung unterliegt den Gesetzen der Schwerkraft, wofür Befunde wie die relative Häufigkeit von Tumorabsiedelungen im rektovesikalen und rektouterinen Raum spricht.

Am besten dokumentiert ist die peritoneale Tumorausbreitung für das Ovarialkarzinom, zu der es in ca. 8% aller Tumoren der Eierstöcke kommt. Auch gastrointestinale Tumoren zeigen eine besondere Tendenz zur Ausbreitung in der Bauchhöhle. Allerdings ist für das bekannteste Beispiel, die oft bilateralen Ovarialmetastasen beim Magenkarzinom, die sogenannten Krukkenberg-Tumoren, der peritoneale Ausbreitungsweg keineswegs gesichert.

Untersuchungen von SAMPSON (174) über andere intrakavitäre Ausbreitungsrouten insbesondere gynäkologischer Tumoren ergaben Fimbrien und Tuben als mögliche Implantationsstellen bei Ovarialkarzinomen.

c) Tumorzellarrest, Extravasation und Organspezifität von Metastasen

Das Verlassen des Kapillarbettes wird durch die Anhaftung von Tumorzellen an der Gefäßwand vorbereitet. Dieser Vorgang wird einerseits durch die Tendenz verschleppter Tumorzellen zur Aggregatbildung und andererseits durch eine Dysregulation der lokalen Blutgerinnung begünstigt. Die Tumorzell-Endothel-Interaktion führt zu dramatischen Veränderungen der Adhäsion von Endothelzellen an ihrer Unterlage; sie zeigen Retraktionsphänomene und exponieren dadurch die Basalmembran, zu der Tumorzellen eine deutlich höhere Affinität zeigen als zur Endothelzelloberfläche (113). Das Phänomen der Organprädilektion bei der hämatogenen Metastasierung wurde von zahlreichen Autoren untersucht. WEISS u.a. (225, 226) schließen aus ihren Ergebnissen, daß Tumorzellen in der Lage sind, zwischen verschiedenen organspezifischen Gefäßeigenschaften zu unterscheiden. SCHIRR-

MACHER (181a) und NICOLSON (143, 144) fanden Hinweise für die Tumorzell-Organ-Interaktion über definierte rezeptorähnliche Oberflächenstrukturen, wobei sowohl die organtypische Endothelzelloberfläche wie die Zusammensetzung der subendothelialen Matrix für die besondere Affinität bestimmter maligner metastatischer Zellen für bestimmte Organe verantwortlich sein können. Unterstützt werden klinische Beobachtungen über die Organspezifität bei der hämatogenen Metastasierung durch weitere experimentelle Befunde. So konnten HART u. FIDLER (82) zeigen, daß Tumoren, die vorzugsweise in die Lungen, nicht aber in die Nieren metastasierten, dieses Charakteristikum auch dann beibehielten, wenn Gewebsfragmente beider Organe an ektopen Stellen implantiert wurden.

Alle diese Ergebnisse stützen die Theorie einer organmodulierten Metastasierung (83), wie sie PAGET (152) in seiner „seed-and-soil-Hypothese" vor ca. 100 Jahren formuliert hat. Sie sprechen in einigen wesentlichen Punkten eher gegen die von EWING (46) vertretene Theorie, daß die Organotropie der hämatogenen Metastasierung vorwiegend auf die anatomische Lage und die hämodynamischen Verhältnisse zurückzuführen sei.

In ihrem komplizierten Ablauf bietet die metastatische Kaskade dem Wirtsorganismus reichlich Gelegenheit zur Auseinandersetzung mit dem Tumor und zur Eliminierung metastatischer Zellen. FIDLER (53) gelang es, aus Melanomen Subpopulationen von Tumorzellen mit unterschiedlichem Metastasierungspotential zu klonieren, und er erbrachte damit den Beweis, daß die Fähigkeit zur Metastasierung ein Charakteristikum bestimmter Zellen in einem Tumor darstellt. Diese Zellen müssen zunächst die Invasionsbarriere der Basalmembran durchbrechen und sich mit immunologischen Abwehrmechanismen des Wirtsorganismus auseinandersetzen. Wiederum nur eine kleine Fraktion der invasiven Zellen schafft sich Zutritt zum Blut- oder Lymphgefäßsystem, wovon nur ein Teil den Transport überlebt und sich in Fremdorganen festsetzen kann, um dort nach Anschluß an das Gefäßsystem Tochtergeschwülste zu bilden. Trotz der vielen hypothetischen und z.T. experimentell nachvollzogenen Wechselwirkungen zwischen Tumorzellen und Wirtsorganismus (55, 75), mit der Konsequenz, daß eigentlich nur ein geringer Anteil die gesamte Sequenz der Metastasierungskaskade durchläuft und überlebt (224), stellt die Metastasierung die bedeutsamste Bedrohung für das Leben von Tumorpatienten dar. Eines der Hauptanliegen einer effizienten Tumortherapie ist deshalb ihre Prävention bzw. die frühzeitige Diagnose. Die Fortschritte in der Erforschung der an der Invasion und Metastasierung beteiligten molekularbiologischen und biochemischen Mechanismen (81, 128), die Identifikation von Charakteristika metastasierender Tumorzellsubpopulationen (204), wie auch neue Erkenntnisse über Abwehrmechanismen des Organismus (54, 55, 56) geben Anlaß zur Hoffnung, in absehbarer Zeit besser wirksame therapeutische Strategien gegen diese letztlich bei vielen Patienten zum Tode führenden Komplikation entwickeln zu können.

III. Wechselwirkungen zwischen Tumor und Wirtsorganismus

A. Tumorwachstum und Tumorvaskularisierung

Die von FOLKMAN (59) formulierte These, daß Tumoren in ihrem Wachstum generell von ihrer Fähigkeit zur Stimulation der Gefäßneubildung abhängig sind, initiierte zahlreiche Experimente, die grundlegende Mechanismen der Wechselbeziehungen von Tumor und Wirtsorganismus bei der Angiogenese enthüllten. Es konnte gezeigt werden, daß bei Anwesenheit entsprechender Stimuli die Endothelzellen einem streng definierten Programm folgen, das nach einer ganz bestimmten Abfolge von Proliferations- und Differenzierungsvorgängen schließlich zur Ausbildung eines neuen Kapillarnetzes führt (63).
Viele Tumoren existieren zunächst in einem avaskulären Zustand (74). Eindrücklich dokumentiert sind derartige Wachstumsformen als intraepithelial ausgebreitete Neoplasien mit geringer Ausdehnung als Carcinoma in situ der Portio oder der ableitenden Harnwege. Der Durchbruch der Basalmembran und das Einsetzen des Gefäßwachstums markiert häufig den Übergang zu rascherem Wachstum, lokaler Invasion und Fernmetastasierung (Abb. **10**).
Auch können kleine avaskuläre Tumorpartikel im sogenannten „dormant state" oft jahrelang überleben, um nach Revaskularisierung erneut in das Wachstum einzutreten (73, 194, 229).
Die Entfaltung angiogenetischer Aktivitäten kann der tatsächlichen Tumorentstehung vorausgehen (24, 91, 192). ZICHE u. GULLINO (235) konnten entsprechende Befunde während der Transformation von normalen zu malignen Fibroblasten erheben. Auch aus Arbeiten anderer Autoren geht hervor, daß eine Zunahme der angiogenetischen Aktivität ein erstes Zeichen der Malignisierung von Zellen darstellt (108).
Direkte Zusammenhänge zwischen der Vaskularisierung und dem Wachstum von Tumoren ergeben sich aus Experimenten, in denen eine signifikante Abnahme der Tumorzellproliferation mit zunehmender Entfernung der Zellen vom Kapillarnetz beobachtet wurde. Auch das Wachstumsmuster von Tumoren wird durch die

Konfiguration und die räumliche Orientierung der neugebildeten Gefäße mitbestimmt (201).
Hinweise für die Interaktion von Tumoren mit Zellen des Wirtsorganismus bei der Angiogenese gehen zurück auf Beobachtungen von EHRLICH, der eine auffällige Vermehrung von Mastzellen in der unmittelbaren Umgebung von Neoplasien feststellte. KESSLER (107) quantifizierte diesen Anstieg der Mastzellen auf das über 40fache gegenüber dem Normalwert in der Nachbarschaft von Tumorimplantaten. Als maßgeblicher, von den Mastzellen produzierter angiogenetischer Faktor wurde Heparin identifiziert, das durch Komplexbildung mit Kupfer eine hohe gefäßaktivierende Potenz erwirbt (6, 44). Auch andere Zellen, die in der Tumorabwehr eine Rolle spielen, wie Makrophagen und bestimmte T-Lymphozyten, produzieren angiogenetisch aktive Stoffe (5, 159).
Zusätzlich wurden aus einer Reihe experimenteller und zuletzt auch aus humanen Tumoren eine Reihe von sogenannten „Angiogenese-Faktoren" isoliert, die extrem starke Stimuli für eine Gefäßneubildung darstellen und ohne zelluläre Begleitreaktion zu einer Neovaskularisation von Geweben führen (104, 108).
Die vielleicht vielversprechendste Entwicklung zeichnet sich auf dem Gebiet der Inhibitoren der Angiogenese ab. Protaminsulfat, ein Bestandteil der Spermienflüssigkeit, wurde von FOLKMAN (203) im Tierexperiment als Hemmstoff der Kapillarneubildung eingesetzt. Erfolgreich sind auch Versuche mit einer Kombination von oralen Heparingaben und Cortison, die über eine spezifische Hemmung der Gefäßneubildung bei transplantierten Tumoren zur Regression führen (37, 62). Die gleichzeitig beobachtete Reduktion der Metastasierungsrate bei Hemmung der Angiogenese ist einerseits Folge der abnehmenden Gefäßdichte im Primärtumor, die direkt mit der Häufigkeit von Absiedelungen maligner Tumoren korreliert, wie auch der Hemmung der Kapillarisierung in der Metastase selbst. Die im Experiment erfolgreiche Applikation von antiangiogenetischen Substanzen beinhaltet vielleicht neue therapeutische Möglichkeiten, die in Zukunft zur Prävention der Metastasierung eingesetzt werden könnten (63).

B. Tumorwachstum und Tumorimmunologie
Für die Bedeutung der immunologischen Auseinandersetzung des Wirtsorganismus im Rahmen des Wachstums und der Ausbreitung von Tumoren gibt es zahlreiche Hinweise. Dazu zählen die Spontanregression maligner Tumoren, z. B. maligner Melanome (19, 23), Mammakarzinome (117) und Chorionkarzinome (90) oder die Rückbildung von Metastasen nach operativer Entfernung des Primärtumors beim hypernephroiden Nierenkarzinom (171) ebenso wie

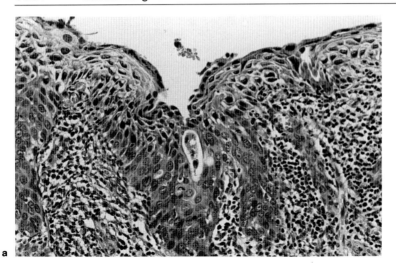

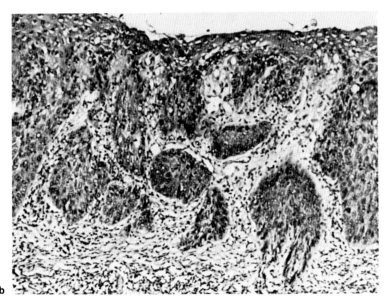

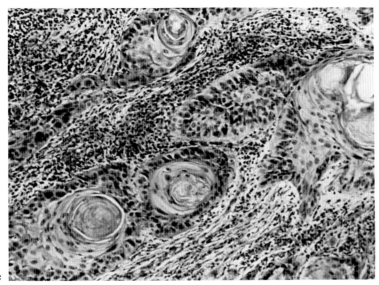

Abb. **10 a** Carcinoma in situ der Portio mit Auflösung der normalen Plattenepithelschichtung und schweren intraepithelialen Zell- und Kernatypien; die Basalmembran ist intakt, **b** minimale Stromainvasion mit Durchbruch der Basalmembran, **c** atypische Zellkomplexe eines invasiven Plattenepithelkarzinoms der Portio

der bei Ovarialkarzinomen (33) beobachtete Stillstand in der Tumorprogression im Gefolge viraler Infekte. Die unterschiedliche Latenz, mit der es nach totaler oder partieller Entfernung von Mammakarzinomen zum Auftreten von Rezidiven kommt (194), spricht ebenfalls für die Existenz tumorimmunologischer Mechanismen. Die Häufung von malignen Tumoren bei hereditärer oder erworbener Immundefizienz (68a) bzw. die Zunahme der Tumorfrequenz im höheren Lebensalter werden mit offensichtlich vorhandenen Störungen der Abwehrfunktionen erklärt (203a). Auch histopathologische Befunde, wie die unterschiedliche Dichte der lymphatischen Infiltration im Tumorstroma oder das Vorkommen granulomatöser Reaktionen in regionären Lymphknoten im Abflußgebiet mancher Karzinome sprechen für Interaktionen zwischen Tumorzellen und Immunsystem.

Die Erforschung immunologischer Reaktionen geht zurück auf Beobachtungen und Experimente, die von EHRLICH (44a) bereits Anfang dieses Jahrhunderts durchgeführt wurden. Ausgangspunkt aller Überlegungen ist die Vorstellung, daß Tumorzellen sich durch immunologische Charakteristika, sogenannte „Tumorspezifische Antigene (TSA)", von normalen Zellen unterscheiden und auf diese Weise Anlaß zu Abwehrreaktionen des Organismus mit einer Beeinträchtigung des Wachstums und der Ausbreitung von Tumoren geben (208). Anstrengungen bei der Erforschung der Immunogenität von Tumoren konzentrieren sich einerseits auf die Natur der immunologischen Reaktionen gegen transformierte Zellen und auf die assoziierten Effektormechanismen. Andererseits sieht man sich der paradoxen Fähigkeit vieler Tumoren konfrontiert, sich den Mechanismen der Immunabwehr zu entziehen (43, 178).

Die meisten Erkenntnisse, beide Fragestellungen betreffend, gründen auf experimentellen Untersuchungen mit Inzuchttieren und mit verschiedenen in-vitro-Modellen. Die Ergebnisse sollen nachfolgend kurz zusammengefaßt werden:

a) Tumorzellen zeigen ein höchst komplexes Antigenmuster. Die immunologisch relevanten Veränderungen bei der malignen Transformation betreffen fast ausschließlich Moleküle an der Tumorzelloberfläche, insbesondere Glykolipidkomponenten verschiedenster Proteine (78a).

b) Antigene Strukturen können sowohl durch eine Neosynthese (Neoantigene), als auch durch geänderte Expression oder Verlust von regulären Zelloberflächenbestandteilen entstehen (78a).

c) Tumorspezifische Antigene finden sich häufiger bei viral oder chemisch induzierten Tumoren, die in aller Regel zu einer starken Immunogenität führen. Die Tumorabstoßung bei derartigen stark antigenen Tumoren zeigt viele Gemeinsamkeiten mit Transplantationsphänomenen und wird zum Teil über „Tumorspezifische Transplantationsantigene (TSTA)" moduliert (179).

d) Spontane Tumoren, d.h. die Mehrzahl aller humanen Neoplasmen, sind zum Zeitpunkt ihrer klinischen Manifestation häufig nur schwach immunogen und bieten dadurch der Immunabwehr nur mehr wenige Einflußmöglichkeiten.

e) Die Resistenz gegenüber Tumoren wird vorwiegend durch zelluläre Effektoren des Immunsystems vermittelt. Man findet sowohl eine Aktivierung spezifischer T-Zell-Subpopulationen (T-Helfer- und zytotoxischer T-Zellen) wie auch Reaktionen der unspezifischen Abwehr (natürliche Killerzellen und Makrophagen). Tumorspezifische humorale Antikörper scheinen eine geringere Rolle in der Tumorabwehr zu spielen (31, 56, 79).

f) Das Tumorwachstum kann durch das Immunsystem sowohl negativ wie auch positiv beeinflußt werden. Der Theorie der „immune-surveillance" von BURNET (29) einer ständigen Überwachung des Organismus auf das Entstehen maligner Zellen und deren Eliminierung durch das Immunsystem, stehen Beobachtungen gegenüber, daß eine Immunisierung mit Tumorzellen auch zu einer rascheren Tumorprogression führen kann (162). Dieses als „tumor enhancement" bezeichnete Phänomen ist durch eine Tumorantigenmaskierung durch zirkulierende humorale Antikörper oder durch eine Stimulation von T-Supressorzellen zu erklären (109, 140). Außerdem besitzen Tumorzellen die Fähigkeit der Antigenmodulation (180) und können durch Änderungen ihres Antigenmusters der Immunabwehr entkommen („escape-phenomenon") (22, 85, 111, 141).

g) Viele humane Tumoren exprimieren sogenannte „Tumorassoziierte Antigene (TAA)" (177a). Einige derartige Moleküle können auch während der fetalen Entwicklung nachgewiesen werden. Bei bestimmten Tumoren kommt es zum Wiederauftreten dieser Antigene, die deshalb als onkofetale Antigene bezeichnet werden. Die wichtigsten Vertreter sind das Karzinoembryonale Antigen (CEA), das insbesondere bei kolorektalen, aber auch bei Karzinomen der Mamma nachzuweisen ist, sowie das Alpha-1-Fetoprotein, das von malignen Hepatomen und embryonalen Hodenkarzinomen exprimiert wird. Die Anwesenheit von TAA im Serum und die Nachweismöglichkeiten an histologischen Schnittpräparaten mit Hilfe immunhistochemischer Färbemethoden ist von beträchtlichem Wert in der Tumordiagnostik und findet vor allem in der Verlaufskontrolle von Tumorpatienten Anwendung. Man spricht deshalb auch häufig von Tumormarkern. Biologisch entsprechen sie allerdings Differenzierungsantigenen und sind keinesfalls tumorspezifisch. Auch ist ihre Funktion und ihre Rolle bei der Immunogenität von Tumoren weitgehend ungeklärt (191).

Trotz vieler offener Fragen berechtigen die Fortschritte, die in den letzten Jahren auf dem Gebiet der Tumorimmunologie gemacht wurden – vor allem durch die Möglichkeit der Produktion hochspezifischer monoklonaler Antikörper gegen verschiedenste Antigene – zu Hoffnungen für weitergehende Anwendungen in der Tumordiagnostik und -therapie. Die Attraktivität der immunodiagnostischen und -therapeutischen Methoden gründet auf der außerordentlichen Spezifität immunologischer Reaktionen mit dem Potential der selektiven Markierung oder Destruktion von Tumorzellen. Daneben existieren erfolgreiche Applikationen sogenannter Biological response modifiers, wie z.B. BCG bei oberflächlichen Harnblasenkarzinomen, die wahrscheinlich über eine Aktivierung und Potenzierung unspezifischer zellulärer Abwehrmechanismen das Tumorwachstum hemmen und zur Tumorregression führen (3, 51).

IV. Tumorwachstum und Tumorheterogenität

Die Hypothesen von FOULDS (64, 65) und NOWELL (147) über die klonale Entstehung und die Progression von Tumoren bilden den theoretischen Hintergrund für das Konzept der Tumorheterogenität – aus einer transformierten Zelle entsteht ein Tumor, der sich zum Zeitpunkt seiner klinischen Manifestation mit einer Vielzahl von Zellpopulationen mit unterschiedlichen, sich ständig ändernden Eigenschaften präsentiert.

Diese Heterogenität von Tumoren stellt sich auf mehreren Ebenen dar. Offenkundig sind Unterschiede etwa im biologischen Verhalten zwischen verschiedenen Tumortypen, wie Lymphomen und malignen epithelialen Tumoren oder Sarkomen.

Auch innerhalb eines Tumortyps, etwa des Mammakarzinoms, gibt es verschiedene Ausprägungen wie duktale, lobuläre oder medulläre Wachstumsformen, die sich nicht nur in ihrem Erscheinungsbild, sondern auch in Verlauf und Prognose voneinander unterscheiden.

Im engeren Sinn bezeichnet der Begriff Tumorheterogenität allerdings die zelluläre Variabilität innerhalb eines Tumors und umfaßt somit das gesamte Spektrum verschiedener Phänotypen und Zellsubpopulationen, aus denen sich ein Tumor zusammensetzt (52, 89).

Tumorarchitektur und zelluläre Morphologie reflektieren lichtmikroskopisch faßbare Charakteristika der Heterogenität eines Tumors. Sie repräsentieren nicht nur in der täglichen Diagnostik, sondern auch in experimentellen Systemen Kriterien zur Identifizierung neoplastischer Zellen und sind Voraussetzung für deren Isolierung zur genaueren Typisierung mittels subtilerer Untersuchungsmethoden (50).

Zahl und Struktur von Chromosomen, Eigenschaften wie die Klonierbarkeit, Wachstumsgeschwindigkeit und Generationszeiten weisen eine große Variationsbreite innerhalb verschiedener Zellen ein und desselben Tumors auf. Tumorzellpopulationen unterscheiden sich in ihren immunologischen Eigenschaften (105) und sind variabel in ihrer Antigenität oder zeigen phänotypische Unterschiede in der Expression von Makromolekülen, die für bestimmte Funktionszustände oder Differenzierungsstufen charakteristisch sind (49, 89). Beispielsweise zeigen Hormonrezeptoren, wie der Östrogen- und Progesteronrezeptor in Mammakarzinomen (25) oder membranständige Differenzierungsantigene bei malignen Lymphomen (123) nie eine homogene Verteilung, sondern können immer nur in bestimmten Zellen nachgewiesen werden.

Ebenfalls von eminenter klinischer Bedeutung ist die Tatsache, daß sich innerhalb eines Tumors Zellklone mit unterschiedlichem Invasions- und Metastasierungspotential (204, 227) ebenso nachweisen lassen wie Populationen, die sich hinsichtlich der Zytostatika- und Strahlensensitivität unterscheiden (88). Einige dieser zellulären Merkmale zeigen eine erwiesene Abhängigkeit vom Zellzyklus, andere sind kontinuierlichen Veränderungen im Laufe des Tumorwachstums und der Tumorentwicklung unterworfen (38, 39, 102).

Wachstumsassoziierte Aspekte der Tumorheterogenität, ihrer Entstehung und Aufrechterhaltung, sind bisher nur wenig erforscht. Modellhaft lassen sich kinetische Parameter des Tumorwachstums, wie Zellzuwachs- und Zellverlustrate mit Ursachen der Tumorheterogenität, z.B. der erhöhten genetischen Instabilität in Beziehung setzen (145, 193).

Der Entstehung der Heterogenität von Tumoren liegt ein dynamischer Prozeß zugrunde, der im Rahmen der Tumorprogression zu einem dauernden Erwerb neuer zellulärer Charakteristika führt. Tumoren sind hochadaptive Ökosysteme, die sich im Verlauf der Zeit unter dem Druck endogener und exogener Selektionsmechanismen, wie der Auseinandersetzung mit dem Immunsystem oder in Reaktion auf therapeutische Interventionen, ständig weiterentwickeln (Abb. **11**). Diese Veränderungen scheinen nicht zufällig und unkontrolliert abzulaufen, sondern vollziehen sich reguliert durch multiple Interaktionen

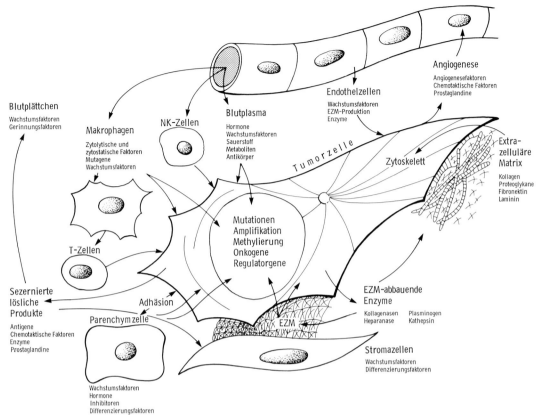

Abb. 11 Schematische Darstellung der multiplen Wechselwirkungen zwischen Tumorzellen und ihrer Umgebung, die zu einer permanenten Änderung von Tumorzelleigenschaften führen (nach *Nicolson* [144 a])

zwischen den verschiedenen Zellpopulationen innerhalb eines Tumors (148). Das Konzept der heterogenen Zusammensetzung von Tumoren ist von mehrfacher Bedeutung: es ist die Basis für elementare Erkenntnisse der Tumorbiologie und bietet eine Chance für die Entwicklung besserer tumorspezifischer diagnostischer und therapeutischer Strategien.

Glossar

Angiogenese: Blutgefäßneubildung; sie ist für das Wachstum von Tumoren essentiell und wird durch sogenannte „Tumor-Angiogenese-Faktoren" stimuliert.

Autokrine Wachstumsregulation: Fähigkeit von Zellen, Hormone oder Wachstumsfaktoren zu produzieren, die das eigene Wachstum beeinflussen.

Autoradiographie: Technik zur Darstellung radioaktiver Isotope in Zellen oder Zellkompartimenten; z. B. können proliferierende, DNA-synthetisierende Zellen mit radioaktiv markiertem Thymidin nachgewiesen werden.

Biological Response Modifier: Substanzen, die eine Stimulation des Immunsystems bewirken und vorwiegend unspezifische und zelluläre Abwehrmechanismen aktivieren (z. B. Interferon); ihre Anwendung in der Tumortherapie beruht auf dem immunstimulierenden Effekt zur Eliminierung von Tumorzellen.

Chromosomenbanding: Strukturanalyse von Chromosomen mit Hilfe spezieller Färbemethoden.

DNA-Zytophotometrie: Messung des DNA-Gehaltes einer Zelle; die DNA wird mit spezifischen, stöchiometrisch bindenden Farbstoffen dargestellt und der DNA-Gehalt durch Messung der Lichtabsorption quantitativ ermittelt.

Dormant state: Überleben von Tumorzellen in Form kleiner avaskulärer Aggregate ohne Wachstumstendenz.

Enhancement-Phänomen: paradoxe Wachstumssteigerung von Tumoren als Folge der Interaktion von Tumorzellen mit dem Immunsystem.

Escape-Phänomen: Fähigkeit von immunogenen Tumorzellen, sich der immunologischen Kontrolle zu entziehen und dadurch ihr Wachstum und ihre Ausbreitung zu beschleunigen.

Genamplifikation: verstärkte Expression eines Gens.

Glykoproteine: Eiweißmoleküle, an die durch spezifische Enzyme – Glykosyltransferasen – Zuckermoleküle gekoppelt werden; sie sind wichtige Bestandteile der Zelloberfläche und oft für die Antigenität von Tumorzellen verantwortlich.

Heterogenität: Gesamtheit der verschiedenen Merkmale von Zellen innerhalb eines Tumors.

Hybridisierung: a) Fusion zweier Zellen;
b) Bindung von komplementären, strukturhomolo-

gen DNA- oder RNA-Molekülen; radioaktiv markierte DNA- oder RNA-Proben können als „Sonden" benutzt werden, um die Anwesenheit bestimmter DNA- oder RNA-Sequenzen in einer Zelle nachzuweisen; auf diese Art und Weise können bestimmte Gene auf den Chromosomen lokalisiert werden (DNA) oder ihre Transkription in mRNA und damit die Genexpression bestimmt werden.

Immunhistochemie: Methode zum Nachweis von Antigenen in Zellen oder Geweben an histologischen Schnittpräparaten, die auf einer Kombination immunologischer und histochemischer Reaktionen beruht.

Immunsurveillance: von BURNET entwickeltes Konzept; es fordert einen Mechanismus, durch den zu einem frühen Zeitpunkt in der malignen Transformation einer Zelle diese immunologisch erkannt und durch das Immunsystem eliminiert wird, bevor sich ein Tumor entwickeln kann.

Invasion: Eindringen von Tumorzellen in das Nachbargewebe; eines der wichtigsten morphologischen Malignitätskriterien.

Karyotyp: Beschreibung einer Zelle nach ihrem Chromosomenmuster; die Typisierung wird an Metaphasechromosomen durchgeführt; Tumorzellen zeigen häufig numerische oder strukturelle Abweichungen vom normalen Karyotyp.

Klon: Zellen, die von einer Mutterzelle abstammen; alle Zellen eines Klons zeichnen sich durch übereinstimmende Charakteristika (z. B. Chromosomenmuster, Enzyme) aus und können durch deren Nachweis identifiziert werden; die meisten Tumoren sind klonalen Ursprungs.

Monoklonale Antikörper: Antikörper, die nur eine von mehreren Determinanten eines Antigens erkennen; sie werden jeweils von einem einzigen Klon von B-Zellen produziert.

Mutation: Veränderung in der Basensequenz der DNA eines Gens durch Austausch, Addition oder Verlust einer oder mehrerer Basen; sie können durch Veränderungen der Struktur und/oder der Menge an produzierten Proteinen wesentliche Störungen der Wachstums- und Differenzierungsregulation verursachen.

Natürliche Killerzellen: Lymphozyten, die maligne Zellen ohne vorhergehende Sensibilisierung zerstören können.

Onkofetale Antigene: Proteine oder Glykoproteine, die während der Fetalzeit in bestimmten Entwicklungsphasen an Zellen auftreten und die bei Erwachsenen nur mehr in Spuren oder überhaupt nicht mehr nachweisbar sind; bei Tumoren verschiedener Organe kommt es zum Wiederauftreten dieser Substanzen; sie finden häufig als „Tumormarker" in der Verlaufskontrolle von Tumorpatienten Verwendung.

Onkogene: Gene, die das Wachstum und die Differenzierung von Zellen steuern und deren Proteine – Onkoproteine – unter bestimmten Bedingungen mit einer malignen Transformation von Zellen assoziiert sein können; diese Gene wurden wahrscheinlich im Rahmen der Evolution in RNA-Viren (Retroviren) inkorporiert und sind für die transformierende Potenz dieser Viren verantwortlich.

Phänotyp: Summe der Merkmale von Zellen oder Geweben, die aus der Expression bestimmter Gene resultiert.

Ploidie: Chromosomengehalt einer Zelle; normale Zellen enthalten einen doppelten Chromosomensatz und sind diploid (euploid); Samen- und Eizellen enthalten nur den einfachen Chromosomensatz und sind haploid; Tumorzellen zeigen häufig chromosomale Aberrationen (fehlende, zusätzliche oder abnorme Chromosomen) und sind aneuploid.

Progression: fortschreitende Zunahme der malignen Eigenschaften eines Tumors im Lauf seiner Entwicklung.

Proteinkinasen: Enzyme, die die Phosphorylierung von Proteinen an bestimmten Aminosäuren katalysieren; die Phosphorylierung oder Dephosphorylierung von Proteinen sind wesentliche Mechanismen in deren Funktionsregulation; viele Onkoproteine sind Proteinkinasen.

Rezeptoren: Moleküle an der Zellmembran, im Zytoplasma oder im Zellkern, die mit Hormonen, Wachstumsfaktoren und anderen biologisch aktiven Regulatoren der Zellfunktion spezifisch reagieren und extrazelluläre Signale an die Zelle vermitteln.

Second Messenger: Moleküle, die Informationen von der Zelloberfläche in das Zellinnere übermitteln – intrazelluläre Mediatoren; sie bewirken meist eine Änderung der Genexpression.

Synchronisierte Zellen: Zellpopulationen, in denen sich die überwiegende Mehrzahl von Zellen in ein und derselben Zellzyklusphase befinden und die gemeinsam den Zellzyklus durchlaufen.

Transformation: Vorgang der Umwandlung einer normalen Zelle in eine Zelle mit abnormaler Erscheinungsform und abnormalem Wachstumsverhalten in der Zellkultur – morphologische Transformation und Immortalisierung; zum Nachweis der malignen Transformation muß der Nachweis des invasiven Wachstums in einem geeigneten Tiermodell (z. B. Übertragung der Zellen auf die Nacktmaus) erbracht werden.

Translokation: Verlagerung eines Teils eines Chromosoms auf einen anderen Teil desselben oder auf ein anderes Chromosom; ein Beispiel ist die Translokation zwischen den Chromosomen 9 und 22 bei der chronisch-myeloischen Leukämie, die zur Entstehung des Philadelphia-Chromosoms führt.

Wachstumsfraktion: Anteil der proliferierenden Zellen in einem Tumor.

Literatur

1 Alberts, B., D. Bray, J. Lewis, M. Raff, K. Roberts, J. D. Watson: Molecular Biology of the Cell. Garland Publishing Inc., New York 1983

1a Alitalo, K., G. Ramsay, J. M. Bishop, S. Ohlsson, W. W. Colby, A. D. Levinson: Identification of nuclear proteins encoded by viral and cellular myc oncogenes. Nature 306 (1983) 274

2 Anderson, S. J., M. A. Gonda, C. W. Rettenmier, C. J. Sherr: Subcellular location of glycoproteins encoded by the viral oncogene v-fms. J. Virol. 51 (1984) 730

3 Apffel, C. A.: Nonimmunological host defenses: a review. Cancer Res. 36 (1979) 1527

4 Atkinson, M. M., S. K. Anderson, J. D. Sheridan: Modification of gap junctions in cells transformed by a temperature-sensitive mutant of Rous sarcoma virus. J. Membrane Biol. 91 (1986) 53

5 Auerbach, R.: Angiogenesis-inducing factors: A review. Lymphokines 4 (1981) 69

6 Azizkhan, R. G., J. C. Azizkhan, B. R. Zetter, J. Folkman: Mast cell heparin stimulates migration of capil-

lary endothelial cells in vitro. J. exp. Med. 152 (1980) 931

7 Barnes, D., G. Sato: Serum-free culture: a unifying approach. Cell 22 (1980) 649

8 Barlogie, B., B. Drewinko, J. Schumann, W. Göhde et al.: Cellular DNA content as a marker of neoplasia in man. Amer. J. Med. 69 (1980) 195

9 Barsky, S. H., G. P. Siegal, F. Jannotta, L. A. Liotta: Loss of basement membrane components by invasive tumors but not by their benign counterparts. Lab. Invest. 46 (1982) 7 a

10 Barsky, S. H., S. Togo, S. Garbisa, L. A. Liotta: Type IV collagenase immunoreactivity in invasive breast carcinoma. Lancet 8319 (1983) 296

11 Baserga, R.: Multiplication and Division in Mammalian Cells. Dekker, New York 1976

12 Baserga, R., D. E. Waechter, K. J. Soprano, N. Galanti: Molecular biology of cell division. Ann. N. Y. Acad. Sci. 397 (1985) 110

13 Baserga, R.: The Biology of Cell Reproduction. Harvard University Press, Cambridge 1985

14 Bauknecht, T., M. Kiechle, G. Bauer, J. W. Siebers: Characterization of growth factors in human ovarian carcinomas. Cancer Res. 46 (1986) 2614

15 Bishop, J. M.: Viral oncogenes. Cell 42 (1985) 23

16 Bishop, J. M.: Enemies within: the genesis of retrovirus oncogenes. Cell 23 (1981) 5

17 Bishop, M. C., G. J. Fellows: Urine hydroxyproline excretion – a marker of bone metastases in prostatic carcinoma. Brit. J. Urol. 49 (1977) 711

18 Blundell, T. L., R. E. Humbel: Hormone families: pancreatic hormones and homologuous growth factors. Nature 287 (1980) 781

19 Bodurtha, A. J., J. Berkelhammer, Y. M. Kim, J. F. Laucius et al.: A clinical, histologic and immunologic study of a case of metastatic malignant melanoma undergoing spontaneous remission. Cancer 37 (1976) 735

20 Böcking, A., C. P. Adler, H. H. Common, M. Hilgarth, B. Granzen, W. Auffermann: Algorithm for a DNA-cytophotometric diagnosis and grading of malignancy. Anal. Quant. Cytol. 6 (1984) 1

21 Böhm, N., W. Sandritter: DNA in human tumors: A cytophotometric study. Curr. Top. Path. 60 (1975) 151

22 Bosslet, K., V. Schirrmacher: Escape of metastasizing clonal tumor cell variants from tumor-specific cytolytic T lymphocytes. J. exp. Med. 154 (1981) 557

23 Boyd, W.: Spontaneous Regression of Cancer. Thomas, Springfield/Ill. 1966

23a Bradshaw, R. A., W. A. Frazier: Hormone receptors as regulators of hormone action. Curr. Top. Cell Regul. 12 (1977) 1

24 Brem, S. S., H. S. Jensen, P. M. Gullino: Angiogenesis as a marker of preoplastic lesions of the human breast. Cancer 1 (1978) 239

25 Brennen, M. J., W. L. Donegan, D. E. Appleby: The variability of estrogen receptors in metastatic breast cancer. Amer. J. Surg. 137 (1979) 260

26 Brooks, R. F.: Continuous protein synthesis is required to maintain the probability of entry into S-phase. Cell 12 (1977) 311

27 Brooks, R. F.: The cytoplasmic origin of the variability in the timing of S-phase in mammalian cells. Cell Biol. International Reports 3 (1979) 707

28 Broome, S., S. Gilbert: Rous sarcoma virus encodes a transcriptional activator. Cell 40 (1985) 537

29 Burnet, R. M.: The concept of immunological surveillance. Prog. Exp. Tumor Res. 13 (1970) 1

30 Burns, F. J., I. F. Tannock: On the existence of a G-0-phase in the cell cycle. Cell & Tissue Kinet. 3 (1970) 321

31 Chow, D. A., V. E. Miller, G. A. Carlson, B. Pohajdak, A. H. Greenberg: Natural resistance to tumors is a heterogeneous immunological phenomenon: evidence for non-NK-cell mechanisms. Invas. Metas. 1 (1981) 205

32 Clark, R., G. Wong, N. Arnheim, D. Nitecki, F. Mc Cormick: Antibodies specific for amino acid 12 of the ras oncogene product inhibit GTP binding. Proc. nat. Acad. Sci. (Wash.) 82 (1985) 5280

33 Conference on Spontaneous Regression of Cancer: National Cancer Institute Monographs, Vol. 44 (1976)

34 Cooper, G. M.: Cellular transforming genes. Science 217 (1983) 801

35 Cornelisse, C., H. R. de Koning, A. J. Moolenaar, C. J. van de Velde, J. E. Ploem: Image and flow cytometric analysis of DNA content in breast cancer: relation to estrogen receptor content and lymph node involvement. Anal. Quant. Cytol. 6 (1984) 9

36 Cruciger, Q. V., S. Pathak, R. Cailleua: Human breast carcinomas. Marker chromosomes involving 1q in seven cases. Cytogenet. Cell Genet. 17 (1976) 231

37 Crum, R., S. Szabo, J. Folkman: A new class of steroids inhibits angiogenesis in the presence of heparin or a heparin fragment. Science 230 (1985) B 1375

38 Czerniak, B., Z. Darzynkiewicz, L. Staiano-Coico, F. Herz, L. Koss: Expression of Ca antigen in relation to cell cycle in cultured human tumor cells. Cancer Res. 44 (1984) 4342

39 Darzynkiewicz, Z., H. Crissman, F. Traganos, B. Steinkamp: Cell heterogeneity during the cell cycle. J. Cell Physiol. 113 (1982) 465

40 Der, C. J., T. Finkel, G. M. Cooper: Biological and biochemical properties of human ras genes mutated at codon 61. Cell 44 (1986) 167

41 Dolbeare, F., H. Gratzner, M. G. Pallavicini, J. W. Gray: Flow cytometric measurement of total DNA content and incorporated bromodeoxyuridine. Proc. nat. Acad. Sci. (Wash.) 80 (1983) 5573

42 Downward, J., Y. Yarden, E. Mayes et al.: Close similarity of epidermal growth factor receptor and v-erb-B oncogene protein sequences. Nature 307 (1984) 521

43 Drew, S. I.: Immunological surveillance against neoplasia: an immunological quandary. Hum. Path. 10 (1979) 5

44 Dunn, M. R., P. Montgomery: A study of the relationship of mast cells to carcinoma in situ of the uterine cervix. Lab. Invest. 6 (1957) 542

44a Ehrlich, P.: Über den jetzigen Stand der Karzinomforschung. Nederlandsch Tijdschrift voor Geneeskunde, Earste Helft 5 (1909)

45 Ellis, R. W., D. de Feo, T. Y. Shih, M. A. Gonda, H. A. Young, N. Tsuchida et al.: The p21 src genes of Harvey and Kirsten sarcoma virus originate from divergent members of a family of normal vertebrate genes. Nature 292 (1981) 506

46 Ewing, S.: Neoplastic Disease, 4. Aufl. Saunders, Philadelphia 1940

47 Feig, L. A., R. C. Bast, R. C. Knapp, G. M. Cooper: Somatic activation of ras gene in a human ovarian carcinoma. Science 223 (1984) 698

48 Fialkow, P. J.: Clonal origin of human tumors. Biochim. Biophys. Acta 458 (1976) 283

49 Fidler, I. J., E. Gruys, M. A. Cifone, Z. Barnes, C. Bucana: Demonstration of multiple phenotypic diversity in a murine melanoma of recent origin. J. nat. Cancer Inst. 67 (1981) 947

50 Fidler, I. J., I. R. Hart: Biological and experimental consequences of the zonal composition of solid tumors. Cancer Res. 41 (1981) 3266

51 Fidler, I. J.: Macrophages and metastases – a biological approach to cancer therapy: presidential adress. Cancer Res. 45 (1985) 4714

52 Fidler, I. J.: The evolution of biological heterogeneity in metastatic neoplasms. In: Cancer Invasion and Metastases: Biological and Therapeutic Aspects,

hrsg. von B. G. L. Nicolson, L. Milas. Raven Press, New York 5, 1984

53 Fidler, I. J., M. L. Kripke: Metastasis results from preexisting variant cells within a malignant tumor. Science 197 (1977) 893

54 Fidler, I. J., D. M. Gersten, M. L. Kripke: The influence of immune status on the metastasis of three murine fibrosarcomas of different immunogenicities. Cancer Res. 39 (1979) 3816

55 Fidler, I. J., M. L. Kripke: Tumor cell antigenicity, host immunity, and cancer metastasis. Cancer Immun. Immunother. 7 (1980) 201

56 Fidler, I. J., G. Poste: Macrophage-mediated destruction of malignant tumor cells and new strategies for the therapy of metastatic disease. Springer Sem. Immunopath. 5 (1982) 161

57 Fisher, E. R., C. K. Osborne, W. L. Mc Guire et al.: Correlation of primary breast cancer histopathology and estrogen receptor content. Breast Cancer Res. Treat. 1 (1981) 37

58 Fiszer-Szafarz, B., P. M. Gullino: Hyaluronidase activity of normal and neoplastic interstitial fluid. Proc. Soc. exp. Biol. Med. 133 (1970) 804

59 Folkman, J.: Anti-angiogenesis: New concept for therapy of solid tumors. Ann. Surg. 175 (1972) 409

60 Folkman, J., M. Hochberg: Self-regulation of growth in three dimensions. J. exp. Med. 138 (1973) 745

61 Folkman, J., A. Moscona: Role of cell shape in growth control. Nature 273 (1978) 345

62 Folkman, J., R. Langer, R. Linhardt, C. Haudenschild, S. Taylor: Angiogenesis inhibition and tumor regression caused by heparin or a heparin fragment in the presence of cortisone. Science 221 (1983) 719

63 Folkman, J.: Tumor angiogenesis. Adv. Cancer Res. 43 (1985) 175

64 Foulds, L.: Tumor progression. Cancer Res. 17 (1957) 355

65 Foulds, L.: The natural history of cancer. Natural History of Cancer 8 (1958) 2

66 Fraenkel, D. G.: On ras gene function in yeast. Proc. nat. Acad. Sci. (Wash.) 82 (1985)

67 Fujita, J., S. K. Srivastava, M. Kraus, J. S. Rhim, S. R. Tronick, S. A. Aaronson: Frequency of molecular alterations affecting ras protooncogenes in human urinary tract tumors. Proc. nat. Acad. Sci. (Wash.) 82 (1985) 3849

68 Fukui, M., T. Yamamoto, S. Kawai, K. Marud, K. Toyoshima: Detection of a raf-related and two other transforming DNA sequences in human tumors maintained in nude mice. Proc. nat. Acad. Sci. (Wash.) 82 (1985) 5954

68a Gatti, R. A., R. A. Good: Occurrence of malignancy in immunodeficiency diseases. Cancer 28 (1971) 89

69 Gerdes, J., U. Schwab, H. Lemke, H. Stein: Production of a mouse monoclonal antibody reactive with a human nuclear antigen associated with cell proliferation. Int. J. Cancer 31 (1983) 13

70 Gerdes, J.: An immunohistochemical method for estimating cell growth fraction in rapid histopathological diagnosis during surgery. Int. J. Cancer 35 (1985) 169

71 Gibas, Z., G. R. Prout, J. G. Connolly, J. E. Pontes, A. A. Sandberg: Nonrandom chromosomal changes in transitional cell carcinoma of the bladder. Cancer Res. 44 (1984) 1257

72 Gilman, A. G.: G proteins and dual control of adenylate cyclase. Cell 36 (1984) 577

73 Gimbrone, M. A., S. P. Leapman, R. S. Cotran, J. Folkman: Tumor dormancy by prevention of neovascularization. J. exp. Med. 136 (1972) 261

73a Goldberg, N. D., M. K. Haddox: Cyclic GMP metabolism and involvement in biological regulation. Ann. Rev. Biochem. 46 (1977) 823

74 Goldmann, E.: The growth of malignant disease in man and the lower animals with special reference to the vascular system. Proc. roy. Soc. Med. 1 (1907) 1

75 Gorelik, E., S. Segal, J. Shapiro, S. Katzab, Y. Ron, M. Feldman: Interactions between the local tumor and its metastases. Cancer Metastasis Rev. 1 (1980) 95

76 Gospodarowicz, D., G. Greenburg, C. R. Birdwell: Determination of cellular shape by the extracellular matrix and its correlation with the control of cellular growth. Cancer Res. 38 (1978) 4155

77 Goustin, A. S., E. B. Leof, G. D. Shipley, H. L. Moses: Growth factors and cancer. Cancer Res. 46 (1986) 1015

78 Grady-Leopardi, E. F., M. Schwab, A. R. Ablin, W. Rosenau: Detection of N-myc oncogene expression in human neuroblastoma by in situ hybridization and blot analysis: relationship to clinical outcome. Cancer Res. 46 (1986) 3196

78a Hakomori, S. I.: Aberrant glycosylation in cancer cell membranes as focused on glycolipids: overview and perspectives. Cancer Res. 45 (1985) 2405

79 Hanna, N: Role of natural killer cells in control of cancer metastases. Cancer Metastases Rev. 1 (1980) 45

80 Harland, R.: Initiation of DNA replication in eukaryotic chromosomes. Trends Biochem. Sci. 6 (1981) 71

81 Hart, I. R., I. J. Fidler: An in vitro quantitative assay for tumor cell invasion. Cancer Res. 38 (1978) 3218

82 Hart, I. R., I. J. Fidler: Role of organ selectivity in the determination of metastatic pattern of B16 melanoma. Cancer Res. 40 (1980) 2281

83 Hart, I. R.: "Seed and soil" revisited: Mechanisms of site specific metastasis. Cancer Metastases Rev. 1 (1982) 5

84 Hay, E. D.: Cell Biology of the Extracellular Matrix. Plenum, New York 1982

85 Hawrylko, E.: Mechanisms by which tumors escape immune destruction. In: The Handbook of Cancer Immunology, hrsg. von H. Waters. Garland STPM Press, New York 1978 B (S. 1)

86 Heldin, C. H., B. Westermark: Growth factors: mechanisms of action and relation to oncogenes. Cell 37 (1984) 9

87 Heppner, G., B. Miller, D. N. Cooper et al.: Growth interactions between mammary tumor cells. In: Cell Biology of Breast Cancer, hrsg. von M. C. Grawth. Academic Press, New York 1980 (S. 161)

88 Heppner, G., B. E. Miller: Tumor heterogeneity: Biological implications and therapeutic consequences. Cancer Metast. Rev. 2 (1983) 5

89 Heppner, G.: Tumor heterogeneity. Cancer Res. 44 (1984) 2259

90 Hertz, R.: Spontaneous regression in choriocarcinoma and related gestational trophoblastic neoplasms. Natl. Cancer Inst. Monogr. 44 (1976) 59

91 Hicks, R. M.: Discussion of morphological markers of early neoplastic change in the urinary bladder. Cancer Res. 37 (1977) 2822

92 Hofstaedter, F., G. Jakse, B. Lederer, G. Mikuz, R. Delgado: Biological behaviour and DNA cytophotometry of urothelial bladder carcinoma. Brit. J. Urol. 56 (1984) 289

93 Hofstaedter, F., R. Delgado, G. Jakse, W. Judmaier: Urothelial dysplasia and carcinoma in situ of the bladder. Cancer 57 (1986) 356

94 Horan Hand, P., A. Thor, D. Wunderlich, R. Muraro, A. Caruso, J. Schlom: Monoclonal antibodies of predefined specificity detect activated ras gene expression in human mammary and colon carcinomas. Proc. nat. Acad. Sci. (Wash.) 81 (1984) 5227

95 Horan-Hand, P., A. Thor, J. Schlom, C. N. Rao, L. Liotta: Expression of laminin receptor in normal and carcinomatous human tissues. Cancer Res. 45 (1985) 2713

96 Houck, J.C.: General introduction to the chalone concept. J. nat. Cancer Inst. Monogr. 38 (1973) 1

97 Howard, A., S.R.Pelc: Nuclear incorporation of P32 as demonstrated by autoradiographs. Exp. Cell Res. 2 (1951) 178

98 Hunter, T.: The proteins of the oncogenes. Sci. Am. 251 (1984) 70

99 Hunter, T., B.M.Sefton: Transforming gene product of Rous sarcoma virus phosphorylates tyrosine. Proc. nat. Acad. Sci. (Wash.) 77 (1980) 1311

100 Iozzo, R.V.: Proteoglycans and neoplastic-mesenchymal cell interactions. Hum. Path. 15 (1984) 2

101 Jackson, V., R.Chalkley: Histone synthesis and deposition in the G-1- and S-phases of hepatoma tissue culture cells. Biochemistry 24 (1985) 6921

102 Jakesz, R., C.A.Smith, S.Aitken: Influence of cell proliferation and cell cycle phase on expression of estrogen receptor in MCF-7 breast cancer cells. Cancer Res. 44 (1984) 619

102a Jonath, W., H.Maass, H.E.Stegner: Immunohistochemical measurement of estrogen receptors in breast cancer tissue samples. Cancer Res. 46 (1986) 4296

103 Kaczmarek, L.: Biology of disease: Protooncogene expression during the cell cycle. Lab. Invest. 54 (1986) 365

104 Keegan, A., C.Hill, S.Kumar, P.Phillips, A.Schor, J.Weiss: Purified tumor angiogenesis factor enhances proliferation of capillary but not aortic endothelial cells in vitro. J. Cell Sci. 55 (1982) 261

105 Kerbel, R.S.: Implications of immunological heterogeneity of tumors. Nature 280 (1979) 358

106 Kerr, I.B., F.D.Lee, M.B.Quintanilla, A.Balmain: Immunocytochemical demonstration of p21 ras family oncogene product in normal mucosa and in premalignant and malignant tumors of the colorectum. Brit. J. Cancer 52 (1985) 695

107 Kessler, D.A., R.S.Langer, N.A.Pless, J.Folkman: Mast cells and tumor angiogenesis. Int. J. Cancer 18 (1976) 703

107a King, W., G.L.Greene: Monoclonal antibodies localize estrogen receptor in the nuclei of target cells. Nature 307 (1984) 745

108 Klagsbrun, M., D.Knighton, J.Folkman: Tumor angiogenesis activity in cells grown in tissue culture. Cancer Res. 36 (1976) 110

109 Klein, E., F.Vanky, U.Galili, B.M.Vose, M.Fopp: Separation and characteristics of tumor-infiltrating lymphocytes in man. Contemp. Top. Immunobiol. 10 (1980) 79

110 Klein, G.: Specific chromosomal translocations and the genesis of B-cell derived tumors in mice and man. Cell 32 (1983) 311

111 Klein, G.: Immune and non-immune control of neoplastic development: contrasting effects of host and tumor evolution. Cancer 42 (1980) 2486

112 Koch, A.L.: Does the variability of the cell cycle result from one or many chance events? Nature 286 (1980) 80

113 Kramer, R.H., R.Gonzalez, G.L.Nicolson: Metastatic tumor cells adhere preferentially to the extracellular matrix underlying vascular endothelial cells. Int. J. Cancer 26 (1980) 639

114 Krontiris, T.C., G.M.Cooper: Transforming activity of human tumor DNAs. Proc. nat. Acad. Sci. (Wash.) 78 (1981) 1181

115 Lederer, B., W.Sandritter: A cytophotometric study of DNA and protein content during interphase growth of an Ehrlich ascites tumour. Europ. J. Cancer 3 (1967) 21

116 Levinson, A.D., H.Oppermann, L.Levintow, H.E.Varmus, M.J.Bishop: Evidence that the transforming gene of avian sarcoma virus encodes a protein kinase associated with a phosphoprotein. Cell 15 (1978) 561

117 Lewison, E.F.: Spontaneous regression of breast cancer. Nat. Cancer Inst. Monogr. 44 (1976) 23

118 Linzbach, A.J.: Quantitative Biologie und Morphologie des Wachstums einschließlich der Hypertrophie und Riesenzellen. In: Handbuch der Allgemeinen Pathologie, Bd.VI/1, hrsg. von F.Buechner. Springer, Berlin 1955

119 Liotta, L.A., K.Tryggvason, S.Garbisa, I.Hart, C.M.Foltz: Metastatic potential correlates with enzymatic degradation of basement membrane collagen. Nature 284 (1980) 67

120 Liotta, L.A., R.H.Goldfarb, R.Brundage, G.P.Siegal, V.Terranova et al.: Effect of plasminogen activator (urokinase), plasmin, and thrombin on glycoprotein and collagenous components of basement membrane. Cancer Res. 41 (1981) 4629

120a Liotta, L.A., C.N.Rao, S.H.Barsky: Tumor invasion and the extracellular matrix. Lab. Invest. 49 (1983) 636

121 Lloyd, D., P.K.Poole, S.W.Edwards: The Cell Division Cycle. Academic Press, New York 1982

122 Loewenstein, W.R.: Junctional intercellular communication and the control of growth. Biochem. Biophys. Acta 560 (1979) 1

123 Lovett, E.J., B.Schmitzer, D.F.Keren et al.: Application of flow cytometry to diagnostic pathology. Lab. Invest. 50 (1984) 150

124 McNutt, R.A.Hershberg, R.S.Weinstein: Further observations on the occurrence of nexuses in benign and malignant human cervix epithelium. J. Cell Biol. 51 (1971) 805

125 Madreiter, H., P.Kaden, C.Mittermayer: DNA polymerase, triphosphatase and deoxyribonuclease in a system of synchronized L cells. Europ. J. Biochem. 18 (1971) 369

126 Manolova, G., J.Manolova: Marker band in one chromosome 14 from Burkitt's lymphoma. Nature 237 (1972) 33

127 Mareel, M., M.de Brabander: Effect of microtubule inhibitors on malignant invasion in vitro. J. nat. Cancer Inst. 61 (1978) 787

128 Mareel, M., E.Bruyneel, G.Storme: Attachment of mouse fibrosarcoma cells to precultured fragments of embryonic chick heart. Virch. Arch. B Cell Path. 34 (1980) 85

128a Marth, Ch., G.Daxenbichler, O.Dapunt: Synergistic antiproliferative effect of human recombinant interferons and retinoic acid in cultured breast cancer cells. J. nat. Cancer Inst. 77 (1986) 197

129 Martinet, Y., P.B.Bitterman, J.F.Murnex, D.R.Grotendorst et al.: Activated human monocytes express the c-sis protooncogene and release a mediator showing PDGF-like activity. Nature 319 (1986) 158

130 Matsui, S.I., H.Yoshida, A.H.Weinfeld, A.A.Sandberg: Induction of prophase in interphase nuclei by fusion with metaphase cells. J. Cell Biol. 521 (1972) 120

131 McGuire, W.L., L.G.Dressler: Emerging impact of flow cytometry in predicting recurrence and survival in breast cancer patients. J. nat. Cancer Inst. 75 (1985) 405

132 Medrano, E.E., A.B.Pardee: Prevalent deficiency in tumor cells of cycloheximide induced cell cycle arrest. Proc. nat. Acad. Sci. (Wash.) 77 (1980) 4123

133 Melli, M., G.Spinelli, E.Arnold: Synthesis of histone messenger RNA of Hela cells during the cell cycle. Cell 12 (1977) 167

134 Milcarek, C., K.Zahn: The synthesis of ninety proteins including actin throughout the Hela cell cycle. J. Cell Biol. 79 (1978) 833

135 Miller, B.E., F.R.Miller, J.Leith et al.: Growth interaction in vivo between tumor subpopulations derived from a single mouse mammary tumor. Cancer Res. 40 (1980) 3977

136 Mitchison, J.M.: The Biology of the Cell Cycle. Cambridge University Press, Cambridge/Engl. 1971

137 Mittermayer, C., P.Kaden, W.Sandritter: Untersuchungen an teilungssynchronen L-Zellen. In: Optimale Wachstumsbedingungen und Charakterisierung des synchronen Zellsystems. Histochemie 12 (1968) 67

138 Moran, R., M.Black, L.Alpert: Correlation of cell-cycle kinetics, hormone receptors, histopathology, and nodal status in human breast cancer. Cancer 54 (1984) 1586

139 Morstyn, G., S.M.Hsu, T.Kinsella, H.Gratzner, A.Russo, J.B.Mitchell: Bromodeoxyuridine in tumors and chromosomes detected with a monoclonal antibody. J. clin. Invest. 72 (1983) 1844

140 Naor, D.: Supressor cells: permitters and promoters of malignancy? Adv. Cancer Res. 29 (1979 b) 45

141 Nelson, D.S., M.Nelson, E.Farram, Y.Inou: Cancer and subversion of host defenses. Aust. J. exp. Biol. med. Sci. 59 (1981) 229

142 Nickell, K.A., J.Halper, H.L.Moses: Transforming growth factors in solid malignant neoplasms. Cancer Res. 43 (1983) 1966

143 Nicolson, G.L., S.E.Custead: Tumor metastases is not due to adaptation of cells to a new organ environment. Science 215 (1982) 176

144 Nicolson, G.L.: Organ colonization and the cell surface properties of malignant cells. Biochim. biophys. Acta 695 (1982) 113

144a Nicolson, G.: Tumor instability, diversification and progression. Cancer Res. (1987)

145 Norton, L.: Implications of kinetic heterogeneity in clinical oncology. Sem. Oncol. 12 (1985) 231

146 Nowell, P.C., D.A.Hungerford: A minute chromosome in human chronic granulocytic leukemia. Science 132 (1960) 1297

147 Nowell, P.C.: The clonal evolution of tumor cell populations. Science 194 (1976) 23

148 Nowell, P.C.: Mechanisms of tumor progression. Cancer Res. 46 (1986) 2203

149 O'Keefe, E.J., W.J.Pledger: Review: a model of cell cycle control: sequential events regulated by growth factors. Mol. Cell Endocr. 31 (1983) 167

150 Orr, F.W., J.Varani, J.Delikatny, N.Jain, P.A.Ward: Comparison of chemotactic responsiveness of two fibrosarcoma subpopulations of differing malignancy. Amer. J. Path. 102 (1981) 160

151 Oud, P.S., P.J.Henderik, H.L.Beck, J.A.Veldhuizen, G.P.Vooijs et al.: Flow cytometric analysis and sorting of human endometrial cells after immunocytochemical labelling for cytokeratin using a monoclonal antibody. Cytometry 6 (1985) 159

152 Paget, S.: The distribution of secondary growths in cancer of the breast. Lancet 1889/I, 571

153 Parada, L.F., C.J.Tabin, C.Shih, R.A.Weinberg: Human EJ bladder carcinoma oncogene is homologue of Harvey sarcoma virus ras gene. Nature 297 (1982) 474

154 Pardee, A.B.: Biochemical and molecular events regulating cell proliferation. J. Path. 149 (1986) 1

155 Pardee, A.B., R.Dubrow, J.L.Hamlin, R.F.Kletzien: Animal cell cycle. Ann. Rev. Biochem. 47 (1978) 715

156 Pardee, A.B.: A restriction point for control of normal animal cell proliferation. Proc. nat. Acad. Sci. (Wash.) 71 (1974) 1286

157 Peterson, D.F., E.C.Anderson, R.A.Tobey: Mitotic cells as a source of synchronized cultures. Meth. Cell Physiol. 3 (1982) 347

158 Pledger, W.J., C.D.Stiles, H.N.Autoniades, C.D.Scher: An ordered sequence of events is required before Balb/c 3T3 cells become committed to DNA synthesis. Proc. nat. Acad. Sci. (Wash.) 75 (1978) 2839

159 Polverini, P.J., R.S.Cotran, N.A.Gimbrone, E.R.Unanue: Activated macrophages induce vascular proliferation. Nature 269 (1977) 804

160 Poste, G., I.J.Fidler: The pathogenesis of cancer metastases. Nature 283 (1980) 139

161 Poste, G., J.Dull, I.J.Fidler: Interactions among clonal subpopulations affect stability of the metastatic phenotype in polyclonal populations of B16 melanoma cells. Proc. nat. Acad. Sci. (Wash.) 78 (1981) 6226

162 Prehn, R.T.: Do tumors grow because of the immune response of the host? Transplant. Rev. 28 (1976) 34

163 Prescott, D.M.: Reproduction of eukaryotic cells. Academic Press, New York 1976

164 Pringle, J.R., L.H.Hartwell: The Saccharomyces cerevisiae cell cycle. In: The Molecular Biology of the Yeast Saccharomyces, hrsg. von J.N.Strathern, E.W.Jones, J.R.Broach. Cold Spring Harbor Laboratory. Cold Spring Harbor, N.Y. 1981 (S.97ff.)

165 Pulciani, S., E.Santos, A.Lauver, L.K.Long, S.A.Aaronson, M.Barbacid: Oncogenes in solid human tumors. Nature 300 (1982) 539

166 Purchio, A.F., E.Erikson, J.S.Brugge, R.L.Erikson: Identification of a polypeptide encoded by the avian sarcoma virus src gene. Proc. nat. Acad. Sci. (Wash.) 75 (1978) 1567

167 Rao, C.N., S.H.Barsky, V.P.Terranova, L.A.Liotta: Isolation of a tumor cell laminin receptor. Biochem. biophys. Res. Commun. 111 (1983) 804

167a Reiner, A., J.Sponer, G.Reiner, M.Schemper, R.Kolb, W.Kwasny, R.Fugger, R.Jakesz, J.H.Holzner: Estrogen receptor analysis on biopsies and fine needle aspirates from human breast carcinomas. Correlation of biochemical and immunohistochemical methods using monoclonal antireceptor antibodies. Amer. J. Path. 125 (1987) 443

168 Rettenmier, C.W., J.H.Chen, M.F.Roussel, C.J.Sherr: The product of the c-fms proto-oncogene: a glycoprotein with associated tyrosine kinase activity. Science 228 (1985) 320

169 Riley, P.A.: Regulation of Growth in Neoplasia, hrsg. von G.V.Sherbet. Karger, Basel 1982 (S.131ff.)

170 Roberts, A.B., M.A.Anzano, L.M.Wakefield, N.S.Roche, D.F.Stern, M.B.Sporn: Type beta transforming growth factor: a bifunctional regulator of cellular growth. Proc. nat. Acad. Sci. (Wash.) 82 (1985) 119

171 Robinson, C.E.: Spontaneous regression in renal carcinoma. Canad. med. Ass. 100 (1969) 297

172 Rössle, R.: Wachstum und Altern. Erg. allg. Path. 18, II.Abt: 677 (1917)

173 Rossow, P.W., V.G.H.Riddle, A.B.Pardee: Synthesis of a labile, serum-dependent protein in early G-1 controls animal cell growth. Proc. nat. Acad. Sci. (Wash.) 76 (1979) 4446

174 Sampson, J.A.: Implantation carcinoma of the tubal mucosa secondary to carcinoma of the ovary. Amer. J. Path. 14 (1938) 385

175 Sandberg, A.A.: A chromosomal hypothesis of oncogenesis. Cancer Genet. Cytogent. 8 (1983) 277

176 Sandritter, W., R.Fischer: Der DNS-Gehalt des normalen Plattenepithels, des Carcinoma in situ und des invasiven Carcinoms der Portio. Proc. I. Int. Congr. Exfoliative Cytology, Lipincott, Philadelphia 1962 (S.189ff.)

177 Sandritter, W., C.Mittermayer, G.Kiefer: Growth of single mammalian cancer cells. In: Breast Cancer, Symp. of the Welsh National School of Medicine, hrsg. von A.P.M.Forrest. Cardiff 1967 (S.257ff.)

177a Sell, S., B.Wahren: Human Cancer Markers. Humana Press, Clifton 1982

178 Schirrmacher, V., M.B.Fogel, E.Russmann, K.Bosslet, P.Altevogt, L.Beck: Antigenic variation in cancer metastasis: Immune escape versus immune control. Cancer Metast. Rev. 1 (1982) 241

179 Schirrmacher, V., K.Bosslet: Clonal analysis of expression of tumor-associated transplantation anti-

gens and of metastatic capacity. Cancer Immunol. Immunother. 13 (1982) 62

180 Schirrmacher, V.: Shifts in tumor cell phenotypes induced by signals from the microenvironment: Relevance for the immunobiology of cancer metastasis. Immunobiology 157 (1980) 89

180a Schirrmacher, V., P. Altevogt, M. Fogel et al.: Importance of cell surface carbohydrates in cancer cell adhesion, invasion and metastasis. Invasion Metastasis 2 (1982) 313

181 Schuemperli, D.: Cell-cycle regulation of histone gene expression. Cell 45 (1986) 471

182 Sherr, C.J., C.W. Rettenmier, R. Sacca, M. F. Roussel, A.T. Look, E.R. Stanley: The c-fms proto-oncogene product is related to the receptor for the mononuclear phagocyte growth factor, CSF-1. Cell 41 (1985) 665

183 Shields, R.: Growth factors for tumours. Nature 272 (1978) 670

184 Sikora, K., G. Evan, J. Stewart, J. W. Watson: Detection of the c-myc oncogene product in testicular cancer. Brit. J. Cancer 52 (1985) 171

185 Simmons, T., P. Heywood, S. Taube, L. D. Hodge: Approaches to the study of the regulation of nuclear RNA synthesis in synchronized mammalian cells. In: Cell Cycle Controls, hrsg. von G.M. Padilla, I.L. Cameron. Zimmerman. Academic Press, New York 1974

185a Simon, W.E., M. Albrecht, G. Tram, M. Dietel, F. Hölzel: In vitro growth promotion of human mammary carcinoma cells by steroid hormones, tamoxifen and prolactin. J. nat. Cancer Inst. 73 (1984) 313

186 Sloane, B.F., J.R. Dunne, K.V. Horn: Lysosomal cathepsin B: correlation with metastatic potential. Science 212 (1981) 1151

187 Smith, J.A., L. Martin: Do cells cycle? Proc. nat. Acad. Sci. (Wash.) 70 (1973) 1263

188 Smith, J.A.: The cell cycle and related concepts in cell proliferation. J. Path. 136 (1982) 149

189 Smith, K.A.: Interleukin 2. Ann. Rev. Immun. 2 (1984) 319

190 Sporn, M.B., A.B. Roberts: Autocrine growth factors and cancer. Nature 313 (1985) 745

191 Springer, G.F., M.S. Murthy, P.R. Desai, E.F. Scanlon: Breast cancer patients cell-mediated immune response to Thomsen-Friedenreich (T) antigen. Cancer 45 (1980) 2949

192 Stafl, A., R.F. Mattingly: Angiogenesis of cervical neoplasia. Amer. J. Obstet. Gynec. 121 (1975) 845

193 Steel, G.G.: Cell loss as a factor in the growth rate of human tumors. Europ. J. Cancer 3 (1967) 381

194 Stein-Werblowsky, R.: On the latency of tumor cells. Brit. J. exp. Path. 59 (1978) 381

194a Steel, G.G.: Growth Kinetics of Tumours: Cell Population Kinetics in Relation to Growth and Treatment of Cancer. Oxford, Clarendon Press 1977

195 Storme, G., M. Mareel: Influence of anti-cancer agents on growth, migration and invasion of malignant fibroblastic cells. In: Cell Locomotion and Neoplasia, hrsg. von M. Brabander. Pergamon Press, Oxford 1980

196 Straeuli, P.: The spread of cancer in the organism. Facts and problems. Naturwissenschaften 64 (1977) 403

197 Straeuli, P., L. Weiss: Cell locomotion and tumor penetration. Europ. J. Cancer 13 (1977) 1

198 Sugarbaker, E.V.: Patterns of metastases in human malignancies. In: Cancer Biology Reviews, hrsg. von J.J. Marchalonis, M.G. Hanna, I.J. Fidler. Marcel Dekker, New York 1980 (S. 2)

199 Sylven, B.: Some factors relating the invasiveness and destructiveness of solid malignant tumors. In: Mechanisms of Invasion in Cancer. UICC. Mon., Bd. VI, hrsg. von P. Denoix. Springer, Berlin 1967

200 Tabin, C.J., S.M. Bradley, C.I. Bargmann, R.A. Weinberg et al.: Mechanisms of activation of a human oncogene. Nature 300 (1982) 143

201 Tannock, I.F.: The relation between cell proliferation and the vascular system in a transplanted mouse mammary tumor. Brit. J. Cancer 2 (1968) 258

202 Taylor, J.H., T.L. Myers, H.L. Cunningham: Programmed synthesis of deoxyribonucleic acid during cell cycle. In Vitro 6 (1961) 309

203 Taylor, S., J. Folkman: Protamine is an inhibitor of angiogenesis. Nature 297 (1982) 307

203a Teller, M.N.: Age changes and immune resistance to cancer. Advanc. Geront. Res. 4 (1972) 25

204 Terranova, V.P., E.S. Hujanen, D.M. Loeb, G. Martin, L. Thornburg, V. Glushko: Use of a reconstituted basement membrane to measure cell invasiveness and select for highly invasive tumor cells. Proc. nat. Acad. Sci. (Wash.) 83 (1986) 465

205 Terranova, V.P., C.N. Rao, T. Kalebic et al.: Laminin receptor on human breast carcinoma cells. Proc. nat. Acad. Sci. (Wash.) 80 (1983) 444

206 Terranova, V.P., L.A. Liotta, R.G. Russo, G.R. Martin: Role of laminin in the attachment and metastasis of murine tumor cells. Cancer Res. 42 (1982) 2265

207 Thomas, D.B., C.A. Lingwood: A model of cell cycle control: effects of thymidine on synchronous cell cycles. Cell 5 (1975) 37

208 Thomas, L.: Possible mechanisms in regression. Nat. Cancer Inst. Monogr. 44 (1976) 137

209 Thor, A., P. Horan Hand, D. Wunderlich, A. Caruso, R. Muraro, J. Schlom: Monoclonal antibodies define differential ras gene expression in malignant and benign colonic diseases. Nature 311 (1984) 562

210 Timpl, R., H. Rohde, P.G. Robey, S.I. Rennard, J.M. Foidart, G.R. Martin: Laminin – a glycoprotein from basement membranes. J. biol. Chem. 254 (1979) 9933

211 Todaro, G.J., C. Fryling, J.E. de Larco: Transforming growth factors produced by certain human tumor cells: polypeptides that interact with epidermal growth factor receptors. Proc. nat. Acad. Sci. (Wash.) 77 (1980) 5258

212 Tofilon, P.J., N. Buckley, D.F. Deen: Effect of cell-cell interactions on drug sensitivity and growth of drug-sensitive and resistant tumor cells in spheroids. Science 226 (1984) 862

213 Tooze, J.: DNA Tumor Viruses, 2. Aufl. Cold Spring Harbor N.Y., Cold Spring Harbor Laboratory 1980

214 Tyzzer, E.E.: Factors in production and growth of tumor metastases. J. med. Res. 28 (1913) 309

215 Van Dilla, M.A., T.T. Trujillo, P.F. Mullaney, J.R. Coulter: Cell microfluorometry: a method for rapid fluorescence measurement. Science 163 (1969) 1213

215a Van Driel-Kulker, A.M.J., W.E. Mesker, I. van Velzen, H.J. Tanke, J. Feichtinger, J.S. Ploem: Preparation of monolayer smears from paraffin-embedded tissue for image cytometry. Cytometry 6 (1985) 268

216 Varani, J., W. Orr, P.A. Ward: Hydrolytic enzyme activities, migratory activity and in vivo growth and metastatic potential of recent tumor isolates. Cancer Res. 39 (1979) 2376

217 Varani, J.: Chemotaxis of metastatic tumor cells. Cancer Metastases Rev. 1 (1982) 17

218 Varani, J., E.J. Lovett, J.P. McCoy, S. Shibata et al.: Differential expression of a lamininlike substance by high- and low-metastatic tumor cells. Amer. J. Path. 111 (1983) 27

219 Vitkauskas, G.V., E.S. Canellakis: Intercellular communications and cancer chemotherapy. Biochim. Biophys. Acta 823 (1985) 19

220 Vlodavsky, I., D. Gospodarowicz: Respective role of laminin and fibronectin in adhesion of human carcinoma and sarcoma cells. Nature 289 (1981) 304

221 Wake, N., M.M. Hreshchyshyn, S.M. Piver, S.I. Mat-

sui, A. A. Sandberg: Specific cytogenetic changes in ovarian cancer involving chromosome 6 and 14. Cancer Res. 40 (1980) 4512

222 Wake, N., H. K. Blocum, Y. M. Rustum, S. I. Matsui, A. A. Sandberg: Chromosomes and causation of human cancer and leukemia. XLIV. A method for chromosome analysis of solid tumors. Cancer Genet. Cytogenet. 3 (1981) 1

222a Wallace, H.: Vertebrate Limb Regeneration. Wiley, New York 1981

223 Weinstein, R. A., F. B. Merk, J. Alroy: The structure and function of intercellular junctions in cancer. Advanc. Cancer Res. 23 (1976) 23

224 Weiss, L.: Random and non-random processes in metastasis and metastatic inefficiency. Inv. Metast. 3 (1983) 193

225 Weiss, L.: Principles of Metastasis. Raven Press, New York 1985

226 Weiss, L., K. Haydock, J. W. Pickren, W. W. Lane: Organ vascularity and metastatic frequence. Amer. J. Path. 101 (1980) 101

227 Weiss, L., J. C. Holmes, P. M. Ward: Do metastases arise from pre-existing subpopulations of cancer cells? Brit. J. Cancer 47 (1983) 81

228 Weiss, R., N. Teich, H. Varmus, J. Coffin (Hrsg.): RNA Tumor Viruses. Cold Spring Harbor/N. Y., Cold Spring Harbor Laboratory 1982

229 Wheelock, E. F., K. J. Weinhold, J. Levich: The tumor dormant state. Advanc. Cancer Res. 34 (1981) 107

229a Williams, E. D. (Hrsg.): Current Endocrine Concepts. Praeger 1982

230 Willis, R. A.: Pathology of Tumors, 4. Aufl. Butterworth, London 1967

231 Wilson, M. G., J. W. Towner, A. Fujimoto: Retinoblastoma and D-chromosome deletions. Amer. J. hum. Genet. 25 (1980) 57

232 Woolley, D. E., L. C. Tetlow, C. J. Mooney, J. M. Evanson: Human collagenase and its extracellular inhibitors in relation to tumor invasiveness. In: Proteinases and Tumor Invasion, hrsg. von P. Strand, A. J. Barrett, A. Baiei. Raven Press, New York 1980 (S. 97–113)

233 Yanishevsky, R. M., G. H. Stein: Regulation of the cell cycle in eukariotic cells. Int. Rev. Cytol. 69 (1981) 223

234 Yunis, J. J.: The chromosomal basis of human neoplasia. Science 221 (1983) 227

235 Ziche, M., P. M. Gullino: Angiogenesis and neoplastic progression in vitro. J. nat. Cancer Inst. 69 (1982) 483

Epidemiologie gynäkologischer Tumoren

H. MAASS

Einführung

Die epidemiologische Forschung versucht anhand von Häufigkeitsverteilungen bestimmter Erkrankungen in der Dimension von Raum und Zeit sowie durch vergleichende Untersuchungen in bestimmten Bevölkerungsgruppen Hinweise auf ätiologische und pathogenetische Faktoren, die für die kausale Genese und formale Pathogenese von Krebserkrankungen verantwortlich sind, zu finden. Insbesondere für maligne Erkrankungen, bietet die Epidemiologie die einzige Möglichkeit, einen solchen Auftrag zu erfüllen, experimentelle Untersuchungen können lediglich unterstützend wirken.

Die Epidemiologie ist eine auf statistische Untersuchungen angewiesene Wissenschaft. Es bedarf daher in der Regel sehr großer Zahlen, um ätiologische Zusammenhänge aufzudecken. Die ersten karzinogenen Noxen sind daher immer dann entdeckt worden, wenn ein Karzinom bestimmter Lokalisation in einer Bevölkerungsgruppe besonders häufig auftrat. Es sei erinnert an die Beobachtungen von POTT über das spätere Auftreten von Skrotalkrebs bei Kindern und Jugendlichen, die zum Reinigen der Kamine in England eingesetzt worden waren, und die Beobachtung von REHN über die Häufung von Blasenkarzinomen bei Anilinarbeitern. Die Menschheit hat aber auch unfreiwillige Massenexperimente durchgeführt, die z. B. zur Aufdeckung der Zusammenhänge zwischen Bronchialkarzinom und Zigarettenrauchen geführt haben. Eine Schwierigkeit der epidemiologischen Ursachenforschung liegt also darin, große Zahlen in Untersuchungskollektive einzubringen, da die Inzidenzraten (Zahl der Neuerkrankungen) relativ gering sind. Erschwert wird diese Tatsache noch dadurch, daß es selten zuverlässige Morbiditätsstatistiken im Rahmen funktionierender Krebsregister gibt und daher nur bestimmte Bereiche, in denen solche Register existieren, herangezogen werden können.

Um Ländervergleiche anzustellen, ist man daher auf Mortalitätsstatistiken angewiesen, die einmal damit belastet sind, daß sie auf der häufig nicht exakten Angabe der Todesursache basieren und in die andererseits unterschiedliche Behandlungsergebnisse einfließen. Insofern kommt man häufig über Trendanalysen nicht hinaus.

Um schneller zu zahlenmäßigen Ergebnissen zu kommen, bedient man sich in jüngerer Zeit einer weiteren Methode, in der Erkrankungsfälle mit Kontrollpersonen verglichen werden, die anhand der wesentlichsten Parameter möglichst ähnlich sein müssen. Es handelt sich um die Fall-Kontroll-Studien.

Man bedient sich dieser Methode vor allem, um auch geringere Risikofaktoren herauszufinden. Mit Hilfe dieser Methode wird z. B. versucht, Zusammenhänge zwischen der Einnahme von Ovulationshemmern und gynäkologischen Krebserkrankungen zu untersuchen.

Wie eingangs erwähnt, können alle diese Verfahren lediglich Hinweise liefern, Trends angeben, die dann durch analytische Methoden, im Falle der gynäkologischen Krebserkrankungen häufig endokrinologisch-analytische Verfahren erfordern, um die epidemiologisch gefundenen Fakten zu untermauern. Auch hier zeigt sich eine erneute Schwierigkeit, da die Entwicklung von der Umwandlung einer normalen Zelle in eine

Krebszelle bis zum Auftreten eines manifesten Tumors über viele Jahre verläuft und ein multifaktorieller Prozeß ist. Die epidemiologisch gefundenen Noxen können auf allen Stufen dieses Prozesses wirksam werden. Der letztendliche Beweis im Sinne des Kochschen Postulates, daß eine Noxe ursächlich an der Entstehung einer Krebserkrankung beteiligt ist, ist beim Menschen nicht möglich.

Zervixkarzinom

Häufigkeit in der Dimension von Raum und Zeit

Wie in der Einleitung erwähnt, können nur Inzidenzraten einigermaßen verwertbare Ergebnisse liefern. Eine Problematik beim Zervixkarzinom liegt noch zusätzlich darin, daß in einzelnen Ländern oder örtlichen Bereichen das Carcinoma in situ registriert wird und in anderen nicht.

Bei den Todesursachenregistern wird häufig nicht zwischen Corpus und Cervix uteri unterschieden. Unter diesem Gesichtspunkt müssen die in der Tabelle aufgeführten Zahlen gesehen werden (Tab. 1). Es ist sicher, daß die Inzidenz für Zervixkarzinomerkrankungen in den Entwicklungsländern sowie auch in den Ländern Lateinamerikas besonders hoch ist. Insofern sollen die Zahlen auch nur zeigen, daß erhebliche Unterschiede bestehen, die um einen Faktor von mehr als 10 variieren. Lange bekannt ist die niedrige Erkrankungsrate bei Jüdinnen; die in der Tab. 1 angegebenen Zahlen beziehen sich auf die jüdische Bevölkerung in Israel.

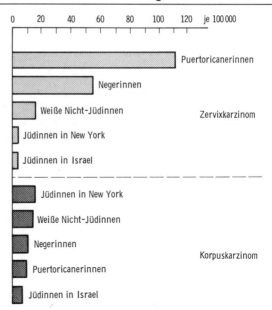

Abb. 1 Morbidität am Zervix- und Korpus-Karzinom in New York und Israel (nach *Casper*)

Daß es sich hierbei nicht um einen ethnischen Faktor handelt, zeigt die Abb. 1, die auf eine Analyse von CASPER an der weiblichen Bevölkerung in New York zurückgeht. Die bei weitem höchste Morbiditätsrate für das Zervixkarzinom fand sich bei Einwanderinnen aus Mittelamerika und danach bei der schwarzen Bevölkerung. Jüdinnen in New York hatten eine entsprechend niedrige Erkrankungsziffer wie in Israel. Diese schon lange bekannte Tatsache wurde mit der rituellen Beschneidung bei Juden in Zusammenhang gebracht. Daß ein solcher Zusammenhang anzunehmen ist, zeigen Untersuchungen an der indischen Bevölkerung, in der die mohammedanische Bevölkerung, die eine Beschneidung vor der Pubertät durchführt, deutlich niedrigere Morbiditätsraten an Zervixkarzinomen aufweist, als die Hindubevölkerung. An diesem Beispiel zeigt sich eine weitere Schwierigkeit für die Schlußfolgerungen, nämlich die Möglichkeit der *indirekten* Beeinflussung von epidemiologisch gefundenen Faktoren. Die mohammedanische Bevölkerung in Indien gehört nämlich einer höheren sozioökonomischen Schicht an als die der Hindus, was wiederum als risikomindernd angesehen wird. Die Zervixkarzinomhäufigkeit ist generell höher bei Angehörigen einer niedrigen sozialen Schicht.

Der offensichtlich bestehende Schutzfaktor der Zirkumzision zeigt, daß das Zervixkarzinom durch exogene Noxen bedingt ist, die mit dem Sexualverhalten zusammenhängen.

Es war daher anzunehmen, daß sich mit der Änderung des Sexualverhaltens, insbesondere in den Industrienationen und der Änderung kon-

Tabelle 1 Altersangepaßte Inzidenzraten an Zervixkarzinomen auf 100 000 (nach *Rotkin* 1982)

Population	Inzidenz
Kolumbien	62,8
Deutsche Demokratische Republik	33,2
Neuseeland	31,0
Singapur	11,6–29,3
Peru (1973)	28,6
Polen	28,2
Rumänien	26,3
Puerto Rico	25,6
Japan	13,8–24,9
Kanada	10,5–22,6
UdSSR (1977)	18,5
Norwegen	18,1
Jugoslawien	18,1
Schweden	17,7
USA (alle Rassen)	17,3
Schweiz	16,1
Großbritannien	10,1–16,1
Ungarn	11,0–16,0
Bulgarien	10,1
Israel	4,5–5,0

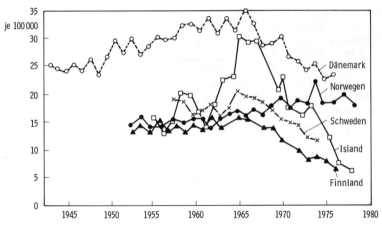

Abb. 2 Inzidenz des Zervixkarzinoms in den nordischen Ländern von 1943–1978 (nach *Hakama* [23])

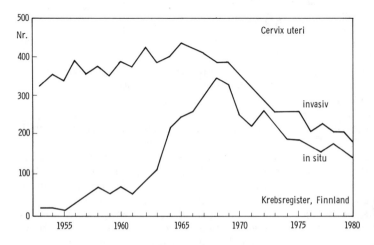

Abb. 3 Registrierte Anzahl an Zervixkarzinomen nach dem Krebsregister Finnland (nach *Hakama* [23])

trazeptiver Verfahren – Ablösung der Barrieremethoden durch Ovulationshemmer und Intrauterinspirale – eine Zunahme in der Inzidenz der Zervixkarzinomerkrankungen auftreten würde.

Dieses ist in der Tat der Fall. In den USA ist die Inzidenzrate seit 1950 bei der weißen und farbigen Bevölkerung unter 50 Jahren verdoppelt. Diese Verdoppelungsrate betrifft aber einzig und allein das Carcinoma in situ. Wie in allen Ländern sinkt die Rate an invasiven Zervixkarzinomen bisher kontinuierlich ab. Bei Frauen über 50 Jahren ist das entdeckte Zervixkarzinom meistens invasiv, die Inzidenzrate nimmt aber ebenfalls ab (31). Wenn also die Zunahme des Zervixkarzinoms vor allem auf Kosten der Carcinoma-in-situ-Fälle durch die bessere Erkennung im Rahmen der Früherkennungsmaßnahmen erklärt werden kann, spielen offenbar noch andere Faktoren eine Rolle, die zu einer generellen, wenn auch leichten Abnahme der Zervixkarzinomerkrankungen führen. Andererseits gibt es einige Beobachtungen, die darauf hinweisen, daß die Zervixkarzinommortalität bei jüngeren Frauen eine ansteigende Tendenz aufweist. Be-

reits 1974 berichtete BERAL im Lancet über eine entsprechende Tendenz bei Frauen, die nach 1940 geboren worden waren (BERAL 1974). Diese Beobachtung wurde bestätigt durch GREEN (1979), der eine ansteigende Mortalitätsrate an Zervixkarzinomen bei Frauen zwischen 20 und 34 Jahren in Neuseeland festgestellt hat. Wenn sich ähnliche Beobachtungen bestätigen lassen, kann vermutet werden, daß der frühe Sexualkontakt mit häufigem Partnerwechsel nicht nur die Inzidenzrate an Vorstadien, zumeist dem Carcinoma in situ, erhöht, sondern auch die Progression zum invasiven Karzinom beschleunigt. Gesichert ist die Tatsache, daß Früherkennungsmaßnahmen zu einer Abnahme der Inzidenz am Zervixkarzinom geführt haben. Besonders eindrucksvoll wird dieses belegt in den Untersuchungen HAKAMAS an der Bevölkerung der skandinavischen Länder. In der nächsten Abbildung (Abb. 2) wird eindrucksvoll demonstriert, daß mit Einführung von Vorsorgeprogrammen eine Abnahme des Zervixkarzinoms beobachtet wird. Eine Ausnahme macht Norwegen, in dem derartige Screening-Programme nicht durchgeführt werden.

Die nächste Abbildung (Abb. 3) zeigt auch hier im Ergebnis, daß die Inzidenzrate am Carcinoma in situ zunächst sprungweise angestiegen ist, um dann dem generellen Trend der Abnahme parallel dem invasiven Karzinom zu folgen (22).

Dieses erklärt sich dadurch, daß bei Einführung von generellen Vorsorgeprogrammen zunächst die Prävalenzrate entdeckter Karzinomformen und seiner Vorstufen ansteigt, zum anderen aber auch dadurch, daß diejenigen Dysplasieformen, die in ein Carcinoma in situ übergehen, durch eine entsprechende Behandlung bei ihrer Entdeckung eliminiert werden.

Sexualverhalten und Reproduktion

Die erheblichen Unterschiede in der Zervixkarzinomhäufigkeit bei verschiedenen Bevölkerungsgruppen unterschiedlicher Religion wiesen schon lange darauf hin, daß das Zervixkarzinom eng mit dem Sexualverhalten zusammenhängt. Das Zervixkarzinom ist selten bei Jüdinnen, Mohammedanerinnen, Mormonen, irischen und italienischen Emigranten; es ist häufig bei Puertorikanerinnen, mexikanischen Emigranten und Schwarzen. Darüber hinaus findet es sich besonders häufig bei Prostituierten und praktisch nie bei Nonnen. Es besteht eine eindeutige Korrelation zu dem Alter der Kohabitarche und der Zahl der Sexualpartner. Inwieweit die Häufigkeit der Schwangerschaften indirekt korreliert, kann nicht eindeutig festgestellt werden, immerhin liegt in der Häufigkeit von Schwangerschaften ebenfalls ein Risikofaktor.

Es wurden bisher überwiegend zwei Gründe hierfür vermutet: einmal die direkte mechanische Alteration der Zervix, die einer karzinogenen Noxe die Möglichkeit der Penetration in das Zervixepithel erleichtert. Die ständige Verschiebung der Grenze zwischen Zylinderepithel und Plattenepithel in der Geschlechtsreife spielt eine begünstigende Rolle. Die Korrelation zur Lues und der Trichomoniasis wird heute als indirekt angesehen.

Zweitens haben wir jetzt sichere Hinweise dafür, daß es sich beim Zervixkarzinom oder allgemeiner gesprochen, der zervikalen intraepithelialen Neoplasie um *eine sexuell übertragbare Erkrankung* handelt. Bei dieser Übertragung spielen die menschlichen Papillomaviren, insbesondere die Typen HPV 16 und 18, eine wesentliche Rolle (7, 25, 61, 68, 78).

Dieses Thema und die Bedeutung des Herpesvirus Typ II wird in einem weiteren Kapitel dieses Bandes behandelt.

In diesem Zusammenhang sei auf eine Studie hingewiesen, die an Frauen aus Panama – eine Bevölkerung, die ebenfalls eine hohe Zervixkarzinominzidenzrate aufweist – durchgeführt wurde. Die Ergebnisse sind in der nächsten Tabelle

Tabelle 2 Verteilung von Risikofaktoren für das Zervixkarzinom und für Vorstufen

Risikofaktoren	Relatives Risiko für	
	CIN[1]	Zervixkarzinom
Koitus vor dem 18. Lebensjahr	3,3	4,5
2 oder mehr Sexualpartner im Leben	0,7	4,3
Raucher	3,2	16,0
Anti-HSV-2-Antikörper	3,8	5,5
HPV-DNA-Sequenzen	7,5	13,94

[1] CIN: zervikale intraepitheliale Neoplasie

(Tab. 2) zusammengefaßt. Aufgeführt ist hier das relative Risiko in Korrelation zu bekannten epidemiologischen Parametern und dem Nachweis von Herpes-simplex-Virus-II-Antikörpern und Papillomavirus (HPV)-DNA-Sequenzen. Zunächst ergeben sich interessante Unterschiede zwischen Vorstufen und invasivem Zervixkrebs. Der Risikofaktor für die Entstehung einer zervikalen intraepithelialen Neoplasie war nur signifikant bei dem Nachweis der HPV-DNA-Sequenzen. Allerdings fanden sich auch zu den anderen Parametern mit Ausnahme der Zahl der Sexualpartner erhöhte relative Risikofaktoren, die aber aufgrund der geringen Zahl im Rahmen dieser Studien nicht signifikant waren. Immerhin ergeben sich aber doch Signifikanzen beim invasiven Zervixkarzinom, wobei sich das relative Risiko besonders hoch errechnet, wenn HPV-DNA-Sequenzen nachgewiesen wurden.

Besonders auffallend ist aber das erhöhte Risiko bei Zigarettenraucherinnen. Dieser Zusammenhang ist gut belegt in mehreren umfangreichen Studien, wobei das relative Risiko zwischen 4- und 13fach angegeben wird. Inwieweit es sich hier um eine direkte Einwirkung von karzinogenen Noxen des Zigarettenrauches auf das Zervixepithel handelt, kann nur spekuliert werden (SINGER 1985).

Dysplasie

Die Änderung im Sexualverhalten und der Art der kontrazeptiven Methoden läßt eine Zunahme der Dysplasie erwarten, zumal, wie wir jetzt wissen, auch die Dysplasie eine virogen bedingte Erkrankung darstellt. Inzidenzraten sind nicht angegeben, da die Dysplasie nicht in Krebsregistern auftaucht. In der Regel wird die Diagnose zytologisch gestellt und selten histologisch verifiziert.

Hinzu kommt, daß der Begriff Dysplasie sehr variabel ist. Um aber die Dysplasie als gewisse Vorerkrankung zu identifizieren, ist es von Interesse, die epidemiologischen Charakteristika dieser Veränderung an der Zervix zu untersuchen. Zur Beurteilung sind wir auf Studien angewie-

Tabelle **3**   Prävalenzraten von zervikalen Läsionen (1972–1975) nach *Meisels* u. Mitarb. [46]

Gesamtzahl von Abstrichen	370502		
Erstes Screening (neue Patientinnen)	153231		

Zervikale Läsionen	N	%	Durchschnitts-alter b. Diagnose
Geringgradige und mittelgradige Dysplasie	3463	2,26	30,5
Carcinoma in situ und schwere Dysplasie	419	0,27	36,8
Invasives Plattenepithelkarzinom	164	0,1	49,0
Adenokarzinom der Zervix	8	0,005	55,0
Total	4054	2,64	

sen, die aus zytologischen Screeningprogrammen stammen. Die Ergebnisse der bekannten kanadischen Studie von MEISELS u. Mitarb. (46) sind in Tab. 3 dargestellt. Es handelt sich um ein zytologisches Screeningprogramm einer homogenen Population an einer großen Zahl von Frauen. In den Fällen, bei denen zusätzlich eine histologische Diagnostik erfolgte, fand sich eine sehr gute Korrelation zum zytologischen Ergebnis. Die Homogenität in der Beurteilung wurde dadurch gesichert, daß die zytologische Diagnose „Dysplasie" jeweils von einem der Autoren kontrolliert wurde.

Wie aus der Tabelle hervorgeht, kommt die geringgradige und mittelgradige Dysplasie relativ häufig vor, verglichen mit den echten Neoplasien der Zervix. Daraus ergibt sich klar, daß sich ein großer Teil der Dysplasien spontan zurückbilden muß. Die Zahl über die spontane Rückbildungsrate variiert in der Literatur. Nach SOOST u. Mitarb. (59) gehen nur ca. 10% in ein Carcinoma in situ oder ein Zervixkarzinom über. Wir haben jetzt gute Hinweise dafür, daß die spontan rückbildungsfähigen Dysplasien diejenigen sind, die das HPV 6 und 11 enthalten, während diejenigen mit dem HPV Typ 16 u. 18 mit einem höheren Risiko in eine echte zervikale Neoplasie übergehen (68). Hinsichtlich des epidemiologischen Verhaltens sind die Unterschiede gering. Da sowohl die Dysplasien als auch die echten zervikalen Neoplasien eng mit dem Sexualverhalten und dem Reproduktionsverhalten korrelieren, sind Unterschiede nicht zu erwarten. Die „Cardiff Cervical Cytology-Study" von SWEETNAM u. Mitarb. (60) zeigt, daß epidemiologische Charakteristika invasiver Zervixkarzinome, wie niedrige soziale Schicht, Zahl der Schwangerschaften, Anteile unverheirateter Frauen in den drei Gruppen „Dysplasien", „Carcinoma in situ" und „invasive Karzinome" ähnlich sind. Eine Studie von STERN in Los Angeles (1969) zeigte ein ansprechendes Resultat. Leider ist in diesen Studien der Faktor Zigarettenrauchen nicht einbezogen worden. Wie wir oben gesehen haben, ist dieser Faktor besonders bei invasiven Karzinomen relevant.

Abgesehen von den epidemiologischen Daten zeigen vor allem die virologischen, daß wir es bei der Dysplasie mit wenigstens zwei verschiedenen Erkrankungen zu tun haben: Eine, bei der es sich um einen passageren, spontan rückbildungsfähigen Zustand handelt – bei weitem der höchste Anteil – und eine andere, die als neoplastische Vorstufe angenommen werden kann. Ob diese beiden Gruppen alleine durch den Typ des Papillomavirus diskriminiert werden oder noch durch zusätzliche äußere Faktoren, ist unklar, zumal auch die Bedeutung der Virusinfektion als kausale Erkrankung noch nicht geklärt ist.

Hormonale Kontrazeption

Durch Änderung der Verfahren zur Kontrazeption war nach den derzeitigen Kenntnissen über die Risikofaktoren mit einer Zunahme von Zervixkarzinomen zu rechnen. Die hormonale Kontrazeption führte zu einem Rückgang der mechanischen Empfängnisverhütungsverfahren, die einen direkten Kontakt verhindert hatten. Durch die sichere Empfängniskontrolle, verbunden mit einer mehr liberalen Einstellung zur Sexualität, kam es zu einem früheren Einsetzen der sexuellen Aktivität, einer größeren Häufigkeit und eines häufigeren Partnerwechsels. Es konnte auch gezeigt werden, daß in der Tat Veränderungen an der Zervix im Sinne einer Dysplasie häufiger aufgetreten sind. In den Ländern, in denen die hormonale Kontrazeption am weitesten verbreitet ist, sind allerdings auch die Früherkennungsmaßnahmen besonders effektiv, so daß damit eine gegenläufige Entwicklung eingesetzt hat, die, wie wir oben gesehen haben, zu einer Abnahme der Erkrankungen an Zervixkarzinomen inklusive des Carcinoma in situ geführt haben. Es ist daher schwer zu beurteilen, inwieweit Ovulationshemmer einen Einfluß auf Entstehung und Entwicklung des Zervixkarzinoms haben. Je nach Anlage der entsprechenden Studien sind die Angaben und Ergebnisse z. T. widersprüchlich. Umfangreiche epidemiologische Untersuchungen, in denen jeweils Frauen, die eine hormonale Kontrazeption betreiben, mit solchen verglichen werden, die andere Verfahren anwenden, zeigen in der Regel keine Erhöhung von Zervixneoplasien. Gelegentlich waren hierin auch Dysplasien enthalten.

Case-control-Studies haben unterschiedliche Ergebnisse gezeigt: Einige Autoren fanden ein etwas erhöhtes, andere ein niedrigeres Risiko für die Gruppe mit hormonaler Kontrazeption. Die Schwierigkeit, eine wirklich vergleichbare Studie durchzuführen, ergibt sich daraus, daß Frauen, die eine orale Kontrazeption durchführen, vermutlich eine höhere sexuelle Aktivität aufweisen (s. WHO-Studie 1985). In einer Studie in Los Angeles fand man bei Frauen, die vor der regelmäßigen Pilleneinnahme untersucht wurden, eine höhere Rate an Dysplasien (STERN et al. 1977). Man hat daher in einer weiteren Studie ein solches Kollektiv von Frauen verglichen mit denen, die nach Alter, Sozialstatus und anderen Parametern ähnlich waren, bei denen aber die Kontrazeption durch eine Intrauterinspirale durchgeführt wurde. Es konnte gezeigt werden, daß die Progressionsrate von der Dysplasie zum Carcinoma in situ bei Frauen, die Ovulationshemmer einnahmen, höher ist als bei IUD-Trägerinnen (IUD: Intrauterine Device). Inwieweit aber beide Gruppen wirklich vergleichbar sind, ist umstritten. KAY konnte 1983 zeigen, daß Frauen, die Ovulationshemmer einnehmen, sehr viel häufiger zu einer Vorsorgeuntersuchung gehen, so daß die Wahrscheinlichkeit, daß zytologische Veränderungen an der Zervix früher erkannt werden, größer ist. Insofern ist auch eine in jüngerer Zeit bekannt gewordene Studie aus Oxford (67) zu deuten, nach der Benutzerinnen von Ovulationshemmern im Vergleich zu IUD-Trägerinnen ein leicht erhöhtes Risiko (um 75%) haben. Das Risiko nahm mit der Dauer der Einnahme zu und betrug bei einer Einnahmedauer von mehr als 97 Monaten das 2,2fache. Hier ist aber zu bemerken, daß die Gruppe „Zervixneoplasie" Dysplasien, Carcinoma in situ und invasive Krebse beinhaltet. Um die Aussagekraft derartiger Studien zu beurteilen, muß man allerdings die geringen Zahlen vor Augen haben. So fand sich in der Gruppe der IUD-Trägerinnen kein invasives Zervixkarzinom bei einer erwarteten Rate von 3–4, in der Vergleichsgruppe mit Einnahme von Ovulationshemmern 13 Fälle. Die Autoren werten ihre Ergebnisse auch lediglich als Hinweis dahingehend, daß Frauen, die eine orale Kontrazeption betreiben, regelmäßige Früherkennungsmaßnahmen in Anspruch nehmen sollen.

Wie schwierig es sein wird, einen Zusammenhang zwischen der regelmäßigen Einnahme von Ovulationshemmern und Zervixkarzinomen zu verifizieren, zeigen die Untersuchungen von KAY. Bezogen auf über 200000 Frauenjahre, fanden sich bei denjenigen, die jemals Ovulationshemmer eingenommen hatten, 34 Fälle

eines invasiven Zervixkarzinoms, verglichen mit 10 Fällen bei Kontrollen, bezogen auf 146000 Frauenjahre. Die Rate war zwar verdoppelt, das zusätzliche Risiko betrug bestenfalls einen Fall auf 14000 Benutzerinnen von Ovulationshemmern. Falls ein Risiko überhaupt besteht, ist es daher extrem niedrig.

Schlußfolgerungen

Aufgrund zahlreicher epidemiologischer Untersuchungen ist schon lange bekannt, daß das Zervixkarzinom durch exogene Noxen induziert wird. Die Aussage betrifft auch die nichtinvasiven Vorstufen. Als wesentliches Agens werden z. Z. menschliche Papillomaviren, vor allem des Types 16 und 18, aber auch anderer angenommen, obwohl ein Beweis über die Kausalität nicht erbracht werden konnte. Als Kofaktoren haben vermutlich zu gelten: Herpes-simplex-Viren, Trichomonaden, Spermaproteine (55), vermutlich auch das Smegma.

Oberflächliche Verletzungen des Zervixepithels spielen eine begünstigende Rolle für das Eindringen karzinogener Noxen. Ein weiterer risikoerhöhender Faktor ist das Zigarettenrauchen (63). Ein direkter Einfluß von Ovulationshemmern konnte bisher nicht nachgewiesen werden. Das Zervixkarzinom gilt nicht als hormonabhängiger Tumor.

Endometriumkarzinom

Häufigkeit in der Dimension von Raum und Zeit

Das Endometriumkarzinom gehört zu den hormonabhängigen Tumoren. Im Gegensatz zum Zervixkarzinom und ähnlich wie beim Mammakarzinom findet dieses seinen molekular-biologischen Ausdruck darin, daß sich Östrogen- und Progesteronrezeptoren nachweisen lassen.

Während in den Zellen des Endo- und Myometriums immer Rezeptoren vorhanden sind, kommt es beim Endometriumkarzinom mit steigendem Grad der Entdifferenzierung zu ihrem Verlust. Die epidemiologischen Charakteristika des Endometriumkarzinoms sind ähnlich wie diejenigen des Mammakarzinoms (41). In der geographischen Verteilung findet man daher das Endometriumkarzinom häufiger in den Ländern der westlichen Hemisphäre und entsprechend seltener in Japan sowie den Entwicklungsländern. Das geht eindrucksvoll aus der Tabelle **4** hervor, in der Inzidenzraten in verschiedenen Ländern und Regionen mit einem entsprechenden Krebsregister aufgelistet sind. So findet sich in den USA (Connecticut) eine 18mal höhere Morbiditätsrate als in Osaka/Japan.

Für die Ursachenfindung derartiger Korrelationen sind Studien an Emigranten wertvoll. Eine solche Untersuchung von MUIR u. Mitarb. (47)

Tabelle **4** Durchschnittliche jährliche altersspezifische Inzidenzraten bezogen auf 100 000 Frauen für das Karzinom des Corpus uteri. Standardisiert auf eine Weltbevölkerung (76)

Connecticut, USA	17,8
Genf, Schweiz	16,3
Alberta, Kanada	15,2
DDR	13,0
Schweden	12,1
Norwegen	9,7
Finnland	9,6
Oxford, England	9,4
Birmingham	8,5
Israel	7,6
Ungarn	7,0
Cali, Kalifornien	5,1
Ibadan, Nigeria	1,6
Osaka, Japan	0,9

Tabelle **5** Altersstandardisierte Inzidenzraten (auf 100 000) bei Japanerinnen in Japan bzw. Hawaii (47)

Lokalisation	Japan	Hawaii
Ösophagus	4,1	0,3
Magen	40,1	21,8
Kolon	5,4	18,8
Lunge	7,0	7,7
Brust	13,0	44,2
Cervix uteri	13,8	7,6
Corpus uteri	1,3	15,6
Ovar	2,8	6,9

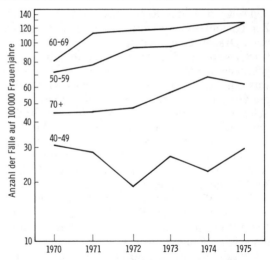

Abb. **4**   Endometriumkarzinom: Inzidenzraten auf 100 000 Frauenjahre in verschiedenen Altersgruppen 1970–1975 (69)

ist für einige Karzinome der Frau in der nächsten Tabelle (Tab.5) dargestellt. Analysiert wurden die standardisierten Inzidenzraten bei Frauen, die aus Japan nach Hawaii eingewandert waren. Beim Endometriumkarzinom zeigt sich ein Anstieg um mehr als das 10fache, dagegen beim Zervixkarzinom eine deutliche Abnahme. Eine Zunahme der Morbidität wurde bekanntermaßen beim Mammakarzinom, aber auch beim Kolon- und Ovarialkarzinom nachgewiesen. Für die Entstehung und das Wachstum des Endometriumkarzinoms müssen ähnliche Faktoren vermutet werden wie für die anderen Karzinomformen. Die Ähnlichkeit epidemiologischer Charakteristiken von Kolonkarzinompatientinnen deutet auf die Bedeutung nutritiver Faktoren hin. Entsprechende Zusammenhänge werden auch für die Entstehung des Mammakarzinoms diskutiert (41). Bei beiden, Endometrium- und Mammakarzinom, handelt es sich vermutlich aber nur um einen indirekten Einfluß der Ernährung, der über das Endokrinium wirksam wird. Darauf wird weiter unten eingegangen. Hinsichtlich der zeitlichen Verteilung ist eine zunehmende Tendenz der Inzidenzrate in den westlichen Industrieländern festzustellen. Durch die Abnahme des Zervixkarzinoms kommt es zunächst einmal zu einer relativen Zunahme des Endometriumkarzinoms.

Es gibt Länder, in denen inzwischen die Erkrankungshäufigkeit des Endometriumkarzinoms diejenige des Zervixkarzinoms erreicht hat. Z.Z. ist die absolute Zunahme dadurch bedingt, daß das Zervixkarzinom deutlich seltener geworden ist und das Endometriumkarzinom als typische im Alter auftretende Neoplasie entsprechend häufiger. Ähnlich wie beim Mammakarzinom müssen aber auch geänderte Lebensgewohnheiten, die mit einem erhöhten Risiko einhergehen, berücksichtigt werden. Beim Endometriumkarzinom kommt insbesondere noch die Östrogensubstitutionstherapie in der Peri- und Postmenopause hinzu. Über die Inzidenzraten und ihre leichte Zunahme gibt die Abb.4 Auskunft (69). Bemerkenswert ist, daß trotz der Zunahme der Morbidität die Mortalität am Endometriumkarzinom deutlich zurückgegangen ist, in den USA zwischen 1950 und 1973/1974 von 9,2 auf 3,8 pro Jahr, jeweils bezogen auf 100 000 Frauen. Die 5-Jahres-Überlebensrate stieg um fast 10% an (32). Als Ursache hierfür kommen mehrere Möglichkeiten in Frage. Als wesentlicher Faktor ist wahrscheinlich die erweiterte Indikationsstellung zur operativen Behandlung, weitgehend unabhängig vom Alter, anzusehen. Sicher spielt auch die bessere Aufklärung eine Rolle, die Frauen bereits mit geringen Blutungen in der Postmenopause zum Arzt führt. Eine biologische Änderung des Malignitätsgrades wäre für die Länder denkbar, in denen die Östrogenapplikation in der Postmenopause vor allem also in den USA eine weite Verbreitung hat. Die Endometriumkarzinome, die unter der Einwirkung exogener Östrogene auftreten, sind nach Stadium

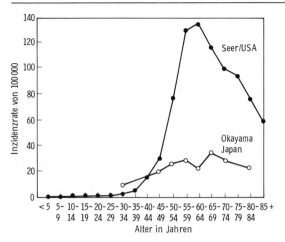

Abb. **5** Altersverteilung des Endometriumkarzinoms in den USA und Japan (nach *Young* u. Mitarb. [76] und *Kurihara* u. Mitarb. [34]

und Grad günstiger und haben daher eine bessere Prognose.

Bei aller Ähnlichkeit mit den epidemiologischen Merkmalen von Frauen, die ein Mammakarzinom entwickeln, gibt es einen interessanten Unterschied, nämlich die altersspezifischen Inzidenzraten. Wie aus der nächsten Abbildung (Abb. 5) hervorgeht, ist das Endometriumkarzinom selten vor dem 40. Lebensjahr, zeigt aber eine Zunahme zwischen 45 und 50 Jahren mit einem starken Anstieg und einem Maximum um das 60. Lebensjahr. Danach kommt es wieder zu einer Abnahme. Damit unterscheidet sich die Altersverteilung wesentlich von derjenigen des Mammakarzinoms, aber auch von denjenigen der anderen Karzinome des weiblichen Genitales. Wie der untere Teil der Abbildung zeigt, ist der Verlauf der Inzidenzkurven nicht wesentlich unterschiedlich in einer Population mit einem geringen Erkrankungsrisiko wie in Japan, mit der Ausnahme, daß die Inzidenzraten auf einem erheblich niedrigerem Niveau liegen. In diesem Punkt haben wir einen wesentlichen und sehr interessanten Unterschied verglichen mit den altersabhängigen Inzidenzkurven des Mammakarzinoms. Hier zeigen die Bevölkerungen mit niedrigem Risiko ein Plateau, beginnend in der Perimenopause, mit einer abnehmenden Tendenz in der Postmenopause. Die Inzidenzkurve in der Menopause ist für beide Bevölkerungsgruppen gleich, so daß der starke Unterschied in der allgemeinen Inzidenzrate zwischen Populationen mit hohem Risiko und niedrigem Risiko beim Mammakarzinom allein die Patientinnen betrifft, die ihr Karzinom in der Postmenopause entwickeln. Die determinierenden Faktoren sind demnach für gewisse Bereiche unterschiedlich. Dafür spricht auch die Tatsache, daß die Adipositas als Risikofaktor beim Mammakarzinom

nur die Frauen in der Postmenopause betrifft. Diese Unterschiede in der Altersverteilung können einen Hinweis darauf geben, daß für das Endometriumkarzinom die Einwirkung der Sexualsteroide, insbesondere der Östrogene, eine größere Bedeutung hat, als für das Mammakarzinom. Insbesondere spricht hierfür das abnehmende Risiko jenseits des 60. Lebensjahres.

Diätetische Faktoren

Wie bereits erwähnt, haben die Migrantenstudien gezeigt, daß die Änderungen des Lebensstiles, z. B. bei Japanerinnen, die in die USA einwandern, zu einer Zunahme der Inzidenz am Endometriumkarzinom geführt haben. Ein ähnlicher Effekt wird für das Mammakarzinom und Kolonkarzinom beschrieben. Im Rahmen der Epidemiologie des Mammakarzinoms hat man dieses als „Westernization-effect" beschrieben (s. b. MAASS, Band III, Teil 1). Es findet sich bei allen drei Karzinomformen eine deutliche Korrelation zur Kalorien- und Fettzufuhr in den betreffenden Ländern. Trotzdem sind die damit verbundenen Einflüsse auf die Karzinomentstehung unterschiedlich. Beim Kolonkarzinom spielt z. B. zusätzlich der Mangel an Ballaststoffen eine Rolle. Beim Mammakarzinom kommt es möglicherweise zu einer Anhäufung von fettlöslichen karzinogenen Substanzen im Fettgewebe der Brustdrüse, neben den indirekten Zusammenhängen zwischen Adipositas und Endokrinium. Diese sind beim Endometriumkarzinom sehr viel deutlicher.

Das typisch epidemiologische Merkmal für Bevölkerungsgruppen mit Endometriumkarzinom ist die Adipositas, wie bereits erwähnt, offensichtlich im Gegensatz zum Mammakarzinom unabhängig vom Menopausestatus. Es gibt Hinweise, daß bereits jüngere Frauen mit deutlichem Übergewicht ein erhöhtes Risiko haben, später an einem Endometriumkarzinom zu erkranken. Das relative Risiko ist in der nächsten Tabelle (Tab. 6) dargestellt. Es erreicht demnach den Faktor 2,3. Darüber hinaus leiden Patientinnen mit einem Endometriumkarzinom häufig an Diabetes und Hypertonus.

Bereits vor einigen Jahren konnte SIITERI nachweisen, daß Patientinnen mit einem Endometriumkarzinom vermehrt Androgene in Östroge-

Tabelle **6** Endometriumkarzinom: relatives Risiko abhängig vom Gewicht bei Frauen zwischen 45 und 74 Jahren (31)

Gewicht (lb)	Relatives Risiko
≤ 125	1,0
126–145	1,3
146–165	1,3
≥ 166	2,3

ne (Androstendion in Östron) umwandeln (58). Über die Größenordnung dieser Konversionsrate finden sich unterschiedliche Angaben in der Literatur, wenn diese Raten nach Alter und Gewicht mit vergleichbaren Kontrollpersonen korrigiert werden. Trotzdem muß angenommen werden, daß das Fettgewebe als peripheres Metabolisierungsorgan für Androgene in Östrogene für das erhöhte Endometriumkarzinomrisiko bei adipösen Frauen eine Rolle spielt.

Durch weitere Metabolisierung des zirkulierenden Östrons zu Östradiol steht mehr aktives Östrogen zur Verfügung. Darüber hinaus weiß man, daß das freie Östradiol bei adipösen Frauen aufgrund der verringerten Kapazität des sexualhormonbindenden Globulins (SHBG) relativ erhöht ist.

Endokrine Faktoren

Wir haben festgestellt, daß beim Endometriumkarzinom die Adipositas vorwiegend indirekt über eine Änderung des endokrinen Milieus zugunsten eines vermehrten Angebotes an freiem Östradiol zu einem risikoerhöhenden Faktor wird. Die endokrinen Zusammenhänge zwischen Endometrium und Endokrinium sind übersichtlicher als beim Mammakarzinom, da am Endometrium lediglich Östrogene und Progesteron entscheidend wirksam werden, im Gegensatz zu den vielfachen, auf die Brustdrüsenzelle einwirkenden endokrinen Faktoren. Die endokrinen Charakteristika sind sonst ähnlich wie beim Mammakarzinom. Wir finden in dem Kollektiv von Frauen mit Endometriumkarzinom in der Anamnese häufiger ovarielle Störungen im Sinne von Anovulationen und Corpus-luteum-Insuffizienzen, entsprechend eine niedrigere Parität, die indirekt mit den vorangegangenen ovariellen Störungen korreliert sein kann. Es gibt keine eindeutigen Untersuchungen, die darauf hinweisen, daß die Schwangerschaft eine Schutzwirkung hätte. Daneben findet man eine deutliche Korrelation zu hormonbildenden Tumoren und zum Syndrom der polyzystischen Ovarien (31). Auch hier liegt das Alter der Menopause deutlich später. Das relative Risiko, an einem Endometriumkarzinom zu erkranken, liegt bei 3,1, wenn das Alter der Menopause später als 50 Jahre beträgt. (Tab. 7). Alle diese Faktoren weisen darauf hin, daß eine kontinuierli-

che und länger dauernde Einwirkung von Östrogenen, vornehmlich des Östradiols, ohne zyklische Gegenwirkung (unopposed estrogen effects) das Risiko zur Entwicklung eines Endometriumkarzinoms erhöht.

Dabei muß auch hier wie beim Mammakarzinom festgestellt werden, daß Östrogene nicht karzinogen sind. Man muß ihnen im Rahmen der mehrstufigen Entwicklung zum Karzinom den Rang von promoting factors zuweisen, insbesondere dadurch, daß sie die Mitoseaktivität erhöhen. Als Mitosehemmung ist der antagonistische Effekt des Progesterons aufzufassen. Die Zusammenhänge sind naturgemäß komplizierter. Eine ununterbrochene Einwirkung von Östrogenen führt zur zystisch-glandulären Hyperplasie. Wir haben aber keine Hinweise dafür, daß die zystisch-glanduläre Hyperplasie über eine adenomatöse Hyperplasie in ein Endometriumkarzinom übergeht. In einer Untersuchung an 524 Frauen mit zystisch-glandulärer Hyperplasie konnte im Verlauf von 24 Jahren nur in 0,4% aller Fälle ein Endometriumkarzinom festgestellt werden. Diese Rate ist gegenüber vergleichbaren Kontrollpersonen nicht erhöht (zit. nach SCHNEIDER 1980). Demgegenüber wird die *adenomatöse Hyperplasie* eindeutig als Vorstadium des Endometriumkarzinoms angesehen. Eine Dauereinwirkung von Östradiol auf das Endometrium kann demnach zu unterschiedlichen Reaktionen führen. Wenn wir Östrogene lediglich als promoting factors ansehen, ist es verständlich, daß der Malignisierungsprozeß in einer Normalzelle vorher abgelaufen sein muß. Diese Veränderung kann aber molekularbiologisch zu einem unterschiedlichen Verhalten gegenüber dem Östradiol führen. Auf diese hat KIM hingewiesen (32). Wir wissen, daß der Östrogenrezeptor nur in Anwesenheit von Östrogenen synthetisiert werden kann. Beim Überangebot kommt es zu einer Rezeptorblockade des Östrogenrezeptors selbst und damit zu einer Reduktion der Neusynthese. Progesteron hat einen ähnlichen Einfluß. In der Normalzelle reguliert also das Östrogen seinen Rezeptor selbst. Bei der adenomatösen Hyperplasie ist dieser Regulationskreis gestört, insofern, als auch bei Dauerangebot von Östrogenen der Östrogenrezeptor in gleicher Menge weiter synthetisiert wird, so daß auch geringe Östradiolmengen einen starken proliferativen Einfluß auf das Endometrium ausüben. Es ist denkbar, daß damit die Umwandlung einer adenomatösen Hyperplasie in ein Endometriumkarzinom gefördert wird. Wie bereits erwähnt, ist beim manifesten Karzinom der Gehalt an Östrogenrezeptoren abhängig vom Differenzierungsgrad.

Tabelle **7** Endometriumkarzinom: relatives Risiko, abhängig vom Alter der Menopause

Menopausealter (Jahre)	Relatives Risiko
< 40	1,0
41–45	1,2
46–50	1,8
> 50	3,1

Bedeutung der exogenen Östrogenzufuhr

Die Zusammenhänge zwischen Risiko und vermehrtem endogenem Östrogenangebot müssen die Frage nach dem Einfluß der Östrogensubstitutionstherapie in der Peri- und Postmenopause aufkommen lassen.

Es liegen hierzu eine Fülle von Studien vor, die zu unterschiedlichen Ergebnissen kommen. Im Sept. 1979 hat zu dieser Frage am National Institute of Health eine Consensus Development Conference stattgefunden. Anhand der dort vorgetragenen und auch sonst publizierten Studien besteht kein Zweifel, daß die alleinige Östrogensubstitutionstherapie in der Peri- und Postmenopause zu einer Risikoerhöhung führt. Das Risiko ist sicher abhängig von der Dauer der Applikation, hinsichtlich der Dosis gibt es widersprüchliche Angaben. Trotzdem wird man etwas vereinfachend eine Abhängigkeit von Dosis und Applikationsdauer vermuten können. Das relative Risiko schwankt entsprechend erheblich zwischen 1,7 und 24. Die höchsten Zahlen ergeben sich bei einer Einnahmedauer von 11–14 Jahren (72). Bei noch längerer Applikationsdauer scheint das Risiko wieder etwas abzunehmen.

Aufgrund der Problematik, die anfangs hinsichtlich der epidemiologischen Methodik dargestellt wurde, sollte man die publizierten Zahlen mit Vorsicht behandeln. Man kann aber davon ausgehen, daß bei *langdauernder alleiniger* Östrogenapplikation ein erhöhtes Erkrankungsrisiko besteht. Interessanterweise sinkt das Risiko nach Absetzen der Östrogene in Abhängigkeit von der Zeit nach der letzten Einnahme. Auch dieses spricht dafür, daß Östrogene lediglich als promoting factors wirken. Aufgrund der molekularbiologischen Überlegungen ist es verständlich, daß die Endometriumkarzinome, die unter oder nach Östrogenmedikationen aufgetreten sind, einen höheren Differenzierungsgrad aufweisen und damit eine günstigere Prognose haben. Es muß festgestellt werden, daß die Daten über ein erhöhtes Risiko nach Östrogensubstitutionsbehandlung überwiegend aus den USA stammen. Sie konnten bisher in europäischen Studien nicht bestätigt werden. Eine Ursache hierfür kann darin liegen, daß Östrogensubstitutionsbehandlungen noch nicht über so lange Zeit, in anderer Dosierung sowie mit anderen Präparaten (z.B. Östriol) durchgeführt wurden. Auch ist die Gesamtbeobachtungszeit kurz und die Zahl der beobachteten Patientinnen in den einzelnen Studien relativ gering.

LAURITZEN (36) betont mit Recht, daß in den USA die Grundregeln einer Therapie mit Östrogenen hinsichtlich Indikationen, Kontraindikationen, Risikofaktoren sehr viel weniger berücksichtigt wurden als in den europäischen Ländern. Die Empfehlungen gehen also dahin, Östrogene möglichst in niedriger Dosierung, zyklisch und in Kombination mit Gestagenen zu verabreichen.

Studien, vor allem von GAMBRELL u. Mitarb. (16) zeigen, daß eine Östrogen-Gestagen-Kombination eher zu einem reduzierten Risiko führt. In einer Studie des Wilford Hall USAF Medical Center betrug die Inzidenzrate bei Frauen, die Kombinationspräparate genommen hatten (beobachtete Patientinnenjahre 16 327) 49,0, gegenüber 243,5 (4480 Patientinnenjahre) bei unbehandelten Kontrollen. Bei alleiniger Östrogeneinnahme (2560 Patientinnenjahre) betrug die Inzidenzrate 390,6 (18).

Damit ist auch die Frage hinsichtlich der Bedeutung oraler Kontrazeptiva vom Östrogen-/Gestagentyp beantwortet. Nirgends ist eine Risikoerhöhung für die Entstehung des Endometriumkarzinoms beobachtet worden. Mehrere Fall-Kontroll-Studien haben gezeigt, daß das Risiko abnimmt (53).

Die Östrogensubstitutionstherapie in der Peri- und Postmenopause ist wegen ihrer Wirkung auf das Skelett- und Gefäßsystem so wichtig, daß sie unter Berücksichtigung der genannten Kautelen nicht unterlassen werden sollte. In der Kombination mit Gestagenen läßt sich auch das Endometriumkarzinomrisiko reduzieren.

Die Gestagenhypothese

Die epidemiologischen Daten weisen darauf hin, daß die Wechselwirkung zwischen Östradiol und Progesteron eine entscheidende Bedeutung hat. Auf der Grundlage dieser Erkenntnisse, hat KAISER bereits vor längerer Zeit die Hypothese formuliert, daß Gestagene einen Schutzeffekt darstellen. Abgesehen von den epidemiologischen Daten und den jetzt vorliegenden Studien nach Östrogen-Gestagen-Kombinationspräparaten ist der theoretische Hintergrund einleuchtend: Gestagene modulieren die Östrogeneinwirkung am Endometrium im Sinne einer Umwandlung von der Proliferations- in die Sekretionsphase, dieses geht parallel mit einer Hemmung der DNA-Synthese und Mitoserate. Molekularbiologisch ist dieser Effekt durch die Hemmung der Synthese des Östrogenrezeptors durch Progesteron erklärt. Hinzu kommt noch die Aktivierung der Östradioldehydrogenase, die zu einer Abnahme der intrazellulären Konzentration des biologisch aktiven Östradiols führt.

Unabhängig von diesem zellbiologischen Aspekt kann der Schutzeffekt allein schon dadurch erklärt werden, daß die unzureichende oder nicht erfolgende endometriale Abstoßung bei den charakteristischen Zyklusstörungen zu einer längeren Anwesenheit und Anhäufung karzinogener Noxen im Endometrium führen könnte. Das würde bedeuten, daß neben der oben diskutierten Wirkung des Östradiols als promoting factor

auch ein direkter Einfluß während der Primär-
prozesse denkbar ist.

Schlußfolgerungen

Das Endometriumkarzinom ist ein hormonabhängiger Tumor. Die epidemiologischen Charakteristika sind demnach ähnlich wie beim Mammakarzinom. Die Risikopopulationen sind diese-
nigen, die für die Entwicklung des Zervixkarzinoms ein geringes Risiko aufweisen. Das Endometriumkarzinom ist am häufigsten in den westlichen Industrieländern und dort in den höheren
sozialen Schichten anzutreffen. Man findet eine
deutliche Zunahme der Inzidenzrate bei abnehmender Mortalität. Migrantenstudien haben gezeigt, daß Einwanderer aus Ländern mit niedrigem Risiko eine deutliche Zunahme der Inzidenz zeigen. Das weist auf Faktoren hin, die mit
dem Lebensstil im allgemeinen Sinne zu tun haben. Innerhalb dieser Population sind Frauen
mit Adipositas, Diabetes und Hypertonus mit einem deutlich erhöhten Risiko behaftet. Dieses
sind indirekte Hinweise für eine endokrine Dys-
balance. Man findet entsprechend ein erhöhtes
Risiko bei Frauen mit Zyklusstörungen (anovu-
latorische Zyklen, Corpus-luteum-Insuffizienz)
sowie beim Syndrom der polyzystischen Ovarien
und hormonbildenden Ovarialtumoren. Indirekt
damit kann der Faktor Nulliparität und niedrige
Schwangerschaftsrate korreliert sein. Von den
Steroidhormonen kommt dem Östradiol eine
fördernde Bedeutung zu; zu einem überwiegenden Teil aber als promoting factor nach bereits
eingesetzter Malignisierung der Endometrium-
zelle. Das Progesteron ist ein eindeutig präventi-
ver Faktor. Hinsichtlich der exogenen Hormon-
zufuhr ist erwiesen, daß Ovulationshemmer vom
Östrogen-Gestagen-Typ keine Risikoerhöhung
bedingen, wahrscheinlich sogar das Risiko vermindern. Das gleiche betrifft Östrogen-Gesta-
gen-Kombinationspräparate, die in der Postmenopause verabfolgt werden.

Eine langdauernde, nicht zyklisch erfolgte alleinige Östrogensubstitutionsbehandlung in der
Postmenopause erhöht das Risiko, an einem Endometriumkarzinom zu erkranken. Vorstufe ist
vermutlich die adenomatöse Hyperplasie. Die so
entstandenen Endometriumkarzinome zeichnen
sich durch ein günstiges Stadium und einen hohen Differenzierungsgrad aus und haben daher
eine gute Prognose.

Vulva und Vagina

Das Vulvakarzinom ist vergleichsweise selten. In
den USA wird eine alterskorrigierte Inzidenzrate
von 1,6 auf 100 000 Frauen angegeben, das sind
etwa 2000 Neuerkrankungen pro Jahr. Der weitaus größte Teil aller Vulvaneoplasmen sind Plattenepithelkarzinome.

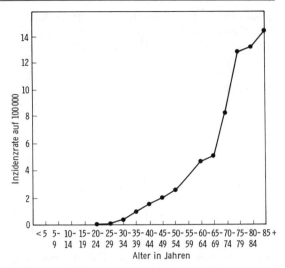

Abb. **6**   Vulvakarzinom: Inzidenzrate, bezogen auf
100 000 der weiblichen Bevölkerung in den USA (76)

Demographische Charakteristika

Wie die Abbildung (Abb. 6) zeigt, ist das Vulvakarzinom eine typische Altersneoplasie. Die Inzidenzrate erreicht kein Plateau, sondern zeigt
eine zunehmend ansteigende Tendenz mit dem
Alter. Wesentliche Veränderungen in der Dimension der Zeit sind nach entsprechender Korrektur der Alterszusammensetzung der Bevölkerung
nicht festzustellen. Hinsichtlich der geographischen Verteilung gibt es kaum Daten.

Da die Erkrankung relativ selten ist, gibt es wenige Berichte, nach denen sich Risikogruppen
charakterisieren lassen. Es wird angegeben, daß
Patientinnen mit einem Vulvakarzinom ähnliche
Charakteristika aufweisen wie diejenigen des
Endometriumkarzinoms, nämlich Neigung zu
Adipositas, Hochdruck, Diabetes und Arterio-
sklerose. Da es sich hierbei um typische Alterser-
krankungen handelt, erscheint es fraglich, inwieweit sie mit der Häufigkeit an Vulvakarzinomen
zu korrelieren sind. Auffallend ist, daß eine relativ hohe Zahl an Frauen mit einem Vulvakarzinom einen zweiten Primärtumor haben, insbesondere in der Zervix, Vagina oder Anogenitalregion.

Dieses spricht für eine multizentrische Entstehung durch exogene karzinogene Noxen, wobei
auch eine gewisse Häufung nach Strahlenbehandlung eines Zervixkarzinoms beobachtet
wurde.

In jüngerer Zeit wird vor allem die Virusätiolo-
gie für das Vulvakarzinom diskutiert. Auch hier
scheint das Herpes-simplex-Virus Typ II
(HSV 2) ähnlich wie beim Zervixkarzinom eine
Rolle zu spielen. Nach Auffassung von ZUR
HAUSEN aber nur als Cofaktor, insofern, als es
mutagen wirkt. Dagegen scheinen auch beim
Vulvakarzinom die Papillomaviren eine wesent-

liche Bedeutung zu haben. In etwa 50% dieser Karzinome findet man das HPV 16, daneben auch HPV 18 sowie noch nicht identifizierte HPV-Viren. Gewöhnlicherweise findet man diese beiden Virustypen nicht im Normalgewebe oder gutartigen Papillomen. Dagegen werden sie bei 87% eines Morbus Bowen gefunden (25). Inwieweit Condylomata acuminata als Vorerkrankung gelten, ist fraglich. Man findet in der Anamnese von Vulvakarzinompatientinnen häufiger den Hinweis auf spitze Kondylome, bei denen es sich zweifellos um eine virusinduzierte Erkrankung handelt. Möglicherweise betrifft dieses die Vulvakarzinome, die in einem frühen Alter auftreten (JOSEY u. Mitarb. 1976).

Inwieweit der Lichen sclerosus et atrophicus eine risikoerhöhende Vorerkrankung darstellt, ist nicht erwiesen. Ein solcher Zusammenhang wurde lange Zeit vermutet, da man häufig leukoplakische Bezirke in der Umgebung des Vulvakarzinoms findet. Neuere Studien zeigen, daß derartige morphologische Veränderungen an der Vulva relativ selten in ein invasives Vulvakarzinom übergehen (BUSCEMA u. Mitarb. 1980).

Zusammenfassend läßt sich feststellen, daß es praktisch keine Daten gibt, die zuverlässig eine Risikogruppe definieren und auch die Ätiologie noch weitgehend unklar ist. Allerdings verdichten sich die Hinweise, daß menschliche Papillomaviren eine wesentliche ätiologische Bedeutung haben.

Vaginalkarzinom

Auch das Vaginalkarzinom ist eine seltene Erkrankung. Die altersangepaßte Inzidenzrate für die USA beträgt 0,7 auf 100 000 Frauen, das sind ca. 1000 Erkrankungen pro Jahr. Die meisten Vaginalneoplasmen sind Plattenepithelkarzinome und entstehen im oberen Anteil der Vagina. Die Altersverteilung ist ähnlich wie beim Vulvakarzinom. Fast 60% aller Fälle treten im Alter von 60 und mehr Jahren auf. Eine Ausnahme sind die Klarzelladenokarzinome der Vagina, auf die unten noch näher eingegangen wird.

Hinsichtlich der Risikogruppen sollte man ähnliche vermuten wie beim Zervixkarzinom. Dieses scheint auch der Fall zu sein insofern, als das Vaginalkarzinom 2- bis 3mal häufiger bei der schwarzen Bevölkerung in den USA vorkommt als bei den Weißen. Entsprechend wird berichtet, daß es bei Jüdinnen seltener ist. Aufgrund fehlender Studien, die altersangepaßte Kontrollgruppen verwenden, lassen sich Angaben über eine Korrelation zum sexuellen Verhalten und Parität nicht machen.

Hinsichtlich der Ätiologie des Plattenepithelzinoms der Vagina lassen sich daher wenig Angaben machen. Aufgrund von Einzelfällen spielt eine mechanische Alteration bei Pessarträgerin-

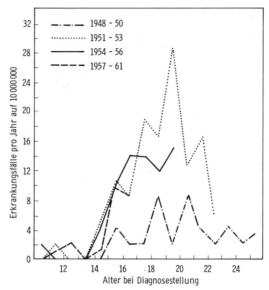

Abb. **7** Klarzelladenokarzinome der Vagina und der Zervix in den Jahren 1948–1961 (31)

nen sicher eine Rolle, ähnlich wie die chronische Vaginitis, Anwendung von Vaginalduschen usw. Hierbei wird es sich um disponierende Faktoren handeln, die das Eindringen von Viren begünstigen, wobei auch hier ein Zusammenhang mit Papillomaviren diskutiert wird. Auf die Multizentrizität wurde eben schon eingegangen. Es hat sich daraus eine Theorie entwickelt, daß Virusinfektionen sowohl das Zervix-, Vulva- und Vaginalkarzinom ursächlich bedingen, wobei aufgrund der disponierenden Faktoren das Zervixkarzinom wesentlich früher auftritt. Entsprechende Studien fehlen jedoch.

Eine Besonderheit sind die Klarzelladenokarzinome der Vagina und der Zervix, die in der Pubertät und bei jungen Frauen auftreten. Die ersten Beobachtungen betrafen 8 Fälle im Alter von 15–22 Jahre.

Die Mütter von 7 dieser 8 Fälle hatten Diäthylstilböstrol (DES) während der ersten 3 Monate der Schwangerschaft zur Behandlung eines imminenten Abortes eingenommen. Die Korrelation zwischen DES-Exposition in utero und dem Auftreten von Adenokarzinomen bei den Töchtern hat sich inzwischen bestätigt. Die Altersverteilung ist in der nächsten Abbildung (Abb.7) dargestellt. Die höchste Inzidenzrate betraf Frauen, die 1951–1953 geboren wurden. Die meisten dieser Fälle wurden in den USA behandelt, weil dort vor allem in den 50er Jahren die Behandlung des imminenten Abortes mit Diäthylstilböstrol eine große Verbreitung fand. Von anderen Ländern wurden nur Einzelfälle berichtet. Alle diese Fälle wurden registriert. Bei ca. 65% konnte eine Exposition zu DES und ähnlichen chemischen Verbindungen dokumentiert werden. Bei 10% war die Medikation nicht klar, während immerhin bei 25% keine medikamentöse Behandlung angegeben wurde. Bei einem Teil dieser Fälle kann es sich um Gedächtnislücken handeln. Es gibt aber auch einige, bei denen die Mütter keinerlei Störungen in der Frühschwangerschaft angegeben haben. Bei den exponierten Fällen war die Applikation jeweils vor der 18. Schwangerschaftswoche erfolgt. Das Risiko war um so höher, je früher DES appliziert worden war.

Außer den Klarzellkarzinomen fand bei den Töchtern exponierter Mütter auch eine Häufung anderer vaginaler Erkrankungen, insbesondere Adenosen, die zu einem großen Teil spontan rückbildungsfähig sind.

Die Klarzellkarzinome der Vagina spielen quantitativ keine Rolle, zumal sie eine vorübergehende Erscheinung waren. Biologisch handelt es sich um ein außerordentlich interessantes unfreiwilliges Experiment, das zeigt, daß Noxen im frühen Embryonalstadium einwirken und zu Veränderungen führen, die über viele Jahre latent bleiben. Sie werden dann nach Einsetzen der Ovarialfunktion in der Pubertät manifest. Es bedarf offenbar zur Realisierung eines weiteren auslösenden Faktors, so daß es sich hier in Annäherung um ein Berenblum-Experiment im Rahmen der menschlichen Kanzerogenese handelt.

Ovarialkarzinom

Das Ovarialkarzinom ist von den weiblichen Genitalkarzinomen, mit Ausnahme derjenigen an Vulva und Vagina, vergleichsweise selten. Aufgrund seiner schlechten Prognose ist aber die Mortalität höher als bei den häufiger auftretenden Karzinomen des Uterus. Zur Epidemiologie liegen auch hier demographische Untersuchungen über Inzidenzraten und Mortalitätsraten in der Dimension von Raum und Zeit vor, als auch eine Reihe von case-control-studies. Die methodischen Unsicherheiten dieser Untersuchungsmöglichkeiten erhöhen sich beim Ovarialkarzinom noch zusätzlich dadurch, daß es sich um sehr unterschiedliche morphologische Entitäten handelt. So finden sich bei den einzelnen Rassen unterschiedliche Häufigkeiten der verschiedenen Gruppen von Ovarialtumoren.

Man hat eine ganze Reihe von Faktoren aufgedeckt, die mit dem Auftreten von malignen Ovarialtumoren korrelieren. Auffallend ist hier, daß die Charakteristika ähnlich sind wie beim Mamma- und Endometriumkarzinom.

Geographische Verteilung

Das epidemiologisch ähnliche Verhalten läßt sich schon aus der geographischen Verteilung der Inzidenzraten ablesen. Wie aus der Tab. **8** zu

Tabelle **8**   Inzidenzrate auf 100 000 der Bevölkerung für das Karzinom des Ovars, der Tube und des Lig. latum (ICD 1983), standardisiert auf eine Weltbevölkerung (70)

Schweden	15,1
Norwegen	14,2
Connecticut, USA	12,5
DDR	12,1
Oxford, England	11,7
Birmingham, England	11,3
Genf, Schweiz	10,9
Finnland	10,4
Alberta, Kanada	9,8
Israel	8,7
Cali, Kalifornien	8,0
Ibadan, Nigeria	7,0
Ungarn	5,6
Osaka, Japan	2,8

ersehen ist, ist das Ovarialkarzinom am häufigsten in den westlichen Industrieländern und vergleichsweise sehr viel seltener in Japan. Untersuchungen in Israel haben ergeben, daß die Inzidenzraten zwischen Jüdinnen, die aus Europa und Amerika stammen, 3- bis 4mal höher liegen als bei denjenigen aus Asien und Afrika.

Auch für das Ovarialkarzinom liegen Migrantenstudien vor, die ein ähnliches Ergebnis gezeigt haben wie für das Mamma-, Endometrium- und Kolonkarzinom. Japanerinnen in Japan haben, wie aus der Tab. **5** hervorgeht, eine sehr niedrige Inzidenzrate, die mit dem Wechsel in die Vereinigten Staaten deutlich ansteigt. Man muß daraus auch für das Ovarialkarzinom schließen, daß Faktoren der Umgebung eine wesentliche Rolle spielen.

In den Ländern, in denen das Ovarialkarzinom besonders häufig vorkommt, geht dieses vor allem zu Lasten der epithelialen Tumoren, die man im engeren Sinne als Ovarialkarzinome bezeichnet. Diese Tumoren gehen vom Oberflächenepithel des Ovars aus, ein Faktum, das für ätiologische Überlegungen eine gewisse Rolle spielt, wie wir weiter unten sehen.

Eine Reihe von Mitteilungen weisen darauf hin, daß das seröse Kystadenokarzinom in unseren Ländern am häufigsten ist (gefolgt von muzinösen und endometrioiden [24; 33]). Dagegen findet man in anderen Ländern, bzw. Rassen andere Verteilungen hinsichtlich der histologischen Typen. So finden sich bei Afrikanern sehr viel häufiger Ovarialtumoren, die vom Ovarialstroma bzw. von den Keimzellen ausgehen. Eine vergleichende Untersuchung an 426 Ovarialtumoren bei Afrikanern und Indern ergab bei der ersteren Gruppe 52% Keimzelltumoren, verglichen mit 19% bei den indischen Frauen, die demnach eine ähnliche Rate aufweisen wie die Europäerinnen und Amerikanerinnen (50).

Auch bei einem Vergleich der weißen und schwarzen Bevölkerung der USA ergab sich ein höherer Anteil der epithelialen Tumoren bei Weißen, während die Keimzelltumoren etwas häufiger bei der schwarzen Rasse auftreten. Auch bei den Untergruppen der epithelialen Tumoren findet man rassische Unterschiede. Die Differenzen müssen sich zwangsläufig in der Mortalität ausdrücken, da die Prognose der epithelialen malignen Ovarialtumoren im ganzen schlechter ist als die hormonbildenden und die vom Keimepithel ausgehende Geschwülste.

Hinsichtlich der Inzidenzraten in der *Dimension der Zeit* liegen relativ wenige Angaben vor. Besonders hier muß man die unterschiedlichen diagnostischen Möglichkeiten und auch die Variation in der Klassifizierung berücksichtigen. In der Abb.**8** sind die Inzidenzraten, wie sie in Connecticut/USA registriert wurden, seit 1940 aufgeführt. Für alle Altersgruppen zusammen ergeben sich keine Änderungen in der Häufigkeit, lediglich in den höheren Altersgruppen ein leicht ansteigender Trend.

Obwohl also eine ganze Reihe von Faktoren, die in der Ätiologie und der Pathogenese eine Rolle spielen können, ganz ähnlich sind wie diejenigen beim Mammakarzinom, fehlt hier der Trend zu einer Zunahme der Erkrankungsrate. Man muß auch bei aller Ähnlichkeit der epidemiologischen Faktoren unterschiedliche ätiologische Mechanismen annehmen.

In der Altersverteilung findet sich eine ähnliche Kurve wie beim Endometriumkarzinom. Auch das Ovarialkarzinom ist eine Erkrankung, die eindeutig mit dem Alter korreliert. Während die Inzidenzrate bei unter 30jährigen Frauen nur 5 auf 100 000 pro Jahr beträgt, steigt sie ab dem 70. Lebensjahr auf über 50 Neuerkrankungen an. Eine Ausnahme hiervon zeigen die Keimzelltumoren, die im jugendlichen Alter beobachtet

werden und nach der Pubertät keine weitere Zunahme aufweisen. Dieses geht aus der Abb.9 hervor. Hier sind die Inzidenzraten in einem logarithmischen Maßstab aufgetragen. Man erkennt daraus, daß keineswegs nur die Keimzelltumoren, sondern auch die epithelialen Ovarialkarzinome im jugendlichen Alter auftreten kön-

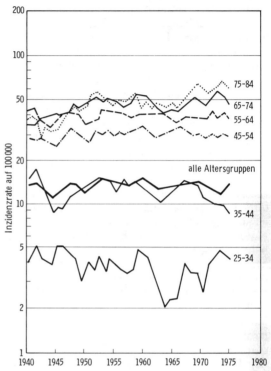

Abb. **8**   Ovarialkarzinom: Inzidenzrate, bezogen auf 100 000 der weiblichen Bevölkerung in verschiedenen Altersgruppen 1940–1975 (31)

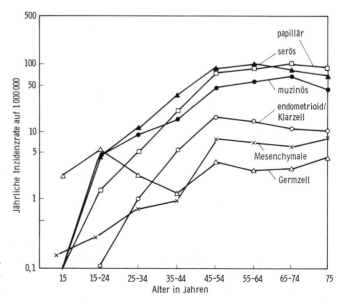

Abb. **9**   Ovarialkarzinom: jährliche altersspezifische Inzidenz auf 1 Mio. Frauen für verschiedene histologische Typen (31)

nen. Diese Tatsache ist für das diagnostische Vorgehen von großer Bedeutung.

Reproduktionsverhalten

Die ähnliche geographische Verteilung, in der Häufigkeit an Ovarialkarzinomen mit denjenigen der typischen hormonabhängigen Tumoren, Mamma- und Endometriumkarzinom und das inverse Verhalten zur Zervixkarzinommorbidität deutet bereits darauf hin, daß hier entsprechende Zusammenhänge mit dem Reproduktionsverhalten vorliegen. Es liegen hierüber zahlreiche Untersuchungen vor, die zunächst alle zeigen, daß das Ovarialkarzinom um so seltener ist, je größer die Zahl der Schwangerschaften ist (4). Ein Teil der geographischen Unterschiede, auch bei den verschiedenen Rassen, mögen bereits dadurch erklärt sein. Auch das häufigere Auftreten bei der höheren sozioökonomischen Schicht weist in diese Richtung. PFLEIDERER (50) hat 26 Fall-Kontroll-Studien hinsichtlich dieser Frage analysiert.

Es ergibt sich aus all diesen Studien, daß Patientinnen mit Ovarialkarzinom häufiger unverheiratet sind; man findet es häufiger bei Nonnen, bei Nullipara, allerdings auch bei Frauen mit gehäuften Aborten, ein Umstand, der auch beim Mammakarzinom diskutiert wird, in dem Sinne, daß die intakte ausgetragene Schwangerschaft einen Schutzfaktor darstellt (4). Auch beim Ovarialkarzinom findet man eine umgekehrte Korrelation zur Zahl der Schwangerschaften, was allerdings nicht von allen Autoren bestätigt werden konnte. Ähnlich wie bei den hormonbildenden Tumoren scheint die Dauer der Geschlechtsreife eine Rolle zu spielen. Allerdings fand man keine auffallend vorverlegte Menarche, sondern lediglich ein späteres Auftreten der Menopause. Der Faktor Schwangerschaft kann auch hier wieder indirekt sein. Man findet das Ovarialkarzinom generell gehäuft bei Infertilität oder Subfertilität. Auch gibt es Hinweise, daß vor allen Dingen die späte Gravidität, wie beim Mammakarzinom, einen Risikofaktor darstellt.

Beim Endometrium- und Mammakarzinom haben wir diskutiert, daß die Anovulation und die Corpus-luteum-Insuffizienz eine risikoerhöhende Kondition darstellt. Dieses ist beim Ovarialkarzinom offensichtlich anders. Hier wird der Zahl der Ovulationen eine risikoerhöhende Bedeutung zugesprochen (75). Das Zölomepithel des Ovars wird durch Ovulationen in das Stroma hineinverlagert. Es entwickeln sich darin Keimepithelzysten, deren Epithel zweifellos auch dem Einfluß von Steroidhormonen unterliegt. Eine schon ältere Hypothese sagt aus, daß vor allen Dingen die Gonadotropine eine Rolle spielen können. Die steigende Inzidenz im Alter beginnt mit dem FSH- und dem LH-Anstieg in der Peri- und Postmenopause, so daß hier eine Stimula-

tionswirkung direkt am Ovar auftreten könnte. Insofern würden auch maligne Ovarialtumoren in die Reihe der hormonabhängigen einzureihen sein. Für diese Hypothese spricht die offensichtliche Schutzwirkung der Ovulationshemmer vom Östrogen- und Gestagentyp. Es gibt eine zunehmende Zahl von Hinweisen aufgrund von Fall-Kontroll-Studien, die eine solche Schutzwirkung wahrscheinlich machen. Dieses würde also bedeuten, daß man durch Hemmung der Ovulation einen wesentlichen Faktor der Kanzerogenese am Ovar reduzieren würde.

Andere risikoerhöhende Faktoren

Der aus Migrantenstudien hervorgehende Faktor des Lebensstils könnte darauf hinweisen, daß auch beim Ovarialkarzinom diätetische Faktoren eine Rolle spielen. Dafür würde auch die positive Korrelation zur Inzidenz des Kolonkarzinoms sprechen. Für die Richtigkeit einer solchen Annahme gibt es jedoch nur einige Hinweise. In einigen Studien wird eine Korrelation zur Adipositas gefunden. Diese Zusammenhänge konnten aber nicht generell bestätigt werden. Hier zeigt sich vor allen Dingen die Schwierigkeit aufgrund der verschiedenen histologischen Typen. So gibt es eine Untersuchung, die angibt, daß zwischen Übergewicht und endometrioiden Tumoren, nicht aber mit serösen Ovarialkarzinomen eine Korrelation besteht.

Wesentlich scheint aber doch die genetische Anlage zu sein. Die verschiedenen Unterschiede hinsichtlich der morphologischen Typen bei den verschiedenen Rassen deuten bereits in eine solche Richtung. Man findet aber auch eine deutliche familiäre Häufung. Es gibt mehr und mehr Hinweise, daß es Familien gibt, bei denen Ovarialkarzinome häufiger auftreten. Auch haben Ovarialkarzinompatientinnen überhaupt eine erhöhte Karzinomdisposition. Es werden genetisch fixierte familiäre Immundefekte vermutet, wofür es auch einige Hinweise gibt (50, 64).

Mehrfach erwähnt wurde bereits die Koinzidenz mit dem Auftreten von Mamma-, Endometrium- und Kolonkarzinom. Vor allem Patientinnen mit einem Mammakarzinom haben ein höheres Risiko, auch an einem Ovarialkarzinom zu erkranken und umgekehrt. Hier handelt es sich also um eine besonders zu überwachende Risikogruppe.

Umweltfaktoren

Es liegen hierzu interessante Untersuchungen vor, die darauf hinweisen, daß kanzerogene Noxen von außen auf das Epithel des Ovars einwirken können.

Man hat nachweisen können, daß chemische Substanzen aus der Vagina innerhalb kurzer Zeit in das Abdomen transferiert werden können. Eine direkte Einwirkung auf die im Douglas-

Raum liegenden Ovarien wäre damit denkbar. Entsprechende Untersuchungen liegen vor von CRAMER u. Mitarb. (12), die in einer Fall-Kontroll-Studie herausfanden, daß Patientinnen mit einem Ovarialkarzinom deutlich häufiger Talkum als Spraypuder oder für Sanitärbinden benutzt haben. WOODRUFF (75) errechnete einen risikoerhöhenden Faktor um mehr als 3. Da es sich bei den epithelialen Ovarialtumoren um Geschwülste handelt, die dem Mesotheliom ähnlich sind, hat man auch eine Asbesteinwirkung vermutet. Es gibt bisher nur eine Studie mit kleinen Zahlen bei Asbestarbeiterinnen, die diese Hypothese stützen, die aber durch eine weitere Fall-Kontroll-Studie nicht bestätigt werden konnte. Auch im Tierexperiment konnten bisher durch Asbestinjektionen in das Abdomen keine Ovarialtumoren induziert werden.

Virale Infekte sollen eine Bedeutung haben. Da im Rahmen einer Mumpsinfektion auch die Ovarien befallen sein können, wurde vor allen Dingen dieser Frage nachgegangen. Es wurde zunächst festgestellt, daß Patientinnen mit einem Ovarialkarzinom seltener eine Mumpserkrankung in der Anamnese angaben. Daraus wurde eine gewisse protektive Wirkung einer vorangegangenen Mumpserkrankung vermutet. CRAMER u. Mitarb. (15) konnten jedoch nachweisen, daß die anamnestischen Angaben vor allen Dingen bei Postmenopausepatientinnen außerordentlich lückenhaft waren und die Korrelation dadurch zustande kam, daß Patientinnen mit einem Ovarialkarzinom sich zufälligerweise seltener an eine solche Vorerkrankung erinnerten. Unabhängig von dieser Annahme waren Mumpsantikörper nachgewiesen worden. Es bleibt nun die Vermutung, daß eine Mumpserkrankung des Ovars später zu einer Reduktion von Ovulationen führt und damit eine gewisse Risikoverminderung eintreten könnte.

Schlußfolgerungen

Die epidemiologischen und demographischen Charakteristika bei Ovarialkarzinompatientinnen ähneln denjenigen für das Mamma- und Endometriumkarzinom.

Das Ovarialkarzinom ist häufiger in den Industrieländern der westlichen Welt und dort bei der weißen Bevölkerung und Angehörigen der gehobenen sozioökonomischen Schicht. Migrantenstudien haben auch hier gezeigt, daß Frauen aus einem Land mit geringem Risiko bei Einwanderung in die genannten Länder ein höheres Morbiditätsrisiko aufweisen. Darüber hinaus gibt es aber auch genetische Faktoren, insbesondere bei dem Auftreten von Ovarial-, Mamma-, Endometrium- und Kolonkarzinom in engerer Verwandtschaft, die ein erhöhtes Erkrankungsrisiko beinhalten.

Deutliche Korrelation findet man zum Reproduktionsverhalten. Ovarialkarzinome finden sich häufiger bei Frauen, die unverheiratet sind, nicht geboren haben und eine längere Geschlechtsreifedauer, insbesondere durch eine spätere Menopause aufweisen. Die Zahl der Ovulationen mit dem Auftreten von Einschlußzysten im Ovar scheint aber eine risikoerhöhende Bedeutung zu haben. Hierfür spricht die Tatsache, daß Ovulationshemmer vom Östrogen-Gestagen-Typ einen protektiven Effekt aufweisen. Die Korrelation zum ansteigenden Gonadotropinspiegel in der Peri- und Postmenopause deutet auf eine hormonelle Einflußnahme wie bei den typischen hormonabhängigen Tumoren hin. Eine direkte Einwirkung karzinogener Substanzen auf die Ovaroberfläche (Talkum?) ist denkbar. Daher sind auch exogene ätiologische Noxen möglich.

Aufgrund der sehr unterschiedlichen morphologischen Entitäten und der relativ geringen Zahl der Erkrankungen, sind aber ätiologische und pathogenetische Zusammenhänge schwerer erfaßbar als bei anderen gynäkologischen Karzinomen.

Literatur

1 Anteby, S.O., S.M. Yosef, J.G. Schenker: Ovarian cancer. Geographical, host and environment factors. An overview. Arch. Gynec. 234 (1983) 137
2 Bender, H.G., B.P. Robra: Incidence and mortality of ovarian cancer in Germany 1968–1979. In: Carcinoma of the Ovary, hrsg. von H.G. Bender, L. Beck. Cancer campaign, vol. 7, Fischer, Stuttgart 1983
3 Bender, H.G., L. Beck: Cancer of the Uterine Cervix. Cancer Campaign, Bd. VIII. Fischer, Stuttgart
4 Beral, V., P. Fraser, C. Chilvers: Does pregnancy protect against ovarian cancer? Lancet (1978) 1083
5 Berg, J.W., J.G. Lampe: High-risk factors in gynecologic cancer. Cancer 48 (1981) 429
6 Bhoola, K.D., A. Bhamjee: A comparative study of ovarian tumours in black and Indian patients. S. Afr. med. J. 50 (1976) 1935
7 Campion, M.J., A. Singer, P.K. Clarkson, D.J. McCance: Increased risk of cervical neoplasia in consorts of men with penile condylomata accuminata. Lancet (1985) 943
8 Carroll, K.K.: Experimental evidence of dietary factors and hormone-dependent cancers. Cancer Res. 35 (1975) 3374
9 Casagrande, J.T., E.W. Louie, M.C. Pike, S. Roy, R.K. Ross, B.E. Henderson. Lancet (1979) 170
10 Clarke, E.A., T.W. Anderson: Implications of cervical dysplasia. Lancet (1980) 1420
11 Clemmesen, J.: Correlations of sites. In: Origins of Human Cancer, Book A, hrsg. von J.D. Watson, J.A. Winsten, H.H. Hiatt. Cold Spring Harbor Laboratory, 1977 (S. 87)
12 Cramer, D.W., W.R. Welch, R.E. Scully, C.A. Wojciechowski: Ovarian cancer and talc. A case-control study. Cancer 50 (1982) 372
13 Cramer, D.W., W.R. Welch, S. Sassells, R.E. Scully: Mumps, menarche, menopause and ovarian cancer. Amer. J. Obstet. Gynec. 147 (1983) 1
14 Elwood, J.M., P. Cole, K.J. Rothman, S.D. Kaplan: Epidemiology of endometrial cancer. J. nat. Cancer Inst. 59 (1977) 1055
15 Gambrell, R.D., Ca. Bagnell, R.B. Greenblatt: Role of estrogens and progesterone in the etiology and pre-

vention of endometrial cancer: Review. Amer. J. Obstet. Gynec. 146 (1983) 696

16 Gambrell, R.D.jr., R.C.Maier, B.I.Sanders: Decreased incidence of breast cancer in postmenopausal estrogen-progesteron users. Obstet. and Gynec. 62 (1983) 435

17 Gambrell, R.D.jr.: Role of hormones in the etiology and prevention of endometrial and breast cancer. Acta obstet. gynec. scand., Suppl. 106 (1982) 37

18 Gambrell, R.D.jr.: Cancer and the use of estrogens. Int. J. Fert. 31 (2). (1986) 112–122

19 Grundmann, E.: Possible Pathogenetic Factors for the Development of Cervical Carcinoma and its Prestages. Düsseldorfer GBK-Symposium 1983

20 Grundmann, E., J.Clemmesen, C.S.Muir: Geographical Pathology in Cancer Epidemiology. Cancer Campaign, Bd.VI. Fischer, Stuttgart 1982 (S.71)

21 Grunebaum, A.N., A.Sedlis, F.Sillmann, R.Fruchter, A.Stanek, J.Boyce: Association of human papillomavirus infection with cervical intraepithelial neoplasia. Obstet. and Gynec. 62 (1985) 448

22 Hakama, M.: Effect of population screening for carcinoma of the uterine cervix in Finland. Maturitas 7 (1985) 1

23 Hakama, M., J.Pentinen: Epidemiological evidence for two components of cervical cancer. Brit. J. Obstet. Gynaec. 3 (1981) 88

24 Heidenreich, W., M.Mestwerdt, M.Török: Therapie und Behandlungsergebnisse bei malignen Ovarialtumoren. Eine Übersicht über 552 Fälle. Geburtshilfe u. Frauenheilk. 34 (1974) 565

25 Ikenberg, H., L.Gissmann, G.Gross, E.-I.Grussendorf-Conen, H.zur Hausen: Human papillomavirus type 16 – related DNA in genital Bowen's disease and in bowenoid papulosis. Int. J. Cancer 32 (1983) 653

26 Jensen, E.V., H.I.Jacobsen: Basic guides to the mechanism of estrogen action. Recent. Progr. Hormone Res. 18 (1962) 387

27 Johansson, E.D.B., I.E.Messinis, S.J.Nillius: Unopposed endogenous estrogens and the incidence of cancer in femal reproductive organs. Acta obstet. gynec. scand., Suppl. 101 (1981) 17

28 Kaiser, R., K.D.Schulz: Gegenwärtige Gesichtspunkte zur Epidemiologie und Ätiologie des Endometriumkarzinoms. Gynäkologe 16 (1983) 82

29 Kay, C.R.: Oral contraceptives and cancer. Lancet, Oct. 29 (1983) 1018

30 Kelsey, J.L., V.A.LiVolsi, T.R.Holford, D.B.Fischer, P.E.Schwartz, T.O'Connor, C.White: A case-control study of endometrial cancer. Amer. J. Epidem. (in press)

31 Kelsey, J.L., N.G.Hildreth: Breast and Gynecologic Cancer Epidemiology. CRC Press, Inc., Boca Raton/Florida 1983

32 Kim, K., R.D.Rigal, J.R.Patrick, J.K.Walters, A.Bennett, W.Nordin, J.R.Claybrook, R.R.Parekh: The changing trends of uterine cancer and cytology. A study of morbidity and mortality trends over a twenty year period. Cancer 42 (1978) 2439

33 Kolstad, P.: Malignant tumors of ovary: Norwegian experience and protocols for management. In: Gynecologic Oncology, hrsg. von M.Coppleson. Churchill Livingstone, Edinburgh, 1981 (S.721)

34 Korenman, S.G.: Oestrogen window hypothesis of the etiology of breast cancer. Lancet 29 (1980) 700

35 Kurihara, Minoru, A.Kunio, T.Suketami: Cancer Mortality Statistics in the World. The University of Nagoya Press, ISBN 1984

36 Lauritzen, C.: Risiken der Ovulationshemmer. Münch. med. Wschr. 125 (1983) 1141

37 Lauritzen, Ch., A.S.Wolf, M.Strabl: A retrospective study concerning post-menopausal oestrogen therapy and endometrial cancer. In: Endometrial Cancer, hrsg. von M.G.Brush, R.J.B.King, R.W.Taylor. Bailliere Tindall, London 1984

38 Linde, v.d.F.: Epidemiologische Krebsforschung, neue Aspekte für Gesundheitserziehung und Früherfassung? Schweiz. med. Wschr. 113 (1983) 1248

39 Maass, H., H.Sachs: Zur geographischen Verteilung des Collumcarcinoms. In: 34. Verhandlungsbericht der Dtsch. Ges. für Gynäkologie. Arch. Gynäk. 198 (1962) 619

40 Maass, H., H.Sachs, B.Pauka: Epidemiologische Untersuchung bösartiger Neubildungen in Hamburg, 1960–1962. Z. Krebsforsch. 73 (1969) 1

41 Maass, H.: Erkrankungen der Brustdrüse. Das primäre Mammakarzinom. Epidemiologie, Ätiologie, Risikofaktoren, prognostische Faktoren. In: Gynäkologie und Geburtshilfe, Bd.III/1, Spez. Gynäkologie 1, hrsg. von O.Käser, V.Friedberg, K.G.Ober, K.Thomsen, J.Zander. Thieme, Stuttgart 1985 (S.1)

42 Martin, P.L.: How preventable is invasive cervical cancer? A community study of preventable factors. Amer. J. Obstet. Gynec. 113 (1972) 541

43 Marrett, L.D.: Estimates of the true population at risk of uterine disease and an application to incidence data for cancer of the uterine corpus in Connecticut. Amer. J. Epidem. 111 (1980) 373

44 McPhearson, K., A.Neil, M.P.Vessey, R.Doll (Oxford-Study): Oral contraceptives and breast cancer. Lancet Dec. 17 (1983) 1414

45 Meigs, J., W.Laskey, J.T.Flannery: Hinweis auf eine Rückbildung des Carcinoma in situ sowie auf eine zweite Form des invasiven Zervixkarzinoms, Connecticut 1935–1973. Geburtsh. u. Frauenheilk. 36 (1976) 554

46 Meisels, A., R.Begin, V.Schneider: Dysplasias of uterine cervix. Epidemiological aspects: Role of age and first coitus and use of oral contraceptives. Cancer 40 (1977) 3076

47 Muir, C.S., R.MacLenna, J.A.H.Waterhouse, K.Magnus: Feasibility of monitoring populations to detect environmental carcinogens. In: Environmental Pollution and Carcinogenetic Risks, hrsg. von C.Rosenfeldt, W.Davis. IARC Scientific. Publ. IARC, Lyon, 13 (1976)

48 Nieburgs, H.E.: Tissue and cell pathology of the uterine cervix dysplasias and carcinoma in situ. Acta cytol. 15 (1971) 513

49 Pfleiderer, A.: Häufigkeit und Epidemiologie des Ovarialkarzinoms. In: Ovarialkarzinom, hrsg. von J.Zander. Urban & Schwarzenberg, München 1982 (S.7)

50 Pfleiderer, A.: Das Ovarialkarzinom, Bd.VIII. In: Klinik der Frauenheilkunde und Geburtshilfe, hrsg. von G.Döderlein, K.H.Wulf. Urban & Schwarzenberg, München 1984 (S.714)

51 Plotz, E.J.: Ist die Östrogenbehandlung mit einem erhöhten Krebsrisiko verbunden? Podiumsgespräch. Arch. Gynäk. 228 (1979) 428

52 Prakash, S.S., W.C.Reeves, G.R.Sisson, M.Brenes, J.Godoy, S.Bacchetti, R.S.de Britton, W.E.Rawls: Herpes simplex virus type 2 and human papillomavirus type 16 in cervicitis, dysplasia and invasive cervical carcinoma. Int. Cancer 35 (1985) 51

53 Rabe, T., B.Runnebaum: Pille und Krebsrisiko. Fertilität 2 (1986) 85–96

54 Rauramo, L.: In: Estrogen Therapy. The Benefits and Risks, hrsg. von Ch.Lauritzen, P.A.van Keep. Karger, Basel 1978

55 Reid, B., L.French, A.Singer, B.E.Hagan, M.Coppleson: Sperm basic proteins in cervical carcinogenesis: Correlation with socioeconomic class. Lancet (1978) 80

56 Rosenberg, L., S.Shapiro, D.Slone, D.W.Kaufmann, S.P.Helmrich, O.S.Miettinen, P.D.Stolley, N.B.Rosenhein, D.Schottenfeld, R.Engel: Epithelial Ovarian cancer and combination oral contraceptives. J. Amer. med. Ass. 247 (1982) 23

57 Rotkin, I.D.: Origins and development of cervical

cancer. In: Grundmann, E., J. Clemmesen, S. C. Muir: Geographical Pathology in Cancer Epidemiology. Cancer Campaign, Bd. VI. Fischer, Stuttgart 1982 (S. 239)

58 Siiteri, P. K., J. E. Williams, N. K. Takaki: Steroid abnormalities in endometrial and breast carcinoma. A unifying hypothesis. J. Steroid Biochem. 7 (1976) 897

59 Soost, H. J., H. Joswig-Priewe: Einfluß oraler Ovulationshemmer auf die Kanzerogenese des Zervixepithels. Arch. Geschwulstforsch. 48 (1978) 345

60 Sweetnam, P., D. M. D. Evans, B. M. Hibbard, J. M. Jones: The Cardiff Cervical Cytology Study. Prevalence and epidemiology of cervical neoplasia. J. Epidem. Comm. Hlth. 35 (1981) 83

61 Schneweis, K. E.: Virus-Infektion und Zervixkarzinom. Gynäkologe 17 (1984) 84

62 Schuelke, G. S., H. T. Lynch, J. F. Lynch, P. R. Fain, E. A. Chaperon: Low serum IGA in a familial ovarian cancer aggregate. Cancer Genet. Cytogenet. 6 (1982) 231

63 Stellmann, S. D., H. Austin, E. L. Wynder: Cervix cancer and cigarette smoking: A case control study. Amer. J. Epidem. 111 (1980) 383

64 Terris, M., F. Wilson, J. H. Nelson jr.: Comparative epidemiology of invasive carcinoma of the cervix, carcinoma in situ, and cervical dysplasia. Amer. J. Epidem. 112 (1980) 253

65 La Vecchia, C., A. Decarli, M. Fasoli, A. Gentile: Nutrition and diet in the etiology of endometrial cancer. Cancer 57 (1986) 1248–1253

66 La Vecchia, C., S. Franceschi, A. Decarli: Oral contraceptive use and the risk of epithelial ovarian cancer. Brit. J. Cancer 50 (1984) 31

67 Vessey, M. P., M. Lawless, K. McPherson, D. Yeates: Neoplasia of the cervix uteri and contraception: A possible adverse effect of the pill. Lancet 22 (1983) 930

68 Wagner, D., H. Ikenberg, N. Boehm, L. Gissmann: Identification of human papillomavirus in cervical swabs by deoxyribonucleic acid in situ hybridization. Obstet. and Gynec. 64 (1984) 767

69 Walker, A. M., J. Hijick: Cancer of the corpus uteri. Amer. J. Epidem. 110 (1979) 47

70 Waterhouse, J., C. Muir, P. Correa, J. Powell: Cancer Incidence in Fiver Continents. IARC Scientific Publ. International Agency for Research on Cancer, Lyon 3 (1976)

71 Wynder, E., G. C. Fischer, N. Mantel: An epidemiological investigation of cancer of the endometrium. Cancer 19 (1966) 489

72 Weiss, N. S., D. R. Szekely, D. R. English, A. I. Schweid: Endometrial cancer in relation to patterns of menopausal estrogen use. J. Amer. med. Ass. 242 (1979) 261

73 Weiss, N. S., T. Homonchuk, J. L. Young: Incidence of the histologic types of ovarian cancer: The U. S. third National Cancer Survey, 1969–1971. Gynec. Oncol. 5 (1977) 161

74 WHO Collaborative Study of Neoplasia and Steroid Contraceptives: Invasive cervical cancer and combined oral contraceptives. Brit. Med. 290 (1985) 961

75 Woodruff, J. D.: The pathogenesis of ovarian neoplasia. Johns Hopk. med. J. 144 (1979) 117

76 Young, J. L., C. L. Percy jr., A. J. Asire: Surveillance Epidemiology, and End Results: Incidence and Mortality Data, 1973–1977, NIH Publ. No 81–2330, Department of Health and Human Services, Bethesda/ Md. 1981

77 Zander, J.: Östrogene und Endometriumkarzinom. Münch. med. Wschr. 121 (1979) 443

78 Zur Hausen, H.: Human Genital Cancer: Synergism between two virus infections or synergism between a virus infection and initiating events? Lancet 18 (1982) 1370

II. Das Uteruskarzinom

Das Ektropium der Zervix
Klinisches Bild, Differentialdiagnosen und Beziehung
zur Morphogenese des Zervixkarzinoms

M. L. SCHNEIDER

Epithelverhältnisse an der Cervix uteri

Die Zervix besitzt zwei völlig verschiedene Epithelarten: ein mehrschichtiges, normalerweise nicht vorhornendes Plattenepithel und ein einreihiges, hohes, schleimproduzierendes Zylinderepithel.

Das Plattenepithel der Zervix

Die Portiooberfläche, zumindest deren periphere Partien, werden von einem nicht verhornenden Plattenepithel überzogen, das, vom Scheidenepithel her kommend, die Oberfläche der Zervix faltenlos überzieht. Es setzt sich aus Basal-, Parabasal-, Intermediär- und Superfizialschicht zusammen.

Aus der einreihigen Basalzellschicht baut sich durch mitotische Teilung das Epithel auf. Die Basalmembran grenzt sie zum Zervixstroma ab. Darüber findet sich die Parabasal- oder Stachelzellschicht, in der die Parabasalzellen durch Interzellularbrücken miteinander verbunden sind. Bei weiterer Ausreifung des Epithels trifft man

darüber die Intermediärschicht an. Ihre Zellen gehen durch zunehmende Differenzierung aus den Parabasalzellen hervor und haben eine polygonale Form mit einem hellen, durchscheinenden Zytoplasma, in dem Glykogen gespeichert wird. Zur Oberfläche hin schließt das Epithel mit der Superfizialschicht ab. In ihr reifen die am weitesten differenzierten Zellen des gesunden Plattenepithels heran, bis sie schließlich abgeschilfert werden (Abb. 1).

Während der Geschlechtsreife erscheinen gewöhnlich alle Epithelschichten gut ausgebildet. Im Gegensatz zum Vaginalepithel breitet sich das Plattenepithel der Zervix unverschieblich über einem derben, faserreichen und relativ gefäßarmen Stroma aus. Dieses dringt in Form von gefäßtragenden Papillen bis etwa zur halben Epithelhöhe vor und sorgt damit für dessen Ernährung. Im mensuellen Zyklus findet zudem ein Wechselspiel unterschiedlicher zyklischer Ausreifung des Epithels statt. Im Senium und in der Kindheit dagegen ist das Epithel atrophisch und weist nur wenige Zellreihen auf.

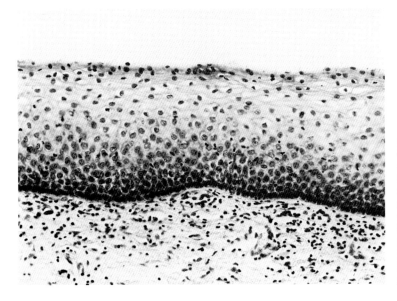

Abb. 1 Plattenepithel der Portio, 56jährige Frau. Streng einreihige Anordnung der Basalzellen. Darüber die Parabasalzellschicht, darüber die Intermediärschicht, die aus mehreren Reihen polygonal geformter Intermediär- bzw. Stachelzellen besteht. Zur Oberfläche hin flachen sich die Zellen zunehmend ab; die Kerne werden kleiner und schließlich pyknotisch. Unter der Basalschicht das subepitheliale Stroma

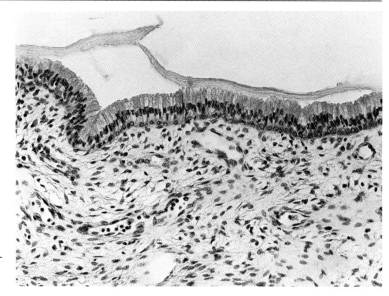

Abb. **2** Subzylindrische Reserve-zellen. Unter dem hochprismati-schen endozervikalen Zylinderepi-thel ist deutlich eine Reihe subzylin-drischer Reservezellen abzugren-zen

Das Zylinderepithel der Zervix

Die Epithelbedeckung des Zervikalkanals be-steht im Idealfall ausschließlich aus einem schleimbildenden, einreihigen, hochprismati-schen Zylinderepithel. Dieses Schleimepithel bil-det drüsenartige Einbuchtungen in das zervikale Stroma, so daß dadurch die gesamte Epitheldicke etwa ½ cm beträgt. Die „Zervixdrüsen" sind in der Regel schlank und kaum verzweigt. Sie bil-den einen mukopolysaccharidhaltigen Schleim, der normalerweise gut abfließen kann. Lediglich unter bestimmten Voraussetzungen staut sich das Sekret in den erweiterten Drüsen. Die che-mische und physikalische Zusammensetzung des Zervixschleims variiert mit dem Zyklusgesche-hen. Zum Zeitpunkt der Ovulation wird er gla-sig, fadenziehend und spinnbar. Auf dem Ob-jektträger ausgestrichen und getrocknet, entwik-kelt sich das sogenannte Farnkrautphänomen, was durch Kristallisation bei starker Östrogen-wirkung zustande kommt. Prä- und postmen-struell ist das Zervixsekret durch Leukozytenbei-mengung weißlich-trüb, zähflüssig, eingedickt und nicht spinnbar.

Unter den Drüsenzellen finden sich gelegentlich kleine, undifferenzierte Zellen, die sogenannten subzylindrischen Reservezellen nach HELLMANN (11). Aus ihnen regeneriert das Zylinderepithel oder gehen metaplastische Epithelveränderun-gen hervor (Abb. 2). Die Basalmembran grenzt auch hier das Epithel von dem darunterliegen-den, nun aber lockeren, gefäßreichen Bindege-webe ab und geht an der Plattenepithel-Drüsen-epithel-Grenze in die Basalmembran des Plat-tenepithels über.

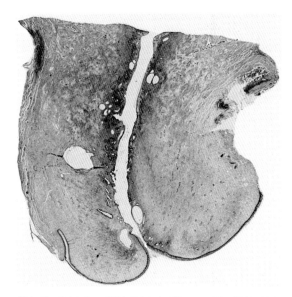

Abb. **3** Originäre Schleimhaut. Die gesamte Ektozervix ist von Plattenepithel überzogen. Proximal des äußeren Muttermundes normale Drüsenschleimhaut im Kanal

Das Ektropium

„Mustergültige Epithelverhältnisse", wobei ex-akt in der Höhe des äußeren Muttermundes das Drüsenepithel des Zervikalkanals auf das Plat-tenepithel der Ektozervix trifft, stellt während der Geschlechtsreife geradezu die Ausnahme dar; man findet sie nur etwa bei einer von 850 Frauen (Abb. 3). Vielmehr reicht die Schleimhaut des Kanals im reproduktionsfähi-gen Alter meist mehr oder minder weit auf die Portiooberfläche. Dieser Befund wird als Ektro-pium oder Ektopie bezeichnet (Abb. 4). Beide Begriffe werden synonym für die distale Verla-

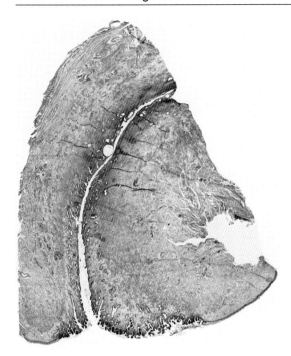

Abb. **4**   Ektopie. Längsschnitt durch eine Zervix, die distal des äußeren Muttermundes ein breites zervikales Drüsenschleimhautfeld zeigt. Erst in der Peripherie ist die Ektozervix von Plattenepithel bedeckt

gerung des Zervixepithels auf die Portio gebraucht.

Klinisch manifestiert sich das ektropionierte zervikale Drüsenepithel als roter Fleck und hebt sich deutlich von dem blasseren Plattenepithelüberzug der übrigen Portiooberfläche ab. Da mit dem unbewaffneten Auge eine Differenzierung dieses vorgeschobenen Epithels von frühmalignen Prozessen nicht vorgenommen werden kann, kommt auch für die Gesamtheit der mit einem roten Fleck einhergehenden Portioveränderungen der klinische Begriff der Erythroplakie ohne Versuch einer morphologischen Wertung oder Deutung zur Anwendung. Der häufig gebrauchte Ausdruck der Portioerosion ist dagegen falsch, da kein echter Epitheldefekt vorliegt. Für dieses Epithel gebrauchte bereits ROBERT MEYER (28, 29) nach AMMANS Vorschlag (29) den Begriff der Pseudoerosion.

Die Ektopie verläuft meist zirkulär um den äußeren Muttermund, kann sich aber in eine Richtung stärker entwickeln, was gewöhnlich bei 6 und 12 Uhr der Fall ist, wohingegen sie nach lateral im allgemeinen nicht so weit vordringt. Bei ausgedehnter Ektopie beobachten die betroffenen Frauen während der Zyklusmitte häufig eine erhebliche zervikale Schleimhautproduktion, ohne daß dieser Zustand einen Krankheitswert besitzt. Erst bei entzündlichen Vorgängen im Bereich der Zervix wird das Sekret durch Leukozy-

tenbeimengungen eiterig. Leichte Kontaktblutungen stellen nun keine Seltenheit dar.

In der Gravidität kommt es zu einer Hypertrophie des Epithels durch Vermehrung der Schleimzellen sowie in einem Teil der Fälle zu einer dezidualen Reaktion des zervikalen Stromas. Diese mit einer vermehrten Sukkulenz einhergehenden schwangerschaftsbedingten morphologischen Veränderungen führen zu einer weiteren Ausstülpung der Schleimhaut und lassen die Ektopie besonders prominent und grob erscheinen. In ausgeprägten Fällen gewinnt man leicht den Eindruck eines tumorösen Prozesses. Es kann die Ektopie der Gravidität mit bloßem Auge suspekter imponieren als zum Beispiel Portioveränderungen eines kleinen, beginnenden Karzinoms.

Unter der Geburt, besonders infolge schlechter Geburtsleitung, bei vaginalen operativen Entbindungen können ein- oder doppelseitige seitliche Zervixrisse, sogenannte Emmet-Risse, entstehen. Durch die klaffenden Muttermundlippen kommen nun Teile der Zervixschleimhaut auf die Portiooberfläche zu liegen. Dieses Bild wird daher auch Lazerationsektropion benannt.

Anatomie und Entwicklung der Zervix

Die Kenntnis der Anatomie und der Entwicklung der Zervix vermögen zum besseren Verständnis der Vorgänge, die sich bei der Ektopie abspielen, beizutragen.

Die Zervix ist der Teil des Uterus, der zwischen äußerem Muttermund (Os externum) und anatomischem inneren Muttermund (Os internum) liegt und der vom Zervikalkanal durchzogen wird. Dieser stellt die Verbindung zwischen Gebärmutterhöhle und Vagina her. Die Zervix ist etwa 2,5 bis 3 cm lang und wird unterteilt in eine in den Scheidenraum reichende Portio vaginalis oder Ektozervix und eine oberhalb des Scheidengewölbes gelegene Pars supravaginalis oder Endozervix. Anatomischer innerer Muttermund und histologischer innerer Muttermund fallen nicht zusammen. Am anatomischen inneren Muttermund, der engsten Stelle des Zervikalkanals, treffen Isthmusschleimhaut und Endometrium zusammen, am histologischen inneren Muttermund Zervikalschleimhaut und Isthmusschleimhaut (12). Der Gebärmutterabschnitt zwischen histologischem und anatomischem inneren Muttermund wird Isthmus genannt. Seine Länge variiert zwischen 6 und 10 mm (Abb. **5**). Entwicklungsgeschichtlich entsteht die Zervix zusammen mit dem übrigen Uterus sowie dem oberen Anteil der Vagina aus den verschmolzenen Anteilen der beiderseitigen Müllerschen Gänge und ist demnach mesodermaler Herkunft. Der kaudale Teil der Vagina kommt durch

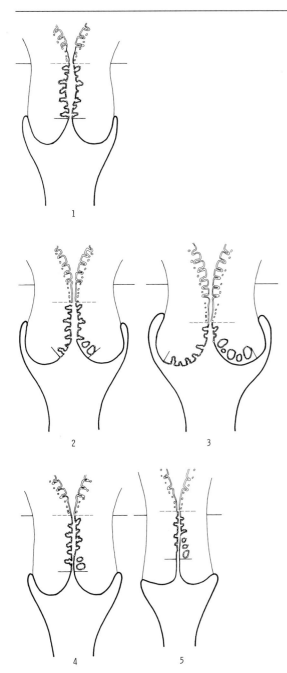

Abb. **5** Form von Zervix und Scheidengewölbe sowie Lokalisation des zervikalen Drüsenfeldes in Abhängigkeit vom Alter bzw. der Hormonlage der Frau.
Skizze 1 zeigt die Verhältnisse bei einem jungen Mädchen, Skizze 2 + 3 geben die Situationen bei geschlechtsreifen Frauen wieder, die Skizze 4 erläutert den Befund bei der Frau im Klimakterium und Skizze 5 die Zervix im Senium (aus *K. G. Ober:* Dtsch. med. Wschr. *83* [1958] 1661)

nachträgliche Aushöhlung des Müllerschen Hügels unter Einstülpung des Endoderms zustande.

Formwandel der Zervix und Verschiebung ihrer Epithelgrenzen im Leben der Frau

Die Zervix des neugeborenen Mädchens

Die Gebärmutter des neugeborenen Mädchens stellt keine Miniaturausgabe des Erwachsenenuterus dar. Sie ist mit ihren 4 bis 5 cm relativ groß. Das kleine Corpus uteri sitzt einer langen voluminösen Zervix auf. Das Längenverhältnis von Zervix zu Korpus beträgt während der Neugeborenenperiode 3:1. Die Größen von Zervix und Korpus verhalten sich beim Neugeborenen etwa umgekehrt zum ausgewachsenen Uterus (Abb. 6) (5, 30, 39).
FISCHEL fand als erster bei 30 bis 50% der Neugeborenenuteri eine Ektropionierung des zervikalen Zylinderepithels auf die Portiooberfläche (6, 7). R. MEYER (28) und HAMPERL (10) konnten diese Beobachtung später am Sektionsmaterial bestätigen.

Die Zervix in der Kindheit

In der frühen Kindheit kommt es zu einer Verkleinerung der Gebärmutter, danach tritt Wachstumsstillstand ein. Die Verkleinerung betrifft lediglich die kolbenförmige Zervix, während das Korpus in seiner Länge und Form konstant bleibt. Somit verändert sich das Längenverhältnis von Zervix zu Korpus zugunsten des Gebärmutterkörpers und beträgt 2:1 (30, 39) (Abb. 6).
Erst etwa ein oder zwei Jahre vor Eintritt der Menarche beginnt der Uterus wieder zu wachsen, wobei jetzt aber der Gebärmutterkörper schneller wächst als die Zervix, was zu einem proportionalen Längenverhältnis von Zervix zu Korpus wie 1:1 führt.
HAMPERL fand, daß eventuell in der Neugeborenenperiode vorhandenes Ektropion nach dem zweiten Lebensjahr immer verschwunden und die Portio stets von Plattenepithel überzogen war. Als Erklärung bot er die Retraktion des Drüsenepithels in den Kanal an, die mit der nach der Neugeborenenperiode einsetzenden Zervixschrumpfung zwangsläufig verknüpft sei. Eine metaplastische Entstehung von Plattenepithel zirkulär um den äußeren Muttermund lehnt er für diese Zeitspanne ab, da er immer eine scharfe Trennung zwischen Platten- und Zylinderepithel vorfand. Er stieß nie auf ein Ineinanderübergreifen beider Epithelien, wie dies bei der geschlechtsreifen Frau der Fall ist. Außerdem sichtete er keine verschlossenen Drüsenausführungsgänge und keine Ovula Nabothi (10).

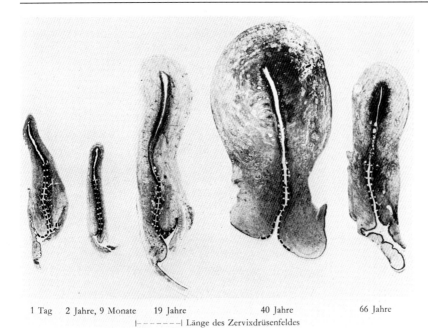

1 Tag   2 Jahre, 9 Monate   19 Jahre   40 Jahre   66 Jahre

|‑ ‑ ‑ ‑ ‑ ‑ ‑| Länge des Zervixdrüsenfeldes

Abb. 6 Lage und Länge des Zervixdrüsenfeldes in verschiedenen Lebensaltern. Histologische Großflächenschnitte mit Markierung des Zervixdrüsenfeldes geben einen Überblick über die Größe und Form der Uteri, über die Längenverhältnisse von Zervix zu Korpus sowie die Lage und Ausdehnung des Drüsenfeldes (aus G. Kern und E. Kern-Bontke: Ektropium der Zervixschleimhaut. In: Gynäkologie und Geburtshilfe Bd. III, hrsg. von *O. Käser, V. Friedberg, K. G. Ober, K. Thomsen, J. Zander.* Thieme, Stuttgart 1972 [S. 155])

Die Zervix während der geschlechtsreifen Phase der Frau

Bereits ein bis zwei Jahre vor Einsetzen der Geschlechtsreife wird das Uteruswachstum wieder eingeleitet, das so lange über die Menarche anhält, bis der Uterus seine normale Größe erreicht hat. Nun wachsen sowohl Zervix als auch Korpus. Die Zervix wird voluminöser, die Scheidengewölbe vertiefen sich. Am stärksten wächst jetzt das Korpus, das auf seine Funktion als Fruchthalteapparat vorbereitet wird. Die normale Gebärmutter der erwachsenen Frau weist schließlich ein Längenverhältnis von Zervix zu Korpus wie 3 : 4 auf.

Wohl unter dem Einfluß gesteigerter Hormontätigkeit kommt es bereits kurz nach der Menarche zu Wachstum und Volumenzunahme der Zervix und dadurch bedingt erst sekundär zu einer erneuten Ausstülpung der Schleimhaut auf die Portiooberfläche (Abb. 6). Die Ektropionierung entsteht also nicht aufgrund eines aktiven Wachstums des zervikalen Zylinderepithels auf die Portiooberfläche. Die Länge des Zervixdrüsenfeldes bleibt annähernd konstant. Mit der Ektropionierung verschieben sich infolgedessen die distale und die proximale Grenze des zervikalen Drüsenfeldes, d. h., der histologische innere Muttermund tritt ebenfalls tiefer. Der grübchenförmige äußere Muttermund des infantilen Uterus nimmt nach dem Uteruswachstum ähnlich wie die Gebärmutterhöhle und die Vagina eine flache und damit querovale Form an (30, 39).

Die Zervix nach der Menopause und im Senium

Mit dem Nachlassen der Ovarialtätigkeit bis zu ihrem vollständigen Erlöschen setzt eine Involution des Genitales ein. Der Uterus wird gleichmäßig kleiner, die Portiooberfläche und die Scheidengewölbe erscheinen wieder flacher. Die unter Östrogeneinwirkung in den inneren Zervixschichten und der Schleimhaut gespeicherten Wassermengen verschwinden, so daß es gleichzeitig zu einer allmählichen Retraktion des vorher evertierten Zylinderepithels in den Zervikalkanal hinein kommt. Schließlich wird die gesamte Ektozervix erneut glatt von Plattenepithel überzogen. Im Senium weist dann unter dem Mangel der Östrogene dieses Epithel eine Atrophie auf. Es besteht nur noch aus wenigen Zellagen.

OBER u. Mitarb. vermochten demnach zu zeigen, daß die Länge des Zervikalkanals, die Länge und Lage der Isthmusschleimhaut sowie die Lage der Zervikalschleimhaut innerhalb der Zervix im Leben der Frau sehr variabel sind. Im Gegensatz dazu bleibt die Länge der Zervixschleimhaut, also der Abstand zwischen oberster und letzter, peripherer Zervixdrüse, nahezu konstant (31). Man findet eine unterschiedliche Lokalisation der Zervixschleimhaut bei wechselnder Länge des Zervikalkanals in Abhängigkeit von Alter und Hormontätigkeit. Die Verschiebung der Plattenepithel-Zylinderepithel-Grenze im Zervikalkanal und auf der Ektozervix mit den in diesem Zusammenhang vorkommenden metaplastischen Vorgängen spielt eine besondere Rolle bei der Genese und Lokalisation neoplastischer Prozesse der Zervix (Abb. 6).

Das Verhalten des Plattenepithels der Portio zum Zylinderepithel der Zervix: Ektopie und Metaplasie

Die Grenze zwischen Plattenepithel der Ektozervix und Zylinderepithel des Kanals zeigt hinsichtlich der Lokalisation eine erhebliche Variationsbreite. Das Zusammentreffen beider Epithelarten im Bereich des äußeren Muttermundes ist der Idealfall und wird bei weniger als 1% aller geschlechtsreifen Frauen angetroffen. Diese Grenze ist während der reproduktiven Lebensphase der Frau meist auf der Portiooberfläche, nach der Menopause und im Senium häufiger im Kanal zu suchen.

Ektopie

An der Ektropionierung des oberflächlichen Zylinderepithels haben auch die Drüseneinbuchtungen und das lockere Zervixstroma zwischen den Schleimhautfalten ihren Anteil. Die Grenze zwischen Plattenepithel und Zylinderepithel der Zervix stellt in der Regel keine scharfe, gerade Linie dar. Beide Epithelien verflechten sich miteinander, was durch metaplastische oder gelegentlich auch regenerative Vorgänge zustande kommt (9, 10, 21) (Abb. 4).

Metaplasie oder Umwandlung (Transformation)

Im Rahmen der Umwandlungsvorgänge an der Zervix kommt der Metaplasie eine zentrale Bedeutung zu. Dabei wird das Zylinderepithel durch Plattenepithel ersetzt. Nach MEINRENKEN (21) und HAMPERL (9, 10) nimmt dieser Vorgang seinen Ausgang bei unreifen Zellen in der Nähe der Basalmembran und zeigt folgenden Ablauf: Die Zylinderzellen verursachen durch ihre Teilung eine Zweischichtung des Epithels mit funktionsfähigen Zylinderzellen an der Oberfläche und unreifen Tochterzellen an der Basis. Die unreifen, basalen Zellen erreichen nicht die Funktion der Schleimbildung (Abb. 2). Bei ihrer weiteren Vermehrung bleiben sie entweder undifferenziert, oder sie reifen im Gegensatz zu den Mutterzellen in eine andere, nämlich plattenepitheliale Richtung. Dieser Vorgang wird als indirekte Metaplasie bezeichnet.

Eine derartige Erklärung für den Entstehungsmechanismus der Metaplasie (21) scheint einleuchtender als der Ausweg über die normalerweise unsichtbare subzylindrische Reservezelle (11). Bei der indirekten Metaplasie findet also keine direkte Umwandlung von reifen Drüsenzellen in Plattenepithelzellen statt, sondern die unreife basale Zelle reift als Plattenepithelzelle heran.

Das metaplastische Epithel der Umwandlungs-

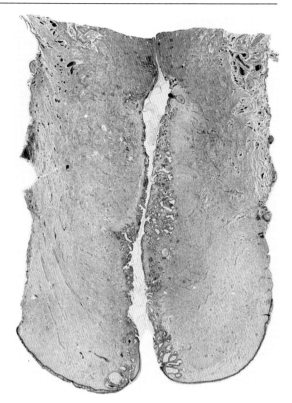

Abb. **7** Offene Transformationszone. Im Bereich der vorderen Muttermundlippe von der Peripherie her originäres Plattenepithel. Es folgt metaplastisches Epithel bis in den unteren Kanalabschnitt. Die Drüsenausführungsgänge bleiben offen (offene Transformationszone). Die hintere Muttermundlippe ist vollständig von Plattenepithel überzogen. Unter dem Plattenepithel in der Nähe des äußeren Muttermundes einige erweiterte zervikale Drüsen. Normale Schleimhautverhältnisse im Zervikalkanal

oder Transformationszone stellt den häufigsten Befund an der Portio dar. Der Ausdruck „Umwandlungszone" bedeutet, daß der momentan kolposkopisch zu erkennende Befund in einer Umwandlung begriffen ist; der bisherige Befund – meist eine Ektopie – wird in einen anderen umgewandelt (13).

Zu Beginn eines Umwandlungsprozesses finden sich noch große zusammenhängende Ektopiebezirke. Bei fortschreitender Metaplasie trifft man auf Ektopieinseln, die von Plattenepithelzügen voneinander getrennt werden. Zunächst sind die Drüsenausführungsgänge noch offen. Diese sehen wie ausgestanzte, kleine, stecknadelkopfgroße Öffnungen mitten im Plattenepithel aus. Diese Veränderung wird deshalb auch als offene Umwandlungszone bezeichnet (Abb. 7). Während dieses Umwandlungsvorgangs stehen sich Plattenepithel und Zylinderepithel in unterschiedlicher Ausdehnung gegenüber, bis schließlich das gesamte Ektopiegebiet von Plattenepithel überzogen ist. Die zunächst noch offenen

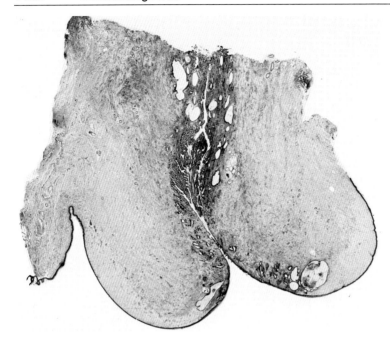

Abb. **8** Offene und geschlossene Transformationszone. Die Peripherie der Zervix zeigt Plattenepithelbelag. Zervikale Drüsenschleimhaut reicht besonders im Bereich der hinteren Muttermundlippe weit auf die Ektozervix. Die peripheren Zervixdrüsen sind vollständig von metaplastischem Plattenepithel bedeckt, so daß Ovula Nabothi entstehen konnten (geschlossene Transformationszone). In der Nähe des äußeren Muttermundes bleiben die Öffnungen der Drüseneinbuchtungen erhalten. Das metaplastische Epithel lagert hier nur an der Oberfläche der Ektozervix (offene Transformationszone). Im Zervikalkanal normale Schleimhautverhältnisse

Zervixdrüsenausgänge werden ebenfalls überhäutet, so daß sich dahinter das Sekret staut. Es kommt zu einer Ausbildung kleiner Retentionszysten, den sogenannten Ovula Nabothi (Abb. 8). Wird schließlich auch das Drüsenepithel der Gänge durch Plattenepithel ersetzt, was wiederum vorwiegend durch Metaplasie aus den basalen unreifen Zellen vonstatten geht, kann kein Schleim mehr gebildet und retiniert werden. Im Endzustand, bei der sogenannten alten Umwandlungszone, findet sich auf der Ektozervix nur noch Plattenepithel wie bei der originären Schleimhaut. Man bezeichnet diesen Befund auch als sekundäre originäre Schleimhaut der Portio (19, 26, 27).
Die reife Metaplasie gleicht der originären Schleimhaut. Die metaplastischen Zellen lagern ebenso wie originäre Intermediärzellen Glykogen ein.
Der Umwandlungsprozeß ist nicht an die Ektozervix fixiert. Er kann auch weit in den Zervikalkanal hineinreichen, was bei der Suche nach dem Zervixkarzinom zu berücksichtigen ist.
Werden das Oberflächenepithel und auch das Epithel einiger Zervixdrüsen durch Plattenepithel ersetzt, so bleibt trotzdem die ektopische Lage der Zervixschleimhaut insgesamt erhalten. Es hat lediglich eine Änderung der Oberflächenbeschaffenheit des Epithels stattgefunden. Der peripherste Punkt der Ektopie wird histologisch durch den Standort der letzten, periphersten Zervixdrüse bestimmt. Die Stelle, wo im Bereich der Portiooberfläche Platten- und Drüsenepithel aufeinanderstoßen, die sogenannte Übergangszone, gibt somit nicht die periphere Grenze der

Ektopie an. Diese Grundlagen sind zum Verständnis der Zervixpathologie und der Morphogenese des Zervixkarzinoms außerordentlich wichtig.

Klinische Diagnostik der Ektopie, ihre Unterscheidung von originärer Schleimhaut und Transformationszone

Diagnosestellung mit Hilfe der Kolposkopie

Die sog. originäre Schleimhaut

Bei der originären Portioschleimhaut besteht der gesamte epitheliale Überzug an der Ektozervix aus einem mehrschichtigen, nicht verhornten, drüsenlosen Plattenepithel. Am äußeren Muttermund oder im Bereich des Zervikalkanals trifft das Plattenepithel der Portiooberfläche auf das Zylinderepithel der Endozervix. Diese Epithelgrenze ist scharf und im Bereich des äußeren Muttermundes gut erkennbar (Abb. 3, 9).
Dieser plattenepitheliale Überzug bietet eine kolposkopisch glatte, spiegelnde Oberflächenbeschaffenheit mit perlmuttartigem Glanz ohne Besonderheiten. Gefäße sind während der Geschlechtsreife aufgrund der Dicke des Epithels nicht zu erkennen. Das atrophische originäre Plattenepithel hat gegenüber der hochaufgebauten Schleimhaut etwas von seinem spiegelnden Glanz verloren. Es ist blasser, zartrosa und läßt die subepithelialen Gefäße durch die dünne Epithelschicht reichlich durchschimmern. Gleichzeitig vermag dieses dünne Epithel seine Schutz-

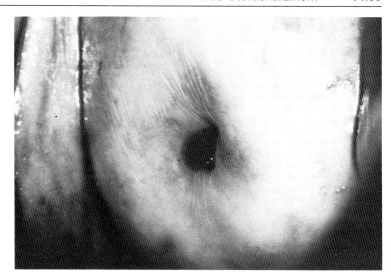

Abb. **9** Sog. originäres Plattenepithel. Die gesamte Portiooberfläche ist von einem normalen Plattenepithel überzogen. Aus dem äußeren Muttermund quillt ein Zervixschleimtropfen

funktion nur vermindert auszuüben. Infolgedessen kann es um die Gefäße zu punktförmigen oder flächenhaften Blutungen kommen. Auch entzündliche Vorgänge sind beim atrophischen Epithel häufiger anzutreffen. Sie treten in Form einer diffusen oder einer punktförmigen Kolpitis auf. Sekundär originäre Schleimhaut unterscheidet sich kolposkopisch nicht vom originären Plattenepithel (1, 3, 4, 8, 14, 15, 25, 40, 43, 44).

Die Intermediärzellen des reifen Plattenepithels speichern Glykogen ein. Infolgedessen färbt sich das Epithel bei der Schillerschen Jodprobe mit 1%iger Lugolscher Lösung braun an. Mit der Epithelhöhe variiert die Menge des eingelagerten Glykogens. Daher fällt auch die Farbreaktion je nach Funktionszustand des Epithels unterschiedlich aus; zudem ist sie nicht absolut homogen. Über den Bindegewebspapillen ist die Epithellage nämlich dünner und färbt sich mit Jod demzufolge blasser an. Somit können feine, netzförmig angeordnete, hellere Punktierungen in einem ansonsten intensiv braungefärbten Epithel zustande kommen. Beim atrophischen Epithel unterbleibt die Jodreaktion; es erscheint hell und jodnegativ.

Ektopie

Bei der Ektopie werden mit dem Kolposkop innerhalb des roten Flecks regelmäßige, träubchenförmige, gut durchblutete Strukturen erkennbar. Ein glasiges Zervixsekret überzieht das Drüsenepithel schleierartig. Die Träubchenform kommt durch die regelmäßigen Einbuchtungen des zervikalen Zylinderepithels in das Stroma zustande. Wird unter kolposkopischer Sicht zusätzlich 3%ige Essigsäure angewandt, wird das Bild noch klarer und anschaulicher. Die Träubchen treten plastisch hervor. Sie sind rund, oval oder länglich und entweder gleich groß oder unterschiedlich ausgebildet. Sehr große Träubchen

sehen gelegentlich wie Polypen aus. Die Wirkung der Essigsäure beruht auf einer Eiweißfällung im Epithel und im Zervixschleim, wobei gleichzeitig ein Quellungsvorgang im subepithelialen Bindegewebe aufkommen soll. Dadurch werden feinste Niveauunterschiede deutlicher sichtbar (1, 8, 23). Die Ektopie hebt sich von ihrer Umgebung scharf ab (Abb. **4, 10**).

Das Zylinderepithel speichert kein Glykogen. Somit fällt die Jodprobe negativ aus, d.h., eine Braunfärbung des ektopischen Epithels unterbleibt. Da jedoch geringe Jodmengen in den Epithelbuchten hängen bleiben können, imponiert die Ektopie manchmal auch jodhell. Bei starker kolposkopischer Vergrößerung fallen dann braune Jodpünktchen im Schleim auf.

Die reine Ektopie stellt keinen sehr häufigen Befund dar. Meist ist sie mit Umwandlungsvorgängen kombiniert. Je nach der Dauer der Umwandlungsprozesse sind dann mehr oder minder große Stellen der ehemaligen Ektopie metaplastisch umgewandelt.

Umwandlungs- oder Transformationszone, die Metaplasie

Sie stellt den häufigsten Befund an der Portio dar. Zu Beginn eines jeden Umwandlungsprozesses finden sich Ektopiebezirke. Die Metaplasie nimmt ihren Ausgang entweder in Feldern innerhalb der ektopischen Schleimhaut oder vom Rande des Drüsenepithels her. Es findet sich also bei der Transformationszone das Plattenepithel und das Zylinderepithel in unterschiedlichem Verhältnis zueinander, bis schließlich das gesamte Ektopiegebiet ganz von Plattenepithel überzogen ist (Abb. **11, 12**).

Kolposkopisch bietet die Transformationszone eine intensive rosarote Färbung. Das Plattenepithel schiebt sich zungenförmig in die Ektopie oder um ektopische Inseln vor, oder man er-

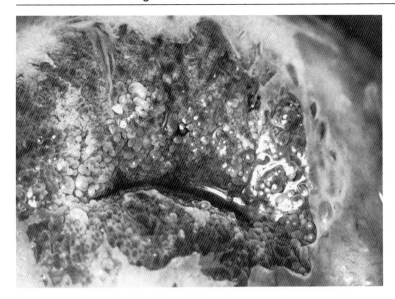

Abb. **10** Ektopie. Nach der Essigsäureprobe treten die Zylinderepithelträubchen deutlich hervor. Die Grenze zum Plattenepithel ist gut erkennbar und scharf. Jenseits dieser Grenze kann man noch einige offene Drüsenausführungsgänge erkennen

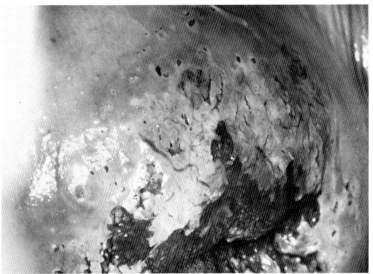

Abb. **11** Umwandlungszone (Transformationszone). Um den quergespaltenen Muttermund zirkuläre Ektopie, gegen die sich von peripher das metaplastische Plattenepithel zungenförmig vorschiebt. Scharfe Plattenepithel-/Zylinderepithelgrenze. In der Umwandlungszone noch offene Ausführungsgänge und kleinere Ektopieinseln

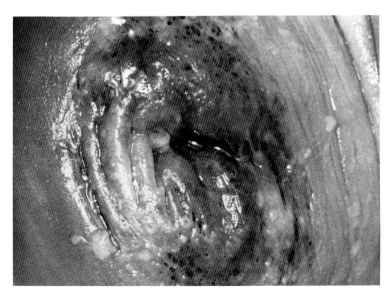

Abb. **12** Breite zirkuläre, offene Umwandlungszone (Transformationszone). Ältere, offene Umwandlungszone, die bis zum äußeren Muttermund reicht. Gut erkennbare offene Drüsen

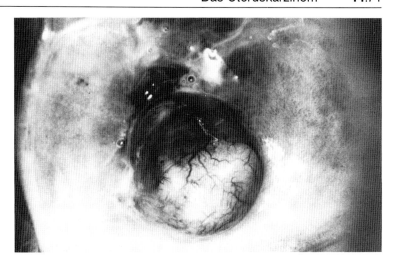

Abb. **13** Sog. sekundär originäres Plattenepithel mit einem großen Ovulum Nabothi. Im Bereich der hinteren Muttermundlippe befindet sich eine große Retentionszyste, in deren prall gespanntem metaplastischem Plattenepithel die baumartige Gefäßverzweigung deutlich zum Ausdruck kommt

kennt das metaplastische Epithel als wallartige, blassere Erhebungen um die punktförmigen, stecknadelkopfgroßen offenen Ausführungsgänge. Aus diesen kleinen, wie ausgestanzt aussehenden Drüsenöffnungen kann man bei längerer kolposkopischer Betrachtung erkennen, wie sich ein glasklarer Schleim entleert. Ein derart beschaffenes metaplastisches Epithel wird deshalb auch als offene oder frische Umwandlung bezeichnet. Im Endzustand des metaplastischen Umbaus beobachtet man eine Portiooberfläche, die gänzlich von Plattenepithel überzogen ist. Hier sind dann auch die Drüsenausführungsgänge durch Plattenepithel verschlossen. Die geschlossene, alte Umwandlung läßt nur noch Plattenepithel mit mehr oder minder stark vortretenden Ovula Nabothi erkennen. Das Epithel einer derart beschaffenen Ektozervix wird auch als sekundär originäre Schleimhaut bezeichnet. Ovula Nabothi stellen unterschiedlich große, glatte Vorbuckelungen im Epithel dar, die sich durch eine hellgelbe oder weißliche Farbe sowie eine regelmäßige Vaskularisation in Form von Gefäßbäumchen auszeichnen (Abb. 13).

Ganz frisches, junges metaplastisches Gewebe lagert noch kein Glykogen ein. Ausreifende Metaplasiebezirke speichern je nach dem Reifezustand des Epithels unterschiedliche Glykogenmengen. Mit der Jodprobe findet man daher unterschiedliche Farbreaktionen. Von der fehlenden Anfärbung bis hin zur intensiven braunen Kolorierung sind alle Übergänge fließend (1, 3, 4, 8, 14, 15, 25, 40, 44).

Der Umwandlungsprozeß hört nicht am äußeren Muttermund auf, sondern er kann sehr hoch in den Zervikalkanal hineinreichen. Da die Mehrzahl der Zervixkarzinome im metaplastischen Bereich entsteht, beinhaltet diese Tatsache, daß man mit dem Kolposkop ein Zervixkarzinom nur dann mit hoher Sicherheit ausschließen kann, wenn die obere Transformationslinie allseits erkennbar ist.

Diagnosestellung mit Hilfe der Zytologie

Der Zellabstrich stellt ein einfaches, schnelles und zuverlässiges Verfahren dar, die Dignität der genannten Epithelarten sicher zu erkennen und maligne sowie prämaligne Prozesse in einer makroskopisch auffälligen Portio (Erythroplakie) zytologisch auszuschließen.

Sogenannte originäre Schleimhaut

Im regelrechten Ausstrich einer geschlechtsreifen Frau findet man einzeln oder in Gruppen liegende Intermediärzellen und Superfizialzellen mit ihrem hellen, transparenten, zyanophilen oder eosinophilen Zytoplasma und ihrem bläschenförmigen oder pyknotischen Kern. Mit dem Zyklusgeschehen wechseln sich rhythmisch ganz bestimmte Konstellationsarten im Zellbild ab, so daß man vom zytologischen Bild her auch gewisse Rückschlüsse auf die Zyklusphase (Proliferationsphase, Sekretionsphase, erfolgte Ovulation, Menstruationsphase) ziehen kann.

Im Alter wird unter dem Hormonmangel das Epithel flacher, so daß statt der Zellen der obersten Schichten kleine Intermediärzellen und Parabasalzellen dominieren. Die Zellbilder unterscheiden sich durch das Ausmaß der bereits eingetretenen Atrophie.

Beim Neugeborenen bietet der Ausstrich infolge des hohen Epithelaufbaus Zellen der mittleren Schichten, also große und kleine Intermediärzellen.

In der Kindheit ab der 2. bis 3. Lebenswoche zeigt der Vaginalausstrich ausschließlich Parabasalzellen, gelegentlich kleine Intermediärzellen. Bereits 1 bis 2 Jahre vor Einsetzen der Pubertät treten in dem bisher atrophischen Abstrich Intermediär- und Superfizialzellen zutage, die mit dem Einspielen eines regelmäßigen ovariellen

Zyklus die zyklischen Bilder des Vaginalaustri-
ches der Erwachsenen zeigen (41).

Ektopie

Neben dem eben beschriebenen Zellbild der erwachsenen Frau mit den Zellen aus den obersten Schichten des Plattenepithels werden reichlich zervikale Zylinderzellen angetroffen. Da die
Drüsenzellen allerdings auch aus der Schleimhaut des Zervikalkanals stammen könnten, gibt
es kein typisches Zellbild der Ektopie.

Umwandlungs- oder Transformationszone, die Metaplasie

Entsprechend der Häufigkeit der Transformationszone werden Zellen einer Plattenepithelmetaplasie sehr oft im Direktabstrich der Portio,
seltener aber auch in den Präparaten des Zervikalkanals angetroffen. Die metaplastischen Zellen sind zytologisch deutlich von den reifen Plattenepithelzellen zu unterscheiden.
Zellen der unreifen Metaplasie ähneln Parabasal-
sal- oder Basalzellen, unterscheiden sich von
diesen jedoch durch ihr dichtes, homogenes,
meist intensiv zyanophil angefärbtes Plasma.
Mit zunehmender Ausreifung der Metaplasie
werden die Zellen voluminöser. Ein scharfer, intensiv angefärbter ektoplasmatischer Saum hebt
sich von dem dichten, aber weniger intensiv gefärbten Zentrum der Zelle ab. Zellen der reifen
Metaplasie sind groß, polygonal oder abgerun-
det und ähneln Intermediär- oder Superfizialzellen. Bei ihnen wird der ektoplasmatische Saum
zunehmend zarter und kann einziger Hinweis
auf die metaplastische Herkunft der Zelle sein,
bis schließlich die reife Metaplasiezelle zytologisch nicht mehr von der originären Plattenepithelzelle unterschieden werden kann.
Die beschriebenen Zellveränderungen sind so
charakteristisch, daß sie in den allermeisten Fällen die sichere zytologische Unterscheidung zwischen einer unreifen Metaplasie und Endozervi-
kalzellen mit schweren entzündlichen Veränderungen einerseits und schwerer Dysplasie, Carcinoma in situ, Adeno- oder Plattenepithelkarzinom der Zervix andererseits erlauben (34, 37).
Lediglich in einem geringen und zu vernachläs-
sigenden Prozentsatz kann bei sehr starker Entzündung im Bereich der Zervix auch vom Erfahrenen die Diagnose nicht schlüssig gestellt werden.

Ektopie mit Umwandlung – ihre Relation zur Morphogenese des Zervixkarzinoms

Wenn auch die Ektopie und die mit ihr oft ver-
gesellschafteten Umwandlungsprozesse an sich
gutartige Vorgänge an der Zervixoberfläche und

im Kanal darstellen, so ist ihre Lokalisation jedoch meist der Entstehungsort für den Zervixkrebs. Damit stehen sie in engem Zusammenhang zur Morphogenese des Kollumkarzinoms.
Die Kanzerisierung nimmt ihren Ausgang von
den Zellen, aus denen das Epithel auch normalerweise entsteht bzw. regeneriert. Dies sind sowohl im Bereich des Plattenepithels als auch im
Bereich des Zylinderepithels und der Metaplasie
die unreifen Basalzellen. Dabei scheint die Ba-
salzelle bereits im Moment ihrer Entstehung eine maligne oder prämaligne Potenz zu besitzen.
Eine nachträgliche maligne Umwandlung einer
reiferen, intakten Zelle vollzieht sich nicht (2).
Die Verlagerung des Drüsenfeldes im Laufe des
Lebens erklärt die Lokalisation des Carcinoma
in situ und des invasiven Krebses bei der geschlechtsreifen Frau in distaleren Zervixberei-
chen und auf der Portio und den höheren, häufig intrazervikalen Sitz bei Frauen nach der
Menopause.
Die meisten Carcinomata in situ entstehen im
Zervixdrüsenfeld über eine Fehldifferenzierung
des metaplastischen Epithels. Seltener wird es
jenseits der letzten Zervixdrüse angetroffen. Berücksichtigt man den Differenzierungsgrad des
Carcinoma in situ, so liegen die großzelligen
Formen distaler, die kleinzelligen Veränderungen im proximalen Bereich der Zervix. Distal
der letzten Zervixdrüse, wo es keine Metaplasie
mehr gibt, entwickeln sich Carcinoma in situ
und Dysplasie wie im Vaginalepithel aus origi-
närem Plattenepithel (2, 12, 32, 34, 37).
Diese übereinstimmenden Beobachtungen verschiedener Untersucher legen unterschiedliche
Entstehungsmodi für die Präkanzerosen und das
Karzinom nahe (35). Reagan hat als erster 1962
über die Verteilung von Dysplasien und Carcinomata in situ berichtet. Seine und Pattens Vorstellungen über die Morphogenese des Zervixkarzinoms sind auch heute von den meisten
Autoren unwidersprochen und werden in
Abb. **14** modifiziert wiedergegeben (12, 34, 37).

Differentialdiagnosen zur Ektopie

Die sichere Erkennung der Ektopie und ihre zuverlässige Unterscheidung von suspekten oder
pathologischen Epithelien sind für die korrekte
Betreuung der Patientin unerläßlich. Unter den
Portiones, die dem unbewaffneten Auge den Befund einer Erythroplakie bieten, können rein klinisch mit Hilfe des Kolposkops die Befunde einer Ektopie und die mit ihr häufig vergesell-
schafteten Transformationszonen sicher herausgefiltert werden. Die kolposkopischen Erken-
nungskriterien wurden auf S. 14.69 beschrieben.
Die übrigen nichtnormalen, prämalignen oder
gar malignen Epithelveränderungen müssen un-

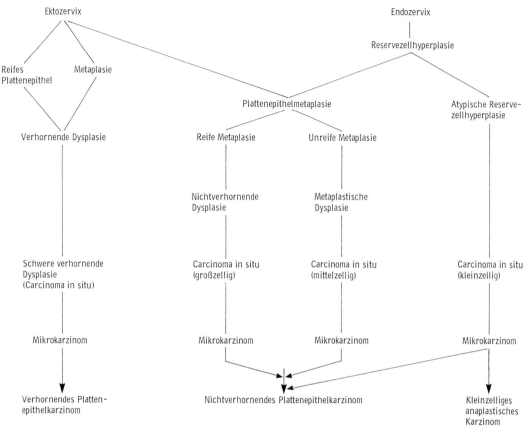

Abb. **14** Morphogenese des Zervixkarzinoms (nach *Patten* [34])

ter Zuhilfenahme von Kolposkopie, Zytologie, unter Umständen auch mit der Histologie diagnostiziert werden.

Unverzüglich müssen karzinomverdächtige Befunde einer geeigneten histologischen Abklärung zugeführt werden. Kolposkopisch machen diese sich bemerkbar als erhabene atypische Epithelbezirke mit deutlichen Niveauunterschieden, eventuell höckeriger Oberfläche oder als echte Ulzerationen. Gleichzeitig treten zahlreiche atypische Gefäße wie Haarnadel-, Korkenzieher- und Gefäße mit Kaliberschwankungen auf (12, 17, 18, 20, 22, 23, 24, 25, 26, 33, 36, 42, 43, 44).

Bei klinischem Karzinomverdacht und bei entsprechendem kolposkopischem Befund ist die histologische Abklärung zwingend, auch wenn die Zytologie einmal keinen Hinweis bieten sollte. Umgekehrt verpflichtet ein ausreichender zytologischer Verdacht selbstverständlich immer zur Abklärung.

Zwischen diesen beiden Extremen finden sich neben oder auch innerhalb eines ektopischen Feldes unphysiologische Epithelzustände, die sich kolposkopisch als Leukoplakie, Punktierung (Grund, Tüpfelung) (Abb. **15**), Mosaik (Felderung) (Abb. **16**), atypische Transformationszone (atypische Umwandlung) sowie als jodnegativer Bezirk mit oder ohne Gefäßatypien darstellen. Jede einzelne dieser Veränderungen oder ihre Kombinationsformen erscheinen um so verdächtiger und häufiger mit einer Präkanzerose oder einem beginnenden Karzinom vergesellschaftet, je ausgeprägter Niveauunterschiede im Bereich der Oberflächenveränderung vorhanden sind, z. B. papilläre, erhabene oder muldenförmige Oberfläche eines Mosaikbezirkes (16, 42, 44).

Die genannten Epithelveränderungen mit völlig planer Oberfläche wiegen nicht so verdächtig, und ihre Vergesellschaftung mit Präkanzerosen ist seltener. Das weitere Vorgehen hängt hier vorrangig vom zytologischen Befund ab. Die genannten Epithelveränderungen mit Niveauunterschieden gebieten, unauffällig vom zytologischen Ergebnis, eine histologische Abklärung. Daß ein ausreichend starker zytologischer Hinweisbefund, ein Befund, der mindestens für eine schwere Dysplasie/Carcinoma in situ spricht, auch ohne kolposkopisches Korrelat eine histologische Abklärung benötigt, bedarf eigentlich keiner ausdrücklichen Erwähnung.

Kolposkopisch nicht einsehbare Veränderungen des Zervikalkanals oder eine zirkulär nicht vollständig erkennbare obere Transformationslinie bergen die Ursache für methodische Versager.

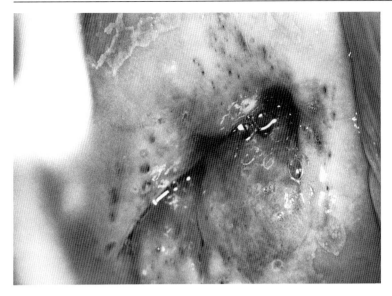

Abb. **15** Atypische Umwandlungszone. Zirkuläre, noch offene Transformationszone mit ihren charakteristischen Drüsenöffnungen. Zwischen 3 und 5 Uhr ein Feld mit zarter Punktierung (Grund, Tüpfelung). Im Bereich der vorderen Muttermundlippe außerdem weiße, leukoplakische Herde

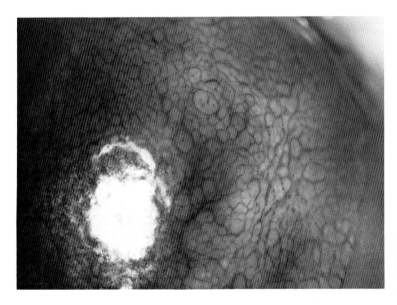

Abb. **16** Mosaik (Felderung). Ausgedehntes Mosaik (Felderung), bei dem die kräftig hervortretenden Gefäße die Plattenepitheloberfläche „mosaik"artig unterteilen

Die einzige Chance einer Früherkennung hochsitzender Läsionen bietet die Zytologie, obwohl auch ihr in diesem Bereich offensichtlich Grenzen gesetzt sind (38).

Literatur

1 Bauer, H.K.: Farbatlas der Kolposkopie, 2.Aufl. Schattauer, Stuttgart 1981
2 Burghardt, E.: Histologische Frühdiagnose des Zervixkrebses. Thieme, Stuttgart 1972
3 Cramer, H.: Die Kolposkopie in der Praxis. Thieme, Stuttgart 1956
4 Cramer, H., G.Ohly: Die Kolposkopie in der Praxis, 3.Aufl. Thieme, Stuttgart 1975
5 Eastman, N.J., L.M.Hellman: Williams Obstetrics, 12.Aufl. Appleton-Century-Crofts, New York 1962
6 Fischel, W.: Beiträge zur Morphologie der Portio vaginalis uteri. Arch. Gynäk. 16 (1880) 192
7 Fluhmann, C.F.: The histogenis of acquired erosions of the cervix uteri. Amer. J. Obstet. Gynec. 82 (1961) 970
8 Ganse, R.: Einführung in die Kolposkopie. VEB Fischer, Jena 1963
9 Hamperl, H., C.Kaufmann, K.G.Ober: Histologische Untersuchungen an der Cervix schwangerer Frauen. Die Erosion und das Carcinoma in situ. Arch. Gynäk. 184 (1954) 181
10 Hamperl, H.: Die angeborene Pseudoerosion der Portio und ihr Schicksal. Arch. Gynäk. 200 (1965) 299
11 Hellman, L.M., A.H.Rosenthal, R.W.Kistner, R.Gordon: Some factors influencing the proliferation of the reserve cells in the human cervix. Amer. J. Obstet. 67 (1954) 899–915
12 Hillemanns, H.-G., H.Limburg: Dysplasie – Carcinoma in situ – Mikrocarcinom der Cervix uteri. In: Handbuch der speziellen pathologischen Anatomie und Histologie, Bd.VII, 4.Teil. Vulva, Vagina, Urethra, hrsg. von E.Uehlinger. Springer, Berlin 1972
13 Hinselmann, H.: Der Begriff der Umwandlungszone der Portio. Zbl. Gynäk. 51 (1927) 901

14 Hinselmann, H.: Kolposkopische Studien in zwangloser Folge. VEB Thieme, Leipzig 1954

15 Hinselmann, H.: Die Kolposkopie. Mit einem Beitrag über die Kolpophotographie von Albrecht Schmitt. Girardet, Wuppertal-Elberfeld 1954

16 Javaheri, G., M.D. Fejgin: Diagnostic value of colposcopy in the investigation of cervical neoplasia. Amer. J. Obstet. Gynec. 137 (1980) 588

17 Kern, G.: Carcinoma in situ. Springer, Berlin 1964

18 Kern, G.: Diagnostik des Zervixkarzinoms. In: Gynäkologie und Geburtshilfe, Bd. III, hrsg. von O. Käser, V. Friedberg, K. G. Ober, K. Thomsen, J. Zander. Thieme, Stuttgart 1972

19 Kern, G., E. Kern-Bontke: Ektropium der Zervixschleimhaut (Pseudoerosion, Umwandlungszone, Erythroplakie). In: Gynäkologie und Geburtshilfe, Bd. III, hrsg. von O. Käser, V. Friedberg, K. G. Ober, K. Thomsen, J. Zander. Thieme, Stuttgart 1972

20 Kern, G., E. Rissmann, G. Hund: Die Leistungsfähigkeit der Kolposkopie bei der Frühdiagnostik des Collumcarcinoms. Arch. Gynäk. 199 (1964) 526

21 Meinrenken, H.: Die Cervixveränderungen in der Schwangerschaft. Beitrag zur Frage der Epidermisation. Arch. Gynäk. 187 (1956) 501

22 Menken, F.: Früherfassung des Collumcarcinoms durch Photokolposkopie. Photographie u. Wissenschaft 2 (1953) 15

23 Mestwerdt, G.: Die Frühdiagnose des Kollumkarzinoms. Zbl. Gynäk. 69 (1947) 198

24 Mestwerdt, G.: Probeexcision und Kolposkopie in der Frühdiagnose des Portiokarzinoms. Zbl. Gynäk. 69 (1947) 326

25 Mestwerdt, G., H. Wespi: Atlas der Kolposkopie, 3. Aufl. Fischer, Stuttgart 1961

26 Mestwerdt, G.: Die Erkrankungen der Portio und Zervix. In: Klinik der Frauenheilkunde und Geburtshilfe, Bd. V, hrsg. von H. Schwalm, G. Döderlein, K.-H. Wulf. Urban & Schwarzenberg, München 1977

27 Mestwerdt, G.: Neue Erkenntnisse über die Erkrankungen der Portio und Zervix. In: Klinik der Frauenheilkunde und Geburtshilfe, Bd. V, hrsg. von G. Döderlein, K.-H. Wulf. Urban & Schwarzenberg, München 1977

28 Meyer, R.: Die Epithelentwicklung der Cervix und Portio vaginalis uteri und die Pseudoerosio congenita (congenitales histologisches Ektropium). Arch. Gynäk. 91 (1910) 579

29 Meyer, R.: Die Erosion und Pseudoerosion der Erwachsenen. Arch. Gynäk. 91 (1910) 658

30 Ober, K. G.: Cervix uteri und Lebensalter. Die Bedeutung der Formwandlungen der Zervix für die Krebsdiagnostik und die Frage der sogenannten Portioerosion. Dtsch. med. Wschr. 83 (1958) 1661

31 Ober, K. G., P. Schneppenheim, H. Hamperl, C. Kaufmann: Die Epithelgrenzen im Bereich des Isthmus uteri. Arch. Gynäk. 190 (1958) 346

32 Ober, K. G., E. Bontke: Sitz und Ausdehnung der Carcinomata in situ und der beginnenden Krebse der Cervix. Arch. Gynäk. 192 (1959) 55

33 Ostergard, D. R.: Cryosurgical treatment of cervical intraepithelial neoplasia. Obstet. and Gynec. 56 (1980) 231

34 Patten, S. F. jr.: Diagnostic Cytology of the Uterine Cervix, 2. Aufl. Karger, Basel 1978

35 Pfleiderer, A.: Entwicklungsgeschichte der zervikalen, intraepithelialen Neoplasie. Gynäkologe 14 (1981) 194

36 Richart, R. M., D. E. Townsend, W. Crisp, A. de Petrillo, A. Ferenczy, G. Johnson, G. Lickrish, M. Roy, U. V. Sante: An analysis of „long-term" follow-up results in patients with cervical intraepithelial neoplasia treated by cryotherapy. Amer. J. Obstet. Gynec. 137 (1980) 823

37 Schneider, M. L., V. Schneider: Atlas der gynäkologischen Differentialzytologie, 2. Aufl. Schattauer, Stuttgart 1981

38 Schneider, M. L.: Zervixkarzinom trotz Vorsorge. Klinische und histomorphologische Untersuchungen an 255 Zervixkarzinomen der Jahre 1974 bis 1980 zur Frage eines zweiten, aggressiv wachsenden Karzinomtyps. Geburtsh. u. Frauenheilk. 45 (1985) 610

39 Schneppenheim, P., H. Hamperl, C. Kaufmann, K. G. Ober: Die Beziehungen des Schleimepithels zum Plattenepithel an der Cervix uteri im Lebenslauf der Frau. Arch. Gynäk. 190 (1958) 303

40 Seidl, St.: Praktische Karzinom-Frühdiagnostik in der Gynäkologie. Thieme, Stuttgart 1974

41 Soost, H.-J., S. Baur: Gynäkologische Zytodiagnostik. Lehrbuch und Atlas. Thieme, Stuttgart 1980

42 Stafl, A., R. F. Mattingly: Colposcopic diagnosis of cervical neoplasia. Obstet. and Gynec. 41 (1973) 168

43 Szalmay, G.: Kolposkopische Nomenklatur und Diagnose. Gynäkologe 14 (1981) 217

44 Wespi, H. J.: Kolposkopische Diagnostik. Gynäkologe 14 (1981) 220

Die Entwicklung zum Zervixkarzinom

E. BURGHARDT und H. PICKEL

Einleitung

In der letzten Ausgabe dieses Werkes war es noch nötig, Argumente zugunsten der Rolle eines atypischen Epithels in der Karzinogenese an der Zervix zu sammeln. Heute ist die Diskussion abgeschlossen, zumindest hinsichtlich der Existenz eines präinvasiven Stadiums in der Karzinomentwicklung. Die Probleme haben sich auf eine andere Ebene verschoben. Die formale Genese des atypischen Epithels selbst wird diskutiert, wobei immer noch die Frage im Vordergrund steht, ob das Karzinom aus einer Zelle entsteht oder aus den zahlreichen Zellen eines ganzen abgrenzbaren Feldes. Im Zusammenhang mit den neuesten Vorstellungen über eine mögliche virale Genese des Zervixkarzinoms (s. S. 14.88) gewinnen diese zunächst sehr theoretisch erscheinenden Probleme zunehmend an Bedeutung. Dazu kommt schließlich die sehr wichtige praktische Frage von Unterscheidungsmöglichkeiten zwischen der echten karzinomspezifischen Atypie und Atypieformen, die durch unspezifische Agentien, z. B. auch durch nichtonkogene Viren hervorgerufen werden (s. S. 14.90).

Formale Genese

Material und Methodik der Untersuchung

Die Antworten auf wissenschaftliche Problemstellungen hängen von der Versuchsanordnung ab. Es ist durchaus möglich, bestimmte Informationen über Epithelveränderungen an der Zervix zu gewinnen, wenn man Gewebsproben untersucht, die, womöglich unter der Leitung eines

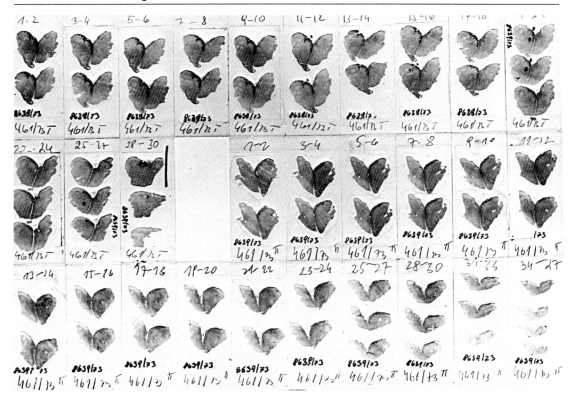

Abb. 1 Konisationspräparat in 57 Stufenserienschnitten aufgearbeitet. Das freie Feld trennt die beiden Hälften des Konus

Kolposkops, aus verdächtigen Bezirken entnommen werden. Beachtet man dabei, daß die spezifischen kolposkopischen Bilder einheitlich aufgebaute Felder darstellen (Abb. 2), so kann man annehmen, daß die Epithelveränderung in einem gegebenen Stückchen die Veränderungen im ganzen Feld widerspiegelt. Trotzdem wird es auf diese Weise nicht gelingen, das meist komplexe Geschehen an der Zervix in seinem echten Zusammenhang zu erfassen. Viele Überlegungen zu der Frage der Karzinogenese an der Zervix beruhen aber auf derartigen Kenntnissen.

Einen wesentlich besseren Einblick erhält man, wenn die histologische Untersuchung an Schnitten gemacht wird, die die Gesamtheit der Veränderungen im Zusammenhang zeigen. Die bereits sehr aufschlußreiche zweidimensionale Betrachtung im einzelnen Schnitt (Abb. 25) kann gegebenenfalls durch (Stufen-)Serienschnitte zur dreidimensionalen Betrachtung erweitert werden (Abb. 1). Diese Technik bietet sich am ehesten bei der Untersuchung von Konisationspräparaten an. Die zwei- bis dreidimensionale Betrachtungsweise fördert Einzelheiten zutage, die die Ergebnisse lupenoptischer (kolposkopischer) Betrachtungen erweitern können und zu Einsichten führen, die mit anderen Untersuchungsmethoden nicht zu erlangen sind.

Die Entwicklung in Feldern

HINSELMANN ist mit der Konstruktion des Kolposkops auf die Suche nach dem kleinsten noch punktförmigen Karzinom gegangen. Er hat es niemals gefunden, sondern ist stets auf Veränderungen gestoßen, die auf verschieden großen *Flächen* ausgebildet waren. Dieses Ergebnis war eigentlich schon zwei Jahrzehnte früher vorweggenommen worden, als SCHAUENSTEIN (63) das flächenhaft ausgebildete atypische Epithel an der Zervix beschrieben hatte. In der Zwischenzeit haben wir gelernt, die kolposkopischen Bilder so weit zu differenzieren, daß wir ihren Aufbau aus mehreren bis zahlreichen Feldern erkennen können. Haben wir von dem gegebenen Fall ein Konisationspräparat, das in Stufenserie aufgeschnitten worden ist, so kann das kolposkopische Bild rekonstruiert werden, wobei sich jedem kolposkopischen Feld eine in sich abgeschlossene, scharf begrenzte histologische Veränderung zuordnen läßt (Abb. 2).

Die atypischen Epithelformen an der Zervix sind auch histologisch in Feldern ausgebildet. Die kolposkopisch meist sichtbaren scharfen Grenzen entsprechen auch histologisch ganz scharfen Abgrenzungen (Abb. 3). Beiderseits der Epithelgrenzen können verschiedene Erscheinungsformen eines atypischen Epithels ausgebildet sein (Abb. 4).

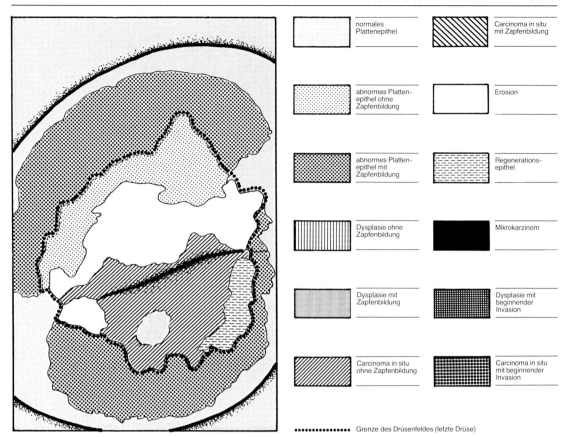

normales
Plattenepithel

Carcinoma in situ
mit Zapfenbildung

abnormes Platten-
epithel ohne
Zapfenbildung

Erosion

abnormes Platten-
epithel mit
Zapfenbildung

Regenerations-
epithel

Dysplasie ohne
Zapfenbildung

Mikrokarzinom

Dysplasie mit
Zapfenbildung

Dysplasie mit
beginnender
Invasion

Carcinoma in situ
ohne Zapfenbildung

Carcinoma in situ
mit beginnender
Invasion

•••••••••••••••• Grenze des Drüsenfeldes (letzte Drüse)

Abb. 2 Rekonstruktion der kolposkopisch sichtbaren Veränderungen aus den Stufenserienschnitten eines Konisationspräparates. Die stark punktierte Linie gibt die Grenze des zervikalen Drüsenfeldes (letzte Drüse) an. Die punktierten Flächen entsprechen einem abnormen Epithel mit oder ohne Zapfenbildung. Die schräge Schraf-

fierung entspricht einem Carcinoma in situ, das um den äußeren Muttermund ausgebildet ist. Die waagerechte Strichelung steht für ein Regenerationepithel, während das einheitlich graue Feld einem normalen Epithel und die leeren Felder einer echten Erosion entsprechen

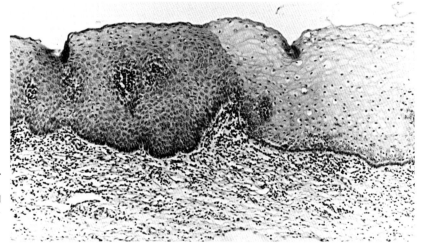

Abb. 3 Scharfe Grenze zwischen einem normalen glykogenhaltigen Plattenepithel und einem akanthotischen Epithel mit geringer parakeratotischer Verhornung

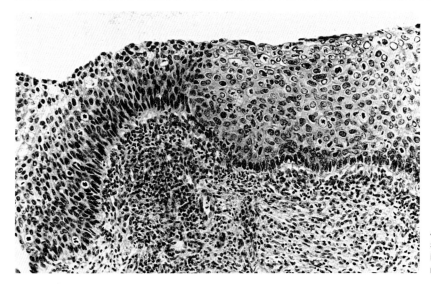

Abb. **4** Scharfe Grenze zwischen zwei verschiedenen Differenzierungsformen eines Carcinoma in situ

Die verschiedenen Formen des atypischen Epithels

Die Atypie des Epithels wird einerseits durch die Atypie der einzelnen Zelle bestimmt, andererseits aber auch durch die Atypie in der Struktur des Epithels. Die *zelluläre Atypie* ist gekennzeichnet durch die bekannten Veränderungen an Kernen und am Zytoplasma. Die Kerne sind in der Regel vergrößert, hyperchromatisch und entrundet. Die zelluläre Atypie ist auch Teil der *epithelialen Atypie,* jedoch wird diese darüber hinaus noch durch mehr oder minder stark ausgeprägte Störungen in der Architektur des Epithels gekennzeichnet. Die Atypie ist um so stärker, je stärker der Verlust an Schichtung ist, d. h. je stärker der normale Aufbau des Epithels gestört ist. Da die epithelialen Schichten mit ihren verschiedenen Funktionen ein Ergebnis der zellulären Differenzierung sind, kann man im Falle der epithelialen Atypie auch von einem Differenzierungsmangel sprechen, der wieder verschieden stark ausgeprägt sein kann.

Beim Karzinom gibt es verschiedene Grade des Differenzierungsmangels oder einfach *verschiedene Differenzierungsformen.* Es ergibt sich daher fast von selbst, daß auch die präinvasiven Stadien in der Karzinomentwicklung verschiedene Differenzierungsformen aufweisen können. Wir finden hochgradig atypische, ganz undifferenzierte Epithelformen (Abb. 5a), wesentlich höher differenzierte atypische Epithelien, bei denen noch die Potenz zur Verhornung erhalten ist (Abb. 5b), aber auch Epithelien mit gar nicht allzu stark erhöhter Zellzahl, einer noch relativ gut erhaltenen Schichtung, in denen die Einzelzelle aber eine mehr oder minder ausgeprägte Atypie aufweist (Abb. 5c). Letztere Bilder entsprechen den Erscheinungsformen besonders hochdifferenzierter Krebse.

Es ist heute nicht mehr zu eruieren, wer die Idee aufgebracht hat, diese verschiedenen Veränderungen in ein Schema zu pressen, das auf der ganz merkwürdigen Prämisse beruht, daß die präinvasive oder intraepitheliale Karzinomentwicklung erst abgeschlossen ist, wenn das höchste Ausmaß der Atypie, also der höchste Grad des Differenzierungsmangels, erreicht ist. Nur diesem Zustand wollte man die Wertigkeit des Karzinoms, und zwar eines *Carcinoma in situ,* zugestehen. Die geringeren Atypiegrade, die wir aber auch als höher differenzierte Veränderungen bezeichnen können, sollten demzufolge *Vorstufen* in der *stufenweise* ablaufenden *Malignisierung* sein. Demnach müßte sich die Veränderung in Abb. 5c erst zu einer Veränderung wie in Abb. 5a weiterentwickeln, bevor sie die Potenz zum infiltrativen Wachstum erlangt hat. Aufgrund solcher Überlegungen wollte man die Veränderungen geringen Grades noch nicht als Karzinom bewerten und bezeichnete sie als *Dysplasien.* So widersinnig diese Überlegungen aus heutiger Sicht auch erscheinen mögen, gab es doch eine experimentelle Grundlage für eine derartige Theorie. Sie muß heute noch anerkannt werden, wird jedoch eine ganz andere Deutung zu erfahren haben, wie das ursprünglich der Fall war (s. S. 14.85).

Lokalisation des atypischen Epithels

In der Zwischenzeit haben drei verschiedene Arbeitsgruppen (20, 21, 27, 57) unabhängig voneinander festgestellt, daß die verschiedenen atypischen Epithelformen an der Zervix eine durchaus verschiedene Lokalisation aufweisen. Dabei hat sich eine Regelhaftigkeit ergeben: Die Veränderungen liegen um so weiter an der Außenfläche der Zervix, also vaginalwärts, je höher sie differenziert sind. Weitgehend undifferenzierte

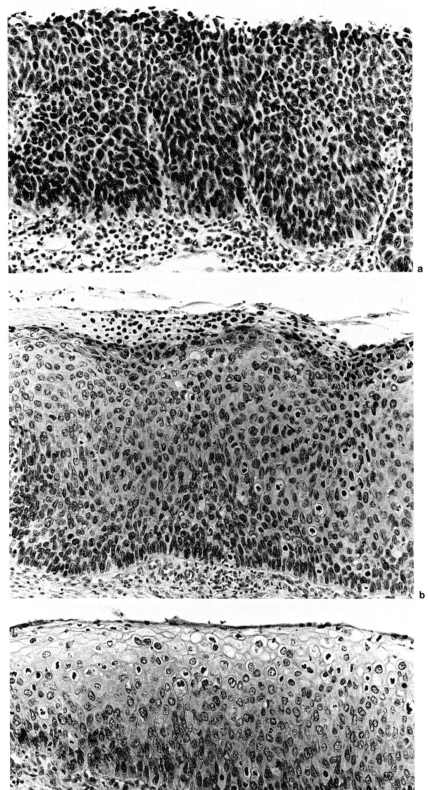

Abb. **5a** Völlig undifferenziertes Carcinoma in situ mit
mäßiger Zapfenbildung,
b höherdifferenziertes mi-
tosenreiches Carcinoma in
situ mit ausgeprägter Parakeratose bei angedeuteter
Ausbildung eines Stratum
granulosum, **c** mittelschwere Dysplasie mit Mitosen bis
in die mittleren Schichten.
Wechselnde Kerndichte bei
gut erkennbaren Zellgrenzen
in den höheren Schichten.
Ausgedehnte Koilozytose

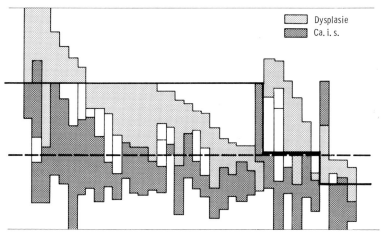

Dysplasie
Ca. i. s.

Abb. 6 Gleichzeitige Abbildung von Carcinoma in situ und Dysplasie an der gleichen Muttermundlippe. Die gestrichelte Linie entspricht dem äußeren Muttermund. Die stark ausgezogene Linie gibt die verschiedenen Positionen der letzten Zervixdrüse an. Mit der Ausnahme von zwei Fällen liegen die Dysplasien immer vaginalwärts von den Carcinomata in situ

Veränderungen liegen weiter kanalwärts und auf jeden Fall in einem Bereich, der ursprünglich von Zylinderepithel überkleidet war. Daraus war zu schließen, daß zumindest die undifferenzierten Carcinomata in situ und die am höchsten differenzierten Dysplasien keine aufeinanderfolgende Veränderungen sein können, da sie eine ganz verschiedene Lokalisation haben. Selbst wenn sich die Dysplasien im Zuge der „Weiterentwicklung" zum Vollbild des Carcinoma in situ an der Oberfläche ausbreiten könnten, wäre es nicht erklärt, warum in bestimmten Lokalisationen, in denen man höher differenzierte Dysplasien findet, niemals undifferenzierte Carcinomata in situ zu sehen sind und vice versa.

Ganz eindeutig sind diese Verhältnisse dort, wo zwei „verschiedene" Veränderungen, Carcinomata in situ und Dysplasien, an der gleichen Zervix vorkommen (Abb. 6). In solchen Fällen findet man Dysplasien fast immer vaginalwärts von den Carcinomata in situ ausgebildet. Die gleichen Verhältnisse findet man, wenn man die Koinzidenz von undifferenzierten und etwas höher differenzierten Carcinomata in situ nimmt oder das gleichzeitige Vorkommen von höhergradigen oder geringeren Dysplasien – immer liegen die höher differenzierten Veränderungen peripher von den weniger differenzierten Varianten eines atypischen Epithels (15, 18, 20).

Begrenzung der Epithelfelder

Dem Kolposkopiker sollte es geläufig sein, daß die epithelialen Neubildungen an der Zervix in Feldern auftreten. Besonders bei Anwendung der Jodprobe (18) kann er feststellen, daß die Felder scharf abgegrenzt sind. Die scharfen Grenzen finden sich nicht nur zum normalen, originären Epithel, sondern auch zwischen Feldern mit verschiedener Atypieform (Abb. 4). Histologisch sind diese Grenzen kaum je beschrieben worden, wie sie auch heute noch in der anglo-amerikanischen Literatur unbekannt sind.

Das liegt hauptsächlich an der bereits erörterten mangelhaften Technik, mit der die Veränderungen an der Zervix in der Regel untersucht werden (s. S. 14.75). Beläßt man die Veränderungen im Zusammenhang und arbeitet man größere Exzisionen aus der Zervix in Stufenserienschnitten auf, so treten sowohl die Felder als auch ihre Grenzen zutage.

Auf das scharf begrenzte Karzinomwachstum im Magen-Darm-Trakt wurde bereits sehr früh hingewiesen (49, 67, 68). An der Zervix hat BAJARDI (4) als erster die scharfen Grenzen gesehen und beschrieben, nachdem er sie vorher am Bronchialepithel studiert hatte (5). Man findet sie aber auch in vielen anderen Krebslokalisationen. Wahrscheinlich stellen sie ein Phänomen dar, das für die Frühstadien der Krebsentwicklung charakteristisch ist.

Im günstigen histologischen Anschnitt sind die Epithelgrenzen ganz scharf. Scheinbar unscharfe Grenzen sind ein Produkt schräger oder tangentialer Schnitte. In Stufenserienschnitten findet man in einem solchen Fall im nächsten oder vorhergegangenen Schnitt wieder die scharfe Grenzlinie.

Zur Frage der oberflächlichen Ausbreitung eines atypischen Epithels

Das Wachstum in Feldern versus Einzelltheorie

Sowohl die klinischen (kolposkopischen) als auch die histologischen Untersuchungen zeigen uns, daß die atypischen Epithelformen in scharf begrenzten Feldern heranwachsen. Die scharfe Begrenzung auch im mikroskopischen Bereich zeigt uns überdies, daß die vorgegebenen Epithelgrenzen nicht überschritten werden, daß es also keine Ausbreitung eines oberflächlichen karzinomatösen Epithels auf Kosten eines Nachbarepithels gibt. Das gilt sogar für die großen invasiven Karzinome. Diese zerstören benachbartes Epithel niemals indem sie gegen dieses invasiv vordringen, sondern nur indem sie es unterminieren und vom Stroma her auflösen.

Es gibt demnach kein Bild, das die Vorstellung von einer intraepithelialen Ausbreitung eines karzinomatösen Zellklons zulassen würde. Eine derartige Ausbreitung müßte entweder durch Zerstörung der umgebenden präexistenten Epithelzellen vor sich gehen oder durch fortlaufende krebsige Umwandlung, durch „Assimilation" der zum Teil bereits differenzierten Epithelien. In beiden Fällen müßten unregelmäßige Grenzen zum noch persistierenden normalen Epithel das Ergebnis sein; keineswegs könnte es zur Ausbildung scharfer und senkrechter Grenzlinien kommen. Die Theorie von dem Ursprung des Krebses aus einer Zelle oder aus einem kleinen Zellkomplex verschließt sich gegenüber diesen Fakten. Sie stützt sich mehr auf das unsichere Experiment mit der 6-GPT (53) als auf die faßbaren Gegebenheiten in der Morphogenese des Krebses.

Indirekte Plattenepithelmetaplasie

Die Feldtheorie der Karzinomentwicklung kann durch das Studium der indirekten Plattenepithelmetaplasie weiter untermauert werden. Die Metaplasie dürfte in der Karzinogenese überhaupt eine entscheidende Rolle spielen. Manche glauben, daß sie an der Zervix der einzige Mechanismus ist, der zum Karzinom führt (29).

Sicherlich trägt das Studium der Vorgänge, die bei der indirekten Metaplasie histologisch beob-

achtet werden können, viel zum Verständnis der Krebsentwicklung an der Zervix bei. Die Bezeichnung indirekte Metaplasie stammt von Fi-scher-Wasels (15) und beruht auf dem Umstand, daß es nicht zur direkten Umwandlung der Zylinderepithelzelle in eine Plattenepithelzelle kommt, sondern daß *unter* dem Zylinderepithel eine neue Zellrasse heranwächst, die sich hochschichtet und das Zylinderepithel schließlich abstößt. Die subzylindrischen Zellen werden in einem unveränderten Zylinderepithel nicht gesehen. Wenn sie in Erscheinung treten, so findet man sie sofort in einer geschlossenen Reihe, also in einem *scharf abgegrenzten Feld* (Abb. 7). Untersucht man Cervices in Großflächenschnitten, so findet man immer wieder, daß die Metaplasie an mehreren Stellen gleichzeitig einsetzt oder daß die metaplastische Epithelneubildung an verschiedenen Stellen in verschiedenen Entwicklungsphasen abläuft. Sind unterscheidbare Herde eines metaplastischen Epithels benachbart, werden sie durch *scharfe Grenzen* getrennt (Abb. 8). Somit finden sich alle Gesetzmäßigkeiten, die am atypischen Epithel zu beobachten sind, bereits in den ersten Stadien der metaplastischen Epithelneubildung wieder.

Nach Einsetzen der Metaplasie kann sich das neue Epithel in verschiedener Weise entwickeln (Abb. 9). Meistens entsteht ein glykogenhaltiges Plattenepithel, das im wesentlichen dem normalen Plattenepithel der Zervix entspricht. Auffallend ist jedoch eine gewisse Unregelmäßigkeit

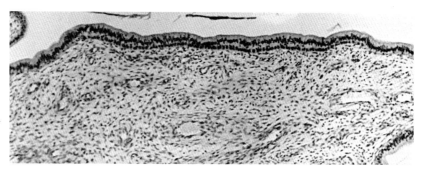

Abb. 7 Das Auftreten von subzylindrischen Zellen in einer geschlossenen Reihe bzw. in einem abgegrenzten Feld

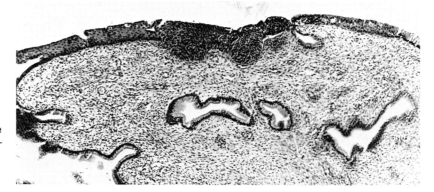

Abb. 8 Benachbarte, unscharf abgegrenzte Felder von metaplastischem Plattenepithel. In der Mitte eine atypische Plattenepithelmetaplasie. Beiderseits noch Zylinderepithelreste an der Oberfläche

seiner Konturen; auch wurde gefunden, daß es sich karyometrisch vom originären Plattenepithel signifikant unterscheidet (26). Die zweite Möglichkeit in der Epithelentstehung ist durch eine *Fehldifferenzierung* gekennzeichnet. Das neugebildete Plattenepithel nimmt in diesem Falle nicht den Glykogencharakter an, sondern entwickelt sich zu einem Plattenepithel, das eher dem Epithel der Epidermis entspricht. Es kann mehr oder minder stark verhornen und plumpe Zapfen bilden, die durch hohe Stromapapillen zerteilt werden (Abb. **10**). Dieses Epithel ist völlig gutartig, spielt jedoch in der kolposkopischen Diagnostik eine wichtige Rolle, da es ebenfalls in scharfen Grenzen ausgebildet und ausgeprägt jodgelb ist und alle Bilder der sogenannten *Matrixbezirke* nach HINSELMANN (40) hervorbringt. Schließlich entwickelt sich ein metaplastisches Epithel auch zu einem atypischen Epithel, vorzugsweise zu einer seiner undifferenzierten For-

men. Aufgrund der histologischen Beobachtung ist anzunehmen, daß die Atypie primär, also bereits mit der ersten Generation der subzylindrischen Zellen, auftritt. Dafür spricht die Tatsache, daß ein metaplastisches Epithel nach beginnender Schichtung entweder sehr bald eine gewisse Ordnung entwickelt (Abb. **11a**), während im anderen Fall gleich die Unordnung der Atypie vorherrscht (Abb. **11b**).

Die letzte Zervixdrüse

Gemäß seinem Entstehungsmodus muß das metaplastische Plattenepithel im Bereich des Drüsenfeldes, also über Zervixdrüsen, liegen. Diese Kombination wurde sehr treffend als *dritte Schleimhaut* bezeichnet (26). Die Grenze zwischen dritter Schleimhaut und dem originären Plattenepithel der Zervix wird zeitlebens durch die letzte vaginalwärts gelegene Drüse der Zervixschleimhaut gekennzeichnet.

Der Begriff der *letzten Drüse* wurde in einem anderen Zusammenhang geprägt (39). Für das Verständnis der Karzinogenese an der Zervix hat er sich als sehr wertvoll erwiesen. Entsteht nämlich ein atypisches Epithel im Bereich des Drüsenfeldes und ist dieses tatsächlich nicht imstande, sich über die Grenzen seines Feldes auszubreiten, so dürfte die letzte Drüse von einem atypischen Epithel nicht überschritten werden. Tatsächlich wurde bei der Untersuchung von Konisationspräparaten gefunden, daß das atypische Epithel in 80,6% innerhalb des Drüsenfeldes liegt und die letzte Drüse nicht überschreitet. Weitere 16,3% lagen allerdings außerhalb des Drüsenbereiches, respektierten aber auch die letzte Drüse als ihre proximale Grenze. Nur in 3,1% wurde die letzte Drüse von einem atypischen Epithel überschritten, das beiderseits der Drüsen einen gleichartigen Aufbau zeigte (Abb. **12**).

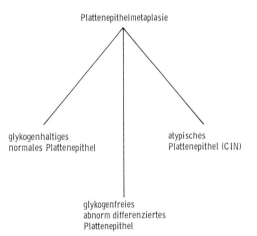

Abb. **9** Drei Möglichkeiten der Weiterentwicklung von metaplastischem Plattenepithel

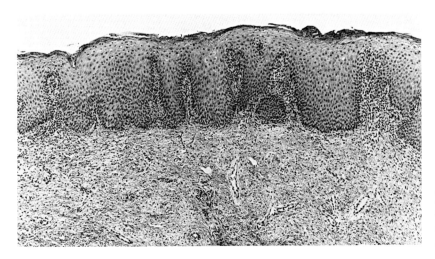

Abb. **10** Parakeratotisch verhorntes abnormes Epithel mit lebhafter Zapfenbildung und hohen Stromapapillen

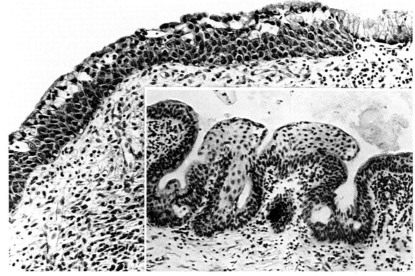

Abb. **11 a** Normale Plattenepithelmetaplasie im Bereich
einer papillären Ektopie,
b atypische Plattenepithelmetaplasie mit Resten von
Zylinderepithel an der Oberfläche

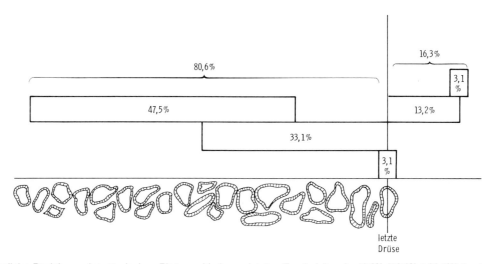

Abb. **12** Räumliche Beziehung des atypischen Plattenepithels zur letzten Zervixdrüse. In 46,3% (13,2% + 33,1%) liegt
die distale oder proximale Grenze des Epithels über der letzten Drüse (s. Text)

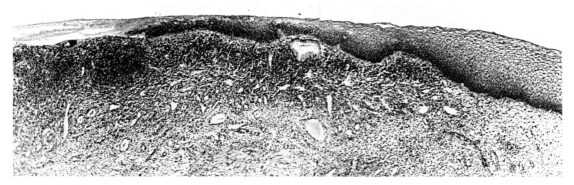

Abb. **13** Erosionsheilung durch aufsteigende Überhäutung

Aufsteigende Überhäutung

Es gibt nur einen Vorgang an der Zervix, bei dem die Grenze der letzten Drüse überschritten werden kann. Kommt es nämlich am Rande des Drüsenfeldes, insbesondere bei seiner Ektropionierung, zu einer Erosion des oberflächlichen Zylinderepithels, so wird diese gewöhnlich vom Rande her durch originäres Plattenepithel überkleidet. Dem Kolposkopiker ist das Eindringen von Plattenepithel in die Randgebiete einer Ektopie durchaus geläufig. Bei diesem Vorgang, der sehr treffend als *aufsteigende Überhäutung* bezeichnet worden ist (39), kommt es, wie bei der Wundheilung, zunächst zur Überkleidung der Erosion durch einen Plattenepithelausläufer, der allmählich an Höhe gewinnt (Abb. 13). Während also bei der indirekten Metaplasie ein Plattenepithel unter dem zunächst persistierenden Zylinderepithel durch die Vermehrung subzylindrischer Zellen entsteht, kommt es bei der aufsteigenden Überhäutung zur Überkleidung eines Zylinderepitheldefektes durch das randständige originäre Plattenepithel. Dieses muß die letzte Drüse überschreiten.

Basale Hyperplasie

Aus der Abb. 12 geht hervor, daß bei der Untersuchung von Konisationspräparaten ein atypisches Epithel in 16,3% außerhalb des Drüsenfeldes gefunden worden ist. Auch dieses Epithel hat die Grenze der letzten Drüse respektiert. Es steht demnach außer Frage, daß ein derartiges Epithel anstelle des originären Plattenepithels oder in diesem Epithel entstanden ist. Es tritt hier offenbar ein zweiter Mechanismus zutage, der zur Ausbildung eines atypischen Epithels an der Zervix führen kann. Diese Möglichkeit ist durch lange Zeit einfach deswegen abgelehnt worden, weil man es nur der empfindlichen und oberflächlich gelegenen subzylindrischen Zelle zugestanden hat, daß sie kanzerogenes Material aufnehmen könnte (29).

Zweifellos spielt die indirekte Metaplasie bei der Entstehung von Plattenepithelkarzinomen auch anderer Organe eine überragende Rolle. Allerdings kann die Möglichkeit, daß ein Plattenepithelkarzinom auch aus präexistentem Plattenepitel entsteht, nicht abgelehnt werden. Im Genitalbereich findet sich ein solcher Vorgang z. B. an der Vulva. Somit ergibt sich die Frage, in welcher Weise die karzinomatöse Umwandlung eines Plattenepithels zustande kommen konnte.

Es wurde und wird noch die Meinung vertreten, daß die Karzinogenese auf der krebsigen Umwandlung einer einzelnen Zelle oder eines kleinen Zellkomplexes im Epithelverband beruht und daß die krebsige Umwandlung des gesamten Epithels von dem initialen Herd durch fortlaufende Vermehrung der Krebszellen ausgeht. Eine andere Möglichkeit wäre die krebsige Entartung im Rahmen der fortlaufenden Epithelregeneration. Bei dieser kommt es von der Basis her zum Ersatz der oberflächlich abschilfernden Zellen. Die gesteigerte Beanspruchung oder Reizung des Epithels kann durch Verbreiterung der germinativen Epithelschichten zu einer sogenannten *basalen Hyperplasie* führen. Diese kann auch mit ausgeprägter zellulärer Atypie und Vermehrung von Mitosen einhergehen, so daß die Bezeichnung *atypische basale Hyperplasie* gerechtfertigt erscheint. Zum Unterschied von der einfachen basalen Hyperplasie zeigt die atypische Form eine scharfe Abgrenzung zu den oberflächlichen Schichten (Abb. 14). Auch dieser Befund spricht für den Umstand, daß es hier zu dem Heranwachsen einer neuen Zellrasse kommt, die nicht mehr den Nachschub für die

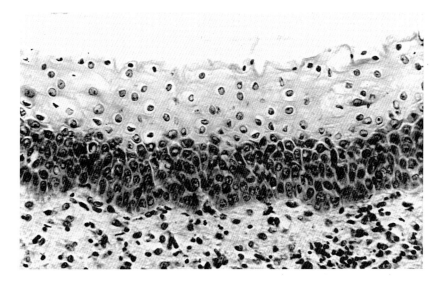

Abb. 14 Atypische basale Hyperplasie. Scharfe Abgrenzung der atypischen Zellwucherung gegenüber den mittleren und oberen Epithelschichten

höheren Schichten darstellt, sondern diese vollständig durch atypische Zellen ersetzt.

Genaugenommen sind indirekte Metaplasie und basale Hyperplasie vergleichbare Vorgänge. In beiden Fällen wird aus basalen Zellen ein Epithel aufgebaut (regeneriert), das im Regelfall eine durchaus normale Struktur aufweist, vereinzelt aber auch atypisch sein kann. Zum Unterschied von der Einzelltheorie kommt es sowohl bei der indirekten Metaplasie als auch bei der basalen Hyperplasie gleichzeitig zur atypischen Umwandlung von zahlreichen basalen Zellen bzw. der Zellen eines ganzen Feldes.

Aus dem Gesagten ergibt sich von selbst, daß auch ein Plattenepithel, das durch aufsteigende Überhäutung entstanden ist, in die atypische Umwandlung einbezogen werden kann. Damit läßt sich der Umstand erklären, daß ein atypisches Epithel, wenn auch in einem geringeren Prozentsatz, beiderseits der letzten Zervixdrüse lokalisiert sein kann.

Bewertung des atypischen Plattenepithels

Das Dysplasieproblem

In scharf begrenzten Feldern ausgebildete atypische Epithelformen sind Neoplasien, die sich auch bei verschiedener Erscheinungsform qualitativ nicht voneinander unterscheiden müssen. In der Regel handelt es sich um unterschiedliche Differenzierungsformen der gleichen Veränderung – eines oberflächlichen Krebsepithels. Ihre verschiedene Lokalisation (s. S. 14.78) spiegelt nur ihren verschiedenen Entstehungsmodus wider. Je weniger differenziert eine Veränderung ist, desto eher ist sie auf dem Wege einer indirekten Metaplasie entstanden, während höher differenzierte Veränderungen, das sind auch die sogenannten Dysplasien, meist die Folge einer Umwandlung des präexistenten Plattenepithels sind.

Im Rahmen der klinischen und auch der histologischen Diagnostik ist die Bewertung eines atypischen Epithels nicht immer einfach. Die Diagnose beruht oft auf kleinen Biopsiestückchen, manchmal nur auf zytologischen Abstrichen. Finden sich Zeichen der ausgeprägten Atypie (s. S. 14.86), so fällt die Entscheidung bezüglich des weiteren Vorgehens meist leicht. Je geringer ausgeprägt die Atypiezeichen jedoch sind, um so schwieriger wird es, ihre Bedeutung abzuschätzen.

Klinische Beobachtungen haben gezeigt, daß sich die geringere Atypie zurückzubilden vermag, und zwar um so eher, je schwächer ausgebildet die Atypiezeichen sind. Ein Teil der Veränderungen persistiert jedoch, ein anderer soll sich durch „Progression" zum „fertigen Carcino-

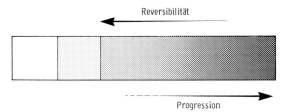

Abb. **15** Die schräge Schraffierung zeigt den fließenden Übergang zur zunehmenden Atypie. Die Pfeile geben die Wahrscheinlichkeit der Reversibilität bzw. Regression zum invasiven Wachstum an

ma in situ" weiterentwickeln (60, 61). GLATTHAAR (38) hat diese Veränderungen, die er als unruhiges und atypisches Epithel bezeichnete, als *labile Zwischenstufen* in der Karzinogenese gewertet. Später hat es sich herausgestellt, daß die Veränderungen, die heute als Dysplasien bezeichnet werden, nicht selten direkt zum invasiven Wachstum übergehen können, ohne eine Progression zum irreversiblen Carcinoma in situ zu erfahren (16). In dem Schema der Abb. 15 ist diese Situation wiedergegeben.

Den Dysplasien sollten also die nicht vorhersehbaren Eigenschaften der Rückbildung, der Persistenz und sogar des invasiv-destruierenden Wachstums innewohnen. Diese Erklärung konnte nicht befriedigen. Tatsächlich war nachzuweisen, daß dysplastische Veränderungen durch äußere Einflüsse experimentell hervorgerufen werden können und daß sich diese Veränderungen bei Sistieren des äußeren Reizes regelmäßig zurückbilden (28). Andere Untersuchungen ergaben Hinweise auf die Unterscheidbarkeit von persistierenden und regressiven Veränderungen (33, 59, 61, 62). Diese Beobachtungen sind geeignet, die neueren Ansichten über das Wesen der sogenannten dysplastischen Veränderungen zu untermauern. Das gleiche gilt für die Resultate virologischer Untersuchungen, die bei dem in Frage stehenden Problem möglicherweise eine wichtige Rolle spielen.

Die Frage war naheliegend, wie die Dysplasien nach ihrer Verhaltensweise unterschieden werden könnten. Hierfür bieten sich die klinischen Beobachtungen an, bevor die endgültige Therapie festgelegt wird. Man kann ein bis zwei Jahre zuwarten. Die Gefahr einer Verschleppung ist nicht groß, wenn ausgeschlossen wurde, daß gleichzeitig stärkere Atypien vorhanden sind (s. S. 14.86). Trotzdem bleibt der Wunsch nach *prospektiver* Beurteilung bei der primären Diagnose der Veränderungen offen. Wenn auch noch nicht für die Routinediagnostik geeignet, wurden diesbezüglich bereits bedeutende Fortschritte gemacht.

Morphologische Bewertung der Dysplasien

Morphologische Kriterien

Seit der Einführung und der Definition des Begriffes *Dysplasie* im Jahre 1953 von REAGAN u. Mitarb. gibt es eine Reihe von Beschreibungen und Klassifikationen von dysplastischen Veränderungen an der Cervix uteri (6, 12, 14, 46, 54). Meist werden die Dysplasien nach *drei Schweregraden* unterschieden. In der letzten, stark vereinfachenden Terminologie werden sie in den übergeordneten Begriff der *zervikalen intraepithelialen Neoplasie* (CIN) einbezogen, der wieder in *drei Gruppen* (CIN I, II, III) zerfällt (62). Diese neue Nomenklatur hat einerseits den Vorteil, daß die unterschiedliche Bezeichnung Dysplasie und Carcinoma in situ (= CIN III) vermieden, andererseits aber den Nachteil, daß eine kontinuierliche Entwicklung von CIN III aus CIN II und CIN I auch weiterhin unterstellt wird (1, 61, 62).

Je höher die Zell- oder Kernzahl ist, desto eher werden diese Veränderungen als Ausdruck eines echt neoplastischen Verhaltens gewertet. Eine besondere Bedeutung wird dem Vorkommen von Mitosen in höheren Schichten beigemessen. Sie sprechen für die karzinomatöse Proliferation. Auch atypische drei- und mehrpolige Mitosen (Abb. 16) werden als Ausdruck der Irreversibilität einer Dysplasie und damit als Kriterium des malignen Wachstums beobachtet (33, 61, 62). Allerdings muß betont werden, daß das Fehlen von Mitosen nicht gegen eine neoplastische Proliferation spricht. Zum zweiten wird eine Dysplasie nach dem Aussehen der Einzelzellen oder nach der Gestalt der Zellkerne beurteilt. Der *geringste* Grad der Zellkernveränderung ist die Anisonukleose: Die Zellkerne sind unauffällig konturiert, zeigen aber unterschiedliche Größen. Dieses Erscheinungsbild wurde in der deutschsprachigen Literatur treffend als „Epithelunruhe" beschrieben und daraus als Pars pro toto der Begriff „unruhiges Epithel" abgeleitet (38). Bei stärker ausgeprägter Anisonukleose tritt auch eine unregelmäßige Kernkonturierung hinzu: Es können groteske Kernformen zustande kommen (Abb. 17). Ein weiteres wichtiges Merkmal ist der Gehalt und die Verteilung des Kernchromatins, wie es sich bei konventioneller Färbung als Poly- und Hyperchromasie manifestiert. Diese Veränderungen der Einzelzellen werden unter dem Begriff *Kernatypien* subsumiert. Ein Zeichen, das bei dysplastischen Epithelien gesehen werden kann, ist eine auffällige Aufblähung des Zytoplasmas durch eine übermäßige Glykogeneinlagerung (Abb. 19). Die oberflächlichen Schichten der Dysplasien zeigen häufig eine unterschiedlich ausgeprägte und wechselnde Hyperkeratose oder Parakeratose als Ausdruck der höheren Differenzierung. Die Parakeratose ist durch ihren Gehalt an sogenannten dyskaryotischen Zellen gekennzeichnet, die aus der tiefer gelegenen Zellpopulation mit polymorph-hyperchromatischen Kernen stammen.

Es ist leicht verständlich, daß der Histopathologe je nach Ausprägung der geschilderten Merkmale geneigt sein wird, die Qualität der jeweiligen Veränderung verschieden zu bewerten. Tatsächlich bilden sich die Dysplasien bei nur geringer Veränderung (unruhiges Epithel, Dysplasie geringen Grades, CIN I) relativ häufig spontan zurück. Ein anderer Teil persistiert je-

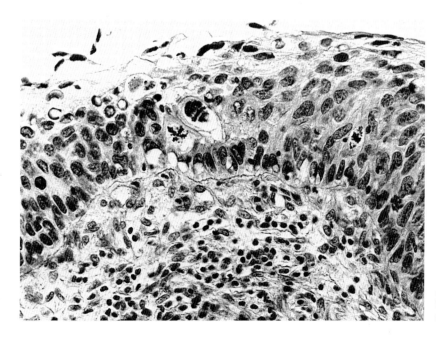

Abb. **16** Atypische Mitosen in einem schwer dysplastischen Plattenepithel

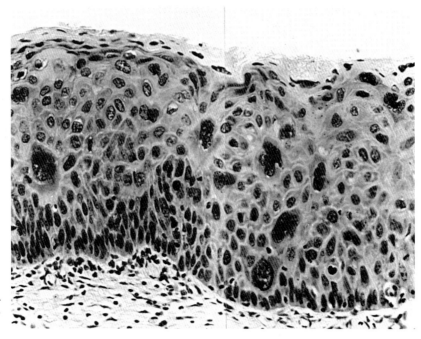

Abb. **17** Parakeratotisch verhornende mittelschwere Dysplasie mit deutlicher Kernverwilderung bei gut erkennbaren Zellgrenzen in allen Schichten

doch (14). Bei höhergradigen Dysplasien (CIN II) persistieren die Veränderungen häufiger, als daß sie sich zurückbilden. Im Hinblick auf die Persistenz sind die geschilderten Merkmale von verschiedener Bedeutung. Am wichtigsten sind die Kerndichte, Mitosen in mittleren und höheren Schichten, atypische Mitosen und eine Epithelverhornung bei ausgeprägter Kernatypie. Die Anisonukleose allein spricht mit großer Wahrscheinlichkeit für die Reversibilität, wobei doch nicht übersehen werden darf, daß auch ein nur „unruhiges Epithel" persistieren kann (15, 18), wie es auch echte Karzinome gibt, die bemerkenswert wenig Atypiezeichen aufweisen. Es war daher verständlich, daß danach getrachtet wurde, im Rahmen der morphologischen Diagnostik weitere und genauere Hinweise auf die persistierende Atypie zu finden.

Die speziellen morphologischen Untersuchungsmethoden

Die ersten brauchbaren Kriterien für eine prospektive Beurteilung von Dysplasien wurden von JONES u. Mitarb. (41) im Jahre 1968 angegeben: Die Autoren fanden bei schweren Dysplasien und Carcinomata in situ charakteristische chromosomale Veränderungen in Form einer Aneuploidie. Bei geringgradigen Dysplasien wurde hingegen eher eine Tetra- oder Diploidie nachgewiesen, während das unverdächtige Plattenepithel der Portio stets diploid-euploide Chromosomensätze aufweist. Diese Befunde wurden in der Folgezeit aufgrund DNA-photometrischer Untersuchungen bestätigt. Von mehreren Autoren (2, 9, 33) konnte gezeigt werden, daß die geringergradigen und reversiblen Dys-

Tabelle **1** Dysplasie des Portioepithels. Beziehung zwischen Ploidiemuster und Karzinomwachstum (nach *Y.S.Fu, J.W.Reagan, R.M.Richart:* Gynec. Oncol. *12* [1981] 220)

	Euploid oder Polyploid	Aneuploid
Regression	29 (85%)	5 (15%)
Persistenz	3 (5%)	55 (95%)
Progression	0	8 (100%)
Gesamt	32 (32%)	68 (68%)

plasien in überwiegender Anzahl ein euploides oder tetraploid-polyploides DNA-Verteilungsmuster aufweisen und daß die persistent-progressiven höhergradigen Dysplasien fast ausschließlich aneuploid sind (Tab. 1). Es muß allerdings darauf hingewiesen werden, daß die genannten Ergebnisse von der Art des Untersuchungsgutes abhängen. Mit dem zytologischen Ausstrich kann nach BIBBO u. Mitarb. eine feinere Unterscheidung der Dysplasien hinsichtlich des DNA-Gehaltes nicht in dem Maß, wie ursprünglich angenommen worden ist, getroffen werden. An histologischem Schnittmaterial konnte hingegen gezeigt werden, daß eine solche Differenzierung sehr wohl gelingt (34). Bezüglich der *atypischen Mitosen* konnte von FU u. Mitarb. festgestellt werden, daß bei höheren Dysplasiegraden eine Übereinstimmung zwischen deren Auftreten und chromosomalen Veränderungen im Sinne einer Aneuploidie besteht. Somit erwies sich die Beachtung von Zahl und Aussehen der Mitosen einmal mehr als wichtiger

Indikator für die prognostische Bewertung der Dysplasie.

Das Virusproblem

In den letzten 10 Jahren hat das Dysplasieproblem eine bedeutsame Erweiterung erfahren. Es mehren sich nämlich Hinweise und Beobachtungen, wonach ein guter Teil der dysplastischen Epithelveränderungen an der Cervix uteri durch einen definierbaren exogenen Faktor, nämlich durch das menschliche *Papillomvirus* mit seinen Subtypen, verursacht wird oder daß eine Assoziation zwischen diesem Virus und dem veränderten Epithel besteht. Als morphologischer In-

dikator für eine Virusinfektion spricht eine verstärkte und damit besonders auffällige zytoplasmatische Aufblähung bzw. Hofbildung um die Zellkerne, welche eine mehr oder weniger ausgeprägte Anisonukleose oder Polymorphie und Hyperchromasie, wie bei Dysplasien, zeigen können. Das Erscheinungsbild war als *Koilozytose* (44) oder *koilozytotische Atypie* (50) schon längere Zeit bekannt und wurde ursprünglich im Oberflächenepithel von Portiopapillomen und Kondylomen gesehen (Abb. 18). Später wurden gleichartige Veränderungen im epithelialen Niveau der Portiooberfläche als sogenannte flache Kondylome beschrieben (46).

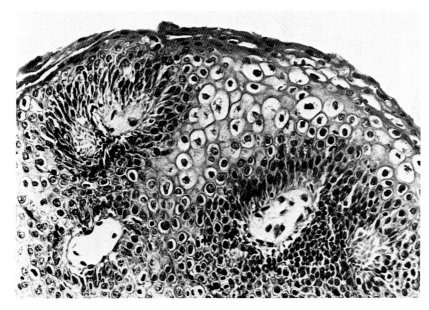

Abb. **18** Zahlreiche Koilozyten in einem Portiopapillom. Leichte Kernatypien

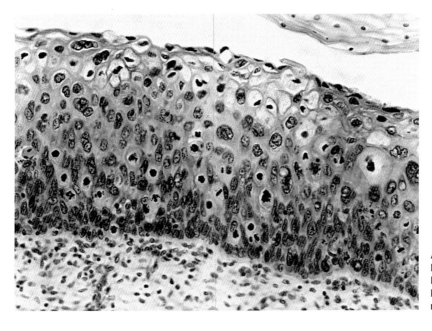

Abb. **19** Koilozytotische Dysplasie mit hochgradiger Kernatypie bei nur mäßiger Kernvermehrung und zahlreichen Mitosen

Hinsichtlich ihrer Prognose unterscheiden sich die koilozytotischen Dysplasien (Abb. 19) eigentlich *nicht* von den herkömmlich diagnostizierten dysplastischen Epithelveränderungen (33, 61). Auch ist die strikte morphologische Trennung der koilozytotischen von der nicht koilozytischen Dysplasie nicht immer möglich, da sich die beiden Formen mit Zunahme der Atypiezeichen morphologisch immer weniger voneinander unterscheiden lassen. Allerdings ist auch die ausgeprägte Koilozytose kein sicherer Beweis für eine durchgemachte virale Infektion; sie kann ohne Virusnachweis z. B. in hochdifferenzierten Plattenepithelkarzinomen namentlich alter Frauen gesehen werden, wie auch der Virusnachweis in Epithelien gelingt, die keine Koilozyten aufweisen.

Über diese eher vagen und unsicheren Rückschlüsse hinaus wird das Papillomvirus in der Hauptsache mit folgenden Methoden nachgewiesen: Mit den *immunhistochemischen Techniken* erfolgt der Nachweis indirekt in fixiertem Schnittmaterial. Dieser Test ist eher als unspezifisch anzusehen, da die üblicherweise verwendeten polyklonalen Antikörper die Virusantigene der verschiedenen Subtypen nur in globaler Weise erfassen. Latente Virusinfektionen, bei denen die Produktion von Virusantigenen nicht stattfindet, sind immunhistochemisch nicht erkennbar. Die Treffsicherheit der Methode beträgt daher lediglich 50% (61). Der direkte Nachweis der Virus-DNA mittels *Hybridisierungstechniken* erlaubt einen sicheren Nachweis von Virus-DNA und gleichzeitig die Typisierung dieser DNA. Dabei steht die Möglichkeit der *Hybridisierung* an extrahierter DNA (Blot-Hybridisierung) zur Verfügung, daneben besteht auch die Möglichkeit, virale DNA am Gewebsschnitt mittels Hybridisierungshistochemie *(In-situ-Hybridisierung)* nachzuweisen.

Beide Methoden stellen zuverlässige Nachweisverfahren dar, sind jedoch an zeitaufwendige und methodisch aufwendige Techniken gebunden (Verwendung von radioaktivem Material etc.). Neuere Methoden des Virusnachweises am Gewebsschnitt unter Verwendung von biotinierten DNA-Proben sind allerdings hinsichtlich des zeitlichen und technischen Aufwands mit den herkömmlichen immunhistochemischen Methoden vergleichbar. Eine weitere morphologische Methode zur Feststellung des Vorhandenseins von Papillomviren ist die *Elektronenmikroskopie;* diese erreicht jedoch nicht die Sensibilität der Hybridisierungstechniken und erlaubt auch keine Typenspezifizierung.

Bei dem *Papillomvirus* handelt es sich nicht um einen einzigen Erreger, sondern es kommt eine ganze *Reihe* von Virustypen in Frage (30, 64). Mit dem Nachweis von typenspezifischer viraler DNA in dysplastischem Plattenepithel, in Carci-

nomata in situ sowie in invasiven Karzinomen (36, 37) wird seit kürzerer Zeit versucht, die einzelnen Subtypen allein oder in Kombination geradezu als *diagnostische Marker* für die Klassifikation von Portioepithelveränderungen hinsichtlich ihrer Dignität einzusetzen (30, 35, 36, 56, 69). Es wurde beispielweise festgestellt, daß in hochgradig dysplastischem Epithel sowie in Plattenepithelkarzinomen überwiegend die HPV-Typen 16 und 18, in gering- bis mittelschweren Dysplasien häufiger die Subtypen 6 und 11 gefunden werden können. Aufgrund dieser Befunde wurde der Schluß gezogen, daß einem Teil der Papillomviren, besonders aber den Subtypen 16 und 18 eine kanzerogene Wirksamkeit zukommt (36, 59, 60, 61, 69).

Eigene Untersuchungen mit der Southern-Blot-Hybridisierung haben ergeben, daß die Virus-DNA vom Typ 6 und 11 bei den geringgradigen Dysplasien am stärksten vertreten ist und bei den schwereren Dysplasien sowie Carcinomata in situ hingegen eher selten gefunden werden kann (34, 35). Der Subtyp 16 konnte vor allem bei den höhergradigen Dysplasien, bei den Carcinomata in situ und den invasiven Karzinomen, aber auch im akanthotischen, nicht dysplastischen sowie selten im normalen Plattenepithel nachgewiesen werden. Der Subtyp 18 wurde in geringgradigen Dysplasien, in Carcinomata in situ sowie in Plattenepithelkarzinomen aber auch vereinzelt im akanthotischen Epithel gefunden (34, 35). Neuerdings konnten wir den Subtyp 31 in Carcinomata in situ bzw. hochgradigen Dysplasien, aber auch im normalen Plattenepithel nachweisen. HPV 33 hingegen fanden wir vornehmlich in hochgradigen Dysplasien, Carcinomata in situ sowie in invasiven Karzinomen (34, 35). Kombinationen von Virussubtypen kommen nahezu ausschließlich in Dysplasien, Carcinomata in situ sowie im invasiven Karzinom vor (Tab. 2). Somit ergibt sich in diagnostischer Hinsicht kein strenger Zusammenhang zwischen den atypischen Epithelformen und den einzelnen Virustypen.

Es kann aber auch nicht ausgeschlossen werden, daß das Virus in den Zellkernen nur zufällig anwesend oder mit den dysplastischen Epithelveränderungen ohne ätiologischen Bezug lediglich assoziiert ist. In einem Viertel der koilozytotischen, also morphologisch als virusinduziert deklarierten Dysplasien, gelingt der Virusnachweis überhaupt nicht (55, 56). Diese Tatsache kann auf einer Maskierung des Virus beruhen oder ganz einfach durch das Fehlen von entsprechenden Virus-DNA-Sequenzen verursacht sein.

Die aktuelle Frage ist natürlich, welche Bedeutung die Virusinfektion für das Zustandekommen bestimmter Veränderungen, besonders aber der karzinomspezifischen Atypie spielt. Auf-

Tabelle **2**   HPV-Subtypen in unverdächtigem sowie pathologischem Plattenepithel der Cervix uteri (Univ.-Frauenklinik Graz – Virologisches Institut der Universität Erlangen, 1984–1987) (nach *Girardi/Pfister* 1987)

HPV-Typ	Normales Epithel	Akanthot. Epithel	CIN I	CIN II	CIN III	Invasives Karzinom
N	31	71	35	44	144	46
Neg.	28	57	21	25	56	12
%	90	80	60	57	39	26
6/11	0	4	7	2	6	0
%		6	20	2	4	
16	3	8	1	9	59	22
%	10	11	3	20	41	48
18	0	2	2	0	4	2
%						
31	2	0	0	1	4	0
%						
33	0	0	0	3	11	1
%				7	8	
16/31 + 18				1	2	
%						
6/11 + 16/31			2	2	2	2
%						
6/11 + 16/31 + 18					1	1
%						
6/11 + 18						2
%						

grund der bisherigen Ergebnisse kommen diesbezüglich mehrere Möglichkeiten in Frage:

a) Das Virus kann, wie schon erwähnt, rein zufällig anwesend und mit den Epithelveränderungen ohne ätiologischen Bezug lediglich assoziiert sein. Eventuell sind atypische Epithelformen für die Virusinfektion anfälliger als andere Epitheltypen.

b) Das Virus bewirkt eine epitheliale Atypie, wie die koilozytotische Atypie, die jedoch in keinem Zusammenhang mit der Karzinogenese steht und sich nach Ausheilung der Virusinfektion wieder zurückbildet. Ein Teil der reversiblen Dysplasien könnte demnach auf einer Virusinfektion beruhen.

c) Bestimmte Virussubtypen verursachen eine karzinomspezifische Atypie. Sie sind zumindest einer der kausalen Faktoren in dem multifaktoriellen Geschehen der Karzinogenese. Die Tatsache, daß nicht bei jeder karzinomspezifischen Atypie der Virusnachweis gelingt, kann auf eine Maskierung der Virus-DNA zurückgeführt werden.

Für die onkogene Rolle der Virusinfektion könnte das auffällig gehäufte Zusammentreffen zwischen bestimmten Virussubtypen und karzinomatöser Atypie gewertet werden. Andererseits kommen die gleichen viralen Subtypen, wenn auch wesentlich seltener, im nichtkarzinomatösen Epithel vor (Tab.2). Bezüglich des Infektionsmodus ist auch der Umstand zu bedenken, daß alle morphologisch erkennbaren Erscheinungsbilder in der Karzinomentwicklung (s. S.14.76) nicht durch die Mutation einer Zelle oder eines kleinen Zellkomplexes erklärt werden können, da ganz offensichtlich die germinativen Zellen eines ganzen Epithelfeldes gleichzeitig und in scharf begrenzten Arealen der karzinomatösen Umwandlung anheimfallen (s. S.14.84). Auch gegen die Übertragung der Virusinfektion von einer Zelle auf die andere sprechen die scharfen Epithelgrenzen zwischen verschiedenen Epitheltypen, ebenso wie die multizentrische Entwicklung der Atypie in mehreren Feldern gegen eine notwendige Rolle der Virusinfektion angeführt werden könnte.

Allerdings wäre es vorstellbar, daß die in Feldern auftretenden subzylindrischen Zellen (s. S.14.81) in den frühesten Stadien der Metaplasie stärker für eine Virusinfektion anfällig sind. Unklar ist hingegen der Infektionsmechanismus im fertig ausgebildeten Plattenepithel, der in der Regel zur Ausbildung zirkumskripter kondylomatöser Wucherungen führt. Sicherlich ist es heute noch zu früh, ein abschließendes Urteil bezüglich eines Zusammenhangs zwischen Virusinfektion und Karzinomentwicklung zu fällen.

Übergang zum invasiven Wachstum

Es sollte heute außer Frage stehen, daß ein jedes atypisches Epithel, das sich durch längerdauernde Persistenz auszeichnet, zum invasiven Wachstum überzugehen vermag. Bis jetzt sind keine morphologischen Merkmale bekannt geworden und es existieren auch sonst keine faßbaren Hinweise, die dafür sprechen würden, daß ein bestimmtes Epithel die Potenz zum invasiven Wachstum erlangt hat. Auch ist es nicht wirklich bekannt, wieviel Zeit zwischen der Ausbildung des atypischen Epithels und seinem Übergang zum invasiven Wachstum vergeht. Es ist zwar wahrscheinlich, daß zwischen den beiden Ereignissen eine jahrelange *Latenzzeit* bestehen kann, doch sind die diesbezüglichen Beobachtungen nicht wirklich beweiskräftig. Sie betreffen nur den Umstand, daß eine bestimmte Anzahl von Jahren zwischen der ersten Diagnose einer atypischen Epithelform und dem schließlich nachgewiesenen invasiven Karzinom vergangen ist (52). In solchen Fällen kann nicht ausgeschlossen werden, daß bereits zum Zeitpunkt der ersten Diagnose mikroskopische Herde von beginnender Stromainvasion vorhanden waren. Es besteht nämlich keinerlei Grund für die Annahme, daß es gleich nach Einsetzen von invasivem Wachstum auch zu einer raschen Ausbildung größerer invasiver Herde oder Tumoren kommen müßte. Vielmehr spricht einiges dafür, daß der schrankenlosen Ausbreitung des Krebses ein Stadium vorangeht, in dem eine erfolgreiche Auseinandersetzung zwischen dem autonom wachsenden Epithel und Abwehrkräften des Organismus stattfindet. In der Abfolge der Ereignisse müssen daher morphologisch faßbare Entwicklungsstufen dargestellt werden, die sich auch hinsichtlich ihrer krankheitsmäßigen Bedeutung unterscheiden.

Beginnende Stromainvasion

Der erste Einbruch eines atypischen Epithels, eines Carcinoma in situ oder einer Dysplasie in das Stroma ist viel eher ein histodiagnostisches als ein klinisches Problem. Aufgrund der eigenen Erfahrung kann geschlossen werden, daß es auch heute noch zahlreiche Mißinterpretationen einer Zapfenbildung am zervikalen Plattenepithel gibt, die im „Zweifelsfall" als beginnende Invasion gedeutet wird. Kommt zu solchen Fehlinterpretationen auch noch eine mangelhafte Information über die Bedeutung des beginnend invasiven Wachstums hinzu, kann das für die Patientin schwerwiegende Folgen haben.
Die diagnostische Schwierigkeit besteht darin, daß das Plattenepithel an der Zervix und besonders ein metaplastisch entstandenes Plattenepithel zur Ausbildung von Zapfen neigt, die mehr oder weniger tief gegen das Stroma vordringen

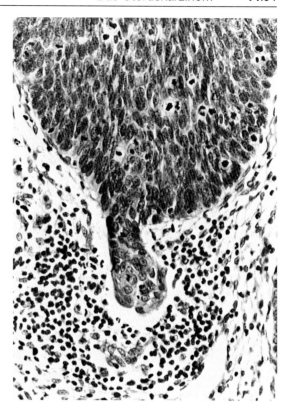

Abb. **20** Aufgelockertes und stark rundzellig infiltriertes Stroma um einen beginnend invasiven Karzinomzapfen

können. Auch kann die metaplastische Plattenepithelneubildung in zervikalen Drüsen vonstatten gehen und so zu der Ausbildung von soliden Epithelzapfen führen, die scheinbar isoliert im Stroma liegen. Bei einiger Erfahrung und bei Beachtung bestimmter Kriterien sollten bei der Unterscheidung dieser Zustände von echten invasiven Epithelverbänden keine größeren Schwierigkeiten bestehen. Das wichtigste Merkmal ist die Unversehrtheit des Stromas um den nicht wirklich invasiven Epithelverband. Bei der beginnenden Invasion ist das Stroma aufgelockert und rarefiziert; es weist darüber hinaus eine mehr oder minder dichte herdförmige Ansammlung von Rundzellen auf (Abb. 20). Sie dürften der Ausdruck von Abwehrvorgängen sein. Dafür spricht auch der Umstand, daß die Stromareaktion durch Fremdkörperriesenzellen verstärkt werden kann und daß man manchmal Abbauerscheinungen am Epithel sieht (Abb. 21). Ein wichtiges Kriterium sind auch die Veränderungen am Epithel selbst. Sie treten besonders deutlich in Erscheinung, wenn die Invasion von einem weniger differenzierten atypischen Epithel, also einem Carcinoma in situ, ausgeht. In diesen Fällen kommt es in völlig unorganisierten invasiven Zapfen zu einer Vergrößerung und Aufhellung der Zellen und Kerne; die Zellen werden

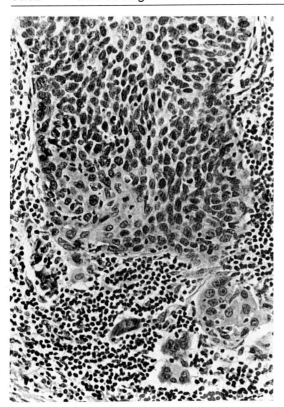

Abb. **21** Fremdkörperriesenzellen an einem beginnend invasiven Epithelverband im Bild rechts unten. Dichte Stromainfiltration

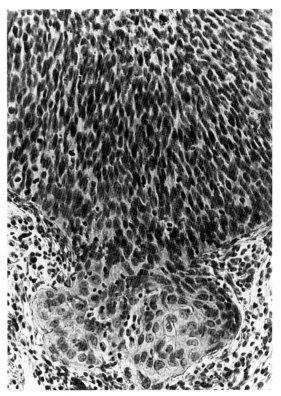

Abb. **22** Vergrößerung und charakteristische Aufhellung von Zellen und Kernen in einem beginnend invasiven Epithelzapfen. Das umgebende Stroma aufgelockert und rundzellig infiltriert

eosinophil und heben sich schon damit von dem „Hintergrund" des Mutterepithels ab (Abb. 20-22). Auch diese Veränderungen am Epithel könnte man als Degenerationserscheinung deuten, die sich im Rahmen der körpereigenen Abwehr abspielen. Ist das atypische Epithel, von dem die Invasion ausgeht, höher differenziert, entspricht es also eher einer Dysplasie, so zeigen die invasiven Verbände eine gewisse Ordnung. Es findet sich in der Peripherie der invasiven Zapfen ein Saum von dunklen proliferierenden Zellen, während die helleren Zellen des Zentrums offenbar nur das Differenzierungsprodukt der ersteren sind (Abb. 23). Alle diese Bilder haben eingehende Beschreibungen gefunden (15).

Wie aus der Abb. 24 hervorgeht, sind Carcinomata in situ und Dysplasien in gleicher Weise Ausgangspunkt des invasiven Wachstums, wenn auch die Carcinomata in situ etwas häufiger als Mutterboden vertreten sein dürften. Die Lokalisation der Herde entspricht der Regel, daß die höher differenzierten Veränderungen weiter vaginalwärts gelegen sind als die undifferenzierten (s. S. 14.78). In 30% geht die Invasion von einem Oberflächenepithel aus, in 70% von einem atypischen Epithel, das in Zervixdrüsen ausgebildet ist.

Eine wichtige Tatsache ist, daß die beginnende Invasion meist multizentrisch auftritt: findet man bei der Durchsicht von Serienschnitten von einem Konisationspräparat einen Herd von beginnender Stromainvasion, so kann mit einiger Sicherheit erwartet werden, daß an anderen Stellen weitere Einbrüche in das Stroma zu finden sein werden.

Diese Tatsache ist insoferne von Bedeutung, als die fortschreitende Invasion, das sogenannte Mikrokarzinom (s. u.), in der Regel nur als einzelner Herd vorkommt. Dieser Umstand spricht dafür, daß nicht jeder Herd von beginnender Invasion zum weiteren infiltrativen Wachstum befähigt ist. Es kann sogar angenommen werden, daß es eine erfolgreiche Abwehr des ersten invasiven Einbruchs gibt, mit einem vollständigen Abbau der kleinen invasiven Verbände. Mit dieser Annahme gewinnt die Frage der Latenzzeit (s. S. 14.91) einen neuen Aspekt: wenn es eine Latenzzeit zwischen Ausbildung der epithelialen Atypie und dem Übergang zu invasivem Wachstum gibt, so dürfte auch der beginnend invasive Einbruch des Epithels nicht sofort zu weiterem Tiefenwachstum und zur lokalen Ausbreitung der Krebsverbände führen.

Erfahrungsgemäß kommt es bei beginnender

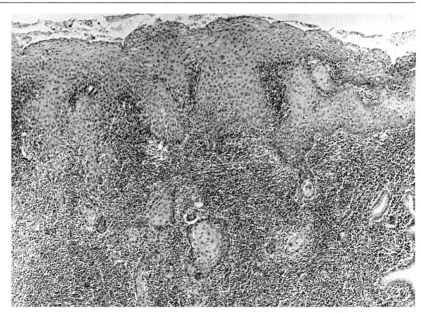

Abb. **23** Invasive Karzinomverbände, ausgehend von einem eher gering dysplastischen Epithel. Dichte kleinzellige Infiltration des Stromas

Abb. **24** Verteilungsmuster der beginnenden Stromainvasion. In dem Koordinatensystem entspricht die Abszisse der letzten Drüse, die Ordinate dem äußeren Muttermund. Die negativen Schenkel der X- und Y-Achse geben die Richtung vaginalwärts, die positiven Schenkel die Richtung kanalwärts an. Im Quadranten I finden sich demnach die rein intrazervikal lokalisierten Herde. Im Quadranten II die Herde, die zwischen dem äußeren Muttermund und letzter Zervixdrüse an der Portioaußenfläche lokalisiert sind. In den Quadranten III fallen die außerhalb der letzten Zervixdrüse an der Portioaußenfläche gelegenen Herde. Im Quadranten IV ein Herd, der distal einer in den Zervikalkanal zurückgezogenen letzten Drüse lokalisiert ist. Die mit der X-Achse zusammenfallenden Herde sind in der Höhe der letzten Drüse gelegen oder gehen von der letzten Drüse aus. Die Herde auf der Y-Achse fallen mit dem äußeren Muttermund zusammen. Die verschiedenen Zeichen, die die Orte der beginnenden Invasion markieren, geben das Erscheinungsbild oder den Differenzierungsgrad des Epithels an, von dem die Invasion ausgeht: ○ Undifferenziertes Carinoma in situ; ▽ mittelreifes Carcinoma in situ ● hochdifferenziertes Carcinoma in situ; ▼ Dysplasie höheren Grades (aus Arch. Gynäk. 215 (1973) 215)

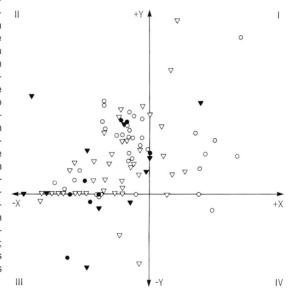

Stromainvasion noch nicht zur metastatischen Ausbreitung des Krebses, selbst wenn mikroskopisch der Eindruck besteht, daß die infiltrativ wachsenden Epithelverbände in ein Gefäß eingebrochen sind (8). Jedenfalls wurde nach einwandfreier Diagnose einer beginnenden Stromainvasion, d.h. nach Ausschluß von weiter fortgeschrittenem invasiven Wachstum, noch niemals eine Absiedlung in Parametrien oder in regionären Lymphknoten gefunden, ebenso wie kein Fall bekannt geworden ist, bei dem es nach Behandlung der beginnenden Invasion zu einem tumorösen Rezidiv gekommen wäre (24, 48).

Daraus geht hervor, daß es sich bei der beginnenden Stromainvasion um eine noch lokalisierte Erkrankung handelt und daß diese auch behandelt werden kann wie ein lokaler Prozeß (19). In der internationalen Stadieneinteilung der FIGO stellt die beginnende Stromainvasion eine Untergruppe des Stadiums Ia dar. Ihre Definition beruht auf den oben erörterten Kriterien.

Mikrokarzinom

Geht die Invasion nach dem ersten Einbruch in das Stroma weiter, so verzweigen sich die epithelialen Verbände und dringen gegen die Tiefe

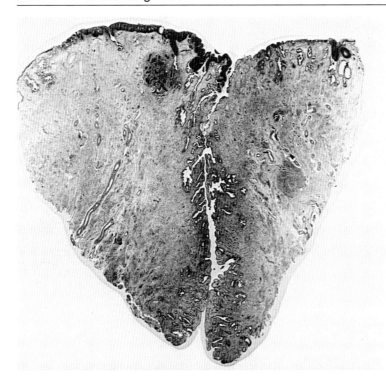

Abb. **25** Konisationspräparat: Carcinoma in situ an der Außenfläche der Portio und an mehreren ektopischen Zervixdrüsen. In der im Bild links gezeigten Muttermundslippe ein 3 mm im Durchmesser haltendes kleines Karzinom mit deutlicher Stromareaktion

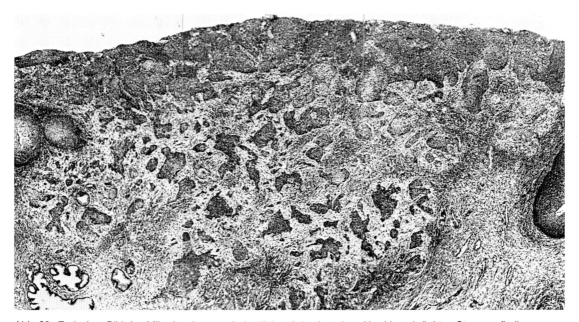

Abb. **26** Typisches Bild des Mikrokarzinoms mit deutlich auf den invasiven Herd beschränkten Stromaaufhellung

vor. Es resultieren kleinste karzinomatöse Tumoren, die sich vom klinischen Karzinom nur durch ihre Größe unterscheiden. Regelmäßig findet sich die auf den Krebsherd beschränkte Stromareaktion (Abb. **23, 25** u. **26**). Die Differenzierung der epithelialen Krebsverbände ist verschieden, je nachdem, ob das invasive Wachstum von einem weniger differenzierten Carcinoma in situ oder von einer sogenannten Dysplasie ausgegangen ist. Häufiger als bei der beginnenden Stromainvasion finden sich Bilder, die für einen Einbruch in Gefäßräume sprechen. Sie sind kritisch zu bewerten, da sie als prognostisches Kriterium gelten (s. unten).

Die Definition des Mikrokarzinoms hat ihre besondere Geschichte. Es soll sich um kleine Karzinome handeln, die offenbar noch nicht die Befähigung zum diskontinuierlichen Wachstum, also zur metastatischen Propagation, besitzen. MESTWERDT (51), von dem der Begriff stammt, hat aufgrund der eigenen Erfahrungen vorgeschlagen, für die Abgrenzung zum größeren Karzinom ein Tiefenwachstum von 5 mm festzulegen. Heute existieren verschiedene Ansichten zu dieser Frage und verschiedene Vorschläge zur Begrenzung des Tiefenwachstums, z. B. mit 1 mm (3), und 3 mm (66) und auch mit 5 mm (51).

Das Tiefenwachstum als einziges Kriterium für die Definition des Mikrokarzinoms hat aber auch zu einer gründlichen Verkennung des ganzen Problems geführt, das schließlich nicht nur das Zervixkarzinom betrifft (19). Es wurde nämlich übersehen, daß das Mikrokarzinom ein *kleines* Karzinom sein soll und nicht nur ein Karzinom mit geringer Infiltrationstiefe. Tatsächlich gibt es Karzinome von geringem Tiefenwachstum, aber beträchtlicher flächenhafter Ausdehnung ihrer invasiven Front, so daß sie insgesamt ein beträchtliches Volumen besitzen und auch bereits metastasieren (65). Es wurde deshalb vorgeschlagen, für die Definition des Mikrokarzinoms mindestens zwei, möglichst drei Dimensionen heranzuziehen (25). Nimmt man als erste Dimension das Tiefenwachstum, wo wäre die zweite Dimension der in jedem histologischen Schnitt leicht bestimmbare quere Durchmesser. Im Falle, daß die Invasion nicht von der Oberfläche, sondern von einer Drüse ausgeht, würden die zwei größten Durchmesser die Dimension bestimmen. Der dritte Durchmesser kann nur gemessen werden, wenn man Stufenserienschnitte hat und die Schnittdicke sowie die Abstände zwischen den Serienschnitten kennt (16, 17, 19). Man kann auf diese Weise das Tumorvolumen bestimmen, das natürlich fiktiv ist, da der karzinomatöse Tumor keinen regelmäßigen Körper darstellt. Auf jeden Fall ist die Volumenbestimmung die zuverlässigste Definition. Seinerzeit wurde vorgeschlagen, den Begriff des Mikrokarzinoms auf ein Volumen von maximal 500 mm^3 zu beschränken (25, 48). Ob diese Definition halten wird, ist fraglich, denn es bestehen noch nicht genügend verbindliche Erfahrungen über das Verhalten von Tumoren in der Größenordnung zwischen 300 und 500 mm^3. Liegen keine Serienschnitte vor, wie das meist der Fall ist, so empfiehlt es sich, die zwei größten Durchmesser in dem Schnitt zu bestimmen, der wahrscheinlich der repräsentativste Anschnitt des Krebsknotens ist. Allerdings gehört auch dazu zumindest eine sehr lockere Serie.

Das Krebskomitee der FIGO hat neuerdings auch diese Vorgangsweise vertreten. Die Definition der FIGO (aus dem Jahre 1987) berücksichtigt zwei Untergruppen, von denen die eine der frühen Stromainvasion und die andere dem Mikrokarzinom entspricht.

Der Wortlaut dieser Definition in deutscher Übersetzung lautet:

Definition des Stadiums I beim Zervixkarzinom:

Stadium I Das Karzinom ist streng auf die Cervix uteri beschränkt (Ausbreitung auf das Korpus sollte nicht berücksichtigt werden).

Stadium Ia Präklinische Zervixkarzinome, welche ausschließlich mikroskopisch diagnostiziert wurden.

Stadium Ia1 Minimale, nur mikroskopisch faßbare Stromainvasion.

Stadium Ia2 Mikroskopisch entdeckte meßbare Veränderungen. Die Invasionstiefe, gemessen von der Basis des Oberflächenepithels oder eines Epithels in Drüsen, von dem die Invasion ausgeht, soll 5 mm nicht überschreiten. In der zweiten Dimension, der horizontalen Ausbreitung, sollen 7 mm nicht überschritten werden. Größere Veränderungen sind dem Stadium Ib zuzuordnen.

Stadium Ib Veränderungen größerer Ausmaße als im Stadium Ia2, unabhängig davon, ob sie klinisch oder mikroskopisch entdeckt wurden. Einbrüche in präformierte Räume beeinflussen die Stadieneinteilung nicht, sollten jedoch im Hinblick auf zukünftige therapeutische Maßnahmen bei derartigen Befunden eigens vermerkt werden.

Zu diesen Definitionen wurden folgende Erläuterungen gegeben:

Das Stadium Ia soll die minimale mikroskopisch evidente Stromainvasion sowie kleinste karzinomatöse Tumoren meßbarer Größe umfassen.

Das Stadium Ia sollte unterteilt werden in das Stadium Ia1, womit kleinste nur mikroskopisch sichtbare invasive Herde gemeint sind. Das Stadium Ia2 soll makroskopisch meßbare Mikrokarzinome umfassen mit dem Ziel, weitere Kenntnisse über das klinische Verhalten solcher Veränderungen zu erlangen. Der Begriff Ib okkult soll nicht mehr benützt werden.

Die Diagnose beider Stadien Ia und Ia2 soll auf der mikroskopischen Untersuchung von Gewebsproben, vorzugsweise eines Konus, beruhen. Diese sollen die gesamten Veränderungen beinhalten. Wie oben bemerkt, soll die untere Grenze für die Definition des Stadium Ia2 durch die mikroskopische Meßbarkeit gegeben sein (selbst wenn die Stelle am Schnitt vor der Messung durch Punkte gekennzeichnet werden muß). Die obere Grenze für die Definition Stadium Ia2 wird durch die Bestimmung der zwei größten Durchmesser im jeweils vorliegenden Schnitt festgelegt. Die Invasionstiefe soll nicht mehr als 5 mm betragen, gemessen von der Epithelbasis des Oberflächenepithels oder eines Epithels in Drüsen, von dem die Invasion ausgeht. Die zweite Dimension, die horizontale Ausbreitung, soll 7 mm nicht überschreiten. Ein Einbruch in die Venen oder Lymphgefäße soll keine Änderung der Stadieneinteilung bewirken, jedoch eigens vermerkt werden, da er die therapeutischen Entscheidungen in der Zukunft beeinflussen könnte. Größere Karzinome sollen als Stadium Ib bezeichnet werden. In der Regel ist es klinisch nicht möglich zu bestimmen, ob das Zervixkarzinom auf das Korpus übergegriffen hat oder nicht. Aus diesen Gründen soll der Befall des Korpus unberücksichtigt bleiben.

Ob sich diese Definition schließlich bewähren wird, bleibt abzuwarten. Das Problem des Mikrokarzinoms besteht immer noch darin, in dem jeweiligen Organ die Größe des Karzinoms zu definieren, das mit größter Wahrscheinlichkeit noch nicht zu metastatischem Wachstum befähigt ist. Die bisher vorgeschlagenen Maße sind nur Arbeitshypothesen, deren Wert erst anhand einer ausreichenden Zahl von einwandfrei definierten Fällen zu erhärten sein wird.

Metastatische Ausbreitung

Die Potenz zur metastatischen Ausbreitung eines Karzinoms und die erwartete Häufigkeit seiner metastatischen Absiedelungen hängt zweifellos und ganz in erster Linie von der Tumorgröße bzw. dem Tumorvolumen ab. Nach beginnend invasivem Einbruch, also nach Ausbildung der ersten invasiven Knospen und Stränge (s. S.14.91f.), besteht noch keine Fähigkeit zur metastatischen Propagation. Anderseits gibt es beim klinischen Karzinom eine sehr eindeutige Relation zwischen Tumorgröße und der Häufigkeit von Absiedlungen in den regionären Lymphknoten (s. Kap. Kindermann u. Maassen).

Als besonderes prognostisches Kriterium, auch im Hinblick auf die metastatische Ausbreitung in regionäre Lymphknoten, gilt der sichtbare Einbruch des Primärtumors in das kapillare Blut- bzw. Lymphgefäßsystem. Die Diagnose ist nicht einfach. Der Einbruch wird eher zu oft vermutet; es gibt Artefakte, die einen Gefäßraum vortäuschen (15). Trotzdem sind die Beziehungen eindeutig. Die Tab. 3 zeigt, daß die Häufigkeit des Lymphknotenbefalles bei invasivem Karzinom und sichtbarem Gefäßeinbruch bei 53,3% liegt, während die Häufigkeit der Absiedelung in Lymphknoten in Fällen, bei denen kein Gefäßeinbruch gesehen wurde, nur 23% beträgt. In Wirklichkeit dürfte der Unterschied größer sein, da die Diagnose nur auf einzelnen Schnitten beruht.

Tabelle 3 Häufigkeit von Lymphknotenmetastasen beim Zervixkarzinom mit und ohne Gefäßeinbruch des Primärtumors

	Frei	Befallen
Kein Gefäßbefall	107 (77,0%)	32 (23,0%)
Gefäßbefall	78 (46,7%)	89 (53,3%)
Summe	185 (60,5%)	121 (39,5%)

Damit gewinnt das Problem des Mikrokarzinoms einen weiteren Aspekt. In allen Fällen, bei denen nach genau vermessenen Mikrokarzinomen Rezidive aufgetreten sind, wurde ein Gefäßeinbruch gefunden (24, 48). In Graz haben wir daraus die Konsequenz gezogen und seit dem Jahre 1976 alle Fälle mit Mikrokarzinom und Gefäßeinbrüchen radikal operiert und die Lymphadenektomie durchgeführt. Es dürfte für das Problem bezeichnend sein, daß bei bisher 23 Fällen noch keine Absiedelung in Lymphknoten gefunden werden konnte. Auch ist in diesen Fällen nach einer Beobachtung von ein bis neun Jahren kein Rezidiv aufgetreten. Die Metastasierung von Mikrokarzinomen dürfte also sehr selten sein. Das gilt zumindest für Karzinome mit einem Volumen bis zu 300 mm^3 oder einer Fläche bis etwa 35 mm^2.

Adenocarcinoma in situ der Zervix

Die krebsige Umwandlung der Zervixdrüsen geht sowohl im Ektopiebereich als auch im Halskanal mit einer gewissen Bevorzugung der letzteren Lokalisation über das Stadium des Adenocarcinoma in situ vor sich. Im Gegensatz zu den verschiedenen Varianten des atypischen Plattenepithels, die als Vorstufen des invasiven Plattenepithelkarzinoms in Frage kommen, läßt sich beim Drüsenepithel eher eine einheitliche Morphologie der Malignisierung beobachten.

Bei der Kanzerisierung des Zervixdrüsenepithels spielen metaplastische Vorgänge keine erkennbare Rolle. Allerdings lassen sich, ähnlich wie bei der unverdächtigen Reservezellhyperplasie, scharf begrenzte Abschnitte atypischen Zylinderepithels erkennen, die sich markant von ihrer unverdächtigen zellulären Umgebung abheben. Diese atypischen Drüsenepithelien sind durch eine Vergrößerung und Poly- bzw. Hyperchromasie ihrer Zellkerne gekennzeichnet. Hinzu kommt eine deutliche Staffelung der atypischen Zylinderepithelzellen, die durch verstärkte Zellvermehrung gegenüber der nicht kanzerisierten epithelialen Nachbarschaft bedingt ist (Abb. 27). Als weiterer Ausdruck der vermehrten Proliferation im atypischen Drüsenepithel lassen sich im Gegensatz zum unveränderten Epithel Mitosefiguren nachweisen.

Die Ausbreitung des Adenocarcinoma in situ

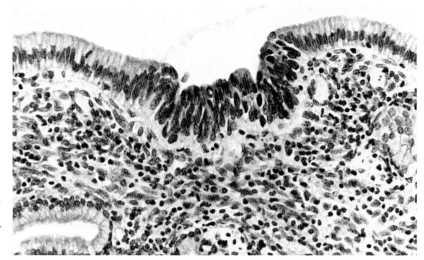

Abb. **27** Ein kleiner Herd eines atypischen Zylinderepithels mit dunklen, vergrößerten und dicht gestaffelten Kernen

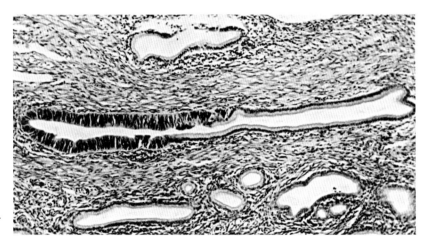

Abb. **28** Adenocarcinoma in situ. Nur der im Bild linke Teil einer Zervixdrüse ist verändert

geht in der Weise vor sich, daß das originäre Zylinderepithel an der Oberfläche der Ektopie bzw. in den Drüsenschläuchen, die bekanntlich als Entfaltungen des zervikalen Zylinderepithels gelten (31, 47), sukzessive durch das kanzerisierte, krebsig umgewandelte Epithel ersetzt wird. Die Veränderungen umfassen Teile von Drüsen, ganze Drüsen und schließlich Drüsengruppen und sind in der Regel herdförmig ausgebildet (Abb. **28**). Kaum je wird das gesamte Zervixdrüsenfeld von der Kanzerisierung erfaßt.

Die Entdeckung der Adenocarcinomata in situ der Cervix uteri erfolgt sehr häufig über den Nachweis von Dysplasien und Carcinomata in situ des Plattenepithels (13, 32, 45). Das atypische Zylinderepithel wird daher erst sekundär bei der histologischen Aufarbeitung von Konisationspräparaten oder von Cervices entdeckt. Beispielsweise konnte in 55 von 59 Fällen von atypischen Zervixdrüsenveränderungen, einschließlich 11 invasiver Karzinome, pathologisches

Tabelle **4** Koinzidenz von atypischem Zylinderepithel und Plattenepithel an der Zervix

	N	Atypisches Plattenepithel
Adenocarcinoma in situ	43	42 (97,6%)
Adenocarcinoma in situ mit beginnender Stromainvasion	5	5 (100,0%)
Invasives Adenokarzinom	11	8 (72,7%)
Summe	59	55 (93,2%)

Plattenepithel in der gleichen Lokalisation nachgewiesen werden (Tab. **4**).

Das pathologische Plattenepithel kann über morphologisch faßbare Vorgänge einer indirekten Metaplasie in atypisch veränderten Drüsen entstehen (13) (Abb. **29**). Bei größerem Ausmaß dieser metaplastischen Plattenepithelbildung

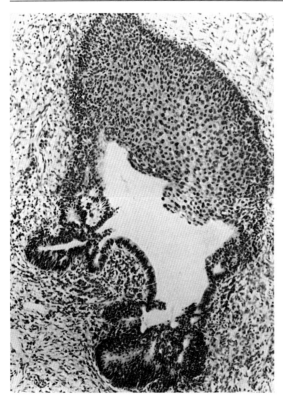

Abb. **29** Atypisches metaplastisches Plattenepithel in einer karzinomatösen Zervixdrüse

und einem Nebeneinanderbestehen beider Epithelarten in geschlossenen Formationen spricht man von adenoepidermoiden bzw. adenosquamösen Karzinomen. Hierbei zeigt die adenoepidermoide Krebsvariante eine geringere Differenzierung als der adenosquamöse Tumortyp. Adenoakanthome wie im Endometrium kommen an der Zervix nicht vor.

Der Übergang zu invasivem Wachstum ist beim Adenocarcinoma in situ keineswegs mit der gleichen Sicherheit zu erkennen wie bei dem entsprechenden malignen Plattenepithel der Zervix. Der Verdacht auf beginnend invasives Wachstum muß geäußert werden, wenn eine verstärkte Knospenbildung an der Basis größerer atypischer Drüsengänge zu beobachten ist (10). Als weitgehend sicheres Kriterium können Ausknospungen aus unregelmäßig geformten, lang ausgezogenen und zum Teil soliden Schläuchen gelten, die noch dazu von einer mehr oder weniger ausgeprägten granulozytären bzw. rundzelligen Stromainfiltration umgeben werden (13). Derartige Bilder sind aber an einzelnen Drüsen oder Drüsengruppen eher selten zu sehen. Viel häufiger findet man sie am Rande von bereits ausgebildeten Mikrokarzinomen des Zervixdrüsenepithels. Diese ähneln in ihrem Wachstumsverhalten und vor allem hinsichtlich der Fähigkeit zur

lymphogenen Ausbreitung den entsprechenden kleinen Krebsen des Plattenepithels.

Zum Schluß soll noch auf eine besondere Variante des Adenokarzinoms der Zervixdrüsen eingegangen werden. Hierbei handelt es sich um das sogenannte Adenoma malignum oder um das sogenannte extrem hochdifferenzierte Adenokarzinom der Cervix uteri (42, 43). Vorstufen in Form eines dementsprechenden Adenocarcinoma in situ werden nicht gesehen. Stets sind nur fertige Krebse zu beobachten, wobei die Diagnose schon allein wegen des vom normalen Zylinderepithel kaum unterscheidbaren Epithels der krebsigen Drüse nur mit Schwierigkeiten gestellt werden kann. Im Gegensatz zu den vorhin beschriebenen, sozusagen gewöhnlichen Zervixdrüsenkrebsen zeigen diese Karzinome nur geringe Kernveränderungen im Sinne einer diskreten Anisokaryose und nur vereinzelt Mitosefiguren.

Eine Vermehrung des Zellbestandes ist selten zu beobachten. Diese besonderen Karzinomarten können eigentlich nur durch die auffallend unregelmäßige Form ihrer invasiven Formationen und die große Zahl der Rücken an Rücken liegenden Drüsen, deren Anordnung sich bei Übersichtsvergrößerung doch von der regelhaften Architektur des zervikalen Drüsenfeldes abheben, unterschieden werden.

Literatur

1 Anderson, M. C.: The pathology of cervical cancer. Clin. Obstet. Gynec. 12 (1985) 87
2 Atkin, N. B.: Prognostic value of cytogenetic studies of tumors of the femal genital tract. In: Advances in Clinical Cytology, Bd. II, hrsg. von L. G. Koss, D. V. Coleman. Year Book Medical Publishers, Chicago 1984 (S. 103)
3 Averette, H. E., J. H. Nelson, A. B. P. Ng, W. J. Hoskins, J. G. Boyce, J. H. Ford jr.: Diagnosis and management of microinvasive carcinoma of the uterine cervix. Stage I A. Cancer 38 (1976) 414
4 Bajardi, F.: Zur Morphologie des präklinischen Gebärmutterhalskarzinoms. Krebsarzt 12 (1957) 246
5 Bajardi, F.: Über verschiedene Formen metaplastischen Plattenepithels der Bronchialschleimhaut und ihre Bedeutung als Krebsvorstadien, dargetan am Muster des pathologischen Epithels der Portio vaginalis uteri. Arch. Geschwulstforsch. 15 (1958) 271
6 Bajardi, F.: Histomorphology of reserve cell hyperplasia, basal cell hyperplasia and dysplasia. Acta cytol. 5 (1961) 133
7 Bajardi, F.: Über Wachstumsbeschränkungen des Columcarcinoms in seinem invasiven und auch präinvasiven Stadium. Arch. Gynäk. 197 (1962) 407
8 Bajardi, F., E. Burghardt: Ergebnisse von histologischen Serienschnittuntersuchungen beim Carcinoma colli O. Arch. Gynäk. 189 (1957) 392
9 Bibbo, M., P. Bartels, H. E. Dytch, G. L. Wied: Ploidy patterns in cervical dysplasia. Analyt. Quant. Cytol. Histol. 7 (1985) 213
10 Böhmig, R.: Form- und Wachstumsgesetze drüsenbildender Carcinome. Thieme, Stuttgart 1950
11 Burghardt, E.: Über die prospektive Bedeutung pathologischer Epithelformen der Cervix uteri. In: Proceedings of the First International Congress of Exfoliative Cytology. Lippincott, Philadelphia 1963 (S. 76)

12 Burghardt, E.: Über die Vorstufen des Portiokarzinoms. Verh. dtsch. Ges. Path. 48 (1964) 12

13 Burghardt, E.: Das Adenocarcinoma in situ der Cervix. Arch. Gynäk. 203 (1966) 57

14 Burghardt, E.: Zur Frage der Dysplasien des Portioepithels. Wien. med. Wschr. 116 (1966) 389

15 Burghardt, E.: Histologische Frühdiagnose des Zervixkrebses. Thieme, Stuttgart 1972 (S. 232)

16 Burghardt, E.: Pathology of preclinical invasive carcinoma of the cervix. (Microinvasive and occult invasive carcinoma). In: Gynecologic Oncology, hrsg. von M. Coppleson. Livingstone, Edinburgh 1981

17 Burghardt, E.: Diagnostic and prognostic criteria in cervical microcarcinoma. In: Minimal Invasive Cancer (Microcarcinoma), hrsg. von E. Burghardt, E. Holzer. Clin. Oncol. 1 (1982) 323

18 Burghardt, E.: Kolposkopie. Spezielle Zervixpathologie. Thieme, Stuttgart 1984 (S. 50)

19 Burghardt, E.: Microinvasive carcinoma in gynaecological pathology. Clin. Obstet. Gynec. 11 (1984) 239

20 Burghardt, E., E. Holzer: Die Lokalisation des pathologischen Cervixepithels. I. Carcinoma in situ, Dysplasien und abnormes Plattenepithel. Arch. Gynäk. 209 (1970) 305

21 Burghardt, E., E. Holzer: Die Lokalisation des pathologischen Cervixepithels. IV. Epithelgrenzen. Letzte Cervixdrüse. Schlußfolgerungen. Arch. Gynäk. 212 (1972) 130

22 Burghardt, E., E. Holzer: Minimal Invasive Cancer (Microcarcinoma). Clin. in Oncol., Bd. I. Saunders, London 1982

23 Burghardt, E., A. G. Ostor: Site of origin and growth pattern of cervical cancer: a histomorphological study. Obstet. and Gynec. 69 (1983) 117

24 Burghardt, E., H. Pickel: Local spread and lymphnode involvement in cervical cancer. Obstet. and Gynec. 52 (1978) 138

25 Burghardt, E., G. Mestwerdt, K. G. Ober: Der Unterschied zwischen der Einstufung Zervixkrebs des Stadiums I a und dem Begriff Mikrokarzinom. Geburtsh. u. Frauenheilk. 33 (1973) 168

26 Castaño-Almendral, A., M. Beato: Die Frühstadien des Plattenepithelcarcinoms des Collum uteri. II. Histometrische Untersuchungen. Arch. Gynäk. 205 (1968) 428

27 Castaño-Almendral, A., H. Müller, H. Naujoks, J. L. Castaño-Almendral: Topographical and histological localization of dysplasias, carcinomata in situ, microinvasions, and microcarcinomata. Gynec. Oncol. 1 (1973) 320

28 Christopherson, W. M.: Dysplasia, carcinoma in situ, and microinvasive carcinoma of the uterine cervix. Hum. Path. 8 (1977) 489

29 Coppleson, M., B. Reid: Aetiology of squamous carcinoma of the cervix. Obstet. and Gynec. 32 (1968) 432

30 Crum, C. P., M. Mitao, R. U. Levine, S. Silverstein: Cervical papillomaviruses segregate within morphologically distinct precancerous lesions. J. Virol. 54 (1985) 675

31 Fluhmann, C. F.: The cervix uteri and its diseases. Saunders, Philadelphia 1961

32 Friedell, G. H., D. G. McKay: Adenocarcinoma in situ of the endocervix. Cancer 6 (1953) 887

33 Fu, Y. S., J. W. Reagan, R. M. Richart: Definition of precursors. Gynec. Oncol. 12 (1981) 220

34 Fuchs, P. G., F. Girardi, H. Pfister: Papillomavirus infection in cervical squamous epithelium of Austrian patients. Cancer cells 5. Cold Spring Harbor Laboratory Meeting. Cold Spring Harbor 1987

35 Fuchs, P. G., F. Girardi, H. Pfister: HPV-DNA in normal, akanthotic, preneoplastic and neoplastic epithelia of the cervic uteri. Int. J. Cancer (in Druck)

36 Gissmann, L.: Kondylome – Hinweise für die Beteiligung der Papillomaviren an der Entstehung des Cervixkarzinoms. Gynäkologe 18 (1985) 160

37 Gissmann, L., M. Boshart, M. Dürst et al.: Presence of human papillomavirus (HPV) in genital tumors. J. Invest. Dermat. 83 (1984) 265

38 Glatthaar, E.: Studien über die Morphogenese des Plattenepithelkarzinoms an der Portio vaginalis uteri. Schweiz. Z. Allg. Path. Bakt. 13 (Suppl.) (1950) 5

39 Hamperl, H., C. Kaufmann, K. G. Ober, P. Schneppenheim: Die „Erosion" der Portio (Die Entstehung der Pseudoerosion, das Ektropion und die Plattenepithelüberhäutung der Cervixdrüsen auf der Portiooberfläche). Virchows Arch. path. Anat. 331 (1958) 51

40 Hinselmann, H.: Die Ätiologie, Symptomatologie und Diagnostik des Uteruscarcinoms. In: Handbuch der Gynäkologie, Bd. VI/1, hrsg. von Veit-Stoeckel. Bergmann, München 1930 (S. 854)

41 Jones, H. W. J., K. P. Katayama, A. Stafl, H. J. Davis: Chromosomes of cervical atypia, carcinoma in situ, and epidermoid carcinoma of the cervix. Obstet. and Gynec. 30 (1967) 790

42 Kaku, T., M. Enjoji: Extremely well differentiated adenocarcinoma („adenoma malignum") of the cervix. Int. J. Gynec. Path. 2 (1983) 28

43 Kaminski, P. F., H. J. Norris: Minimal deviation carcinoma (adenoma malignum) of the cervix. Int. J. Gynec. Path. 2 (1983) 141

44 Koss, L. G., G. R. Durfee: Unusual pattern of squamous epithelium of the uterine cervix. Cytologic and pathologic study of koilocytotic atypia. Ann. N. Y. Acad. Sci. 63 (1956) 1245

45 Krimmenau, R.: Adenocarcinoma in situ, beginnende adeno-carcinomatöse Invasion und Microcarcinoma adenomatosum. Geburtsh. u. Frauenheilk. 26 (1966) 1297

46 Langley, F. A., A. C. Crompton: Epithelial abnormalities of the cervix uteri. In: Recent Results in Cancer Research Nr. 40, hrsg. von V. G. Allfrey et al. Springer, Berlin 1983 (S. 108)

47 Linhartova, A., A. Stafl: Zur Morphologie des Ectropiums an der Portio vaginalis uteri. Arch. Gynäk. 200 (1964) 131

48 Lohe, K. J., E. Burghardt, H. G. Hillemanns, C. Kaufmann, K. G. Ober, J. Zander: Early squamous cell carcinoma of the uterine cervix. Gynec. Oncol. 6 (1978) 31

49 Lohmer, H.: Über das Wachstum der Haut- und Schleimhautcarcinome. Beitr. path. Anat. 28 (1900) 372

50 Meisels, H., C. Morin, M. Casas-Cordero: Lesions of the uterine cervix associated with papilloma virus and their clinical consequences. In: Advances in Clinical Cytology, Bd. II, hrsg. von L. G. Koss, D. V. Coleman. Year Book Medical Publishers, Chicago 1984 (S. 1)

51 Mestwerdt, G.: Die Frühdiagnose des Kollumkarzinoms. Zbl. Gynäk. 69 (1974) 198

52 Navratil, E.: Beitrag zur Frage der örtlichen Wachstumsschnelligkeit des invasiven Plattenepithelkarzinoms der Portio. Wien. med. Wschr. 110 (1960) 494

53 Park, J., H. W. Jones jr: Glucose-6-phosphate dehydrogenase and the histogenesis of epidermoid carcinoma of the cervix. Amer. J. Obstet. Gynec. 102 (1968) 106

54 Patten, S. F.: Diagnostic cytopathology of the uterine cervix. In: Monographs in Clinical Cytology, hrsg. von G. L. Wied. Karger, Basel 1978 (S. 115)

55 Pfister, H.: Biology and biochemistry of papilloma viruses. Rev. Physiol. Biochem. Pharmacol. 99 (1984) 111

56 Pfister, H.: Human papillomaviruses and genital cancer. Cancer Res. (in Druck)

57 Reagan, J. W., F. Patten jr.: Dysplasia: a basic reaction to injury in the uterine cervix. Ann. N. Y. Acad. Sci. 97 (1962) 662

58 Reagan, J. W., I. L. Seideman, Y. Saracusa: The cellular morphology of carcinoma in situ and dysplasia or atypical hyperplasia of the uterine cervix. Cancer 6 (1953) 224

59 Reid, R., P. Scalzi: Genital warts and cervical cancer VII. An improved colposcopic index for differentiating benign papilloma viral infections from high grade cervical intraepithelial neoplasia. Amer. J. Obstet. Gynec. 153 (1985) 611

60 Reid, R., R. Stanhope, B. R. Herschman, E. Booth, G. D. Phibbs, J. P. Smith: Genital warts and cervical cancer I. Evidence of an association between subclinical papilloma virus infection and cervical malignancy. Cancer 50 (1982) 377

61 Reid, R., Y. S. Fu, J. R. Herschman, C. P. Crum, L. Braun, K. Shah, W. Agronow, C. R. Stanhope: Genital warts and cervical cancer VI. The relationship between aneuploid and polyploid cervical lesions. Amer. J. Obstet. Gynec. 150 (1984) 189

62 Richart, R. M.: Natural history of cervical intraepithelial neoplasia. Clin. Obstet. Gynec. 10 (1967) 748

63 Schauenstein, W.: Histologische Untersuchungen über atypisches Plattenepithel an der Portio und an der Innenfläche der Cervix uteri. Arch. Gynäk. 85 (1908) 576

64 Schneider, A., H. Kraus, R. Schuhmann, L. Gissmann: Papilloma virus infection of the lower genital tract: Detection of viral DNA in gynaecological swabs. Int. J. Cancer 35 (1985) 443

65 Schüller, E.: Carcinoma colli uteri incipiens. Arch. Gynäk. 190 (1958) 520

66 Ullery, J. C., J. G. Boutselis, A. C. Botschner: Microinvasive carcinoma of the cervix. Obstet. and Gynec. 26 (1965) 866

67 Versé, M.: Über die Entstehung, den Bau und das Wachstum der Polypen, Adenome und Karzinome des Magen-Darmkanals. Arb. path. Inst. Leipzig, Bd. I/5. Hirzel, Leipzig 1908

68 Versé, M.: Über die Histogenese der Schleimhautcarcinome. Verh. dtsch. Ges. Path. 12 (1908) 95

69 Zur Hausen, H.: Humann papilloma viruses and their possible role in squamous cell carcinomas. Curr. Top. Microbio. Immunol. 78 (1977) 1

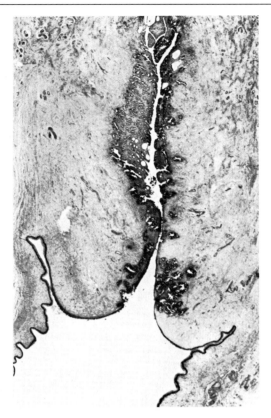

Abb. 1 Kleines Adenokarzinom der Zervixdrüsen

Die Ausbreitung des Zervixkrebses

G. KINDERMANN und V. MAASSEN

BURGHARDT u. PICKEL haben im vorangehenden Kapitel die Entwicklung zum kleinsten Krebs dargestellt. Mit dem Mikrokarzinom sollen Tumoren definiert werden, die in einer biologischen Eigenschaft gleich sein sollten: Geschwulstzellen aus dem Krebsverband sollten sich noch nicht aus der Zervix gelöst haben, an entfernte Orte gelangt sein und sich dort festgesetzt und vermehrt haben (Metastasen). Den früheren Versuchen, solche Kleinstkarzinome über eine maximal zulässige Tiefeninfiltration von 2 mm, 3 mm oder 5 mm zu definieren, hat sich als angemessener ein dreidimensionales Modell, der Begriff des Tumorvolumens, gegenübergestellt. Ob die einmal ins Auge gefaßte Definition des Mikrokarzinoms von maximal 10 mm Ausdehnung (Länge u. Breite) und 5 mm Tiefeninfiltration des Tumors in der Zervix (500 mm^3) noch gültig sein kann als Grenzbegriff (42) einer (fast) nichtmetastasierenden und damit potentiell zum

Tode führenden Erkrankung, wird weiter umstritten bleiben (s. a. Kap. BURGHARDT u. PIKKEL). Die FIGO geht bei ihrer neuen Änderung der Klassifikation auf morphometrische Grenzen von 5 mm Tiefeninfiltration und 7 mm Ausdehnung (Länge, Breite) für das Stadium IA2 zurück (23).

Unsere Darstellung widmet sich der weiteren Entwicklung und Ausbreitung dieser Krebskrankheit. Wir beschränken uns auf Erfahrungen mit Plattenepithelkarzinomen. Adenokarzinome (Abb. 1), Gartner-Gang-Krebse (Abb. 2), Mukoepidermoide, Mischtumoren bilden zusammen ein Kollektiv von etwa 5% bis 11% (10) an der Zervix. Wenn bisher auch kein sicherer Anhalt dafür besteht, daß sich diese Geschwülste unterschiedlich zum Plattenepithelkrebs der Zervix verhalten, so sollen sie dennoch als Sondergruppe registriert werden. Am häufigsten sind in dieser Gruppe die Adenokarzinome vertreten, weswegen in einem gesonderten Abschnitt über Eigenheiten dieses Geschwulsttyps berichtet wird.

Zur stadienorientierten Ausbreitung des Zervixkarzinoms

Karzinome jenseits des Mikrokarzinoms, das ausschließlich histologisch definiert werden

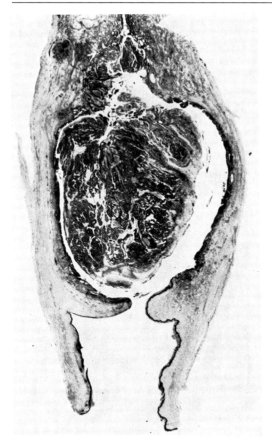

Abb. **2** Gartner-Gang-Karzinom in der Zervix

kann, werden seit den zwanziger Jahren (32) unter klinischen Gesichtspunkten eingeteilt. Aus damals gültigen Vorstellungen über die Ausbreitung dieses Krebses entstand die FIGO-Klassifikation in Stadium I-IV. Solche Kurzformeln von klinisch ermittelten Krankheitsstadien haben dem Vergleich von Therapieergebnissen dienen sollen, erwiesen sich aber zu oft als fiktive Größen und konnten den Erkenntnissen über die wirkliche biologische und histologisch faßbare Entwicklung des Zervixkarzinoms nicht gerecht werden. Diese international eingebürgerte klinische Stadieneinteilung erfolgt durch gynäkologische Inspektion und Palpation sowie Akzeptanz einiger bildgebender u./o. endoskopischer Verfahren.* Die Täuschungsmöglichkeiten sind jedoch so groß, daß dieser Vorstellung der Ausbreitung des Zervixkrebses nach übereinstimmender Meinung zwar ein Wert für die Indikationsstellung zur Therapie, nicht jedoch ein solcher für die wirkliche Ausbreitung einer individuellen Krankheit zugemessen werden kann (6, 19, 31, 42). Durch systematische Untersuchungen an Operationspräparaten wurden die heute gültigen Vorstellungen über Wachstumsar-

* (s. Kap. LOHE/BALTZER)

ten und Gesetzmäßigkeiten der Ausbreitung, über wichtige Prognosefaktoren und das Fortschreiten der Erkrankung entwickelt. Diesen postchirurgischen histologischen Definitionen der einzelnen Krankheit wird anstelle der FIGO-Klassifizierung noch eher die Klassifizierung nach dem TNM-System der UICC (s. S.14.132, Tab.1 aus Kap. LOHE/BALTZER) gerecht, erfaßt sie doch den für die Prognose relevanten Lymphknotenbefall zusätzlich mit (pT, pN, M). Obwohl die Diskrepanz zwischen unserer klinischen Einschätzung und dem histologisch nachweisbaren Stadium der Erkrankung seit langem und wiederholt herausgestellt worden ist (6, 19, 31, 42), gibt es unter Berücksichtigung der praktischen Bedürfnisse des Klinikers für den täglichen Umgang mit der Erkrankung keinen Ersatz für diese sog. Stadieneinteilung. Man muß sich nur darüber im klaren sein, daß die eigene Bewertung sehr subjektiv und in einem hohen Prozentsatz der Fälle nicht korrekt ist. So wies BALTZER (6) an einem großen Krankengut aus mehreren Universitäts-Frauenkliniken vor allem die klinische Überbewertung des Stadiums IIB mit 67% nach. Dabei kommt noch hinzu, daß selbst histologisch die Zuordnung zum Primärorgan der Zervix oder zum Paragewebe schwer fällt. OBER u. HUHN beschrieben 1962 deshalb die sog. parametrane Grenzzone, die einen fließenden Übergang von der Zervix zum Parametrium, aber eben keine exakte Abgrenzung des Organs ermöglicht. Das ergibt unterschiedliche Zuordnungen in die einzelnen Stadien selbst aufgrund histologischer Beurteilungen von Operationspräparaten.

Aus der seit Jahrzehnten geübten Stadieneinteilung hat sich ein traditionelles Denken in Kategorien der Zervixkrebserkrankung entwickelt, dem wir versuchen unser Krankengut mit 1124 histologisch in Großflächenschnitten untersuchten Operationspräparaten zu adaptieren (Tab.1). Bei einer derartigen Ordnung des operativen Krankengutes können für den Lymphknotenbefall die statistisch erfaßbaren Abhängigkeiten der einzelnen in Kategorien zusammengefaßten Krebse abgeleitet werden. Damit gewinnt der Kliniker Richtwerte.

Die Hälfte unserer Beobachtungen betreffen Zervixkrebse, die histologisch noch sicher auf die Zervix beschränkt sind (Stad. IB o. pT1b). Von den 553 Patientinnen mit solchen Krebsen hatten 14,3% (79 Pat.) pelvine Lymphknotenmetastasen. Verläßt aber das Karzinom die Zervixwand, reicht in die Grenzzone zum Paragewebe hinein, so kommt es zu einem sprunghaften Anstieg der Lymphknotenmetastasierung (Tab.1). Kommt es zu einem kontinuierlichen Befall des Parametriums (147 Pat.), so ist mit einer Metastasierungswahrscheinlichkeit von 58% (86 Pat.) zu rechnen. Eine solche große Zusammenfas-

Tabelle **1** Lymphknotenmetastasen in Abhängigkeit von der kontinuierlichen Tumorausdehnung bei 1124 operierten Frauen mit Zervixkarzinom (1958–1985)

Kontinuierliche Tumorausdehnung	Patientinnen		Pelviner Lymphknotenbefall	
Auf Zervix beschränkt	553	(49,2%)	79	(14,3%)
Zervix u. Vagina	80	(7,1%)	35	(43,7%)
Zervix u. seitl. Grenzzone	265	(23,6%)	82	(30,9%)
Zervix, Grenzzone u. Vagina	79	(7%)	33	(41,8%)
Zervix, Grenzzone u. Paragewebe	147	(13,1%)	86	(58%)
	1124	(100%)	315	(28%)

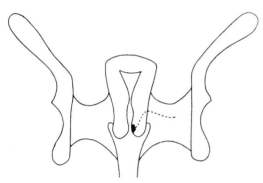

Abb. **3** Die Vorstellung einer kontinuierlichen Ausbreitung eines sehr kleinen Zervixkrebses, die derjenige haben muß, der in solchen Fällen die Operation nach Schuchardt-Schauta-Amreich ausübt (aus *K. G. Ober:* Geburtsh. u. Frauenheilk. 25 [1965] 464)

sung von Kollektiven, dazu noch angepaßt dem üblichen klinischen Denkschema in Stadien, ist nützlich für Übersichtsvorstellungen und dürfte auch im Einzelfall die Wahl der Therapie (Operation/Bestrahlung) mit beeinflussen. Hat man sich für den operativen Weg entschieden, so läßt die postchirurgische histologische Aufarbeitung heute differenziertere Aussagen zum Einzelfall, zur Prognose und zu einer individualisierten Form der Nachbehandlung zu. Über die Erkenntnis von Gesetzmäßigkeiten der Ausbreitung dieses Krebses ist man dadurch zur Bestimmung prognostisch-relevanter Faktoren gelangt.

Arten der Ausbreitung

Typischerweise wächst das Plattenepithelkarzinom der Zervix kompakt oder mit nur wenig gestaffelter Invasionsfront. In etwa 90% der Tumoren ist diese geringe Aufsplitterung der Tumorfront auf eine Tiefe von 5 mm beschränkt (35).

Ein stark aufsplitterndes Wachstum ist dagegen als Variante der *kontinuierlichen* Ausbreitung selten. Besonders trifft dies für ein schneisenartiges Vorwuchern zu, also eine Invasion, die etwa 15 mm über den Haupttumor hinausreicht (48). Eine derartige Ausbreitung kleinster Krebse allerdings in das paravaginale oder parazervikale Gewebe, wie es die Skizze (Abb. 3) zeigt, haben wir in unserem Krankengut von 1124 abdominal operierten Zervixkrebsen nie beobachtet. Eine solche Ausbreitungsart müßte demnach eine große Rarität darstellen. Diese Feststellung hat einige Bedeutung für die operative Radikalität sehr kleiner Krebse („angepaßte Radikalität"). Aus diesem Grunde sehen wir auch keine Indikation mehr für die Operation nach Schauta-Amreich bei solchen kleinen Krebsen.

Im Gegensatz zum kontinuierlichen Wachstum, bei dem die am meisten vorgedrungenen Zellen der Geschwulst noch in Verbindung mit dem Primärtumor stehen, steht die *diskontinuierliche* Ausbreitung. Hier werden vom Primärtumor abgelöste Tumorzellen auf präformierten Wegen (Lymphspalten, Lymphbahnen, Blutkapillaren – Gefäße) verschleppt und bilden an anderen Orten, etwa in Lymphknoten, in der Umgebung des Primärtumors (Paragewebe) oder aber in entfernteren Organen (Lunge, Leber, Skelett) Absiedlungen, die dort im ortsständigen Gewebe als Metastasen durch zerstörendes Wachstum selbst eine weitere Verbreitung der Krankheit herbeiführen. Bei Untersuchungen über die Bedeutung der *lymphogenen* Ausbreitung des Zervixkarzinoms wurde in den letzten Jahrzehnten auch die Pathogenese der Lymphknotenmetastasierung gründlich erforscht (28, 29, 31, 35, 48).

Die Abb. 4 demonstriert die Entstehung einer Lymphknotenmetastase aus kleinsten abgelösten Tumorzellen (Zellverbänden) vom Randsinus her. Voraussetzungen für die *hämatogene* Streuung des Karzinoms sind Einbrüche (Abb. 5) oder ein Durchwachsen kapillärer oder größerer Blutgefäße. Bei gründlicher Durchuntersuchung von Operationspräparaten fanden wir dies in 29% des operierten Krankengutes (34). Demgegenüber ist eine Fernmetastasierung (Lunge, Leber, Skelett) selten von klinischer, d. h. lebensbeendender Bedeutung. Eine seit Beginn dieses Jahrhunderts geltende Feststellung besitzt auch heute noch ihre Bedeutung: Es ist eine Eigenart des Zervixkrebses, besonders lange auf das Becken beschränkt zu bleiben. Hier unterscheidet sich der Krebs der Zervix entscheidend von früh-generalisierenden Karzinomen wie etwa Mammakarzinom oder Bronchialkarzinom.

Soweit eigene Untersuchungsergebnisse als Grundlage der Ausbreitungsarten berichtet werden, handelt es sich um Operationspräparate von bis zu 1124 Frauen, die wegen eines Zervixkarzinoms abdominal in der Technik nach Wertheim-Latzko-Mackenrodt (49) mit

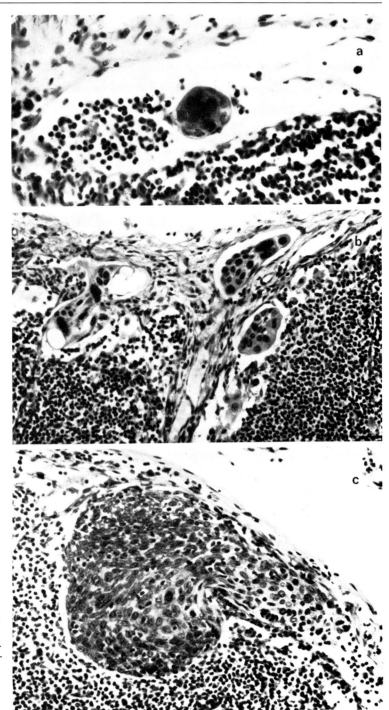

Abb. **4** Schnitt durch die Randbezirke verschiedener Lymphknoten.
a Tumorzellembolie in einem Randsinus
b Links oben findet sich eine kleine Metastase, die bereits zu einem Teil vakuoläre Degeneration zeigt. Rechts sind zwei Tumorzellemboli; man kann sie noch nicht als sichere Metastasen bezeichnen
c Kleine Plattenepithelkrebsmetastase

obligatorischer pelviner Lymphonodektomie operiert wurden. Das Krankengut entstammt den Universitäts-Frauenkliniken Köln, Erlangen, Berlin-Charlottenburg und umfaßt einen maximalen Zeitraum von 1958 bis 1985. Die histologische Aufarbeitung der Operationspräparate geschah gleichartig durch die schon mehrfach beschriebene Technik der Großflächenschnitte sowie horizontale Aufarbeitung des resezierten Paragewebes (31, 44, 48).

Die entfernten Lymphknoten wurden in Stufenserienschnitten nach der Methode VOGT-HOERNER u. Mitarb. 1958 und HUHN 1964 untersucht. Bis 1983 wurden 21 pelvine Lymphknoten pro Fall untersucht, seit 1983 ergab sich durch die paraaortale Lymphonodektomie eine Zunahme entfernter Lymphknoten, bis zur Gewinnung von 72 Lymphknoten im Einzelfall.

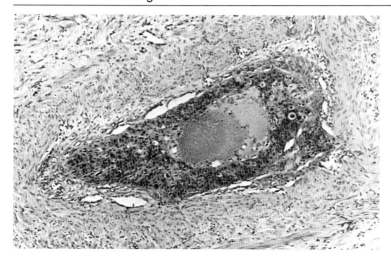

Abb. **5** Massiver Krebsbefall einer großen parametranen Vene mit inkompletter Karzinomthrombosierung des Gefäßes und möglicherweise sekundärer Rekanalisierung durch den Krebsthrombus hindurch

Tabelle **2** Beziehungen zwischen Tumorausdehnung und Lymphknotenbefall

Tumorvolumen [6] (nach *Baltzer*)	500–1500 mm³	1500–3500 mm³	6500–10 000 mm³
Lymphknotenmetast.	12%	22%	41%
Tumorfläche [18] (nach *Burghardt*)	1–99 mm²	100–299 mm²	900–1199 mm²
Lymphknotenmetastasen	0%	20%	50%

Kontinuierliches Wachstum

Die größten Erfahrungen bestanden mit fast 50% (Tab. 1) der operierten Patientinnen an Krebsen, die postchirurgisch der Kategorie pT1b (FIGO IB) zuzuordnen wären. Diese Krebse wachsen primär in der Zervix und sind auf sie hinsichtlich des kontinuierlichen Wachstums beschränkt. Als überwiegender Ausgangspunkt des Karzinoms zeigte sich in 70% die Endozervix, in 30% die Portio (Ektozervix). Dies war altersabhängig. Mit zunehmendem Alter schob sich, dem biologischen Verhalten der epithelialen Grenze Plattenepithel-Zervixendometrium analog (s. Kap. M. L. SCHNEIDER), der Ausgangspunkt häufiger nach intrazervikal. Bezüglich der Wachstumsrichtung ließ sich zwischen dem exophytären, dem endophytären und einem gemischten Wachstum unterscheiden, an unserem Material im Verhältnis 10% zu 50% zu 40%. Ähnliche Ergebnisse fand BALTZER (6). Die Bedeutung des lokalen kontinuierlichen Wachstums hat man immer in Beziehung zur Metastasierungsgefahr gesehen, die in erster Linie lebenslimitierend bei dieser Erkrankung wirkt. Solchen Beziehungen zwischen Tumorgröße und der Wahrscheinlichkeit einer lymphogenen Metastasierung wurde schon seit den 60iger Jahren mit hohem Laboraufwand nachgegangen (18, 28, 31). In den letzten Jahren haben besonders BURGHARDT und BALTZER nach tumorme-

trischen Richtmaßen gesucht, um Metastasierungswahrscheinlichkeiten zu ermitteln (Tab. 2). Zweidimensionale (Tumorfläche) oder dreidimensionale (Tumorvolumen) Kriterien wurden aus tumormetrischen Untersuchungen berechnet, dazu noch das Tumorvolumen in seinem Verhältnis zur Zervixgröße zur Berechnungsgrundlage für die lymphogene Ausdehnung gewählt. Die Ergebnisse (Tab. 2) geben ein anschauliches Bild, wie mit Zunahme der Tumormasse die Gefahr der pelvinen Lymphknotenmetastasierung sprunghaft zunimmt. Die Bestimmung der Tumormasse (-fläche, -volumen) allein reicht aber nicht aus zum Verständnis prognostisch wichtiger Parameter. Immer wieder zeigt die Erfahrung, daß kleine Tumoren ebenso überraschend Metastasen entwickelt haben, wie großvolumige dies nicht taten. Bezüglich des kontinuierlichen Tumorwachstum spielen drei weitere Faktoren eine prognostisch relevante Rolle (Tab. 3). Schon in den frühen Jahren der Erforschung morphologisch faßbarer Prognosefaktoren des Zervixkarzinoms ergab sich, daß unabhängig von der Größe oder dem Volumen einer Geschwulst die *Wachstumsrichtung* entscheiden konnte über die Potenz zur Metastasierung. So fanden bereits HUHN 1964 und KINDERMANN 1971 bei rein exophytischen Plattenepithelkarzinomen äußerst selten Metastasen, auch wenn die Geschwülste

Tabelle 3 Kriterien des kontinuierlichen Krebswachstums

1. Wachstumsrichtung
   exophytär
   endophytär

2. Wachstumsterrain
   Zervix
   Paragewebe
   Scheide

3. Wachstumsart
   Zusammengehaltene Tumorfront
   Aufsplitternde Tumorfront
   Gefäßeinbrüche – Lymphbahnen
                   – Blutgefäße

großvolumig in die Scheide herauswuchsen. Vergleichbare Größenordnungen endophytisch-intrazervikal wachsender Krebse entwickelten dagegen in hoher Rate Metastasen. Eine zweite Erfahrung lehrte (31, 35), daß das *Terrain,* auf dem der Krebs wuchs, die Potenz zur Metastasenbildung entscheidend beeinflußte. Dies wurde am Beispiel der Zervix einerseits, des Paragewebes und der Scheide (s. u.) gut sichtbar. Diese Erkenntnisse konnten ein Beleg sein für die schon immer geltende Hypothese, daß die Wahrscheinlichkeit einer lymphogenen Metastasierung abhängig sein muß von der Kontaktfläche des Tumors zum lymphogenen Gefäßsystem seines Wirtorgans. So spielten die ortsabhängigen Unterschiede in der Versorgung mit Lymph- und Blutgefäßen eine Rolle für die lymphogene und hämatogene Metastasierungspotenz dieser Geschwulst. Das wird auch an unserem operativen Krankengut hinsichtlich des Lymph- und Blutgefäßbefalls (s. u.) deutlich, wenn man das Terrain Zervix mit dem des Parametriums, mit dem der Scheide vergleicht. Andere histologisch faßbare Größen der Aggressivität, der Wachstumsgeschwindigkeit von Geschwulstzellen, des Tumorwachstums sind durch BALTZER (7) durch Gegenüberstellung eines dissoziierenden Wachstums gegenüber einem prognostisch günstigeren nicht dissoziierenden Wachstum herausgearbeitet worden.

Eine Hauptvoraussetzung des diskontinuierlichen Wachstums (s. u.) ist der Einbruch in das Lymphgefäßsystem, die Lymphknotenmetastasierung jedoch nicht seine zwangsläufige Folge. So sahen wir bei unseren Fällen mit histologisch nachweisbarem Gefäßeinbruch nur in etwas mehr als der Hälfte pelvine Lymphknotenmetastasen. Die histologische Diagnose des Gefäßeinbruchs hat ihre Schwierigkeiten. Lymphgefäße und kleine Blutkapillaren können sich ähneln, auch kann ein Gefäßlumen durch Hohlraumbildung nach Schrumpfung vorgetäuscht werden. Bei dieser Form des aggressiven kontinuierlichen Tumorwachstums überwiegt in allen

Studien stets deutlich der Einbruch in Lymphgefäße gegenüber dem in Blutgefäße. In dem Berliner Operationsmaterial wiesen wir den Einbruch in Lymphgefäße in 59% aller operierten Zervixkrebspräparate nach, den Einbruch in Blutgefäße in 13,3%. Sucht man allerdings mit Spezialfärbung (Elasika-, Fibrinfärbung) nach solchen Blutgefäßeinbrüchen, so findet man in einem nach gleichen Grundsätzen operierten Krankengut in deutlich höherem Anteil einen Blutgefäßeinbruch. KINDERMANN u. JABUSCH (33) sahen in 29% aller Operationspräparate von Zervixkrebspatientinnen einen Blutgefäßeinbruch (s. u.).

Daß außer dem Tumorvolumen des Krebses auch die Ortsständigkeit seines Wachstums (Terrain) für die Frequenz solcher Gefäßeinbrüche mitentscheidend ist, konnten wir an unserem Material herausstellen: Innerhalb der Zervix ließen sich in 22% der Fälle Gefäßeinbrüche, jedoch bei Tumorbefall der parametranen Grenzzone in 52% ein Lymphbahneinbruch nachweisen. Reichte das Karzinom kontinuierlich bis in die äußere Scheidenwand oder auch ins parazervikale/paravaginale Begleitgewebe hinein, so war eine Lymphangiosis carcinomatosa in 74% bzw. 86% als Begleiterkrankung nachweisbar. Wir sehen auch in diesen Daten einen Hinweis für den steilen Anstieg der lymphogenen Metastasierung bei Befall von Grenzzone, Paragewebe oder Scheide (s. u.), weil neben der größeren Tumorausdehnung vor allem das Erreichen der lockeren, gefäßreichen Schichten den Einbruch in das lymphogene System häufiger ermöglicht.

Den prognostischen Wert dieses histologisch erfaßbaren Kriteriums „Gefäßeinbruch" hat BALTZER (6, 7) bei seinen Untersuchungen der 5-Jahres-Überlebensrate herausgearbeitet.

Bei Lymphbahneinbruch im Operationspräparat lebten nach 5 Jahren noch 68,8% der Frauen gegenüber 90% ohne ein solches Phänomen. Bei Blutgefäßeinbruch waren nur noch 30% der Frauen nach 5 Jahren lebend, gegenüber 83% im Vergleichskollektiv.

Diskontinuierliches Wachstum

Unter der diskontinuierlichen Tumorausbreitung spielt das lymphogene Geschwulstwachstum die Hauptrolle. Nicht die seltene Generalisierung der Krankheit (Fernmetastasierung), sondern die noch resezierbaren (bei Operation) oder zumindest behandelbaren (bei Bestrahlung) ersten Stationen dieses sprunghaften, vom Primärherd bereits abgelösten Wachstums sind hier von Interesse. Diese Stationen sind das Paragewebe (parazervikales/paravaginales Gewebe) und die pelvinen/paraaortalen Lymphknoten. Obwohl beide Formen pathogenetisch zusammengehören, werden sie aus Überlegungen der operativen Radikalität zumeist gesondert betrachtet. Dabei darf durchaus als umstritten gelten, ob man parametrane Lymphknotenmetastasen nicht besser zu solchen des Beckenwandbefalles rechnen sollte und unter diskontinuierlichen lymphogenen Parametriumbefall nur jene Befunde einordnen soll, bei denen es sich um eine Ausbreitung in den meist großlumigen Gefäßen des Paragewebes sowie aus diesen ausgewachsenen Metastasen handelt. Sicherlich ist auch dem Argument Beachtung zu schenken, daß in den unterschiedlichen Untersuchungsergebnissen die vorangehende Operationstechnik der Lymphonodektomie bzw. der Ausschneidung des Beckenzellgewebes eine mitentscheidende Rolle darüber zufällt, ob Lymphknotenfettgewebe nun zu der einen oder anderen Gruppe des operativ entfernten Gewebes gezählt wird. Schon die Tatsache, ob die Lymphonodektomie der Krebsoperation an der Zervix vorangestellt wird oder erst nach Resektion des Wertheim-Latzko-Präparates erfolgt, kann zu differierenden Ergebnissen führen.

Im Paragewebe

Die Beziehung des primären Zervixkarzinoms zum diskontinuierlichen Krebsbefall des Paragewebes (Tab. 4) hat nicht nur eine Bedeutung bezüglich der weiteren Entwicklung des Zervixkrebses im Becken, sondern auch operationstechnisch-klinische Bedeutung. BURGHARDT u. Mitarb. (19, 20) leiten aus dem diskontinuierlichen Befall des Paragewebes die Forderung ab, auch in klinisch auf die Zervix beschränkten Fällen (Stadium IB, T1b) ein hohes Maß an parametraner Radikalität zu praktizieren, wobei auch die Lokalisation (Abb. 6) ihres parametranen Lymphknotenbefalls diese Forderung stützt.

Die besseren Überlebensquoten lägen in der größeren operativen Radikalität begründet (19).

Wir fanden in 8,4% unserer Fälle, bei denen der Krebs kontinuierlich noch sicher auf die Zervix beschränkt war, im Paragewebe eine diskontinuierliche Lymphangiosis carcinomatosa oder eine

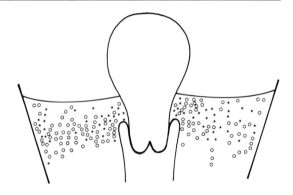

• Positive Lymphknoten   ○ Negative Lymphknoten

Abb. 6   Schematische Darstellung der Lokalisation von parametranen Lymphknoten in 58 Fällen mit parametranem Lymphknotenbefall. Die betroffenen Knoten sind durch Sterne gekennzeichnet (nach *E. Burghardt* u. Mitarb. [20], die Skizze verdanken wir Herrn Kollegen Lichtenegger)

aus Lymphgefäßen bereits ausgewachsene parametrane Metastasierung oder einen parametranen Lymphknotenbefall. Bei diesen Frauen würde der Verzicht auf parametrane Radikalität das Zurücklassen von karzinomatös befallenem Gewebe bedeuten können und damit die Gefahr eines Rezidivs erhöhen. Mit Zunahme der kontinuierlichen Ausbreitung aus der Zervix heraus in die parametrane Grenzzone und das Parametrium selbst (Tab. 4) wurde auch die lymphogene Aussaat im parazervikalen oder paravaginalen Gewebe häufiger. Die Rate stieg auf 14,7 bzw. 16,4%. BALTZER (6) beschreibt ein ähnliches Tumorverhalten. Seine Ergebnisse reflektieren aber gleichzeitig auch die Indikationsstellung zur Krebsoperation: In 16,8% des Krankengutes war das zervixnahe Parametrium kontinuierlich befallen, zusätzlich dann noch in 9,7% durch eine diskontinuierliche Lymphangiosis carcinomatosa. Eine kontinuierliche Tumorausbreitung im mittleren entfernten Parazervikalgewebe fand sich nur noch in 0,8% aller operierten Krebse. Hier war dann in 6,5% der Fälle die diskontinuierliche Paragewebsausbreitung lokalisiert. Keine der operierten Zervixkrebspatientinnen hatte einen kontinuierlichen Tumorbefall bis ins distale resezierte Parametrium, wohl aber in 4,6% noch eine sprunghafte lymphogene Ausbreitung.

Hinsichtlich der prognostischen Bewertung eines diskontinuierlichen Befalls des Paragewebes sind sich die verschiedenen Untersuchungsgruppen (6, 7, 19, 31, 35, 48) einig: In einem hohen Prozentsatz ist ein diskontinuierlicher Befall des Paragewebes mit Lymphknotenmetastasen und hämatogener Ausbreitung (6, 31, 34) verbunden. Allein von der zervikalen Tumormasse ist jedoch die Häufigkeit einer lymphogenen Streuung in das Paragewebe nicht abhängig.

Tabelle 4   Beziehung zwischen kontinuierlicher und diskontinuierlicher Tumorausdehnung bei 587 operierten Frauen mit Zervixkarzinom (Universitätsklinik Erlangen u. Berlin-Charlottenburg)

Kontinuierliche Tumorausdehnung		Diskontinuierlicher Befall des Paragewebes	
Auf Zervix beschr.	369	31	(8,4%)
Zervix und seitl. Grenzzone	151	22	(14,7%)
Zervix, Grenzzone u. Paragewebe	67	11	(16,4%)
	587	64	(10,9%)

Wachstumsterrain und Wachstumsart (Tab. 3) scheinen auch hier eine bedeutende Rolle zu spielen, wenn etwa Baltzer (6) mit zunehmendem Alter der operierten Patientinnen zwar eine Zunahme der kontinuierlichen Ausdehnung der Karzinome fand (Grenzzonenbefall bei 16 bis 30jährigen Patientinnen in 25,5% gegenüber Grenzzonenbefall bei 51- bis 70jährigen Patientinnen von 56,1%), andererseits aber ein analoger Anstieg in der diskontinuierlichen Ausbreitung in der zweiten Altersgruppe nicht gefunden wurde!

In pelvine Lymphknoten

Der pelvine Lymphknotenbefall gilt als der wichtigste Prognoseindex für die Überlebenschancen einer Patientin mit Zervixkrebs. Er ist bei lymphonodektomierten Patientinnen durch Aufarbeitung aller entfernten Beckenlymphknoten verläßlich postoperativ bestimmbar, bleibt präoperativ jedoch trotz bildgebender Verfahren (s. Kap. Lohe u. Baltzer) unsicher. Mit dem histologisch nachgewiesenen Befall pelviner Lymphknoten kommt es zu einem Sturz in der 5-Jahres-Überlebensquote, die in der Literatur zwischen 20% und 60% angegeben wird (7, 19, 38, 47). Die Quantität dieser Lymphknotenmetastasierung, die Größe der Lymphknotenmetastasen, die Anzahl der befallenen Lymphknotenstationen beeinflussen ebenfalls die Prognose. Potentiell ist mit dem Überschreiten der Grenze des oberflächlich wachsenden atypischen Epithels zum Stroma hin, mit dem Kontakt des dann infiltrierend wachsenden Karzinoms zum Gefäßsystem (s. o.) die Möglichkeit der Lymphknotenmetastasierung gegeben. Durch histopathologische Untersuchungen von Operationspräparaten hat sich aber gezeigt, daß bis zu einer hypothetischen Grenze von 500 mm^3 (5 mm Tiefeninfiltration, 10 mm Ausdehnung in beide Richtungen) unter 1% ein solches Ereignis zu erwarten ist. Lohe (40) berechnete von 605 im Schrifttum mitgeteilten Fällen eine Metastasierungsrate von 0,3%. Dennoch kann die Diskussion um den kleinsten noch metastasierungsfähigen Krebs nicht als abgeschlossen gelten (s. Kap. Burghardt u. Pickel).
Dem hat auch die FIGO (23) in ihrer Klassifikation von 1985 Rechnung mit einer Änderung für die Definition des Stadiums IA2 getragen, als sie das Volumen auf etwa die Hälfte reduzierte (5 mm Tiefeninfiltration, 7 mm Ausdehnung in beide Richtungen). Die Wahrscheinlichkeit der Lymphknotenmetastasierung nimmt mit der Größe und Ausdehnung des Krebses zu (Tab. 1). Zu einem sprunghaften Anstieg dieser Metastasierung (Tab. 2) kommt es, wenn das Karzinom die Organgrenze der Zervix in Richtung Parametrium und Vagina überschreitet. Zur Häufigkeit dieser Metastasierung werden in der Literatur

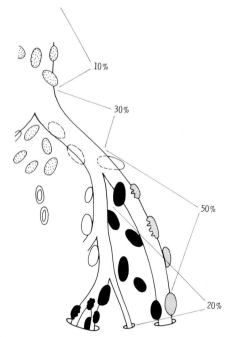

Abb. 7 Schematische Darstellung der Beckenlymphknoten (aus *G. Reifenstuhl:* Das Lymphsystem des weiblichen Genitale. Urban & Schwarzenberg, München 1957). Aus der Literatur zusammengestellte Prozenthäufigkeit metastatisch befallener Lymphknotenregionen beim Zervixkarzinom (Die linke Seite wurde willkürlich gewählt)

unterschiedliche Angaben gemacht. Sie sind aber erst verständlich durch die Kenntnis einerseits der Radikalität der Lymphonodektomie im Becken, andererseits des Aufwandes der histologischen Aufarbeitung der entfernten Lymphknoten. Oberflächliche oder selektive Lymphonodektomien (Sampling) müssen hier von der obligatorischen, sorgfältigen Ausräumung des Lymphknoten-Fettgewebes unterschieden werden. Dieser unterschiedlichen Bedingungen, der Selektion, sind wir uns deshalb bewußt, wenn wir aus den Angaben der Literatur einmal eine Zusammenstellung der Topographie der Lymphknotenmetastasen beim operablen Zervixkarzinom versuchen (Abb. 7). Die bedeutsamen Lokalisationen gehen aus diesem Verteilungsmuster zwar hervor, die quantitative Darstellung sollte aber aus den o. g. Gründen mit einem gewissen Vorbehalt betrachtet werden.
Unsere eigenen Untersuchungsergebnisse (Tab. 1, 5) beruhen auf der Lymphonodektomie vom Leistenband bis zur A. iliaca communis sowie der tiefen Lymphonodektomie vor dem Foramen obturatum (Gebiet der A. iliaca interna). Bei unserer Operationstechnik entgehen die schätzungsweise 4 tiefen glutealen Lymphknoten der Untersuchung. Ihre Entfernung müßte im Regelfall eine Unterbindung bzw. Resektion von Ästen der A. iliaca interna und V. iliaca interna

Tabelle **5** Lymphknotenbefall bei Ausdehnung des Karzinoms zusätzlich auf die Scheide, aber freien Grenzzonen und Parametrien. Aus dem Krankengut von 1124 in Köln, Erlangen und Berlin-Charlottenburg operierten Frauen (1958–1985) mit Zervixkarzinom

Kontinuierliche Tumorausdehnung		Lymphknotenbefall
Auf Zervix beschränkt	553	79 (14,3%)
Zervix u. Vagina	80	35 (43,7%)

bedingen (49). REIFFENSTUHL (56) hat andererseits aufgezeigt, daß operativ gesicherte Lokalrezidive von 35 später verstorbenen Patientinnen mit Lymphknotenbefall zu 75% als „Spina"-Rezidiv aus diesem Bereich der belassenen glutealen Lymphknoten an der Beckenwand entstanden waren. In unserem gesamten Operationsgut von 1124 Patientinnen mit Zervixkarzinom lag die pelvine Lymphknotenmetastasierung bei 28% (Tab. 1). Hierunter zählen auch die Mikrometastasen mit maximalen Tumordurchmessern in den Lymphknoten bis 1 mm. Tumorzellembolien dagegen, die wir ebenso wie BALTZER (6) im Untersuchungsgut nachgewiesen haben, zählen wir nicht zu der prognostisch bedeutsamen Aussaat. Sie stellen eine von Tumorvolumen und -ausdehnung unabhängige Größe dar und haben nach BALTZER (6) als alleiniges Zeichen eines diskontinuierlichen Lymphknotenbefalls keine prognostische Bedeutung für den weiteren Krankheitsverlauf.

In paraaortale Lymphknoten

Häufige paraaortale Metastasen im Endstadium der Erkrankung des Zervixkrebses sind durch Obduktionsergebnisse schon seit Jahrzehnten bekannt (43). In welchem Ausmaße paraaortale Lymphknotenmetastasen auch bei der Primärbehandlung eine Rolle spielen, ob sie und ihre operative Entfernung eine prognostische Bedeutung für das Schicksal dieser Frauen haben, ist eine heftig diskutierte Frage. Genaue Vorstellungen über die zu erwartende Metastasenfrequenz bei noch operablen Patientinnen fehlen. Die Angaben der Literatur beziehen sich nicht auf eine systematische therapeutische Entfernung dieser Lymphknotenstationen von der A. iliaca communis bis zur Nierenvene, sondern auf eine eingeschränkte diagnostische (Sampling) Entfernung zur Frage der Inoperabilität oder einer individualisierten Strahlentherapie (Staging-Laparotomie). Amerikanische Untersuchungen haben hier Metastasenfrequenzen zwischen 5% und 46% im Stadium Ib-III ergeben (4, 12, 15, 46, 54, 70). SEVIN (64) faßte diese Ergebnisse zusammen:
Im Stadium IB fanden sich 5,5% paraaortale Metastasen, im Stadium IIA 10,3%, im Stadium IIB 17,3%, im Stadium III 34,5%. Daraus

läßt sich zumindest folgern, daß man mit der Ausdehnung des Lokalbefundes eines Zervixkarzinoms (Stadienentsprechend) mit einem höheren Anteil der Lymphknotenmetastasen auch in der paraaortalen Region zu rechnen hat und daß deswegen für die Therapieplanung auch eine möglichst gründliche Beurteilung der paraaortalen Region sinnvoll wäre. Unbestritten ist dabei selbst eine selektive Lymphonodektomie den bildgebenden Verfahren (Lymphographie, Computertomographie) überlegen. In den USA wird diesem Konzept als Staging-Laparotomie ein Rang eingeräumt, um bei vorangeschalteter, im Schnellschnitt gesicherter Lymphknotenmetastasierung paraaortal die Operation eines im Becken noch operablen Zervixkarzinoms abzubrechen, die Patientin der Strahlentherapie zuzuführen, andererseits auch das Ausmaß der Bestrahlung nicht nur auf das Becken, sondern auf die paraaortale Region dann begründen zu können (64).
Systematische Lymphonodektomien, wie sie etwa beim Hodenkarzinom auch aus therapeutischer Sicht vorgenommen werden, fehlen bisher beim Zervixkarzinom. Wir haben seit 1983 zunehmend, zunächst nur bis zum Abgang der A. mesenterica caudalis, später dann bis zur Nierenvene, die Lymphknoten radikal ausgeräumt. Bei 83 Operationen in diesem Zeitraum dürfte dennoch die Metastasenfrequenz von 6% (5 Patientinnen) nur einen Mindestbefall angeben. Weitere Untersuchungen halten wir auch für notwendig, um festzustellen, ob die bisher als richtig geltende Hypothese stimmt, daß die lymphogene Ausbreitung des Zervixkarzinoms zunächst über die Leitschiene des parazervikalen und paravaginalen Gewebes an die Beckenwand, in die pelvinen Lymphknoten, erfolge oder ob auch eine primäre paraaortale Lymphknotenmetastasierung bei freien pelvinen Lymphknoten von Bedeutung ist. Über den therapeutischen Gewinn einer paraaortalen systematischen Lymphonodektomie können wir derzeit keine Aussage machen.

In Skalenuslymphknoten

Bei befallenen paraaortalen Lymphknoten wäre eine Abklärung der Skalenuslymphknoten sinnvoll. Die Studiengruppe der Amerikanischen Gynäkologischen Onkologen (GOG) befürwortet ein solches Vorgehen (64).
KETCHAM u. Mitarb. (30) fanden bei fortgeschrittenen, aber noch operablen Fällen in 6% okkulte Metastasen in den Skalenuslymphknoten. EGGER u. KUPKA (22) konnten bei 37 Patientinnen mit Zervixkarzinom und histologisch nachgewiesenen pelvinen Metastasen eine solche „Fernmetastasierung" nur einmal nachweisen. War aber im Lymphogramm eine ausgedehnte paraaortale Metastasierung diagnostiziert worden, so bestä-

tigte sich häufiger auch ein Befall der am Hals gelegenen Lymphknotengruppe. Bei 4 von 6 dieser Frauen fanden sie Skalenusmetastasen histologisch. Ähnliche Angaben machen DELGADO u. Mitarb. (21) sowie BUCHSBAUM u. Mitarb. (16).

Die prognostische Bedeutung eines Befalls des Skalenuslymphknotens erscheint hoch. Bei Befall dieser Lymphknoten würden wir eine primär kurativ ausgerichtete Therapie im Becken (Operation u./o. Bestrahlung) für aussichtslos halten. Von den Patientinnen, bei denen EGGER u. KUPKA Skalenusmetastasen fanden (22), überlebte keine zwei Jahre.

Hämatogene Ausbreitung

Zum Zeitpunkt der Primärtherapie des Zervixkarzinoms sind Fernmetastasen auch in den höheren Stadien (IIB–IV) sehr selten. Das gilt für die operablen Fälle (IB–IIB) um so mehr. In diesem Kollektiv überrascht auch während des späteren postoperativen Verlaufs das Stadium einer Generalisierung. Bei 106 zwischen 1979 und 1983 operierten Patientinnen mit Zervixkarzinom, bei denen wir mindestens 2,5 Jahre postoperativ überblicken, erlebten wir jedoch in 11% Fernmetastasen (12 Fälle). Diese verteilten sich auf Leber (7 Fälle), Lunge (5 Fälle) und Knochen (5 Fälle). Bei 10 der 12 Patientinnen war das primäre Karzinom der Zervix in das Parametrium kontinuierlich vorgewachsen, bei 7 von 12 Patientinnen fanden sich pelvine Lymphknotenmetastasen. Es fiel auf, daß in diesem kleinen, sicher nicht repräsentativen Kollektiv über 4 Jahre die Frauen unter 35 Jahren besonders häufig (5 von 12) waren. BALTZER (6) beschreibt in dem großen Kollektiv aus fünf Universitäts-Frauenkliniken Fernmetastasen in 5%.

Die Genese der Fernmetastasen sucht man am ehesten über den direkten vaskulären Einbruch des Krebses. Dieses Ereignis ist schon lange durch die Untersuchungen von Operationspräparaten bekannt (9, 24, 33). 1972 wiesen KINDERMANN u. JABUSCH die Abhängigkeit dieses Blutgefäßbefalls vom Volumen der Geschwulst, von der Ausbreitung in die gefäßreichen Gebiete der Grenzzone oder des Paragewebes sowie der Scheide nach. Der kleinste Tumor mit Invasionen von Blutgefäßen hatte die Größe einer Kirsche. Wurde die Zervix lateral zu Grenzzone o. Paragewebe oder zur Scheide hin kontinuierlich vom Tumor überschritten, stieg die Frequenz des Blutgefäßbefalls steil an. Bei Karzinomen, die kontinuierlich in das Parametrium eingedrungen waren, war in ⅔ aller Fälle ein Blutgefäßbefall nachweisbar (33). Dennoch spielt neben der Tumormasse, der Ausdehnung der Geschwulst, vor allem auch das Terrain, auf dem das Karzinom wächst, eine Rolle für den Einbruch in die Blutbahn. Ganz überwiegend wurde die vaskuläre Karzinominvasion in der lockeren, gefäßreichen prävesikalen und dorsalen Außenzone der Zervix, der seitlichen Grenzzone und dem Paragewebe (Abb. 5) oder in den äußeren Schichten der Scheide angetroffen. Nur selten ließ sich dies in der straffen gefäßarmen Zervixwand selbst nachweisen (33). Überwiegend kam es in solchen von Tumor befallenen Gefäßen zur Bildung von Thromben oder zum kompletten Verschluß. KINDERMANN u. JABUSCH meinen, daß derartige Vorgänge eine häufigere Verschleppung und Fernmetastasierung unterbinden könnten.

Über die biologische Bedeutung dieses bei Benutzung von Spezialfärbungen (Elastika-, Fibrinfärbung) häufig nachweisbaren vaskulären Befalls ist die Diskussion jedenfalls offen, da eigenen und anderen Erfahrungen entsprechend nur ein Teil der Patientinnen in der Folgezeit an hämatogenen Fernmetastasen erkrankt. Andererseits irritiert uns der hohe Befall von 11% Fernmetastasen unseres Patientenkollektivs 1979–1983. Wir sind dennoch unsicher, ob diese Ergebnisse die Argumentation unterstützen, daß es einen schnellwachsenden und zu diskontinuierlicher hämatogener Ausbreitung besonders befähigten Tumortyp häufiger gibt, nachdem die typische Langzeiterkrankung des Zervixkrebses durch die Krebsfrüherkennungsuntersuchung seltener würde. SCHNEIDER (63) hält diese Deutung für nicht richtig.

Für die Therapiediskussion hat der Hinweis auf den prognostischen Index einer im Tumor bereits sichtbaren vaskulären Invasion auch zu der Überlegung geführt, ob eine systemische Behandlung (Chemotherapie) in bestimmten Fällen angewandt werden soll (9, 64).

Scheidenbefall

Dem möglichen kontinuierlichen oder diskontinuierlichen Übergang eines primären Zervixkarzinoms auf die Vagina trägt die Empfehlung Rechnung, bei der abdominalen Krebsoperation eine Vaginalmanschette mitzunehmen. In der älteren Literatur scheint diese Miterkrankung der oberen Scheide ein häufiges Ereignis zu sein (35). Aber auch in unserem heutigen Krankengut (1979–1985) ließ sich an 52 von 166 (31%) Operationspräparaten der Zervixkrebspatientinnen der kontinuierliche oder diskontinuierliche Befall der Vagina nachweisen. In nahezu ⅓ (16 von 52 Fällen) war dabei das Karzinom unterhalb eines intakten und durch die Jodprobe präoperativ unauffällig erscheinenden Plattenepithels der Vagina gewachsen. Im extremen Fall reichte dieser Befall mehr als 13 mm über das jodpositive Areal hinaus. Wie auch BALTZER (6) sahen wir bei einem großen Teil dieser Patientinnen gleichzeitig einen Befall der Grenzzone u./o. Parametrien. Daher gibt über die prognostische Bedeutung eines zusätzlichen Scheidenbefalles am besten eine Untersuchung Auskunft, bei der nur jene Frauen berücksichtigt werden, deren Tumor auf die Zervix beschränkt, aber seitlich mit histologisch freien Grenzzonen und Parageweben gekennzeichnet ist. Vergleicht man ein Kollektiv von Patientinnen (Tab. 5), deren Krebse noch sicher auf die Zervix beschränkt waren, mit einem Kollektiv von Patientinnen, bei denen zusätzlich zur Zervix auch noch die Vagina miterkrankt war, so findet sich eine fast dreimal so hohe Metastasenrate in den pelvinen Lymphknoten. Diesen hohen Anstieg der Metastasenrate von 14,3% auf 43,7% erklären wir nicht mit der – meist nur geringgradigen – zusätzlichen Tumormasse durch Vaginalbefall. Hier dürfte nicht die Tumorgröße (-fläche, -volumen), sondern die Tatsache entscheidend sein, daß ein Tumorwachstum selbst von wenigen Millimetern in der gefäß- und spaltenreichen Scheidenwand und ihrem lockeren Begleitgewebe eher den lymphogenen Gefäßeinbruch und damit eine Metastasierung ermöglicht.

Aus diesen Untersuchungen ergibt sich, daß die Infiltration der Vaginalwand als ein prognostisch ungünstiger Faktor bei der Behandlung von Zervixkarzinomen betrachtet werden muß.

Ausbreitung in das Corpus uteri

Über Jahrzehnte galt die Lehrmeinung der pathologischen Anatomie (2, 57), daß das Endometrium und Corpus uteri von einer Krebserkrankung der Zervix weitgehend verschont bliebe. Auch noch BAJARDI (5) schien mit einem Korpusbefall von 3,5% (35 von 991 Fällen) eine Hemmung des Krebswachstums an der Grenze zum Corpus uteri zu bestätigen. Bei einer doch nahezu unkenntlichen Grenze mit dichter Verflechtung der Wandstrukturen von Cervix und Isthmus uteri schien eine solche Beschränkung des Wachstums erstaunlich. Es zeigte sich dann auch bei der Untersuchung von Operationspräparaten mit der Großflächentechnik, daß ein Korpusbefall beim Zervixkarzinom durchaus nicht so selten war. So fanden MITANI u. Mitarb. (45) in 25,9% und BALTZER (6) in 16% eine Beteiligung des Korpus an der Krebskrankheit. Die Beobachtung von BALTZER (6), daß der Korpusbefall eher bei älteren Frauen auftrat als bei jüngeren Frauen, konnten wir in unserem Material bestätigen: Bis zum Alter von 50 Jahren fand sich eine solche Ausdehnung nur bei 9 von 95 Patientinnen (9,5%), bei über 50jährigen dagegen in 23 von 71 Fällen (32%). Die Ausbreitung eines Zervixkrebses in das Corpus uteri betrachten wir aber keineswegs als eine Sonderform des Wachstums, sehen sie vielmehr in erster Linie als Ausdruck einer lokal nach allen Seiten fortgeschrittenen Ausbreitung mit entsprechend großem Tumorvolumen. In unserem Kollektiv fanden wir in 90% auch einen Befall der parametranen Grenzzone u./o. des Parametriums und in 50% eine weitere Kombination mit Scheidenbefall.

Entsprechend dieser fortgeschrittenen lokalen Ausbreitung betrug die Frequenz von pelvinen Lymphknotenmetastasen 55%.

Die prognostische Bedeutung eines zusätzlichen Korpusbefalls können wir anhand der vorliegenden Daten nicht aus der Gesamtbetrachtung des zumeist auch in Grenzzone/Paragewebe infiltrierenden, häufig auch bereits in die Scheide eingewachsenen Krebses herauslösen. Ähnliches gilt auch für das sog. Zuckergußkarzinom (60), bei dem ein Zervixkarzinom rasenartig an der Oberfläche des Endometriums hochwächst. Auch wir fanden dies bei alten Frauen. Unter 15 wegen eines Zervixkarzinoms operierten Frauen über 70 Jahre war dieser Ausbreitungstyp dreimal nachweisbar. Wegen der Seltenheit der Beobachtung können wir zu der Ansicht von SCHMITT u. SCHÄFER (62) nicht Stellung nehmen, die in dieser Form der Krebsausdehnung bei älteren Frauen ein Zeichen von geringerer Malignität der Geschwulst sehen.

Ovarialmetastasen

Stets findet man in der Literatur Hinweise auf eine (seltene) Ovarialmetastasierung. Die Pathogenese stellt man sich lymphogen über den uterinen Poirierschen, tuboovariellen Lymphstrang vor. Übereinstimmend liegt die Frequenz von Ovarialmetastasen beim primär operierten Zervixkarzinom um 1% (6, 25, 27). BALTZER fand bei 749 untersuchten Ovarien operierter Zervixkrebspatientinnen nur viermal Metastasen (0,53%). Von allen Autoren wird auf einen möglichen Zusammenhang zwischen einem zusätzlichen Tumorbefall des Corpus uteri und Metastasen in den Ovarien hingewiesen. Eine an unserem Material diesbezüglich erfolgte Untersuchung zeigt, daß bei 32 Zervixkrebspatientinnen mit Befall des Corpus uteri 4 auch Ovarialmetastasen hatten (ca. 12%). Diese Beobachtung könnte eine Bestätigung für die operative Empfehlung darstellen, bei Patientinnen mit ausgedehntem Zervixkarzinom und nachgewiesenem (oder präoperativ vermutetem) Korpusbefall auch die Adnektomie beiderseits auszuführen. Bei älteren Patientinnen dürfte dies wohl von den meisten Operateuren praktiziert werden.

Blasenbefall

Die unmittelbare kontinuierliche oder auch diskontinuierliche Ausdehnung eines primär behandelten Zervixkarzinoms auf die Harnblase gilt als Rarität in der Literatur. Hier dürfte aber die Selektion operierter Patientinnen eine Rolle spielen. BALTZER (6) beschreibt, daß in 2% der operierten Zervixkarzinome die Zervix durchwachsen war und somit zur Blase hin nicht sicher im Gesunden operiert worden war. Bei tonnenförmigen Zervixkarzinomen, die die gesamte Zervixwand durchwachsen hatten und auch die sog. Zervixfaszie durchsetzten (17 Pat.), haben wir dreimal im Zusammenhang mit der Operation nach Latzko-Mackenrodt eine Blasenteilresektion durchgeführt. In diesen drei Blasenpräparaten konnte auch histologisch der Befall nachgewiesen werden. Bemerkenswerterweise hatten zwei dieser drei Patientinnen freie pelvine/paraaortale Lymphknoten, die dritte Patientin zeigte allerdings eine ausgedehnte pelvine und paraaortale Metastasierung. PARSONS u. Mitarb. (50, 51) meinten noch, daß Zervixkrebse vor Erreichen der Beckenwand häufiger die Blase befallen würden. Im eigenen Krankengut gab es dazu zwar Einzelbeobachtungen. Stießen wir jedoch bei der präoperativen Durchuntersuchung (Zystoskopie) auf einen bioptisch gesicherten intravesikalen Befall, so war beim primären Karzinom die lokale Inoperabilität durch die Ausdehnung im Paragewebe gegeben. Eine Operationsebene zu den Beckenwänden bestand nicht mehr.

Rektumbefall

Noch seltener ist der primäre Einbruch eines Zervixkrebses ins Rektum. Solange der Douglassche Raum erhalten ist, kann man sich das kaum anatomisch vorstellen. Ein gelegentlich nach hinten durch die Zervixwand durchbrechender Krebs gelangt in die freie Bauchhöhle, mit den daraus resultierenden Gefahren. Nach abgelaufener Beckenperitonitis, bei Adhäsionen, bei retrozervikaler Endometriose und Obliteration des Douglasschen Raumes dagegen wäre ein solches Ereignis denkbar. In unserem Krankengut haben wir dies jedoch nie beobachtet.

Beim Übergang des Krebses auf die Vagina und Durchwachsen der hinteren Vaginalwand ist aufgrund der geringen Distanz zum Rektum das Risiko einer kontinuierlichen Ausbreitung zum engbenachbarten Enddarm vorhanden.

Adenokarzinom der Zervix

Die Angaben über die Häufigkeit und biologisches Verhalten des Adenokarzinoms der Zervix sind in der Literatur sehr kontrovers.

Die von einigen Untersuchern beobachtete relative Zunahme des Adenokarzinoms der Zervix (55, 65, 67) werden erklärt durch das möglicherweise durch das Vorsorge-Screening her gesenkte Vorkommen der Plattenepithelkarzinome (10,

13). In dem Krankengut von BALTZER wurde diese Zunahme nicht gefunden (6).

Das mittlere Alter der Patientinnen, die an einem Adenokarzinom erkranken, liegt bei einigen Autoren niedriger, bei der Mehrzahl eher höher (1, 10, 61) als beim Plattenepithelkarzinom.

Von einigen Autoren gefundene schlechtere 5-Jahres-Überlebensraten (37, 59) werden durch häufigere lymphogene Metastasierung (14, 68) erklärt, oder auch durch geringere Radiosensitivität von Tumoren drüsigen Ursprungs (39, 58, 61).

Die zwischen den verschiedenen Autoren bestehenden Widersprüche können z. T. durch die geringe Fallzahl bedingt sein, zum wesentlichen wohl auch durch die Vielfalt der hier zu einer Gruppe zusammengefaßten histologischen Tumortypen. Bei Gliederung in verschiedene histologische Typen findet BEHRENS deutliche Unterschiede der 5-Jahres-Überlebensrate (10). So überlebte keine der 7 Patientinnen mit einem mukoepidermalen Zervixkarzinom 5 Jahre; Patientinnen mit einem endometroiden Karzinom der Zervix hatten eine 5-Jahres-Überlebensrate von 66,7%.

Unter dem Oberbegriff des Adenokarzinoms ist demnach eine Gruppe verschiedenartiger Tumoren zusammengefaßt, die häufig ihre individuelle biologische Bedeutung haben.

FERENCY unterteilt die primären Adenokarzinome der Zervix nach folgenden histogenetischen Gruppen:

Adenokarzinome der Zervix; histogenetische und histologische Klassifikation nach A. FERENCY:
reines Adenokarzinom,
klarzelliges Adenokarzinom,
medulläres Adenokarzinom,
papilläres Adenokarzinom, seröser Typ,
muzinöses (kolloides) Adenokarzinom, intestinaler Typ,
endometroides Karzinom,
szirrhöses Karzinom,
undifferenziertes Reservezellkarzinom,
adenosquamöses Karzinom,
mukoepidermales Karzinom,
adenoid-zystisches Karzinom (Zylindrom),
mesonephroides Karzinom.

Innerhalb dieser einzelnen Gruppen kann wiederum der Differenzierungsgrad die Überlebensraten der Patientinnen mitbestimmen. Dabei sei jedoch hingewiesen auf Einzelbeobachtungen eines gut differenzierten oder auch „extrem gut differenzierten" Adenokarzinoms der Zervix, auch als Adenoma malignum beschrieben (26, 66), das trotz seiner gutartig erscheinenden Histologie eine schlechte Prognose aufweist.

Wie auch beim Plattenepithelkarzinom der Zervix werden beim Adenokarzinom die frühe Form eines Carcinoma in situ (s. Kapitel von

BURGHARDT u. PICKEL) und eines mikroinvasiven Adenokarzinoms beschrieben. Klinische Erfahrungen mit diesen Tumoren allerdings sind selten.

Von der Pathophysiologie der Ausbreitung des Adenokarzinoms könnte man ähnliche Gesetzmäßigkeiten annehmen, wie sie beim Plattenepithelkarzinom beschrieben werden. Dennoch meinen wir, daß bei der Vielfalt der hier auftretenden Bilder diese Karzinome als Sondergruppen registriert werden sollten.

Literatur

1 Abell, M.R., J.R.G.Gosling: Gland cell carcinoma (adenocarcinoma) of the uterine cervix. Amer. J. Obstet. Gynec. 83 (1962) 729
2 Aschoff, L.: Pathologische Anatomie. Fischer, Jena 1928
3 Avarette, H.E., M.A.Penalver, B.U.Sevin: Radikale Hysterektomie. Die Methode der Universitätsklinik Miami. Gynäkologe 19 (1986) 70
4 Avarette, H.E., B.U.Sevin, R.E.Girtanner, J.H.Ford: Prätherapeutische Staging-Laparotomie beim Zervixkarzinom. Gynäkologe 14 (1981) 164
5 Bajardi, F.: Über Wachstumsbeschränkung des Collumcarcinoms in seinem invasiven und auch präinvasiven Stadium. Arch. Gynäk. 197 (1962) 407
6 Baltzer, J.: Die operative Behandlung des Zervixkarzinoms. Klinische, histologische und tumormetrische Untersuchungsergebnisse einer kooperativen Studie an vier Universitätsfrauenkliniken bei 1092 Patientinnen mit Zervixkarzinom. Habilitationsschrift, Medizinische Fakultät, München 1978
7 Baltzer, J., K.J.Lohe, W.Köpcke, J.Zander: Histological criteria for the prognosis in patients with operated squamous cell carcinoma of the cervix. Gynec. Oncol. 13 (1982) 184
8 Baltzer, J., W.Köpcke, H.J.Lohe, C.Kaufmann, J.Ober, J.Zander: Die operative Behandlung des Zervixkarzinoms. Geburtsh. u. Frauenheilk. 44 (1984) 279
9 Barber, H.R.K., S.C.Sommers, H.Rotterdam, T.Kwon: Vascular invasion as a prognostic factor in stage Ib cancer of the cervix. Obstet. and Gynec. 52 (1978) 343
10 Behrens, K., H.-E.Stegner: Klinische und histopathologische Untersuchungen an primären Drüsenkrebsen der Cervix uteri. Eine Analyse von 78 Fällen der Jahre 1972 bis 1984. Geburtsh. u. Frauenheilk. 47 (1987) 254
11 Berman, M.L., H.Keys, W.Creasman et al.: Survival and patterns of recurrence in cervical cancer metastatic to paraaortic lymph nodes. Gynec. Oncol. 19 (1984) 8
12 Berman, M.L., L.D.Lagasse, W.J.Watring, S.C.Bollon, R.E.Schlesinger, J.G.Moore, R.C.Donaldson: The operative evaluation of patients with cervical carcinoma by an extraperitoneal approach. Obstet. and Gynec. 50 (1977) 658
13 Boddington, M.M., A.I.Spriggs, R.H.Cowdell: Adenocarcinoma of the uterine cervix: Cytological evidence of a long preclinical evolution. Brit. J. Obstet. Gynaec. 83 (1976) 900
14 Botella-Llusia, J., F.Nogales-Ortiz, V.Gimenez-Tebar, J.Zamarriego-Crespo: Effect of radiotherapy on tumor bearing lymphnodes in carcinoma of the cervix uteri. Amer. J. Obstet. Gynec. 84 (1962) 508
15 Buchsbaum, H.J.: Extrapelvic lymph node metastases in cervical carcinoma. Amer. J. Obstet. Gynec. 133 (1979) 814
16 Buchsbaum, H.J., S.Lifshitz: The rose of scalene lymph node biopsy in advanced carcinoma of the cervix uteri. Surg. Gynec. Obstet. 143 (1976) 246

17 Burghardt, E.: Histologische Frühdiagnose des Zervixkrebses. Thieme, Stuttgart 1972
18 Burghardt, E., H.Pickel: Local spread an lymph node involvement in cervical cancer. Obstet and Gynec. 52 (1978) 138
19 Burghardt, E., H.Pickel, J.Haas: Prognostische Faktoren und operative Behandlung des Zervixkarzinoms. In: Spezielle Gynäkologie und Geburtshilfe, hrsg. von E.Burghardt. Springer, Wien 1985 (S.72)
20 Burghardt, E., H.Pickel, J.Haas, M.Lahousen: Prognostic factors an operative treatment of cervical cancer stage Ib to IIb. Amer. J. Obstet. Gynec. (in Druck)
21 Delgado, G., J.P.Smith, A.J.Ballantyne: Scalene node biopsy in carcinoma of the cervix. Cancer 35 (1975) 784
22 Egger, H., K.Kupka: Die Skalenusbiopsie beim Zervixkarzinom. Geburtsh. u. Frauenheilk. 38 (1978) 853
23 FIGO: Changes in definitions of clinical staging for carcinoma of the cervix and ovary. Amer. J. Obstet. Gynec. 156 (1987) 263
24 Friedell, G.H., L.Parsons: Blood vessel invasion in cancer of the cervix. Cancer 15 (1962) 1269
25 Gusberg, S.B., S.A.Fish, Y.Y.Wang: Growth pattern of cervical cancer. Obstet. and Gynec. 2 (1953) 557
26 Gusserow, A.L.S.: Über Sarkome des Uterus. Arch. Gynäk. 1 (1870) 240
27 Held, E.R.: Die abdominale erweiterte Hysterektomie. Geschichte, Grundlagen, Technik und Ergebnisse. Bibl. Gynaec. 37 Karger, Basel 1966
28 Huhn, F.O.: Die Lymphknotenveränderungen beim Zervixkarzinom und die Beziehungen Tumorgröße und lymphogene Ausbreitung. Habilitationsschrift, Köln 1964
29 Huhn, F.O.: Morphologie der Tumormetastasierung. Krebsforschung Krebsbekämpfung 6 (1967) 238
30 Ketcham, A.S., W.F.Sindelar, E.L.Felix, P.H.Bagley: Diagnostic scalene biopsy in the preoperative evaluation of the surgical cancer patient. Cancer 38 (1976) 948
31 Kindermann, G.: Untersuchungen zum kontinuierlichen und diskontinuierlichen Wachstum des Plattenepithelkarzinoms der Cervix uteri und zur Verläßlichkeit seiner klinischen Beurteilung. Habilitationsschrift, Medizinische Fakultät, Erlangen 1971
32 Kindermann, G.: Zur Geschichte: Gynäkologische Onkologie und TNM-System. In: Bedeutung des TNM-Systems für die Klinische Onkologie, hrsg. von P.Hermanck. Zuckschwerdt, München 1986
33 Kindermann, G., H.P.Jabusch: The spread of squamous cell carcinoma of the uterine cervix into the blood vessels. Arch. Gynäk. 212 (1972) 1
34 Kindermann, G., H.P.Jabusch: Cancer and fibrin: Investigations of surgical specimens of cervical cancer. Arch. Gynäk. 212 (1972) 9
35 Kindermann, G., K.G.Ober: Ausbreitung des Zervixkrebses. In: Gynäkologie u. Geburtshilfe, hrsg. von O.Käser et al. 1.Aufl. Bd.III, Thieme, Stuttgart 1972 (S.432)
36 Ketcham, A.S., et al.: Occult metastases to the scalene lymph nodes in patients with clinically operable carcinoma of the cervix. Cancer 31 (1973) 180
37 Kjörstad, K.E.: Adenocarcinoma of the uterine cervix. Gynec. Oncol. 5 (1977) 219
38 Krafft, W., F.Wagner, F.Marzotko, U.Cotte, H.Behling, D.Brückmann: Über die prognostische Bedeutung von Lymphknotenmetastasen beim operablen Zervixkarzinom der Kategorie T_1 und T_2. Zbl. Gynäk. 107 (1985) 1041
39 Lewis, B.V., P.R.L.Diaz, J.Stallworthy, F.E.Ellis: Primary adenocarcinoma of the cervix. J. Obstet. Gynaec. Brit. Cwlth 77 (1972) 277
40 Lohe, K.J.: Das beginnende Plattenepithelkarzinom der Cervix uteri. Klinische, histologische und tumormetrische Untersuchungen bei 419 Patientinnen mit früher Stromainvasion und Mikrokarzinom der

Cervix aus 6 Universitäts-Frauenkliniken. Habilitationsschrift, München 1974

41 Lohe, K.J.: Early squamous cell carcinoma of the uterine cervix. I. Definition and histology. Gynec. Oncol. 6 (1978) 10

42 Lohe, K.J., G.Bräunig, J.Zander: Klinisch vermutete und histologisch erwiesene Ausbreitung bei 150 Zervixkarzinomen. Geburtsh. u. Frauenheilk. 29 (1969) 1061

43 Massenbach, W.v.: Obduktionsbefund an den Lymphknoten beim Carcinoma colli. Strahlentherapie 37 (1957) 152

44 Matuschka, M.: Unsere histologische Technik zur Aufarbeitung von Konisationen, ganzen Uteri und Uteri mit anhängenden Parametrien. Geburtsh. u. Frauenheilk. 22 (1962) 498

45 Mitani, Y., S.Jimi, H.Iwasaki: Carcinomatous infiltration into the uterine body in carcinoma of the uterine cervix. Amer. J. Obstet. Gynec. 89 (1964) 984

46 Nelson jr., J.H., J.Boyce, M.Macasaet, T.Lu, J.F.Bohorquez, A.P.Nicastri, R.Fruchter: Incidence, significance an follow-ups of paraaortic lymph node metastases in late invasive carcinoma of the cervix. Amer. J. Obstet. Gynec. 128 (1977) 336

47 Noguchi, H., K.Shiozawa, T.Tsukamoto, Y.Tsukahara, S.Iwai, T.Fukuta: The postoperative classification for uterine cervical cancer and its clinical evaluation. Gynec. Oncol. 16 (1983) 219

48 Ober, K.G., F.O.Huhn: Die Ausbreitung des Zervixkrebses auf die Parametrien und die Lymphknoten der Beckenwand. Arch. Gynäk. 197 (1962) 262

49 Ober, K.G., H.Meinrenken: Gynäkologische Operationen. In: Allgemeine und spezielle chirurgische Operationslehre, hrsg. von N.Guleke, R.Zenker. Springer, Berlin 1964

50 Parsons, L., F.Cesare, G.H.Friedell: Primary and surgical treatment of invasive cancer of the cervix. Surg. Gynec. Obstet. 109 (1959) 279

51 Parsons, L., F.Cesare, G.H.Friedell: The evaluation of lymphadenectomy in therapy of cervical cancer. Ann. Surg. 151 (1960) 961

52 Pickel, H.: Die Lokalisation des Adenocarcinoma in situ der Cervix uteri. Arch. Gynäk. 225 (1978) 247

53 Piver, M.S., W.S.Chung: Prognostic significance of cervical lesion size and pelvic lymph node metastases in cervical carcinoma. Obstet. and Gynec. 46 (1975) 507

54 Piver, M.S., J.J.Marlow: High dose irradiation to biopsy confirmed aortic node metastasis from carcinoma of the cervix. Cancer 39 (1979) 1243

55 Reagan, J.W.: Cellular pathology and uterine cancer. Ward. Burdick Award Address. Amer. J. clin. Path. 62 (1974) 150

56 Reiffenstuhl, G.: Das Lymphsystem des weiblichen Genitale. Urban & Schwarzenberg, München 1957

57 Ribbert-Hamperl: Lehrbuch der Allgemeinen Pathologie und der Pathologischen Anatomie, 14. u. 15. Aufl. Berlin, Springer 1941

58 Ries, J.: Strahlenbehandlung in der Gynäkologie. Z. Allg.-Med. 48 (1972) 1540

59 Roddick, J.W., R.H.Greenlaw: Treatment of cervical cancer. A randomized study of operation and radiation. Amer. J. Obstet. Gynec. 109 (1971) 754

60 Ruge, C.: Das Mikroskop in der Gynäkologie und die Diagnostik. Z. Geburtsh. Gynäk. 20 (1890) 178

61 Rutledge, F.N., A.E.Galaktos, J.T.Wharton, J.P.Smith: Adenocarcinoma of the uterine cervix. Amer. J. Obstet. Gynec. 122 (1975) 236

62 Schmitt, K., A.Schäfer: Intraepitheliale Ausbreitung des Plattenepithelcarcinoms der Cervix uteri auf das Corpusendometrium. Ein Beitrag zur Frage des Flächenwachstums des Collumcarcinoms. Z. Krebsforsch. 89 (1977) 45

63 Schneider, M.L.: Zervixkarzinom trotz Vorsorge. Klinische und histomorphologische Untersuchung an 255 Zervixkarzinomen der Jahre 1974 bis 1980 zur Frage eines zweiten, aggressiv wachsenden Karzinomtyps. Geburtsh. u. Frauenheilk. 45 (1985) 610

64 Sevin, B.U.: Prätherapeutische Staging-Laparotomie beim Zervixkarzinom. Gynäkologe 19 (1986) 62

65 Shingleton, H.M., H.Gore, D.H.Bradley, S.J.Soongs: Adenocarcinoma of the cervix. I. Clinical evaluation and pathologic features. Amer. J. Obstet. Gynec. 139 (1981) 799

66 Silverberg, S.G., W.G.Hurt: Minimal deviation adenocarcinoma („adenoma malignum") of the cervix: a reappraisal. Amer. J. Obstet. Gynec. 121 (1975) 971

67 Tasker, J.T., J.A.Collins: Adenocarcinoma of the uterine cervix. Amer. J. Obstet. Gynec. 118 (1974) 344

68 Viadana, E., J.D.Bross, J.W.Pickren: The relationship of histology to the spread of cancer. J. Surg. Oncol. 7 (1975) 177

69 Vogt-Hoerner, G., R.Gerard-Marchant: Technique anatomo-pathologique de recherce et d'examen des ganglions lymphatiques. Bull. Cancer 45 (1958) 446

70 Wharton, J.T., H.W.Jones, T.G.Day et al.: Preirradiation celiotomy and extended field radiation for invasive carcinoma of the cervix. Obstet. and Gynec. 49 (1977) 333

Der Stellenwert der Früherkennungsmethoden: Zytologie und Kolposkopie

H. PICKEL

Der Ausbruch der Karzinomkrankheit kann nur dann verhütet werden, wenn der Krebs in einem möglichst frühen Entwicklungsstadium oder noch besser in seiner präinvasiven Wachstumsphase erfaßt wird. Frühdiagnostische Maßnahmen werden an der Cervix uteri durch deren überaus günstige anatomische Situation wesentlich erleichtert, weil es möglich ist, diesen Organteil ohne größeren instrumentellen Aufwand direkt zu inspizieren. Dementsprechend kann man ohne Mühe Gewebsmaterial in Form von Einzelzellen oder Partikeln für mikroskopische Untersuchungen gewinnen. Glücklicherweise verharren die Vorstufen des Zervixkarzinoms in einer meist langen präinvasiven Phase, während der es möglich ist, neoplastische Veränderungen des Epithelbelags früh- bzw. rechtzeitig zu erkennen (13).

Methodik

Es erhebt sich nun die Frage nach der *praktischen Durchführung* der Karzinomfrühdiagnostik an der Cervix uteri; d.h., durch welche Merkmale manifestieren sich die im Sinne einer Verkrebsung pathologischen Epithelveränderungen bzw. wie können sie morphologisch erfaßt werden?

1. Durch den *zytologischen* Nachweis der *zellulären Atypie* (wörtlich übersetzt = Unregelmäßigkeit) im mikroskopischen Durchlichtpräparat (s. S. **14**.78). Die zelluläre Atypie zeichnet sich

bei Routinefärbung durch eine Unregelmäßig-keit der Kernkontur und ungleichmäßige Ver-teilung des Kernchromatins sowie durch eine Verschiebung der Kern-Plasma-Relation zu-gunsten des Zellkernes aus.

Die Koilozytose ist eine *Sonderform* der zellu-lären Atypie, die als *Stigma* für eine Zellinfek-tion durch das humane Papillomvirus und sei-ne Subtypen gilt (15). Sie äußert sich nicht nur in einer mehr oder weniger auffallenden Ge-staltsaberration der Zellkerne, sondern auch in einer markanten perinukleären Aufhellung bzw. Hofbildung (s. S. **14**.86).

2. Durch den Nachweis der *epithelialen Atypie* im *histologischen* Schnittpräparat. Diese Aty-pie ist durch eine Störung der normalen Ge-webearchitektur im Epithelquerschnitt sowie durch eine Zunahme von Zellzahl und Mi-tosenrate gekennzeichnet (s. S. **14**.86).

3. Durch die Feststellung von pathologischen Veränderungen in der Epithelarchitektur im lupenoptischen Auflichtbild des *Kolposkops*.

Die Beurteilung der zellulären Atypie wird an isolierten Epithelzellen im zytologischen Aus-strichpräparat durchgeführt, wobei der Grad der zellulären Atypie ein sehr feiner Indikator für das Ausmaß der epithelialen Atypie ist. Damit kann nicht selten bereits zytologisch die histo-pathologische Enddiagnose vorweggenommen werden. Das Ausstrichpräparat, das möglichst sowohl an der Portiooberfläche als auch aus dem unteren Anteil des Zervikalkanals stammen sollte, wird grundsätzlich auf Zellen mit auffal-lenden Kernveränderungen hin durchmustert. Es hat sich erwiesen, daß die Ausbeute an sol-chen Zellen dann am ergiebigsten ist, wenn der zytologische Ausstrich *direkt* unter *kolposkopi-*

scher Sicht aus verdächtigen Epithelarealen ge-wonnen wurde (s. S. **14**.118).

Die zytologische Klassifizierung des gewonne-nen Zellmaterials geschieht auf Basis der Krite-rien von PAPANICOLAOU (22) mit Hilfe der gleichnamigen bewährten Färbung. Diese Be-wertung orientiert sich im wesentlichen an den markant hervortretenden Zellkernen.

Aus der ursprünglichen Klassifikation nach PAPANICOLAOU ging in jüngerer Zeit die zytolo-gische Einteilung nach dem sogenannten *Mün-chener Schema* (30) hervor, welches für den deutschsprachigen Raum mehr oder weniger verbindlich geworden ist (Tab. 1).

Unter *PAP I* werden alle diejenigen zytologi-schen Befunde geführt, die unverändert Epithel-zellen enthalten. Die Zellen im Ausstrichpräpa-rat stammen aus unverdächtigem und regelmä-ßig geschichtetem Plattenepithel. Auch die nor-malen Zylinderzellen von der Zervixschleimhaut fallen in diese Kategorie (Abb. 1a, 1b).

In der Gruppe *PAP II* finden sich alle zytolo-gisch erkennbaren Veränderungen auf entzündli-cher, regenerativer oder degenerativer Grund-lage. In die Gruppe *PAP III* fallen alle stärker entzündlichen oder degenerativen Veränderun-gen und/oder schlecht erhaltenes Zellmaterial; Dysplasien, Carcinomata in situ oder invasive Karzinome sind nicht auszuschließen. In die Gruppe *PAP III D* gehören die abgeschilferten Zellen von den geringgradigen Dysplasien bzw. zervikalen intraepithelialen Neoplasien (CIN) I, welche zytologisch durch eine merkbare Grö-ßenzunahme der Zellkerne im Sinne einer Ani-sonukleose ohne Veränderung ihrer Kontur auf-fallen (s. S. **14**.86). Zusätzlich kann eine unter-schiedlich ausgeprägte Koilozytose vorliegen (Abb. 2a, 2b).

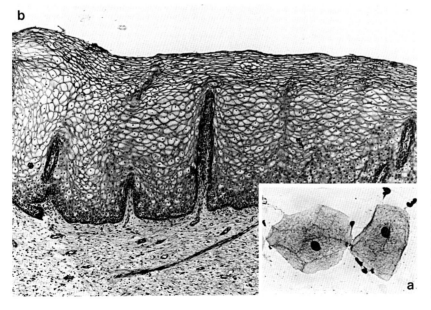

b

Abb. **1a** Zytologie PAP I. Zwei Zellen aus der Superfi-zialzellschicht eines unver-dächtigen glykogenreichen Plattenepithels **b** Histolo-gie. Regelmäßig geschichte-tes glykogenreiches Platten-epithel der Portio mit hohen gefäßführenden Stroma-papillen

a

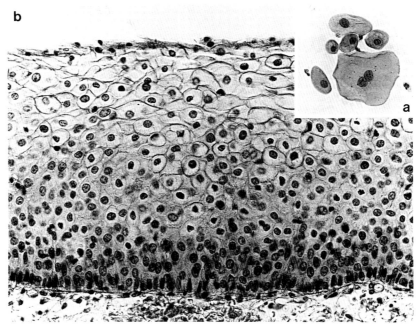

Abb. **2a** Zytologie PAP III D. Doppelkernige Zelle aus der Intermediärzellschicht mit geringer Anisonukleose. Daneben Parabasalzellen **b** Histologie. Geringgradige Dysplasie (CIN I) mit Anisonukleose und Doppelkernbildung. Nur geringe Zellvermehrung

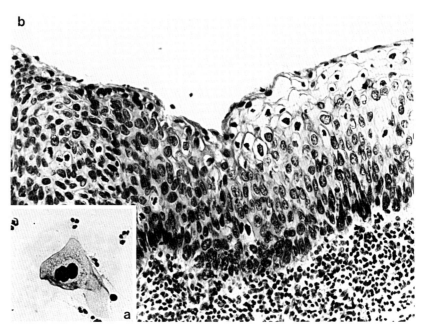

Abb. **3a** Zytologie PAP III D. Zelle aus tiefer Superfizialzellschicht mit deutlicher Koilozytose und merkbar vergröberter Chromatinstruktur des Kernes. **b** Histologie. Dysplasie mittleren Schweregrades (CIN II). Deutliche Koilozytose mit Kernatypien und Mitosenvermehrung bis in die mittleren Schichten. Die Zellgrenzen sind noch erkennbar

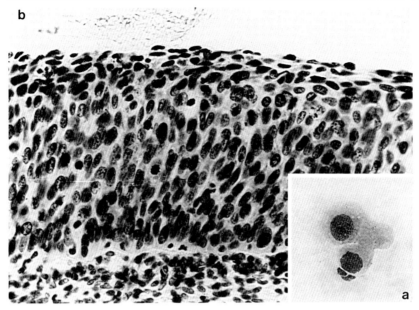

Abb. **4a**   Zytologie   PAP IV a.   Intermediärzellschicht. Stark vergröberte Chromatinstruktur und zackige Kontur der Zellkerne. Vergrößerter Nukleolus im oberen Zellkern. Zytoplasma um die Einzelzellen noch erhalten. Der einen Zelle sind zwei Granulozytenkerne angelagert **b** Histolo-

gie. Carcinoma in situ (CIN III) mit hoher Kerndichte und nur mehr in den obersten Epithelschichten erhaltener Schichtenfolge. Kernatypien sowie Mitosen bis in die obersten Zellagen

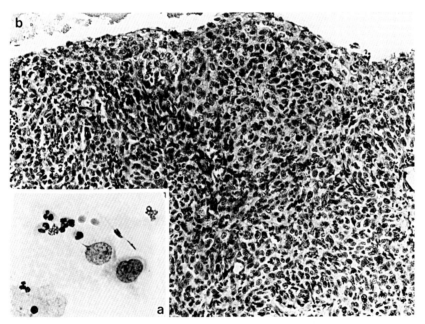

Abb. **5a**   Zytologie PAP IV b bzw. V. Atypische Zellen mit fast vollständigem Verlust des Zytoplasmas aus undifferenziertem Plattenepithelkarzinom. Hochgradige Polychromasie der Zellkerne. Zum Vergleich normale Platten-

epithelzelle links unten   **b** Histologie. Ausschnitt aus einem undifferenzierten, eher kleinzelligen Plattenepithelkarzinom der Cervix uteri Stadium II b

Mit der zytologischen Klassifizierung *PAP III D* sind weiters diejenigen Zellveränderungen gemeint, die sich in noch stärkerer Größenzunahme, unregelmäßiger Kontur sowie Polychromasie der Zellkerne äußern. Diese Veränderungen sind die eigentlichen Attribute der Atypie im engeren Sinne. Die Koilozytose kann stark ausgeprägt sein. Dieses zytologische Bild entspricht der histopathologischen Diagnose mittelschwere Dysplasie bzw. CIN II (Abb. 3a, 3b).

In der Gruppe *PAP IVa* finden sich Zellen mit noch stärkeren Kern- und Zytoplasmaalterationen bzw. Atypien als in Gruppe III D beschrieben. Der Grad der koilozytotischen Veränderungen ist hingegen schwächer. Diese Zellen stammen von hochgradigen Dysplasien bzw. Carcinomata in situ; letztere Veränderungen gehören nunmehr zur Klasse CIN III (Abb. 4a, 4b).

In der Gruppe *PAP IV b* liegen gleichartig veränderte Zellen wie in der Gruppe PAP IV a vor, die aber von invasiven Karzinomen herrühren könnten.

In die gleiche Kategorie fallen auch atypische Zylinderzellen, welche von nichtinvasiven Adenokarzinomen der Cervix uteri stammen.

Mit *PAP V* werden Zellen eines invasiven Karzinoms bezeichnet. Die hochgradig atypischen Zellkerne mit ihrem umgebenden Zytoplasma sind häufig degenerativ verändert, die Kerne isoliert. Zusätzlich findet sich ein nekrotischer bzw. blutiger Abstrichuntergrund. In einem Teil der Fälle mit PAP V kann die Differenzierung des betreffenden Karzinoms vorausgesagt werden (Abb. 5a, 5b).

Mit der Klassifikation 0 werden diejenigen Ausstrichpräparate bezeichnet, die technisch unbrauchbar sind, d. h. zu wenig oder durch unzureichende Fixierung nicht beurteilbares Zellmaterial enthalten.

Obwohl die Zytologie vor allem eine *Suchmethode* zur Auffindung auffälliger Zellveränderungen im Sinne des Karzinomverdachtes an der Cervix uteri ist, zieht ihr Ergebnis bestimmte Konsequenzen in diagnostisch-therapeutischer Hinsicht nach sich, die anhand folgender Tabelle dargestellt werden (Tab. 1).

Die Treffsicherheit der *Zytologie* bei karzinomatösen Frühveränderungen sowie invasiven Krebsen zusammen genommen wird mit etwa 90% angegeben und kann mit der zusätzlichen Anwendung der *Kolposkopie* auf 95–98% erhöht werden (5, 14, 16).

Diese Prozentsätze sind aber nur unter folgenden Voraussetzungen zu erreichen:

Erstens, wenn die kolposkopisch-zytologischen Untersuchungsintervalle nicht über einem Jahr liegen. Vor allem durch US-amerikanische Publikationen ist bekannt geworden, daß die Rate an Zervixkarzinomen wieder ansteigt, wenn die Intervalle zwischen zwei zytologischen Abstrich-

Tabelle 1 Befundwiedergabe in der gynäkologischen Zytodiagnostik (Münchener Schema) (30)

Gruppe	Zytologischer Befund	Weitere Maßnahmen
I	normales Zellbild	
II	entzündliche, regenerative, metaplastische oder degenerative Veränderungen, Hyper- und Parakeratosezellen	evtl. Abstrichwiederholung
III	schwere entzündliche oder degenerative Veränderungen und/oder schlecht erhaltenes Zellmaterial; Dysplasie, Carcinoma in situ oder invasives Karzinom nicht auszuschließen; abnorme Drüsen- und Stromazellen des Endometriums nach der Menopause	kurzfristige zytologische Kontrolle, wenn nötig nach Aufhellungsbehandlung, evtl. auch histologische Klärung
III D	Zellen einer Dysplasie leichten bis mäßigen Grades	zytologische Kontrolle in 3 Monaten
IV a	Zellen einer schweren Dysplasie oder eines Carcinoma in situ	
IV b	Zellen einer schweren Dysplasie oder eines Carcinoma in situ, invasives Karzinom nicht sicher auszuschließen	
V	Zellen eines invasiven Zervixkarzinoms oder anderer maligner Tumoren	histologische Klärung
Ø	technisch unbrauchbar (z. B. zu wenig Material, unzureichende Fixierung)	sofortige Wiederholung

entnahmen auf drei oder mehr Jahre verlängert worden sind (2, 7, 19).

Zweitens durch die Bereitschaft der Frauen, sich überhaupt bzw. auch in bestimmten Zeitabständen einer gynäkologischen Untersuchung zu unterziehen.

Drittens liegt ein wesentlicher Anteil im erfolgreichen Einsatz der Zytologie in der Hand des Untersuchers. Je sorgfältiger und gezielter ein zytologischer Abstrich, möglichst unter kolposkopischer Kontrolle, desto leichter ist für den Morphologen der Nachweis oder der Ausschluß eines Karzinomverdachtes (10, 16). Unzureichend fixierte, durch Blut, Sekret und nekrotischen Zelldetritus verunreinigte Abstriche, die eine zytologische Beurteilung zunichte machen, sind genauso große Fehlerquellen wie ein überlastetes Einsendelabor ohne entsprechende Qualitätskontrolle (13, 16, 19, 30). Realistischerweise muß für die heutige Routinezytologie auf breiter Basis mit 20–30% falsch negativen Befunden gerechnet werden (4).

Der Idealzustand einer effektiven Karzinomfrühdiagnostik ist dann erreicht, wenn alle genannten Untersuchungsmethoden, die *Zytologie,* die *Kolposkopie* und die Histopathologie, integrierende Teile jeder gynäkologischen Gesamtuntersuchung sind und gemeinsam eingesetzt werden (5). Der Wert dieser kombinierten Verfahrensweise, die aufgrund der historischen Entwicklung vor allem im deutschsprachigen Raum eigentlich eine Selbstverständlichkeit sein sollte (4), wird von anglo-amerikanischer Seite zunehmend erkannt (15, 20, 28, 31, 33).

Die *Kolposkopie* ist die im Grunde einfachste frühdiagnostische Methode. Sie wird rein klinisch, direkt und in vivo angewandt. Sie gibt Aufschluß über die Qualität und Quantität sichtbarer Veränderungen an der Portiooberfläche bzw. Ektozervix. Ihre Anwendung bedarf allerdings eines entsprechend geschulten Auges. Erst der Erfahrene kann die Vielfalt der kolposkopisch sichtbaren Veränderungen an der Portiooberfläche differenzieren, auf malignen Epithelumbau verdächtige Areale erkennen und von ihnen gezielte Abstriche sowie Biopsien entnehmen. Die wichtigste Aufgabe der Kolposkopie ist es, *primär* suspekte Epithelveränderungen zu erfassen und nicht, wie beispielsweise in den USA, erst *nach* dem Einlagen eines alarmierenden zytologischen Befundes nach ihnen zu suchen. Bei einer derart *sekundär* angewandten Kolposkopie ist unnötigerweise die eingehende Kenntnis des ganzen Spektrums der Portioepithelveränderungen einem sehr eingeschränkten und hochspezialisierten Personenkreis vorbehalten. Die *selektive* Kolposkopie ist deswegen abzulehnen, weil sie erst beim zytologischen Verdachtsbefund zum Einsatz kommt, wobei von ihr der Fehler eines *falsch negativen* zytologischen Befundes übernommen und nicht mehr korrigiert wird. Dies ist einmal mehr der Beweis für die wesentliche Rolle der *primären* Kolposkopie als Qualitätskontrolle der Zytologie.

Alle Veränderungen des Aufbaus und der Art des Epithelbelages sowie der Architektur des darunterliegenden Gefäßnetzes an der Portiooberfläche und im untersten Anteil des Zervikalkanals sind mit der Kolposkopie zu erkennen.

Für die Bewertung von kolposkopisch sichtbaren Veränderungen liefert die Anwendung der *Essigsäureprobe* sowie der *Schillerschen Jodprobe* wichtige diagnostische Hinweise (4). Durch Benetzung der Portiooberfläche mit dreiprozentiger Essigsäure werden bestimmte Strukturen im Plattenepithelbelag stärker herausgehoben und

Tabelle **2**   Neoplasieindex* (nach *Bajardi* u. Mitarb. 1959)

	(%)
Keratose	7,4
Mosaik	18,6
Punktierung	
Keratose + Mosaik + Punktierung	31,0
Abnorme Umwandlungszone	17,0
Jodnegativer Bezirk	1,7
	75,7

* Der Neoplasieindex bedeutet die prozentuelle Häufigkeit einer CIN, die unter dem kolposkopischen Bild gefunden werden. Bei dem Rest von 24,3% handelt es sich um unverdächtiges, meist um abnormes, akanthotisches Epithel

die Gefäßzeichnung verstärkt (Abb. 6 s. Farbtafel II). Das originäre Zylinderepithel der Ektopie wird mit der Essigsäureprobe erst richtig sichtbar gemacht. Bei Zunahme der Zellzahl bzw. Kerndichte bei pathologischem Plattenepithel sowie durch Veränderung des Zellgerüstes im Sinne einer Keratinisierung bei unverdächtigem akanthotischem (abnormem) Plattenepithel werden optisch dichtere und somit kolposkopisch weißlich erscheinende Epithelareale erzeugt. Diese heben sich häufig durch eine scharfe Begrenzung gegen das normale rosa durchscheinende Plattenepithel markant ab und werden zusätzlich durch eine gleichzeitig hervortretende mehr oder weniger ausgeprägte Gefäßzeichnung auffällig. Letztere manifestiert sich durch absolute Zunahme bzw. Kaliberschwankungen der kapillären Blutgefäße. Früher wurden diese Veränderungen an der Cervix uteri unter dem Begriff „Matrixbezirke" subsummiert. Heute werden sie als *Punktierung,* Mosaik und *Keratose* (früher *Leukoplakie*) sowie *abnorme* (früher *atypische*) *Umwandlungszone* bezeichnet (Abb. 7, 8 s. Farbtafeln II u. III). Zu ihnen gehören auch die essigweißen, teils flach, teils mehr polypös ausgeprägten Epithelalterationen, die durch das *Papillomvirus* und seine Subtypen verursacht werden (26) (Abb. 9, 10 s. Farbtafel III).

Alle abnormen kolposkopischen Befunde bzw. sogenannte Matrixbezirke sollten bzw. müssen eine *bioptische* Abklärung nach sich ziehen. Sie haben jedoch nur in ihrer Minderzahl auch ein neoplastisches Epithel zur histopathologischen Grundlage. Je stärker ausgeprägt die oben angeführten abnormen kolposkopischen Befunde sind, je mehr sie in kombinierter Form vorliegen, um so eher ist mit einem malignen Epithelumbau zu rechnen (1) (Tab. 2).

Mit der *Schillerschen Jodprobe* werden bei konsequenter Anwendung zusätzliche wertvolle und wichtige diagnostische Hinweise geliefert. Diese Probe verursacht eine mehr oder weniger markante Braunfärbung, die einen unterschiedlichen Glykogengehalt in der Epithelüberkleidung signalisiert. Sozusagen im Negativverfahren kann damit das Ausmaß der durch die Essigsäureprobe hervorgehobenen abgrenzbaren Epithelareale bestätigt werden.

Prinzipiell ist zwischen jodpositiven, jodnegativen und jodgelben Bezirken zu unterscheiden (5):

Homogen jodnegativ sind nur jene Areale an der Portio, die von Zylinderepithel oder ganz jungem Regenerationsepithel überkleidet sind.

Feinere pathognomonisch wichtige Abstufungen in der Anfärbbarkeit des Plattenepithels, die sich durch eine inhomogene Jodprobe infolge ungleichmäßiger Glykogeneinlagerung manifestieren, können auf neoplastische Epithelveränderungen hindeuten. Dies ist häufig bei den sogenannten Matrixbezirken bzw. in der abnormen (atypischen) Umwandlungszone zu beobachten.

Homogen jodgelbe Epithelareale werden meistens durch das Auftreten eines akanthotischen, epidermisähnlichen und unverdächtigen Plattenepithels verursacht. Manchmal aber betrifft dieses Phänomen aber auch papillomatös-leukoplakische Epithelveränderungen, die histologisch eine CIN II bzw. III als histopathologische Grundlage haben (Abb. **8, 9**).

Schließlich besteht auch die Möglichkeit des Vorliegens ganz unterschiedlich intensiv angefärbter und deutlich voneinander abgrenzbarer Epithelareale innerhalb eines größeren Bezirkes. Dieses Erscheinungsbild deutet auf das Nebeneinanderbestehen von unverdächtigen und/oder pathologischen Epitheltypen beispielsweise in sogenannten Matrixbezirken bzw. in abnormen (atypischen) Umwandlungszonen hin (5) (Abb. **11** s. Farbtafel III).

Erosive Veränderungen der Portiooberfläche können, abgesehen von echten flachen Ulzera, auch ein frühinvasives Karzinom zur Grundlage haben. Der oberflächliche Epithelbelag kann infolge des lockeren Zellgefüges nahezu vollständig abgeschilfert sein, wodurch das pathologisch veränderte und gewucherte subepitheliale Gefäßnetz zwischen den karzinomatös-invasiven Epithelsträngen sichtbar wird.

Synopsis des diagnostischen Procedere

Das primäre Bestreben im Rahmen der Karzinomfrüherkennung sollte darauf gerichtet sein, bei jeder Frau einen Karzinomausschluß mittels einer eingehenden kolposkopischen Untersuchung zu ermöglichen. Der Verdacht auf ein neoplastisches Geschehen ist jedoch der Anlaß zur Knipsbiopsie, mit der der histologische Nachweis oder der Ausschluß für eine maligne Veränderung zu erbringen ist. Die zytologische Untersuchung führt gegenüber der histopathologischen Präparation zu einer schnelleren, aber *vorläufigen* morphologischen Diagnose (24).

Die vom diagnostischen Standpunkt befriedigendste Konstellation ist dann gegeben, wenn Kolposkopie, Biopsie und Zytologie im Sinne des Karzinomverdachtes entweder gemeinsam positiv sind oder aber Kolposkopie und Zytologie negative Befundergebnisse zeitigen.

Wenn hingegen die Kolposkopie und die Knipsbiopsie ein positives Ergebnis zeigen, die Zytologie aber negativ ist, so ist das neoplastische Gebiet an der Portio unter kolposkopischer Leitung bioptisch wohl richtig getroffen; der zytologische Abstrich ist jedoch von einem unverdächtigen Areal abgenommen worden oder aber es wurde die Zytologie falsch negativ befundet. Die Beweiskraft der Kolposkopie im Verein mit der Biopsie ist in diesem Falle stärker als die der Zytologie.

Wenn aber die Zytologie ein positives Ergebnis zeigt und die Kolposkopie gleichfalls einen Karzinomverdacht ergibt, die histologische Untersu-

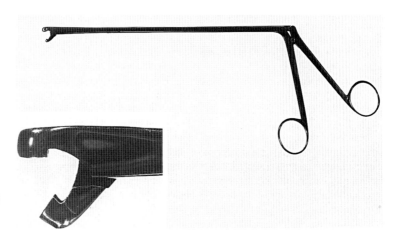

Abb. **12** Knipsbiopsiezange für die Portio nach *Berger.* Im Ausschnittbild der Zangenkopf

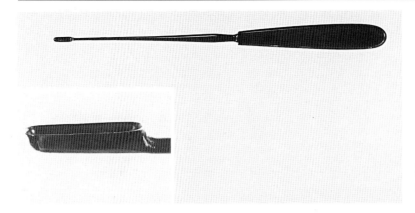

Abb. **13** Kürette nach *Beclère* für die Ausschabung des Zervikalkanals. Im Ausschnittbild der Kürettenkopf in zwei Ansichten

chung der Probeexzision aber negativ geblieben ist, so muß von einer anderen Stelle unter kolposkopischer Sicht neuerlich eine Gewebsprobe entnommen werden. Bei persistierend negativem Befund der Biopsie und wiederholt positiven zytologischen Abstrichen ist dann nach neoplastischen Veränderungen im *Zervikalkanal* zu fahnden. Da der Gebärmutterhalskanal nur zu einem kleinen Teil sichtbar ist, wird man eine Ausschabung des Kanals mit der Beclèreschen Kürette möglichst bis zum Isthmus uteri durchführen (Abb. **12, 13**). Wenn solche Ausschabungen den zytologischen Karzinomverdacht histopathologisch nicht entkräften können, ist eine Konisation indiziert.

Eine ähnliche Situation ist dann gegeben, wenn trotz primär negativer Kolposkopie der zytologische Verdacht auf ein karzinomatöses Geschehen in der Cervix uteri besteht und mehrfache Biopsien bzw. Ausschabungen negativ geblieben sind. Dies gilt besonders für die kolposkopisch und histopathologisch blande Ektozervix bei älteren Frauen. Bei diesen ist bekanntlich das zervikale Drüsenfeld so gut wie immer im Zervikalkanal lokalisiert. Durch vorausgegangene Ausschabungen kann neoplastisches Epithel von der Innenfläche des Halskanals zum Verschwinden gebracht worden sein und nunmehr in den mehr oder weniger stark eingetieften Drüsenkrypten der Zervixschleimhaut vorliegen.

Es muß auch an ein neoplastisches Geschehen hoch im Isthmusbereich oder bereits im Corpus uteri, wenn nur der zytologische Abstrich positiv ist, gedacht werden. Deswegen empfiehlt es sich, bei der Konstellation - positive Zytologie, negative Kolposkopie und negative Histologie - nach einer hohen diagnostischen Messerkonisation auch das Cavum uteri zu kürettieren, um ein Karzinom in der Korpusmukosa nicht zu übersehen. Dessenungeachtet gibt es aber auch Fälle, bei denen die Karzinomsuche trotz begründeten Verdachts auch nach vollständiger histologischer Aufarbeitung des total exstirpierten Uterus negativ bleibt. Die Erklärung hierfür ist entweder in

einer Überbewertung zytologischer Ausstriche mit besonders stark degenerierten und polymorphen Zellkernen bei Epithelatrophie zu suchen oder aber es wurde ein sehr kleines neoplastisches Epithelfeld durch eine zu brüske zytologische Abstrichentnahme aus dem Zervikalkanal primär vollständig entfernt.

Alle diese Fallbeispiele gelten für hochgradige Dysplasien bzw. Carcinomata in situ (CIN III) und für frühinvasive Karzinome mit den zytologischen Befunden der Klassen PAP IV a, IV b und PAP V. Bei inkongruenten und zweifelhaften Portiobefunden ist es ratsam, das Ergebnis beider morphologischer Untersuchungen abzuwarten. Denn bei Konstellationen von zytologischen Befunden PAP III und PAP III D mit CIN III hat aber die höhergradig pathologische Histologie hinsichtlich des weiteren Procedere absoluten Vorrang.

Die Persistenz eines zytologischen Befundes PAP III D, der einer CIN II entspricht, ist mittels Kolposkopie, Zytologie und gegebenenfalls durch Knipsbiopsie unbedingt zu verfolgen, um eine etwaige Progression bzw. Neuauftreten von schwerergradigen Epithelveränderungen im Sinne einer CIN III nicht zu übersehen. Patientinnen mit solchen diagnostischen Konstellationen sind frühestens nach zwei Jahren einer therapeutischen Konisation zuzuführen (5).

Ausblick

Seit der 1972 erschienenen Erstauflage des vorliegenden Werkes ist eine Weiterentwicklung bzw. Ausweitung der Frühdiagnostik des Zervixkarzinoms erfolgt. Die Frage der Vorstufen und präinvasiven Stadien des Zervixkrebses ist komplexer geworden. Zu den sozusagen klassischen Veränderungen des atypischen Epithels bzw. des Carcinoma in situ (12) sind die verschiedenartigen Formen der Dysplasien bzw. der zervikalen intraepithelialen Neoplasie hinzugekommen (8, 25, 27).

Infolge der noch nicht erfolgten Klärung der

ätiologischen Rolle des humanen Papillomvirus (HPV) und seiner Subtypen bei der Entstehung des Zervixkarzinoms bzw. seiner Vorstufen in Form der CIN bleibt die diagnostisch-prognostische Unsicherheit weiter bestehen (9, 11, 15, 17, 21, 23, 26).

Zusätzliche Methoden zur Abklärung eines immer wieder gerechtfertigten Verdachts auf neoplastischem Umbau auch bei den CIN geringeren Grades, wie die DNA-Mikrospektrophotometrie, sind für den Routinebetrieb nach wie vor zu aufwendig (3, 6, 9, 34).

Demnach bleibt nur die sorgfältige klinisch-morphologische *Überwachung* der CIN mit und ohne virale Stigmata, weil deren nosologisches Schicksal bis heute noch nicht für jeden Fall vorhergesagt werden kann (18). Die souveräne Methode für ein diesbezügliches Monitoring ist die *Kolposkopie* in der bisher geübten Weise. Die in den USA geübte sogenannte Zervikographie (32) dürfte den diesbezüglichen Anforderungen nicht genügen.

Die Kolposkopie muß von der *Zytologie* unterstützt werden. In der Praxis hat es sich gezeigt, daß die Kontrolltermine nicht unter einem halben Jahr liegen müssen (33). Die entgültige diagnostische Entscheidung hinsichtlich des weiteren Procedere ist aber immer durch die *Histopathologie* zu treffen.

Ein nomenklatorischer *Konsens* der Vertreter aller drei beteiligten Disziplinen unter Zuhilfenahme einer möglichst einfachen Nomenklatur wäre erstrebenswert, um sowohl eine Überbewertung als auch eine Bagatellisierung derjenigen Epithelveränderungen zu vermeiden, die nicht dem Vollbild eines hochgradig pathologischen Plattenepithels, beispielsweise im Sinne eines Carcinoma in situ, entsprechen.

Die morphologsich-virologischen Erkenntnisse aus der jüngsten Vergangenheit führen zwangsläufig zu der Frage nach speziellen Zielgruppen, denen man besondere Aufmerksamkeit widmen sollte:

Auf den älteren epidemiologischen Daten basierend und durch neue Ergebnisse gestützt (16a, 35) sollte sich das gezielte Screening vor allem auf diejenigen Frauen mit frühzeitiger Aufnahme des regelmäßigen Geschlechtsverkehrs mit verschiedenen Partnern konzentrieren. Dieser Personenkreis ist bekanntermaßen das bevorzugte Reservoir des humanen Papillomvirus und seiner Subtypen (15, 21). Hierbei muß die Frau als der offenbar mehr suszeptible Partner angesprochen werden, weil bei ihr viel häufiger als beim männlichen Teil viral induzierte CIN an der Cervix uteri zur Entwicklung kommen. Bis heute weiß aber noch niemand genau, bei welchen Frauen diese Plattenepithelveränderungen sich zurückbilden und bei welchen weiblichen Personen, möglicherweise unter dem Einfluß

weiterer Kofaktoren einschließlich des Herpesvirus Typ II oder karzinogener Stoffe im Zigarettenrauch, welche im Zervixschleim exprimiert werden, derartige CIN progredient zu invasiven Krebsen heranwachsen (16a, 21).

Literatur

1 Bajardi, F., E. Burghardt, H. Kern, H. Kroemer: Nouveaux résultats de la cytologie et de la colposcopie systématiques dans le diagnostic précoce du cancer du col de l'utérus. Gynec. prat. 5 (1959) 315

2 Bearman, D. M., J. P. Macmillan, W. T. Creasman: Papanicolaou smear history of patients developing cervical cancer: An assessment of screening protocols. Obstet and Gynec. 69 (1987) 151

3 Böcking, A., H. Hilgarth, W. Auffermann, C. Hack-Werdier, D. Fischer-Becker, G. Kalckreuth: DNA-Cytometric diagnosis of prospective malignancy in borderline lesions of the uterine cervix. Acta. cytol. 30 (1986) 608

4 Burghardt, E.: Kolposkopie. Spezielle Zervixpathologie. Thieme, Stuttgart (1984)

5 Burghardt, E.: Stellenwert der Kolposkopie in der heutigen Gynäkologie. In: Spezielle Gynäkologie und Geburtshilfe, hrsg. von E. Burghardt, Springer, Wien 1985

6 Dudzinski, M. R., S. U. Haskill, W. Fowler, J. L. Currie, L. A. Walton: DNA content in cervical neoplasia and its relationship to prognosis. Obstet. and Gynec. 69 (1987) 373

7 Eddy, D. M.: Frequency of cervical cancer screening. Cancer 60 (1987) 1117

8 Fu, Y. S., J. W. Reagan, R. M. Richart: Definition of precursors. Gynec. Oncol. 12 (1981) 220

9 Fuchs, P. G., F. Girardi, H. Pfister: HPV-DNA in normal, acanthotic, preneoplastic and neoplastic epithelia of the cervix uteri. Int. J. Cancer 41 (1988) 41

10 Gay, J. D., L. D. Donaldson, J. R. Goellner: False negative results in cervical cytologic studies. Acta cytol. 29 (1985) 1043

11 Gissmann, L.: Kondylome - Hinweise für die Beteiligung des Papillomvirus an der Entstehung des Cervixkarzinoms. Gynäkologe 18 (1985) 160

12 Glatthaar, E.: Studien für die Morphogenese des Plattenepithelkarzinoms der Portio vaginalis uteri. Karger, Basel (1950)

13 Gusberg, S. B., G. Deppe: The earliest diagnosis of cervical cancer and its precursors. Semin. oncol. 9 (1982) 280

14 Hochuli, E., J. Benz, M. Litschgi, W. K. Mart: Die gynäkologischen Karzinome. Die Vorsorgeuntersuchungen und ihre Grenzen. Geburtsh. u. Frauenheilk. 46 (1986) 278

15 Koss, L. G.: Cytologic and histologic manifestations of human papilloma virus infection of the female genital tract and their clinical significance. Cancer 60 (1987) 1942

16 Lasnik, E., G. Breitenecker: Zytologische Anamnese von Patientinnen mit invasivem Zervixkarzinom. Geburtsh. u. Frauenheilk. 47 (1987) 555

16a La Vecchia, C., S. Franceschi, A. Decarli, M. Fasoli, A. Gentile, F. Parazzini, M. Regallo: Sexual factors, venereal disease and the risk of intraepithelial and invasive cervical neoplasia. Cancer 58 (1986) 935

17 Meisels, A., C. Morin, M. Casas-Cordero: Lesions of the uterine cervix associated with papilloma viruses and their clinical consequences. In: Advances in Clinical Cytology, Bd. II, hrsg. von L. G. Koss, D. V. Coleman. Yearbook Medical Publishers, Chicago (1984)

18 Nasiell, K., V. Roger, M. Nasiell: Behaviour of mild dysplasia during long term follow up. Obstet. and Gynec. 65 (1986) 665

19 Naujoks, H.: Der falsch-negative oder unterbewertete Abstrich. Sitz.-Ber. Ges. Geburtsh. Gynäkol. Berlin. Geburtsh. u. Frauenheilk. 47 (1987) 433
20 Noumoff, J.S.: Atypia in cervical cytology as a risk factor for intraepithelial neoplasia. Amer. J. Obstet. Gynec. 156 (1987) 628
21 Okagaki, T.: Concluding summary: The current status of knowledge of human papillomavirus, Clamydias and uterine cancer. Int. J. Gynec. Path. 6 (1987) 95
22 Papanicolaou, G. N., H. F. Traut: Diagnosis of Uterine Cancer by the Vaginal Smear. The Commonwealth Fund., New York (1943)
23 Pfister, H.: Biology and biochemistry of papilloma viruses. Rev. Physiol. Biochem. Pharmac. 99 (1984) 111
24 Pschyrembel, W.: Praktische Gynäkologie. de Gruyter, Berlin (1965)
25 Reagan, J.W., F. Patten jr.: Dysplasia: a basic reaction to injury in the uterine cervix. Ann. N. Y. Acad. Sci. 97 (1962) 662
26 Reid, R., R. Stanhope, B. R. Herschman, E. Booth, G. D. Phibbs, J. P. Smith: Genital warts and cervical cancer I. Evidence of an association between subclinical papilloma virus infection and cervical malignancy. Cancer 50 (1982) 377
27 Richart, R. M.: Natural history of cervical intraepithelial neoplasia. Clin. Obstet. Gynec. 10 (1967) 748
28 Selvaggi, S. M.: Cytologic detection of condylomas and cervical intraepithelial neoplasia of the uterine cervix with histologic correlation. Cancer 58 (1986) 2076
29 Shy, K., J. Chu, M. Mandelson, D. Figge, R. Greer: Papanicolaou smear screening interval and risk of cervical cancer. Gynec. Oncol. 26 (1987) 409
30 Soost, H.J., S. Baur: Gynäkologische Zytodiagnostik. Thieme Stuttgart-New York (1980) 4. Auflage
31 Spitzer, M., M. D. Krumholz, A. E. Chernys, V. Seltzer, A. R. Lightman: Comparative utility of repeat Papanicolaou smears, cervicography and colposcopy in the evaluation of atypical Papanicolaou smears. Obstet. and Gynec. 69 (1987) 731
32 Štafl, A.: Cervicography: A new method for cervical cancer detection. Amer. J. Obstet. Gynec. 139 (1981) 815
33 Walker, E. M., J. Dodgson, J. D. Duncan: Does mild atypia on a cervical smear warrant further investigation? Lancet 1986/II, 672
34 Watts, K. C., M. J. Campion, E. B. Butler, D. Jenkins, A. Singer, O. A. N. Husain: Quantitative deoxyribonucleic acid analysis of patients with mild cervical atypia: a potentially malignant lesion. Obstet. and Gynec. 70 (1987) 205
35 Wynder, E. L.: Die Epidemiologie des Korpus- (Endometrium-) und Zervixkarzinoms. In: Gynäkologie und Geburtshilfe, Bd. III, hrsg. von O. Käser, V. Friedberg, K. G. Ober, K. Thomsen, J. Zander. Thieme, Stuttgart 1972

Diagnostik des Zervixkarzinoms

K. J. LOHE und J. BALTZER

Bei Patientinnen mit Zervixkarzinom hängt die Art des diagnostischen Verfahrens vom klinisch vermuteten Schweregrad der zervikalen Veränderung ab. Vor- und Frühstadien des Gebärmutterhalskrebses sind von fortgeschritteneren Tumoren zu unterscheiden. Die diagnostischen Verfahren zur Krebsfrüherkennung an der Cervix uteri wurden im Kapitel PICKEL besprochen.

Diagnostische Möglichkeiten

Bei den zahlreichen diagnostischen Verfahren, die für Patientinnen mit Zervixkarzinom in Frage kommen, kann zwischen Methoden der klinischen, der apparativen, der operativen und der morphologischen Diagnostik unterschieden werden.

Klinische Diagnostik

Anamnese und Symptome

Als prädisponierende Risikofaktoren des Zervixkarzinoms sind niedriger sozioökonomischer Status, mangelnde Sexualhygiene, frühzeitige Aufnahme sexueller Beziehungen, Promiskuität und hohe Geburtenzahl zu beachten (31). Genitale Infektionen mit Herpes simplex und Papillomavirus gewinnen in ätiologischer Sicht zunehmend an Bedeutung (14, 15). Auch scheinen Frauen, deren Männer an einem Penis- oder Prostatakarzinom erkrankt waren oder die früher mit einer an Zervixkarzinom erkrankten Frau verheiratet waren, vermehrt gefährdet.

Das Symptomenbild bei Patientinnen mit Zervixkarzinom hängt ganz wesentlich von Stadium und Ausbreitung des Tumors ab. Vorstadien zeigen in der Regel keine, Frühstadien kaum und fortgeschrittenere Krebse schon zu 90% entsprechende Krankheitszeichen. Unter ihnen kommt der abnormen Blutung kardinale Bedeutung zu. Am eigenen Krankengut (2, 29) gaben 20% der Patientinnen mit früher Stromainvasion, 25% der Patientinnen mit Mikrokarzinom und 63% der Patientinnen mit ausgedehnterem Karzinom als entscheidendes Symptom Blutungsstörungen in Form von Schmier- oder Zwischenblutungen, als klimakterische oder Postmenopauseblutungen an. Unter den verschiedenen Blutungstypen kommt der sogenannten Kontaktblutung, die durch Irritation der Oberfläche entsteht, eine besondere symptomatische Bedeutung zu. 11% der Patientinnen mit früher Stromainvasion, 13% der Patientinnen mit Mikrokarzinom und 34% der Patientinnen mit operiertem Karzinom im Stadium I und II beobachteten dieses Merkmal. Blutig tingierter und übel riechender Fluor deutet auf einen schon fortgeschrittenen, nekrotisch zerfallenden Tumor hin.

Inspektion

Bei der gynäkologischen Untersuchung erlaubt die Spiegeleinstellung von Vagina und Portio bei fortgeschrittenen, sogenannten klinischen Zervixkarzinomen eine sofortige makroskopische Krebsdiagnose. Bei 18% der Patientinnen mit früher Stromainvasion und bei 28% der Patientinnen mit Mikrokarzinom ließ die Betrachtung der Portiooberfläche mit dem bloßen Auge immerhin einen gewissen Verdacht auf das Vorliegen einer bösartigen Veränderung aufkommen (29). Mit der Schillerschen Jodprobe kann ein derartiger Verdacht schnell erhärtet werden, da eine jodpositive Portiooberfläche die Existenz einer Epithelatypie mit hoher Wahrscheinlichkeit ausschließt (22).

Palpation

Die Tastuntersuchung der Beckenorgane bei Patientinnen mit suspektem Portiobefund erlaubt eine Beurteilung der kontinuierlichen oder diskontinuierlichen Krebsausbreitung im Einzelfall und die Bestimmung des prätherapeutischen Tumorstagings. Bei den Früh- und Vorstadien des Zervixkarzinoms ist naturgemäß kein pathologischer krebsspezifischer Palpationsbefund zu erheben. Eine unregelmäßige höckerige, aber auch kraterförmig eingezogene, auf Berührung leicht blutende Portio spricht für das Vorliegen eines klinischen Karzinoms. Knotig infiltrierte, derbe Parametrien oder Gewebsverdichtungen an der Beckenwand lassen eine schon fortgeschrittene Tumorausdehnung vermuten. In Allgemeinnarkose läßt sich der Tastbefund klarer erheben. Nichtsdestoweniger bleibt die palpatorische Untersuchung zur Festlegung der vermuteten Krebsausbreitung eine unzuverlässige diagnostische Maßnahme, da nur bei etwa $\frac{2}{3}$ der untersuchten Patientinnen eine Übereinstimmung mit der später histologisch verifizierten Tumorausbreitung besteht (2). Der klinische Untersucher neigt im allgemeinen eher zur Überbewertung als zur Unterbewertung seines Tastbefundes.

Apparative Diagnostik (ohne Kolposkopie und Zytologie)

Die Anwendung der verschiedenen apparativen diagnostischen Verfahren bei Patientinnen mit gesichertem Zervixkarzinom dient der Bestimmung von kontinuierlicher und diskontinuierlicher Tumorausbreitung im Rahmen des Tumorstagings und der damit verbundenen Abschätzung in Frage kommender therapeutischer Maßnahmen (23).

Sonographie

Dieses bildgebende Verfahren hat in der Zwischenzeit in der gynäkologischen Onkologie festen Fuß gefaßt (13), läßt sich jedoch bei der Erkennung und Abgrenzung von Zervixkarzinomen in seiner Wertigkeit noch nicht endgültig beurteilen. Kleine, oberflächliche, beginnende Krebserkrankungen an der Portio und im Zervikalkanal lassen sich mit Sicherheit sonographisch nicht erkennen. Mit der rektalen Sonographie (3, 4) wird versucht, größere Zervixkarzinome zu erkennen, den Parametrienbefall zu objektivieren und Größe sowie Lage von Lokalrezidiven mit der Frage der Infiltration von Nachbarorganen zu bestimmen. Gleichzeitig ist

es möglich, suspekte Veränderungen unter Ultraschallkontrolle zu punktieren.

Mit der intrauterinen Ultraschalltomographie (18) soll eine zuverlässige Darstellung größerer infiltrierender Zervixkarzinome hinsichtlich Lage, Größe und ggf. Infiltrationstiefe möglich sein. Unabhängig von diesen Sonographiebefunden am Primärtumor lassen sich heute sonographisch einwandfrei, schnell und für die Patientin nicht belastend beim fortgeschrittenen Karzinom erweiterte und gestaute Harnleiter bzw. Nierenbecken diagnostizieren und weitere diagnostische Maßnahmen veranlassen.

Computertomographie

Die Computertomographie kommt als ergänzende Methode zur Bestimmung des Tumorstagings zum Einsatz (39). Der diagnostische Stellenwert bei der Erkennung von spezifischen Veränderungen im kleinen Becken beim Zervixkarzinom ist nicht sehr hoch anzusetzen (9). Gemessen an histologischen Untersuchungsergebnissen lassen sich Tumorgewebe von intakten Zervixstrukturen differenzieren. Eine Tumorinfiltration der Parametrien, der Scheide oder der Beckenlymphknoten ist jedoch nicht mit ausreichender Sicherheit zu erkennen. Nach CHRIST u. Mitarb. (9) ergibt sich eine Übereinstimmung zwischen präoperativem CT-Befund und postoperativem histologischen Befund nur in 57% der Fälle. Die Binnenstruktur der Lymphknoten läßt sich computertomographisch nicht mit Sicherheit erkennen, lediglich ihre Größenzunahme. Somit erfaßt dieses bildgebende Verfahren erst fortgeschrittene Tumorprozesse im kleinen Becken und vergrößerte Lymphknoten von mindestens 1,5 bis 2 cm (44). Bei der Abklärung hochsitzender, palpatorisch nicht erfaßbarer Tumorrezidive und paraaortaler Metastasen gewinnt die Computertomographie jedoch zunehmend an diagnostischem Wert (39). Wir wenden diese diagnostische Methode weder präoperativ noch im Rahmen der Nachsorge routinemäßig, sondern nur im Einzelfall an.

Lymphographie

Im Laufe der letzten Jahre hat die Lymphographie bei der routinemäßigen präoperativen Suche nach regionären Lymphknotenmetastasen an Bedeutung verloren. Es besteht Einigkeit, daß es keine Lymphknotenveränderungen gibt, die angesichts der vielen morphologischen Möglichkeiten in der Lymphknotenarchitektur eine lymphographisch spezifische Aussage zuließen (12). Die fragwürdige Darstellungsmöglichkeit sämtlicher Beckenlymphknoten, der hohe Erfahrungsanspruch an den röntgenologischen Diagnostiker und eine zuverlässige histologische Gewebeaufarbeitung zeichnen hierfür verantwortlich. Immerhin spricht eine unter günstigen

Voraussetzungen erzielte diagnostische Treffsicherheit von 90% für diese Methode, bei der Tumormetastasen in Lymphknoten jenseits von 6–8 mm Größe mit ausreichender Zuverlässigkeit erkannt werden können (24). Unter Beachtung typischer Metastasenkriterien läßt sich eine hohe Treffsicherheit erzielen, so daß eine Übereinstimmung zwischen lymphographischem und operativem Befund zwischen 85 und 90% zu erzielen ist (12). Wir wenden die Lymphographie im Rahmen der präoperativen diagnostischen Maßnahmen nicht generell an, da die Therapieplanung durch den lymphographischen Befund nicht entscheidend beeinflußt wird.

I. v. Urographie, Zystoskopie

Zu den obligatorischen prätherapeutischen diagnostischen Maßnahmen bei Patientinnen mit Zervixkarzinom gehört die Abklärung von Niere und ableitenden Harnwegen. Das i. v. Urogramm weist auf Topographie und pathologische Veränderungen von Harnleiter und Nierenbeckenkelchsystem hin. Ergeben sich röntgenologisch Hinweise für eine tumorbedingte Ummauerung und Stauung des Ureters, ist das Isotopennephrogramm angezeigt, das verbindlicher als das Urogramm Auskunft über die Funktionstüchtigkeit der Niere geben kann (25). Röntgenologisch auffällige Urogramme müssen nicht nur krebsbedingt sein, sondern informieren den Therapeuten auch häufig über anlagebedingte Anomalien oder sonstige Veränderungen der ableitenden Harnwege. Im Rahmen der präoperativen urologischen Diagnostik wurde bei 1092 operierten Patientinnen mit Zervixkarzinom bei 1% der Frauen eine leichte, nicht tumorbedingte Stauung und bei 2,6% der Patientinnen eine Doppelbildung der ableitenden Harnwege festgestellt (2). LINDELL u. ANDERSON (28) fanden bei 128 operierten Patientinnen keine tumorbedingte Ureterobstruktion, aber 17 sonstige Abnormitäten im i. v. Pyelogramm.

Die Zystoskopie erlaubt eine zuverlässige Aussage zur Frage der eingetretenen kontinuierlichen Tumorausbreitung von der Zervix in die Blase mit typischem bullösem Ödem der Blasenschleimhaut. Auffällige Blasenwandveränderungen können zusätzlich biopsiert und entsprechend behandelt werden. Bei den o. g. operierten Patientinnen wurde in keinem Fall ein Tumoreinbruch in die Blase festgestellt (2, 28).

Rektoskopie, Kolonoskopie

Ergeben sich palpatorisch Verdachtsmomente für eine mögliche kontinuierliche Tumorausbreitung zum Rektum oder Dickdarm hin, lassen sich diese Darmabschnitte rektoskopisch oder kolonoskopisch einwandfrei inspizieren und beurteilen. Auffällige Schleimhautveränderungen werden biopsiert. Beide diagnostischen

Methoden werden als obligate prätherapeutische diagnostische Maßnahmen angesehen (28).

Erfassung von Fernmetastasen

Von diagnostischer und therapeutischer Bedeutung ist, unabhängig von der kontinuierlichen oder diskontinuierlichen Tumorausbreitung im kleinen Becken, der Ausschluß oder Nachweis von Fernmetastasen. Leber, Lunge und das Skelettsystem sind am ehesten betroffen. In der Leber lassen sich mit neuesten leistungsstarken Ultraschallgeräten auffällige Herde oberhalb von 5 mm zuverlässig darstellen (16). In Verbindung mit entsprechenden Blutuntersuchungen gehört die Oberbauchsonographie mit zum prätherapeutischen Untersuchungsprogramm.

Die Routineuntersuchung der Lunge ist allein schon zur prätherapeutischen internistischen und anästhesiologischen Begutachtung obligat. Eine röntgenologische Abklärung des Skelettsystems ist routinemäßig nicht vorgesehen und nur bei entsprechender Symptomatik im Einzelfall angezeigt. LINDELL u. ANDERSON (28) fanden bei 116 operierten Patientinnen mit Zervixkarzinom in einem Fall eine Lungenmetastase im Röntgenbild als Zufallsbefund.

Operative Diagnostik

Die bioptischen Verfahren zur histopathologischen Sicherung einer atypischen Zervixveränderung sind in erster Linie abhängig von der Größe des Tumors. Bestehen bei der inspektorisch und/oder palpatorischen Untersuchung von vornherein keinerlei Zweifel an der Malignität des Zervixtumors – klinisches Zervixkarzinom –, so sind zu seiner definitiven mikroskopischen Diagnosestellung kleine Gewebeentnahmen ausreichend. Läßt sich jedoch bei der klinischen Untersuchung und in Kenntnis auffälliger zytologischer und/oder kolposkopischer Befunde auf Anhieb kein einwandfreier Krebsverdacht feststellen – Vorstadium und präklinisches Karzinom –, so sind ausgedehntere bioptische Maßnahmen zur Tumorsicherung notwendig.

Vorstadium und präklinisches Zervixkarzinom

Diagnostische Konisation

Bei der Abklärung der suspekten Portio und/oder Zervix ist die diagnostische Konisation die am weitesten verbreitete bioptische Maßnahme. Die Befürworter der Konisation schätzen durch die Größe der entfernten Gewebebiopsie die Zuverlässigkeit der histologischen Beurteilung und die Möglichkeit der gleichzeitigen Therapie.

Zum technischen Vorgehen bei der Konisation liegen grundlegende Arbeiten vor (6, 7, 21, 37, 41). Einige technische Details seien besonders herausgestellt, um geeignete Voraussetzungen für eine einwandfreie histologische Beurteilung, eine vollkommene Entfernung der zu erwartenden Veränderung und damit für eine endgültige Behandlung zu schaffen.

Die Ausschneidung des Gewebekegels soll mit dem Skalpell (Messerkonisation) und nicht mit der elektrischen Schlinge vorgenommen werden. Nur so ist eine einwandfreie mikroskopische Beurteilung auch der Schnittränder des entfernten Konus gewährleistet.

Zu Beginn der Konisation empfiehlt sich die Umstechung der absteigenden Äste der uterinen Gefäße (Farbtafel IV, Abb. 1). Hierdurch ist schon eine wesentliche Verringerung der entstehenden Blutung aus dem Wundgebiet zu erreichen. Die Fäden der Umstechungen sollten unverzüglich abgeschnitten und nicht zum Hervorziehen der Zervix benutzt werden.

Die Infiltration der Portio mit der vasokonstriktorisch wirkenden POR-8-Lösung erleichtert das operative Vorgehen durch die entstehende Ballonierung der Portio und die damit einhergehende Blutungsminderung. Vor der Anwendung von POR-8-Lösung ist jedoch erst in jüngster Zeit gewarnt worden, da nach ihrer Anwendung allerdings an einem anderen Organ kardiovaskuläre Begleiterscheinungen bekannt geworden sind und 2 Todesfälle in diesem Zusammenhang diskutiert wurden (40).

Die Art der Konusausschneidung ist abhängig vom Lebensalter der Patientin. Die Mehrzahl der intraepithelialen Zervixatypien liegt in der Verschiebezone zwischen Plattenepithel und Drüsenepithel und ist somit durch die Form und Strukturwandlungen der Zervix im Lebenslauf der Frau in der geschlechtsreifen Zeit überwiegend an der Portiooberfläche und im äußeren Muttermundgebiet, später mehr endozervikal lokalisiert. Somit muß der in der Geschlechtsreife entnommene Konus breiter und kürzer sein als der schmale und längere Konus bei älteren Patientinnen.

Um mechanische oder chemische Artefakte für die mikroskopische Untersuchung des Konus zu vermeiden, empfiehlt sich zur präoperativen Scheidenspülung lediglich physiologische Kochsalzlösung. Zur zuverlässigen Abgrenzung des atypischen Plattenepithels vom normalen Epithel wird bei der Schillerschen Jodprobe eine wäßrige und keine alkoholische Jodlösung verwandt. Um die Traumatisierung der Portiooberfläche und der Endozervix zu vermeiden, ist das Konusgewebe ausschließlich im Stromabereich mit Instrumenten zu fassen. Auf eine Dilatation des inneren Muttermundes muß verzichtet werden. Aus diesem Grunde verwenden wir keine sogenannten Konisationsstifte (20), die durch die notwendige Dilatation bis mindestens Hegar 8 zu einer groben Zerstörung der Schleim-

haut im Zervikalkanal führt. Aus gleichen Gründen sollte die häufig vorgenommene Kürettage vor Ausschneiden des Konus unterbleiben, da eine mikroskopische Beurteilbarkeit des Konus dann nicht mehr gewährleistet ist.

Die Elektrokoagulation des Wundgebietes zur Blutstillung muß auf das unbedingt notwendige Maß beschränkt werden, da eine zu ausgiebige Verschorfung die entzündliche Reaktion im Operationsbereich begünstigt und die Stenosierung des Zervikalkanals bei zu ausführlicher Anwendung im Bereich der Konusspitze erhöht (5).

Nach der Konusausschneidung ist in jedem Falle die getrennte Kürettage des Restzervikalkanals und der Gebärmutterhöhle unerläßlich, um ein hochsitzendes Karzinom nicht zu übersehen. Der bei der Konisation verursachte große zervikale Gewebedefekt bedingt typische Komplikationen wie Blutungen, Infektionen und zervikale Stenosen, die für die intra- und postoperative Morbidität dieser diagnostischen Maßnahme verantwortlich sind. Diese Komplikationen lassen es ratsam erscheinen, die Patientin kurzfristig stationär aufzunehmen.

Mit intra- und postoperativen Blutungen die weitere therapeutische Maßnahmen wie Tamponade, Verschorfung, Umstechung, Bluttransfusionen oder Hysterektomie notwendig machen, ist bei 9,5% der konisierten Patientinnen zu rechnen (26). Nachblutungen treten am häufigsten um den 8.-10. postoperativen Tag auf, wurden aber auch bis zu 24 Tage nach dem Eingriff beobachtet. Die Häufigkeit um den 8. Tag entspricht dem Zeitpunkt der Abstoßung des Wundschorfes und dem Auflösen des Nahtmaterials. Bei 0,08% der konisierten Frauen mußte zur Stillung einer massiven Nachblutung die Uterusexstirpation vorgenommen werden. Das Blutungsrisiko läßt sich insgesamt durch Deckung der flächenhaften Konisationswunde mit einer Sturmdorf-Naht verringern. Die Wahrscheinlichkeit des Auftretens schwerer entzündlicher Reaktionen mit Parametritis und Abszeßbildung bzw. Septikämie liegt bei 1,1%.

Mit einer zervikalen Stenose als typische Spätkomplikation nach Konisation ist bei etwa 1,7% der konisierten Frauen zu rechnen. Die im weiteren Verlauf entstehende Hämato-, Pyo- oder Serometra mit häufig dysmenorrhoischen Beschwerden macht eine Zervixdilatation in Narkose oder die Hysterektomie notwendig (Abb. 2 und Abb. 3).

Klinische Verlaufskontrollen von Patientinnen, bei denen kurzfristig nach der Konisation eine Uterusexstirpation vorgenommen wurde, haben gezeigt, daß das technische Vorgehen bei der Operation erschwert und die postoperative Morbidität erhöht ist. Entzündliche Wundheilungsstörungen im Bereich des Scheidenabschlusses

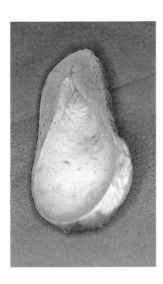
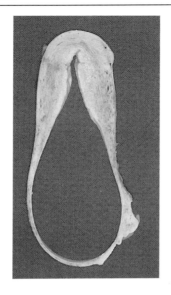

Abb. **2** u. Abb. **3** Sagittal eröffneter Uterus mit ballonartig aufgetriebener Zervix. Rechts unten die verschlossene Portio

und der Laparatomiewunde traten vermehrt auf. Diese Komplikationen resultieren aus einer reaktiven Entzündung im Stroma der Zervix und der Parametrien nach Konisation, die erst nach etwa 3 Wochen abklingt. Hieraus ergibt sich die klinische Empfehlung, zwischen Konisation und nachfolgender Uterusexstirpation eine Wartezeit von mindestens 4 Wochen einzulegen (34). Während sich diese Intervallbehandlung bei den Vorstadien des Zervixkarzinoms ohne weiteres vertreten läßt, sollte bei infiltrierenden Karzinomen die Radikaloperation kurzfristig angeschlossen werden. In diesen Fällen läßt sich im Interesse einer möglichst umgehenden definitiven Krebsbehandlung das Risiko der erhöhten Morbidität durch eine geeignete antibiotische Behandlung ausgleichen.

Die Frage der erhöhten Fehl- und Frühgeburtlichkeit nach Konisation wird auch heute noch kontrovers diskutiert. Methodische Mängel und Irrtumsmöglichkeiten bei den mitgeteilten Fällen lassen nur selten einen verbindlichen Vergleich zu. Es ergibt sich jedoch allgemein die Auffassung, daß Fertilität, Schwangerschaft und Geburt durch eine regelrecht vorgenommene Konisation nicht beeinträchtigt werden. WEBER u. OBEL (48) fanden in einer Matched-pairs-Studie keinen signifikanten Unterschied in der Frequenz spontaner oder indizierter Aborte, der Frühgeburtlichkeit oder der Kaiserschnitte. Diese Ansicht wird hinsichtlich der Frühgeburtlichkeit auch von ROBRECHT u. Mitarb. (38) vertreten. Die meisten Autoren halten heute eine routinemäßige prophylaktische Cerclage bei konisierten Patientinnen nicht für indiziert. Selbstverständlich ist im Rahmen der Schwangerenbetreuung eine regelmäßige und kurzfristige Kontrolle des Muttermundes angezeigt, um den Beginn einer Zervixinsuffizienz rechtzeitig feststellen zu können. Wir selbst verfügen über zahlreiche Einzelbeobachtungen bei zugewiesenen Patientinnen, bei denen die Wahrscheinlichkeit eines Austragens des Kindes bis zur Lebensfähigkeit durch eine zu ausgedehnte „diagnostische Konisation" deutlich vermindert war. Hier entsprach der häufig durch eine elektrische Konisation erzielte Gewebsdefekt fast dem einer Zervixamputation. Interessant sind die Untersuchungsergebnisse von LEIMAN u. Mitarb. (27), die ein direkt proportionales Verhalten zwischen der Konusgröße und der Häufigkeit von Aborten bzw. Frühgeburten festgestellt haben. Während ein größerer Konus eher zur Zervixinsuffizienz führt, induziert ein kleiner Konus eher eine zervikale Stenose.

Die häufig beschriebene diagnostische „Zuverlässigkeit" der Konisation wird in ihrer Bedeutung durch die Tatsache eingeschränkt, daß mit dieser großen diagnostischen Biopsie keine 100%ig sichere Ausschneidung der Zervixatypie garantiert werden kann. Selbst an großen Kliniken muß mit einer durchschnittlichen Fehlerquote von 25% (11, 19) gerechnet werden. Die Effektivität dieser größten diagnostischen Gewebeentnahme aus der Zervix wird letztlich an den Ergebnissen bei der Abklärung und Behandlung der CIN gemessen, wobei zwischen vollkommen und unvollkommen entfernten Veränderungen nach Konisation differenziert werden muß. Wir haben schon 1981 versucht (33), möglichst „harte" Untersuchungsdaten nach Konisation zu sammeln, wobei ausschließlich histologisch verifizierte Veränderungen bei der Beurteilung berücksichtigt wurden. Bei vollkommen entfernter CIN ergab sich eine Gesamtfehlerrate der Konisation von 2,5% erneut histologisch verifizierter Zervixatypien. Die Fehlerrate der Dysplasien lag hierbei bei 1,25%, die der Carcinomata in situ bei 2,65%.

Bemerkenswert ist nach vollkommener Ausschneidung eines Carcinoma in situ das Auftreten eines infiltrierenden Zervixkarzinoms im weiteren Verlauf. Unserer Auffassung nach muß nach histologisch gesicherter, vollkommener Entfernung eine im weiteren Verlauf erneut auftretende Zervixatypie nicht als Rezidiv im engen Sinne, sondern als multifokal entstandene Zweitveränderung gedeutet werden. Nach unvollkommen entfernter CIN ließ sich unter Berücksichtigung von histologisch verifizierten atypischen Restbefunden im später entfernten Uterus eine Gesamtfehlerrate der Konisation von 47% errechnen. Dysplasien und Carcinomata in situ blieben in gleicher Häufigkeit in der Restzervix zurück. Der mikroskopisch nachgewiesene Prozentsatz an infiltrierenden Karzinomen lag bei 2,5%.

Bei 727 unvollkommen entfernten CIN mit lediglich zytologischen Verlaufskontrollen betrug die Gesamtfehlerrate der Konisation 21%. Hierunter sind auch infiltrierende Karzinome. Die Differenz der Gesamtfehlerrate von 21% zytologisch kontrollierten CIN und von 47% Restbefunden im Uterus nach unvollkommener Konisation ist nicht verbindlich erklärbar.

Portioabschabung mit fraktionierter Kürettage

Das Wissen um die begrenzte diagnostische und therapeutische Sicherheit der Konisation, um die immer wieder zu beobachtenden Komplikationsmöglichkeiten bei oder nach Konisation, und um den auch letztlich großen technischen Aufwand bei der histopathologischen Bearbeitung des Konus haben OBER veranlaßt, an der Erlanger Universitäts-Frauenklinik ein geeignetes diagnostisches Alternativverfahren zur histologischen Abklärung der durch Suchtests auffälligen Portio und/oder Zervix die Portioabschabung und Zervixkürettage zu entwickeln. 1979 wurde über die 15jährige Erfahrung dieser diagnostischen Methode berichtet (10) und vergleichende Ergebnisse mit der Messerkonisation in Form einer prospektiven klinischen Studie mitgeteilt. Hiernach ergab sich im Vergleich zur Konisation und primären Uterusexstirpation eine bei weitem höhere diagnostische Sicherheit der Portioabschabung und Zervixkürettage für die nächste Therapieentscheidung. Von Bedeutung war das Fehlen von intra- und postoperativen Komplikationen sowie die Einsparung von Zweiteingriffen, die nach Konisation und/oder primärer Uterusexstirpation notwendig werden können. Während die zuverlässige Materialgewinnung und -sammlung nach Portioabschabung einer größeren Sorgfalt bedarf, sind die histopathologische Bearbeitung und die Untersuchungstechnik weniger aufwendig.

Das methodische Vorgehen bei der Portioabschabung und Zervixkürettage haben MICHAL-ZIK u. OBER (36) und MICHALZIK (35) detailliert beschrieben. Analog zu eigenen Erfahrungen mit dieser diagnostischen Methode wird zunächst die Portio eingestellt und die Schillersche Jodprobe vorgenommen. Im jodpositiven Bereich wird die Portio mit Kugelzangen vorgezogen, die Oberfläche mit der Chrobakschen Sonde nach einer krebsigen Infiltration abgetastet und dann mit dem Skalpell abgeschabt. Hiernach erfolgt mit einer verkürzten scharfen Kürette die energische und sorgfältige Ausschabung des Zervikalkanals. Zur zuverlässigen und möglichst blutfreien Materialsammlung wird jeweils das hintere Spekulum mit einem natriumcitratgetränkten kleinen Läppchen umhüllt, so daß das ungerinnbar gemachte Blut aufgesogen und die Gewebebröckel nahezu ohne Blutbeimengung ausgelesen werden können. Der diagnostische Eingriff wird in üblicher Weise mit der Korpuskürettage beendet. Das manuelle Vorgehen und Einfühlungsvermögen bei der operativen Maßnahme ermöglicht schon während des Eingriffs eine gewisse Abschätzung der anschließend in Frage kommenden operativen Maßnahme, in dem die jeweilige Wandbeschaffenheit der Zervix und die Art und Menge des geförderten Gewebes sorgfältig beurteilt werden.

Mit dieser geschilderten diagnostischen operativen Methode haben EGGER u. Mitarb. (10) bei 212 Patientinnen im Rahmen ihrer klinisch prospektiven Studie eine Sicherheit der nachfolgenden Therapiewahl von 97,2% erzielt. Weitere Eingriffe im Sinne einer ungünstigen Therapiewahl waren lediglich bei 3 Patientinnen (1,4%) notwendig. Demgegenüber betrug die Sicherheit der Therapiewahl bei 125 konisierten und 64 hysterektomierten Patientinnen 87,3%, während eine ungünstige Behandlung bei 9 Patientinnen (4,8%) die zusätzlich therapiert werden mußten, gewählt worden war. Am eigenen Krankengut (45) von 155 Patientinnen ergab sich nach Portioabschabung und Zervixkürettage nur in einem Fall im exstirpierten Uterus eine über die Primärdiagnose hinausreichende Veränderung, die eine zusätzliche therapeutische Maßnahme erforderlich machte. Gravierende intra- oder postoperative Komplikationen wurden bei dieser diagnostischen Maßnahme nicht beobachtet (10, 45).

Endozervikale Kürettage

Vornehmlich in den englischsprachigen Ländern wird die alleinige endozervikale Kürettage bei der routinemäßigen Abklärung zytologisch auffälliger Zellbefunde aus dem Zervikalkanal empfohlen (46). Andere Autoren halten diese Art der operativen Klärung endozervikaler Läsionen für nicht ausreichend zuverlässig (47). Auch SCHMIDT-MATTHIESEN u. KÜHNLE (42) haben bei zytologischem Verdacht auf ein Carcinoma in situ und vor Einführung der Konisation 16% der beginnenden invasiven Karzinome nicht gleich bei der ersten Abrasio erfaßt, sondern erst nachträglich festgestellt. Auch wir halten diese diagnostische Methode bei der Abklärung einer makroskopisch nicht auffälligen Zervix nur in besonderen Fällen für gerechtfertigt. Die endozervikale Kürettage kann ambulant in örtlicher Betäubung vorgenommen werden.

Kolposkopisch gezielte Gewebeentnahme

Diese Methode der mikroskopischen Abklärung einer zytologisch und/oder kolposkopisch suspekten Portio hat sich vor allem in den USA unter dem Eindruck häufig unnötig vorgenommener Konisationen behauptet. Sie wird heute vorwiegend bei Veränderungen angewandt, bei denen eine konservative Behandlung der Portio mit Kryochirurgie, Elektrokoagulation oder Laserchirurgie ansteht. Die Methode setzt große Erfahrungen in der kolposkopischen Diagnostik voraus. Zuverlässige Ergebnisse werden erzielt, wenn die Veränderungen an der Portiooberfläche in vollem Umfang überschaubar ist. Unter derartigen Bedingungen hat HILLEMANNS (17) mit der gezielten Knipsbiopsie eine diagnostische Treffsicherheit von 91% beschrieben. BURGHARDT (8) weist darauf hin, daß die Treffsicherheit der gezielten Biopsie nur beim Carcinoma in situ über 50% lag, sonst aber stets unter 50% gelegen war. Immerhin fanden sich unter 650 primär als präinvasiv diagnostizierten Atypien in 110 Fällen invasive Veränderungen, darunter 12 okkulte Karzinome und 4 Adenokarzinome.

Die kolposkopisch gezielte Gewebeentnahme kann ambulant vorgenommen werden. Entstehende Blutungen lassen sich leicht durch einfache lokale Maßnahmen stillen.

Klinisches Zervixkarzinom

Bröckelentnahme

Beim sog. klinischen Zervixkarzinom, das bei der Spekulumeinstellung oder Palpation keinen Zweifel an der Malignität eines Zervixtumors

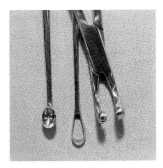

Abb. **4**   Zur Bröckelentnahme geeignete Instrumente: scharfer Löffel, Kürette, Knipszange

aufkommen läßt, können zur einwandfreien histologischen Diagnosesicherung leicht und schmerzlos ausreichend große Tumorbröckel von der Portio oder aus dem Zervikalkanal mit der Kürette, mit dem scharfen Löffel oder der Bröckelzange (Abb. 4) gewonnen werden. Bei größeren Tumorexophyten lösen sich nicht selten schon spontan bei der Tastuntersuchung Tumorbröckel ab, die zur mikroskopischen Diagnosesicherung ausreichend sind.

Probeexzision

Bei endozervikal lokalisierten stromareichen Karzinomen kann die nicht ausreichend energisch vorgenommene Bröckelentnahme gelegentlich zu einem vermeintlichen negativen mikroskopischen Ergebnis führen. So läßt sich zumindest teilweise die von WUNDERLICH u. HOLZNER (49) mitgeteilte Treffsicherheit der Probeexzision von nur 46,5% bei 307 Patientinnen mit klinischem Karzinomverdacht erklären. In diesen Fällen ist die Krebsdiagnose nur durch eine ausreichende Gewebebiopsie mit dem Skalpell zuverlässig zu sichern. Die Gewebeentnahmen bei Patientinnen mit klinischem Zervixkarzinom lassen sich bei einer ambulanten gynäkologischen Untersuchung vornehmen.

Morphologische Diagnostik:

Aufgabe der histopathologischen Diagnose

Eine verbindliche zuverlässige und therapiebestimmende histologische Diagnose setzt eine stete Zusammenarbeit zwischen dem Kliniker und dem Histopathologen voraus, wobei das gegenseitige Wissen um die Tätigkeit des einzelnen die Grundvoraussetzung ist. Somit wird erwartet, daß der Histopathologe die therapeutischen Möglichkeiten in der gynäkologischen Onkologie und ihre Ergebnisse in vollem Umfange übersieht und daß ihm der Gynäkologe die exakten Daten der klinischen Situation im Einzelfall vermittelt. Das Ziel der morphologischen Diagnostik muß sein, dem Kliniker über die feingewebliche Aufarbeitung eine histologische Diagnose zu geben, die im Einzelfall nicht nur über die Art der Tumorerkrankung Auskunft gibt, sondern anhand detaillierter histomorphologischer Daten eine individuell ausgerichtete Behandlung erlaubt (32, 50). Zu derartigen Informationen gehört eine ausführliche morphologische Beschreibung der vorgefundenen Gewebeveränderung mit Angaben über den Tumortyp, die Wachstumsart und Differenzierung, die Ausprägung einer entzündlichen Stromareaktion des Tumorbettes und den Tumoreinbruch in Blut- bzw. Lymphgefäße. Angaben zur Lokalisation, zur Ausdehnung des Tumors und zur vollständigen oder unvollständigen Entfernung komplettieren den diagnostischen Rahmen. Es sollte selbstverständlich sein, daß bei der Mitteilung und Deutung der histologischen Diagnosen Histopathologe und Kliniker Formulierungen benutzen, deren Bedeutung und Aussagekraft beiden in gleicher Weise bekannt ist. Die Erfahrung lehrt, daß fehlinterpretierte histopathologische Diagnosen nicht selten in ursächlichem Zusammenhang mit einer Fehlbehandlung stehen.

Feingewebliche Aufarbeitung und ihre Aussagekraft

Nach der Schilderung geeigneter diagnostischer Eingriffe am Gebärmutterhals soll Grundlegendes zur feingeweblichen Aufarbeitung und histologischen Diagnostik mit den jeweiligen Aussagemöglichkeiten beschrieben werden.
Zur feingeweblichen Aufarbeitung gehören die Fixierung der Gewebe, die Zuschneidetechnik der zu untersuchenden Gewebsteile sowie die histologische Schnittechnik. Hierbei hat sich bei uns eine routinemäßig vorgenommene systematische feingewebliche Aufarbeitung bewährt.

Konus

Der fixierte Konus wird nach Einkerbung der durch einen Seidenfaden bei 12 Uhr markierten Zervixvorderwand in fortlaufend numerierte sagittale, etwa 5 mm dicke Gewebescheiben zerlegt (Abb.5). Diese Art der Schnittführung gewährleistet einen nur geringen Gewebsverlust beim Anschneiden der einzelnen Gewebeblöcke mit

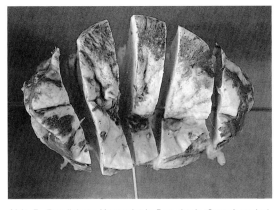

Abb. **5** Der fixierte Konus ist in 5 sagittale Gewebescheiben zerlegt. An der Portiooberfläche Reste der Schillerschen Jodlösung

dem Mikrotom, da die Oberflächen der Portio und des abgeflachten Zervikalkanals überwiegend senkrecht getroffen werden. Von jedem der im Durchschnitt 5 gewonnenen Paraffinblöcke eines Konus (Abb. 6) werden routinemäßig 6 Stufenschnitte hergestellt. Bei unsicherem Befund sind zusätzliche Gewebeschnitte bis zur endgültigen Klärung notwendig. In der Regel liegen von einem Konus mindestens 30 Gewebeschnitte zur mikroskopischen Durchmusterung vor (Abb.7). Andere Autoren (8) zerlegen das fixierte Präparat durch einen median-sagittalen Schnitt in 2 Hälften und betten diese getrennt ein. Es werden Stufenserienschnitte so lange gemacht, wie der Zervikalkanal am Präparat noch sichtbar ist.
Mit der angegebenen Aufarbeitungstechnik ist eine eindeutige histologische Unterscheidung zwischen Dysplasie, Carcinoma in situ, früher Stromainvasion, Mikrokarzinom und ausgedehnterem Karzinom möglich. Auch die Frage der vollständigen bzw. unvollständigen Entfernung der Veränderung kann exakt beantwortet werden.

Portioabschabung

Die Portioabschabung setzt eine äußerst sorgfältige histologische Aufarbeitung voraus, da eine Vielzahl nur kleiner Gewebebröckel zur Untersuchung gelangt. Deshalb ist eine Stufenserienschnittuntersuchung des Portio- und Zervixgewebes routinemäßig notwendig. Zur schnelleren und übersichtlicheren mikroskopischen Durchmusterung der histologischen Schnitte ist ein möglichst dichtes Aneinanderliegen der zahlreichen Gewebebröckel beim Einbetten von Vorteil. (Farbtafel IV, Abb.8). Die Art des operativen Vorgehens bei der Portioabschabung induzierte bei uns im allgemeinen 4 Gewebeblöcke, von denen etwa 60 Gewebeschnitte hergestellt werden (Abb.9). Die Initiatoren dieser Methode (10, 35, 36) erzielten ihre hohe Treffsicherheit (s.o.) allerdings schon bei deutlich geringerem Laboraufwand, 6–12 Stufenschnitte je Block.
Mit einiger Übung läßt sich mikroskopisch eine zuverlässige Mindestdiagnose der zu erwartenden Veränderung stellen. Naturgemäß ist keine verbindliche Aussage zur Tiefeninfiltration und zur vollständigen Entfernung möglich.

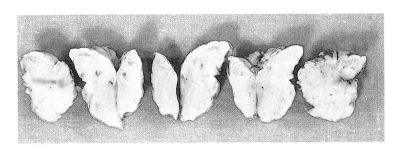

Abb. **6** Von jedem der 5 Gewebeblöcke werden routinemäßig 6 Stufenschnitte hergestellt

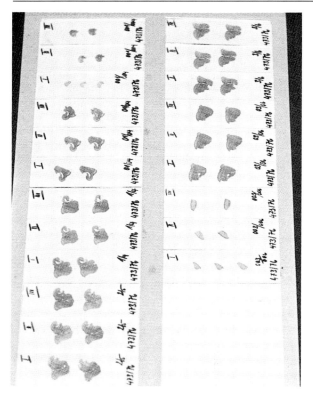

Abb. 7 Die Gesamtzahl der zur mikroskopischen Durchmusterung gelangenden Konusschnitte

Kürettage und Bröckelentnahme

Nach der fraktionierten Kürettage werden von jeder Gewebefraktion des Abradates routinemäßig 2 Objektträger mit Schnitten aus mehreren Schnittiefen des Gewebeblockes aufgefüllt. Sie müssen einen repräsentativen Querschnitt über den Abradatblock vermitteln. Auch hier ist zur übersichtlichen mikroskopischen Durchmusterung eine Konzentration der einzelnen Gewebebröckel auf engstem Raum bei der Einbettung zu beachten. Bei unklaren Ergebnissen sind weitere Gewebeschnitte bis zur definitiven Klärung notwendig. Im Schnitt kommen von den beiden Gewebeblöcken 12 Gewebeschnitte zur mikroskopischen Untersuchung.

Die feingewebliche Aufarbeitung der kleinen Gewebestücke nach Bröckelentnahme vollzieht sich in identischer Weise.

Die mikroskopische Identifizierung eines ausgedehnten Zervixtumors bereitet auf diese Art und Weise keine diagnostischen Schwierigkeiten.

Gang des Einsatzes der diagnostischen Verfahren

Die Anwendung der einzelnen geschilderten diagnostischen Verfahren hängt ganz wesentlich davon ab, ob bei einer Patientin ein sogenanntes klinisches, also makroskopisch eindeutiges Karzinom der Cervix uteri histologisch zu sichern ist oder ob eine makroskopisch nicht eindeutig maligne erscheinende, aber zytologisch und/oder kolposkopisch verdächtige Portio (Vorstadium oder präklinisches Karzinom) feingeweblich abgeklärt werden soll.

Klinisches Zervixkarzinom

Am Anfang des diagnostischen Spektrums beim sog. klinischen Zervixkarzinom steht die histologische Sicherung der schon mit bloßem Auge vermuteten Diagnose „Krebs". Ausreichend große Tumorbröckel lassen sich in der Regel ohne Narkose bei der ersten gynäkologischen Untersuchung mit der Kürette, dem scharfen Löffel, oder der Biopsiezange entnehmen. Wesentliche Blutungen sind hierbei nicht zu erwarten. Steht die mikroskopische Diagnose „Zervixkarzinom" fest, so gilt es, im Sinne des Tumorstagings die klinische TNM-Klassifikation (43) anzuwenden (Tab. 1). Hierbei soll prätherapeutisch der Primärtumor (T) und seine diskontinuierliche Tumorausbreitung (N und M) mit Angabe der diagnostischen Genauigkeit (C-Faktor) festgelegt werden. Die TNM-Klassifikation empfiehlt als diagnostische Basisuntersuchung die bimanuelle Befundung in Narkose von mehr als einem Untersucher. Die Untersuchung in Narkose ist gera-

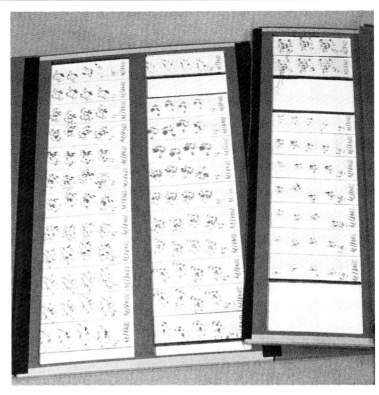

Abb. **9** Die Gesamtzahl der zur mikroskopischen Durchmusterung gelangenden Gewebeschnitte nach Portioabschabung

de bei schwierigen Tastbefunden, wo es um die definitive Entscheidung einer noch möglichen operativen Behandlung oder einer notwendigen primären Strahlentherapie geht, von besonderem diagnostischen Wert.

Das von der UICC empfohlene diagnostische Rüstzeug zur TNM-Klassifikation ist über die üblicherweise minimalen Erfordernissen hinaus um die diagnostischen Methoden des sogenannten C-Faktors (Tab. 2) erweitert worden, um den Grad von diagnostischer Genauigkeit bei der therapeutischen TNM-Bestimmung festzulegen und erkennen zu können. Zu den diagnostischen Minimalerfordernissen gehören die üblichen klinischen Untersuchungen (unter Einschluß der Narkose- und Operationsfähigkeit) mit gynäkologischer Untersuchung durch Inspektion und Palpation und Abgrenzung der erfolgten kontinuierlichen Tumorausbreitung durch Zystoskopie und Urographie und schließlich mit der Suche nach diskontinuierlich entstandenen Metastasen in den regionären, pelvinen und den juxtaregionären paraaortalen Lymphknoten und Fernmetastasen in anderen Organen. Im C-System kommen zu den genannten Methoden der Standarddiagnostik die spezielle instrumentelle Diagnostik mit bildgebenden Verfahren, nuklearmedizinischen Untersuchungen, endoskopischen und bioptischen Verfahren sowie die chir-

urgisch-explorative Diagnostik (z. B. Staging-Laparotomie) (1) hinzu.

Liegen diese diagnostischen Daten vor, so steht die Entscheidung zu einer stadiengerechten individuell angepaßten Therapie an.

Vorstadium und präklinisches Zervixkarzinom

Bei Patientinnen mit makroskopisch unauffälliger zytologisch und/oder kolposkopisch suspekter Portio kommen mehrere diagnostische Möglichkeiten zur histologischen Abklärung in Frage. Ihre Indikationsstellung und Aussagekraft ist jeweils auch in therapeutischer Sicht abzuwägen.

Methode der Wahl ist generell die diagnostische Messerkonisation, bei der ein ausreichend großes Gewebestück aus der Zervix entfernt und entsprechend sorgfältig untersucht werden muß. Anderenfalls besteht die Gefahr, daß endozervikal lokalisierte oder kleine Karzinome übersehen werden. In Kenntnis der erhöhten Komplikationsrate nach Konisation wenden wir diese bioptische Maßnahme bei denjenigen Patientinnen an, bei denen der Uterus, aus welchen Gründen auch immer, erhalten bleiben soll. Dies betrifft in erster Linie Frauen mit noch bestehendem Kinderwunsch. Ergibt die histologische

Tabelle 1 Vergleichende Beschreibung der klinischen Tumorklassifikation der UICC und der FIGO beim Zervixkarzinom. Das Stad.Ia wurde 1985 von der FIGO neu definiert und unterteilt in Ia$_1$ und Ia$_2$ (s. Kap. *Burghardt* u. *Pickel*)

T-Primärtumor

UICC-Kategorien		Definition	FIGO-Stadien
Tis		Präinvasives Karzinom (Carcinoma in situ)	0
T0		Kein Anhalt für einen Primärtumor	–
T1		Karzinom beschränkt auf die Zervix. Die Ausdehnung zum Corpus uteri sollte dabei unbeachtet bleiben	I
	T1a	mikroinvasives Karzinom (kann nur histologisch diagnostiziert werden)	Ia
	T1b	klinisch invasives Karzinom	Ib
T2		Karzinom überschreitet die Zervix, erreicht jedoch nicht die Beckenwand, *und/oder* Karzinom greift auf die Vagina über, erreicht jedoch nicht deren unteres Drittel	II
	T2a	ohne Infiltration des Parametriums	IIa
	T2b	mit Infiltration des Parametriums	IIb
T3		Karzinom mit Ausdehnung in das untere Drittel der Vagina *und/oder* bis zur Beckenwand (kein Zwischenraum zwischen Tumor und Beckenwand)	III
	T3a	mit Ausdehnung in das untere Drittel der Vagina	IIIa
	T3b	mit Ausdehnung bis zur Beckenwand *und/oder* mit Hydronephrose oder „stummer Niere" infolge tumorbedingter Ureterstenose	IIIb
T4		Karzinom mit Ausdehnung in die Mukosa der Harnblase oder des Rektums *und/oder* mit Ausdehnung über das eigentliche Becken hinaus Anmerkung: Das Vorhandensein eines bullösen Ödems genügt nicht, um einen Tumor nach T4 einzustufen. Auch Uterusvergrößerung allein ist kein Grund für eine Einstufung nach T4	IVa
TX		Die Minimalerfordernisse zur Beurteilung des Primärtumors sind nicht erfüllt	–
(M1)		Befall entfernterer Organe	IVb

N – Regionäre und juxtaregionäre Lymphknoten

N0	Kein Anhalt für Befall regionärer Lymphknoten
N1	Befall regionärer Lymphknoten Anmerkung: Die N2- und N3-Kategorien werden nicht angewendet
N4	Befall juxtaregionärer Lymphknoten
NX	Die Minimalerfordernisse zur Beurteilung der regionären und/oder juxtaregionären Lymphknoten sind nicht erfüllt

Postoperative histopathologische Klassifikation: pTN

Tabelle 2 Minimalerfordernisse und C-Faktor zur Festlegung der diagnostischen Genauigkeit bei der TNM-Klassifikation für das Zervixkarzinom

Minimalerfordernisse	C-Faktor
T: klinische Untersuchung, Zystoskopie (für Tis nicht erforderlich), Röntgendiagnostik einschl. Urographie	T C1 klinische Untersuchung, Vaginalzytologie (zur eventuellen Unterscheidung zwischen Tis und invasivem Karzinom), Rektoskopie, Zystoskopie C2 CT, Urographie, Sonographie, Kolposkopie, Probeexzision, Konisation C3 Chirurgische Exploration
N: klinische Untersuchung und Röntgendiagnostik einschl. Urographie und Lymphographie zur Beurteilung der juxtaregionären Lymphknoten	N C1 Klinische Untersuchung C2 Lymphographie, Sonographie, CT, Urographie, Feinnadelbiopsie C3 chirurgische Exploration
M: klinische Untersuchung und Röntgendiagnostik	M C1 klinische Untersuchung, Standardröntgenaufnahme C2 Sonographie, CT, Szintigraphie, Feinnadelbiopsie C3 chirurgische Exploration (Laparotomie)

Untersuchung des Konus ein deutlich infiltrierendes Karzinom, so ist das Risiko der erhöhten Morbidität nicht so groß, als daß nicht kurzfristig eine erweiterte operative Behandlung angeschlossen werden könnte. Bei den übrigen Patientinnen wird zur histologischen Klärung suspekter Portioveränderungen zunächst die Portioabschabung mit Kürettage vorgenommen und in Abhängigkeit vom histologischen Ergebnis die Hysterektomie oder eine ausgedehntere Operation angeschlossen. Mit der vorgeschalteten Portioabschabung kann mit hoher Zuverlässigkeit sichergestellt werden, daß an der Zervix keine Veränderung vorliegt, die therapeutisch mehr als eine Uterusexstirpation erfordert.

Dysplastische Plattenepithelveränderungen treten vor allem bei jungen Frauen in zunehmender Häufigkeit auf. Genitale Infektionen mit Papillom- und Herpes-simplex-Viren scheinen hier die auslösende Ursache zu sein. Ergibt sich zytologisch und kolposkopisch der begründete Verdacht auf eine derartige Atypie, so ist eine weniger einschneidende bioptische Abklärung durch kolposkopisch gezielte Biopsien und Kürettage möglich. Bei voller Überschaubarkeit der Veränderung und fehlendem Invasionsverdacht ist eine nur oberflächlich gewebezerstörende Behandlung (Laser, Kryochirurgie, Elektrokoagulation) zu diskutieren. Anderenfalls bringt die diagnostische Messerkonisation eine zuverlässige Klärung.

Es bedarf keiner Frage, daß bei allen diagnostischen Eingriffen, die eine Narkose erforderlich machen, die Narkose- und Operationsfähigkeit der Patientin geprüft werden muß. Zusätzliche diagnostische Maßnahmen, die das übliche Vorgehen bei Hysterektomie übersteigen, sind bei Patientinnen mit Vorstadien und beginnend infiltrierendem Zervixkarzinom in der Regel nicht notwendig.

Literatur

1 Averette, H. E., B. U. Sevin, R. E. Girtanner, J. H. Ford: Prätherapeutische Staging - Laparotomie beim Zervixkarzinom. Gynäkologe 14 (1981) 164-169

2 Baltzer, J.: Die operative Behandlung des Zervixkarzinoms. Habilitationsschrift, München 1978

3 Bernaschek, G., H. Janisch: Eine Methode zur Objektivierung des Parametrienbefundes beim Zervixkarzinom. Geburtsh. u. Frauenheilk. 43 (1983) 498-500

4 Bernaschek, G., G. Tatra, H. Janisch: Die rektale Sonographie - eine Erweiterung der Rezidivdiagnostik zervikaler Neoplasien. Geburtsh. u. Frauenheilk. 44 (1984) 495-497

5 Breinl, H., H. Piroth, R. Schumann: Zur aktuellen Stellung der Konisation im Rahmen von Onkoprävention und Geschwulstdiagnostik an der Cervix uteri. Geburtsh. u. Frauenheilk. 36 (1976) 507-516

6 Burghardt, E.: Die diagnostische Konisation der Portio vaginalis uteri. Geburtsh. u. Frauenheilk. 23 (1963) 1-30

7 Burghardt, E.: Zur Operationstechnik der diagnostischen Konisation. Geburtsh. u. Frauenheilk. 23 (1963) 548

8 Burghardt, E.: Kolposkopie - Spezielle Zervixpathologie. Lehrbuch und Atlas. Thieme, Stuttgart 1984

9 Christ, F., C. Claussen, H. Brandt: Die Wertigkeit der Computertomographie bei der präoperativen Diagnostik des Zervixkarzinoms. Arch. Gynec. 235 (1983) 146-147

10 Egger, H., G. Hommel, K. Michalzik: Portioabschabung und Zervixkürettage - eine Alternative zur Konisation bei positiver Zytologie. Arch. Gynec. 227 (1979) 249-265

11 Fichtel, G.: Dysplasie und Carcinoma der Cervix uteri. Verlaufsbeobachtungen bei 118 Patientinnen nach unvollkommener Entfernung durch Konisation. Inauguraldissertation, München 1980

12 Gerteis, W.: Lymphographische Methoden. In: Allgemeine gynäkologische Onkologie, hrsg. von H. Schmidt-Matthiesen. Urban & Schwarzenberg, München 1985

13 Hansmann, M., B. J. Hackelöer, A. Staudach: Ultraschalldiagnostik in Geburtshilfe und Gynäkologie. Springer, Heidelberg 1985

14 Zur Hausen, H.: Human genital cancer. Synergism between two virus infections or synergism between a virus infection and iniciating events. Lancet 1982/II, 1370

15 Zur Hausen, H., E. M. Villiers, L. Gissmann: Papillomavirus infections and human genital cancer. Gynec. Oncol., Suppl. 12 (1981) 124-128

16 Heckemann, R., E. Löhr: Tumordiagnostik an der Leber. In: Allgemeine Gynäkologische Onkologie - Klinik der Frauenheilkunde und Geburtshilfe, Bd. X, hrsg. von H. Schmidt-Matthiesen. Urban & Schwarzenberg, München 1985

17 Hillemanns, H. G.: Biopsiemethoden und ihre selektive Anwendung in Diagnostik und Therapie des Zervixkarzinoms. Geburtsh. u. Frauenheilk. 28 (1968) 1104-1122

18 Hötzinger, H., H. Becker, V. Becker: Intrauterine Ultraschalltomographie (IUT): Vergleich mit makroskopischen Präparatschnitten. Geburtsh. u. Frauenheilk. 44 (1984) 219-224

19 Holzer, E.: Die Behandlung des Carcinoma in situ (II). Abklärung durch Konisation. Behandlung nach unvollständiger Konisation. Behandlung durch vollständige Konisation als alleinige Therapie. Zusammenfassende Betrachtungen. Arch. Gynec. 227 (1979) 225-247

20 Jung, H., H. Wimhöfer: Ein selbsthaltender „Konisationsstift" zur Erleichterung der diagnostischen Konisation. Geburtsh. u. Frauenheilk. 29 (1969) 127-129

21 Käser, O., F. A. Iklé, H. A. Hirsch: Atlas der gynäkologischen Operationen. Thieme, Stuttgart 1983

22 Kern, G.: Carcinoma in situ. Vorstadium des Gebärmutterhalskrebses. Grundlagen und Praxis. Springer, Berlin 1964

23 Kindermann, G.: Zur Stellung der bildgebenden Verfahren in der gynäkologischen Onkologie. In: Aktuelle Geburtshilfe und Gynäkologie, hrsg. von E. Melchert, L. Beck, H. Hepp, P. Knapstein, R. Kreienberg. Springer, Berlin 1986

24 Kindermann, G., W. Gerteis, J. Weishaar: Was leistet die Lymphographie in der Erkennung von Metastasen beim Zervixkarzinom? Geburtsh. u. Frauenheilk. 30 (1973) 444-452

25 Kremling, H.: Erkrankungen des Genitales und der Harnorgane. In: Gynäkologie, Urologie und Nephrologie, hrsg. von H. Kremling, W. Lutzeyer et al. Urban & Schwarzenberg, München 1977

26 Kürzl, R., J. Baltzer, K. J. Lohe: Die diagnostische Konisation der Cervix uteri. Gynäk. Prax. 6 (1982) 489-502

27 Leimann, G., N. A. Harrison, A. Rubin: Pregnancy following conization of the cervix: complications related to cone size. Amer. J. Obstet. Gynec. 186 (1980) 14-18

28 Lindell, L. K., B. Anderson: Routine pretreatment evaluation of patients with gynecologic cancer. Obstet. and Gynec. 69 (1987) 242-246

29 Lohe, K. J.: Das beginnende Plattenepithelkarzinom der Cervix uteri. Habilitationsschrift, München 1974

30 Lohe, K. J.: Early squamous cell carcinoma of the uterine cervix I. Definition and histology. Gynec. Oncol. 6 (1978) 10-30

31 Lohe, K. J., J. Baltzer: Malignome der Cervix uteri. In: Gynäkologische Onkologie für die Praxis, hrsg. von H. G. Bender. Thieme, Stuttgart 1984

32 Lohe, K. J., J. Baltzer, J. Zander: Histologische Diagnose und individuelle Krebsbehandlung in der Gynäkologie. Münch. med. Wschr. 118 (1976) 1373-1378

33 Lohe, K. J., R. Kürzl, J. Baltzer: Der aktuelle Stellenwert der Konisation bei der Abklärung und Behandlung der zervikalen intraepithelialen Neoplasie. Gynäkologe 14 (1981) 233-238

34 Lohe, K. J., G. Bräunig, R. Herboth, H. Immich: Zur Frage des günstigsten Zeitpunktes der Uterusexstirpation nach vorausgegangener Konisation. Geburth. u. Frauenheilk. 31 (1971) 138-146

35 Michalzik, K.: Ergebnisse 10jähriger Zytodiagnostik in der Frauenklinik (Unter Berücksichtigung kolposkopischer Befunde). Arch. Gynec. 218 (1975) 149-168

36 Michalzik, K., K. G. Ober: Positive Zytologie der Zervix, ihre histologische Abklärung und die anschließende Wahl der Behandlung. Geburtsh. u. Frauenheilk. 26 (1966) 202-222

37 Ober, K. G., H. P. Bötzelen: Technik, Vor- und Nachteile der Konisation der Cervix uteri. Geburtsh. u. Frauenheilk. 19 (1959) 1051-1060

38 Robrecht, D., R. Rasenack, H. Steiner, H. G. Hillemanns: Gibt es ein erhöhtes Frühgeburtenrisiko nach
Konisation? Gynäk. Prax. 4 (1980) 21–25

39 Rohde, U., W. Steinbrich: Computertomographie gynäkologischer Tumoren. In: Allgemeine gynäkologische Onkologie, hrsg. von H. Schmidt-Matthiesen. Urban & Schwarzenberg, München 1985

40 Sandoz AG: Wichtige Mitteilung über POR 8 Sandoz,
Januar 1987

41 Scott, J. W., W. B. Welch, T. F. Blake: Bloodless technique of cold knife conization (ring biopsy). Amer. J.
Obstet. Gynec. 79 (1960) 62–66

42 Schmidt-Matthiesen, H., H. Kühnle: Präneoplasien
und Karzinome der Cervix uteri. In: Spezielle gynäkologische Onkologie I. Klinik der Frauenheilkunde
und Geburtshilfe, Bd. XI, hrsg. von H. Schmidt-Matthiesen. Urban & Schwarzenberg, München 1986

43 Spiessl, B., P. Hermanek, O. Scheibe, G. Wagner:
UICC: TNM-Atlas. Illustrierter Leitfaden zur TNM-
pTNM-Klassifikation maligner Tumoren. Springer,
Berlin 1985

44 Steinbrich, W., U. Rohde, G. Friedmann: Wert der
Computertomographie für die Diagnostik der Uterustumoren und ihre Rezidive. Radiologe 22 (1982)
154–161

45 Stückler, Ch.: Portioabschabung und Zervixcurettage
zur diagnostischen Abklärung auffälliger Zytologiebe-
funde. In: Inauguraldissertation, München 1986

46 Townsend, D. E., D. R. Ostergard, D. R. Mishell,
F. M. Hirse: Abnormal papanicolaou smears - evaluation by colposcopy, biopsies and endocervical curettage. Amer. J. Obstet. Gynec. 108 (1970) 429–434

47 Urcuyo, R., R. M. Rome, J. H. Nelson jr.: Some observations on the value of endocervical curettage per-
formed as an integral part of colposcopic examination
of patients with abnormal cervical cytology. Amer. J.
Obstet. Gynec. 128 (1977) 787–792

48 Weber, T., E. Obel: Pregnancy complications following
conization of the uterine cervix (I). Acta. obstet.
gynec. scand. 58 (1979) 259–263

49 Wunderlich, U., J. H. Holzner: Der Aussagewert der
Probeexcision in der Diagnostik des Portiokarzinoms.
Geburtsh. u. Frauenheilk. 31 (1971) 545–551

50 Zander, J., J. Baltzer: Die Individualisierung der Behandlung gynäkologischer Krebse. In: Aktuelle Geburtshilfe und Gynäkologie, hrsg. von F. Melchert,
L. Beck, H. Hepp, P. G. Knapstein, R. Kreienberg.
Springer, Berlin 1986

Die Therapie der Zervixkarzinome

V. Friedberg und R. E. Herzog

Bedeutung des Zervixkarzinoms in der Gynäkologie

Die Bemühungen um eine wissenschaftlich fundierte Therapie der Uteruskarzinome reichen gut
100 Jahre zurück. Schon damals handelte es sich
bei ihnen um die häufigste der bösartigen Erkrankungen der weiblichen Geschlechtsorgane,
wobei jedoch erst Anfang unseres Jahrhunderts
die Trennung in die Krebserkrankung des Gebärmutterhalses und des Gebärmutterkörpers erfolgte. Wie aus dem entsprechenden Kapitel von
Maass hervorgeht, zeigen sie epidemiologisch
meist gegensätzliches Verhalten. Sowohl die geographische Verteilung als auch die Verschiebungen in den letzten 10 Jahren bezüglich der Häufigkeit ihres Auftretens (86) sind dadurch zu
einem Teil zu erklären. Zum anderen wird die
Inzidenz vornehmlich beim Zervixkarzinom
durch den Vorsorgeeffekt (44, 156) bestimmt,
wie auch aus Kottmeyers Annual Report des
Jahres 1982 ersichtlich ist. Dieses gilt, wenn auch
unter abgewandelten Kautelen ebenfalls für das
Endometriumkarzinom (86, 105). Insgesamt ist
jedoch trotz der beobachteten Zunahme der Inzidenzrate die Mortalität zurückgegangen. Die
5-Jahres-Überlebensrate ist zwischenzeitlich um
fast 10% angestiegen (91), wobei nach Maass
(105) der erweiterten Indikationsstellung zur
Operation eine nicht unerhebliche Bedeutung
zugesprochen werden muß. Dabei haben die in
den letzten Jahren immer subtiler gewordene histopathologische Aufarbeitung des Operations-
gutes ebenso wie verfeinerte präoperative Untersuchungsmethoden nicht nur die Operation
selbst, sondern auch die Nachbehandlung beeinflußt. Bei gleichem Stadium der Krebserkrankung gibt es also letztlich eine Reihe von Faktoren, die das Schicksal des Individuums bestimmen, und es soll daher die Aufgabe dieses
Beitrages sein, die therapeutischen Maßnahmen
und Ergebnisse nach diesen Richtungen auszu-
leuchten, um unter Zuhilfenahme aller derzeit
zur Verfügung stehenden Untersuchungsmethoden Hinweise auf eine möglichst individuelle
Therapie des Zervixkarzinoms zu geben.

Historischer Überblick über die Therapie des Zervixkarzinoms

Zervixkarzinome oder diesen ähnliche Veränderungen wurden als solche bis zur Einführung der
Spekulumuntersuchung kaum erkannt und meist
symptomatisch mit Adstringentien behandelt.
Zwar wurde ab dem 16. Jahrhundert über meist

Tabelle **1** Meilensteine in der Therapie des Zervixkarzinoms

Freund	(1878)	Totale Hysterektomie
Wertheim	(1900)	Erweiterte abdominale Hysterektomie mit selektiver Lymphonodektomie
Schauta	(1902)	Erweitere vaginale Hysterektomie
Cleaves	(1903)	Radiumtherapie
Dessauer	(1905)	Röntgentherapie
Heyman	(1936)	Intrakavitäre Auslastung
Mitra	(1938)	Vaginale extraperitoneale selektive Lymphonodektomie
Meigs	(1944)	Erweiterte abdominale Hysterektomie mit totaler Lymphonodektomie
Karnofsky	(1948)	Chemotherapie
Brunshwig	(1948)	Exenteration
Averette	(1972)	Paraaortale Staging-Laparotomie

vergebliche Versuche berichtet, einen karzinomatösen Uterus zu exstirpieren, aber oft handelte es sich bei diesen Eingriffen nur um erweiterte Exzisionen, oder sie waren von einer so hohen Mortalität begleitet, daß sie bald wieder verlassen wurden (48) (Tab. 1).

Auch der von FREUND (53) inaugurierten transabdominalen Hysterektomie blieb diese Entwicklung nicht erspart. Sie wurde von der von CZERNY ebenfalls 1878 beschriebenen totalen vaginalen Hysterektomie abgelöst (158). Als jedoch pathologisch-anatomische Untersuchungen über die Ausbreitung des Zervixkarzinoms im kleinen Becken vorgelegt und die Forderungen von WINTER nach einer zumindest zweijährigen Überlebenszeit angenommen wurden, griff man auf FREUNDs Operation zurück. Nach RUMPF, der die Ureteren freilegte, war es WERTHEIM (155), der zusätzlich suspekte Beckenlymphknoten herauspräparierte und damit die Grundlage für die heute noch nach ihm benannte Operation schuf. 1902 stellte SCHAUTA eine vaginale Operationsmethode vor, die unter Herauspräparation der Ureteren die Mitnahme der parametranen Anteile und auch einzelner Lymphknoten ermöglichte. Diese Operation, die sich jahrelang großer Beliebtheit erfreute, ist jedoch heute, wo besonderer Wert auf die Entfernung der verschiedenen Lymphknotenstationen gelegt wird, verlassen. Zum gleichen Zeitpunkt führte CLEAVES (35) die lokale Strahlentherapie in die Behandlung des Zervixkarzinoms ein. Sie wurde von HEYMAN (76) durch die intrakavitäre Auslastung in einer Weise perfektioniert, daß sie in nur geringgradig abgewandelter Form auch heute noch gültig ist. Nicht halten konnte sich die von MITRA 1938 beschriebene extraperitoneale selektive Lymphonodektomie. Die abdominale Wertheimsche Operation wurde dann

1944 durch MEIGS aufgegriffen und durch die totale Lymphonodektomie im Bereich des kleinen Beckens erweitert. Von verschiedenen Varianten abgesehen ist diese jetzt nach WERTHEIM und MEIGS gemeinsam benannte Operationsmethode als der Standardeingriff für die Zervixzinome zu betrachten. Sie wurde 1948 durch BRUNSHWIG unter Mitnahme der benachbarten Organe zur Eviszeration erweitert, einem Eingriff, der auch heute nach kritischster Indikationsstellung einigen Fällen mit einem fortgeschrittenen Karzinom vorbehalten bleibt. Die später von AVERETTE propagierte Ausdehnung der Lymphonodektomie auf die paraaortale Region (s. AVERETTE u. Mitarb. 1972), nicht so sehr zu therapeutischen als zu diagnostischen Zwecken, gewann dagegen an Bedeutung.

Für die nicht operablen Fälle bot sich die von DESSAUER (43) erstmals an der Haut angewandte externe Röntgenbestrahlung an. Nachdem die tumorstatische Wirkung des Senfgases erkannt wurde (87), wurden auch Zytostatika bei der Therapie eingesetzt; eine Hormontherapie, die ja beim Mammakarzinom schon Ende des vorigen Jahrhunderts in Form ablativer Maßnahmen bekannt war, wendeten KELLY u. BAKER (89) beim Endometriumkarzinom an. Genauere Angaben enthalten die entsprechenden Kapitel.

Derzeitige Therapieformen des Zervixkarzinoms

Die Hauptpfeiler der Therapie des Zervixkarzinoms stellen die Operation und/oder die Bestrahlung dar. Unter anderen Therapieformen, die partielle Erfolge verbuchen können, wäre lediglich die Chemotherapie zu nennen, nicht jedoch die Hormontherapie wie z.B. beim Endometriumkarzinom. Immunstimulierenden und diätetischen Maßnahmen kommen bei der Behandlung des Zervixkarzinoms nur eine untergeordnete Bedeutung zu. Sie werden in anderen Kapiteln ausführlich abgehandelt und daher im Rahmen dieses Beitrages nur kurz vorgestellt.

Operatives Vorgehen

Nach der Stadieneinteilung der FIGO ist eine operative Therapie der Gebärmutterhalskarzinome im Regelfalle bis höchstens zum Stadium IIb sinnvoll, da nur dann noch eine Operationsebene zwischen Beckenwand und Bandapparat gegeben ist. Auch wenn der therapeutische Effekt der in Verbindung mit der Wertheimschen Operation durchgeführten Lymphonodektomien noch umstritten ist, so darf die Bedeutung der möglichst radikalen Lymphonodektomie nicht unterschätzt werden, da das Ausmaß des histologisch nachgewiesenen Nodalstatus in erheblichem Maße die Folgetherapie und auch die Prognose bestimmt (93). Möglicherweise ist die anhand der histologischen Stadieneinteilung orientierte zusätzliche Strahlentherapie die Ursache für die weltweit um 10% höher angegebene Überlebensrate der Zervixkarzinome bei den operierten Patientinnen mit oder ohne Nachbestrahlung, verglichen mit denjenigen, die einer alleinigen Strahlentherapie unterzogen wurden. Um die zahlreichen, zum Teil auch hinsichtlich des therapeutischen Vorgehens voneinander abweichenden Literaturangaben, bezogen auf die einzelnen Stadien des Zervixkarzinoms, interpretieren zu können, werden zuerst die gängigen operativen Verfahren besprochen.

Abdominales Vorgehen

Die Kenntnisse über die lymphogene Ausbreitung der Gebärmutterkarzinome (s. Kap. KINDERMANN, MAASSEN) haben die abdominalen Verfahren in den Vordergrund der operativen Therapie gerückt; zum großen Teil auch dadurch, weil sie gestatten, intraoperativ die Lymphabflußgebiete palpatorisch zu eruieren und ggf. gezielte Probeexzisionen zu entnehmen. Eine postoperative intensive Betreuung und die Möglichkeit der antibiotischen Therapie haben dagegen die früher beschriebenen Vorteile des vaginalen Vorgehens bei den invasiven Karzinomen in den Hintergrund treten lassen.

Einfache abdominale Hysterektomie (mit oder ohne Adnexen)

Die einfache abdominale Radikaloperation besteht aus der transperitonealen Exstirpation der Gebärmutter mit oder ohne Anhänge. Sollen die Adnexen mit entfernt werden, so werden sie von ihrem Gefäßbündel abgesetzt. Nach Durchtrennung des Lig. rotundum in seinem uterinen Ansatz wird die Plica lata eröffnet und gestattet die Präparation des uterinen Gefäßbündels. Nach Abpräparation der Harnblase bis auf die Scheide herunter und nach Durchtrennung der Sakrouterinligamente kann nun die Gebärmutter von ihrem Gefäßbündel in Isthmushöhe, den unteren parametranen Anteilen und der Scheide abgesetzt werden. Für die Vorstadien des Gebärmutterhalskrebses (CIN II u. CIN III) sowie für manche Formen des Mikrokarzinoms kann dieser Eingriff als ausreichende Behandlung gelten. Bevorzugt ist aber in diesen Fällen der vaginale Weg oder auch die Konisation (s. Abschnitte „Konisation" und „Einfache vaginale Hysterektomie").

Abdominale Radikaloperation (Wertheimsche Operation)

Die erweiterte Uterusexstirpation unterscheidet sich von der einfachen Hysterektomie dadurch, daß Teile des Bandapparates und der Scheide mit entfernt werden. Dies setzt voraus - und darin besteht auch die Schwierigkeit -, daß der Ureter beiderseits aus dem Beckenbindegewebe herausgelöst wird unter Darstellung des oberen Drittels des Scheidenrohres und der Parakolpien bei gleichzeitiger Abpräparation der Blase und des Enddarms. Je nach Ausdehnung des Karzinoms wird der Uterus unter Mitnahme eines mehr oder minder großen Anteiles von Aufhängeapparat und Scheide abgesetzt. Das Operationspräparat zeigt dann neben der nahe der A. umbilicalis abgesetzten A. uterina die Parametrien und Parakolpien mit dem entsprechenden Scheidenanteil.

Pelvine Lymphonodektomie

Das nach MEIGS benannte operative Verfahren umfaßt die transperitoneale pelvine Lymphonodektomie. Dazu war es notwendig, im Gegensatz zu seinen Vorgängern, die suspekte Lymphknoten lediglich selektiv entfernten, die Gefäße des kleinen Beckens darzustellen, um das gesamte Lymphknotenfettgewebe von ihnen und den benachbarten Organen abzutrennen. Auch hier existieren in Abwandlung von dem von MEIGS beschriebenen Vorgehen unterschiedliche Varianten, die unserer Ansicht nach zumindest folgende Lymphknotenstationen umfassen sollten:
1. Lymphonoduli iliaci communes,
2. Lymphonoduli iliaci externi,
3. Lymphonoduli iliaci interni,
4. Lymphonoduli obturatorii,
5. Lymphonoduli paraureterales.
Das Operationspräparat sollte anatomisch möglichst korrekt bezeichnet werden und die Zuordnung der einzelnen Lymphknotenstationen erkennen lassen.

Paraaortale Lymphonodektomie

Die von AVERETTE zur Routine empfohlene paraaortale Lymphonodektomie umfaßt im Idealfalle die Lymphabflußgebiete des Uterus einschließlich der ovariellen Gefäße von der Aortengabel bis hin zur Einmündung beider Nierenvenen in die große Hohlvene. Dabei wird nach Darstellung der A. mesenterica inferior, deren Unterbindung und Durchtrennung notfalls in Kauf genommen werden kann, das Lymphknotenfettgewebe von der Mitte der A. bzw. V. iliaca communis nach kranial präpariert bis zur Einmündung der V. ovarica in die V. cava bzw. in die V. renalis. Dabei erfolgt auf der linken Seite die Präparation mehr wirbelsäulennahe unter der Aorta, auf der rechten Seite mehr neben ihr auf der V. cava. Auch hier sollte die anatomische Zuordnung der entnommenen Lymphknoten dem pathologisch-anatomischen Untersucher kenntlich gemacht werden. Wir empfehlen daher bei diesen Operationen die Verwendung eines sterilen Tabletts mit einer anatomischen Vorlage, um dem Histologen die topographische Zuord-

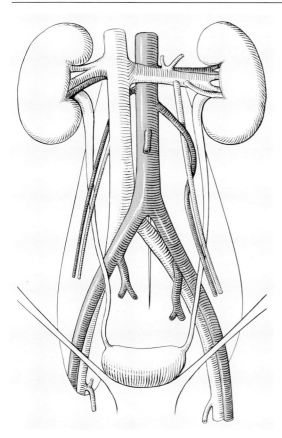

Abb. **1** Vorlage zur topographisch-anatomischen Bezeichnung der Operationspräparate des Zervixkarzinoms

nung des entnommenen Gewebes zu erleichtern (Abb. **1**).

Eviszeration oder Exenteration

In fortgeschrittenen Stadien oder bei Rezidiven wächst das Karzinom meist in die benachbarten Organe Harnblase oder Rektum ein. Sofern zwischen Beckenbindegewebe und Beckenwand eine Operationsebene besteht, kann dann eine ultraradikale Operation, wie sie BRUNSHWIG (26) erstmals routinemäßig durchführte, erwogen werden. Sollten sich dabei im Rahmen der pelvinen oder paraaortalen Lymphonodektomie bei der Schnellschnittuntersuchung karzinompositive Befunde zeigen, ist die Vornahme des Eingriffs wenig sinnvoll. Sie empfiehlt sich dann allenfalls bei Fällen, bei denen man eine „Kloakenbildung" im Bereich des Primärtumors verhindern oder beseitigen will. Um eine Übertherapie zu vermeiden, empfehlen daher DI SAIA u. CREASMAN (46) in Übereinstimmung mit zahlreichen Autoren nach histologischer Sicherung des Karzinoms folgende Schritte im Rahmen der Laparotomie:
1. Sorgfältige Exploration des gesamten Abdomens und des kleinen Beckens zum Aus-

schluß peritonealer, Leber- und anderer viszeraler Metastasen.
2. Selektive paraaortale Lymphonodektomie.
3. Bilaterale pelvine Lymphonodektomie.
4. Beckenwandrevision.

Sollte sich bei den jeweiligen Schnellschnittuntersuchungen Tumorgewebe nachweisen lassen, so ist im entsprechenden Stadium der Operation zu erwägen, ob diese abgebrochen oder palliativ beendet werden sollte.

Bei der Exenteration wird immer – sofern noch vorhanden – das innere Genitale einschließlich der Scheide bis hin zum Introitus mit entfernt, ggfl. auch die Vulva. Bei der vorderen Eviszeration oder Exenteration wird zusätzlich nach Durchtrennung der vorderen Gefäße der A. iliaca interna die Harnblase mit Urethra entfernt unter Anlage einer Harnableitung. In diesem Fall resultiert als Operationspräparat das innere Genitale (oder bei Rezidiven seine Residuen) mit Aufhängeapparat und Harnblase mit Urethra. Bei der hinteren Eviszeration werden neben dem inneren Genitale samt Aufhängeapparat oder Residuen desselben befallene Anteile des Rektosigmoids entfernt, unter Ligatur der nach dorsal abgehenden Gefäße der A. iliaca interna. Der Darminhalt wird durch einen endständigen Anus praeternaturalis abgeleitet. Häufig gelingt es aber, einen Rektumstumpf zu erhalten, den man mit der kranialen Sigmaschlinge anastomosiert, um die Darmkontinuität und Sphinkterkontinenz zu erhalten und der Patientin einen Anus praeter zu ersparen. Als Operationspräparat resultiert in diesem Fall das innere Genitale oder dessen Residuen mit Bandapparat und anhängendem Enddarmanteil.

Bei entsprechender Ausbreitung des Karzinoms oder seines Rezidivs muß die totale Exenteration vorgenommen werden, wobei nach Durchtrennung des inneren iliakalen Gefäßbündels das gesamte kleine Becken einschließlich Harnblase, innerem Genitale und Enddarm ausgeräumt wird. Die Harnableitung erfolgt dann über ein Darmconduit, die des Stuhls über einen endständigen Anus praeter. Das Operationspräparat besteht aus Harnblase samt Urethra, dem inneren Genitale bzw. seinen Residuen und dem Enddarm einschließlich Lymphknoten und Bandapparat.

Vaginale Operationsverfahren

Die von SCHAUTA (136) vorgestellte erweiterte vaginale Hysterektomie zur Behandlung der Zervixkarzinome wurde wegen ihrer im Vergleich zur Wertheimschen Radikaloperation geringeren Mortalitätsrate anfangs begünstigt. Mit zunehmendem Trend zu der möglichst radikalen Chirurgie der Lymphabflußgebiete wurde sie dann jedoch durch die abdominalen operativen Verfahren abgelöst, zumal sich deren Morbiditätsrate durch Einführung der Antibiotikatherapie und einer verbesserten Intensivpflege drastisch verringerte. Dennoch haben die vaginalen Operationsverfahren vornehmlich bei den frühesten Stadien des Kollumkarzinoms ihre Vorteile.

Konisation

Bei der Konisation handelt es sich um eine kegelförmige Gewebeexzision der Portio vaginalis uteri unter Mitnahme der Übergangzone vom Plattenepithel zum zervikalen Drüsenfeld, da diese als Prädilektionsstelle des Kollumkarzinoms gilt (29). Je nach Beschaffenheit der Portio oder nach endokrinem Einfluß resultieren daraus vom flachen breitbasigen Konus bis zum tiefen schmalbasigen Konus individuelle Formen dieses Eingriffs. Dysplastische Plattenepithelveränderungen sollten dabei berücksichtigt werden, hierbei erweist sich die Jodprobe als hilfreich. Die Verschorfung der Wundfläche dient nicht nur der Blutstillung, sondern schafft auch eine Sicherheitszone (75). Der Konisation kommt überwiegend diagnostischer Charakter zu, lediglich in Ausnahmefällen, bei dringend bestehendem Kinderwunsch, ist sie bei der Therapie des Mikrokarzinoms (FIGO I a), sofern dieses histologisch allseits im Gesunden entfernt wurde, passager zu vertreten (s. a. Kap. LOHE und BALTZER).

Das kegelförmige Gewebsstück mit Plattenepithel und zervikalem Drüsenfeld sollte dabei in zahlreichen Schnittstufen untersucht werden.

Einfache vaginale Hysterektomie

Die einfache vaginale Hysterektomie ist die bevorzugte Therapieform des Carcinoma in situ der Zervix, da sie es ohne größere Probleme gestattet, mit Hilfe der Schillerschen Jodprobe klinisch suspekte Areale des Überganges der Portio zur Scheide mit zu entfernen und dadurch nach KINDERMANN (92) die Rezidivquote zu senken. Sofern durch vorausgegangene Konisation ein Mikrokarzinom hinlänglich sicher im Gesunden entfernt wurde, ist sie auch für dessen Behandlung ausreichend. Nach Durchtrennen der Scheidenhaut wird dabei die Harnblase von der Cervix uteri abpräpariert und nach Eröffnen des Douglasschen Raums der Uterus schrittweise bis zu seinem Gefäßbündel abgesetzt. Dann wird die Blasenumschlagsfalte gespalten, und nach Durchtrennung des Gefäßbündels erfolgt die Abpräparation von den Adnexen und den oberen Teilen des Bandapparates. Die Adnexen selbst können – wenn notwendig – nachträglich reseziert werden.

Das Operationspräparat besteht aus dem vollständigen Uterus und den ggf. nachresezierten Adnexen.

Vaginale Radikaloperation

Auch die mehrfach modifiziert erweiterte vaginale Hysterektomie nach SCHAUTA hat sich bei der Therapie der Zervixkarzinome nur in Ausnahmefällen behaupten können. Sie wird heute allenfalls bei extrem adipösen Patientinnen und lokal begrenztem Befund diskutiert. Ausschlaggebend dafür war die Tatsache, daß die Überlebensrate des Karzinoms beim operativen Vorgehen von dem Ausmaß der lymphogenen Aussaat bestimmt wird und daß eine Lymphonodektomie auf vaginalem Weg sich nicht als ausreichend erfolgreich erwies. Nach Zirkumzision der Scheidenmanschette und Abpräparation des Rektums von der Scheide werden die Parakolpien dargestellt. Die Freipräparation der unteren parametranen Anteile erfolgt durch Abschieben der Blase und Ureterolyse. Der Uterus kann dann beckenwandnahe über Klemmen einschließlich seines Bandapparates abgesetzt werden. Zur Untersuchung gelangt die vollständig entfernte Gebärmutter mit breiten Parametrien und Parakolpien sowie dem entsprechenden Scheidenanteil und den ggf. nachresezierten Adnexen. Im Vergleich zur Wertheimschen Operation lassen sich bei dem vaginalen Vorgehen die Parakolpien leichter entfernen.

Vaginale pelvine Lymphonodektomie

Vereinzelte suspekte Lymphknoten wurden schon Anfang unseres Jahrhunderts im Rahmen der erweiterten vaginalen Hysterektomie mit entfernt. Die systematische extraperitoneale vaginale Lymphonodektomie erfolgte jedoch erst später durch MITRA (112). Da durch diesen Eingriff die Ausräumung der pelvinen Lymphknoten nicht mit der sich später als erforderlich erweisenden Radikalität durchgeführt werden konnte, spielt die vaginale pelvine Lymphonodektomie bei der Therapie der Uteruskarzinome nur eine untergeordnete Rolle. Vorwiegend wird Lymphknotenfettgewebe aus dem Bereich der internen iliakalen Gefäße entfernt.

Strahlentherapie des Zervixkarzinoms

Da der Strahlentherapie ein eigenes Kapitel gewidmet ist, soll hier nur kurz auf sie eingegangen werden, und nur in dem Ausmaß, wie es für das Verständnis dieses Beitrages erforderlich erscheint. Dabei unterscheidet man je nach Applikationsart zwischen Kontaktbestrahlung und Perkutanbestrahlung (Tab. 2).

Kontaktbestrahlung

Bei der Kontaktbestrahlung als der ältesten Form der Strahlentherapie wird die Strahlenquelle in unmittelbarer Nähe des Tumors appliziert. In Abwandlung der klassischen Form der intrakavitären Auslastung von HEYMAN (1936)

Tabelle **2** Strahlentherapie beim Zervixkarzinom (nach *Frischbier* [57], *Demaille* [41], *Gauwerky* [63], *Frischkorn* [58])

1. Kontaktbestrahlung
   intrakavitäre Auslastung
   intravaginale Auslastung
   Spickung
2. Perkutanbestrahlung
   Homogenbestrahlung
   Rotationsbestrahlung
3. Kombinationsbestrahlung

werden zahlreiche Verfahren beschrieben, bis hin zur Afterloading-Technik (74). Traditionell wurde die Dosis in Milligrammelementstunden angegeben (mgeh), wobei Dosen zwischen 7200 und 7500 mgeh bei der alleinigen Strahlentherapie üblich sind. Da diese Angaben keine Aussage über die eingestrahlte Dosis zulassen, wurde vorgeschlagen, auch diese in Gray (Gy) anzugeben. Dabei sollte das Myometrium Strahlendosen in der Größenordnung von 100 bis 120 Gy erhalten mit einer Richtdosis von 90 Gy an der Serosa des Uterus. Die Belastung der benachbarten Organe sollte nicht mehr als 60 Gy betragen (31, 58).
Bei der intravaginalen Auslastung werden meist zwischen 600 und 1200 mgeh appliziert, wobei die Höhe der Perkutanbestrahlung berücksichtigt werden sollte. Die Kontaktdosis an der Scheide sollte nicht höher als 40 Gy liegen, die Gesamtbelastung an der Scheidenhaut 60 Gy nicht deutlich überschreiten (58).
Eine Sonderform der Kontakttherapie stellt die Spickung mit nadelförmigen Isotopenträgern dar, die der Therapie von Rezidiven vorbehalten ist. Der Effekt ist lokal begrenzt, günstige Langzeiterfolge sind kaum zu erwarten.

Perkutanbestrahlung

Im Gegensatz zu der Kontaktbestrahlung mit abfallenden Isodosenkurven wird bei der homogenen Perkutanbestrahlung das im voraus bestimmte Strahlenfeld gleichmäßig mit der erforderlichen Dosis ausgelastet, die im Regelfalle zwischen 40 und 60 Gy liegt. Dabei werden je Einzelsitzung zwischen 2 und 3 Gy eingestrahlt. Bei der Rotationsbestrahlung konzentriert sich die Höchstdosis auf im voraus bestimmte Prädilektionsstellen, wobei durch eine bewegliche Strahlenquelle radiogene Schäden im Umfeld verringert werden.

Kombinierte Bestrahlung

Bei dieser Form der Strahlentherapie handelt es sich um eine kombinierte Kontakt- und Perkutanbestrahlung. Wird in Verbindung mit der Kontaktbestrahlung eine Homogenbestrahlung durchgeführt, ist es notwendig, bei dieser den Wirkungsbereich der Kontaktbestrahlung auszublenden, da sonst Summationseffekte entstehen, die in Form sogenannter „heißer Zonen" zu erheblichen Strahlenschäden führen können. Das gleiche gilt für die Rotationsbestrahlung. Hier ist zwar eine Ausblendung nicht vonnöten, aber die Felder müssen so angelegt sein, daß Überschneidungen mit dem durch Kontakttherapie bestrichenen Feld möglichst gering gehalten werden.

Andere Therapieformen

Als weitere Behandlungsarten bzw. additive Maßnahmen werden kurz die Chemotherapie und die Hormontherapie, immunstimulierende und diätetische Maßnahmen umrissen.

Chemotherapie

Nach der Entdeckung von KARNOFSKY (87), daß sich Senfgas hemmend auf das Tumorwachstum auswirkt, wurden zytostatische Therapeutika auch bei Zervixkarzinomen eingesetzt. Ihre Ansprechrate ist jedoch meist gering. Dieses gilt besonders für die Monotherapie. Anhand einer Übersicht hat DEMAILLE (41) bei 1163 Patientinnen, die mit 18 verschiedenen Zytostatika behandelt wurden, eine Remissionsrate von 0 bis 44% beschrieben, im Mittel waren es 20,9%. Bessere Ergebnisse werden bei einer zytostatischen Kombinationstherapie angegeben, nach der neueren Literatur sind zu empfehlen adriamycin-, mitomycin-c- oder cisplatinhaltige Kombinationen (Tab. 3). Eine ausführliche Übersicht über die zahlreichen Formen der Zytostatikatherapie bei den Zervixkarzinomen hat kürzlich UMBACH (152) vorgelegt.

Hormontherapie

Das Plattenepithelkarzinom der Zervix wird nicht zu den hormonabhängigen Tumoren gerechnet. Aufgrund der Entwicklung der Rezeptortheorie durch JENSEN (1962) kann inzwischen hinreichend sicher angenommen werden, daß

Tabelle **3** Bevorzugte Chemotherapie beim Zervixkarzinom (nach *Guthrie* [67], *Papavasiliou* [123], *Trope* [148], *Hanjani* [70], *Chan* [34], *Miyamoto* [113], *Leichman* [102], *Krebs* [96], *Boice* [20], *Trope* [148], *Baker* [5], *Swenerton* [147], *Daghestani* [38], *Friedlander* [56], *Rosenthal* [133], *Surwit* [146], *Kavanagh* [88], *Vermorken* [153], *Fine* [49], *Carlson* [32], *Sorbe* [142], *Guthrie* [65])

1 Adriamycin – Kombinationen
  Adriamycin – Methotrexat
  Adriamycin – Cyclophosphamid
2 Mitomycin-C – Kombinationen
  Mitomycin-C – Bleomycin
3 Cisplatin – Kombinationen
  Cisplatin – Adriamycin
  Cisplatin – Bleomycin

die Wirkung von Hormonen in den Zielorganen an vorhandene spezifische Rezeptoren gebunden ist. Ihre Bestimmung im Tumorgewebe kann daher die Indikation zur Hormontherapie steuern. Beim Zervixkarzinom wird aufgrund weitgehend fehlender Östrogen- und/oder Progesteronrezeptoren ein hormonempfindliches Tumorgewebe sowie eine Wirksamkeit von Gestagenen und Antiöstrogenen nicht erwartet. Dennoch werden sie gelegentlich aus palliativen Überlegungen eingesetzt.

Immunstimulierende Maßnahmen

Die Immuntherapie hat bei Uteruskarzinomen bisher keine Bedeutung. Klinische Untersuchungen sind selten und haben keine schlüssigen Ergebnisse erbracht (41). Dennoch wird eine Immuntherapie als notwendig angesehen bei jenen Patientinnen, bei denen sich, sei es durch das Karzinom selbst, sei es durch seine Therapie, eine Schwäche des Immunsystems herausgebildet hat (82, 134). Auf Einzelheiten wird in dem entsprechenden Kapitel verwiesen.

Diätetische Maßnahmen

Eine Umstellung der Ernährung ist Bestandteil mancher Nachsorgemaßnahmen. Wenn auch beschrieben wird, daß ähnlich wie immunstimulierende Maßnahmen auch die Umstellung der Ernährung auf vorwiegend pflanzliche Nahrungsmittel die allgemeine Abwehrlage des Körpers positiv beeinflußt, so läßt sich ein entsprechender Erfolg bei der Behandlung bösartiger Tumoren nicht mit hinlänglicher Sicherheit nachweisen.

Wie die immunstimulierenden sind auch die diätetischen Maßnahmen Teile der Anthroposophenmedizin. Die nur spärlichen Angaben lassen keine Aussagen über Erfolge bei der Therapie des Zervixkarzinoms zu. Auch hier wird auf das entsprechende Kapitel verwiesen. Darüber hinaus hat SCHUMACHER sich kürzlich (138) mit dem Problem der sogenannten unkonventionellen Krebstherapie auseinandergesetzt.

Komplikationen bei verschiedenen Therapieformen

Die Komplikationsrate bei der Therapie des Zervixkarzinoms wird nicht nur bestimmt durch Art und Radikalität der angewandten Maßnahmen und die Erfahrung des Therapeuten, sondern auch durch etwaige Vor- oder Nachbehandlung. Kombinierte radiologisch-chirurgische Verfahrensweisen sind nach den Angaben von KUCERA (99) mit einer nahezu um die Hälfte erhöhten Rate irreversibler Komplikationen behaftet. Dabei führt eine Bestrahlung mit nachfolgender Operation nach NELSON (116) zu einer erheblich höheren Komplikationsrate, als eine Bestrahlung nach der Operation.

Während es sich bei den operativen Komplikationen in der Überzahl der Fälle um Frühkomplikationen handelt, treten die Folgeschäden der Strahlentherapie meist verzögert, oft sogar nach Jahren auf. Der unmittelbare Schaden direkt nach dem chirurgischen Eingriff ist also eher abzuschätzen als nach einer Bestrahlung. Vor- und Nachteile der entsprechenden therapeutischen Maßnahmen müssen daher sorgfältig erwogen werden.

Komplikationen der operativen Therapie

Mit zunehmender operativer Radikalität müssen die peri- und postoperativen Komplikationen zwangsläufig zunehmen. So werden bei der einfachen Hysterektomie, die der Behandlung des mikroinvasiven Kollumkarzinoms (FIGO Ia) vorbehalten sein sollte, irreversible Komplikationen nur selten beschrieben. Bei den reversiblen Komplikationen handelt es sich meist um Entzündungen des Beckenbindegewebes (94) oder um Zystitiden und Proktitiden (99).

Die häufigsten Komplikationen der erweiterten Radikaloperation nach Wertheim-Meigs oder verwandter Verfahren sind aus der Tab. 4 ersichtlich. Allgemeine Komplikationen wie Nachblutungen, Infektionen und Embolien liegen anhand des Zahlenmaterials dieser Tabelle zwischen 6,5 und 10%. Auch die Mortalität von im Mittel 1% hat sich in den letzten Jahren nur unwesentlich verbessern lassen. Im Gegensatz zu diesen allgemeinen Komplikationen erscheinen besonders diejenigen als wesentlich, die dem Operationstyp direkt zuzuordnen sind, dies sind Komplikationen vorwiegend an den harnableitenden Wegen und am Darm, wobei erstere überwiegen.

Entsprechende Untersuchungen mit den größten Fallzahlen haben BALTZER (8) und DI RE (45) vorgelegt. Dabei beschrieb BALTZER (8) insgesamt eine urologische Komplikationsrate von 3,7% (Abb. 2). DI RE (45) fand bei nahezu gleich hoher Patientenzahl von über 1000 mit 5,5% eine höhere Rate von Urinfisteln und beschrieb zusätzlich 2% Ureterstenosen mit Hydronephrosen sowie eine gesamturologische Mortalität von

Tabelle 4   Komplikationsrate bei der erweiterten radikalen Hysterektomie mit Lymphonodektomie (Wertheim-Meigs) innerhalb der letzten 10 Jahre (n = 1868) (nach *Langley* [101], *Baltzer* [8], *Gitsch* [64], *Powell* [129])

Mortalität	0,8%
Nachblutungen	2,9%
Infektionen	4,0%
Embolien	1,6%
Hydronephrosen	5,5%
Urinfisteln	1,6%
Blasenatonie	4,2%
Darmverschluß	5,1%

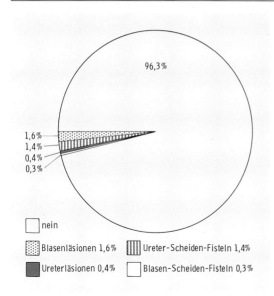

nein

▦ Blasenläsionen 1,6% ‖‖ Ureter-Scheiden-Fisteln 1,4%

■ Ureterläsionen 0,4% ☐ Blasen-Scheiden-Fisteln 0,3%

Abb. **2** Urologische Komplikationen bei 1092 ausgedehnten Krebsoperationen (8)

0,7%. In diesem Bereich liegen auch die Angaben weiterer Autoren (64, 101, 129). Dabei gibt GITSCH (64) mit 0,4% die niedrigste Fistelrate an, LANGLEY (101) mit 7% die höchste. Die Rate der irreversiblen Komplikationen am Darm schwankt in diesen Publikationen zwischen 0,4% (64) und 3,9% (130). Diesbezügliche Angaben von BALTZER (8) und KUCERA (99) liegen mit 0,7% respektive 2,5% innerhalb dieser Grenzen. Berücksichtigt man neben den irreversiblen Komplikationen die reversiblen, so zeigt sich, daß diese gehäufter vorkommen. KUCERA (99) fand sie mit 15% um das Dreifache erhöht (Tab. 5). Bei der Aufschlüsselung nach weiteren, nur zum Teil passageren Komplikationen fand GITSCH (64) eine Inkontinenzrate von 11% und

einen fehlenden Miktionsdrang in 19,4% seiner Patientinnen.

Eine erhöhte Restharnmenge, die länger als 3 Wochen nach der Operation bestand, konnte in 6,3% nachgewiesen werden.

Weitaus höher lagen die Angaben von RALPH (132), der 51 Patientinnen postoperativ bis zu 60 Monaten im Hinblick auf urologische Komplikationen überwachte. Dabei zeigten 80% eine erschwerte Spontanmiktion, 59% eine Streßinkontinenz und 40% einen verminderten Harndrang, 35% eine erhöhte Restharnmenge und 55% urodynamisch einen gestörten Miktionsablauf. Dennoch erwiesen sich in jeweils 80% aller Patientinnen der Ureterozystoskopiebefund und die röntgenologische Darstellung der harnableitenden Wege als unauffällig. Trotz dieser hohen Rate von Beschwerden waren subjektiv jedoch zwei Drittel der Patientinnen zufrieden.

Wird die Lymphonodektomie in den paraaortalen Bereich hinein ausgedehnt, so resultiert daraus keine Zunahme der urologischen Komplikationen. Bei diesen Eingriffen ist, wie BELINSON schon 1969 nachwies, die Hauptkomplikation im Ileus zu sehen, den er in seinem Untersuchungsgut von 300 Patientinnen als durch Abstopfen des Darmkonvoluts sekundär entstanden bezeichnete. Werden die operativen Eingriffe zu exenterativen Verfahren ausgeweitet, so führen diese zu einer signifikanten Zunahme der Komplikationen. Auch die Mortalitätsrate ist ungleich höher. Nach einer Sammelstatistik von DI SAIA (46) ist sie seit 1965 nahezu gleich geblieben (nahezu 12,8% gegenüber 13%). DI SAIA hebt dabei besonders hervor (46), daß innerhalb der letzten Jahre einer jeden Untersuchungsreihe die Mortalitätsrate entscheidend verringert werden konnte und führt dies auf die zunehmende Erfahrung bei der Durchführung dieser seltenen und risikoreichen Eingriffe zurück. Die Tatsache, daß wir in den letzten sieben Jahren keine

Tabelle **5** Reversible und irreversible Komplikationen entsprechend der Operationsart von 117 5-Jahres-geheilten Fällen von Carcinoma colli uteri (*Kucera* u. Mitarb., [99])

Operationsart	n	Reversible Komplikationen			Irreversible Komplikationen		
		Total	Zystitis	Proktitis	Total	Fistula vesicovaginalis	Fistula-rectovaginalis
Latzko-Meigs	35	6 (17%)	5	1	3 (8,5%)	1	2
Wertheim	49	6 (12%)	4	2	1 (2%)	1	–
Exstirpatio uteri per Lap.	16	2 (12,5%)	1	1	–	–	–
Schauta	3	–	–	–	2	1	1
Exstirpatio uteri per Vag.	10	1	1	–	–	–	–
–							
Konisation	4	3	2	1	–	–	–
Total	117	18 (15%)	13	5	6 (5%)	33	

Patientin nach einer Exenteration perioperativ verloren haben (54), bestätigt dies.

Bei diesen ultraradikalen Eingriffen stellen die Harnableitungen besondere Probleme dar. Hierzu und auch bezüglich der Komplikationen wird auf die schon vorher zitierten gynäkologischen operativen Atlanten ebenso verwiesen wie auf urologische. Zusätzlich zeigte ORR (122), daß in 12,2% wegen urologischer Komplikationen eine neuerliche Operation erforderlich war und daß bei 61% seiner 115 Patientinnen wegen nicht maligner Erkrankungen des Harntraktes eine Rehospitalisierung erforderlich wurde. Die Verwendung nicht bestrahlter Darmanteile zur Harnableitung führte zu einer verringerten Komplikationsrate. Erwähnenswert als Komplikation ist auch, da meist nicht bekannt, nach MONAGHAN (114) das Symptom des „leeren Beckens". Die Beschwerden entstehen dabei durch Dislokation des Intestinums.

HEATH (72) konnte dem zum Teil begegnen durch eine gleichzeitige vaginale Rekonstruktion mit Hilfe eines myokutanen Grazilislappens. Auch wenn sich heute (54) 5-Jahres-Überlebensraten um 40% erhalten lassen, so sollten diese Eingriffe strengster Indikationsstellung unterliegen. Nach MONAGHAN (114) gilt als relative Kontraindikation der karzinomatöse Beckenwandbefall, eine allgemeine Fettsucht sowie ein reduzierter psychischer Zustand und die Neigung zu Depressionen. Als absolute Kontraindikation ist immer die Fernmetastasierung zu werten.

Komplikationen der Strahlentherapie

Verglichen mit den chirurgischen Maßnahmen wird die Komplikationsrate nach einer ausschließlichen Strahlentherapie als nicht wesentlich erhöht angegeben, wie aus Tab. 6 ersichtlich ist. Auch die reversiblen Komplikationen liegen nach KUCERA (99) in gleicher Höhe (Tab. 7). Bezüglich genauerer Angaben wird auf das spezifische Kapitel von FRISCHBIER verwiesen.

Komplikationen der radiologisch-chirurgischen Therapie

Die Kombination chirurgischer und radiologischer Maßnahmen führt zu einem Anstieg der Komplikationen, wobei es ganz wesentlich ist, ob die Bestrahlungstherapie vor oder nach der Operation erfolgt, da bei einer präoperativen Bestrahlung die Komplikationen höher sind. Insgesamt erscheint aber die Komplikationsrate in den letzten Jahren abgenommen zu haben.

Aus der schon zitierten Untersuchung von KUCERA (99) geht hervor, daß die Rate der reversiblen Komplikationen bei den Stadien I und II des Zervixkarzinoms bei kombinierter Therapie um mehr als das Zweifache erhöht ist als bei der alleinigen Bestrahlung und die der irreversiblen um mehr als das Zehnfache (Tab. 7). Auch die Mortalität steigt entsprechend an (126, 157). Auch bei weniger radikalen Eingriffen wie der einfachen Hysterektomie erhöht sich die Komplikationsrate durch eine zusätzliche Bestrahlung (120). Der Zeitfaktor spielt dabei eine offenbar nicht unerhebliche Rolle, denn STAEHLER (143) konnte einen Anstieg der urologisch-pathologischen Befunde um gut zwei Drittel (69%) nach 5 Jahren nachweisen gegenüber dem ersten postoperativen Jahr. Eine von DE PETRILLO (42)

Tabelle **6**   Komplikationsrate bei der Strahlentherapie (nach *Villasanta* [154], *Delgado* [40], *Demaille* [41], *Hanks* [71], *Kucera* [99], *Dische* [47])

Mortalität	2,0%
Knochennekrosen	0,2–2%
Lymphödem	6,0%
Urinfisteln	1,4%
Ureterstenosen	1,1%
Darmverschluß	0,6%
Darmfisteln	0,9%

Tabelle **7**   Reversible und irreversible Komplikationen bei 176 postoperativ bestrahlten, 329 ausschließlich bestrahlten Fällen von Carcinoma colli uteri der Stadien I und II sowie 374 ausschließlich bestrahlten Fällen der Stadien III und IV (*Kucera* u. Mitarb., 99)

	Operation + Bestrahlung Stadien I + II (n = 176)		Nur Bestrahlung Stadien I + II (n = 329)		Nur Bestrahlung Stadien III + IV (n = 374)	
Reversible Komplikationen	51[A]	29%	43[A]	13,1%	30	8%
Zystitis	32	18,2%	23	7%	13	3,5%
Proktitis	19	10,8%	20	6,1%	17	4,5%
Irreversible Komplikationen	13[A]	7,4%	2[AB]	0,6%	12[B]	3,2%
Fistula vesicovaginalis	5	2,8%	2	0,6%	8	2,1%
Fistula rectovaginalis	8	4,5%	–	–	4	1,1%

A = p < 0,01; B = p < 0,05.

versuchte intraoperative Bestrahlung mit schnellen Elektronen führte ebenso zu einer Erhöhung der Komplikationsrate wie eine nachfolgende Chemotherapie (124). Im übrigen wird auch hier auf das Kapitel von FRISCHBIER verwiesen.

Komplikationen anderer Therapieformen

Chemotherapie und Hormontherapie führen zu keinen regionär spezifischen Komplikationen, sondern zu allgemeinen Unverträglichkeitsreaktionen oder hormonellen Dysbalancen, so daß sie hier nicht besprochen zu werden brauchen. Auf das entsprechende Kapitel wird verwiesen. Das gleiche gilt für lokale Unverträglichkeitsreaktionen und die extrem seltenen anaphylaktischen Reaktionen bei immunstimulierenden Maßnahmen. Diätetische Therapieversuche haben keine Nebenwirkungen.

Stadienangepaßte Therapie des Zervixkarzinoms

Obwohl die Therapie in den einzelnen Stadien des Zervixkarzinoms als etabliert gelten kann und obwohl Operation als auch Bestrahlung nahezu vergleichbare Ergebnisse erbringen, ist die Schwankungsbreite des Therapieerfolges erstaunlich. So werden im 18. Band des Annual Report (95) bei einem Vergleich des Therapieerfolges beim Zervixkarzinom anhand des Untersuchungsgutes von 56 Kliniken 5-Jahres-Überlebensraten beim Stadium I zwischen 60 und 95%, beim Stadium II zwischen 30 und 80% und beim Stadium III zwischen 5 und 50% angegeben (Abb. 3). Eine solche Schwankungsbreite ist durch eine fälschliche prätherapeutische Stadieneinteilung mittels des Palpationsbefundes nur zum Teil zu erklären. Möglich wäre, daß infolge der in manchen Ländern weniger verbreiteten Vorsorge Karzinome zur Behandlung gelangen, die innerhalb desselben Stadiums fortgeschrittener und in das Gefäßsystem eingebrochen sind und damit eine geringere Überlebens-

rate aufweisen. Dies zeigten recht eindrucksvoll die Befunde von BURGHARDT (30), die zeigen, daß ein signifikanter Unterschied der Heilungsergebnisse zwischen den unterschiedlichen Tumorgrößen desselben Stadiums bestehen. Auf diese und andere Prognosefaktoren wird in dem Kapitel „Ausbreitung des Zervixkarzinoms" (KINDERMANN und MAASSEN) ausführlich eingegangen. In den frühen Stadien orientiert sich die Therapie des Zervixkarzinoms nicht so sehr an der lokalen Ausbreitung als an der lymphogenen Aussaat. Es wird daher unterschieden zwischen den Karzinomen, die operativ gut und mit hinreichendem Erfolg anzugehen sind, und solchen, bei denen dies nicht der Fall ist. Dabei spielt das mikroinvasive Karzinom eine Sonderrolle, da es nicht in die Parametrien metastasiert und kaum in die regionären Lymphknoten. Zudem ist die Rezidivrate gering, so daß in Ausnahmefällen sogar eine uteruserhaltende Therapie zu vertreten ist. Die Stadien I b und II a, die im angloamerikanischen Schrifttum auch als frühe invasive Karzinome (early invasive cancers) bezeichnet werden, unterliegen bevorzugt der operativen Therapie. Das Vorgehen beim Stadium II b ist strittig. Manche Autoren befürworten die primäre Strahlentherapie, andere das operative Vorgehen, wobei die Folgetherapie nach einer Radikaloperation von dem jeweiligen histologischen Befund abhängig gemacht wird. Auch wir bevorzugen primär die chirurgische Therapie, da sie ein exakteres Staging ermöglicht. Zudem besteht gerade beim Stadium FIGO II b eine erhebliche Diskrepanz zwischen dem prätherapeutischen klinischen und dem posttherapeutischen histologischen Befund. BALTZER (7) konnte nachweisen, daß hier, verglichen mit dem histologischen Befund, eine Stadienüberbewertung bei bis zu zwei Dritteln der Patientinnen vorlag (Tab. 8). Es hätte sich also bei diesen Fällen um Zervixkarzinome der Stadien I b oder II a gehandelt, bei denen das operative Vorgehen auf jeden Fall gerechtfertigt war. Auch BURGHARDT (30) schließt sich dieser Auffassung an.

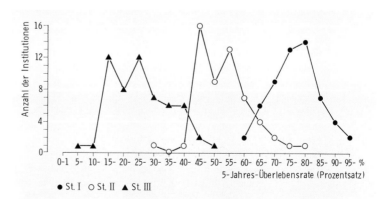

Abb. 3 Die Verteilung der 5-Jahres-Überlebensraten beim Zervixkarzinom nach Angaben von 56 Kliniken (95)

Tabelle **8** Beziehung zwischen klinischer Stadieneinteilung und histologischer Diagnose (7)

Klin. Stad.	Anzahl	histolog. Diagnose		
		unterbe-wertet %	richtig %	überbe-wertet %
I b	757	17,6	67,9	14,5
II a	129	13,2	47,3	39,5
II b	82	8,5	24,4	67,1
II a/II b	9	0	33,3	67,7
III	3	0	0	100
Summe	980	16,0	61,0	23,0

Bei den späten invasiven Karzinomen der Stadien III und IV ist die Bestrahlung die Therapie der Wahl. Nur in Ausnahmefällen ist, wie auch bei den Rezidiven, ein operatives Vorgehen angezeigt. Diese ultraradikalen Eingriffe, die mit einer hohen Morbidität und Mortalität behaftet sind, sollten kritischster Indikationsstellung unterliegen und nur dann durchgeführt werden, wenn das Karzinom auf das kleine Becken beschränkt ist und dort im Gesunden entfernt werden kann.

Das Dilemma des Arztes bei der individuellen Therapieplanung des Zervixkarzinoms

Die große Streubreite des Behandlungserfolges in den einzelnen Stadien deutet darauf hin, daß für die Prognose des Zervixkarzinoms unterschiedliche Faktoren verantwortlich sind, die durch die klinische Stadieneinteilung kaum oder nur unvollständig erfaßt werden. Gerade die Vielzahl dieser Prognosefaktoren und ihre zum Teil unterschiedlich beurteilte Aussagekraft können im Hinblick auf eine individuelle Therapieplanung Probleme aufwerfen. Dabei spielen folgende Faktoren die herausragende Rolle:
histologischer Typus,
histologisch-zytologisches Grading,
Invasionstiefe,
parametraner Befall,
Gefäßeinbruch,
Lymphknotenbefall.
Nach den hier vorliegenden Erfahrungen kann davon ausgegangen werden, daß das Ausmaß des karzinomatösen Lymphknotenbefalls der Faktor ist, der die Überlebensrate am nachhaltigsten beeinflußt. Aber auch die anderen Prognosefaktoren deuten ähnliche Zusammenhänge an. Der histologische Typus und das Grading lassen sich schon präoperativ als Prognosefaktor einsetzen, ihre Aussagekraft ist bei Zervixkarzinom aber nur gering. Helfend könnte hier das

DNS-Grading sein, das derzeit wohl einer der sichersten morphometrischen Prognosefaktoren zu sein scheint (75a). Aber die sichersten Angaben über Ausbreitung und damit Prognose des Zervixkarzinoms lassen sich erst am Operationspräparat erhalten. Dem ist ein eigenes Kapitel gewidmet (KINDERMANN und MAASSEN), so daß hier nur insoweit darauf eingegangen werden soll, wie es für die Therapie des Zervixkarzinoms von Bedeutung ist.
Unter Berücksichtigung der unterschiedlichen histologischen Formen wird bei den operablen Zervixkarzinomen der Erfolg bei Plattenepithelkarzinomen und Adenokarzinomen gleich hoch angegeben (7, 17, 78). Bei großen Tumoren soll jedoch die Prognose des Adenokarzinoms schlechter sein (59). Insgesamt zeigen die großzelligen verhornenden Plattenepithelkarzinome zusammen mit den Adenokarzinomen bessere Überlebensraten als die nicht verhornenden oder die nicht zu differenzierenden Formen (1, 78, 101a, 122a). Der histologischen Gradeinteilung kommt bei den Zervixkarzinomen keine so große Bedeutung zu, wie z.B. beim Endometriumkarzinom. Zwar werden mit zunehmendem Malignitätsgrad häufiger Lymphknotenmetastasen und damit fallende Überlebensraten beschrieben, aber diese Aussagen sind umstritten (10, 30, 34a, 64a, 100, 114, 130). Die prognostische Bedeutung der Invasionstiefe geht wohl am deutlichsten aus den Untersuchungen von BURGHARDT (30) hervor, der seine Überlegungen durch morphometrische Untersuchungen untermauerte unter Berücksichtigung des Tumor-Zervix-Flächenquotienten. Messungen der Invasionstiefe und deren klinische Bedeutung (21, 78) konnten damit präzisiert werden. Der karzinomatöse Befall der Parametrien wie auch der histologisch nachgewiesene Gefäßeinbruch führen zu deutlich erniedrigten Überlebensraten (17, 30, 78), wobei allerdings der Lymphangiosis carcinomatosa bei den höheren Stadien der Zervixkarzinome nur eine geringere Bedeutung zukommt, da sie bei ihnen in den meisten Fällen nachweisbar ist (101a). Ist das Karzinom allerdings in Blutgefäße eingebrochen, verschlechtert sich die Prognose drastisch (9).
Daß der Nodalstatus eher der Überlebenszeit korreliert als die FIGO-Klassifikation, konnte schon PLENTL 1971 (128a) an 3760 Zervixkarzinomen nachweisen. Dabei spielt nicht so sehr die Größe der befallenen Lymphknoten (78) als ihre Anzahl eine entscheidende Rolle (78, 93, 127). Da dennoch zwischen Stadieneinteilung und dem karzinomatösen Befall von Parametrien und Lymphknoten Zusammenhänge bestehen, wird im Hinblick auf das Ausmaß der vorgesehenen therapeutischen Maßnahmen auf die nachstehende Tabelle (Tab.8a) verwiesen. Die späteren Stadien sind dabei nicht berücksichtigt.

Tabelle **8a** Die Häufigkeit des karzinomatösen Befalls von Parametrien und Lymphknoten bei den operablen Stadien des Zervixkarzinoms (nach 4, 6, 7, 11, 12, 29, 30, 33a, 36a, 42a, 45, 46, 59, 78, 93, 94, 100, 104, 106, 131, 132a, 139)

Stadium FIGO	Karzinomatöser Befall von		
	Parametrien (%)	Lymphknoten (%)	
		pelvin	paraaortal
Ia (n = 2851)	0	1	(1 Fall)
Ib (n = 3530)	12	21	5
IIa (n = 1215)	14	31	14
IIb (n = 1702)	29	46	23

Tabelle **9** 5-Jahres-Überlebensrate beim Mikrokarzinom (Stadium Ia) unter Berücksichtigung der unterschiedlichen Therapieformen (n = 294) (nach *Bohm* [19], *Saarikoski* [135], *Di Re* [45])

Operation	99,5%
Strahlentherapie	100%
Operation und Strahlentherapie	92,8%

Tabelle **10** Häufigkeit und Lokalisation der Rezidive beim Mikrokarzinom (Stadium Ia) in Abhängigkeit von der Therapie (n = 561) (nach *Kolstad* u. *Iversen* [94])

	Lokalrezidiv	Beckenwandrezidiv	Fernmetastasen
Konisation	8,8%	–	–
Hysterektomie	2,1%	–	–
Erweiterte Hysterektomie	1,5%	1,1%	0,4%
Wertheim-Meigs	2,2%	–	2,2%
Radiumtherapie	–	–	–
Gesamt	1,8%	0,5%	0,4%

Darüber hinausgehende Angaben sind dem Kapitel über Ausbreitung des Zervixkarzinoms (KINDERMANN und MAASSEN) zu entnehmen. Aus ihm und den oben nur oberflächlich zitierten Angaben geht deutlich hervor, daß letztlich ohne invasives Vorgehen keine hinlänglich verläßliche Therapieplanung möglich ist. Die alleinige klinische Stadieneinteilung ist mit einer so hohen Fehlerquote behaftet (s. Tab. 8), daß es heute nicht mehr vertretbar ist, ohne zusätzliche Aussagen an ihr das Ausmaß der vorgesehenen Behandlung zu orientieren. Und hierin liegt letztlich auch das Dilemma des Arztes bei der Therapieplanung.

Therapie des Mikrokarzinoms (Stadium Ia)

Über die Behandlung des mikroinvasiven Kollumkarzinoms (Stadium Ia) besteht nahezu Einhelligkeit. Die Therapie der Wahl ist die Hysterektomie. Da eher mit Lymphknotenmetastasen als mit einem parametranen Befall zu rechnen ist, ist dem abdominalen Vorgehen der Vorrang zu geben, da so die Möglichkeit geschaffen ist, die Lymphabflußgebiete zumindest palpatorisch zu untersuchen und ggf. suspekte und damit vielleicht karzinompositive Lymphknoten, die in einer Höhe von ungefähr 1% angegeben werden, zu entfernen. Dabei zeigen Operation und Strahlentherapie und das kombinierte Vorgehen nahezu gleiche Erfolge (Tab. 9). Wie aus einer Übersicht von KOLSTAD u. IVERSEN (94) hervorgeht, beträgt die Rate der Lokalrezidive 1,8%, der Beckenwandrezidive 0,5% und die der Fernmetastasen 0,4% (Tab. 10). Ähnliche Zahlen geben auch andere Autoren an mit einer Rezidivrate von 0,5% bis 5,5% (22, 104). Über längere Zeit beobachtet wurden 285 Patientinnen mit früher Stromainvasion und 134 Patientinnen mit einem Mikrokarzinom von LOHE (104). Als Therapie

führte er entweder eine Konisation oder eine einfache Hysterektomie durch. Von den Patientinnen, die eine frühe Stromainvasion aufwiesen, verstarb keine, von denen mit Mikrokarzinom erlitten 3 ein Rezidiv, dem sie auch erlagen. Aufgrund dieser Untersuchungen und auch der von BURGHARDT (28) geht hervor, daß die einfache Hysterektomie bei der Therapie der frühen Stromainvasion und des Mikrokarzinoms die Methode der Wahl darstellt. Die Komplikationsrate ist vergleichsweise gering, die Rezidivrate ebenfalls und die 5-Jahres-Überlebensrate beträgt nahezu 100%. Wird das Karzinom durch Konisation behandelt und erweist sich bei subtiler histologischer Aufarbeitung als hinlänglich sicher im Gesunden entfernt, so soll trotz regelmäßiger negativer zytologischer Kontrollen erwogen werden, ob nicht nach abgeschlossener Familienplanung die Hysterektomie nachzuvollziehen ist. Im Falle wiederholt zweifelhafter oder gar positiver zytologischer Abstriche empfiehlt sie sich auf jeden Fall.

Therapie der Zervixkarzinome des Stadiums Ib, IIa und IIb

Die Standardbehandlung der frühen invasiven Zervixkarzinome des Stadiums Ib ist sicher die erweiterte Radikaloperation nach Wertheim-Meigs. Sehr unterschiedlich sind dagegen die Auffassungen, wenn das Zervixkarzinom die Organgrenze überschritten hat (Stadium IIa und IIb). Sehr zutreffend hat dieses Problem BURGHARDT (30) in folgenden Worten zusammengefaßt:

„Die in der Vergangenheit erarbeiteten Behandlungsprinzipien bei den Stadien I b, II a und II b werden heute in Frage gestellt. Vielfach wird die Operation zugunsten der Strahlentherapie aufgegeben. Die eindrückliche Verbesserung strahlentherapeutischer Techniken und Möglichkeiten, aber auch die Wirkung sehr einflußreicher radiologischer Schulen, besonders in den USA, haben dazu geführt, daß die operative Behandlung des Zervixkarzinoms zu einem Teil von der Strahlentherapie abgelöst worden ist. Unter dem Eindruck dieser Entwicklung ist es heute vielfach zur Regel geworden, das Zervixkarzinom nur mehr im FIGO Stadium I b oder bestenfalls im Stadium II a zu operieren und das Stadium II b der Strahlentherapie zu überlassen. In konsequenter Weise hat diese Entwicklung auch zu einer Einschränkung der Radikalität bei der operativen Behandlung des Stadiums I b geführt. Sie beruht einerseits auf der Vorstellung, daß das kleinere aufgrund der palpatorischen Beurteilung noch nicht auf das Parametrium übergegriffene Karzinom einer weniger radikalen Operation bedarf, andererseits aber auch auf der Furcht vor urologischen Komplikationen, die von den Radiologen zugunsten der Strahlentherapie immer wieder ins Treffen geführt werden. Es ist mit der Einengung der Indikationsbreite somit auch zu einer Einschränkung der Radikalität bei der Operation des Zervixkarzinoms gekommen."

Obwohl Untersuchungen der letzten Jahre gezeigt haben, daß z. B. bei den Zervixkarzinomen des Stadiums II b sich keine Unterschiede hinsichtlich der 5-Jahres-Überlebensrate bei den verschiedenen Therapieformen ergeben (Tab. 11, Tab. 12), wodurch nach den vorliegenden Zahlen hinsichtlich der Heilungsergebnisse wohl keiner Therapieform der Vorzug gegeben werden kann, sind BURGHARDT (30) u.a. der Auffassung, daß bei den Stadien II a und II b die operative Therapie gegenüber der Radiotherapie zu bevorzugen ist. Dieses therapeutische Vorgehen beruht auf 2 Fakten:

1. Nach einer Radikaloperation kann durch eine exakte morphologische Aufarbeitung des Operationspräparates eine sehr viel genauere Stadieneinteilung vorgenommen werden als durch einen prätherapeutischen Palpationsbefund (7).
2. Durch eine Operation lassen sich die einzelnen Prognosefaktoren wie Tumorgröße, Parametrienbefall, Einbruch des Tumors in das Gefäßsystem, Lymphknotenstatur usw. sehr viel exakter beurteilen.

Da nach neueren Untersuchungen zunehmend diese Prognosefaktoren an Bedeutung gewonnen haben, die bei diesen Stadien (I b–II b) ein operatives Vorgehen favorisieren, werden die einzelnen Therapieformen unter deren Berücksichtigung besprochen. Das Adenokarzinom wird

Tabelle 11 Ergebnisse bei den frühen invasiven Zervixkarzinomen (Stadium I b–II a) unter Berücksichtigung der unterschiedlichen Therapieformen (n = 4146) (nach *Currie* [37], *Fletcher* [51], *Nieminen* [117], *Benedet* [13], *Saarikoski* [135], *Zander* [162], *Marziale* [108], *Baltzer* [10], *Kjørstad* [93]Z, *Inoue* [79], *Powell* [131])

	Stadium	5-Jahres-Überlebensrate
Operation	I b	88,6%
	II a	77,3%
Bestrahlung	I b	87,8%
	II a	73,8%
Kombination	I b	84,7%
	II a	76,1%

Tabelle 12 Ergebnisse beim Zervixkarzinom Stadium II b unter Berücksichtigung der unterschiedlichen Therapieformen (n = 986) (nach *Currie* [37], *Fletcher* [51], *Nieminen* [117], *Bernaschek* [16], *Marziale* [108], *Saarikowski* [135], *Baltzer* [9])

	5-Jahres-Überlebensrate %
Operation	58,4
Bestrahlung	52,9
Kombination	51,4

dabei mit dem Plattenepithelkarzinom abgehandelt, weil in diesen Stadien keine Diskrepanz bezüglich des Therapieerfolges nachzuweisen ist. Das klinisch okkulte Karzinom, obwohl es nach seinem Metastasierungsverhalten mehr dem Mikrokarzinom entspricht, wird nach der FIGO dem Stadium I b zugerechnet.

Ergebnisse der operativen Therapie

Aus mehreren Gründen wird von verschiedenen Kliniken heute empfohlen, das Zervixkarzinom immer dann operativ anzugehen, wenn an der Beckenwand eine Operationsebene vorhanden ist (Stadien I b–II b). Dabei sind die Heilungsergebnisse der einzelnen Kliniken, wie an einer Auswahl gezeigt wird (Tab. 13) weitgehend ähnlich. In den hier berücksichtigten 2717 Fällen beträgt die mittlere 5-Jahres-Überlebensrate beim Stadium I b 87%, beim Stadium II b 81% und beim Stadium II b 66%. Die von ZANDER u. BALTZER (162) mit 79,5% angegebene 5-Jahres-Überlebensrate für das Stadium II widerspricht diesen Ergebnissen nicht, da in dieser Gruppe auch die prognostisch günstigeren Karzinome des Stadiums II a enthalten sind. Beim Stadium II b zeigen INOUE (77) und BURGHARDT (30) die besten 5-Jahres-Ergebnisse. BURGHARDT (30) führt dies auf die nahezu vollständig entfernten Parametrien zurück und widerspricht damit der Ansicht von OBER (119), der anhand der Untersuchungen von BALTZER (7) zwar die möglichst

Tabelle **13** Ergebnisse der operativen Therapie der Zervixkarzinome der Stadien Ib, IIa, IIb (n = 2717) anhand der 5-Jahres-Überlebensrate (%)

	Ib	IIa	IIb
Boyes (1970)	94		
Currie (1971)	86	75	59
Delgado (1983)		83	
Benedet (1980)	87	83	
Boyce (1981)	81		
Bernaschek (1983)			58
Iversen (1983)	85		
Inoue (1984)	91	86	72
Zander, Baltzer (1986)	91	80	
Powell (1986)	90		
Burghardt (1986)	83		78

radikale Resektion der pelvinen Lymphknoten anstrebt beim Paragewebe, aber nicht mehr an die äußersten Grenzen geht, wie sie in der zitierten Arbeit noch durch Photo der Beckenwand gezeigt werden. STARK (144), hingegen, geht beim klinischen Stadium Ib nach GALVIN und TE LINDE (62a) vor, also ohne Entfernung der Parametrien. Er kam zu gleichen Heilungsergebnissen.

Während somit die Diskussion über die radikale Exzision der Parametrien anscheinend noch ansteht, wird von fast allen Operateuren eine möglichst radikale pelvine Lymphonodektomie gefordert. Dies geht z. B. aus den Untersuchungen von KJØRSTAD (93) hervor, da er anhand prä- und postoperativer Lymphangiogramme nachgewiesen hat, daß die 5-Jahres-Überlebensrate von 92% bei 1–3 in situ verbliebenen Lymphknoten auf 77% absinkt, wenn 4 oder mehr Lymphknoten belassen werden. Eine exzessive und vollständige Lymphonodektomie hält er jedoch nicht für notwendig, da durch sie die Komplikationsrate drastisch erhöht wird und sich die Überlebensrate bei einem oder drei zurückgelassenen Lymphknoten nicht ändert. GITSCH (64) kam zu ähnlichen Ergebnissen und konnte die 3-Jahres-Überlebensrate verbessern durch den intraoperativen Einsatz einer Gammakamera und einer damit verbundenen Verbesserung der Lymphknotenausbeute von 53 auf 88%.

Bei der Durchsicht der Literatur ist es aber insgesamt immer wieder erstaunlich, daß trotz sicher unterschiedlicher Operationstechniken mit unterschiedlich radikaler Entfernung der Parametrien und der pelvinen Lymphknoten die Heilungsergebnisse der Stadien Ib–IIb an den einzelnen Kliniken nicht wesentlich differieren. Dies liegt sicher u. a. an der sehr unzuverlässigen prätherapeutischen klinischen Stadieneinteilung der FIGO. Es ist daher ein Vergleich der Behandlungsergebnisse verschiedener Kliniken nur möglich, wenn vergleichbare und gut meßbare postoperative morphologische Daten vorliegen.

So kann ein operiertes Behandlungskollektiv sehr gut mit der Häufigkeit von Lymphknotenmetastasen definiert werden, die nach einer Zusammenstellung von BURGHARDT (30) bei demselben klinischen Stadium (Ib) bei den einzelnen operativen Zentren zwischen 5% und 31% schwanken. Durch die besondere histologische Bearbeitung von Operationspräparaten nach operativer Behandlung des Zervixkarzinoms gelingt es, histologische Auswertungen und Messungen mit großer Genauigkeit vorzunehmen, wodurch es erstmals möglich wurde, Heilungsergebnisse aufgrund von exakt meßbaren und reproduzierbaren Daten zu errechnen, während nie wirklich bekannt ist, was strahlentherapeutisch tatsächlich behandelt worden ist.

Bei der zusätzlichen paraaortalen Lymphonodektomie ist der kurative Effekt umstritten. Dennoch soll sie nach SEVIN (139) bei den frühen Zervixkarzinomen (FIGO Ib und IIa) im Rahmen der Wertheim-Meigsschen Radikaloperation mit erfolgen, um anhand des Lymphknotenbefalls Aussagen über die Prognose zu geben und auch über die Folgetherapie, die bei karzinompositiven paraaortalen Lymphknoten meist in hochgezogenen Strahlenfeldern besteht. SEVIN (139) plädiert dafür, diese Bestrahlung auch bei Mikrometastasen durchzuführen, wobei jedoch dann geringere Dosen als 50 Gy schon eine lokoregionale Tumorsterilisation ermöglichen sollen. Das gleiche Vorgehen gilt unserer Ansicht nach auch für das Kollumkarzinom des Stadiums IIb, bei welchem die paraaortale Lymphonodektomie Bestandteil der Radikaloperation sein sollte. Aussagen über ihren kurativen Effekt durch die operative Lymphonodektomie allein liegen allerdings kaum vor, da bei karzinompositiven Lymphknoten nahezu immer die Bestrahlung angeschlossen wurde. Aber auch dann ist die Prognose als nicht gut anzusehen, da die 5-Jahres-Überlebensrate bei karzinompositiven paraaortalen Lymphknoten in der Regel nur noch halb so hoch ist wie bei den karzinomnegativen (4, 6, 45). Ähnliche Verhältnisse beschreibt auch HAMMOND (69) unter Zuhilfenahme der Lymphographie. Bei positivem Lymphogramm beschreibt er ein Absinken der mittleren Überlebenszeit von 92 Monaten auf 31 Monate bei den Stadien IIa und IIb. Wegen dieser schlechten Prognose wird daher im Fall karzinomsuspekter paraaortaler Lymphknoten oft auf die erweiterte Radikaloperation zugunsten einer kombinierten Bestrahlung verzichtet. BORTOLOZZI (23) weist aber in diesen Fällen auf einen kurativen Effekt der Radikaloperation hin, indem er bei 40 Patientinnen mit paraaortalen Lymphknotenmetastasen, die durch Staging-Laparotomie nach vorausgegangener Bestrahlung gesichert wurden, eine Steigerung der Überlebenszeit von 9 auf 24 Monate angibt, wenn in

Tabelle **14** Ergebnisse der Strahlentherapie der Zervix-karzinome der Stadien I b, II a und II b (n = 4317) anhand der 5-Jahres-Überlebensrate (%)

	I b	II a	II b
Nieminen (1972)	80	64	49
Delgado (1978)		86	
Bernaschek (1983)			43
Fletcher (zit., n. *Di Saia* 1984)	92	84	67
Kucera (1985)	76		53

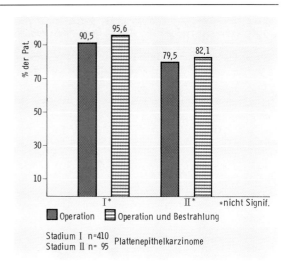

Abb. 4   5-Jahres-Überlebensraten beim Zervixkarzinom Stadium I und II in Abhängigkeit von der Therapie (Operation versus Operation und Nachbestrahlung) (162)

Verbindung mit der Staging-Laparotomie eine erweiterte Radikaloperation nach Wertheim-Meigs durchgeführt wurde.

Ergebnisse der Strahlentherapie

Da der Strahlentherapie gynäkologischer Malignome ein eigenes Kapitel gewidmet ist, wird vorrangig auf dieses verwiesen. Nur aus Gründen eines Vergleiches ist eine Tabelle aufgeführt (Tab. 14), nach der im Mittel beim Stadium I b eine 5-Jahres-Überlebenszeit von 78% erzielt wird, beim Stadium II a eine von 74% und beim Stadium II b eine von 53%. Daß diese Ergebnisse, verglichen mit der Operation, ungünstiger ausfallen, ist unserer Ansicht nach darauf zurückzuführen, daß bei der Zusammenstellung der operativen Ergebnisse nur solche Institutionen berücksichtigt wurden, bei denen die gebotene Radikalität angenommen wurde. Größere Übersichten zeigen wohl insgesamt keine Unterschiede hinsichtlich der Therapieergebnisse, auch KOTTMEYERS Report (95) spricht dafür.

Ergebnisse der kombinierten Therapie

Die wohl sorgfältigsten Untersuchungen der letzten Jahre über die Effektivität einer kombinierten chirurgisch-radiologischen Therapie des Zervixkarzinoms im deutschsprachigen Raum hat BALTZER (7) vorgestellt. Seine Ergebnisse wurden darüber hinaus von OBER (119) wie auch ZANDER (161) interpretiert. Sie alle stellten heraus, daß sich bei der zusätzlichen Bestrahlung, also der Nachbestrahlung, keine Verbesserung in den Überlebenszeiten der Stadien I und II erzielen lassen (Abb. 4). Andere Autoren (10, 14, 16, 17, 59, 62, 73, 83) haben ähnliche Ergebnisse vorgelegt. Ihre Interpretation gestaltet sich jedoch insofern problematisch, da die Indikation zur Nachbestrahlung durch die histopathologische Diagnose gestellt wird. Auch hierbei ist – wie oben schon erwähnt – ein Vergleich der Heilungsergebnisse verschiedener Kliniken ungenau, da ein schwer einschätzbarer Faktor die Radikalität ist, mit der der einzelne Operateur seinen Eingriff durchführte. Ebenso differiert auch die Bestrahlungsart und -dosis zwischen den einzelnen Kliniken, so daß sich kaum ver-

gleichbare Kollektive finden lassen. Eine Erweiterung der Aussagen BALTZERS wird also nicht zu erwarten sein, so lange keine prospektiven randomisierten Studien von Fällen mit bzw. ohne postoperative Strahlentherapie vorliegen bei gleichen histomorphologischen Befunden. Dabei sollte man aber immer wieder berücksichtigen, daß nach einer postoperativen Radiotherapie die Komplikationsraten erheblich zunehmen.

Ergebnisse der präoperativen Radiumeinlage

Nach unserer Auffassung sollte die präoperative Radiumeinlage bei der Therapie des Zervixkarzinoms der Ausnahme vorbehalten bleiben, da sie die pathologisch-histologische Beurteilung des Operationspräparates erschwert. Es hat sich aber immer wieder gezeigt, daß durch eine präoperative intrauterine Auslastung durch einen Strahlenträger bei fortgeschrittenen Karzinomen des Stadiums II b durch den Tumorschwund eine Mobilisierung gegenüber der Beckenwand erzielt werden kann, so daß ihr Einsatz in diesen Fällen diskutiert wird. Das gilt auch für große, exophytisch wachsende Tumoren an der Portio, die man vor der Radikaloperation zuerst abtragen und das Wundgebiet durch eine einmalige Radiumeinlage blutstillend versorgen kann. Aber auch bei den frühen invasiven Zervixkarzinomen (FIGO I b und II a) wird die präoperative intrauterine Auslastung von manchen Autoren als Standardtherapie befürwortet (93, 108, 135). Die Ergebnisse an 864 Patientinnen zeigt die tabellarische Übersicht (Tab. 15). Daß die Ergebnisse von MARZIALE (108) besser erscheinen, mag auf die Höhe der präoperativen Radiumeinlage von 6000 mgeh zurückgeführt werden,

Tabelle **15**   5-Jahres-Überlebensraten bei der präoperativen Radiumtherapie des Zervixkarzinoms Stadium I b, II a und II b (n = 864) (%)

	I b	II a	II b
Marziale (1981)	94,9	83,1	58,8
Saarikoski (1981)	91,4	57,4	38,7
Kjørstad (1984)	86,0		

im Vergleich zu 2000–3000 mgeh bei anderen Autoren. Da bei allen Untersuchungen die nodalpositiven Patientinnen zusätzlich nachbestrahlt wurden, ist eine Aussage über die Effektivität der präoperativen Radiumeinlage jedoch erschwert. MARZIALE (108) hat aber nachweisen können, daß sich die Prognose drastisch verschlechtert, wenn nach der Radiumeinlage im Operationspräparat noch Tumor nachzuweisen ist. Er beschreibt dann einen Abfall der 5-Jahres-Überlebensrate von 86,8% auf 54,2% beim Stadium II b. Prognostisch noch aussagekräftiger ist jedoch der Nodalstatus, der unabhängig von der Nachbestrahlung zu einer Verschlechterung der 5-Jahres-Überlebensrate um 25% beim Stadium FIGO I b und II a führt und um 40% beim Stadium FIGO II b (108). Auch wenn MARZIALE bei seinen Fällen insgesamt eine um 10% bessere 5-Jahres-Überlebensrate bei den Patientinnen mitteilt, die eine präoperative Radiumeinlage erhalten haben, so kann u.E. die Wirksamkeit der präoperativen intrauterinen Auslastung nicht sicher herausgestellt werden, da bei diesen Untersuchungen zu wenig Prognosefaktoren, die die Überlebenszeit beeinträchtigen, berücksichtigt sind. Zudem sind die Fallzahlen außer in der mit Radium vorbehandelten Gruppe der Karzinome von Stadtium FIGO II b zu gering, um eine sichere Aussage zu gewährleisten. Und schließlich ist es nach einer solchen Radiumeinlage am Opeationspräparat nicht immer mit hinländlicher Sicherheit möglich, eine genaue, auf morphologischen Kriterien basierende Stadieneinteilung durchzuführen.

Ergebnisse der postoperativen intravaginalen Auslastung

Die postoperative Radiumeinlage oder eine vergleichbare Therapie zur Prophylaxe des Scheidenstumpfrezidivs beim Zervixkarzinom ist, anders als beim Endometriumkarzinom, umstritten, obwohl sie Bestandteil der Standardtherapie zahlreicher Institutionen ist. Inwieweit die postoperative intravaginale Auslastung die externe Nachbestrahlung erschwert oder deren Komplikationsrate und auch Ergebnisse verändert, soll hier nicht diskutiert werden (siehe Kapitel FRISCHBIER). Nach den Ergebnissen von DI RE (45) von 344 Patientinnen (Tab. **16**) zeigt sich keine günstigere Prognose durch die postoperative Radiumeinlage, verglichen mit denen anderer

Autoren. Auch wurde in nodalpositiven Fällen zusätzlich perkutan nachbestrahlt, so daß die Wirksamkeit der postoperativen Radiumeinlage nicht hinländlich sicher dargelegt werden kann.

Ergebnisse der postoperativen externen Strahlentherapie

Unter Bezug auf die schon zitierten von OBER (119) wie auch ZANDER (161) interpretierten Untersuchungen von BALTZER (7) und denen ihnen entsprechende anderer Autoren (10, 14, 16, 17, 62, 59, 73, 83) ist der Erfolg einer postoperativen externen Strahlentherapie wohl nicht als sicher gegeben anzunehmen. Es darf dabei jedoch nicht außer acht gelassen werden, daß die Verteilung der Kollektive ungleich ist und die Stadieneinteilung nach FIGO den pathologisch-anatomischen Prognosefaktoren nicht gerecht wird. Die Indikation zur postoperativen Strahlentherapie wird meist erst durch den nachgewiesenen karzinomatösen Befall der Parametrien und/oder der Lymphknoten gestellt. Diese Kriterien, die für die Prognose des Karzinomleidens ganz entscheidend sind (s. Kap. KINDERMANN u. MAASSEN), werden bei der klinischen Stadieneinteilung nicht berücksichtigt. So fällt die 5-Jahres-Überlebensrate trotz Nachbestrahlung bei positivem Nodalstatus in den Stadien FIGO I b, II a und II b um nahezu ein Drittel ab (Tab. **17**). Entscheidender noch ist die Anzahl der karzinomatös befallenen Lymphknoten. Vier oder mehr

Tabelle **16**   Ergebnisse der operativen Therapie mit anschließender Radiumeinlage in den Scheidenstumpf bei den invasiven Zervixkarzinomen der Stadien I b, II a und II b (n = 344; *Di Re* [45])

Stadium	Lymphknoten-befall	5-Jahres-Überlebensrate %
I b	−	92
I b	+	62
II a–b	−	80
II a–b	+	55

Tabelle **17**   Nodalstatus und 5-Jahres-Überlebensrate bei den invasiven Zervixkarzinomen der Stadien I b, II a und II b (n = 1183 nach *Lerner* [103], *Marziale* [108], *Di Re* [45])

Stadium (FIGO)	Nodalstatus (pelvin)	5-Jahres-Über-lebensrate %
I b	nodalnegativ	90,3
	nodalpositiv	59,6
II a	nodalnegativ	79,9
	nodalpositiv	55,0
II b	nodalnegativ	67,6
	nodalpositiv	22,7

Tabelle **18** Überlebensrate in Abhängigkeit von der Anzahl pelviner Lymphknotenmetastasen bei invasiven Zervixkarzinomen (Stadium I b–II b, n = 1010) (nach *Piver* [127], *Di Re* [45], *Inoue* [79])

Anzahl positiver pelviner LK	5-Jahres-Überlebensrate %
≤ 3	75
≥ 4	35

pelvine Lymphknotenmetastasen führen trotz Nachbestrahlung zu einem Absinken der 5-Jahres-Überlebensrate um mehr als die Hälfte bei gleichen klinischen Stadien (Tab. **18**). KJØRSTAD (93) beschreibt ähnliche Ergebnisse, setzt aber die Grenze bei drei karzinompositiven Lymphknoten an.

In allen diesen Untersuchungen wurden Patientinnen mit karzinompositiven Lymphknoten nachbestrahlt, wobei bis heute noch nicht mit Sicherheit bewiesen werden kann, ob die postoperative Strahlentherapie einen günstigen Einfluß auf die Heilungsergebnisse ausübt. Die Zäsur in der Überlebensrate mit 3 bzw. 4 positiven Lymphknoten, die aus diesen Ergebnissen ersichtlich ist, kann wohl kaum mit der Strahlentherapie in Zusammenhang gebracht werden. Die besseren Überlebensraten bei weniger als 3 oder 4 positiven Lymphknoten sind u. E. eher der radikalen operativen Therapie zuzuschreiben. Die Untersuchungen von BALTZER (7) sprechen ebensosehr dafür wie die von HELLER (73), der keine Unterschiede bei nicht oder nachbestrahlten Patientinnen gefunden hat, wenn die Beckenlymphknoten befallen sind. Auch die Untersuchung von HAMMOND (69) kann den fehlenden Erfolg der Strahlentherapie bei nodalpositiven Patientinnen annehmen lassen. Er beschreibt bei lymphographischem Verdacht auf Karzinommetastasen fallende Überlebensraten beim Stadium II b trotz kombinierter Strahlentherapie (Abb. **5**). Auch die Untersuchungen von MARTIMBEAU (106) sprechen dafür. Nach ihnen liegt trotz Nachbestrahlung eine Verschlechterung der 5-Jahres-Überlebensrate dann vor, wenn statt der Lymphonoduli obturatorii oder der Lymphonoduli iliaci externi die Lymphonoduli iliaci communes befallen sind (Tab. **19**). Letztere werden bei der herkömmlichen Radikaloperation nach Wertheim-Meigs meistens nicht oder nur unvollständig entfernt, so daß offenbar trotz entsprechend ausgerichteter Strahlenfelder von hier das Rezidiv oder die Progredienz ausgeht. Die Zahlen von DI SAIA (46) bezüglich der Rezidivraten bestätigen diese Überlegungen indirekt (Tab. **20**). Der Prozentsatz der Rezidive ist unabhängig von der Folgetherapie gleich hoch. Bei den nachbestrahlten Patientinnen findet sich der Hauptanteil jedoch in

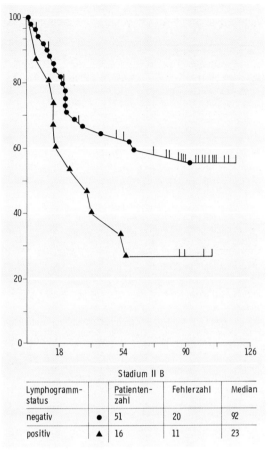

Stadium II B

Lymphogramm-status		Patienten-zahl	Fehlerzahl	Median
negativ	●	51	20	92
positiv	▲	16	11	23

Abb. **5** Überlebensrate beim Zervixkarzinom Stadium IIb in Abhängigkeit von Lymphographiestatus (69)

Tabelle **19** Überlebensrate beim frühen invasiven Zervixkarzinom (Stadium I b) in Abhängigkeit vom Befall unterschiedlicher Lymphknotenstationen (n = 120) (nach *Martimbeau* [106])

Karzinom positiv	5-Jahres-Überlebensrate (%)
Lymphonoduli obturatorii	69
Lymphonoduli iliaci externi	61
Lymphonoduli iliaci communes	23

Tabelle **20** Häufigkeit und Lokalisation der Rezidive beim operierten Zervixkarzinom Stadium I b mit und ohne Nachbestrahlung (n = 193) (nach *Di Saia* [46])

	Scheiden-stumpf	Becken-wand	Meta-stasen
Mit Bestrahlung n = 47	6,4	4,2	19,1
Ohne Bestrahlung n = 146	5,5	13,0	6,2

Tabelle **21** Rate der Lymphknotenmetastasen bei verschiedenen histologischen Formen des Zervixkarzinoms (11)

Großzellige verhornende Karzinome	13/54	25%
Großzellige nicht verhornende Karzinome	35/139	25%
Kleinzellige Karzinome	4/15	27%
Adenokarzinome	9/37	24%
Gesamt	61/245	25%

Form von Metastasen, bei den nichtbestrahlten mehr in Form von Beckenwandrezidiven. Es scheint daher verständlich, daß BURGHARDT (30) im Gegensatz zu OBER (119) und STARK (144) neben der radikalen Lymphonodektomie auch für die möglichst radikale Entfernung der Parametrien plädiert.

Da die Metastasierungsrate in die regionalen Lymphknoten bei allen histologischen Formen offenbar gleich hoch anzusetzen ist (BEECHAM, 1978, Tab. 21) und auch bei den Adenokarzinomen hinsichtlich Größe und Nodalstatus vergleichbare Verhältnisse herrschen (IRELAND, 1985), werden diese Überlegungen durch die histologischen Formen des Zervixkarzinoms nicht beeinträchtigt. BEREK (1981) bestätigt sie beim Adenokarzinom, indem er anhand von 100 Patientinnen die Vorteile der Radikaloperation nachweist. Er unterstreicht damit die Ergebnisse von KAGAN (1978), der bei den Stadien FIGO I und II des Adenokarzinoms bei alleiniger Bestrahlung eine 5-Jahres-Überlebensrate von 66% angibt und bei chirurgisch-radiologischem Vorgehen eine von 80%.

Unter ähnlichen Gesichtspunkten ist auch der Erfolg der Nachbestrahlung der Paraaortalregion nach der Staging-Laparotomie zu beurteilen. Der von der GOG propagierten paraaortalen Lymphonodektomie bei der operativen Therapie des Zervixkarzinoms wird mehr ein diagnostischer als ein kurativer Wert zugesprochen. Im Falle karzinompositiver paraaortaler Lymphknoten resultiert die Nachbestrahlung mit hochgezogenen Feldern. Vergleichende Untersuchungen mit und ohne Nachbestrahlung liegen jedoch nicht vor. Auch hier könnte die schon angesprochene neuere GOG-Studie Abhilfe schaffen. Der kurative Wert der Bestrahlung der paraaortalen Region erscheint nach den Untersuchungen von BALTZER (7) und ihnen vergleichbarer anderer Autoren aber fraglich zu sein, zumal bei karzinomatösen Befall der paraaortalen Lymphknoten die Überlebensrate drastisch absinkt (4, 6, 45, 151). Möglicherweise mindert die hohe Komplikationsrate der Bestrahlung in Höhe von 60 Gy nach paraaortaler Lymphonodektomie (126, 145) ihren therapeutischen Wert. Die Dosissenkung von 60 Gy auf 45–50 Gy verringert zwar die Komplikationsrate, limitiert dafür aber den therapeutischen Erfolg primär auf Mikrometastasen (139). Ohne eine entsprechende Untersuchung ist also keine Aussage möglich.

Therapie der fortgeschrittenen Zervixkarzinome der Stadien III und IV

Die Therapie der fortgeschrittenen invasiven Zervixkarzinome ist bevorzugt die Bestrahlung. Bei den weit fortgeschrittenen Stadien IV hat sie oft nur einen palliativen Charakter. Die operative Therapie tritt dementsprechend nahezu vollständig in den Hintergrund. Sie ist nur in wenigen, streng ausgewählten Fällen zu vertreten (s. S. 14.153). Die Heilungsergebnisse differieren erheblich und sind kaum miteinander vergleichbar, da die Behandlungskollektive zu unterschiedlich sind (Tab. 22). Die Einzelfälle, die allein chirurgisch therapiert wurden, zeigen günstigere Zahlen, sind aber statistisch nicht verwertbar, da es sich dabei meist um besonders günstige Karzinomlokalisationen handelt (z. B. FIGO IV, rektaler Befund).

Beachtenswert sind aber bei den fortgeschrittenen Karzinomen des Stadiums III die Ergebnisse von NODA (1986), der anhand eines großen japanischen Zahlenmaterials dargelegt hat, daß die 5-Jahres-Überlebensrate bei operativ therapierten Patientinnen des Stadiums III 51,3% betrug, verglichen mit 36,6% bei den bestrahlten Fällen. Auch wir schließen uns zum Teil wenigstens der Ansicht von NODA bei diesem Stadium an, wobei wir davon ausgehen, inwieweit bei der prätherapeutischen Palpation die vermutete parametrane Infiltration bis zur Beckenwand reicht und derselben breitflächig aufsitzt (Stadium IIIb) oder nur bis an diese heranreicht (Stadium III). Bei letzteren sind wir der Auffassung, den „Tumor" noch vollständig von der Beckenwand entfernen zu können. Dabei hat es sich immer wieder gezeigt, daß die palpierte Verdichtung an der Beckenwand histologisch meist nicht karzinomatös war, sondern nur narbige oder entzündliche Strukturen aufwies, also morphologisch schließlich doch einem Stadium pT IIb entsprach. Dieselbe Auffassung vertritt auch ONNIS (1987), der

Tabelle **22** Ergebnisse bei den späten invasiven Zervixkarzinomen (Stadium III und IV) unter Berücksichtigung der unterschiedlichen Therapieformen (n = 877) (nach *Currie* [37], *Ketcham* [90], *Nieminen* [117], *Fletcher* [51], *Saarikoski* [135], *Onnis* [121])

	5-Jahres-Überlebensrate %
Operation	(41,2)
Bestrahlung	27,6
Kombination	23,8

bei operierten Zervixkarzinomen des Stadiums III in 56% dieser Fälle an der Beckenwand histologisch kein Karzinomgewebe nachweisen konnte, so daß eine Radikaloperation noch möglich war. Auch er tritt vehement für eine prinzipielle Staging-Laparotomie bei diesen fortgeschrittenen Stadien ein, um anhand der morphologischen Befunde (Beckenwand, paraaortale Lymphknoten usw.) intraoperativ zu entscheiden, ob ein operatives und/oder radiologisches Vorgehen die Therapie der Wahl ist. Leider sind die bildgebenden Verfahren prätherapeutisch zur Diagnostik der morphologischen Befunde an der Beckenwand bisher nicht hilfreich.

Strahlentherapie des fortgeschrittenen Zervixkarzinoms

Wenn auch die Erfolge der Strahlentherapie der Schwere des Krankheitsbildes entsprechend mit einer 5-Jahres-Überlebensrate von ungefähr 25% (Tab. 23) nicht besonders ermutigend sind, so bleibt dennoch die Strahlentherapie die Methode der Wahl (siehe Kapitel Strahlentherapie). Dabei ist die Bestrahlung des kleinen Beckens obligat, die der paraaortalen Lymphknotenregion aber umstritten, denn ihre Komplikationsrate ist hoch, da Dosen bis zu 60 Gy erforderlich sind (2). Auch ist der Einsatz der paraaortalen Strahlentherapie fragwürdig, da auch bei fortgeschrittenen Zervixkarzinomen lediglich in ungefähr 30–35% karzinompositive Lymphknoten vorliegen (2, 100). AVERETTE (2) lehnt daher eine prophylaktische Bestrahlung der paraaortalen Region ab. Die Untersuchungen von HAMMOND (69) bestätigen diese Auffassung, denn lymphographisch nachgewiesene karzinomverdächtige Befunde führen zu signifikant erniedrigten Überlebensraten, trotz entsprechend ausgerichteter Strahlenfelder. Nach MARUYAMA (107) lassen sich allerdings Verbesserungen erzielen durch eine früh einsetzende Hochvolttherapie, auf deren Erfolge ja schon FLETCHER u. RUTLEDGE (51) hingewiesen haben. Sollten jedoch die Skalenus-Lymphknoten metastatisch befallen sein, was nach BUCHSBAUM (27) in 34,8% der Fall ist, erübrigt sich seiner Ansicht nach jeder Versuch einer kurativen Therapie, da die 2-Jahres-Überlebensrate lediglich 15% beträgt.

Auch in Verbindung mit einer Staging-Laparotomie ist die Bestrahlung der paraaortalen

Tabelle 24 Ergebnisse der Strahlentherapie der Zervixkarzinome der Stadien III a, III b und IV (46)

Stadium	Überlebensrate
III a	45%
III b	36%
IV	14%

Lymphknotenregion umstritten, da hier die Komplikationsrate besonders hoch ist. Lediglich BALLON (6) erreichte beim Stadium III b eine 5-Jahres-Überlebensrate von 48% nach extraperitonealer Staging-Laparotomie und reduzierter Bestrahlung der paraaortalen Region mit 43–51 Gy. FLETCHERS Ergebnisse (zit. n. DI SAIA [46]) bei alleiniger Bestrahlung liegen annähernd gleich hoch (Tab. 24) und sind geringgradig günstiger als die von NIEMINEN (117); offenbar ein Effekt der Hochvolttherapie. Die Untersuchungen gelten für alle Zervixkarzinome, die fortgeschrittenen Adenokarzinome sollen sich aber nach BEREK (14) durch eine schlechtere Prognose auszeichnen.

Die chirurgisch-radiologische Therapie des fortgeschrittenen Zervixkarzinoms (Stadium III und IV)

Nach der Strahlentherapie ist bei den fortgeschrittenen invasiven Karzinomen das kombinierte chirurgisch-radiologische Vorgehen an nächsthäufiger Stelle zu nennen. Die Komplikationsrate ist dabei abhängig von dem Ausmaß des Eingriffs sowie dem Zeitpunkt und der Applikationsart der additiven Strahlentherapie. Am ungünstigsten sind dabei die Ergebnisse nach vorausgegangener Bestrahlung. Aber die Schlüsselrolle kommt der Erfahrung des Therapeuten in der Planung, Durchführung und der postoperativen Betreuung zu. So zeigte DI SAIA (46) an einer Sammelstatistik der Jahre 1957–1977 an 1548 Patientinnen, die einer Exenteration unterzogen wurden, daß sich bei allen Untersuchern sowohl die operative Mortalität als auch die Überlebensrate in den letzten Jahren einer jeden Serie erheblich verbesserte. DI SAIA (46) wertete dies als Folge der zunehmenden Erfahrung bei einem Eingriff, der größeren Zentren vorbehalten sein sollte. Aber auch eine zunehmend kritischere Einstellung zu diesen Operationsarten steigert die Lebensqualität und Überlebensrate (139). So ist eine Exenteration abzulehnen, wenn Fernmetastasen nachgewiesen sind (114) oder abzubrechen, wenn sich bei der Staging-Laparotomie karzinomatös befallene Lymphknoten im Bereich der Bauchaorta oder der A. iliaca communis finden (45). MONAGHAN (114) sieht im karzinomatösen Befall der Beckenwand eine relative Kontraindikation, was auch von SEVIN (139) unterstrichen wird. Er weist auf die beson-

Tabelle 23 Ergebnisse der Strahlentherapie bei den fortgeschrittenen Zervixkarzinomen des Stadiums III und IV (117)

Stadium	N	5 Jahre	10 Jahre	15 Jahre
III	485	27,2%	21,5%	18,4%
IV	45	15,6%	4,8%	0

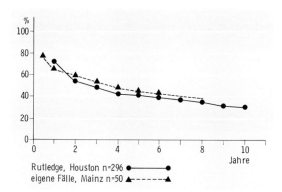

Abb. **6** Überlebensraten nach pelviner Exenteration bei verschiedenen Primärtumoren (54)

ders hohe Komplikationsrate nach vorausgegangener Bestrahlung hin und fordert eine um so kritischere Einstellung zur Operation in diesen Fällen. Aufgrund dieser Überlegung ist die Exenteration als primäre Therapie nur dann zu empfehlen, wenn der Tumor in Harnblase oder Rektum eingebrochen ist und sich von den Bekkenwänden mit hinlänglicher Sicherheit in sano entfernen läßt, also dem Stadium FIGO IVa zugehört. Das gleiche gilt für die lokalen Karzinomrezidive. Unter diesen Bedingungen sind 5-Jahres-Überlebensraten von 40% und mehr zu erwarten (Abb. 6).

In Fällen, in denen die Exenteration als palliativer Eingriff der Erhaltung der Lebensqualität dient, ist sorgfältig abzuwägen, ob nicht eine Harnableitung über eine perkutane Nephrostomie und/oder eine Stuhlableitung über einen Anus praeternaturalis vorzuziehen ist. Die Indikationen zu diesen Eingriffen sind Fistel- und Kloakenbildungen sowie karzinomatöse Obstruktionen der Harnleiter und des Enddarms. Besonders bei den karzinomatösen Ureterobstruktionen sollte die Indikationsstellung kritischer erfolgen, da hier nur eine mittlere Überlebenszeit von ungefähr 5 Monaten gegeben ist (25). Als hilfreich für solche Überlegungen können sich auch hier lymphographische Untersuchungen erweisen, denn HAMMOND (69) beschreibt die schlechtesten Überlebensraten beim Stadium IIIa und IIIb, wenn lymphographisch der Verdacht auf Metastasen gegeben ist.

Die Ergebnisse der medikamentösen Therapie bei den fortgeschrittenen Zervixkarzinomen (Stadium III und IV)

Zunehmend wird bei der Behandlung der fortgeschrittenen Zervixkarzinome auch die medikamentöse Therapie mit Zytostatika oder Hormonen diskutiert. Die Ansprechrate ist jedoch gering. Langzeiterfolge, wie sie beim Mammakarzinom oder Ovarialkarzinom auftreten, sind nicht

zu erwarten (siehe Kapitel Zytostatikatherapie). Kombinationsschemata sind Monotherapien überlegen, im allgemeinen wird eine Ansprechrate um 50% angegeben (1a, 39, 65, 68, 128, 137). Die Ergebnisse von MIYAMOTO (113) mit einer kompletten Remissionsrate von 80% unter einer Mitomycin-C-haltigen Kombination konnte nicht bestätigt werden. Trotz der unterschiedlich hohen Remissionsraten sind die Ergebnisse nicht von Dauer. Auch wenn sich Responder von Non-Respondern hinsichtlich der Überlebenskurven unterscheiden, wird doch selten eine Überlebenszeit von 2 Jahren überschritten, und Angaben über 5-Jahres-Überlebensraten existieren praktisch nicht. Noch ungünstiger sind die Erfolge mit Gestagenen (24) oder mit Bromocriptin (66). Trotz dieser unbefriedigenden Ergebnisse haben Zytostatika oder Hormone ihre Berechtigung bei Progredienz unter Bestrahlung oder bei radiologisch hoch therapierten Rezidiven, da die Ansprechrate nachgewiesen und die Überlebenszeit – wenn auch nur gering – verlängert ist.

Therapie des Zervixstumpfkarzinoms

Die suprazervikale Uterusamputation oder subtotale Hysterektomie ist in den beiden letzten Jahrzehnten infolge eines immer mehr gesunkenen operativen Risikos durch verbesserte anästhesiologische oder intensivmedizinische Methoden nahezu verlassen worden. Ihre Durchführung ist heute nur in Ausnahmefällen indiziert. Einer der Hauptgründe für das Verlassen dieser Operationsmethode ist in dem Karzinom des Zervixstumpfes zu sehen, dessen Behandlung im Vergleich zum Zervixkarzinom bei erhaltenem Uterus erschwert ist und schlechtere Therapieergebnisse zeigt. Wie beim originären Zervixkarzinom richtet sich die Therapie nach dem Stadium. SHEPHERD (141) befürwortet bei Operabilität die radikale Exstirpation des Zervixstumpfes mit anhängendem Bandapparat und die beidseitige Lymphonodektomie nach Meigs. Die Nachbestrahlung soll dann in Abhängigkeit vom Nodalstatus erfolgen. Strahlentherapeutisch propagiert er jedoch ohne Angabe von Ergebnissen die intrakavitäre Auslastung in Verbindung mit einer Homogenbestrahlung. PEMPREE (125) bevorzugt die Strahlentherapie und appliziert in fortgeschrittenem Stadium zusätzlich parametrane Strahlenträger. Seine 5-Jahres-Überlebensrate liegt bei insgesamt 63% (Tab. 25).

Der Zeitpunkt des Auftretens des Zervixstumpfkarzinoms nach der subtotalen Hysterektomie ist offenbar von prognostischer Bedeutung. WOLFF (159) beschreibt eine 5-Jahres-Überlebensrate von 30% und eine Metastaseninzidenz von 17%, wenn das Zervixstumpfkarzinom innerhalb von 2 Jahren nach der Korpusamputation diagnostiziert wird. In diesen Fällen nimmt er unter Be-

Tabelle **25** Die Ergebnisse der Strahlentherapie bei der Behandlung des Zervixstumpfkarzinoms (125)

Stadium	Gesamtanzahl der Patienten	5-Jahres-Überlebensrate oder mehr	
		Patienten	%
I	24	20	83,3%
II a	12	9	75,0%
II b	32	20	62,5%
III a	2	1	50%
III b	25	12	48%
IV	5	1	20%
Total	100	63	63%

rücksichtigung der langsamen Entwicklung des Zervixkarzinoms ein okkultes Karzinom zum Zeitpunkt des Ersteingriffes an. Beim Auftreten nach mehr als 2 Jahren verbessert sich die 5-Jahres-Überlebensrate auf 49%.

Therapie der Rezidive des Zervixkarzinoms

Die Rezidivhäufigkeit des Zervixkarzinoms ist nicht nur von dem klinischen Stadium abhängig, sondern von histologisch-pathologischen Kriterien, wie parametranem Befall und Nodalstatus. Daran hat auch eine an diesen Befunden ausgerichtete individuelle Therapie bisher nichts ändern können. Nur in seltenen Fällen ist eine kurative Therapie der Rezidive möglich, meist handelt es sich lediglich um palliative Maßnahmen. Das Vorgehen richtet sich nach dem Sitz des Rezidivs. Eine Operation ist nur dann sinnvoll, wenn Metastasen ausgeschlossen sind und die Entfernung im Gesunden sichergestellt ist. Prädestiniert für diese Eingriffe, die meist in einer Exenteration bestehen, sind Rezidive des Scheidenstumpfes mit Übergreifen auf Harnblase oder Rektum. Ist die Beckenwand befallen und keine Vorbestrahlung erfolgt, so empfiehlt DI SAIA (46) die Strahlentherapie. Bei nachgewiesenen Metastasen und lokalem Rezidiv sollten palliative Maßnahmen begünstigt werden, da trotz weiterer Therapieversuche wie Bestrahlung oder Zytostase kaum eine mittlere Überlebenszeit von mehr als 7 bis 12 Monaten zu erzielen ist (18, 23, 59, 60, 97, 115). Eine operative Intervention bei isolierten Lungenmetastasen erscheint nach GALLOUSIS (61) nur dann sinnvoll, wenn diese nach mehr als dreijähriger Latenzzeit auftreten. Die in den letzten Jahren beobachtete Senkung der Rezidivmortalität ist nach TULZER (150) nicht so sehr auf eine erfolgreiche Therapie der Rezidive selbst zurückzuführen, sondern auf die kontinuierlich zunehmende Radikalisierung bei der Lymphonodektomie. MASUBUCHI (109) bestätigt dies indirekt, indem er nach radikal operierten Zervixkarzinomen zuerst zentrale Rezidive beschreibt, die einer besseren Behandlung

zugänglich sind, und erst signifikant später auftretend Beckenwandrezidive oder Fernmetastasen, die zum Tod der Patientin führen. DI SAIA (46), der die in der Literatur vorliegenden Ergebnisse teilweise zusammengefaßt hat, beziffert die Rezidivrate nach radikaler Operation auf 10-20% und die 1-Jahres-Überlebenszeit bei Persistenz oder Rezidiv auf 10-15%. Bei Knochenmetastasen empfiehlt er die palliative Bestrahlung, eine Chemotherapie bezeichnet er als wenig erfolgreich, da das Plattenepithelkarzinom darauf kaum anspricht. Auch durch eine arterielle Tumorperfusion lassen sich keine besseren Ergebnisse erzielen (115).

Therapie des Zervixkarzinoms in der Schwangerschaft

Es gilt inzwischen als gesichert, daß sich die Prognose des Zervixkarzinoms durch eine bestehende Schwangerschaft nicht verschlechtert (15, 140). Die Therapie ist daher der des Zervixkarzinoms am nichtschwangeren Uterus vergleichbar. Während CREASMAN noch 1970 bei fortgeschrittenen Stadien die perkutane Radiatio, die innerhalb von 6 Wochen zum Abort führte, mit anschließender Radiumtherapie empfahl, ist in unserer Zeit das operative Vorgehen die Methode der Wahl, da, bedingt durch Vorsorge und langsame Entwicklung des Zervixkarzinoms, inoperable Tumoren in der Schwangerschaft kaum mehr zu finden sind. Dazu lehnen wir im Gegensatz zu DE PETRILLO (42) auch beim Mikrokarzinom (Stadium I a), bei dem bis zum Entbindungstermin zugewartet werden kann, die vaginale Entbindung ab, sondern bevorzugen die Sectio caesarea mit nachfolgender abdominaler totaler Exstirpation oder eingeschränkter Radikaloperation nach Te Linde. Beim Nachweis eines Karzinomeinbruchs in Lymphgefäße sollte die Wertheim-Meigssche Radikaloperation diskutiert werden. Bei den Stadien I b und II a hält SHEPHERD (140) wie wir die vaginale Entbindung für absolut kontraindiziert. Nach seiner Ansicht ist die beste Therapie die erweiterte Radikaloperation nach Wertheim-Meigs, wobei innerhalb des I. und II. Trimenons die Therapie wie bei der nichtgraviden Patientin durchzuführen sei. Bei lebensfähigen Feten solle die Entbindung durch Sectio erfolgen und in gleicher Sitzung die erweiterte Radikaloperation angeschlossen werden. Er weist dabei besonders darauf hin, daß dieser risikoreiche Eingriff nur Operateuren mit ausreichender Erfahrung vorbehalten bleiben solle. Unserer Ansicht nach empfiehlt sich dieses Vorgehen auch beim Stadium II b. Die Folgetherapie richtet sich dann wie beim Zervixkarzinom am nichtgraviden Uterus nach der histopathologischen Einstufung.

Therapie bei Senkungszuständen oder vorausgegangenen Senkungsoperationen

Wie schon aus dem Beitrag von FRIEDBERG, KÄSER, OBER, THOMSEN und ZANDER unter der Federführung von OBER in der vorausgegangenen Auflage dargelegt wird, handelt es sich bei den Zervixkarzinomen bei Senkungen oder nach Senkungsoperationen um seltenere Befunde. Es ist damit zu rechnen, daß diese in den nächsten Jahren zahlenmäßig noch geringer werden, da der Deszensus bis hin zum Totalprolaps heute kaum noch konservativ mittels Einlagen von Ringpessaren behandelt, sondern schon frühzeitig operativ angegangen wird. Schon allein zur Rezidivprophylaxe eines Deszensus empfiehlt sich heute allgemein die Mitnahme des Uterus, so daß Karzinome bei einem bestehenden Descensus uteri bzw. eines Uterusprolapses heute eine Rarität sind. Wegen der unterschiedlichen anatomischen Verhältnisse muß, wie OBER betont, die Bereitschaft zur Improvisation beim therapeutischen Vorgehen gegeben sein, welches vom Alter der Patientin, der Art des Uterusprolapses und der Tumorgröße abhängig sein wird.

Überlegungen zur individuellen operativen Therapie des Zervixkarzinoms

Ziel einer individuell ausgerichteten Therapie sollte es sein, unter Berücksichtigung aller prognostischen Faktoren eines Tumors, bei möglichst geringer Komplikationsrate eine möglichst hohe Überlebensrate zu erhalten. Dem prätherapeutischen Staging kommt daher ebenso große Bedeutung zu wie der Auswahl der Therapieform. Wie aus der Multivarianzanalyse in KOTTMEYERS „Annual Report" (95) ersichtlich ist, zeigt bei den operablen Zervixkarzinomen sowohl beim Stadium I als auch beim Stadium II das chirurgische Vorgehen die etwas besseren Ergebnisse, gefolgt von der chirurgisch-radiologischen und der reinen radiologischen Therapie. Die erheblichen Unterschiede der Heilungsergebnisse innerhalb der einzelnen Therapieformen sind sicher zum Teil dadurch zu klären, daß die prätherapeutische Stadieneinteilung der subjektiven Beurteilung des Untersuchers unterliegt, die es nicht ermöglicht, vor einer Behandlung eine einigermaßen exakte Beurteilung der Tumorausbreitung vorzunehmen. Auch handelt es sich bei Zahlen von KOTTMEYER um Auswertungen von zahlreichen Kliniken mit unterschiedlichen Therapievarianten und mit vielen Einzelfaktoren, so daß daraus sichere therapeutische Konsequenzen nur schwer zu ziehen sind.

Solange aber prätherapeutisch die Tumorausdehnung und der Status der pelvinen Lymphknoten nicht einigermaßen sicher zu erklären ist, wird es kaum möglich sein, die Heilungsergebnisse der operativen Therapie und der Strahlenbehandlung miteinander zu vergleichen.

Den Vorteil einer operativen Behandlung sehen wir vorwiegend darin begründet, daß am Operationspräparat die einzelnen Prognosefaktoren ziemlich eindeutig untersucht werden können, da die Überlebensrate beim Zervixkarzinom auf das engste mit der Tumorgröße (bzw. dessen Invasionstiefe) wie auch mit dem parametranen und dem nodalen Status korreliert ist. Einem karzinomatösem Befall der Parametrien entspricht eine höhere Rate karzinompositiver Lymphknoten, und diese wiederum verringert die Überlebenszeit. Dabei scheint ähnlich wie beim Mammakarzinom beim Zervixkarzinom die Zahl 3 eine Grenze darzustellen. Erst ab 4 karzinompositiven Lymphknoten fällt die Überlebensrate unabhängig von der Therapie signifikant ab. Es sollte also nach dem Ausschluß von Fernmetastasen das vordringliche Ziel sein, eine Aussage über den Nodalstatus zu erhalten. BURGHARDT (s. Kapitel KINDERMANN und MAASSEN) hat an über 500 Zervixkarzinomen auf diese Zusammenhänge hingewiesen und entsprechende anglo-amerikanische Untersuchungsreihen bestätigt. Auch unsere eigenen Ergebnisse anhand gleicher Fallzahlen bestätigen BURGHARDTS Aussagen. Die operative Therapie dieser Karzinomstadien hat daher durch die pelvine und paraaortale Lymphonodektomie das klar umrissene Ziel, sich zuverlässige Informationen über das Vorliegen und ggf. das Ausmaß eines Lymphknotenbefalls als Basis für die weitere Therapieplanung zu schaffen.

Die bildgebenden Verfahren verfügen derzeitig noch nicht über die gebotene Treffsicherheit, auch wenn Zusammenhänge zwischen lymphographischem Nodalstatus und Überlebenszeit aufgezeigt sind. Genauere Angaben liefert derzeit nur die Staging-Laparotomie, die von der GOG (Gynecologic Oncology Group) propagiert wird und Grundlage einer z. Zt. durchgeführten Therapiestudie ist. Jedoch fehlt bei dieser Studie die letzte Konsequenz, nämlich alternierend 2 Therapiegruppen (Strahlentherapie versus Radikaloperation) zu erstellen, da bei Tumoren, die morphologisch nachweisbar die Zervixgrenze überschritten haben, die GOG ausschließlich die Radiotherapie durchführt. Immerhin wird aber in einigen Jahren dadurch die Diskussion über bessere Heilungsergebnisse durch Operation und Strahlentherapie durch das Verfahren der GOG auf einer objektiveren Basis als bisher allein durch den prätherapeutischen Palpationsbefund möglich sein. BURGHARDTS und auch unsere Untersuchungen können vielleicht dazu einen Beitrag leisten. Man wird die Heilungsergebnisse aufgrund einer mehr oder weniger gemeinsamen histologischen Stadieneinteilung besser beurteilen können als bisher. Trotzdem muß man auch hier schon einschränkend sagen, daß eine durch die Staging-Laparotomie morphologische Stadieneinteilung wohl nicht exakt zu vergleichen ist mit einer morphologischen Stadieneinteilung am Operationspräparat. Mehr oder weniger handelt es sich bei der Staging-Laparotomie doch nur um „Gewebsentnahmen" aus zahlreichen Stellen des kleinen Beckens, verbunden mit einer partiellen paraaortalen Lymphonodektomie. Kleinere extrauterine Karzinomherde werden dadurch wohl oft nicht erfaßt, während an einem Operationspräparat durch die subtile morphologische Untersuchung die Ausbreitung eines Zervixkarzinoms sehr viel genauer zu beurteilen ist (s. Kapitel KINDERMANN und MAASSEN).

Einen weiteren Vorteil der Operation gegenüber der Strahlenbehandlung sehen wir darin, daß die Therapie beim operativen Vorgehen besser auf den Einzelfall abgestimmt werden kann. Während bei der Strahlenbehandlung unabhängig von Tumorgröße eine „Maximaltherapie" angestrebt werden muß, um mögliche extrauterine Karzinomherde im Becken zu vernichten, ist bei der Operation eine Individualisierung der Therapie insofern möglich, daß bei kleinen Karzinomen (Stadium I a) die pelvinen Lymphknoten nicht und umgekehrt bei größeren Tumoren (Stadium II b) zusätzlich auch die paraaortalen Lymphknoten entfernt werden sollten, die letztendlich durch eine Strahlenbehandlung wegen der hohen Risiken in diesem Bereich nicht ausreichend therapiert werden können. Von großem Vorteil ist bei geschlechtsreifen prämenopausalen Patientinnen, daß bei der Operation die Kastration vermieden werden kann, bei der Strahlentherapie aber nicht.

Schließlich glauben wir, daß in operativen Zentren, die diese erweiterten Radikaloperationen häufiger durchführen und daher geübter sind, die Neben- oder Nachwirkungen einer Operation geringer sind als nach einer intensiven Strahlentherapie, deren Folgen nicht selten erst nach Jahren auftreten.

Auch im Hinblick auf eine spätere Rezidivtherapie befürworten wir primär das operative Vorgehen. Nach einer Radikaloperation treten Rezidive häufiger lokal im Bereich des Scheidenstumpfes auf als nach Bestrahlung (häufiger Beckenwandrezidive) und sind daher einer dann noch operativen Sekundärtherapie zugänglich.

Schließlich ist die operative Rezidivbehandlung leichter und komplikationsärmer durchzuführen, wenn eine Patientin vorher als Primärtherapie keiner Strahlenbehandlung unterzogen wurde. Wenn man aufgrund des histologischen Befundes befürchten muß, den Rezidivtumor nicht „in sano" entfernt zu haben, ist in diesen Fällen zu-

sätzlich eine nachfolgende Strahlentherapie immer noch möglich. Diese Möglichkeit entfällt aber bei einer vorausgegangenen intensiven Strahlenbelastung des Beckens.

Wichtig scheint uns aber zu sein, daß unabhängig von der Therapiemodalität die Operation oder die Strahlentherapie unter möglichst optimalen Bedingungen erfolgen sollte. Eine nur eingeschränkte Radikaloperation, bei der die Parametrien nicht ausreichend und/oder nur Teile der pelvinen Lymphknoten entfernt werden, müssen bei einem ungünstigen histologischen Befund nachbestrahlt werden. Hier zeigen aber die Untersuchungen, daß durch eine solche Kombinationstherapie die Heilungsergebnisse kaum verbessert werden können, die Komplikationsrate jedoch erheblich zunimmt. Da die Radikalität bei der chirurgischen Therapie u. E. eine unabdingbare Voraussetzung beim operativen Vorgehen bei den Stadien I b, II a, II b und evtl. III a ist, sollte sie nur an Zentren durchgeführt werden, die die onkologische Chirurgie mit ausreichender Radikalität und ständiger Übung beherrschen. Dazu reichen aber nach unserer Auffassung 3–5 Radikaloperationen im Jahr nicht aus, zumal mit abnehmendem Training nicht nur die operative Radikalität eingeschränkt wird, sondern zwangsläufig auch die Komplikationsraten ansteigen müssen. Wenn die gebotene operative Radikalität nicht gegeben ist, sollten diese Fälle besser einer Strahlentherapie überlassen werden, vor allem, wenn diese Strahlentherapie unter optimalen Bedingungen durchgeführt wird.

Die Therapie der fortgeschrittenen Zervixkarzinome (Stadium III und IV) ist zweifellos die Bestrahlung. Bei den fortgeschrittenen Stadien hat sie oft nur einen palliativen Charakter. Die operative Therapie tritt dementsprechend nahezu vollständig in den Hintergrund. Sie ist nur in wenigen, streng ausgewählten Fällen zu vertreten (s. Kapitel FRISCHBIER).

Nachsorge des Zervixkarzinoms

Bezüglich der allgemeinen Nachsorge wird auf das entsprechende Kapitel verwiesen. Es ist üblich, die Patientin innerhalb der ersten zwei Jahre alle 3 Monate einer Kontrolluntersuchung zu unterziehen, dann bis zum 5. Jahr alle 6 Monate und von da ab jährlich. Kurzfristige Kontrollen der harnableitenden Wege sind notwendig, um eine Obstruktion der Ureteren frühzeitig zu erfassen. Die sorgfältige bimanuelle Tastuntersuchung innerhalb des kleinen Beckens hat sich noch am aussagekräftigsten bei der Erkennung des Rezidivs erwiesen. Die Überwachung durch zytologische Abstriche hat bei den voroperierten Patientinnen nur dann Erfolg, wenn der Scheidenstumpf nach der Hysterektomie so vernäht wird, daß die Epithelränder vaginalwärts zu liegen kommen (160). Therapierte Rezidive müssen nach KREBS (97) intensiver überwacht werden. Hier sollten die Nachsorgeuntersuchungen im ersten Jahr alle Monate, im zweiten und dritten Jahr alle 2 Monate und danach 2–3mal im Jahr stattfinden (ausführliche Darstellung der Tumornachsorge siehe Kapitel KREIENBERG und MERKL).

Literatur

1 Abell, M. R.: Invasive carcinomas of the uterine cervix. In: The Uterus hrsg. von H. J. Norris, A. T. Hertig, M. R. Abell. Internat. Acad. Path. Monogr. (1973) 413

1a Alberts, D. S.: Mitomycin C, bleomycin, vincristin und cis-platinum in the treatment of advanced recurrent squamous cell cancer of the cervix. Cancer Clin. Trial 4 (1981) 313

2 Averette, H. E., V. W. Jobson: The role of exploratory laparotomy in the staging and treatment of invasive cervical carcinoma. Int. J. Radiat. Oncol. Bio. Phys. 5 (1979) 2137

3 Averette, H. E., R. C. Dudan, J. H. Ford: Exploratory celiotomy for surgical staging for cervical carcinoma. Amer. J. Obstet. Gynec. 113 (1972) 1090

4 Averette, H. E., B. U. Sevin, R. E. Girtanner, J. H. Ford: Prätherapeutische Staging-Laparotomie beim Cervixcarcinom. Gynäkologe 14 (1981) 164

5 Baker, L. H., M. I. Opipari, H. Wilson, R. Bottomley, C. A. Coltman: Mitomycin C, vincristin and bleomycin therapy for advanced cervical cancer. Obstet. and Gynec. 52 (1978) 146

6 Ballon, S. C., M. L. Berman, L. D. Lagasse, E. S. Petrilli, T. W. Castaldo: Survival after extraperitoneal pelvic and paraaortic lymphadenectomy and radiation therapy in cervical cancer. Obstet. Gynecol. 57 (1981) 90

7 Baltzer, J.: Die operative Behandlung des Cervixcarcinoms. Habilitationsschrift, München 1978

8 Baltzer, J., C. Kaufmann, K. G. Ober, J. Zander: Komplikationen bei 1092 erweiterten abdominalen Krebsoperationen mit obligatorischer Lymphonodektomie. Geburtsh. u. Frauenheilk. 40 (1980) 1

9 Baltzer, J., W. Koepcke, K. J. Lohe, K. G. Ober, J. Zander: Age and 5-years survival rates in patients with operated carcinoma of the cervix. Gynec. Oncol 14 (1982) 220

10 Baltzer, J., W. Koepcke, K. Lohe, C. Kaufmann, K. G. Ober, J. Zander: Die operative Behandlung des Cervixcarcinoms. Geburtsh. u. Frauenheilk. 44 (1984) 279

11 Beecham, J. B., M. D. Halvorsen, M. D. Kolbenstvedt: Histologic classification, lymph node metastases, and patient survival in stage IB cervical carcinoma. Gynec. Oncol. 6 (1978) 95

12 Belinson, J. L., M. I. Goldberg, H. E. Averette: Paraaortic lymphonodectomy in gynecologic cancer. Gynec. Oncol. 7 (1979) 188

13 Benedet, J. L., M. Turko, D. A. Boyes, K. G. Nickerson, B. T. Bienkowska: Radical hysterectomy in treatment of cervical cancer. Amer. J. Obstet. Gynec. 137 (1980) 254

14 Berek, J. S.: Adenocarcinoma of the uterine cervix. Cancer 48 (1981) 2734

15 Berkowitz, R. S., R. H. Ehrmann, R. Larizzo-Mourey, R. C. Knapp: Invasive cervical carcinoma in young women. Gynec. Oncol. 8 (1979) 311

16 Bernaschek, G., A. Schaller: Operieren oder Bestrahlen des Cervixcarcinoms im Stadium II b. Geburtsh. u. Frauenheilk. 43 (1983) 755

17 Bleker O. P., W. Letting, B. von Wayzeneecen,

G. J. Klosterman: The significance of microscopic involvement of the parametrium and/or pelvic lymph nodes in cervical cancer stages I b und II a. Gynec. Oncol. 16 (1983) 56

18 Blythe, J. G.: Bony metastasis from carcinoma of the cervix. Cancer 36 (1975) 475

19 Bohm, J. W., P. J. Krupp, F. Y. L. Lee, H. W. K. Batson: Lymph node metastasis in microinvasive epidermoid cancer in the cervix. Obstet. and Gynec. 48 (1976) 65

20 Boice, C. R., R. S. Freedman, J. Herson, J. T. Wharton, F. N. Rutledge: Bleomycin and mitomycin C (BLM-M) in recurrent squamous uterine cervical carcinoma. Cancer 49 (1982) 2242

21 Boyce, J., R. G. Fruchter, A. D. Nicastri, R. C. Ambiavagar, M. Suerlavay-Reinis, J. H. Nelson jr.: Prognostic factors in stage I carcinoma of the cervix. Gynec. Oncol. 12 (1981) 154

22 Boyes, D. A., J. A. Worth, H. K. Fidler: The results of treatment of 4389 cases of preclinical cervical squamous carcinoma. J. Obstet. Gynaec. Brit. Cwlth 80 (1970) 673

23 Bortolozzi, G., F. Rossi, C. Mangioni, G. B. Candian: A contribution to the therapy of cervico-carcinoma: Remarks on 40 patients presenting paraaortic metastasis (1970-1979). Europ. J. Gynaec. Oncol. IV,1 (1983) 9

24 Briggs, M. H., A. D. S. Caldwell, A. G. Pitchpord: The treatment of cancer by progestogens. Hospit. Med. 2 (1967) 63

25 Brin, E. N., M. Schiff, R. M. Weiss: Palliative urinary diversion for pelvic malignancy. J. Urol. 113 (1975) 619

26 Brunshwig, A.: Complete excision of the pelvic viscera for advanced carcinoma. Cancer 1 (1948) 177

27 Buchsbaum, H. J.: Extrapelvic lymphnode metastasis in cervical carcinoma. Amer. J. Obstet. Gynec. 133 (1979) 814

28 Burghardt, E.: Histologische Frühdiagnose des Zervixkrebses. Thieme, Stuttgart 1972

29 Burghardt, E.: Diagnostic and prognostic criteria in cervical microcarcinoma. Clin. Oncol. 1 (1982) 323

30 Burghardt, E.: Prätherapeutische Staging-Laparotomie beim Cervixcarcinom. Kommentar. Gynäkologe 19 (1986) 67

31 Busch, M., M. W. Strötges: Die klinischen Applikationsverfahren mit umschlossenen und offenen Nucliden (einschließlich Strahlenschutz). In: Strahlentherapie. Radiologische Onkologie, hrsg. von E. Scherer. Springer, Berlin 1980 (S. 127)

32 Carlson, J. A., T. G. Day, J. C. Allegra: Methyl-CCNu, doxorubicin, and cis-diaminedicloroplatinum II in the management of recurrent and metastatic squamous carcinoma of the cervix. Cancer 54 (1984) 211

33 Cavins, J. A., H. E. Geisler: Treatment of advanced unresectable cervical carcinoma already subjected to complete irradiation therapy. Gynec. Oncol. 6 (1978) 256

33a Christensen, A., R. Foglmann: Cervical carcinoma stage I and II treated by primary radical hysterectomy and pelvine lymphonodectomy. Acta obstet. gynaec. scand., Suppl. 58 (1976) 1

34 Chan, W. K., R. S. Aroney, J. A. Levi: Four drug combination chemotherapy for advanced cervical carcinoma. Cancer 49 (1982) 2437

34a Chung, C. K., J. A. Stryker, S. P. Ward, W. A. Nahhas, R. Mortel: Histologic grade and prognosis of carcinomas of the cervix. Obstet. and Gynec. 57 (1981) 636

35 Cleaves, M. A.: Radium: with a preliminary note on radium rays in the treatment of cancer. Med. Rec. 64 (1903) 6001

36 Creasman, W. T., F. Rutledge, G. H. Fletcher: Carcinoma of the cervix associated with pregnancy. Obstet. and Gynec. 36 (1970) 495

36a Coppleson, M.: The diagnosis and treatment of early (preclinical) invasive cervical cancer. Clin. Obstet. Gynec. 12 (1985) 149

37 Currie, D.W.: Operative treatment of carcinoma of the cervix. J. Obstet. Gynaec. Brit. Cwlth. 78 (1971) 385

38 Daghestani, A.N., T.B. Hakes, G. Lynch, J.U. Lewis: Cervix carcinoma – treatment with combination cisplatin-bleomycin. Gynec. Oncol. 16 (1983) 334

39 Day, T.G.J.: Chemotherapy for squamous carcinoma of the cervix; doxorubicinmethyl CUL. Amer. J. Obstet. Gynec. 132 (1978) 545

40 Delgado, G.: Stage IB squamous cancer of the cervix, the choice of treatment. Obstet. Gynec. Surv. 33 (1978) 174

41 Demaille, A., M. Verhaeghel, L. Adenis, P. Cappelaere, A. Clay, G. Depadt, A. Lequint, D. Vallet, J. Rohart: Les cancers du col utérin. Masson, Paris 1978

42 De Petrillo, A.D., E.D. Townsend, C.P. Morrow, G.M. Lickrish, P.J. Di Saia, M. Roy: Colposcopic evaluation of the abnormal Papanicolaou test in pregnancy. Amer. J. Obstet. Gynec. 121 (1975) 441

42a Deppe, G., S. Lubicz, B.T. Galloway, W. Thomas, R. Heredia: Aortic node metastasis with negative pelvic nodes in cervical cancer. Cancer 53 (1984) 173

43 Dessauer (1905), zit. n. Döderlein-Krönig: Operative Gynäkologie. Thieme, Leipzig 1921

44 Devesa, S.S.: Descriptive epidemiology of cancer of the uterine cervix. Obstet. and Gynec. 63 (1984) 605

45 Di Re, F., R.V. Fontanelli, L. Lucciani, G. Lupi, E. Di Re: Radical surgery in uterine cervical carcinoma. In: Cancer of the Uterine Cervix. Academic Press, London 1984 (S. 171)

46 Di Saia, P.J., W.T. Creasman: Clinical Gynecologic Oncology, 2. Aufl. Mosby, St. Louis 1984

47 Dische, S.: Radiotherapy of cervical cancer. Clin. Obstet. Gynec. 12 (1985) 203

48 Döderlein, A.: Operative Gynäkologie. Thieme, Leipzig 1921

49 Fine, S., J.F.G. Sturgeon, M.K. Gospodarowicz: Treatment of advanced carcinoma of the cervix with methotrexate, adriamycin and cisplatin. Proceedings ASCO 2, C (1983) 600

50 Fletcher, G.H., R.N. Rutledge: Overall results in radiotherapy for carcinoma of the cervix. Clin. Obstet. Gynec. 10 (4) (1967) 1960

51 Fletcher, G.H., F.N. Rutledge: Extended field technique in the management of the cancer of the uterine cervix. Amer. J. Roentgenol. 114 (1972) 116

52 v. Fournier, D., H. Junkermann, P. Ehresmann: Indikation zur Radiotherapie beim Collum- und Corpuscarcinom nach Operation. Gynäkologe (in Vorbereitung)

53 Freund, W.A.: Eine neue Methode der Exstirpation des ganzen Uterus. Sammlung klinischer Vorträge No. 133, Leipzig (n. Gynäkologe 41 [1878] 911)

54 Friedberg, V., E. Petri: Pelvine Exenterationen, Kommentar. Gynäkologe 19 (1986) 86

55 Friedberg, V., O. Käser, K.G. Ober, K. Thomsen, J. Zander: Behandlung der Uteruscarcinome. In: Gynäkologie und Geburtshilfe, Bd. III, hrsg. von O. Käser, V. Friedberg, K.G. Ober, K. Thomsen, J. Zander. Spezielle Gynäkologie, Thieme, Stuttgart 1972

56 Friedländer, M., S.B. Kaye, A. Sullivan: Cervical carcinoma: a drug responsive tumor experience with combined cisplatin, vinblastin and bleomycin therapy. Gynec. Oncol. 16 (1983) 275

57 Frischbier, H.J.: Die Strahlentherapie des Collumcarcinoms. Gynäkologe 8 (1975) 93

58 Frischkorn, R.: Die Strahlentherapie des Endometriumcarcinoms. Gynäkologe 16 (1983) 104

59 Fuller, A.F., N. Elliot, C. Kosloff, J.L. Lewis: Lymph node metastasis from carcinoma of the cervix stages IB and IIA: implications for prognosis and treatment. Gynec. Oncol. 13 (1982) 165

60 Gaberthuel, M., C.Y. Genton, J. Kunz, W.E. Schreiner: Prognostische Bedeutung der pelvinen Lymphknotenmetastasen am operierten Portiocarcinom. Geburtsh. u. Frauenheilk. 44 (1984) 91

61 Gallousis, S.C.: Isolated lung metastasis from pelvic malignancies. Gynec. Oncol. 7 (1979) 206

62 Gallup, D.G., M.R. Abell: Invasive adenocarcinoma of the uterine cervix. Obstet. and Gynec. 49 (1977) 596

62a Galvin, G.A., R.W. Te Linde: The present -day status of noninvasive cervical carcinoma. Amer. J. Obstet. Gyn. 57 (1949) 15.

63 Gauwerky, F.: Spezielle Strahlentherapie der malignen Tumoren: Weibliche Genitalorgane. In: Strahlentherapie. Radiologische Onkologie, hrsg. von E. Scherer. Springer, Berlin 1980 (S. 661)

64 Gitsch, E., K. Philipp: Control by radioisotop labeling tissue of complete or incomplete lymphadenectomy. Europ. J. Gynaec. Oncol. V 1 (1984) 26

64a Graham, S., R. Priore, M. Graham, R. Browne, W. Burnett, D. West: Genital cancer in wives of penile cancer patients. Cancer 44 (1979) 1870

65 Guthrie, D.: Chemotherapy of cervical cancer. Clin. Obstet. Gynec. 12 (1985) 229

66 Guthrie, D.: Treatment of carcinoma of the cervix with bromocriptine. Brit. J. Obstet. Gynaec. 89 (1982) 853

67 Guthrie, D., S. Way: The use of adriamycin and methotrexate in carcinoma of the cervix. The development of a save effective regimen. Obstet. and Gynec. 52 (1978) 349

68 Hall, D.J., R. Diasio, P.R. Godlerud: Cisplatinum in gynecologic cancer. II. Squamous cell carcinoma of the cervix. Amer. J. Obstet. Gynec. 141 (1981) 305

69 Hammond, J.A., J. Herson, R.S. Freedman, A.D. Hamberger, J.T. Wharton, S. Wallaces, F.N. Rutledge: The effect of lymph node status on survival in cervical carcinoma. Int. J. Radiat. Oncol. Biol. Phys. 7 (1981) 1713

70 Hanjani, P., S. Bonnell: Treatment of advanced and recurrent squamous cell carcinoma of the cervix with combination doxorubicin and cyclophosphamid. Cancer Treat. Rep. 64 (1980) 1363

71 Hanks, G.E., D.F. Herring, S. Kramer: Patters of care outcome studies. Results of the national practice in cancer of the cervix. Cancer 51 (1983) 959

72 Heath, P.M., J.E. Woods, K.E. Podratz, P.G. Arnold, G.B. Irons: Gracilis myocutanous vaginal reconstruction. Mayo Clin. Proc. 59 (1984) 21

73 Heller, P.B., R.B. Lee, M.A. Leman, R. Park: Lymph node positivity in cervical cancer. Gynec. Oncol. 12 (1981) 328

74 Henschke, U.K.: "Afterloading" applicator for radiation therapy of the carcinoma of the uterus. Radiology 74 (1960) 834

75 Herzog, R.E.: Untersuchungen zum Stellenwert der Konisation bei der Therapie des Carcinoma in situ. Geburtsh. u. Frauenheilk. 75 (1985) 247

75a Herzog, R.E., V. Friedberg: Das DNS-Histogramm als Prognosefaktor gynäkologischer Carcinome. XI. Akad. Tagg. deutschspr. Hochschull. Gynäk. u. Geburtsh. (1987)

76 Heyman, J.: The radium hammet method of treatment and results in cancer of the corpus of uterus. J. Obstet. Gynec. 43 (1936) 655

77 Inoue, T.: Prognostic significance of the depth of invasion relating to nodal metastases parametrial extension and cell types. A study of 628 cases with stage IB, IIA and IIB. Cancer 54 (1984) 3035

78 Inoue, T., M. Okumura: Prognostic significance of parametrial extension in patients with cervical carcinoma stages IB, IIA, IIB. A study of 628 cases treated by radical hysterectomy and lymphphadenectomy with or without postoperative radiation. Cancer 54 (1984) 1714

79 Inoue, T., T. Chihara, K. Morita: The prognostic significance of the size of the largest nodes in metastatic carcinoma of the uterine cervix. Gynec. Oncol. 19 (1984) 137

80 Ireland, D., P. Hardiman, J. Monaghan: Adenocarcinoma of the uterine cervix: A study of 73 cases. Obstet. and Gynecol. 65 (1985) 82

81 Iversen, T.: Primary radical surgery in carcinoma of the cervix uteri. Europ. J. Gynaec. Oncol 6 (1985) 49

82 Jenkins, W. K., M. H. Olson, H. N. Ellis, E. A. Dillard: In vitro lymphocyte response of patients with uterine cancer as related to clinical stage and radiotherapy. Gynec. Oncol. 3 (1975) 191

83 Jobson, V. W., R. E. Girtanner, H. E. Averette: Therapy and survival of early invasive carcinoma of the cervix uteri with metastases to the pelvic nodes. Surg. Gynec. Obstet. 151 (1980) 27

84 Kagan, A. R., H. Nussbaum, P. Chan, H. K. Ziel: Adenocarcinoma of the uterine cervix. Amer. J. Obstet. Gynec. 117 (1973) 464

85 Käser, O., F. A. Iklé, H. A. Hirsch: Atlas der gynäkologischen Operationen. Thieme, Stuttgart 1983

86 Kaiser, R., K. D. Schulz: Gegenwärtige Gesichtspunkte zur Epidemiologie und Ätiologie des Endometriumkarzinoms. Gynäkologe 16 (1983) 82

87 Karnofsky, D., W. H. Abelmann, L. F. Craver: The use of nitrogen mustards in the palliative treatment of carcinoma (with particular reference to bronchogenic carcinoma). Cancer 1 (1948) 634

88 Kavanagh, J., S. Wallace, L. Declos, F. N. Rutledge: Update of the results of intra-arterial (IA) chemotherapy for advanced squamous cell carcinoma of the cervix. Proc. Asco 2: C (1984) 671

89 Kelly, R. M., W. H. Baker: Progestinal agents in the treatment of carcinoma of the endometrium. New Engl. J. Med. 264 (1961) 216

90 Ketcham, A. S., R. C. Hoye, P. T. Taylor, P. J. Deckers, L. B. Thomas, P. B. Chretien: Radical hysterectomy and pelvic lymphonodectomy for carcinoma of the uterine cervix. Cancer 28 (1971) 1272

91 Kim, K., R. D. Rigal, J. R. Patrick, J. K. Walters, A. Bennett, W. Nordin, J. R. Claybrook, R. R. Parekh: The changing trends of uterine cancer and cytology. A study of morbidity and mortality trends over a twenty year period. Cancer 42 (1978) 24

92 Kindermann, G.: Krebsfrüherkennung und operative Gynäkologie. Geburtsh. u. Frauenheilk. 39 (1979) 89

93 Kjørstadt, K. E., A. Kolbensvedt, T. Strickert: The value of complete lymphadenectomy in radical treatment of cancer of the cervix, stage IB. Cancer 54 (1984) 2215

94 Kolstad, P., T. Iversen: Microinvasive carcinoma of the cervix. A follow up study of 561 cases. In: Gynecology Oncology, hrsg. von C. P. Morrow, G. E. Smart. Springer, Berlin 1957

95 Kottmeyer, H. L. (Hrsg.): Annual report on the results of treatment in gynecological cancer. 18th Volume 1982

96 Krebs, H. B., R. E. Girtanner, S. R. B. Nordquist: Treatment of advanced cervical cancer by combination of bleomycin and mitomycin C. Cancer 46 (1980) 2159

97 Krebs, H. B., B. F. Helmkamp, B. U. Sevin, S. R. Poliakoff, M. Nadji, H. E. Averette: Recurrent cancer of the cervix following radical hysterectomy and pelvic node dissection. Obstet. and Gynec. 59 (1982) 422

98 Kucera, H., K. Weghaupt: Strahlentherapie gynäkologischer Karzinome. 1. Primäre Strahlentherapie des Zervixkarzinoms. Gynäk. Prax. 9 (1985) 529

99 Kucera, H., W. Skodler, K. Weghaupt: Komplikationen der postoperativen Strahlentherapie beim Corpuscarcinom. Geburtsh. u. Frauenheilk. 44 (1984) 498

100 Lagasse, L. D., W. T. Creasman, H. M. Shinngelton, J. H. Ford, J. A. Blessing: Results and complications of operative staging in cervical cancer: Experience of the Gynecologic Oncology Group. Gynec. Oncol. 9 (1980) 90

101 Langley, J. L., D. W. Moore, J. W. Tarnasky, P. H. Roberts: Radical hysterectomy and pelvic lymphonode dissection. Gynec. Oncol 9 (1980) 37

101a Larson, G., P. Alm, B. Gullberg, H. Grundsell: Prognostic factors in early invasive carcinomas of the uterine cervix. Amer. J. Obstet. Gynec. 146 (1983) 145

102 Leichman, L. P., L. H. Baker, C. R. Stanhope: Mitomycin C and bleomycin in the treatment of far-advanced cervical cancer: a Southwest-Oncology Group pilot study. Cancer Treat. Rep. 64 (1980) 1139

103 Lerner, H. M., H. W. Jones, E. Hill: Radical surgery for the treatment of early invasive cervix carcinoma (stage IB): Review of 15 year's experience. Obstet. and Gynec. 56 (1980) 413

104 Lohe, K. J.: Early squamous cell carcinoma of uterine cervix. III. Frequence of lymph node metastasis. Gynec. Oncol. 6 (1978) 51

105 Maas, H.: Epidemiologie gynäkologischer Tumoren. In: Allgemeine gynäkologische Onkologie, hrsg. von H. Schmidt-Matthiesen. Urban & Schwarzenberg, München 1985 (S. 23)

106 Martimbeau, P. W., K. E. Kjørstad, T. Iversen: Stage IB carcinoma of the cervix. The norwegian radium hospital. II. Results when pelvic nodes are removed. Obstet. and Gynec. 60 (1982) 215

107 Maruyama, J., J. R. Van Nagell, E. Donaldson, J. L. Beach, A. Martin, R. Kryscio, J. Yoneda, M. Hanson, J. M. Feolah, C. Parker: Neutron brachytherapy is better than conventional radiotherapy in advanced cervical cancer. Lancet (1985) 1120

108 Marziale, P., G. Atlante, V. Le Pera, T. Marino, M. Pozzi, A. Iacovelli: Combined radiation and surgical treatment of stage IB and IIA and B carcinoma of the cervix. Gynec. Oncol. 11 (1981) 175

109 Masubuchi, S., J. Fujimoto, K. Masubuchi: Lymph node metastasis and prognosis of endometrial carcinoma. Gynec. Oncol. 7 (1979) 36

110 Mattingly, R. F.: Te Linde's Operative Gynecology, 5. Aufl. Lippincott, Philadelphia 1977

111 Meigs, J. V.: Radical hysterectomy with bilateral pelvic lymph node dissection. Report of 100 cases operated on 5 years or more. Amer. J. Obstet. Gynec. 62 (1944) 854

112 Mitra, S.: Surgical treatment of carcinoma of cervix uteri by radical vaginal method. J. Obstet. Gynaec. Brit. Emp. 48 (1938) 1003

113 Miyamoto, T., Y. Takabe, M. Watinabe, T. Terasima: Effectiveness of a sequential combination of bleomycin and mitomycin on advanced cervical cancer. Cancer 41 (1978) 403

114 Monaghan, J. M.: Surgical management of advanced and recurrent cervical carcinoma. The place of pelvic exenteration. Clin. Obstet. Gynec. 12 (1985) 169

115 Morrow, C. P.: Continuous pelvic arterial infusion with bleomycin for squamous coll carcinoma of the cervix recurrent after irradiation therapy. Amer. J. Obstet. Gynec. 64 (1977) 999

116 Nelson, A. J., G. H. Fletcher, J. T. Wharton: Indications for adjunctive conservative extrafascial hysterectomy in selected cases of carcinoma of the uterine cervix. Amer. J. Roentgenol. 123 (1975) 91

117 Nieminen, U., E. Soderlin: Results of radiotherapy in 2093 cases of carcinoma of the cervix uteri. Strahlentherapie 143 (1972) 27

118 Noda, K.: Ultra radical surgery for uterine cervical cancer. In: Gynecology and Obstetrics. Proceedings of the XIth World Congress of Gynecology and Obstetrics, Berlin 1985, hrsg. von H. Ludwig, K. Thomsen. Springer, Berlin 1986

119 Ober, K. G.: Die abgestufte operative Therapie des Cervixcarcinoms. Geburtsh. u. Frauenheilk. 38 (1978) 671

120 O'Quinn, A. G., G. H. Fletcher, J. T. Wharton: Guidelines for conversative hysterectomy after irradiation. Gynec. Oncol. 9 (1980) 68

121 Onnis, A., S. Valente, M. Marchetti, D. Ozoeze: Radical pelvic surgical experience in combined treatment of advanced uterine cervico-carcinoma. Europ. J. Gynaec. Oncol. II B (1981) 98

122 Orr, J. W., H. M. Shingleton, K. D. Hatch: Urinary diversion in patients undergoing pelvic exenteration. Amer. J. Obstet. Gynec. 142 (1982) 883

122a Pagnini, C. A., P. D. Palma, C. Laurentiis: Malignancy grading in squamous carcinoma of the uterine cervix treated by surgery. Brit. J. Cancer 41 (1980) 415

123 Papavasiliou, C., J. Pappas, D. Aravantinos, D. Vaskarelis: Treatment of cervixal carcinoma with adriamycin combined with methotrexate. Cancer Treat. Rep. 62 (1987) 1387

124 Peckham, M.: Combined chemotherapy – radiotherapy in clinical practice. In: Advanced Medicine 16, Bath, hrsg. von H. J. Bellingham. Pitman, London 1980 (S. 216)

125 Pempree, T., V. Patanaphan, R. Scott: Radiation management of carcinoma of the cervical stump. Cancer 43 (1979) 1262

126 Piver, M. S., J. J. Barlow: High dose irradiation to biopsy-confirmed aortic node metastases from carcinoma of the uterine cervix. Cancer 39 (1977) 1243

127 Piver, M. S., W. S. Chung: Prognostic significance of cervical lesion size and pelvic node metastases in cervical carcinoma. Obstet. and Gynec. 46 (1975) 507

128 Piver, M. S., J. J. Barlow, F. P. Xynos: Adriamycin alone or in combination in 100 patients with carcinoma of the cervix or vagina. Amer. J. Obstet. Gynec. 131 (1978) 311

128a Plentl, A. A., E. A. Friedman: Clinical Significance of Cervical Lymphatic System of the Female Genitalia. Saunders, Philadelphia 1971 (S. 85)

129 Powell, J. L., M. O. Burrell, E. W. Franklin III: Radical hysterectomy and pelvic lymphonodectomy. Gynec. Oncol. 12 (1981) 23

130 Powell, J. L., M. O. Burrell, E. W. Franklin III: Radical hysterectomy and pelvic lymphadenectomy. Sth. Med. J. 77/5 (1984) 596

131 Powell, J. L., S. R. Mogelnicki, M. O. Burrell, E. W. Franklin III, D. A. Chambers: Radical Hysterectomy and Pelvic Lymphonodectomy, 1974–1982. In: Gynecological Oncology, hrsg. von C. P. Morrow, G. E. Smart. Springer, Berlin 1986 (S. 70)

132 Ralph, G., R. Burmucic: Zur Frage der funktionellen Störungen des unteren Harntraktes nach der abdominalen Radikaloperation des Zervixkrebses. Geburtsh. u. Frauenheilk. 45 (1985) 625

132a Roche, W. D., H. J. Norris: Microinvasive carcinoma of the cervix. The significance of the lymphatic invasion and confluent patterns of stromal growth. Cancer 36 (1975) 180

133 Rosenthal, C. J., N. Khulpateea, J. Boyce, S. Mehrotra, S. Tamarin: Effective chemotherapy for advanced carcinoma of the cervix with bleomycin, cisplatin, vincristin and methotrexate. Cancer 52 (1983) 2025

134 Roth, J. A., S. H. Golub, E. A. Grimm, F. R. Eilber, D. L. Morton: Effects of operation on immuno response in cancer patients: sequential evaluation of in vitro lymphocyte function. Surgery 79 (1976) 46

135 Saarikoski, S., K. Celander, E. Turenius, O. Kauppila, B. Pystinen: Results of treatment for uterine cervical carcinoma. Amer. Clin. Gynaec. 70 (1981) 323

136 Schauta, F.: Die Operation des Gebärmutterkrebses mittels des Schuchardt'schen Paravaginalschnittes. Mschr. Geburtsh. Gynäk. 15 (1902) 133

137 Schulz, B. O., K. Hof, H. J. Friedrich, B. Weppermann, D. Krebs: Erfahrungen mit platinhaltigen Zytostatika-Kombinationen bei der Therapie fortgeschrittener

138 Schumacher, K.: Die Problematik der sogenannten unkonventionellen Krebstherapie. Med. Klin. 81 (1986) 423

139 Sevin, B. U.: Prätherapeutische Staging-Laparotomie beim Cervixkarzinom. Gynäkologe 19 (1986) 62

140 Shepherd, J. H.: Cancer in pregnancy. In: Progress in Obstetrics and Gynaecology, Bd. IV, hrsg. von J. Studd. Churchill-Livingstone, Edinburgh (1984)

141 Shepherd, J. H.: Surgical management of early invasive cervical cancer. Clin. Obstet. Gynec. 12 (1985) 183

142 Sorbe, B., B. Frankedal: Bleomycin-adriamycin-cisplatin combination chemotherapy in the treatment of primary advanced and recurrent cervical carcinoma. Obstet. and Gynec. 63 (1984) 167

143 Staehler, G., A. Leonhardt, A. Knapp, W. Wieland: Gynäkologische Komplikationen nach Strahlentherapie von Karzinomen des Corpus uteri. Geburtsh. u. Frauenheilk. 45 (1985) 630

144 Stark, G.: Zur operativen Therapie des Collumcarcinoms Stadium IB. Geburtsh. u. Frauenheilk. 47 (1987) 45

145 Sudasarnam, A., K. Charyull, J. Belinson, H. E. Averette, M. Goldberg, B. Hintz, M. Thirumala, J. H. Ford jr.: Influence of exploratory celiotomy on the management of carcinoma of the cervix. Cancer 41 (1978) 1049

146 Surwit, E. A., D. S. Alberts, S. Aristizabal, K. J. Deatherage, R. Helsinkveld: Treatment of primary and recurrent advanced squamous cell cancer of the cervix with mitomycin C and vincristine and bleomycin (MOB) plus cisplatin (PLAT). Proc. Asco 2,C (1983) 596

147 Swenerton, K. D., J. A. Evers, G. W. White, D. A. Boyes: Intermittent pelvic infusion with vincristine, bleomycin and mitomycin C for advanced recurrent carcinoma of the cervix. Cancer Treat. Rep. 63 (1979) 1379

148 Tropé, C., J. E. Johnsson, E. Simonsen: Bleomycin-mitomycin C in carcinoma of the cervix: a third look. Cancer 51 (1983) 591

149 Tropé, C., R. E. Johnsson, H. Grundsell, W. Mattson: Adriamycin-methotrexate combination chemotherapy of advanced carcinoma of the cervix: a third look. Obstet. and Gynec. 55 (1980) 488

150 Tulzer, H., S. Kupka: Versuch einer Objektivierung des Effekts der obligatorischen Lymphonodektomie im Rahmen der abdominalen Radikalopeation. Onkologie 2 (1979) 8

151 Twiggs, L. B., R. A. Potish, R. J. George, L. L. Adcock: Pretreatment extraperitoneal surgical staging in primary carcinoma of the cervix uteri. Surg. Gynec. Obstet. 158 (1984) 243

152 Umbach, G. E., H. v. Matthiessen, H. G. Bender: Die Chemotherapie des fortgeschrittenen Cervixcarcinoms. Ein Überblick. Tumor Diagn. u. Ther. 7 (1986) 89

153 Vermorken, J. B., C. Mangioni, A. T. van Osteroom: Vincristine, bleomycin, mitomycin C and cisplatin (VBMP) in squamous cell carcinoma of the uterine cercix (SCCUC). Proc. 2nd. Eur. Conf. Clin. Oncol. 2 (1983) 50

154 Villasanta, U.: Complications of radiotherapy for carcinoma of the uterine cervix. Amer. J. Obstet. Gynec. 114 (1972) 117

155 Wertheim, E.: Zur Frage der Radikaloperation beim Uteruskrebs. Arch. Gynäk. 61 (1900) 627

156 West, R. R.: Cervical Cancer: age and registration and age and death. Brit. J. Cancer 35 (1975) 236

157 Wharton: J. T., H. W. Jones, T. G. Day, F. N. Rutledge, G. H. Fletcher: Pre-irradiation celiotomy and extended field irradiation for invasive carcinoma of the cervix. Obstet. and Gynec. 49 (1977) 333

158 Winter (1900): zit. n. Döderlein-Krönig: Operative Gynäkologie. Thieme, Leipzig 1921
159 Wolff, J. P., J. Lacour, D. Chassagne, M. Berend: Cancer of the cervical stump. Obstet. and Gynec. 39 (1972) 10
160 Woodman, C. R. J., J. A. Jorda, T. Wade-Evans: The management of vaginal intraepithelial neoplasia after hysterectomy. Brit. J. Obstet. Gynec. 91 (1984) 707
161 Zander, J.: Carcinomca of the cervix: an attempt to individualize treatment. Results of a 20-year cooperative study. Amer. J. Obstet. Gynec. 139 (1981) 752
162 Zander, J., J. Baltzer: Die Individualisierung der Behandlung gynäkologischer Krebse. In: Aktuelle Geburtshilfe und Gynäkologie, hrsg. von F. Melchert, L. Beck, H. Hepp, P. G. Knapstein, R. Kreienberg. Springer, Berlin 1986

Pathologie, Diagnostik und Behandlung des Endometriumkarzinoms und seiner Vorstufen

J. BALTZER und K. J. LOHE

Über die Epidemiologie des Endometriumkarzinoms, seine Häufigkeit, geographische Verteilung, die Altersgipfel, Fragen einer endokrinen Ätiologie des Krebses sowie internistische Begleiterkrankungen hat MAASS in seinem Kapitel „Epidemiologie gynäkologischer Karzinome" berichtet.

Tumormorphologie

Vorstadien des Endometriumkarzinoms

Das Endometriumkarzinom wächst über Vorstufen zum infiltrierenden Karzinom heran. Nach HERTIG u. GORE (209) soll ein Karzinom niemals aus intaktem Endometrium entstehen.
Schon von CULLEN (96) wurde im Jahr 1900 die Entwicklung eines Endometriumkarzinoms auf dem Boden atypischer Schleimhautveränderungen mit auffallend blassen Epithelien diskutiert. R. MEYER (322) beschreibt 1923 die Umwandlung hyperplastischer Endometriumveränderungen in ein Karzinom. TAYLOR (452) sowie NOVAK u. YUI (244) weisen auf die Bedeutung der Schleimhauthyperplasie bei der Entstehung eines Endometriumkarzinoms hin. GUSBERG (174) definiert den Begriff der adenomatösen Hyperplasie und stellt ihre Bedeutung als Vorstufe bei der Entwicklung eines Endometriumkarzinoms heraus. Von NOVAK u. RUTLEDGE (346) wird die atypische Endometriumhyperplasie beschrieben, die ihrer Meinung nach häufig als Karzinom fehlgedeutet wird. In diesem Zusammenhang zitiert NOVAK einen Ausspruch HALBANS „Nicht Karzinom, aber besser heraus" (347). Nach HER-

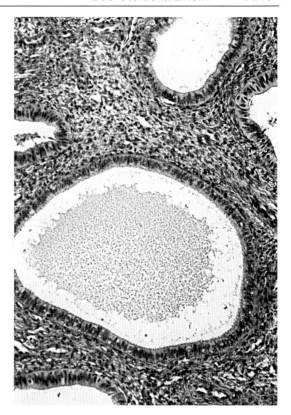

Abb. 1 Glandulär-zystische Hyperplasie des Endometriums

TIG u. Mitarb. (207, 209) wird zwischen fokaler Hyperplasie, adenomatöser Hyperplasie und dem Carcinoma in situ unterschieden, das durch die Eosinophilie der Drüsenzellen mit blassem Kern charakterisiert wird. SPEERT (419) beschreibt anhand einer retrospektiven Untersuchung die adenomatösen Schleimhauthyperplasien als präkanzeröse Veränderungen.
Die Nomenklatur dieser Veränderungen ist jedoch nicht einheitlich, da zur Ausprägung der Endometriumhyperplasie ganz unterschiedliche Angaben gemacht werden. Übereinstimmend gelten die folgenden mikroskopischen Veränderungen: Charakteristisch ist eine schon makroskopisch erkennbare Verdickung der Schleimhaut sowie die Aufhebung der typischen Schichtung der Mukosa.
Als glandulär-zystische Hyperplasie werden Schleimhautveränderungen angesehen, die durch unterschiedlich große, zystisch erweiterte Drüsen charakterisiert sind (Abb. 1). Bei größeren Zystenbildungen kann das typische Bild des sogenannten Schweizer Käsemusters zur Darstellung kommen (354). Elektronenoptisch erweisen sich die Drüsenzellen der glandulär-zystischen Hyperplasie in ihrer Feinstruktur nicht so einheitlich wie die endometrialen Zellen (485). Die Zusammensetzung der Zellorganellen in den

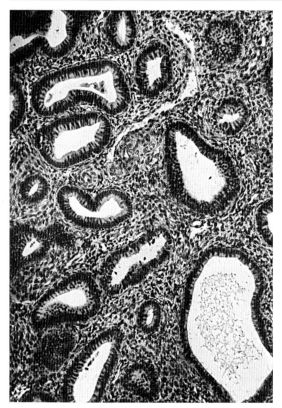

Abb. 2 Übergänge der glandulär-zystischen Endometriumhyperplasie in die adenomatöse Hyperplasie des Endometriums

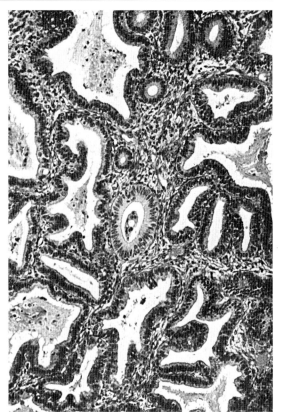

Abb. 3 Adenomatöse Hyperplasie des Endometriums (Grad II)

Epithelzellen der glandulär-zystischen Hyperplasie entspricht den Verhältnissen der späten Proliferationsphase (132). Die Zahl der Geißelzellen sowie der Mikrovilli nimmt jedoch zu. THOM u. Mitarb. (458) beobachteten nach Gestagenbehandlung eine Reduzierung der zilientragenden Zellen. Diese Schleimhautveränderungen der glandulär-zystischen Hyperplasie werden als Ausdruck eines gesteigerten alleinigen Östrogeneffektes angesehen. Im Stroma fehlen die für eine Progesteronwirkung typischen Differenzierungen (177). Entsprechende Veränderungen können auch bei jungen Mädchen nach anovulatorischen Zyklen beobachtet werden (146).

Diese aktive glandulär-zystische Hyperplasie (242) muß von den Bildern der zystischen Atrophie (116) bzw. der regressiven Hyperplasie unterschieden werden.

Die weitere Entwicklung der Schleimhauthyperplasie ist von der Dauer der gesteigerten Östrogenwirkung abhängig. Bei Nachlassen des Östrogenüberschusses kommt es zu regressiven Veränderungen mit teilweiser Abblutung der Schleimhaut. Ein Fortbestehen des gesteigerten Östrogeneffektes führt zu den Veränderungen der adenomatösen Schleimhauthyperplasie. Die-se Form der Hyperplasie ist durch eine Proliferation der bisher zystisch erweiterten Drüsen charakterisiert. Das auskleidende Drüsenepithel wird mehrreihig und mehrschichtig (Abb. 2, Abb. 3). Das zwischen den Drüsen gelegene Stroma wird spärlich; gelegentlich finden sich Herde von Schaumzellen (Abb. 4). Sie enthalten Lipoide, bei denen es sich wahrscheinlich um Cholesterinester als Östrogenabbauprodukte handelt (99, 100, 102, 103). Nach ASHKENAZI u. Mitarb. (14) läßt sich zwischen unterschiedlichen Typen von Schaumzellen unterscheiden. Bei der ersten Gruppe handelt es sich um Histiozyten, vergleichbar der Phagozytose, bei der zweiten Gruppe um Stromazellen in Verbindung mit einem östrogenen Stimulus im Rahmen einer Endometriumhyperplasie. Diese Schaumzellherde sollen zur prognostischen Beurteilung der Schleimhauthyperplasie von Bedeutung sein. Bei größerer Anzahl ist nach DALLENBACH-HELLWEG mit einer rascheren Progredienz der Schleimhauthyperplasie zum Endometriumkarzinom zu rechnen (99, 102).

Das Fortbestehen dieser adenomatösen Schleimhauthyperplasie bzw. die Progression zum Endometriumkarzinom ist von einem weiterbestehenden, alleinigen östrogenen Stimulus abhängig.

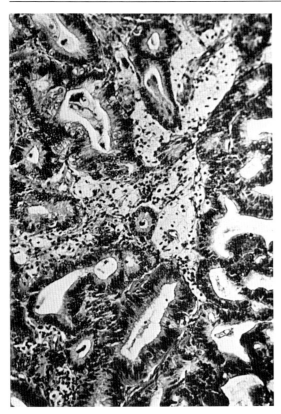

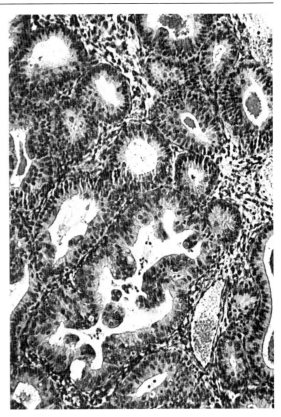

Abb. **4** Schaumzellansammlung im Stroma einer adenomatösen Endometriumhyperplasie Grad II

Abb. **5** Atypische adenomatöse Endometriumhyperplasie (Grad III)

Sinkt der Östrogenspiegel oder wird eine Therapie mit Gestagenen eingeleitet, kann sich die
adenomatöse Hyperplasie zurückbilden (252,
253, 254, 483).
Als atypische adenomatöse Hyperplasie oder
Dysplasie (417) werden Veränderungen bezeichnet, die kleinere oder größere Herde unregelmäßig und dicht gelagerter atypischer Endometri-
umdrüsen aufweisen. Diese Drüsen sind durch
schmale Schleimhautbrücken getrennt, so daß
gelegentlich auch eine sogenannte dos-à-dos-
Stellung resultiert. Die unregelmäßig verzweig-
ten Drüsen werden von einem ein- oder mehrrei-
higen Epithel mit hyperchromatischen Zellkernen und zahlreichen Mitosen ausgekleidet
(Abb. 5). Gehäuft finden sich papilläre Wucherungen des Drüsenepithels (Abb. 6). Nicht selten
heben sich atypische Drüsen durch ihr blasses
Zytoplasma von intakten benachbarten Drüsen
ab (5, 25, 314, 315, 417). Zytophotometrische
Untersuchungen von Zellkernen dieser Endometriumhyperplasie haben gehäuft eine Aneuploidie ergeben, während die glanduläre bzw. glandulär-zystische Hyperplasie zumeist diploide
DNA-Werte aufwiesen (397, 477). Elektronenoptisch findet sich eine Zunahme der zilientragenden Zellen bei dieser Hyperplasieform (487).

Mit zunehmendem Schweregrad der drüsigen
Atypie wird immer mehr das mikroskopische
Bild des voll ausgeprägten Karzinoms imitiert
(Abb. 7). Diese atypischen Schleimhautbilder
entsprechen Bezeichnungen wie „Adenomatöse
Hyperplasie" (174), „Atypische Hyperplasie"
(67), (346), „Carcinoma in situ des Endometriums" (144, 207) sowie dem Stadium 0 des Endometriumkarzinoms (331).
Der Begriff des Carcinoma in situ (5, 46, 49, 62,
144, 163, 470, 482) wird von einigen Autoren abgelehnt (43, 67, 174, 175, 177, 178, 451). Diese
kritische Einstellung zu dem Begriff des Carcinoma in situ für Veränderungen des Endometriums ist verständlich, da es sich hier weder um
ein Karzinom noch um ein Wachstum in situ
handelt. Das drüsige Epithel ist anstelle des normalen Epithels nicht in situ gewachsen, sondern
baut selbständig gewucherte Drüsen auf.
HENDRIKSON u. KEMPSON (199) weisen darauf
hin, daß keine eindeutige Übereinkunft besteht,
ob für das Carcinoma in situ eine fehlende Invasion in das endometriale Stroma oder in
die Muskulatur oder eine fehlende Invasion in
Stroma und Muskulatur Vorbedingung ist.
Deshalb wird von diesen Autoren der Begriff
der „atypischen Hyperplasie" oder der

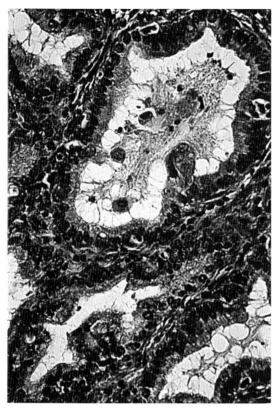

Abb. 6 Atypische adenomatöse Endometriumhyperplasie (Grad III)

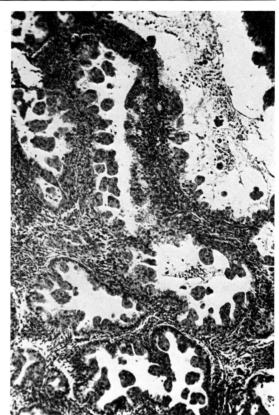

Abb. 7 Atypische adenomatöse Endometriumhyperplasie (Grad III) mit Übergängen zum reifen Adenokarzinom des Endometriums

„adenomatösen Hyperplasie mit Atypien" vorgezogen.

Zur Einteilung und allgemein gültigen Definition der hyperplastischen Schleimhautveränderungen werden die folgenden Klassifizierungsvorschläge gemacht:

VELLIOS (470) schlägt für den Atlas des Armed Forces Institute of Pathology (AFIP) die folgende Einteilung vor:
- zystische Hyperplasie,
- adenomatöse Hyperplasie,
- atypische Hyperplasie,
- Carcinoma in situ.

Von POULSEN u. Mitarb. (277) wird die folgende Klassifizierung angegeben:
- gutartige Veränderungen:
  1. Endometriumpolyp,
  2. Endometriumhyperplasie;
- atypische Hyperplasie,
- bösartige Veränderungen.

SCULLY (402) trifft die folgende Einteilung:
- zystische Hyperplasie,
- atypische Hyperplasie,
- atypische sekretorische Hyperplasie,
- Carcinoma in situ,

- Polyp mit den genannten Veränderungen,
- Mischformen der vorausgenannten Veränderungen.

Nach FUCHS u. BUCKLEY (143) werden unter dem Begriff der intraendometrialen Neoplasie die Hyperplasieformen mit Atypien und das intraendometriale Karzinom zusammengefaßt.

Von der Sektion Gynäkopathologie und der Arbeitsgemeinschaft Gynäkologische Onkologie der Deutschen Gesellschaft für Pathologie und für Gynäkologie und Geburtshilfe wurde zur Vereinheitlichung und zum besseren Verständnis 1983 die folgende Nomenklatur der Präkanzerosen empfohlen:

- *Adenomatöse Hyperplasie Grad I:*
  Umschriebene ausgeprägte oder diffuse, mäßig adenomatöse Wucherung mit Drüsenschlängelung, reduziertem Stroma, Unreife und Mehrreihigkeit des Epithels oder beginnender intraluminaler Epithelpapillenbildung.
- *Grad II (Synonym im englischen Schrifttum: atypical hyperplasia):*
  Diffuse ausgeprägte adenomatöse Wucherung und fokal beginnende, kleinalveoläre Aufgliederung mit weitgehendem Schwund des Stro-

mas, zunehmende Unreife und Mehrreihigkeit bis Mehrschichtigkeit des Drüsenepithels bei verstärkter intraluminaler Epithelpapillenbildung.
- *Grad III (Synonym im englischen Schrifttum: adenocarcinoma in situ):*
Zusätzlich zu den Kriterien des Grades II umschriebene eosinophile Aufhellung des Drüsenepithels bei Mehrschichtigkeit und Kernvergrößerung sowie beginnender Kernpolymorphie (104).

Die differentialdiagnostische Unterscheidung von adenomatöser Hyperplasie mit Atypien und reifem Adenokarzinom des Endometriums kann gelegentlich Schwierigkeiten bereiten, besonders wenn die Diagnose an einem spärlichen Abrasionsmaterial gestellt werden muß (454). Als differentialdiagnostische Hilfe werden zytologische und histologische Kriterien (144, 199, 277, 451), zytophotometrische Untersuchungen (397) sowie quantitative Messungen von Drüsen und Stroma entsprechend einem dreidimensionalen Modell (17, 212) bzw. ultrastrukturelle und immunzytochemische Untersuchungen angegeben. Diese Methoden haben bisher keine praktische Bedeutung erlangt (135). DIETEL u. Mitarb. (118) weisen darauf hin, daß mit der DNA-Messung keine Abgrenzung vom normalen bzw. hyperplastischen Endometrium möglich ist.
Nach KURMANN u. NORRIS (277) kommt bei der Unterscheidung einer atypischen Hyperplasie von einem reifen Adenokarzinom des Endometriums der Beurteilung der unterschiedlichen Formen der Stromainvasion, der zunehmenden Kernatypie, der Mitoserate, der Zellanordnung und der epithelialen Nekrose besondere Bedeutung zu.
Die Klärung der Frage, welche Endometriumveränderungen als mögliche Krebsvorstufen in Betracht gezogen werden müssen, läßt verschiedene Untersuchungsansätze zu (99, 409):
1. Die Untersuchung von Randveränderungen am Operationspräparat bei Vorliegen eines Endometriumkarzinoms (25, 103, 166, 167, 257, 388).
2. Die retrospektive histologische Untersuchung von Gewebematerial, das bei Kürettagen gewonnen wurde, die dem Karzinom vorausgegangen sind (43, 140, 207).
3. Die fortlaufende, histologische Untersuchung von Kontrollkürettagen bei Patientinnen mit histologisch gesicherter Endometriumhyperplasie (70, 178, 182, 184).
Nach GUSBERG u. CHEN (182) beträgt das kumulative Risiko der Entstehung eines Endometriumkarzinoms auf dem Boden einer adenomatösen Hyperplasie nach 10 Jahren etwa 30% (Abb. **8**).
SHERMAN (409) weist auf die Bedeutung der un-

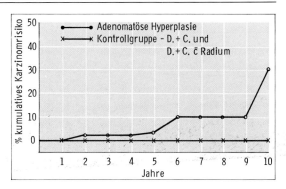

Abb. **8** Kumulatives Risiko der Entstehung eines Endometriumkarzinoms auf dem Boden einer adenomatösen Hyperplasie (nach *Gusberg* u. *Chen* [182]

Tabelle **1** Bedeutung der unterschiedlichen Formen der Endometriumhyperplasie bei der Entstehung des Endometriumkarzinoms (nach *Sherman* [1978])

| | 2–15 Jahre Beobachtung | | |
	n	gutartig (%)	CIS (%)	Ca (%)
Hyperplasie I	106	31,1	49,1	19,8
Hyperplasie II	91	5,5	37,4	57,1
Hyperplasie III	7	28,6	14,3	57,1

terschiedlichen Formen der Endometriumhyperplasie bei der Entstehung des Endometriumkarzinoms im Rahmen einer Verlaufsbeobachtung von 2 bis 15 Jahren hin (Tab. 1). Bei der Hyperplasie Grad I besteht ein Karzinomrisiko von etwa 20%, bei der Hyperplasie Grad II von etwa 57% und bei der Hyperplasie Grad III von ebenfalls etwa 57%. Die Auswertung der Grad-III-Veränderungen ist erschwert, da bei diesen Patientinnen eine Gestagenbehandlung erfolgte.
Die Ergebnisse derartiger Untersuchungen sind aus methodischen Gründen meist nur mit Einschränkung auswertbar. Retrospektive Untersuchungen sind nicht randomisiert, die histologischen Untersuchungsergebnisse sind nur schwer miteinander vergleichbar. Aus therapeutischen Gründen sind randomisierte, prospektive Untersuchungen nicht möglich, da Frauen mit histologisch nachgewiesener atypischer Endometriumhyperplasie nicht ohne Therapie bleiben dürfen. Ein gleichzeitiges Vorhandensein von Karzinom und hyperplastischen Endometriumveränderungen sagt nichts zur kausalen Abhängigkeit aus. Dennoch sind aufgrund der vorliegenden Mitteilungen im Schrifttum gewisse Hinweise auf das Entartungsrisiko hyperplastischer Schleimhautveränderungen möglich.
Für die glandulär-zystische Hyperplasie ist umstritten, ob sie als Vorstufe des Endometriumkar-

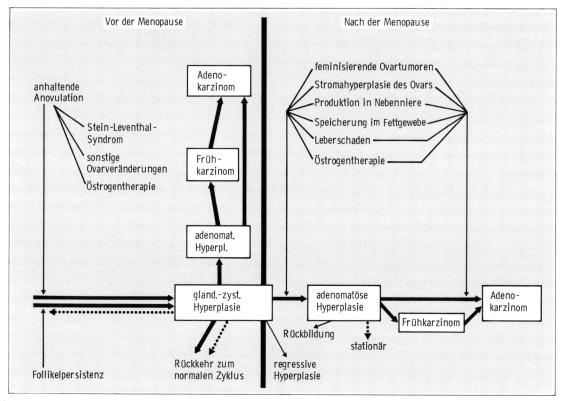

Abb. 9 Entwicklung des Endometriumkarzinoms aus seinen Vorstufen unter dem Einfluß von Östrogen dicke schwarze Pfeile = Östrogen/punktierte Pfeile vor der Menopause = Progesteron (*Dallenbach-Hellweg* [103])

zinoms angesehen werden darf. Klinische Beobachtungen, zytologische und chromosomale Untersuchungen, DNA-Analysen sowie tierexperimentelle Befunde deuten darauf hin, daß das Entartungsrisiko der glandulär-zystischen Hyperplasie minimal ist (482). Es wird jedoch darauf hingewiesen (43, 311, 348, 388, 402), daß das Auftreten einer glandulär-zystischen Hyperplasie vor der Menopause prognostisch günstiger zu bewerten ist als in der Postmenopause. Die Angaben eines gleichzeitigen Auftretens von glandulär-zystischer Hyperplasie und Endometriumkarzinom schwanken zwischen 5,6% (271) und 51,4% (166). DALLENBACH-HELLWEG (99) registrierte in einer Gesamtstatistik der Weltliteratur einen Prozentsatz von 24%. Nach RITZMANN u. HILLEMANNS (388) lag am Operationspräparat von Patientinnen mit Endometriumkarzinom in 17,8% eine glandulär-zystische Hyperplasie im Restendometrium vor.

In retrospektiven Untersuchungen ging nach einer Literaturzusammenstellung (99) dem Karzinom in 11,2% der Fälle eine glandulär-zystische Hyperplasie voraus. Der gleichen Zusammenstellung ist zu entnehmen, daß sich in prospektiven Untersuchungen nur in 0,48% der Fälle aus einer glandulär-zystischen Hyperplasie ein Karzinom entwickelte.

Für die adenomatöse Hyperplasie werden für das gleichzeitige Vorkommen mit einem Endometriumkarzinom am Operationspräparat Angaben von 31,7% (99), 42,6% (167) und 19,4% (288) gemacht. Nach retrospektiven Untersuchungen ist dem Karzinom in 71,9% der Fälle eine adenomatöse Hyperplasie vorausgegangen (99).

Prospektive Untersuchungen lassen erkennen, daß sich aus einer adenomatösen Hyperplasie in 21,4% der Fälle (99) ein Karzinom entwickelte. Nach CAMPBELL u. BARTER (64) beträgt das Karzinomrisiko bei der atypischen Hyperplasie Grad I 15% und steigt bei der atypischen Hyperplasie Grad III auf 45% an. Nach HALL (190) und GUSBERG u. KAPLAN (178) entwickelte sich in 6–12% der Fälle aus einer adenomatösen Hyperplasie nach 1–10 Jahren ein Endometriumkarzinom. Dieser Prozentsatz liegt nach neueren Untersuchungen (183) bei 18%. Untersuchungen von WENTZ (483) haben sogar einen Prozentsatz von 26,7% ergeben.

Die genannten Befunde deuten darauf hin, daß der glandulär-zystischen Hyperplasie nur eine geringe Bedeutung als Vorstufe für das Endometriumkarzinom zukommt. Die adenomatöse Hyperplasieformen sind dagegen als potentielle Vorstufen des Endometriumkarzinoms anzusehen (103) (Abb. 9).

Tabelle **2** Verlauf der atypischen Endometriumhyperplasie (nach *Bernoth* u. Mitarb. [1984])

Atypische Hyperplasie	Rück-bildung	Persi-stenz	Pro-gredienz
Leichten Grades	62%	31%	7%
Mittelschweren Grades	60%	26%	14%
Schweren Grades	40%	36%	24%

Auch neuere Untersuchungen (43) machen deutlich, daß mit der Zunahme des Hyperplasiegrades seltener eine Rückbildung der Veränderung eintritt (Tab. 2). In 62% war bei der atypischen Hyperplasie leichten Grades eine Rückbildung möglich. Dieser Prozentsatz sinkt bei der atypischen Hyperplasie schweren Grades auf 40% ab. SCULLY (402) weist in diesem Zusammenhang darauf hin, daß der Grad der Zelltypie von größerer Bedeutung für die Entwicklung eines Endometriumkarzinoms ist als der Atypiegrad der Drüsenarchitektur.

Bei der Differentialdiagnose atypischer Schleimhautveränderungen und Endometriumkarzinom ist bei jungen Frauen auch an Epithelveränderungen als Folge hormoneller Einwirkungen zu denken. Die Kenntnis einer vorausgegangenen Hormonbehandlung bzw. Erwägung einer bestehenden oder jüngst beendeten Schwangerschaft ist in die Beurteilung krebsverdächtiger Endometriumveränderungen bei jungen Frauen einzubeziehen. Sehr ähnliche morphologische Befunde können in Verbindung mit dem Alter der Patientin eine ganz unterschiedliche Aussagekraft hinsichtlich der weiteren Entwicklung dieser Veränderungen gewinnen (100).

Invasives Karzinom

Beim Endometriumkarzinom handelt es sich fast ausschließlich um ein Adenokarzinom. Äußerst selten liegt ein Plattenepithelkarzinom vor (316). Als mögliches Vorstadium eines Plattenepithelkarzinoms des Endometriums wird die Plattenepithelmetaplasie diskutiert (403). WHITE u. Mitarb. (486) haben 16 Fälle eines Plattenepithelkarzinoms aus der Weltliteratur zusammengestellt.

Histologisch werden folgende Tumorformen unterschieden (AGO 1984) (104):

- *Adenokarzinom:*
  glanduläres Karzinom Grad I (Abb. **10**),
  teils glanduläres, teils solides Karzinom Grad II (Abb. **11**),
  solides Karzinom Grad III (Abb. **12**)

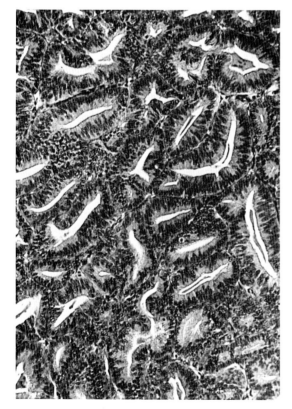

Abb. **10** Reifes Adenokarzinom des Endometriums (G1)

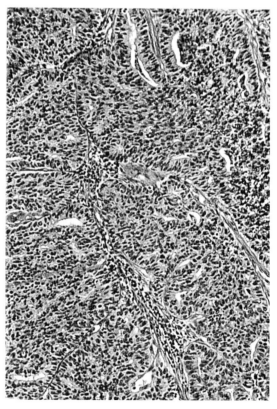

Abb. **11** Teils glanduläres, teils solides Karzinom des Endometriums (Grad II)

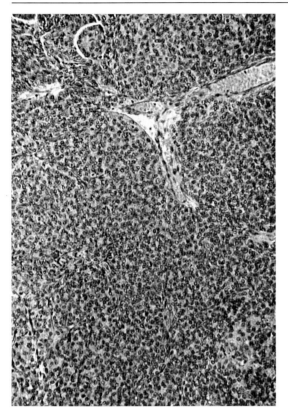

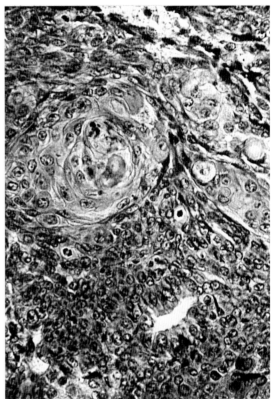

Abb. **12** Überwiegend solides Karzinom des Endometriums (Grad III)

Abb. **13** Glanduläres Karzinom des Endometriums mit gutartigen Plattenepithelmetaplasien (Adenokankroid)

- *Adenokankroid:*
  glanduläres Karzinom mit gutartigen Plattenepithelmetaplasien (Abb. **13**).
- *Adenosquamöses Karzinom:*
  glandulär solides Karzinom mit atypischen Plattenepithelmetaplasien (Abb. **14**), mukoepidermoides Karzinom mit monozellulärer Verschleimung und Verhornung.
- *Klarzelliges Karzinom:*
  glanduläres, papilläres und solides Karzinom (Abb. **15**).
- *Papilläres Karzinom:*
  In über 50% papilläre Strukturen (Abb. **16**).

In der Mehrzahl der Fälle können die Endometriumkarzinome nach Differenzierungsart (papillär-drüsig), Differenzierungsgrad (adenomatös-solid) und Zellreife (hochdifferenziert bzw. gering differenziert) in ein und demselben Tumor wechseln. Hieraus resultiert eine Vielzahl von histopathologischen Mischformen, die neben papillären und drüsigen Anteilen auch undifferenzierte, solide Tumoranteile in unterschiedlicher Verteilung enthalten können. Auf diesem mikroskopischen Sachverhalt beruht das 1976 von der FIGO empfohlene Grading bei Patientinnen mit Endometriumkarzinom, um die erzielten Behandlungsergebnisse in Abhängigkeit

vom histologischen Tumortyp im internationalen Vergleich beurteilen zu können. Hierbei wird zwischen hochdifferenzierten Adenokarzinomen (G 1), Adenokarzinomen mit teilweise soliden Anteilen (G 2) und überwiegend soliden oder völlig undifferenzierten Karzinomen (G 3) unterschieden. Diese genannten Adenokarzinome kommen in etwa 60% der Fälle zur Beobachtung.

Bei den besonderen Tumorformen handelt es sich um das Adenokankroid, das adenosquamöse Karzinom, das klarzellige und das papilläre Karzinom.

Bei den Adenokankroiden, die in etwa 10-20% der Fälle beobachtet werden, liegen gutartige, metaplastisch entstandene Plattenepithelknötchen vor, die in die Drüsenlichtung hineinragen können.

Aufgrund einer deutlich schlechteren Prognose wurden die adenosquamösen Karzinome abgegrenzt, die etwa 13% der Malignome des Endometriums ausmachen (341). Sie enthalten nebeneinander maligne drüsige und maligne plattenepitheliale Tumoranteile.

Bei den muzinösen Adenokarzinomen (389, 393) muß differentialdiagnostisch an das Adenokarzinom der Zervix gedacht werden. Gelegentlich ist trotz zusätzlicher Spezialfärbungen die Abgrenzung vom Zervixkarzinom nicht möglich (343).

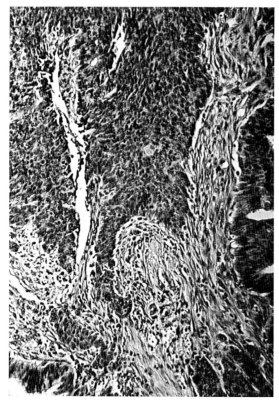

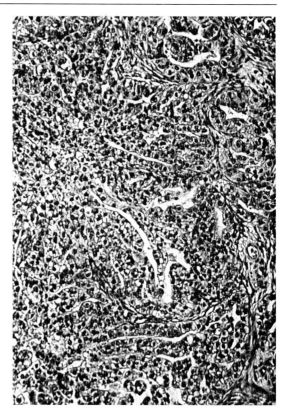

Abb. **14** Adenosquamöses Karzinom des Endometriums   Abb. **15** Klarzelliges Karzinom des Endometriums

Das klarzellige Karzinom (77, 125, 276 389) soll überwiegend bei älteren Frauen zur Beobachtung kommen.

Bei den papillären Karzinomen (77, 131, 192, 293, 343, 390) liegt ein besonders aggressives Karzinom vor. Die gelegentlich beobachtete Psammomkörperbildung erschwert die differentialdiagnostische Abgrenzung zur metastatischen Absiedlung eines Ovarialkarzinoms.

Das Endometriumkarzinom geht in etwa 80% der Fälle von der Schleimhaut des Fundus uteri aus. Als exophytärer Tumor wächst es in die Gebärmutterlichtung vor (Abb. **17**) und breitet sich im Bereich der Korpusinnenwand zunächst mehr flächenhaft aus. Ein mehr endophytäres Tumorwachstum führt zu einer baldigen Infiltration der Uteruswandung (Abb. **18**), die bei fortgeschrittenem Tumorwachstum dann nur noch als schmale Muskelschale erhalten bleibt (Abb. **19**). Bei reifem Karzinom und Vorliegen einer Adenomyosis uteri kann die Beurteilung eines wandinfiltrierenden Wachstums gelegentlich schwierig sein (206). Ältere Untersuchungen (158) wiesen auf das häufigere Vorkommen einer Adenomyosis uteri bei Patientinnen mit Endometriumkarzinom hin. HINKELMANN u. ROBINSON (489) beobachteten ein Adenokarzinom des Endometriums auf dem Boden einer Adenomyosis uteri. Neuere Untersuchungen (169, 232)

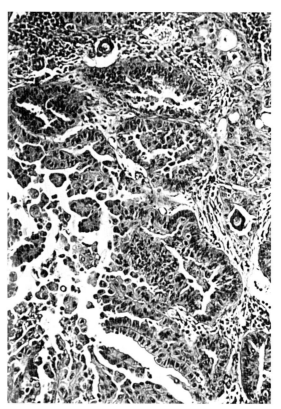

Abb. **16** Papilläres Adenokarzinom des Endometriums

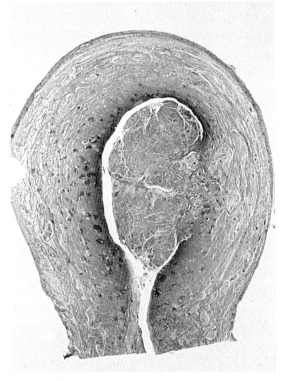

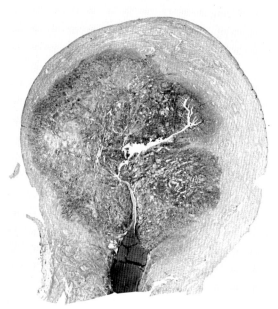

Abb. **19**   Endophytär wachsendes Adenokarzinom des Endometriums mit fortgeschrittener Wandinfiltration

Abb. **17**   Überwiegend exophytär wachsendes Adenokarzinom des Endometriums

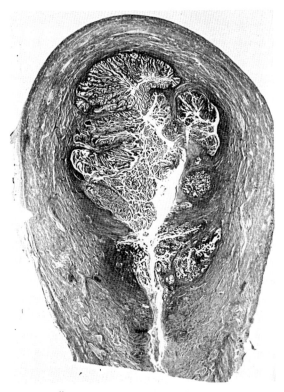

Abb. **18**   Überwiegend endophytär wachsendes Adenokarzinom des Endometriums

konnten jedoch kein gehäuftes Vorkommen von Endometriumkarzinomen bei Adenomyosis uteri feststellen. Auch prognostisch bleibt die Adenomyosis ohne Einfluß (189) (siehe Kapitel Endometriose).

Cervix uteri und Tuben können durch ein kontinuierliches, perikanalikuläres Wachstum vom Cavum uteri aus befallen werden. Auch bei nur oberflächlicher Invasionstiefe des Karzinoms kann ein kontinuierliches Tumorwachstum in die Tuben vorliegen (289). Die Mehrzahl der Tumoren hält sich über lange Zeit durch ein flächenhaftes Wachstumsverhalten an die Grenzen der Gebärmutterschleimhaut.

Bei gleichzeitigem Nachweis des Karzinoms in Cervix und Corpus uteri kann gelegentlich nur schwer oder gar nicht zwischen einem primären Zervixkarzinom und einem Korpuskarzinom unterschieden werden.

Ein Karzinomwachstum vorwiegend in den unteren Abschnitten des Corpus uteri (Abb. **20**) führt gelegentlich zum vollständigen Verschluß der Gebärmutterlichtung und zum Aufstau von Blut unter Bildung einer Hämatometra (Abb. **21**). Das Cavum uteri ist dann ballonartig aufgetrieben, so daß die Uteruswandung nur noch als schmale Muskelschale erhalten geblieben ist.

Bei fortgeschrittenem Tumorwachstum resultiert eine vollständige Zerstörung der Gebärmutter mit Durchbruch des Karzinoms (Abb. **22 a + b**). Im weiteren Verlauf werden Nachbarorgane und parametranes Beckenbindegewebe vom Karzi-

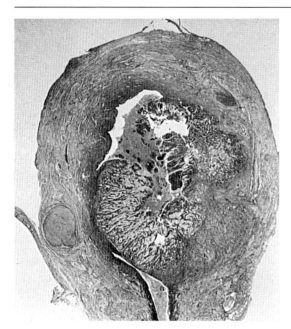

Abb. **20** Z.T. endophytär, z.T. exophytär wachsendes Adenokarzinom des Endometriums mit weitgehendem Verschluß der Cervix uteri

nom infiltriert (2). Auch eine Tumorpropagation durch die Tuben mit einer metastatischen Absiedlung in die freie Bauchhöhle ist möglich (97, 98).

Entsprechend der Lymphdrainage des Uterus vollzieht sich die diskontinuierliche Karzinomausbreitung über die Mesosalpinx und das Lig. infundibulopelvicum in die paraaortalen Lymphknoten. Tiefsitzende Endometriumkarzinome oder in die Zervix hintergewachsene Tumoren sind durch die gleichen Wachstums- und Ausbreitungsmöglichkeiten wie beim Zervixkarzinom charakterisiert und können in die Lymphknoten an der Beckenwand metastasieren. Die Angaben zu einem metastatischen Lymphknotenbefall an der Beckenwand reichen bis zu 37% bei den entsprechend operierten Patientinnen (328). Nach CREASMAN u. Mitarb. (87) betrug der Prozentsatz von Lymphknotenmetastasen an der Beckenwand 54%.

Der Prozentsatz einer metastatischen Absiedlung in die Ovarien liegt bei 2,4–7,4% (23, 74, 350, 447).

Die Scheide wird in etwa 13,7% befallen (480). Ein Tumorbefall der Scheide liegt gehäuft bei unreifen Karzinomen bzw. bei adenosquamösen Tumoren vor. Ätiologisch wird die Implantation anläßlich der Operation sowie die Tumorverschleppung auf dem Lymph- und Blutweg diskutiert.

Hämatogene Fernmetastasen treten zumeist erst bei fortgeschrittenem Endometriumkarzinom auf. Lunge und Leber sowie das Skelettsystem

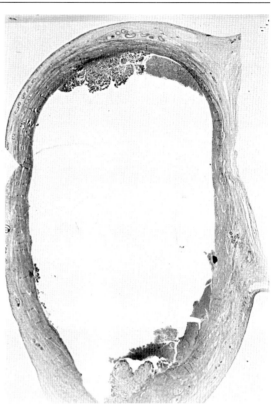

Abb. **21** Hämatometra. Das Cavum uteri ist erweitert, die Muskulatur bandförmig ausgezogen. Reste des Endometriumkarzinoms erkennbar

werden am häufigsten befallen. Bei der Obduktion wurde in 21,2% eine Metastasierung in die Leber, in 10% in die Lunge, und in 5% in das Skelettsystem registriert (137, 202). YOONESSI u. Mitarb. (494) weisen darauf hin, daß auch im frühen Karzinomstadium eine hämatogene Streuung möglich ist. Bei operierten Patientinnen mit Endometriumkarzinom lag in 26% eine Metastasierung in die Lunge, in 8% in die Leber, und in 8% in das Skelettsystem vor.

Symptomatik

Vorstadien des Endometriumkarzinoms haben keine spezifische Symptomatik. Sie werden zumeist als Zufallsbefund bei der Abklärung dysfunktioneller Blutungsstörungen diagnostiziert. Leitsymptom für das invasive Endometriumkarzinom ist die uterine Blutung. Bis zu 90% der Tumoren werden durch Blutungsanomalien, insbesondere in der Postmenopause, erkannt (329, 426). Einer Blutung in der Postmenopause liegt in 10–20% der Fälle ein Endometriumkarzinom zugrunde (213, 379, 443). Die Karzinomhäufigkeit bei pathologischer Blutung steigt mit zunehmendem kalendarischen und biologischen Alter an (490). Bei Blutungen während der ersten bei-

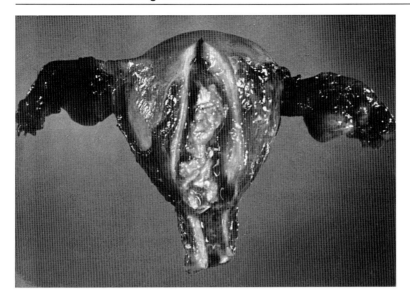

Abb. **22a** Fortgeschrittenes Adenokarzinom des Endometriums. Bei Eröffnung des Operationspräparates quillt Tumormaterial hervor

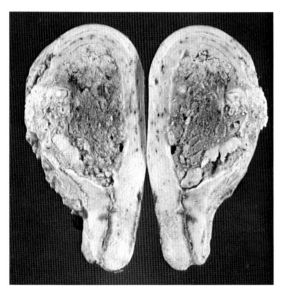

Abb. **22b** Fixiertes Operationspräparat. Die Uteruswandung wird vom Karzinom durchsetzt und zerstört

terleibsschmerz stehen in ihrer pathognomonischen Bedeutung hinter der pathologischen Blutung. Schmerzen im Beckenbereich und Gewichtsverlust sind Hinweis für ein schon fortgeschritteneres Karzinomwachstum. Bei zervikaler Stenosierung ist die Entwicklung einer Hämato-, Sero- oder Pyometra möglich. Der Verschluß kann auch durch ein tiefsitzendes Karzinom verursacht sein.

Wegen des uncharakteristischen Symptomenbildes sind Verschleppungen in der Karzinomdiagnose typisch. Arzt und Patientin tragen hierzu in gleicher Weise bei. Gelegentlich wird versucht, die aufgetretene Blutung durch eine hormonelle Behandlung zu stillen, ehe die weitere Diagnostik veranlaßt wird. Auch die Patientin zögert den Arztbesuch hinaus, da sie einer geringen Schmierblutung keine Bedeutung beimißt. Jede auch noch so geringe Blutung in der Postmenopause sollte immer als krebsverdächtig angesehen werden und einer baldigen Diagnostik durch die fraktionierte Kürettage zugeführt werden.

Diagnostik

Möglichkeiten der Frühdiagnostik

Nachdem das Endometriumkarzinom als häufigstes Genitalkarzinom bei der Frau angesehen werden muß, werden seit vielen Jahren die Bemühungen um eine Früherkennung dieses Karzinoms intensiviert. Die beim Zervixkarzinom hilfreichen Methoden von Zytologie und Kolposkopie sind bei der Diagnostik von Risikoveränderungen des Endometriums von geringem Nutzen bzw. sind nicht möglich.

Zur Früherfassung von Endometriumneoplasien bei symptomfreien Patientinnen (4, 86, 130, 186,

den Jahre nach der Menopause wurde ein Endometriumkarzinom in 2% diagnostiziert. 11 Jahre nach der Menopause betrug dieser Prozentsatz 66% (305). Dauer und Stärke der Blutung lassen keinen Rückschluß auf die Größe bzw. Ausdehnung des Karzinoms zu. Gerade bei Frauen unter einer Östrogenbehandlung geht die Blutung nicht vom Karzinom, sondern vom stimulierten Endometrium in der Nachbarschaft (220) aus. Von Bedeutung ist, daß bis zu 20% der an einem Endometriumkarzinom erkrankten Frauen zum Zeitpunkt der Diagnosestellung beschwerdefrei sein können (305).

Weitere Symptome wie uteriner Fluor und Un-

224, 230, 342, 414) hat sich bisher nicht der Erfolg eingestellt, der den Gynäkologen bei der Früherfassung des Zervixkarzinoms seit vielen Jahren bekannt ist. Eine zytomorphologische Diagnostik von Endometriumveränderungen aus Zervix- und Vaginalabstrichen ist ungenügend. Der Grund hierfür ist, daß Endometriumkarzinome nicht in genügendem Maße atypische Zellen abschilfern. Andererseits ist das Zellmaterial, das durch den Zervikalkanal in die Scheide gelangt, meist schon degenerativ verändert und daher schlecht auswertbar. Zur Verbesserung der zytomorphologischen Erkennung werden zahlreiche Methoden der intrauterinen Materialgewinnung angewandt (Tab. 3). Die technisch einfachste Möglichkeit stellt die intrauterine Aspiration mit Metallkanüle oder Plastikschlauch dar, z. B. Pistolet (Isaacs cell sampler). Zur intrauterinen Entnahme von Zellmaterial kommen auch Nylonbürstchen bzw. das Prevical-Gerät

Tabelle **3** Instrumente zur intrauterinen Materialgewinnung bei der Früherkennung des Endometriumkarzinoms

Metallkanüle (Cary 1943)
Plastikschlauch (Peters u. Mitarb. 1958)
Zelluloseschwämmchen (Diamond u. Mitarb. 1952)
Nylonbürstchen (Ayre 1955)
Spirale (Milan u. Markley 1973)
Aspirationsrohr u. Nylonschwämmchen (Soost u. Burrmeister 1960)
Jet-wash (Gravlee 1969)
Pistolet (Wyss u. Mitarb. 1975)
Vabra Aspirator (Jensen 1970)
Isaacs cell sampler (Isaacs 1975)
MI-Mark Helix (Milan u. Mitarb. 1976)
Prevical (Cohen 1978)

Tabelle **4** Problematik einer intrauterinen Zellgewinnung

CK nicht passierbar
Risiken des intrauterinen Eingriffs
Basale Lokalisation der Hyperplasie
Fehlen zytodiagnostisch bewertbarer Kriterien

zur Anwendung (134). Bei der Jet-wash-Methode nach GRAVLEE (165) wird die Spülzytologie des Uteruskavums untersucht. Von Nachteil ist, daß bei dieser Methode eine Verschleppung von Zellmaterial in die freie Bauchhöhle möglich ist. In 40% waren bei zusätzlich laparoskopierten oder operierten Patientinnen Endometriumzellen im Douglas-Sekret nachweisbar, obwohl in allen Fällen dem Jet-wash eine Douglas-Lavage mit negativem Zellnachweis vorausgegangen war (279). Für eine histologische Untersuchung steht die VABRA-Saugkürettage zur Verfügung, bei der es gelingt, histologisch auswertbares Endometrium zu fördern (20, 191, 230). Gegenüber der intrauterinen Jet-wash-Technik von GRAVLEE ist der labormäßige Aufwand bei dieser Methode geringer und die Materialgewinnung reichhaltiger, so daß eine histologische Diagnostik des gewonnenen Materials möglich wird. Auf eine zusätzliche diagnostische Kürettage in Narkose, die bei den sonstigen Screening-Verfahren der intrauterinen Zellgewinnung notwendig wird, kann verzichtet werden. Bei dem Mi-Mark-Instrument (95, 288) handelt es sich um eine Kunststoffspirale, die zur intrauterinen Entnahme von Zell- und Gewebematerial geeignet ist. Auch das Exploret (82) ermöglicht die intrauterine Abschabung von Endometriumgewebe.

Entsprechend einer Zusammenstellung aus der Literatur (472) liegt die Treffsicherheit der Diagnostik bei der Endometriumaspiration bei 88,5%, bei der Lavage bei 81,6%, bei der Jet-wash-Technik bei 75% und bei der VABRA-Saugkürettage bei 97,5%. Gründe für die nur bedingte Verläßlichkeit der zur Verfügung stehenden Früherkennungsmaßnahmen liegen sowohl im methodischen als auch im morphologischen Bereich (Tab. 4). Es muß damit gerechnet werden, daß bei bis zu 21% der Patientinnen eine Materialgewinnung nicht möglich ist, z. B. wegen eines stenosierten Zervikalkanals (Tab. 5). Nach KOSS u. Mitarb. (264), die im Rahmen einer Screening-Untersuchung 2586 Frauen untersuchten, konnten in 7,42% der Zervikalkanal

Tabelle **5** Mißlungene Materialgewinnung bei Anwendung verschiedener Methoden (nach *Mestwerdt* [1983])

Methode	Autoren	Zahl der Patienten	Keine Material-gewinnung (%)
Jet-wash	Ortner u. Mitarb. 1978	56	3,5
Pistolet	Wyss u. Mitarb. 1975	277	1,1
	Ortner u. Mitarb. 1978	56	21,4
Vakutage	Inglis u. Weir 1976	250	3,6
Isaacs cell sampler	Hutton u. Mitarb. 1978	121	4,0
Prevical	Cohen 1978	1820	9,2
	Feichter u. Tauber 1980	146	8,9
	Eigene Untersuchung 1982	307	13,6

Tabelle **6** Zytologisch nicht auswertbare Präparate bei Anwendung verschiedener Methoden
(nach *Mestwerdt* [1983])

Methode	Autoren	Zahl der Patienten	Zytologisch nicht auswert- barer Ausstrich (%)
Jet-wash	Ortner u. Mitarb. 1978	56	47,7
Pistolet	Wyss u. Mitarb. 1975	277	4,3
	Ortner u. Mitarb. 1978	56	16,7
Vakutage	Inglis u. Weir 1976	250	11,2
Isaacs cell sampler	Hutton u. Mitarb. 1978	121	5,0
Prevical	Cohen 1978	1820	2,4
	Feichter u. Tauber 1980	146	2,3
	Eigene Untersuchung 1982	307	5,8

nicht passiert werden. In 86% der Fälle wurde ausreichendes Material gewonnen. Der Prozentsatz eines zytologisch nicht auswertbaren Materials schwankt zwischen 2,3 und 47,7% (Tab. 6) (320, 321).

In diesem Zusammenhang ist die Lokalisation der Hyperplasie und die Möglichkeit einer Auswertung des Zellmaterials von Bedeutung. Bei der systematischen Analyse der Lokalisation von Endometriumhyperplasien am Operationspräparat hat sich gezeigt, daß nur 8,6% der glandulären bzw. glandulär-zystischen Hyperplasien in oberflächlichen und 30,5% in oberflächlichen und tiefen Endometriumabschnitten lokalisiert sind. 8,6% der Hyperplasien sind in den tiefen Endometriumschichten gelegen. Sie entgehen daher der zytologischen Diagnostik (432). Bei der ausschließlichen Beurteilung der in den tiefen Endometriumabschnitten lokalisierten Hyperplasieformen wird deutlich, daß nahezu 40% der glandulären bzw. glandulär-zystischen Hyperplasien, 27,8% der adenomatösen und 14,4% der atypischen adenomatösen Hyperplasie in diesen Endometriumabschnitten lokalisiert waren. Diese Lokalisation macht eine zuverlässige zytologische Erfassung unmöglich (431, 432).

Auch die zytologische Beurteilung präkanzeröser Endometriumhyperplasien ist nicht unproblematisch, zumal Kriterien für die zytologische Beurteilung von Endometriumzellen noch nicht in gleicher Weise erarbeitet sind wie an der Cervix uteri (224). Bei der zytologischen Beurteilung präkanzeröser Endometriumhyperplasien war in 23,5% keine Kernvergrößerung, in 14,3% keine Chromatinveränderung und in 8,6% keinerlei Kernveränderung nachweisbar (431). Diese Befunde machen deutlich, daß im Gegensatz zu einer Erfassung von Zellveränderungen an der Zervix die Frühdiagnostik von Endometriumveränderungen bei asymptomatischen Frauen problematisch ist (117). Ein wesentlicher Nachteil aller diagnostischer Verfahren zur intrauterinen Zell- und Gewebegewinnung ist die Tatsache, daß es sich um einen operativen intrauterinen Eingriff handelt, der nicht zu vernachlässigende Komplikationsmöglichkeiten wie Uterusperforation oder Infektion beinhaltet. Es stellt sich die Frage, ob diese Nachteile bei einer reinen Screening-Methode zur Erkennung des Endometriumkarzinoms und seiner Vorstadien bei symptomlosen, klinisch gesunden Frauen in Kauf genommen werden dürfen. Die Frage ist bis heute nicht ausreichend geklärt, ob die intrauterine Zellabnahme als Screening-Methode zur Früherfassung von atypischen Endometriumveränderungen bei symptomfreien Frauen geeignet ist, obwohl es gelingt, bei Frauen über 45 Jahren ein Karzinom zu entdecken, bevor Symptome auftreten (418). Die in dieser Richtung angelegte Studie von Koss u. Mitarb. (262, 263) hat eine Prävalenzrate des Endometriumkarzinoms von 6,96‰ und eine Prävalenzrate für die Hyperplasie von 8,1‰ ergeben.

Kritische Überlegungen haben deshalb die meisten Autoren veranlaßt, die zur Verfügung stehenden Verfahren zur intrauterinen Diagnostik nicht generell als Screening-Methode, sondern nur bei bestimmter Indikation bzw. Risikopatientinnen anzuwenden (139, 226, 280, 337, 342, 473). Zu diesen Indikationen gehören Frauen in der Postmenopause mit den bekannten Risikofaktoren wie Übergewicht, Diabetes mellitus, Hypertonus und Nulliparität, von denen man annimmt, daß sie bei Patientinnen gehäuft mit Endometriumkarzinom vorhanden sind. Als Risikopatientinnen gelten auch Frauen, bei denen aus therapeutischen Gründen im Klimakterium eine Östrogensubstitution vorgenommen wird. Auch bei Patientinnen, bei denen der Papanicolaou-Abstrich der Portio Endometriumzellen aufweist, wird zur weiteren histologischen Klärung des Endometriums geraten (343, 498). Diese Empfehlung beruht auf der Beobachtung, daß bei 243 Patientinnen in der Postmenopause ohne Blutungsanamnese im Zervixabstrich Endometriumzellen vorlagen. In 13% der Fälle fand sich bei der anschließenden Kürettage eine Endometriumhyperplasie und in 6% ein Endometriumkarzinom.

Diagnostik bei manifestem Karzinom

Bei aufgetretener pathologischer Blutung bleibt als Methode der Wahl zur Diagnostik die fraktionierte Kürettage, wobei die Cervix und das Corpus uteri getrennt kürettiert werden. Die Kürettage sollte in Allgemeinnarkose vorgenommen werden, um gleichzeitig eine zuverlässige Untersuchung der Beckenorgane an der relaxierten Patientin vornehmen zu können. Bei fortgeschrittenem und klinisch manifestem Endometriumkarzinom läßt sich palpatorisch und inspektorisch das Ausmaß des Befalls von Nachbarorganen bestimmen und das Tumorstaging vornehmen. Der Beginn einer zuverlässigen feingeweblichen Aufarbeitung setzt bei der Art und Weise ein, wie das Abrasionsmaterial gewonnen und eingesammelt wurde. Zur sauberen Fraktionierung des Gewebes wird die Kürettage der Cervix vor der Kürettage des Corpus uteri und vor der Dilatation des inneren Muttermundes vorgenommen. Das jeweils aus der Cervix bzw. aus dem Corpus uteri geförderte Gewebe wird in getrennten Gefäßen zur histologischen Untersuchung gegeben (Abb. 23).

Bei der Kürettage ist zu bedenken, daß auch bei sorgfältig vorgenommener Abrasio keine hundertprozentige Entfernung der Korpusschleimheit gelingt. Es muß bedacht werden, daß pathologisch veränderte Schleimhautanteile zurückbleiben können. Bei Blutungsrezidiven ist die erneute Kürettage erforderlich, nachdem diese so zuverlässig erscheinende diagnostische Maßnahme keine absolute Sicherheit gewährleisten kann (64, 372).

Bei nicht narkosefähigen Patientinnen verwenden wir die Saugkürettage (20), mit der sich bei durchgängigem inneren Muttermund die Gebärmutterhöhle nahezu schmerzlos und mit hoher Zuverlässigkeit absaugen läßt (472).

Verglichen mit den Veränderungen an der Zervix besteht der Nachteil, daß am Abradat die Läsion nicht in ihrem vollen Ausmaß überschaubar ist. Mit der Kürettage läßt sich die Mindestveränderung aufdecken, die maximale Veränderung ist nur am Operationspräparat des Uterus nachweisbar. Zur Verbesserung der prätherapeutischen Diagnostik wurden deshalb als Zusatzuntersuchungen Hysterographie und Hysteroskopie empfohlen.

Bei der *Hysterographie* (8, 440, 448, 449) wird aus dem röntgenologischen Nachweis von Wand- und Füllungsdefekten auf Sitz und Größe bzw. Ausdehnung des Tumors geschlossen.

Bei der *Hysteroskopie* (287) kann die maligne Veränderung lokalisiert und größen- bzw. ausdehnungsmäßig betrachtet werden (203). Sie ermöglicht, unter Sicht verdächtiges Gewebe aus der Gebärmutterhöhle zu entfernen. Die Mikrohysteroskopie läßt ohne Dilatation eine Inspektion von Cervix und Corpus uteri zu (161).

Beide diagnostischen Maßnahmen haben den Nachteil, daß sowohl Tumormaterial als auch entzündlich verändertes Gewebe aus dem Uteruskavum über die Tuben in die Bauchhöhle verschleppt werden können (420). Andere Autoren (231, 440) registrierten keine Tumorverschleppung bei den untersuchten Patientinnen. Es wird auch darauf hingewiesen (97), daß schon anläßlich der Abrasio eine Tumorverschleppung in die Tuben möglich ist.

Zur prätherapeutischen Abschätzung der kontinuierlichen oder diskontinuierlichen Ausbreitung des Endometriumkarzinoms sind zusätzlich zur gynäkologischen Untersuchung und fraktionierten Kürettage weitere Untersuchungen empfehlenswert. Für die Festlegung eines tumorangepaßten Therapieplans treten sie jedoch hinter der diagnostischen Kürettage zur Tumorsicherung an Bedeutung zurück.

Bei fortgeschrittenen Krankheitsbildern mit Vergrößerung des Uterus bzw. einem Tumorübergang auf Nachbarorgane kann die *Ultraschalluntersuchung* eine diagnostische Hilfe beim therapeutischen Staging darstellen (33, 41, 187, 387, 434). Auch bei der Suche nach Lebermetastasen hat sich die sonographische Untersuchungsmethode bewährt.

Die *Computertomographie* ist in ihrer Aussagekraft ähnlich der Ultraschalldiagnostik zu bewerten. Karzinome, die die Organgrenze nicht überschreiten, werden nicht immer mit ausreichender Sicherheit erkannt, obwohl darauf hingewiesen wird, daß es gelingt, mit dem CT die Invasionstiefe bzw. den Zervixbefall nachzuweisen (195). Die Treffsicherheit bei der Erfassung regionärer Lymphknotenmetastasen liegt bei 60% (76).

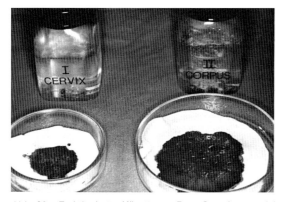

Abb. **23** Fraktionierte Kürettage. Das Gewebematerial wird in die getrennten Gefäße für Cervix und Corpus uteri zur histologischen Untersuchung gegeben

Tabelle **7** Stadieneinteilung des Endometriumkarzinoms
FIGO – UICC

FIGO	Definition	UICC
0	präinvasives Karzinom	Tis
I	Karzinom, das auf das Corpus uteri beschränkt ist, ohne Berücksichtigung der Invasionstiefe	
I a	Sondenlänge beträgt 8 cm und weniger	T_{1a}
I b	Sondenlänge beträgt mehr als 8 cm	T_{1b}
G 1 G 2 G 3	hochdifferenziertes Karzinom mittelgradig differenziertes Karzinom weitgehend undifferenziertes Karzinom	
II	Karzinom, das auf die Zervix übergreift, ohne Berücksichtigung der Invasionstiefe	T_2
III	Karzinom, das sich über den Uterus auf Adnexen, Vagina oder Parametrien ausdehnt, aber auf das kleine Becken beschränkt bleibt	T_3
IV a	Karzinom, das in Harnblase oder Rektum eingebrochen ist und/oder das kleine Becken überschreitet	T_4
IV b	Karzinom, das entferntere Organe befällt	M_1

Die Wertigkeit der *Kernspintomographie* läßt sich derzeit noch nicht in vollem Ausmaß festlegen.
Im Rahmen eines präoperativen Stagings wird an manchen Kliniken eine *lymphographische Darstellung* der regionären Lymphabflußgebiete vorgenommen (156, 157, 237). Die weitere röntgenologische Abklärung von Lunge, Niere und ableitenden Harnwegen gehört zu den diagnostischen Maßnahmen vor Therapiebeginn. Das prätherapeutisch angefertigte *Infusionsurogramm* weist auf eine Harnabflußbehinderung im Bereich der Harnleiter durch Ummauerung oder Einwachsen von Tumorgewebe hin. Bei Verdacht auf Tumorinvasion ist auch die Röntgenuntersuchung des Darmtraktes unumgänglich. *Zystoskopie* und *Rektoskopie* gehören zur prätherapeutischen Diagnostik zum Ausschluß eines Tumorübergangs auf Harnblase bzw. Enddarm.
Für die *klinische Stadieneinteilung* des Endometriumkarzinoms wird seit 1953 die Klassifikation der Internationalen Gesellschaft für Gynäkologie und Geburtshilfe (FIGO) und seit 1972 diejenige der Internationalen Union gegen den Krebs (UICC) empfohlen (266, 268, 464). Das Staging-System der FIGO (Tab. 7) berücksichtigt nach mehreren Verbesserungen im Stadium I prognostische Kriterien wie die Länge der Gebärmutterhöhle (Sondenlänge) und das histologische Grading (G 1 bis G 3). Unberücksichtigt bleibt

bis jetzt als wesentlicher prognostischer Faktor das Ausmaß der krebsigen Wandinfiltration des Uterus. Die Klassifikation der UICC wurde 1978 neu formuliert. Dabei wird zwischen der präoperativen klinischen Klassifikation (TNM) und der postoperativen histologischen Klassifikation (pTNM) unterschieden. In der T- bzw. pT-Klassifikation sind die FIGO-Stadien I bis IV enthalten und somit beide Systeme annähernd vergleichbar.

Prognosekriterien bei Patientinnen mit Endometriumkarzinom

Klinische Prognosefaktoren
Zur Ermittlung prognostischer Kriterien bei Patientinnen mit den unterschiedlichen Formen des Endometriumkarzinoms wurden schon früh systematische Modelle eingesetzt, um den Wert unterschiedlicher Faktoren zu überprüfen (23, 47, 441). Das Lebensalter der Patientinnen gilt häufig als prognostisches Kriterium. Junge Frauen haben eine bessere Prognose als ältere (148, 234, 249, 356, 383, 384, 412). Dieses entspricht der Beobachtung anderer Autoren, daß ältere Patientinnen schlechtere Heilungsergebnisse als jüngere Frauen aufweisen (68, 340, 359, 476). Die 5-Jahres-Überlebensrate von Patientinnen unter 60 Jahren betrug 85%. Bei Frauen über 60 Jahre sank die 5-Jahres-Überlebensrate auf 58% ab. Die angewandte Therapieform blieb ohne Berücksichtigung (385). Nach SHAPIRO u. Mitarb. (408) betrug bei Frauen bis zum 50. Lebensjahr die 5-Jahres-Überlebensrate 81%, bei Frauen zwischen 50 und 59 Jahren lag die 5-Jahres-Überlebensrate bei 68% und sank bei Patientinnen zwischen 60 und 69 Jahren auf 59% ab. Bei den 70jährigen Frauen betrug die 5-Jahres-Überlebensrate nur noch 42%. Ähnliche Angaben liegen von CANDIANI u. Mitarb. (68) vor. Es wurden Überlebensraten von Patientinnen mit Endometriumkarzinom im Stadium I und II ausgewertet (Abb. 24). Auch die 10-Jahres-Überlebensrate von jüngeren Patientinnen ist deutlich besser als die von älteren Frauen (469).
Als Ursache dieser unterschiedlichen Überlebensraten wird die enge Korrelation zwischen Lebensalter und Tumorreife angesehen (36, 305, 353, 450). Während bei jungen Frauen überwiegend reife Karzinome mit guter Prognose vorlagen, wurden bei alten Patientinnen vorwiegend unreife Karzinome mit ungünstiger Prognose registriert. Das mittlere Lebensalter von Frauen mit G 1-Karzinom betrug 57,8 Jahre und stieg bei Frauen mit G 3-Karzinom auf 67,3 Jahre an (36) (Tab. 8) (Abb. 25). Auch zwischen Lebensalter und Ausmaß der Wandinfiltration besteht eine enge Korrelation (198, 389). Die fortgeschrittene Wandinfiltration wurde bei Patientin-

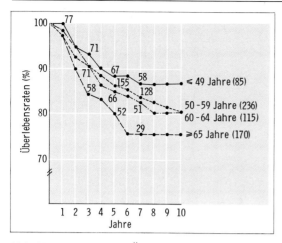

Abb. **24** Lebensalter und Überlebensraten von Patientinnen mit Endometriumkarzinom Stadium I + II (nach *Candiani* [68])

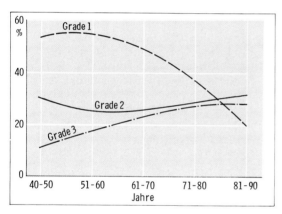

Abb. **25** Lebensalter und Tumorgrading (nach *Lotocki* u. Mitarb. [295])

Tabelle **8** Grading und Lebensalter der Patientinnen mit Endometriumkarzinom (n-112) (nach *Belinson* u. Mitarb. [1985])

Grad	Alter ($\bar{x}$) ± SEM
I	57,8 ± 1,6
II	59,2 ± 1,5
III	67,3 ± 2,2
	$P < 0,01$

Tabelle **9** Ausmaß der Myometriuminvasion und Alter der Patientin (n = 446 Pat. mit Endometriumkarzinom) (nach *E. Held* [1977])

	30–59 J.	60–80 J.	
M0	75 (72,1%)	29 (27,9%)	104 (100%)
M < 50%	148 (63,8%)	84 (36,2%)	232 (100%)
M > 50%	29 (26,4%)	81 (73,6%)	110 (100%)

nen zwischen dem 60. und 80. Lebensjahr registriert (198) (Tab. 9).

Bei der prognostischen Beurteilung des Lebensalters muß jedoch bedacht werden, daß das Endometriumkarzinom eine Erkrankung der älteren und alten Frau ist, bei der Begleiterkrankungen häufiger sind, so daß die nicht tumorbedingte Sterberate bei alten Frauen höher als bei jungen Frauen sein wird. Es werden mehr alte als junge Patientinnen versterben (294, 384). In diesem Zusammenhang sind die alterskorrigierten Überlebensraten von Frauen von Interesse, die sich aus den Sterbetafeln für die Normalbevölkerung ergeben. Bei 50jährigen Frauen betrug die 5-Jahres-Überlebenswahrscheinlichkeit 95%, die 10-Jahres-Überlebenswahrscheinlichkeit 94%. Bei 60jährigen Frauen wurde eine 5-Jahres-Überlebenswahrscheinlichkeit von 94% und eine 10-Jahres-Überlebenswahrscheinlichkeit von 84% registriert. Bei 70jährigen Frauen sank die 5-Jahres-Überlebenswahrscheinlichkeit auf 82% und die 10-Jahres-Überlebenswahrscheinlichkeit auf 57% ab (204).

Der Menopausestatus ist ebenso von prognostischer Bedeutung (53, 154, 155, 305, 318, 382, 401). Frauen vor der Menopause hatten eine günstigere Prognose als Frauen nach der Menopause. Die 5-Jahres-Überlebensrate bei Patientinnen vor der Menopause betrug 88%, nach der Menopause 62% (7). In der Prämenopause wurden häufiger frühe Stadien des Karzinoms als in der Postmenopause beobachtet (303). Auch der zeitliche Abstand zur Menopause ist prognostisch bedeutungsvoll. Besonders ungünstige Prognosen hatten Frauen, die mehr als 5 Jahre in der Postmenopause waren (Abb. 26). In diesem Zusammenhang ist von Interesse, daß bei 115 Patientinnen mit Endometriumkarzinom in der Prämenopause in 27% Corpora lutea nachweisbar waren, so daß bei diesen Frauen möglicherweise andere ätiologische Faktoren eine Rolle spielen dürften.

Auch die Länge der Symptomzeit wird als prognostisches Kriterium herangezogen. Frauen, die an einem Endometriumkarzinom erkrankt waren, hatten mit kurzer Symptomdauer schlechtere Heilungsergebnisse als Patientinnen mit langer Symptomzeit (364). Die anamnestische Angabe wird als Hinweis für schnell wachsende Karzinome mit kurzer Symptomzeit und schlechter Prognose bzw. für langsam wachsende Karzinome mit langer Symptomzeit und guter Prognose gewertet. Bei dieser Deutung ist jedoch zu berücksichtigen, daß die Registrierung der Symptome von der Patientin abhängig ist. Die eine Patientin geht erst spät zur Behandlung, da sie die Symptome nicht beachtet. Die andere wendet sich an ihren Arzt nach Auftreten der ersten Zeichen. Nach anderen Untersuchungen war die Symptomzeit ohne Einfluß auf die

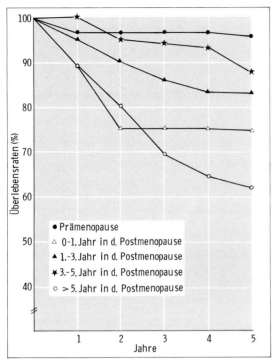

Abb. **26** Menopausestatus und Überlebensraten (nach *Sall* u. Mitarb. [401])

Tabelle **10** Endometriumkarzinom: Stadienverteilung und 5-Jahres-Überlebensraten

Stadium	Beh. Pat.		5-Jahres-Über-lebensraten	
	n	%	n	%
I	8 550	74,3	6340	74,2
II	1 690	14,7	970	57,4
III	822	7,2	240	29,2
IV	314	2,7	30	9,6
kein	125	1,1	76	60,8
n =	11 501	100,0	7656	66,6

5-Jahres-Überlebensrate der behandelten Patientinnen (185, 453, 459, 466).

Prognostisch bedeutungsvoll sind die häufigen Begleiterkrankungen von Frauen mit Endometriumkarzinom, da die Anzahl der interkurrent verstorbenen Patientinnen auch vom Schweregrad dieser Begleiterkrankungen abhängig ist (197, 198). Nur ⅔ der Todesfälle der ersten 5 Jahre lassen sich auf eine Progredienz oder ein Rezidiv des Karzinoms zurückführen. In mehr als ⅕ der Fälle sind interkurrente Erkrankungen als Todesursache anzusehen. Die 5-Jahres-Überlebensrate von Patientinnen aller Stadien ohne Vorliegen von Begleiterkrankungen betrug 55,9%. Bei Vorhandensein eines Diabetes mellitus sanken die 5-Jahres-Überlebensraten auf 37,8% ab (384).

Das Stadium der Erkrankung ist für die Auswahl der Therapie, weniger für die Prognose von Bedeutung. Im Stadium I + II steht die operative Behandlung im Vordergrund, im Stadium III + IV die primäre radiologische Therapie. Die von der FIGO angenommene Stadieneinteilung für das Endometriumkarzinom wurde von KOTTMEIER (266) erläutert. Die im „Annual Report on the Results of Treatment in Gynecological Cancer" angegebenen 5-Jahres-Überlebensraten für die einzelnen Stadien reichen von 74,2% im Stadium I bis 9,6% im Stadium IV (Tab. 10) (268). Bei dieser Zusammenstellung

bleibt die Art der Behandlung unberücksichtigt. Es wird jedoch deutlich, daß die prognostische Aussagekraft des Stadiums eingeschränkt ist, da nahezu 75% der behandelten Patientinnen dem Stadium I zugeordnet wurden. Auf dieses Problem des klinischen Stagings beim Endometriumkarzinom wurde schon früher hingewiesen (180). Da Patientinnen mit großem Uterus deutlich schlechtere Überlebensraten mit 42,2% hatten als Frauen mit normal großem Uterus mit 5-Jahres-Überlebensraten von 83,1% (179), wurde die zusätzliche Größenbestimmung des Uteruskavums eingeführt. Nach der Sondenlänge des Uterus wird das Stadium I in ein Stadium I a mit einer Sondenlänge von 8 cm und weniger und ein Stadium I b mit einer Sondenlänge von über 8 cm unterteilt. HELD (197) wies auf die mangelhafte Übereinstimmung zwischen klinischer Stadieneinteilung und histologisch erwiesener Tumorausbreitung bei Patientinnen mit operiertem Endometriumkarzinom hin. Im Stadium I darf in mehr als 10% der Fälle angenommen werden, daß der Tumor das Corpus uteri überschritten hat. Im Stadium II bleibt jedoch das Karzinom in 10–15% der Fälle auf das Corpus uteri beschränkt. Der Prozentsatz der Patientinnen, die prätherapeutisch dem Stadium I zugeordnet wurden, lag bei 83,6%. Nach histologischer Untersuchung am Operationspräparat sank dieser Prozentsatz auf 64% ab (433). Andere Untersucher kamen zu ähnlichen Ergebnissen (299, 327, 328). Auch ONSRUD u. Mitarb. (354) fanden bei 174 Patientinnen, die prätherapeutisch dem Stadium II zugeordnet wurden, nur in 55,2% bei der histologischen Untersuchung des Operationspräparates einen tatsächlichen Befall der Zervix. Eigene Untersuchungen (22, 23) bei 216 Patientinnen mit operiertem Endometriumkarzinom der Stadien I und II haben gezeigt, daß von den 23 präoperativ dem Stadium II zugeordneten Patientinnen nur in der Hälfte der Fälle am Operationspräparat ein Zervixbefall nachweisbar war. Von KADAR u. Mitarb. (236) werden deshalb zur differenzierteren Beschreibung eines Tumorbefalls der Zervix Kriterien

vorgeschlagen, die Tumor isoliert von Zervixge-
webe, eine tumoröse Infiltration des Zervixdrüsenfeldes, Tumorgewebe im Stroma bzw. ausschließlich Tumorgewebe berücksichtigen.

Zur prognostischen Aussagekraft der Uterusgröße bzw. der Sondenlänge im Stadium I werden
im Schrifttum unterschiedliche Aussagen gemacht. Patientinnen mit großem Uterus bzw.
großer Sondenlänge hatten schlechtere 5-Jahres-
Überlebensraten als Frauen mit kleinem Uterus
bzw. kleiner Sondenlänge (179, 267, 455). Mit
Zunahme der Uterusgröße wurde ein häufigerer
metastatischer Befall der Lymphknoten registriert (87).

Im Gegensatz zu diesen Untersuchungsergebnissen wird von anderen Autoren der Sondenlänge
bzw. der Uterusgröße nur geringe prognostische
Bedeutung beigemessen (1, 26, 56, 133, 284, 304,
310, 369, 476). Auch UNDERWOOD u. Mitarb.
(466) sowie DE PALO u. Mitarb. (357) registrierten keine Unterschiede in den Überlebensraten
von Patientinnen im Stadium I a bzw. I b. Bei der
Unterteilung von Stadium und Grading des Karzinoms in Stadium I a-G 1 bzw. I b-G 1, I a-G 2
bzw. I b-G 2 und I a-G 3 bzw. I b-G 3 konnten keine Unterschiede in den Überlebensraten der behandelten Patientinnen festgestellt werden (303).
Auch zwischen Uterusgröße und Ausmaß der
Myometriuminfiltration war keine Abhängigkeit
auszumachen (9).

Eigene Untersuchungen bei 216 operierten Patientinnen mit Endometriumkarzinom (22) ließen
ebenfalls keine statistisch zu sichernden Unterschiede in den 5-Jahres-Überlebensraten von Patientinnen im Stadium I a bzw. I b erkennen. Im
Gegensatz zur FIGO-Einteilung traten jedoch
bei Berücksichtigung von Rezidiv und Fernmetastasen bei Frauen mit kleiner Sondenlänge des
Uterus häufiger Rezidive bzw. Fernmetastasen
auf (Abb. 27, Abb. 28). Diese Beobachtung könnte damit erklärt werden, daß der kleine Uterus
mit kleiner Sondenlänge in ausgeprägterem Maße vom Karzinom infiltriert wurde als der große
Uterus mit großer Sondenlänge.

Auf die prognostische Bedeutung der Hysterographie zur verbesserten Bestimmung von Lokalisation und Ausbreitung des Karzinoms weisen
eine Reihe von Untersuchungen hin (115, 232,
440, 448, 479, 491). Eine am Operationspräparat
belegte Übereinstimmung mit der hystetogra-
phisch gestellten Diagnose von Lokalisation und
Ausbreitung des Karzinoms lag in ⅔ der Fälle
vor (211). Bei 134 präoperativ hysterographisch
untersuchten Patientinnen konnte in 67% der
Fälle Übereinstimmung zwischen dem hysterographisch und histologisch am Operationspräparat nachgewiesenen Tumorbefall der Zervix festgestellt werden (8).

Zur besseren Beurteilung der Karzinomausbreitung und Abgrenzung des Stadiums I + II wird

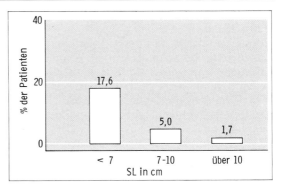

Abb. **27** Sondenlänge des Uterus und Häufigkeit des Rezidivs bei Patientinnen mit Endometriumkarzinom

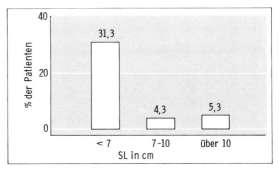

Abb. **28** Sondenlänge des Uterus und Häufigkeit einer
Fernmetastasierung bei Patientinnen mit Endometriumkarzinom

der Hysteroskopie Bedeutung beigemessen. Bei
85 Patientinnen mit tumorfreier Zervix fand sich
23mal Tumormaterial in der Zervixfraktion (27%
falsch positiv). Von 31 positiven Zervixabrada-
ten waren nur 8 durch Tumorbefall der Zervix
bedingt. Aufgrund dieser Befunde wird zur hysteroskopischen Untersuchung vor der Kürettage geraten (338).

Dennoch konnten Hysterographie und Hysteroskopie (287, 420) bisher nicht zu einer exakteren,
für die Prognose besser verwertbaren Stadieneinteilung führen. Allerdings ist anhand neuerer
Untersuchungen eine verbesserte Diagnosesi-
cherheit erkennbar (338). Bei beiden diagnostischen Maßnahmen ist die theoretische Möglichkeit zu berücksichtigen, daß sowohl Tumormaterial als auch entzündlich verändertes Gewebe
über die Tuben in die Bauchhöhle verschleppt
werden kann (44, 97, 98, 265). Bei vorwiegend
radiologisch behandelten Patientinnen konnte
nach Hysterographie jedoch keine erhöhte Rate
lokaler Rezidive bzw. Fernmetastasen im Beob-
achtungszeitraum von 5 bis 14 Jahren registriert
werden (231). Auch neuere Untersuchungen
(115) ließen keine Verschlechterung der 5-Jah-

res-Überlebensraten nach vorausgegangener Hysterographie erkennen.

Die prognostische Aussagekraft der Lymphographie beim Endometriumkarzinom ist umstritten. Erfahrene Untersucher sind sich darin einig, daß keine Lymphknotenveränderungen existieren, die bei den vielen morphologischen Möglichkeiten der Lymphknotenarchitektur eine spezifische lymphographische Aussage zulassen könnten (157). Unter Beachtung typischer Metastasenkriterien läßt sich jedoch eine hohe Treffsicherheit der Metastasendiagnostik erzielen. Im Stadium I–IV wurde lymphographisch eine Metastasenhäufigkeit von insgesamt 30% festgestellt. Nach anderen Untersuchungen (237) betrug der Prozentsatz 27,6% bzw. 19% (124). Im Stadium I lag eine paraaortale Lymphknotenmetastasierung von 13% vor und stieg im Stadium III auf 30% an (157).

Zum Nachweis einer fortgeschrittenen Tumorausdehnung in paraaortale Lymphknoten wird zunehmend die Computertomographie herangezogen (391). Es wird auch auf die Möglichkeit hingewiesen, die Invasionstiefe des Karzinoms mit diesem bildgebenden Verfahren zu bestimmen (193). Da die Mehrzahl der Patientinnen im Stadium I und II operiert wird, kommt diesem bildgebenden Verfahren zur prognostischen Beurteilung nur eine untergeordnete Rolle zu. Dieses gilt auch für die Ultraschalluntersuchung, die als intrauterine Sonographie zur Anwendung kommt. Die Ultraschalluntersuchung soll insbesondere eine Hilfe bei der Abgrenzung der Stadien I und II sowie III und IV darstellen (387).

Die prognostische Bedeutung einer Perforation anläßlich der diagnostischen Kürettage ist nur schwer zu ermitteln. Es wird eine 5-Jahres-Überlebensrate von Patientinnen ohne Uterusperforation von 77% und von Patientinnen mit Uterusperforation von 71% berichtet (52). Bei dieser Angabe muß berücksichtigt werden, daß die Häufigkeit der Perforation bei fortgeschritteneren Karzinomen mit tiefer Wandinfiltration zunehmen wird und daß die Prognose bei diesen Patientinnen durch das Ausmaß der Myometriuminfiltration des fortgeschritteneren Karzinoms bestimmt wird.

Auf die Bedeutung der Staging-Laparotomie für die Therapieplanung und Prognose wird, ähnlich wie bei Patientinnen mit Zervixkarzinom, auch bei Frauen mit Endometriumkarzinom hingewiesen (15).

Morphologische Prognosefaktoren

Besondere prognostische Bedeutung kommt bei der Behandlung von Patientinnen mit Endometriumkarzinom der Morphologie und dem Grading des Tumors zu. Schon früh wurde darauf hingewiesen, daß das Endometriumkarzinom

unter prognostisch-therapeutischen Gesichtspunkten nicht als eine Einheit betrachtet werden kann (171, 290).

Obwohl durch morphologische Unterschiede im gleichen Tumor eine Zuordnung erschwert wird, hat sich eine Einteilung der Endometriumkarzinome nach ihrem histologischen Bild und ihrem Grading aus prognostischer Sicht bewährt.

Als Sonderform des Endometriumkarzinoms werden das papillär-seröse, muzinöse, clear-cell und squamöse Karzinom herausgestellt (200). Im Krankengut von CHRISTOPHERSEN u. Mitarb. (77, 78, 79) lag in 59,6% ein Adenokarzinom, in 21,7% ein Adenoakanthom, in 6,9% ein adenosquamöses Karzinom, in 5,7% ein clear-cell-Karzinom, in 4,7% ein papilläres und in 1,5% ein sekretorisches Karzinom vor. Bei 484 untersuchten Patientinnen mit Adenokarzinom des Endometriums (229) betrug der Prozentsatz des endometrioiden Karzinoms 79,3%, des Adenoakanthoms 8,7%, des adenosquamösen Karzinoms 6,0%, des papillär-serösen Karzinoms 3,1%, des clear-cell-Karzinoms 1,7% und des muzinösen Karzinoms 1,2%. Den selteneren Tumortypen kommt eine ganz unterschiedliche prognostische Bedeutung zu. Bei der Beurteilung von Adenokarzinom, Adenoakanthom und adenosquamösem Karzinom werden unterschiedliche Angaben gemacht. Ein Teil der Untersucher mißt dem Adenoakanthom keinerlei prognostische Bedeutung zu (18, 32, 446, 463, 488). Nach anderen Untersuchern soll dieser Tumortyp eine schlechtere Prognose haben (71, 72, 228, 286). Überlebensraten von nur 35,9% werden mitgeteilt (386). Trotz der geringen Wandinfiltration dieser Karzinome wurden Ovarialmetastasen beobachtet (35, 374). Die extrauterine Metastasenrate wird mit 24% angegeben (71). Andere Autoren registrierten hingegen eine bessere Prognose von Patientinnen mit Adenoakanthom (84, 110, 349, 411, 453). Bei Patientinnen mit vergleichbarer Behandlung wurde hier eine 5-Jahres-Überlebensrate von 82,9% bei Vorliegen eines Adenoakanthoms und von 56,3% bei Vorliegen anderer Karzinomtypen registriert (411) (Abb. 29). Es wurden sogar 5-Jahres-Überlebensraten von 87% bei Patientinnen mit Adenoakanthom mitgeteilt (6).

In neuerer Zeit wurde wegen seiner besonders ungünstigen Prognose das adenosquamöse Karzinom abgegrenzt (110, 194, 235, 339, 341, 385, 398). Nach NG u. Mitarb. (341) soll der Prozentsatz dieser Karzinome von 1,7% auf 32,8% angestiegen sein. Andere Untersucher registrierten eine Häufigkeit von 5%, ein Prozentsatz, der in den letzten 20 Jahren unverändert geblieben ist (194). Demgegenüber wird in weiteren Untersuchungen (235) ein Anstieg in der Häufigkeit von 15% im Jahre 1969 auf 31% im Jahre 1975 verzeichnet. Die 5-Jahres-Überlebensrate von Pati-

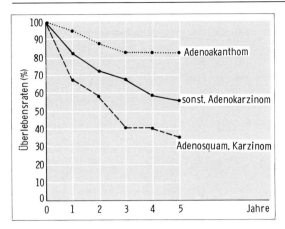

Abb. **29** Überlebensraten von Patientinnen mit Adeno-
akanthom, adenosquamösem Karzinom und sonstigen
Formen des Endometriumkarzinoms (nach *Silverberg* u.
Mitarb. [410])

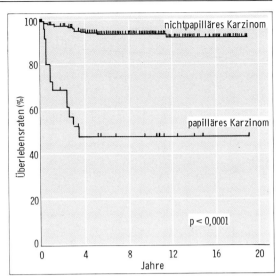

Abb. **30** Überlebensraten von Patientinnen mit nichtpa-
pillärem bzw. papillärem Endometriumkarzinom (nach
Hendrickson u. Mitarb. [200])

Tabelle **11** 5-Jahres-Überlebensraten bei Patientinnen
mit Endometriumkarzinom Stadium I (nach *Morrow* u.
Townsend [1981])

Autor	Grad I		Grad II		Grad III	
	n	%	n	%	n	%
Joelsson u. Mitarb. 1973	101	97%	496	86%	118	67%
Frick u. Mitarb. 1973	187	91%	52	69%	22	63%
Malkasian 1978	249	93%	121	82%	39	74%
Piver u. Mitarb. 1979	133	96%	37	94%	19	84%

entinnen mit adenosquamösem Karzinom wird
mit etwa 40% angegeben (6, 153, 235).
Als Ursache dieser unterschiedlichen prognostischen Bewertung von Adenoakanthom und adenosquamösem Karzinom könnte die Unsicherheit in der histologischen Beurteilung dieser
Krebsformen angesehen werden. So wird die
Häufigkeit des Adenoakanthoms in einer Sammelstatistik von CHARLES (72) mit 0,8–43,7% angegeben. Es ist denkbar, daß bei Patientinnen
mit adenosquamösem Karzinom die nicht zu-
treffende Diagnose eines Adenoakanthoms gestellt wurde. Von prognostisch ungünstiger Bedeutung sind auch die selteneren Tumorformen.
So wird für das clear-cell-Karzinom eine besonders ungünstige Prognose angegeben (354, 367).
Auch das seltene papillär-seröse Karzinom hat
im Vergleich zu anderen Tumorformen eine
besonders ungünstige Prognose (277, 413)
(Abb. **30**). Zusammengefaßt wird im Stadium I
als prognostisch günstig das Adenoakanthom
mit Überlebensraten von 87,5% und das Adenokarzinom ohne spezielle Differenzierung mit
79,8% angesehen. Als besonders ungünstig gilt
das papilläre Karzinom mit Überlebensraten
von 69,7%, das adenosquamöse Karzinom mit
Überlebensraten von 53,3% sowie das clear-cell-
Karzinom mit Überlebensraten von 44,3%
(80).
Von Interesse ist, daß auch dem gemeinsamen
Vorkommen von adenomatöser Hyperplasie und
Endometriumkarzinom am Operationspräparat
prognostische Bedeutung zukommen soll. Patientinnen mit adenomatöser Hyperplasie und
Endometriumkarzinom hatten zumeist reifere,
weniger aggressive Tumoren. Patientinnen mit
Karzinomen ohne adenomatöse Hyperplasie in
der Umgebung wiesen weniger reife, progno-
stisch ungünstigere Karzinome auf. In dieser
Gruppe fanden sich auch die prognostisch be-

sonders ungünstigen clear-cell- und papillären
Karzinome (109).
Bei der Beurteilung von Tumorreife bzw. Differenzierungsgrad (199, 201) wird im Schrifttum
übereinstimmend eine Verschlechterung der
5-Jahres-Überlebensrate mit zunehmender Unreife des Karzinoms angegeben (53, 55, 108, 176,
234, 292, 294, 304, 335, 453, 466). Ein gemeinsames, prognostisch günstiges Vorkommen von
Hyperplasie und Karzinom wurde bei G1-Karzi-
nomen in 41,6%, bei G2-Karzinomen in 20,3%
und bei G3-Karzinomen nur in 11,1% registriert
(80).
Nach HALBERSTADT u. Mitarb. (188) schwanken
die 5-Jahres-Überlebensraten zwischen 89% für
reife G1-Karzinome und 40% für unreife
G3-Karzinome. Auch in neueren Untersuchungen (185, 329) (Tab. **11**) werden mit zunehmender Unreife des Karzinoms schlechtere Überle-

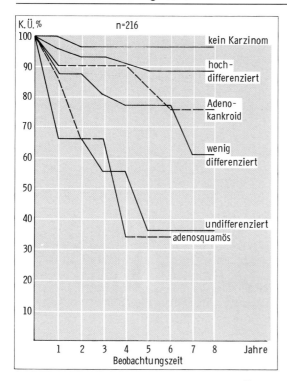

Abb. **31** Tumordifferenzierung und kumulative Überlebensraten von operierten Patientinnen mit Endometriumkarzinom

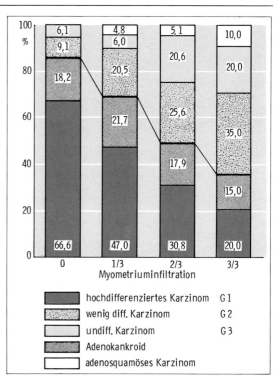

Abb. **33** Tumorgrading und Ausmaß der Myometriuminfiltration bei operierten Patientinnen mit Endometriumkarzinom

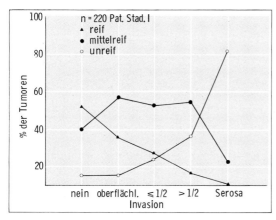

Abb. **32** Tumorreife und Ausmaß der karzinomatösen Myometriuminfiltration (nach *Underwood*)

bensraten registriert. Nach CREASMAN u. WEED (91) lagen die 5-Jahres-Überlebensraten von Patientinnen mit G1-Karzinom bei 81% und mit G2-Karzinom bei 74%. Bei G3-Karzinomen sanken die 5-Jahres-Überlebensraten sogar auf 50% ab.

Die Bedeutung von Tumortyp und Prognose kommt auch bei operierten Patientinnen mit Endometriumkarzinom zur Darstellung, deren Operationspräparat nach einem standardisierten Schema histologisch untersucht wurde (22, 23) (Abb. **31**). Nach BREITENECKER u. Mitarb. (56) wird die Prognose weniger durch den Tumortyp als durch das Tumorgrading beeinflußt. Auch unter Berücksichtigung der Rezidivrate von behandelten Patientinnen wird die prognostische Bedeutung eines Tumorgradings deutlich. Bei G1-Tumoren betrug die Rezidivrate 1,9%, bei G2-Tumoren 15,5% und stieg bei G3-Tumoren auf 32,8% an (26).

Auf den Zusammenhang zwischen Tumorreife und Ausmaß der Wandinfiltration des Karzinoms wird in zahlreichen Untersuchungen hingewiesen. Während bei gut differenzierten Karzinomen in der Regel nur eine geringe Wandinfiltration vorliegt, führen gering differenzierte Tumoren rasch zu einer fortgeschrittenen Myometriuminfiltration (27, 75, 87, 106, 179, 298, 310, 353, 466) (Abb. **32**). Bei G1-Tumoren wurde eine fortgeschrittene Wandinfiltration nur in 20,6% der Fälle registriert. Bei G2-Karzinomen lag der Prozentsatz bei 34,1% und stieg bei G3-Karzinomen auf 53,4% an (185). Eigene Untersuchungen ließen erkennen, daß mit zunehmender Unreife des Karzinoms eine fortschreitende Wandinfiltration vorlag (22, 23) (Abb. **33**).

Auch zwischen einem Tumoreinbruch in Lymphgefäße bzw. Lymphknotenmetastasen

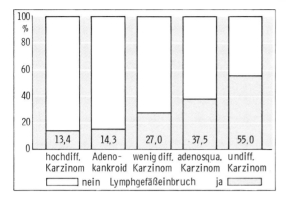

Abb. **34** Tumorgrading und Häufigkeit einer Lymphangiosis carcinomatosa bei operierten Patientinnen mit Endometriumkarzinom

Tabelle **12** Metastasierung in die Lymphknoten beim Endometriumkarzinom in Abhängigkeit vom Reifegrad des Karzinoms (nach *Creasman* u. Mitarb. [1976])

Reifegrad		Lymphknotenmetastasen	
	n	Becken	paraaortal
G_1	65	2 (3,1%)	1 (1,5%)
G_2	50	5 (10,0%)	2 (4,0%)
G_3	25	9 (36,0%)	7 (28,0%)

Tabelle **13** Ausmaß der Myometriuminfiltration und Lymphknotenmetastasierung (nach *Creasman* u. Weed [1981])

Myometriuminfiltration		LK-Metastasen	
		kleines Becken	paraaortal
Endometrium beschränkt		2,5%	1,2%
Infiltration	oberflächliche Wandschichten	8,4%	7,2%
	mittlere Wandschichten	13,3%	6,6%
	tiefe Wandschichten	46,4%	28,5%

und dem Tumorgrading besteht eine deutliche Abhängigkeit. Bei reifen Karzinomen lag eine Lymphangiosis carcinomatosa nur in 13,4% vor. Bei unreifen Karzinomen stieg dieser Prozentsatz auf 55% an (Abb. **34**). Mit zunehmender Unreife des Karzinoms ist auch ein Anstieg der Metastasierungsrate in die Lymphknoten zu verzeichnen (121, 282). Bei G1-Karzinomen betrug die Häufigkeit einer Lymphknotenmetastasierung 7,6%, bei G2-Karzinomen 13,0% und stieg bei G3-Karzinomen auf 28,6% an. Unter Berücksichtigung der befallenen Lymphknotenstation wurde bei G1-Tumoren eine pelvine Lymphknotenmetastasierung in 3,1% und eine

paraaortale Metastasierung in 1,5% registriert. Bei G3-Tumoren betrug der Prozentsatz 36,0 bzw. 28,0% (87) (Tab. **12**). Andere Untersucher registrierten einen Gefäßeinbruch bei G1-Tumoren in 16,7% und bei G3-Tumoren in 50% (354).

Auf den Zusammenhang zwischen Ausmaß der Myometriuminfiltration und Häufigkeit einer metastatischen Absiedlung in die Lymphknoten wiesen übereinstimmend zahlreiche Untersucher hin (73, 88, 196, 228, 284, 291, 439). Bei oberflächlicher Myometriuminfiltration betrug der Anteil von Lymphknotenmetastasen bei operierten Frauen im Stadium I 3%, bei Befall des mittleren Myometriums 14% und bei Befall tiefer Myometriumabschnitte 41% (39). Nach Aufschlüsselung in pelvine bzw. paraaortale Lymphknotenmetastasen lag der Prozentsatz pelviner Metastasen bei Karzinomen ohne Wandinfiltration bei 2,5% und paraaortaler Metastasen bei 1,2%. Bei fortgeschrittener Wandinfiltration stieg dieser Prozentsatz auf 46,4% bzw. 28,5% an (91, 370) (Tab. **13**).

Auch zwischen dem Ausmaß der Myometriuminfiltration und den 5-Jahres-Überlebensraten besteht eine enge Korrelation (27, 84, 148, 234, 371). Nach eigenen Untersuchungen (22, 23) betrug die 5-Jahres-Überlebensrate von Patientinnen mit einem auf die Schleimhaut beschränkten Karzinom 81,3%. Bei Karzinomen mit einer Invasionstiefe von 5–10 mm sank die 5-Jahres-Überlebensrate auf 72,2%, bei einer Invasionstiefe von über 15 mm auf 25% ab (Abb. **35**).

Von prognostischer Bedeutung ist jedoch nicht nur die gemessene Infiltrationstiefe, sondern auch das im Vergleich zur Myometriumdicke gemessene Ausmaß der Wandinfiltration. Bei Berücksichtigung dieses Maßes betrug die 5-Jahres-Überlebensrate der genannten Patientinnen mit einer Wandinfiltration bis zu $\frac{1}{3}$ 90%, bis zu $\frac{2}{3}$ 66,7% und bis zu $\frac{3}{3}$ 33,3%. Bei Berücksichtigung der Rezidivrate wurde bei Karzinomen ohne Wandinfiltration nur selten ein Rezidiv registriert (121, 122). Die Bedeutung des Ausmaßes der Myometriuminfiltration für das Auftreten von Rezidiven bzw. Fernmetastasen läßt sich auch in der genannten Untersuchung nachweisen (22, 23) (Abb. **36**, Abb. **37**).

Neuere Untersuchungen haben erkennen lassen, daß bei einer Invasionstiefe von weniger als 50% des Myometriums in keinem Fall bei einer kombiniert operativ-radiologischen Behandlung ein Rezidiv auftrat (410).

Der Zusammenhang zwischen Tumorgrading, Lymphknotenmetastasierung und Wandinfiltration bzw. die prognostische Bedeutung wird in Tab. **14** dargestellt. Dieser besonderen Bedeutung der karzinomatösen Myometriuminfiltration wird die FIGO-Einteilung nicht gerecht (200).

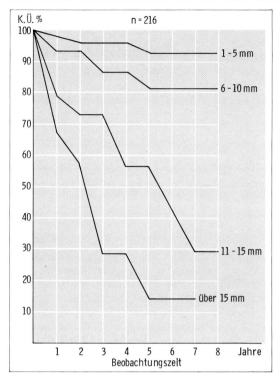

Abb. **35**   Überlebensraten und Ausmaß der tumorösen Wandinfiltration bei operierten Patientinnen mit Endometriumkarzinom

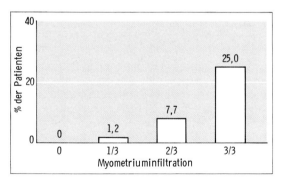

Abb. **36**   Ausmaß der Myometriuminfiltration und Rezidiv bei operierten Patientinnen mit Endometriumkarzinom

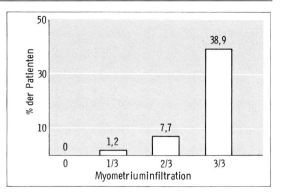

Abb. **37**   Ausmaß der Myometriuminfiltration und Fernmetastasierung bei operierten Patientinnen mit Endometriumkarzinom

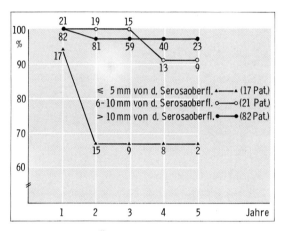

Abb. **38**   5-Jahres-Überlebensraten von Patientinnen mit Endometriumkarzinom in Relation zu einer von der Serosaoberfläche des Uterus gemessenen Tumorinfiltration (nach *Lutz* [298])

Als prognostisch bedeutungsvoll wird auch die von der Serosaoberfläche des Uterus gemessene Tumorinfiltration angesehen. Patientinnen, deren Karzinom bis 5 mm unter die Serosaoberfläche gewachsen war, hatten 5-Jahres-Überlebensraten von 65% im Vergleich zu 5-Jahres-Überlebensraten von 97% bei Frauen, deren Tumor mehr als 10 mm von der Serosaoberfläche entfernt war (298) (Abb. **38**).

Tabelle **14**   Tumorgrading als Prognosefaktor für Lymphknotenmetastasierung, Ausmaß der Myometriuminfiltration und 5-Jahres-Überlebensrate (nach *Anderson* [1982])

Tumor-Grading	LK-Metastasen pelvin %	LK-Metastasen paraaortal %	Fortgeschrittene Infiltration %	5-Jahres-Überlebensrate %
I	2,2	1,1	12	81
II	10,1	5,0	20	74
III	34,2	28,9	46	50

Ein Karzinombefall der Zervix gilt als prognostisch ungünstig (216, 217, 289, 396). Die 5-Jahres-Überlebensraten von Patientinnen ohne Zervixbefall betrugen 80%, mit Zervixbefall 50% (91). Es liegen jedoch Hinweise vor, daß die Prognose nur dann verschlechtert wird, wenn es zu einem ausgedehnteren Tumorbefall der Zervix gekommen war. Frauen mit nur mikroskopisch festgestelltem Zervixbefall hatten 5-Jahres-Überlebensraten von 89%, mit klinisch erkennbarem Karzinombefall der Zervix hingegen 57% (217). Auch nach neueren Untersuchungen (354) wurde bei nur mikroskopisch nachgewiesenem Zervixbefall kein Unterschied in den 5-Jahres-Überlebensraten registriert. Dagegen sanken die 5-Jahres-Überlebensraten bei makroskopisch erkennbarem Tumorbefall deutlich ab (40) (Abb. 39). In ursächlichem Zusammenhang mit der schlechteren Prognose von Frauen mit Karzinombefall der Zervix ist das Tumorgrading bzw. die Häufigkeit einer metastatischen Absiedlung in die Lymphknoten anzusehen. Bei G1-Tumoren lag nur in 3,3%, bei G2-Tumoren in 11%, hingegen bei G3-Tumoren in 19% ein Karzinombefall der Zervix vor (52). Auch bei den eigenen Untersuchungen wurde deutlich (22, 23), daß bei Frauen mit Zervixbefall überwiegend die wenig und undifferenzierten Karzinome bzw. adenosquamöse Tumoren vorlagen (Abb. 40). Diese Beobachtungen bestätigen neuere Untersuchungen (36), die erkennen lassen, daß mit zunehmend unreifem Karzinom vermehrt mit Tumorbefall des Gebärmutterhalses zu rechnen ist. Bei G1-Karzinomen lag ein Zervixbefall in 8,3%, bei G3-Karzinomen hingegen in 31% vor.

In Zusammenhang mit dem Karzinombefall der Zervix steht auch die Art des Tumorwachstums. Exophytäre, in das Uteruskavum vorwachsende Tumoren hatten nur selten zu einem Zervixbefall geführt, während endophytäre, in die Muskulatur vordringende Karzinome häufiger die Zervix befallen hatten (Abb. 41) (22, 23).

Die häufigere Metastasierung in die Lymphknoten bei Patientinnen mit Zervixbefall ist ebenfalls prognostisch bedeutungsvoll. Der Prozentsatz pelviner Lymphknotenmetastasen nahm von 10% bei Karzinombefall der Zervix bis auf 36% zu (327, 328). Nach HOMESLEY u. Mitarb. (217) betrug die Häufigkeit von Lymphknotenmetastasen bei Karzinomen, die auf das Corpus uteri beschränkt blieben, 6% und stieg bei Karzinomübergang auf die Zervix auf 22% an. Die Angaben zu einem Lymphknotenbefall schwanken zwischen 5,4 und 11,2% im Stadium I und zwischen 18,7 und 40% im Stadium II (460).

Dieser Angabe entspricht auch die Beobachtung, daß bei Karzinomen im Fundusbereich in 19,1% mit einer extrauterinen Aussaat (Lymphknoten, Adnexe und Peritoneum) zu rechnen ist. Bei einem Tumorbefall der Zervix

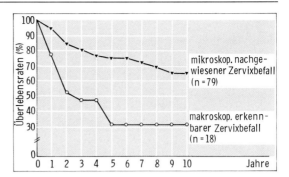

Abb. 39 5-Jahres-Überlebensraten von Patientinnen mit mikroskopisch bzw. makroskopisch nachgewiesenen Karzinombefall der Zervix (nach *Berman* u. Mitarb. [40])

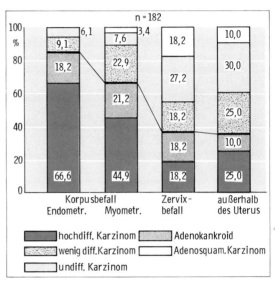

Abb. 40 Tumorgrading und Ausdehnung des Karzinomwachstums bei operierten Patientinnen mit Endometriumkarzinom

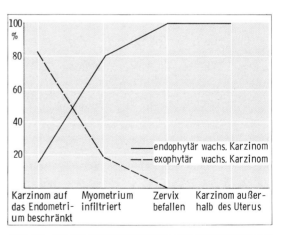

Abb. 41 Art des Tumorwachstums und Ausdehnung des Karzinoms bei operierten Patientinnen mit Endometriumkarzinom

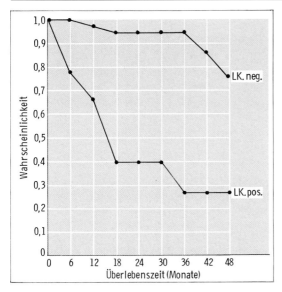

Abb. **42** 5-Jahres-Überlebensraten bei Patientinnen mit Endometriumkarzinom und Befall der paraaortalen Lymphknoten (nach *Manetta* u. Mitarb. [306])

steigt dieser Prozentsatz einer extrauterinen Tumorausbreitung auf 46,2% an (407). Von Bedeutung ist, daß auch der Anteil eines paraaortalen Lymphknotenbefalls im Stadium II ansteigt. Patientinnen mit einem Karzinom im Stadium I hatten pelvine Lymphknotenmetastasen in 1,4% und paraaortale Lymphknotenmetastasen in 3,8%. Im Stadium II stieg der Prozentsatz paraaortaler Lymphknotenmetastasen auf 17,6% an (63).

Eng mit dem metastatischen Befall der Lymphknoten sind die 5-Jahres-Überlebensraten dieser Patientinnen korreliert (61, 63, 360, 396). Im Stadium I betrug die 5-Jahres-Überlebensrate 86%. Bei nachgewiesenem metastatischen Befall der Lymphknoten sank die 5-Jahres-Überlebensrate auf 43% ab. Auch der metastatische Befall paraaortaler Lymphknoten korreliert eng mit den Überlebensraten (306) (Abb.42).

Mit einem metastatischen Befall der Ovarien ist in etwa 2 bis 12% der Fälle zu rechnen (188). Im Stadium I lag ein metastatischer Befall der Ovarien in 4,9%, im Stadium II in 8,7 und im Stadium III in 40% der Fälle vor. Nach aufwendiger histologischer Aufarbeitung der eigenen Operationspräparate wurde ein metastatischer Befall der Ovarien in 7,4% registriert (22, 23). Neuere Untersuchungen registrierten einen Prozentsatz von 6,2% (301). Der metastatische Befall der Adnexe geht mit einer Verschlechterung der Prognose einher (176). Die 5-Jahres-Überlebensraten dieser Patientinnen betrugen 68,5% (301). WOODRUFF u. Mitarb. (492) weisen auch auf die Möglichkeit eines gleichzeitigen Tumorwachstums in Uterus und Ovar hin. In diesen Fällen

soll es sich nicht um eine metastatische Tumorabsiedlung, sondern um ein multifokales Krankheitsgeschehen handeln. Die Prognose dieser Patientinnen soll günstiger sein als die Prognose von Frauen mit metastatischem Befall der Ovarien. Bisher wurden 54 Fälle eines derartigen multifokalen Tumorwachstums beschrieben.

Ein zytologischer Nachweis von Tumorzellen in den Tuben von Patientinnen mit Endometriumkarzinom ist in 38% der Fälle möglich (317, 319). Er soll ohne prognostische Bedeutung sein. Im Gegensatz zu dieser Beobachtung konnten andere Untersucher zeigen (85, 415, 445), daß Patientinnen mit positiver Peritonealzytologie eine schlechtere Prognose hatten als Frauen ohne zytologische Tumoraussaat in Tuben und Peritoneum. Bei 161 operierten Patientinnen im Stadium I + II wurden in 28,6% maligne Zellen in der peritonealen Spülflüssigkeit nachgewiesen (92). Eine positive Peritonealzytologie lag vorwiegend bei G3-Tumoren mit zunehmender Wandinfiltration vor. Während Patientinnen mit einem auf die Schleimhaut beschränkten Karzinom in 8% eine positive Peritonealzytologie aufwiesen, stieg der Prozentsatz bei tiefer Wandinfiltration auf 32% an (92). Andere Untersucher (326) weisen darauf hin, daß Aszites sogar bei Patientinnen mit Endometriumkarzinom beobachtet wurde, bei denen ein exophytäres Tumorwachstum ohne Wandinfiltration vorlag. Nach SZPAK u. Mitarb. (425) hatten von 54 Patientinnen mit Endometriumkarzinom im Stadium I 42 keine positive Zytologie der peritonealen Spülflüssigkeit. Diese Patientinnen blieben rezidivfrei. Von den 12 Frauen mit Tumorzellnachweis in der peritonealen Spülflüssigkeit hatten 4 eine hohe Anzahl von Tumorzellen. Alle 4 starben am Rezidiv innerhalb von 2 Jahren. Bei 8 Patientinnen war nur eine geringe Anzahl von Tumorzellen nachweisbar. Von diesen Frauen hatten 6 keinen Hinweis für das Vorliegen eines Rezidivs. Demnach scheint auch der Konzentration der Tumorzellen in der Peritonealflüssigkeit Bedeutung zuzukommen (Abb.43) (92).

Bei der Beurteilung der Peritoneallavage stellt möglicherweise die Durchflußzytophotometrie eine zusätzliche diagnostische Hilfe dar (296).

Im Gegensatz zu den o.g. Befunden wird von anderen Untersuchern (493) der positiven Peritonealzytologie keine prognostische Bedeutung beigemessen. Patientinnen mit einem Endometriumkarzinom im Stadium I und negativer Peritonealzytologie hatten 5-Jahres-Überlebensraten von 93,9%, mit positiver Peritonealzytologie 87,5%. Der Unterschied in den Überlebensraten war statistisch nicht zu sichern.

Prognostisch besonders ungünstig ist die hämatogene Metastasierung. Patientinnen mit nachgewiesenem Tumoreinbruch in Blutgefäße waren rasch verstorben (1, 299). Die Häufigkeit einer

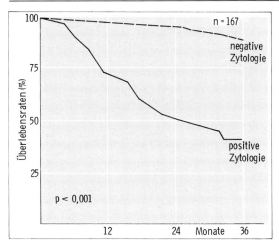

Abb. **43** Überlebensraten von Patientinnen mit negativer bzw. positiver Peritonealzytologie (nach *Creasman* u. Mitarb. [92])

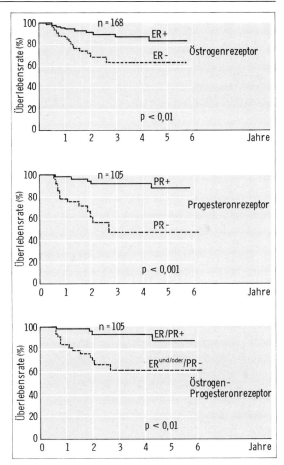

Abb. **44** Überlebensraten von Patientinnen mit Endometriumkarzinom Stadium I+II und Rezeptorstatus (nach *Creasman* u. Mitarb. [93])

hämatogenen Metastasierung, z. B. in die Lunge, beträgt 8,3%, in die Leber 5,9% und in das Skelettsystem 3,4% (371).

Neben den beschriebenen prognostischen Tumorkriterien wird auf die Bedeutung des Tumorvolumens hingewiesen (462). Auch Messungen zur Volumetrie und Ermittlung des Anteils der epithelialen Komponente werden als prognostische Kriterien genannt (355).

Als zusammenfassender Prognoseindex wird ein Score vorgeschlagen (75), der Histologie, Uterusgröße, Ausmaß der Myometriuminfiltration, Zervixbefall, Metastasen und Alter der Patientin berücksichtigt. Die Überlebensraten waren nahezu 0 bei dem höchsten und nahezu 100% bei dem niedrigsten Score. Neben tumorbezogenen morphologischen Kriterien ist auch die Stromareaktion in der Umgebung des Karzinoms von Bedeutung (22, 23, 467). Patientinnen mit einer kräftigen entzündlichen Stromareaktion hatten 5-Jahres-Überlebensraten von 85,7%. Bei Frauen ohne entzündliche Stromareaktion in der Tumorumgebung sanken die 5-Jahres-Überlebensraten auf 33,3% ab. Schaumzellen im Stroma, die eher bei gut differenzierten Karzinomen bzw. Adenoakanthomen vorliegen (102, 270) sind nach DAWAGNE u. SILVERBERG (107) ohne prognostische Bedeutung. Sie wurden bei 14,6% der Karzinome registriert, ohne daß eine Korrelation zum Tumorgrading nachweisbar war.

Biochemische Prognosefaktoren

Neben den genannten klinischen und histomorphologischen Prognosekriterien werden auch Rezeptorstatus- und Tumormarkerbestimmung zur prognostischen Beurteilung herangezogen (334).

Sowohl im normalen als auch im pathologisch veränderten Endometrium sind Progesteronrezeptoren nachweisbar (302). Auch das Myometrium weist vom Zyklus abhängige Veränderungen des Rezeptorgehaltes auf (129).

Endometriumkarzinome sind durch hohe Östradiolrezeptorkonzentrationen charakterisiert. Die höchsten Konzentrationen wurden bei unreifen Karzinomen gemessen (147, 373).

Andere Untersucher fanden die höchsten Östrogenrezeptorkonzentrationen bei reifen Tumoren, während bei unreifen Karzinomen die Rezeptorkonzentration absank (93). Nach EHRLICH u. Mitarb. (126, 127) korrelieren ebenso die progesteronbindenden Rezeptorproteine mit dem Differenzierungsgrad des Karzinoms. Die höchsten Konzentrationen wurden bei reifen Karzinomen registriert. Nach neueren Untersuchungen ist sowohl der Östrogen- als auch der Progesteronrezeptorstatus von Bedeutung für die Prognose. Der Progesteronrezeptorstatus allein oder in Kombination mit dem Östrogenrezeptorstatus ist für die Prognose aussagekräftiger als der Östrogenrezeptorstatus (93) (Abb. **44**). Bei Progesteron- und östrogenrezeptorpositiven Tumoren handelte es sich um reife und weniger fortgeschrittene Karzinome. Es bestand keine Korrelation zum Menopausestatus bzw. zum Alter der Patientin (245, 312, 313). Andere Autoren weisen jedoch darauf hin, daß mit Zunahme des Lebensalters der Rezeptorgehalt der Karzinome absinkt (495).

Eingehende Untersuchungen lassen eine gute Korrelation zwischen Rezeptorstatus und Überlebensrate der behandelten Patientinnen erkennen (285, 308, 309). Bei histologischer und elektronenoptischer Untersuchung von G1- und G2-Tumoren konnten bei progesteronrezeptornegativen Tumoren häufiger Chromatinverklumpung und weniger endoplasmatisches Retikulum bzw. häufiger abnorme Mitochondrien als bei rezeptorpositiven Tumoren festgestellt werden. Rezeptorpositives Gewebe zeigte eine bessere subzelluläre Differenzierung als rezeptornegatives Tumorgewebe (218). Zwischen positivem Progesteronrezeptorstatus und histologischer Tumordifferenzierung, Architektur der Drüsen und einer prognostisch günstigen lymphozytären Infiltration des Stromas besteht ebenfalls eine gute Korrelation (496).

Die Wirksamkeit einer Gestagenbehandlung setzt voraus, daß der Tumor Hormonrezeptoren enthält. Bei hohem Rezeptorgehalt in zumeist reifen Karzinomen wurden deshalb mehr Responder als Nichtresponder registriert. Bei niedrigem Rezeptorgehalt wurden mehr Nichtresponder als Responder verzeichnet (38, 90, 93, 173, 308). Von anderen Autoren wird jedoch auch darauf hingewiesen, daß 15% der unreifen Karzinome ebenfalls auf eine Gestagenbehandlung ansprechen (259, 260).

Die prognostische Bedeutung einer Rezeptorbestimmung am Primärtumor liegt vorwiegend darin, daß der Kreis der Patientinnen bestimmt werden kann, für den die Hormonbehandlung eine Möglichkeit zur Remission darstellt bzw. bei dem eine Chemotherapie, z.B. bei Auftreten eines Rezidivs, vorzuziehen ist (38, 243, 244, 247, 312).

Bei der Bewertung der Bedeutung von Rezeptorbestimmungen ist zu bedenken, daß schon normales Gewebe Rezeptorkonzentrationen aufweist (214, 444) und nur etwa $\frac{1}{3}$ der rezeptorpositiven Karzinome auf eine hormonelle Behandlung anspricht. Die Feststellung, daß der Rezeptorstatus eine bessere Diskriminante als das Tumorgrading darstellt, bleibt fraglich (93).

Die Bedeutung einer CEA-Bestimmung für die Prognose von Patientinnen mit Endometriumkarzinom ist bisher noch nicht eindeutig erwiesen. In 53% lagen bei Patientinnen mit Endometriumkarzinom erhöhte CEA-Werte vor (31). Andere Autoren fanden einen niedrigeren Prozentsatz (12, 120, 222, 255, 484). Übereinstim-

mend wird festgestellt, daß zwischen dem Stadium des Karzinoms und der Höhe des CEA-Spiegels eine gute Korrelation besteht (120, 300).

Es liegen jedoch Befunde vor, die erkennen lassen, daß die CEA-Konzentration bei Frauen mit frühen Stadien des Karzinoms nur wenig aussagekräftig ist und daß erst bei fortgeschrittenem Stadium erhöhte Werte registriert werden (69).

Die nur geringe Spezifität der CEA-Bestimmung sowie die Tatsache, daß auch entzündliche Veränderungen des Darmtraktes, Alkoholleber oder Nikotinabusus zu einer Erhöhung des CEA-Spiegels führen können, schränken die prognostische Aussage dieser Bestimmung ein. Bei 17% der Frauen mit gutartigen gynäkologischen Erkrankungen lagen erhöhte CEA-Spiegel vor (29). Bei Rauchern wurden deutlich erhöhte Werte in 19% und bei chronischen Alkoholikern in 65% der Fälle gemessen (269). Dennoch scheint bei der Verlaufskontrolle von behandelten Patientinnen mit Endometriumkarzinom der CEA-Bestimmung eine besondere Bedeutung zuzukommen, da bei Frauen, bei denen die CEA-Spiegel nach der Primärbehandlung erhöht blieben bzw. erneut anstiegen, im weiteren Verlauf ein Rezidiv des behandelten Karzinoms auftrat (31, 250, 333, 334). Ein Wiederansteigen des CEA-Wertes geht im Mittel dem klinisch-radiologischen Nachweis des Rezidivs bzw. der Metastasierung etwa 15 Wochen voraus (269).

Andere tumorassoziierte Antigene bzw. Tumormarker haben bisher keine wesentliche Bedeutung erlangt. Auch zur prognostischen Bedeutung der Tumorimmunologie liegen für Patientinnen mit Endometriumkarzinom im Gegensatz zu Patientinnen mit Ovarialkarzinom bisher keine klinisch verwertbaren Daten vor (362).

Therapie

Behandlung der adenomatösen Endometriumhyperplasie

Das therapeutische Vorgehen bei Patientinnen mit den unterschiedlichen Formen der Endometriumhyperplasie richtet sich nach dem Schweregrad der histologisch nachgewiesenen Veränderung und dem Alter der Patientin (24, 119, 144, 168, 254, 470). Bei jüngeren Frauen mit bestehendem Kinderwunsch wird zunächst versucht, ovulatorische Zyklen herbeizuführen (Tab. **15**). Die adenomatöse Hyperplasie Grad II + III wird mit Gestagenen behandelt (243). Die Kontrollcurettage im Intervall von 2–3 Monaten ist unerläßlich. Bei Frauen in der Prämenopause bzw. ohne Kinderwunsch ist bei der Hyperplasie Grad I die Gestagenbehandlung mit nachfolgender Kontrollkürettage möglich. Liegt eine Hyperplasie Grad II vor, ist ein autonomes Wachstum anzunehmen. Auch bei dieser Veränderung

Tabelle **15** Therapeutisches Vorgehen bei Endometriumhyperplasie in Abhängigkeit von Schweregrad der Veränderung und Alter der Patientin

Endometrium	Junge Pat. KW	Prämenopause kein KW		Postmenopause
Hyperplasie I	medikamentöse Auslösg. Ovulation	Gestagenbeh. Kontrollkürettage		Gestagenbeh. Kontrollkürettage
Hyperplasie II	Gestagenbeh. Kontrollkürettage	(Gestagenbeh.) (Kontrollkürettage)	Uterusexstirpation	Uterusexstirpation mit Adnexe
Hyperplasie III	Gestagenbeh. Kontrollkürettage	Uterusexstirpation (mit Adnexe)		Uterusexstirpation mit Adnexe

kann zunächst eine Gestagen-Behandlung eingeleitet werden. Sie setzt die Kontrollkürettage voraus. Bei Fortbestehen der Veränderung ist die Indikation zur Uterusexstirpation gegeben. Die Hyperplasie Grad III macht zumeist die Uterusexstirpation erforderlich (105). Da ein gemeinsames Vorkommen von Hyperplasie und Endometriumkarzinom durch die Abrasio nicht mit letzter Sicherheit auszuschließen ist, ist die Entfernung der Adnexe wie bei Patientinnen mit Endometriumkarzinom zu diskutieren.

Bei Frauen in der Postmenopause ist bei der Hyperplasie Grad I zunächst ebenfalls eine Gestagenbehandlung mit Kontrollkürettage möglich. Bei Fortbestehen der Hyperplasie oder Hyperplasie Grad II + III ist die Uterusexstirpation indiziert. Im Hinblick auf das höhere Lebensalter der Patientinnen mit erloschener Ovarialfunktion wird die Uterusexstirpation mit Entfernung der funktionslosen Adnexe kombiniert. Liegt bei alten Frauen mit Hyperplasie Grad III ein hohes Operationsrisiko vor, ist in ausgesuchten Fällen auch bei diesen Frauen der Versuch einer Gestagenbehandlung mit anschließender Kontrollkürettage gerechtfertigt.

Dieses Vorgehen einer organerhaltenden, individualisierten Behandlung setzt engmaschige Kontrollen und eine zuverlässige Kooperation zwischen behandelndem Gynäkologen, Pathologen und der Patientin voraus. Nur unter solchen Bedingungen läßt sich eine Unterbehandlung mit dem erhöhten Risiko einer nicht ausreichend behandelten Endometriumveränderung und eine Überbehandlung mit dem Risiko einer unnötigen Operation vermeiden (497). Im Gegensatz zur Kontrolle von Frauen nach organerhaltender Behandlung mit Carcinoma in situ der Zervix ist die Überprüfung des Behandlungsergebnisses nach organerhaltender Behandlung bei Frauen mit Endometriumhyperplasie aus methodischen und morphologischen Gründen problematisch. Für Frauen mit Carcinoma in situ der Zervix ist eine klinische und zytologische Kontrolle zuverlässig möglich. Bei Frauen mit adenomatöser Endometriumhyperplasie reichen die klinische und zytologische Kontrolle nicht aus. Die Gewinnung von histologisch beurteilbarem Schleimhautmaterial ist bei diesen Patientinnen unumgänglich. Zur Vermeidung wiederholter Allgemeinnarkosen bzw. bei erhöhtem Narkoserisiko hat sich an unserer Klinik bei passierbarem inneren Muttermund der Einsatz der VABRA-Saugkürette zur Gewinnung von histologisch beurteilbarem Endometrium bewährt (20).

Behandlung des invasiven Endometriumkarzinoms

Unbehandelt führt das Karzinom zum Tode der Patientin, obwohl gelegentlich über die spontane Remission eines sogar fortgeschrittenen Karzinoms berichtet wird (37).

Bei der Behandlung von Patientinnen mit Endometriumkarzinom kommen vorwiegend drei Therapieformen in Frage:

1. operative Behandlung ohne/mit Nachbestrahlung,
2. Vorbestrahlung und operative Behandlung ohne/mit Nachbestrahlung,
3. primäre Strahlenbehandlung.

Die Indikation für eine Hormontherapie oder zytostatische Behandlung ist zumeist bei fortgeschrittenen, metastasierten oder rezidivierten Karzinomen gegeben. Der Nutzen einer adjuvanten Hormonbehandlung ist derzeit noch schwer abschätzbar.

Das therapeutische Vorgehen wird nicht nur durch die geschilderten Besonderheiten des Tumors, sondern auch durch das Alter, den Allgemeinzustand der Patientin sowie komplizierende Begleiterkrankungen beeinflußt. Trotz der bekannten Risikofaktoren wie hohes Alter, Adipositas, Hypertonus und Diabetes mellitus ist es möglich, nach sorgfältigem präoperativen Staging und Grading des Tumors unter Einschluß der o. g. diagnostischen Verfahren eine individualisierte Behandlung vorzunehmen. Der Verzicht auf operative Maßnahmen ist aus prognostischen Gründen nicht ratsam. Sofern keine wirklich zwingenden Kontraindikationen gegeben sind, sollte man auf die Operation als Basistherapie nicht verzichten. Die Heilungsergebnisse einer reinen Strahlenbehandlung liegen bei vergleichbaren Stadien um 10–20% unter den

Ergebnissen einer operativen bzw. einer operativ-radiologischen Behandlung (294, 428).

Operative Behandlung

Bei der Mehrzahl der allgemein und lokal operablen Patientinnen im Stadium I ist die abdominale Hysterektomie mit beidseitiger Adnektomie als Grundlage der Behandlung akzeptiert (39, 149, 159, 219, 238, 239, 240, 248, 330, 351). Kontrovers wird das Ausmaß der Radikalität des Eingriffs diskutiert. Da in Abhängigkeit von den genannten prognostischen Tumorkriterien eher mit einem metastatischen Befall pelviner bzw. paraaortaler Lymphknoten zu rechnen ist, wird auch im Stadium I die erweiterte abdominale Hysterektomie mit Lymphonodektomie empfohlen. Im Rahmen früherer Therapiekonzepte wurde von manchen Autoren die generelle Erweiterung der Operation mit Lymphonodektomie auch im Stadium I geraten (61, 228, 282). Bei diesen erweiterten Operationen mußte mit den typischen Risiken dieser Patientinnen eine erhöhte postoperative Morbidität und Mortalität in Kauf genommen werden. Die Operationsletalität lag damals zwischen 1,9 und 12%, im Mittel um 3% (198). Die urologische Komplikationsrate betrug 15% (225). Im Vordergrund standen Harnfisteln mit einer Häufigkeit zwischen 8 und 11% (61, 360). Nachfolgende Untersuchungsergebnisse haben keine eindeutige Überlegenheit einer generellen Erweiterung des operativen Vorgehens gegenüber der einfachen Hysterektomie mit Adnektomie erkennen lassen (176, 198, 234, 303, 396). Da $\frac{2}{3}$ der Patientinnen mit Lymphknotenmetastasen im Bereich des kleinen Beckens schon eine metastatische Absiedlung in den paraaortalen Lymphknoten aufwiesen, wurde in der Erweiterung der Operation für diese Patientinnen keine Verbesserung der Überlebensraten registriert (324, 330).

Neuere Untersuchungen zu Morphologie und Ausbreitung des Endometriumkarzinoms haben jedoch erkennen lassen, daß die Häufigkeit eines metastatischen Befalls der Lymphknoten von Prognosefaktoren wie Differenzierungsgrad und Ausmaß der Myometriuminfiltration abhängig ist. Eine generelle erweiterte operative Behandlung im Stadium I wurde deshalb von einem mehr individualisierten Vorgehen abgelöst (36, 159, 240, 241, 407). Als Indikation für eine Erweiterung der Operation im Stadium I gelten prognostisch ungünstige Karzinomformen sowie G2- oder G3-Karzinome. Auch die am aufgeschnittenen Operationspräparat makroskopisch erkennbare fortgeschrittene Wandinfiltration gilt als Indikation für die zusätzliche Lymphonodektomie. Bei G1-Tumoren mit oberflächlicher Wandinfiltration erscheint die Erweiterung der Operation nicht gerechtfertigt. Die 5-Jahres-Überlebensraten bei Patientinnen mit erweiterter

Operation lagen bei 84,6%. Nach Hysterektomie ohne Lymphonodektomie betrugen die 5-Jahres-Überlebensraten 74,7% (258). Auch von anderen Autoren wird eine Verbesserung der 5-Jahres-Überlebensrate durch die zusätzliche Lymphonodektomie mitgeteilt. Ohne Lymphknotenentfernung betrug die 5-Jahres-Überlebensrate 81,7%, mit Lymphknotenentfernung 87,9% (159). Da bei diesem Vorgehen keine postoperative Mortalität und Morbidität zu verzeichnen war, wird zumindest zur zusätzlichen Lymphonodektomie geraten. Der Radikalität des Eingriffs setzen allerdings Allgemeinzustand der Patientin und Adipositas Grenzen. Beim metastatischen Befall der pelvinen Lymphknoten sollte nach Möglichkeit die paraaortale Lymphonodektomie erfolgen (370). Der Wert dieser therapeutischen Maßnahme ist jedoch bisher noch nicht erwiesen (240). Auf die obligatorische Entfernung einer Scheidenmanschette zur Verhinderung von Vaginalmetastasen kann in der Regel bei einem auf das Corpus uteri beschränkten Karzinom verzichtet werden (251).

Zur Vermeidung einer Tumorverschleppung in die Scheidenwunde sollte die Zervix präoperativ durch einen alkoholgetränkten Gazestreifen verschlossen werden (430). Bei der anschließenden Operation wird darauf geachtet, daß der Uterus nicht mit scharfen Instrumenten gefaßt wird. Die Tubenabgänge werden intraoperativ als erstes mit einer langen geraden Klemme verschlossen. Mit diesen Maßnahmen läßt sich eine intraperitoneale Tumoraussaat vermeiden.

Bei adipösen Patientinnen mit hohem Operationsrisiko kann in Ausnahmesituationen die vaginale Operation gerechtfertigt sein. Ältere Untersuchungen haben gezeigt, daß die Behandlungsergebnisse der vaginalen Operation dem abdominalen Vorgehen vergleichbar sind (65, 363). Der vaginale Eingriff hat den Vorteil der weniger belastenden Operation. Von Nachteil ist, daß bei den zumeist nulliparen Patientinnen mit engen Scheidenverhältnissen mit einer stärkeren Traumatisierung des karzinomatösen Uterus zu rechnen ist und daß eine intraperitoneale Tumorverschleppung möglich ist. Auch die Lymphabflußwege im kleinen Becken bzw. paraaortal können anläßlich der Operation nicht beurteilt werden.

Im Stadium II ist bei histologisch nachgewiesenem Zervixbefall mit einer lymphogenen Ausbreitung des Karzinoms wie bei einem Zervixkarzinom zu rechnen. Deshalb ist die erweiterte abdominale Uterusexstirpation mit Entfernung beider Adnexe, Scheidenmanschette und obligatorischer Lymphonodektomie wie bei Frauen mit Zervixkarzinom ratsam. Diese ausgedehnten Operationen sind für Patientinnen mit Endometriumkarzinom und typischen internistischen Risikofaktoren mit einem erhöhten Operationsrisi-

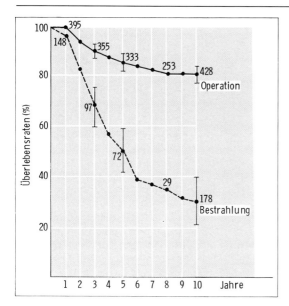

Abb. **45** Behandlungsergebnisse von Patientinnen mit Endometriumkarzinom Stadium I + II und Art der Behandlung (primäre Operation bzw. primäre Bestrahlung (nach *Candiani* u. Mitarb. [68])

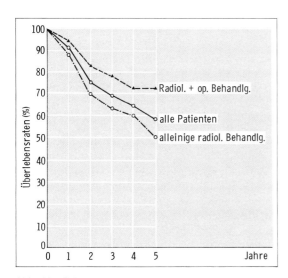

Abb. **46** Behandlungsergebnisse von Patientinnen mit Endometriumkarzinom Stadium II und Art der Behandlung (kombiniert radiologisch-operative Behandlung, alleinige radiologische Behandlung) (nach *Hernandez* u. Mitarb. [205])

ko belastet. Dennoch sollte auf das operative Vorgehen nicht verzichtet werden, da die Ergebnisse einer alleinigen Strahlenbehandlung dieser Patientinnen denen einer operativen Behandlung unterlegen sind (Abb. **45**) (65). In besonders gelagerten Fällen wird bei diesen Patientinnen auch von der Möglichkeit der einfachen Uterusexstirpation mit Entfernung der Adnexe in

Kombination mit einer hochdosierten Bestrahlung Gebrauch gemacht (59, 205, 354, 365, 378, 421). Die erzielten 5-Jahres-Überlebensraten von radiologisch und operativ behandelten Patientinnen lagen deutlich über den 5-Jahres-Überlebensraten von Frauen nach alleiniger Bestrahlung (Abb. **46**) (205). Bei G1-Tumoren betrug die 5-Jahres-Überlebensrate nach Operation und Bestrahlung 87,5%, nach alleiniger Bestrahlung 73,7%. Bei G2-Tumoren betrug die 5-Jahres-Überlebensrate nach Operation und Bestrahlung 82%, nach alleiniger Bestrahlung 71,4%. Bei G3-Tumoren sank die 5-Jahres-Überlebensrate nach Operation und Bestrahlung auf 64% bzw. nach alleiniger Bestrahlung auf 46% ab (378).

Präoperative Bestrahlung

Unter der Vorstellung, eine Devitalisierung des Tumors und eine Veröbung der Lymphabflußwege zu erzielen, wurde zur Verbesserung der Behandlungsergebnisse eine präoperative Bestrahlung propagiert (181, 267, 328, 429). Diese präoperative Strahlenbehandlung kann als perkutane bzw. intrakavitäre Strahlentherapie erfolgen. Die intrakavitäre Kontaktbestrahlung hat zu besseren Behandlungsergebnissen geführt als die perkutane Strahlentherapie (481) (Abb. **47**). Eine Reihe von Autoren raten von einer generellen präoperativen Strahlentherapie ab und stellen lediglich bei prognostisch ungünstigen Karzinomen die Indikation zu einer derartigen Strahlentherapie (34, 223, 399, 400, 422, 476). Durch dieses Vorgehen soll die Häufigkeit von Scheidenmetastasen reduziert werden (352, 399). So wird die Häufigkeit eines Vaginalrezidivs von 18% nach alleiniger Operation durch die präoperative Bestrahlung auf 0 gesenkt (307, 465). Von anderen Autoren wird jedoch darauf hingewiesen, daß auch nach präoperativer Bestrahlung Scheidenrezidive möglich sind (136). Eine Erhöhung der applizierten Gesamtherddosis zur sicheren Vermeidung des Scheidenrezidivs führt zu einer Zunahme therapiebedingter Nebenwirkungen und Spätfolgen. In 8,7% lagen innerhalb des ersten Jahres nach Therapiebeginn strahlenbedingte Spätfolgen an Blase und Darm vor (471). Da nach präoperativer radiologischer Behandlung in 16–75% noch Resttumor am Operationspräparat nachweisbar war, stellt sich angesichts der strahlenbedingten Spätfolgen die Frage der Effektivität eines derartigen Vorgehens (36, 336). Andere Autoren konnten den therapeutischen Nutzen dieser präoperativen Kontakttherapie nicht nachweisen (128, 324, 475). Auch die erhöhte Morbidität mit Wundheilungsstörungen, Harnwegsinfektionen und fieberhaftem Verlauf nach präoperativer Radiumeinlage muß berücksichtigt werden (478). Deshalb spielt aus den genannten Gründen in den letzten Jahren die präoperative Strahlentherapie auch in

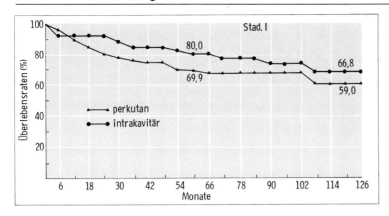

Abb. **47** Behandlungsergebnisse von Patientinnen mit Endometrium-karzinom nach präoperativer Kontaktbehandlung bzw. präoperativer perkutaner Strahlentherapie (nach *Weigensberg* [481])

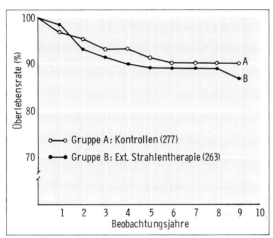

Abb. **48** Überlebensraten von Patientinnen ohne bzw. mit postoperativer Perkutanbestrahlung

Tabelle **16** Überlebensrate von Patientinnen mit Endometriumkarzinom nach Operation bzw. Operation und Bestrahlung in Abhängigkeit vom Tumorgrading (nach *Creasman* u. *Weed* [1981])

G1		Op. + Bestr.		Op.		
	Op.	G2		Op. + Bestr.		G3
Op.	Op. + Bestr.					
92,3%	91,8%	89,2%	83,6%	64,5%		75,2%

den USA eine zunehmend geringere Rolle (241). Der Vorteil der primären Operation liegt in einem zuverlässigen chirurgisch-histologischen Staging, das wegweisend für die weitere Therapieentscheidung ist. Auch die früher bei G3-Tumoren gehandhabte Vorbestrahlung wird jetzt zunehmend verlassen (241).

Postoperative Bestrahlung

Die Indikation zu einer postoperativen perkutanen Hochvoltbestrahlung ist bei Patientinnen gegeben, bei denen am Operationspräparat ungünstige Tumorkriterien wie niedriger Differenzierungsgrad, fortgeschrittene Wandinfiltration sowie metastatisches Tumorwachstum vorliegen (151). Im Rahmen einer randomisierten prospektiven Untersuchung konnten jedoch im Stadium I nach einer postoperativen Radiumeinlage in die Scheide keine Unterschiede in den Überlebensraten von Frauen ohne bzw. mit postoperativer Perkutanbestrahlung registriert werden. Die 5-Jahres-Überlebensraten betrugen 90 bzw. 88% (1) (Abb. **48**). Möglicherweise könnte eine Verbesserung der Überlebensraten bei Frauen

mit unreifen, tief wandinfiltrierenden Karzinomen erzielt werden (91) (Tab. **16**). Frauen mit G3-Karzinom hatten nach alleiniger Operation 5-Jahres-Überlebensraten von 64,5%. Nach Operation und Bestrahlung stieg die 5-Jahres-Überlebensrate auf 75,2% an.

Bei Patientinnen mit prognostisch ungünstigen paraaortalen Lymphknotenmetastasen konnte durch eine Bestrahlung des paraaortalen Feldes mit 45 bis 50 Gy eine 5-Jahres-Überlebensrate von 47% erzielt werden (375).

Auf den Wert einer postoperativen Radiumeinlage in die Scheide zur Verhinderung des Scheidenrezidivs ist wiederholt hingewiesen worden (30, 150, 151, 164, 281, 295, 307, 328). Die Häufigkeit von Vaginalmetastasen läßt sich durch die postoperative Radiumeinlage auf etwa ⅓ und weniger reduzieren (239). Nach KUCERA u. Mitarb. (275) ist im Vergleich zur konventionellen Radiumtherapie bei einer Afterloading-Kurzzeitbestrahlung der Scheide mit geringeren Nebenwirkungen zu rechnen. Eine Zystitis wurde nur in 4%, eine Proktitis in 7% und eine Fistelbildung in 0,6% beobachtet.

Aufgrund der vorliegenden Behandlungsergebnisse besteht der Trend, auf eine routinemäßige prä- bzw. postoperative Strahlentherapie zugunsten einer individualisierten Indikationsstellung auf der Basis chirurgisch-pathologischer Prognosekriterien zu verzichten. Nach dem GOG-Protokoll 34 (407) wird bei Karzinomen, die auf den

Fundus uteri beschränkt geblieben sind und eine Muskelinvasion von unter 50% aufweisen, sowie bei fehlenden Lymphknotenmetastasen auf eine postoperative Bestrahlung verzichtet. Bei Karzinomen mit Übergang auf den Isthmus und/oder die Cervix uteri bzw. bei fortgeschrittener, d. h. über 50prozentiger Wandinfiltration und pelvinen Lymphknotenmetastasen erfolgt eine Beckenbestrahlung mit 50 Gy. Bei paraaortalem metastatischen Befall der Lymphknoten wird eine zusätzliche paraaortale Bestrahlung mit 45 Gy vorgenommen. Im Rahmen eines prospektiven Therapieprotokolls wird nach Abschluß der Strahlentherapie eine Randomisierung der Patientinnen vorgenommen. Der eine Therapiearm erhält keine weitere Behandlung, für den anderen Therapiearm ist eine Chemotherapie mit Adriamycin vorgesehen.

Bei der kleinen Gruppe von Patientinnen mit positiver Peritonealzytologie, d. h. Tumorzellabsiedlungen im Bereich des Peritoneums, bleibt das weitere Vorgehen einem individualisierten Therapieentscheid vorbehalten. Bei diesen Patientinnen kommt die Möglichkeit einer intraabdominalen Radiokolloidinstillation (Phosphor 32) in Frage (92), da in diesen Fällen mit einer erhöhten intraperitonealen Rezidivrate zu rechnen ist. Das Risiko einer peritonealen Metastasierung wird mit 27–31% angegeben (376). Auch die Ganzabdomenbestrahlung (376) sowie eine Behandlung mit MPA für ein Jahr wird zur Verbesserung der Behandlungsergebnisse vorgeschlagen. Nach diesem Behandlungszeitraum soll durch Secondlook-Laparoskopie geklärt werden, ob eine weitere Behandlung erfolgen muß (493). Der Wert dieser genannten Maßnahmen bleibt abzuwarten.

Primäre Strahlentherapie

Bei klinisch oder lokal nicht operablen Patientinnen ist die Indikation zu einer primären Strahlentherapie gegeben. Die Indikation zu dieser Behandlung sollte kritisch gestellt werden, da der Verzicht auf eine operative Therapie die Prognose von Patientinnen mit Endometriumkarzinom verschlechtert. Die 5-Jahres-Überlebensraten von Patientinnen, die einer primären Strahlenbehandlung bei fortgeschrittenem Karzinom zugeführt wurden, lagen zwischen 50,4 (272) und 52,5% (468).

Bei der radiologischen Behandlung kommt die intrauterine Kontakttherapie mit Radium oder Kobalt 60 der idealen Dosisverteilung möglichst nahe (11, 138, 141, 150, 152, 272, 278, 301). Die Dosisangaben variieren stark. So wurde z. T. nach mgeh dosiert, was bei einer variablen Strahlenquelle abzulehnen ist (152). Endometrium und angrenzende Muskelschicht sollten eine Strahlendosis von 100–120 Gy erhalten. Die Belastung der benachbarten Blase bzw. des Darms

sollte nicht mehr als 60 Gy betragen (152). Die optimale Lage der intrauterin applizierten Strahlenträger läßt sich röntgenologisch überprüfen.

Aus Strahlenschutzgründen werden die klassischen Methoden zunehmend durch das sog. Afterloading-Verfahren ersetzt (152, 210, 274, 297, 392, 394, 395). Gegenüber der konventionellen Bestrahlung wurden mit dem Afterloading-Verfahren sowohl verbesserte Überlebensraten als auch geringere Nebenwirkungen registriert (274).

Die genannte Kontaktbestrahlung wird durch eine perkutane Zusatzbestrahlung von parametranem Gewebe und regionären Lymphknoten komplettiert. Die Herddosis beträgt 40–50 Gy (150, 152). Bei Patientinnen mit intraperitonealer metastatischer Absiedlung wird eine Moving-strip-Behandlung des Abdomens angegeben (170).

Eine ausschließliche perkutane Bestrahlung kommt bei Patientinnen in Frage, bei denen eine Kontakttherapie nicht gelingt. Die Herddosis beträgt bei diesen Patientinnen etwa 60 Gy. Da bei dieser Dosis vermehrt mit Komplikationen am Darm gerechnet werden muß, ist zu diskutieren, ob diese Dosis im gesamten Becken zu applizieren ist (152).

Zur Überprüfung des Behandlungserfolges wird die Kontrollkürettage im Abstand von 3–4 Monaten nach Abschluß der Behandlung vorgenommen (172, 227, 273, 428). In 17,2% wurde noch Tumorgewebe registriert, bei 3,7% war der Befund klinisch unverdächtig gewesen, in 49% bestand auch klinisch ein Rezidivverdacht.

Gestagenbehandlung

Übereinstimmende Indikation für eine Gestagen-Behandlung stellen Patientinnen mit fortgeschrittenem oder inoperablem, palliativ operiertem Karzinom sowie Frauen mit Karzinomrezidiv bzw. metastasiertem Karzinom dar. Bei diesen Patientinnen lassen sich in 20–40% der Fälle Remissionen erzielen (48, 49, 243, 245, 247, 381, 427, 436, 461). Besonders geeignet sind Patientinnen mit reifem, progesteronrezeptorpositivem Karzinom und langem Intervall zwischen Primärbehandlung und Rezidiv. Bei reifem Karzinom wurde eine Responsrate von 32% registriert, hingegen sank bei unreifem Karzinom die Responsrate auf 15% ab (259). Einzelne Untersuchungen ließen jedoch auch erkennen, daß nur 22% der Patientinnen auf eine Gestagenbehandlung ansprachen, auch wenn der Tumor progesteronrezeptorpositiv war (381). Besonders bei Patientinnen mit Karzinomrezidiv ist daran zu denken, daß sich der Rezeptorstatus nach Bestrahlung ändern kann (3, 127), obwohl frühere Untersuchungen keinen Zusammenhang zwischen Bestrahlung und Rezeptorstatus erkennen ließen (221). Bei Rezidivtumoren muß bedacht werden, daß es sich zumeist um G3-Karzinome mit negativem Rezeptorstatus handelt (3).

Besonders günstig sprechen Lungenmetastasen auf eine Gestagenbehandlung an. Die Ansprechrate beträgt etwa 60%. Bei Vorliegen weiterer extrapulmonaler Metastasen sinkt die Ansprechrate auf 15% ab (19). Klinisch faßbare Reaktionen sind schon innerhalb von 3–4 Wochen erkennbar, z.B. Abnahme der Beschwerden und Rückbildung sichtbarer bzw. tastbarer Metastasen. Die Höhe der Remissionsrate und die Zeit vom Behandlungsbeginn bis zum Eintritt der Remission sind offenbar dosisabhängig. Bevorzugt werden synthetische Gestagene bei der Behandlung eingesetzt, die sich im wesentlichen von zwei Stoffgruppen ableiten lassen, vom 17α-Hydroxyprogesteron und vom Nortestosteron. Dem Medroxyprogesteronacetat soll die größte Wirksamkeit zukommen (436). Unter Berücksichtigung der Tumormorphologie sind Dosismodifikationen zulässig. Die mittlere Behandlungsdosis liegt bei 600 mg pro Tag (436). Auch bei mittelreifen Adenokarzinomen kann der Versuch einer Gestagenbehandlung gemacht werden. Hier sind höhere Dosierungen von 1000 bis 1500 mg MPA erforderlich (428). Da unter einer hochdosierten Gestagenbehandlung eine Abnahme der Östrogen- bzw. der Progesteronrezeptoren zu beobachten ist, wird versucht, durch Gabe von Antiöstrogenen die Progesteronrezeptorkonzentration zu erhöhen (215). Bei Patientinnen mit fortgeschrittenem oder rezidiviertem Endometriumkarzinom konnte eine komplette Remission von 11% und eine partielle Remission von 21% registriert werden. Ein unveränderter Befund lag bei 21% der in dieser Weise behandelten Frauen vor (424). Bei Patientinnen mit Karzinomen, die ausschließlich Östrogenrezeptoren enthalten bzw. progesteronrezeptornegativ sind, bleibt abzuwarten, ob die alleinige Behandlung mit Antiöstrogenen gerechtfertigt ist (45, 51, 57, 244, 256, 315, 423, 424).

Zur Behandlung mit Aminoglutethimid liegen derzeit nur Einzelbeobachtungen vor (380).

Der Nutzen einer adjuvanten Gestagenbehandlung wird derzeit diskutiert. Im Stadium I sind die Vorteile einer adjuvanten Gestagenbehandlung bisher nicht eindeutig erwiesen (245, 325, 358). Allerdings bestehen Hinweise, daß Gestagene als adjuvante Therapie beim Endometriumkarzinom von Nutzen sein können. So werden um 10% verbesserte 5-Jahres-Überlebensraten nach hochdosierter Gestagen-Langzeittherapie beim Endometriumkarzinom berichtet (142). Eine statistisch belegbare Beweisführung der adjuvanten Gestagenbehandlung ist jedoch schwierig (437). Die Ergebnisse einer in dieser Richtung angelegten klinischen Studie stehen noch aus (438).

Zytostatische Behandlung

Bei Patientinnen mit fortgeschrittenem oder metastasiertem Endometriumkarzinom, das auf eine Gestagenbehandlung nicht angesprochen hat, ist die Indikation zu einer zytostatischen Behandlung gegeben. Diese Chemotherapie prognostisch ungünstiger Endometriumkarzinome hat bisher noch zu keinen überzeugenden Behandlungserfolgen führen können. Die Ansprechraten einer Mono-Chemotherapie für 5-Fluorouracil lagen früher bei 25%, für Cyclophosphamid bei 28% (123). Zur Verbesserung der Responsraten werden Kombinationsbehandlungen mehrerer zytostatischer Substanzen empfohlen. Den adriamycinhaltigen Schemata scheint hier eine besondere Bedeutung zuzukommen (60, 140, 261, 332, 406). Während die Behandlung mit Einzelsubstanzen, z.B. mit Adriamycin, eine Responsrate von 38% erzielen ließ, lag die Responsrate bei einer Kombination von Adriamycin mit Cyclophosphamid bei 75% (456, 457). Von anderen Autoren wird die Kombination von Cyclophosphamid, Adriamycin, 5-Fluorouracil und Megestrolacetat empfohlen. Die Ansprechraten liegen hier bei 44,9% (111, 112, 113). Auch bei der Kombination von Adriamycin und Cisplatin waren akzeptable Behandlungsergebnisse zu erzielen (361). Andere Untersuchungen haben jedoch erkennen lassen, daß die Responsraten einer Kombinationsbehandlung zwischen 16 und 37% liegen und daß dieser Prozentsatz nicht höher als die Responsrate einer alleinigen Behandlung mit Adriamycin ist (114). Neuere Untersuchungen zeigen, daß gerade Patientinnen mit unreifem, rezeptornegativem Karzinom auch auf eine Kombinationsbehandlung mit Adriamycin, 5-Fluorouracil und Cyclophosphamid ansprechen (83). Die Kombination von Adriamycin und Cisplatin bei metastasiertem Karzinom erscheint wenig geeignet, da nur Remissionsraten von 33% registriert wurden. Diese Kombination sollte eher als Primärbehandlung bei fortgeschrittenem, prognostisch ungünstigem Tumor eingesetzt werden (404). Als Therapiekonzept bei Patientinnen mit fortgeschrittenem Karzinom kommt das in Abb. 49 empfohlene Schema in Frage (436).

Bei der Einleitung einer zytostatischen Behandlung ist gerade bei Patientinnen mit Endometriumkarzinom und den bekannten zusätzlichen Risikofaktoren mit gravierenden Nebenwirkungen zu rechnen, so daß nicht selten eine Reduzierung der Dosis bzw. ein Behandlungsabbruch erfolgen muß.

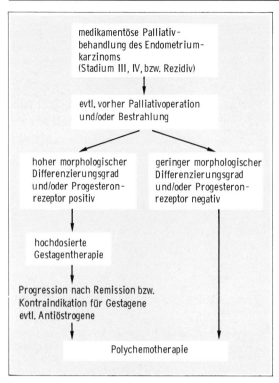

medikamentöse Palliativ-
behandlung des Endometriumkarzinoms
(Stadium III, IV, bzw. Rezidiv)

↓

evtl. vorher Palliativoperation
und/oder Bestrahlung

hoher morphologischer
Differenzierungsgrad
und/oder Progesteron-
rezeptor positiv

geringer morphologischer
Differenzierungsgrad
und/oder Progesteron-
rezeptor negativ

↓

hochdosierte
Gestagentherapie

↓

Progression nach Remission bzw.
Kontraindikation für Gestagene
evtl. Antiöstrogene

↓

Polychemotherapie

Abb. **49** Therapiekonzept bei Patientinnen mit fortgeschrittenem Endometriumkarzinom (nach *Schulz* u. *Kaiser* [436])

Rezidiv nach Behandlung eines Endometriumkarzinoms

70% der Therapieversager treten innerhalb der ersten zwei Jahre nach der Behandlung eines Endometriumkarzinoms auf (160). Bei 34% der Patientinnen trat das Rezidiv im ersten Jahr, bei 76% innerhalb der ersten 3 Jahre nach Behandlung ein (3). Bei Vorliegen eines lokalen Rezidivs waren in 37% erneut Blutungen aufgetreten. 36% der Patientinnen hatten keine Symptome. Lungenmetastasen blieben ebenfalls in 45% symptomlos. In 32% trat blutiger Auswurf und in 8% Husten auf (3). In 40% wurde ein Lokalrezidiv und in 30% wurden Fernmetastasen registriert. Eine Kombination von lokalem Rezidiv und Fernmetastasen lag in 30% vor (494). In 52,2% war mehr als ein Organ befallen. Die Lunge war mit 15,5% häufigste Lokalisation der Fernmetastasierung. Lebermetastasen bestanden in 5,6% der Fälle (471). Die Lokalisation des Rezidivs war im wesentlichen abhängig von der vorausgegangenen Behandlung. War der Uterus nicht entfernt, lag bei diesen Patientinnen am häufigsten das Lokalrezidiv im Bereich des Uterus vor (343, 494). Nur 64% der in den ersten 24 Monaten aufgetretenen Rezidive konnten durch die Second-look-Kürettage erkannt werden (273). Wurde der Uterus anläßlich der Primärbehand-

lung entfernt, war das lokale Rezidiv am häufigsten im Bereich des Scheidenstumpfes lokalisiert (136). Nach alleiniger Operation wurden Vaginalrezidive in einer Häufigkeit von bis zu 20% registriert (381). Nach neueren Untersuchungen (366) ist eine Häufigkeit des Vaginalrezidivs von 0,9% anzunehmen, wobei 75% nach alleiniger Operation und 23% nach zusätzlicher Bestrahlung aufgetreten waren. Von diesen Rezidiven lagen 72% im proximalen Anteil der Vagina, 17% im distalen Anteil, und in 5% handelte es sich um eine kombinierte Lokalisation. Die Häufigkeit des Vaginalrezidivs ist nicht nur von der Art der vorausgegangenen Behandlung, sondern auch von Tumorreife und Invasionstiefe abhängig (58, 281). Bei G1-Tumoren kam es in 18,7%, bei G2-Tumoren in 21,2% und bei G3-Tumoren in 55,9% zu einem Rezidiv des Karzinoms (295). Die Bedeutung von Grading und Invasionstiefe für das Auftreten eines Rezidivs bei Patientinnen, die im Stadium I behandelt wurden, wird auch anhand neuerer Untersuchungen offenkundig. Bei G1-Tumoren trat in 4% ein Rezidiv ein, bei G2-Tumoren betrug der Prozentsatz 42%. Karzinome, die auf das Endometrium beschränkt blieben, führten in 8% zu einem Rezidiv. Bei Tumoren mit tiefer Wandinfiltration stieg dieser Prozentsatz auf 46% an (122).

Von prognostischer Bedeutung ist die Länge des rezidivfreien Intervalls. Patientinnen mit kurzem rezidivfreien Intervall hatten eine schlechtere Prognose als Frauen mit langem rezidivfreien Intervall (281).

Bei der Behandlung spricht das lokale Rezidiv auf eine radiologische Behandlung an. Es werden Ansprechraten von 44 bis 51% angegeben. Die 5-Jahres-Überlebensraten betragen 33 bis 37% (281, 368). Andere Untersucher erzielten nur 5-Jahres-Überlebensraten von etwa 20% (366). Nur selten ist die Indikation zu einer Exenteration bei Karzinomrezidiv gegeben. Unter 92 Patientinnen, bei denen eine Exenteration vorgenommen wurde, waren nur 2 Frauen mit einem Endometriumkarzinomrezidiv (16). Nach der Exenteration bei Karzinomrezidiv betrugen die 5-Jahres-Überlebensraten 13,8%; 75% der Frauen starben im ersten Jahr nach der Operation (28).

Vor jeder Rezidivbehandlung muß die histologische Sicherung der Diagnose angestrebt werden. Diese kann durch Gewebe- und Stanzbiopsien, durch zytologische Untersuchung von Aspiraten und Punktaten und, falls der Uterus noch vorhanden, durch die Kürettage erzielt werden. Den Tastbefund ergänzen Sonographie, Computertomographie, Urographie und evtl. Lympho- bzw. Angiographie. Zur Behandlung dieser Patientinnen kommt neben der Operation und Strahlentherapie zumeist nur eine systemische hormonelle bzw. zytostatische Therapie in Frage (66).

Insbesondere im Hinblick auf die Lebensqualität dieser älteren Patientinnen muß bei den therapeutischen Überlegungen das Für und Wider sorgfältig abgewogen werden, da von den Rezidivpatientinnen trotz einer aggressiven Behandlung lediglich 10% überleben (295).

Im Rahmen der Tumornachsorge ist neben der frühzeitigen Erkennung des Rezidivs bzw. der Behandlungsfolgen auch besondere Aufmerksamkeit auf die Diagnose von Zweittumoren zu richten. 10,3 bis 17% der wegen eines Endometriumkarzinoms behandelten Frauen hatten ein Zweitkarzinom. Im Vordergrund standen Mamma- und Kolonkarzinome (303, 435, 442). Das relative Risiko für Patientinnen mit Endometriumkarzinom, z.B. an einem Mammakarzinom zu erkranken, wird mit 30% angegeben (13).

Für Patientinnen, bei denen eine Karzinombehandlung vorausgegangen ist, ist die psychosoziale Betreuung wichtig. Neben der psychischen Führung der Patientin müssen die vom Gesetzgeber geschaffenen Möglichkeiten von Nach- und Festigungskuren sowie der Berentung zum Vorteil der einzelnen Patientin ausgeschöpft werden. Von Bedeutung ist auch die Frage einer Östrogensubstitution zur Verbesserung der behandlungsbedingten Ausfallserscheinungen. Trotz der Möglichkeit einer hormonellen Stimulation des Karzinoms konnte in einer vorläufigen retrospektiven Untersuchung nach einer Östrogensubstitutionsbehandlung von Patientinnen mit Endometriumkarzinom keine vermehrte Rezidiv- bzw. Metastasenfrequenz festgestellt werden (94). Von diesen Autoren wird die Substitutionsbehandlung mit Östrogenen nicht als Kontraindikation angesehen. Endgültige Behandlungsergebnisse bleiben jedoch vorerst abzuwarten.

Literatur

1 Aalders, J., V. Abeler, P. Kolstad, M. Onsrud: Postoperative external irradiation and prognostic parameters in stage I endometrial carcinoma. Obstet. and Gynec. 56 (1980) 419–426

2 Aalders, J.G., V. Abeler, P. Kolstad: Clinical stage III as compared to subclinical intrapelvic extrauterine tumor spread in endometrium carcinoma: A clinical and histopathological of study of 175 patients. Gynec. Oncol. 17 (1984) 64–74

3 Aalders, J.G., V. Abeler, P. Kolstad: Recurrent adenocarcinoma of the endometrium and histopathological study of 379 patients. Gynec. Oncol. 17 (1984) 85–103

4 Abate, S.D., L.E. Creighton, F. Vellios: A comparative study of the endometrial jetwashing technic and endometrial biopsy. Amer. J. Clin. Path. 58 (1972) 118–122

5 Abell, M.R.: Adenocarcinoma (gland-cell carcinoma) in situ of endometrium. Path. Res. Pract. 174 (1982) 221–236

6 Alberhasky, R.C., P.J. Connelly, W.M. Christopherson: Carcinoma of the endometrium. IV. Mixed adenosquamous carcinoma. A clinical-pathological study of 68 cases with long-term follow-up. Amer. J. Path. 77 (1982) 655–664

7 Anderson, J.E., H.D. Meltzer, J.E. Scarborough, R.S. Smith, M. Turner: Adenocarcinoma of the endometrium. Cancer (Philad.) 18 (1965) 955–963

8 Anderson, B., D.J. Marchant, J.E. Munzenrider, J.P. Moore, G.W. Mitchell: Routine noninvasive hysterography in the evaluation and treatment of endometrial carcinoma. Gynec. Oncol. 4 (1976) 354–367

9 Anderson, B., Farid Louis, W.G. Watring, D.D. Edinger: Growth patterns in endometrial carcinoma. Gynec. Oncol. 10 (1980) 134–145

10 Anderson, B: Diagnosis and staging of endometrial carcinoma. Clin. Obstet. Gynec. 25 (1982) 75–80

11 Anderson, B., A. Willie, W.A. Peters, R.E. Fechner, G.W. Morley, W. Thorton: Radiotherapeutic alternatives to standard management of adenocarcinoma of the endometrium. Gynec. Oncol. 16 (1983) 383–392

12 Anger, H., U. Gleissenberger: Karzinoembryonales Antigen (CEA) bei Patientinnen mit Genitaltumoren. Geburtsh. u. Frauenheilk. 37 (1977) 604–608

13 Annegers, J.F., G.D. Malkasian jr.: Patterns of other neoplasia in patients with endometrial carcinoma. Cancer 48 (1981) 856–859

14 Ashkenazy, M., M. Lancet, R. Borenstein, B. Czernobilsky: Endometrial foam cells (non-estrogenic and estrogenic). Acta obstet. gynecol. scand. 62 (1983) 193–197

15 Averette, H.E., V.W. Jobson: Surgical staging: New approaches. In: Gynecologic oncology, hrsg. von M. Coppleson. Churchill Livingstone, Edinburgh 1981

16 Averette, H.E., M. Lichtinger, B.U. Sevin, R.E. Girtanner: Pelvic exenteration: a 15-year-experience in a general metropolitan hospital. Amer. J. Obstet. Gynec. 150 (1984) 179–184

17 Baak, J.P.A., P.H.J. Kurver, P.C. Diegenbach, J.F.M. Delemarre, E.C.M. Brekelmans, J.E. Nieuwlaat: Discrimination of hyperplasia and carcinoma of the endometrium by quantitative microscopy - a feasibility study. Histopathology 5 (1981) 61–68

18 Badib, A.O., S.S. Kurohara, V.Y. Vongtama, M.A. Selim, J.H. Webster: Biologic behavior of adenocanthoma of endometrium. Amer. J. Obstet. Gynec. 106 (1970) 205–209

19 Ballon, S.C., M.L. Berman, R.C. Donaldson, W.A. Growdon, L.D. Lagasse: Pulmonary metastases of endometrial carcinoma. Gynec. Oncol. 7 (1979) 56–65

20 Baltzer, J., W. Wolf, K.J. Lohe: Die diagnostische Saugcurettage des Uterus. Frauenarzt 3 (1974) 194–195

21 Baltzer, J.: Die Bewertung prognostischer Kriterien bei Karzinomen des Uterus. Geburtsh. u. Frauenheilk. 41 (1981) 663–667

22 Baltzer, J., K.J. Lohe, R. Kürzl, K.P. Scheer, J. Zander: Prognostische Aussagekraft des Stadiums bei Patientinnen mit operiertem Endometriumkarzinom. Geburtsh. u. Frauenheilk. 42 (1982) 453–456

23 Baltzer, J., K.J. Lohe, R. Kürzl, K.P. Scheer, J. Zander: Prognostic criteria in patients with endometrial cancer. Arch. Gynec. 234 (1983) 121–129

24 Baltzer, J.: Therapeutic procedure for minimal endometrial cancer. In: Minimal neoplasia-diagnosis and therapy, hrsg. von E. Grundmann, L. Beck. Recent results in cancer research, Vol. 106 Springer, Berlin 1987

25 Bamforth, J.: Carcinoma of the body of the uterus and its relationship to endometrial hyperplasia. J. Obstet. Gynaec. Brit. Emp. 63 (1956) 415–419

26 Baram, A., A. Figer, M. Inbar, E. Levy, M.R. Peyser, Y. Stein: Endometrial carcinoma stage I-comparison of two different treatment regimes-evaluation of risk factors and its influence on prognosis; suggested step by step treatment protocol. Gynec. Oncol. 22 (1985) 294–301

27 Barber, K. W., M. B. Dockerty, J. H. Pratt, A. B. Hunt: Prognosis in endometrial carcinoma by modified Dukes' typing. Surg. Gynec. Obstet. 114 (1962) 155–162

28 Barber, H. R. K.: Treatment of recurrent corporeal cancer by anterior and total pelvic exenteration at the Memorial-James Ewing Hospitals, 1947 through 1963. In: Cancer of the uterus and ovary. Eleventh Annual Clinical Conference on Cancer 1966 at the Univ. of Texas MD Anderson Hospital and Tumor Institute. Year Book Medical Publ. Inc. 1969

29 Barber, H. R. K.: Basic and clinical immunology for the gynecologist. In: Corscaden's Gynecologic Cancer, 5. Aufl., hrsg. von S. B. Gusberg, H. C. Frick. Williams & Wilkins, Baltimore 1978

30 Barber, H. R. K.: Cancer of the endometrium. In: Modern Concepts of Gynecologic Oncology, hrsg. von J. R. van Nagell, H. R. K. Barber. Wright, Boston 1982

31 Barrelet, V., J. P. Mach: Variations of the carcinoembryonic antigen-level. In: The plasma of patients with gynecologic cancers during therapy. Amer. J. Obstet. Gynec. 121 (1975) 164–172

32 Barrowclough, H., K. W. Jaarsma: Adenoacanthoma of the endometrium: a separate entity or a histological curiosity? J. clin. Path. 33 (1980) 1064–1067

33 Becker, H., H. Hötzinger: Die Hysterosonographie und ihre Bedeutung in der Diagnostik des Endometriumkarzinoms. Geburtsh. u. Frauenheilk. 46 (1986) 693–696

34 Bedwinek, J., A. Galakatos, M. Camel, Ming-Shan Kao, St. Stokes, C. Perez: Stage I, grade III adenocarcinoma of the endometrium treated with surgery and irradiation. Cancer 54 (1984) 40–47

35 Beecham, C. T., R. H. Friday: Adenoacanthoma with ovarian metastases. Amer. J. Obstet. Gynec. 44 (1942) 512–515

36 Belinson, J. L., B. Spirou, M. McClur, G. Badger, R. G. Pretorius, T. A. Roland: Stage I carcinoma of the endometrium: A 5-year experience utilizing preoperative cesium. Gynec. Oncol. 20 (1985) 325–335

37 Beller, U., E. M. Beckmann, G. H. Twombly: Spontaneous regression of advanced endometrial carcinoma. Gynec. Oncol. 17 (1984) 381–385

38 Benraad, Th. J., L. G. Friberg, A. J. M. Koenders, S. Kullander: Do estrogen and progesterone receptors E₂R and PR in metastasizing endometrial cancers predict the response to gestagen therapy? Acta obstet. gynec. scand. 59 (1980) 155–159

39 Berman, M. L., S. C. Ballon, L. D. Lagasse, W. G. Watering: Prognosis and treatment of endometrial cancer. Amer. J. Obstet. Gynec. 138 (1980) 679–688

40 Berman, M. L., M. A. Afridi, A. I. Kanbour, H. G. Ball: Risk factors and prognosis in stage II endometrial cancer. Gynec. Oncol. 14 (1982) 49–61

41 Bernaschek, G.: Vorteile der endosonographischen Diagnostik in Gynäkologie und Geburtshilfe. Geburtsh. u. Frauenheilk. 47 (1987) 471–476

42 Bernoth, E., M. Link, W. Weise: Gynäkologie – Differentialdiagnose und Klinik. Karger, Basel 1984

43 Beutler, H. K., M. B. Dockerty, L. M. Randall: Precancerous lesions of the endometrium. Amer. J. Obstet. Gynec. 86 (1963) 433–443

44 Bickenbach, W.: Vorschläge zur klinischen Einteilung des Carcinoma corpus uteri. Zbl. Gynäk. 77 (1955) 1845–1849

45 Billiet, G., R. DeHertogh, J. Bonte, P. Ide, G. Vlaemynck: Estrogen receptors in human uterine adenocarcinoma, correlation with tissue differentiation, vaginal karyopycnotic index, and effect of progestogen or anti-estrogen treatment. Gynec. Oncol. 14 (1982) 33–39

46 Blaustein, A.: Interpretation of Biopsy of Endometrium. Raven Press, New York 1980

47 Blumenson, L. E., I. D. J. Bross, N. H. Slack: Application of a mathematical model to a clinical study of the local spread of endometrial cancer. Cancer 28 (1971) 735–744

48 Bokhman, J. V., O. F. Chepick, A. T. Volkova, A. Vishnevsky: Can primary endometrial carcinoma stage I be cured without surgery and radiation therapy? Gynec. Oncol. 20 (1985) 139–155

49 Bonte, J., M. J. Decoster, P. Ide, G. Billiet: Hormonprophylaxis and hormontherapy in the treatment of endometrial adenocarcinoma by means of medroxyprogesterone acetate. Gynec. Oncol. 6 (1978) 60–75

50 Bonte, J., J. K. Decoster: Screening for endometrial carcinoma and its precursors and management of adenomatous hyperplasia and carcinoma in situ. In: Gynecological Cancer, hrsg. von N. Thatcher. Pergamon Press, Oxford 1979

51 Bonte, J.: Hormone dependency and hormone responsiveness of endometrial adenocarcinoma to estrogens, and antiestrogens. In: Role of Medroxyprogesterone in Endocrine-Related Tumors, Bd. II, hrsg. von L. Campio. Raven Press, New York 1983

52 Boronow, R. C.: Endometrial cancer: staging, pretreatment evaluation and factors in outcome. In: Endometrial Carcinoma and its Treatment: The Role of Irradiation, Extent of Surgery and Approach to Chemotherapy, hrsg. von L. A. Gray. Thomas, Springfield/Ill.

53 Boronow, R. C.: Carcinoma of the corpus: Treatment at MD Anderson Hospital. In: Cancer of the Uterus and Ovary. Eleventh Annual Clinical Conference on Cancer 1966 at the Univ. for Texas MD Anderson Hospital and Tumor Institute. Year Book Medical Publ. Inc, Chicago 1969

54 Boronow, R. C., C. P. Morrow, W. T. Creasman, P. J. DiSaia, S. G. Silverberg, A. Miller, J. A. Blessing: Surgical Staging in Endometrial Cancer: Clinical-Pathologic Findings of a Prospective Study. Obstet. and Gynec. 63 (1984) 825–832

55 Boutselis, J. G.: Endometrial carcinoma: prognostic factors and treatment. Surg. Clin. N. Amer. 56 (1978) 109–119

56 Breitenecker, G., W. Bartl, M. Endler: Die Bedeutung morphologischer Parameter für die Prognose von Patientinnen mit Endometriumkarzinom. Gynäk. Rdsch. 23, Suppl. e (1983) 151–153

57 Broens, J., H. T. Mouridsen, H. M. Soerensen: Tamoxifen in the advanced endometrial carcinoma. Cancer Chemother. Pharmacol. 4 (1980) 213

58 Brown, J. M., M. B. Dockerty, R. E. Symmonds, E. A. Banner: Vaginal recurrence of endometrial carcinoma. Amer. J. Obstet. Gynec. 100 (1968) 544–549

59 Bruckmann, J. E., R. L. Goodman, A. Murthy, A. Marck: Combined irradiation and surgery in the treatment of stage II carcinoma of the endometrium. Cancer 42 (1978) 1146–1151

60 Bruckner, H. W., G. Deppe: Combination chemotherapy of advanced endometrial adenocarcinoma with adriamycin, cyclophosphamide, 5-fluorouracil, and medroxyprogesterone acetate. Obstet. and Gynec. (Suppl) 50 (1977) 10s–12s

61 Brunschwig, A., A. I. Murphy: The rationale for radical panhysterectomy and pelvic node excision in carcinoma of the corpus uteri. Amer. J. Obstet. Gynec. 68 (1954) 1482–1488

62 Buehl, I. A., F. Vellios, J. E. Carter, C. P. Huber: Carcinoma in situ of the endometrium. Amer. J. clin. Path. 42 (1964) 594–601

63 Burrell, M. O., E. W. Franklin, J. L. Powell: Endometrial cancer: evaluation of spread and follow-up in one hundred eighty-nine patients with stage I or stage II disease. Amer. J. Obstet. Gynec. 144 (1982) 181–185

64 Butler, E. B.: The early diagnosis of cancer of the endometrium. Clin. Obstet. Gynaec. 3 (1976) 389–40

65 Butler, Ch., J. H. Pratt: Vaginal hysterectomy for car-

cinoma of the endometrium. In: Endometrial Carcinoma and its Treatment, hrsg. von L. A. Gray. Thomas, Springfield/Ill. 1977

66 Caffier, H., G. Horner, R. J. Baum: Treatment of advanced or recurrent endometrial adenocarcinoma with progestines including medroxy-progesterone-acetate. In: Int. Symp. Medroxy-Progesterone-Acetate, Genua 1982, hrsg. von F. Cavalli, W. L. McGuire, F. Pannuti, S. Pelegrini, G. Robustelli della Cuna. Excerpta Medica, Amsterdam 1982

67 Campball, P. E., R. A. Barter: The significance of atypical endometrial hyperplasia. J. Obstet. Gynaec. Brit. Emp. 68 (1961) 668–672

68 Candiani, G. B., C. Mangioni, M. M. Marzi: Surgery in endometrium cancer: Age, route and operability rate in 854 stage I and II fresh consecutive cases: 1955–1976. Gynec. Oncol. 6 (1978) 363–372

69 Cauchi, M. N., D. Goriup, C. Riglar, Qu. Richardson, C. R. Richardson: Cancer of the endometrium - a multiparametric study. Gynec. obstet. Invest. 11 (1980) 65–74

70 Chamlian, D. L., H. B. Taylor: Endometrial hyperplasia in young women. Obstet. and Gynec. 36 (1970) 659–666

71 Chanen, W.: A clinical and pathological study of adenoacanthoma of the uterine body. J. Obstet. Gynaec. Brit. Emp. 67 (1960) 287–293

72 Charles, D.: Endometrial adenoacanthoma. A clinicopathological study of 55 cases. Cancer 18 (1965) 737–750

73 Chen, S., L. Lee: Retroperitoneal lymph node metastases in stage I carcinoma of the endometrium: correlation with risk factors. Gynec. Oncol. 16 (1983) 319–325

74 Chen, S.: Extrauterine spread in endometrial carcinoma clinically confined to the uterus. Gynec. Oncol. 21 (1985) 23–31

75 Cheon, Hong-Kyu: Prognosis of endometrial carcinoma. Obstet. and Gynec. 34 (1969) 680–684

76 Christ, F., C. Claussen, H. Brandt: Die Wertigkeit der Computertomographie bei der präoperativen Diagnostik des Cervixkarzinoms. Arch. Gynec. 235 (1983) 146–147

77 Christopherson, W. M., R. C. Alberhasky, P. J. Connelly: Carcinoma of the endometrium. II. Papillary adenocarcinoma: a clinical pathological study of 24 cases. Amer. Soc. clin. Path. 77 (1982) 534–540

78 Christopherson, W. M., R. C. Alberhasky, P. J. Connelly: Glassy cell carcinoma of the endometrium. Hum. Path. 13 (1982) 418–421

79 Christopherson, W. M., R. C. Alberhasky, P. J. Connelly: Carcinoma of the endometrium: I. A clinicopathologic study of clear-cell carcinoma and secretory carcinoma. Cancer 49 (1982) 1511–1523

80 Christopherson, W. M., J. Connelly, R. C. Alberhasky: Carcinoma of the endometrium. V. An analysis of prognosticators in patients with favorable subtypes and stage I disease. Cancer 51 (1983) 1705–1709

81 Chung, C. K., J. A. Stryker, W. A. Nahhas, R. Mortel: The role of adjunctive radiotherapy for stage I endometrial carcinoma: preoperative vs postoperative irradiation. Int. J. Radiat. Oncol. Biol. Phys. 7 (1981) 1429–1435

82 Clocuh, Y. P. A., C. Peters-Welte, F. Fischbach, P. Krieglsteiner: Ergebnisse zytologischer Untersuchungen von direkt entnommenem Zellmaterial aus dem Uteruskavum mit Exploret-Fatol. Geburtsh. u. Frauenheilk. 42 (1982) 39–42

83 Cohen, C. J., H. W. Bruckner, G. Deppe, J. A. Blessing, H. Homesley, J. H. Lee, W. Watring: Multidrug treatment of advanced and recurrent endometrial carcinoma: A gynecologic oncology study. Obstet. and Gynec. 63 (1984) 719–726

84 Connelly, P. J., R. C. Alberhasky, W. M. Christopherson: Carcinoma of the endometrium III. Analysis of

865 cases of adenocarcinoma and adenoacanthoma. Obstet. and Gynec. 59 (1982) 569–575

85 Creasman, W. T., F. Rutledge: The prognostic value of peritoneal cytology in gynecologic malignant disease. Amer. J. Obstet. Gynec. 110 (1971) 773–781

86 Creasman, W. T., J. C. Weed jr.: Screening techniques in endometrial cancer. Cancer 38 (1976) 436–440

87 Creasman, W. T., R. C. Boronow, C. P. Morrow, Ph. J. DiSaia, J. Blessing: Adenocarcinoma of the endometrium: Its metastatic lymph node potential. Gynec. Oncol. 4 (1976) 239–243

88 Creasman, W. T.: Die chirurgische Behandlung des Adenokarzinoms des Endometriums. Extracta gynaec. 1 (1977) 159–166

89 Creasman, W. T., J. C. Weed: Cancer of the endometrium. Curr. Probl. Cancer 2 (1980) 3–33

90 Creasman, W. T., K. S. McCarty, T. K. Barton, K. S. McCarty jr.: Clinical correlates of estrogen- and progesterone-binding proteins in human endometrial adenocarcinoma. Obstet. and Gynec. 55 (1980) 363–370

91 Creasman, W. T., F. C. Weed: Carcinoma of endometrium (FIGO stages I and II): Clinical features and management. In: Gynecologic Oncology, hrsg. von M. Coppleson. Churchill Livingstone, Edinburgh 1981

92 Creasman, W. T., Ph. J. DiSaia, J. Blessing, R. H. Wilkinson jr., W. Johnston, J. C. Weed jr.: Prognostic significance of peritoneal cytology in patients with endometrial cancer and preliminary data concerning therapy with intraperitoneal radiopharmaceuticals. Amer. J. Obstet. Gynec. 141 (1981) 921–929

93 Creasman, W. T., J. T. Soper, K. S. McCarty, jr., K. S. McCarty, jr., W. Hinshaw, D. L. Clarke-Pearson: Influence of cytoplasmic steroid receptor content on prognosis of early stage endometrial carcinoma. Amer. J. Obstet Gynec. 151 (1985) 922–32

94 Creasman, W. T., D. Henderson, W. Hinshaw, D. L. Clarke-Pearson: Estrogen replacement therapy in the patients treated for endometrial cancer. Obstet. and Gynec. 67 (1986) 326–330

95 Crow, J., H. Gordon, E. Hudson: An assessment of the Mi-Mark endometrial sampling technique. J. clin. Path. 33 (80) 72–80

96 Cullen, Th. S.: Cancer of the Uterus. Saunders, Philadelphia 1900

97 Dahle, T.: Transtubal spread of tumor cells in carcinoma of the body of the uterus. Surg. Gynec. Obstet. 103 (1956) 332–336

98 Dahle, T.: Peritoneale metastaser ved cancer corpus uteri. J. norske Laegeform 77 (1957) 792–794

99 Dallenbach-Hellweg, G.: Das Karzinom des Endometrium und seine Vorstufen. Verh. Dtsch. Ges. Path. 48 (1964) 81–109

100 Dallenbach-Hellweg, G., J. Weber, P. Stoll, C. H. Velten: Zur Differentialdiagnose adenomatöser Endometriumhyperplasien junger Frauen. Arch. Gynäk. 210 (1971) 303–320

101 Dallenbach-Hellweg, G., F. B. Dallenbach: Besteht ein morphologisch faßbarer Zusammenhang zwischen Östrogen und Karzinogenese? Arch. Gynäk. 211 (1971) 198–200

102 Dallenbach, F. B., H. G. Rudolph: Foam cells and estrogen activity of the human endometrium. Arch. Gynäk. 217 (1974) 335–347

103 Dallenbach-Hellweg, G.: Endometrium. 2. Aufl. Springer, Berlin 1981

104 Dallenbach-Hellweg, G., H. Schmidt-Matthiesen: Arbeitsgemeinschaft für gynäkologische Onkologie (AGO) der Deutschen Gesellschaft für Gynäkologie und Geburtshilfe und der Deutschen Krebsgesellschaft: Hyperplasien, Präkanzerosen und Karzinome des Endometriums. Mitteilungsblatt 5 (1984) 5–6

105 Dallenbach-Hellweg, G., B. Czernobilsky, J. Allemann: Medroxy Progesteron-Azetat bei der adeno-

matösen Hyperplasie des Corpusendometriums. Klinische und morphologische Untersuchungen zur Frage der Dauer und Dosierung der Gestagen-Therapie. Geburtsh. u. Frauenheilk. 46 (1986) 601–608

106 Davis, E. W., jr.: Carcinoma of the corpus uteri. Amer. J. Obstet. Gynec. 88 (1964) 163–170

107 Dawagne, M. P., S. G. Silverberg: Foam cells in endometrial carcinoma. A clinicopathologic study. Gynec. Oncol. 13 (1982) 67–75

108 Dehnhard, F., H. Knörr-Gärtner, H. Breinl: Zur Chromosomenpathologie des Korpuskarzinoms. Geburtsh. u. Frauenheilk. 33 (1973) 98–106

109 Deligdisch, L., C. J. Cohen: Histologic correlates and virulence implations of endometrial carcinoma associated with adenomatous hyperplasia. Cancer 56 (1985) 1452–1455

110 Demopoulos, R. I.: Endometrial hyperplasia. Carcinoma of the Endometrium. In: Pathology of the Female Genital Tract, hrsg. von A. Blaustein. Springer, New York 1977

111 Deppe, G., H. W. Bruckner, C. J. Cohen: Combination chemotherapy for advanced endometrial adenocarcinoma. Int. J. Gynaec. Obstet. 18 (1980) 168–169

112 Deppe, G., C. J. Cohen, H. W. Bruckner: Treatment of advanced endometrial adenocarcinoma with cis-dichlorodiamine platinum (II) after intensive prior therapy. Gynec. Oncol. 10 (1980) 51–54

113 Deppe, G., A. J. Jacobs, H. Bruckner, C. J. Cohen: Chemotherapy of advanced and recurrent endometrial carcinoma with cyclophosphamide, doxorubicin, 5-fluorouracil, and megestrol acetate. Amer. J. Obstet. Gynec. 140 (1981) 313–316

114 Deppe, G.: Chemotherapeutic Treatment of Endometrial Carcinoma. Clin. Obstet. Gynec. 25 (1982) 93–99

115 Devore, G. R., P. E. Schwartz, J. McL. Morris: Hysterography: A 5-year follow-up in patients with endometrial carcinoma. Obstet. and Gynec. 60 (82) 369–372

116 Dhom, G.: Über die senile Hyperplasie des Endometriums und ihre Genese. Beitr. Path. 112 (1952) 216–234

117 Dietl, J., P. Stoll: Zur Effizienz der Früherkennung des Endometriumkarzinoms durch die endo-uterine Zellentnahme mit der Mi-mark-Spirale. Geburtsh. u. Frauenheilk. 45 (1985) 299–301

118 Dietl, J., J. Hedderich, E. Sprenger: Zur Diagnostik des Endometriumkarzinoms durch DNS-Zytophotometrie. Geburtsh. u. Frauenheilk. 46 (1986) 796–799

119 DiSaia, Ph. J., D. E. Townsend, Ch. P. Morrow: The rationale for less than radical treatment for gynecologic malignancy in early reproductive years. Obstet. Gynec. Surv. 29 (1974) 581–593

120 DiSaia, Ph. J., C. P. Morrow, B. J. Haverback, B. J. Dyce: Carcino-embryonic antigen in cancer of the female reproductive System. Cancer 39 (1977) 2365–2370

121 DiSaia, Ph. J., W. T. Creasman: Clinical gynaecologic oncology. Mosby, St. Louis, 1981

122 DiSaia, P. J., W. T. Creasmen, R. C. Boronow, J. A. Blessing: Risk factors and recurrent patterns in stage I endometrial cancer. Amer. J. Obstet. Gynec. 151 (1985) 1009–1015

123 Donovan, J. F.: Nonhormonal chemotherapy of endometrial adenocarcinoma. Cancer 34 (1974) 1587–1592

124 Douglas, B., J. S. McDonald, J. W. Baker: Lymphography in carcinoma of the uterus. Clin. Radiol. 23 (1977) 286–294

125 Eastwood, J.: Mesonephroid (clear cell) carcinoma of the ovary and endometrium. Cancer 41 (1978) 1911–1928

126 Ehrlich, C. E., R. E. Cleary, P. C. M. Young: The use of progesteron receptors in the management of recurrent endometrial cancer. In: Endometrial Cancer, hrsg. von M. Brush, R. J. B. King, R. W. Taylor. Baillière, Tindall London 1978

127 Ehrlich, C. E., P. C. M. Young, R. E. Cleary: Cytoplasmic progesterone and estradiol receptors in normal, hyperplastic, and carcinomatous endometria: therapeutic implications. Amer. J. Obstet. Gynec. 141 (1981) 539–546

128 Eifel, P. J., J. Ross, M. Hendrickson, R. S. Cox, R. Kempson, A. Martinez: Adenocarcinoma of the endometrium. Analyses of 256 Cases with disease limited to the uterine corpus: treatment comparisons. Cancer 52 (1983) 1026–1031

129 Eiletz, J., T. Genz, K. Pollow, M. Schmidt-Gollwitzer: Sex steroid levels in serum, myometrium, and fibromyomata in correlation with cytoplasmic receptors and 17β-HSD activity in different age-groups and phases of the menstrual cycle. Arch. Gynec. 229 (1980) 13–28

130 Ellice, R. M., A. R. Morse, M. C. Anderson: Aspiration cytology versus histology in the assessment of the endometrium of women attending a menopause clinic. Brit. J. Obstet. Gynaec. 88 (1981) 421–425

131 Factor, S. M.: Papillary adeno-carcinoma of the endometrium with psammom bodies. Arch. Path. 98 (1974) 201–205

132 Fasske, E., K. Morgenroth, H. Themann, A. Verhagen: Vergleichende elektronenmikroskopische Untersuchungen von Proliferationsphase, glandulär-cystischer Hyperplasie und Adenocarcinom der Schleimhaut des Corpus uteri. Arch. Gynäk. 200 (1965) 473–499

133 Fayos, J. V., P. H. Morales: Carcinoma of the endometrium: results of treatment. Int. J. Radiat. Oncol. Biol. Phys. 6 (1980) 571–576

134 Feichter, G. E., P. F. Tauber: Zytologische Endometrium-Diagnostik mit Prevical. Fortschr. Med. 24 (81) 943–949

135 Fenoglio, C. M., C. P. Crum, A. Ferenczy: Endometrial hyperplasia and carcinoma: are ultrastructural, biochemical and immunocytochemical studies useful in distinguishing between them? Path. Res. Pract. (1982) 257–284

136 David, C. Figge, P. M. Otto, H. K. Tamimi, B. E. Greer: Treatment variables in the management of endometrial cancer. Amer. J. Obstet. Gynec. 146 (1983) 495–500

137 Fischer, H.: Obduktionsbefunde beim Corpus-Carcinom des Uterus. Arch. Gynäk. 188 (1957) 329–333

138 Fletcher, G. H.: Textbook of radiology, 2. Aufl. Lea & Febiger, Philadelphia 1973

139 Foley, D. V., T. Masukawa: Endometrial monitoring of high-risk women. Cancer 48 (1981) 511–514

140 Foster, L. N., R. Montgomery: Endometrial carcinoma. Amer. J. clin. Path. 43 (1965) 26–38

141 v. Fournier, D., K. Kuttig, K. Braun: Ergebnisse der Strahlentherapie mit Kobalt-60-Perlen im Vergleich zur Operation bei 725 Korpuskarzinomen. Strahlentherapie 150 (1975) 273–279

142 v. Fournier, D., F. Kubli, M. Baur, E. Weber: Hochdosierte Gestagen-Langzeittherapie beim Corpuscarcinom. Einfluß auf Überlebenszeit. Geburtsh. u. Frauenheilk. 41 (1981) 266–269

143 Fox, H., Buckley, Ch.: The endometrial hyperplasias and their relationship to endometrial neoplasia. Histopathology 6 (1982) 493–510

144 Fox, H.: The endometrial hyperplasias. Obstet. Gynec. Ann. 13 (1984) 197–209

145 Fox, H.: The morphological basis for the treatment of endometrial carcinoma in situ. In: Surgery in Gynecological Oncology, hrsg. von A. P. M. Heintz, C. Th. Griffiths, J. B. Trimbos. Martinus Nijhoff, Boston 1984

146 Fraser, I. S., D. T. Baird: Endometrial cystic glandular hyperplasia in adolescent girls. J. Obstet. Gynaec. Brit. Cwlth 79 (1972) 1009–1015

147 Friberg, L.G., S.Kullander, J.P.Persjin, C.B.Korsten: On receptors for estrogens (E₂) and androgens (DH) in human endometrial carcinoma and ovarian tumor. Acta obst. gynec. scand. 57 (1978) 261–264

148 Frick, C.H., E.W.Munnell, R.M.Richart, A.P.Berger, M.F.Lawry: Carcinoma of the endometrium. Amer. J. Obstet. Gynec. 115 (1973) 663–676

149 Friedberg, V., O.Käser, K.G.Ober, H.Thomsen, J.Zander: Behandlung der Uteruskarzinome. In: Gynäkologie und Geburtshilfe, Bd. III, hrsg. von O.Käser, V.Friedberg, K.G.Ober, K.Thomsen, J.Zander. Thieme, Stuttgart 1972

150 Frischkorn, R.: Die Strahlenbehandlung des Korpuskarzinoms. In: Handbuch der medizinischen Radiologie, Bd.XIX/3, hrsg. von A.Zuppinger. Springer, Berlin 1971 (S.71–136)

151 Frischkorn, R.: Die Nachbestrahlung des operierten Zervix- und Endometriumkarzinoms - Ergebnisse einer Expertenberatung. Arch. Gynaec. 232 (1981) 175–180

152 Frischkorn, R.: Die Strahlentherapie des Endometriumkarzinoms. Gynäkologe 16 (1983) 104–113

153 Fuy, S., P.J.Parks, J.W.Reagan, W.B.Wentz, J.P.Storaasli: The ultrastructure and factors relating to survival of endometrial cancer. Amer. J. Diagn. obstet. gynec. 1 (1979) 55–71

154 Geisler, H.E., C.P.Huber, S.Rogers: Carcinoma of the endometrium in premenopausal women. Amer. J. Obstet. Gynec. 104 (1969) 657–663

155 Gelle, P., G.Crepin, M.Verhaeghe, M.F.Devarenne, N.A.Demaille: Le cancer de l'endomètre chez la femme avant la ménopause. Lille med. 15 (1970) 911–916

156 Gerteis, W.: The frequency of metastases in carcinoma of the cervix and the corpus. In: Progress in Lymphology, hrsg. von A.Rüttimann, Thieme, Stuttgart 1967

157 Gerteis, W.: Lymphographische Methoden. In: Allgemeine gynäkologische Onkologie, hrsg. von H.Schmidt-Matthiesen. Urban & Schwarzenberg, München 1985

158 Giammalvo, J.T., K.Kaplan: The incidence of endometriosis interna in 120 cases of carcinoma of the endometrium. Amer. J. Obstet. Gynec. 15 (1958) 161–166

159 Gitsch, E., E.Kofler, St.Kupka: Zur Frage des optimalen Operationsmodus des Korpuskarzinoms. Gynäk. Rdsch. 23 (1983) 250–269

160 Glassburn, J.R.: Carcinoma of the endometrium. Cancer 48 (1981) 575–581

161 Goldberg, G.L., M.M.Altaras, W.Levin, B.Bloch: Microhysteroscopy in evaluation of the endocervix in endometrial carcinoma. Gynec. Oncol. 24 (1986) 189–193

162 Gore, H., A.T.Hertig: Premalignant lesions of the endometrium: Clin. Obstet. Gynec. 5 (1962) 1148–1165

163 Gore, H., A.T.Hertig: Carcinoma in situ of the endometrium. Amer. J. Obstet. Gynec. 94 (1966) 134–155

164 Graham, J.: The value of preoperative or postoperative treatment by radium for carcinoma of the uterine body. Surg. Gynec. Obstet. 132 (1971) 855–860

165 Gravlee, L.C.: Jet-irrigation method for a diagnosis of endometrial adenocarcinoma: its principal and accuracy. Obstet. and Gynec. 34 (1969) 168–173

166 Gray, J.D., M.L.Barnes: Histogenesis of endometrial carcinoma. Ann. Surg. 159 (1964) 976

167 Gray, L.A., R.W.Robertson, jr., W.M.Christopherson: Atypical endometrial changes associated with carcinoma. Gynec. Oncol. 2 (1974) 93–100

168 Greenblatt, R.B., R.Don Gambrell, jr., L.D.Stoddard: The protective role of progesterone in the prevention of endometrial cancer. Path. Res. Pract. 174 (1982) 297–318

169 Greenwood, St.M.: The relation of adenomyosis uteri to coexistent endometrial carcinoma and endometrial hyperplasia. Obstet. and Gynec. 48 (1976) 68–72

170 Greer, B.E., A.D.Hamberger: Treatment of intraperitoneal metastatic adenocarcinoma of the endometrium by the whole-abdomen moving strip technique and pelvic boost irradiation. Gynec. Oncol. 16 (1983) 365–373

171 Grundsell, H., H.Hendrikson, J.-E.Johnson, J.Laurin, C.Tropé: Histological grading in treatment failures in carcinoma of the uterine body. Ann. Chir. Gynaec. Fenn. 69 (1980) 65–69

172 Günther, H., A.Potrafki: Second-look-Kürettagen bei bestrahlten Korpuskarzinomen. Zbl. Gynäk. 98 (1976) 867–872

173 Gurpide, E.: Hormone receptors in endometrial cancer. Cancer 48 (1981) 638–641

174 Gusberg, S.B.: Precursors of corpus carcinoma: Estrogens and adenomatous hyperplasia. Amer. J. Obstet. Gynaec. 54 (1947) 905–927

175 Gusberg, S.B., D.B.Moore, F.Martin: Precursors of corpus cancer (II). A clinical and pathological study of adenomatous hyperplasia. Amer. J. Obstet. Gynec. 68 (1954) 1472–1481

176 Gusberg, S.B., H.C.Jones jr., H.M.M.Tovell: Selection of treatment for corpus cancer. Amer. J. Obstet. Gynec. 80 (1960) 374–380

177 Gusberg, S.B., R.E.Hall: Precursors of corpus cancer. (III) The appearance of cancer of the endometrium in estrogenically conditioned patients. Obstet. and Gynec. 17 (1961) 397–412

178 Gusberg, S.B., A.L.Kaplan: Precursors of corpus cancer (IV). Adenomatous hyperplasia as stage 0 carcinoma of the endometrium. Amer. J. Obstet. Gynec. 87 (1963) 662–678

179 Gusberg, S.B., D.Yannopoulos: Therapeutic decisions in corpus cancer. Amer. J. Obstet. Gynec. 88 (1964) 157–162

180 Gusberg, S.B.: The problem of staging endometrial cancer. Obstet. and Gynec. 28 (1966) 305–308

181 Gusberg, S.B., C.J.Cohen: Combination therapy for corpus cancer. In: New Concepts in Gynaecologic Oncology. Davis, Philadelphia 1966

182 Gusberg, S.B., S.Y.Chen: Management of endometrial adenomatous hyperplasia and carcinoma in situ of the endometrium. In: Controversies in Obstetrics and Gynecology, hrsg. von D.E.Reid, C.D.Christian. Bd. II. Saunders, Philadelphia, 1974

183 Gusberg, S.B.: A strategy for control of endometrial cancer. Proc. roy. Soc. Med. 68 (1975) 163–168

184 Gusberg, S.B.: The individual at high risk for endometrial carcinoma. Amer. J. Obstet. Gynec. 126 (1976) 535–542

185 Gusberg, S.B.: Cancer of endometrium: Classification and treatment. In: Corscadens Gynaecologic Cancer, 5.Aufl., hrsg. von S.B.Gusberg, H.C.Frick. Wiliams & Wilkins, Baltimore 1978

186 Gusberg, S.B., Ch.Milano: Detection of endometrial cancer and its precursors. Cancer 47 (1981) 1173–1175

187 Hackelöer, B.J., M.Hansmann, A.Staudach: Ultraschalldiagnostik in Geburtshilfe und Gynäkologie. Springer, Berlin 1985

188 Halberstadt, E., O.Käser, A.Castano-Almendral: Das Corpus- oder Endometriumcarcinom. Gynäkologe 3 (1970) 31–38

189 Hall, J.B., R.H.Young, J.H.Nelson: The prognostic significance of adenomyosis in endometrial carcinoma. Gynec. Oncol. 17 (1984) 32–40

190 Hall, K.V.: Irregular hyperplasias of the endometrium. Acta obstet. gynec. scand. 36 (1957) 306–323

191 Haller, U., F.Kubli, G.Bräunig, H.Müller, A.Castano-Almendral: Die diagnostische Aspirationscurettage. Geburtsh. u. Frauenheilk. 33 (1973) 1–13

192 Hameed, H., D. A. Morgan: Papillary adenocarcinoma of endometrium with psammoma bodys. Cancer (Philad.) 29 (1972) 1326–1335

193 Hamlin, D. J., F. A. Burgener, J. B. Beecham: CT of intramural endometrial carcinoma: contrast enhancement is essential. Amer. J. Roentgenol. 137 (1981) 551–554

194 Haqqani, M. T., H. Fox: Adenosquamous carcinoma of the endometrium. J. clin. Path. 29 (1976) 959–966

195 Hasumi, K., M. Matsuzawa, Hsin Fu Chen, M. Takahashi, M. Sakura: Computed tomography in the evaluation and treatment of endometrial carcinoma. Cancer (Philad.) 50 (1982) 904–908

196 Heberling, D., H. H. Rummel, H. Hoeffken, W. Kühn, C. Esahagne, G. Scheuerlen, M. Sieber: Bedingungen der metastatischen Ausbreitung des Endometriumkarzinoms. Analyse von Obduktionsbefunden und klinischen Daten. Geburtsh. u. Frauenheilk. 42 (1982) 784–789

197 Held, E.: Kritische Bemerkungen zur neuen Einteilung des Korpuskarzinoms. Geburtsh. u. Frauenheilk. 29 (1969) 301–323

198 Held, E.: Abdominal erweiterte Hysterektomie und Lymphonodektomie contra einfache Hysterektomie in der Behandlung des Korpuskarzinoms. Ein Beitrag zur Therapieplanung. Arch. Gynäk. 22 (1977) 295–309

199 Hendrickson, M. R., R. L. Kempson: Surgical pathology of the uterine corpus. Saunders, Philadelphia, 1980

200 Hendrickson, M., J. Ross, P. J. Eifel, R. S. Cox, A. Martinez, R. Kempson: Adenocarcinoma of the endometrium: analysis of 256 cases with carcinoma limited to the uterine corpus. Gynec. Oncol. 13 (1982) 373–392

201 Hendrickson, M. R., J. C. Ross, R. L. Kempson: Toward the development of morphologic criteria for welldifferentiated adenocarcinoma of the endometrium. Amer. J. Surg. Path. 7 (1983) 819–838

202 Henriksen, E.: The lymphatic dissemination in endometrial carcinoma. A study of 188 necropsies. Amer. J. Obstet. Gynec. 123 (1975) 570–576

203 Hepp, H., G. Hoffmann, R. Kraienberg, P. B. R. Ockerhoff: Indikation zur Hysteroskopie bei der Diagnostik des Corpus-Carcinoms. Gynäk. Prax. 2 (1978) 81

204 Hermanek, P., F. P. Gall: Grundlagen der klinischen Onkologie. In: Kompendium der klinischen Tumorpathologie 1, hrsg. von P. Hermanek. Witzstrock, Baden-Baden, 1979

205 Hernandez, W., J. F. Nolan, C. P. Morrow, P. H. Jernstrom: Stage II – endometrial carcinoma: Two modalities of treatment. Amer. J. Obstet. Gynec. 131 (1978) 171–175

206 Hernandez, W., J. D. Woodruff: Endometrial adenocarcinoma arising in adenomyosis. Amer. J. Obstet. Gynec. 138 (1980) 827–832

207 Hertig, A. T., S. C. Sommers, H. Bengloff: Genesis of endometrial carcinoma III. Carcinoma in situ. Cancer 2 (1949) 964–971

208 Hertig, A. T., S. C. Sommers: Genesis of endometrial carcinoma I. Study of prior biopsies. Cancer 2 (1949) 946–956

209 Hertig, A. T., H. Gore: Precancerous lesions of endometrium. Z. Krebsforschg. 65 (1963) 201–208

210 Hilaris, B. S., Hsien-wen Ju, J. L. Lewis, H. D. Homesley, J. H. Kim: Normal and neoplastic tissue effects of high intensity intracavitary irradiation: cancer of the corpus uteri. Ther. Radiol. 110 (1974) 459–462

211 Hilfrich, H.-J., A. C. Almendral, D. Flaskamp, P. Hofmann: Untersuchungen über die diagnostische Bedeutung der Hysterographie beim Korpuskarzinom. Geburtsh. u. Frauenheilk. 29 (1969) 342–357

212 Hoeffken, H., W. Peschke, D. Heberling, H. H. Rummel, G. Mayer, J. Schmidt: Überlegungen zur rechnergestützten Befundanalyse am Endometrium. Geburtsh. u. Frauenheilk. 43 (1983) 182–188

213 Hölzl, M., D. Sauer: Untersuchungen zur Ätiologie von Postmenopausenblutungen. Dtsch. med. Wschr. 98 (1973) 1796–1801

214 Hoffman, P. G., P. Siiteri: Sex steroid receptors in gynaecologic cancer. Obstet. and Gynec. 55 (1980) 648–652

215 Holinka, C. F., L. Deligdisch, G. Deppe, H. Fleming, C. Namit, M. M. de la Pena, E. Gurpide: Evaluation of in vivo and in vitro responses of endometrial adenocarcinoma to progestins. Advanc. exper. Med. Biol. 138 (1981) 365–376

216 Homesley, H. D., R. C. Boronow, J. L. L. Lewis jr.: Treatment of adenocarcinoma of the endometrium at Memorial-James Ewing Hospitals, 1949–1965. Obstet. and Gynec. 47 (1976) 100–105

217 Homesley, H. D., R. C. Boronow, J. L. Lewis: Stage II endometrial adenocarcinoma. Obstet. and Gynec. 49 (1977) 604–608

218 Horbelt, D. V., R. S. Friedman, D. K. Roberts, N. J. Walker, C. L. Edwards, L. A. Jones: An ultrastructural comparison of grade I and II endometrial adenocarcinoma considering estrogen and progesterone receptor status. Gynec. Oncol. 18 (1984) 150–156

219 Hording, U., U. Hansen: Stage I endometrial carcinoma: A review of 140 patients primarily treated by surgery only. Gynec. Oncol. 22 (1985) 51–58

220 Horwitz, R. I., A. R. Feinstein: Experimental trials and case-control studies in the analyses of causality. Path. Res. Pract. 174 (1982) 198–220

221 Hunter, R. E., Ch. Longcope, V. Craig Jordan: Steroid hormone receptors in adenocarcinoma of the endometrium. Gynec. Oncol. 10 (1980) 152–161

222 Hustin, J.: Immuno-histo-chemical demonstration of several tumour markers in neoplastic and pre-neoplastic states of the uterine mucosa. Gynaec. J. obstet. Invest. 9 (1978) 3–15

223 Ingersoll, F. M.: Carcinoma of the corpus uteri. Postgrad. Med. 37 (1965) 539–545

224 Inoue, Y., M. Ikeda, K. Kimura, K. Noda, A. Yamima: Accuracy of endometrial aspiration in the diagnosis of endometrial cancer. Acta cytol. (Philad.) 27 (1983) 477–481

225 Iversen, T., J. Holter: Radical surgery in stage I carcinoma of the corpus uteri. Brit. J. Obstet. Gynaec. 88 (1981) 1135–1139

226 Iversen, O. E., E. Segadal: The value of endometrial cytology. A comparative study of the gravlee jet-washer, Isaacs cell sample and endoscann versus curettage in 600 patients. Obstet. gynec. Surv. 40 (1985) 14–20

227 Janisch, H., W. Michalica, E. Picha, K. Weghaupt: Second-look Curettagen nach primär bestrahlten Korpuskarzinomen. Geburtsh. u. Frauenheilk. 30 (1970) 117–20

228 Javert, C. T.: Prognosis of endometrial cancer. Obstet. and Gynec. 12 (1958) 556–571

229 Jeffrey, J. F., G. V. Krepart, R. J. Lotocki: Papillary serous adenocarcinoma of the endometrium. Obstet. and Gynec. 67 (1986) 670–674

230 Jensen, J. G.: Vacuum curettage out-patient curettage without anesthesia – a report of 350 cases. Dan. med. Bull. 17 (1970) 199–202

231 Johnson, J. E.: Hysterography and diagnostic curettage in carcinoma of the uterine body. An evaluation of diagnostic value and therapeutic implications in stages I and II. Acta radiol. Suppl. 326 (1973) 1–79

232 Johnson, J. E., O. Normann: Relation between prognosis in early carcinoma of the uterine body and hysterographically assessed localization and size of tumor. Gynec. Oncol. 7 (1979) 71–78

233 Johnson, R. V., J. W. Roddick: Incidence of adenomy-

osis in patients with endometrial adenocarcinoma. Amer. J. Obstet. Gynec. 81 (1961) 268–271

234 Jones, H.: Treatment of adenocarcinoma of the endometrium. Obstet. gynec. Surv. 30 (1975) 147–169

235 Julian, C. G., N. H. Daikoku, A. Gillespie: Adenoepidermoid and adenosquamous carcinoma of the uterus. Amer. J. Obstet. Gynec. 128 (1977) 106–116

236 Kadar, N. R. D., E. I. Kohorn, V. A. Livolsi, D. S. Kapp: Histologic variants of cervical involvement by endometrial carcinoma. Obstet. and Gynec. 59 (1982) 85–92

237 Kademian, M. T., D. A. Buchler, G. W. Wirtanen: Bipedal lymphangiography in malignancies of the uterine corpus. Amer. J. Roentgenol. 129 (1977) 903–906

238 Käser, O.: Operative Möglichkeiten bei der Therapie des Endometriumkarzinoms. Gynäkologe 16 (1983) 99–103

239 Käser, O., F. A. Ikle, H. A. Hirsch: Atlas der gynäkologischen Operationen, 4. Aufl. Thieme, Stuttgart 1983

240 Käser, O.: Kontroversen in der operativen gynäkologischen Onkologie. In: Nürnberger Symposium, hrsg. von G. Stark. Demeter, Gräfelfing 1984

241 Käser, O.: Komentar zu: Die primär operative Therapie des Corpuscarcinoms. Gynäkologe 19 (1986) 94–95

242 Kaiser, R., E. Schneider: Funktionszustände und methodische Aktivität des Endometriums bei Frauen mit und ohne Endometriumkarzinom. Arch. Gynaec. 205 (1968) 151–161

243 Kaiser, R.: Hormonale Behandlung vom Genital- und Mammatumoren bei der Frau. Thieme, Stuttgart 1978

244 Kauppila, A., L. G. Friberg: Hormonal and cytotoxic chemotherapy for endometrial carcinoma. Acta obstet. gynec. scand. Suppl. 101 (1981) 59–64

245 Kauppila, A., E. Kujansuu, R. Vihko: Cytosol estrogen and progestin receptors in endometrial carcinoma of patients treated with surgery, radiotherapy, and progestin. Cancer 50 (1982) 2157–2162

246 Kauppila, A., M. Groenroos, U. Nieminen: Clinical outcome in endometrial cancer. Obstet. and Gynec. 60 (1982) 473–80

247 Kauppila, A.: Progestin therapy of endometrial, breast and ovarian carcinoma. Acta obstet. gynec. scand. 63 (1984) 441–450

248 Keller, D., R. L. Kempson, F. Levine, Ch. McLennan: Management of the patient with early endometrial carcinoma. Cancer 33 (1974) 1108–1116

249 Kempson, R. L., G. E. Pokorny: Adenocarcinoma of the endometrium in women aged forty and younger. Cancer 21 (1968) 650–671

250 Khoo, S. K., E. V. Mackay: Carcino-embryonic antigen by radio-immuno-assay in the detection of recurrence during long-term follow-up of female genital cancer. Cancer 34 (1974) 542–548

251 Kindermann, G.: Zur Therapie des Endometriumkarzinoms. Geburtsh. u. Frauenheilk. 41 (1981) 650

252 Kistner, R. W.: Histological effects of progestins on hyperplasia and carcinoma in situ of the endometrium. Cancer 2 (1959) 1106–1122

253 Kistner, R. W.: The effects of progestational agents on hyperplasia and carcinoma in situ of the endometrium. Int. J. Gynec. Obstet. 8 (1970) 561–572

254 Kistner, R. W.: Treatment of hyperplasia and carcinoma in situ of the endometrium. Clin. Obstet. Gynec. 25 (1982) 63–74

255 Kjorstadt, K. E., H. Orjaseter: Studies on carcinoembryonic antigen levels in patients with adenocarcinoma of the uterus. Cancer 40 (1977) 2935–2956

256 Kleine, W., A. Fuchs, A. Pfleiderer: The importance of gestagen, tamoxifen und steroid receptors in the therapy of endometrial cancer. Acta obstet. gynecol. scand. 61 (1982) 449/45

257 Kofler, E.: Glandulär zystische Hyperplasie und Korpuskarzinom. Zbl. Gynäk. 76 (1954) 2242–2254

258 Kofler, E., St. Kupka, H. Kucera, W. Michalica, K. Weghaupt: Über die Möglichkeiten einer optimalen Therapie des Carcinoma corpus uteri. Wien. med. Wschr. 130 (1980) 590–594

259 Kohorn, E. I.: Gestagens and endometrial carcinoma. Gynec. Oncol. 4 (1976) 398–411

260 Kohorn, E. J.: The current status of progestogens in the management of endometrial cancer. In: Endometrial Cancer, hrsg. von M. G. Brush, R. I. B. King, R. W. Taylor. Baillière, Tindall London 1978

261 Koretz, S., S. Ballon, M. A. Friedman, S. Donaldson: Platinum, adrimycin and cyclophosphamide (PAC) chemotherapy in advanced endometrial carcinoma. Proc. Amer. Ass. Cancer Res. 21 (1980) 195

262 Koss, L. G., K. Schreiber, S. G. Oberlander, M. Moukhtar, H. S. Levine, H. F. Moussouris: Screening of asymptomatic women for endometrial cancer. Obstet and Gynec. 57 (1981) 681–691

263 Koss, L. G., K. Schreiber, H. F. Moussoureis, S. G. Oberlander: Endometrial carcinoma and its precursors: detection and screening. Clin Obstet. Gynec. 25 (1982) 49–61

264 Koss, L. G., K. Schreiber, S. G. Oberlander, H. F. Moussoureis, M. Lesser: Detection of endometrial carcinoma and hyperplasia in asymptomatic women. Obstet. and Gynec. 64 (1984) 1–11

265 Kottmeier, H. L.: Carcinoma of the corpus uteri: diagnosis and therapy. Amer. J. Obstet. Gynec. 78 (1959) 1127–1140

266 Kottmeier, H.-L.: The classification and clinical staging of carcinoma of the uterus and vagina. Rep. Cancer Committee Int. Feder. of Gynaec. and Obstet. 1 (1963) 83–93

267 Kottmeier, H. L.: Individualization of therapy in carcinoma of the corpus. In: Cancer of the Uterus and Ovary. Year Book Medical Publishers, Chicago 1969

268 Kottmeier, H. L., P. Kolstadt, K. A. McGarrity, F. Petterson, H. Ulfelder: A. R. Treat. gynaec. Cancer. 18 (1982)

269 Kreienberg, R., F. Melchert: Tumormarker und andere labordiagnostische Methoden zur Erkennung und Verlaufsbeobachtung maligner Tumoren. In: Allgemeine gynäkologische Onkologie, hrsg. von H. Schmidt-Matthiesen. Urban & Schwarzenberg München, 1985

270 Krone, H. A., G. Littig: Über das Vorkommen von Schaumzellen im Stroma von Adenocarcinomen des Corpus uteri. Arch. Gynäk. 191 (1959) 432–436

271 Kruschwitz, S.: Glandulär-zystische Hyperplasie und Korpuskarzinom unter besonderer Berücksichtigung von zwei Fällen eines gleichzeitigen Auftretens. Zbl. Gynäk. 89 (1967) 1199–1210

272 Kucera, H., W. Michalica, K. Weghaupt: Die Leistungsfähigkeit der primären Strahlentherapie beim allgemein oder lokal inoperablen Endometriumkarzinom. Öst. Z. Onkol. 4 (1977) 3–7

273 Kucera, H., E. Vytiska-Binstorfer, K. Weghaupt: Erfahrungen mit der Second-look-Curettage nach primär bestrahlten Corpuscarcinomen. Konsequenzen in der Tumornachsorge. Geburtsh. u. Frauenheilk. 44 (1984) 286–290

274 Kucera, H., R. Sagel, W. Skodler, K. Weghaupt: Die Afterloading-Kurzzeitbestrahlung des inoperablen Corpuscarcinoms. Geburtsh. u. Frauenheilk. 46 (1986) 515–519

275 Kucera, H., R. Sagel, W. Skodler, K. Weghaupt: Die Afterloading-Kurzzeitbestrahlung der Scheide nach Radikaloperation des Corpuscarcinoms. Geburtsh. u. Frauenheilk. 46 (1986) 685–689

276 Kurman, R. J., R. E. Scully: Clear cell carcinoma of the endometrium. Cancer 37 (1976) 872–882

277 Kurman, R. J., J. Norris: Evaluation of criteria for distinguishing atypical endometrial hyperplasia from

well-differentiated carcinoma. Cancer 49 (1982) 2547–2559

278 Ladner, H.A.: Zur Prognose und Strahlentherapie des Corpuscarcinoms. Radiologe 23 (1983) 12–20

279 Landowski, J., B.Caniels, W.Hammans: Probleme zur Früherkennung des Korpuskarzinoms mit einer kritischen Prüfung von Jet-Wash und Curity-Technik. Geburtsh. u. Frauenheilk. 42 (1982) 387–390

280 Lau, H.U., E.Petschelt, H.Poehls, G.Pollex, H.H. Unger, V.Zegenhagen: Epidemiologische Aspekte beim Korpuskarzinom. Zbl. Gynäk. 97 (1975) 1025–1036

281 Leibel, St.A., M.D.Wharam: Vaginal and paraaortic lymph node metastases in carcinoma of the endometrium. Int. J. Rad. Oncol. Biol. Phys. 6 (80) 893–896

282 Lewis, B.V., J.A.Stallworthy, R.Cowdell: Adenocarcinoma of the body of the uterus. J. Obstet. Gynaec. Brit. Cwlth 77 (1970) 343–348

283 Lewis, G.C., N.H.Slack, R.Mortel, J.P.J.Bross: Adjuvant progesteron therapy in the primary definite treatment of endometrial cancer. Gynec. Oncol. 2 (1974) 368–374

284 Lewis, G.C.jr., R.Mortel, N.H.Slack: Endometrial cancer. Therapeutic decisions and the staging process in „early" disease. Cancer 39 (1977) 959–966

285 Liao, B.S., L.B.Twiggs, B.S.Leung, W.C.Y.Yu, R.A.Potish, K.A.Prem: Cytoplasmic estrogen and progesterone receptors as prognostic parameters in primary endometrial carcinoma. Obstet. & Gynec. 67 (1986) 463–467

286 Liggins, G.C., St.Way: A Comparision of the prognosis of adenoacanthoma and adenocarcinoma of the corpus uteri. J. Obstet. Gynaec. Brit. Emp. 67 (1960) 294–296

287 Lindemann, H.J.: Atlas der Hysteroskopie. Fischer, Stuttgart 1980

288 Linden, M., V.Roger: Diagnosis of endometrial carcinoma using the Mi-Mark R helix sampling technique. Acta obstet. gynec. scand. 61 (1982) 227–32

289 Lindgren, L.: The prognosis of carcinoma of the endometrium in its different stages treated by surgery combined with postoperative radiotherapy. Acta obstet. gynec. scand. 36 (1957) 426–438

290 Lindsay, W.S., Ch.B.Saskatoon: Variations in the prognosis of endometrial carcinoma as indicated by the histological structure. Surg. Gynec. Obstet. 44 (1927) 646–657

291 Liu, W., J.V.Meigs: Radical hysterectomy and pelvic lymphadenectomy. Amer. J. Obstet. Gynec. 69 (1955) 1–32

292 Liu, T.Ch.: A study of endometrial adenocarcinoma with emphasis on morphologically varient types. Amer. J. clin. Path. 57 (1972) 562–573

293 LiVolsi, V.A.: Adenocarcinoma of the endometrium with psammoma bodies (case reports). Obstet. and Gynec. 50 (1977) 725–728

294 Lochmüller, H.: Das Endometriumkarzinom als chronische Erkrankung. Wachholz, Nürnberg 1978

295 Lotocki, R.J., L.J.Copeland, A.D.DePetrillo and W.Muirhead: Stage I endometrial adenocarcinoma: Treatment results in 835 patients. Am. J. Obstet. Gynecol. 146 (1983) 141–145

296 Lovecchio, J.L., D.R.Budman, M.Susin, D.Grueneberg, A.N.Fenton: Flow cytometry of peritoneal washings in gynecologic neoplasia. Obstet. and Gynec. 67 (1986) 675–679

297 Luk, K.H., J.R.Castro, Th.S.Meyler: [137]Cs afterloading intrauterine packing for stage I and stage II adenocarcinoma of the endometrium. Radiology 129 (1978) 229–231

298 Lutz, M.H., P.B.Underwood, A.Kreutner, C.Miller: Endometrial carcinoma: a new method of classification of therapeutic and prognostic significance. Gynec. Oncol. 6 (1978) 83–94

299 Macasaet, M., D.Brigati, J.Boyce, A.Nicastri, M.Wayman, J.Nelson, R.Fruchter: The significance of residual disease after radiotherapy in endometrial carcinoma: Clinicopathologic correlation. Amer. J. Obstet. Gynec. 138 (1980) 557–563

300 Mackay, E.V., S.K.Khoo, B.Daunter: Tumormarkers. In: Gynecologic Oncology, hrsg. von M.Coppleson. Churchill Livingstone, Edinburgh, 1981

301 Mackillop, W.J., J.F.Pringle: Stage III endometrial carcinoma. A review of 90 cases. Cancer 56 (1985) 2519–2523

302 MacLaughlin, D.T., G.S.Richardson: Progesterone binding by normal and abnormal human endometrium. J. clin. Endocr. 42 (1976) 667–678

303 Malkasian, jr.G.D., T.W.McDonald, J.H.Pratt: Carcinoma of the endometrium. Mayo Clinic experience. Mayo Clin. Proc. 52 (1977) 175–180

304 Malkasian jr., G.D.: Carcinoma of the endometrium: effect of stage and grade on survival. Cancer 41 (1978) 996–1001

305 Malkasian jr., G.D., J.F.Annegers, K.S.Fountain: Carcinoma of the endometrium: stage I. Amer. J. Obstet. Gynec. 136 (1980) 872–888

306 Manetta, A., G.Delgado, E.Petrilli, S.Hummel, W.Barnes: The significance of paraaortic node status in carcinoma of the cervix and endometrium. Gynec. Oncol. 23 (1986) 284–290

307 Marchetti, E.L., M.S.Piver, Y.Tsukada, P.Reese: Prevention of vaginal recurrence of stage I endometrial adenocarcinoma with postoperative vaginal radiation. Obstet. and Gynec. 67 (1986) 399–402

308 Martin, P.M., P.H.Rolland, M.Gammere, H.Serment, M.Toga: Östrogen- und Progesteron-Rezeptoren bei normalem und neoplastischem Endometrium. Korrelation zwischen Rezeptorgehalt, Histologie und klinischem Verlauf unter Gestagen-Therapie. Int. J. Cancer 23 (1979) 321–329

309 Martin, J.D., R.Hähnel, S.J.McCartney, T.L.Woodings: The effect of estrogen receptor status on survival in patients with endometrial cancer. Amer. J. Obstet. Gynec. 147 (1983) 322–324

310 Masubuchi, S., I.Fujimoto, K.Masubuchi: Lymph node metastasis and prognosis of endometrial carcinoma. Gynec. Oncol. 7 (1979) 36–46

311 McBride, J.M.: Pre-menopausal cystic hyperplasia and endometrial carcinoma. J. Obstet. Gynaec. Brit. Emp. 66 (1959) 288–296

312 McCarty, jr.K.S., K.S.McCarty: Steroid hormon receptors in the regulation of differentiation – a review. Amer. J. Path. 86 (1977) 705–744

313 McCarty jr, K.S., T.K.Barton, B.F.Fetter, W.T. Creasman, K.S.McCarty sr.: Correlation of estrogen and progesterone receptors with histologic differentiation in endometrial adenocarcinoma. Amer. J. Path. 96 (1979) 171–182

314 McKay, D.G., A.T.Hertig, W.A.Bardawil, J.T.Velardo: Histochemical observations on the endometrium II. Abnormal endometrium. Obstet. and Gynec. 8 (1956) 140–156

315 McKay, D.G., A.T.Hertig, W.A.Bardawil, J.T.Velardo: Histochemical observations on the endometrium I. Normal endometrium. Obstet. and Gynec. 8 (1956) 22–39

316 Melin, J.R., L.Wanner, D.M.Schulz, E.E.Cassel: Primary squamous cell carcinoma of the endometrium. Obstet. and Gynec. 53 (1979) 115–119

317 Menczer, J., E.Goor: Tubal cytology in patients with endometrial carcinoma. Int. J. Gynaec. Obstet. 13 (1975) 74–76

318 Menczer, J., M.Modan, D.Ezra, D.M.Serr: Prognosis in pre- and postmenopausal patients with endometrial adenocarcinoma. Maturitas 2 (1979) 37–43

319 Menczer, J., M.Modan, E.Goor: The significance of positive tubal cytology in patients with endometrial adenocarcinoma. Gynec. Oncol. 10 (1980) 249–252

320 Mestwerdt, W., D. Kranzfelder: Neue diagnostische Möglichkeiten beim Endometriumkarzinom und seinen Vorstufen. Gynäkologe 16 (1983) 87–92

321 Mestwerdt, W.: Früherkennung des Endometriumcarcinoms. Moderatorenbericht. Arch. Gynec. 235 (1983) 173–181

322 Meyer, R.: Über seltene gutartige und zweifelhafte Epithelveränderungen der Uterusschleimhaut im Vergleich mit den ihnen ähnlichen Karzinomformen. 1. Endometritis, 2. Schleimhauthyperplasie, 3. Plattenepithelknötchen, 4. Polypen, 5. Papillome. Z. Geburtsh. Gynäk. 85 (1923) 440–466

323 Miller, N. F., Ch. W. Henderson: Corpus carcinoma. A study of three hundred twenty-two-cases. Amer. J. Obstet. Gynec. 52 (1946) 894–903

324 Milton, P. J. D., J. S. Metters: Endometrial carcinoma: an analysis of 355 cases treated at St. Thomas' Hospital, 1945–69. J. Obstet. Gynec. Brit. Cwlth 79 (1972) 455–464

325 Moazzami, B., J. D. Van der Walt, N. R. H. Boyd: Use of progestogens as an adjuvant therapy in the treatment of stage I adenocarcinoma of the uterine corpus. Obstet. and Gynec. 90 (1983) 178–181

326 Morris, M., J. Noumoff, E. M. Beckman, B. Bigelow: Endometrial carcinoma presenting with ascites. Gynec. Oncol. 21 (1985) 186–195

327 Morrow, P. C., Ph. DiSaia, D. E. Townsend: Current management of endometrial carcinoma. Obstet. and Gynec. 42 (1976) 399–406

328 Morrow, P. C., Ph. J. Di Saia, D. E. Townsend: The role of postoperative irradiation in the management of stage I adenocarcinoma of the endometrium. Amer. J. Roentgenol. 127 (1976) 325–329

329 Morrow, P. C., D. E. Townsend: Synopsis of gynecologic oncology, 2. Aufl. Wiley, New York 1981

330 Morrow, C. P., J. B. Schlaerth: Surgical management of endometrial carcinoma. Clin. Obstet. Gynec. 25 (1982) 81–92

331 Müller, J. H., M. Keller: Atypische Proliferationserscheinungen des Endometriums und ihre Beziehung zum manifesten und latenten (Stad. O) Corpuscarcinom. Gynäcologia 144 (1957) 31–39

332 Muggia, F. M., G. Chia, L. J. Reed, S. L. Rommey: Doxorubicin-cyclophosphamide: Effective chemotherapy for advanced endometrial adenocarcinoma. Amer. J. Obstet. Gynec. 128 (1977) 314–319

333 Van Nagell, J. R., E. S. Donaldson, E. G. Wood: The prognostic significance of carcino-embryonic antigen in the plasma and tumors of patients with endometrial carcinoma. Amer. J. obstet. Gynec. 128 (1977) 308–313

334 Van Nagell, J. R., E. J. Pavlik, E. C. Gay: Tumormarkers in gynaecologic cancer. In: Modern Concepts in Gynaecologic Oncology, hrsg. von Van Nagell, J. R., H. R. K. Barber, Wright, Boston 1982

335 Nahhas, W. A., C. J. Lund, J. H. Rudolph: Carcinoma of the corpus uteri. Obstet. and Gynec. 38 (1971) 564–570

336 Nahhas, W. A., R. Zaino, R. Mortel: Residual carcinoma in the surgical specimen of patient with endometrial adenocarcinoma undergoing preoperative radiation therapy. Gynec. Oncol. 18 (1984) 165–176

337 Naujoks, H., F. Weiss: Diagnostische Probleme bei der aspirationszytologischen Untersuchung des Endometriums. Med. Welt 34 (1983) 360–363

338 Neis, K. J., N. K. Schöndorf: Zur Problematik der präoperativen Diagnostik des Zervixbefalls beim Endometriumkarzinom. Geburtsh. u. Frauenheilk. 43 (1983) 616–619

339 Ng, A. B. P.: Mixed carcinoma of the endometrium. Amer. J. Obstet. Gynec. 102 (1968) 506–515

340 Ng, A. B. P., J. W. Reagan: Incidence and prognosis of endometrial carcinoma by histologic grade and extent. Obstet. and Gynec. 35 (1970) 437–443

341 Ng, A. B. P., J. W. Reagan, J. P. Storaasli, W. B. Wentz: Mixed adenosquamous carcinoma of the endometrium. Amer. J. clin. Path. 59 (1973) 765–781

342 Niklasson, O., R. Johansson, N. Stormby: Screening of endometrial carcinoma by jet wash and endouterine aspiration cytology. Acta Obstet. Gynec. scand. 60 (1981) 125–129

343 Niloff, J. M., P. J. Eigel, W. D. Bloomer, R. C. Knapp: Malignancy of the uterine corpus. Endometrial carcinoma. In: Gynecologic Oncology, hrsg. von R. C. Knapp, R. S. Berkowitz. Macmillen, New York 1986

344 Novak, E., E. Yui: Relations of endometrial hyperplasia to adenocarcinoma of the uterus. Amer. J. Obstet Gynec. 32 (1936) 674–680

345 Novak, E., E. H. Richardson jr.: Proliferative changes in the senile endometrium. Amer. J. Obstet. Gynec. 42 (1941) 564–579

346 Novak, E., F. Rutledge: Atypical endometrial hyperplasia simulating adenocarcinoma. Amer. J. Obstet. Gynec. 55 (1948) 46–63

347 Novak, E. R.: Relationship of endometrial hyperplasia and adenocarcinoma of the uterine fundus. J. Amer. Med. Ass. 154 (1954) 217–220

348 Novak, E. R.: Postmenopausal endometrial hyperplasia. Amer. J. Obstet. Gynec. 71 (1956) 1312–1321

349 Novak, E. R., W. B. Nalley: Uterine adenoacanthoma. Obstet. and Gynec. 9 (1957) 396–402

350 Novak, E. R., J. D. Woodruff: Novak's gynaecologic and obstetric pathology with clinical and endocrine relations. Saunders, Philadelphia 1979

351 Ober, K. G., H. Meinrenken: Gynäkologische Operationen. In: Allgemeine und spezielle chirurgische Operationslehre, hrsg. von N. Guleke, R. Zenker. 2. Aufl. Springer, Berlin 1964

352 Ohlsen, J. D., G. H. Johnson, J. R. Stewart, J. E. Eltringham, M. A. Stenchever: Combined therapy for endometrial carcinoma: preoperative intracavitary irradiation followed promptly by hysterectomy. Cancer 39 (1977) 659–664

353 Onsrud, M., P. Kolstad, T. Normann: Postoperative external pelvic irradiation in carcinoma of the corpus stage I: a controlled clinical trial. Gynec. Oncol. 4 (1976) 222–231

354 Onsurd, M., J. Aalders, V. Abeler, P. Taylor: Endometrial carcinoma with cervical involvement (stage II): prognostic factors and value of combined radiological-surgical treatment. Gynec. Oncol. 13 (1982) 76–86

355 Ortner, A.: Epithelial compartment volume density: A proposal of a prognosis score in endometrial adenocarcinoma. Gynec. Oncol. 15 (1983) 190–200

356 Ostor, A. G., B. H. Gutteridge, D. W. Fortune: Endometrial carcinoma in young women. Aus. N. Z. J. Obstet. Gynaec. 22 (1982) 38–42

357 De Palo, G., R. Kenda, S. Andreola, L. Luciani, R. Musumeci, F. Rilke: Endometrial carcinoma: stage I. A retrospective analysis of 262 patients. Obstet. and Gynec. 60 (1982) 225–231

358 De Palo, G., G. B. Spatti, G. Bandieramonte, L. Luciani: Pilot study with adjuvant hormone therapie in figo stage I endometrial carcinoma with myometrial invasion. Tumori 69 (1983) 65–67

359 Park, R. C., W. E. Patow, W. M. Petty, E. A. Zimmermann: Treatment of adenocarcinoma of the endometrium. Gynec. Oncol. 2 (1974) 60–70

360 Parsons, L., F. Cesare: Wertheim hysterectomy in the treatment of endometrial carcinoma. Surg. Gynec. Obstet. 108 (1959) 582–590

361 Pasmantier, M. W., M. Coleman, T. T. Silver, A. P. Mamaril, C. C. Quiguyan, A. Galind, jr.: Treatment of advanced endometrial carcinoma with doxorubicin and cisplatin: effects on both untreated and previously treated patients. Cancer Treat. Rep. 69 (1985) 529–542

362 Patillo, R. A.: Host tumor interactions and immuno-

therapy. In: Gynecologic Oncology, hrsg. von M. Coppleson. Churchill Livingstone, Edinburgh 1981

363 Peters, W. A., W. A. Andersen, N. Thorton, G. W. Morley: The selective use of vaginal hysterectomy in the management of adenocarcinoma of the endometrium. Amer. J. Obstet. Gynec. 146 (1980) 285–291

364 Pfleiderer, A.: Enzym-histo-chemische Untersuchungen am Karzinom des Corpus uteri. Karger Basel, New York 1968

365 Pfleiderer, A.: Die Kombination von Operation und Strahlentherapie aus der Sicht des Operateurs beim Ovarial- und Endometriumkarzinom. In: Kombinierte chirurgische und radiologische Therapie maligner Tumoren, hrsg. von Ch. Wannemacher. Urban & Schwarzenberg, München 1981

366 Phillips, G. L., K. A. Prem, L. L. Adcock, L. B. Twiggs: Vaginal recurrence of adenocarcinoma of the endometrium. Gynec. Oncol. 13 (1982) 323–328

367 Photopulos, G. J., C. N. Carney, D. A. Edelman, R. R. Hugh: Clear cell carcinoma of the endometrium. Cancer 43 (1979) 1448–1456

368 Pirtoli, L., St. Ciatto, L. Cionini, G. Taddei, M. Colafranceschi: Salvage with radiotherapy of postsurgical recurrence. Tumori 66 (80) 475–480

369 Piver, M. St., R. Yazigi, L. Blumenson, Y. Tsukada: A prospective trial comparing hysterectomy, hysterectomy plus vaginal radium, and uterine radium plus hysterectomy in stage I endometrial carcinoma. Obstet. and Gynec. 54 (1979) 85–89

370 Piver, M. St., S. B. Lele, J. J. Barlow, L. Blumenson: Paraaortic lymph node evaluation in stage I endometrial carcinoma: Obstet. and Gynec. 59 (1982) 97–100

371 Plentl, A., E. A. Friedman: Lymphatic system of the female genitalia. Saunders, Philadelphia, 1971

372 Plotz, W. J.: Diagnostische Methoden bei Blutungen in der Postmenopause. Gynäkologe 7 (1974) 171–173

373 Pollow, K., J. Geilfuß, E. Boquoi, B. Pollow: Estrogen and progesterone binding proteins in normal human myometrium and leiomyoma tissue. J. clin. Chem. clin. Biochem. 16 (1978) 503–511

374 Postoloff, A. V., Th. A. Rodenberg: Uterine adenoacanthoma with metastases. Obstet and Gynec. 4 (1954) 642–646

375 Potish, R. A., L. B. Twiggs, L. L. Adcock: Paraaortic lymph node radiotherapy in cancer of the uterine corpus: Obstet. and Gynec. 65 (1985) 251–256

376 Potish, R. A., L. B. Twiggs, L. L. Adcock, K. A. Prem: Role of whole abdominal radiation therapy in the management of endometrial cancer; prognostic importance of factors indicating peritoneal metastases. Gynec. Oncol. 21 (1985) 80–86

377 Poulsen, H. E., E. W. Taylor, L. H. Sobin: Histological typing of female genital tract tumours international histological classification of tumours. World Health Organization Nr. 13, Genua 1975

378 Prempree, T., V. Patanaphan, O. M. Salazar: Influence of treatment and tumor grade on the prognosis of stage II carcinoma of the endometrium. Acta Radiol. (Oncol.) 21 (1982) 225–229

379 Procope, B. J.: Ätiologie der Blutung in der Menopause. Acta obstet. gynaec. scand. 50 (1971) 311–313

380 Quinn, M. A., J. J. Campbell, R. Murray, R. J. Pepperell: Treatment of advanced endometrial cancer with tamoxifen and aminoglutethimide. In: Recent clinical Developments of Gynecologic Oncology, hrsg. von C. P. Morrow, J. Bonnar, E. J. O'Brien, W. E. Gibbons. Raven Press, New York 1983

381 Quinn, M. A., M. Cauchi, D. Fortune: Endometrial carcinoma: steroid receptors and response to medroxyprogesterone acetate. Gynec. Oncol. 21 (1985) 314–319

382 Quinn, M. A., B. J. Kneale, D. W. Fortune: Endometrial carcinoma in premenopausal women: clinicopathological study. Gynec. Oncol. 20 (1985) 298–306

383 Randall, J. H., D. F. Mirick, E. E. Wieben: Endometrial carcinoma. Amer. J. Obstet. Gynec. 61 (1951) 596–602

384 Randall, J. H., W. B. Goddard: A study of 531 cases of endometrial carcinoma. Surg. Gynec. Obstet. 103 (1956) 221–226

385 Reagan, J. W.: The changing nature of endometrial cancer. Gynec. Oncol. 2 (1974) 144–151

386 Renning, E. L., C. T. Javert: Analysis of a series of cases of carcinoma of the endometrium treated by radium and operation. Amer. J. Obstet. Gynec. 88 (1964) 171–177

387 Requard, C. K., J. D. Wicks, F. A. Mettler jr.: Ultrasonography in the staging of endometrial adenocarcinoma. Radiology 140 (1981) 781–785

388 Ritzmann, H., H. G. Hillemanns: Die Hyperplasieformen des Endometriums und ihre Beziehungen zum Endometriumkarzinom. Arch. Gynäk. 223 (1977) 345–356

389 Robboy, S. J., A. W. Miller, R. J. Kurman: The pathologic features and behavior of endometrial carcinoma associated with exogenous estrogen administration. Path. Res. Pract. (1982) 237–256

390 Roberts, J. A., S. Lifshitz, Ch. E. Platz: Papillary Adenocarcinoma of the endometrium with psammoma bodies. J. Iowa Med. Soc. 72 (1982) 196–199

391 Rohde, U., W. Steinbrich: Computertomographie gynäkologischer Tumoren. In: Allgemeine gynäkologische Onkologie, hrsg. von Schmidt-Matthiesen, Urban & Schwarzenberg, München 1985

392 Rosenow, U.: Neuere Aspekte der Bestrahlungsplanung in der gynäkologischen Strahlentherapie. Gynäkologe 8 (1975) 68–82

393 Ross, J. C., P. J. Eifel, R. S. Cox, R. L. Kempson, M. R. Hendrickson: Primary mucinous adenocarcinoma of the endometrium. Amer. J. surg. Path. 7 (1983) 715–729

394 Rotte, K.: Ferngesteuerte Afterloading-Verfahren. In: Kombinierte chirurgische und radiologische Therapie maligner Tumoren, hrsg. von M. Wannemacher. Urban & Schwarzenberg, München 1981

395 Rotte, K.: Klinische Ergebnisse der Afterloading-Kurzzeittherapie im Vergleich zur Radiumtherapie. Strahlentherapie 161 (1985) 323–328

396 Rutledge, F.: The role of radical hysterectomy in adenocarcinoma of the endometrium. Gynec. Oncol. 2 (1974) 331–347

397 Sachs, H., E. U. Wambach, K. Würthner: Zytofotometrisch ermittelter DNS-Gehalt im normalen, hyperplastischen und karzinomatösen menschlichen Endometrium. Arch. Gynäk. 217 (1974) 349–365

398 Salazar, O. M., E. DePapp, Th. A. Bonfiglio, M. L. Feldstein, Ph. Rubin, J. H. Rudolph: Adenosquamous carcinoma of the endometrium. Cancer 40 (1977) 119–130

399 Salazar, O. M., M. L. Feldstein, E. W. DePapp, T. A. Bonfiglio, B. E. Keller, P. Rubin, J. H. Rudolph: Endometrial carcinoma: analysis of failures with special emphasis on the use of initial preoperative external pelvic radiation. Int. J. Rad. Oncol. Biol. Phys. 2 (1977) 1101–1107

400 Salazar, O. M., M. L. Feldstein, E. W. DePapp, T. A. Bonifield, B. E. Keller, P. Rubin, J. H. Rudolph: The management of clinical stage I endometrial carcinoma. Cancer 41 (1978) 1016–1026

401 Sall, S., B. Sonnenblick, M. L. Stone: Factors affecting survival of patients with endometrial adenocarcinoma. Amer. J. Obstet. Gynec. 107 (1970) 116–123

402 Scully, R. E.: Definition of endometrial carcinoma precursors. Clin. Obstet. Gynec. 25 (1982) 39–48

403 Seltzer, V. L., M. Klein, E. M. Beckman: The occurence of squamous metaplasia as a precursor of squamous cell carcinoma of the endometrium. Obstet. and Gynec. 49 (1977) 34s–37s

404 Seltzer, V. L., St. E. Vogl, B. H. Kaplan: Adriamycin

and cis-diamminedichloroplatinum in the treatment of metastatic endometrial adenocarcinoma. Gynec. Oncol. 19 (1984) 308–313

405 Seski, J.C., C.L.Edwards, D.M.Gershenson, L.J. Copeland: Doxorubicin and cyclophosphamide. Chemotherapy for disseminated endometrial cancer. Obstet. and Gynec. 58 (1981) 88–91

406 Seski, J.C., C.L.Edwards, J.Herson, F.N.Rutledge: Cisplatin chemotherapy for disseminated endometrial cancer. Obstet. and Gynec. 59 (1982) 225–228

407 Sevin, B.U.: Die primär operative Therapie des Korpuskarzinoms. Gynäkologe 19 (1986) 88–93

408 Shapiro, R.F., S.S.Kurohara, F.W.George: Clinical decisions in the management of stage I endometrial carcinoma. Amer. J. Roentgenol. 117 (1973) 623–631

409 Sherman, A.I.: Precursors of endometrial cancer. Israel J. med. Sci. 14 (1978) 370–378

410 Shimm, D.S., C.C.Wang, A.F.Fuller, J.H.Nelson, N.Nikrui, R.H.Young, R.E.Scully: Management of high-grade-stage I adenocarcinoma of the endometrium: Hysterectomy following low dose external beam pelvic irradiation. Gynec. Oncol. 23 (1986) 183–191

411 Silverberg, S.G., M.G.Bolin, L.S.DeGiorgi: Adenoacanthoma and mixed adenosquamous carcinoma of the endometrium. Cancer 30 (1972) 1307–1314

412 Silverberg, S.G., E.L.Makowski, W.D.Roche: Endometrial carcinoma in women under 40 years of age. Cancer 39 (1977) 592–598

413 Silverberg, S.G.: New aspects of endometrial carcinoma. Clin. Obstet. Gynec. 11 (1984) 189–208

414 Smith, J.P., C.E.Ehrlich, J.M.Lukeman: Detection of endometrial adenocarcinoma using a jet-washer. Obstet. and Gynec. 43 (1974) 522–526

415 Smith, M., A.J.McCarthney: Occult, high-risk endometrial cancer. Gynec. Oncol. 22 (1985) 154–161

416 Söderlin, E.: Factors affecting prognosis of endometrial carcinoma. Acta Obstet. Gynec. scand., Suppl.38 (1974)

417 Sommers, S.C.: Defining the pathology of endometrial hyperplasia, dysplasia and carcinoma. Path. Res. Pract. 174 (1982) 175–197

418 Soost, H.-J.: Möglichkeiten der Früherkennung des Endometriumkarzinoms. Geburtsh. u. Frauenheilk. 42 (1982) 899–902

419 Speert, H.: The premalignant phase of endometrial carcinoma. Cancer 5 (1952) 927–944

420 Sugimoto, O.: Hysteroscopic diagnosis of endometrial carcinoma. Amer. J. Obstet. Gynec. 121 (1975) 105–113

421 Surwit, E.A., W.C.Fowler jr., E.E.Rogoff: Stage II carcinoma of the endometrium. An analysis of treatment. Obstet. and Gynec. 52 (1978) 97–99

422 Surwit, E.A., I.Joelsson, N.Einhorn: Adjunctive radiation therapy in the management of stage I cancer of the endometrium. Obstet. and Gynec. 58 (1981) 590–595

423 Swenerton, K., D.: Endometrial adenocarcinoma. Clin. Oncol. 1 (1982) 215–232

424 Swenerton, K.D., K.Chrumka, A.H.G.Paterson, G.C.Jackson: Efficacy of tamoxifen in endometrial cancer. Progr. Cancer Res. Ther. 31 (1984)

425 Szpak, Ch.A., W.T.Creasman, R.T.Vollmer, W.W. Johnston: Prognostic value of cytologic examination of peritoneal washings in patients with endometrial carcinoma. Acta cytol. 25 (1981) 640–646

426 Schlott, M.: Das Problem der Krebsvorsorgeuntersuchung und ihre Auswirkung auf die Früherfassung des Genital- und Mammakarzinoms unter Ausschluß des Collumcarcinoms. Inauguraldissertation, München 1979

427 Schmidt-Matthiesen, H., H.Wellers: Zur Gestagentherapie fortgeschrittener Korpuskarzinome. Geburtsh. u. Frauenheilk. 28 (1968) 417–427

428 Schmidt-Matthiesen, H.G., G.Bastert: Gynäkologische Onkologie, 2.Aufl. Schattauer, Stuttgart 1984

429 Schmitz, H.E., Ch.J.Smith, E.C.Fetherston: Effects of preoperative irradiation on adenocarcinoma of the uterus. Amer. J. Obstet. Gynec. 78 (1959) 1048–1054

430 Schneider, M.L.: Vermeidung von Implantationsmetastasen bei der Operation des Zervix- und des Endometriumkarzinoms. Geburtsh. u. Frauenheilk. 44 (1984) 39–41

431 Schneider, M.L.: Untersuchungen zur Effektivität eines gezielten zytologischen Früherkennungsprogramms beim Endometriumkarzinom. Habil.-Schrift, Erlangen 1985

432 Schneider, M.L.: Die Lokalisation der Endometriumhyperplasien und ihre Kernmorphologie. Geburtsh. u. Frauenheilk. 46 (1986) 381–387

433 Scholtes, G., J.Hauck: Neuere Beobachtungen bei Korpus-(Endometrium) Carcinomen. Arch. Gynäk. 212 (1972) 308–322

434 Schrage, G., K.H.Pfeiffer, A.E.Schindler: Über den Stellenwert der gynäkologischen Sonographie im Rahmen der präoperativen Diagnostik. Geburtsh. u. Frauenheilk. 47 (1987) 466–470

435 Schünemann, H., F.Beaufort: Mehrfachtumoren beim Korpuskarzinom. Geburtsh. u. Frauenheilk. 42 (1982) 517–519

436 Schulz, K.D., R.Kaiser: Gegenwärtiger Stand der medikamentösen Behandlung des Endometriumkarzinoms. Gynäkologe 16 (1983) 114–118

437 Schulz, K.D., G.Bastert, H.Caffier: Derzeitiger Stand der adjuvanten medikamentösen Tumorbehandlung: Moderatorenbericht 44.Tagung der Deutschen Gesellschaft für Gynäkologie und Geburtshilfe. Mitt. dtsch Ges. Gynäk. Geburtsh. 1 (1983) 12–14

438 Schulz, K.D.: Adjuvante Therapie beim Endometriumkarzinom. Kooperative Studie seit 1985

439 Schwartz, A., A.Brunschwig: Radical panhysterectomy and pelvic node excision for carcinoma of the corpus uteri. Surg. Gynec. Obstet. 105 (1957) 675–680

440 Schwartz, P.E., E.I.Kohorn, A.H.Knowlton, J.McL. Morris: Routine use of hysterography in endometrial carcinoma and postmenopausal bleeding. Obstet. and Gynec. 45 (1975) 378–384

441 Schwartz, Z., R.Dgani, Y.Flugelman, M.Lancet, I.Gelerenter: A novel approach to the analysis of risk factors in endometrial carcinoma. Gynec. Oncol. 21 (1985) 228–234

442 Schwartz, Z., G.Ohel, A.Birkenfeld, S.O.Anteby, J.G.Schenker: Second primary malignancy in endometrial carcinoma patients. Gynec. Oncol. 22 (1985) 40–45

443 Stoll, P., H.Lutz, B.Runnebaum, H.Widmayer: Klimakterische Erkrankungen im Klimakterium und im Senium. DÄV FT27 (1977)

444 Strathy, J.H., C.B.Coulam, Th.C.Spelsberg: Comparison of estrogen receptors in human premenopausal and postmenopausal uteri: indication of biologically inactive receptor in postmenopausal uteri. Amer. J. Obstet. Gynec. 142 (1982) 372–382

445 Stratton, J.A., P.J.DiSaia: Malignant ascites associated with advanced gynecologic neoplastic disease. Amer. J. Obstet. Gynec. 141 (1981) 843–845

446 Strauss, G., H.D.Hiersche: Zur Frage der Adenokankroide (Adenoakanthome) des Corpus uteri. Geburtsh. u. Frauenheilk. 23 (1963) 736–748

447 Strauss, G.: Pathologie und Diagnose des Corpus uteri (Endometriumkarzinom). In: Gynäkologie und Geburtshilfe, Bd.III, hrsg. von O.Käser, V.Friedberg, K.G.Ober, K.Thomsen, J.Zander. Thieme, Stuttgart 1972

448 Tak, W.K., B.Anderson, J.R.Vardi, J.B.Beecham, D.J.Marchant: Myometrial invasion and hysterogra-

phy in endometrial carcinoma. Obstet. and Gynec. 50 (1977) 159–165

449 Tak, W. K.: Carcinoma of the endometrium with cervical involvement (Stage II). Cancer 43 (1979) 2504–2509

450 Tatra, G., E. Jahoda, W. Feigl: Endometriumkarzinom: Häufigkeit, Prognose und Ausbreitung in Korrelation zum histologischen Differenzierungsgrad. Zbl. Gynäk. 94 (1972) 1351–1360

451 Tavassoli, F., F. T. Kraus: Endometrial lesions in uteri resected for atypical endometrial hyperplasia. Amer. J. clin. Path. 70 (1978) 770–779

452 Taylor, C. H. jr.: Endometrial hyperplasia and carcinoma of the body of the uterus. Amer. J. Obstet. Gynec. 23 (1932) 309–332

453 Taylor, H. C., W. F. Becker: Carcinoma of the corpus uteri (end-results of treatment in 531 cases from 1926–1940). Surg. Gynec. Obstet. 84 (1947) 129–139

454 Te Linde, R. W., H. W. Jones, G. A. Galvin: What are the earliest endometrial changes to justify a diagnosis of endometrial cancer. Amer. J. Obstet. Gynec. 66 (1953) 953–969

455 Thiede, H. A., C. J. Lund: Prognostic factors in endometrial adenocarcinoma. Obstet. and Gynec. 20 (1962) 149–155

456 Thigpen, T., R. W. Vance, L. Balducci, J. Blessing: Chemotherapy in the management of advanced or recurrent cervical and endometrial carcinoma. Cancer 48 (1981) 658–665

457 Thigpen, T., J. Blessing, P. DiSaia, C. Ehrlich: A randomized comparison of adriamycin with or without cyclophosphamide in the treatment of advanced or recurrent endometrial carcinoma (Meeting Abstract). Proc. Amer. Soc. Clin. Oncol. 4 (1985) 115

458 Thom, M. H., F. Dische, K. J. Davies, R. J. Senkus, J. W. W. Studd: Scanning electron microscopy of endometrial cystic hyperplasia following exogenious estrogen therapy and treatment with progestagen. J. Obstet. Gynec. 2 (1981) 49–54

459 Timonen, S., R. Ojanen: Zum Korpuskarzinom des Uterus. Ann. Chir. Gynaec. Fenn. 56 Suppl. (1967) 3–19

460 Du Toit, J. P.: Carcinoma of the uterine body. In: Clinical Gynaecological Oncology, hrsg. von J. H. Shephard, J. M. Monaghan. Blackwell, Oxford 1985

461 Trams, G.: Grundlagen der Gestagentherapie des Endometriumkarzinoms. Dtsch. med. Wschr. 103 (1978) 574–577

462 Trotnow, S., H. Becker, E. M. Paterok: Tumour volume of endometrial cancer and its prognostic significance. In: Endometrial Cancer, hrsg. von M. G. Brush, R. J. B. King, R. W. Taylor. Baillière, Tindall London 1978

463 Tweedale, D. N., L. S. Early, E. S. Goodsitt: Endometrial adenoacanthoma (a clinical and pathologic analysis of 83 cases with observations on histogenesis). Obstet. and Gynec. 23 (1964) 611–618

464 UICC International Union against cancer: TNM-Klassifikation maligner Tumoren, 4. Aufl. Springer, Berlin 1987

465 Underwood, P. B., J. O. Fenn, K. Wallace, E. Travis: Adenocarcinoma of the endometrium (role of preoperative radiation in stage I disease). Gynec. Oncol. 2 (1974) 71–80

466 Underwood, P. B., M. H. Lutz, A. Kreutner, M. C. Miller, R. D. Johnson: Carcinoma of the endometrium: radiation followed immediately by operation. Amer. J. Obstet. Gynec. 128 (1977) 86–98

467 Underwood, I. C. E.: Cellular reactions to cancer. In: Gynaecologic Oncology, hrsg. von M. Coppleson. Churchill Livingstone, Edinburgh, 1981

468 Vahrson, H., K. Gorges: Zur Behandlung des Korpuskarzinoms. Strahlentherapie 147 (1974) 459

469 La Vecchia, C., S. Franceschi, F. Parazini, E. Colombo, F. Colombo, A. Liberati, C. Mangioni: Ten-year

survival in 290 patients with endometrial cancer: prognostic factors and therapeutic approach. Brit. J. Obstet. Gynec. 9 (1983) 654–661

470 Vellios, F.: Endometrial hyperplasias, precursors of endometrial carcinoma. Path. Ann. 7 (1972) 201–229

471 Voss, A. C., K. Decker, L. M. Ahlemann, Ch. Wilhelm: Die kombinierte Behandlung des Korpus-Karzinoms. Ergebnisse und Nebenwirkungen bei 496 Patientinnen. Strahlentherapie 76 (1981) 271–279

472 Vuopala, S.: Diagnostic accuracy and clinical applicability of cytotological and histological methods for investigating endometrial carcinoma. Acta obst. gynec. scand. 70 (1977) 7–72

473 Vuopala, S., A. Kauppila, M. Mikkonen, F. Stenbäck: Screening of asymptomatic postmenopausal women for gynecological malignancies, with special reference to endometrial sampling methods. Arch. Gynec. 231 (1982) 119–127

474 De Waal, J. C.: Therapieergebnisse und Analysen von Einzelfaktoren beim Endometriumkarzinom Stadium I und II – Die Bedeutung der präoperativen Bestrahlung bei 1109 Endometriumkarzinomen von 1966–1975. Dissertation, München 1979

475 De Waal, J., C. H. Lochmüller: Präoperative Kontaktbestrahlung beim Endometriumkarzinom. Geburtsh. u. Frauenheilk. 42 (1982) 394–396

476 Wade, M. E., E. I. Kohorn, J. McL. Morris: Adenocarcinoma of the endometrium. Amer. J. Obst. Gynec. 99 (1967) 869–876

477 Wagner, D., R. M. Richart, J. Y. Terner: Desoxyribonucleic acid content of presumed precursors of endometrial carcinoma. Cancer 20 (1967) 2067–2077

478 Walk, T., J. M. Voigtländer, A. E. Schindler: Influence of preoperative radiotherapy on postoperative morbidity in patients with endometrial cancer. Arch. Gynäk. 218 (1975) 143–148

479 Wallace, S., B. Jing, H. Medellin: Endometrial carcinoma: Radiologic assistance in diagnosis, staging and management. Gynec. Oncol. 2 (74) 287–299

480 Way, St.: Vaginal metastases of carcinoma of the body of the uterus. J. Obstet. Gynaec. Brit. Emp. 58 (1951) 558–572

481 Weigensberg, I. J.: Preoperative radiation therapy in stage I endometrial adenocarcinoma. Cancer 53 (1984) 242–247

482 Welch, R. W., R. E. Scully: Precancerous lesions of the endometrium. Hum. Path. 8 (1977) 503–512

483 Wentz, W. B.: Progestin therapy in endometrial hyperplasia. Gynec. Oncol. 2 (1974) 362–367

484 Weppelmann, B., F. Oberhäuser: Carcinoembryonales Antigen beim Endometriumkarzinom. Zbl. Gynäk. 101 (1979) 945–949

485 Wessel, W.: Die glandulär-cystische Hyperplasie des menschlichen Endometriums im elektronenmikroskopischen Bild. Virchows Arch. path. Anat. 334 (1961) 181–194

486 White, A. J., H. J. Buchsbaum, M. A. Macasaet: Primary squamous cell carcinoma of the endometrium. Obstet. and Gynec. 41 (1973) 912–919

487 White, A. J., H. J. Buchsbaum: Scanning electron microscopy of the human endometrium. II. Hyperplasia and adenocarcinoma. Gynec. Oncol. 2 (1974) 1–8

488 Williams, G. L.: Adenocanthoma of the corpus uteri. J. Obstet. Gynaec. Brit. Cwlth 72 (1965) 674–676

489 Winkelmann, J., R. Robinson: Adenocarcinoma of endometrium involving adenomyosis. Cancer 19 (1966) 901–908

490 Wittlinger, H., G. Dallenbach-Hellweg: Blutungen in der Postmenopause und im Senium. Arch. Gynäk. 211 (1971) 459–474

491 Wolff, J. P., E. Goldfarb, Cl. Rumeau-Rouquette, G. Breart: The value of hysterogram for the prognosis of endometrial cancer. Gynec. Oncol. 3 (1975) 103–107

492 Woodruff, J. D., D. Solomon, H. Sullivant: Multifocal

disease in the upper genital canal. Obstet. and Gynec. 65 (1985) 695–698

493 Yazigi, R., M. St. Piver, L. Blumenson: Malignant peritoneal cytology as prognostic indicator in stage I endometrial cancer. Obstet and Gynec. 62 (1983) 359–362

494 Yoonessi, M., D. G. Anderson, G. W. Morley: Endometrial carcinoma. Causes of death and sites of treatment failure. Cancer 43 (1979) 1944–1950

495 Young, P. C. M., C. E. Ehrlich, R. E. Cleary: Progesterone binding in human endometrial carcinomas. Amer. J. Obstet. Gynec. 125 (1976) 353–360

496 Zaino, R. J., P. G. Satyaswaroop, R. Mortel: The Rela-tionship of Histologic and Histochemical Parameters to Progesterone Receptor Status in Endometrial Adenocarcinomas. Gynec. Oncol. 16 (1983) 196–208

497 Zander, J., J. Baltzer: Die Individualisierung der Behandlung gynäkologischer Krebse. In: Aktuelle Geburtshilfe und Gynäkologie, hrsg. von F. Melchert, L. Beck, H. Hepp, P. G. Knapstein, R. Kreienberg. Springer, Berlin 1986

498 Zucker, P. K., E. J. Kasdon, M. L. Feldstein: The validity of pap smear parameters as predictors of endometrial pathology in menopausal women. Cancer 56 (1985) 2256–2263

III. Tumoren der Vagina

A. Castaño-Almendral und J. Torhorst

Benigne Tumoren

Zysten

Die häufigsten gutartigen Tumoren der Vagina sind Zysten. Gewöhnlich handelt es sich um Retentionszysten, selten um neoplastische proliferative Läsionen.

Pathogenese

Die meisten Zysten beruhen auf Entwicklungsstörungen; sie sind daher als kongenitale Mißbildungen aufzufassen. Sie leiten sich von Abkömmlingen des Müllerschen oder des Wolfschen bzw. des Gartnerschen Ganges ab. Hierzu gehören auch die durch eine Gewebeektopie entstandenen vaginalen Endometriosezysten. Retentionszysten, ausgehend von paraurethralen Gangresten oder Vestibulardrüsen, können zusätzlich eine entzündliche Ursache aufweisen (19, 33). Pflasterepithelzysten sind traumatisch bedingt. Zahlreiche kleine intraepidermal gelegene infektionsbedingte Zysten finden sich bei der Colpitis emphysematosa oder auch beim Herpes genitalis (Abb. 1). Schließlich können Mißbildungen der Vagina – Septen, Doppelbildungen – durch Sekretstauung eine vaginale Zyste vortäuschen (6, 13, 28).

Verschiedene Arten von Vaginalzysten

Müllersche Epithelzysten (paramesonephrische Zysten)

Diese Zysten machen etwa 75% der vaginalen Zysten aus. Sie werden von Epithel ausgekleidet, wie es in Tube, Endometrium und Zervix vorkommt. Anders als bei der Endometriosezyste fehlt hier das Endometriumstroma (6, 13, 19).

Gartner-Gang-Zysten (mesonephrische Zysten)

Sie liegen tief in der seitlichen Vaginalwand; sie treten einzeln oder multipel auf. Die Zystenwand ist von einem einschichtigen kubischen Epithel ohne Zilien oder Schleimbildung ausgekleidet. Zur Zystenwand gehört typischerweise ein Mantel aus glatter Muskulatur (6, 13, 19).

Zysten der paraurethralen Drüsen und Vestibulardrüsen

Diese Zysten finden sich ausschließlich in der Vorderwand des unteren Scheidendrittels. Sie sind mit Übergangsepithel ausgekleidet. In der Umgebung der Zystenwand finden sich Reste von paraurethralen Gängen. Zysten der Vestibulardrüsen sind ebenfalls von Übergangsepithel ausgekleidet (6, 13, 19, 33).

Traumatische Epithelzysten

Traumatische Epithelzysten von Erbsen- bis höchstens Haselnußgröße entstehen durch Verletzung der Vaginalschleimhaut mit Verlagerung von Pflasterepithel in die Tiefe. Lokalisiert sind sie in der Nähe von Narben (Vaginalstumpf nach Hysterektomie, Dammriß, Episiotomie, Kolpoperineorhaphie). Diese Zysten sind mit geschichtetem Pflasterepithel ausgekleidet, das allerdings stellenweise fehlen kann (Abb. 2). In der Umgebung findet man chronisch entzündliches Granulationsgewebe (Fremdkörpergranulome) (6, 19).

Klinik und Symptomatologie

Die Scheidenzysten sind meistens symptomlos. Sie werden zufällig anläßlich einer gynäkologischen Untersuchung entdeckt. Meistens sind sie klein, weniger als 2 cm im Durchmesser, ausnahmsweise erreichen sie eine Größe bis zu 10 cm Durchmesser. Gewöhnlich sitzen sie der Vaginalwand breitbasig auf. Extrem selten wachsen sie polypenartig ins Vaginallumen vor. Die topographische Lage in der Vaginalwand gibt wichtige Hinweise auf die Zystenart (Abb. 3). Durch Drucknekrosen und sekundäre Infekte können Fluor und unregelmäßige genitale Blutungen entstehen. Große Zysten können Ursache von dumpfen Schmerzen, Dyspareunie und Miktions- oder Defäkationsbeschwerden sein (28). Pseudozysten bei Mißbildungen des unteren Genitaltraktes weisen eine spezielle Symptomatik auf (s. Band I, Kap. 2).

Die Diagnose bereitet gewöhnlich keine größeren Probleme. Bei Zysten der distalen vorderen Vaginalwand müssen Urethral- und Blasendivertikel ausgeschlossen werden. Punktion der Zyste und Injektion einer Farblösung oder eines Kon-

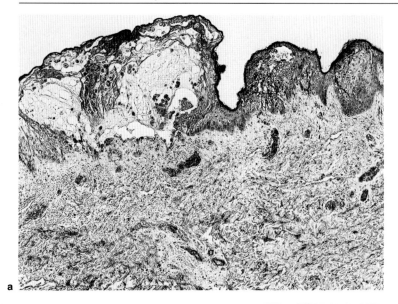

a

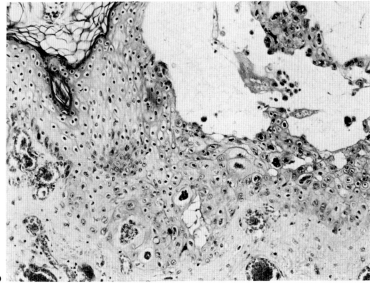

b

Abb. **1** 30 Jahre, Herpesinfekt der Vagina: **a** intraepitheliale Blase, HE 70×, **b** Pflasterepithel, Zellkernpolymorphie und mehrkernige epitheliale Riesenzellen im Blasenrand, HE, 150fache Vergrößerung

trastmittels ergänzen die Diagnose. Zysten der hinteren Vaginalwand können bei oberflächlicher Untersuchung mit einer Rekto- bzw. Enterozele verwechselt werden. Die rektovaginale Untersuchung schafft Klarheit. Bei vaginalen Doppelbildungen und bei Endometriosenzysten ergibt die Punktion altes Blut. Ein ektopisch mündender funktionsloser Ureter kann eine Zyste des Gartner-Ganges vortäuschen. Die Kontrastmittelgabe in die Zyste mit anschließendem Röntgenbild, ergänzt durch ein Ausscheidungsurogramm, klärt die Situation (19, 28).

Therapie

Die Therapie vaginaler Zysten ist chirurgisch. Die Indikation ergibt sich bei Beschwerden, bei ungewöhnlicher Größe bzw. Wachstum und bei der Notwendigkeit einer histologischen Abklärung. Kleine Zysten werden vorzugsweise ausgeschält. Bei großen Zysten oder Zysten des Gartner-Ganges empfehlen wir zunächst die Marsupialisation und bei persistierenden Beschwerden die Exstirpation. Diese kann allerdings bei kranialer Ausbreitung der Zysten mit erheblichen technischen Schwierigkeiten verbunden sein (19, 22, 30).

Gutartige epitheliale Tumoren

Diese Tumoren sind insgesamt sehr selten.

Papillome und kondylomatöse Läsionen

Diese entsprechen denen im Vulvabereich und werden dort ausführlich behandelt (Abb. 4). Der

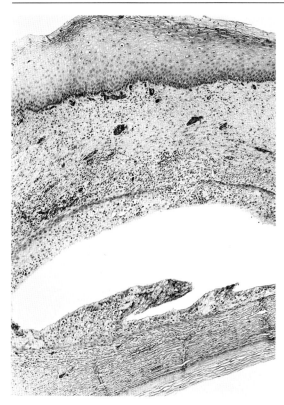

Abb. **2** 42, Jahre, Narbenschmerzen vaginal nach abdominaler Hysterektomie: traumatische Pflasterepithelzyste. Im Vaginalschleimhautstroma mehrere von Pflasterepithel ausgekleidete Zysten. Entzündliche Infiltration von Stroma und Epithel, HE, 70fache Vergrößerung

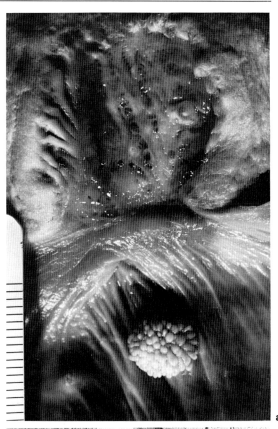

a

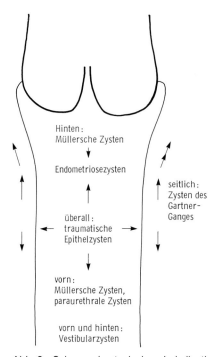

Hinten:
Müllersche Zysten

Endometriosezysten

überall:
traumatische
Epithelzysten

seitlich:
Zysten des
Gartner-
Ganges

vorn:
Müllersche Zysten,
paraurethrale Zysten

vorn und hinten:
Vestibularzysten

Abb. **3** Schema der typischen Lokalisation verschiedener Vaginalzysten, nach Dallenbach-Hellweg

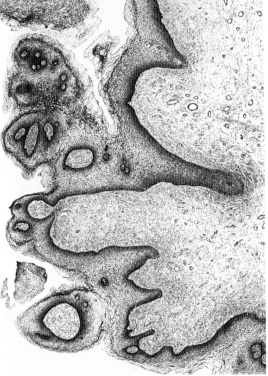

b

Abb. **4** 77 Jahre, Vaginalpapillom als Zufallsbefund bei Autopsie enttdeckt: **a** gestieltes Papillom, 1 cm vom äußeren Muttermund entfernt, **b** hyperplastisches Pflasterepithel ohne Atypien an der Tumoroberfläche, HE, 30fache Vergrößerung

Befall der Vagina mit spitzen Kondylomen und mit anderen kondylomatösen Läsionen wird heute häufiger diagnostiziert als früher (7, 19, 29).

Polypen der Vagina

Polypen der Vagina, besser Hyperplasien, sind vereinzelt beschrieben worden. Sie kommen vor allem in der Gravidität vor, so daß eine hormonelle Induktion angenommen werden kann (13). Gewöhnlich sind diese Polypen asymptomatisch. Manchmal werden sie zur histologischen Abklärung entfernt. Mikroskopisch findet man ein polypenartiges Gebilde, das von einem normalen Vaginalepithel überzogen ist. Das Stroma ist reich an Gefäßen und Bindegewebszellen, die geringgradige Atypien und Riesenzellen aufweisen können. Verwechslungen mit einem Rhabdomyosarkom (Sarcoma botryoides) sind beschrieben (18). In der Gravidität kann das Stroma dezidual umgewandelt sein. Diese Polypen unterscheiden sich von den häufigen durch Granulationsgewebe bedingten Polypen am Scheidenstumpf nach Hysterektomie aufgrund der Klinik und der Histologie. Die Therapie besteht in der chirurgischen Exstirpation zur exakten Diagnosestellung. Wird die Basis des Polypen unvollständig entfernt, kommen Rezidive vor (13, 19).

Adenosis und Adenome der Vagina

Sie sind seltene Affektionen. Die Adenosis ist eine Hyperplasie des Drüsenepithels, das Adenom eine gutartige Neoplasie. Die Gründe für das hyperplastische und/oder neoplastische Wachstum sind unbekannt. Diskutiert werden hormonelle Beeinflussung, darunter die Wirkung von Ovulationshemmern, mechanische und chronisch entzündliche Reizungen und bei der DES-induzierten Adenose eine transplazentare pharmakotoxische Wirkung (19, 41).

Das Vorkommen von Drüsenepithel in der Vagina läßt sich entweder auf versprengte oder liegengebliebene Reste des Gartner- oder Müller-Ganges oder aber auf pluripotente Zellen mesonephrischer Abstammung – Prosometaplasie von Reservezellen – zurückführen. Histologische und histochemische Merkmale erlauben eine Zuordnung dieser ektopen Drüsenzellen (41). Die vaginale Adenosis mit oder ohne zystische und adenomatöse Wucherungen wird vor allem bei Patientinnen beobachtet, deren Mütter im ersten Schwangerschaftsdrittel mit Stilbenen (Diäthylstilböstrol (DES), Dienostrol und Hexestrol), evtl. kombiniert mit Gestagenen (in ca. 7% der Fälle) behandelt wurden (19, 41). Stilbenbehandlung des habituellen oder drohenden Abortes war vor allem in den USA zwischen 1946 und 1951 weit verbreitet. In Europa war diese Therapie nicht üblich. Eine Adenosis vaginae

wird bei systematischer Suche auch ohne DES-Anamnese in bis zu 40% bei erwachsenen Frauen gefunden. Diese spontane Adenosis führt selten zu einem manifesten Krankheitsbild, im Gegensatz zu der DES-induzierten Form (19, 41, 45).

Symptomatologie und Diagnostik

Die Adenosis ist gewöhnlich asymptomatisch („okkulte Adenosis"). Einige Patientinnen klagen über vermehrten Fluor, Dyspareunie und Fremdkörpergefühl. Bei der klinischen Untersuchung können isolierte kleine oder multiple Zysten („zystische Adenosis") oder aber rote, samtartige Flecken in der Vagina beobachtet werden („floride Adenosis"). Feingranuläre, rötliche Erhebungen und kleine kraterartige Ulzera kommen bei den seltenen „adenomatösen Adenosen" vor. Zur Bestätigung der Diagnose und zum Ausschluß eines malignen Wachstums sind Kolposkopie und gezielte Biopsien unerläßlich (19). Mikroskopisch findet man sowohl im Vaginalepithel als auch im darunterliegenden Stroma Drüsenstrukturen. Erst wenn Atypien oder eine Wachstumstendenz nachgewiesen werden, kann die Adenosis als prämaligne Erkrankung angesehen werden (6, 41) (Abb. 5).

Therapie

Die Behandlung dieser Läsionen ist sehr umstritten. Bei fehlenden Symptomen und bei kolposkopisch und histologisch fehlenden Zeichen von Progression genügen regelmäßige klinische, zytologische und kolposkopische Kontrollen. Eine spontane Regression durch metaplastische Umwandlung von Zylinder in Pflasterepithel kann durch saure Vaginalspülungen und topische Verabreichung von Progesteron gefördert werden. Die Wirkung dieser Therapie ist aber umstritten. Kleine isolierte Läsionen können mit CO_2-Laser, Elektrokoagulation oder chirurgischer Exzision behandelt werden. Da die Adenosis der Vagina keine prämaligne Läsion darstellt, sind große Operationen (z. B. partielle oder totale Kolpektomie) in der Regel als Übertherapie anzusehen (19).

Gutartige Bindegewebstumoren

Diese Geschwülste leiten sich vom subepithelialen mesenchymalen Gewebe ab. Sie sind extrem selten. Der häufigste Tumor ist das Fibroleiomyom. Weitere, meistens als Einzelbeobachtung beschriebene Tumorarten sind: Granularzelltumoren, Rhabdomyome, Lipome, Hämangiome, Neurofibrome, Neuroblastome, Phäochromoblastome und Mischtumoren, die aus Fibroblasten und Plattenepithelien zusammengesetzt sind (6, 13).

Gewöhnlich machen diese Tumoren keine Sym-

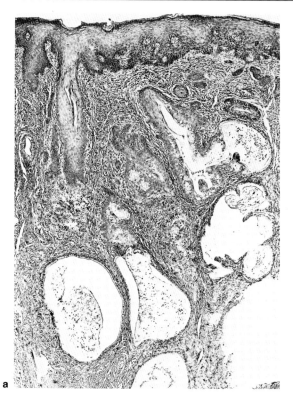

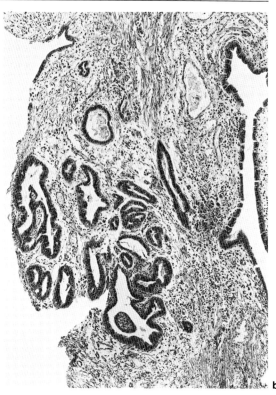

a

b

Abb. 5 Adenosis vaginae. **a** 55 Jahre, tumorartige Veränderung der Vagina. Im Schleimhautstroma Zysten, teils von schleimbildenden Zylinderepithel, teils von Pflasterepithel ausgekleidet. Ausfuhrgänge zur Vaginaloberflä-che. HE, 50fache Vergrößerung, **b** 52 Jahre, Vaginalpolyp. Im Schleimhautstroma atypische Drüsenschläuche. Drüsenepithel der Oberfläche (links), z.T. abgelöst. HE, 150fache Vergrößerung

ptome. Bei stärkerem Wachstum, Gefäßarrosion oder Ernährungsstörungen entstehen Schmerzen, Dyspareunie, Miktions- und Defäkationsbeschwerden, Ausfluß und genitale Blutungen. Die klinische Diagnose ist meistens problemlos (28).
Wegen Rezidivgefahr (z.B. Rhabdomyome) und maligner Entartung (z.B. Hämangiome, Neurofibrome) muß die vollständige Entfernung dieser Tumoren im Gesunden angestrebt werden. Kleine Tumoren lassen sich leicht ausschälen, bei großen wird die Operation durch das Anlegen eines breiten Suchardt-Schnittes erleichtert (19, 22, 30).

Maligne Tumoren

Die malignen Neubildungen der Vagina stehen mit 1–2% an letzter Stelle der Häufigkeit weiblicher Genitalkarzinome. Fast alle bösartigen Vaginaltumoren sind Pflasterepithelkarzinome (93%). Es folgen Adenokarzinome (4%), Sarkome (2%) und andere seltene histopathologische Formen (1%). Es handelt sich um eine heterogene Gruppe von Tumoren mit unterschiedlichem biologischem Verhalten. Diesem Umstand muß bei der individualisierenden Therapie Rechnung getragen werden. Tumorinfiltration von benachbarten Karzinomen oder Metastasen sind in der Vagina häufiger als Primärtumoren. Auf ca. 1 primäres Vaginalkarzinom kommen 2–3 sekundäre Malignome (6, 18, 28, 32, 39, 40, 49).

Epidemiologie und kausale Genese

Die Zahl der primären Malignome der Vagina, bezogen auf 100000 Frauen (Inzidenz), beträgt 0,5 oder weniger. Die verschiedenen histologischen Typen weisen unterschiedliche Altersverteilungen auf (Abb. 6). Die Patientinnen mit dem häufigstem Malignom – dem Pflasterepithelkarzinom – sind durchschnittlich 62 Jahre alt, 70% dieser Patientinnen sind älter als 50 Jahre. Die jüngsten Patientinnen stehen im 2. Lebensdezennium. Melanome, Adenokarzinome und Sarkome kommen überwiegend bei Erwachsenen vor. Das hellzellige Adenokarzinom im jugendlichen Alter wird fast ausschließlich im Zusammenhang mit einer intrauterinen Exposition gegenüber DES beobachtet. Typische Kindertumoren sind das Rhabdomyosarkom oder Sarcoma botryoides und der endodermale Sinustumor. Bei

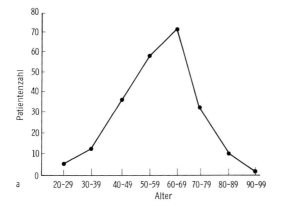

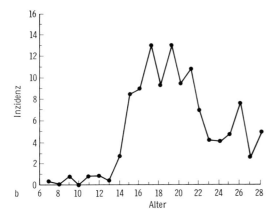

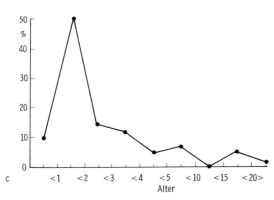

Abb. 6 Altersverteilung der Pflasterepithelkarzinome (**a**) der hellzelligen Adenokarzinome (**b**) und der Rhabdomyosarkome (**c**)

dinnen. Eine chronische chemische und/oder traumatische Reizung, z. B. bei Pessarträgerinnen und Genitalprolaps, wurde diskutiert. Ihre Bedeutung ist wohl heute gering. Die Beobachtungen von präinvasiven und invasiven Läsionen der Vagina nach radiologischer Behandlung von Zervixkarzinomen läßt an eine Strahleninduktion denken. Die eindeutige Unterscheidung zwischen strahleninduziertem Karzinom, spätauftretendem Rezidiv und Systemkarzinom ist allerdings nicht ohne weiteres möglich. Wenn es sie überhaupt gibt, so spielen zahlenmäßig strahleninduzierte Karzinome und Sarkome der Vagina eine sehr geringe Rolle (1). In diesem Zusammenhang soll darauf hingewiesen werden, daß die zytologische und histologische Differentialdiagnose zwischen prämalignen Veränderungen (VAIN) und Strahlenwirkung auf das Pflasterepithel außerordentlich schwierig und gelegentlich unmöglich ist. Auch Fehlbeurteilungen postmenopausaler zytologischer Abstriche sollen erwähnt werden. Dieser Umstand erklärt mindestens teilweise die hohe Frequenz „prämaligner Veränderungen" nach der Menopause (18, 40, 49).

Eindeutig erwiesen ist das häufige Vorkommen – synchron oder metachron – von intraepithelialen und invasiven Neoplasien in den verschiedenen Abschnitten des unteren Genitaltraktes: Zervix, Vagina und Vulva. Aufgrund dieser Beobachtungen wurde die sog. „Feldtheorie" entwickelt. Sie besagt, daß das aus dem Sinus genitalis entstandene Epithel von Zervix, Vagina und Vulva, von karzinogenen Noxen in identischer Weise beeinflußt wird (8). Für die unterschiedliche Häufigkeit des Karzinombefalls, insbesondere des Vaginal- und Vulvaepithels, konnte allerdings bisher keine befriedigende Erklärung gefunden werden. Als mögliche Karzinogene in diesen Bereichen werden zur Zeit verschiedene Viren – Papovaviren, Herpesviren, Zytomegalieviren u.a.m. – diskutiert (44, 46). Eine erworbene, unter anderem medikamentös induzierte oder angeborene Immunsuppression prädisponiert zur gleichzeitigen Entstehung von Epithelatypien und invasiven Läsionen verschiedener Lokalisation im unteren Genitaltrakt (5, 15, 25, 28).

Als Risikofaktor für das hellzellige Adenokarzinom junger Frauen ist die Exposition gegenüber Stilbenen, vor allem DES, im ersten Trimenon der Gravidität nachgewiesen worden. Nach der heutigen Auffassung ist diese Substanz (DES) kein direktes Karzinogen, wohl aber eine teratogene Noxe, die verschiedene genitale Fehlbildungen verursachen kann: vaginale Adenosis, ausgedehnte zervikale Ektopie, Vaginalsepten, Furchenbildungen vor der Zervix und andere uterine Mißbildungen (21, 41). Diese Veränderungen gelten als prädisponierende Faktoren für

Kindern zwischen 2 und 10 Jahren wird das Sarcoma botryoides, bei Kindern unter 2 Jahren der endodermale Sinustumor beobachtet (32, 40, 49).

Die kausale Genese des vaginalen Pflasterepithelkarzinoms und seiner Vorstufen ist unklar. Epidemiologische Resultate ergaben keine Beziehung zu Geburtenzahl, Familienanamnese, hormonellen Einflüssen, Land und Rasse mit Ausnahme des selteneren Vorkommens bei Jü-

noch unbekannte zusätzlichen Karzinogene. Das Risiko DES-exponierter Frauen, an einem hellzelligen Karzinom der Zervix und/oder Vagina zu erkranken, ist gering und liegt bei 1 Fall auf 1000 bis 1 auf 4000 DES-exponierten Frauen (32). Ein ebenfalls postuliertes erhöhtes Risiko für intraepitheliale und invasive Läsionen des Pflasterepithels konnte bisher nicht eindeutig bewiesen werden. Andererseits gehen nicht alle hellzelligen Adenokarzinome des unteren Genitaltraktes junger Frauen auf eine DES-Exposition zurück. Von den bisher (1985) mehr als 500 in der „Registry for Research on hormonal Transplacental carcinogenesis" gemeldeten Frauen ließen sich bei etwa 25% keine mütterlichen Hormongaben nachweisen (41). Das Problem der DES-Karzinogenese hat in Europa keine Bedeutung. In unserem Bereich sind hellzellige Adenokarzinome bei jungen Frauen nur vereinzelt beobachtet worden.

Vor allem ihrer Seltenheit wegen konnten bei den anderen malignen Vaginaltumoren – abgesehen von der erwähnten typischen Altersverteilung – keine spezifischen oder relevanten epidemiologischen Daten erhoben werden (49).

Maligne epitheliale Tumoren: Häufigkeit, formale Genese, Pathologie, Metastasierung

Diese Tumorarten sind die häufigsten. Sie machen 93% der malignen Vaginaltumoren aus. Der Anteil an Pflasterepithelkarzinomen beträgt 96%, an Adenokarzinomen 4%. Analog zum Zervixkarzinom ist der unreifzellige Zelltyp häufiger als das verhornende Pflasterepithelkarzinom. Als Ausgangspunkt des seltenen Adenokarzinoms gelten Reste bzw. versprengte Drüsen der Müller- oder Gartner-Gänge, des Sinus urogenitalis oder der Kloake. Die morphologische Differentialdiagnose dieser verschiedenen histogenetischen Formen kann äußerst schwierig sein und erfordert den Einsatz histochemischer und immunhistochemischer Techniken (18). Sie ist allerdings mehr von theoretischer als von klinisch-praktischer Bedeutung.

Vaginale intraepitheliale Neoplasie (VAIN)

Die Zusammenfassung der verschiedenen Dysplasien und des Carcinoma in situ der Vagina unter dem Oberbegriff vaginale intraepitheliale Neoplasie (VAIN) drückt aus, daß alle diese Läsionen invasiv werden können. Sie sind daher als Präkanzerosen anzusehen. Die Wahrscheinlichkeit eines invasiven Wachstums korreliert mit dem Grad der Atypie und steigt von den leichten zu den mittelschweren bis zu den schweren Dysplasien und bis zum Carcinoma in situ an. Die morphologischen Kriterien für die Diagnose der verschiedenen vaginalen intraepithelialen Neo-

plasien (VAIN) sind grundsätzlich identisch mit denen der zervikalen intraepithelialen Neoplasien. Die verschiedenen Grade unterscheiden sich wie bei der CIN durch den Grad der zellulären Atypien und durch die Veränderung der Architektur des Epithels. Allerdings sind die VAIN in der Regel vom Plattenepitheltyp und im Gegensatz zu CIN extrem selten vom Reservezelltyp (13, 18). Atypien des Zylinderepithels in Adenosenherden mit oder ohne DES-Exposition werden extrem selten beobachtet (41).

Die vaginalen intraepithelialen Neoplasien müssen mikroskopisch von folgenden Veränderungen unterschieden werden:
1. von Epithelatrophien in der Postmenopause;
2. von traumatisch- und entzündlich bedingten Anomalien des Pflasterepithels;
3. von strahlenbedingten Veränderungen („Dysplasie post radiatio") und
4. von kondylomatösen Läsionen, die allerdings gelegentlich auch mit Epithelatypien einhergehen (7, 18).

Es wird angenommen, daß ein Teil der vaginalen intraepithelialen Neoplasien in ein invasives Karzinom übergeht. Die Häufigkeit dieses Ereignisses und das Zeitintervall bis zur Invasion sind hierbei im Gegensatz zu dem Zervixkarzinom wenig bekannt.

Pflasterzellkarzinom

Die Pflasterepithelkarzinome der Vagina können ähnlich wie die Zervixkarzinome in folgende Formen unterteilt werden: großzellige nicht verhornende, verhornende und kleinzellige Pflasterepithelkarzinome. Das verruköse Karzinom stellt eine histologische Sonderform des Pflasterepithelkarzinoms dar, mit geringer Neigung zur Metastasierung und guter Prognose (13, 18). Reifungsgrad, Ausmaß der Zellatypien, Mitosenzahl, Gefäßinvasion und Vorliegen oder Fehlen von entzündlichen Infiltraten des Bindegewebes haben prognostische Bedeutung (18). Inwiefern beginnende Stromainvasionen und Mikrokarzinome prognostisch verschieden zu bewerten sind, ist im Bereich der Vagina wenig bekannt (34). Jedes invasive Karzinom der Vagina muß aber mit der vollen Krebstherapie behandelt werden.

Adenokarzinome

Die seltenen Adenokarzinome der Vagina können aus Resten des Gartner-Ganges oder aus Derivaten des Müllerschen Ganges entstehen (Abb. 7). Endometrioseherde und mesenchymale oder mesonephrische pluripotente Zellen werden auch hier bei der Histogenese diskutiert (6, 13, 18).

Das *Gartner-Gang-Karzinom* entsteht in der Tiefe der seitlichen Vaginalwand. Andere Lokalisa-

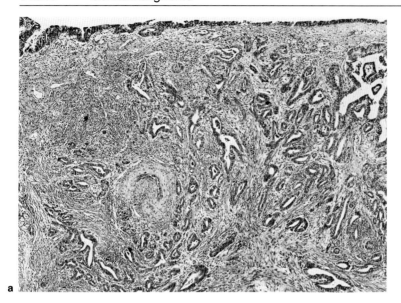

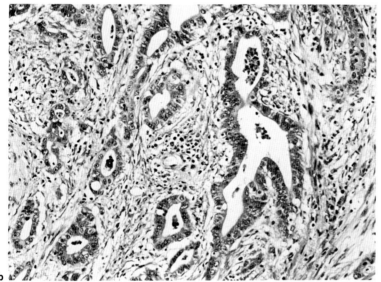

Abb. **7** Adenokarzinom der Vagina. 52 Jahre, ausgedehntes Karzinom der vorderen zervixnahen Vaginalwand nach Vorbestrahlung. **a, b** Infiltration der Vaginalwand durch atypische Drüsenschläuche. Atypisches Zylinderepithel auch an der Vaginaoberfläche. Histologie passend zu einem Karzinom abgeleitet vom Müllerschen Gang. **7a** HE 40fache Vergrößerung, **7b** HE, 150fache Vergrößerung

tionen sind Uterus und Tube. Histologisch typisch sind der kleinalveoläre und feinpapilläre Bau und die ausgeprägte Zell- und Kernpolymorphie. Die Prognose ist wegen der meist bei der Entdeckung bereits vorhandenen Metastasen schlecht.

Das *hellzellige Adenokarzinom* ist eine morphologische Sonderform der Tumoren, die vom Müllerschen Gang hergeleitet werden. Wie die Adenosis vaginae, so wird auch das hellzellige Adenokarzinom gehäuft bei jungen Frauen beobachtet, welche intrauterin im ersten Trimenon DES-exponiert waren. Das klassische histologische Bild des hellzelligen Adenokarzinoms wird gleichartig im Bereich des gesamten Genitaltraktes (Vagina, Zervix, Endometrium, Tube, Ovar) gefunden: Neben hellzelligen soliden Partien

werden tubuläre zystische und papilläre Herde mit den charakteristischen Hufnagelzellen beobachtet. Morphologisch identische Tumoren kommen auch bei Patientinnen ohne intrauterine DES-Exposition vor. Tumorgröße, Infiltrationstiefe und Mitoseaktivität sind mit dem Vorhandensein von Lymphknotenmetastasen positiv korreliert; sie beeinflussen die Prognose ungünstig. Die nicht hellzelligen Adenokarzinome des Müllerschen Ganges in der Vagina mit endometrioidem muzinösem und serösem Zellentyp und Bau sind extrem selten (6, 13, 18).

Metastasierungswege und Morphologie

Die Karzinome der Vagina metastasieren vor allem lymphogen, selten hämatogen. Die lymphogene Ausbreitung erfolgt frühzeitig, begünstigt

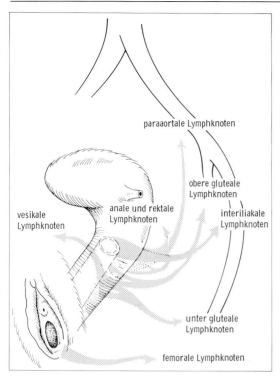

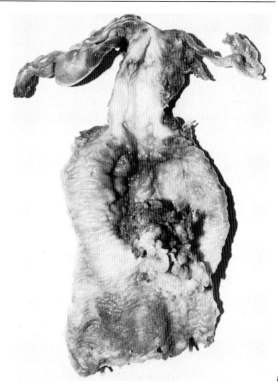

a

Abb. **8** Schematische Darstellung des Lymphabflusses der Vagina (nach *Plentl* u. *Friedman* [39]

durch Reichtum von Lymphgefäßen in der Vagina. Bei Tumorlokalisation im oberen Drittel sind die lymphatischen Wege ähnlich denen des Zervixkarzinoms; bei Sitz im unteren Drittel denen des Vulvakarzinoms. Tumoren des mittleren Drittels oder sehr ausgedehnte Malignome metastasieren in beide Richtungen (Abb. 8). Es wird geschätzt, daß bei 20–30% der Patientinnen mit Vaginalkarzinom die pelvinen Lymphknoten befallen sind (39). Diese Zahl ist wahrscheinlich zu niedrig. Die Häufigkeit extrapelviner Lymphknotenmetastasen ist nicht genügend bekannt. Die lokale Tumorausdehnung erfolgt per continuitatem subepithelial in Richtung der Zervix und der Vulva sowie in die tiefliegenden Gewebsstrukturen. Von den Nachbarorganen dürfte wegen der bevorzugten Lokalisation des Tumors an der hinteren Vaginalwand eher das Rektum als die Harnblase vom Karzinom befallen werden. Eine Infiltration des parametranen und paravaginalen Gewebes mit Ummauerung der Ureteren führt zur Urämie. Blutungen und Infekte sind weitere Todesursachen bei unheilbarer Krankheit. Fernmetastasen, am häufigsten Lungenmetastasen, sind ausgesprochen selten (15, 32, 40, 49).

Nach einer Zusammenstellung der Weltliteratur (39) sind die hintere Vaginalwand in 57%, die vordere in 27% und die seitlichen Partien in 16% primärer Sitz des Karzinoms. Die kraniokaudale

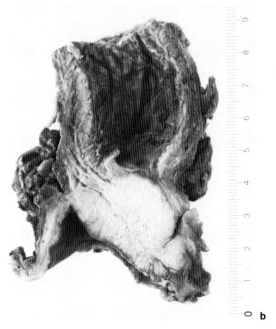

○ b

Abb. **9** Vaginalkarzinom, makroskopische Wuchsformen. **a** 9 Monate, papilläres Adenokarzinom der Vagina im mittleren Drittel dorsal, **b** 35 Jahre alte Patientin mit endophytisch wachsendem Pflasterzellkarzinom der Vagina. Vorderes Exenterationspräparat (Harnblase oben, Vagina unten) nach Wertheim-Operation vor 3 Jahren wegen Pflasterzellkarzinom der Zervix

Verteilung lautet: am häufigsten das obere Scheidendrittel (51%), dann der untere Scheidenbereich (30%) und schließlich das mittlere Drittel (19%).

Makroskopisch lassen sich 3 Wachstumsformen unterscheiden: die unregelmäßige kraterförmige Ulkusbildung (endophytisches Wachstum), das exophytisch-papillomatöse Wachstum und die subepitheliale Ausbreitung (Zuckergußkrebs) (Abb. 9). Gemischte Wachstumsformen kommen ebenfalls vor (28).

Klinik und Diagnose

Vaginale intraepitheliale Neoplasien (VAIN)

Die primären, nicht invasiven Veränderungen des Vaginalepithels sind symptomlos. Ein pathologischer zytologischer Abstrich ergibt häufig den ersten Hinweis auf eine VAIN. Auch ohne Anwendung des Kolposkops können aber bei sorgfältiger Untersuchung und Anfärbung mit Lugol (Schiller-Test) leicht erhabene weißliche oder rötliche jodhelle Bezirke gesehen werden, die suspekt auf VAIN sind. Solche Läsionen können leicht vom Vaginalspekulum zugedeckt sein und so übersehen werden (5, 25, 40, 49). Von klinischer Bedeutung sind folgende Fakten:

1. Eine isolierte primäre Präkanzerose der Vagina ist ausgesprochen selten. Häufiger werden solche Veränderungen zusammen oder im Anschluß an die Behandlung von prämalignen oder invasiven Zervix- und Vulvaläsionen beobachtet. Im Rahmen der Nachsorge der an Zervix- oder Vulvakarzinom erkrankten und behandelten Patientinnen sollen jährlich auch vaginale Abstriche vorgenommen werden. Auf eine Mitbeteiligung der Vagina ist immer auch bei der prätherapeutischen Abklärung von den zervikalen und vulvären intraepithelialen Neoplasien zu achten. Etwa 4% der zervikalen intraepithelialen Neoplasien (CIN) gehen auf die Vagina über. Wegen des Vorkommens von VAIN nach Hysterektomie wegen benignen Erkrankungen empfiehlt sich eine vaginale zytologische Untersuchung etwa alle 3 Jahre (4). Solche immer häufiger angewandten präventiven Maßnahmen sind zum Teil dafür verantwortlich, daß die Inzidenz von VAIN in den letzten Jahren deutlich zugenommen hat. So wird VAIN bei jungen Frauen häufiger beobachtet als früher (15, 40, 49).

2. Die vaginalen intraepithelialen Neoplasien (VAIN) sind am häufigsten (90% der Fälle) im oberen Drittel der Vagina lokalisiert. Die Läsion ist in den meisten Fällen (50%) multifokal. Die ganze Vagina ist dagegen selten befallen (< 5%) (47, 51).

3. Zur Abklärung eines verdächtigen oder positiven zytologischen Befundes sowohl bei nachgewiesener CIN, vor allem aber bei unauffälligem Zervixbefund, ist die kolposkopische Untersuchung des unteren Genitales unerläßlich. Die gesamte Vagina muß kolposkopisch beurteilt werden. Die Untersuchung ist naturgemäß zeitraubender als die zervikale Kolposkopie. Insbesondere sind die Grübchen bei 3 und 9 h am Vaginalstumpf nach Hysterektomie schwer einstellbar. Bei der Untersuchung – zuerst Betupfen mit 5%iger Essigsäure und danach Anfärbung mit Lugol – finden sich ähnliche kolposkopische Bilder wie bei CIN. Die suspekten Läsionen, vor allem jene, die auf Invasion verdächtig sind, werden bioptisch abgeklärt (25, 40, 49).

4. Besonderer Beachtung bedarf die Abklärung pathologischer Abstrichbilder in der Postmenopause. Bei Atrophie des Vaginalepithels empfiehlt es sich, die kolposkopische und eventuell bioptische Abklärung erst 3 bis 4 Wochen nach lokaler oder systemischer Gabe von Östrogenen vorzunehmen. Schließlich soll darauf hingewiesen werden, daß die zytologische und/oder histologische Unterscheidung zwischen strahlenbedingten Veränderungen und VAIN häufig nur aufgrund der Anamnese möglich ist (40, 47, 49).

Das klinische Vaginalkarzinom

Symptomatologie und Diagnose

Das Hauptsymptom des klinischen Vaginalkarzinoms sind Blutungsanomalien, die in mehr als der Hälfte der Fälle beobachtet werden. Sie sind schmerzlos und treten im allgemeinen täglich, aber vor allem nach Geschlechtsverkehr auf. Jede 5. Patientin klagt über vermehrten Ausfluß und jede 10. Patientin über Unterbauchbeschwerden. Miktions- und Defäkationsbeschwerden sowie radikuläre Schmerzen deuten auf eine große Ausdehnung des Karzinoms hin. Selten wird ein asymptomatisches invasives Karzinom bei der Routineuntersuchung entdeckt. Die Dauer der Beschwerden korreliert im allgemeinen mit der Ausdehnung des Tumors und mit der Prognose. Die histologische Abklärung jeder suspekten Infiltration oder jedes Ulkus ist angebracht (15, 25, 32, 40, 49).

Bei der histologischen Diagnose Pflasterepithelkarzinom ohne Befall von Zervix und Vulva kann in der Regel ein primäres Vaginalkarzinom angenommen werden. Dagegen sollte der histologische Befund eines Adenokarzinoms Anlaß zur Klärung der Frage sein, ob es sich um eine Vaginalmetastase eines Tumors von anderer Lokalisation handelt. Eine gründliche klinische Abklärung ist in jedem Fall unerläßlich. Das Problem einer antenatalen Hormonexposition soll beim Adenokarzinom junger Frauen abgeklärt werden, obwohl die DES-Medikation in Mitteleuropa kaum eine Rolle gespielt hat. Schließlich ist die Frage nach Einnahme, Art und Dauer einer hormonellen Kontrazeption wegen der Induktion einer mikroglandulären Hyperplasie und der diskutierten Beziehung zur Karzinominduktion und -progression wichtig (41, 49).

Prätherapeutische Abklärung

Eine umfassende prätherapeutische Abklärung bildet die Grundlage für die sog. individuelle Therapie. Folgende Untersuchungen sollen routinemäßig oder gezielt je nach Fragestellung vorgenommen werden: gynäkologische Untersuchung in Narkose, fraktionierte Kürettage und multiple Biopsien, Rekto-, Zysto- und Urethrozystoskopie sowie zytologische Untersuchung des Urins, Ausscheidungsurographie, Kolonkontrasteinlauf immer vor einer Strahlentherapie, Röntgenbild a.-p. und seitlich, Ultraschalluntersuchung, Lymphographie und Computertomographie. Klinisch suspekte – inguinal- und supraklavikuläre Region –, lymphographische, computertomographische oder andere apparativ suspekte Befunde werden durch gezielte Feinnadelpunktion zytologisch abgeklärt. Laboruntersuchungen und eine gründliche allgemeine klinische Beurteilung durch den Internisten ergänzen die vortherapeutische Beurteilung. Die Vor- und Nachteile einer chirurgischen Exploration (chirurgisches Staging) müssen im Einzelfall sorgfältig gegeneinander abgewogen werden. Die Bestimmung von Tumormarkern hat mit Ausnahme von CEA beim Adenokarzinom geringe klinische Bedeutung (25).

Stadieneinteilung

Die Auswertung der prätherapeutisch erhobenen Befunde bildet die Grundlage für die Stadieneinteilung, die üblicherweise nach den FIGO-Richtlinien vorgenommen wird (Tab. 1). Die FIGO-Stadieneinteilung hat prognostische Bedeutung, obwohl klinisches und chirurgisches Staging häufig nicht übereinstimmen. Exakter, aber etwas komplizierter ist die TNM-Einteilung. Sie erlaubt auch nachträglich noch eine Einstufung nach FIGO-Richtlinien und ist daher universeller anwendbar. Ein weiterer Vorteil dieser Klassifikation ist die Möglichkeit, klinisch-diagnostische Methoden (cTNM) auszuwerten und mit der histopathologisch festgestellten Tumorausdehnung am Operationspräparat (pTNM) zu vergleichen. Zur histologischen Aufarbeitung der Operationspräparate empfehlen wir eine ähnliche Technik wie beim Zervixkarzinom, d. h. die Verwendung „großer" Schnitte (Abb. 10).

Tabelle **1** Definition und Stadieneinteilung des Vaginalkarzinoms (FIGO)

Fälle sollen als Vaginalkarzinom diagnostiziert werden, wenn die primäre Lokalisation der Geschwulst die Vagina ist. Sekundäre Vaginalkarzinome sollen von der Registrierung ausgeschlossen werden. Ein Tumor mit Ausdehnung zur Portio, der das Gebiet des Orificium externum erreicht hat, soll als Zervixkarzinom angesehen werden. Ein Tumor mit Ausdehnung auf die Labien der Vulva ist als Vulvakarzinom einzustufen. Fälle sollen als Urethralkarzinom eingestuft werden, wenn der Ursprung des Tumors mit Sicherheit in der Urethra liegt.

Die Stadieneinteilung lautet:

	Präinvasives Karzinom
Stadium 0	Carcinoma in situ, intraepitheliales Karzinom
	Invasives Karzinom
Stadium I	Karzinom auf die Vaginalwand begrenzt
Stadium II	Karzinom greift auf das paravaginale Gewebe über, aber erreicht nicht die Beckenwand
Stadium III	Das Karzinom dehnt sich bis zur Beckenwand aus
Stadium IV	Das Karzinom dehnt sich außerhalb des kleinen Beckens aus (Stadium IV b: Fernmetastasen) oder hat die Blasen- oder Rektumschleimhaut befallen (Stadium IV b) Ein bullöses Ödem erlaubt keine Einteilung als Stadium IV

Therapie

Intraepitheliale Neoplasien

Therapiearten

Zur Therapie der vaginalen intraepithelialen Neoplasien (VAIN) stehen folgende Methoden zur Verfügung:
1. Lokale chirurgische Exzision, partielle oder totale Kolpektomie mit oder ohne plastische Rekonstruktion;
2. die medikamentöse Therapie (5-FU);
3. die Destruktion der Läsion(en) durch Elektrokoagulation, Kryotherapie oder CO_2-Laser und
4. die lokale Strahlentherapie.

Die Therapieart ist abhängig vom Alter der Patientin; vom histologischen Schweregrad der Atypie; von Lokalisation, Größe und Zahl der Läsionen und nicht zuletzt von der Erfahrung des Therapeuten mit den verschiedenen Behandlungsarten und der Qualität der Überwachungsmethoden, insbesondere Kolposkopie und Zytologie. Erstes Therapieziel ist die Heilung, das zweite die Funktionserhaltung der Vagina, vor allem bei jungen Frauen. Eine optimale Therapie muß der individuellen klinischen Situation angepaßt sein (5, 25, 47, 51).

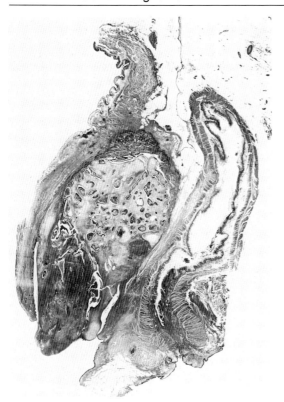

Abb. **10** Totale Eviszeration des Beckens wegen Vaginal-rezidiv eines malignen Müllerschen Mischtumors des En-dometriums (Harnblasenwand links, Mitte, polypöses Tu-morrezidiv in der Vagina, Rektum rechts)

Indikationen

Bei jungen Frauen mit VAIN I (geringgradige Dysplasie) und VAIN II (mittelgradige Dyspla-sie) empfehlen wir in der Regel eine zytologische und kolposkopische Überwachung, ggf. kombi-niert mit einer gezielten Therapie lokaler Infekte. Bei postmenopausalen Frauen oder nach Strah-lentherapie ist zuerst eine lokale oder systemi-sche Östrogentherapie angezeigt. Bei Persistenz von VAIN I und VAIN II über 6 Monate oder mehr, dann bei Progression oder bei primärer schwerer Dysplasie bzw. Carcinoma in situ (VAIN III) kommt bei Herden von weniger als 2 cm Durchmesser die Exzision in Betracht. Ist die Erkrankung ausgedehnter oder multizen-trisch, so besteht die Indikation für eine lokale medikamentöse Therapie (5-FU), eine Kryothe-rapie, eine Elektrokoagulation oder eine CO_2-Laser-Therapie. Wir selbst bevorzugen die Lasertherapie. Sie ermöglicht eine gezielte Ge-webszerstörung sowohl bezüglich der Oberflä-chenausdehnung als auch der Tiefe. Der Hei-lungsverlauf ist fast immer komplikationslos (12). Unbedingte Voraussetzungen für jede kon-servative Therapie sind allerdings eine ausrei-chende prätherapeutische Abklärung, eine lük-kenlose Überwachung und eine große Erfahrung mit Kolposkopie und Zytologie. Fehlen diese Voraussetzungen, so kommen entweder die par-tielle oder totale Kolpektomie oder die lokale ra-diologische Behandlung in Frage. Indikationen für die Operation sind auch: Rezidive nach kon-servativer Therapie, eine ungünstige Lokalisa-tion der Läsion in den seitlichen Grübchen des Vaginalstumpfes nach Hysterektomie sowie die Beteiligung der Vagina bei einer zervikalen in-traepithelialen Neoplasie mit Indikation zur Hy-sterektomie (15, 47, 49, 51). Die Vorteile der Operation sind zum einen die Möglichkeit der präzisen histologischen Aufarbeitung und zum anderen die geringe Rezidivrate. Durch die ope-rative Rekonstruktion der Vagina kann ein funk-tionsfähiges Organ erhalten werden, so daß der Nachteil der partiellen oder totalen Kolpekto-mie entfällt (5, 15, 47, 49). Ausnahmsweise ist ei-ne lokale Strahlentherapie indiziert, wobei – fraktioniert und protrahiert – an die Scheiden-oberfläche 6000–9000 cGy verabreicht werden. Bestrahlt werden ausschließlich der oder die sichtbaren Herde. Eine „prophylaktische" Be-strahlung der ganzen Vagina ist dagegen abzu-lehnen. Als Indikationen sind zu nennen: die an-ders nicht zu beherrschenden Rezidive und Läsionen bei älteren, sexuell inaktiven Patientin-nen mit hohem Operationsrisiko. Die lokale Be-strahlung führt fast immer zu einer narbigen Schrumpfung der Vagina. Zwei weitere Nachtei-le sind die Unmöglichkeit einer exakten histolo-gischen Untersuchung und die schwierige Inter-pretation der Vaginalabstriche nach Strahlenthe-rapie (47, 49, 51).

Ergebnisse

Die Behandlungsresultate der VAIN sind befrie-digend. Aufgrund der Literaturangaben und ei-gener Erfahrung ist nach konservativer Therapie mit 5–10% Rezidiven zu rechnen (5, 15, 40, 47, 49, 51). Diese können aber mit chirurgischem Verfahren erfolgreich behandelt werden. Rezidi-ve nach partieller oder totaler Kolpektomie oder nach einer Brachytherapie sind selten (<1%). Versager kommen nach jeder Therapie, auch den „radikalen" Verfahren, vor. Invasive Karzi-nome, z. T. nach langer Latenzzeit, die schließ-lich zum Tode führen, sind bekannt, deshalb die Forderung nach einer lückenlosen langzeitigen Nachkontrolle (25).

Das klinische Karzinom

Allgemeine Gesichtspunkte zur Therapie

Das klinische Karzinom der Vagina ist wegen der engen Nachbarschaft zu Blase und Rektum und seiner reichlichen Lymphgefäßversorgung mit früher lymphogener Ausbreitung ein schwie-riges therapeutisches Problem. Als Behandlung kommen in Frage die Operation, die kombinierte Strahlentherapie oder eine Kombination beider Verfahren. Angestrebt wird eine Individualisierung der Behandlung je nach anatomischer Lokalisation der Läsion, histologischem Zelltyp, Ausdehnung und Metastasierung sowie patientenbezogenen Faktoren: Alter, Allgemeinzustand, Begleiterkrankungen etc. Im allgemeinen wird aber der Strahlentherapie der Vorzug gegeben (5, 25, 50).

Operative Behandlung

Die operative Behandlung soll vor allem bei kleinen Tumoren im oberen Vaginalbereich und bei den seltenen hellzelligen Andenokarzinomen in Betracht gezogen werden. Sie besteht aus einer erweiterten Hysterektomie mit beidseitiger pelviner Lymphonodektomie und einer partiellen Kolpektomie, evtl. mit Rekonstruktion der Vagina. Tiefsitzende Vaginalkarzinome können ähnlich wie ein Vulvakarzinom mit einer zusätzlichen partiellen Kolpektomie operiert werden. Bei ausgedehnten Tumoren mit Befall der Nachbarorgane (Stadium IV) und bei lokalen zentralen Rezidiven nach Strahlentherapie ist je nachdem eine vordere, hintere, oder totale Bekkeneviszeration indiziert (5, 15, 32, 40, 49, 59).

Strahlentherapie

Die Strahlentherapie kann zur Zeit als Methode der Wahl betrachtet werden. Grundsätzlich sollen nicht nur der Tumor, sondern auch die Lymphabflußgebiete (inguinale, pelvine, evtl. paraortale Lymphknoten) bestrahlt werden. Zur lokalen Tumorbestrahlung stehen verschiedene radioaktive Substanzen (Radium 226, Cäsium 137, Kobalt 60, Iridium 192) zur Verfügung, die wiederum mit verschiedenen Techniken - intrakavitäre Applikation, Spickung, Afterloading, usw. - zur Anwendung kommen (17, 18). Entscheidend für gute Resultate - Beherrschung des Tumorwachstums bei geringeren Nebenwirkungen - ist die individuelle Bestrahlungsplanung. Dabei sollen vor allem die Tumorlokalisation, die Ausdehnung, das Tumorvolumen und die Art des Tumorwachstums berücksichtigt werden. Die perkutane Bestrahlung erfolgt als Megavolttherapie (Telekobalt-Gamma-Therapie, energiereiche Quanten- und Korpuskularstrahlung). Im allgemeinen wird bei der kombinierten Bestrahlung eine gesamte Tumordosis von 7000–8000 cGy innerhalb von 7–8 Wochen verabreicht. Dabei sind die zeitliche und räumliche Dosisverteilung von eminenter Bedeutung. Häufig muß der ursprüngliche Therapieplan geändert werden, je nach Ansprechbarkeit des Tumors und den auftretenden Nebenwirkungen (26, 50). Bei kleinen Tumoren wird in der Regel eine kombinierte Strahlentherapie verwendet, wobei die Behandlung mit der perkutanen Strahlenbehandlung bis zu einer Tumordosis von 3000–4000 cGy begonnen wird. Anschließend kommt eine der verschiedenen Methoden der Brachytherapie zum Einsatz (50). Mit der Tumorausdehnung nimmt das Gewicht der perkutanen Bestrahlung zu. Bei ausgedehnten Tumoren wird sogar ausschließlich perkutan bestrahlt. Das kleine Becken wird dann homogen mit bis zu 5000 cGy ausgelastet. Verbliebene Läsionen werden selektiv nach Verkleinerung des Bestrahlungsfeldes mit 1000–2000 cGy aufgesättigt. Bei ausgedehnten Tumoren kann eine Beckeneviszeration nach perkutaner Vorbestrahlung bis 4000 cGy Tumordosis diskutiert werden. Eine postoperative Nachbestrahlung ist in der Regel indiziert bei ungünstigen histologischen Parametern (großes Tumorvolumen, erhebliche Mitoseaktivität, Gefäßinvasion); bei nachgewiesenen Lymphknotenmetastasen und/oder bei nicht im Gesunden reseziertem Tumor. Die Effektivität dieser Maßnahme ist allerdings ebenso umstritten wie die Nachbestrahlung des Zervixkarzinoms (50).

Therapie besonderer Tumoren

Zum Schluß sollen die Modalitäten der Therapie bei besonderen histologischen Tumorformen besprochen werden. Beim seltenen verrukösen Karzinom genügt eine Lokalexstirpation. Eine Strahlentherapie erscheint kontraindiziert, da sie zu einer Malignisierung des Tumors führen kann. Hellzellige Adenokarzinome werden unter Berücksichtigung des jugendlichen Alters dieser Patientinnen ähnlich wie die Pflasterzellkarzinome behandelt. Die folgende Zusammenstellung nach Angaben der „Registry for Research on hormonal Transplacental Carcinogenesis" gibt (40) Auskunft über die angewandten Therapien bei 305 hellzelligen Vaginalkarzinomen:

Chirurgie

„Radikale" Hysterektomie und (partielle) Kolpektomie	130
Modifizierte „radikale" Hysterektomie und Kolpektomie	2
Einfache Hysterektomie und partielle Kolpektomie	2
Lokale Exzision und (partielle) Kolpektomie	23
Exenteration	9
	166

Strahlentherapie

Intrakavitäre und interstitielle	3
Perkutane	5
Kombinierte	48
	56

Chemotherapie	2
Operation und Strahlentherapie	68
Operation und Chemotherapie	3

Bestrahlung und Chemotherapie   4

Operation, Bestrahlung und Chemotherapie   6

Ergebnisse der Therapie und Prognose

Die Literaturangaben über Behandlungsergebnisse dieser Karzinome schwanken beträchtlich. Gründe dafür sind 1. die unterschiedliche Anzahl kleiner oder ausgedehnter Läsionen der verschiedenen Kollektive; 2. das meistens kleine Krankengut; 3. die unterschiedliche Häufigkeit der histologischen Formen; 4. Unterschiede in der Auswahl der Indikationsstellung und der Therapiemodalitäten und 5. die uneinheitliche Berechnung der Überlebensrate (9, 35, 42, 49, 50). Die in dem Annual Report (37) publizierten Zahlen ergeben u. E. einen repräsentativen Durchschnitt der erzielbaren Ergebnisse. Die absolute 5-Jahres-Überlebensrate beträgt 35%. Von den 641 registrierten Patientinnen verstarben 6% interkurrent, und 6% entzogen sich der weiteren Beobachtung. Die Überlebensrate verringert sich mit zunehmender Tumorgröße von 61,5% (Stadium I) auf 37,7% (Stadium II), 25% (Stadium III) und 8,9% (Stadium IV) (Tab. 2). Einzelne Autoren publizieren 5-Jahres-Überlebensraten von mehr als 50% (50). Die Ergebnisse von 305 jungen Frauen mit hellzelligen Adenokarzinomen

liegen günstiger als die im Annual Report mitgeteilten. Die 5-Jahres-Überlebensraten betragen 87% für das Stadium I; 76% für das Stadium II und 37% für das Stadium III. Keine der Patientinnen mit einem Stadium IV überlebte 5 Jahre (40). Die Prognose des Vaginalkarzinoms ist schlechter als die der Zervixkarzinome. Als Gründe werden angegeben: die Neigung zur frühzeitigen lymphogenen Ausbreitung; das häufige Vorkommen von ausgedehnten Tumoren und schließlich die enge Nachbarschaft zu Blase und Rektum, die die therapeutischen Möglichkeiten limitiert (25). Einige Autoren vertreten allerdings die Auffassung, daß sich die Heilungsziffern der Stadien I und II kaum von denen des Zervixkarzinoms gleicher Ausdehnung unterscheiden (50).

Komplikationen der Behandlung

Strahlentherapie

Die Komplikationen der Strahlentherapie des Vaginalkarzinoms entsprechen denen des Zervixkarzinoms. Die Komplikationsrate der Strahlentherapie wird mit „selten" und bis zu 40% angegeben, wenn auch klinisch nicht relevante Störungen berücksichtigt werden. Zahl und

Tabelle **2**   Vaginalkarzinom (1976–1978) – 5-Jahres-Ergebnis (Annual Report Vol. 19)

	Anzahl Patienten	%
5 Jahre überlebt	223	34,8
An Vaginalkarzinom gestorben	342	53,4
Kein „follow-up"	38	5,9
An interkurrentem Leiden verstorben	38	5,9
Total	641	100,0

5-Jahres-Überleben nach Stadium und Art der Behandlung

Art der Behandlung	Stadium I			Stadium II		
	Behandelte Anzahl	5-Jahres-Überlebende Anzahl	%	Behandelte Anzahl	5-Jahres-Überlebende Anzahl	%
Operation	31	26	83,9	10	5	–
Operation und Bestrahlung	15	11	73,3	11	3	–
Bestrahlung und Operation	8	4	–	9	4	–
Bestrahlung, Operation, Bestr.	0	–	–	1	0	–
Bestrahlung	124	69	55,6	153	50	32,7
Chemotherapie	1	0	–	0	–	–
Total	179	110	61,5	184	62	33,7
	Stadium III			Stadium IV		
Operation	4	1	–	2	2	–
Operation und Bestrahlung	2	2	–	4	1	–
Bestrahlung und Operation	1	0	–	0	–	–
Bestrahlung, Operation, Bestr.	2	1	–	1	0	–
Bestrahlung	154	38	24,7	68	3	4,4
Chemotherapie	2	0	–	4	1	–
Total	165	42	25,5	79	7	8,9

Schweregrad der Komplikationen nehmen mit der Tumorausdehnung und mit der Größe der applizierten Strahlendosis zu (50). Eine spezifische Komplikation ist die Fibrose und Stenose der Vagina, die zu gravierenden psychosozialen Problemen führen kann. Partielle oder vollständige Nekrosen der Vagina, Vesiko- und Rektovaginalfisteln, Nekrosen und Stenosen der Urethra sind schwere Folgeerscheinungen, die aber bei ausgedehnten Tumoren gelegentlich in Kauf genommen werden müssen. Als weitere schwerwiegende Komplikationen sind zu nennen: Perforationen, Stenosen, Ulzerationen des Darms, anatomische oder funktionelle Störungen der Blase und die diffuse Fibrosierung des Beckenbindegewebes („frozen pelvis"), die chronische Schmerzen verursachen kann. Die Differentialdiagnose zwischen Strahlenfolge und Rezidiv ist häufig sehr diffizil und erfordert die Anwendung differenzierter Untersuchungsmethoden wie Feinnadelpunktion mit zytologischer Untersuchung, Tru-Cut-Biopsien zur Abklärung verdächtiger parametraner und anderer Befunde. Für weitere Einzelheiten über die Komplikationen der gynäkologischen Strahlentherapie sei auf die Literatur verwiesen (1, 5, 25, 50). Die Behandlung von Strahlenfolgen ist schwierig, komplikationsreich und wenig erfolgreich.

Chirurgie

Die chirurgischen Komplikationen sind in etwa identisch mit denen der Operation des Zervixkarzinoms. Vesikovaginalfisteln und Blasenfunktionsstörungen sind allerdings häufiger bedingt durch die notwendige größere Radikalität im Bereich der Vagina. Im übrigen ist darauf hinzuweisen, daß die Letalität und Morbidität der erweiterten abdominalen Hysterektomie mit Lymphonodektomie (Wertheim-Meigs-Operation) und der Beckeneviszeration in den letzten Jahren signifikant gesenkt werden konnten (5, 22, 23, 30, 40, 49).

Nachkontrolle

Nach Abschluß der Behandlung sollen die Patientinnen systematisch nachuntersucht werden. Häufigkeit und Art der klinischen Untersuchungen und speziellen Maßnahmen entsprechen denen bei Zervixkarzinompatientinnen. Das Hauptziel ist die frühzeitige Erfassung von Rezidiven, Metastasen und Therapiefolgen.

Rezidive und Metastasen

Rezidive werden in 40–60% der behandelten Patientinnen beobachtet. Sie treten vorwiegend in den ersten 3 Jahren, selten später auf. Meistens sind es vaginale oder Beckenrezidive, gelegentlich begleitet von einer regionalen Aussaat und/

oder von Fernmetastasen. Isolierte Fernmetastasen werden selten beobachtet (9, 25, 40, 49, 50). Auf die Schwierigkeiten der Differentialdiagnose zwischen Rezidiv und Therapiefolgen wurde bereits hingewiesen. Eine morphologische Abklärung, ggf. sogar durch eine explorative Laparotomie, ist Voraussetzung für jede weitere differenzierte Therapie.

Die Behandlung der Rezidive richtet sich vor allem nach ihrer Lokalisation und Ausdehnung und Art der vorausgegangenen Therapie. Lokalisierte Rezidive nach Operation stellen in der Regel eine Indikation für die Strahlenbehandlung dar. Die meistens nur palliativen Ergebnisse sind zufriedenstellend. Rezidive nach Strahlentherapie werden operativ angegangen. Sie stellen eine der Indikationen für eine partielle oder totale Beckeneviszeration dar, sofern eine Aussicht auf Heilung besteht. Bei richtiger Auswahl der Patientinnen, guter prä- und postoperativer Betreuung und sorgfältiger operativer Technik führt diese Operation zu akzeptablen Ergebnissen; die 5-Jahresüberlebensrate liegt zwischen einem Viertel und zwei Dritteln der Fälle. Verbesserungen der Stomatechnik und -pflege und die chirurgischen Möglichkeiten der sexuellen Rehabilitation haben dazu beigetragen, das Schicksal dieser Patientinnen zu verbessern (2, 22, 23). Für weitere Einzelheiten über die Technik der Eviszerationschirurgie sei auf die Literatur verwiesen (22, 30).

Bei radiologisch und/oder chirurgisch nicht zu beherrschenden lokalisierten Rezidiven und vor allem bei diffuser Metastasierung wird die Chemotherapie diskutiert, gewöhnlich in Form einer Kombinationschemotherapie auch angewendet. Cisplatin und Adriamycin sind die wichtigsten Substanzen, die mit Actinomycin D, Cyclophosphamid, Vincristin, 5-FU u.a. kombiniert werden (3). Die Wirkung ist unbefriedigend. So gewinnen die psychische Betreuung und die symptomatische Behandlung dieser schwerkranken Frauen an Bedeutung.

Sarkome der Vagina

Es handelt sich um primär entstandene maligne Tumoren der mesenchymalen Strukturen der Vagina. Die Sarkome der Erwachsenen unterscheiden sich in Klinik, Histopathologie und biologischem Verhalten von denen der Kinder.

Sarkome der Erwachsenen

Pathologie

Diese Sarkome sind extrem selten. Histopathologisch handelt es sich um: Fibrosarkome, Leiomyosarkome, Stromasarkome, maligne Histiozytome, maligne Neurofibrome, Angiosarkome und maligne Lymphome. Einige der früher als rundzellige Sarkome bezeichneten Tumoren können heute als Stromatosis uterinen und retroperitonealen Ursprungs mit sekundärem Vaginalbefall identifiziert werden. Diese Unterscheidung ist deshalb von Bedeutung, weil nur die Stromatosis auf eine hormonale Therapie anspricht (6, 13, 16, 36).

Leiomyosarkom

Das Leiomyosarkom entwickelt sich im oberen Vaginaldrittel als solitärer oder diffus wachsender Tumor von 1 bis 10 cm Durchmesser. Die Patientinnen, meistens zwischen 40 und 60 Jahre alt, klagen über blutigen Fluor. Schmerzen und Störungen der Darm- und/oder Blasenfunktion. Mikroskopisch ist dieser Tumor identisch mit dem Leiomyosarkom des Uterus. Er besteht aus spindelförmigen glatten Muskelzellen, dessen Kerne Atypien und Mitosen aufweisen. Gelegentlich ist dieser Tumor schwer von anderen Tumorarten aus glatten Muskelzellen abzugrenzen. Kriterien zur Beurteilung des malignen Potentials sind: zelluläre Atypien, infiltratives Wachstum und Mitosenzahl (5 oder mehr Mitosen pro 10 Felder bei 400facher Vergrößerung). Mitosenzahl, Ausdehnung und Anzahl der Nekrosenherde korrelieren mit der Lebenserwartung. Dieser Tumor rezidiviert lokal und

metastasiert hämatogen, seltener lymphogen. Bei der Seltenheit dieses Malignoms ist die optimale Therapie nicht bekannt. Die Behandlung entspricht der des Leiomyosarkoms des Uterus. Die primäre Therapie besteht in der chirurgischen Entfernung, möglichst im Gesunden. Keiner weiteren Therapie bedürfen im Gesunden resezierte Tumoren geringerer Malignität (s. oben). Bei hochgradig malignen, nicht im Gesunden operierten Tumoren ist dagegen die Indikation für eine perkutane Strahlentherapie gegeben. Die Strahlendosis beträgt 4000–6000 cGy (32, 36, 40, 49). Ob eine zusätzliche adjuvante Polychemotherapie das krankheitsfreie Intervall verlängern kann, ist nicht eindeutig zu beantworten. Bei chirurgischen und radiologischen ausbehandelten Lokalrezidiven und bei Metastasen ist eine Chemotherapie indiziert, und zwar eine Polychemotherapie mit Cisplatin und Adriamycin. Es werden aber auch Cyclophosphamid, Vincristin, Actinomycin D, Dacarbacin (DTIC) u. a. m. verwendet. Die Effektivität dieser Therapien ist im allgemeinen gering (3).

Maligne Lymphome

Nach unseren Erfahrungen sind primäre maligne Non-Hodgkin-Lymphome im Genitalbereich nicht sehr selten (Abb. 11). In den letzten

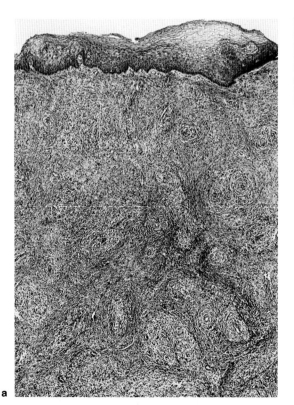
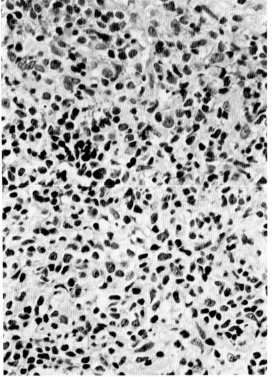

a

b

Abb. **11** Malignes Lymphom der Vagina einer 39 Jahre alten Patientin, multizentrische Induration der Vaginalwand. Malignes Non-Hodgkin-Lymphom, diffus lymphohistiozytär mit ausgedehnter Infiltration der Vaginalwand. **a** HE, 40fache Vergrößerung, **b** HE, 380fache Vergrößerung

Jahren haben wir 6 Patientinnen mit solchen Tumoren im unteren Genitaltrakt beobachtet. Nach histologischer Sicherung und Ausschluß einer generalisierten Erkrankung wurden alle Patientinnen einer perkutanen Strahlentherapie unterzogen. Die Dosierung betrug 5000 cGy am Herd. Alle Patientinnen zeigten eine vollständige Regression des Lokalbefundes, entwickelten aber im Laufe der Beobachtungszeit eine generalisierte Erkrankung.

Sarkome bei kleinen Kindern

Sarcoma botryoides (Rhabdomyosarkom)

Pathologie

Ausschließlich im Kindesalter kommt das Sarcoma botryoides der Vagina vor. Es handelt sich um eine besondere Form des embryonalen Rhabdomyosarkoms (RMS). RMS sind ein häufiges Problem der pädiatrischen Onkologie. Etwa 5–10% aller soliden malignen Tumoren und die meisten Weichteilsarkome im Kindesalter sind RMS. Davon entfallen etwa 40% auf Kopf- und Halsregion, ein Drittel auf den Urogenitalbereich, und der Rest verteilt sich auf Rumpf und Extremitäten (38). Behandlungsstrategie und Prognose haben sich in den letzten Jahren erheblich geändert. Durch kombinierte Anwendung von wirksamen Chemotherapeutika und Strahlen können radikale und ultraradikale chirurgische Eingriffe heute meistens vermieden werden (20).

Das RMS der Vagina kommt am häufigsten in den ersten 2 Lebensjahren vor. Zwischen 85 und 95% dieser Tumoren manifestieren sich in den ersten 5 Lebensjahren. Die älteste Patientin war 21 Jahre alt. Der Tumor wächst exophytisch, traubenförmig in die Vagina hinein. Deshalb schlug PFANNENSTIEL (1892) die Bezeichnung

Sarcoma botryoides vor. Die Geschwulst breitet sich lokal rapid aus und greift auf Zervix, Blase und Urethra über. Relativ spät treten lymphogene und hämatogene Metastasen auf (11, 14, 40, 49) (Abb. 12).

Histologisch sind die polypartigen Läsionen meistens von einem intakten Schleimhautepithel der Vagina überzogen. Unmittelbar darunter finden sich zahlreiche kleine atypische, kambiumartig (Kambium layer nach NICHOLSON [1959]) angeordnete Spindelzellen, die auch das Epithel infiltrieren. Vereinzelt sieht man Tumorzellen mit quergestreiftem Zytoplasma. Knorpelstrukturen oder auch karzinomatöses Epithel kommen nicht vor. Das Stroma ist ödematös oder myxomatös. Gelegentlich müssen spezielle Färbungen oder ultrastrukturelle Untersuchungen vorgenommen werden, um die embryonale Vorstufe quergestreifter Muskelfasern darzustellen. Das histologische Bild kann stellenweise ganz unverdächtig erscheinen. Es muß deshalb bei jedem polypösen Vaginaltumor von Kindern an ein Rhabdomyosarkom gedacht und der Tumor vollständig histologisch aufgearbeitet werden. Histogenetisch wird eine Entstehung aus verlagerten embryonalen Mesodermzellen der Urnierenanlage angenommen (6, 16) (Abb. 13).

Klinik

Die klinischen Symptome bestehen aus wäßrigem, sanguinolentem Fluor, genitalen Blutungen und dem Erscheinen von polypartigen Tumoren im Introitus. Die Geschwulst kann auch unbemerkt bleiben und eine erhebliche Größe erreichen. Die Diagnose wird durch Biopsie und histologische Untersuchung gestellt. Die prätherapeutische Abklärung beinhaltet folgende spezielle Untersuchungen: Vaginoskopie, rektovaginale gynäkologische Untersuchung in Narkose mit

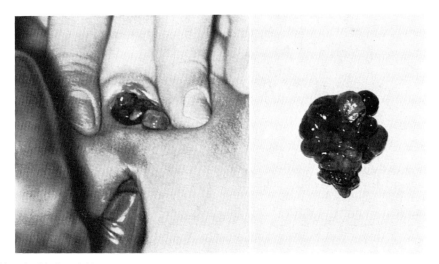

Abb. **12** Sarcoma botryoides der Vagina: 9 Monate, traubenförmiger Tumor in der Vagina

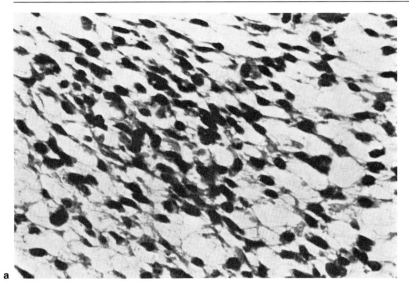

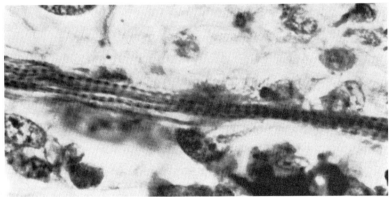

Abb. **13** Sarcoma botryoides der Vagina. Embryonales Rhabdomyosarkom mit spindelzelligen Anteilen (**a** HE, 530fache Vergrößerung) und mit Ausbildung von quergestreiften Muskelzellen (**b** Mason-Goldner, 1300fache Vergrößerung)

Zysto- und Rektoskopie, Ausscheidungsurogramm, Computertomogramm und Thoraxröntgenbild (14, 15, 49).

Therapie

Mit der Kombination von lokaler Tumorentfernung und Radiumtherapie wurden vereinzelte Heilungen erzielt. Aber erst durch den Einsatz radikaler und ultraradikaler chirurgischer Eingriffe in den fünfziger und sechziger Jahren konnte die 5-Jahres-Überlebensrate deutlich verbessert werden. Dabei mußten häufig partielle und totale Beckeneviszerationen mit den daraus entstehenden somatischen und psychischen Belastungen in Kauf genommen werden. Die 5-Jahres-Überlebensrate schwankte zwischen 10 und 35% und reichte bis zu 50%. Diese Behandlungsart erwies sich naturgemäß als unwirksam, wenn der Tumor die Grenzen der Vagina überschritten hatte (38, 40, 49).

Behandlung und Prognose dieser Tumoren hat sich in den letzten Jahren erheblich geändert. Obwohl noch viele Fragen nicht geklärt sind, erscheint die folgende Strategie sinnvoll: die Be-

handlung beginnt mit einer Polychemotherapie. Medikamentenkombinationen, die sich bei der Behandlung des RMS auch extragenitaler Lokalisation bewährt haben, beinhalten folgende Medikamente: Vincristin, Actinomycin D, Cyclophosphamid und Adriamycin. Dosierung und Kombinationsmöglichkeiten finden sich in der Literatur (14). Eine enge Kooperation mit einem Kinderonkologen betrachten wir als unerläßlich. Unter strenger Kontrolle der Wirksamkeit auf den Tumor und der Toxizität werden 6 Chemotherapiezyklen verabreicht. Es folgen die chirurgische Tumorentfernung, die perkutane Strahlentherapie und/oder die Fortsetzung der Chemotherapie je nach Ansprechbarkeit des Tumors. Von 24 auf diese Weise behandelten Patientinnen mit vaginalen Rhabdomyosarkomen und einer Beobachtungszeit von 18 Monaten bis 12 Jahren starb eine an ihrem Tumorleiden. In keinem Fall war eine Beckeneviszeration erforderlich (Intergroup RMS-Study/1985) (20). Obwohl größere Zahlen über Spätergebnisse nicht vorliegen, erscheint diese Behandlungsmethode als sehr erfolgversprechend.

Endodermaler Sinustumor (Synonym: Dottersacktumor, Teilum-Tumor, Mesoblastoma vitellinum, extraembryonales Mesoblastom)

Allgemeine Gesichtspunkte

Der endodermale Sinustumor der Vagina ist extrem selten. Als eindeutig identifiziert dürften es heute (1986) maximal 60 Fälle sein. Dieser Tumor wurde offenbar früher als Adenokarzinom bzw. als hellzelliges Adenokarzinom kleiner Kinder diagnostiziert, bis TEILUM (1946) auf die besonderen zyto- und histopathologischen Merkmale hinwies. Obwohl auch dort selten, findet sich der endodermale Sinustumor am häufigsten im Ovar, entweder in reiner Form oder als Komponente eines gemischten Keimzelltumors (s. Beitrag Stegner, Band III/I, Kap. 10 und dortige Literatur). Andere genitale Lokalisationen sind die Vulva, das Endometrium, die Parametrien und die Vagina. Endodermale Sinustumoren wurden auch extragenital beobachtet: in der Glandula pinealis, der Leber, dem Magen, in der retroperitonealen und sakrokokzygealen Region. Möglicherweise entstehen diese Tumoren aus aberrierenden primordialen Keimzellen (6, 16, 52).

Klinik

Alle Beobachtungen von endodermalen Sinustumoren der Vagina betreffen Kinder unter 2 Jahren. Von der Mutter werden Fluor, genitale Blutungen oder ein polypöser Tumor im Introitus beobachtet und führen zum Arztbesuch. Bei der Vaginoskopie, evtl. in Narkose, findet man im oberen Drittel der Vagina meistens multiple polypöse, häufig exulzerierte Tumoren unterschiedlicher Größe. Die Polypen sind weich, leicht verletzlich, von weißlicher bis grauer Farbe mit herdförmigen Nekrosen und Hämatomen. Biopsie und histologische Untersuchung ergeben die richtige Diagnose (10, 24, 52).
Neben den üblichen Untersuchungen zur Bestimmung der Tumorausdehnung und zum Ausschluß von Metastasen ist die Bestimmung des Alfafetoproteins im Serum für die Überwachung der Therapie und für die Nachkontrolle von großer Bedeutung (52).

Histopathologie

Das histologische Bild ist identisch mit dem des endodermalen Sinustumors des Ovars. In der Vagina wurden am häufigsten retikuläre, papilläre und alveoglanduläre Anordnungen der hellen, kubisch-zylindrischen Dottersackzellen beobachtet. Schiller-Duval-Körperchen, bestehend aus papillenartigen Formationen mit einem zentral gelegenen Gefäß, wurden auch bei vaginalen Tumoren beschrieben. Das Stroma besteht aus retikulärem Bindegewebe. Die Tumorzellen sind reich an Alfafetoprotein, welches mit der Immunperoxidasetechnik nachweisbar ist. Differentialdiagnostische Überlegungen beinhalten: das embryonale Rhabdomyosarkom (Sarcoma botryoides), das hellzellige para- und mesonephrogene Adenokarzinom, Hämangiome und die gutartigen mesonephrogenen Papillome (6, 16, 52).

Therapie

Therapie und Prognose der endodermalen Sinustumoren, auch die der Vagina, haben sich durch die Einführung wirkungsvoller Chemotherapeutika in den letzten Jahren grundlegend geändert. Obwohl die erfolgreichste Chemotherapie noch nicht endgültig feststeht, sind Kombinationen von Vincristin, Actinomycin D und Cyclophosphamid (VAC) und/oder Cisplatin, Vinplastin und Bleomycin (PVB) als Chemotherapeutika erster Wahl anzusehen. Bei Auftreten von Therapieresistenz - Plateau oder Anstieg der AFP-Werte im Serum - oder klinisch feststellbarem Rezidiv kommen Zytostatikakombinationen von VP-16 (Etoposid) und Doxorubicin (Adriamycin) in Betracht (52). Eine enge Zusammenarbeit mit den medizinischen Onkologen ist unerläßlich. Ähnlich wie beim Rhabdomyosarkom empfiehlt es sich, die Behandlung mit der Chemotherapie zu beginnen. Diese wird so lange fortgesetzt, wie sie wirksam ist und die Toxizität es zuläßt, in der Regel bis zu 6 Zyklen, anschließend werden mit oder ohne Strahlentherapie (3000-4000 cGy) die Resttumoren chirurgisch entfernt. Zur Konsolidierung des Behandlungserfolges wird die Chemotherapie für etwa 1 Jahr fortgesetzt. Eine Chemotherapie 2. Wahl kommt bei fehlender Ansprechbarkeit und/oder bei Rezidiven in Frage. Die primären Ergebnisse dieser Kombinationstherapie sind ermutigend. Von den von YOUNG u. SCULLY auf diese Weise behandelten 6 Kindern leben alle rezidivfrei 2 bis 9 Jahre nach der Therapie. Im Vergleich dazu betrug die Überlebenszeit vor Einführung dieser Behandlungsstrategie lediglich Monate (11, 52).

Vaginalmelanome

Allgemeine Gesichtspunkte

Vaginalmelanome sind ausgesprochen selten. Bisher sind ca. 100 Fälle veröffentlicht worden. Sie entstehen aus Melanozyten, wie sie in ca. 3% der untersuchten Vaginae festgestellt werden. Die Abstammung dieser Melanozyten ist unklar. Diskutiert wird eine Wanderung von Melanoblasten aus der Crista neuralis zum Vaginalepithel oder eine Mutation aktiver junktionaler Nävuszellen im Vaginalepithel. Dementsprechend werden in der Vagina auch Melanosis und Nävus-zellnävi beobachtet. Im übrigen haben die für das kutane maligne Melanom geltenden epidemiologischen Erkenntnisse auch Gültigkeit für das Melanom der Vagina (31, 40, 49).

Klinik

Das Melanom der Vagina macht weniger als 1% aller weiblichen Melanome aus. 2,8% aller Vaginaltumoren und 0,8% aller malignen Melanome sind Vaginalmelanome (31). Die Altersverteilung reicht vom 22. bis zum 83. Lebensjahr. Das Durchschnittsalter liegt bei 55 Jahren. Die meisten Patientinnen sind postmenopausal. Symptome sind Fluor (30%) und/oder unregelmäßige genitale Blutungen (70%). Gelegentlich kann die zytologische Untersuchung auf ein Melanom hinweisen. Die Tumorgröße schwankt zwischen etwa 0,5 und 7,5 cm. Um 30% der Läsionen sind ca. 2 cm groß oder kleiner. Obwohl sie überall in der Scheide lokalisiert sein können, werden die vordere Vaginalwand (45%) und das untere Drittel (58%) bevorzugt. Der Tumor sieht meistens bläulich-schwarz und gelegentlich auch rötlich oder gelblich aus (Abb. 14). Nur 5% der Tumoren sind amelanotisch. Das Wachstum wird als polypoid, fein nodulär, flach erhaben und/oder pilzförmig beschrieben. Nekrosen und Ulzerationen kommen häufig vor. Einige Fälle weisen bereits bei der primären Diagnose Lungen- und Lymphknotenmetastasen auf (15, 16, 27, 31, 40, 49).

Pathologie

Histologisch sind diese Vaginaltumoren den Melanomen anderer Lokalisation ähnlich. Krite-

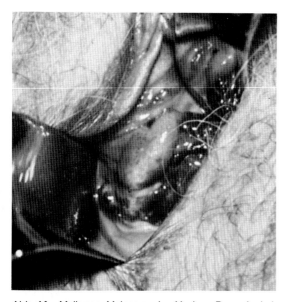

Abb. 14 Malignes Melanom der Vagina: Braundunkel, exophytisch wachsender Tumor

rien für Malignität sind junktional Aktivität, Zellpolymorphie und hyperchromatisch vergrößerte Zellkerne sowie eine Infiltration von Entzündungszellen ins Stromabett unterhalb der Läsionen. Tumorart, Infiltrationstiefe und Mitosenindex korrelieren mit der Prognose (s. Kapitel Vulvatumoren). Die meisten Vaginalmelanome weisen histologisch prognostisch ungünstige Kriterien auf (31, 40).

Therapie

Die optimale Therapie dieser ungewöhnlichen Erkrankung ist nicht bekannt. Wegen der schlechten Ergebnisse der lokalen Exzision mit oder ohne Strahlentherapie (80% lokale Rezidive) werden radikale oder ultraradikale Eingriffe postuliert. Der häufige multizentrische Befall der Vagina läßt die subtotale Kolpektomie als ungenügend erscheinen. Lokalisation und Ausdehnung des Tumors sind ausschlaggebend dafür, ob eine vordere, hintere oder totale Beckeneviszeration vorgenommen werden soll. Die pelvine Lymphonodektomie wird routinemäßig, die zusätzliche inguinale bei Sitz der Läsion im unteren Vaginaldrittel empfohlen. Die 5-Jahres-Überlebensrate der radikal und ultraradikal operierten Fälle beträgt 20%, die der konservativen Eingriffe 5%. Diese schlechte Prognose des Vaginalmelanoms wird mindestens teilweise durch die frühzeitige Metastasierung erklärt (11, 31, 49).

Sekundäre maligne Vaginaltumoren

Metastasen werden in der Vagina häufiger angetroffen als Primärtumoren. Als Primärtumoren kommen am ehesten Zervix- und Endometriumkarzinome in Betracht. Die Ausbreitung erfolgt durch Abklatsch oder lymphogen. Das gleiche gilt für Karzinome der Vulva, der Urethra und des Ovars und die in Europa seltenen gestationsbedingten Trophoblastneoplasien (u. a. Chorionkarzinom). Rektum- und Harnblasenkarzinome erreichen die Vagina ebenfalls vorwiegend über Lymphgefäße. Lymphogen oder hämatogen entstehen Metastasen von Mamma-, Kolon-, Pankreas- und Nierenkarzinom. Die Histologie allein läßt bei den Adenokarzinomen keine sichere Unterscheidung zwischen primären und sekundären vaginalen Malignomen bzw. dem Ursprung der letzteren zu. Diese ist nur durch eine gründliche klinische und apparative Abklärung möglich. Inkubation mit monoklonalen Antikörpern (CEA; CA 19-9; CA 125 und andere) können Hinweise auf den Primärtumor geben.
Die Behandlung dieser Metastasen hängt von Art, Lokalisation und Ausdehnung des Primärtumors, von Vorhandensein oder Fehlen anderer Metastasen und von der Ausdehnung der Vaginalmetastase ab. Sie richtet sich nach der klini-

schen Situation. Meistens wird sie sich auf eine palliative Wirkung beschränken. Heilungen sind nur bei den gestationsbedingten Trophoblast-neoplasien zu erwarten (s. Kapitel Trophoblast-tumoren).

Literatur

1 Almendral, A.C.: Komplikationen der Strahlen-therapie. Gynäkologe 8 (1975) 111-118

2 Almendral, A.C., S. Heinzl, O. Käser: Experience with pelvic evisceration. In: Gynecology and Ob-stetrics, hrsg. von H. Ludwig, K. Thomson. Sprin-ger, Berlin 1986 (S. 505-506)

3 Baker, G.H.: Chemotherapy of Gynaecological Malignancies. Castle House Publ. Ltd., London 1983

4 Bell, J., B.U. Sevin, H. Averette, M. Nadji: Vaginal cancer after hysterectomy for benign disease: val-ue of cytologic screening. Obstet. and Gynec. 64 (1984) 699-702

5 Bender, H.G. (Hrsg.): Gynäkologische Onkologie für die Praxis. Thieme, Stuttgart 1984

6 Blaustein, A., A. Sedlis: Diseases of the vagina. In: Pathology of the Female Genital Tract, 2. Aufl., hrsg. von A. Blauenstein. Springer, New York 1984 (S. 59-98)

7 Butler, E.B., C.M. Stanbridge: Condylomatous le-sions of the lower female genital tract. Clin. Ob-stet. Gynec. 11 (1984) 171-187

8 Campion, M.J., P. Clarkson, D.J. McCance: Squa-mous neoplasia of the cervix in relation to other genital tract neoplasia. Clin. Obstet. Gynec. 12 (1985) 265-280

9 Chu, A.M., R. Beechinor: Survival and recurrence patterns in the radiation treatment of carcinoma of the vagina. Gynec. Oncol. 19 (1984) 298-307

10 Copeland, L.J., N. Sneige, N.G. Ordonez, K.C. Hancock, D.M. Gershenson, P.B. Saul, J.J. Kavanah: Endodermal sinus tumor of the vagi-na and cervix. Cancer 55 (1985) 2558-2565

11 Copeland, L.J., D.M. Gershenson, P.B. Saul, N. Sneige, C.A. Stringer, C.L. Edwards: Sarcoma botryoides of the female genital tract. Obstet. and Gynec. 66 (1985) 262-266

12 Curtin, J.P., L.B. Twiggs, T.M. Julian: Treatment of vaginal intraepithelial neoplasia with the CO_2 la-ser. J. reprod. Med 30 (1985) 942-944

13 Dallenbach-Hellweg, G.: Weibliches Genitale. In: Pathologie, Bd. III, hrsg. von W. Remmele. Sprin-ger, Berlin 1984 (S. 202-304)

14. Dewhurst, J.: Genital tract malignancy in the prepubertal child. In: Gynecologic Oncology, Bd. II, hrsg. von M. Coppleson. Churchill Living-stone, Edinburgh 1981 (S. 775-783)

15 DiSaia, P.J., W.T. Creasman: Clinical Gynecologic Oncology, 2. Aufl. Mosby, St. Louis 1984

16 Ferenczy, A.: Pathology of malignant tumors of vulva and vagina. In: Gynecologic Oncology, Bd. I, hrsg. von M. Coppleson. Churchill Living-stone, Edinburgh 1981 (S. 285-302)

17 Frischbier, H.-J., I. Schreer unter Mitarbeit von H. Vahrson, U. Rohde: Gynäkologische Radiolo-gie. In: Gynäkologie und Geburtshilfe, Bd. III/I, Spez. Gynäkologie 1, 2. Aufl., hrsg. von O. Käser, V. Friedberg, K.G. Ober, K. Thomsen, J. Zander. Thieme, Stuttgart 1985 (S. 2.2-2.72)

18 Frischkorn, R.: Gynäkologische Strahlentherapie. In: Klinik der Frauenheilkunde und Geburtshilfe, Band II, hrsg. von K.H. Wulf, H. Schmidt-Mat-thiesen. Urban & Schwarzenberg, München 1975 (S. 501-664/59)

19 Gardner, H.L., R.H. Kaufmann: Benign Diseases of the Vulva and Vagina, 2. Aufl. G.K. Hall Medi-cal Publishers, Boston 1981

20 Hays, D.M., H. Shimada, R.B. Raney jr., M. Trefft, W. Newton, W.M. Crist, W. Lawrence jr., A. Ragab, H.M. Maurer: Sarcomas of the vagina and uterus: the intergroup rhabdomyosarcoma study. J. Pediat. Surg. 20 (1985) 718-724

21 Herbst, A.L., M.M. Hubby, D. Anderson: Neopla-sic changes in the human female genital tract fol-lowing intrauterine exposure to diethylstilbestrol. Progr. Cancer Res. Ther. 31 (1984) 389-399

22 Käser, O., F.A. Iklé, H.A. Hirsch: Atlas der gynä-kologischen Operationen, 4. Aufl. Thieme, Stutt-gart 1982

23 Käser, O., A.C. Almendral: Prä- und postopera-tives Management bei Eviszerationen des kleinen Beckens. In: Gynäkologische Urologie, hrsg. von E. Petri. Thieme, Stuttgart 1983 (S. 135-142)

24 Kohorn, E.I., S. McIntosh, B. Lytton, A.H. Knowl-ton, M. Merino: Endodermal sinus tumor of the infant vagina. Gynec. Oncol. 20 (1985) 196-203

25 Kolstad, P.: Clinical Gynecologic Oncology – The Norwegian Experience. Norwegian University Press 1986

26 Kucera, H., M. Langer, G. Smekal, K. Weghaupt: Radiotherapy of primary carcinoma of the vagina: management and results of different therapy schemes. Gynec. Oncol. 21 (1985) 87-93

27 Lee, R.B., L. Buttoni jr., K. Dhru, H. Tamini: Ma-lignant melanoma of the vagina: a case report of progression from preexisting melanosis. Gynec. Oncol. 19 (1984) 238-245

28 Limburg, H.: Tumoren der Vagina. In: Gynäkolo-gie und Geburtshilfe, Bd. III, hrsg. von O. Käser, V. Friedberg, K.G. Ober, K. Thomsen, J. Zander. Thieme, Stuttgart 1972 (S. 321-335)

29 Lynch, P.J.: Condylomata acuminata (anogenital warts). Clin. Obstet. Gynec. 28 (1985) 142-151

30 Mattingly, F., J.D. Thompson: The Linde's: Opera-tive Gynecology, 6. Aufl. Lippincott, Philadelphia 1985

31 Morrow, G.P.: Melanoma of female genital tract. In: Gynecologic Oncology, Bd. II, hrsg. von M. Coppleson. Churchill Livingstone, Edinburgh 1981 (S. 784-792)

32 Morrow, C.P., D.E. Townsend: Synopsis of Gyne-cologic Oncology, 2. Aufl. Wiley, New York 1981

33 Peckham, B.M., D.G. Maki, J.J. Patterson, G.-R. Hafez: Focal vulvitis: a characteristic syn-drome and cause of dyspareunia. Features, natural history, and management. Amer. J. Obstet. Gynec. 154 (1986) 855-864

34 Peters, W.A., N.B. Kumar, G.W. Morley: Micro-invasive carcinoma of the vagina: a distinct cli-nical entity? Amer. J. Obstet. Gynec. 153 (1985) 505-507

35 Peters, W.A., N.B. Kumar, G.W. Morley: Carcino-ma of the vagina. Factors influencing treatment outcome. Cancer 55 (1985) 892-897

36 Peters, W.A., N.B. Kumar, W.A. Andersen, G.W. Morley: Primary sarcoma of the adult vagi-

na: a clinicopathologic study. Obstet. and Gynec. 65 (1985) 699–704

37 Pettersson, F.: Annual report on the results of treatment in gynecological cancer. Vol. 19. Tryckeri Balder AB, Stockholm 1985

38 Pizzo, Ph. A., J. S. Miser, J. R. Cassady, R. M. Filler: Solid tumors of childhood. In: Cancer. Principles and Practice of Oncology, hrsg. von V. T. DeVita jr., S. Hellman, St. A. Rosenberg, 2. Aufl. Lippincott, Philadelphia 1985 (S. 1511–1589)

39 Plentl, A. A., E. A. Friedman: Lymphatic System of the Female Genitalia. Saunders, Philadelphia 1971

40 Podczaski, E., A. R. Herbst: Cancer of the vagina and fallopian tube. In: Gynecologic Oncology, hrsg. von R. C. Knapp, R. S. Berkowitz. Macmillan, New York 1986 (S. 399–424)

41 Robboy, St. J., R. H. Young, A. L. Herbst: Female genital tract, changes related to prenatal, diethylstilbestrol exposure. In: Pathology of the Female Genital Tract, 2. Aufl, hrsg. von A. Blauenstein. Springer, New York 1984 (S. 99–118)

42 Rubin, S. S., J. Young, J. J. Mikuta: Squamous carcinoma of the vagina: treatment, complications, and longterm follow-up. Gynec. Oncol. 20 (1985) 346–353

43 Hermaned, P., O. Scheibe, B. Spiessl, G. Wagner (Eds). TNM-Klassifikation maligner Tumoren, 4. Aufl. Springer, Berlin 1987

44 Schaffer, P. A., F. E. Farber: Viral oncogenesis. In: Gynecologic Oncology, hrsg. von R. C. Knapp, R. S. Berkowitz. Macmillan, New York 1986 (S. 65–95)

45 Schnürch, H.-G., H. G. Bender, J. Tigges: Zur nicht

Diaethylstilboestrol-induzierten Adenose der Vagina. Geburtsh. u. Frauenheilk. 45 (1985) 119–123

46 Syrjänen, K. J.: Current concepts of human papillomavirus infections in the genital tract and their relationship to intraepithelial neioplasia and squamous cell carcinoma. Obstet. Gynec. Surv. 39 (1984) 252–265

47 Townsend, D. E.: Intraepithelial neoplasia of vagina. In: Gynecologic Oncology, Bd. I, hrsg. von M. Coppleson. Churchill Livingstone, Edinburgh 1981 (S. 339–344)

48 Thigpen, J. T., J. A. Blessing, H. D. Homesley, J. S. Berek, W. T. Creasman: Phase II trial of cisplatin in advanced or recurrent cancer of the vagina: a gynecologic oncology group study. Gynec. Oncol. 23 (1986) 101–104

49 van Nagel jr., J. R., D. F. Powell, E. C. Gay: Cancer of the Vagina. In: Modern Concepts of Gynecologic Oncology, hrsg. von J. R. van Nagel jr., H. R. K. Barber. John Wright, Boston 1982 (S. 181–212)

50 Wharton, J. T., G. H. Fletcher, L. Delclos: Invasive tumors of vagina: clinical features and management. In: Gynecologic Oncology, Bd. I, hrsg. von M. Coppleson. Churchill Livingstone, Edinburgh 1981 (S. 345–359)

51 Woodruff, J.-D.: Carcinoma in situ of the vagina. Clin. Obstet. Gynec. 24 (1981) 485–501

52 Young, R. H., R. E. Scully: Endodermal sinus tumor of the vagina: a report of nine cases and review of the literature. Gynec. Oncol. 18 (1984) 380–392

IV. Tumoren der Vulva

A. Castaño-Almendral und J. Torhorst

Allgemeine Pathologie

Die Vulva ist die Gesamtheit der Organe und Gewebsstrukturen, die das äußere Genitale der Frau bilden. Funktionell kommt ihr eine wichtige Rolle bei der Reproduktion zu. Embryologisch geht die Vulva aus dem Sinus genitalis hervor, eine Einziehung an der Ektoderm-Endoderm-Grenze der Kloake. Anatomisch erkennt man im einzelnen: Mons pubis, Klitoris, Labia majora, Labia minora, Vestibulum vaginae, Hymen, Glandulae vestibulares majores (Bartholinsche Drüsen) und minores, Ductus paraurethrales (Skenesche Gänge) und Orificium urethrae externum. Diese Strukturen bestehen aus einer Vielfalt von differenzierten Geweben, die die Matrix für gutartige und bösartige Tumoren bilden.

Zysten und gutartige Tumoren

Häufigkeit, Bedeutung, Diagnose

Im Krankengut einer Spezialsprechstunde für Vulvaerkrankungen machen *Zysten und gutartige Tumoren* 20% der Veränderungen aus. Im Vergleich dazu sind *prämaligne Veränderungen und maligne Tumoren* selten (1,5–3%). Am häufigsten werden *entzündlich bedingte Erkrankungen und Dystrophien* (65%) beobachtet (19, 57). Auch die häufigsten an Vulvabiopsien gestellten Diagnosen lauten auf Zysten und gutartige Tumore (45). Da nur Problemfälle in die Sprechstunde für Vulvaerkrankungen überwiesen werden und auch nicht alle Befunde histologisch abgeklärt werden, läßt sich schließen, daß diese Befunde in Wirklichkeit noch häufiger sind, als aus den oben erwähnten Daten hervorgeht. Dennoch ist die klinische Bedeutung dieser Läsionen gering. Wichtiger sind sie wegen der Differentialdiagnose zu den malignen Tumoren und ihren Vorstufen und dann wegen der allerdings sehr selten auftretenden Beschwerden. Klinisch bedeutsame Fragen sind die nach dem Ursprung, der Beschaffenheit - zystisch oder solid - und der biologischen Wertigkeit. Die Unterscheidung zystisch oder solid ist klinisch evtl. unter Verwendung der Feinnadelpunktion sicher möglich. Andererseits läßt sich eine richtige Diagnose und damit die Antwort auf die Frage nach der biologischen Wertigkeit nicht so selten erst aufgrund der histologischen Untersuchung stellen (45).

Zysten

Pathogenese, Klinik, Therapie

Die nichtneoplastischen Zysten sind im Vulvabereich häufig. Zahlenmäßig stehen die Retentionszysten im Vordergrund. Sie entstehen meistens durch einen traumatischen oder entzündlichen Verschluß des Ausfuhrganges einer Drüse. Ausgangsort sind Hautanhangsdrüsen, kleine und große Vestibulardrüsen (Bartholinsche Drüsen) und die Skeneschen Gänge. Andere Zysten entstehen aus embryonalen Resten (dysontogenetische Zysten) oder gehen aus traumatisch verlagertem Epithel hervor. Andere Entstehungsweisen haben Zysten nach einem Hämatom, dann das zystische Lymphangiom und die Echinokokkuszyste. Wichtige Hinweise zur Differenzierung dieser Zysten geben ihre topographische Lokalisation und die Anamnese. Die richtige Diagnose wird häufig erst histologisch gestellt (8, 21, 26, 34).

Zysten der Vulva sind meistens symptomlos. Sie können aber durch ihre Lokalisation - z.B. am Introitus -, ihre Größe oder durch sekundäre Infektion zu Beschwerden führen. Schmerzen und unsichere Diagnose sind Indikationen für eine operative Sanierung. Bei kleinen Zysten wird die Exstirpation in toto, bei großen die Marsupialisation (z.B. Bartholin-Zysten) als Therapie der Wahl angesehen (19, 26).

Verschiedene Zysten

Die Besprechung dieser Zysten nach ihrer Herkunft statt nach ihrer Pathogenese erscheint zweckmäßiger. Diese kann bei der gleichen Art von Zysten unterschiedlich sein.

Zysten der Vestibulardrüsen

Große Vestibularzysten (Bartholinsche Drüsen)

Die häufigste Zyste der Vulva geht vom Ausführungsgang der großen Vestibulardrüsen, den

Bartholinschen Drüsen, aus. Es sind Retentionszysten, die durch Stenosierung oder Verschluß des Ausführungsganges entstehen. Traumen, eine kongenitale Anomalie, andere Abflußstörungen und vor allem Entzündungen, meistens unspezifischer Art, selten Gonorrhö, sind die häufigsten ätiologischen Faktoren. Es handelt sich um eine Zystenbildung des Ausführungsganges bei sonst intakter Drüse. Die Bartholin-Zysten sind meistens asymptomatisch und klein. Die Zystengröße wechselt im Laufe ihrer Existenz. Im allgemeinen treten sie während der Geschlechtsreife auf, obwohl sie auch bei Kindern und Jugendlichen vorkommen können. Durch eine zunehmende Größe, bis zu 7–10 cm Durchmesser, kommt es zu Dyspareunie und zu Beschwerden beim Laufen und Sitzen. Eine sekundäre Infektion führt zu den Symptomen eines Abszesses. Die Diagnose bereitet keine Schwierigkeiten. Sie stützt sich auf die typische Lage und auf die Konsistenz. Eine Feinnadelpunktion kann bei knotigen, tumorartigen, auf Malignität verdächtigten Veränderungen eingesetzt werden. Differentialdiagnostisch müssen Hernien, eine Hydrozele und zystisch degenerierte solide Tumoren in Betracht gezogen werden. Histologisch ist die Zystenwand von einem geschichteten Plattenepithel und herdförmig von Zylinderepithel ausgekleidet. Der Zysteninhalt besteht gewöhnlich aus klarer, fadenziehender, schleimiger Flüssigkeit. Er kann auch eingedickt, eitrig oder schokoladenfarbig sein. Die Therapie der Wahl ist die artifizielle Schaffung eines akzessorischen Ausführungsganges. Dieser kann durch Einlegen eines Word-Katheters oder durch Marsupialisation erreicht werden. Wir bevorzugen die Marsupialisation. Beide Methoden haben den Vorteil, daß die Funktion der Bartholin-Drüse erhalten bleibt. Die Immissio penis wird durch schleimige Sekretabgabe dieser Drüsen an das Vestibulum vaginae erleichtert. Bei Rezidiven nach Marsupialisation (in ca. 5–10% der Fälle) oder bei Patienten über 40 Jahren mit Induration des Zystengrundes, ist die Exzision der Drüse indiziert. Dieser Eingriff ist nicht leicht und oft zeitraubend („die größte kleine gynäkologische Operation"). Komplikationen sind Blutungen, Stenosen des Introitus, besonders nach beidseitiger Operation, Verletzung des Rektums und Hämatombildung mit sekundärem Infekt (3, 8, 14, 19, 26, 34, 48)

Kleine Vestibulardrüsen

Auch diese bilden Zysten die, wenn sie isoliert auftreten, kaum von Schleimzysten und Zysten des Gartnerschen Ganges unterschieden werden können. Multiple Zysten der kleinen Vestibulardrüsen, begleitet von chronischen, medikamentös kaum beeinflußbaren Infekten sind Ursache von Schmerzen und Dyspareunie. Das Krankheitsbild kann durch chirurgische Entfernung des Hymens und der danebenliegenden infizierten Drüsen in 90–95% der Fälle erfolgreich behandelt werden (14, 34, 58).

Zysten der Talgdrüsen

Talgdrüsenzysten entsprechen den Komedonen der Haut. Es bestehen fließende Übergänge zu den epidermoiden Zysten. So gelingt es weder klinisch noch histopathologisch, in jedem Fall diese beiden einwandfrei zu unterscheiden. Als Milien werden zahlreiche punktförmige Zysten bezeichnet, sie werden heute als Epidermis- und nicht als Talgdrüsenzysten angesehen. Die Therapie der Talgdrüsenzysten entspricht derjenigen der epidermoiden Zysten (6, 8, 26).

Zysten der Schweißdrüsen

Multiple Zysten dieser Drüsen sind pathognomonisch für die Fox-Fordyce-Erkrankung. Sie befällt in 90% der Fälle Frauen und Hautstellen, die reich an ekkrinen Schweißdrüsen sind: Axilla, Vulva, Perianalregion. Die Krankheit beginnt in der Pubertät, weshalb eine hormonelle Pathogenese diskutiert wird. Es finden sich zahlreiche gruppierte stecknadelkopfgroße, halbkugelige, hautfarbene, stark juckende Knötchen (3, 19, 26). Histologisch erscheinen sie als zystische Erweiterungen der Schweißdrüsen (21). Günstige therapeutische Ergebnisse werden mit der lokalen Applikation von Corticoiden oder der Gabe von Ovulationshemmern erreicht. Spontane Abheilung wird in der Gravidität beobachtet (3). Gelegentlich kommt es zu einer suppurativen Hidradenitis, die ein ausgedehntes chirurgisches Débridement erfordert (34). Isolierte Zysten der Schweißdrüsen sind selten und dann nur histologisch von epidermioiden Zysten zu unterscheiden.

Zysten der Skeneschen Gänge

Die Skeneschen Gänge sind um die Urethra herum lokalisiert. Nach Infekten oder Traumen können sich Retentionszysten bilden, die klinisch aber nur selten manifest werden. Symptome sind dann Miktionsstörungen, Dyspareunie und Entzündungszeichen. Die Zysten messen 1 bis 2 cm im Durchmesser. Histologisch ist die Zystenwand von einem geschichteten Übergangsepithel ausgekleidet. Bei symptomatischen Zysten wird die Exzision vorgenommen. Ähnliche Symptome verursachen Urethraldivertikel (19).

Epidermoide Zysten

Epidermoide oder Keratinzysten sind an der Vulva häufig (Abb. 1). Sie finden sich gewöhnlich im Bereich der großen Labien, und sie treten einzeln oder multipel auf. Die Größe schwankt zwischen wenigen Millimetern bis höchstens

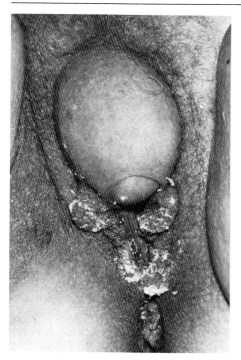

Abb. 1 Zyste der Klitoris. Die Histologie ergab eine epidermale Zyste

4 cm im Durchmesser. Die knotigen, von normaler Haut überzogenen Gebilde fühlen sich wie Reiskörner an. Gewöhnlich zeigen sie keine Symptome, gelegentlich infizieren sie sich, und extrem selten degenerieren sie maligne. Der Zysteninhalt besteht aus einem weißlichen bis gelblichen, klumpigen oder käsigem Sekret ohne Haare. Histologisch sind die Zysten von einem abgeflachten Pflasterepithel ausgekleidet, und sie enthalten konzentrisch geschichtete Hornlamellen. Nach der heute geltenden Auffassung entstehen sie durch dysontogenetische oder traumatische Verlagerung von Epithel unter die Epidermis. Pilonidalzysten und die bereits erwähnten Talgdrüsenzysten ähneln klinisch den Keratinzysten. Eine eindeutige Unterscheidung ist nur histologisch möglich. Bei den gelegentlich an der Vulva beschriebenen Dermoidzysten dürfte es sich in den meisten Fällen um Pilonidalzysten handeln (3, 8, 19, 26).

Muzinöse Zysten

Schleimzysten sind meistens isoliert; sie sind rundlich bis 2 cm im Durchmesser und im Vestibulum lokalisiert. Sie sind im allgemeinen symptomlos und haben einen schleimigen, klaren Inhalt. Die Zystenwand ist von einem einreihigen, zylindrischen, schleimbildenden Epithel ausgekleidet. Ihre Entstehung geht sehr wahrscheinlich auf Entwicklungsstörungen bei der Teilung der Kloake zurück. Es handelt sich also

um dysontogenetische vom Epithel des Urogenitalsinus und nicht vom Müllerepithel abgeleitete Zysten (19, 26).

Gartner-Gang-Zysten (mesonephrogene Zysten)

Sie sind meist lateral im Bereich des Hymenalsaumes, der Klitoris, der kleinen Schamlippen oder in der Nähe der Urethra zu finden. Sie sind meistens klein und manchmal von vaginalen, evtl. multiplen Zysten begleitet. Die Zysten sind dünnwandig, bläulich, durchsichtig und enthalten eine klare Flüssigkeit. Klinisch sind sie von Schleimzysten kaum zu unterscheiden. Histologisch werden sie von einem einreihigen, kubischen Epithel ausgekleidet. Diese Zysten verursachen keine Beschwerden, eine Operation ist daher selten indiziert.

Peritoneale Zysten (Zysten des Nuckschen Kanals, Hydrocele muliebris)

Sie kommen im ventralen Bereich der großen Labien oder entlang dem Inguinalkanal vor. Gelegentlich stehen sie in Verbindung mit dem intraabdominalen Peritoneum. Sie entsprechen der Hydrozele des Ductus spermaticus. Die Zysten können eine erhebliche Größe erreichen und müssen gegenüber einer Inguinalhernie abgegrenzt werden, wobei aber Kombinationen nicht selten sind. Die Therapie besteht in der Exstirpation u. U. mit der zusätzlichen Raffung des Inguinalkanals (3, 19, 26, 34).

Verschiedene andere Zysten, Pseudozysten

Unterschiedliche Entstehungsursachen weisen die traumatischen Zysten (zystisches Hämatom), das zystische Lymphangiom und die parasitär bedingten Echinokokkenzysten auf. Sie haben wegen ihrer Seltenheit eine geringe klinische Bedeutung (34).
Als *Pseudozysten* werden Hernien im Vulvabereich bezeichnet. Eine Schwellung der Vulva kann bei Inguinalhernien, Kruralhernien und bei verschiedenen, allerdings sehr seltenen Perinealhernien beobachtet werden. Die Reposition des Bruchinhaltes und der Nachweis einer Bruchpforte sind klinisch wichtige differentialdiagnostische Kriterien. Die Therapie ist chirurgisch und richtet sich nach Art der Hernie. Solide Tumoren können gelegentlich klinisch als Zysten imponieren (3, 8, 19, 26, 34).

Akzessorisches Mammagewebe

Da die Milchleiste bis zur Vulva reicht, findet sich auch hier akzessorisches Brustdrüsengewebe. Das Volumen und das klinische Erscheinungsbild variieren beträchtlich: Brustgewebe in Form von kleinen, isolierten, in den großen Labien lokalisierten, manchmal zystischen Knötchen bis zu größeren bilateralen Strukturen, die im Wochenbett sogar Milch produzieren können. Akzessorisches Drüsengewebe wird meistens während der Gravidität manifest in der Form weicher Verdickungen in den großen Labien. Nach der Geburt sollten diese akzessorische Brustdrüsengewebe entfernt werden, weil offenbar eine erhöhte Neigung zur malignen Entartung besteht (11, 19, 34).

Endometriose der Vulva

Endometrioseherde können zystisch oder solide sein. Es handelt sich um kleine rötliche bis bräunliche Zysten oder um knotenartige derbe Tumoren. Typisch sind zyklusbedingte Veränderungen. Endometrioseherde kommen überall in der Vulva vor (11, 34). Bevorzugte Lokalisation sind Episiotomienarben. Hier kann eine Implantation angenommen werden. Im übrigen ist auch die Pathogenese der Vulvaendometriose unklar. Histologisch finden sich neben endometrialen Drüsen und Stroma auch Fremdkörpergranulome (45).

Gutartige Tumoren

Häufigkeit, Klinik, Diagnose, Therapie

Gutartige, klinisch bedeutsame solide Tumoren der Vulva sind abgesehen von den virusinduzierten Papillomen selten. Sie besitzen deshalb mehr theoretische als klinische Bedeutung. Zweckmäßig werden die epithelialen Tumoren von denen des Bindegewebes unterschieden. Gewöhnlich werden diese Tumoren von den Patientinnen selbst bemerkt oder dann bei einer Routineuntersuchung diagnostiziert. Selten verursachen sie Beschwerden, entweder durch ihre Lokalisation, ein schnelles Wachstum, Ernährungsstörungen und durch einen sekundären Infekt. Die Diagnose einer benignen Veränderung bereitet kaum Schwierigkeiten. Dagegen gelingt es dem Gynäkologen selten, die richtige Diagnose zu stellen, was möglicherweise mit seiner unzurei-

chenden dermatologischen Erfahrung zusammenhängt (45). Diese Tumoren bleiben klein, messen höchstens 3 cm im Durchmesser, mit Ausnahme der Lipome, Fibrome und Leiomyome, die größer werden. Die topographische Lokalisation gibt wichtige Hinweise auf die mögliche Entstehung von kleinen Tumoren und tumorähnlichen Gebilden (Abb. 2). Bei den meisten Tumoren bedeutet die Exstirpation zur histologischen Abklärung auch gleichzeitig die Heilung. Wegen ihrer Seltenheit sollen diese Tumoren nur stichwortartig abgehandelt werden. Für weitere Einzelheiten sei auf die Literatur verwiesen (3, 5, 8, 19, 26, 40, 45, 48, 77).

Epitheliale Tumoren

Die häufigsten gutartigen epithelialen Vulvatumoren sind die Papillome. Das nichtvirusinduzierte Pflasterepithelpapillom, das Keratoakanthom und die Verruca seborrhoica (senilis) sind wegen der histologischen und klinischen Differentialdiagnose zu den malignen Erkrankungen von Bedeutung. Weit wichtiger sind allerdings die virusinduzierten epithelialen Tumoren. Diese Erkrankungen sind Bindeglieder zwischen Infekt und Tumor. Sie werden im Kapitel „Infektionen der Vulva" ausführlich abgehandelt. An dieser Stelle sollen nur einige für die Tumorpathologie wichtige Aspekte besprochen werden.

Condyloma acuminatum, Papillom, fibroepithelialer Polyp, Akrochordon

Das *Condyloma acuminatum* wird durch einen sexuell übertragenen Virus der Papova-Gruppe (human papilloma virus mit über 40 Untertypen) induziert. Abgesehen vom Kondyloma acuminata können Papillomaviren auch mit folgenden Läsionen der Vulva in Verbindung gebracht werden: Buschke-Löwenstein-Tumoren, flache kondylomatöse Papeln, pigmentierte Papeln und die sog. bowenoide Papulose, die einer vulvären

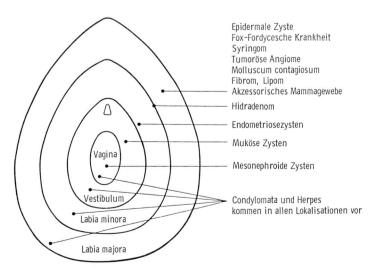

Epidermale Zyste
Fox-Fordycesche Krankheit
Syringom
Tumoröse Angiome
Molluscum contagiosum
Fibrom, Lipom
Akzessorisches Mammagewebe
Hidradenom
Endometriosezysten
Muköse Zysten
Mesonephroide Zysten
Condylomata und Herpes kommen in allen Lokalisationen vor

Vagina
Vestibulum
Labia minora
Labia majora

Abb. **2** Predilektionsstelle kleiner Tumoren und Zysten (nach *Friedrich*)

intraepithelialen Neoplasie (VIN) entspricht. Durch DNA-Analyse konnten HPV-Typen identifiziert werden, die für bestimmte Läsionen verantwortlich sind. Papillomavirus (HPV) Typ 6 und (HPV) 11 wurden vor allem in gutartigen Kondylomen und leichten Dysplasien gefunden. Die HPV-Typen 16 und 18 dagegen in präinvasiven und invasiven Pflasterepithelneoplasien der Vulva oder auch der Vagina und Zervix (27, 28, 72).

Histologisch zeigen die von Papillomaviren induzierten Tumoren der Vulva eine unterschiedlich ausgeprägte Akanthose und Parakeratose. Als Ausdruck der HPV-Infektion können im Epithel ballonierte Koilozyten gefunden werden. Das Zytoplasma ist bis auf eine schmale Zone verdrängt, die Zellkerne sind unregelmäßig geformt, vergrößert und chromatindicht. Doppel- und Mehrkernigkeit sind häufig. Zellatypien können auch bei kondylomatösen Läsionen beobachtet werden. Viruspartikel werden elektronenmikroskopisch in 70% der intraepithelialen Neoplasien gefunden. Genusspezifische Antigene werden immunhistochemisch intranuklear in 50% der diploiden und in 3% der aneuploiden Epithelatypien nachgewiesen. Die unterschiedlichen DNA-Typen können durch In-situ-Hybridisierung am Gewebeschnitt und im zytologischen Abstrich nachgewiesen werden. Die kondylomatösen Atypien zeigen eine relativ große Tendenz zur Spontanregression. Andererseits ist eine maligne Entartung primär gutartiger Kondylome aus zahlreichen Einzelbeobachtungen bekannt. Die Papillomaviren dürften nach den klinischen, epidemiologischen, elektronenmikroskopischen, immunhistologischen und virologischen Ergebnissen eine wichtige Rolle bei der Kanzerisierung des Pflasterepithels des unteren Genitaltraktes spielen (27, 28, 68, 70, 72, 79).

Zwischen *Pflasterepithelpapillom, fibroepithelialen Polypen* (Abb. 3) und *Akrochordon* bestehen fließende Übergänge. Gelegentlich ist weder klinisch noch histologisch eine Differenzierung möglich. Allerdings weisen die Papillome ausgeprägtere Epithelproliferationen auf als die anderen Tumoren. Klinisch treten diese Läsionen als symptomlose, warzenartige, oft gestielte Einzeltumoren unterschiedlicher Größe in Erscheinung. Durch Torsion des gefäßführenden Stiels kommt es zu akuten Durchblutungsstörungen, zu Blutungen und Infekten. Bei Tumoren, die größer als 2–3 cm sind, und bei Zweifel an der Diagnose soll die Exzision vorgenommen werden (3, 19, 26).

Schließlich soll auch auf *histopathologische differentialdiagnostische Probleme* dieser Läsionen hingewiesen werden. So ist die Abgrenzung zwischen Condylomata acuminata und dem Pflasterepithelpapillom aufgrund histologischer Parameter allein nicht sicher möglich. Wichtig

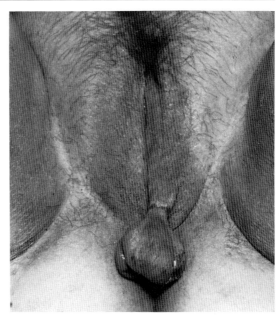

Abb. **3** Großer Polyp an der hinteren Kommissur (fibroepithelialer Polyp, Fibroma pendulum)

ist vor allem die Differentialdiagnose gegenüber dem verrukösen Karzinom. Sie ist nur sicher möglich, wenn die Biopsie im gesunden Gewebe erfolgt und in der Tiefe tumorfreies Bindegewebe nachgewiesen wird. Eine ausgiebige Biopsie ist jedoch nur dann notwendig, wenn die klinische Diagnose Condyloma acuminatum nicht eindeutig ist. Findet man bei Condylomata acuminata auffällige Epithelatypien, so müssen immer Informationen über eine etwaige vorausgegangene Behandlung mit Podophyllinderivaten oder anderen Zytostatika eingeholt werden. Im positiven Fall wird die Atypie als Therapiefolge und nicht als präkanzeröse Veränderung gedeutet.

Dellwarzen (Molluscum contagiosum)

Die Dellwarzen werden von einem DNA-Virus verursacht. Sie kommen vor allem bei Kleinkindern im Gesicht, an Armen oder am Stamm vor. Bei Erwachsenen ist die Vulva gelegentlich befallen. Klinisch finden sich symptomlose, manchmal leicht juckende, einzelne oder multiple bis etwa erbsengroße eingedellte Papeln mit wäßrigem Inhalt. Histologisch charakteristisch ist eine ausgeprägte kragenknopfförmige, in die Tiefe reichende Akanthose. Die Stachelzellen zeigen reichlich eosinophile und basophile intraplasmatische Inklusionen (Molluscum-Körperchen). Sie entsprechen einer Anreichung an Molluscum-Viren. Diese Zellen können durch Expression oder Punktion zytologisch untersucht werden (Tzanck-Test). Die Behandlung besteht in der Eröffnung der Papeln und anschließender Verätzung, z. B. mit Silbernitrat. Andere Therapien wie Elektrokoagulation, CO$_2$-Laser und Exzision sind Spezialfällen vorbehalten (5, 19, 26, 77).

Keratoakanthom

Das Keratoakanthom der Vulva ist selten. Dieser schnell wachsende Tumor besteht aus einem regelmäßig aufgebauten, höchstens bis 3 cm im Durchmesser großen Knoten mit zentralem Hornkrater. Der Tumor sollte in toto entfernt werden, weil er nur histologisch von einem hochdifferenzierten Pflasterzellkarzinom unterschieden werden kann. Die Exstirpation im Gesunden bedeutet Heilung (14, 34).

Verruca seborrhoica senilis

Die Verruca seborrhoica (senilis) auch seborrhoische Keratose genannt, ist ein gutartiger fibroepithelialer Tumor der Epidermis, der nach dem 40. Lebensjahr häufig in der Haut vorkommt. Der Vulvatumor wird meistens zusammen mit gleichen Veränderungen anderer Lokalisation beobachtet. Klinisch zeigen diese warzenartigen Formationen eine erhebliche Variationsbreite. Man beobachtet flache bis papillomatöse und keratotische papelförmige, auf der Haut aufsitzende Tumoren unterschiedlicher Größe, deren Farbe hautfarbig bis Braun zu Schwarz sein kann. Die Oberfläche ist glänzend, schmalzig. Das histologische Bild zeigt entsprechend der klinisch unterschiedlichen Erscheinungsformen eine große Variabilität. Der Tumor hat an sich keine klinische Bedeutung, an der Vulva wird er jedoch zur Differentialdiagnose von malignen Melanomen exstirpiert. Multiple, plötzlich auftretende Verrucae seborrhoicae sollen auf ein Malignom hindeuten (Zeichen von Laser-Trelat (6, 26, 77).

Nävuszellnävi

Nävuszellnävi machen 21% der pigmentierten Veränderungen der Vulva aus (19). Es sind gutartige Hauttumoren aus knotenförmigen Ansammlungen von Nävuszellen (Nävozyten). Die Nävuszellen sind den Melanozyten verwandte, zur Pigmentbildung befähigten Zellen neuroektodermaler Herkunft. Die Anhäufung dieser Zellen in der Haut geht auf eine Fehlentwicklung zurück. Dementsprechend sind Nävuszellnävi eher eine Fehl- als eine Neubildung (77).
Nävuszellnävi kommen sehr häufig vor und sind völlig symptomlos. Klinisch finden sich umschriebene pigmentierte knotige Strukturen, die entweder bereits bei der Geburt vorhanden sind oder aber sich im Laufe des Lebens manifestieren. Bevorzugt treten Nävuszellnävi in der Kindheit und Adoleszenz, während der Schwangerschaft, unter Einnahme von Ovulationshemmern

und bei starker Sonnenexposition auf. Ein familiär vermehrtes Vorkommen weist auf genetische Einflüsse hin. Nävuszellnävi sind flach, papulös oder papillomatös, gelegentlich auch behaart; die Oberfläche ist glatt oder verrukös. Die Farbe reicht von hautfarben, Gelb/Braun bis zu Dunkelblau und Schwarz. Die manigfaltigen klinischen Erscheinungsbilder entsprechen den unterschiedlichen histopathologischen Formen. Im Vulvabereich kommen alle Arten von Nävuszellnävi vor (6, 19, 34).
Mikroskopisch liegen die Nävuszellnester in der Junktionszone der Epidermis (Junktionsnävi), in der Dermis (dermale Nävi) oder in beiden Geweben gleichzeitig (Verbund- oder kombinierte Nävi). Es bestehen fließende Übergänge von den (aktiven) Junktionsnävi zu den dermalen und Verbundnävi. Die junktionale Aktivität ist kein Hinweis auf Malignität. Die maligne Entartung von Nävuszellnävi ist extrem selten. Doch sollen sich maligne Melanome in 20–30% aus bereits bestehenden, häufig junktionalen, selten dermalen Nävuszellnävi entwickeln. Daher müssen Nävuszellnävi klinisch überwacht werden (77).
Eine chirurgische Behandlung der Nävuszellnävi ist nicht notwendig. Eine Indikation für die Exstirpation und die histopathologische Untersuchung besteht bei plötzlich auftretendem Wachstum, bei Farbänderung, bei Ulzeration, bei Blutungen und bei krustig veränderter Oberfläche. Die Exzision soll auch die dermalen Schichten einschließen. Nävuszellnävi sollen nicht mit destruktiven Methoden, z. B. Laser, behandelt werden (6, 19). Eine histologische Untersuchung ist obligatorisch.

Lentigo simplex

Wegen der Differentialdiagnose zu Nävuszellnävi und zu malignen Melanomen muß die Lentigo simplex erwähnt werden. Die Lentigo simplex ist der häufigste braune Fleck der Vulva (19). Die pigmentierten, einzeln oder multipel auftretenden Bezirke messen meist weniger als 2 cm im Durchmesser und sind in der Nähe der kleinen Labien lokalisiert. Die darüberliegende Epidermis ist nicht verdickt. Histologisch findet man eine vermehrte Zahl von Melanozyten. Zahlreiche Pigmentgranula können auch in den Epidermiszellen gefunden werden. Gelegentlich sind die Reteleisten der Epidermis verlängert. In der Dermis trifft man gelegentlich auf entzündliche Zellinfiltrate. Klinisch ähnelt die Lentigo simplex einem junktionalen Nävus und wird deshalb u. U. biopsiert. Die Lentigo simplex hat keine klinische Bedeutung, mit Ausnahme des seltenen Leopardsyndroms (6, 77): EKG-Veränderungen, Stenose der Pulmonalis, zahlreiche, in der ganzen Haut verstreute Lentigines.

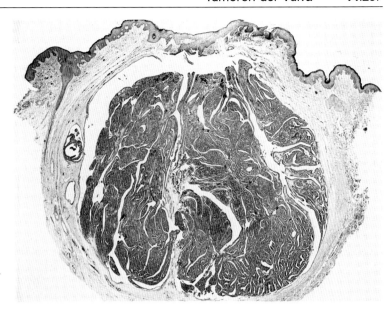

Abb. **4** Hidradenom der Vulva: papillär-adenomatös aufgebauter Tumor mit Verlagerung von Epithelanteilen in die Bindegewebskapsel („Pseudoinvasion")

Tumoren der Hautadnexe

Papilläres Hidradenom, hellzelliges Hidradenom

Das papilläre Hidradenom ist ein nicht allzu seltener, beinahe vulvaspezifischer symptomloser gutartiger Tumor der geschlechtsreifen weißen Frauen. Er mißt gewöhnlich weniger als 2 cm im Durchmesser und tritt einzeln an den großen Labien oder dem Perineum auf. Er liegt knopfartig unterhalb der Dermis und fühlt sich weich bis zystisch an. Die darüberliegende Epidermis kann exulzeriert sein. Es treten dann papillenartige Formationen hervor, die leicht bluten. Dies erweckt den Verdacht auf Malignität. Der von PICK (1904) als Hidradenom bezeichnete Tumor wurde früher mit einem Adenokarzinom in Verbindung gebracht. Die besondere Lokalisation und die charakteristischen makroskopischen und mikroskopischen Merkmale machen diesen Tumor aber unverwechselbar (3, 8, 19, 26).

Histologisch finden sich innerhalb einer fibrotischen Kapsel zahlreiche papillär-adenomatös wachsende, stark verzweigte Wucherungen (Abb. 4). Diese werden von einer ein- bis doppelreihigen kubischen bis zylindrischen Epithelschicht austapeziert. Neben sezernierenden Zellen erkennt man kuboidale Zellen mit dunklen Kernen. Sie entsprechen myoepithelialen Zellen. Histologischer Aufbau und histochemische und elektronenmikroskopische Merkmale decken sich mit denen des intraduktalen Mammapapilloms. Demzufolge dürfte dieser Tumor eher von akzessorischem Mammagewebe als von apokrinen Drüsen ausgehen (14, 21, 42).

Die Therapie besteht in der chirurgischen Extirpation. Das Hidradenoma papilliferum kann gut von dem seltenen klarzelligen Hidradenom der Vulva abgegrenzt werden. Diese besteht mikroskopisch aus soliden Strängen klarer Zellen. Es leitet sich von ekkrinen Schweißdrüsen ab. Die Exzision im Gesunden wird empfohlen (14, 21).

Syringom

Dieser Tumor wird als Adenom der ekkrinen Schweißdrüsen angesehen. Er kommt an der Vulva, aber auch an Augenlid, Wangen, in der Axilla und am Abdomen vor. Er besteht aus leicht rosa gefärbten papulösen Strängen, die in der tiefen Schicht der Labia majora lokalisiert sind. Histologisch findet man in der Dermis zahlreiche kommaförmig dilatierte duktale Formationen, die von abgeflachten Epithelzellen ausgekleidet sind. Gemischte Tumoren aus ekkrinen Schweißdrüsen und Talgdrüsen werden an der Vulva ebenfalls beschrieben. Das Talgdrüsenadenom ist auch an der Vulva wie in der übrigen Haut selten (3, 19, 26).

Andere Tumoren

Adenome und Adenofibrome der Bartholinschen Drüse sind Raritäten. Die Diagnose ist nur histologisch möglich. Ebenfalls äußerst selten sind Fibroadenome und papilläre Adenome aus akzessorischem Mammagewebe.

Tumoren der Dermis und Subkutis

Fibrom, Leiomyom, Lipom

Diese Tumoren gehen vom mesenchymalen Gewebe aus und können eine erhebliche Größe erreichen. Sie sitzen der normalen Haut gewöhnlich breitbasig auf. Ein polypenartiges Wachstum kommt bei Fibromen vor (Fibroma pendulum). Die Tumoren sind meistens im ventralen Anteil der großen Labien lokalisiert und von fester Konsistenz. Allerdings können ernährungsgestörte Fibroadenome, Leiomyome und Lipome eine zystische Beschaffenheit aufweisen. Klinisch sind diese Tumoren zumeist symptomlos; gelegentlich entstehen Beschwerden durch schnelles Wachstum, durch Blutungen bei Gefäßarrosion und durch eine sekundäre Infektion. Die klinische Diagnose ist häufig unsicher; sie wird histologisch gestellt. Differentialdiagnostisch kommen Hernien und Bartholinsche Zysten in Betracht. Therapeutisch genügt die einfache Exstirpation unter Einbeziehung der Kapsel. Die vollständige Entfernung kann technische Schwierigkeiten bereiten. Wichtig ist eine sorgfältige Blutstillung und eine ausgiebige Saugdrainage. Rezidive kommen bei unvollständiger Entfernung vor. Eine sarkomatöse Entartung ist dagegen äußerst selten (3, 8, 34, 48).

Granularzelltumor

Der Granularzelltumor (Synonyme: Granularzellmyoblastom, Abrikossoff-Tumor, granuläres Neurom Feyrter) ist ein selten beobachteter Tumor, der gelegentlich an der Vulva vorkommt. Klinisch findet man ein solitäres, derbes rundliches Gebilde von rötlicher Farbe und einem Durchmesser von 0,5–3 cm. Dieser asymptomatische Tumor tritt in jedem Alter auf, wächst langsam und ist an den großen Labien lokalisiert. Die Diagnose kann nur histologisch gestellt werden. Histopathologisch finden sich unscharf begrenzte Zellen, die im Protoplasma zahlreiche eosinophile Granula aufweisen. Die Zellkerne sind klein, rund und hyperchromatisch. Das darüberliegende Pflasterepithel kann eine erhebliche pseudokarzinomatöse Hyperplasie aufweisen, die Schwierigkeiten bei der Abgrenzung zu einem invasiven Pflasterzellkarzinom bereiten kann. Der Tumor leitet sich nach heute geltender Vorstellung von den Schwann-Zellen ab. Er hat keine Kapsel; lokale Rezidive sind deshalb ohne breite Exzision häufig (14, 18, 77).

Histiozytom und Dermatofibrom

Diese Läsionen erscheinen klinisch als bis 3 cm große hautfarbene oder bräunliche, pastillenartig in die Haut eingelassene flache, derbe Tumoren, die Ähnlichkeit mit einem Nävuszellnävus haben. Histologisch typisch sind die unregelmäßig wirblig angeordneten Histiozyten, die manchmal intrazytoplasmatische Einlagerungen von Lipid oder Hämosiderin aufweisen. Überwiegen die zellulären Anteile, so wird dieser Tumor als Histiozytom, bei reichlich vorhandenen Kollagenfasern als Dermatofibrom bezeichnet (6, 14).

Neurofibrom

Das Neurofibrom wird sowohl isoliert an der Vulva als auch systemisch im Rahmen der generalisierten Neurofibromatosis - Morbus v. Recklinghausen - beobachtet. Klinisch finden sich weiche, breitbasig aufsitzende oder polypartige einzelne oder multiple Tumoren unterschiedlicher Größe. Das histologische Bild variiert von diffuser, plexiformer bis zu einer organoiden Anordnung der Tumorzellen. Nach den Ergebnissen elektronenmikroskopischer Untersuchungen wird dieser Tumor aus Schwann-Zellen oder aus kollagenbildenden Fibroblasten vom Endoneurium abgeleitet. Die Therapie besteht in der Exstirpation. Eine maligne Entartung wurde extrem selten beschrieben (3, 34).

Hämangiome und Tumoren der Gefäßwand

Der *Naevus vasculosus congenitus* (Erdbeerhämangiom kapilläres Hämangiom) und das *kavernöse Hämangiom* sind seltene Tumoren, die vor allem bei Kleinkindern beobachtet werden. Erdbeerhämangiome sind höchstens 3 cm groß. Die Größe der kavernösen Hämangiome variiert dagegen beträchtlich. Die Tumoren sind dunkelrot, meistens weich und scharf begrenzt. Die Behandlung des Naevus vasculosus ist die Vereisung. Die kavernösen Hämangiome sollten zunächst beobachtet werden, weil sich auch sehr ausgedehnte Tumoren zurückbilden können. Bei Blutungen kann man versuchen, die Hauptgefäße zu ligieren. Weitere Therapiemöglichkeiten sind die Elektrokoagulation und die Elektrolyse, die Injektion sklerosierender Substanzen und die chirurgische Exstirpation mit plastischer Rekonstruktion (3, 8, 19, 26).

Weit häufiger als diese Tumoren sind kleine bis 1 cm große, häufig multiple, durch die Haut rot schimmernde Hämangiome älterer Frauen *(seniles Hämangiom)* (Abb. **5**, Farbtafel V). Diese Tumoren können gelegentlich von einer offenbar reaktiven Veränderung der Epidermis mit Akanthosis und Hyperkeratosis begleitet sein *(Angiokeratom)*. Das Granuloma teleangiectaticum *(Granuloma pyogenicum)* ist ein polypöses, eruptives, sekundär infiziertes Hämangiom, das hauptsächlich während der Gravidität vorkommt und klinisch von einem amelanotischen malignen Melanom schwer zu unterscheiden ist. Alle diese Tumoren machen keine Beschwerden. Bei Unsicherheiten in der Diagnose empfiehlt sich die Exstirpation in Lokalanästhesie und die histologische Untersuchung (6, 8, 45).

Kavernöse und noduläre *Lymphangiome* sind an der Vulva extrem selten. Dagegen häufen sich Mitteilungen über *Glomustumoren,* die meistens in Klitorisnähe lokalisiert sind. Der Tumor leitet sich von arteriovenösen Anastomosen ab. Klinisch findet man bläulich durchschimmernde Knötchen von 0,5–2 cm im Durchmesser, die oft druckschmerzhaft sind. Für die histologische Diagnose entscheidend ist das Vorkommen von hellen epitheloiden Glomuszellen, die sich in

Strängen entlang den Gefäßlumina anordnen. Es sind elektronenmikroskopisch undifferenzierte, glatte Muskelzellen (38, 42). Schließlich wurden an der Vulva auch Hämangioperizytome beschrieben (14, 34).

Maligne Tumoren

Allgemeine Pathologie

Die Primärtumoren der Vulva machen 90–95% der malignen Tumoren aus. Die sekundären Malignome sind entweder Metastasen oder Infiltrationen der Vulva durch einen Tumor der Vagina, der Urethra oder des Rektums.
Die überwiegende Zahl der primären, bösartigen Neubildungen sind *Pflasterepithelkarzinome* (90%). Der Morbus Paget gilt als eine besondere Form der vulvären, intraepithelialen Neoplasie (VIN). *Maligne Melanome* gehen aus Melanozyten hervor und stellen den zweithäufigsten Krebs der Vulva dar (5%). An dritter Stelle liegen die verschiedenen aus glandulären Strukturen entstandenen *Adenokarzinome* (3%). Die letzte Stelle nehmen *die malignen mesenchymalen Tumoren* (2%) ein. Reichen die sonst üblichen histologischen Parameter für die Diagnose nicht aus, so können zur Differenzierung dieser Karzinome spezielle histologische Techniken und Methoden der Immunhistochemie verwendet werden. Die Immunzytochemie erlaubt die Differentialdiagnose zwischen undifferenzierten (z. B. spindelzelligen) Karzinomen und Sarkomen bzw. malignen Melanomen. Das biologische Verhalten dieser Krebsarten und ihrer Unterformen ist sehr unterschiedlich. Dies muß bei der Therapie berücksichtigt werden (8, 15, 16, 18, 19, 43).

Häufigkeit und Bedeutung

Die Krebse der Vulva gehören mit einem Anteil von 3–5% der weiblichen Genitalmalignome zu den selteneren Formen. Eine frühe Diagnose führt nachweislich zur Verbesserung der Heilungsrate. Bei der guten Zugänglichkeit der Vulva ist die Früherfassung möglich. Kenntnisse über Klinik und über die biologische Bedeutung prämaligner Läsionen und die Beherrschung diagnostischer Techniken und der therapeuti-

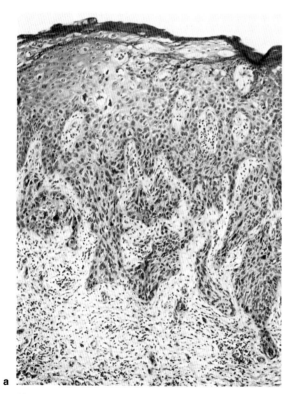
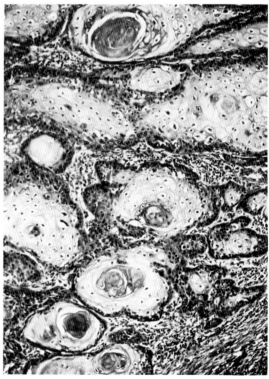

Abb. **6** Vulvakarzinom mit Zeichen der Infektion mit menschlichem Papillomvirus. **a** 44 Jahre, klinisch Morbus Bowen, histologisch: Vulvafrühkarzinom (Infiltrationstiefe, von der tiefsten Reteleiste aus gemessen, 0,6 mm) mit Koilozyten im oberflächlichen Pflasterepithel. HE, 100fache Vergrößerung. **b** 80 Jahre, klinisch Vulvakarzinom, histologisch hoch differenziertes Pflasterzellkarzinom mit Koilozyten in den Tumorsträngen. HE, 100fache Vergrößerung

schen Modalitäten sind wichtig. Ausgedehnte Tumoren und Rezidive stellen große Anforderungen an den Therapeuten.

Vulvakarzinom

Das Pflasterepithelkarzinom der Vulva geht von der Haut oder Schleimhaut aus. Histologisch handelt es sich um Pflasterepithelkarzinome unterschiedlicher Differenzierung (Abb. 6). Das häufigste histopathologische Bild ist das des ausgereiften, verhornenden Pflasterepithelkarzinoms. Undifferenzierte Formen sind selten. Adenokarzinome entstehen aus den Drüsen der Vulva. Ausgangsorte sind: Bartholinsche Drüsen, Hautdrüsen, Skenesche Gänge, kleine Vestibulardrüsen, akzessorisches Mammagewebe und embryonale Reststrukturen. Wegen ihrer Seltenheit spielen diese Tumoren eine untergeordnete Rolle. Die folgenden Ausführungen beziehen sich deshalb auf die Pflasterepithelneoplasien (18, 21, 71, 74).

Epidemiologie und kausale Genese

Die Zahl der invasiven Vulvakarzinome pro Jahr, bezogen auf 100 000 Frauen (Inzidenz), beträgt 1,9. Die Inzidenz des Carcinoma in situ ist nicht genügend bekannt; sie dürfte bei 0,5–0,7 liegen (51, 55). Der Anteil der schweren vulvären, intraepithelialen Neoplasien (VIN III) beträgt 10–25% der malignen Vulvatumoren (70, 78). Die Relation von CIN zu VIN und zu VAIN wird mit 100 zu 10 zu 1 angegeben (78). Das Vulvakarzinom ist eine Krankheit der älteren Frauen. Mehr als 75% der Erkrankten sind 60 Jahre alt oder älter (Abb. 7). Allerdings kommt es auch bei jungen Patientinnen vor. Einige Autoren geben eine Häufigkeit von 15% bei Frauen unter 40 Jahren an. In den letzten Jahren wurde eine Vorverlagerung des Erkrankungsalters beobachtet. Bei den schweren vulvären intraepithelialen Neoplasien (VIN III) ist dies besonders deutlich. Die Häufigkeit des Vulvakarzinoms könnte durch den in den letzten Jahrzehnten angestiegenen Anteil alter Frauen in der Bevölkerung der Industrieländer noch zunehmen, falls Maßnahmen der primären und sekundären Prophylaxe – Verbesserung der Hygiene und Erfassung, Therapie und Heilung von Vorstadien – nicht erfolgreich sind (10, 16, 51, 55, 70, 77).

Chronische (und) unspezifische Infektionen und mangelhafte Hygiene sind prädisponierende Faktoren. Venerische Krankheiten wie Granuloma inguinale, Lymphogranuloma venereum und z. T. auch die Syphilis werden in Zusammenhang mit diesem Karzinom gebracht. Arterielle Hypertension, Adipositas und Diabetes mellitus werden bei 25% der an Vulvakarzinom erkrankten Frauen beobachtet. Sie haben vermutlich wenig mit der Karzinomentstehung zu tun und sind eher Erscheinungen des hohen Alters. Weiße und sozial schlechtgestellte Frauen erkranken häufiger als farbige und sozial gutgestellte Frauen. Weitere prädisponierende Faktoren sind Immunsuppression und Strahlenexposition. Erbfaktoren und Parität spielen offenbar eine untergeordnete Rolle (51, 55, 71, 74).

Für eine infektiöse, möglicherweise virale Genese aller Malignome des unteren Genitaltraktes sprechen klinische und epidemiologische Daten und Ergebnisse der Virusforschung. Herpes-simplex-2-Viren (HSV-II), Papovaviren (HPV) und Zytomegalieviren (HCMV) einzeln oder synergistisch besitzen eindeutig ein onkogenes Potential. Es wird zur Zeit angenommen, daß verschiedene Tumorarten vom gleichen Virustyp verursacht und wiederum der gleiche Tumortyp von verschiedenen Viren induziert werden kann. Die Viren gelten als Promotor; die Krebskrankheit entsteht dann durch zusätzlich genetische, hormonale, immunologische und andere unbekannte auslösende Faktoren. Betreffend Einzelheiten der viralen Onkogenese wird auf die Literatur verwiesen (27, 28, 68, 72, 79).

Formale Genese

Nach den heute geltenden Vorstellungen über die formale Genese der Karzinome wird angenommen, daß das invasive Karzinom aus bereits vorhandenen Epithelatypien hervorgeht. Die Latenzzeit zwischen Auftreten der prämalignen Läsion und dem invasiven Wachstum kann unterschiedlich lang sein; gewöhnlich beträgt sie mehrere Jahre. Die prospektive Potenz zum invasiven Wachstum läßt sich nur histologisch ermitteln. Sie steigt von den Dysplasien bis zum Carcinoma in situ an. Diese Erkenntnisse wurden am Zervixkarzinom erarbeitet. Sie werden analog auf das Vulvakarzinom übertragen. Für die Richtigkeit dieser Annahme sprechen einige Beobachtungen. So liegt der Altersgipfel

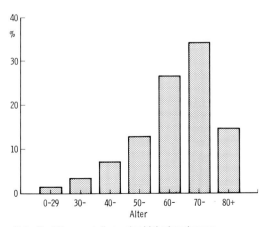

Abb. 7 Altersverteilung der Vulvakarzinome

präinvasiver Läsionen der Vulva mindestens 10 Jahre früher als der der invasiven Neoplasmen (70). Diese zeitliche Staffelung läßt auf einen disphasischen Verlauf der formalen Entwicklung schließen, wobei die mittlere Progressionsdauer von intraepithelialer bis zur invasiven Neoplasie 10 Jahre oder mehr betragen dürfte (70, 78). Die topographische Nachbarschaft von invasivem Karzinom und intraepithelialer Neoplasie in der Hälfte bis zwei Drittel der Fälle spricht für eine enge pathogenetische Beziehung beider Läsionen (70). Es gibt allerdings nur unzureichende Daten über die Häufigkeit der zu invasiven Karzinomen entarteten intraepithelialen Neoplasien. Die höchste wird mit 30% angegeben. Andere Angaben liegen wesentlich tiefer, zwischen 3–10% (17, 19, 78).
Diesbezüglich wichtig sind Ergebnisse prospektiver Untersuchungen bei vulvären Dystrophien. Das Entartungsrisiko der Dystrophien ohne Epithelatypien ist sehr gering (kleiner als 2%). Es erhöht sich signifikant auf ca. 10% bei den hyperplastischen Dystrophien mit Zellatypien (atypische hyperplastische Dystrophie = AHD). Demzufolge werden heute Dystrophien ohne Zellatypien nicht mehr als präkanzerös angesehen. Es besteht jedoch eine enge pathogenetische Beziehung zwischen Dystrophien und intraepithelialen Neoplasien. Der Lichen sclerosus ist primär in etwa 2,5% der Fälle mit hochgradigen intraepithelialen Atypien kombiniert. Bei den hyperplastischen und gemischten Dystrophien beträgt diese Zahl 10–15% (20). Schließlich finden sich invasive Pflasterepithelneoplasien in mehr als der Hälfte der Fälle zusammen mit einer Dystrophie (71, 74).

Dystrophien der Vulva

Dystrophien der Vulva sind chronisch verlaufende Dermatosen unbekannter Ätiologie (Tab. 1). Pathogenetisch liegen den Dystrophien Störungen von Wachstum und Differenzierung des Pflasterepithels und des Koriums zugrunde. Das klinische Erscheinungsbild ist von mehreren Faktoren abhängig wie Art und Stadium der Erkrankung, Zeitpunkt der Beobachtung im Krankheitsverlauf und Überlagerung mit einer entzündlichen oder traumatischen Begleitpathologie. Dystrophien können asymptomatisch verlaufen oder aber Juckreiz, Brennen und/oder Schmerzen verursachen. Die endgültige Diagnose und Klassifizierung erfordert eine histologische Untersuchung. Voraussetzung für die Erfassung der prognostisch wichtigen Epithelatypien sind multiple Biopsien verschiedener Lokalisation. Die Einstufung der Krankheit als Präkanzerose hängt vom Nachweis epithelialer Atypien ab. Dystrophien mit oder ohne Atypien können klinisch nicht sicher unterschieden werden (8, 20, 26).

Tabelle **1** Nomenklatur der Dystrophien und Epithelatypien

(International Society of Study of vulvar Disease [ISSVD]: 1976/1983)

Dystrophien
- Hyperplastische Dystrophie
  a) ohne Atypien
  b) mit Atypien (VIN)
- Lichen sclerosus
- Gemischte Dystrophie
  a) ohne Atypien
  b) mit Atypien (VIN)

Vulvare intraepitheliale Neoplasien = VIN
- Pflasterepitheliale (keratinozytäre) Präneoplasien
  VIN I   = geringgradige Dysplasie
  VIN II = mittelgradige Dysplasie
  VIN III = schwere Dysplasie und Carcinoma in situ
           inklusive kondylomatöse Atypien
- Morbus Paget

Ein anderer Grund für die histologische Abklärung ist die große Zahl von Erkrankungen, die differentialdiagnostisch in Betracht gezogen werden müssen. Die Tab. 2 zeigt eine Zusammenstellung der chronischen, nichtulzerösen Vulvaerkrankungen in Abhängigkeit vom Leitsymptom. Aus dieser Liste geht auch hervor, daß der Gynäkologe die Grundlagen der dermatologischen Diagnostik beherrschen sollte. Eine Zusammenarbeit zwischen Dermatologen und Gynäkologen ist wichtig. In der Basler Frauenklinik wurde vor Jahren zusammen mit den Dermatologen eine spezielle Vulva-Sprechstunde eingerichtet.

Biopsietechnik

Die histopathologische Untersuchung besitzt nicht nur für die Differenzierung der Vulvadystrophien und Erfassung intraepithelialer Atypien Bedeutung, sondern darüber hinaus zur Diagnostik der verschiedenen Vulvatumoren (s. oben). Die Wahl der Biopsiestelle(n) hängt von klinischen Parametern ab. Die Biopsie wird am Ort der charakteristischen Veränderung vorgenommen. Die Betrachtung mit Vergrößerungsglas oder *Kolposkop* nach Betupfung mit Kochsalzlösung und/oder mit 3% Essigsäure verbessert die klinische Diagnostik und erlaubt es, die verdächtigen Bezirke besser zu lokalisieren. Die zusätzliche Anwendung einer 2%igen Toluidinblaulösung und Nachwaschen mit verdünnter 3%iger Essigsäure *(Collins-Test)* ergibt zusätzliche Hinweise. Parakeratotische Bezirke mit großer Zellkernzahl färben sich mit diesem Vitalfarbstoff bläulich an. Falsch negative Befunde können bei Hyperkeratosen, falsch positive bei Ulkusbildungen vorkommen. Bei kleinen Befunden von weniger als 2 cm Durchmesser wird in Lokalanästhesie mit dem Skalpell die *Exzisions-*

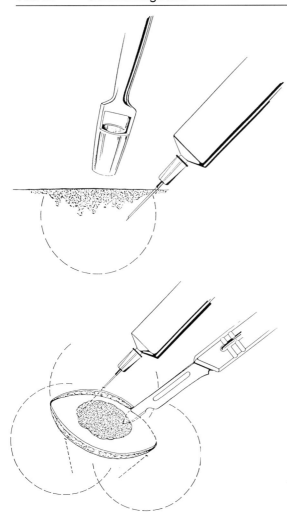

Abb. **8** Biopsietechnik (nach *Friedrich*)

biopsie, bei größeren Befunden die *Inzisionsbiopsie* vorgenommen (Abb.**8**). Bei ausgedehnten und/oder multiplen Herden (z.B. Dystrophien) empfiehlt sich die *Stanzbiopsie* (nach Kernmeyer oder Keyes). Wichtig ist eine ausreichende Tiefe der Biopsie unter Einschluß des Koriums. Das Exzisat wird sofort fixiert. Der histologische Schnitt soll senkrecht zur Haut erfolgen, damit die Basalmembran gut beurteilt werden kann (19, 21, 26, 57).

Klassifikation der Vulvadystrophien

Dystrophien der Vulva werden entsprechend den Definitionen der International Society for the Study of Vulvar Diseases (ISSVD) unterteilt. Das Hauptziel dieser Klassifikation ist, die prognostische Bedeutung der verschiedenen Dystrophieformen im Hinblick auf die Karzinomentstehung zu erfassen. Die Einteilung basiert auf der klinischen Symptomatik und vor allem auf den histologischen Merkmalen. Unabhängig von

diesen Kriterien werden die Pflasterepithelatypien beurteilt (Tab. **1**).
Die früher verwendeten Bezeichnungen waren ungenau. Sie haben zu Verwirrung und zu Irrtümern hinsichtlich des biologischen Verhaltens dieser Erkrankungen geführt. Es sollten folgende Begriffe nicht mehr verwendet werden: Lichen sclerosus et atrophicus, Craurosis vulvae, Leukoplakie, Neurodermitis, Leukokeratose, leukoplakische Vulvitis und hyperplastische Vulvitis. Die Dystrophien der Vulva werden heute in 3 große Gruppen unterteilt:
1. Die *hyperplastische Dystrophie* (Abb.**9**) mit den Zeichen der Pflasterepithelhyperplasie: Akanthose, Hyperkeratose.
2. Die *atrophische Dystrophie,* gekennzeichnet durch die Pflasterepithelatrophie. Diese wird, wenn gleichzeitig unter dem Pflasterepithel eine bandförmige, homogene zellarme Zone von ödematösem (Frühstadium) oder hyalinisiertem (Spätstadium) Bindegewebe ohne elastische Fasern vorhanden ist, als Lichen sclerosus angesehen.
3. Die *gemischten Dystrophien* mit den Merkmalen der hyperplastischen und atrophischen Dystrophie.
Bei allen Dystrophien kommen diffuse oder perivaskuläre entzündliche Infiltrate aus Lymphozyten, Plasmazellen und Histiozyten in unterschiedlichem Ausmaß vor. Das histologische Bild kann durch Kratzeffekte und Superinfektion modifiziert sein. Wichtig ist, daß alle diese obengenannten Krankheitsbilder keine präkanzerösen Epithelatypien beinhalten. Diese werden unabhängig der Dystrophieart erfaßt. Falls sie vorhanden sind, ergibt sich eine Unterteilung der Hauptgruppen Tab. **1** (70).

Inzidenz

Die tatsächliche Inzidenz der Vulvadystrophien ist nicht bekannt. Die angegebene Häufigkeit (20–25%) einer Vulva-Sprechstunde ist für die Gesamtpopulation nicht repräsentativ. Die Verteilung der Vulvadystrophien variiert von Klinik zu Klinik. Das unterschiedliche Verteilungsmuster kann Ausdruck der Patientenauswahl, der diagnostischen Kriterien und regionalen Unterschiede sein. Die relative Häufigkeit der hyperplastischen Dystrophien wird mit 20–75%, die der gemischten mit 10–15% angegeben. Atrophische Dystrophien – Lichen sclerosus – stellen ca. ⅔ der Dystrophien dar (20).

Klinik, Symptomatologie, Pathogenese
Lichen sclerosus

Der Lichen sclerosus ist eine Dermatose unbekannter Ätiologie, die disseminiert oder örtlich herdförmig gruppiert auftreten kann. Neben der häufigsten Lokalisation an der Vulva und der

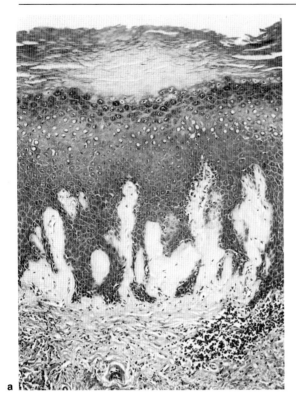

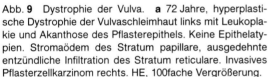

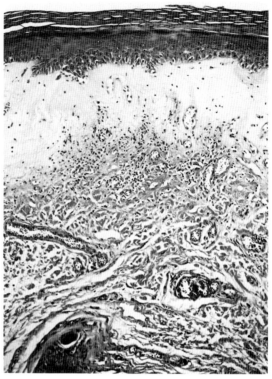

Abb. **9** Dystrophie der Vulva. **a** 72 Jahre, hyperplastische Dystrophie der Vulvaschleimhaut links mit Leukoplakie und Akanthose des Pflasterepithels. Keine Epithelatypien. Stromaödem des Stratum papillare, ausgedehnte entzündliche Infiltration des Stratum reticulare. Invasives Pflasterzellkarzinom rechts. HE, 100fache Vergrößerung.

b 51 Jahre, atrophische Dystrophie der Schleimhaut mit Leukoplakie und Atrophie des Pflasterepithels. Keine Epithelatypien. Ödem des angrenzenden Stromas, geringgradige entzündliche Infiltration des tieferen Stromas. HE, 100fache Vergrößerung

Perianalregion (60–80% der Fälle) können auch andere Bereiche der Haut befallen sein: seitliche Halspartien, Schlüsselbeingegend, Region zwischen den Brüsten und den Submammärfalten, Schultern und Beugeseiten der Unterarme. Bei Krankheitsverdacht sollen auch diese Prädilektionsstellen untersucht werden. Bevorzugt werden postmenopausale Frauen befallen, aber auch bei Kindern und seltener bei Männern kommt die Krankheit vor. Ein familiäres Vorkommen wird gelegentlich beobachtet (genetische Faktoren) (19, 20, 26).

Ausnahmsweise bestehen bei Krankheitsbeginn einzelne, meist asymmetrische erythematöse Papeln. Eine weitere Frühmanifestation ist das präputiale Ödem. Typisch sind kleine, scharf begrenzte, zur Konfluenz neigende, rundliche oder oval konfigurierte, porzellanweiße, atrophische Herde, die auf Hautniveau bleiben und eine polyzyklische, entzündliche Randkonfiguration aufweisen. Die Herde zeigen eine symmetrische, spiegelbildliche Verteilung. Sie befallen die Vulva ganz oder teilweise. Sie können auch an der Rima ani und in der Perianalregion lokalisiert sein. Ältere Herde zeigen eine feine pergament-

artige Fältelung der Oberfläche („zerknülltes Zigarettenpapier") und komedoartige, punktförmige Hornpfröpfe. Im Herdbereich ist die Dehnbarkeit der Haut herabgesetzt. Später entsteht eine narbige Schrumpfung, die die ganze Vulva einnehmen kann (Abb. **10**, Farbtafel V). Die Krankheit verläuft schubweise über Jahre. Die Ruhephasen können unterschiedlich lang sein, und der narbige Endzustand muß nicht immer erreicht werden. Die subjektiven Beschwerden sind unterschiedlich ausgeprägt. Der quälende, oft schubweise auftretende Juckreiz steht im Vordergrund (über ⅔ der Fälle). Ferner treten Brennen und Schmerzen auf. Dyspareunien oder sogar Unfähigkeit zum Geschlechtsverkehr sind im Endzustand häufig. Als Begleitkomplikationen finden sich Rhagaden und Fissuren, Erosionen, Hämatome und bisweilen eine Scheueralopezie. Auch Miktionsstörungen und Beschwerden bei der Defäkation werden beobachtet. Die Entwicklung von Herden einer hyperplastischen Dystrophie stellt mit ca. 30% die bedeutendste Komplikation hinsichtlich der Karzinomgefährdung dar. Solange Epithelatypien fehlen, darf der Lichen sclerosus nicht als

Tabelle **2** Differentialdiagnose der chronischen, nicht-ulzerösen Erkrankungen der Vulva

Symptom	Differentialdiagnose
„Weißliche Flecken" (Leukoplakie)	Vulvadystrophien
	Vulv. intraepith. Neoplasie (VIN)
	Vitiligo
	Lichen ruber planus
	Vulvovaginitis diabetica
	Candida-Infekt
„Rötliche Flecken" (Erythroplakie)	Candida-Infekt
	Vulv. intraepith. Neoplasie (VIN)
	Bowenoide Papullose
	Morbus Paget
	Beginnendes Vulvakarzinom
	Lichen ruber planus
	Kontaktdermatitis
	(Arzneiexantheme)
	Seborrhoisches Ekzem
	(Dermatitis)
	Psoriasis
	Erythrasma
	Histiozytose X
„Pigmentierte Flecken" (Melanoplakie)	Nävuszellnävi
	Lentigo simplex
	Verruca seborrhoica (senilis)
	Maligne Melanome
	Vulv. intraepith. Neoplasie (VIN)
	Thrombosiertes Hämangiom
	Naevus caeruleus

Präkanzerose angesehen werden (8, 19, 20, 26).

Differentialdiagnostisch kommen alle Krankheiten in Frage, die mit weißen Flecken der Vulva einhergehen (Tab. 2). Die senile Atrophie zeigt im Gegensatz zum Lichen sclerosus keine Gewebseinschmelzungen oder -indurationen und keine entzündlichen Erscheinungen.

Obwohl die *Ätiologie* unbekannt ist, erscheint es von Bedeutung, auf einige beim Lichen sclerosus erhobene Befunde hinzuweisen. So zeigen Untersuchungen am Gewebe eine vermehrte Aktivität für Glucose, alkalische Phosphatasen und ATP. Der Thymidin-Markierungsindex ist erhöht. Befunde wie die Vermehrung organspezifischer Antikörper, die Assoziation mit anderen Autoimmunkrankheiten, die Erhöhung von IgM und C3 entlang der Basalmembran deuten auf eine Autoimmunreaktion hin. Schließlich sind niedrige Serumwerte für Testosteron, Androstendion und Dehydroepiandrosteron (DHA) und ihre Normalisierung nach topischer Verabreichung von Testosteron Hinweise dafür, daß die periphere Testosteronkonversion gestört ist. Diese Störung könnte Folge eines Enzymmangels (5-α-Reduktase) in der (Damm-)Haut von Li-

chen-sclerosus-Patientinnen sein. Der Beweis für diese Hypothese steht noch aus (20).

Hyperplastische Dystrophien

Das Substrat dieser chronischen Erkrankung unbekannter Ätiologie ist die Epithelhypertrophie, die makroskopisch unterschiedlich in Erscheinung tritt (Abb. **11**, Farbtafel V). Das Bild wird von weißen Bezirken dominiert. Die Krankheit kommt in jeder Altersgruppe vor. Etwa $\frac{1}{3}$ der erkrankten Frauen sind postmenopausal. Subjektiv steht der Juckreiz im Vordergrund. Die Grundläsion sind solide, meist rundliche, scharf begrenzte, hautfarbene bis weißlich gefärbte Papeln, die zu rundlichen oder bandförmigen Herden unterschiedlicher Ausdehnung zusammenwachsen. Am Rand ist die Läsion hyperpigmentiert. Bevorzugte Lokalisationen sind Klitoris, lateraler Anteil der kleinen Labien, hintere Kommissur und große Labien. Analregion, Genitokruralfalte und innere Fläche der Oberschenkel sind selten betroffen. Die ganze Vulva erscheint manchmal rosarot mit weißlichen Bezirken. Die Herde selbst sind üblicherweise bilateral und symmetrisch. Zusätzliche entzündliche und/oder traumatische Einflüsse verschiedenen Ausmaßes führen zu den unterschiedlichsten Erscheinungsbildern. Fissuren und Ulzerationen als Folgen des Juckreizes müssen genau untersucht werden, da beginnende Karzinome auf diese Weise manifest werden können. Epithelatypien finden sich in 10–15% der hypertrophischen Dystrophien. Nur diese atypischen hypertrophischen Dystrophien (AHD) werden als präkanzerös angesehen (8, 19, 20, 26).

Die meisten Fälle von hyperplastischer Dystrophie sind mit großer Wahrscheinlichkeit Varianten eines Lichen simplex chronicus (Neurodermitis circumscripta). Es bestehen Beziehungen zu internmedizinischen Erkrankungen wie Diabetes mellitus und gastroenterologischen Funktionsstörungen und Krankheiten (Obstipation, Anazidität, chronische Gastritis, Hepato- und Cholezystopathien). Weitere pathogenetische Faktoren sind: mechanische Reize, chemische oder allergische Irritationen durch Deodorantien, Seifen, synthetische Unterwäsche etc., starkes Schwitzen. Unbekannte Faktoren zusammen mit Reiben und Kratzen führen zur Lichenifikation der Haut. Die hyperplastischen Dystrophien haben offenbar eine multifaktorielle Pathogenese, die bei der Therapie berücksichtigt werden soll. In der Praxis ist es allerdings schwierig, die dominante Ursache festzustellen (6).

Gemischte Dystrophien

Meistens auf dem Boden eines Lichen sclerosus treten zusätzlich bis zu 30% klinische und morphologische Merkmale einer hyperplastischen

Dystrophie auf. Diese gemischten Dystrophien machen etwa 15% aller Dystrophien aus. Die histologische Untersuchung, evtl. nach Anwendung von Toluidinblau, gerade dieser hyperplastisch-dystrophischen Bezirke ist wichtig. Zellatypien befinden sich, wenn überhaupt, an diesen Stellen. Das biologische Verhalten und somit die Prognose hängen vom Vorhandensein und dem Grad der Epithelatypien ab (8, 19, 20, 26).

Therapie der Dystrophien

Die Therapie der Dystrophien ist medikamentös. Chirurgische Maßnahmen haben nur ergänzenden Charakter. Die Therapie richtet sich nach der Art und der biologischen Bedeutung der Läsion (Zellatypien?), nach dem Krankheitsverlauf und schließlich nach den Beschwerden und der Reaktion auf die angewandten Medikamente. Die Berücksichtigung der Pathogenese und der evtl. vorhandenen Begleitpathologie sind für den Erfolg wichtig. Die Dauer der Behandlung beträgt mehrere Wochen bis Jahre. Eine halbjährliche Daueruberwachung ist für die frühzeitige Erfassung der seltenen malignen Entartung unerläßlich.

Allgemeine Maßnahmen

Als allgemeine Maßnahmen gelten:
1. die Einstellung eines *Diabetes mellitus und/ oder die Therapie anderer internmedizinischer Funktionsstörungen* und Erkrankungen.
2. Die gezielte Behandlung *vulvovaginaler Infekte* durch Bakterien, Pilze, Protozoen und Viren.
3. Richtlinien für eine adäquate *Hygiene der Vulva* mit dem Ziel, alle möglichen traumatischen und chemisch/allergischen Reize auszuschalten. Empfohlen wird Waschen mit Babyseife und mit fließendem Wasser, Verwendung eines Haartrockners zum Trocknen der Vulvahaut. Zu vermeiden sind Sprays, Parfüms, Deodorantien und das Tragen von synthetischer Unterwäsche ohne Baumwolleinlage; das Tragen enger Jeans oder Hosen, das Sitzen auf Kunststoffkissen, das Tragen feuchter Badekleider. Diese Maßnahmen wirken oft rasch gegen Juckreiz und andere subjektive Beschwerden.
4. Eine *systemische Therapie* ist gelegentlich indiziert: Antihistaminika gegen Juckreiz; Tranquilizer gegen die meist vorhandene nervöse Spannungssituation; evtl. psychosomatische Beratung und Therapie (5, 19, 20, 26).

Hyperplastische Dystrophien

Diese Erkrankungen werden bevorzugt mit *fluorierten Glucocorticoiden* in Cremeform behandelt. Der Juckreiz wird damit schnell beseitigt. Einige Autoren kombinieren Corticoide mit lokal wirkenden Antipruriginosa. Topisch wirkende Lokalanästhetika sollen vermieden werden. Die Beschwerden sind nach zwei- bis dreimaliger Applikation von Corticosteroidcreme täglich über 4 bis 6 Wochen weitgehend abgeklungen. Eine längere Verabreichung von Corticoiden ist wegen der Atrophiegefahr zu vermeiden. Bei kleinen Läsionen und bei ungenügender Wirkung der Cremebehandlung kommt die intraläsionale Infiltration von kristalliner Cortisonlösung in Betracht. Bei ungenügendem Ansprechen oder sogar Exazerbation unter der Therapie muß an eine chemische Kontaktallergie gedacht werden (5, 2, 20, 26).

Lichen sclerosus

Die bevorzugte Therapie des Lichen sclerosus ist die topische Verabreichung von 2%igem *Testosteron-Propionat* in einer Vaseline-Salbe-Grundlage. Die Therapie wird mit einer zwei- bis dreimaligen Applikation pro Tag begonnen. Sie wird über ca. 6 Wochen bzw. bis Linderung des Juckreizes fortgeführt. Die Zahl der weiteren Applikationen richtet sich nach den subjektiven Beschwerden. Die kleinste Menge, die die Beschwerden beseitigt, ist richtig. Anschließend wird die Behandlung einmal wöchentlich während mindestens 6 Monaten, noch besser über Jahre fortgesetzt. Etwa 90% der Patienten sprechen auf diese Therapie an. Häufig erzielt man auch eine Besserung der atrophischen Veränderungen (20).
Nachteile der lokalen Testosterontherapie sind ihre geringe Wirksamkeit bei prämenopausalen Frauen und die Nebenwirkungen von Androgenen: Klitorishypertrophie, Steigerung der Libido, Hirsutismus und tiefe Stimme. Bei Auftreten dieser Nebenwirkungen oder insbesondere bei Kleinkindern wird eine *Progesteron-Creme* verwendet (20, 26).

Gemischte Dystrophien

Sie werden zunächst mit Cortikosteroidsalben und anschließend mit Testosteron lokal therapiert. Einige Autoren bevorzugen die abwechslungsweise simultane Anwendung dieser Salben.

Dystrophien mit Zellatypien

Bei Formen mit Zellatypien richtet sich die Therapie nach dem Atypiegrad und der Ausdehnung der Läsion. Die empfohlenen Behandlungen reichen von Corticoidsalben und Überwachung bei leichten Formen bis zur lokalen vollständigen Exzision bei schweren intraepithelialen Neoplasien aus.

Operative Maßnahmen

Die *Infiltration mit kristallinen Corticoiden* oder auch mit Alkohol kommt zur Therapie des refraktären Pruritus in Betracht. Wir bevorzugen die Infiltration des Koriums mit einer Corticoidkristallsuspension verdünnt (1:3) mit einem Lokalanästhetikum. Die operative *Denervierung der Vulva* nach Horn und Mering wird heute wegen der häufigen Mißerfolge und der guten Wirkung konservativer Maßnahmen kaum noch praktiziert. Es herrscht heute Übereinstimmung darüber, daß *die Vulvektomie* bei unkomplizierten Dystrophien ohne schwere intraepitheliale Neoplasie nicht indiziert ist. Die Vulvektomie ist in diesen Fällen eine Überbehandlung. Außerdem ist sie bei Lichen sclerosus wenig effektiv. Die Rezidivraten betragen bis 52% (8). *Plastisch-chirurgische Eingriffe* können in Spätstadien eines Lichen sclerosus zur Behebung einer Introitusstenose mit Beeinträchtigung der Funktion notwendig werden. Die CO_2-Laser-Therapie hat bei kleinen und isolierten therapieresistenten Herden einen beschränkten Anwendungsbereich. Die Rezidivrate ist aber hoch (29, 39).

Vulväre intraepitheliale Neoplasien (VIN)

Pflasterepitheliale (keratinozytäre) Präneoplasien

Allgemeine Pathologie

Pflasterepithelatypien werden unabhängig von den oben beschriebenen Dystrophien beurteilt. Die Zusammenfassung aller Atypien unter dem Oberbegriff der vulvären intraepithelialen Neoplasie (VIN) soll die Zusammengehörigkeit all dieser Läsionen mit einer ähnlichen biologischen Bedeutung hervorheben. Die verschiedenen Grade sind Hinweise auf die unterschiedliche Wahrscheinlichkeit eines invasiven Wachstums. Diese Betrachtungsweise geht auf RITCHARD für die zervikalen intraepithelialen Neoplasien zurück. Sie hat heute auch für die vaginalen und zervikalen Läsionen Geltung (VAIN, CIN).

Die Zellatypien werden, abhängig vom Grad der Störung der Epithelarchitektur und der Zellatypien, in folgende Schweregrade eingeteilt:

VIN I (Leichte Dysplasie): charakterisiert durch ungeordnete und reife Zellen mit geringgradigen Kernatypien und Mitosen im unteren Drittel des Epithels ohne Berücksichtigung der Hornschicht.

VIN II (Mittelgradige Dysplasie): typisch sind gleichartige Veränderungen wie bei VIN I, welche auch im mittleren Drittel des Epithels nachweisbar sind. Eine Verhornung von Zellen wird selten beobachtet.

VIN III (Schwere Dysplasie und Carcinoma in situ): die oben beschriebenen Veränderungen betreffen die gesamte Epithelbreite (Abb. 12). Die Tendenz zur oberflächlichen Differenzierung mit horizontaler Schichtung kann angedeutet, noch vorhanden oder aber auch vollständig aufgehoben sein. Die Zelldichte ist unterschiedlich hoch, aber in der ganzen Breite des Epithels vergrößert, insbesondere basal. Zell- und Kernpolymorphie, zahlreiche, meist atypische Mitosen, unregelmäßige Verteilung des Chromatins, mehrkernige und Riesenzellen sind weitere Kriterien. Intraepitheliale basalgelegene Hornperlen weisen auf ein invasives Wachstum in der Nachbarschaft hin. In Einzelfällen wird auch ohne Invasion eine starke perifokale Entzündung des Stromas beobachtet. Melaningranula sind vermehrt vorhanden, vor allem extrazellulär; sie sind ungeordnet verteilt. Analog zu CIN III kommen undifferenzierte, mittelreife und am häufigsten hochdifferenzierte Läsionen vor. Entsprechend der Definition ist die Basalmembran überall intakt (14, 18, 21, 70).

Folgende Fakten sind für das praktisch-klinische Vorgehen wichtig:

1. Es gibt kein spezifisches Merkmal für die einzelnen Atypiegrade. Die Unterscheidung zwischen zwei Schweregraden ist von subjektiven Faktoren abhängig.

2. Die histopathologische Diagnose erlaubt im Einzelfall keine Voraussage über das biologische Verhalten und die prospektive Tendenz zur Invasion. DNA-zytometrische Analysen können durch Quantifizierung von DNA-Werten auf eine Präkanzerose schließen (70). Eine Prognose läßt sich aber nicht stellen. Es gibt keine Methode, um die Potenz zum invasiven Wachstum im Einzelfall zu bestimmen. Es bleibt nur die klinische Beobachtung.

3. Koilozyten finden sich häufig als Zeichen eines Infektes mit HPV-Viren. Bei Verdacht auf eine Infektion mit HPV-Viren sollte der Pathologe darauf hinweisen, damit evtl. eine weitere Abklärung durch Virustypisierung erfolgen kann.

   Es wird vermutet, daß sich die kondylomatösen Atypien, darunter die bowenoide Papulose, biologisch anders verhalten als Atypien ohne HPV-Virus-Infektion (70, 78).

4. Die histologische Differenzierung der keratinozytären und melanozytären Neoplasien - auch die Abgrenzung zu den Paget-Zellen - kann gelegentlich Schwierigkeiten bereiten. Histochemische Färbungen und immunhistochemische Reaktionen erlauben es aber, die richtige Diagnose zu stellen. Spezifisch für Paget-Zellen sind CEA und Casein, für Keratinozyten Präkeratin und für Melanozyten das S-100-Protein (18, 47, 70)

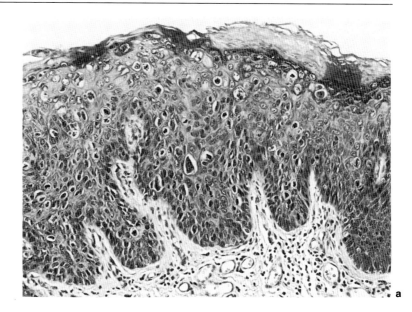

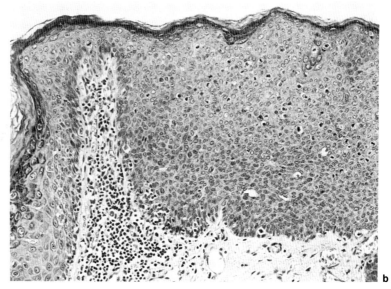

Abb. **12** Intraepitheliale Neoplasie der Vulva. 35 Jahre, klinisch multizentrische weiße, z. T. papilläre Herde der Vulvaschleimhaut. **a** Carcinoma in situ (VIN III), bowenoide Form der Schleimhaut: Leukoplakie, Akanthose, Aufhebung der Schichtung, ausgeprägte Zell- und Kernpolymorphie des Pflasterepithels. HE, 160fache Vergrößerung; **b** Carcinoma in situ (VIN III), basaloide Form an der gleichen Vulvaschleimhaut: Laukoplakie, Akanthose, Aufhebung der Schichtung, reichlich Mitosen, Zell- und Kernpolymorphie des Pflasterepithels. HE, 160fache Vergrößerung

Symptomatologie und Klinik

Die *Symptome der Vulvaerkrankungen* wie Pruritus, Brennen und Schmerzen werden auch bei VIN angegeben. Gewöhnlich ist die Patientin aber symptomfrei. Nicht selten stellt sie selbst eine Veränderung fest, oder der verdächtige Bezirk wird bei einer Routineuntersuchung erkannt. Die Diagnosestellung erfordert, daß man immer an die Möglichkeit einer prämalignen Erkrankung denkt und daß man jede Läsion genau inspiziert und mit dem Vergrößerungsglas oder dem Kolposkop betrachtet. Der Wert der Zytologie ist umstritten. Jede suspekte Veränderung muß histologisch abgeklärt werden. Die Lokalisation der Biopsie wird durch die zusätzliche Toluidinblauanfärbung erleichtert (19, 26, 78).
Das *klinische Bild ist außerordentlich vielgestaltig.*

Größe, Farbe, Lokalisation und Ausdehnung der Läsionen zeigen große Varianten. Mit wenigen Ausnahmen ist der befallene Hautbezirk papillomatös und über das Hautniveau erhaben (Abb. 13, Farbtafel VI). Mit dem Kolposkop oder mit dem Vergrößerungsglas erkennt man, wenn eine Hyperkeratose fehlt, abnorme und pathologische Gefäße. Noch ein weiteres wichtiges Kriterium ist die unregelmäßige Pigmentierung, die auch histologisch als Pigment-Inkontinenz zu erkennen ist. Schließlich zeigen alle diese Läsionen eine Parakeratose, die bei Anwendung von Toluidinblau zu einer bläulichen Verfärbung führt. Diese Trias: papillomatöse Läsion, Pigmentstörungen und Parakeratose (die 3 Ps nach FRIEDRICH) ergeben den Verdacht, der eine Biopsie indiziert. Bevorzugte Lokalisation ist der dorsale und introitusnahe Bereich. Läsionen kommen isoliert oder multipel vor. Multizentrizität wird fast ausschließlich bei jungen Patientinnen beobachtet. Sie steht möglicherweise im Zusammenhang mit den in dieser Altersgruppe häufig assoziierten HPV-Infekten. Differentialdiagnostisch kommen die in der Tab. 2 zusammengestellten Erkrankungen in Betracht. Die prätherapeutische histologische Abklärung ist unerläßlich (19, 26, 70, 78).

Bei Verdacht auf VIN der Vulva müssen auch die Vagina und Portio sowie die Perianalregion untersucht werden. Ein früher durchgemachtes oder ein gleichzeitiges Karzinom der Zervix findet sich in 14% dieser Fälle (19). Die Analgegend ist in knapp ⅓ der Fälle befallen. Diese Lokalisation gilt als besonders gefährdet für die Entstehung eines invasiven Karzinoms (77). Es ist auch keine Seltenheit, Herde außerhalb der Anogenitalregion zu finden (19, 77). Die Assoziation mit verschiedenen Erkrankungen ist ebenfalls von klinischer Bedeutung: andere genitale und extragenitale Malignome; granulomatöse oder virale venerische Erkrankungen; Dystrophien der Vulva; Immunsuppression oder eine vorausgegangene Strahlenexposition (70).

Therapie

Die histologisch gesicherten geringgradigen vulvären intraepithelialen Neoplasien (VIN I und VIN II) erfordern keine Behandlung. Sie werden beobachtet. Erst bei Progression wird eine Therapie nötig. Dann kommen die gleichen Methoden wie bei VIN III zur Anwendung. Folgende Therapiearten kommen in Betracht:

1. Chirurgische Verfahren:
   - lokale Exzision,
   - Skinning-Vulvektomie,
   - einfache Vulvektomie
2. Destruktion der Läsion:
   - Elektrokoagulation,
   - Kryochirurgie,
   - CO$_2$-Laser,
3. Medikamente:
   - 5-Fluorouracil,
   - 2,4-Dinitrochlorobenzene (DNCB)
   - Bleomycin,
   - (Retinoide),
   - (Interferon).

Die *Wahl der Therapie* ist individuell und richtet sich nach Alter der Patientinnen; nach Lokalisation, Ausdehnung und Multizentrizität der Läsion; nach Befall benachbarter Strukturen wie Perianalregion (in 22% der Fälle), distale Vagina (10%) und Urethra (28%) und nach der Art assoziierter Erkrankungen (11). Das wichtigste Kriterium ist das Alter (78). Bei Patientinnen unter 40 Jahren empfiehlt sich große Zurückhaltung mit operativen, verstümmelnden Maßnahmen (z. B. Vulvektomie). Gerade in dieser Altersgruppe kommen recht häufig spontane Regressionen vor. Auch soll die Gefahr der Progression bzw. der Invasion sehr gering sein (78).

An der Univ.-Frauenklinik in Basel wurden von 1978 bis 1986 43 intraepitheliale Neoplasien der Vulva behandelt. Es kamen folgende Behandlungsmethoden zur Anwendung: lokale Exzision (3), einfache Vulvektomie (2), „Skinning"-Vulvektomie (3), 5-Fluorouracil (2), Kryochirurgie (2) und CO$_2$-Laser-Therapie (31).

Chirurgie

Die *Vulvektomie* ist die Behandlung der Wahl für die mehr als 50 Jahre alten Patientinnen mit ausgedehnten Befunden und für die seltenen jüngeren Patientinnen mit klinisch nachgewiesener eindeutiger Progression. Wenn möglich soll die Klitoris erhalten werden. Der Hauptvorteil der Vulvektomie ist die geringe Rezidivrate von weniger als 10%. Nachteile sind die Komplikationen der Wundheilung, schmerzempfindliche Narben mit Dyspareunie und anatomische Verstümmelung (19, 26, 78).

Wegen dieser Verunstaltung und der daraus resultierenden funktionellen und psychologischen Folgen wurde die *„Skinning"-Vulvektomie* mit oder ohne plastische Deckung (Mesh graft) vorgeschlagen. Die Ergebnisse dieser Operation sind sowohl bezüglich der Funktion als auch der Kosmetik und der Heilung ausgezeichnet (55). Der Stellenwert dieses Verfahrens ist allerdings sehr umstritten (10, 78). Einzelheiten der Operationstechnik finden sich bei KÄSER, IKLÉ u. HIRSCH (37).

Schließlich wird die *„weite lokale Exzision"* angewandt. Dieser Begriff ist ungenau; die Exzision reicht bis zur partiellen Vulvektomie. Die kosmetischen Resultate sind gut. Die Rezidivrate nach weiter lokaler Exzision schwankt zwischen 9 und 17%. Sie steigt bis auf 50% an, wenn die Läsion histologisch nicht im Gesunden exstirpiert wurde (10, 19, 78).

Destruktion der Läsion

Elektrokoagulation, Kryochirurgie und *CO$_2$-Laser* dürfen nur angewendet werden, wenn eine aufwendige prätherapeutische Abklärung keinen Hinweis auf Invasion ergab und die Läsionen nicht allzu ausgedehnt sind. Diese Verfahren haben den Nachteil, daß eine vollständige histologische Untersuchung der Läsion nicht möglich ist. Die CO$_2$-Laser-Therapie hat gegenüber den anderen Methoden die Vorteile der exakten und gezielten Zerstörung der befallenen Bezirke in Breite und Tiefe, die minimale Gewebsschädigung und die Schonung des umgebenden Gewebes (29, 39). Auch ist die Heilung schneller und schmerzloser, und Infektionen sind seltener als bei den anderen Methoden. Ausgedehnte Erfahrungen mit den destruktiven Methoden liegen für die CO$_2$-Laser-Therapie vor (Tab. 3). Die Re-

Tabelle **3** Intraepitheliale Neoplasie der Vulva. Behandlungsergebnisse der CO_2-Laser-Therapie

Autor		Überwachungsdauer Monate	Rezidive n
Lobraico	(1981)	8–34	3/6
Baggish	(1981)	12–30	3/35
Townsend	(1982)	?	2/33
Ferency	(1982)	?	14/43
Magrina	(1983)	12–60	3/32
Austin	(1983)	12–48	1/30
Bellina	(1983)	96	0/13
Stanhope	(1983)	?	0/7
Voros	(1984)	24	5/25
Leuchter	(1984)	?	4/42
Kaufmann	(1985)	–60	6/33
Eigene Fälle	(1986)	3–78	4/31

zidivrate beträgt durchschnittlich 13,5%. Die endgültige Beurteilung dieser Methode ist allerdings wegen der kurzen Beobachtungszeiten noch nicht möglich.

Medikamentöse Therapie
Die lokale Applikation von *5%-5-Fluorouracil*, von *Bleomycin* und von *Dinitrochlorobenzene (DNCB)* nach vorausgegangener intradermaler Sensibilisierung zeigte unterschiedliche Ergebnisse. Die größten Erfahrungen liegen für 5-Fluorouracil vor. Komplette Remissionen wurden in 40% der Fälle beschrieben (61). Nachteile aller dieser medikamentösen Therapien sind, abgesehen der geringeren Wirksamkeit, die lange Behandlungsdauer und die durch Ulkusbildung und Sekundärinfekte verursachten Beschwerden. Über die systemische Gabe von Retinoiden liegen nur kasuistische Mitteilungen vor. Die Therapie der kondylomatösen Atypien mit Interferon wird möglicherweise in der Zukunft große Bedeutung erreichen (25, 73).

Kontrolle
Wegen Rezidivgefahr müssen alle wegen VIN behandelten Patientinnen, unabhängig der Behandlungsart, möglichst lebenslänglich überwacht werden. Erfahrung bei der Beurteilung von Hautkrankheiten oder die Zusammenarbeit mit Dermatologen erleichtern diese schwierige Aufgabe.

Morbus Paget
Der Morbus Paget der Vulva ist eine seltene Sonderform der vulvären intraepithelialen Neoplasien. Es handelt sich um eine extramammäre Lokalisation des Morbus Paget, die an Körperstellen mit reichlich vorhandenen Schweißdrüsen beobachtet wird. Die Diagnose erfolgt durch den histologischen Nachweis von Paget-Zellen. Der Krankheitsverlauf ist außerordentlich langsam. Ein primäres invasives Schweißdrüsenkar-

zinom mit sekundärer Epidermisinfiltration als Ursache des Morbus Paget wird in etwa $\frac{1}{3}$ der Fälle gefunden (14, 21, 50).

Klinik
Die Krankheit befällt vorwiegend postmenopausale Frauen zwischen dem 60. und 70. Lebensjahr. Von den ersten Symptomen bis zur Diagnose vergehen im Durchschnitt 6 Jahre. Die subjektiven Beschwerden sind Brennen und Pruritus. Die Inspektion ergibt gut abgrenzbare, ekzematoide, papulöse, hellrote Bezirke mit Inseln und Brücken von weißem hyperkeratotischem Epithel (Abb. **14**, Farbtafel V). Gewöhnlich beginnt die Erkrankung an den Hautanteilen der Vulva, der Genitalfalte oder perianal. Sie breitet sich dann auf die kleinen Labien und den Introitus aus. Die Läsion wird oft zunächst als Ekzem oder Candidaerkrankung angesehen. Die Therapieresistenz ist dann der Anlaß für die bioptische Abklärung. Eine Verdachtsdiagnose wird selten gestellt. Der Morbus Paget läßt sich klinisch nicht eindeutig von anderen Dermatosen und von den vulvären intraepithelialen Neoplasien abgrenzen (19, 50).
Die Assoziation des Morbus Paget der Vulva mit invasiven Karzinomen anderer Organe (20–30% der Fälle) hat klinische Bedeutung. Prädilektionsstellen sind Mamma, Vulva (Bartholinsche Drüsen), Zervix, Ovar, Rektum, Haut, Gallen- und Harnblase. Am häufigsten ist das gleichzeitige Vorkommen eines Mammakarzinoms. Die Möglichkeit soll vor der lokalen Therapie auch im späteren Verlauf bedacht werden (3, 4, 19, 50).

Histopathologie
Die Paget-Zellen sind das charakteristische histologische Merkmal. Sie besitzen ein aufgeblähtes, zart eosinophiles Protoplasma und einen fast rundlichen Kern mit unterschiedlichem Chromatingehalt und deutlichen Kernkörperchen. Es sind relativ große Zellen, die einzeln oder in Gruppen in einer hyperplastischen, sonst aber meist unveränderten Epidermis liegen. Die Paget-Zellen sind auch im Epithel von Hautanhangsgebilden nachweisbar (Abb **15**). Von praktisch-klinischer Bedeutung ist es, daß Paget-Zellen häufig auch außerhalb des makroskopisch veränderten Bezirkes gefunden werden. Differentialdiagnostisch kommt die sich oberflächlich ausbreitende (superficial spreading) Form des malignen Melanoms in Frage. Sie wird durch spezielle histologische Techniken abgegrenzt.
Im Vergleich zum Morbus Paget der Mamille wird ein invasives Karzinom der angrenzenden Schweißdrüsen seltener gefunden: an der Vulva in weniger als $\frac{1}{3}$ der Erkrankungen, an der Mamille fast immer. Bei Morbus Paget der Vulva

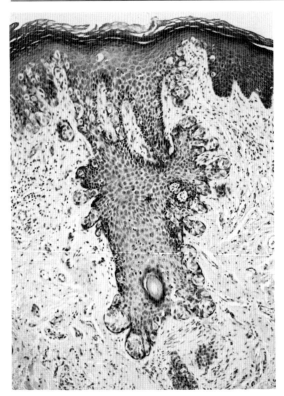

Abb. **15** Morbus Paget der Vulva. 73 Jahre, fortschreitender Morbus Paget nach Behandlung mit Röntgenbestrahlung und 5-Fu-Salbe. Infiltration der basalen Epidermisschichten und eines Haarbalges durch einzeln liegende oder gruppierte Paget-Zellen ohne Stromainvasion. HE, 100fache Vergrößerung

zusammen mit einem Schweißdrüsenkarzinom (apokrin oder ekkrin) wandern die Tumorzellen in die Epidermis ein, ähnlich wie an der Mamille. Die geringe Zahl von Schweißdrüsenkarzinomen bei Morbus Paget der Vulva liefert ein Argument für die Hypothese, daß es sich bei den Paget-Zellen histogenetisch um Abkömmlinge von pluripotenten epithelialen Stammzellen der Haut handelt. Dafür sprechen auch histochemische und ultrastrukturelle Untersuchungen (14, 16, 21, 50).

Therapie, Prognose, Rezidive und Nachkontrolle

Die Therapie der Wahl der *nichtinfiltrativen Erkrankung* ist die breite Exzision mit dem Fettgewebe oder die einfache Vulvektomie bis zur Muskelfaszie. Der Hautschnitt soll 2–3 cm von den sichtbaren Hautveränderungen entfernt gelegt werden. Wichtig ist die Aufarbeitung des Operationspräparates in Stufenschnitten, um ein tiefliegendes Schweißdrüsenkarzinom auszuschließen und um die Abtragungsränder exakt beurteilen zu können.

Die Rezidivrate nach der Operation liegt zwischen 11,6 bis 32%. Rezidive treten häufig erst

nach vielen Jahren auf und bleiben auf die Epidermis beschränkt. Sie sind deshalb einer erneuten Resektion zugänglich. Die Progression eines Morbus Paget der Vulva zu einem metastasierenden Karzinom wurde nur selten beobachtet (18, 50).

Die Therapie der Wahl in den *Fällen mit Schweißdrüsenkarzinom* ist die Vulvektomie mit bilateraler inguinofemoraler Lymphonodektomie. Die Prognose ist ungünstig, insbesondere wenn schon Lymphknotenmetastasen vorliegen. Die 5-Jahres-Ergebnisse sind praktisch Null. Daher sollten radikale Eingriffe bei Verdacht auf Lymphknotenmetastasen unterlassen werden (10, 55). Über den Wert der Strahlen- und Chemotherapie läßt sich wegen der geringen Fallzahl kaum etwas aussagen.

Patientinnen nach Behandlung eines Morbus Paget bedürfen einer lebenslangen Überwachung zum einen, um lokale Rezidive zu erkennen, zum andern, um die obenerwähnten extragenitalen Karzinome frühzeitig zu erfassen.

Klinik des Vulvakarzinoms

Das Vulvakarzinom manifestiert sich als polypös oder verschieden tief infiltrierende Läsion. Neben warzenartigen Veränderungen findet man knotige oder papillomatöse, blumenkohlartige, exophytisch oder endophytisch wachsende Tumoren mit Erosionen und Exulzerationen unterschiedlicher Ausdehnung (Abb. **16**). Etwa ⅔ der Patientinnen klagen über persistierenden, über Jahre andauernden Pruritus. Oberflächlich oder papillär wachsende Läsionen sind zunächst asymptomatisch. Mit zunehmender Größe treten Blutungen, sekundäre Infektionen und Schmerzen auf (8, 10.16, 31, 44, 48). Es kommt immer wieder vor, daß Patientinnen ohne Untersuchung über Monate mit Salben behandelt werden, bevor Therapieresistenz und Verschlimmerung der Beschwerden zur Abklärung führen. Dieser Umstand und die Indolenz der meisten älteren Frauen erklärt, daß etwa die Hälfte der Vulvakarzinome bei Therapiebeginn sehr ausgedehnt sind (Stad. III und IV). Allerdings hat die Zahl der „kleinen" Vulvakarzinome dank der Aufklärung und der Vorsorgeuntersuchungen weltweit zugenommen.

Prätherapeutische Abklärung

Die *bioptische Abklärung* steht am Anfang. Läsionen, die nicht größer als 2 cm sind, werden durch Exzisionsbiopsie, größere Tumoren durch Knipsbiopsie oder Inzisionsbiopsie abgeklärt. Bei unklaren Veränderungen empfiehlt sich die Stanzbiopsie, wie sie bei den vulvären intraepithelialen Neoplasien angegeben wird.

Wichtige *prätherapeutisch zu erfassende Parameter* sind: die Lokalisation der Läsion, die Messung ihrer flächenmäßigen Ausdehnung, die Be-

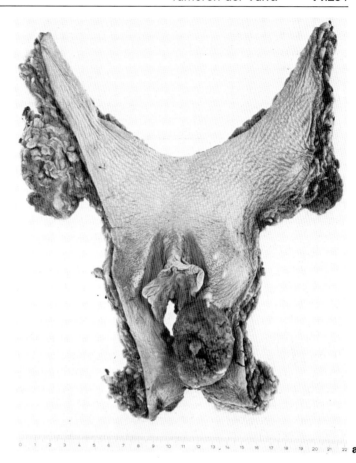

Abb. **16** Morphologische Erscheinungsformen des Vulvakarzinoms: **a** polypöses
Karzinom, **b** exulzeriertes Karzinom

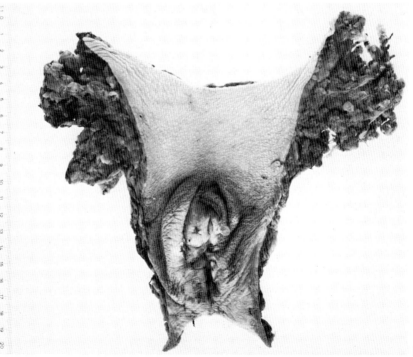

ziehung des Tumors zu benachbarten Strukturen, die Beschaffenheit der Haut von Vulva und Umgebung, die sorgfältige gynäkologische Untersuchung einschließlich Zervixzytologie und Kolposkopie sowie die Beurteilung der regionalen Lymphknotenstationen, gegebenenfalls die Feinnadelpunktion und Zytologie verdächtiger Befunde. Diese Untersuchungen werden je nachdem ergänzt durch Zysto- und Rektoskopie und durch die übliche Methoden der Metastasensuche: Thoraxröntgenbild a.-p. und seitlich, Ausscheidungsurogramm, Ultraschall, Computertomographie, Lymphographie und chirurgische Exploration.

Eine sorgfältige *internmedizinische Untersuchung* aller Patientinnen ist aus folgenden Gründen unerläßlich:

1. Häufigkeit von medizinischen Begleiterkrankungen: Diabetes mellitus, kardiovaskuläre Affektionen, Adipositas etc. (75).;
2. erhebliches, altersbedingtes Operationsrisiko;
3. Assoziation mit anderen extragenitalen Karzinomen und
4. die begleitenden paraneoplastischen Erscheinungen, z. B. Hyperkalzämie (7, 32).

Lokalisation, klinische Einteilung

Die *Tumorlokalisation* besitzt wegen der je nach Lage unterschiedlichen lymphogenen Metastasierungswege klinische Bedeutung. Für die Klassifizierung sollte der Lokalisationsschlüssel der UICC (TNM-System) angewandt werden. Die photographische Dokumentation hat sich bewährt. Das Vulvakarzinom ist am häufigsten (70%) im Bereich der Labien lokalisiert (Abb. 17). Dabei sind die großen Labien etwa doppelt so häufig betroffen wie die kleinen. Die rechte Seite ist häufiger befallen als die linke. Et-

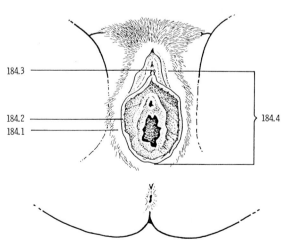

Abb. **17** Anatomische Lokalisation: T 184.1: Labia majora und Bartholinischer Drüsengang; T 184.2: Labia minora; T 184.3: Klitoris; T 184.4: Mons pubis und hintere Kommissur; T 184.8: diverse Lokalisationen

Tabelle **4**   Definition und Stadieneinteilung des Vulvakarzinoms (FIGO)

Fälle sollen als Vulvakarzinom eingestuft werden, wenn die primäre Lokalisation der Geschwulst die Vulva ist. Sekundäre Tumoren sollen nicht registriert werden. Malignes Melanom soll getrennt angemeldet werden. Ein Vulvakarzinom mit Ausdehnung zur Vagina soll als Vulvakarzinom angesehen werden.

Die Vulvakarzinome sollen nach der TNM-Einteilung eingestuft werden.

T = *Primärtumor*
T_{IS} = präinvasives Karzinom, Carcinoma in situ
T_1 = Tumor auf die Vulva begrenzt, größter Durchmesser nicht mehr als 2 cm
T_2 = Tumor auf die Vulva begrenzt, aber größer als 2 cm $\varnothing$
T_3 = Tumor jeder Größe und Übergriff auf Urethra, Vagina, Perineum oder Anus
T_4 = Tumor jeder Größe mit Infiltration von Blase, Rektum einschließlich oberster Teil der Urethra oder am Knochen fixierte Tumoren

N = *Regionale Lymphstationen*
N_0 = keine Lymphknoten tastbar
N_1 = Lymphknoten einseitig oder beidseitig tastbar, nicht vergrößert, beweglich, klinisch nicht suspekt
N_2 = vergrößerte, harte, bewegliche inguinale Lymphknoten einseitig oder beidseitig (klinisch karzinomverdächtig)
N_3 = fixierte „verbackene" oder ulzerierte Lymphknoten

M = *Fernmetastasen*
M_0 = klinisch keine Fernmetastasen
M_{1a} = palpable tiefe pelvine Lymphknoten
M_{1b} = andere Fernmetastasen

Klinische Stadieneinteilung zu TNM

Stadium 0
Tis   Carcinoma in situ

Stadium I
$T_1 N_{0-1} M_0$ Tumor auf die Vulva beschränkt, Maximaldurchmesser ≤ 2 cm, ohne verdächtige Leistenlymphknoten
Häufigkeit   30,2%; *5-Jahres-Überlebensrate* 71,4%

Stadium II
$T_2 N_{0-1} M_0$ Tumor auf die Vulva beschränkt, Maximaldurchmesser > 2 cm, ohne verdächtige Leistenlymphknoten
Häufigkeit   28,3%, *5-Jahres-Überlebensrate* 47,2%

Stadium III
$T_3 N_{0-2} M_0$ Tumor jeder Größe mit
$T_{1-2} N_2 M_0$ 1. direktem Übergang zur unteren Urethra und/oder Vagina, Perineum oder Anus und/oder
    2. nichtfixierte tumorverdächtige Lymphknoten in einer oder beiden Leisten
Häufigkeit   32,6%, *5-Jahres-Überlebensrate* 32,0%

Stadium IV
$T_4 N_{0-2} M_0$ Tumor jeder Größe mit
Alles mit   1. Infiltration der Blasenschleimhaut
N_3, M_{1a}, M_{1b} und/oder oberen Urethra- und/oder Rektumschleimhaut und/oder
    2. fixiert auf Knochen, oder andere Fernmetastasen
    Fixierte oder exulzerierte Lymphknoten in einer oder beiden Leisten
Häufigkeit   8,4%, *5-Jahres-Überlebensrate* 10,5%

was mehr als die Hälfte (60%) der Tumoren sind im ventralen Bereich der Vulva lokalisiert. An zweiter Stelle folgt mit etwa 15% die Klitoris. Alle anderen Lokalisationen erreichen eine Häufigkeit von höchstens 3%. Gelegentlich ist wegen der Ausdehnung die Bestimmung des primären Entstehungsortes nicht möglich. Schließlich weisen etwa 20% der Fälle multizentrische Herde auf (8, 16, 60, 71, 74).

Vulvakarzinome sollen nach klinischen Kriterien eingestuft werden. Dabei wird am häufigsten *die FIGO-Klassifikation* angewendet. Die Ziele sind: Sammlung einheitlicher klinischer Daten, Vergleich therapeutischer Ergebnisse und die Erfassung des biologischen Verhaltens sowie der prognostischen Faktoren der Krankheit. Die FIGO-Klassifikation findet sich in der Tab. 4. Die klinische Einteilung der Fälle werden mit der Ausdehnung am Operationspräparat (post surgical classification = pTNM) verglichen und ergänzt. Dabei zeigt sich bei den Stadien I und II in etwa 20% der Fälle eine Unterbewertung (understaging) gegenüber der tatsächlichen Ausbreitung am Operationspräparat und bei den Stadien III und IV in ca. 45% der Fälle eine Überbewertung (overstaging) (55). Eine der schwächsten Stellen der FIGO-Klassifikation ist die Beurteilung der Lymphknoten. Bei klinisch unverdächtigen Lymphknoten (N_0, N_1) findet man histologisch in 24% der Fälle doch Lymphknotenmetastasen. Andererseits sind 25% der Patientinnen mit klinisch verdächtigem Befund (N_2) histologisch frei von Metastasen. Eine über 90%ige Übereinstimmung zwischen Klinik und Histologie findet man bei fixierten und exulzerierten Lymphknoten (N_3) (66). Trotz dieser und anderer Einwände zeigt die Stadieneinteilung nach FIGO eine gute Korrelation zur Prognose und hat sich klinisch bewährt (43).

Pathologie

Histomorphologische Parameter und Prognose

Die verschiedenen histologischen Formen des Vulvakarzinoms wurden bereits erwähnt. Neben der histologischen Typisierung des Tumors wird aufgrund histomorphologischer Parameter versucht, das biologische Verhalten des Tumors und die Prognose zu ermitteln. Zahlreiche Arbeiten befassen sich mit dieser Problematik. Obwohl über einzelne Kriterien divergente Ansichten bestehen, gibt es doch histologische Merkmale, die mit dem Risiko der lymphogenen Metastasierung und der Lebenserwartung gut korrelieren. Zu nennen sind: das modifizierte Broders-Grading unter Berücksichtigung der histologischen Differenzierung und der zytologischen Malignitätskriterien wie Zellpolymorphie, Kernplasmarelation, Kernform, Chromatingehalt und Verteilung, Zahl und Größe der Nukleolen sowie

Mitosenrate- und -art, die Wachstumsform bzw. das Infiltrationsmuster, die entzündliche Stromareaktion, die karzinomatöse Infiltration kanalikulärer Strukturen (Lymphspalten, Gefäße, Nervenscheiden), die Flächengröße und die Infiltrationstiefe (Tumorvolumen). Mit Hilfe der Multivariantanalyse wird zur Zeit versucht, die verschiedenen Merkmale exakt zu gewichten. Die Prognose aufgrund histologischer Kriterien ist allerdings nur zuverlässig, wenn der ganze Tumor untersucht wird. Biopsien sind dazu nicht geeignet (18, 46, 52, 64, 66).

Ausbreitung und Metastasierung

Die Kenntnisse der Ausbreitungswege und des Metastasierungsmusters, also des natürlichen Verhaltens des Vulvakarzinoms, bilden die Grundlagen für eine rationelle Therapie. Der Tumor wächst lokal infiltrierend und breitet sich auf die benachbarten Strukturen wie Urethra, Vagina, Anus, Beckenbodenmuskulatur etc. aus. Bei ausgedehnten Tumoren kommt auch ein Befall von Blase und Rektum vor. Hämatogene Metastasen ohne primären Lymphknotenmetastasen sind außerordentlich selten, bei fortgeschrittener lymphogener Metastasierung dagegen relativ häufig (50%). Diese am Obduktionsgut gewonnenen Daten zeigen die biologische Bedeutung der lymphogenen Ausbreitung (64). Zur Zeit der primären Therapie trägt bereits ein Drittel bis zur Hälfte der Erkrankten regionale Lymphknotenmetastasen (43, 44, 74). Dies muß bei therapeutischen Entscheidungen berücksichtigt werden. Folgende Überlegungen und Kenntnisse sind von Bedeutung:

1. Anatomie und Funktion der Lymphdrainage der Vulva und der primären und sekundären Lymphknotenstationen.
2. Beziehungen zwischen Lokalisation des Tumors und der Lymphknotenmetastasen.
3. Korrelation verschiedener Faktoren mit der Wahrscheinlichkeit der lymphogenen Ausbreitung.

Zu 1: Die Vulva ist ausgesprochen reich an Lymphgefäßen. Dieser Reichtum erklärt die frühzeitige lymphogene Ausbreitung. Gegenüber den Nachbargebieten ist die Lymphversorgung dieser Region gut abgegrenzt. Der Hauptlymphstrom verläuft von den kleinen zu den großen Labien und zu der seitengleichen primären Lymphknotenstation. Die medioventralen (Klitoris) und mediodorsalen (hintere Kommissur) Anteile der Vulva drainieren nach beiden Seiten. Der direkte Lymphabfluß von Klitoris, hinterer Kommissur und Nachbargebieten zu den pelvinen Lymphknoten hat nach experimentellen und klinischen Untersuchungen keine Bedeutung (33). Die primäre Lymphknotenstation der Vulva sind die superfiziellen und tiefen inguinofemoralen Lymphknoten (Abb. 18). Von hier aus geht

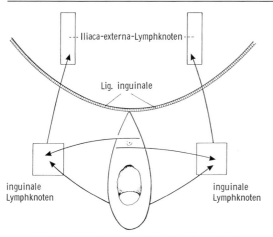

Abb. **18** Lymphdrainage der Vulva (nach *St. Way*)

der Lymphstrom zu der sekundären Station, nämlich zu den verschiedenen pelvinen Lymphknotengruppen. Der weitere Abfluß führt zu den paraaortalen Lymphknoten und zur Cisterna magna. Die lymphogene Metastasierung des Vulvakarzinoms erfolgt in der Regel „step by step" von den superfiziellen („sentinel" Lymphknoten) zu den tiefen inguinofemoralen Lymphknoten, den pelvinen und dann weiter kranialwärts. Der primäre Befall der sekundären Lymphknotenstation ohne Metastasen in dem inguinofemoralen Knoten kommt kaum vor (43, 60, 74).

Zu 2: Die Beziehung zwischen Lokalisation von Tumor und Metastasen hat Bedeutung für die Therapie. Median gelegene Tumoren können in die primären Lymphknotenstationen beider Seiten metastasieren. Seitlich gelegene Befunde metastasieren dagegen vorwiegend ipsilateral, seltener bilateral, allerdings erst dann, wenn bereits die seitengleichen Lymphknoten befallen sind. Eine isolierte kontralaterale Metastasierung ist selten (< als 5%). Die Wahrscheinlichkeit isolierter kontralateraler Metastasen ist weniger von der Tumorgröße (kleiner als 2 cm $\varnothing$ = 2,5%; größer als 2 cm $\varnothing$ = 3,2%) als vielmehr von der Invasionstiefe (bis 5 mm 1,9%; mehr als 10 mm 7,7%) abhängig (66). Die Häufigkeit des beidseitigen Befalls ist die Grundlage für eine routinemäßige bilaterale Therapie, sowohl operativ als auch radiologisch, und zwar auch dann, wenn der Tumor eine strikte seitliche Lokalisation aufweist (74). Ein Verzicht auf dieses Prinzip ist unter folgenden Bedingungen erlaubt: ein lateral gelegener Tumor von höchstens 2 cm $\varnothing$ und einer Invasionstiefe von weniger als 5 mm bei klinisch und histologisch tumorfreien ipsilateralen Lymphknoten (66).

Zu 3: Klinisch wichtig ist die Kenntnis der Faktoren, die die Wahrscheinlichkeit einer lymphogenen Streuung ermöglichen. Diese Faktoren

Tabelle **5**   Vulvakarzinom: klinisch-histopathologische Korrelation (GOG 36)

FIGO-Stadium vs inguinale Lymphknotenmetastasen

FIGO-Stadium	Anzahl	% Metastasen
I	150	10,0
II	207	30,0
III	191	48,7
IV	30	90,0

Tumordurchmesser vs inguinale Lymphknotenmetastasen

TU-Größe (cm)	Anzahl	% Metastasen
≤ 1	59	17,0
1,1–2	124	17,8
2,1–3	175	31,4
3	209	50,0

Klinische vs histologische inguinale Lymphknotenbefunde

Klinischer Befund	Anzahl	% negativ	% positiv
N_0, N_1	468	76,3	23,7
N_2	81	24,7	75,3
N_3	27	7,4	92,6

Invasionstiefe vs inguinale Lymphknotenmetastasen

Invasionstiefe (mm)	Anzahl	% Metastasen
≤ 1	31	3,2
1,1–2	57	8,8
2,1–3	58	19,0
3,1–4	68	32,4
4,1–5	58	32,8
5,1–10	190	45,8
> 10	86	50,0

Differenzierungsgrad vs inguinale Lymphknotenmetastasen

GOG-Grad	Anzahl	% Metastasen
I	227	26,9
II	260	35,8
III	71	55,0

wurden immer wieder untersucht, allerdings nur in kleinen Kollektiven. Jetzt liegen aus den USA die Ergebnisse einer prospektiven Studie der Gynecologic Oncology Group (GOG Study 36) über 578 auswertbare Vulvakarzinome vor (66). Die ermittelten Daten sind in Tab. 5 zusammengestellt. Es geht daraus hervor, daß für die FIGO-Stadien Tumordurchmesser, klinischer Lymphknotenbefund, Invasionstiefe und Differenzierungsgrad eine Beziehung zu dem histologisch nachgewiesenen Lymphknotenbefall aufweisen. Sie können als prädiktive Risikofaktoren für Lymphknotenmetastasen angesehen werden.

Das Mikrokarzinom („mikroinvasives Karzinom")

Bessere Kenntnisse der Vulvapathologie und die häufigeren Vorsorgeuntersuchungen haben dazu geführt, daß immer häufiger kleine und kleinste Vulvakarzinome diagnostiziert werden. Diese Krebse haben eine Überlebenswahrscheinlichkeit von nahezu 100%. Daher stellt sich die Frage nach der Definition des Vulvakarzinoms, bei dem praktisch noch keine Lymphknotenmetastasen vorkommen. Ein solches Karzinom könnte durch eine breite Exzision allein ohne Lymphonodektomie geheilt werden. Bei der histologischen Aufarbeitung von Tumoren von weniger als 2 cm ⌀ wurde die Häufigkeit von Lymphknotenmetastasen mit folgenden Parametern verglichen: flächenmäßige Ausbreitung und Invasionstiefe (Tumorvolumen), Differenzierungsgrad, Konfluenz der Invasionsherde, Gefäßeinbrüche und entzündliche Infiltration des Stromas. Es zeigte sich, daß die Invasionstiefe den entscheidenden Risikofaktor darstellt. Die Inzidenz von Lymphknotenmetastasen bei einer Invasionstiefe von weniger als 5 mm beträgt durchschnittlich 14%, von weniger als 3 mm 5,5%. Unter 89 Fällen mit einer Invasionstiefe von 1 mm oder weniger fanden sich keine Lymphknotenmetastasen (76). Die International Society for the Study of Vulvar Diseases (ISSVD) hat deshalb vorgeschlagen, solche Erkrankungen als Stadium Ia zu klassifizieren. Dieses Stadium wird folgendermaßen definiert: „solitäres Pflasterepithelkarzinom mit klinisch meßbarem Durchmesser von 2 cm oder weniger und einer Invasionstiefe von 1 mm oder weniger" (21 b). Die Messung der Invasionstiefe wurde bisher unterschiedlich durchgeführt (Abb. **19**). Es wird daher vorgeschlagen, von der dermoepithelialen Verbindung der oberflächlichsten Papille zu messen. Dieser Meßpunkt ist verhältnismäßig konstant, leicht zu erkennen und zu lokalisieren (76). Die Diagnose Mikrokarzinom (mikroinvasives Karzinom, „early cancer") setzt eine Untersuchung des ganzen Tumors in Stufenschnitten voraus. Die Erfahrungen in der Beurteilung der beginnenden Stromainvasion sind eine weitere Voraussetzung. Die Zusammenarbeit mit einer leistungsfähigen Pathologie ist eine Conditio sine qua non für eine konservative Therapie solcher Läsionen. Sonst ist es sicherer, jede eindeutig infiltrative Läsion wie ein klinisches Karzinom zu behandeln.

Operationspräparat

Die Bedeutung einer adäquaten histopathologischen Aufarbeitung des Operationspräparates, insbesondere nach radikaler Vulvektomie und inguinofemoraler Lymphonodektomie geht aus den bereits im Abschnitt „Pathologie" erwähnten Daten hervor. Der Tumor selbst und seine Umgebung wird in mehreren Blöcken in Groß-

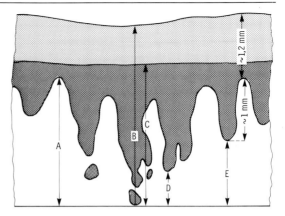

Abb. **19** Messung der Invasionstiefe. A: von der dermoepithelialen Verbindung der oberflächlisten Papille. B, C, D, E: andere Bezugspunkte (nach *Wilkinson*)

schnitten untersucht. Wichtig ist die Beurteilung der Resektionsränder an Haut und Vagina, damit die Frage Exzision im Gesunden beantwortet werden kann. Die Lymphknoten werden durch sorgfältige Inspektion und Palpation ausgesucht, gezählt und nach Lokalisation getrennt histologisch beurteilt. Die Erfassung auch von kleinen Metastasen hängt von der Sorgfalt der Aufarbeitung der Lymphknoten ab. Die Gesamtzahl der exstirpierten und die der befallenen Lymphknoten wird angegeben. Die Einteilung erfolgt nach dem pTNM-Schema.

Therapie des Vulvakarzinoms

Als Behandlungsmethoden des Vulvakarzinoms kommen in Frage:
1. Die *Operation.*
2. Die *Strahlentherapie,* allein oder kombiniert mit einem operativen Verfahren, und
3. Die *Chemotherapie,* die meistens nur zur palliativen Behandlung von ansonst ausbehandelten lokoregionalen Rezidiven und von Metastasen angewandt wird.

Entscheidende Gesichtspunkte für eine individualisierte Therapie sind: Alter der Patientin, Allgemeinzustand, internmedizinische Begleiterkrankungen, Lokalisation, Größe und Ausdehnung des Tumors, Befall benachbarter Strukturen und der Zustand der inguinalen Lymphknoten. Die Wahl der Therapie mit kurativer Zielsetzung - Art der Operation, Strahlentherapie, kombinierte Behandlung - erfolgt offenbar immer noch eher nach der subjektiven Einstellung des Therapeuten als nach tumor- und patientenbezogenen Faktoren. Anders lassen sich die unterschiedlichen Therapien verschiedener Kliniken nicht erklären.

Operative Maßnahmen

Entwicklung der Operation des Vulvakarzinoms

Die Entwicklung einer adäquaten Operation dieser Erkrankung geht auf die Arbeiten von BASSET (1912) zurück. Etwa zur gleichen Zeit haben aber auch KEHRER und STOECKEL ähnliche chirurgische Maßnahmen empfohlen. Zweifellos haben die Arbeiten von TAUSSIG (USA) und ST. WAY (England) Ende der vierziger Jahre zur Verbreitung der radikalen Vulvektomie mit regionaler Lymphonodektomie geführt. Interessant und auch heute noch gültig sind die Ausführungen von E. KEHRER (1929): „Sehr viel kommt es darauf an, was sich der Operateur zutrauen zu können glaubt. In jedem Fall ist für den, der das Vulvakarzinom nur operativ angehen will, die Beschränkung des Eingriffs auf die bloße Exstirpation des primären Tumors nicht mehr gestattet, da nach RUPPRECHT, STOECKEL, E. KEHRER u. a. nicht vergrößerte, hanfkorn- bis bohnengroße Leistenlymphdrüsen mikroskopisch bereits Karzinomalveolen enthalten können. Ist das Vulvakarzinom noch jüngeren Datums, d. h., hat es noch keine besondere Größe erreicht und sind Leistendrüsenschwellungen noch nicht oder nur in ganz geringem Grade vorhanden, so wird man die Radikaloperation auf die einseitige Exstirpation der ganzen Vulva und der bilateralen oberflächlichen und tiefen Leisten- und Schenkeldrüsen beschränken können. Ein großer Vulvatumor, deutliche Inguinaldrüsenschwellungen und vor allem die bösartige infiltrierende Form des Karzinoms verlangen aber unter allen Umständen die erweiterte extraperitoneale Radikaloperation des Vulvakarzinoms in einer Sitzung auszuführen."

Radikale Vulvektomie und regionale
Lymphonodektomie und Deckung von Hautdefekten

Eine Krebsoperation kann dann als angemessen gelten, wenn sie in etwa folgende Bedingungen erfüllt: die vollständige Entfernung des Tumors im Gesunden, des Ursprungsorgans und der benachbarten Strukturen sowie der primären Lymphabflußgebiete möglichst „en bloc". Die radikale Vulvektomie mit bilateraler inguinofemoraler Lymphonodektomie erfüllt diese Bedingungen. Sie wird als adäquate Operation der meisten Vulvakarzinome angesehen. Die früher z. T. zusätzliche routinemäßig durchgeführte pelvine Lymphonodektomie wird heute praktisch nur indiziert bei histologisch (Schnellschnitt) oder klinisch positiven inguinofemoralen Lymphknoten (55). Allerdings ist die Ausdehnung dieser Lymphonodektomie sehr unterschiedlich. Der therapeutische Wert dieser Maßnahme ist umstritten; unseres Erachtens ist er gering.

Umschneidungsfigur und Umfang des Hautverlustes werden dem Befund angepaßt. Eine ausgedehnte suprapubische Resektion, wie sie von STANLEY-WAY vorgeschlagen wurde, ist bei kleinen Tumoren ohne massiven inguinofemoralen Lymphknotenbefall nicht notwendig. Bei günstigen Fällen des Stadiums I und II nehmen manche Autoren die inguinale Lymphonodektomie von zwei seitlichen, von der Vulvektomie getrennten Schnitten vor. Die primäre Heilung ist besser, die Spätergebnisse sind gut. Einzelheiten der Operationstechnik finden sich in der Literatur (33, 34, 37, 55, 71, 74). Wir selbst wenden das von KÄSER, IKLÉ u. HIRSCH angegebene Verfahren an.

Zur *Deckung von Hautdefekten* nach ausgedehnter Vulvektomie haben sich verschiedene Techniken der plastischen Chirurgie bewährt: freie Hauttransplantate, Rotationsplastik und myokutane Hautlappen (2, 36, 41). Wir verwenden Hauttransplantate bei der Skinning-Vulvektomie und zur Deckung von postoperativen Wunddehiszenzen, Rotationsplastiken zur Versorgung mittelgroßer Hautdefekte und myokutane Lappen bei großen Defekten.

Eingeschränkte (konservative) Chirurgie

Auch ohne Exstirpation der ganzen Vulva kann eine ausreichende Radikalität erreicht werden. Bei kleinen Tumoren (kleiner als 2 cm) an Klitoris oder hinterer Kommissur genügt offenbar eine partielle vordere oder hintere Vulvektomie. Unbedingte Voraussetzung für eine solche konservative Operation ist die prätherapeutische Durchführung zahlreicher Vulvabiopsien. Bei streng seitlich gelegenen Tumoren von weniger als 2 cm ⌀ kann die einseitige Hemivulvektomie angewendet werden. Sind die Lymphknoten histologisch negativ, so ist eine weitere Therapie nicht notwendig (33, 43). Ein anderes Verfahren besteht in der oberflächlichen ipsilateralen inguinalen Lymphonodektomie. Ist der histologische Befund (Schnellschnitt) negativ, so wird die Exzision des Tumors weit im Gesunden, andernfalls die Vulvektomie mit bilateraler inguinofemoraler Lymphonodektomie angeschlossen. Die Ergebnisse von 20 in dieser Weise behandelten Patientinnen sind hinsichtlich Heilung und Funktionserhaltung günstig (15). Wir selbst haben 2 junge Frauen nach dieser Methode mit gutem kosmetischen und funktionellen Ergebnis behandelt. Voraussetzungen für jede „konservative" Therapie sind eine zuverlässige Histopathologie und eine langfristige Überwachung.

Chirurgie der ausgedehnten Vulvakarzinome

Ein anderes schwieriges Problem ist die Therapie der ausgedehnten Vulvakarzinome. Bei Infiltration der Gefäße durch Lymphknotenmetastasen sind die Lebensaussichten besonders schlecht. In gewissen Fällen mit ausgedehntem lokalem Tumor und Befall von Anus und Rektum oder von Urethra und Blase kommt eine pelvine Eviszeration, kombiniert mit einer radikalen Vulvektomie und inguinofemoraler und pelviner Lymphonodektomie, in Frage. Je nach Befund wird dann eine partielle, vordere oder hintere oder eine totale Eviszeration vorgenommen. Es empfiehlt sich ein zweizeitiges Vorgehen. Nach Erholung von der ersten abdominellen Operation wird die Vulvektomie und inguinofemorale Lymphonodektomie durchgeführt. Die 5-Jahres-Überlebensrate solcher Operationen liegt bei etwa 50% (10, 16, 44, 55). Wir selbst haben bei 4 ausgedehnten Fällen eine radikale Vulvektomie mit hinterer Exenteration durchgeführt. Eine Patientin verstarb 8 Monate nach der Operation, 2 weitere überlebten 6 und 4 Jahre, und 1 Patientin ist zur Zeit, 6 Monate nach Operation, rezidivfrei. Diese Daten sollen aber nicht darüber hinwegtäuschen, daß die Behandlungsergebnisse der ausgedehnten Vulvakarzinome unbefriedigend sind. Die 5-Jahres-Überlebensrate des Stadiums IV beträgt nur 10% (Annual Report, Vol. 19). Dieser Zustand wird sich vermutlich nicht ändern, mindestens so lange nicht, als nicht wirksame medikamentöse Therapien zur Verfügung stehen.

Ergebnis und Komplikationen der radikalen Vulvektomie und regionalen Lymphonodektomie

Ein Vorteil der radikalen Vulvektomie und inguinofemoralen Lymphonodektomie sind die guten Resultate. Von 10 Patientinnen mit Vulvakarzinom können 8 bis 9 operiert werden (55, 66). Es ist immer wieder erstaunlich, wie gut die Operation gerade von den sehr alten Patientinnen vertragen wird. Die 5-Jahres-Überlebensrate dieser operierten Fälle liegt bei 65%, 81% ohne Lymphknotenmetastasen und 42% mit Lymphknotenmetastasen. Im Stadium I ohne Lymphknotenmetastasen liegt die 5-Jahres-Überlebensrate bei 92%, mit Lymphknotenmetastasen bei 50% (55, 66, 71, 74).
Eine relativ hohe Komplikationsrate ist der wichtige Nachteil der radikalen Vulvektomie mit regionaler Lymphonodektomie. Bei etwa der Hälfte der operierten Patientinnen ist der postoperative Verlauf ungestört (74). Die primäre Mortalität war früher sehr hoch (über 15%); sie konnte deutlich gesenkt werden und dürfte heute unter 1% liegen. Die Komplikationen sind in der Tab. 6 aufgeführt. Adäquate präoperative Vorbereitung und postoperative Überwachung und Behandlung, sorgfältige Operationstechnik und Maßnahmen zur Rehabilitation unter Berücksichtigung der psychosexuellen Problematik sind wichtige prophylaktische Maßnahmen. Die anatomische Verunstaltung führt zu ähnlichen psychischen Problemen wie die Brustamputation. Die häufigsten postoperativen Komplika-

Tabelle **6**. Komplikationen der radikalen Vulvektomie mit regionaler Lymphonodektomie

Frühkomplikationen	Spätkomplikationen
Wundinfekte	Introitusstenosen
Wundheilungsstörungen	Deszensus
Infekte (Sepsis)	Miktionsstörungen
Thromboembolien	Lymphödem (Erysipel)
Lymphzysten	Hernien
Med. Komplikationen	Psychosexuelle Störungen
Nachblutungen	Dystrophien

tionen sind Wundinfekte und Wundheilungsstörungen (ca. 50%). Infizierte Hämatome, Infekte der ableitenden Harnwege und die allerdings seltene, jedoch schwerwiegende Ostitis pubis sind Ursachen von Fieber (ca. 20%). Thromboembolische Erkrankungen werden trotz der Prophylaxe gelegentlich beobachtet. Nachblutungen sind ausgesprochen selten. Die früher gefürchtete späte Nachblutung durch Gefäßarrosion (1,7%) wird heute wegen der Abdeckung der großen femoralen Gefäße mit dem M. sartorius nicht mehr beobachtet. Lymphzysten im Femoraldreieck sind selten und durch wiederholte Punktion oder Injektion sklerosierender Substanzen leicht zu behandeln. Introitusstenosen, Stenose und Malposition der Urethra sowie Rektozele lassen sich mit entsprechenden operativ-technischen Maßnahmen vermeiden. Die Schonung der Saphena magna, physikalische Kompression (Beinstrümpfe) für ca. 2 Jahre und eine 6 Monate dauernde orale Antikoagulation sind prophylaktische Maßnahmen zur Vermeidung des unangenehmen Lymphödems (ca. 10%). Die sexuelle Rehabilitation sollte schon vor der Operation mit entsprechender Aufklärung eingeleitet werden. Plastische Rekonstruktion der Vulva hat sich diesbezüglich nicht bewährt (55, 71, 74).

Strahlentherapie

Bezeichnend für die Stellung der Strahlentherapie zur Behandlung des Vulvakarzinoms ist die Tatsache, daß selbst Kliniken, die maßgebend an der Entwicklung der gynäkologischen Strahlentherapie beteiligt waren, operative Verfahren entwickelten und anwenden. Die Strahlentherapie wird dann nur zur Unterstützung der lokalen operativen Maßnahmen verwendet (9).

Anwendungsmöglichkeiten

Die ausschließliche Strahlentherapie wird vielfach als die ungünstigste Art der Behandlung betrachtet. Gründe dafür sind verschiedene biologische Eigenschaften des Vulvakarzinoms und seiner Trägerin:
1. Die Vulvaregion und die benachbarten Strukturen weisen eine hohe Strahlenempfindlich-

keit auf, die auf folgende Faktoren zurückzuführen ist: a) Reichtum an Blutgefäßen, Haarfollikeln, apokrinen und ekkrinen Schweißdrüsen; b) andauernde Feuchtigkeit durch Schweiß, Urin und vaginalen Ausfluß und c) dauernde Traumatisierung.

2. Vulvakarzinome sind häufig von Haut- und Bindegewebsveränderungen begleitet, die die Strahlentoleranz noch weiter herabsetzen. So zeigen bis über die Hälfte aller Vulvakarzinome eine begleitende Vulvadystrophie unterschiedlichen Ausmaßes und etwa ein Viertel der Fälle andere Hautveränderungen, wie Ekzeme, Condylomata acuminata, Lymphogranuloma venereum und Vitiligo.

3. Das Vulvakarzinom entsteht auf dem Boden einer epithelialen Atypie, wobei gefährdete oder bereits erkrankte Areale nicht ohne weiteres makroskopisch erkennbar sind. Dies bedeutet, daß bei kurativer Therapie die ganze Vulva bestrahlt werden muß. Eine Bestrahlung mit wirksamer Tumordosis ist ohne schwerwiegende Strahlenfolgen kaum durchführbar.

4. Da das Vulvakarzinom sich frühzeitig lymphogen ausbreitet, ist eine Behandlung auch der Inguinalregion notwendig. Die Berücksichtigung dieses Umstandes und die notwendige Bestrahlung der ganzen Vulva ergeben eine große Volumendosis mit den Risiken einer Strahlenschädigung. Auch die Einführung modernerer Bestrahlungsverfahren hat an dieser Situation prinzipiell nichts geändert.

Die ausschließliche Strahlentherapie wird man jedoch durchzuführen haben, wenn eine lokale oder allgemeine Inoperabilität besteht oder wenn die Patientinnen den operativen Eingriff ablehnen.

Weitere Anwendungsmöglichkeiten der Strahlenbehandlung sind:

1. Die präoperative Bestrahlung.
2. Die Strahlentherapie der regionalen Lymphknoten zur Unterstützung von lokalen operativen Maßnahmen (Tumorexzision, partielle oder totale Vulvektomie, Elektrokoagulation).
3. Die prophylaktische Nachbestrahlung nach ausgedehnten Operationen.
4. Die kurative Nachbestrahlung der nicht vollständig entfernbaren Tumoren oder von Lymphknotenmetastasen.
5. Die Strahlenbehandlung von Rezidiven und Metastasen.

In diesem Zusammenhang soll darauf hingewiesen werden, daß die Strahlenbehandlung nicht in der Lage ist, Versäumnisse der operativen Therapie zu korrigieren.

Bestrahlungsmethoden

Als Bestrahlungsverfahren des Primärtumors und/oder der regionären Lymphknoten können prinzipiell die *Kontakttherapie* mit Radium oder anderen radioaktiven Isotopen, die *konventionelle Strahlentherapie,* wie Nachbestrahlung und Tiefen- und Halbtiefenröntgentherapie, und die *Megavolttherapie* eingesetzt werden. Die verschiedenen Arten der Brachytherapie und die konventionelle Strahlentherapie werden heute kaum noch angewendet. Diese Methoden sind durch die Megavolttherapie ersetzt.

Die *Telegammatherapie,* d. h. die Anwendung von radioaktivem Kobalt als Strahlenquelle, oder die hochenergetischen Röntgenstrahlen *Linear- und Kreisbeschleuniger* sind für die Bestrahlung der Lymphabflußgebiete geeignet. Die applizierten Dosen schwanken zwischen 4000 und 6000 cGy bei einer Fraktionierung von 200 bis 300 cGy. Diese beiden Bestrahlungsmethoden haben sich auch zur lokalen Bestrahlung von ausgedehnten Vulvatumoren bewährt (9, 23, 24).

Die *Strahlentherapie mit schnellen Elektronen* wird heutzutage als besonders geeignet für die Behandlung des Vulvakarzinoms angesehen. Es gelingt damit in einer gewissen Schichtdicke, eine hohe Dosis zu erzielen und das darunterliegende Gewebe zu schonen. Da aber die therapeutische Reichweite bei der üblicherweise angewandten Energie von 18 MeV Elektronen auf 6,5 cm begrenzt ist, sollte der Tumor eine Tiefenausdehnung von 4 cm nicht wesentlich überschreiten. Außerdem muß bei der Dosierung das biologische Dosisäquivalent (RBW) berücksichtigt werden, das wiederum von der angewandten Energie abhängt. Eine selektivere Tumorwirkung der Elektronentherapie im Vergleich zur Photonenstrahlung ist weder von strahlenphysikalischen noch von strahlenbiologischen Gesichtspunkten aus zu erwarten. Die Dosen schwanken zwischen 4000 bis 7000 cGy bei einer häufigen angewandten Fraktionierung von 300 cGy (9, 24).

Grundsätze der Strahlentherapie

Bei der Strahlenbehandlung des Vulvakarzinoms sind folgende allgemeine Gesichtspunkte zu berücksichtigen:

1. Das bestrahlte Gewebe soll volumenmäßig auf das notwendige Minimum begrenzt werden. Eine adäquate räumliche Dosisverteilung kann mit der Elektronentherapie und mit hochenergetischen Röntgenstrahlen erzielt werden. Die regionären Lymphknoten sind auf jeden Fall mitzubestrahlen.
2. Besondere Aufmerksamkeit bedarf die Wahl der adäquaten Strahlenenergie bei der Elektronentherapie. Strahlenenergie sowie Größe des Bestrahlungsfeldes sind von der Tumor-

ausdehnung abhängig. Der Aufbaueffekt der hochenergetischen Quantenstrahlung kommt wegen der Hautunregelmäßigkeiten im Bereich der Vulva nicht zum Tragen.

3. Eine adäquate Behandlung des bestrahlten Gebietes ist zur Vermeidung der primären Strahlenreaktion und zur Vorbeugung von schweren Strahlenfolgen bedeutungsvoll. Die Feuchtigkeit dieser Region muß vor allem durch Frischluftbehandlung, durch Beseitigung des vaginalen Ausflusses und evtl. durch die Anwendung eines Dauerkatheters bei Harninkontinenz bekämpft werden. Unter Umständen ist auch Bettruhe zur Vermeidung von Traumen in dieser Region notwendig. Im übrigen richtet sich die medikamentöse Therapie nach den anerkannten Richtlinien zur Behandlung der Strahlenreaktion (9).

Ergebnisse

Die Heilungsrate der ausschließlich mit konventionellen Bestrahlungsmethoden behandelten Vulvakarzinome sind nicht befriedigend. Sie übersteigen selten die Grenze von 25%. Es wird jedoch häufig über gute primäre und palliative Resultate berichtet. Solche werden auch mit der hochenergetischen Quantenstrahlung beobachtet (9, 24, 60).
Bessere Resultate werden mit der sog. „kombinierten" Therapie erreicht. Die Heilungsziffern liegen zwischen 25 und 40% (60). Die differenten Ergebnisse sind teilweise auf die unterschiedliche Zusammensetzung des Krankengutes zurückzuführen. Allerdings ist es nicht von der Hand zu weisen, daß Mißerfolge auf die Anwendung nichtoptimaler Methoden zurückzuführen sind (9).

„Stockholmer, Wiener, Münchner Methoden"

Eine Methode der kombinierten Behandlung soll wegen ihrer guten Resultate ausführlich dargelegt werden. Es handelt sich um die Elektrokoagulation des Vulvagebietes mit anschließender Bestrahlung und/oder evtl. selektiver inguinofemoraler Lymphonodektomie. Sie wurde von BERVEN entwickelt und ist als Stockholmer Methode in der Literatur bekannt. BERVEN (1949) selbst erreichte bei über 286 Fällen eine absolute Heilung von 38,1%. Über die Behandlungsergebnisse von 560 auf diese Weise behandelten Patientinnen berichtete EDSMYR u. KOTTMEIER (9). Die Behandlungsrate betrug 85,3%, d. h., von 657 beobachteten Fällen wurden 560 einer Elektrokoagulation der Vulva unterzogen. Für die Technik der Elektrokoagulation mit Bestrahlung der Leistenregion wird auf die Literatur verwiesen (s. bei 75). Die primäre Mortalität betrug zuerst 3%, später fast 0%. Die 5-Jahres-Überlebensrate lag bei 41,6% oder korrigiert unter Berücksichtigung der interkurrent verstorbenen bei

45%. Insgesamt wurden 16 lokale Rezidive beobachtet. Als Komplikationen traten auf: Genitalprolaps (5,6%), Stenosen des Introitus (18%), 5 rektovaginale bzw. vesikovaginale Fisteln und 2 Ostitis der Symphyse.

WEGHAUPT (75) hat 487 Patientinnen mit einer etwas modifizierten Stockholmer Methode behandelt. Die primäre Mortalität betrug 1%. Von dem Gesamtkrankengut überlebten 301 Patientinnen 5 Jahre. Dies entspricht einer unkorrigierten 5-Jahres-Überlebensrate von 61,8%. Interkurrent starben 52 (10,7%) Patientinnen. Ohne klinisch verdächtige Lymphknoten (Stadium I und II) betrug die absolute 5-Jahres-Heilung 75,3%, mit klinisch verdächtigen Lymphknoten (Stadium III und IV) 45,5%. Erstaunlich gut ist die lokale Symptomfreiheit von 97%. Eine etwas modifizierte Stockholmer Methode wird in der 1. Münchner Frauenklinik verwendet. Hier wird allerdings das Vulvagebiet lokal mit schnellen Elektronen zusätzlich bestrahlt. Die unkorrigierte 5-Jahres-Überlebensrate von insgesamt 159 Patientinnen beträgt für die Stadien I und II 62% und für die Stadien III und IV 24% (49).
Vorteile der Stockholmer Methode sind die relativ guten Ergebnisse, die hohe Behandlungsrate, die geringe Letalität und primäre Morbidität sowie die lokale Symptomfreiheit durchschnittlich bis über 85% der Fälle. Nachteile sind eine lange Behandlungs- und Heilungsdauer und die daraus resultierenden pflegerischen Probleme sowie der fehlende histologische Befund der Lymphknoten.

Schnelle Elektronen

Die Therapie mit schnellen Elektronen wird vielerorts als Behandlung der Wahl des Vulvakarzinoms betrachtet. Daher werden die bisherigen Ergebnisse ausführlich dargestellt. Meistens wird über kleine Zahlen und gute Resultate berichtet. Es sollen jedoch nur Kollektive von mehr als 50 Fällen berücksichtigt werden.
Über die „Hamburger Methode" wurde mehrfach berichtet. Im Zeitraum von 1956 bis 1978 wurden 446 Patientinnen behandelt. Die angewandten Bestrahlungstechniken und Dosierung finden sich in der erwähnten Publikation (22). Die 5-Jahres-Überlebensrate des Gesamtkollektivs beträgt 45,1%. Die Stadien I und II weisen eine 52,6% und die Stadien III und IV eine 39,2% 5-Jahres-Überlebensrate auf. Die primäre exsudative Strahlenreaktion ist in den meisten Fällen einige Wochen nach Beendigung der Bestrahlung abgeklungen. Nur wenig Fälle mit ausgedehnten Tumoren zeigen eine andauernde Ulkusbildung. Nach einem Intervall von wenigen Monaten bis zu 2 Jahren entwickelt sich eine typische Strahlenreaktion: Pigmentveränderungen, Teleangiektasien, Vernarbungen, Atrophie und Indurationen der Labien und des subkutanen

Gewebes sowie Stenosen des Introitus vaginae. Die Häufigkeit der durch diese Veränderungen verursachten subjektiven Beschwerden wird nicht angegeben. Schwere Komplikationen in Form von Ulzerationen, Abszesse, Osteoradionekrose (6 Fälle), Urethralstenosen (2 Fälle) und Rektumstenosen (3 Fälle) wurden bei 42 Patientinnen (11%) beobachtet (22).

FRISCHKORN hat über die in Göttingen gemachten Erfahrungen berichtet (9, 24). In der Zeit von 1952 bis 1963 wurden 180 primäre Vulvakarzinome, 23 Urethralkarzinome, 5 Sarkome, 35 Rezidive und 2 sekundäre Vulvakarzinome beobachtet. Von 190 planmäßig behandelten Patientinnen mit Vulva- und Urethralkarzinomen überlebten 39,5% 5 Jahre. Bei 99 Patientinnen wurde eine Bestrahlung mit energiereichen Elektronen als Schwerpunkt der Therapie durchgeführt. Bei 87 dieser Patientinnen wurde eine 5-Jahres-Überlebensrate von 43,5% beobachtet. Bei einem Vergleich der Überlebensrate der mit konventionellen und der mit schnellen Elektronen behandelten Vulvakarzinome ergaben sich keine statistisch signifikante Unterschiede. Etwa 30% der Patientinnen litten an strahlenbedingten Folgezuständen, die für die Patientinnen ebenso belastend waren wie die primäre Krankheit.

SACK und MAKOSKI berichteten über 83 Patientinnen, die primär oder im Anschluß an eine Operation mit schnellen Elektronen bestrahlt wurden. Die 5-Jahres-Grenze erreichten nur 18 von 75 Patientinnen (24%). Die Autoren kommen zu der Schlußfolgerung, daß das primäre chirurgische Vorgehen unersetzlich bleibt. Offenbar steht die Verhinderung von örtlichen Rezidiven und die Verbesserung der Heilungsziffern in engem Zusammenhang mit der Radikalität des vorausgegangenen Eingriffes (9). FRISCHKORN machte eine ähnliche Beobachtung. Die mit energiereichen Elektronen erzielten Heilungsziffern liegen in einem Bereich, die dem Vergleich mit anderen Behandlungsmethoden durchaus standhalten. Dagegen sind Häufigkeit und Schwere der Strahlenfolgen kaum akzeptierbar. Diese Therapie in ausreichender Dosierung und mit ausreichender Energie und Feldgröße verursacht in einem erheblichen Prozentsatz der Fälle Strahlenfolgen, die denen der konventionellen Röntgentherapie in nichts nachstehen. Daher läßt sich aufgrund der vorliegenden Erfahrungen der Schluß ziehen, daß die ausschließliche Behandlung der Vulvakarzinome mit energiereichen Elektronen bei lokal und allgemein operablen Fällen vermieden werden sollte. Darüber hinaus kann die Bestrahlung dieser Region mit energiereichen Elektronen nicht als Strahlentherapie der Wahl angesehen werden. Auch mit energiereichen Röntgenstrahlen können räumliche Dosisverteilungen erzielt werden,

die denjenigen der Elektronentherapie ähnlich sind (9, 24).

Besondere Anwendungsgebiete
Eine *präoperative Bestrahlung* wird versuchsweise bei ausgedehnten Befunden vorgenommen mit dem Ziel, die Ausdehnung des nachfolgenden operativen Eingriffes zu verringern. Die bisher in Einzelfällen gemachten Erfahrungen sind ermutigend (22). Die Bedeutung der postoperativen *Nachbestrahlung* kann aus den vorliegenden Schriften nicht ermittelt werden. Die Wirksamkeit einer postoperativen Strahlentherapie der pelvinen Lymphknoten bei histologisch nachgewiesenen inguinalen Lymphknotenmetastasen wird zur Zeit in den USA an einer prospektiven Studie der GOG geprüft. Vorläufige Resultate zeigen eine Überlegenheit der Strahlentherapie gegenüber der Lymphonodektomie (66). Eine weitere Indikation zur Strahlentherapie stellen *lokoregionale Rezidive* nach Vulvektomie und inguinofemoraler Lymphonodektomie dar. Bei kleinen Tumoren kann sogar häufig eine Heilung erreicht werden; bei größerem Tumor besteht oft nur ein palliativer Effekt. Dagegen sollen Rezidive nach Strahlentherapie nur operativ angegangen werden (43).

Chemotherapie

Die Chemotherapie der metastasierenden Erkrankungen und der operativ oder strahlentherapeutisch ausbehandelten lokoregionalen Rezidive ist wie bei anderen Pflasterepithelkarzinomen wenig wirksam. Versuchsweise werden gelegentlich Kombinationstherapien unter Anwendung von Cisplatin, Bleomycin und Adriamycin vorgenommen. Extrem selten kommt in der Klinik ein Fall vor, bei dem die Indikation für eine Chemotherapie diskutiert wird. Chemotherapeutika und andere Substanzen können als „sensitizers" zur Strahlentherapie angewandt werden (61).

Prognose des Vulvakarzinoms

Das Vulvakarzinom, alle Stadien und Behandlungsarten eingeschlossen, weist eine *absolute 5-Jahresüberlebensrate* von 46,3% auf. Unter Berücksichtigung der interkurrent gestorbenen und der nicht nachkontrollierten Patientinnen ergibt sich eine *korrigierte 5-Jahresüberlebensrate von* 55% (Annual Report, Vol. 19). Von 2590 behandelten Patientinnen starben 204 an interkurrenten Erkrankungen und 1072 an Karzinom. Die häufigste Todesursache der an Karzinom gestorbenen Patientinnen sind: Infekte, Blutungen und Urämie (10). Die prognostische Bedeutung der Tumorausdehnung (Stadium) geht aus der Tabelle 4 hervor. Die Multivarianzanalyse (Abb. 20) zeigt unter anderem, daß die 5-Jahres-Überlebensrate von 452 operierten Patientinnen

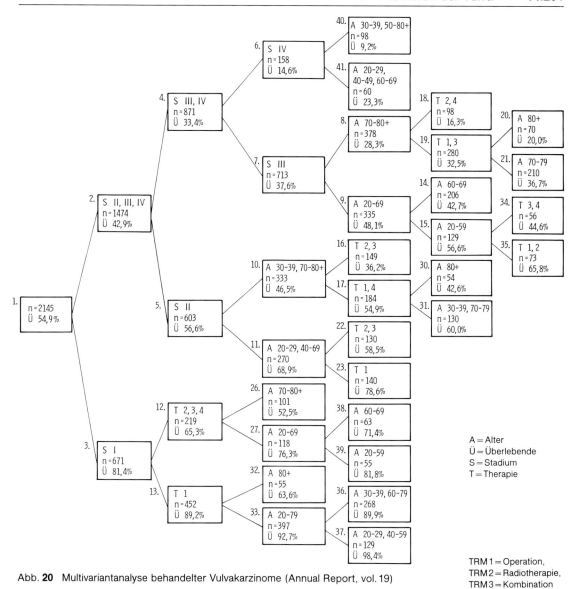

Abb. **20**   Multivariantanalyse behandelter Vulvakarzinome (Annual Report, vol. 19)

A = Alter
Ü = Überlebende
S = Stadium
T = Therapie

TRM 1 = Operation,
TRM 2 = Radiotherapie,
TRM 3 = Kombination
Chirurgie und Strahlen-
therapie,
TRM 4 = Chemotherapie

(Stadium I) 89% beträgt, dagegen nur 65,5% bei 290 bestrahlten und/oder kombiniert behandelten Patientinnen gleichen Stadiums. Diese Analyse weist auf die prognostische Bedeutung folgender Faktoren hin: Alter, klinische Ausdehnung (Stadium) und Behandlungsart. Die Abb. 21 zeigt die Darstellung der Überlebensrate nach der Life-table-Methode. Weitere wichtige prognostische Faktoren sind die histologischen Merkmale (45) und Lymphknotenmetastasen. Die Prognose ist bei mehreren inguinalen und vor allem im kleinen Becken lokalisierten Lymphknotenmetastasen besonders schlecht (43, 44, 55, 66, 74).

Nachsorge und Rezidive

Behandelte Vulvakarzinompatientinnen bedürfen einer lebenslangen *Überwachung*. Die Kon-

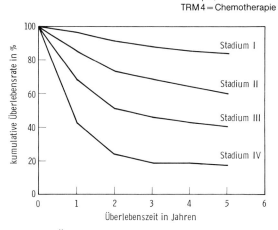

Abb. **21**   Überlebensrate nach Stadium (Life-table-Methode) (Annual Report, vol. 19)

trollen werden die ersten 3 Jahre nach Therapie vierteljährlich und danach halbjährlich vorgenommen. Neben Anamnese ist die klinische und gynäkologische Beurteilung wichtig. Sie werden durch Laboranalysen von Blut und Urin ergänzt. Spezielle Untersuchungsmethoden sollen nur bei klinischer Indikation angewandt werden. Die Berechnung der Überlebensrate wird unter Anwendung der Kaplan-Meier-Methode vorgenommen.

Rezidive treten vor allem lokoregional auf (43). Fernmetastasen sind zuerst selten. Bis 93% der erneuten Tumormanifestationen kommen in den ersten 3 Jahren nach der Therapie vor. Sehr spät nach Behandlungsbeginn auftretende Rezidive werden von STANLEY-MAY als „rereccurent" bezeichnet. Diese wurden in 5,5% seiner 642 Fälle beobachtet (74). Rezidive nach Operationen werden je nach Fall erneut operiert oder bestrahlt; nach Strahlentherapie in der Regel, wenn möglich, operiert. Lokale Rezidive können etwa in der Hälfte der Fälle geheilt werden. Regionale Lymphknotenmetastasen haben eine ausgeprägt schlechte Prognose und erst recht die Fernmetastasen (43, 44, 55, 74).

Seltene spezielle Formen des Vulvakarzinoms

Das verruköse Karzinom

Das verruköse Karzinom der Vulva stellt eine seltene Form des Pflasterepithelkarzinoms dar. *Klinisch* beobachtet man exophytisch, blumenkohlartig, langsam wachsende Tumoren, die häufig infektiös verändert sind und eine erhebliche Größe erreichen können. Es handelt sich um ein hochdifferenziertes Pflasterzellkarzinom, welches in gleicher Art auch in der Mundhöhle, im Larynx, am Penis, in der Vagina und an der Zervix beobachtet wird. *Histologisch* charakteristisch sind der hohe Differenzierungsgrad ohne wesentliche Zelltypien, die geringe Mitosenzahl und das plumpe Vorwuchern gegen das manchmal stark entzündlich veränderte Stroma (18). Die Abgrenzung zu den Riesenkondylomen (Buschke-Löwenstein-Tumor) ist histologisch schwierig (14). Da beide Läsionen gleich behandelt werden und nur extrem selten metastasieren, hat die Unterscheidung keine praktische Bedeutung. Regionäre Lymphknotenmetastasen werden beim verrukösen Karzinom jeder Lokalisation so selten angetroffen, daß eine *Exzision weit im Gesunden* ohne Lymphonodektomie als ausreichende Therapie angesehen wird. Bei sehr großen Tumoren und Rezidiven soll die Lymphonodektomie jedoch in Betracht gezogen werden (55). Eine Strahlentherapie ist beim verrukösen Karzinom im Gegensatz zu anderen Formen des Pflasterepithelkarzinoms wegen der Radioresistenz und wegen der möglichen Umwandlung in einen undifferenzierten, aggressiven Tumor kontraindiziert.

Karzinome der Bartholin-Drüsen

Aus den Bartholinschen Drüsen können Karzinome entstehen; sie machen 1 bis 5% der malignen Tumoren der Vulva aus. Dieser Tumor befällt häufig prämenopausale Frauen. Er wird zunächst als Bartholin-Zyste oder Abszeß diagnostiziert, bis Persistenz und Weiterwachstum auf die mögliche Malignität hinweisen. Daher sollen Knotenbildungen im Bereich der Bartholinschen Drüsen bei Frauen über 40 Jahren mit Feinnadelpunktion zytologisch oder durch Biopsie abgeklärt werden. Aus unbekannten Gründen ist die linke Seite häufiger befallen als die rechte. Die klinischen und histologischen Kriterien zur Diagnose des Ausgangspunktes eines Karzinoms der Bartholinschen Drüsen sind unsicher und bei ausgedehnten Befunden nicht mehr zulässig. Diese Fakten erklären mindestens teilweise, warum dieses Karzinom so selten diagnostiziert wird.

Histologisch handelt es sich um Pflasterzellkarzinome, um Karzinome aus dem Übergangsepithel (Urothelkarzinome) und um reife Adenokarzinome mit papillären, muzinösen und mukoepidermoiden histologischen Mustern (18). Das seltene adenozystische Karzinom (Zylindrom) infiltriert lokal und entwickelt selten und spät regionale und Fernmetastasen (12). Differentialdiagnostisch kommen bei diesen Adenokarzinomen Metastasen und das kloakogene (basaloide) Karzinom in Betracht (18). Selten werden auch Tumoren der kleinen Vestibulardrüsen beobachtet, die aus Pflaster- und Duktalepithel zusammengesetzt sind, lokal invasiv wachsen und selten zu Metastasen neigen. Daher genügt eine breite Exzision. *Die Therapie* der anderen Karzinome der Bartholinschen Drüsen entspricht der des Vulvakarzinoms. Allerdings ist hier ausgedehnte Exzision der ischiorektalen Region notwendig. Die Behandlung kann durch die enge Nachbarschaft bzw. den Befall von Vagina, Anus und Rektum Schwierigkeiten bereiten. Die 5-Jahres-Überlebensrate ist im allgemeinen signifikant schlechter als die des Vulvakarzinoms (4, 8, 10, 13, 43, 44, 55).

Basaliom (Basalzellkarzinom)

Dies ist ebenfalls ein seltener maligner Tumor der Vulva, der etwa 2% aller Vulvakrebse ausmacht. Er ist vorwiegend an der großen Labie lokalisiert. Die Geschwulst wächst sehr langsam und lokal invasiv destruierend. Juckreiz und Tumorbildung sind die Hauptsymptome. Selten wird diese Erkrankung in der Initialphase diagnostiziert, wenn der Tumor sich als eine kaum linsengroße, grauweiße Induration mit Teleangiektasien manifestiert. Erst bei größeren Tumoren, bei Ulkusbildung (Ulcus rodens) und bei anderen persistierenden und sich verschlechternden Veränderungen wird der Verdacht auf Malignität manifest. Die Biopsie ergibt die Diagnose.

Histologisch typisch ist die palisadenartige Anordnung von Basalzellen an der Peripherie der Tumorzapfen. Entsprechend der Variabilität des klinischen Erscheinungsbildes gibt es eine große Mannigfaltigkeit histologischer Formen. Nach heute geltenden Vorstellungen leitet sich dieser Tumor von unreifen, pluripotenten Epithelzellen aus der Epidermis und Hautanhangsgebilden ab (6, 77). Basaliome metastasieren fast nie. Daher ist die lokale Behandlung ausreichend.

Die häufigste *Behandlungsart* ist die weite Exzision unter histologischer Kontrolle der Absetzränder. Je nach Tumorgröße bzw. Hautverlust sind plastisch-chirurgische Maßnahmen erforderlich. Kryochirurgie, CO_2-Laser-Therapie, Kürettage und Elektrokoagulation sind als destruierende Methoden ebenfalls mit Erfolg angewendet worden. Schließlich sprechen Basaliome auf eine Strahlentherapie gut an. Die Prognose ist im allgemeinen gut. Rezidive sind bei adäquater Therapie selten und einer erneuten Exzision gut zugänglich (5, 67).

Karzinom der Urethra

Diese Tumoren werden unter den malignen Tumoren der Vulva klassifiziert und machen 3–4% dieser Geschwülste aus. Sie unterscheiden sich durch ihre Klinik, Pathogenese, Prognose und Modalitäten der Therapie von den übrigen Vulvakarzinomen. Die Urethrakarzinome werden an anderer Stelle ausführlich besprochen (s. Beitrag Petri, Bd. III, Teil I).

Malignes Melanom der Vulva

Das primäre maligne Melanom der Vulva ist selten. Es macht etwa 5% aller malignen Tumoren der Vulva aus. 3 bis 7% der malignen Melanome der Frau sind an der Vulva lokalisiert. Diese stellt jedoch nur 1 bis 2% der Hautoberfläche dar. Somit erscheint die Vulva ein besonders gefährdetes Gebiet zu sein. Die Mehrzahl der malignen Melanome des weiblichen Genitaltraktes (70%) betrifft die Vulva. Die *Altersverteilung* ist wesentlich breiter als die des Pflasterzellkarzinoms. Das durchschnittliche Alter beträgt 55 Jahre mit einer Spannweite zwischen 15 und 94 Jahren. Melanome der Vulva sind bei heranwachsenden Frauen unter 18 Jahren extrem selten. Epidemiologisch und formalgenetisch bestehen keine Unterschiede zu den kutanen Melanomen. Die Häufigkeit dieses bösartigen Tumors der Haut nimmt weltweit zu (5, 56, 77).

Klinik des Vulvamelanoms

Aus neuen Publikationen geht hervor, daß die Melanome der Vulva sich wenig von den kutanen Melanomen unterscheiden. Sie sollen des-

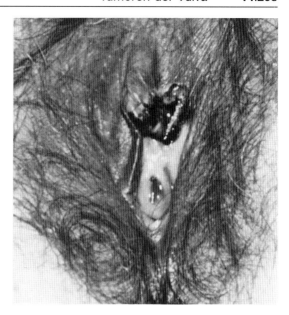

Abb. **22**   Klitorismelanom (NM)

halb gleich wie die kutanen Melanome beurteilt und behandelt werden (1, 5, 35, 56, 62).

Die meisten Patientinnen bemerken selbst einen sich verändernden Tumor; etwa ¼ klagt über Pruritus und Blutungen. Die Verdachtsdiagnose wird gelegentlich bei einer Routineuntersuchung gestellt. Einige Frauen kommen erst zum Arzt, wenn der Tumor stark gewachsen ist, benachbarte Strukturen befallen hat oder eine inguinale Geschwulst entstanden ist. Obwohl dieses Melanom überall an der Vulva lokalisiert sein kann, werden Klitoris und kleine Labien offenbar bevorzugt befallen (56). Von den verschiedenen klinisch-morphologischen Formen (s. unten) kommen an der Vulva am häufigsten die oberflächlich spreitenden malignen Melanome (SSM) und die prognostisch ungünstigen nodulären malignen Melanome (NMM) vor (Abb. **22**). Lentigomaligna-Melanome (LMM) werden an der Vulva nicht beobachtet (1).

Die klinische Diagnose ist schwierig und häufig unsicher. Ein amelanotisches Melanom (10% der Melanome) ist besonders schwierig zu diagnostizieren. Bei Verdacht auf ein malignes Melanom kommen differentialdiagnostisch zahlreiche Hauterkrankungen in Frage (Tab. 2) (5, 6), daher soll die bioptische Abklärung bei jedem erhabenen, blauen, sich verändernden Hautfleck vorgenommen werden. Die Läsion wird im Gesunden, einem freien Rand von einigen Millimetern (3 bis 4) exstirpiert und histologisch in Stufenschnitten untersucht. Eine Inzisionsbiopsie sollte vermieden werden, weniger wegen der nicht gesicherten Gefahr einer Disseminierung als vielmehr wegen der beschränkten histologischen Aussagekraft (56).

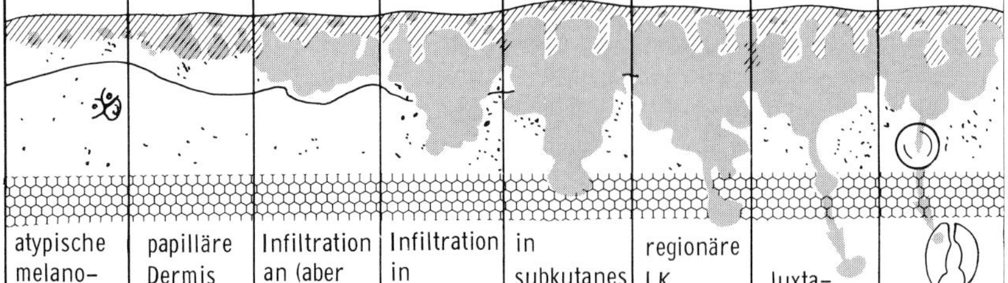

	Invasions-tiefe					LK-Metastasen		Fem-metastasen
Epidermis / papilläre Dermis / retikuläre Dermis / subkutanes Fettgewebe								
Infiltration	atypische melanotische Hyperplasien	papilläre Dermis	Infiltration an (aber nicht in) retikuläre Dermis	Infiltration in retikuläre Dermis	in subkutanes Fettgewebe	regionäre LK	luxta-regionäre LK	
klinisch	LMM	LMM, SSM, ALM	LM, SSM, NMM	LMM, SSM, NMM	NMM, SSM			
Invasionstiefe (Clark-Level)	I	II	III	IV	V			
Tu-Dicke (Breslow)		$\leq 0,75$ mm	$> 0,75-1,50$ mm	$> 1,50-3,00$ mm	$> 3,00$ mm			
TNM (UICC)	pT_{is}	pT_1	pT_2	pT_3	pT_4	N_1	N_4	M_1
UICC Stadium		Ia	Ia	Ib	Ib	II	III	IV
5-J.-Heilung	99%	99%	95%	78%	50%	26%	(10%)	(0%)

Abb. **23**   Malignes Melanom: Histomorphologische Kriterien, Formen, diverse Klassifikationen und Prognose (aus *H. G. Bender:* Gynäkologische Onkologie. Thieme, Stuttgart 1984)

Morphologie

Maligne Melanome leiten sich von Melanozyten ab. Es handelt sich um Zellen neuroektodermaler Abstammung, die Melanin bilden. Sie wachsen nicht im Verband als eigenständiges Gewebe, besitzen keine Desmosomen und neigen nach mitotischer Teilung zur Segregation. Die malignen Melanozyten behalten diese Eigenschaften bei (6).

Das primär kutane, maligne Melanom wird heute in 4 morphologische Formen unterteilt: Lentigo-maligna-Melanom (LMM), das „superficial-spreading" maligne Melanom (SSMM) und das noduläre maligne Melanom (NMM). Das akrolentiginöse maligne Melanom (ALM) wird von einigen Autoren nicht als eigenständige Art, sondern als eine Mischform der Hauptgruppen angesehen. Ein Teil der Melanome läßt sich nicht klassifizieren. Die wichtigsten histomorphologischen Kriterien und die Prognose der obenerwähnten klinisch-morphologischen Formen sind in der Abb. 23 dargestellt. Hinsichtlich weiterer klinischer und histopathologischer Einzelheiten wird auf die Literatur verwiesen (5, 6, 56, 77).

Die Infiltrationstiefe („level") ist der wichtigste prognostische Parameter, der eng mit dem Lymphknotenbefall und der Lebenserwartung korreliert. Andere klinische und morphologische Merkmale wie Größe der Läsion, Erhabenheit des Tumors über das Hautniveau, Beschaffenheit der Tumoroberfläche (erosiv, exulzeriert), Mitosenzahl, zelluläre Atypie, Gefäßeinbrüche, Vorkommen und Ausmaß einer entzündlichen Infiltration des Stromas u.a.m. treten gegenüber der Infiltrationstiefe in den Hintergrund. Die Tiefenausdehnung wird entweder auf die Hautstrukturen und die am tiefsten liegenden infiltrierenden Tumorzellen (Clark-Level) bezogen oder in Millimetern (Tumordick nach Breslow) angegeben. Voraussetzung für die Bestimmung der Tiefenausdehnung ist die Stufenschnittuntersuchung des gesamten Tumorknotens. Die Tumordicke in Millimetern, multipliziert mit der Mitosenzahl pro mm^2, erlaubt eine noch exaktere Aussage über das Metastasierungsrisiko (prognostischer Index nach SCHMOECKEL und BRAUN-FALCO) (5, 6, 77).

Die *Ausbreitung* der malignen Melanome kann frühzeitig lymphogen oder hämatogen erfolgen. Hautmetastasen in der Nähe des Tumors werden als Satelliten, zwischen Tumor und der regionären Lymphknoten als „In-transit"-Metastasen bezeichnet. Fernmetastasen finden sich am häufigsten in Lunge, Leber, Intestinaltrakt, ZNS und Haut (77).

Vulvamelanome weisen in 15 bis 45% der Fälle regionäre Lymphknotenmetastasen auf. Zur Zeit der Diagnosestellung werden bei 5% dieser Patientinnen Satelliten und „In-transit"-Metastasen und nur bei 2% Fernmetastasen beobachtet (56). Diese Zahlen können je nach Patientengut erheblichen Schwankungen unterliegen.

Prätherapeutische Untersuchungen und Stadieneinteilung

Bei Verdacht auf Melanom bzw. nach histologischer Abklärung haben die Beurteilung der Ausdehnung der lokalen Erkrankung und der regionalen inguinofemoralen Lymphknoten und die Suche nach Metastasen große Bedeutung für Prognose und Wahl der Therapie.

Im Gegensatz zum Vulvakarzinom hat die Größe der Tumoroberfläche kaum, dagegen der morphologische Tumortyp und die Tumordicke prognostische Wertigkeit. Nachbarschaft zur Urethra, Vagina und Rektum bzw. Befall dieser Strukturen erschweren die für die Heilung bedeutsame breite Exzision und erhöhen vielleicht auch das Metastasenrisiko. Die sorgfältige gynäkologische Untersuchung, gegebenenfalls ergänzt durch Zysto- und Rektoskopie, ist wichtig. Für die Suche nach Lymphknoten- und Fernmetastasen werden die üblichen klinischen und radiologischen Untersuchungsmethoden verwendet. Wegen der ungenügenden diagnostischen Treffsicherheit dieser Verfahren empfiehlt sich die chirurgische Exploration der retroperitonealen Lymphknoten und des Abdomens, bevor lokal ausgedehnte Operationen durchgeführt werden (10, 56, 62).

Weitere bei der Betreuung dieser Patienten zu beachtende Fakten sind das Vorkommen multipler primärer Melanome und die Koinzidenz mit anderen malignen Tumoren. Im Vordergrund stehen Mammakarzinome, Genitalkarzinome (Zervix, Endometrium oder Ovar), aber auch andere Malignome (Magen, Kolon, Bronchien) kommen vor (5).

Die FIGO-Einteilung hat sich nicht bewährt (s. unten). Bei der TNM-Einteilung wird der Tumor nach histologischen Kriterien (pT) beurteilt. Vulvamelanome sollen klinisch nach der gleichen wie für kutane Melanome verwendeten Einteilung klassifiziert werden (6, 67). Dabei bedeutet:

- Stadium I = nur lokale Erkrankung,
- Stadium II = regionale Lymphknotenmetastasen,
- Stadium III = disseminierte Erkrankung (Fernmetastasen).

Therapie

Chirurgische Verfahren, Strahlentherapie, medizinisch-onkologische Maßnahmen wie Chemotherapie, Immuntherapie und Hormontherapie werden bei malignen Melanomen angewendet. Lokale und regionale Ausbreitung sowie Fernmetastasen bestimmen die Art der Therapie. Aus dem bereits Gesagten geht hervor, daß die histologische Diagnose bei klinisch fehlenden Regional- und Fernmetastasen weitgehend die Strategie der lokalen Primärbehandlung bestimmt. Es empfiehlt sich eine enge Zusammenarbeit mit Pathologen und Dermatologen, die über größere Erfahrung mit Hautmelanomen verfügen.

Die *chirurgischen Verfahren* stehen im Vordergrund. Die Ausdehnung der Operation richtet sich nach der gesamten klinischen Situation und nach den chirurgischen Grundsätzen bei kutanen Melanomen unter Berücksichtigung der Infiltrationstiefe (6, 53).

Es besteht Übereinstimmung darüber, daß die weite Exzision mit einem Sicherheitsabstand von 5 cm gesunden Gewebes für Melanome mit niedrigem Metastasenrisiko ausreichend ist (63). In besonders günstigen Fällen sollte sogar ein Sicherheitsabstand von 2–3 cm genügen (53). Je nachdem wird evtl. eine plastische Deckung des Hautdefektes erforderlich sein. Dieser Sicherheitsabstand muß auch bei Tumoren nahe der Urethra, der Vagina oder dem Rektum unbedingt eingehalten werden. Die partielle Entfernung eines dieser Organe kann daher notwendig sein. Klinische Beobachtungen sprechen dafür, daß die lokalen Rezidive vor allem auf das Nichteinhalten dieses Sicherheitsabstandes zurückzuführen sind (56, 62).

Bei den Tumoren mit hohem Risiko empfiehlt sich neben der breiten Tumorexzision die, je nach seitlicher oder medialer Lage des Tumors, ipsi- oder bilaterale „En-bloc"-Resektion der Leistenlymphknoten unter Mitentfernung der Hautbrücke zwischen Tumor und inguinalen Lymphknoten (cave „Transit"-Metastasen). Bei klinischem Verdacht auf Metastasen soll die radikale Vulvektomie mit bilateraler, inguinofemoraler Lymphonodektomie vorgenommen werden. Die Ausdehnung der Lymphonodektomie auf die pelvine Region kommt beim klinischen oder histologischen Nachweis von inguinalen Metastasen in Betracht. Generalisierte Erkrankungen sind Kontraindikationen für radikale, lokale operative Maßnahmen. Es sollen dann nur Eingriffe palliativer Art angewandt werden (16, 35, 55, 56, 62).

Bei lokalen und regionalen Rezidiven kann eine erneute weite Exzision versucht werden. Die Aussichten auf Heilung sind gering. Daher hängt das Schicksal der Patientinnen weitgehend von der ausgedehnten Radikalität der primären Operation ab (9, 62).

Präoperative und postoperative *Strahlentherapie* beeinflussen die Heilungsrate kaum. Sie sind deshalb als Zusatzmaßnahmen weitgehend verlassen. Hauptanwendungsgebiet der Strahlentherapie ist die palliative Behandlung von Hirnmetastasen, von schmerzhaften Knochenmetastasen und von anderen lokalen Komplikationen. Die erzielten palliativen Resultate sind befriedigend (53).

Es bestehen keine gesicherten Indikationen für eine „adjuvante" *medizinisch-onkologische Therapie* nach Primärbehandlung maligner Melanome. Ergebnisse einer prospektiven randomisierten Studie nach adjuvanter Chemotherapie, Immuntherapie mit BCG und von Kombinationen ergaben keine signifikanten Unterschiede hinsichtlich rezidivfreier Zeit und Überlebensrate zu einem unbehandelten Vergleichskollektiv. Dennoch wird häufig eine unspezifische Immuntherapie verwendet. Die Chemotherapie ist bei rezidivierender und metastasierender Erkrankung indiziert. Als Medikament der Wahl gilt DTIC (Dacarbazin). Die durchschnittliche Remissionsrate liegt bei 20%, die Überlebenszeit wird kaum verlängert. Weitere empfohlene Medikamente sind die Nitrosoureaderivate: Methyl-CCNU und CCNU. Der Wert der Polychemotherapie ist umstritten. Sie sollte nur im Rahmen von kontrollierten Studien angewandt werden. Bei älteren Frauen kann ein Versuch mit Antiöstrogenen (z.B. Nolvadex, $20 \triangleq 40$ mg pro Tag) gemacht werden. Eine enge Zusammenarbeit mit einem medizinischen-onkologischen Zentrum ist für die Indikation und Wahl der Chemotherapie unerläßlich (5, 6, 53).

Ergebnisse der Therapie, Prognose und Rezidive

Etwa ein Drittel bis die Hälfte der Patientinnen mit Vulvamelanomen überleben 5 Jahre nach der Therapie. Die 5-Jahres-Überlebensrate von 77 Patientinnen mit Vulvamelanomen beträgt nach dem Annual Report (1985) 44,2%. Je nach Zusammensetzung des behandelten Kollektivs ergeben sich bessere oder schlechtere Resultate (1, 5, 35, 56, 62, 74).

Die *Prognose* des Vulvamelanoms ist vorwiegend von histologisch nachweisbaren Parametern und von der primären Ausdehnung abhängig (5, 6, 53, 77). Oberflächlich wachsende Tumoren (SSM) haben signifikant bessere Überlebenschancen als solche mit tief infiltrierendem Wachstum (1, 35, 62). Die Invasionstiefe nach CLARK und die Tumordicke nach BRESLOW zeigen signifikant verschiedene Überlebensraten ab Level V und ab einer Tumordicke von 3,1 mm. Signifikante Unterschiede in der Überlebensrate fanden sich dagegen nicht bei den anderen Levels und der Tumordicke (62). Die Zahl der beobachteten Fälle ist allerdings gering, daher ist eine endgültige Beurteilung nicht möglich. Bei Lymphknotenmetastasen liegt die 5-Jahres-Überlebensrate bei 15% gegenüber 55% bei tumorfreien Lymphknoten (35, 62).

Die FIGO-Stadien I und II zeigen unter sich keine signifikanten Unterschiede der Überlebensrate (56).

Rezidive treten lokal, regional und/oder als Fernmetastasen auf. Die Behandlung der lokalen Rezidive führt nur extrem selten zur Heilung. Patienten mit regionalen und/oder Fernmetastasen überleben nur wenige Monate.

Sarkome der Vulva

Die Sarkome stellen eine seltene und komplexe Gruppe maligner Tumoren dar, die aus den mesenchymalen Strukturen unterhalb der Haut entstehen. Unter den wenigen in der Literatur publizierten Fällen befinden sich Patientinnen aller Altersgruppen. Das durchschnittliche Alter beträgt 42 Jahre.

Pathologie

Mit abnehmender Häufigkeit werden folgende histologische Formen beobachtet: Leiomyosarkom, Liposarkom, maligne Lymphome, Rhabdomyosarkom, Fibrosarkom, Neurofibrosarkom, Angiosarkom und epitheloides Sarkom. Folgende Krankheiten müssen histologisch gegenüber Sarkomen abgegrenzt werden: die aggressive Fibromatose (Desmoid), die pseudosarkomatöse Faszitis und das Dermatofibrosarcoma protuberans. Sie alle wachsen lokal infiltrierend, können häufig lokal rezidivieren und bilden, mindestens anfänglich, keine Fernmetastasen. Demgegenüber metastasieren die Sarkome frühzeitig und vorwiegend hämatogen (14, 18).

Klinik, Diagnose, Prognose

Sarkome manifestieren sich klinisch als indolente, schnell wachsende Geschwülste. Nach einiger Zeit treten subjektive Beschwerden in der Perinealgegend und anschließend Schmerzen auf. Weitere Symptome sind Pruritus, Dyspareunie, Defäkations- und Miktionsbeschwerden. Später kommen Blutungen nach Ulkusbildung hinzu. Die Dauer der Beschwerden bis zur ersten Konsultation beträgt 3–12 Monate (8, 16).

Die Diagnose kann durch Tru-Cut-Biopsie präoperativ gestellt werden. Gewöhnlich wird sie aber erst nach Entfernung eines „Fibroms" histologisch gesichert. Bereits zu diesem Zeitpunkt bestehen nicht allzu selten schon Fernmetastasen, gewöhnlich in der Lunge. Daher ist prätherapeutisch eine aufwendige Metastasensuche unerläßlich.

Abgesehen von Fernmetastasen sind weitere wichtige *prognostische Faktoren* die Tumorgröße und der histologische Malignitätsgrad; Mitosenzahl, Nekroseareale, Zelltyp, Kernpolymorphie, Zellzahl etc. Grad I entspricht einem gut, Grad III einem schlecht differenzierten Sarkom (14, 18).

Therapie

Mangels vulvaspezifischer therapeutischer Erfahrungen sollen Vulvasarkome nach ähnlichen Prinzipien wie die am Stamm lokalisierten Weichteilsarkome behandelt werden (65).

Maligne Lymphome werden strahlentherapeutisch und chemotherapeutisch angegangen. Die *anderen Sarkomarten* werden chirurgisch, strahlentherapeutisch und chemotherapeutisch kombiniert behandelt. Die chirurgischen Maßnahmen stehen dabei im Vordergrund. Tumoren kleiner als 5 cm ∅ werden nach histologischer Diagnosestellung einer radikalen Resektion des Tumors bzw. des Tumorbettes unter Mitentfernung der tiefer gelegenen Muskulatur unterzogen. Der Wert einer zusätzlichen, prophylaktischen inguinalen Lymphonodektomie ist umstritten. Klinisch befallene Lymphknoten müssen auf jeden Fall entfernt werden. Der resultierende große Gewebsdefekt muß mit einem myokutanen Lappen versorgt werden. Anschließend empfiehlt sich eine Strahlentherapie des Operationsgebietes mit einer Dosis von 6000 cGy. Eine zusätzliche adjuvante Chemotherapie kann bei Tumoren mit hohem Malignitätsgrad diskutiert werden. Der Wert dieser Maßnahmen ist nicht gesichert. Bei Tumoren, größer als 5 cm ∅ wird eine präoperative Strahlen- und/oder Chemotherapie zur Tumorreduktion durchgeführt. Danach erfolgt die „radikale" Resektion. Rezidive werden wenn möglich erneut breit chirurgisch reseziert. Die Chemotherapie wird zusätzlich zu den erwähnten Anwendungsgebieten für die Behandlung von Metastasen und Rezidiven eingesetzt. Das wirksamste Medikament ist Adriamycin. Gewöhnlich wird es in Kombination mit folgenden Substanzen appliziert: Dacarbazin, Endoxan, Vincristin und Actinomycin D. Die Remissionsrate dieser Polychemotherapien liegt bei 50%. Einzelheiten über die Kombinationschemotherapie, Dosierung und Applikation finden sich in der Literatur (45). Die 5-Jahres-Überlebensrate der adäquat behandelten Sarkome der Vulva dürfte zwischen einem Drittel und der Hälfte liegen. Dabei haben Fibrosarkome und maligne Lymphome eine bessere Prognose als die Rhabdomyosarkome (96, 44, 55). Die Behandlung ist eine interdisziplinäre Aufgabe zwischen Gynäkologen, Radioonkologen und medizinischen Onkologen.

Sekundäre Malignome (Metastasen)

Vulvametastasen können bei folgenden Primärtumoren beobachtet werden: *Zervixkarzinom, Endometriumkarzinom, Adenokarzinom der Niere* (Hypernephrom), *Urethralkarzinom.* Seltene Primärtumoren sind *Mammakarzinome, maligne Trophoblasttumoren* (Chorionepitheliom), *Bronchuskarzinom, Ovarialkarzinom* und *Sigmakarzinom. Maligne Lymphome* kommen auch als Metastasen vor. Die Differentialdiagnose zwischen primären und sekundären bösartigen Vulvageschwülsten bereitet klinisch keine wesentlichen Schwierigkeiten. Dagegen kann die Suche nach einem unbekannten Primärtumor bei Verdacht auf Metastasierung sehr diffizil sein (48). Die Behandlung der sekundären Malignome

entspricht derjenigen der Primärtumoren im Stadium der Metastasierung. Je nach klinischer Situation können palliative Eingriffe an der Vulva indiziert werden.

Literatur

1 Baltzer, J., J.Zander: Das Melanom im Bereich des äußeren Genitales aus gynäkologischer Sicht. In: Erkrankungen der Vulva, hrsg. von J.Zander, J.Baltzer. Urban & Schwarzenberg, München 1986 (S. 104–108)
2 Beck, L., H.G.Bender: Der Musculus gracilis zur Deckung von Defekten in der Vagina und an der Vulva. Gynäkologe, 14 (1981) 49–52
3 Bender, H.G.: Erkrankungen der Vulva, Klinik, Diagnose und Therapie. In: Klinik der Frauenheilkunde, Bd.VII, hrsg. von H.Schwalm, G.Döderlein. München 1981 (S.446/3–80)
4 Bender H.G.: Gynäkologische Onkologie für die Praxis. Thieme, Stuttgart 1984
5 Braun-Falco, O., M.Landthaler: Maligne Melanome im Vulvabereich aus dermatologischer Sicht. In: Erkrankungen der Vulva, hrsg. von J.Zander, J.Baltzer. Urban & Schwarzenberg, München 1986 (S.98–103)
6 Braun-Falco, O., G.Plewig, H.H.Wolf: Dermatologie und Venerologie. Springer, Berlin 1984
7 Brunn jr., P.A., J.D.Minna: Paraneoplastic syndromes. In: Cancer, Principles and practice of Oncology, hrsg. von V.T.DeVita jr., S.Hellmann, St.A.Rosenberg, 2.Aufl. Lippincott, Philadelphia 1985 (S. 1797–1842)
8 Calandre, D., G.R.di Paolo, N.Gomez Rueda, L.M.Balina: Enfermedades de la Vulva. Panamericana S.A., Buenos Aires 1979
9 Castaño-Almendral, A., R.Frischkorn: Die Indikationen zur Strahlentherapie zur Behandlung des Vulvakarzinoms. Gynäkologe 8 (1975) 87–92
10 Cavanagh, D., H.Praphat, E.H.Ruffolo: Cancer of the Vulva. Obstet. Gynec. Ann. 11 (1982) 303–39
11 Cho, D., J.Buscema, N.B.Rosenshein, J.D.Woodruff: Primary breast cancer of the vulva. Obstet. and Gynec. 66, Suppl. (1985) 79–81
12 Copeland, L.J., N.Sneige, D.M.Gershenson, P.B.Saul, C.A.Stringer, J.C.Seski: Adenoid cystic carcinoma of Bartholin gland. Obstet. and Gynec. 67 (1986) 115–20
13 Copeland, L.J., N.Sneige, D.M.Gershenson, V.B.McGuffee, F.Abdul-Karin, F.N.Rutledge: Bartholin gland carcinoma. Obstet. and Gynec. 67 (1986) 794–801
14 Dallenbach-Hellweg, G: Weibliches Genitale. In: Pathologie, Band III, hrsg. von W.Remmele. Springer, Berlin 1984 (S.202–304)
15 DiSaia, P.: Management of superficially invasive vulvar carcinoma. Clin. Obstet. Gynec. 28 (1985) 196–203
16 Donaldson, E.S., D.F.Powell: Cancer of the vulva. In: Modern Concepts of Gynecologic Oncology, hrsg. von J.R.van Nagel jr., H.R.K.Barber. Wright, Boston 1982 (S.279–326)
17 Eibach, H.W., H.H.Zippel: Klinische und pathomorphologische Untersuchungen zur präkanzerösen Bedeutung und prognostischen Wertung epithelialer Vulvaveränderungen. Geburtsh. u. Frauenheilk. 46 (1986) 495–500
18 Ferenczy, A.: Pathology of malignant tumors of vulva and vagina. In: Gynecologic Oncology, Bd.I, hrsg. von Malcolm Coppleson. Churchill Livingstone, Edinburgh 1981 (S.285–302)
19 Friedrich, jr., E.G.: Vulvar Disease, 2.Aufl. Saunders, Philadelphia 1983
20 Friedrich, E.G.: Vulvadystrophien. In: Erkrankungen der Vulva, hrsg. von J.Zander, J.Baltzer. Urban & Schwarzenberg, München 1986 (S.67–74)
21a Friedrich jr, E.G., E.J.Wilkinson: The vulva. In: Pa-

thology of the Female Genital Tract, 2. Aufl., hrsg. von A. Blaustein. Springer, New York 1984 (S. 13–58)

21b Friedrich, E. G., E. J. Wilkinson: Das mikroinvasive Karzinom der Vulva. In: Erkrankungen der Vulva, hrsg. von J. Zander, J. Baltzer. Urban & Schwarzenberg, München 1986 (S. 88–92)

22 Frischbier, H.-J.: Die Strahlentherapie des Vulvakarzinoms (Hamburger Methode). In: Erkrankungen der Vulva, hrsg. von J. Zander, J. Baltzer. Urban & Schwarzenberg, München 1986 (S. 161–167)

23 Frischbier, H.-J., I. Schreer unter Mitarbeit von H. Vahrson, U. Rohde: Gynäkologische Radiologie. In: Gynäkologie und Geburtshilfe, Bd. III/I, Spez. Gynäkologie 1, 2. Aufl., hrsg. von O. Käser, V. Friedberg, K. G. Ober, K. Thomson, J. Zander. Thieme, Stuttgart 1985 (S. 2.2–2.72)

24 Frischkorn, R.: Gynäkologische Strahlentherapie. In: Klinik der Frauenheilkunde und Geburtshilfe, Bd. II, hrsg. von K. H. Wulf, H. Schmidt-Matthiesen. Urban & Schwarzenberg, München 1975 (S. 501–664/59)

25 Gall, St. A., C. E. Hughes, P. Mounts, A. Segreti, Ph. K. Weck, J. K. Whisnant: Efficacy of human lymphoblastoid interferon in the therapy of resistant condyloma acuminata. Obstet. and Gynec., 67 (1986) 643–651

26 Gardner, H. L., R. H. Kaufmann: Benign Diseases of the Vulva and Vagina, 2. Aufl. G. K. Hall Medical Publishers, Boston 1981

27 Gissmann, L.: Kondylome – Hinweise für die Beteiligung der Papillomaviren an der Entstehung des Zervixkarzinoms. Gynäkologe 18 (1985) 160–162

28 Gross, G.: Virusinfektion der Vulva. In: Erkrankungen der Vulva, hrsg. von J. Zander, J. Baltzer. Urban & Schwarzenberg, München 1986 (S. 16–32)

29 Heinzl, S.: Anwendung des Lasers bei Erkrankungen der Vulva. In: Erkrankungen der Vulva, hrsg. von J. Zander, J. Baltzer. Urban & Schwarzenberg, München 1986 (S. 109–121)

30 Heinzl, S.: Die Anwendung des Lasers bei Erkrankungen des unteren Genitaltraktes. Gynäk. Prax. 10 (1986) 523–534

31 Hillemanns, H. G.: Das fortgeschrittene Genitalkarzinom. Klinik der Frauenheilkunde, Bd. VII, hrsg. von G. Döderlein, K. H. Wulf. Urban & Schwarzenberg, München 1981

32 Holtz, G.: Paraneoplastic hypercalcemia in gynecologic malignancy. Obstet. Gynec. Surv. 35 (1980) 129–36

33 Iversen, T.: New approaches to treatment of squamous cell carcinoma of the vulva. Clin. Obstet. Gynec. 28 (1985) 204–10

34 Janowski, N. A., Ch. Douglas: Erkrankungen der Vulva. In: Klinik der Frauenheilkunde, Bd. VII, hrsg. von H. Schwalm, G. Döderlein. Urban & Schwarzenberg, München 1968 (S. 447–557)

35 Jaramillo, B. A., P. Ganjei, H. E. Averette, B. U. Sevin, J. L. Lovecchio: Malignant melanoma of the vulva. Obstet. and Gynec. (1985) 308–401

36 Kaplan, A. L.: Vulvar reconstruction. Clin. Obstet. Gynec. 28 (1985) 211–219

37 Käser, O., F. A. Iklé, H. A. Hirsch: Atlas der gynäkologischen Operationen, 4. Aufl. Thieme, Stuttgart 1982

38 Katz, V. L., F. B. Askin, B. D. Bosch: Glomus tumor of the vulva: a case report. Obstet. and Gynec. Suppl. 67 (1986) 43–45

39 Kaufmann, R. H., E. G. Friedrich jr.: The carbon dioxide laser in the treatment of vulvar disease. Clin. Obstet. Gynec. 28 (1985) 220–229

40 Kehrer, E.: Die Vulva und ihre Erkrankungen. In: Handbuch der Gynäkologie, Bd. V, hrsg. von E. Stoeckel. Bergmann, München 1929

41 Knapstein, P.-G., M. Mahlke, W. Poleska, W. Zeuner: Wiederherstellungschirurgie im Bereich der Vulva. In: Erkrankungen der Vulva, hrsg. von J. Zander, J. Baltzer. Urban & Schwarzenberg, München 1986 (S. 185–191)

42 Kohorn, E. I., M. J. Merino, M. Goldenhersh: Vulvar pain and dyspareunia due to glomus tumor. Obstet. and Gynec., Suppl. 76 (1986) 41–42

43 Kolstad, P.: Clinical Gynecologic Oncology – The Norwegian Experience. Norwegian University Press 1986

44 Krupp, P. J.: Invasive tumors of vulva: clinical features and management. In: Gynecologic Oncology, Bd. I, hrsg. von M. Coppleson. Churchill Livingstone, Edinburgh 1981 (S. 329–338)

45 Kühn, W., H. H. Rummel: Gutartige Tumoren im Bereich des äußeren Genitales. In: Erkrankungen der Vulva, hrsg. von J. Zander, J. Baltzer. Urban & Schwarzenberg, München 1986 (S. 44–51)

46 Kürzl, R., J. Baltzer, K. J. Lohe: Prognostische Bedeutung histologischer Merkmale beim Vulvakarzinom. In: Erkrankungen der Vulva, hrsg. von J. Zander, J. Baltzer. Urban & Schwarzenberg, München 1986 (S. 132–139)

47 Kurmann, R. J.: Contributions of immunocytochemistry to gynaecological pathology. Clin. Obstet. Gynaec. 11 (1984) 5–23

48 Limburg, H.: Tumoren der Vulva. In: Gynäkologie und Geburtshilfe, Bd. III, hrsg. von O. Käser, V. Friedberg, K. G. Ober, K. Thomsen, J. Zander. Thieme, Stuttgart 1972 (S. 335–368)

49 Lochmüller, H.: Radiologische Behandlungsmethoden des Vulvakarzinoms (Münchner Methode). In: Erkrankungen der Vulva, hrsg. von J. Zander, J. Baltzer. Urban & Schwarzenberg, München 1986 (S. 168–173)

50 Lohe, K. J., R. Kürzel, J. Zander: Morbus Paget der Vulva. In: Erkrankungen der Vulva, hrsg. von J. Zander, J. Baltzer. Urban & Schwarzenberg, München 1986 (S. 93–97)

51 Mabuchi, K., D. S. Bross, I. I. Kessler: Epidemiology of cancer of the vulva. A case-control study. Cancer 55 (1985) 1843–8

52 Malfetano, J. H., M. S. Piver, Y. Tsukada, P. Reese: Univariate and multivariate analyses of 5-year survival, recurrence, and inguinal node metastases in stage I and II vulvar carcinoma. J. Surg. Oncol. 30 (1985) 124–31

53 Manstrangelo, M. J., A. R. Baker, H. R. Katz: Cutaneous melanoma. In: Cancer. Principles and Practice of Oncology, hrsg. von V. T. DeVita jr., S. Hellman, St. A. Rosenberg, 2. Aufl. Lippincott, Philadelphia 1985 (S. 1371–1422)

54 Mattingly, F., J. D. Thompson: The Linde's: Operative Gynecology, 6. Aufl. Lippincott, Philadelphia 1985

55 Morley, G. W.: Cancer of the vulva. In: Gynecologic Oncology, hrsg. von R. C. Knapp, R. S. Berkowitz. Macmillan, New York 1986 (S. 377–398)

56 Morrow, G. P.: Melanoma of female genital tract. In: Gynecologic Oncology, Bd. II, hrsg. von Malcolm Coppleson. Churchill Livingstone, Edinburgh 1981 (S. 784–792)

57 Nauth, H. F.: Vulva-Zytologie. Makroskopie, Histologie und Zytologie der normalen und erkrankten Vulva. Lehrbuch und Atlas. Thieme, Stuttgart 1986

58 Peckham, B. M., D. G. Maki, J. J. Patterson, G.-R. Hafez: Focal vulvitis: a characteristic syndrome and cause of dyspareunia. Features, natural history, and management. Amer. J. Obstet. Gynec. 154 (1986) 855–64

59 Pettersson, F.: Annual Report on the Results of Treatment in Gynecological Cancer. Bd. 19. Tryckeri Balder AB, Stockholm 1985

60 Plentl, A. A., E. A. Friedman: Lymphatic System of the Female Genitalia. Saunders, Philadelphia 1971

61 Pfleiderer, A.: Zytostatische Therapie des Vulvakarzinoms. In: Erkrankungen der Vulva, hrsg. von J. Zander, J. Baltzer. Urban & Schwarzenberg, München 1986 (S. 174–184)

62 Podratz, K. C., Th. A. Gaffey, R. E. Symmonds,

K. L. Johansen, P. C. O'Brien: Melanoma of the vulva: an update. Gynec. Oncol. 16 (1983) 153-68

63 Prempree, T., R. Amornmarn: Radiation treatment of recurrent carcinoma of the vulva. Cancer 54 (1984) 1943-9

64 Remberger, K.: Histologie und Ausbreitung der invasiven Vulvakarzinome. In: Erkrankungen der Vulva, hrsg. von I. Zander, J. Baltzer. Urban & Schwarzenberg, München 1986 (S. 122-131)

65 Rosenberg, St. A., H. D. Suit, L. H. Baker: Sarcomas of the soft tissues. In: Cancer. Principles and Practice of Oncology, hrsg. von V. T. DeVita jr., S. Hellman, St. A. Rosenberg, 2. Aufl. Lippincott, Philadelphia 1985 (S. 1243-1291)

66 Sevin, B.-U., H. D. Homesley: Das Vulvakarzinom. Gynäkologe 19 (1986) 109-115

67 Simonsen, E., J. E. Johnsson, C. Trope, P. Alm: Basal cell carcinoma of the vulva. Acta obstet. gynec. scand. 64 (1985) 231-4

68 Schaffer, P. S., F. E. Farber: Viral oncogenesis. In: Gynecologic Oncology, hrsg. von R. C. Knapp, R. S. Berkowitz. Macmillan, New York 1986 (S. 65-95)

69 Hermand P., O. Scheibe, B. Spiessl, G. Wagner (Eds.) TNM-Klassifikation maligner Tumoren, 4. Aufl. Springer, Berlin 1987

70 Stegner, H.-E.: Das Carcinom in situ der Vulva - keratinozytäre (Squamöse) Präneoplasie. In: Erkrankungen der Vulva, hrsg. von J. Zander, J. Baltzer. Urban & Schwarzenberg, München 1986 (S. 80-87)

71 Stening, M.: Cancer and Related Lesions of the Vulva. MTP Press Ltd., Lancaster 1980

72 Syrjänen, K. J.: Current concepts of human papillomavirus infection in the genital tract and their relationship to intraepithelial neoplasia and squamous cell carcinoma. Obstet. gynec. Surv. 39 (1984) 252-265

73 Trofatter jr, K. F., P. C. English, C. E. Hughes, St. A. Gall: Human lymphoblastoid interferon (wellferon) in primary therapy of two children with condylomata acuminata. Obstet. and Gynec. 67 (1986) 137-40

74 Way, St.: Malignant Disease of the Vulva. Churchill Livingstone, Edinburgh 1982

75 Weghaupt, K.: Vulvakarzinom - Elektroresektion und Elektrokoagulation der Vulva - (Wiener Methode). In: Erkrankungen der Vulva, hrsg. von J. Zander, J. Baltzer. Urban & Schwarzenberg, München 1986 (S. 150-160)

76 Wilkinson, E. J.: Superficial invasive carcinoma of the vulva. Clin. Obstet. Gynec. 28/1 (1985) 188-95

77 Wolff, H. H., R. Scherer: Haut. In: Pathologie, Bd. III, hrsg. von W. Remmele. Springer, Berlin 1984 (S. 812-896)

78 Woodruff, J. D.: Carcinoma in situ of the vulva. Clin. Obstet. Gynec. 28 (1985) 230-9

79 Zur Hausen, H.: Intracellular surveillance of persisting viral Infections. Lancet II (1986) 489-491

15. Uterussarkome

H. E. STEGNER

Einleitung

Uterussarkome sind mit ca. 3% aller malignen Neoplasien der Gebärmutter seltene Tumoren. Ihre biologische Bandbreite im Hinblick auf lokale Aggressivität, Metastasierungspotenz und Sensibilität gegenüber zytostatischer und radiologischer Therapie ist jedoch weitaus größer als bei den malignen epithelialen Tumoren. Die 5-Jahres-Überlebensrate liegt zwischen 0 und 75%. Sie reflektiert die extremen, vom histologischen Typ der Geschwulst abhängigen Unterschiede in den Behandlungschancen und macht die Uterussarkome zu einem Musterbeispiel für eine selektive typenabhängige Therapie, von der die Klinik bislang allerdings noch weit entfernt ist. Kooperative Untersuchungen sind erforderlich, zur Ermittlung adäquater Zusatzverfahren, bei den nicht mehr allein durch die Operation sanierbaren, organübergreifenden Fällen. Grundlage derartiger prospektiver Untersuchungen muß eine differenzierte histopathologische Klassifikation der Geschwülste sein. Zur Präzision der histologischen Einteilung haben in den vergangenen Jahren ultrastrukturelle und immunhistochemische Studien entscheidend beigetragen.

Häufigkeit und Altersverteilung

Die Sarkome des Uterus machen nach älteren und jüngeren Literaturberichten 1,5% bis 4,5% der malignen Uterustumoren aus (KARDASH [54]: 1,7%, EBERL u. Mitarb. [25]: 1,7%, STEGNER u. HESS 1986: 3,2%, COHEN u. CRAVOTTA [20]: 2,6%, SENGUPTA u. SPARK [90]: 2,9%, NOVAK u. ANDERSON [77]: 4,5%). Epidemiologisch bestehen anscheinend keine signifikanten Unterschiede zwischen weißen und farbigen Bevölkerungsgruppen. Die Altersverteilung zeigt bei Berücksichtigung des Gesamtmaterials zwischen dem 40. und 60. Lebensjahr keine Häufigkeitsgipfel. MCFARLANE (68) findet 47,6% im geschlechtsreifen Alter der Frau und 52,4% nach der Menopause. Wird die Inzidenz des Leiomyosarkoms, des häufigsten Sarkomtyps, gesondert betrachtet,

so liegt das Durchschnittsalter der erkrankten Frauen bei 50 Jahren, der Gipfel der übrigen Sarkomtypen mit 65-70 Jahren um 15-20 Jahre später (103). Auch HILL u. MILLER (42), STERNBERG u. Mitarb. (96), CHARACHE (16) VELLIOS u. Mitarb. (104), NORRIS u. TAYLOR (75), BARTSICH u. Mitarb. (6), KAETHER u. Mitarb. (51) sowie KOLL (59) registrierten die Mehrzahl der Schleimhautsarkome und gemischten mesodermalen Sarkome im Postmenopausealter. In seltenen Fällen sind Uterussarkome - und zwar vorwiegend mesodermale Mischtumoren - bei Säuglingen und Kleinkindern beobachtet worden. Die Lokalisation soll Beziehungen zum Lebensalter haben. Nach GLASS u. GOLDSMITH (29), MCFARLANE (68) sowie HILL u. MILLER (42) entstehen im Postmenopausealter die Sarkome fast ausschließlich im Corpus uteri, während die Entwicklung in der Zervix und in den angrenzenden Scheidenabschnitten für das jugendliche Alter typisch sei. Wenn diese Beobachtung auch nicht beweiskräftig ist, so könnte sie doch eine Erklärung in der Ontogenese des Genitaltraktes finden. Das Mündungsgebiet der Müller- und Wolff-Gänge in den Sinus urogenitalis, also der definitive zervikovaginale Grenzbereich, ist im Frühembryonalalter ein hochaktives Proliferationszentrum von starker individueller Variabilität. Zellmaterial verschiedener Herkunft und Entwicklungspotenz ist am Aufbau dieses stammesgeschichtlich am wenigsten konsolidierten Genitalabschnittes beteiligt. Daraus ergibt sich eine höhere Störanfälligkeit gegenüber teratogenen oder blastogenen Noxen. Die bei Kindern und Jugendlichen klinisch manifesten Sarkome entstehen vermutlich bereits in der embryonalen Determinationsperiode von Zervix und Vagina. Endokrine Dysregulation, anhaltende Östrogendominanz und konstitutionelle Prädisposition spielen dagegen möglicherweise eine Rolle bei der Entstehung der Stromasarkome und gemischten mesodermalen Tumoren des höheren Lebensalters, obgleich die epidemiologischen Beziehungen nicht so deutlich sind wie beim Endometriumkarzinom (85, 89).

Symptomatik und Diagnose

Die Symptomatik ist vom Sitz und Ausbreitungsgrad der Geschwulst abhängig. Häufigstes Symptom ist die Genitalblutung, die bei intramuralen Leiomyosarkomen bzw. entarteten Myomen der verstärkten und verlängerten Regelblutung des Uterus myomatosus entspricht. Metrorrhagie und Postmenopauseblutung treten auf, wenn es zur Erosion von Schleimhautsarkomen oder zur Exulzeration und Nekrotisierung fortgeschrittener Leiomyosarkome kommt. Polypöse Schleimhauttumoren können durch die Zervix geboren werden und ein Myom in statu nascendi oder einen primären Zervixtumor vortäuschen. Sekundäre Infektion nekrotisch zerfallener Geschwülste kann fieberhafte Krankheitsbilder bis hin zur Sepsis auslösen. Gegenüber den Blutungsstörungen sind die übrigen Symptome von untergeordneter Bedeutung. Nicht selten sind aber Unterbauchschmerzen oder eine Auftreibung des Leibes subjektive Erstsymptome einer bereits fortgeschrittenen Sarkomkrankheit. So spärlich und uncharakteristisch wie die subjektiven Symptome sind die objektiven diagnostischen Hinweise. Jeder unter klinischer Kontrolle im Postmenopausealter weiter wachsende „Uterus myomatosus" muß den Verdacht auf sarkomatöse Entartung eines Myoms oder auf ein primäres Leiomyosarkom nahelegen. Entscheidend für die Prognose ist der rechtzeitige Verdacht. In der Mehrzahl der ohnehin seltenen Fälle eines Uterussarkoms wird die Diagnose post interventionem vom Histopathologen am Abradat oder Operationsmaterial gestellt. Komplette histologische Aufarbeitung des durch Abrasio gewonnenen Materials ist erforderlich, insbesondere für die differenzierte Diagnose eines gemischten mesodermalen Tumors. Die Erfassung aller geweblichen Komponenten ist für die prognostische Einschätzung von großer Bedeutung.
Die Exfoliativzytologie ist für die Diagnose der Uterussarkome von begrenztem Wert. Myogene Sarkome geben nur bei submuköser Lage oder Exulzeration Zellen in das Uteruskavum ab. Bei endometrialen Sarkomen entspricht die zytologische Ausbeute der des Endometriumkarzinoms. Die differentialzytologische Beurteilung von Exfoliaten oder Aspiraten aus sarkomatösen Uteri setzt große Erfahrung voraus (43, 45, 47). Selten einmal sind im Abstrich spezifische Zellen, wie Rhabdomyoblasten, identifiziert worden (7, 46). Die klinische Stadieneinteilung der Sarkome folgt den für epitheliale Tumoren des Uterus gültigen Richtlinien.

Histologische Klassifikation

Die Einteilung der Uterussarkome kann nach Lokalisation, Dignität, Histogenese oder nach rein deskriptiven Gesichtspunkten erfolgen. Die Morphologen halten am Histogeneseprinzip fest, das sich als Arbeitshypothese in der Erforschung der formalen Geschwulstentwicklung bewährt hat. Die Klassifikation geht von Ähnlichkeitsmerkmalen aus. Die Ähnlichkeit der Tumorzelle mit typischen reifen oder embryonalen Körperzellen präjudiziert aber nicht die direkte Ableitung von der gestaltlich verwandten „Normalzelle", sondern macht lediglich eine inhärente Differenzierungspotenz deutlich. Am Beispiel der auf S.15.8 erörterten mesodermalen Mischgeschwülste und Karzinosarkome wird die Problematik des Histogeneseprinzips deutlich. Nach histogenetischen Gesichtspunkten richten sich die Klassifikationen von NOVAK u. ANDERSON (77), SYMMONDS u. DOCKERTY (97), OBER (78), HENDRICKSON u. KEMPSON (39), NORRIS u. ZALOUDEK (76). Tab.1 zeigt die in der Hamburger Frauenklinik gebräuchliche Klassifikation. Moderne Verfahren der Immunhistochemie tragen heute zu einer präziseren histogenetischen Zuordnung der Tumoren bei, insbesondere durch die Erfassung heterogener Subpopulationen bei histologisch gleichförmigen und anscheinend „reinen" Sarkomen. Die klinische Relevanz einer verfeinerten Subklassifikation ist noch unzureichend geprüft. Unabhängig von der Zellkomposition ist die Unterteilung in Malignitätsgrade anhand der Mitosehäufigkeit und anderer Parameter von praktisch-prognostischem Wert; das betrifft sowohl die Leiomyosarkome als auch die Schleimhautsarkome. In Grenzfällen wird die Mitosezahl zur wichtigsten Entscheidungshilfe bei der Dignitätsbeurteilung.
Die relative Häufigkeit der verschiedenen Sarkomtypen wird aus den Tab.2 und 3 deutlich.

Tabelle **1**   Klassifikation der Uterussarkome

I.   Leiomyosarkome
     im Myometrium
     in Myomata

II. Stromatogene (endometriale) Sarkome
     1. Reine Stromasarkome
     2. Endometriale (endolymphatische) Stromatose
     3. Adenosarkome

III. Gemischte mesodermale Tumoren
     Karzinosarkome mit homologen Anteilen
     Karzinosarkome mit heterologen Anteilen
     Heterologe Sarkome

IV. Sarcoma botryoides

V.   Maligne Gefäßgeschwülste

VI. Lymphome

Im Krankengut des Armed Forces Institute of Pathology machen Leiomyosarkome, reine und gemischte Schleimhautsarkome jeweils ca. ein Drittel des Gesamtmaterials aus (Tab. 2). Tab. 3 zeigt die proportionale Verteilung der drei Hauptgruppen im Material der Hamburger Universitäts-Frauenklinik. Vergleichbare Anteile finden HANNIGAN u. Mitarb. (35) im Krankengut des M. D. Anderson Hospitals, Texas, mit 47 (44%) Leiomyosarkomen, 44 (42%) gemischten mesodermalen Sarkomen und 13 (12%) endometrialen Stromasarkomen. Zwei (2%) der uterinen Sarkome waren unklassifizierbar.

Tabelle **2** Klassifikation und relative Häufigkeit der Uterussarkome (aus *H. J. Norris, J. C. Zaloudek:* Mesenchymal tumors of the uterus. In Blaustein, A.: Pathology of the Female Genital Tract. Springer, New York 1982)

Histologischer Typ	Anteil (%)
Gemischte mesodermale Tumoren	30
Leiomyosarkome	27
Endometriale Stromasarkome (einschl.:	
Low-grade-Formen)	26
Adenosarkome	8
Unklassifizierte Sarkome	6
Verschiedene	3

Tabelle **3** Subklassifikation von 91 an der Universitäts-Frauenklinik Hamburg in den Jahren 1953–1984 beobachteten Uterussarkomen

I. Leiomyosarkome	41	(45,3%)
II. Endometriale Stromasarkome	14	(15,3%)
III. Gemischte mesodermale Tumoren	29	(31,8%)
IV. Angiosarkome	6	(6,6%)
V. Lymphome	1	(1,1%)
Zusammen	91	

Myogene Sarkome (Leiomyosarkome)

Die Leiomyosarkome des Uterus entstehen entweder durch maligne Entartung präexistenter Myome (1, 21, 64) oder als primär maligne Tumoren im Myometrium. Verglichen mit den gutartigen Myomen sind sie häufiger auch im Bereich der Cervix uteri lokalisiert. Makroskopisch sind es überwiegend solitäre, unscharf begrenzte, grau-gelbliche Tumorknoten von fischfleischartiger Konsistenz. Nekrosen und Einblutungen sind häufiger als in Myomen.

Mikroskopisch bestehen die Leiomyosarkome aus faszikulär geordneten spindeligen Tumorzellen. Die Tumoren können myxoide Areale enthalten (58). Das Zytoplasma ist eosinophil und enthält mit Trichromfärbung oder immunhistochemisch darstellbare Fibrillen. Die Kerne sind spindelig-oval und enthalten deutliche Nukleolen (Abb. 1). Neben diesen relativ gleichförmigen, höher differenzierten Tumoren gibt es Geschwülste von erheblicher Zell- und Kernpleomorphie mit großen bizarren, gelegentlich osteoklastenartigen Kernformen und Mehrkernigkeit (Abb. 2). In solchen Fällen kann die differentialdiagnostische Abgrenzung gegenüber degenerativen Kernatypien in regressiv veränderten, pseudosarkomatösen Myomen schwierig sein. Bizarre Kernpleomorphie in Myomen wird auch unter dem dominanten Gestageneinfluß in Graviditäten beobachtet. Insgesamt ist für die Malignitätsdiagnose die Mitosezahl entscheidender als das Ausmaß der Zellpleomorphie. Mehr als 10 Kernteilungsfiguren per 10 HPF und atypische Mitosen sprechen für Malignität. Tumoren mit weniger als 5 Mitosen per 10 HPF haben nach allgemeiner Erfahrung ein sehr geringes metastatisches Potential (36). Während in der

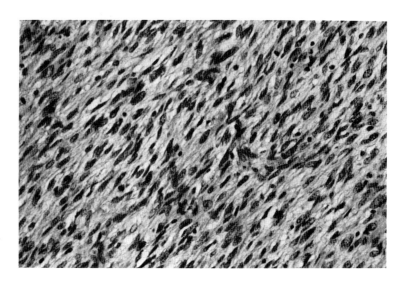

Abb. **1** Leiomyosarkom vom spindelzelligen Typ mit faszikulärer Struktur

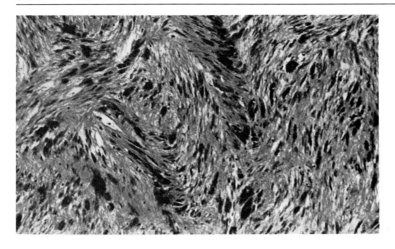

Abb. **2** Leiomyosarkom mit starker Zell- und Kernpleomorphie

Gruppe der Tumoren mit 5–9 Mitosen vereinzelt rezidivierte und metastasierte Fälle beobachtet werden. Vaskuläre Invasion findet sich bei ca. einem Viertel der Leiomyosarkome. Intravaskuläre Ausbreitung gibt es aber auch bei benignen Myomen (intravenöse Leiomyomatose). Auch die strukturellen Beziehungen zum umgebenden Myometrium liefern keine verläßlichen Unterscheidungskriterien zwischen Leiomyomen und Leiomyosarkomen, da auch die benignen Muskelgeschwülste nicht regelhaft eine pseudokapsuläre glatte Begrenzung aufweisen.

Ultramikroskopische Analyse zeigt ein Spektrum unterschiedlich differenzierter Zellformen. Undifferenzierte, fibroblastisch und myoblastisch differenzierte Tumorzellen sowie zahlreiche Intermediärformen sind zu unterscheiden (12). Unter den Zytofilamenten finden sich dünne (Aktin-)Filamente mit einem Durchmesser von 3–10 nm überwiegend in den undifferenzierten Zellen, 10–35 nm starke Intermediärfilamente mit Verdichtungszonen (dense bodies) vor allem in den myoblastisch differenzierten Zellen. Die zwischenzellige Verbindung besteht aus sog. Zonulae adhaerentes. Desmosome fehlen. Die Tumorzellen sind diskontinuierlich von einer perizellulären Membran umgeben. Das Interstitium enthält Kollagenfasern.

Sarkomähnliche Muskelgeschwülste

Zellreiche Myome

Die Grenze zwischen zellreichen Myomen und Leiomyosarkomen ist histomorphologisch nicht immer klar zu definieren. Die morphologischen Übergänge entsprechen einem biologischen Kontinuum von eindeutig gutartigen über metastasierungsfähige Tumoren mit geringem malignen Potential bis hin zu hochaggressiven, rasch progredienten Geschwülsten. Der Mangel an eindeutigen morphologischen Kriterien macht die allein auf zytomorphologischen Indizien gestützte Dignitätsbeurteilung schwierig. Hochdifferenzierte Sarkome mit organoider Faserstruktur und gleichförmigen Zellen können zu verschiedener Beurteilung Anlaß geben. NOVAK u. ANDERSON (77) haben bei Überprüfung von 77 primär als Leiomyosarkom geführten Fällen 39 als „non acceptable cases" eliminiert. HART u. BILLMAN (36) beurteilen bei Reklassifikation von 28 Leiomyosarkomen 13 (46%) als zellreiche oder pleomorphe Myome.

Fataler ist die Unterschätzung der Malignität, bei der das Schicksal der Patientin die Diagnose korrigiert. Das wichtigste Indiz in der Abgrenzung der hochdifferenzierten Leiomyosarkome gegenüber zellreichen Myomen ist die Mitosezahl. Myogene Tumoren mit weniger als fünf Mitosen per 10 HPF lassen keine Metastasierung erwarten.

Sog. gutartige metastasierende Leiomyome

Beim benignen metastasierenden Myom finden sich distante noduläre Herde im Bauchraum (z. B. Netz, Uterusligamente) oder auch in den Lungen. Nur wenige Fälle sind in der Literatur beschrieben worden. Die Metastasen zeigen in der Regel extrem langsame Progression. Histologisch haben sie den typischen faszikulären Bau benigner Myome. Nicht immer sind in den bekanntgewordenen Fällen die Primärtumoren im Uterus vollständig untersucht worden, besonders im Hinblick auf ihre Mitosezahl, so daß okkult gebliebene Leiomyosarkome nicht auszuschließen sind.

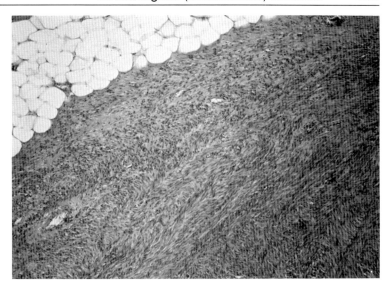

Abb. **3** Myofibroblastisches Knötchen im Omentum majus bei disseminierter peritonealer Leiomyomatose

Disseminierte peritoneale Leiomyomatose

Die disseminierte peritoneale Leiomyomatose unterscheidet sich pathogenetisch vom sog. benignen metastasierenden Leiomyom durch ortsständige multizentrische Tumorentwicklung. Klinisch findet sich bei der nahezu ausschließlich im Reproduktionsalter beobachteten Erkrankung eine Aussaat myofibroblastischer Knötchen im Peritoneum, den Uterusligamenten und Adnexen sowie im Bereich des viszeralen und parietalen Peritoneums (3, 22, 28, 40, 98). Die Läsion wird meist zufällig, z. B. bei einer abdominalen Schnittentbindung, entdeckt und erweckt den klinischen Verdacht auf einen generalisierten malignen Prozeß (119). Bei der disseminierten peritonealen Leiomyomatose handelt es sich offensichtlich um eine multifokale geschwulstartige Hyperplasie hormonabhängiger myofibroblastischer Zellen des subperitonealen Stromalagers. Die Mehrzahl der untersuchten Fälle entstand in Verbindung mit einer Schwangerschaft oder unter hormonaler Kontrazeption bzw. in Kombination mit einem hormonell aktiven Granulosazelltumor.

Licht- und ultramikroskopisch sind die Proliferationsknötchen aus gebündelten fibro- und myoblastischen Zellen mit reichlich Kollagenfasern zusammengesetzt (31, 73, 80) (Abb. 3). Gelegentlich sind deziduale Herde oder Endometriosen eingeschlossen (53, 82). Das Gesamtbild unterscheidet sich nicht vom Strukturmuster einfacher Myome. Mitosen sind selten. Die Geschwulstknötchen werden selten größer als 10 mm und bilden sich meist beim Wegfall der hormonellen Stimuli spontan zurück (3, 82). Therapeutische Konsequenzen ergeben sich in der Regel nicht.

Intravenöse Leiomyomatose

Im Gegensatz zur destruktiven Gefäßinvasion bei aggressiven sarkomatösen Prozessen, findet sich bei der intravenösen Leiomyomatose eine intravasale Ausbreitung nodulärer oder wurmförmiger myogener Proliferate, die – vom Uterus ausgehend – bis in die hypogastrischen Venen und in extremen Fällen bis in die V. cava reichen können. Der Prozeß kann seinen Ausgang von der Gefäßmuskulatur nehmen. Gelegentlich ist die direkte Verbindung zur Muskularis der Vene histologisch nachweisbar. Die Ablösung implantationsfähiger Proliferate kann zu metastatischen Herden in der Lunge führen. Die Prognose der seltenen intravenösen Leiomyomatose ist aber überwiegend gut. Im Material von NORRIS u. PARMLEY (74) kam es in 2 von 13 Fällen nach operativer Behandlung zu Rezidiven; alle Patientinnen überlebten jedoch bei Nachbeobachtungszeiten von 5 bis 11 Jahren.

Stromatogene (endometriale) Sarkome

Reine Stromasarkome

Die reinen (homologen) Stromasarkome des Uterus bilden makroskopisch weiche, fleischige, polypöse, in das Uteruskavum vorwachsende Tumoren. In mehr als ¾ der Fälle besteht gleichzeitig eine myometrane Infiltration in diffuser oder nodulärer Form. Die Farbe ist gelblich oder bräunlich. Die polypösen Anteile neigen zur Nekrotisierung. In fortgeschrittenen Fällen quellen die nekrotischen polypösen Tumormassen aus dem Zervikalkanal oder werden in die

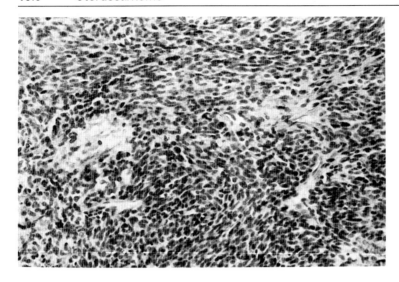

Abb. **4** Reines (homologes) Stromasarkom des Uterus

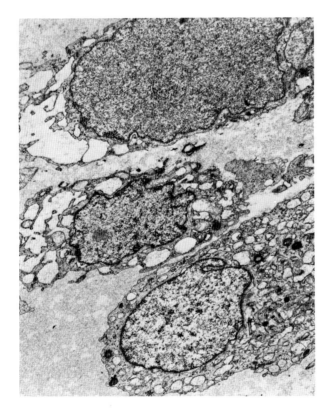

Abb. **5** Fibroblastisch differenzierte Tumorzelle
aus einem reinen (homologen) Stromasarkom des
Uterus. Elektronenmikroskopische Aufnahme.
12500fache Vergrößerung

Vagina abgestoßen. Histologisch ähneln die Tumoren hyperplastischem endometrialen Stroma
mit Einschluß nichtneoplastischer Drüsen. Die
relativ gleichförmigen, zytoplasmaarmen, am-
phophilen Zellen haben rundliche oder ovale
Kerne mit kleinen Nukleolen (Abb.4). Das Tumorgewebe ist reich vaskularisiert. Die Hyperplasie der Kapillaren und Arteriolen kann zur
Verwechslung mit Hämangioendotheliomen Anlaß geben. Lockere, myxomatöse und zelldichte
oder auch hyalinisierte Areale wechseln mitein-

ander ab. Ein Netz von Retikulinfasern umgibt
die Tumorzellen. Gelegentlich finden sich epi-
theloide Formationen, die ein trabekuläres Muster bilden.
Ultramikroskopisch zeigt das Zytoplasma der
Tumorzellen ein nur spärliches Sortiment an Or-
ganellen. Irregulär verteilt finden sich granuläre
endoplasmatische Membranen, Ribosomen, Mikrofilamente und kleine Golgi-Felder. In fibroblastisch differenzierten Zellen sind endoplasmatisches Retikulum und Golgi-Apparat stärker

entwickelt (Abb.5). Eine feine diskontinuierliche Basallamelle kann die Tumorzellen umgeben (61). Spezielle (homologe) Differenzierungsformen stromatogener Sarkome sind granulierte Zellen, die nach feinstrukturellen und histochemischen Analysen als neoplastische Körnchenzellen anzusehen sind (9, 23, 55). HERTIG u. GORE (41) sowie BÖHM u. STECH (13) berichten über deziduaartige Differenzierungen in endometrialen Stromasarkomen.

Der Malignitätsgrad der Tumoren drückt sich in erster Linie in der Mitosezahl und weniger in der Zell- und Kernpleomorphie aus. Hochmaligne Tumoren zeigen nicht selten mehr als 20 Mitosen per 10 HPF (high grade stromal sarcoma). Sie durchsetzen destruktiv das Myometrium und die Gefäßwände. Die Metastasierung erfolgt auf dem Blut- und Lymphwege mit peritonealer Aussaat und metastatischen Infiltraten, vor allem in Lungen und Leber. Ossäre Metastasen sind selten (26, 94).

Endolymphatische Stromatose

(Synonyma: endometriales Stromasarkom, proliferative Stromatose, endolymphatische stromale Myose)

Die Vielzahl der Bezeichnungen zeigt die Unsicherheit dieser von DORAN u. LOCKYEAR (1908) zum erstenmal beschriebenen Erkrankung. Wie bei den myogenen Tumoren des Uterus besteht bei den stromatogenen Geschwülsten ein biologisches Kontinuum zwischen den nichtinfiltrierenden benignen diffusen oder nodulären Stromatosen und infiltrierenden Stromasarkomen von niedrigem Malignitätsgrad (low grade stromal sarcomas). Eine zuverlässige Grenzziehung ist allein aufgrund histologischer und zytomorphologischer Kriterien nicht möglich. Die Kern-DNA-Zytophotometrie kann Unterscheidungshilfen geben (111).

Die endolymphatische Stromatose entsteht überwiegend im Endometrium. Sie bildet weiche, oberflächlich glatte Polypen von elastischer, gummiartiger Beschaffenheit. Seltener sind gelappte, intramural liegende Geschwulstknoten. Typisch ist das kontinuierliche Einwachsen in präformierte Lymphräume (Abb.6). Die Pseudopodien der Wucherung sind makroskopisch als wurmartige Gebilde zu erkennen, die sich weit in das parametrane Lymphgefäßsystem erstrekken können. Das histologische Bild ist monoton. Die Geschwulstzellen sind plump-spindelig oder sternförmig. Sie unterscheiden sich von den normalen Stromazellen der Uterusschleimhaut durch die relativ großen Kerne und geringe Grade der Pleomorphie. Die Zellkerne enthalten nur kleine unauffällige Nukleolen. Die Zellgrenzen sind undeutlich. Ein feinmaschiges argyrophiles

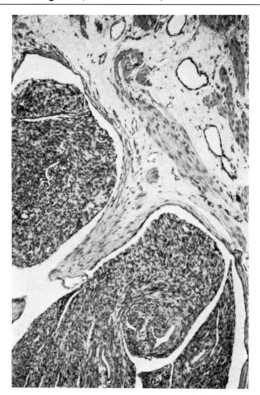

Abb. 6 Endolymphatische Stromatose. Geschwulstpfröpfe in hochgradig erweiterten Lymphräumen

Fasernetz umspinnt die Tumorzellen und einzelne Zellgruppen. Selten finden sich mehr als 2–3 Mitosen in 10 Hochauflösungsfeldern.

Ultrastrukturell entsprechen die Geschwulstzellen endometrialen Stromazellen der mittleren Proliferationsphase (2, 27, 61). Die Bezeichnung stromale Myose oder Stromatose präjudiziert die Gutartigkeit der Wucherung und die histogenetische Verwandtschaft zur Endometriose. Für die Mehrzahl der Untersucher ist aber die endolymphatische Stromatose eine hochdifferenzierte, relativ benigne Variante der homologen (stromatogenen) Schleimhautsarkome (low grade stromal sarcoma: 41, 71, 107).

Die Inzidenz der Erkrankung liegt zwischen dem 4. und 5. Lebensjahrzehnt. Lokale Rezidive nach einfacher Uterusexstirpation sind häufig. Lymphknoten- und Fernmetastasen sind selten. Die Lungen sind am häufigsten von Absiedelungen betroffen, seltener das viszerale oder parietale Peritoneum oder die Ovarien. Spätmetastasen in Herzmuskulatur und Skelettsystem sind als Raritäten beschrieben worden (26). In der Regel zeigen die Geschwülste langsame Progredienz. Rezidive und Metastasen nach mehr als 20 Jahren sind nicht ungewöhnlich (62, 75).

Die operative Primärbehandlung muß Sitz und Ausdehnung des Tumors in Rechnung stellen. Die Mehrzahl der Rezidive resultiert aus inad-

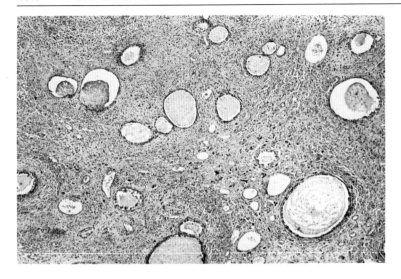

Abb. **7** Adenosarkom des Uterus. Ektatische Drüsenlumina mit retiniertem Sekret. Sarkomatös entartete Stromakomponente

äquater operativer Therapie bei Tumoren mit parametraner Ausdehnung (ZALOUDEK u. NORRIS 1981). Eine postoperative Bestrahlung wird für die Fälle empfohlen, bei denen die operative Sanierung nicht sicher gewährleistet ist (57).

Adenosarkome

Adenosarkome sind eine Variante benigner Adenofibrome des Endometriums. Die seltenen, in allen Altersgruppen beobachteten Tumoren, bilden breitflächige, meist solitäre, gelegentlich auch multiple, zystisch durchsetzte Polypen. Mikroskopisch zeigen sie, durch tiefreichende, von endometroidem Epithel bedeckte Spalten, eine phylloide Struktur. Das Epithel bildet einen aktiv proliferierenden, aber nicht entarteten Bestandteil der Tumoren. Es kann muzinöse oder squamöse Metaplasie zeigen. Die mesenchymale Komponente ist sarkomatös entartet unter dem Bilde eines mäßig pleomorphen Stroma- oder Fibrosarkoms (Abb. 7). Ultrastrukturell zeigt das Epithel typische endometriale, z. T. zilientragende Drüsenzellen, die gegen das sarkomatöse Stroma durch eine deutliche Basallamelle begrenzt sind. Die Tumoren wachsen in der Regel oberflächlich polypös und ohne Infiltration des Myometriums. Die einfache Hysterektomie ist daher die angemessene Therapie. ZALOUDEK u. NORRIS (1981) berichten über erfolgreiche konservierende Therapie durch „wide excision" bei zwei Fällen im Adoleszentenalter.

Gemischte mesodermale Müllersche Tumoren

Karzinosarkome

Die gemischten mesodermalen Tumoren (Karzinosarkome) enthalten sowohl entartete mesenchymale wie auch epitheliale Elemente. Bei den mesenchymalen Komponenten werden homologe (organspezifische) und heterologe (organfremde) Bestandteile unterschieden. Die Beimengung heterologer Gewebe wie Skelettmuskulatur und Knorpel hat seit jeher Stoff für die verschiedensten histogenetischen Spekulationen geliefert. Die Ableitung über eine direkte Metaplasie oder von versprengtem embryonalem Zellmaterial wird auch heute noch gelegentlich in der Literatur vertreten. Die Kenntnis der Embryologie des Uterovaginaltraktes und Ergebnisse der experimentellen Krebsforschung machen aber diese älteren Deutungen unwahrscheinlich.
Zur Erklärung der heterologen Bestandteile ist weder ein Rückgriff auf persistente embryonale Zellen noch auf verschlepptes ortsfremdes Zellmaterial erforderlich.
Zur Bildung des Müller-Zellstranges tragen sowohl epitheliale Zellen (vom Zölomepithel) als auch mesenchymale Zellen (vom Mesenchymlager der Urogenitalleiste) bei. Im kaudalen Abschnitt - kurz vor Einmündung in den Sinus urogenitalis - vermischen sich Zellen der Müller- und Wolff-Gänge. Die Uterusanlage enthält also ihrer Herkunft nach eine gemischte Population von Zellen mit verschiedenen Differenzierungspotenzen, die in neoplastischen Prozessen realisiert werden können. So können heterologe Bestandteile wie quergestreifte Muskulatur, Knorpel und Fettgewebe autochthon aus pluri-

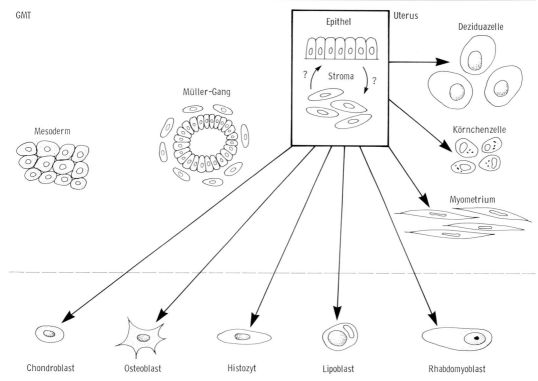

Abb. **8** Zytogenese der verschiedenen Zelltypen in gemischten mesodermalen Tumoren

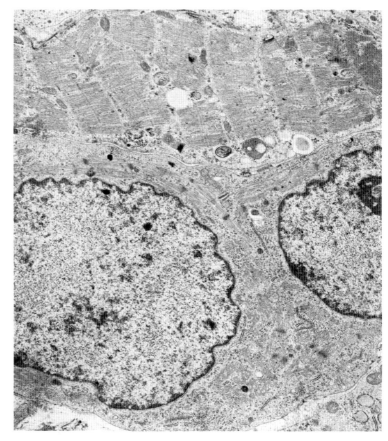

Abb. **9** Ultramikroskopische Aufnahme einer rhabdomyoblastisch differenzierten Zelle eines gemischten mesodermalen Tumors. 13500fache Vergrößerung

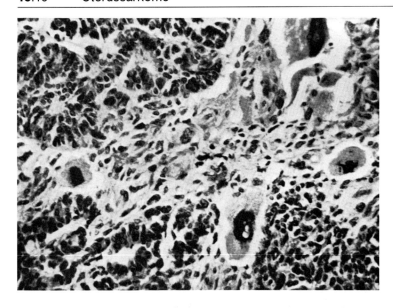

Abb. **10** Gemischter mesodermaler Tumor des Uterus (Karzinosarkom) mit Rhabdomyoblasten

potenten Stammzellen des endometrialen Stromas entstehen (Abb. 8). Ausgehend von einer pluripotenten primitiven Stammzelle lassen sich ultramikroskopisch verschiedene Differenzierungswege verfolgen, die über Intermediärstufen zu fibro-, chondro- oder myoblastischen Zellen führen (9, 11). Die Rhabdomyoblasten in gemischten mesodermalen Tumoren können schließlich eine hochspezialisierte binnenzellige Organisation aufweisen mit Querstreifung der Myofibrillen wie sie von der normalen Skelettmuskulatur bekannt ist (Abb. 9).
Die verschiedenen mesenchymalen Komponenten treten in unterschiedlicher Häufigkeit auf. Nach STERNBERG u. Mitarb. (96) sowie LAUCHLAN (66) lassen sich im histologischen Bild ca. acht verschiedene sarkomatöse Differenzierungsformen unterscheiden, wobei das Rhabdomyosarkom nach dem reinen Stromasarkom den häufigsten Differenzierungstyp darstellt. Seltener sind chondroblastische, lipoblastische und osteoblastische Differenzierung. Die epithelialen Anteile der gemischten mesodermalen Tumoren sind immer system(organ)spezifisch, d. h., sie entsprechen in ihrer Struktur den auch sonst im Uterus anzutreffenden Karzinomformen (glanduläre, klarzellige, squamöse Differenzierung).
Die gemischten mesodermalen Tumoren des Uterus sind eine Erkrankung des Postmenopausealters. Der Altersgipfel liegt zwischen dem 62. und 68. Lebensjahr.
Makroskopisch geben Farbe und Konsistenz der polypoiden Tumoren Hinweise auf die gewebliche Komposition. Die homologen Sarkome und Karzinosarkome zeigen meist weiche Konsistenz und ausgedehnte Hämorrhagien. Chondroide Anteile sind glasig transparent und von fester,

knorpelartiger Konsistenz. In den meisten Fällen ist das Myometrium infiltriert, in fortgeschrittenen Fällen bis hin zum Durchbruch der knotigen Tumoren im Bereich des Peritoneums.
Mikroskopisch findet sich eine heterogene gewebliche Zusammensetzung, bei der die mesenchymalen Derivate im allgemeinen dominieren. Das Grundgerüst bilden meistens atypische spindelzellige fibro- und myoblastische Elemente. Rhabdomyoblasten, als der häufigste heterologe Bestandteil der Mischtumoren, zeigen nur selten eine hohe funktionelle Differenzierung mit typischer Querstreifung. Meist sind es eosinophile, runde oder geschwänzte granulierte Zellen mit runden Kernen und prominenten Nukleolen (Abb. 10). Das Zytoplasma zeigt PAS-positive Reaktion. Immunhistochemisch sind Desmin und Myoglobin nachweisbar. Chondroide Herde bilden typische insuläre, grundsubstanzreiche Komplexe (Abb. 11). Osteoid und Fett sind sehr seltene Bestandteile mesodermaler Mischtumoren. Die epitheliale Komponente besteht überwiegend aus meist verstreuten atypischen glandulären Strukturen vom Typ endometrialer Adenokarzinome, die aber auch größere zusammenhängende Areale einnehmen können, mit klarzelligen Varianten oder squamöser Metaplasie. Aufgrund der unterschiedlichen Dominanzen der geweblichen Teilkomponenten eines gemischten mesodermalen Tumors ist immer eine sorgfältige histologische Untersuchung des verfügbaren Gesamtmaterials erforderlich, nicht zuletzt auch im Hinblick auf die unterschiedliche Prognose der verschiedenen Varianten.

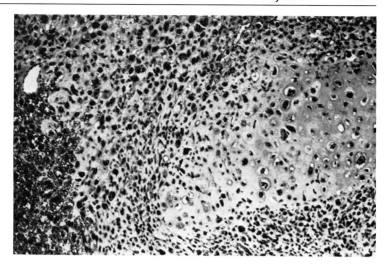

Abb. **11** Gemischter mesodermaler Tumor des Uterus mit chondroiden Anteilen

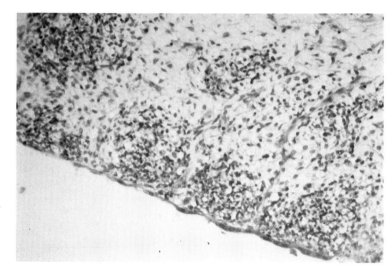

Abb. **12** Sarcoma botryoides. Lokkere myomatöse Grundstruktur. Stärkere Zelldichte unter der Oberfläche des polypösen Tumors (sog. Cambiumschicht)

Gemischte (heterologe) Sarkome

Im Gegensatz zu den mesodermalen Mischtumoren enthalten die gemischten heterologen Sarkome keine entarteten epithelialen Anteile. Nach den vorherrschenden Komponenten werden Rhabdomyosarkome, Chondrosarkome und Osteosarkome unterschieden.

Sarcoma botryoides

Das Sarcoma botryoides des Kindesalters ist eine Variante embryonaler Rhabdomyosarkome. Es entsteht vorwiegend in der Vagina, seltener in der Cervix uteri, und enthält keine weiteren heterologen Bestandteile. Makroskopisch bildet es ödematöse Polypen. Histologisch findet sich ein lockeres myxomatöses Grundgerüst aus undiffe-

renzierten rundlichen oder spindeligen Zellen, die zuweilen nur geringe Pleomorphie aufweisen und eine dichtere Lage in der Umgebung von Gefäßen sowie unter dem Oberflächenepithel zeigen (sog. Cambiumschicht). Rhabdomyoblastische Elemente mit typischer Querstreifung des Zytoplasmas sind nur vereinzelt nachzuweisen. 90% der botryoiden Sarkome treten vor dem 5. Lebensjahr auf; der Altersgipfel liegt bei vaginaler Manifestation zwischen dem 1. und 2. Lebensjahr, bei uterinen Tumoren um das 12. Lebensjahr. Die Prognose ist schlecht, obgleich die Behandlungschancen durch Fortschritte in der Chemotherapie, insbesondere mit adriblastinhaltigen Schemata, gewachsen sind (38).

Maligne Gefäßgeschwülste

Hämangioperizytome und Hämangioendotheliome sind histogenetische Varianten maligner Gefäßgeschwülste. Zwischen beiden finden sich strukturelle Übergänge. Nicht alle in der Literatur beschriebenen Fälle mit primärer Lokalisation im Bereich des Uterus sind klar definiert und uneingeschränkt akzeptabel. So kann die Abgrenzung gegenüber reich vaskularisierten Stromasarkomen schwierig sein.

Makroskopisch sind es weiche bis schwammige, blutreiche Tumoren mit polypösem Wachstum im Bereich des Endometriums oder multiplen myometranen Herden. Histologisch bestehen die Hämangioperizytome aus dicht gepackten, kleinen, undifferenzierten Tumorzellen, die endothelial ausgekleidete kapilläre oder sinusoide Lumina umgeben. Die Tumoren können solide, spindelzellige oder auch myxoide Areale enthalten. Ein Retikulinfasernetz umspinnt die Gefäße und Tumorzellen. Nach ultrastrukturellen Analysen bilden Perizyten die Stammzellen der malignen Hämangioperizytome. Feinstrukturell bestehen nur geringfügige Unterschiede gegenüber undifferenzierten Stromazellen. Endotheliale und glattmuskuläre Differenzierung sind möglich. Wegen der wenig charakteristischen Zytomorphologie stützt sich die mikroskopische Diagnose mehr auf die gewebliche Architektur als auf spezifisch zelluläre Kriterien.

Im Krankengut von KOLL (59) betrug das Durchschnittsalter der Patientinnen 58 Jahre (41–81), die mittlere Überlebenszeit der aggressiven Tumoren 5,2 Monate.

Lymphome

Maligne Lymphome manifestieren sich nur selten im Genitalbereich. Bei systemischer Erkrankung kann das Genitale mitbefallen sein. Die Cervix uteri ist häufiger als das Endometrium betroffen (17). Weniger maligne lymphozytäre Typen überwiegen. Hodgkin-Lymphome sind Raritäten. Leukämische Infiltrate des Uterus beschreiben MCDONALD (67), STEIN (95), JOHNSON u. SOULE (50). In einigen Fällen waren gynäkologische Blutungen Leitsymptom einer systemischen Erkrankung (50, 106).

Behandlung

Operative Therapie

Die Basistherapie des Uterussarkoms entspricht der des Karzinoms. Die Operation ist nach wie vor die primäre Methode der Wahl in den klinischen Stadien I und II. Sie besteht bei den im Korpusbereich lokalisierten Tumoren in der abdominalen Hysterektomie mit beiden Adnexen, bei primärem oder sekundärem Befall der Zervixregion in der erweiterten Radikaloperation nach Wertheim-Meigs. In den klinischen Stadien I und II ist bei der Primäroperation eine sorgfältige Exploration des Bauchraumes (chirurgisches Staging) erforderlich. PETERS u. Mitarb. (1984) finden in fast 30% der klinischen Stadien I und II intraoperativ eine Tumordissemination im Abdomen. Zur prätherapeutischen Erfassung des Ausbreitungsstadiums gehören Lymphographie, Hysterographie und Computertomographie. Wird die intraabdominale Dissemination erst unter der Operation erkannt, sollte – wie beim Ovarialneoplasma – eine tumorverkleinernde Chirurgie erfolgen, um die Voraussetzungen für eine nachfolgende Chemotherapie zu verbessern.

Strahlentherapie

Wichtigstes Kriterium für die Entscheidung zur additiven Strahlentherapie ist wie beim Korpuskarzinom das Ausmaß der myometranen Infiltration. Als Prognosefaktor hat die myometrane Infiltrationstiefe offenbar größere Bedeutung als der Tumortyp (PETERS u. Mitarb. 1984). Bei Infiltration über das innere myometrane Drittel hinaus ist mit großer Wahrscheinlichkeit eine lymphogene Metastasierung in die pelvinen und/oder paraaortalen Lymphknotengruppen zu erwarten. Aber auch bei ausschließlich intrakavitärem polypösen Wachstum ist eine Streuung nicht auszuschließen (8, 56). Im klinischen Stadium II und bei einer über das innere myometrane Drittel hinausgehenden Tumorinfiltration ist eine postoperative Bestrahlung angezeigt (24).

Stromatogene und myogene Sarkome unterscheiden sich anscheinend in der Strahlenempfindlichkeit. Beim Stromasarkom von hohem Malignitätsgrad (high grade stromal sarcoma) liefert die Kombination von Operation und Bestrahlung signifikant bessere Resultate als die ausschließlich operative Behandlung. Die kombinierte Behandlung ist daher die Methode der Wahl für diesen Sarkomtyp. Bei Leiomyosarkomen vermag dagegen die postoperative Bestrahlung die Heilungsergebnisse nicht eindeutig zu verbessern, wohl aber die Rate an Lokalrezidiven herabzusetzen (105). Sarkomtyp und gewebliche Zusammensetzung sind bei den gemischten mesodermalen Sarkomen in nicht geringem Maße mitbestimmend für die Prognose. Der Nachweis von Rhabdomyoblasten in Mischtumoren ist nach KEMPSON u. BARI (56) sowie NORRIS u. TAYLOR (75) ein Signum malum. Andere Untersucher fanden bei rhabdomyoblastischer Differenzierung keine signifikant schlechteren Ergebnisse als bei anderen Mischtumoren (7, 19, 37, 87, 89). Günstiger ist anscheinend die Prognose bei chondroider Differenzierung von Mischtumoren (56).

Bei 30–50% der uterinen Sarkome hat der Prozeß zum Zeitpunkt der Diagnose die Grenzen des Organs überschritten. Eine operative (palliative) Behandlung dieser Fälle ist nahezu aussichtslos. Hinzu kommt nicht selten ein allgemein erhöhtes operatives Risiko infolge fortgeschrittenen Lebensalters, Herz- und Kreislaufkrankheiten oder anderer Risikofaktoren. Für die Stadien III und IV kommt daher in der Regel die kombinierte intrakavitäre und perkutane Bestrahlung in Betracht, mit nachfolgender Chemotherapie.

Chemotherapie

Die chemotherapeutische Beeinflußbarkeit metastasierter und rezidivierter Sarkome war bis vor wenigen Jahren gering. Mit Einführung des Adriamycins sind die Behandlungsresultate bei Weichteilsarkomen generell verbessert worden. Durch das von GOTTLIEB u. Mitarb. (32) eingesetzte CYVADIC-Schema konnten bei metastasierten Weichteilsarkomen Remissionsraten von ca. 50% erzielt werden, bei Leiomyosarkomen sogar von ca. 70%. Mit weniger belastenden adriablastinhaltigen Zweier- und Dreierkombinationen sind gemessen an Vollremissionen ähnlich gute Resultate erzielt worden. Über die Wirkung adriablastinhaltiger Schemata bei den verschiedenen Typen der Uterussarkome gibt es bisher in Anbetracht der relativen Seltenheit der Tumoren nur wenige Erfahrungsberichte (Tab. 4). AZIZI u. Mitarb. (4) erreichten mit einer Dreierkombination aus Vincristin, Adriamycin und DTIC bei drei und sechs Patientinnen mit metastasierten Leiomyosarkomen des Uterus

eine Vollremission, bei einer weiteren Patientin eine Teilremission. HANNIGAN u. Mitarb. (35) berichten über 74 am M. D. Anderson Hospital, Texas, mit dem VAC-Schema (Vincristin, Actinomycin-D und Cyclophosphamid) behandelten metastasierten oder rezidivierten Uterussarkomen verschiedenen Typs. Die Ansprechrate lag bei 30% (15,6% Teilremissionen, 13,3% Vollremissionen). OMURA u. Mitarb. (79) fanden mit Ansprechraten von 16% bzw. 24% bei Adriamycin- bzw. kombinierter Adriamycin-Dacarbazin-Behandlung keine signifikanten Unterschiede zwischen Monotherapie und Kombinationstherapie. Bei mesodermalen Mischtumoren ist die Ansprechbarkeit auf Adriblastin- oder Cisplatintherapie anscheinend schlechter als bei den Stroma- und Leiomyosarkomen. THIGPEN u. Mitarb. (100) fanden unter 36 Fällen mit fortgeschrittenen oder metastasierten mesodermalen Mischtumoren nach Cisplatin-Monotherapie zwei komplette und drei Teilremissionen, 16 (57%) zeigten ein kurzzeitiges No-change-Verhalten, sieben (25%) eine rapide Progression.

Die jüngsten Erfahrungen aus der kooperativen Untersuchung der Gynecologic Oncology Group (70) zeigen, daß bei organübergreifenden Sarkomen des Uterus die Prognose im Hinblick auf die Überlebenschancen nach wie vor schlecht ist. 80% der Patientinnen mit Uterussarkomen der Stadien III und IV verstarben innerhalb von zwei Jahren, unabhängig vom histologischen Typ der Geschwulst und der Art der angewandten Chemotherapie. Die unbefriedigenden Ergebnisse sind jedoch noch kein Grund, die derzeit verfügbaren zytotoxischen Pharmaka in der Therapie metastasierter Uterussarkome als ineffektiv zu disqualifizieren. Jüngere Erfahrungen haben gezeigt, daß bei Einsatz von Anthracyclinen höhere Toleranzgrenzen angesetzt werden können und die Erhöhung der Einzeldosis auf 90 mg/m^2 und darüber zu einer

Tabelle 4 Ergebnisse der Chemotherapie bei metastasierten und rezidivierten Uterussarkomen unabhängig von der Art der angewandten Primärtherapie

Autoren	Typ	Anzahl	Therapieschema	Remissionsrate
Azizi u. Mitarb. 1979	Leiomyo	6	Vincristin Adriamycin DTIC	50% CR + PR
Thigpen u. Mitarb. 1982	GMT	28	Cisplatin	18% CR + PR
Hannigan u. Mitarb. 1983	alle Typen	74	Vincristin Actinomycin-D Cyclophosphamid	28,9% CR + PR
Omura u. Mitarb. 1983	alle Typen	40	Adriamycin DTIC	27,5% CR + PR
Omura u. Mitarb. 1983	alle Typen	51	Adriamycin	27,5% CR + PR
Muss u. Mitarb. 1985 (GOG)	alle Typen	50	Adriamycin	19% CR + PR

signifikanten Verbesserung der Resultate führen kann.

Adjuvante Chemotherapie

Über den Nutzen einer adjuvanten Chemotherapie bei Frühstadien des Uterussarkoms ohne nachweisbare Metastasierung gehen die Ansichten auseinander. MURPHY u. Mitarb. (69), JAFFE u. Mitarb. (49), BUCHSBAUM u. Mitarb. (14) und SORBE (93) finden in retrospektiven Untersuchungen eine geringere Rezidivrate oder eine durchschnittliche Verlängerung des rezidivfreien Intervalls nach adjuvanter CYVADIC- oder VAC-Therapie. PIVER u. Mitarb. (83) sehen nach einer randomisierten Untersuchung anhand von zwölf Patientinnen keine Vorteile in einer adjuvanten Chemotherapie nach operierten und bestrahlten Uterussarkomen. Zu gleichen negativen Ergebnissen kommen KOLSTAD (60) sowie WHEELOCK u. Mitarb. (108).

Hormonsensitivität

Als Abkömmlinge steroidsensitiver Zellen lassen die Sarkome des Uterus eine Hormonabhängigkeit erwarten. Dies gilt insbesondere für reife, höher differenzierte Tumortypen. Über Remissionen nach Gestagenbehandlung bei metastasierten Fällen berichten PELLILLIO (81), KRUMHOLZ u. Mitarb. (63) sowie JACOBSEN u. HARAM (48). Die Sensitivität gegenüber Progestagenen kann sich bei stromatogenen Sarkomen mikroskopisch in einer prädezidualen Transformation der Tumorzellen zu erkennen geben (30). BAGGISH u. WOODRUFF (5) berichten über Tumorremissionen nach Ovarektomie.

Durch den biochemischen Nachweis von Steroidrezeptoren sind genauere Rückschlüsse auf die Wirksamkeit einer hormonalen Zusatztherapie möglich. Bislang liegen allerdings nur vereinzelte Berichte über Rezeptoranalysen an Uterussarkomgeweben vor. Danach sind östradiol- und progesteronrezeptorpositive Tumoren in allen Kategorien uteriner Sarkome gefunden worden ohne signifikante Korrelation zum histologischen Typ. Ebensowenig fanden sich Korrelationen zum klinischen Stadium, zum Differenzierungsgrad der Geschwulst und zur Prognose (65, 92).

Prognose

Die Überlebenschancen sind insgesamt bei der Uterussarkomkrankheit und unabhängig von der Art der angewandten Therapie außerordentlich schlecht. Innerhalb der drei Hauptkategorien sind trotz großer Schwankungen in den Literaturberichten deutliche typenspezifische Unterschiede festzustellen. So liegt die Spannbreite der 5-Jahres-Überlebensrate in Abhängigkeit vom Tumorstadium und den angewandten histomorphologischen Kriterien bei den Leiomyosarkomen zwischen 20% und 73% (90, 102, 105), bei den Stromasarkomen zwischen 10% und 62% (56, 72, 88, 110) und bei den gemischten mesodermalen Sarkomen und Karzinosarkomen zwischen 0% und 43% (72, 86, 99).

Wie bei anderen malignen Neubildungen steht das klinische Stadium an erster Stelle unter den prognostisch relevanten Parametern (91, 108). Unter den mikroskopischen Prognosekriterien hat nach Ansicht der meisten Untersucher die Mitosezahl – bei myogenen und stromatogenen Sarkomen – die größte Bedeutung. Als günstige Prognosekriterien gelten weiterhin geringer Pleomorphiegrad, Prämenopausestatus, geringe Nekrotisierungsneigung sowie bei Leiomyosarkomen die Entstehung auf dem Boden präexistenter Myome (102). Der Rezeptorstatus zeigt nach den bisher vorliegenden, allerdings noch spärlichen Befunden keine Korrelation zur Überlebensrate (92).

Literatur

1 Aaro, E., R. E. Symmonds, M. B. Dockerty: Sarcoma of the uterus. Amer. J. Obstet. Gynec. 94 (1966) 101

2 Akhtar, M., P. Y. Kim, I. Young: Ultrastructure of endometrial stromal sarcoma. Cancer 35 (1975) 406

3 Aterman, K., G. M. Fraser, R. H. Lea: Disseminated peritoneal leiomyomatosis. Virchows Arch. Path. Anat. 374 (1977) 13

4 Azizi, F., J. Bitran, G. Javehari, A. L. Herbst: Remission of uterine leiomyosarcomas treated with vincristine, adriamycin, and dimethyl-triazeno-imidazole-carboxamide. Amer. J. Obstet. Gynec. 133 (1979) 379

5 Baggish, M. S., J. D. Woodruff: Uterine stromatosis. Clinicopathologic features and hormone dependency. Obstet. and Gynec. 40 (1972) 487

6 Bartsich, G., E. T. Bowe, J. G. Moore: Leiomyosarcoma of the uterus. A 50-year review of 42 cases. Obstet. and Gynec. 32 (1968) 101

7 Barwick, K. W., V. A. Livolsi: Malignant mixed Müllerian tumors of the uterus. A clinicopathologic assessment of 34 cases. Amer. J. Surg. Path. 3 (1979) 125

8 Bird, C. C., R. A. Willis: The production of smooth muscle by the endometrial stroma of the adult human uterus. J. Path. Bact. 90 (1965) 75

9 Böcker, W.: The fine structure of uterine sarcomas. Path. Res. Pract. 169 (1980) 140

10 Böcker, W., H.-E. Stegner: Mixed Müllerian tumors of the uterus. Ultrastructural studies on the differentiation of rhabdomyoblasts. Virchows Arch. Path. Anat. 363 (1975) 337

11 Böcker, W., H.-E. Stegner: A light and electronmicroscopic study of endometrial sarcomas of the uterus. Virchows Arch. Path. Anat. 368 (1975) 141

12 Böcker, W., H. Strecker: Electron microscopy of uterine leiomyosarcomas. Virchows Arch. Path. Anat. 367 (1975) 59

13 Böhm, W., D. Stech: Zur Morphologie und Klinik der Uterusschleimhautsarkome. Geburtsh. u. Frauenheilk. 26 (1966) 1040

14 Buchsbaum, H., S. Lifschitz, J. G. Blyth: Prophylactic chemotherapy in stages I and II uterine sarcoma. Gynec. Oncol. 8 (1979) 346

15 Burns, B., R. H. Curry, M. E. A. Bell: Morphologic features of prognostic significance in uterine smooth muscle tumors: A review of eighty-four cases. Amer. J. Obstet. Gynec. 135 (1979) 109

16 Charache, H.: Carcinosarcoma of the uterus. Amer. J. Surg. 100 (1960) 522

17 Chorlton, I., R. F. Karnei, F. M. King, H. J. Norris: Primary malignant reticuloendothelial disease involving the vagina, cervix, and corpus uteri Obstet. and Gynec. 44 (1974) 735

18 Christopherson, W. M., E. O. Williamson, L. A. Gray: Leiomyosarcoma of the uterus. Cancer 29 (1972) 1512

19 Chuang, J. T., D. J. J. Van Velden, J. B. Graham: Carcinosarcoma and mixed mesodermal tumor of the uterine corpus. Review of 49 cases. Obstet. and Gynec. 35 (1970) 769

20 Cohen, M., C. A. Cravotta: Sarcoma of the uterus. Amer. J. Obstet. Gynec. 56 (1948) 997

21 Crawford, E. J., R. Tucker, L. E. Shreveport: Sarcoma of the uterus. Amer. J. Obstet. Gynec. 77 (1959) 286

22 Crosland, D. B.: Leiomyomatosis peritonealis disseminata: A case report. Amer. J. Obstet. Gynec. 117 (1973) 179

23 Dallenbach-Hellweg, G.: The stromal and myogenic sarcomas of the uterus. Path. Res. Pract. 169 (1980) 127

24 Disaia, P. J., J. R. Castro, F. N. Rutledge: Mixed mesodermal sarcoma of the uterus. Amer. J. Roentgenol. 117 (1973) 632

25 Eberl, M., A. Pfleiderer, G. Teufel, F. Bachmann: Sarcoma of the uterus. Morphological criteria and clinical course. Path. Res. Pract. 169 (1980) 165

26 Farrow, G. M., M. B. Coventry, M. B. Dockerty: Endometrioid sarcoma, stromal endometriosis. Amer. J. Obstet. Gynec. 100 (1968) 301

27 Ferenczy, A., R. M. Richart, T. Okagaki: A comparative ultrastructural study of leiomyosarcoma, cellular leiomyoma, and leiomyoma of the uterus. Cancer 28 (1971) 1004

28 Fujii, S., H. Okamura, N. Nakashima, C. Bann, T. Nishimura: Leiomyomatosis peritonealis disseminata. Obstet. and Gynec., Suppl. 55 (1980) 79

29 Glass, M., J. W. Goldsmith: A review of ninety-four mixed mesodermal tumors of the uterus with report of an additional case. Amer. J. Obstet. Gynec. 41 (1941) 309

30 Gloor, E.: La myose endolymphatique, sarcoma „low grade" du stroma endometrial. I. Anatomie pathologique. J. Gynec. Obstet. Biol. Reprod. (Paris) 7 (1978) 39

31 Goldberg, M. F., W. G. Hurt, W. J. Frable: Leiomyomatosis peritonealis disseminata. Report of a case and review of the literature. Obstet. and Gynec. 49 (1976) 465

32 Gottlieb, J. A., I. H. Baker, J. M. Quagliana: Chemotherapy of sarcomas with a combination of adriamycin and dimethyl triazeno imidazole carboxamide. Cancer 36 (1972) 1632

33 Hannigan, E. E., L. G. Gomez: Uterine leiomyosarcoma. Amer. J. Obstet. Gynec. 134 (1979) 557

34 Hannigan, E. V., R. S. Freedman, F. N. Rutledge: Adjuvant chemotherapy in early uterine sarcoma. Gynec. Oncol. 15 (1983) 56

35 Hannigan, E. V., R. S. Freedman, K. W. Elder, F. N. Rutledge: Treatment of advanced uterine sarcoma with Vincristine, Actinomycin-D, and Cyclophosphamide. Gynec. Oncol. 15 (1983) 224

36 Hart, W. R., J. K. Billman jr.: A reassessment of uterine neoplasms originally diagnosed as leiomyosarcomas. Cancer 41 (1978) 1902

37 Hayes, D.: Mixed Müllerian tumor of the corpus uteri. J. Obstet. Gynaec. Brit. Cwlth. 81 (1974) 160

38 Hayds, D. M., H. Shimada, R. B. Raney, jr., W. M. Christ, W. Lawrence, jr., H. M. Maurer, W. Newton, jr., E. A. Gehan, M. Tefft: Vaginal-uterine rhabdomyosarcomas in the Intergroup Rhabdomyosarcoma Study (IRS). Proc. Amer. Soc. Clin. Oncol. 2 (1985) 244

39 Hendrickson, M. R., R. L. Kempson: Surgical pathology of the uterine corpus. In: (Ed.) Major Problems in Pathology, vol. 12, hrsg. von J. L. Bennington. Saunders, Philadelphia 1980

40 Herr, J. C., C. E. Platz, P. M. Heidger, L. B. Curet: Smooth muscle within ovarian decidual nodules: A link to leiomyomatosis peritonealis disseminata? Obstet. and Gynec. 53 (1979) 451

41 Hertig, A. T., H. Gore: Tumors of the vulva, vagina, and uterus. In: Atlas of Tumor Pathology, Abt. IX, Bd. 33/2. Armed Forces Inst. of Pathol, Washington 1961

42 Hill, R. P., F.-N. Miller: Carcinosarcoma of the uterus. Cancer 4 (1951) 803

43 Hoeffken, H., H. H. Rummel, L. Hoppe: Uterine Sarcome. Zytologische Diagnose und Differentialdiagnose. Fortschr. Med. 98 (1980) 1365

44 Holland, J. F.: Randomized trials in rare tumors. J. clin. Oncol. 3 (1985) 1163

45 Hong, I. S.: The exfoliative cytology of endometrial stromal sarcoma in peritoneal fluid. Acta cytol. (Baltimore) 25 (1981) 277

46 Howdon, W. M., A. Howdon, J. K. Frost, J. D. Woodruff: Cyto- and histopathologic correlation in mixed mesenchymal tumors of the uterus. Amer. J. Obstet. Gynec. 89 (1964) 670

47 Izutsu, T., K. Sato, T. Kubota, K. Harada, K. Nakamura, S. Nunokawa, K. Nanayama, T. Kagabu, C. Kawamura, N. Hinosawa, C. Kuji, Y. Yamamoto: Cytologic findings of uterine sarcoma (Meeting abstract). 7th Intern. Congr. Cytol., May 19–22, München 1980

48 Jacobsen, K. B., K. Haram: Endolymphatic stromal myosis. Report of a case treated surgically and with hormones. Virchows Arch. Path. Anat. 369 (1975) 173

49 Jaffe, N., D. Traggis, S. Salian, J. R. Cassady: Improved outlook for Ewing's sarcoma with combination chemotherapy (Vincristine, Actinomycin-D, and Cyclophosphamide) and radiation therapy. Cancer 38 (1976) 1925

50 Johnson, C. E., E. H. Soule: Malignant lymphoma as gynecologic problem. Obstet. and Gynec. 9 (1957) 149

51 Kaether, M., G. Franz, U. Schmidt: Results of treatment on 56 sarcomas of the uterus between 1953 and 1977. Path. Res. Pract. 169 (1980) 179

52 Kao, G. F., H. J. Norris: Benign and low grade variants of mixed mesodermal tumor (adenosarcoma) of the ovary and adnexal region. Cancer 42 (1978) 1314

53 Kaplan, C., K. Benirschke, K. C. Johnson: Leiomyomatosis peritonealis disseminata with endometrium. Obstet. and Gynec. 55 (1980) 119

54 Kardash, T. H.: Sarcoma of the uterus. Amer. J. Obstet. Gynec. 56 (1948) 566

55 Kazzaz, B. A.: Granular cell sarcoma of the endometrium. Europ. J. Obstet. Gynec. 5 (1975) 233

56 Kempson, R. C., W. Bari: Uterine sarcomas. Classification, diagnosis and prognosis. Human Path. 1 (1970) 331

57 Kerby, I. J.: Stromal endometriosis. Clin. Radiol. 26 (1975) 99

58 King, M. E., G. R. Dickersin, R. E. Scully: Myxoid leiomyosarcoma of the uterus and broad ligament (Meeting abstract). Lab. Invest. 44 (1981) 34 A

59 Koll, R.: Report on 69 uterine sarcomas treated at the University Hospital for Women Hamburg-Eppendorf during 1953–1977. Path. Res. Pract. 169 (1980) 185

60 Kolstad, P.: Adjuvant chemotherapy in sarcoma of the uterus: A preliminary report. In: Recent Clinical Developments in Gynecologic Oncology, hrsg. von C. P. Morrow, J. Bonnar, T. J. O'Brien, W. E. Gibbons. Raven press, New York 1983

61 Komorowski, R. A., J. C. Garancis, L. J. Clowry, jr.: Fine structure of endometrial stromal sarcoma. Cancer 26 (1970) 1042

62 Koss, L. G., R. H. Spiro, A. Brunschwig: Endometrial stromal sarcoma. Surg. Gynec. Obstet. 121 (1965) 531

63 Krumholz, B. A., F. Y. Lobovsky, V. Halitsky: Endolymphatic stromal myosis with pulmonary metastases. Remission with progestin therapy: report of a case. J. reprod. Med 10 (1973) 85

64 Laberge, J. D.: Prognosis of uterine leiomyosarcomas based on histopathologic criteria. Amer. J. Obstet. Gynec. 84 (1962) 1833

65 Lantta, M., J. Karkkainen, T. Wahlstrom, O. Widholm: Estradiol and progesterone receptors in gynecologic sarcomas. Acta obstet. gynec. scand. 63 (1984) 505

66 Lauchlan, S. C.: Conceptual unity of Müllerian tumor group. Cancer 22 (1968) 601

67 McDonald, J. R., J. M. Waugh: Chronic lymphatic leucemia with infiltration into endometrium. Proc. Mayo Clin. 14 (1939) 465

68 McFarlane, K. T.: Sarcoma of the uterus. Amer. J. Obstet. Gynec. 59 (1950)

69 Murphy, W. K., R. S. Benjamin, H. J. Eyre, T. Thigpen, C. Gloppe, G. Uribe-Botero, L. J. Baker, E. A. Gehan, J. A. Gottlieb: Update: Adjuvant chemotherapy in osteosarcoma of adults. In: Adjuvant Therapy of Cancer II, hrsg. von S. E. Jones, S. E. Salmon. Grune & Stratton, New York 1979

70 Muss H., B. Bundy, P. J. Disaia, H. D. Homesley, W. C. Fowlwe, W. Creasman, E. Yordan: Treatment of recurrent or advanced uterine sarcoma. Cancer 55 (1985) 1648

71 Neslon, H. M., J. R. Hagerty: Endolymphatic stromal myosis. Obstet. and Gynec. 20 (1962) 180

72 Niemen, U., E. Soderlin: Sarcoma of the corpus uteri. Results of the treatment of one-hundred-seventeen cases. Strahlentherapie 148 (1974) 57

73 Nogales, F. F., jr., A. Matilla, E. Carrascal: Leiomyomatosis peritonealis disseminata. An ultrastructural study. Amer. J. clin. Path. 69 (1978) 452

74 Norris, H. J., T. Parmley: Mesenchymal tumors of the uterus. V. Intravenous leiomyomatosis. A clinical and pathologic study of fourteen cases. Cancer 36 (1975) 2164

75 Norris, H. J., H. B. Taylor: Mesenchymal tumors of the uterus. I. A clinical and pathological study of fifty-three endometrial stromal tumors. Cancer 19 (1966) 755

76 Norris, H. J., J. C. Zaloudek: Mesenchymal tumors of the uterus. In: Pathology of the Female Genital Tract, hrsg. von A. Blaustein. Springer, New York 1982

77 Novak, E., D. F. Anderson: Sarcoma of the uterus. Clinical and pathologic study of fifty-nine cases. Amer. J. Gynec. 34 (1937) 740

78 Ober, W. B.: Uterine sarcomas: Histogenesis and taxonomy. Amer. N. Y. Acad. Sci. 75 (1959) 568

79 Omura, G. A., J. A. Blessing, F. Major, F. S. Silverberg: A randomized trial of Adriamycin versus no adjuvant chemotherapy in stage I and II uterine sarcoma (for the Gynecologic Oncology Group). Proc. Amer. Soc. Slin. Oncol. 2 (1983) 580

80 Parmley, T. H., J. D. Woodruff, K. Winn, J. W. C. Johnson, P. H. Douglas: Histogenesis of leiomyomatosis peritonealis disseminata (disseminated fibrosing deciduosis). Obstet. and Gynec. 46 (1975) 511

81 Pellillo, D.: Proliferative stromatosis of the uterus with pulmonary metastases. Remission following treatment with a long-acting synthetic progestin: a case report. Obstet. and Gynec. 31 (1968) 33

82 Pieslor, P. C., J. M. Orenstein, D. L. Hogan, A. Breslow: Ultrastructure of myofibroblasts and decidualized cells in leiomyomatosis peritonealis disseminata. Amer. J. clin. Path. 73 (1979) 875

83 Piver, M. D., J. J. Barlow, S. B. Lele, R. Yazigi: Adriamycin in localized and metastatic uterine sarcomas. J. Surg. Oncol. 12 (1979) 263

84 Punnonen, R., K. Lausiathi, P. Pystynen, D. Kauppila: Uterine sarcomas. Ann. Chir. Gynaec., Suppl. 197 (1985) 11

85 Rachmaninoff, N. F., A. R. W. Climie: Mixed mesodermal tumors of the uterus. Cancer 19 (1960) 1705

86 Ruffolo, E. H., N. B. Metts, H. L. Sanders: Malignant mixed Müllerian tumors of the uterus. A clinicopathologic study of 9 patients. Obstet. and Gynec. 33 (1969) 544

87 Sakamoto, A., H. Sugano: Mixed mesodermal tumors of the uterine body: relationship between histology and survival. Gann 67 (1976) 263

88 Saksela, E., V. Lampinen, B.-J. Procope: Malignant mesenchymal tumors of the uterine corpus. Amer. J. Obstet. Gynec. 120 (1974) 452

89 Salazar, O. M., T. A. Bonfiglio, S. F. Patten, B. E. Keller, M. Feldstein, M. E. Dunne, J. H. Rudolph: Uterine sarcomas. Natural history, treatment, and prognosis. Cancer 42 (1978) 1152

90 Sengupta, B. S., B. Sparke: Uterine sarcomas in jamaican women. A 15-year clinicopathologic study. J. roy. Coll. Surg. Edinb. 26 (1981) 94

91 Shimm, D. S., D. A. Bell, A. F. Fuller, M. C. Bowling, E. L. Orlow, J. E. Munzenrider, J. H. Nelson, jr., F. M. Ingersoll, N. Nikrui, J. Donovan: Sarcomas of the uterine corpus: prognostic factors and treatment. Radiother. Oncol. 2 (1984) 201

92 Soper, J. T., K. S. McCarty, jr., W. Hinshaw, W. T. Creasman, K. S. McCarty, sr., D. L. Clark-Pearson: Cytoplasmic estrogen and progesterone receptor content of uterine sarcomas. Amer. J. Obstet. Gynec. 150 (1984) 342

93 Sorbe, B.: Chemotherapy as adjuvant treatment of uterine sarcomas. Gynec. Oncol. 20 (1985) 281

94 Steele, S. J., J. M. Scott, T. W. Stephens: Endometrial stromal sarcoma. Report of a case with a pulmonary metastasis extending through the heart. Brit. J. Surg. 55 (1968) 943

95 Stein L.: Chronic lymphatic leucemia presenting as neoplasm of the cervix uteri. J. Obstet. Gynaec. Brit. Emp. 56 (1949) 107

96 Sternberg, W. H., W. H. Clark, R. C. Smith: Malignant mixed Müllerian tumor and mesodermal tumor of the uterus. Cancer 7 (1954) 704

97 Symmonds, R. E., M. B. Dockerty: Sarcoma and sarcoma-like proliferations of the endometrial stroma. Surg. Gynec. Obstet. 100 (1955) 232

98 Taubert, H. D., S. E. Wissner, A. L. Haskins: Leiomyomatosis peritonealis disseminata: An unusual complication of genital leiomyomata. Obstet. and Gynec. 25 (1965) 561

99 Taylor, C. W.: Müllerian mixed tumors. Acta path. microbiol. scand. 80 A, Suppl. 233 (1972) 48

100 Thigpen, T., H. Shingleton, H. Homesley, J. Blessing: Phase II trial of cis-diamine dichloroplatinum (DDP) in treatment of advanced or recurrent mixed mesodermal sarcoma of the uterus. Proc. Amer. Soc. clin. Onc. 23 (1982) 110

101 Tylor, H. B., H. J. Norris: Mesenchymal tumors of the uterus IV. Diagnosis and prognosis of leiomyosarcomas. Arch. Path. 82 (1966) 40

102 Van Dinh, T., J. D. Woodruff: Leiomyosarcoma of the uterus. Amer. J. Obstet. Gynec. 144 (1982) 817

103 Vardi, J. R., H. M. Tovell: Leiomyosarcoma of the uterus: clinico-pathologic study. Obstet. and Gynec. 56 (1980) 428

104 Vellios, F., R. W. Stander, C. P. Huber: Carcinosarcoma (malignant mesodermal tumor) of the uterus. Amer. J. clin. Path. 39 (1963) 496

105 Vougtama, V., J. R. Karten, S. M. Piver, Y. Tsukada, R. H. Moore: Treatment results and prognostic factors in stage I and II sarcomas of the corpus uteri. Amer. J. Roentgenol. 126 (1976) 139

106 Walton, L. L.: Lymphosarcoma of the uterus. Conn. med. J. 17 (1953) 819

107 Weisbrot, J. M., N. A. Janovski: Endometrial stromal sarcoma. Amer. J. clin. Path. 39 (1963) 273

108 Wheelock, J. B., H. B. Krebs, V. Schneider, D. R. Goplerud: Uterine sarcoma: Analysis of prognostic variables in 71 cases. Amer. J. Obstet. Gynec. 151 (1985) 1016

109 Williams, L. J., F. J. Pavlick: Leiomyomatosis peritonealis disseminata. Cancer 45 (1980) 1726

110 Yoonessi, M., W. R. Hart: Endometrial stromal sarcomas. Cancer 40 (1977) 898

111 Zippel, H. H., P. Citoler: Diagnosis of stromal hyperplasia of the endometrium. Path. Res. Pract. 169 (1980) 192

16. Grundsätze der Chemo-, Hormon- und Immuntherapie

R. Kreienberg und F. Melchert

I. Grundsätze der Chemotherapie

Einleitung

Erfahrungen mit Krebsheilmitteln existieren seit mehr als 3000 Jahren und reichen in die Anfänge der Medizin zurück. Die Mehrheit der in den vergangenen Jahrhunderten verwendeten Mixturen enthielten Metalle wie Arsen, Silber, Zink, Blei, Quecksilber und Wismut. Tumorwirkungen konnten nur bei lokaler, nicht aber bei systemischer Anwendung beobachtet werden.

Untersuchungen an Kriegsteilnehmern des Ersten Weltkrieges, die nach Kontakt mit dem Giftgas Gelbkreuz Knochenmarksaplasien entwickelten und pharmakologische Studien während des Zweiten Weltkrieges mit Senfgas, dem sogenannten Stickstoff-Lost („Nitrogenmustard") führten zu den ersten Veröffentlichungen über therapeutische Effekte dieser Substanzgruppe bei der Lymphogranulomatose. In der Folge wurden eine Reihe von äußerst wirksamen und heute noch gebräuchlichen Abkömmlingen dieser alkylierenden Substanz synthetisiert und damit die rationale Basis für eine medikamentöse Krebsbehandlung geschaffen.

1948 wurden von Farber erstmalig Folsäureantagonisten zur Behandlung von akuten Leukämien bei Kindern eingesetzt. Seither wurde eine große Zahl neuer zytostatisch wirkender Substanzen verschiedener Stoffklassen entdeckt und auf ihre klinische Tauglichkeit hin überprüft (Tab. 1). Die Entwicklung moderner chemotherapeutischer Maßnahmen zur Behandlung maligner Neoplasien erfolgte in drei Phasen:

In der ersten Phase (1945–1960) standen die Synthetisierung von Derivaten aus bereits bekannten Chemotherapeutika (z. B. aus Stickstoff-Lost), die Erprobung neuer Substanzgruppen und der überwiegend auf Empirie basierende klinische Einsatz der Monotherapie im Vordergrund wissenschaftlicher Bemühungen. Erste positive Resultate konnten in der Behandlung der Leukämien und bei malignen Lymphomen erzielt werden.

In der zweiten Phase (1960–1970) wurden biochemische Mechanismen, Physiologie und Kinetik der Tumorzelle mit dem Ziel untersucht, den

Tabelle 1 Zunahme der klinisch verwendeten Zytostatika in den letzten Jahren (nach *Sonntag* u. *Joss* [166])

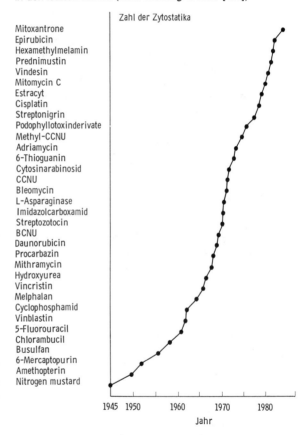

Angriffspunkt und den Wirkungsmechanismus zytotoxischer Substanzen an verschiedenen Zellbestandteilen aufzuklären. Weitere Forschungsziele waren die Interaktionen der Zytostatika mit dem körpereigenen Abwehrsystem, die Entwicklung verfeinerter Dosierungsschemata, die Einführung der Polychemotherapie und der kombinierte Einsatz der Chemotherapie mit strahlentherapeutischen und chirurgischen Maßnahmen. Es wurden prospektive, kontrollierte randomisierte Therapiestudien begonnen. Die positiven Ergebnisse bei den Hämoblastosen ließen sich bestätigen und bereits zum Teil auf solide Tumoren übertragen.

In der dritten Phase (1970 bis heute) setzte sich das Konzept der interdisziplinären Krebsbehandlung („Combined modality approach") durch. Der Einsatz der Chemotherapie adjuvant im Anschluß an die Operation bzw. die Strahlentherapie wurde erprobt und die Möglichkeiten einer Immuntherapie experimentell überprüft (38, 81).

Die überwiegende Zahl der klinisch eingeführten Zytostatika entfaltet wachstumshemmende Wirkungen. Die therapeutische Breite dieser Substanzen ist, beim Fehlen einer erkennbaren biochemischen Differenz zwischen Tumorzellen und Normalzellen, erwartungsgemäß gering. Das bedeutet, daß eine schädigende Einwirkung auf gesunde Zellen des Organismus bei jeder chemotherapeutischen Maßnahme unvermeidbar ist. Trotzdem muß jede medikamentöse Tumorbehandlung darauf ausgerichtet sein, alle im Organismus vorhandenen Tumorzellen zu vernichten, um eine sichere Heilung zu erzielen.

Grundprinzip der Zytostatikawirkung

Der Name „Zytostatika" wurde 1947 von HEIL-MEYER geprägt und dem Begriff der „Bakteriostatika" gegenübergestellt. Mit diesem Begriff wird jedoch der Wirkungsmechanismus der antineoplastischen Chemotherapie nur ungenügend definiert. Zytostase und Bakteriostase führen nur durch kombinierte Wirkungen des Chemotherapeutikums mit spezifischen und unspezifischen Reaktionen des Wirtsorganismus zur Heilung. Der kanzerozide Effekt der Zytostatika bleibt dabei unberücksichtigt. Der Begriff antineoplastische Chemotherapeutika subsumiert dagegen alle Substanzen, die, ausreichend dosiert, in der Lage sind, das Wachstum maligner Zellen zu hemmen.

Somit erscheint als Oberbegriff für die verschiedensten tumorhemmenden Substanzen die Bezeichnung *antineoplastische Chemotherapie* am korrektesten. Mit diesem Begriff wird zwar nicht das Ausmaß der Wirkung, aber der Anwendungsbereich und der Wirkungscharakter dieser Substanz gekennzeichnet.

Die Schwierigkeiten einer exakten Nomenklatur sind teilweise in der Tatsache zu suchen, daß Zytostatika zwar einzelne Tumorzellen vernichten, die Gesamtpopulation der Tumorzellen aber, d. h. den klinischen Tumor nicht völlig beseitigen können. Bezogen auf den klinischen Begriff des Tumors, kann deshalb nicht von einer kanzeroziden Wirkung gesprochen werden, obwohl die Wirksubstanz zytozide Eigenschaften hat.

Schwierigkeiten, antineoplastischer Chemotherapeutika einzuteilen, ergeben sich andererseits auch daraus, daß eine sinngemäße Klassifizierung der einzelnen Substanzen auf der Grundlage ihres Wirkungsmechanismus nach dem heutigen Kenntnisstand nicht immer möglich ist.

Die Einteilung antineoplastischer Substanzen geschieht deshalb nach der Herkunft, nach der chemischen Struktur, nach dem bekannten oder angenommenem molekularbiologischen Wirkungsmechanismus oder nach ihrem Angriffspunkt innerhalb des Mitosezyklus.

Struktur und molekularbiologische Wirkungsmechanismen antineoplastisch wirksamer Substanzen

Alkylierende Substanzen

Alkylantien unterschiedlicher Struktur (Tab. 2) besitzen die Fähigkeit Alkylgruppen zu übertragen, die mit zahlreichen Makromolekülen im Zellplasma und Zellkern vor allem aber mit der DNA reagieren. Da die bifunktionellen Alkylantien zwei wirksame Gruppen enthalten, vernetzen sie benachbarte DNA-Stränge durch Brückenbildung und stören damit die DNA-Replikation, sowie die RNA- und Proteinsynthese. Alkylantien hemmen damit insbesondere sich rasch teilende Zellen, sind während des gesamten Zellzyklus wirksam und führen zum Zelltod.

Antimetaboliten

Antimetaboliten sind Substanzen, die wegen ihrer strukturellen Verwandtschaft mit natürlichen Metaboliten diese in ihrer Funktion kompetitiv hemmen und den Zellstoffwechsel, insbesondere die Nukleinsäuresynthese blockieren können (Tab. 2).

Die ersten therapeutischen Versuche wurden mit dem Folsäureantagonisten Aminopterin, aus dem später das Amethopterin (Methotrexat) entwickelt wurde, unternommen. Beide binden praktisch irreversibel an die Dihydrofolat-Reduktase und inhibieren damit die Reduktion der Folsäure in ihre aktive Form, die Tetrahydrofolsäure. Fehlt diese Tetrahydrofolsäure, so wird vor allem die Synthese von Thymidin gehemmt. Diese Inhibition des Zellstoffwechsels kann spezifisch durch die Gabe von Tetrahydrofolsäure in Form von Citrovorum-Faktor (Leukoverin) kompensiert werden (166). Amethopterin, welches nicht an Folsäure-Reduktase gebunden ist, wird innerhalb von 24 Stunden durch die Nieren

Tabelle **2** Gebräuchliche Zytostatika in der heutigen Krebstherapie. Einteilung nach Stoffklassen entsprechend ihrer molekularbiologischen Wirkung

Freiname (generic name)	Registrierter Handels-name (Hersteller)	Abkürzung	Handelsformen
1. Alkylierende Substanzen			
Busulfan	*Myleran (Deutsche Wellcome GmbH)*	*BUS*	*Tbl. 2/5 mg*
Carmustin	*Carmubris (Bristol Arzneimittel)*	*BCNU*	*Inj.Fl. 100 mg*
	Nitromon (Simes, Milanos, über Siphar GmbH Köln)		*Inj.Fl. 100 mg*
Chlorambucil	*Leukeran (Deutsche Wellcome GmbH)*	*CLB*	*Tbl. 5/10 mg*
Cyclophosphamid	*Endoxan (Asta-Werke AG)*	*CTX*	*Drag. 50 mg Inj.Fl. 100/200/500/1000 mg*
	Cyclostin (Farmitalia)	*CYCLO*	*Drag. 50 mg Inj.Fl. 100/200/500/1000 mg*
Estramustin	*Estracyt (Pharmaleo GmbH)*	*ESTRA*	*Kps. 140 mg Inj.Fl. 150/230 mg*
Isofamid	*Holoxan (Asta-Werke AG)*	*IFO*	*Inj.Fl. 250/500/1000/2000 mg*
Lomustin	*CiNU (Bristol Arzneimittel)*	*CCNU*	*Kps. 10/40/100 mg*
Melphalan	*Alkeran (Deutsche Wellcome GmbH)*	*L-Pam*	*Tbl. 2 mg Inj.Fl. 100 mg*
Triäthylenthiophosphor-amid	*Thiotepa „Lederle" (Cyamid – Lederle)*	*T-TEPA*	*Inj.Fl. 15 mg*
Trofosfamid	*Ixoten (Asta-Werke AG)*	*TRO*	*Tbl. 50 mg*
2. Antimetabolite			
Amethopterin	Methotrexat „Lederle" (Cyanamid-Lederle)	MTX	Tbl. 2,5 mg Inj.Fl. 5/50/500/1000/5000 mg
	Methotrexat medac (Medac GmbH)		Inj.Fl. 5/50/500/1000 mg
	Methotrexat Bristol (Bristol Arzneimittel)	Inj.Fl. 20/50/100/ 500/1000 mg	
Cytosinarabinosid	Alkeran (Mack, Illertissen)	Ara-C	Amp. 40/100 mg
Floxuridine	Floxuridine (Roche Laboratories Nutkley, New Yersey 07110)	FuDR	Inj.Fl. 500 mg
Fluorouracil	Fluoro-uracil „Roche" (Hoffman-La Roche)	5-FU	Amp. 250 mg Trinkamp. 250 mg
Mercaptopurin	Puri-Nethol (Deutsche Wellcome GmbH)	6-MP	Tbl. 50 mg
Tegafur	Ftorafur (Asta-Werke AG)	FTO	Amp. 400 mg
3. Antibiotika			
Actinomycin D	Lyovac-Cosmegen (Sharp u. Dohme GmbH)	Act-D	Inj.Fl. 0,5 mg
Adriamycin	Adriblastin (Farmitalia)	ADM, ADR	Inj.Fl. 10/50 mg
Bleomycin	Bleomycinum Mack (Mack, Illertissen)	BLEO	Inj.Fl. 15 mg
Daunorubicin (=Daunomycin =Rubidomycin)	Daunoblastin (Farmitalia)	DNR	Inj.Fl. 20 mg
Epirubicin	Farmorubicin (Farmitalia)	FAR	Inj.Fl. 10/50 mg
Mithramycin	Mithramycin „Pfizer" (Pfizer GmbH)	MMTH	Amp. 2,5 mg
Mitomycin	Mitomycin medac (Medac GmbH)	MC	Inj.Fl. 5 mg
Mitoxantron	Novantron (Cynamid-Lederle)	NOV	Amp. 10 mg

Tabelle **2** Fortsetzung

Freiname (generic name)	Registrierter Handels- name (Hersteller)	Abkürzung	Handelsformen
4. Spindelgifte			
Etoposid	Vepesid (Bristol Arzneimittel)	VP 16	Amp. 50 mg Kps. 100 mg
Teniposid	VM-26-Bristol (Bristol Arzneimittel)	VM-26	Amp. 50 mg
Vinblastinsulfat	Velbe (Eli Lilly GmbH)	VLB	Inj.Fl. 10 mg
Vincristinsulfat	Vincristin (Eli Lilly GmbH)	VCR	Inj.Fl. 1 mg
	Vincristin 1 mg Bristol (Bristol Arzneimittel)		Inj.Fl. 1 mg
Vindesinsulfat	Eldisine (Eli Lilly GmbH)	VDS	Inj.Fl. 10 mg
5. Andere Substanzen			
Cisplatin	Platinex (Bristol Arzneimittel)	DDP	Inj.Fl. 10/50 mg
Dacarbazin	DTJC-Dome (Miles GmbH)	DTJC	Inj.Fl. 100/200 mg
Hexamethylmelamin	Hexastat (Rhone-Poulenc)	HEXA	Kps. 100 mg
Hydroxyharnstoff	Litalir (Chem. Fabrik v. Heyden)	HU	Kps. 500 mg
	Hydroxyurea medac (Medac GmbH)		Kps. 500 mg
L-Asparaginase	Crasnitin (Bayer AG)	(L-)Asp	Inj.Fl. 10 000 E
Procarbazin	Natulan (Hoffmann-La Roche)	PRO	Kps. 50 mg

ausgeschieden. Neue, nicht besetzte Folsäure-Reduktase wird langsam nachsynthetisiert, so daß Zellpopulationen mit niedriger Teilungsrate fähig sind, eine Einzeldosos von Amethopterin zu überleben. Der zytotoxische Effekt von Amethopterin ist somit mehr von der Dauer des Zellkontaktes dieser Substanz als von deren Konzentration im Blut abhängig. Die Purin-Antimetaboliten Mercaptopurin, Azathioprin und Thioguanin hemmen als „falsche" Purine den Einbau von Purinbasen in die DNA oder werden selbst in die DNA eingebaut und inaktivieren sie damit. Ähnlich wirken die Pyramidin-Analoga Fluorouracil und Cytosinarabinosid. Diese Substanzen blockieren vor allem die Synthese des Thymidins und damit der DNA. 5-Fluorouracil wird auf enzymatischem Wege in das Nucleotid 5-Fluoro-2-Desoxyuridin-5-Phosphat umgewandelt. Diese Substanz besitzt eine Affinität zum Enzym Thymidylatsynthetase, welche 250- bis 4000mal größer ist als diejenige des normalen Nukleotids des Oxyuridinphosphat. 5-Fluorouracil und das weniger häufig benutzte 5-Fluorouracil-Desoxyribusid (FUDR) werden auch direkt in das RNA-Molekül eingebaut und stören damit die RNA-Synthese.

Das Nukleosid Cytosinarabinosid, das den natürlichen Nukleosiden Cytidin und Desoxycytidin in seiner Struktur sehr ähnelt, hemmt die DNA-Synthese. Dies kann sowohl durch eine Blockierung der DNA-Polymerase als auch durch den Einbau dieser Substanz in den DNA selbst geschehen.

Antineoplastische Antibiotika

Eine Anzahl von Antibiotika sind hochwirksame Zytostatika (Tab. 2). Sie unterscheiden sich deutlich in ihrem Wirkungsspektrum. Ihnen gemeinsam ist, daß diese phasenspezifisch wirksamen Substanzen durch Bindung an die DNA die Zellteilung hemmen und damit die Synthese neuer DNA, RNA oder die von Proteinen verhindern.

Actinomycin D bindet an ein Guaninmolekül der DNA-Doppelhelix und interferiert mit dem Transkriptionsvorgang. Eine Blockierung der RNA-Synthese erfolgt durch DNA-abhängige RNA-Polymerasen.

In ähnlicher Weise wirken die Anthracycline Daunorubicin und Doxorubicin sowie verschiedene neue Derivate wie z. B. das Epirubicin. Diese Substanzen wirken interkalierend, d. h., sie werden planar zwischen zwei Basenpaaren der DNA gelagert und behindern durch partielle Endspiralisierung deren Matrizenfunktion. Weiterhin entstehen nach stoffwechselabhängiger Einzelelektronenübertragung hoch aktive Radikale, die mit Zellbestandteil und Membranfraktionen reagieren. Im Zuge dieser Veränderungen kommt es zu makromolekularen DNA-Schäden sowie zu Veränderungen der Membranfunktion.

Mitoxantron ist ein Aminoanthrachinon, das ebenfalls die Nukleinsäuresynthese hemmt. Es wurde mit dem Ziel synthetisiert, ein nicht kardiotoxisches Zytostatikum zu finden.

Bleomycin, ein in Japan entwickeltes Präparat, bindet sich spezifisch an doppelsträngige DNA.

Dies verursacht eine Basenexzision, die zu DNA-Einzelstrang- und Doppelstrangbrüchen mit sukzessiver Störung der DNA-Replikation führt.

Mithramycin wirkt sehr ähnlich wie Aktinomycin D. Es lagert sich an die zelluläre DNA und hemmt damit die RNA-Synthese. Für Mitomycin-C wird angenommen, daß es wahrscheinlich als alkylierende Substanz wirkt. Nach intrazellulärer Aktivierung kommt es zu DNA-Zwischenstrangvernetzungen mit Störungen der DNA-Synthese.

Spindelgifte (Pflanzenalkaloide)

Hauptvertreter dieser Gruppe sind die Vinca-Alkaloide Vincristin, Vinblastin sowie Vindesin und die Podophyllotoxine Etoposid und Tene-posid (Tab. 2). Diese Substanzen wirken durch Angriff auf mikrotubuläre Strukturen, die zur Spindelbildung erforderlich sind. Sie arretieren damit den Zellzyklus in der Mitosephase. Durch die Podophyllotoxinderivate wird zusätzlich die intrazelluläre Nukleosidinkorporation gehemmt.

Diverse Substanzen

Die Wirkungsmechanismen der hier zusammengefaßten Zytostatika sind nur teilweise bekannt, überwiegend liegen nur Vermutungen oder völlige Unkenntnis über ihre Wirkungsweise vor.

Cisplatin ist ein Vertreter der Metallocendichloride. In Analogie zu den bifunktionellen Alkylantien werden als Wirkungsmechanismus DNA-Doppelstrangvernetzungen angenommen. Über den Wirkungsmechanismus von Dacarba-

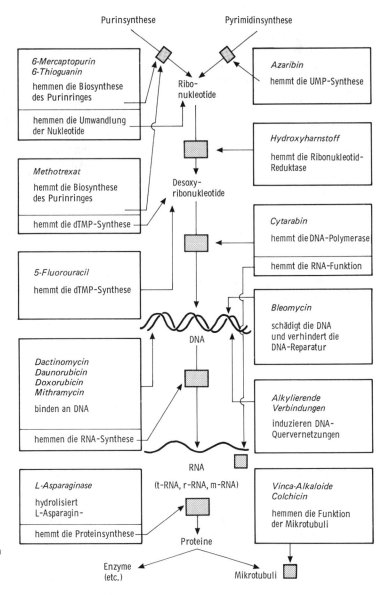

Abb. 1 Angriffspunkte und molekularbiologische Wirkungsmechanismen antineoplastisch wirksamer Medikamente (nach *Karrer* [81])

cin liegen noch keine genauen Kenntnisse vor. Es wird angenommen, daß die Wirkung im Sinne einer alkylierenden Substanz erfolgt.

Auch beim Hexamethylmelamin ist der Wirkungsmechanismus biochemisch ungeklärt. Seinen aktiven Metaboliten wurden alkylierende Eigenschaften zugesprochen. Eine bevorzugte Hemmung der DNA-Synthese gegenüber der RNA-Synthese wird beschrieben.

Der Harnstoffabkömmling Hydroxyharnstoff ist wahrscheinlich als Antimetabolit durch Hemmung des Thymidineinbaues in die DNA wirksam. Es wird vermutet, daß diese Hemmung durch eine Störung der Diphosphatreduktion zustande kommt. Die RNA-Synthese scheint nicht beeinträchtigt zu werden.

L-Asparaginase ist ein Enzym, welches die Aminosäure L-Asparagin zu Asparaginsäure hydrolisiert. Bestimmte Tumorzellen verfügen nicht über die Möglichkeit, L-Asparagin zu synthetisieren; L-Asparagin ist für sie eine essentielle Aminosäure, deren Entzug letal wirkt.

Die genaue Wirkungsweise von Procarbacin ist nicht bekannt. Möglicherweise spielt die Bildung von Formaldehyd und seine Abkömmlinge für die zytostatische Wirkung eine Rolle. Nach neueren Arbeiten ist eine alkylierende Wirkung anzunehmen.

Die Angriffspunkte und molekularbiologischen Wirkungsmechanismen antineoplastisch wirksamer Medikamente sind in Abb.1 dargestellt. Freinamen und Handespräparate der genannten, gebräuchlichen Zytostatika sind in Tab.2 aufgeführt.

Angriffspunkte antineoplastisch wirksamer Substanzen im Mitosezyklus

Zytostatika wirken hemmend auf das Tumorwachstum, indem sie in eine oder mehrere Phasen des Zellteilungszyklus eingreifen. Je nach Angriffspunkt im Zellzyklus unterscheidet man phasenspezifische Zytostatika, die selektiv das Durchlaufen der S-, G2- oder Mitosephase blockieren, zyklusspezifische Zytostatika, die in allen Phasen des Zellzyklus eingreifen und zyklusunspezifische Zytostatika, die auch noch Zellen in der G0-Phase erfassen können. Zum besseren Verständnis der Wirkungsprinzipien der Zytostatikatherapie soll etwas näher auf die Zellteilung und die Tumorzellkinetik eingegangen werden. Der Zellteilungszyklus beginnt mit der postmitotischen Ruhephase (G1; G steht für englisch GAP = Lücke, Unterbrechung), durchläuft die DNA-Synthese-Phase (S) unter Verdoppelung des Chromosomensatzes und die prämitotische

Ruhephase (G2), um in der Mitosephase (M) zu enden.

In den sogenannten Ruhephasen G1 und G2 findet die Synthese von Enzym- und Strukturproteinen und damit die Vorbereitung auf die DNA-Synthese bzw. die Mitose statt. Die Bezeichnung „Ruhe" bezieht sich nur auf die DNA-Synthese, die allein in der S-Phase abläuft. Am Ende der Mitosephase sind 2 neue Zellen entstanden, die entweder im proliferierenden Kompartiment der Tumorzellen bleiben oder in das ruhende Kompartiment übergehen können. Zellen des ruhenden Kompartiments werden auch G0-Zellen genannt, da nicht sicher unterschieden werden kann, ob diese Zellen am Zellzyklus teilnehmen oder ob sie sich nur in einer sehr langen G1-Phase befinden. Überhaupt weist die G1-Phase die größten zeitlichen Schwankungen auf und ist für die sehr unterschiedliche Gesamtzyklusdauer in verschiedenen Zellpopulationen in erster Linie verantwortlich. Bei soliden menschlichen Tumoren beträgt die Zellteilungszeit zwischen 20 und 100 Stunden, wobei die Zeiten für die S-Phase mit ca. 10 Stunden, die G2-Phase mit ca. 2 Stunden und die M-Phase mit 1–2 Stunden keinen großen Schwankungen unterworfen sind. Abb.2 zeigt die Angriffspunkte antineoplastisch wirksamer Substanzen im Mitosezyklus. Vereinfachend kann man sagen, daß die Alkylantien und die Antibiotika mehr oder weniger in allen Phasen des Zellteilungszyklus wirksam sind. Sie sind also phasenunspezifisch. Die Vinca-Alkaloide wirken spezifisch in oder kurz vor der M-Phase. Am strengsten phasenspezifisch ist die Wirkung der Antimetaboliten, die sich praktisch nur in der S-Phase entfalten kann. Hierbei ist jedoch zu beachten, daß sich nicht alle Zellen gleichermaßen teilen. Für alle Zytostatika gilt jedoch, daß sie nur auf das proliferierende Kompartiment einer Zellpopulation zytotoxisch wirken. Die Zellen eines Tumors lassen sich folgendermaßen differenzieren:

- Zellen, die sich in der Teilung befinden (Kompartiment A),
- Zellen, die sich derzeit nicht teilen (Kompartiment B),
- Zellen, die sich nicht mehr teilen können, also ihre proliferierende Integrität verloren haben (Kompartiment C),
- Zellen, die sich in Auflösung befinden und deren Bestandteile phagozytiert und resorbiert werden (Kompartiment D) (s. Abb.3).

Das Verhältnis der Anteile der einzelnen Kompartimente bedingt die Zu- und Abnahme der Gesamtgröße eines Tumors und seine Wachstumsgeschwindigkeit (Tumorverdoppelungszeit). Solide Tumoren haben aufgrund der begrenzten Blutversorgung und der Stoffwechselprobleme häufig einen relativ großen Anteil von Zellen des

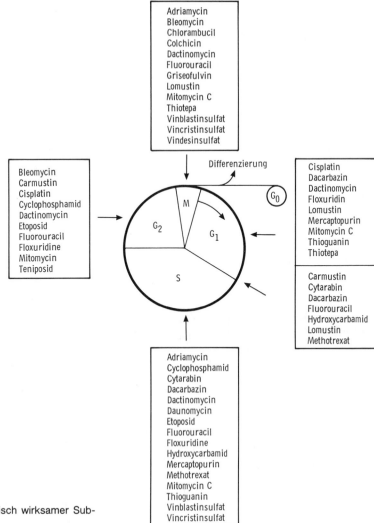

Abb. 2 Angriffspunkte antineoplastisch wirksamer Substanzen im Mitosezyklus

Kompartiments B. Diese Zellen sind ein großes Problem für die Chemotherapie, weil sie aufgrund ihres geringen Stoffwechsels so gut wie unempfindlich gegenüber Zytostatika sind. Andererseits können diese Zellen jederzeit wieder aus der G0-Phase in den Mitosezyklus eintreten. Es ist denkbar, daß zwischen den Zellen des Kompartiments A und denen des Kompartiments B eine Wechselwirkung besteht. Je größer die zytostatische Wirksamkeit einer Therapie auf das Kompartiment A ist, um so mehr ist zu erwarten, daß ein Teil der Zellen des Kompartiments B wieder in die Teilungsphase eintritt (Recruitment-Phänomen). Dieser Vorgang findet statt, wenn durch Zytostatika das proliferierende Kompartiment reduziert wurde. Damit werden für einen neuen Zytostatikastoß neue Tumorzellen erreicht (81).

Nebenwirkungen der zytostatischen Chemotherapie

Bei jeder antineoplastischen Chemotherapie muß mit der Schädigung gesunder Zellen des Tumorträgers gerechnet werden. Zytostatika wirken nicht spezifisch gegen Tumorzellen, sie entfalten antiproliferative Wirkungen und beeinflussen damit alle wachsenden funktionell aktiven Zellen. Beim Fehlen therapeutisch verwendbarer qualitativer biochemischer Unterschiede zwischen Tumorzellen und normalen Zellen sind toxische Einflüsse auf verschiedene normale Zell- und Organsysteme unvermeidlich (25, 33, 39, 152, 179). Zytostatika wirken proliferationshemmend auf das Knochenmark (Anämie, Leukopenie, Thrombopenie), auf Zellen des Immunsystems, das Epithel der Haut (Alopezie) und die Schleimhaut des Magen-Darm-Traktes (Sto-

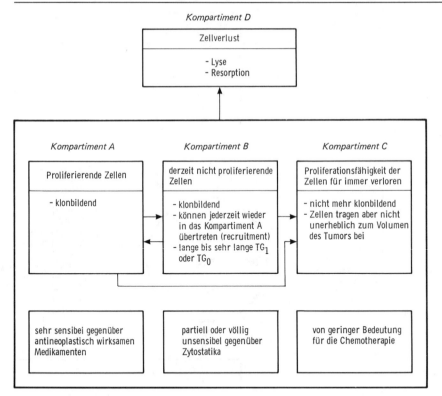

Abb. 3 Sensibilität einer Tumorzellpopulation gegenüber Zytostatika entsprechend der Zellkinetik (nach *Karrer* [81])

matitis, Ösophagitis, Diarrhöen). Hinzu kommen toxische Nebenwirkungen auf Herz, Nieren, Gehör, das Zentralnervensystem (Nausea) und die peripheren Nerven.

Genauso wie die Tumoren gegenüber antineoplastischen Substanzen eine unterschiedliche Empfindlichkeit zeigen, ist die Sensibilität normaler Gewebe gegen toxische Einwirkungen verschiedener Zytostatika durchaus unterschiedlich. Jede Chemotherapie zeigt daher neben einer Wirkung auf ganz bestimmte Tumoren immer auch ein ganz charakteristisches Spektrum von unerwünschten Nebenwirkungen auf bestimmte Organsysteme des Tumorträgers. Darüber hinaus müssen die meisten Chemotherapeutika wegen ihres Eingriffes in den Nukleinsäurestoffwechsel als potentiell mutagen, teratogen und kanzerogen betrachtet werden.

Die therapeutische Breite der antineoplastischen Chemotherapeutika ist in der Regel gering. Eine zytostatische Behandlung setzt deshalb die genaue Kenntnis der Pharmakologie und der Nebenwirkungen dieser Substanzen voraus (8, 36, 38, 47, 54). (Tab. 3). Für den Einzelfall, insbesondere bei schlechter Tumorprognose, muß entschieden werden, ob ein höheres Risiko für den Patienten eingegangen werden kann oder ob ihm durch die Intensivierung der zytostatischen Therapie mehr geschadet als genutzt wird.

Knochenmarkdepression

Fast alle Zytostatika können eine Knochenmarkdepression verursachen. Keine oder nur geringe myelosuppressive Wirkung haben Vincristin, Bleomycin und L-Asparaginase. Insgesamt handelt es sich um die häufigste, nicht selten um eine lebensbedrohliche Komplikation der Chemotherapie. Das Ausmaß der Knochenmarkschädigungen hängt einerseits vom Wirkungsmechanismus und andererseits von der Dosis der jeweils applizierten Zytostatika ab. Diese Tatsache ermöglicht es, zumindest durch Anpassung der Dosierung an das Blutbild schwere Komplikationen zu vermeiden.

Die Schädigung der proliferierenden Zellen im Knochenmark führt mit zeitlicher Verzögerung zur Verminderung der reifen, funktionellen Elemente im peripheren Blut. Aufgrund der Zellkinetik ist die Myelopoese vor der Erytropoese betroffen. Wegen der langen Halbwertszeit der Erythrozyten (ca. 120 Tage) wird die Erythropoese durch Zytostatika nur selten beeinträchtigt. Alkylantien und Metaboliten können durch Störungen der DNA-Synthese die Erythropoese hemmen und damit eine sich langsam entwickelnde Anämie verursachen, die jedoch durch Transfusionen gut beherrschbar ist.

Die meisten Zytostatika schädigen die proliferierenden Zellen (Myeloblast und Promyelozyt). So

Tabelle **3** Die wichtigsten Nebenwirkungen gebräuchlicher Zytostatika (nach *Fischer* u. *Preiß* [47])

	Knochenmarksdepression	Stomatitis	Durchfall	Nausea	Neurotoxizität	Hämorrhagische Zystitis	Hautveränderungen	Haarausfall	Fieber	Lungenveränderungen	Kardiotoxizität	Lebertoxizität	Nephrotoxizität
Alkylierende Substanzen													
Cyclophosphamid/ Ifosamid	+ +			+ +		+	+	+ +			+		
Chlorambucil	+ +(a)				+						+		
Busulfan	+ +			+						+			
Melphalan (m)	+ + +			+ +						+			
BCNU (c. m. n.)	+ + +			+ +						+		+	+
CCNU (m)	+ + +			+ +						+		+	+
Antimetabolite													
Methotrexat (n, u)	+ + +	+ +	+ +	+	+(d)			+	+	+(d)		+	+
Mercaptopurin (f)	+ + +					+(e)							+
Thoguanin	+ + +												
Cytarabin	+ + +	+	+	+				+					
Fluorouracil	+ +	+	+ +	+	+(g)			+	+			+	
Vinca-Alkaloide													
Vinristin (k, n, o)	+				+ + +			+ +	+				
Vinblastin (n)	+ +				+		+(g)	+	+				
Vindesine (n)	+ +				+								
Antibiotika													
Adriamycin (h, l, n, q)	+ + +	+ +		+ +				+ + +			+ + +		
Daunomycin (n, q)	+ + +	+ +		+ +				+ + +			+ + +		
Bleomycin (p, r)	+		+ +	+			+ + +	+ +	+ +	+ +		+	
Dactinomycin (h, n)	+ + +	+ +		+ +				+ +					
Sonstige													
Procarbazin (s)	+ + +			+ +	+ +		+			+			
L-Asparaginase (t)	+			+	+(i)				+			+	
Hydroxycarbamid	+ + +	+		+ +			+					+	+
DTIC (c, m)	+ +			+ +			+		+ +				
Cisplatin (u)	+ +			+ + +	+			+ + +					+ + +
Etoposid	+ +			+ +							+(?)		

+ + + = ausgeprägt - immer   + + = deutlich - häufig   + = mild - selten

(a) = nur bei hohen Dosen
(b) = besonders bei hoher Dosierung i. v.
(c) = Venenschmerz bei Injektion
(d) = selten, nur bei intrathekaler Applikation
(e) = Hämaturie. Selten bei hoher i. v.-Gabe
(f) = bei gleichzeitiger Allopurinolgabe nur ein Drittel der Dosis geben
(g) = selten, fast nur bei hohen Dosen
(h) = Exazerbation früherer Strahlendermatitis

(i) = verstärkte Neurotoxizität bei gleichzeitiger Vincristingabe
(k) = selten „inappropriate ADH secretion" mit Verdünnungshyponatriämie
(l) = Dosisreduktion bei Leberschäden und ausgedehnter Lebermetastasierung
(m) = verzögerte Knochenmarksdepression
(n) = streng i. v. mit trockener Nadel, sonst evtl. schwere lokale Nekrosen. Entzündungen, Nerven- und Venenschädigungen
(o) = selten Kieferschmerzen

(p) = Testdosis (1 mg) vor Therapie, cave: Hypotonie, Hyperpyrexie!
(q) = maximale Gesamtdosis von 550 mg/m^2 nicht überschreiten
(r) = maximale Gesamtdosis von 300 mg/m^2 nicht überschreiten
(s) = cave: Alkohol, Sedativa, insbes. Phenothiazinderivate
(t) = Gerinnungsstörungen, Diabetes mellitus
(u) = Kontraindikation, Niereninsuffizienz; bei grenzwertigem Kreatinin Kreatininclearance vor Therapiebeginn

kommt es in der Regel zunächst zu einem Abfall der Leukozyten, insbesondere der Granulozyten und erst im weiteren Verlauf zu einer Thrombozytopenie. Tiefstwerte dieser Zellkompartimente werden 7–14 Tage nach Zytostatikagabe beobachtet. Mit einer erhöhten Infektionsgefahr muß bei Granulozytenzahlen unter 1500/µl, mit Blutungen bei Thrombozytenzahlen unter 20000/µl gerechnet werden. Nach einer Stoßtherapie in größeren Abständen wird eine Normalisierung des Blutbildes nach 3–4 Wochen erreicht. Wichtig ist die Kenntnis der verzögerten Knochenmarkdepression, wie sie selten durch direkte Schädigungen der Stammzellen bei Melphalan

Tabelle 4   Richtlinien zur Anpassung der Zytostatikadosierung

Leukozyten/mm^3	Thrombozyten/mm^3	Dosis
über 4000	über 100 000	100%
3000–4000	75 000–100 000	75%
2000–3000	50 000–75 000	50%
unter 2000	unter 50 000	0%

(stärkster Abfall nach 2–3 Wochen, Erholung nach 4–6 Wochen) bei CCNU, BCNU, Mitomycin (stärkster Abfall nach 4 Wochen, Erholung nach 6 Wochen) sowie bei DTIC (stärkster Abfall nach 3–4 Wochen, Erholung nach 6 Wochen) auftritt (47). Blutbildkontrollen sollten bei allen Patienten zu dem Zeitpunkt durchgeführt werden, an dem die niedrigsten Werte zu erwarten sind. Sie müssen obligat unmittelbar vor jeder erneuten Zytostatikagabe erfolgen. Ist das Blutbild noch nicht normalisiert, muß die Dosis reduziert oder das Intervall zwischen den Zytostatikastößen verlängert werden. Richtlinien zur Anpassung der Zytostatikadosierung an die hämatologischen Werte vermittelt Tab. 4.

Das Ausmaß der Myelosuppression ist einerseits von den Wirkungsmechanismen und den jeweils verabreichten Dosierungen der eingesetzten Zytostatika, andererseits aber auch von einer Reihe von patientenspezifischen Faktoren abhängig. Alter der Patienten, ausgedehnte Strahlen- und/oder intensive, langdauernde Chemotherapie, Tumorbefall und Tumorkachexie können die Toleranz des Knochenmarks herabsetzen und eine primäre Dosisreduktion notwendig machen. Allgemein gültige Richtlinien lassen sich hierzu nicht aufstellen, so daß diese Faktoren bei der Therapieauswahl und der Dosis individuell berücksichtigt und geprüft werden müssen.

Behandlung der Myelosuppression

Da es im Rahmen der antioneoplastischen Chemotherapie immer zu einer Knochenmarkdepression unterschiedlicher Ausprägung kommt, ist außer der bereits erwähnten Dosisanpassung ein *supportiver Zellersatz* heute unverzichtbarer Bestandteil einer effektiven Chemotherapie.

Erythrozytenersatz

Wegen der nur selten unter Chemotherapie auftretenden Hemmung der Erythropoese sind bei Unterschreiten eines Hämoglobinwertes von 9–10 g% zunächst andere, mögliche Ursachen der Anämie auszuschließen. Sind keine behebbaren Ursachen der Anämie festzustellen, dann empfiehlt sich der Erythrozytenersatz. Auch wenn die Erythrozytensubstitution im allgemeinen unproblematisch ist, so sollte die Indikation doch in jedem Fall kritisch gestellt werden.

Erythrozyten können als Vollblut oder Zellkonzentrat gegeben werden. Im allgemeinen ist dem Erythrozytenkonzentrat der Vorzug zu geben. Das Erythrozytenkonzentrat erfüllt einmal die Zielvorstellung jeder Erythrozytentransfusion, den Kranken mit einer ausreichenden Zahl von Sauerstoffträgern zu versorgen, ohne ihn dem Risiko der Volumenüberlastung, wie sie bei der Gabe von Vollblut gegeben ist, auszusetzen. Gewaschene Erythrozyten werden gegeben, wenn eine Hämolyseerkrankung vorliegt oder eine Sensibilisierung gegenüber Plasmakomponenten angenommen wird. Kryokonservierte Erythrozyten sind möglicherweise weniger antigen, werden aber in der klinischen Praxis selten eingesetzt. Bei welchem Hämoglobinwert eine Erythrozytensubstitution indiziert ist, hängt von den Umständen des Einzelfalles ab, besonders auch davon, ob die Anämie schon länger besteht oder akut eingetreten ist. Bei älteren Patienten sollte man den Hämoglobinwert nicht unter 10 g% abfallen lassen. Jüngere Patienten tolerieren auch deutlich niedrigere Werte (160).

Thrombozytenersatz

Klinisch relevante Blutungen als Folge einer korrekt angewandten Zytostatikatherapie sind selten. Eine akute Blutungsgefährdung ist anzunehmen, wenn die Thrombozytenzahlen unter 20 000/mm^3 abfallen. Daneben gibt es aber auch Patienten, die bei 5000–10 000 Thrombozyten/mm^3 keine manifesten Blutungen zeigen. Bei Thrombozytenzahlen unter 60 000/mm^3 kann die Blutungszeit verlängert sein, unter 50 000/mm^3 können Blutungen an Haut oder Schleimhäuten auftreten. Häufig sind Nasen- oder Zahnfleischblutung und Petechien an den abhängigen Körperpartien die ersten klinischen Zeichen einer Thrombozytopenie. Risikofaktoren, die die Blutungsgefahr verstärken können, sind fortgeschrittenes Alter des Patienten, Fieber, Splenomegalie und Alloimmunisierung.

Thrombozyten lassen sich durch Frischblut oder thrombozytenreiches Plasma, am besten jedoch durch angereicherte Zellpräparate, die durch maschinelle Blutzellseparation gewonnen werden, ersetzen. Von einer Einheit Frischblut lassen sich ca. 0.5×10^{11} Thrombozyten gewinnen. Mit einem Zellseparator lassen sich dagegen Konzentrate von $4–10 \times 10^{11}$ Zellen herstellen.

Während Erythrozyten eine mittlere Überlebenszeit von 120 Tagen haben, leben Thrombozyten nur 9–10 Tage. Da auch bei Patienten mit normal großer Milz ein beträchtlicher Teil der transfundierten Thrombozyten in diesem Organ abgefangen wird und häufig Fieber einen erhöhten Verbrauch bedingt, sind während einer anhaltenden Myelosuppression wiederholte Thrombozytentransfusionen erforderlich. Die Gabe von HLA-identischen Thrombozyten ist besonders dann induziert, wenn der Patient gegenüber den üblichen Präparaten durch Alloimmunisierung refraktär wird.

Obwohl manche Patienten in einer stabilen Krankheitsphase ohne Fieber Thrombozytenzahlen von 5000-10000/mm^3 ohne Blutungen tolerieren, geben die meisten Zentren prophylaktisch Thrombozytenkonzentrate, wenn die Zellzahl unter 20000/mm^3 fällt. Die prophylaktische Gabe von Thrombozyten bei dieser Zellzahl erscheint weniger riskant, da plötzlich auftretendes Fieber oder Interaktionen von medikamentöser Therapie die Blutungsgefährdung durch Thrombozytopenie unerwartet steigern kann. Im Einzelfall, besonders bei erfolgter Alloimmunisierung, kann es aber auch sinnvoll sein, nur beim Auftreten manifester Blutungen den Thrombozytenersatz zu beginnen.

Granulozytenersatz

Eine ausgeprägte Granulozytopenie (<100/mm^3) führt in fast 100% der Fälle zu manifesten Infektionen. Bei Werten unter 1000/mm^3 beträgt das Risiko noch 50-60%. Die Indikation ist für die Gabe von Granulozyten, die mit Hilfe von Zellseparatoren oder durch die Filtrationsleukophorese gewonnen werden können, streng zu stellen, zumal technische Probleme der Aufbereitung und die nur kurze Überlebenszeit dieser Zellen deren Einsetzbarkeit stark einengen. Der therapeutische Effekt hängt von Quantität und Qualität des Zellpräparates, der Grunderkrankung des Patienten sowie von immunologischen und bakteriologischen Faktoren ab. Therapieversagen ist häufig durch in vitro nicht nachweisbare Alloimmunisierung des Patienten oder durch eine unzureichende Zellkonzentration im Präparat bedingt. Eine Transfusionstherapie mit Granulozytenpräparationen ist nach Ansicht der meisten Autoren immer dann indiziert, wenn bei granulozytopenischen Patienten mit relativ günstiger Krankheitsprognose ein fieberhafter Infekt nach 48- bis 72stündiger breit wirksamer, antibiotischer oder antimykotischer Therapie nicht abgeklungen ist. Als Minimum sollten 10^{10} Granulozyten/die appliziert werden. Ist nach einer einwöchigen Behandlung keine Besserung erreicht, so kann versucht werden, durch Erhöhung der Transfusionsfrequenz und die Applikation größerer Granulozytenmengen zum Erfolg zu kommen. Die Verträglichkeit der Konzentrate ist je nach Präparation und Infusionsgeschwindigkeit unterschiedlich. Treten Reaktionen auf, so muß die Transfusion vorübergehend oder ganz gestoppt und hochdosiert Corticosteroide gegeben werden. Abgesehen von Fieber und Schüttelfrost können insbesondere pulmonale Nebenwirkungen Probleme bereiten. Eine HLA-Identität zwischen Spender und Empfänger ist wegen der deutlich größeren Effektivität wün-schenswert. Alle zellulären Konzentrate sollten bestrahlt werden, sofern sie sehr immundefizienten Patienten gegeben werden müssen.

Knochenmarktransplantation

Die Transplantation von Knochenmark kommt bei Behandlungen des hämopoetischen Systems zunehmend zum Einsatz. Gesicherte Indikationen sind angeborene schwere kombinierte Immundefizienz, die schwere Panmyelopathie, die akute Leukämie und die chronische myeloische Leukämie. Welche Rolle der allogenen und der autologen Knochenmarktransplantation bei der Therapie solider Tumoren zukommt, kann noch nicht endgültig entschieden werden (153).

Nebenwirkungen im Gastrointestinaltrakt

Entzündungen und Ulzerationen der Schleimhaut des Mundes (Cheilosis, Stomatitis, Glossitis), aber auch des gesamten übrigen Magen-Darmtraktes werden insbesondere unter Methotrexat, 5-Fluorouracil, Cytosinarabinosid, Adriamycin, Actinomycin-D, Daunomycin, Mitramycin sowie bei Bleomycin und Vinblastin - wenn auch nur in höherer Dosierung - beobachtet.

Frühsymptome sind häufig Überempfindlichkeitsreaktionen gegenüber sauren Getränken und Speisen sowie kleine Schleimhautläsionen im Bereich der Mundwinkel oder unter Prothesen.

Die symptomatische Therapie besteht aus lokaler oder systemischer Schmerzbekämpfung, dem Einsatz von Mundpflegemittel (Kamillenextrakt, Salbeitee, Myrrhen-Tinktur) und ggfs. einer parenteralen Ernährung, wenn die Nahrungs- und Flüssigkeitsaufnahme wegen des Ausmaßes der Ulzeration über mehrere Tage unmöglich geworden ist. Eine häufige Komplikation ist die Infektion mit Soor, die jedoch in den meisten Fällen durch die lokale Anwendung mit Mykostatika beherrscht werden kann. Weniger gefährlich, aber dafür außerordentlich häufig und bei zahlreichen Zytostatika zu beobachten sind Appetitlosigkeit, Übelkeitsgefühl und Erbrechen.

Antiemetische Therapie

Längeres Erbrechen führt zur Anorexie, Dehydratation, Elektrolytstörungen und zusammen mit der zytotoxischen Schädigung der Darmepithelien und Störungen der Verdauungsfunktionen zur Gewichtsabnahme des Kranken. Dadurch können nicht nur Allgemeinbefinden, Leistungsverlust und Willen zur Genesung, sondern auch die Abwehrsysteme des Organismus und das Tumorwachstum nachteilig beeinflußt werden. Übelkeit und Erbrechen können von den betroffenen Patienten als subjektiv so unangenehm empfunden werden, daß u.U. auch die

Durchführung einer potentiell kurativen Chemotherapie in Frage gestellt werden kann. Die chemisch sehr unterschiedlichen zytostatischen Medikamente haben unterschiedliche emetogene Wirkungen (Tab.5), die von der Dosis und der Dauer der Applikation und in nicht unerheblichem Maße von individuellen Faktoren des Patienten abhängen.

Bei Kombinationschemotherapien addieren sich möglicherweise die emetischen Wirkungen der Einzelsubstanzen. Der genaue Angriffspunkt der emetischen Wirkungen ist für die meisten Zytostatika nicht bekannt. Generell gilt, daß vor jeder Einleitung einer antiemetischen Therapie nichtzytostatikabedingte Gründe für Übelkeit und Erbrechen, wie gastrointestinale Obstruktion verschiedenster Genese, Entzündungen, erhöhter intrakranieller Druck und metabolische Entgleisung differentialdiagnostisch ausgeschlossen werden müssen.

Neben dem *akut toxischen Erbrechen,* das im wesentlichen von der benutzten Substanz, der Kombination, der Dosis und der Applikationsform abhängt und schnell nach der Verabreichung auftritt, können psychologische Faktoren nach Erbrechen zur Bahnung eines schwer behandelbaren *antizipatorischen Erbrechens* führen. Bereits nach der ersten Medikamentengabe kann sich ein solches psychogenes „Erwartungserbrechen" entwickeln, das sich in Form einer bedingten Reaktion durch den Therapiestimulus verstärkt. Diese konditionierte Reaktion kann so stark werden, daß bereits beim Anblick der Klinik oder der Onkologieschwester Erbrechen ausgelöst werden kann. Etwa 20–25% aller Krebspatienten entwickeln nach dem klassischen Konditionierungsprinzip prätherapeutisches Erbrechen, wobei sich als stärkster konditinierender Stimulus der Geschmack erwiesen hat, während Geruch und visuelle Stimuli zur Konditionierung einen sofortigen direkten unkonditionierten Stimulus – in Form der Chemotherapie – benötigen.

Durch die Kombination verschiedener Pharmaka (Tab.9) kann eine Linderung der als ANE-Syndrom (Anorexia-Nausea-Erbrechen) bezeichneten Nebenwirkungen erreicht werden (45, 63, 90). Für den Erfolg eines antiemetischen Programms sind folgende Faktoren wichtig:

- Einsetzen der Therapie vor dem ersten Chemotherapiezyklus,
- Fortführung der antiemetischen Therapie in regelmäßigen Intervallen,

Tabelle 5　Emetogene Potenz von Zytostatika (nach *Heim* u. *Queißer* [63])

1. Größte emetische Aktivität:
   Cisplatin, Dacarbazin, Cyclophosphamid, Adriamycin, Daunomycin, Streptotocin

2. Mäßige emetische Aktivität:
   Methotrexat, Dactinomycin, Fluorouracil, Carmustin, Mitomicin-C, Procarbazin, Ifosfamid

3. Geringe emetische Aktivität:
   Melphalan, Busolfan, Chlorambucil, 6-Mercaptopurin, Thiuguanin, L-Asparaginase, Bleomycin

4. Keine emetische Aktivität:
   Vincristin, Vindesin

Tabelle 6　Ausgewählte Antiemetika und deren Nebenwirkungen (nach *Kleeberg* u. Mitarb. [90])

Generischer Name	Handelsname	Zufuhr	Einzeldosis*	Nebenwirkungen
Phenothiazine				Sedierung
Chlorpromazin	Megaphen	p.o., i.m., i.v.	50 mg	Orthostase
Promethazin	Atosil	p.o., i.m., i.v.	25–50 mg	Hypotone Dysregulation
Levomepromazin	Neurocil	p.o., i.m.	25 mg	Bradykardie
Thiethylperazin	Torecan	p.o., supp., i.m.	10 mg	Inappetenz
Triflupromazin	Psyquil	p.o., supp., i.m., i.v.	10–70 mg	Trockener Mund
				Obstipation
Butyrophenone				Durchfall
Haloperidol	Haldol			Sehstörungen
	Sigaperidol	p.o., i.m., i.v.	1 mg	Geschmacksstörungen
Droperidol	Dehydrobenzperidol	i.v., i.m.	bis 0,1 mg/kg KG (!)	Blasenentleerungsstörungen
				Parästhesien
Metoclopramid	Paspertin	p.o., supp., i.v.	10–20 mg	Hypästhesien
Domperidon	Motilium	p.o., i.v.	10 mg	Störungen der Wärmeregulation
Dimenhydrinat	Vomex A	p.o., supp., i.v., i.m.	50–150 mg	Extrapyramidale
	Novomina	supp., p.o.	50 mg	Symptomatik
				Unruhe, Agitation
Piperazin	Bonamine	p.o., supp.	25–50 mg	Dyskinetisches
	Peremesin	p.o., supp.	50 mg	Syndrom

* je nach Applikationsart, Ko- und Prämedikation

- Beachtung der Nebenwirkungen der Antiemetika und deren Prophylaxe,
- sorgfältige Durchführung von Begleitmaßnahmen wie z. B. ausreichende Flüssigkeitszufuhr.

Bei oraler Applikation der weniger toxischen Zytostatika (s. oben) reicht in der Regel ein mildes Sedativum aus, wenn nötig unterstützt durch ein Phenothiazinpräparat oder ein spezifisches Antiemetikum (z. B. Metoclopramid) gleichzeitig mit der Zytostatikagabe (Tab. 6). Bei oraler und parenteraler Applikation von Zytostatika mit sehr starker emetogener Potenz können zusätzlich Psychopharmaka auch in hoher Dosierung gegeben werden. Wichtig ist zu wissen, daß nicht wenige Patienten einige Stunden auch heftigen Erbrechens einer sich über mehrere Tage hinziehenden Sedierung mit wohlbemerkter psychischer Alteration vorziehen (s. hierzu auch Nebenwirkungen der Antiemetika, Tab. 9).

Eine ruhige Umgebung, Zuwendung durch das Personal und Familienangehörige und das Vermeiden von Essensgerüchen sind ebenfalls wichtige Voraussetzungen, die genannten Nebenerscheinungen zu vermindern oder zu vermeiden. Vor Therapie soll der Patient nicht nüchtern sein, sondern angehalten werden, eine kleinere Mahlzeit einzunehmen. Als zusätzliche Maßnahmen haben sich Entspannungsverfahren (Relaxation, autogenes Training), Hypnosetechniken und verhaltenstherapeutische Interventionen als nützlich erwiesen. Es hat sich gezeigt, daß durch progressive Muskelrelaxation auch die Stärke der direkten medikamenteninduzierten Übelkeit vermindert werden kann.

Therapie von Schleimhautschäden

Zahlreiche zytostatische Medikamente haben eine dosislimitierende gastrointestinale Toxizität in Form von Schleimhautschäden. Es kann zu Stomatitis, Glossitis, Ösophagitis, Gastritis, diffuser Ileitis, Colitis und Proktitis kommen, wodurch die normale Nahrungszufuhr und Nahrungsverarbeitung eingeschränkt wird und schließlich Mangelerscheinungen, Dehydratation und Elektrolytstörungen auftreten. Zytostatika, die am häufigsten zu Schleimhautschäden führen, sind insbesondere Antimetabolite wie Methotrexat und Fluorouracil sowie Actinomycin-D und Antibiotika (Adriamycin, Daunorubicin, Bleomycin). Die gastrointestinale Methotrexattoxizität ist bei niedrig dosierter oraler Gabe relativ gering, während sie bei Hochdosistherapie in über 50% der Fälle auftritt (Tab. 7). Schleimhautschäden können nur symptomatisch behandelt werden. Lokale Infektionen müssen verhindert und eine ausreichende Flüssigkeits- und Nahrungszufuhr gewährleistet werden. Schmerzlindernde Medikamente, Mundspülungen und lokalanästhesierende Maßnahmen können Erleichterung schaffen. Sekundärinfektionen müssen gezielt

Tabelle 7 Empfehlungen zur supportiven Therapie bei hochdosierter Methotrexatbehandlung

Vorbehandlung: Prähydratation (Trink-/Infusionsmenge 2000 ml). Alkalisierung des Urins mit Uralyt U (pH über 7,0)

Therapie: Methotrexatdosis (z. B. 500 mg/m² K. O.) in 500 ml Laevulose 5%ig plus 20 mval $KHCO_3$ (Infusionsdauer 4 Std.)

Nachbehandlung: Weitere Zwangsdiurese mit 3000 ml über 24 Std., je 500 ml NaCl und 500 ml 5%ige Laevulose plus 20 mval $KHCO_3$ im Wechsel. Urin-pH-Kontrolle alle 6 Std. Wenn der pH-Wert unter 7,0 liegt, muß die Bicarbonatdosis erhöht werden. Nach 24 Std. erneute orale Flüssigkeitssubstitution mit 2000 ml und Uralyt U zur Urinalkalisierung.

antibiotisch und antimykotisch behandelt werden.

Schwere, zum Teil blutige *Diarrhöen* können nach hohen Dosen von Fluorouracil und Actinomycin-D auftreten, die in schweren Fällen zu Proktitis mit Ulzeration und selten sogar Perforation führen können. Die Neurotoxizität von Vincristin führt über Beeinträchtigung der Funktion autonomer Nerven zur *Obstipation und Darmatonie* bis hin zum adynamischen Ileus. Die Symptome treten meist innerhalb von 3 Tagen nach Applikation des Zytostatikums auf, sind dosisabhängig und bei älteren Patienten häufiger. Eine regelmäßige Kontrolle der Darmfunktion und der frühzeitige Einsatz von Laxantien ist daher bei dieser Therapie zu empfehlen.

Durch die geschilderten therapieinduzierten Störungen der physiologischen Darmfunktionen kann sich der *Ernährungszustand* des Patienten in kurzer Zeit deutlich verschlechtern, so daß frühzeitig zusätzliche enterale und parenterale Ernährung notwendig werden kann. Neben gezielten Interventionen ist die *diätetische Betreuung* des Patienten zur Verminderung gastrointestinaler Nebenwirkungen der Chemotherapie dringend notwendig. Die von CANZLER 1983 aufgestellten Grundsätze zur Ernährung Krebskranker sollten insbesondere unter zytostatischer Chemotherapie berücksichtigt werden:

- gesteuerte Wunschkost, d. h. Vermeidung von Aversionen, Überwindung der Anorexie;
- regelmäßige Gewichtskontrollen, bei progredientem Gewichtsverlust Kostanreicherung (Proteinkonzentrate, Dextrine, Vitamine in therapeutischen Dosen, Substitution spezifischer Mangelkomponenten);
- bei fortgeschrittener Kachexie ist Sondenernährung oder parenterale Ernährung nicht zu umgehen, sie sollte rechtzeitig eingesetzt werden;
- gastrointestinale Funktionsausfälle müssen sorgfältig nach den üblichen Regeln behandelt werden;

- die adäquate Ernährung krebskranker Patienten erfordert eine sorgfältige Planung und Abstimmung auf die übrige Therapie (155).

Neurotoxizität

Wie keine andere Substanzgruppe sind die Vinca-Alkaloide und hier besonders das Vincristin durch eine spezifische Neurotoxizität belastet. Es handelt sich hierbei überwiegend um periphere Polyneuropathien, seltener um zentralnervöse Störungen der Hirnnerven oder des autonomen Nervensystems. Das erste Zeichen dieser Neurotoxizität, das bei fast allen Patienten, die mit Vincristin behandelt werden, auftritt, ist das Fehlen der peripheren Sehnenreflexe. Bei weiterer Dosissteigerung kann es zu teils schmerzhaften Parästhesien, zur vollständigen Gefühllosigkeit, zur Muskelschwäche der peripheren Muskulatur bis zu irreversiblen Paresen mit erheblichen Behinderungen kommen. Die Parästhesien können auch nach Absetzen des Medikamentes monatelang andauern. Es besteht insgesamt keine strenge Abhängigkeit zwischen der verabreichten Gesamtdosis des Vincristins und dem Auftreten der Parästhesien, jedoch muß ab einer Gesamtdosis von 14 mg mit dem Einsetzen peripherer neurologischer Symptome gerechnet werden. Die individuelle Toleranz gegenüber dem Medikament ist äußerst unterschiedlich. In Einzelfällen werden wesentlich höhere Gesamtdosen ohne Nebenwirkungen toleriert, insbesondere dann, wenn sie über längere Zeiträume verabreicht werden. Insgesamt sind regelmäßige gezielte Kontrollen der Patienten notwendig, damit neurologische Symptome frühzeitig diagnostiziert, die Dosis reduziert oder die Therapie unterbrochen werden kann.

Neben dieser peripheren Polyneuropathien sind neurotoxische Wirkungen des Vincristins auf die glatte Muskulatur vor allem des Magen-Darm-Traktes mit spastischer Obstipation und gelegentlich Subileuserscheinungen beschrieben. Zentralnervöse Störungen mit tiefer Somnolenz und Psychose sind bei der Applikation dieses Medikamentes selten. Auch bei anderen Zytostatika sind neurotoxische Nebenwirkungen bekannt. So kann es z. B. bei der Verabreichung von 5-Fluorouracil zu Verwirrtheitszuständen, Lethargie und Kleinhirnsymptomen kommen. Diese Erscheinungen sind jedoch nach Absetzen des Medikamentes völlig reversibel.

Hochdosierte intravenöse oder intrathekal applizierte Gaben von Methotrexat z. B. bei der Meningiosis neoplastica können zu einer meningealen Reizung mit Fieber, Kopfschmerzen und Nackensteifigkeit, selten zu vorübergehenden oder bleibenden Lähmungen und zu einer Meningoenzephalopathie führen. Besonders gefährdet sind hier vor allem Patienten, die sich gleichzeitig einer Hirnbestrahlung unterziehen müssen.

Die Pathogenese dieser Komplikationen ist unbekannt. Möglicherweise werden sie nicht durch das Zytostatikum selbst, sondern durch stabilisierende Begleitsubstanzen verursacht.

Eine Therapie mit Cisplatin kann, langfristig verabreicht, bei 3–5% der Patienten ebenfalls zu einer peripheren sensorischen Polyneuropathie führen. Darüber hinaus kann dieses Medikament bei älteren Patienten eine zunehmende Innenohrschwerhörigkeit für höhere Frequenzen (> 4000 Hz) verursachen. Zentralnervöse Störungen sind bei der Verabreichung dieses Zytostatikums selten.

Bei progredienter Muskelschwäche, hartnäckiger Obstipation und zunehmender Parästhesien muß die Therapie unter- oder abgebrochen werden.

Toxizität an den ableitenden Harnwegen

Die Urotoxizität der Oxazaphosphorine (z. B. Cyclophosphamid, Ifosfamid, Trofosfamid) ist gekennzeichnet durch eine sich akut manifestierende aseptische hämorrhagische Zystitis. Die Schädigung von Blase und Niere ist auf die renale Elimination aggressiver Metaboliten zurückzuführen und hängt in ihrer Stärke von der Konzentration dieser Metaboliten im Urin und damit wesentlich von der verabreichten Dosis des betreffenden Oxazaphosphorinzytostatikums ab.

Die Symptomatik besteht zunächst in einer Pollakisurie und schmerzhaften Blasentenesmen. Im weiteren Verlauf erscheinen in Verbindung mit einer heftigen Strangurie Erythrozytenbeimengungen und zuletzt massenhaft Leukozyten im Urin. Die Mikrohämaturie geht später in eine Makrohämaturie über und führt zur Bildung von Blutkoagula in der Harnblase, welche diese vollständig ausfüllen können (Blasentamponade). Das Krankheitsbild kann mehrere Wochen anhalten. Todesfälle durch Blasentamponade, Urosepsis und Urämie wurden beschrieben. Das Auftreten und das Ausmaß einer hämorrhagischen Zystitis läßt sich nicht vorhersagen. Die individuelle Schwellendosis des Zytostatikums für die Harnblasenschleimhaut ist unterschiedlich. Deshalb sind unter einer Behandlung mit den genannten Substanzen regelmäßige Urinuntersuchungen erforderlich.

Als typische organotrope Spätschädigungen im Gefolge klinisch längst abgeschlossener therapeutisch erfolgreicher Chemotherapiebehandlung muß das Auftreten von Blasenkarzinomen angesehen werden.

Behandlung der Urotoxizität

Mit prophylaktischen Maßnahmen wie reichlicher Flüssigkeitszufuhr und forcierter Diurese kann eine Verdünnung der aggressiven Zytostatikametaboliten im Urin und damit ein gewisser Blasenschutz erreicht werden. Die Wirksamkeit und Praktikabilität dieser Maßnahmen waren jedoch keineswegs ausreichend.

Das angestrebte Ziel war die Entwicklung eines Uroprotektors, der bei systemischer Verabreichung in der Lage sein sollte, regional, also ausschließlich in der Niere und den ableitenden Harnwegen, entweder die 4-Hydroxy-Metaboliten zu stabilisieren oder deren Spaltprodukte zu entgiften. In fast idealer Weise entspricht das Natrium-2-Mercaptoethansulfat (ENN Mesna, Uromitexan) dieser Zielsetzung als uroprotektivem Antidot. Die Dosierung richtet sich im Einzelfall nach der Höhe der verabreichten Zytostatikadosis. Sie soll 20–30% der jeweiligen Oxazaphosphorindosis betragen. Mesna wird bis zu einer Einzeldosis von 60 mg/m^2 (i. v.) gut toleriert. Oberhalb einer Dosis von 80 mg/kg KG können Übelkeit und Durchfälle auftreten, die rasch reversibel sind. Zur Uroprotektion werden im allgemeinen Dosen von 40 mg/kg nicht überschritten. Bei Verabreichung extrem hoher Dosen empfiehlt es sich, die zeitlichen Intervalle zu verkürzen (z. B. auf 3 Stunden) sowie die relativen Mesna-Dosen auf 50% zu erhöhen. Ein der Ausscheidungskinetik zeitlich angepaßtes Verordnungsschema wurde auch für die orale Verabreichung von Mesna entwickelt. Hinweise auf die Beeinflussung der chemotherapeutischen Wirksamkeit als Zeichen einer systemisch-detoxifizierenden Wirkung konnten nicht beobachtet werden. Mit der deutlichen Minderung von Nieren- und Blasenschäden wurde es möglich, Oxazaphosphorinzytostatika in höheren Dosen zu verabreichen und damit die therapeutische Wirksamkeit eindeutig zu verbessern (17, 143).

Aufgrund vorliegender Ergebnisse ist außerdem zu erwarten, daß die Verabreichung von Mesna in Kombination mit Oxazaphosphorinen auch beim Menschen die Entstehung von Tumoren der Harnblase verhindern kann. Angesichts der hohen Wahrscheinlichkeit, mit der Heilung oder längere Überlebenszeiten bei verschiedenen Tumoren durch die Chemotherapie heute erreichbar sind, muß die Forderung erhoben werden, den therapeutischen Einsatz von Oxazaphosphorinzytostatika mit den entsprechenden Mesna-Gaben zu koordinieren, nicht um nur die Gefahr einer hämorrhagischen Zystitis entscheidend zu vermindern, sondern auch das kanzerogene Risiko dieser Substanzen zu reduzieren oder sogar auszuschalten (17, 143).

Nephrotoxizität

Die Gruppe der spezifischen nephrotoxischen Zytostatika ist sehr heterogen. Die Schädigungen betreffen verschiedene Abschnitte des Nephrons. Cisplatin ist das wichtigste nephrotoxische Zytostatikum. Bei ungenügender Diurese oder bei eingeschränkter Nierenfunktion (z. B. Kreatinin im Serum > 1,5 mg%, 24-Stunden-Urin-Kreatinin-Clearance < 60 ml) verabreicht, kann es zu einer ausgedehnten Nekrose der proximalen und distalen Tubuli kommen. Funktionell steht allerdings die Einschränkung des Glomerulumfiltrates im Vordergrund. Klinisch lassen sich Zylindrurie, Proteinurie und Azotämie ca. 1–2 Wochen nach Cisplatingabe nachweisen. Die Niereninsuffizienz ist nicht in allen Fällen reversibel. Die kumulative Nephrotoxizität von Cisplatin kann durch die gleichzeitige Gabe nephrotoxischer Antibiotika und durch eine bestehende Hypokaliämie und Hyperurikämie noch verstärkt werden.

Nierenfunktionsstörungen können auch akut nach i. v. Applikation ultrahoher Dosen von Methotrexat auftreten. In 90% nicht metabolisiert über die Nieren ausgeschieden, kommt es möglicherweise zu einer Ausfällung dieser Substanz in den distalen Tubuli und Sammelrohren, wenn die Löslichkeit infolge ungenügender Alkalisierung des Urins überschritten wird. Nach forcierter Diurese, Alkalisierung des Urins und Leukoveringaben zur Vermeidung anderer Organtoxizitäten des Methotrexats bilden sich die Nierenfunktionsstörungen spontan innerhalb von 2–3 Wochen zurück.

Auch unter Therapie mit Cyclophosphamid kann es bei Verabreichung höherer Dosierungen zu Ausscheidungsstörungen kommen, die wahrscheinlich in einer direkten Toxizität des Zytostatikums auf den distalen Tubulus beruhen. Schwerwiegende Symptome treten nur selten auf, sind reversibel und lassen sich offenbar durch sorgfältige Bilanzierung des Wasser- und Elektrolythaushaltes vermeiden. Neben dieser Nierenfunktionsstörung durch direkt toxische Einwirkungen zytostatischer Substanzen kann es auch im Zuge eines vermehrten Zellunterganges als Folge einer effektiven zytostatischen Therapie zu einem Anstieg des Harnsäurespiegels und damit zu sekundären Einschränkungen der Nierenfunktion kommen. In extremen Fällen werden Anurie und Urämie durch Verstopfung der Nierentubuli mit Uratkristallen und -steinchen beschrieben.

Diese nephrotoxische Nebenwirkungen können durch protektive Begleitmaßnahmen verhindert oder vermindert werden. Das frühzeitige Erkennen einer zytostatikainduzierten Niereninsuffizienz und ihre Abgrenzung gegenüber anderen möglichen Ursachen setzt eine genaue Kenntnis speziell nephrotoxisch wirkender Zytostatika und die Kenntnis der Differentialdiagnose der akuten Niereninsuffizienz bei Tumorpatienten voraus. Tumor, Tumorprodukt und sekundäre Folgen der Wirkung von Zytostatika auf maligne Zellen kommen neben allgemein internistischen Gründen als Ursache für ein akutes Nierenversagen in Frage. Prärenal können Hypovolämie durch Verlust oder ungenügende Flüssigkeitszufuhr, Nierengefäßverschluß oder Sepsis eine Niereninsuffizienz bedingen. Eine unzureichende Flüssigkeitszufuhr kann durch eine zytostatikainduzierte Emesis bedingt sein. Zytostatika können nach einmaliger Gabe akut oder nach mehrmaliger Anwendung verzögert, eventuell kumulativ nephrotoxisch wirken. Die akute Form der Nierenschädigung wird in erster Linie durch die etablierten und häufig angewendeten Substanzen Cisplatin und Methotrexat verursacht. Darüber hinaus sind Monate bis Jahre nach einer Chemotherapie mit den Nitroseharnstoffderivaten Lomustin und Semustin und in geringerem Maße auch Carmustin über eine Gesamtdosis von 1500 mg/m² hinaus Niereninsuffizienzen beobachtet worden. Akut und auch nach längerer Behandlung mit Mitomycin-C kann es zu toxischen Nebenwirkungen auf die Niere kommen, die oft mit einer mikroangiopathischen hämolytischen Anämie vergesellschaftet sind. Die Mehrzahl der genannten Zytostatika und ihre Metaboliten schädigen die proximalen und distalen Tubuli. Streptotocin, Mitomycin-C und die Nitroseharnstoffderivate beeinträchtigen darüber hinaus auch die Funktion der Glomeruli.

Behandlung der Nephrotoxizität

Bei einem beginnenden Nierenversagen während oder nach zytostatischer Chemotherapie müssen andere schädigende Ursachen differentialdiagnostisch ausgeschlossen werden (s. oben). Besteht bereits eine manifeste Niereninsuffizienz, so sind nephrotoxische und andere, vorwiegend renal zu eliminierende Zytostatika einer strengen Indikationsstellung zu unterwerfen und ggf. die Dosis zu reduzieren. Bei der Cisplatintherapie ist eine nephroprotektive Begleittherapie durch Hydratation in jedem Fall erforderlich. Die Hyperhydratation sollte über mehrere Stunden vor, während und nach der Cisplatinapplikation mit Hilfe von Elektrolytlösungen bis zum Erreichen der Urinproduktion von 100 ml/h erfolgen. Bei einer Dosis von mehr als 20 mg/m² ist zusätzlich eine osmotische Diurese mit Mannit notwendig und eine Überwachung der Nierenfunktion durch Bestimmung der Kreatinin-Clearance obligatorisch. Eine hochdosierte Methotrexattherapie ist bei fehlenden oder insuffizienten Begleitmaßnahmen letal. Sie darf ohne protektive Supportivmaßnahmen wie Hydratation, Alkalisierung des Urins und Leukovorin-Rescue, bei Überwachung der Nierenfunktion, des Urin-pH und der Methotrexat-Serumspiegel nicht durchgeführt werden. Nitroseharnstoffe können eine verzögerte, kumulative Nephrotoxizität haben. Bei der Behandlung mit Mitomycin-C sollten Nierenfunktion, Urineiweiß, Blutdruck und Thrombozyten regelmäßig überwacht werden.

Alopezie

Diffuse Alopezie, u. U. sogar eine totale Alopezie, ist eine Nebenwirkung vieler Zytostatika. Besonders toxisch wirken in dieser Hinsicht Zytostatika aus der Gruppe der Antibiotika, daneben Cyclophosphamid, Cisplatin und Vincristin. Ursache ist eine toxische Schädigung der sich rasch teilenden Zellen des Haarbalges. Zytostatisch bedingter Haarverlust ist nie permanent und auch bei totaler Alopezie reversibel, und zwar meistens auch dann, wenn die Therapie weitergeführt wird. Der Haarausfall und das damit verbundene Tragen einer Perücke wird jedoch von den Betroffenen häufig als schwere psychische Belastung empfunden. Das Bewußtsein, nicht nur an einer bösartigen Tumorerkrankung zu leiden, sondern auch noch durch den Haarausfall im äußeren Erscheinungsbild beeinträchtigt zu sein, bedeutet ein erhebliches zusätzliches Trauma, das nicht selten zur völligen Ablehnung einer Zytostatikatherapie führt. Vom medizinischen Standpunkt aus bildet jedoch die Alopezie nur in Ausnahmesituationen eine Indikation für eine Dosisreduktion oder einen Therapieabbruch.

Behandlung der Alopezie

Die neuere Erkenntnis, durch Kopfhauthypothermie der Alopezie entgegenzuwirken, wurde inzwischen durch klinische Studien untermauert. Die durch Kopfhautkühlung während der Chemotherapie bewirkte Gefäßverengung reduziert die Menge des anflutenden Medikamentes. Gleichzeitig scheint der Zellmetabolismus verlangsamt und somit die Einbaurate des Zytostatikums in den Zellkern vermindert zu sein. Abhängig von den jeweiligen Behandlungsschemata kann beim Abkühlen der Kopfhaut auf unter + 20 °C der Haarausfall vermieden oder zumindest reduziert werden. Man erreicht die gewünschte Hypothermie, indem man dem Patienten auf − 13 °C vorgekühlte, mit Kühlmittel gefüllte Beutel eng auf dem Kopf befestigt und diese 10 Minuten vor, während und bis 30 Minuten nach der intravenösen Verabreichung der Zytostatika fixiert läßt. In Abhängigkeit von der applizierten Dosis kann die Gesamterfolgsrate bis zu 60% betragen (87).

Hautveränderungen

Durch Zytostatika bedingte Exantheme sind im allgemeinen selten. Eine Ausnahme bildet das Bleomycin. Hautveränderungen in Form von schmerzhaften Verdickungen und auch Ulzerationen, die sich vorwiegend an Druckstellen im Bereich der Hände, Füße und Ellenbogen entwickeln, können eine Dosisreduktion oder sogar eine Unterbrechung der Therapie notwendig machen. Diese darf erst wieder eingeleitet werden, wenn sich die Hautmanifestationen vollständig zurückgebildet haben. Weniger häufig werden Exantheme oder papilläre Hautveränderungen unter Amethopterin, Cyclophosphamid, Fluorouracil und Procarbazin beschrieben. Ihr Auftreten macht oft eine weitere Therapie mit dem betreffenden Medikament, wenn Antiallergika unwirksam sind, unmöglich. Nach hochdosiertem Amethopterin mit Citrovorum-Faktor Rescue ist nicht selten ein generalisiertes, jukkendes, morbilliformes Exanthem zu sehen. Seltener dagegen ist die Entwicklung eines urtikariellen Exanthems bei Adriamycin. Dieses entsteht während der Applikation und zwar um die Injektionsstelle herum und entlang der Vene. Die Ursache ist nicht eine paravenöse Zytostatikaverabreichung, sondern eher eine durch Venenspasmen verursachte Rückstauung in das Gewebe. Es ist vor allem bei Verabreichung in kleine Venen zu sehen und kann mit Corticosteroiden beherrscht werden. Nach Actinomycin-D und Adriamycin kann es im Bereich früher bestrahlter Bezirke zu schweren bis hin zu nekrotisierenden Hautveränderungen kommen.

Kardiotoxizität

Kardiotoxische Nebenwirkungen kommen praktisch nur nach Behandlung mit Anthracyclinantibiotika (Adriamycin, Daunomycin, Epirubicin, Mitoxantrone) vor. Selten können sie auch nach Applikation anderer Zytostatika (Cyclophosphamid, 5-Fluorouracil, Spindelgifte) beobachtet werden. Akute Manifestationen, meist ablesbar in Veränderungen des EKG, werden von kumulativen, dosisabhängigen Kardiomyophatien unterschieden. Bei den akuten, meist reversiblen Reizleitungs- und Rhythmusstörungen finden sich spezifische EKG-Veränderungen, die sich ggfl. als Arrhythmien, Sinustrachykardien, ST-T-Wellenveränderungen und Niedervoltage des QRS-Komplexes darstellen können. Diese Veränderungen treten ohne gravierende klinische Symptomatik auf, gelegentlich kann es zu pektanginösen Beschwerden, in seltenen Fällen zum Herzinfarkt kommen.

Nach längerer Applikation von Adriamycin, Daunomycin, Epirubicin und auch Mitoxantrone und bei Überschreiten einer kumulativen Ge-samtdosis (bei Adriamycin und Daunomycin 550 mg/m^2 Körperoberfläche, für Epirubicin und Mitoxantrone noch nicht exakt festgelegt) treten bei mehr als 10% der Fälle chronische Herzmuskelschädigungen auf. Es handelt sich bei dieser sogenannten Kardiomyopathie um eine direkt toxische Wirkung der Zytostatika auf die Myofibrillen der Herzmuskulatur. Höheres Alter der Patienten, bereits bestehende Herzerkrankungen, Hypertonie, Strahlenbelastung des Mediastinums und damit des Herzens sowie Vorbehandlung mit anderen Zytostatika wie z. B. Cyclophosphamid erhöhen das Risiko. Relativ unspezifische klinische Symptome wie Tachykardie, Kurzatmigkeit, Ödeme, Hepatomegalie und Herzdilatation treten im zeitlichen Intervall zur letzten Zytostatikaapplikation auf. Die Diagnose kann mit Hilfe des Echokardiogramms durch die Bestimmung funktioneller Herzgrößen gesichert werden.

Behandlung der Kardiotoxizität

Bei Verdacht auf eine zytostatikainduzierte Kardiomyopathie muß das in Frage kommende Zytostatikum sofort abgesetzt werden. Der gesetzte Schaden ist irreversibel, jedoch kann die kardiale Insuffizienz meist medikamentös stabilisiert werden.

Cyclophosphamid und gelegentlich Cisplatin wirken in ultrahohen Dosierungen ebenfalls kardiotoxisch und können die Kardiotoxizität der oben genannten Medikamente verstärken. EKG-Veränderungen und pektanginöse Beschwerden werden auch ausnahmsweise unter Fluorouracil beobachtet.

Hepatotoxizität

Die Beurteilung zytostatikainduzierter Leberschädigungen ist schwierig, weil Tumorpatienten häufig auch aus anderer Ursache (Metastasen, Virushepatitiden, gleichzeitige Einnahme anderer hepatotoxischer Medikamente) Dysfunktionen der Leber aufweisen können. Darüber hinaus kommt es nur selten zur Ausprägung einer manifesten Leberschädigung, obwohl zahlreiche Zytostatika in der Leber metabolisiert werden. Generell können besonders Methotrexat, Mercaptopurin, Mitramycin, die L-Asparaginase, seltener Chlorambucil, Busulfan, Cisplatin und Hydroxyurea Leberfunktionsstörungen verursachen. Im Verlauf der zytostatischen Therapie kann es zu intrahepatischer Cholestase, zu Leberzellnekrosen, Fibrosen und zur Leberzirrhose kommen. Aus diesem Grunde sollten während der Therapie in 4- bis 6wöchigen Abständen Bestimmungen der Transaminasen, der Gamma-GT und der alkalischen Phosphatase erfolgen.

Lungenveränderungen

Bleomycin führt vor allem bei hoher Dosierung innerhalb eines kurzen Zeitraumes bei bis zu 10% der so behandelten Patienten über eine Pneumonitis zur Lungenfibrose. Das Risiko des Auftretens einer Lungenfibrose steigt bei Überschreiten einer Gesamtdosis von 300 mg Bleomycin rasch an. Es werden jedoch immer wieder Fälle gesehen, wo eine interstitielle Pneumonie mit nachfolgender Lungenfibrose auch bei wesentlich niedrigeren Dosierungen vorkommt.

Pneumopathien nach Busulfan und BCNU werden selten, nach Cyclophosphamid, Chlorambucil und Melphalan vereinzelt beobachtet. Die Pneumonitis unter Methotrexat und Vincristin konnte nur in wenigen Einzelfällen beobachtet werden. Eine zytostatikabedingte Schädigung der Lunge kann in Form einer allergischen Alveolitis mit einem akuten Krankheitsbild oder als fibrosierende Alveolitis mit subakutem Verlauf auftreten. Die Mehrzahl der pneumotoxischen Zytostatika verursacht bei disponierten Personen ein subakutes bis chronisches Krankheitsbild. Die Lungenfunktionsprüfungen sowie die Blutgasanalyse in Ruhe und unter Belastung zeigen frühzeitig Veränderungen auf, bevor pathologische klinische und röntgenologische Befunde manifest werden. Nur eine frühzeitige Diagnostik solcher Schädigungen und deren sofortige Therapie kann die Prognose verbessern helfen. Sind klinische Symptome vorhanden, so sind sie bereits Zeichen einer eingetretenen irreversiblen Schädigung. Die Prognose jeder eingetretenen Schädigung auch in den Frühfällen ist ernst, da der Verlauf nicht vorhersehbar ist. Auch bei minimalen Schäden ist eine spätere Verschlechterung durchaus möglich. Insofern ist die zytostatikainduzierte Pneumopathie bei grundsätzlicher Betrachtung der interstitiellen Lungenfibrose vergleichbar. Auftreten und Verlauf sind von der Reaktion des betroffenen Organismus wesentlich mitbestimmt. Von daher kann als Empfehlung zur Prävention und Therapie nur die genaue klinische Überwachung des mit Zytostatika behandelten Patienten gefordert werden (88).

Eine spezifische Therapie gibt es nicht. Man beendet sofort die Behandlung mit dem Zytostatikum und kann versuchen eine Verbesserung der Symptome durch hochdosierte Applikation von Glucocorticoiden zu erreichen, auch wenn deren Wirkung umstritten ist.

Fieber, Infektionen

Fieber, in Kombination mit allergischen Reaktionen, wird gelegentlich nach Gabe von Bleomycin, DTIC, BCNU, Vincristin und L-Asparagi-nase beobachtet. Todesfälle durch maligne Hyperpyrexie mit irreversiblem Schock nach Bleomycin sind beschrieben.

Unter den lebensbedrohlichen Komplikationen einer antineoplastischen Therapie stehen die *Infektionen* an erster Stelle. Ursache einer erhöhten Infektionsanfälligkeit können Schädigungen der anatomischen Barrieren wie Haut und Schleimhäute, eine Verminderung der humoralen und zellulären Immunität oder eine herabgesetzte Phagozytosefähigkeit der Granulozyten sein. Es besteht eine direkte Korrelation zwischen der Infekthäufigkeit und dem Ausmaß der Granulozytopenie. Bei einem Abfall der Granulozyten unter $1000/mm^3$ muß mit einer zunehmenden Infektanfälligkeit gerechnet werden. Erreger, die bei Patienten mit einer Abwehrschwäche Infektionen hervorrufen, sind häufig fakultativ pathogene Organismen (Bakterien, Pilze, Viren oder Parasiten). Die meisten Infektionen werden durch Bakterien, besonders gramnegative Erreger wie Escherichia coli, Pseudomonas, Klebsiellen, Enterobacter und Proteus, ferner durch Anaerobier, Salmonellen und Staphylokokken hervorgerufen. Zusätzlich spielen Pilze wie Candida, Aspergillus, Cryptococcus, Viren (Herpes simplex, Varicella-Zoster-Virus, Zytomegalie) und Protozoen (Toxoplasma, Pneumocystis carinii) eine Rolle (135).

Behandlung von Infektionen

Vor Beginn einer Antibiotikatherapie sollte immer eine Keimanalyse angestrebt werden (Blutkulturen, Rachenabstrich, Urinkultur, Abstriche von Hautdefekten, Pusteln usw.). Solange der infektiöse Keim nicht bekannt oder wenn er kurzfristig nicht zu isolieren ist, sollte eine empirische Antibiotikatherapie (Initialtherapie), bestehend aus einer Kombination von Cephalosporinen der 3. Generation mit einem Aminoglykosid, erfolgen (135). Bei Verdacht auf eine Pseudomonasinfektion kann zusätzlich oder im Austausch für die Cephalosporine Azlocillin gegeben werden. Besonders betont werden muß, daß Patienten, die unter Zytostatika stehen, auch anfällig für Tuberkulose und systemische Mykosen sein können. An diese Erkrankungen muß bei antibiotikaresistenten fieberhaften Zuständen gedacht werden. Ggf. ist eine tuberkulostatische Therapie bzw. eine systemische antimykotische Therapie notwendig. Infolge der zytostatikabedingten Immunsuppression treten relativ häufig Virusinfektionen auf. Erst in jüngster Zeit konnten antiviral wirksame Chemotherapeutika entwickelt werden, die einerseits selektiv die Virusreplikation stören, andererseits den Stoffwechsel der normalen, nicht virusinfizierten Zellen unangetastet lassen. Dabei handelt es sich um folgende Substanzen: Adenin-Arabinosid-Monophosphat (Vitarabin-Phosphat), Acyclovir (Zovirax) und immunmodulierende Substanzen wie z. B. die Interferone (135).

Wichtiges Prinzip zur Behandlung von Infektionen zytostatisch behandelter Patienten ist jedoch die *Infektionsprophylaxe* durch allgemeine hygienische Maßnahmen:

- Unterbringung in Einzelzimmern, räumliche Trennung von infizierten Patienten auf Intensivstationen,
- regelmäßige Desinfektion von Fußböden und sanitären Einrichtungen (WC, Waschbecken, Dusche),
- sofern möglich Verzicht auf Klimaanlage und Kaltvernebler,
- nur frisch zubereitete und gekochte Nahrung,
- medizinisches Personal: Händedesinfektion, Tragen von Mundschutz bei Atemwegsinfekten (cave nosokomiale Infektionen),
- sofern möglich Verzicht auf invasive Maßnahmen und Blasendauerkatheter,
- Aufrechterhaltung nicht infizierter venöser Zugänge.

Es steht nicht zu erwarten, daß durch die hier aufgeführten Maßnahmen allein eine deutliche Senkung der Infekthäufigkeit möglich ist, da die körpereigene Mikroflora, die das wesentliche Erregerreservoir darstellt, durch diese Maßnahmen nicht beeinflußt wird. Andererseits sollen aber bei der Verfolgung einer Infektionsprophylaxe folgende Ziele im Auge behalten werden:

- Verbesserung der Lebensqualität der Patienten,
- Verbesserung der Ergebnisse der zytostatischen Therapie im Hinblick auf Remissionsraten und Überlebenszeiten durch weniger Frühtodesfälle, weniger infektbedingte Unterbrechungen der tumorspezifischen Therapie und die Möglichkeit zur Durchführung aggressiverer Therapieprotokolle und
- Einsparung von Antibiotika und Verkürzung der Dauer der stationären Therapie.

Als letzte, allerdings eingreifende Maßnahme für

Tabelle 8 Antimikrobielle Substanzen zur selektiven Dekontamination (nach *Peters* u. Mitarb. [135])

Substanzen	Tagesdosis	Resorbierbarkeit im Darm
Antibakterielle Substanzen		
Cotrimoxazol	2,88 g	+
Colistin	0,4-0,8 g	−
Polymyxin B	0,4-0,8 g	−
Neomycin	1,0 g	−
4-Chinolone mit unterschiedlicher Dosierung		+
Antimykotische Substanzen		
Amphotericin B	1,0-2,0 g	−
Nystatin	6×10^6 E	−

Patienten und Pflegepersonal kann die Unterbringung in gnotobiotischen (keimfreien) Behandlungseinheiten (Life-Island oder Laminar-Air-Flow-Unit) notwendig werden, um eine weitestgehende Keimfreiheit für den Patienten zu erreichen. Hier müssen neben einer Reihe anderer Maßnahmen (z. B. ständige Hautdesinfektion bei den Patienten) zur totalen Dekontamination des Gastrointestinaltraktes zusätzlich zur systemischen antiinfektiösen Antibiotikatherapie oral applizierbare, nicht resorbierbare Antibiotika eingesetzt werden (Tab. 8). Dieser optimale Schutz in einer solchen hämatologischen Intensiveinheit kann derzeit aber nur in relativ wenigen klinischen Zentren realisiert werden.

Teratogenität

Zytostatika wirken fast ausnahmslos mehr oder minder teratogen. Tierexperimentelle Studien zeigen, daß befruchtete Eier bereits vor der Nidation durch Zytostatika letal geschädigt werden oder daß es zum Abort kommt. Daneben können auch fetale Mißbildungen durch Schädigung der Keimblätter entstehen, die nicht letal sind. In 60-100% der Fälle, bei denen im ersten Trimenon Aminopterin verabreicht wurde, sind Spontanaborte und/oder fetale Abnormitäten beschrieben worden. Es ist anzunehmen, daß Amethopterin zu ähnlichen Veränderungen führen kann. Besonders gefährlich im Hinblick auf embryonale Schädigungen scheint eine zytostatische Behandlung in Kombination mit einer Radiotherapie während der ersten 3 Monate einer Schwangerschaft zu sein. Dabei überrascht die Tatsache, daß nur über wenige Fälle von Fruchtschädigungen berichtet wurde, wenn keine Folsäureantagonisten, sondern andere zytostatisch wirksame Medikamente zur Anwendung kamen. Vielmehr wurden immer wieder Patientinnen beobachtet, die trotz einer zytostatischen Behandlung während der Schwangerschaft gesunde Kinder gebaren (178). Allerdings ist über die Möglichkeit der Entstehung der genetischen Veränderungen, die sich erst in den nachfolgenden Generationen zeigen können, noch zu wenig bekannt. Eine Anwendung von Zytostatika während der ersten 3 Schwangerschaftsmonate stellt in jedem Fall eine Indikation zum Schwangerschaftsabbruch dar.

Karzinogenität

Viele Zytostatika wirken nicht nur teratogen, sondern auch potentiell karzinogen. Solange die Substanzen nur relativ kurzfristig zur Palliation angewendet wurden, konnten solche Wirkungen nur ganz selten beobachtet werden. Die verbesserten therapeutischen Resultate mit vollständigen oder partiellen Remissionen führten zum

Konzept der Erhaltungs- oder Dauertherapie mit Zytostatika über Monate und Jahre. Es ist deshalb nicht erstaunlich, daß in den letzten Jahren mehr und mehr maligne Zweitneoplasien bei Patienten, die unter einer solchen langfristigen Zytostatikatherapie standen, beschrieben wurden (178). Somit häufen sich Fälle von akuter Leukämie bei Patienten mit erfolgreich behandelten multiplen Myelomen oder Morbus Hodgkin. Die dafür am häufigsten angeschuldigten Zytostatika sind die alkylierenden Substanzen. Ebenfalls potentiell karzinogen wirken sicher die Antibiotika, die Nitrosoureaderivate und das Procarbazin. Für die Antimetaboliten können gleiche Nebenwirkungen nicht ausgeschlossen werden.

Fertilität

Funktionsstörungen der Gonaden im Sinne einer Amenorrhö und einer Oligo- bis Azoospermie können unter Therapie mit alkylierenden Substanzen auftreten. Diese Form der Toxizität ist von den Gesamtdosen und der Dauer der jeweiligen Behandlung abhängig. Eine Amenorrhö unter Langzeittherapie mit Cyclophosphamid kann bei über 50% der so behandelten Frauen auftreten. Nach Absetzen der Therapie kann die Amenorrhö über Monate persistieren. Eine Erholung der Ovarialfunktion nach einer Therapiedauer von mehr als 18 Monaten ist selten.

Sonstige supportive Maßnahmen unter Chemotherapie

Behandlung der Hyperurikämie

Sekundäre Hyperurikämien unter zytostatischer Therapie sind Folge eines erhöhten Purinkörperumsatzes und damit einer vermehrten endogenen Uratbildung. Unter antineoplastischer Therapie tritt ein gesteigerter Zellzerfall auf. Durch die rasche Zerstörung großer Zellmassen kann die vermehrt anfallende Harnsäure nach Überschreiten des Löslichkeitsprodukts unter Kristallbildung in den Nierentubuli und den Ureteren ausfallen. Hierdurch kann es sowohl zu akutem Nierenversagen als auch zu progredienter Niereninsuffizienz kommen. Begünstigt wird dieser Vorgang durch Erbrechen und ungenügende Flüssigkeitsaufnahme während der zytostatischen Therapie. Als besondere Risikogruppen müssen deshalb einerseits ältere Patienten mit eingeschränkter Nierenfunktion, andererseits Patienten mit einer direkten Nierenbeteiligung im Rahmen der malignen Erkrankung angesehen werden.

Zur Prophylaxe der Uratnephropathie unter zytostatischer Behandlung wird neben ausreichender, notfalls parenteraler Flüssigkeitszufuhr (Urinmenge mehr als 2 Liter/die) und Alkalisierung des Urins (z. B. durch Natriumbicarbonat po. oder alkalisierendes Mineralwasser) die urikostatische Therapie mit Allopurinol (300–600 mg/die p. o., Beginn 2 Tage vor der Chemotherapie) empfohlen. Eine noch günstigere Beeinflussung von Serumharnsäure und Uratausscheidung mit dem Vorteil der Minimierung von möglichen Arzneimittelinterferenzen scheint durch die kombinierte, niedrig dosierte urikosurische-urikostatische Therapie (z. B. Benz-Bromaron, Allomaron plus Allopurinol) erreicht werden zu können (94).

Behandlung der Hyperkalzämie

Bei Patientinnen mit metastasiertem Mammakarzinom insbesondere unter Östrogen- oder Androgentherapie (spontan erhöhte Serumcalciumwerte bis zu 20%) und einer Reihe anderer Tumoren (z. B. kleinzelliges Bronchialkarzinom, Prostatakarzinom, Myelom und Leukämien) kann es durch osteolytische Metastasen oder durch ektope Produktion von Parathormonen als Ausdruck eines paraneoplastischen Syndroms zum Hyperkalzämiesyndrom kommen. Wegen seiner psychischen (Müdigkeit, Depression, Psychosen, Desorientiertheit) und neurolo-

Tabelle **9** Therapie der Hyperkalzämie (nach *Minne* u. *Ziegler* [119])

Ziel der Maßnahmen	Eingesetzte Mittel und Wirkungsweise
Gesteigerte Ausscheidung von Calcium	– 0,9% Kochsalzlösung (4–6 l/d; 20 mIE KCl/l als Kaliumersatz) steigert die an die Natriurese gekoppelte Kalziurese – Lasix steigert bei hoher Dosis die Kalziurese
Elimination des erhöht im Blut kreisenden Calciums	– Dialyse, Diafiltration – 0,1 m Phosphatpuffer, der das Calcium als Phosphatsalz in den Weichteilen zur Ausfällung bringt (nur in Ausnahmefällen)
Hemmung der Osteolyse	– Mithramycin, das in niedriger Dosierung die Osteoklasten hemmt – Calcitonin, das aktivierte Osteoklasten hemmt – Diphosphonate, die die makrophagozytäre Osteolyse hemmen – Glucocorticoide, die evtl. makrophagozytäre Osteolyse hemmen
Hemmung der Synthese osteolytisch wirksamer Prostaglandine	– Indometacin

gischen (Adynamie, Hyperreflexie, Ataxie, Koma) Symptome wird dieses Syndrom gelegentlich mit der Symptomatik bei Hirnmetastasen verwechselt. Das Auftreten von gleichzeitigen renalen, gastrointestinalen und kardiovaskulären Symptomen sowie die Bestimmung der Serumcalciumkonzentration erlauben jedoch eine klare Diagnose. Die Therapie besteht in einer reichlichen Flüssigkeitszufuhr, evtl. dem zwischenzeitlichen Absetzen der Therapie sowie einer calciumarmen Diät. In schwierigen Fällen wird man zusätzlich eine forcierte Diurese vornehmen und Glucocorticoide, Calcitonin, evtl. Mitramycin und Phosphat applizieren (Tab. 9). In seltenen Fällen ist eine Dialysetherapie indiziert (38).

Behandlung der Kachexie

Patienten mit fortgeschrittenen Tumorerkrankungen werden aufgrund ihrer katabolen Stoffwechsellage häufig kachektisch und tolerieren die gegen den Tumor gerichteten Therapiemaßnahmen nur sehr schlecht. Eine Möglichkeit, die Ausgangssituation für eine Chemotherapie zu verbessern oder sogar unter Fortsetzung der Therapie eine Gewichtszunahme zu erreichen, ist die sogenannte *Hyperalimentation*. Durch Zufuhr sofort utilisierbarer Kalorienträger soll hierbei die katabole Stoffwechsellage durchbrochen werden. Folgende Infusionen können hierbei über einen zentralen Venenkatheter verabreicht werden:
- Glucose 50%: 1000 ml/Tag; bei diabetischer Stoffwechsellage wird die Abdeckung mit Altinsulin notwendig.
- Aminosäurelösung 10%: 1000 ml/Tag.
- Evtl. zusätzliche Fettlösung: Intralipid 10% 500 ml zweimal/Woche.

Während der intravenösen Hyperalimentation muß sorgfältig auf den Elektrolytausgleich geachtet werden. Kalium wird durch die Gabe großer Mengen von Glucose in die Zellen geschleust und muß daher regelmäßig substituiert werden. Bei konsequenter Durchführung dieser Hyperalimentation zusätzlich zur normalerweise täglich aufgenommenen Nahrung können innerhalb eines Monats Gewichtszunahmen bis zu 4 kg erreicht werden, obwohl gleichzeitig eine Chemotherapie durchgeführt wird (152).

Beurteilung von Nebenwirkungen

Die proliferationshemmenden Wirkungen der Zytostatika besonders am hämatopoetischen System sowie die geschilderten sehr verschiedenartigen substanzspezifischen Nebenwirkungen erfordern die sorgfältige und kontinuierliche Überwachung des Patienten unter der Behandlung. Ähnlich den Standards, die für die Beurteilung eines Therapieerfolges aufgestellt wurden, hat man Toxizitätskriterien für die unter der Therapie auftretenden Nebenwirkungen entwickelt. Besonders zu empfehlen sind hier die von der WHO empfohlenen Toxizitätstabellen (Tab. 12). Diese Toxizitätsskalen bieten die Möglichkeit, in Klinik und Praxis die Nebenwirkungen genau zu protokollieren und verschiedene mögliche Therapien hinsichtlich ihrer Nebenwirkungen miteinander zu vergleichen.

Richtlinien zur Durchführung der antineoplastischen Chemotherapie

Allgemeine Grundsätze

Nur etwa 10% aller Patienten mit malignen Tumoren oder Systemerkrankungen können durch den alleinigen Einsatz der Therapie geheilt werden (Tab. 11). Für Patienten mit diesen Tumoren besteht eine absolute Indikation zur Chemotherapie *(kurative Zielsetzung)*. Bei etwa 40% aller Patienten mit metastasierten Malignomen bestehen zwar keine kurativen Chancen, jedoch kann durch den Einsatz der Chemotherapie das Tumorwachstum vorübergehend eingedämmt und eine Verlängerung der Gesamtüberlebenszeit erreicht werden *(palliative Zielsetzung)*.

Aber auch für Patienten, bei denen nur eine geringe Verminderung der Tumormasse und keine Verlängerung der Überlebenszeit durch die Chemotherapie zu erwarten ist, kann zur Linderung der Beschwerden, bei starken Schmerzen, bei Körperhöhlenergüssen und bei paraneoplastischen Syndromen eine relative Indikation für diese Behandlungsform bestehen.

Vor Therapiebeginn müssen in jedem Einzelfall mögliche Erfolge und die zu erwartenden Nebenwirkungen einer chemotherapeutischen Behandlung sorgfältig abgewogen werden. Wo Heilung oder eine wesentliche Verlängerung eines lebenswerten Lebens möglich erscheint, werden Arzt und Patient auch eine eingreifende, mit vorübergehenden oder bleibenden Beeinträchtigungen verbundene Therapie in Kauf nehmen. Ganz anders stellt sich das Problem bei zytostatischen Therapien, bei denen nur eine Palliation, d.h. eine zeitlich begrenzte Rückbildung von Tumoren oder sogar nur eine Linderung von Beschwerden, möglich ist. Den günstigen Wirkungen einer solchen Behandlung müssen hier die Nebenwirkungen, die das Allgemeinbefinden und damit die Lebensqualität beeinträchtigen können, gegenübergestellt werden (152). Belastende Therapiemaßnahmen sind bei einer palliativen Indikation für den Patienten nur kurzfristig zumutbar.

Eine Zytostatikatherapie mit kurativer Zielsetzung wird überwiegend bereits im Zuge der Pri-

Tabelle **10** Empfehlungen für die Bewertung von Medikamentennebenwirkungen (nach *Senn* [154])

	Grad 0	Grad 1	Grad 2	Grad 3	Grad 4
Blut (Erwachsene)					
Hämoglobin	≥ 11,0 g/100 ml ≥ 110 g/l ≥ 6,8 mmol/l	9,5– 10,9 g/100 ml 95 –109 g/l 5,6– 6,7 mmol/l	8,0 – 9,4 g/100 ml 80 –94 g/l 4,95– 5,8 mmol/l	6,5– 7,9 g/100 ml 65 –89 g/l 4,0– 4,9 mmol/l	< 6,5 g/100 ml <65 g/l < 4,0 mmol/l
Leukozyten (1000/mm³)	≥ 4,0	3,0– 3,9	2,0 – 2,9	1,0– 1,9	1,0
Granulozyten (1000/mm³)	≥ 2,0	1,5– 1,9	1,0 – 1,4	0,5– 0,9	< 0,5
Plättchen (1000/mm³)	>100	75 – 99	50 –74	25 –49	<25
Hämorrhagie	keine	Petechien	leichter Blutverlust	schwerer Blutverlust	schwächender Blutverlust
Gastrointestinal					
Bilirubin	≤1,25 × Nᵃ	1,26 × 2,5 × Nᵃ	2,6–5 × Nᵃ	5,1–10 × Nᵃ	> 10 × Nᵃ
Transaminasen (SGOT/SGPT)	≤1,25 × Nᵃ	1,26–2,5 × Nᵃ	2,6–5 × Nᵃ	5,1–10 × Nᵃ	> 10 × Nᵃ
Alkalische Phosphatase	≤1,25 × Nᵃ	1,26–2,5 × Nᵃ	2,6–5 × Nᵃ	5,1–10 × Nᵃ	> 10 × Nᵃ
Oral	keine Änderung	Mißgefühl/Rötung	Rötung, Ulzera; feste Nahrung möglich	Ulzera; nur Flüssignahrung erforderlich	Ernährung nicht möglich
Übelkeit/Erbrechen	nicht vorhanden	Übelkeit	gelegentliches Erbrechen	Therapiebedürftiges Erbrechen	Therapieresitentes Erbrechen
Durchfall	keine	vorübergehend, <2 Tage	erträglich, aber >2 Tage	unerträglich, therapiebedürftig	hämorrhagische Dehydratation
Nieren					
Blutures (-nitrogen oder -kreatinin)	≤1,25 × Nᵃ	1,26–2,5 × Nᵃ	2,6–5 × Nᵃ	5–10 × Nᵃ	> 10 × Nᵃ
Proteinurie	keine Änderung	1+ <0,3 g% <3 g/l	2–3+ 0,3–1,0 g% <3–10 g/l	4+ > 1,0 g% > 10 g/l }	nephrotisches Syndrom
Hämaturie	keine Änderung	Mikroskopisch	schwer	schwer + Gerinnsel	obstruktive Uropathie
Lunge	keine Änderung	leichte Symptome	Dyspnoe bei Anstrengung	Dyspnoe in Ruhe	strenge Bettruhe erforderlich
Fieber nach Medikamenten	keins	Fieber <38 °C	Fieber 38 °C–40 °C	Fieber > 40 °C	Fieber mit Hypotension
Allergie	keine Änderung	Ödeme	Bronchospasmus; keine parenterale Ernährung erforderlich	Bronchospasmus; parenterale Ernährung notwendig	Anaphylaxie
Haut	keine Änderung	Erytheme	trockene Desquamation, Vesikulation, Pruritus	feuchte Desquamation, Ulzeration	exfoliative Dermatitis; nekrotische Veränderungen, die chirurgischen Eingriff erfordern
Haare	keine Änderung	leichter Haarausfall	mäßige, fleckige Alopezie	vollständige Alopezie, aber behebbar	irreversible Alopezie
Infektion (Herd feststellen)	keine	leichte Infektion	mittlere Infektion	starke Infektion	starke Infektion mit Hypotension
Herz					
Rhythmus	keine Änderung	Sinustachykardie, > 110 in Ruhe	unifokale PVC: Vorhofarrhythmie	multifokale PVC („premature ventricular contraction")	ventrikuläre Tachykardie
Funktion	keine Änderung	asymptomatische, aber abnormale Herzzeichen	vorübergehende Dysfunktion mit Symptomen, aber nicht therapiebedürftig	Dysfunktion mit Symptomen, therapeutisch beeinflußbar	Dysfunktion mit Symptomen, therapieresistent
Perikarditis	keine Änderung	asymptomatische Effusion	symptomatisch, keine Drainage erforderlich	Tamponade; Drainage erforderlich	Tamponade; chirurgischer Eingriff erforderlich
Neurotoxizität					
Bewußtseinszustand	wach, aktiv	vorübergehende Lethargie	Somnolenz <50% der Wachphase	Somnolenz >50% der Wachphase	Koma
Periphere Nerven	unbeeinträchtigt	Parästhesien und/oder verminderte Sehnenreflexe	schwere Parästhesien und/oder leichte allg. Schwäche	unerträgliche Parästhesien und/oder deutliche allg. Schwäche, Antreiblosigkeit	Lähmung
Konstipationᵇ	keine	leichte	mäßige	abdominale Distension	Distention und Erbrechen (Ileus)
*Schmerz*ᶜ	schmerzfrei	wenig	mäßig	schwer	sehr schwer (unbeherrschbar)

ᵃ Obergrenze des Normalwerts beim untersuchten Patientenkollektiv.
ᵇ Hierbei nicht berücksichtigt: Konstipation aufgrund von Narkotika.
ᶜ Hierbei wird „Schmerz" nur im Zusammenhang mit der Therapie, nicht krankheitsbedingt bewertet. Je nach Toleranzgrenze des Patienten kann die Anwendung von Narkotika für die Schmerzeinstufung hilfreich sein.

märtherapie begonnen. Zeitpunkt des Therapiebeginns bei palliativer Therapie mit Zytostatika ist der Nachweis des fortschreitenden Tumorwachstums oder das Auftreten von Metastasen.

In beiden Fällen wird man mit einer intensiven *Initialtherapie* (Induktionstherapie) versuchen, eine möglichst vollständige Tumorrückbildung (Voll- oder Teilremission) zu erreichen. Die nach erfolgreicher Initialtherapie im Organismus verbleibenden Tumorzellen (10^8 bis 10^{10} Zellen) sollten durch eine *Konsolidationstherapie* weiter

Tabelle **11** Einteilung der malignen Systemerkrankungen und Tumoren nach Ansprechbarkeit auf Chemotherapie (nach *De Vita* u. Mitarb. [33])

Gruppe 1	Potentielle Kurabilität bei einem Teil der Patienten (unter 10% aller Tumoren und Krebstodesfälle pro Jahr)	
	– Chorionkarzinom	– Ovarialkarzinom
	– akute lymphatische Leukämie des Kindes	– akute myeloische Leukämie
	– Lymphogranulo- matose	– Wilms-Tumor
	– diffuses histiozytäres Lymphom	– Burkitt-Lymphom – Ewing-Sarkom
	– noduläres gemischt- zelliges Lymphom	– kleinzelliges Bron- chialkarzinom
	– Hodenteratom	
Gruppe 2	Hohe Remissionsraten unter Chemotherapie mit nachweisbar verlängerter Überlebenszeit der Patienten (etwa 40% aller Tumoren und 30% aller Todesfälle pro Jahr)	
	– Mammakarzinom	– malignes Insulinom
	– chronische mye- loische Leukämie	– Endometriumkarzi- nom
	– chronisch lymphati- sche Leukämie	– Nebennieren- rindenkarzinom
	– noduläres schlecht differenziertes lym- phozytäres Lymphom	– Medulloblastom – Neuroblastom – Glioblastom
	– multiples Myelom	– Polycythaemia vera
	– Weichteilsarkome	– Prostatakarzinom
	– Magenkarzinom	
	– Adenokarzinom der Lunge	
Gruppe 3	Remissionen unter Chemotherapie mit nachweisbar verlängerter Überlebenszeit der Patienten (etwa 35% aller Tumoren und 30% aller Krebstodesfälle pro Jahr)	
	– Blasenkarzinom	– malignes Karzinoid
	– Zervixkarzinom	– malignes Melanom
	– Kolonkarzinom	– Schilddrüsenkarzi- nom
	– Karzinome der Hals- und Kopfregion	– Rektumkarzinom
		– hepatozelluläres Karzinom
		– Peniskarzinom
Gruppe 4	Weitgehend resistente Tumoren	
	– Hypernephrom	– Plattenepithelkarzi- nom des weibli- chen Genitales
	– Ösophaguskarzinom	
	– Plattenepithelkarzi- nom der Lunge	– Plattenepithelkarzi- nom der Haut
	– Pankreaskarzinom	
	– Gallenwegskarzinom	

reduziert werden. Durch eine sich daran anschließende, lang dauernde *Erhaltungstherapie* kann versucht werden, den erreichten therapeutischen Erfolg, d. h. die Remission, langfristig sicherzustellen.

Eine solche Tumorbehandlung kann sich als Dauertherapie unter Umständen über viele Jahre erstrecken. Die Anwendungsart der Zytostatika ist unterschiedlich. Sie können täglich oral oder parenteral in relativ niedriger Dosis über einen längeren Zeitraum oder in hochdosierten Einzeldosen in größeren Zeitabständen (Intervalltherapie) appliziert werden. Diese sogenannte Intervalltherapie ermöglicht es, schwerwiegende Nebenwirkungen so gering wie möglich zu halten und die Therapie für den Patienten auch über einen langen Zeitraum hinweg einigermaßen erträglich zu machen (36).

Die zytostatische *Monotherapie* wird heute nur noch selten angewandt. Überwiegend kommt wegen der besseren Wirksamkeit eine *Polychemotherapie* zum Einsatz. Die Kombination von Substanzen mit unterschiedlichem Ansatzpunkt im Zellzyklus führt häufiger zu Remissionen und zu einer Verlängerung der Remissionsdauer, da offenbar die Entwicklung einer sekundären Resistenz der Tumorzellen durch den Einsatz der Kombination mehrerer Zytostatika hinausgeschoben werden kann.

Folgende Grundsätze sind bei jeder kombinierten Chemotherapie zu beachten:

- Jede in der Kombination enthaltene Substanz muß auch als Einzelsubstanz bei dem zu behandelnden Tumor wirksam sein.
- Zwischen den verschiedenen Substanzen sollte keine Kreuzresistenz bestehen.
- Der Wirkungsmechanismus der Einzelsubstanzen sollte unterschiedlich sein.
- Das Toxizitätsspektrum der Einzelsubstanz sollte unterschiedlich sein, damit eine Addition oder Potenzierung der Nebenwirkungen vermieden wird.

Die Polychemotherapie wird als Stoßtherapie mit therapiefreien Intervallen durchgeführt, die nach den individuellen Nebenwirkungen abgestimmt werden können. Es können dabei Therapiepausen von 3 bis 6 Wochen notwendig werden.

Die Therapie sollte heute nicht mehr eine ausschließliche Aufgabe des Schwerpunktkrankenhauses sein, sondern gemeinsam vom Krankenhaus, vom Facharzt und nicht zuletzt unter Miteinbeziehung des Hausarztes erfolgen. Dies gilt insbesondere für die Therapieüberwachung. Die intensive kooperative Betreuung von Tumorpatienten interdisziplinär im Krankenhaus und beim niedergelassenen Arzt sowie durch Einrichtungen, z. B. Tumorzentrum, Onkologisches Zentrum und Onkologische Arbeitskreise, ist eine wesentliche Voraussetzung für eine erfolgreiche Chemotherapie. Keine Zytostatikabehandlung sollte bei Patienten erfolgen, die nicht in die Behandlung mit ihren vorher darzulegenden Folgen einwilligen oder die nicht gewillt sind oder zu unzuverlässig erscheinen, die regelmäßigen Kontrolluntersuchungen durchführen zu lassen.

Kontraindikation zur kurativen wie zur palliativen Zytostatikatherapie sind unzureichende Er-

Tabelle **12** Aktivitätsindex (nach *Karnofsky* u. Mitarb. [80] und *Senn* [161])

Index	Zubrod Aktivität (WHO, SAKK[1])	Index	Karnofsky Aktivität
0	normale körperliche Aktivität, keine besondere Pflege erforderlich	100	normale Aktivität, keine Beschwerden, kein Hinweis für Tumorleiden
1	mäßig eingeschränkte körperliche Aktivität und Arbeitsfähigkeit, nicht bettlägerig	90	geringfügig verminderte Aktivität und Belastbarkeit
		80	normale Aktivität nur mit Anstrengung, deutlich verringerte Aktivität
2	arbeitsunfähig, selbständige Lebensführung, wachsendes Ausmaß an Pflege und Unterstützung notwendig, weniger als 50% bettlägerig	70	unfähig zu normaler Aktivität, versorgt sich selbständig
		60	gelegentliche Hilfe, versorgt sich noch weitgehend selbst
		50	ständige Unterstützung und Pflege, häufige ärztliche Hilfe erforderlich
3	unfähig, sich selbst zu versorgen, kontinuierliche Pflege oder Hospitalisierung notwendig, rasche Progredienz des Leidens, mehr als 50% bettlägerig	40	überwiegend bettlägerig, spezielle Hilfe erforderlich
		30	dauernd bettlägerig, geschulte Pflegekraft notwendig
		20	schwerkrank, Hospitalisierung, aktive supportive Therapie
4	100% krankheitsbedingt bettlägerig	10	moribund

[1] SAKK = Schweizerische Arbeitsgemeinschaft für klinische Krebsforschung

Tabelle **13** Faktoren, die den Therapieentscheid und -plan beeinflussen (nach *Senn* [161])

Tumor	statistische Therapiesensibilität Histologie Lokalisation der Metastasen Größe Wachstumsgeschwindigkeit Meßbarkeit
Patient	Therapiebedürftigkeit (Beschwerden) Allgemeinzustand Kooperationsbereitschaft, -möglichkeit soziale Indikation Kostenfrage psychologische Voraussetzungen
Arzt	Kooperationsbereitschaft, Zeit technische Möglichkeiten (Labor usw.) Kompetenz, Erfahrung
Therapie	Medikamente Forschungsaspekte

- schlechter Allgemeinzustand (z. B. Karnofsky-Index 40%, Tab. **12**) (80).
- eingeschränkte Organfunktion (Knochenmark, Niere, Leber, Herz – variabel je nach Zytostatikum);
- Tumorrezidiv in hochdosiert vorbestrahlten Regionen.

Von besonderer Bedeutung ist die *psychische Betreuung* und *Führung* der zytostatisch behandelten Patienten. Hier spielt das Gespräch Arzt-Patient eine entscheidende Rolle. Diese Gespräche sollen nicht nur Wirkungen und Nebenwirkungen der Therapie beinhalten, sondern auch auf die Krankheit selbst eingehen. Der Patient sollte schrittweise und schonend über das gesamte Ausmaß seiner Erkrankung aufgeklärt werden. Das bewußte Verleugnen einer bösartigen Erkrankung durch den Arzt – wie es oft geübt wurde und noch geübt wird – ist bis auf wenige Einzelfälle nicht mehr zu befürworten. Konkrete Fragen der Patienten sollten wahrheitsgemäß beantwortet werden. Jedoch sollte man sich davor hüten, genaue Zeitangaben (in Monaten oder Jahren) über eine noch zu erwartende Überlebenszeit zu machen, da für den Individualfall diese Größe immer unbekannt ist und auch aus langjähriger klinischer Erfahrung nicht hergeleitet werden kann.

Indikationen zur Chemotherapie

Die Indikationsstellung zur Zytostatikatherapie maligner Tumoren wird von Tumorparametern, vom Patienten, vom behandelnden Arzt und von speziellen therapeutischen Gegebenheiten beeinflußt (Tab. **13**).

fahrungen und Überwachungsmöglichkeiten von seiten des Arztes.

Als *absolute Kontraindikationen* für eine Chemotherapie gelten:
- die terminale Phase eines Tumorleidens mit einer Lebenserwartung von nur wenigen Wochen;
- eine Schwangerschaft (besonders im I. Trimenon);
- eine Sepsis innerhalb der ersten 24 Stunden nach ihrem Auftreten.

Als *relative Kontraindikation* müssen folgende individuelle Faktoren gewertet werden:
- hohes Alter des Patienten (besonders bei Tumoren mit schlechten therapeutischen Möglichkeiten);

Therapieindikationen den Tumor betreffend

Grundsätzlich muß in diesem Zusammenhang die Frage beantwortet werden, in welchem Ausmaß mit einer vollständigen oder teilweisen Rückbildung des Tumors und seiner klinischen Manifestationen gerechnet werden kann und wie die zu erwartende Remissionsdauer unter der zu wählenden Therapie ist. Das Ausmaß und die Unkenntnis der meist nur temporären Nebenwirkungen der zytostatischen Chemotherapie ist häufig Ursache dafür, daß noch viele Ärzte der Chemotherapie überwiegend kritisch gegenüberstehen und deren Indikation auf spätere Krankheitsstadien verschieben. Diesem therapeutischen Nihilismus muß durch breite Aufklärung über Wirkungen und Nebenwirkungen der Chemotherapie entschieden entgegen getreten werden. Eine chemotherapeutische Behandlung muß eingeleitet werden, wenn kurative oder palliative, das Leben des Patienten qualitativ oder quantitativ mit hoher Wahrscheinlichkeit günstig beeinflussende Behandlungsmöglichkeiten zur Verfügung stehen.

Therapieindikationen von seiten des Patienten und des Arztes

Auch in Fällen mit geringer Erfolgswahrscheinlichkeit muß oft den Bedürfnissen des Patienten nach aktiver Behandlung Beachtung geschenkt werden. Aus dem Grad der Beschwerden (Schmerzen, Immobilisierung, Ateminsuffizienz, kosmetische Gründe u.a.m., dem sogenannten „Leidensdruck") ergibt sich häufig ein starkes Therapiebedürfnis von seiten des Patienten. Andererseits hat jedoch auch jeder Patient das Recht, eine Behandlung zu verweigern, besonders wenn er sich über die möglichen Erfolge der Therapie und über deren Nebenwirkungen im klaren ist.

Eine mehr als zweifelhafte Therapieindikation ist dagegen das Therapiebedürfnis von seiten des Arztes aus Mitleid oder Prestige – um angesichts einer inkurablen Situation nicht einfach untätig zu bleiben.

Die Frage, ob im Einzelfall eine Therapie überhaupt durchführbar ist, wird erfahrungsgemäß vor Einleitung einer Chemotherapie oft ungenügend beachtet und abgeklärt:

- Besteht Behandlungsmöglichkeit vom Arzt aus gesehen? Ist nach Einleitung einer zytostatischen Therapie durch den Fachonkologen überhaupt ein Kollege in der Lage und gewillt, die vorgesehene Behandlung planmäßig durchzuführen und zu überwachen? Der Hausarzt oder praktizierende Onkologe muß daher vor Einleitung einer Therapie diese Frage mit dem zuständigen niedergelassenen Kollegen (Facharzt oder Hausarzt) abklären.
- Besteht Behandlungsmöglichkeit vom Patienten aus? Will und kann dieser überhaupt behandelt, wöchentlich ein- bis zweimal ambulant oder zu Hause kontrolliert oder in kritischen Therapiephasen optimal überwacht werden? Ist der Patient initial oder auch im späteren Krankheitsstadium insbesondere bei Komplikationen hospitalisationswillig?
- Wie groß ist beim Patienten und dessen Angehörigen die psychische Belastbarkeit beim Auftreten unvorhersehbarer, evtl. auch starker Therapienebenwirkungen? Dieser Frage ist vor allem bei relativen Behandlungsindikationen Beachtung zu schenken.

Ein Patient, bei dem eine Chemotherapie zur Anwendung gelangt, sollte grundsätzlich über die Gründe dieser Behandlung sowie über deren potentielle Nebenwirkungen und Risiken informiert werden. Es ist jedoch in der Praxis nicht immer möglich, diesen erstrebenswerten Grundsatz voll durchzuhalten. Die meisten Patienten mit fortgeschrittenen Tumoren kennen jedoch ihre wahre Diagnose oder ahnen sie – oft schon lange vor dem klärenden Gespräch mit dem Arzt. In den meisten Fällen kann der erfahrene Therapeut dann auch offen mit dem Patienten über die erwarteten günstigen Therapiewirkungen und auch über die eventuellen Risiken und Gefahren der geplanten Behandlung sprechen. Offenheit des Arztes dem Patienten gegenüber erleichtert nicht nur die Durchführung einer längerfristigen Chemotherapie, sondern sie ist u.E. Voraussetzung für ein Vertrauensverhältnis, ohne das eine langfristige Chemotherapie nicht durchgeführt werden kann. Aus diesem Grunde muß der Patient über die Präparate, die er erhalten soll und deren Wirkung genauestens informiert werden. Eine „Verschleierungstaktik" kann insbesondere beim Kontakt des Patienten mit anderen Ärzten – z.B. in Notfallsituationen bei Komplikation oder bei Therapiezwischenfällen – zu Unklarheiten und gefährlichen Fehlentscheidungen und damit zu einer Gefahr für den Patienten werden.

Applikationsformen

Systemische Therapie

Die Chemotherapeutika müssen in der jeweils maximal tolerablen Dosis appliziert werden. Eine Verminderung der Dosis senkt die therapeutischen Chancen drastisch. Andererseits können zu hohe Dosierungen den Patienten gefährden. Als Maß für die optimale Dosis eines knochenmarktoxischen Zytostatikums gilt die therapeutisch induzierte Leukopenie. Leukozytenwerte zwischen 2000 bis 3000 dmm^3 sind ein guter Indikator für eine optimale Dosierung der chemotherapeutischen Substanzen. Die verschiedenen Substanzen können prolongiert mit geringer Einzeldosis oder im Intervall in Form einer Stoßthe-

rapie appliziert werden. Vorteile der Stoßtherapie sind:
- Sicherheit, daß das Medikament genommen wird,
- Beschränkung der Nebenwirkungen auf wenige Tage,
- schnellere Beurteilung des Therapieergebnisses.

Eine kontinuierliche Dauertherapie mit einem Medikament (Monotherapie) wird nur noch in wenigen Ausnahmen durchgeführt. Bei der heute überwiegend durchgeführten Kombinationschemotherapie sollte jedes einzelne Medikament in der maximal tolerablen Dosis gegeben werden. Die Chemotherapie sollte fortgesetzt werden, solange sicher ein therapeutischer Effekt nachweisbar ist. Bei anhaltenden kompletten Remissionen wird man jedoch aufgrund der zu erwartenden Langzeittoxizitäten der Medikamente gezwungen sein, die Therapie zu beenden und sich auf engmaschige Kontrolluntersuchungen beschränken. Je nach Aggressivität wird die Chemotherapie ambulant oder unter stationären Bedingungen durchgeführt. Bei vielen Kombinationsschemata empfiehlt es sich, die Behandlung unter stationären Bedingungen zu beginnen, da die meisten schweren Komplikationen in der Initialphase der Therapie auftreten. Nachdem Arzt und Patient mit dieser Therapie und ihren Nebenwirkungen vertraut sind, kann sie meist ambulant, ggf. unter Mitwirkung des Hausarztes fortgesetzt werden.

Lokale und regionale Anwendung von Zytostatika

Im Gegensatz zur Systemtherapie, mit welcher eine Verteilung der Chemotherapie auf den ganzen Körper und seine metastatischen Herde angestrebt wird, soll mit der regionalen Therapie versucht werden, die Medikamentenwirkung auf den Tumor selbst zu beschränken. Ziel jeder Form der regionalen Chemotherapie ist es, bei möglichst geringen systemischen Nebenwirkungen, maximale lokale Tumorwirkung zu erzielen. Gelingt es, ein Zytostatikum in möglichst hoher Konzentration lokal an den Tumor heranzubringen, dort möglichst lange einwirken zu lassen und gleichzeitig das umliegende Normalgewebe weitgehend zu schonen, so kann mit einem relativ spezifischen Antitumoreffekt gerechnet werden.

Formen der regionalen Chemotherapie

- Die *topische Chemotherapie:* das Pharmakon wird direkt auf den Tumor aufgetragen oder in den Tumor eingebracht.
- Die *intrakavitäre Chemotherapie:* Das Pharmakon wird im Falle der Bildung neoplastischer Ergüsse in seröse Höhlen oder in den Liquorraum instilliert.

- Die *Infusions- und Perfusionschemotherapie:* Das Pharmakon wird mit dem Blut- oder Lymphstrom selektiv in oder durch das tumorbefallene Gewebe perfundiert.

Topische Chemotherapie

Abgesehen von der begrenzten Indikation beim malignen Melanom wird derzeit keine Form der direkten intratumoralen Injektion von Zytostatika praktiziert. In früheren experimentellen Untersuchungen mit einer Reihe unterschiedlicher Zytostatika mußte festgestellt werden, daß diese Therapieform im wesentlichen versagt hat und überwiegend mit der Gefahr lokaler Nekrosen und in deren Folge mit ausgedehnten Infektionen verbunden ist.

- *Epikutane Chemotherapie:* Einige Hauttumoren oder Metastasen sprechen auf topisch in Salbenform applizierte Zytostatika recht gut an. Dies gilt insbesondere für Basaliome und Plattenepithelkarzinome, jedoch nicht für maligne Melanome.
- *Intravesikale Chemotherapie:* Einzelne Autoren haben über gute Ergebnisse in der Behandlung von Blasenkarzinomen mit intravesikaler Instillation von Zytostatika berichtet. Eingesetzt wurden vor allem alkylierende Substanzen, in erster Linie Thiotepa.
- *Intraintestinale Chemotherapie:* Anschließend an tumorchirurgische Eingriffe am Darm wurde versucht, die Inzidenz lokaler Rezidive durch Spülung des Wundbettes mit Zytostatika zu verringern. Die Methode hat sich nicht durchgesetzt, und Resultate, die den Wert dieser Maßnahme zuverlässig belegen, fehlen.

Intrakavitäre Chemotherapie

Maligne Ergüsse in verschiedenen Körperhöhlen treten meistens als Spätkomplikationen eines Tumorleidens im metastasierten Stadium auf. Sie können aber auch Ausdruck eines lokalen Tumorgeschehens - Wachstum des Tumors per continuitatem oder lymphogene Ausbreitung - sein. Ferner können Körperhöhlenergüsse durch tumorbedingte Kompressionen von Lymphabflußwegen oder von großen Körpervenen zustande kommen.

Bei der intrakavitären Behandlung von Ergüssen mit Zytostatika ist zu beachten, daß in Abhängigkeit vom eingesetzten Zytostatikum eine Resorption erfolgen kann und somit auch mit systemischen Nebenwirkungen gerechnet werden muß. Es sind daher die allgemeinen Regeln der Zytostatikaapplikation bezüglich Dosierung nach Leukozyten- und Thrombozytenwerte, Kontrolle der Nierenfunktion, die Überwachung, die Zeitintervalle bis zur nächsten Applikation u. a. m. zu beachten. Es ist auch mit den für die einzelnen angewendeten Zytostatika spezifischen Nebenwirkungen zu rechnen. Bei Wiederholung der intrakavitären Anwendung eines Zytostatikums muß ggf. die Normalisierung der hämatologischen Werte abgewartet werden. Die intrakavitäre Zytostatikatherapie schließt für alle die Medikamente, die systemische Nebenwirkungen haben, eine gleichzeitige Systemtherapie mit zytostatisch wirksamen anderen Substanzen oder gleichen Substanzen aus, da sich hier die Nebenwirkungen addieren.

Folgende Substanzen sind lokal wirksam und können intrakavitär appliziert werden: Stickstoff-Lost, Thiotepa, Fluorouracil, Cytosinarabinosid, Adriamycin, Cisplatin, Mitoxantron.

Die lokale Behandlung maligner Ergüsse kann durch folgende allgemeinmedizinische Maßnahmen wirksam unterstützt werden:
- Diuretika, z. B. eine Kombination von Furosemid und Aldactone,
- Salzrestriktion,
- Corticosteroide.

Beim Pleuraerguß finden sich in der Regel in der Pleurabiopsie oder in der Histologie Karzinomzellen. Es handelt sich meistens um ein blutiges Exsudat. Die häufigste Ursache sind Metastasen des Mammakarzinoms. Ist der Erguß durch eine Pleurakarzinose bedingt, so ist eine Lokaltherapie erst dann angezeigt, wenn eine Systemtherapie zu keinem oder nur zu einem unbefriedigenden therapeutischen Resultat geführt hat. Wird der Pleuraerguß durch Verlegung der lymphatischen oder venösen Abflußwege durch den Tumor oder durch Tumormetastasen verursacht, so ist die Therapie der Wahl die Mediastinalbestrahlung oder die Exstirpation des der Störung zugrunde liegenden Tumors. Sind die Voraussetzungen zur Lokaltherapie nicht erfüllt, kommt in zweiter Linie die systemische Therapie in Frage. Eine Lokalbehandlung des Ergusses ist erst indiziert, wenn diese durch die erstgenannten Maßnahmen unbeeinflußt bleibt. Erst dann ist die lokale Anwendung von Zytostatika angezeigt.

Bei *Aszites,* bedingt durch eine Peritonealkarzinose, wird zunächst eine Systemtherapie versucht. Bei deren Versagen wird eine lokale Behandlung des Ergusses mit Zytostatika (wie z. B. Cisplatin oder Mitoxantron) oder ggf. mit Radioisotopen versucht. Voraussetzung für die Instillation der zytostatisch wirksamen Substanzen und der Radioisotope ist jedoch, daß sich die in das Abdomen instillierte Flüssigkeit frei verteilt und der Aszites nicht gekammert ist, was durch die Gabe von Kontrastmitteln und einer Röntgenkontrollaufnahme vor Therapiebeginn ausgeschlossen werden kann. Auch bei Aszites können Diuretika, Salzrestriktion und Corticosteroide unterstützend eingesetzt werden.

Perikardergüsse kommen meistens durch Wachstum per continuitatem eines Mediastinal- oder Lungentumors, seltener durch diffuse Perikardkarzinose zustande. Beim Einwachsen eines Tumors in das Perikard ist in erster Linie eine Strahlentherapie indiziert. Nur in strahlenresistenten Fällen können auch Zytostatika intraperikardial gegeben werden. Die sonst intrakavitär applizierten Dosen müssen jedoch bei intraperikardialer Applikation um mindestens 50% gesenkt werden.

In den *Liquorraum* können Zytostatika bei Meningealbefall direkt intrathekal, lumbal, suboczipital oder auch intraventrikulär eingebracht werden. Für die intrathekale Chemotherapie eignet sich Methotrexat und Cytosinarabinosid. Die neurologischen Komplikationen bei intrathekaler Chemotherapie wie Arachnoiditis, Neuropathien bis zur Paraplegie können zum einen durch die Zytostatika selbst oder aber deren Konservierungsmittel verursacht werden.

Infusions- und Perfusionschemotherapie

Eine Vielzahl von malignen Erkrankungen führt im frühen oder im späten Stadium zu einer Metastasierung in die Leber. Die Häufigkeit wechselt in Abhängigkeit von der Primärlokalisation, der Art und der Größe des Karzinoms. Die Leber scheint für zirkulierende maligne Zellen einen wirksamen Filter darzustellen. In Sektionsstatistiken finden sich bei Adenokarzinomen des Vena-portae-Typs in etwa 40% als einzige Fernabsiedlung Lebermetastasen. Lebermetastasen verschlechtern ganz erheblich die Prognose der Erkrankung, und es ist im allgemeinen das Wachstum dieser Metastasen, das die Lebenserwartungen des Patienten limitiert.

Sowohl der arterielle als auch der portale Zugang sind für eine regionale Chemotherapie geeignet: Zur *intraarteriellen* Langzeitinfusion wird ein oder mehrere Katheter in die arteriellen Zuflüsse der Leber transkutan über periphere Arterien (A. femoralis, A. brachialis) oder nach chirurgischer Intervention direkt in die A. hepatica eingeführt. Die Katheter werden über tragbare - in neuester Zeit auch über subkutan implantierbare - Pumpen mit Zytostatikum kontinuierlich gespeist.

Für die *portale* Langzeitinfusion der Leber werden derzeit zwei Zugänge benutzt:
a) der Katheter wird von der Kolonarkadenvene (durch Laparotomie durch Sondierung einer Kolonvene) bis in die V. portae vorgeschoben und in dieser Position endgültig fixiert.
b) Alternativ bietet sich die Rekanalisierung der Umbilikalvene (obliterierte Zentralvene des Lig. teres hepatis) an. Bei normaler Größe der Leber gelingt es, in über 90% der Fälle das Lig. teres hepatis oberhalb des Nabels paramedian freizulegen. Der Eingriff wird in Lokalanästhesie durchgeführt und bietet die Möglichkeit, den Dauerkatheter beliebig oft ambulant zu wechseln, da sich das Lumen

der rekanalisierten Zentralvene reendotheli-siert. Die transumbilikale Sondierung gilt in der Literatur als technisch einfach, sicher und ohne gravierende Komplikationen. Damit bietet sich dieses Verfahren zur regionalen Dauerinfusion der Leber an und sollte gegen-über anderen Zugängen zum Pfortadersystem vorgezogen werden (48). In der regionalen Zytostatikatherapie der Lebermetastasen ha-ben sich Fluorouracil und Floxuridine als be-sonders wirksame Medikamente erwiesen. Beim Versagen dieser Therapie kann auch Adriamycin als Mittel der zweiten Wahl per-fundiert werden. Bei Metastasen von Mam-makarzinomen scheint dagegen Adriamycin das Mittel der ersten Wahl und der Therapie mit Fluorouracil und Floxuridine überlegen zu sein. Die Infusion kann so lange fortge-setzt werden, bis die applizierbare Maximal-dosierung erreicht ist oder bis Nebenwirkun-gen auftreten. Zu einer Dosisreduktion oder zu einer Beendigung der Infusion können führen (120, 124):

- Leukozytopenie und/oder Thrombozyto-penie,
- rascher Anstieg der Transaminasen, spe-ziell der Gamma-GT und der alkalischen Phosphatase im Serum,
- Gastrointestinalsymptome: Durchfälle, starke Oberbauchbeschwerden, Stomatitis aphthosa,
- Dislokation, Verschluß oder Bruch des Ka-theters,
- Pumpendefekte.

Die Therapie muß ebenfalls abgebrochen werden, wenn die Therapie sich als unwirk-sam herausstellt und ein Progreß der Erkran-kung trotz der therapeutischen Maßnahmen nachgewiesen wird.

Chemosensibilitätstestung

Angesichts einer schwer überschaubaren Fülle an Vorschlägen zur Chemotherapie menschli-cher Malignome ist die Hoffnung des klinisch tätigen Onkologen auf einen zuverlässigen In-vi-tro-Test, der bereits vor Behandlungsbeginn Auskunft über die Effektivität der beabsichtigten Chemotherapie erteilt, verständlich.

In diesem Sinne haben zahlreiche Arbeitsgrup-pen versucht, die Sensibilität bzw. Resistenz ei-nes Tumors gegenüber verschiedenen Zytostati-ka durch prätherapeutische Tumortestungen mit dem Ziel vorherzusagen, eine optimale, indivi-dualisierte Behandlung durchführen zu kön-nen.

Um dieses Ziel zu erreichen, sind die verschie-densten Wege beschritten worden. Mitte der 60er Jahre wurde von LIMBURG u. BRACHETTI Gewebe- und Organkulturverfahren erstmalig in der gynäkologischen Onkologie zur Zytostatika-testung eingesetzt und weiterentwickelt (102).

Die damals entwickelten Verfahren entsprachen jedoch für die klinisch-praktische Tätigkeit letzt-lich nicht den in sie gesetzten Erwartungen.

Gegenwärtig stehen heute für den klinischen Einsatz folgende Verfahren zur Verfügung:

In-vitro-Testverfahren:
- der biochemische Kurzzeit-Inkubations-Assay (3stündige Inkubation von Tumorzellsuspen-sionen),
- der Soft-Agar-Tumorzell-Kolonie-Assay als spezielle Gewebekulturmethode (6 bis 28 Tage Kultur von Tumoreinzelzellsuspensionen).

In-vivo-Testverfahren:
- Heterotransplantationsassay (Tumortrans-plantation auf Nu-nu-Tiere, 3 bis 12 Wochen Versuchsdauer),
- der subrenale Kapseltransplantationsassay (Tumortransplantation auf „normale" Tiere; 6 Tage Versuchsdauer).

Bei der Kurzzeit-Inkubationsmethode nach VOLM (175, 176, 177) wird der Einbau radioaktiv markierter Nukleinsäurevorläufer in Tumorzel-len unter dem Einfluß verschiedener Zytostatika in unterschiedlichen Dosierungen gemessen und mit einem unbehandelten Kontrollansatz vergli-chen. Das Ausmaß der Einbauhemmung durch die Zytostatika wird als Maßstab der individuel-len antineoplastischen Effektivität der jeweiligen Substanz gewertet.

Im Soft-Agar-Tumorzell-Kolonie-Assay (61, 150, 151), der 1977 erstmalig von HAMBURGER u. SAL-MON beschrieben wurde, kann ein sichtbares Wachstum von Tumorzellen und dessen Beein-flussung durch Zytostatika in physiologisch ad-äquater Dosierung über längere Zeiträume ver-folgt werden. Die meist mechanisch präparierte Tumorzellsuspension wird 1 bis 2 Stunden mit einem Zytostatikum inkubiert und anschließend in eine sogenannte 2-Schichten-Agar-Gewebe-kultur überführt. Zwischen den beiden Agar-schichten kommt es nach wenigen Tagen zum Auswachsen von sogenannten Zellhaufen, wel-che anschließend zu sogenannten Tumorzellko-lonien auswachsen. Das getestete Zytostatikum ist um so effektiver, je weniger Tumorzellkolo-nien im Vergleich zu einer Kontrollkultur ange-wachsen sind.

Bei dem Heterotransplantationsassay (5, 6, 7, 44, 93) bei Nu-nu-Tieren wird menschliches Tumor-material auf immuninkompetente Mäuse über-impft. Diese thymusaplastischen Tiere weisen ei-nen Defekt ihres zellulären Immunsystems auf und können das Heterotransplantat nicht absto-ßen. Das subkutan im Bereich der vorderen Milchleiste der Tiere transplantierte Tumormate-rial kann mehrfach passagiert und damit vermehrt werden. Es ist dabei jedoch nicht auszuschließen, daß eine Veränderung im biologischen Verhalten des transplantierten menschlichen Tumors während der einzelnen Passagen erfolgt. Der Vorteil dieses In-vivo-Modells liegt darin, daß die verschiedensten therapeutischen Ansätze, Metabolismus, Pharmakokinetik und Pharmakodynamik der zu untersuchenden Medikamente bestimmt werden können.

Beim subrenalen Kapsel-Assay (13) werden Tumorgewebsfragmente unter die gut vaskulierte Nierenkapsel von normalen Mäusen transplantiert. Das Auswachsen dieser Gewebsfragmente unter dem Einfluß gleichzeitig applizierter Zytostatika wird nach 6 Tagen beurteilt. Da die Tumoren auf immunkompetente normale Mäuse transplantiert werden, muß die Beurteilung der medikamentösen Wirkung auf das Tumorwachstum nach 6 Tagen erfolgen, um eine immunologische Abwehrreaktion gegen das Heterotransplantat weitgehend auszuschließen, die Fehlmessungen verursachen kann.

Wertung der Testverfahren

Mit Hilfe der In-vitro- bzw. In-vivo-Testmethoden lassen sich die verschiedenen menschlichen Tumoren nicht in gleicher Weise auf ihre Chemosensibilität testen. Die klinische Anwendbarkeit der Testsysteme ist abhängig von den jeweiligen Angeh- und Testraten. So findet sich für den Soft-Agar-Tumorzell-Kolonie-Assay eine Angehrate von 65% mit einer Testrate von 30 bis 70%, während sich beim Heterotransplantationsassay auf Nu-nu-Mäuse bei einer Gesamtangehrate von 35% nur 10 bis 25% der Tumoren austesten lassen. Die Testrate für den biochemischen Kurzzeit-Inkubations-Assay und für den subrenalen Kapselassay liegt zwischen 65 und 95% (83, 137, 142, 156). Faßt man die Vor- und Nachteile der einzelnen Testverfahren für die klinische Sensibilitätstestung maligner Tumoren zusammen, so ergibt sich für die einzelnen prätherapeutischen Testungen folgende Wertigkeit (Tab. 14).

Klinische Anwendbarkeit

Für einen routinemäßigen klinischen Einsatz von „Prädictiv-Tests" sind z. Zt. nur der biochemische Kurzzeitassay und der Tumorzellkolonieassay bei menschlichen Tumoren von gewisser Bedeutung. Über den subrenalen Kapselassay liegen noch zu wenige verläßliche Untersuchungen vor. Vergleichende klinische Studien – überwiegend retrospektiver Art – zeigen, daß mit den genannten Testsystemen eine Testaussage „Chemoresistenz" mit 71 bis 100% Genauigkeit besser mit dem klinischen Verlauf übereinstimmt als die Voraussage einer „Chemosensibilität" mit einer Genauigkeit von 44 bis 89% der In-vitro-/In-vivo-Korrelation. Die In-vivo-Voraussagegenauigkeit von Sensibilität und Resistenz wird bei den verschiedenen Testsystemen durch eine Reihe von Störfaktoren mehr oder minder beeinträchtigt (110):

1. Laboratoriumstechnische Probleme:
Zytostatikatestungen müssen an frischem, chirurgisch gewonnenem Tumormaterial durchgeführt werden, woraus sich verschiedene technische und zeitliche Probleme ergeben können.

2. Theoretische Probleme:
Bei der Zytostatikasensibilitätstestung wird versucht, unter einer Vielzahl von Medikamenten das wirksamste herauszufinden. Es ist jedoch bis heute nicht geklärt, ob dies mit den bekannten Testverfahren überhaupt möglich ist oder ob nur zwischen chemosensiblen und chemoresistenten Tumoren unterschieden werden kann. Einschränkend muß hier hinzugefügt werden, daß die In-vivo-Voraussagegenauigkeit von Sensibilität und Resistenz wesentlich von der Heterogenität des Tumors, d. h. vom gleichzeitigen Vorhandensein sensibler und resistenter Tumorzellpopulationen abhängt. Man muß sich hier die Frage stellen, ob die in den Testsystemen beobachtete unterschiedliche Empfindlichkeit der Tumoren gegenüber verschiedenen Zytostatika nicht ausschließlich mit der unterschiedlichen

Tabelle 14 Wertigkeit verschiedener Methoden zur prätherapeutischen Testung maligner menschlicher Tumoren (nach *Kaufmann* [83])

Methode:	Biochemischer Kurzzeit-Inkubations-Assay	Soft-Agar-Tumorzell-Kolonie-Assay	Heterotransplantationsassay bei Nu-nu-Tieren	Heterotransplantationsassay (subrenal) bei normalen Tieren
einfach, billig	+ +	–	– –	–
rasches Testergebnis	+	(+)	–	+
Test an „Originaltumorzellen"	+	(+)	–	+
Angeh- bzw. Testrate	+	(+)	–	+
In-vivo-Simulation	–	–	+	+
Im klinischen Routinebetrieb praktikabel	+	+	–	+
Für Grundlagenforschung brauchbar (z. B. Zytostatika-Screening)	(+)	+	+	+

Zellkinetik der Tumoren erklärt werden kann und ob Unterschiede der Zytostatikawirkungen nicht auf unterschiedliche Wirkungen dieser Substanzen auf sich teilende oder ruhende Zellen zurückzuführen sind (110). Aufgrund der vorliegenden Daten kann also zum jetzigen Zeitpunkt nicht entschieden werden, ob eine in vitro gefundene Chemoresistenz eine allgemein gültige Aussage über eine fehlende Wirkung verschiedener zytotoxischer Chemotherapieschemata erlaubt und wirklich medikamentenspezifische Resistenzen vorliegen, die auch vorausgesagt werden können (110, 116). Es steht zu hoffen, daß in prospektiv randomisierten Studien die Wertigkeit der genannten prädiktiven Testmethoden eindeutig nachgewiesen werden kann. Bis zu diesem Zeitpunkt muß für die Therapieplanung neben der Chemoresistenz- und Sensibilitätsbestimmung, morphologische Kriterien, histologischer und zytologischer Differenzierungsgrad, Steroidhormonrezeptorbesatz und die Bestimmung der Proliferationsrate durch Bestimmung des Anteils der S-Phase Zellen mit Hilfe des Impulszytophotometers, durch die Auszählung der Anzahl der markierten Zellen mit Hilfe der Autoradiographie (Markierungsindex) oder durch die Bestimmung der Wachstumsfraktion mit Hilfe von monoklonalen Antikörpern herangezogen werden.

Derzeitige Möglichkeiten einer systemischen Chemotherapie bei gynäkologischen Malignomen und beim Mammakarzinom

Mammakarzinom

Das Mammakarzinom gehört zu den chemotherapiesensiblen Neoplasien.
Dies ist seit den Publikationen von GREENSPAN (56) und derjenigen von COOPER (28) bekannt. Insbesondere die Arbeit von COOPER, der mit einer systemischen Kombinationschemotherapie aus Cyclophosphamid, Methotrexat, Fluorouracil, Vincristin und Prednison (CMFVP) bei 60 Patientinnen mit metastasiertem Mammakarzinom eine Remissionsrate von 90% beschrieb, löste eine Flut von Folgeuntersuchungen mit den in der ursprünglichen Fünferkombination verwendeten Medikamenten in allen denkbaren Variationen in unterschiedlicher Dosierung, Sequenz und Applikation aus. Die bislang mit diesen Medikamenten vorliegenden Studienergebnisse lassen sich wie folgt zusammenfassen: Mit Hilfe dieser systemischen Chemotherapie läßt sich das metastasierte Mammakarzinom zwar nur in wenigen Ausnahmefällen heilen, jedoch

kann diese Therapieform unter Berücksichtigung einer Reihe prognostischer Faktoren (s. unten) lebensverlängernd wirken.
Es zeigt sich darüber hinaus, daß Cyclophosphamid, Methotrexat und 5-Fluorouracil (CMF) die wirksamsten Medikamente der ursprünglichen Fünferkombination von COOPER sind und diese Dreierkombination der Fünferkombination gleichwertig ist. Der Zusatz von Prednison zu CMF kann wahrscheinlich die Resultate geringfügig verbessern, zumal durch den Zusatz des Cortisons die Toleranz der Zytostatika erhöht und eine Dosisreduktion verhindert werden kann.
Es kann somit festgehalten werden, daß die systemische Verabreichung von Cyclophosphamid, Methotrexat und 5-Fluorouracil ggf. unter Zusatz von Prednison beim metastasierten Mammakarzinom eine wirksame Chemotherapiekombination darstellt, die auch heute durchaus als Therapie der ersten Wahl insbesondere bei bekannten ungünstigen Prognosefaktoren wie hormonrezeptornegativem Tumorbefund, gemischter oder viszeraler Metastasierung (z. B. Leber- und Hirnmetastasen), raschem Tumorwachstum, rezidivfreiem Intervall von weniger als 2 Jahren, Prämenopausenstatus, inflammatorischem Mammakarzinom, familiärem Mammakarzinom oder bei Erfolglosigkeit einer hormonellen Therapiemaßnahme zum Einsatz kommen sollte.
Neue Aspekte in der Auswahl der optimalen Chemotherapiekombination für das metastasierte Mammakarzinom ergaben sich durch Einführung von Adriamycin als hochwirksames Zytostatikum ab 1975 (11, 78). Bei zusätzlicher Applikation von Adriamycin in Kombination mit Cyclophosphamid, Methotrexat und 5-Fluorouracil fanden sich im Mittel 10–20% höhere Remissionsraten, als bei der alleinigen Verwendung der bekannten CMF-haltigen Kombinationen zu erwarten waren. Diese verbesserten Remissionsraten sind jedoch mit einer erhöhten Toxizität, insbesondere der durch Adriamycin verursachten Kardiotoxizität belastet, so daß trotz der bisher zu diesem Thema vorliegenden zahlreichen Studien nicht global entschieden werden kann, ob als Ersttherapie eine CMF-(VP-)Kombination oder eine Adriablastinkombination zum Einsatz kommen sollte (10, 19, 114). Die Entscheidung, welche systemische chemotherapeutische Kombination beim metastasierten Mammakarzinom als Therapie der ersten Wahl eingesetzt werden sollte, wird heute darüber hinaus dadurch erschwert, daß seit etwa 2 Jahren nebenwirkungsärmere Adriamycinabkömmlinge wie z. B. das 4-Epirubicin zur Therapie zur Verfügung stehen, von denen entweder gleich hohe Ansprechraten bei geringerer Toxizität oder höhere Ansprechraten bei gleicher Toxizität erwartet werden können.

Trotz der Vielzahl der uns vorliegenden, sorgfältig geplanten, prospektiv randomisierten klinischen Studien in der Behandlung des metastasierten Mammakarzinoms sind wir heute kaum in der Lage, im Einzelfall – um den es sich ja jeweils handelt – aufgrund fester Daten die für diesen Fall optimale Therapieentscheidung zu fällen. Festgestellt werden kann, daß die Chemotherapie ihren festen Platz im gesamten Konzept der Behandlungsmaßnahmen des metastasierten Mammakarzinoms hat und daß der onkologisch tätige Arzt sehr gute Kenntnisse über Wirkungsweise, therapeutisches Spektrum und Toxizitätsrisiken haben muß, um kritisch und sachgemäß den Einsatz dieser Medikamente zur Verbesserung der Therapieergebnisse beim metastasierten Mammakarzinom einsetzen zu können.

Die Tatsache, daß durch die aggressiven chemotherapeutischen Maßnahmen das metastasierte Mammakarzinom nur in wenigen Ausnahmefällen heilbar ist und daß das Schicksal der Patientin bereits durch die bei der Operation vorhandenen, jedoch klinisch erst sich später manifestierenden Fernmetastasen bestimmt wird, hat dazu geführt, die beim metastasierten Mammakarzinom als wirksam nachgewiesenen Chemotherapiekombinationen „adjuvant", d.h. mit dem Ziel der Verbesserung der Ergebnisse der Primärtherapie, direkt postoperativ einzusetzen. Diese prophylaktische systemische Chemotherapiemaßnahme hat die Vernichtung okkulter Mikrometastasen vor ihrer klinischen Manifestation bzw. ihrer Erkennbarkeit zum Ziel. Erste Untersuchungen in diesem Sinne wurden von NOER (129) über die Wirksamkeit von Thiotepa mitgeteilt. Erste randomisierte Studien wurden 1958 von dem National Surgical Adjuvant Breast-Project (NSABP) mit einer kurzfristigen perioperativen Verabreichung von Thiotepa über 3 Tage und von NISSEN-MEYER mit einer ebenfalls kurzfristigen Cyclophosphamidtherapie über 6 Tage postoperativ begonnen. In der NSABP-Studie konnte lediglich ein gewisses Hinausschieben der Rezidivhäufigkeit bis zum dritten Jahr (49, 50) nachgewiesen werden. NISSEN-MEYER (128, 129) konnte nach 20 Jahren Beobachtungsdauer (Abb.4) eine signifikante Verbesserung der Überlebensrate um etwa 12% in der mit Endoxan behandelten Gruppe im Vergleich zur unbehandelten Kontrollgruppe nachweisen.

In der Folgezeit wurde eine Vielzahl adjuvanter systemischer Therapieverfahren beim Mammakarzinom auf ihre Wirksamkeit hin überprüft (24, 34). Besonders erwähnenswert scheinen in diesem Zusammenhang die nach 1958 in der NSABP-Studiengruppe in den USA durchgeführten adjuvanten Therapiestudien zu sein, bei denen insgesamt 9000 Patientinnen kontrolliert,

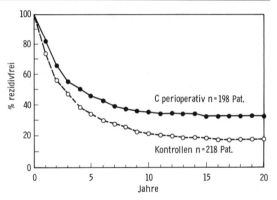

Abb. **4** Rezidivfreies Überleben nodalpositiver Mammakarzinompatientinnen bis Juli 1985, Kontrolle vs Cyclophosphamid (C), perioperativ, alterskorrigierte Kurven (nach Nissen-*Meyer* [12])

Tabelle **15** Prozentuale rezidivfreie Überlebenszeit nach der Mailänder Studie (nach *Bonadonna* [15] Ergebnisse nach 10 Jahren)

	Kontrolle 179 Patienten	CMF 12× 207 Patienten
N 1–3	31	43
N 4–10	23	34
N > 10	11	11
Prämenopausal	31	48
Postmenopausal	32	38
Total	31	43

in Studien behandelt und analysiert worden sind. In den einzelnen sehr systematisch aufgebauten Studien konnte gezeigt werden, daß Patientinnen mit einer adjuvanten Monochemotherapie deutlich bessere Therapieergebnisse aufweisen als die unbehandelte Kontrollgruppe, was für die primäre Wirksamkeit der adjuvanten systemischen Therapieverfahren spricht. Darüber hinaus führt die Aufnahme von Adriamycin in adjuvante Chemotherapiekombinationen zu deutlichen Wirkungssteigerungen dieser Therapieform. Ähnlich eindrucksvoll sind die Ergebnisse der 1973 in Mailand von BONADONNA und Mitarb. inaugurierten adjuvanten Chemotherapiestudie, bei der eine CMF-Kombinations-Chemotherapie adjuvant zum Einsatz kam. Die kürzlich veröffentlichten 10-Jahres-Erfahrungen liegen aus dieser Studiengruppe nunmehr vor (14, 15, 16) (Tab.16). Hier zeigt sich, daß der größte Nutzen einer adjuvanten Therapie bisher mit 6 Zyklen CMF bei 1–3 befallenen Lymphknoten in der Axilla bei prämenopausalen Frauen erzielt werden konnte (Tab.16). 1985 wurden weltweit fast alle randomisierten adjuvanten Therapiestudien beim Mammakarzinom in Washington gemeinsam ausgewertet (84). Bezüglich der adjuvanten Chemotherapiestudie

Tabelle **16**   Prozentuale rezidivfreie Überlebenszeit 6 versus 12 Zyklen CMF (nach *Bonadonna* [15] Ergebnisse nach 8 Jahren)

	12 × CMF 243 Patienten	6 × CMF 216 Patienten
N 1–3	60	62
N 4–10	26	44
N > 10	11	50
Prämenopausal	49	56
Postmenopausal	40	50
Total	46	55

konnte auf diesem Consensus-Meeting folgende Empfehlung ausgesprochen werden:
1. Eine Kombinationschemotherapie kann für prämenopausale und nodalpositive Frauen, unabhängig vom Hormonrezeptorstatus, als Standardtherapie angesehen werden.
2. Für prämenopausale und nodalnegative Patientinnen wird eine adjuvante Therapie nicht generell empfohlen. Für bestimmte „Highrisk"-Patientinnen dieser Gruppe kann jedoch eine adjuvante Chemotherapie notwendig sein.
3. Für postmenopausale und nodalpositive Frauen mit negativem Hormonrezeptorbesatz kann eine Chemotherapie adjuvant in Betracht kommen, sie ist jedoch derzeit noch nicht als Standardtherapie zu empfehlen.

Das am häufigsten angewandte und analysierte Schema ist das CMF-Schema. Eine optimale Dauer der adjuvanten Therapie wurde noch nicht definiert. Klinische Studien haben gezeigt, daß Laufzeiten einer adjuvante Therapie über ein Jahr hinaus nicht indiziert sind, es kann sogar angenommen werden, daß eine kürzere Therapiedauer von z.B. 6 Monaten vergleichbare Effektivität besitzt wie chemotherapeutische Maßnahmen mit einer Dauer bis zu 12 Monaten und mehr (Tab. 16).

Ovarialkarzinom

Einen besonderen Stellenwert nimmt heute die Chemotherapie in der Behandlung des Ovarialkarzinoms ein. Bei einer großen Zahl von Ovarialkarzinomen scheint das Überleben allein von der Wirksamkeit zytostatischer Substanzen abzuhängen, so daß man auch das Ovarialkarzinom eindeutig zu den chemotherapiesensiblen Neoplasien in unserem Fachgebiet rechnen muß. Die Chemosensibilität ist vom histologischen Tumortyp, der Resttumormasse und dem morphologischen Differenzierungsgrad abhängig. Ob der Nachweis von Steroidhormonrezeptoren auch zur Indikationsstellung einer Chemotherapie beim Ovarialkarzinom herangezogen werden kann, ist derzeit ungeklärt.

Nach dem derzeitigen Wissensstand ergeben sich für den Einsatz systemischer Zytostatikakombinationen beim Ovarialkarzinom ähnlich wie beim Mammakarzinom folgende zwei Indikationen:
1. als Palliativbehandlung bei operativ und/oder radiologisch inkurablen Ovarialkarzinomen und
2. als adjuvante chemotherapeutische Maßnahme als Ergänzung eines operativ und/oder radiologischen kurativen Behandlungskonzeptes.

Die systemische palliative Chemotherapie des Ovarialkarzinoms kann als Monotherapie oder als Kombinationschemotherapie durchgeführt werden. Beim Einsatz alkylierender Pharmaka wie Cyclophosphamid, Melphalan, Triosulfan oder Chlorambucil werden in der Literatur (21, 82, 149) Remissionsraten zwischen 30 und 70% beschrieben. Cisplatin, Hexamethylmelamin, Adriamycin und 5-Fluorouracil sind dagegen als Monotherapeutikum deutlich geringer wirksam (bis maximal 40% komplette und partielle Remissionen) (Übersicht bei 20, 138, 158).

Kombiniert angewendet wurden am häufigsten Cyclophosphamid und 5-Fluorouracil (162), Adriamycin und Cyclophosphamid (2), Cyclophosphamid, Adriamycin und Cisplatin (40, 113), Cyclophosphamid, Hexamthylmelamin, Adriamycin und Cisplatin (18, 181) und Endoxan und Cisplatin (31). Zusammenfassend läßt sich feststellen, daß durch die Einführung von Cisplatin in die palliative Kombinationstherapie des Ovarialkarzinoms die Remissionsraten verbessert und die Überlebenszeiten der Patientinnen verlängert werden konnten. Übereinstimmend ergaben sich mittlere Remissionsraten um etwa 80% bei einer mittleren Überlebenszeit von annähernd 24 Monaten. Wichtig ist darauf hinzuweisen, daß offenbar durch diese Kombinationstherapeutika komplette Remissionen im Mittel von 38% erzielt werden können (138). Die adjuvante systemische Chemotherapie beim primär radikal operierten Ovarialkarzinom ist – vergleichbar der adjuvanten Therapie beim Mammakarzinom – Bestandteil eines kurativen Therapiekonzeptes als Ergänzung radikaler operativer Behandlungsverfahren zur Beseitigung der vorhandenen, jedoch noch nicht klinisch manifesten Mikrometastasen. Beweiskräftige Studien (32, 133) zum Wert einer adjuvanten Chemotherapie beim radikal operablen Ovarialkarzinom liegen derzeit nicht vor. Patientinnen mit gut differenzierten Ovarialkarzinomen im Stadium I a, I b und evtl. auch II a bedürfen nicht unbedingt einer adjuvanten systemischen chemotherapeutischen Maßnahme, da sie per se durch die Primärtherapie eine Heilungschance von etwa 80% besitzen. Bei Patientinnen mit entdifferenzierten Ovarialkarzinomen und bei allen übrigen Patientinnen im Stadium I, II und Stadium III erscheinen adjuvante chemotherapeutische Maßnahmen vertretbar, da die primären Heilungsraten dieses Patientenkollektivs ohne adjuvante Therapie bei weniger als 50% liegen (71).

Der Beginn einer adjuvanten Chemotherapie sollte möglichst früh postoperativ bis 8 Tage nach der Operation erfolgen und sich über einen Zeitraum von 6–12 Monaten erstrecken. Ob eine adjuvante systemische Chemotherapie als Monotherapie mit Alkylantien (z. B. Cyclophosphamid) oder als aggressivere Polychemotherapie zu besseren Behandlungsergebnissen führt, kann zum derzeitigen Zeitpunkt in Ermangelung beweisender kontrollierter Studien nicht beantwortet werden.

Korpuskarzinom

Auch für die systemische Behandlung maligner Tumoren des Corpus uteri lassen sich palliative Therapiemaßnahmen bei ausgedehnten Tumoren von adjuvanten therapeutischen Modalitäten als Ergänzung zur kurativen operativen und/oder radiologischen Primärbehandlung unterscheiden.

Die systemische palliative Chemotherapie hat bei Patientinnen mit Endometriumkarzinomen bisher noch zu keinen überzeugenden Behandlungsergebnissen geführt (159). Eine Ursache dafür mag darin zu sehen sein, daß fortgeschrittene Endometriumkarzinome bislang überwiegend nur einer Monotherapie unterzogen wurden, deren Effizienz bei den häufig hochdifferenzierten Tumoren mit Remissionsraten bis zu 20% eher enttäuschend war (37). Auch die Einführung von neuen Zytostatikakombinationen wie Adriblastin und Endoxan (AC), Vincristin, Adriblastin und Endoxan (VAC), Endoxan, Adriblastin und 5-Fluorouracil (CAF) sowie Cisplatin, Adriblastin und Endoxan (PAC) konnten die Remissionsraten nur auf etwa 50% erhöhen (3, 157) und waren bei den zumeist älteren Patientinnen mit zusätzlichen internistischen Begleiterkrankungen nicht selten mit gravierenden Nebenwirkungen wie Kardiotoxizität und Nephrotoxizität belastet. Insgesamt ist bis heute die tatsächliche Effizienz der systemischen palliativen Chemotherapie beim Endometriumkarzinom noch nicht exakt abzuschätzen. Als Trend läßt sich feststellen, daß adriamycinhaltige Schemata besonders wirksam zu sein scheinen (121). Da die vielfach morphologisch hochdifferenzierten Endometriumkarzinome nur wenig chemosensibel sind, sollte möglichst mit einer aggressiven Polychemotherapie – wenn sie überhaupt indiziert und durchführbar ist – begonnen werden. An erster Stelle scheint die Kombination von Adriamycin und Cyclophosphamid (78) zu

stehen. Verbietet sich die Applikation von Adriamycin aufgrund kardiologischer Begleiterkrankung oder einer bekannten Kardiotoxizität, so muß ein Behandlungsversuch mit einer Kombination von Endoxan, Methotrexat, 5-Fluorouracil z. B. CMF-Schema nach BONADONNA (16) unternommen werden.

Systemische chemotherapeutische Maßnahmen bei Endometriumkarzinom sind bisher niemals adjuvant eingesetzt worden. Hier müssen die klinischen Erfahrungen mit der systemischen Chemotherapie als palliative Maßnahme abgewartet werden, bevor diese Kombinationen eventuell in die Adjuvanztherapie des Endometriumkarzinoms Eingang finden können.

Zervixkarzinom

Seit mehr als 30 Jahren wird versucht, bei operativ bzw. radiologisch ausbehandelten Patientinnen mit rezidiviertem, progredientem oder metastasiertem Zervixkarzinom mit Hilfe einer systemischen palliativen Chemotherapie den weiteren Krankheitsverlauf günstig zu beeinflussen. Aufgrund der Tumorausbreitung im kleinen Becken mit häufig narbiger oder tumorös bedingter Ureterenobstruktion und eingeschränkter Nierenfunktion und häufig strahlenbedingter Schädigung der Knochenmarksreserve sind chemotherapeutische Palliativmaßnahmen bei diesen Patientinnen besonders problematisch. Die in der Literatur vorliegenden Studien, im wesentlichen an kleinen Fallzahlen durchgeführt, wurden erst kürzlich von UMBACH u. Mitarb. analysiert. Insgesamt wurden mehr als 3000 Patientinnen mit 14 verschiedenen Zytostatika in annähernd 40 Formen der Mono- oder Kombinationschemotherapie behandelt. Die mittlere Remissionsrate aller Studien zusammen lag bei 25,5%. Die höchsten mittleren Remissionsraten von bis zu 45% wurden durch den systemischen Einsatz cisplatin- oder bleomycinhaltiger Kombinationschemotherapieschemata erreicht. Es handelte sich hier größtenteils um partielle Remissionen, wobei eine Remissionsdauer zwischen 4 und 8 Monaten und eine mediane Überlebenszeit zwischen 3 und 9 Monaten angegeben wird. Zusammenfassend kann festgestellt werden, daß die Frage, ob eine systemische palliative Chemotherapie zu einer Lebensverlängerung bei Patientinnen mit fortgeschrittenen Zervixkarzinomen führt, durch das Nichtvorhandensein prospektiv randomisierter Studien gegenwärtig nicht schlüssig zu beantworten ist. Da unter diesen Chemotherapiekombinationen durchaus gravierende Nebenwirkungen, in Einzelfällen auch Todesfälle beobachtet wurden, muß die Indikation zur palliativen systemischen Chemotherapie bei Plattenepithel- und Adenokarzinomen der Cervix uteri zum jetzigen Zeitpunkt sehr eng gestellt werden und sollte nur stationär und ausschließlich im Rahmen klinischer Studien durchgeführt werden.

Über den Einsatz einer systemischen Chemotherapie als adjuvante Therapiemaßnahme beim Zervixkarzinom liegen bisher nur Einzelveröffentlichungen vor (173), die eine Aussage zum Wert dieser Therapieform bei diesem Organmalignom nicht zulassen.

Chorionkarzinom

Das Chorionkarzinom ist der auf eine zytostatische systemische Therapie am besten reagierende gynäkologische Tumor. Wichtigste Kriterien für die Prognose sind der möglichst frühzeitige Therapiebeginn in ausreichend hoher Dosierung und die regelmäßige Kontrolle der 24-Std.-Ausscheidung von humanem Choriongonadotropin (HCG).

Bei nicht metastasierten oder regional metastasierten Chorionkarzinomen kann eine Monotherapie mit Methotrexat vertreten werden (115, 157, 164):

1. niedrige Dosierung von Methotrexat 15 mg/m² i.v. mit Wiederholung nach 3 Wochen,
2. mittelhohe Dosierung mit Methotrexat 75 mg/m² 6mal in jeweils 8stündigen Abständen i.v. unter Leukovoringabe und ebenfalls Wiederholung des Schemas nach 3 Wochen.

Bei fortgeschritteneren Stadien empfiehlt sich primär der Einsatz einer Kombinationschemotherapie aus Methotrexat, Lyovac-Cosmegen und Puri-Nethol, oder die ultrahohe Applikation von 500–2000 mg/m² Methotrexat als Infusion über 4 Stunden mit Leukovorin-Rescue (157). Nach Normalisierung des Blutbildes und nach Abklingen der oft schweren Schleimhautulzerationen sollte möglichst rasch mit einem neuen Therapiezyklus begonnen werden. Auch sollte man sich keinesfalls durch die erheblichen, aber reversiblen Nebenwirkungen zu einem Therapieabbruch verleiten lassen, da auch bei fortgeschrittenen metastasierten Fällen durch die alleinige Chemotherapie eine Heilung des Chorionkarzinoms möglich ist und die subjektiven Beschwerden der meist jungen Patientinnen durch intensive symptomatische Behandlung und psychologische Betreuung beherrscht werden können.

Sarkome

Hohe Rezidivraten mit häufig ausgedehnter Dissemination nach erfolgter Primärtherapie und meist schnelles Wachstum scheinen eine Indikation für eine systemische Chemotherapie beim Sarkom darzustellen. Obwohl prospektiv-randomisierte klinische Studien zum Wert adjuvanter chemotherapeutischer Maßnahmen bei der Behandlung der Sarkome z. Zt. nicht vorliegen, empfiehlt sich doch bei Uterussarkomen der fortgeschritteneren Stadien und insbesondere bei „High-risk"-Patientinnen mit raschem Tumorwachstum und jüngerem Lebensalter unter 65 Jahren eine prophylaktische systemische Chemotherapie als Monotherapie beispielsweise mit Velbe (0,1–0,3 mg/kg KG und Woche i.v.) über 2 Jahre durchzuführen (115, 148, 174). Bei fortgeschritteneren Stadien mit Tumorpersistenz, Tumorrezidiv oder disseminierter Metastasierung muß bei erschöpfter konventioneller Therapie eine aggressive systemische Zytostatikatherapie unter stationären Bedingungen durchgeführt werden. Als Schema der Wahl empfiehlt sich hier die Kombinationschemotherapie mit Endoxan, Vincristin, Adriamycin, Dacarbacin (Cyvadic-Schema), mit dem annähernd 50% der Patientinnen in eine komplette oder partielle Remission gebracht werden können, wobei die mediane Überlebenszeit für Patientinnen mit kompletter Remission bei annähernd 26 Monaten, für die mit partieller Remission bei etwa 18 Monaten liegt (174).

Wie frühzeitig sollte eine adjuvante chemotherapeutische Maßnahme begonnen werden?

Die kurativen Möglichkeiten der alleinigen lokoregionären Primärtherapie des Mammakarzinoms und der gynäkologischen Karzinome haben sich in dem letzten Jahrzehnt nicht nennenswert verbessert. Die Ursachen dieser ernüchternden Tatsache sind darin zu sehen, daß bei einem Großteil der Patientinnen bereits zum Zeitpunkt der Diagnose eine disseminierte Mikrometastasierung mit okkultem Organbefall vorliegt. Dies hat dazu geführt, systemische Therapiemaßnahmen wie z. B. die chemotherapeutische Intervention, deren Wirksamkeit bei fortgeschrittenen Neoplasien nachgewiesen war, als Adjuvanz zur lokoregionären Primärtherapie einzusetzen.

Das der adjuvanten Systemtherapie zugrundeliegende theoretische Konzept geht auf MENDELSOHN (117) und SKIPPER (163) zurück. Sie konnten in tierexperimentellen Untersuchungen zeigen, daß kleine Tumoren, Tumorreste oder Mikrometastasen nach erfolgreicher Primärtherapie infolge ihres relativ hohen Anteils proliferierender Zellen, ihrer besseren Blutversorgung und ihrer höheren durchschnittlichen „Generation"-Zeit sensitiver gegenüber einer systemischen Chemotherapie sind als große Tumormassen. Auf der Basis dieses Konzeptes wurde in den letzten 10 Jahren eine Vielzahl systemisch wirkender, medikamentöser, adjuvanter Zusatzmaßnahmen im Anschluß an die lokoregionäre Primärversorgung beim Mammakarzinom, beim Ovarialkarzinom und beim Korpuskarzinom auf ihre Effektivität hin überprüft. In der Vielzahl ungelöster Probleme der adjuvanten Chemotherapie nimmt die Frage nach dem optimalen Timing, prä-, intra- oder wie bisher postoperativ einen zentralen Raum ein.

Als perioperative adjuvante Chemotherapie kann jede chemotherapeutische Maßnahme verstanden werden, die in einem zeitlichen Zusammenhang mit der Primäroperation steht. Generell ergeben sich folgende 3 Möglichkeiten:
- präoperativ (neoadjuvant),
- intraoperativ (vom Schnellschnitt bis 48 Stunden postoperativ) und
- postoperativ (adjuvant ab dem 6.–8. Tag postoperativ).

Das gemeinsame Ziel aller dieser perioperativen Therapiemodalitäten ist es, durch einen möglichst frühen Einsatz von klinisch wirksamen Zytostatika das rezidivfreie Intervall und die Gesamtüberlebenszeit der Patientinnen verlängern zu helfen.

Postoperative adjuvante Chemotherapie

Die klassische Form der adjuvanten Chemotherapie im Anschluß an die lokoregionäre Primärtherapie stellt die postoperative adjuvante Chemotherapie dar, die ab dem 6. bis 8. Tag postoperativ erstmalig verabreicht wird. Untersuchungen von BUZDAR u. Mitarb. (22) bei Patientinnen

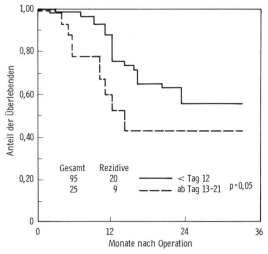

Abb. 6 Rezidivrate in Abhängigkeit vom Beginn der adjuvanten Chemotherapie (nach *Kaufmann* u. Mitarb. 85)

mit Mammakarzinomen zeigen, daß eine adjuvante Chemotherapie um so effektiver zu sein scheint, je früher diese im Anschluß an die Operation begonnen wird (Abb. 5). Patientinnen, die innerhalb der ersten 10 Wochen postoperativ Chemotherapie erhielten, zeigten ein deutlich längeres krankheitsfreies Intervall als Patientinnen, bei denen eine adjuvante Therapie nach mehr als 10 Wochen zum Einsatz kam. Dies gilt offenbar auch für die fortgeschrittenen Stadien des Ovarialkarzinoms und des Korpuskarzinoms, obwohl hierfür in der Literatur nur wenig Daten vorliegen.

Die Gynecological Breast Cancer Group (GABG, 85) fand darüber hinaus, daß die Rezidivhäufigkeit zumindest beim Mammakarzinom deutlich niedriger zu sein scheint, wenn eine adjuvante Chemotherapie vor dem 12. postoperativen Tag begonnen wird (Abb. 6). Aufgrund dieser Daten muß man davon ausgehen, daß der möglichst frühe Einsatz einer adjuvanten Chemotherapie postoperativ ab dem 6.–8. Tag die Ergebnisse dieser Therapieform verbessern kann.

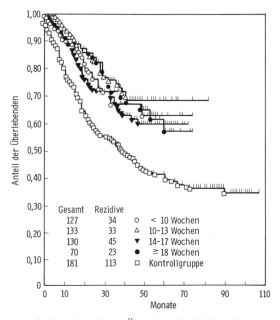

Abb. 5 Krankheitsfreies Überleben in Abhängigkeit vom Beginn der postoperativen adjuvanten Chemotherapie (nach *Buzdar* u. Mitarb. 22)

Intraoperative Chemotherapie

In konsequenter Weiterverfolgung der von MENDELSOHN (117) und SKIPPER (115) erarbeiteten Konzepte und den Resultaten der bislang vorliegenden adjuvanten postoperativen Therapiestudien muß man annehmen, daß durch einen intraoperativen Einsatz von Zytostatika weitere Verbesserungen der Heilungsziffern zu erreichen sind. Während und bis zu 48 Stunden nach der Operation verabreichten Zytostatika könnten hierbei folgendermaßen wirken:

Tabelle **17** Bisher vorliegende Studienergebnisse zur perioperativen Chemotherapie (nach *Kreienberg* [97])

Autoren	Jahr	Beginn	Schema	Beurteilung
Finney	1971	Tag −4 bis +5	END tägl. 2–3 mg/kg i.v. Gesamtdosis: 30 mg/kg	RFS nach 3 Jahren in Therapiegruppe schlechter
Rieche	1972	bei OP	END 400 mg i.v. Tag 0, dann 200 mg tägl. bis Gesamtdosis 1000 mg/kg	Lokalrezidive vermindert (12%/28%) RFS nach 3 Jahren bei N+ 45%/18% Effekt nur bei postmenopausalen Pat.
Yoshida u. Mitarb.	1973	bei OP	Mitomycin C i.v.	OAS nach 5 Jahren kein Effekt RFS (alle Gruppen) 96%/88% N+ 86%/64% N+ (3–7) 54%/44% N+ (mehr 8 LK) 20%/33%
Nissen-Meyer u. Mitarb.	1978	bei OP	END tägl. 5 mg/kg i.v. Tag 0 bis 5	OAS nach 16 Jahren 12% Gewinn in der Therapiegruppe, kaum NW
Koyama u. Mitarb.	1980	bei OP	Mitomycin C 0,6 mg/kg i.v. Tag 0, 3, 5 END 100 mg/tägl. p. os 3–4 Wochen post OP	RFS nach 5 Jahren bei prämenopaus. Pat. besser RFS N+ 84,8%/57,3% N− und N+ (mehr 4 LK) schlechter

– Schädigung der nach Entfernung der Primär-
tumormasse noch vorhandenen und gegenüber Zytostatika sensitiveren Mikrometastasen (hoher Anteil proliferierender Zellen, bessere Blutversorgung, höhere Generationszeit);
– Zerstörung von Zellklonen, die zur Metastasierung befähigt sind und die während der
Operation in Zirkulation gelangen und
– Schädigung von Tumorzellen in der Zirkulation, die primär nicht zu einer Mikrometastasierung befähigt gewesen wären, jedoch durch
Narkose und Operation (Immunologie, Hyperkoagulabilität) einen Metastasierungsvor-
teil haben.

Die Effektivität der intraoperativen adjuvanten
Chemotherapie wurde bislang in einer Reihe älterer, jedoch randomisierter Studien überwiegend beim Mammakarzinom überprüft (Tab. 17).
Aufgrund der in dieser Tabelle zusammengestellten Studienergebnisse scheint eine intraoperative
adjuvante Chemotherapie offenbar effektiv zu
sein. Da die dargestellten Studien im wesentlichen jedoch eine Kombination aus intraoperati-
ver und kurzfristig postoperativer adjuvanter
Chemotherapie darstellen, läßt sich zum jetzigen
Zeitpunkt nicht eindeutig beantworten, ob die
jeweils nachgewiesenen Effekte der intraoperativen oder der frühzeitig begonnenen postoperativen Chemotherapie zuzuordnen sind. Aus diesem Grunde müssen die Studienergebnisse neuerer randomisierter Studien, die vor kurzem begonnen wurden und den Wert der alleinigen
intraoperativen Chemotherapie mit dem einer
frühzeitig einsetzenden postoperativen adjuvanten Chemotherapie vergleichen, abgewartet werden (97).

Präoperative (neoadjuvante) Chemotherapie

Die Überlegungen zum präoperativen Einsatz
von Chemotherapien resultieren überwiegend
aus den in Abb. 7 dargestellten Vorstellungen
über die zum Zeitpunkt der Operation vorhandenen Mikrometastasen und deren exponentiel-
les Weiterwachsen bis zum Beginn der konventionellen postoperativen adjuvanten Chemotherapie. In dieser von PAPAIOANNOU (134) entwor-
fenen These ist eine kurative Heilung nur dann
möglich, wenn die bei der Diagnose bereits vorhandenen Mikrometastasen durch den präoperativen Einsatz der Chemotherapie dezimiert
werden und durch die Fortführung der Chemotherapie postoperativ ganz vernichtet werden
können.

Im Gegensatz zu der intraoperativen adjuvanten
Chemotherapie existieren für die präoperative
adjuvante Chemotherapie bisher keine fundier-
ten klinischen Studienergebnisse, die die Effektivität dieser Therapieform beweisen könnten.
Derzeit wird dieses Therapiekonzept von PA-
PAIOANNOU (134) und der Arbeitsgruppe um RA-
GAZ u. Mitarb. (145) überprüft. Aus beiden Studien ist bekannt, daß Wundheilungsstörungen
und Interaktionen mit Narkotika und anderen
Medikamenten intraoperativ nicht aufgetreten
sind. Ob damit eine Verbesserung der Heilungsergebnisse erreicht werden kann, kann erst nach
Vorliegen der Langzeitergebnisse beurteilt werden.

Versucht man die Frage, wie frühzeitig eine adjuvante Chemotherapie prä-, intra- und postoperativ beginnen sollte, zusammenfassend zu be-

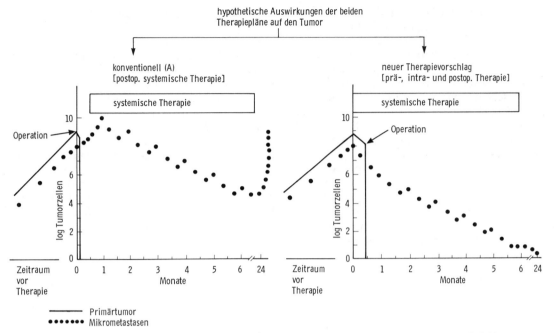

Abb. 7 Hypothese der Effizienz prä-, intra- und postoperativer Chemotherapie (nach *Papaioannou* [134])

antworten, so läßt sich feststellen, daß die bisher vorliegenden Daten aus den konventionellen postoperativen Therapiestudien darauf hinweisen, daß durch einen möglichst frühzeitigen Einsatz adjuvanter systemischer chemotherapeutischer Maßnahmen postoperativ ab dem 6.–8. Tag günstigere Ergebnisse zu erzielen sind, als dies bisher mit dem verzögerten Einsatz der adjuvanten Therapieform nach dem 12. oder sogar nach dem 20. Tag postoperativ möglich war.

Vom theoretischen Konzept und von den bisher in der Literatur vorliegenden Daten zur intraoperativen Chemotherapie ist zu erwarten, daß diese adjuvante Chemotherapieform evtl. zusätzliche Gewinne für die Patientinnen bringen wird.

Aus den Erfahrungen bei inoperablen Mammakarzinomen, bei ausgedehnten Ovarial- und Korpuskarzinomen als auch von der theoretischen Überlegung her läßt sich ableiten, daß auch die präoperative Chemotherapie ggf. allein oder in Kombination mit intra- und postoperativer adjuvanter Chemotherapie für die Patientinnen von Nutzen sein könnte. Studienergebnisse liegen zu dieser Fragestellung derzeit noch nicht vor.

Kombination der Chemotherapie mit anderen Behandlungsverfahren

Wie bereits oben erwähnt, stellt die zytostatische Behandlung nur einen Teil des interdisziplinären Therapiekonzeptes dar, welches von dem Operateur, den Radiologen und den gynäkologischen Onkologen vor Beginn der ersten therapeutischen Maßnahme festgelegt wird (Combined modality). Durch die Kombination dieser verschiedenen Behandlungsverfahren können in Einzelfällen Heilungsraten erzielt werden, die durch eine Maßnahme allein nicht zu erreichen wäre. Die Kombination mehrerer Behandlungsmodalitäten setzt selbstverständlich die genaue Kenntnis der speziellen Nebenwirkungen der einzelnen Behandlungsverfahren voraus, die sich addieren können. So läßt sich eine Strahlen- und Chemotherapie wegen der meist additiven knochenmarkdepressiven Wirkung in der Regel nicht gleichzeitig durchführen. Erhöhte Schleimhauttoxizität, stärkere Formen der Pneumonitis sowie stärker ausgeprägte Kardiotoxizität bei der Anwendung von adriamycinhaltigen Chemotherapiekombinationen und gleichzeitiger Strahlentherapie sprechen gegen eine Kombination beider Therapieformen. In Einzelfällen kann jedoch der additive oder sogar potenzierende Antitumoreffekt einer gleichzeitigen zytotoxischen Chemotherapie und der ionisierenden Strahlung, wie sie beispielsweise bei 5-Fluorouracil, Actinomycin-D, Cisplatin beobachtet wurde, für besonders aggressive Tumoren ausgenutzt werden. Die jeweils optimale Kombination der verschiedenen Therapiemodalitäten ist jedoch z. Zt. für die meisten gynäkologischen Neubildungen noch nicht erforscht, sie kann je nach histologischem Tumortyp, Stadium und anderen, zum Teil noch unbekannten Faktoren sehr verschieden sein, was die Dosis, die zeitliche Abfolge sowohl der Strahlentherapie als auch der jeweils eingesetzten Zytostatika betrifft.

Da die additiven Therapieeffekte einer Strahlen- und Chemotherapie z. Zt. noch nicht eindeutig als bewiesen angesehen werden können und mit additiven Nebenwirkungen bis hin zu einer Gefährdung des Patienten gerechnet werden muß, sollte eine solche Therapie nur innerhalb sorgfältig geplanter randomisierter prospektiv klinisch-therapeutischer Studien unter stationären Bedingungen durchgeführt werden.

Die Kombination der Chemotherapie mit einer Operation beeinflußt entgegen früherer Befürchtungen nicht oder nur unwesentlich die Wundheilung und kann somit – wenn Interaktionen der Zytostatika mit Inhalationsnarkotika berücksichtigt werden – zur Anwendung kommen (siehe hierzu auch Abschnitt „Wie frühzeitig sollte eine adjuvante Chemotherapie beginnen"). Die gleichzeitige Applikation einer zytostatischen Behandlung mit einer endokrinen therapeutischen Maßnahme ist aufgrund der relativen Nebenwirkungsarmut der Hormontherapieformen unproblematisch.

II. Grundsätze der Hormontherapie

Einleitung

Die heutigen Konzepte einer endokrinen Therapie gynäkologischer Malignome gehen in ihren Ursprüngen auf SCHINZINGER (154) zurück, der die beidseitige Ovarektomie bei jungen Frauen mit fortgeschrittenem Mammakarzinom als hormonelle Maßnahme erstmalig empfahl. 1896 führte BEATSON bei 6 jungen Frauen mit fortgeschrittenem metastasiertem Mammakarzinom eine beidseitige Ovarektomie durch und konnte bei einer Patientin eine Vollremission und bei 2 weiteren Patientinnen eine Teilremission beobachten. In der Folgezeit wurde eine Reihe endokrin ablativer und endokrin additiver Behandlungsverfahren insbesondere beim metastasierten Mammakarzinom erprobt (Tab. 18). Durch diese endokrinen Behandlungsmethoden an einem nicht vorselektionierten Krankengut sind objektive Remissionen in etwa 20–35% zu erzielen. Aufgrund der Erfolge der Polychemotherapie mit Remissionsraten bis zu 60% wurden die endokrinen Maßnahmen als erster Behandlungsschritt beim Auftreten von Metastasen bzw. eines Rezidivs vorübergehend in den Hintergrund gedrängt. In den letzten 10 Jahren sind große Anstrengungen zur Etablierung additiver endokriner Behandlungsverfahren unternommen worden. Dieses Interesse an hormonellen Therapiemaßnahmen bei Tumoren, die sich in einem ursprünglich hormonsensiblen Gewebe entwickeln, zum Teil in Wachstum und Funktion durch das umgebende hormonelle Milieu wie das Muttergewebe reguliert werden können, basiert zum einen auf der Synthese neuer, in der Karzinomtherapie auf der endokrinen Ebene hochwirksamer Substanzen und auf der Vertiefung unseres Wissens über den molekularbiologischen Angriffspunkt von Hormonen in Zielzellen. Die additiv endokrinen Therapiestrategien bei endokrin regulierbaren Karzinomen haben durch die neuen Erkenntnisse zum molekularen Wirkungsmechanismus von Steroidhormonen, mit der Entwicklung in der Routine anwendbarer verläßlicher Meßmethoden für Steroidhormonrezeptoren in Zielgeweben eine Renaissance erlebt.

Hormonrezeptorinteraktionen

Als gesichert kann gelten, daß die Wirkung von Steroidhormonen an Target-Geweben an das Vorhandensein sogenannter Rezeptoren gebunden ist. Ausgangspunkt für diese Erkenntnis waren die Untersuchungen von JENSEN (73, 74, 75) u. GLASCOCK (53), die zeigen konnten, daß tritiummarkiertes Östradiol selektiv in Uterus, Vagina und Eileiter, den Erfolgsorganen von Sexualhormonen angereichert wird. 1965 konnten NOTEBOOM u. GORSKI nachweisen, daß die Bindung des Östrogens sowohl im Kern als auch im Plasma lokalisiert ist und vermutlich durch ein Protein erfolgt, das sich in der Sucrose-Dichtegradientenzentrifugation nachweisen läßt. Faßt man die Ergebnisse neuerer Arbeiten zusammen, so stellt sich der molekulare Wirkungsablauf für Steroidhormone in Target-Zellen folgendermaßen dar (140, 141): Das über komplizierte endokrine Steuersysteme gebildete Steroidhormon erreicht über die Blutbahn in der Peripherie die Target-Zelle und dringt entlang einem Konzentrationsgradienten durch die Plasmamembran in die hormonsensible Zielzelle ein. Das lipophile Steroidhormon trifft im Zytosol dieser Zelle auf spezifisch bindende Proteine. Diese steroidhormonspezifisch bindenden Proteine werden als Rezeptoren bezeichnet. Entsprechend der verschiedenen Steroidhormonklassen existieren Östrogen-, Gestagen-, Androgen-, Glucocorticoid- und Mineralocorticoidrezeptoren. Durch die Bindung des Steroidhormons an das Rezeptorprotein wird der Steroidhormon-Rezeptorkomplex auf die Stufe eines aktivierten Zustandes gebracht. Dieser Vorgang wird als Transformation bezeichnet und ist gefolgt von der Translokation des Steroidhormon-Rezeptorkomplexes in den Zellkern. Im Zellkern assoziiert der aktive Steroidhormon-Rezeptorkomplex mit spezifischen Akzeptorbezirken am Chromatin, dem Sitz des genetischen Apparates. Die Folge davon ist eine Genaktivierung, verbunden mit einer

Tabelle **18** Metastasiertes Mammakarzinom. Remissionsraten nach endokriner Behandlung (nach *Maass* [104])

Maßnahme	Remissionsraten in %
Ovarektomie	25–40
Adrenalektomie	30–40
Hypophysektomie	30–40
Androgene	20
Östrogene	20–30
Antiöstrogene	30–40
Aminoglutethimid	30–40
Medroxyprogesteronacetat	30–40

Neosynthese von m-RNA, die als Matrize für die Neusynthese von Proteinen dient.

Die durch den hormonellen Impuls iniziierten Syntheseprodukte können Strukturelemente der Zelle, Sekretionsproteine, Enzyme oder sogenannte Schlüsselproteine sein, die im Zellkern Genbatterien an- und abschalten können und damit in einer Kaskade von Folgereaktionen Funktionen und Strukturen der Zelle beeinflussen. Ungeklärt sind bis heute einerseits alle die Vorgänge, die sich am genetischen Apparat der Zelle abspielen, andererseits die Frage, wie der ursprünglich auf die Zielzelle treffende hormonelle Impuls abgeschaltet wird.

Tabelle **19** Objektive Remissionen nach verschiedenen endokrinen Verfahren bei metastasierten Mammakarzinomen (nach *Maass* u. *Jonat* [105])

	ER +	ER −
Ovarektomie	44/87	2/68
Adrenalektomie	89/171	6/65
Hypophysektomie	28/58	0/17
Östrogene	47/84	0/35
Androgene	14/28	0/22
Aminoglutethimid	19/38	1/7
Tamoxifen, Nafoxidin	66/118	5/45
Total	307/548 56%	13/259 5%

ER = Östrogenrezeptor

Voraussetzungen für die Rezeptoranalyse

Die Bestimmung von Hormonrezeptoren können heute mit Hilfe biochemischer oder histochemischer Verfahren durchgeführt werden. In der klinischen Routine am gebräuchlichsten ist die Kohleabsorptionsmethode nach KORENMAN (95), die entsprechend den Richtlinien der E. O. R. T. C. standardisiert wurde (41, 42). Zur Durchführung dieser Methode benötigt man etwa 500 mg Tumorgewebe, das frisch entnommen, sofort für einen längeren Transport mit flüssigem Stickstoff oder Trockeneis gekühlt, dem Labor zugeführt werden muß. Grundsätzlich sollte die Hormonrezeptoranalyse nur in Laboratorien durchgeführt werden, die externen Qualitätskontrollen unterworfen sind.

Der histochemische Nachweis von Hormonrezeptoren am Gewebsschnitt mit Hilfe monoklonaler Antikörper wird z. Zt. noch in seiner Wertigkeit überprüft und ist im klinischen Routinebetrieb noch nicht etabliert.

Klinische Bedeutung der Hormonrezeptorbestimmung

Mammakarzinom

Auf der Basis der Steroidhormon-Rezeptorbestimmung ist heute eine Selektion hormonabhängiger Mammakarzinome möglich.

Findet sich z. B. bei Patientinnen mit einem fortgeschrittenen Mammakarzinom ein positiver Östrogenrezeptorbesatz im Tumorgewebe, so ist mit den bekannten endokrinen Therapieverfahren in etwa 50–60% mit einer objektiven Remission zu rechnen (Tab. **19**). Ist gleichzeitig neben dem Östrogenrezeptor der Progesteronrezeptor im Tumorgewebe positiv, erhöht sich diese Ansprechrate auf die alleinige endokrine Therapiemaßnahme auf über 75% (104, 105).

Daneben scheint der Nachweis von Hormonrezeptoren für die Prognose beim primären Mammakarzinom von Bedeutung zu sein. Patientinnen mit positiven Östrogen- und Progesteronrezeptorbefunden im Tumorgewebe scheinen ein längeres rezidivfreies Intervall und auch eine verlängerte Überlebenszeit aufzuweisen als Patientinnen mit einem negativen Rezeptorbesatz.

Endometrium- und Ovarialkarzinom

Über die Bedeutung und Verteilung von Steroidhormonrezeptoren in Korpus- und Ovarialkarzinomen liegen nur wenige Mitteilungen vor. Festzustehen scheint, daß die hormonelle Beeinflußbarkeit der Endometriumkarzinome von dem qualitativen Nachweis des Östrogen- und speziell des Progesteronrezeptors abhängt. Die qualitative Analyse des Rezeptorbesatzes scheint in Korrelation zum Differenzierungsgrad des Endometriumkarzinoms zu stehen. Hierbei ist zwischen dem Progesteronrezeptor und dem Differenzierungsgrad eine enge Korrelation nachgewiesen worden (159). Eine zunehmende Entdifferenzierung der Tumorzelle scheint mit einer Abnahme des Progesteronrezeptorgehaltes in der Tumorprobe einherzugehen, obwohl in Einzelfällen auch in anaplastischen Karzinomen relativ hohe Progesteronrezeptoren gemessen werden konnten. Hinsichtlich des Östradiolrezeptorspiegels sind die Aussagen noch kontrovers. Einerseits wird mit zunehmender Entdifferenzierung wie beim Progesteronrezeptor eine Reduzierung des Östradiolrezeptorgehaltes beschrieben, andererseits wurden auch hohe Östradiolrezeptorspiegel ohne enge Korrelation zum Differenzierungsgrad des Tumorgewebes gefunden. Aus der Beobachtung, daß bestimmte Endometriumkarzinome sich in den funktionellen Abläufen wie normale Ursprungsmatrix verhalten, läßt sich ableiten, daß eine Gestagentherapie beim Endometriumkarzinom nur dann sinnvoll ist, wenn mindestens der Progesteronrezeptor nachweisbar ist. Die Bestimmung des Progesteronrezeptorgehaltes sollte deshalb, wenn möglich, bereits am Abradat oder später am Operationspräparat vorgenommen werden.

Unklar ist die Bedeutung der Östrogen- und Progesteronrezeptoranalyse beim Ovarialkarzinom. Eine Arbeit von TEUFEL 1983 zeigt (170), daß entsprechend dem histologischen Typ der Ovarialkarzinome unterschiedliche Anteile von positiven Östrogen- und Progesteronrezeptoren gemessen werden konnten. Es zeigt sich, daß die offenbar vom Keimepithel des Ovars abstammenden Karzinome einen höheren Steroidrezeptorbesatz aufweisen als die nicht epithelialen malignen Ovarialtumoren. Insgesamt ist die Häufigkeitsverteilung des Steroidrezeptorbesatzes bei Ovarialkarzinomen denen beim Mammakarzinom vergleichbar.

Endokrine Therapie des Mammakarzinoms

Bei der hormonellen Therapie des Mammakarzinoms stehen ablativen Maßnahmen additive Therapieprinzipien gegenüber. Ursprünglich unterschied man ablative chirurgische (Ovarektomie, Adrenalektomie und Hypophysektomie) von additiven medikamentösen Methoden wie Zufuhr von Östrogenen, Androgenen, Gestagenen, Corticosteroiden.

In neuerer Zeit konnten die oft sehr eingreifenden operativen ablativen Verfahren durch den Einsatz neuer chemischer Substanzen, mit denen eine reversible Hemmung einer ovariellen, adrenalen und hypophysären Hormonproduktion zu erzielen ist, ersetzt werden. Die Vorteile der rein medikamentösen Eingriffe in das Endokrinium sind einerseits die Vermeidung von Operationen und deren Komplikationen sowie die Möglichkeit, bei Fehlen oder Nachlassen der günstigen Beeinflussung des Tumorwachstums die Behandlung zu beenden, ohne daß es einer Dauersubstitution mit lebenswichtigen Hormonen bedarf. Somit stehen uns derzeit folgende 3 Therapiewege der endokrinen Therapie des Mammakarzinoms zur Verfügung:
1. die operativ ablative Therapie,
2. die pharmakologisch ablative Therapie und
3. die additive Hormontherapie.

Die Wirksamkeit aller dieser 3 Verfahren ist an die Anwesenheit von Rezeptoren im Tumorgewebe gebunden. Als zusätzliche Selektionskriterien müssen das Alter der Patientin, der Menopausenstatus, die Tumorart, die Gesamtprognose sowie eine Reihe von histologischen und biochemischen Merkmalen des Tumors hinzugezogen werden.

Operativ ablative Verfahren

Zu den operativ ablativen Verfahren wird die Ovarektomie, Adrenalektomie und Hypophysektomie gerechnet. Es handelt sich bei diesen ablativen Therapieverfahren um die operative Ausschaltung östrogenproduzierender Organe oder deren übergeordnete Steuerzentren. Bei der Ovarektomie wird das östrogenproduzierende Organ entfernt. Durch die Adrenalektomie kommt es zur Reduktion der im peripheren Gewebe, wie Fett und Muskeln, produzierten Östrogene durch Reduktion deren Vorläufer wie Androstendion und Testosteron. Durch die Hypophysektomie wird die Stimulation der Nebennierenrinde und der Ovarien als übergeordnetes Steuerorgan entfernt.

Pharmakologisch ablative Verfahren

Bei den pharmakologisch ablativen Verfahren gewinnen in letzter Zeit 2 Wirkungsprinzipien zunehmend an Bedeutung:
1. die Hemmung der peripheren Aromatase und
2. die Blockade der hypophysären LH- und FSH-Sekretion durch LH-RH-Agonisten.

Die Aromatasehemmer (z. B. Aminoglutethimid) hemmen die periphere Aromatase, ein Enzymsystem, das die Umwandlung der in der Nebennierenrinde gebildeten Androgene zu Östrogenen katalysiert. Bisher liegen Erfahrungen mit diesem Medikament bei mehr als 1000 Patientinnen mit metastasiertem Mammakarzinom vor. Es zeigt sich, daß bei einer Behandlung mit Aminoglutethimid an einem unselektionierten Krankengut etwa 30% objektiver Tumorremissionen zu beobachten sind (64, 76, 105). Bei Patientinnen mit positivem Östrogenrezeptornachweis im Tumorgewebe erhöht sich die Wahrscheinlichkeit einer Remissionsinduktion durch die Aromatasehemmer auf etwa 60%. Die Therapie muß einschleichend begonnen werden, die Tagesdosis scheint mit 500 mg für den Therapieerfolg ausreichend zu sein. Zur Verhinderung der vereinzelt beobachteten Nebennierenrindeninsuffizienz und zur Vermeidung der theoretischen Möglichkeit eines Wiederanstiegs der Östrogene durch erhöhte Verfügbarkeit der androgenen Vorstufen wurde und wird die Therapie mit Aminoglutethimid unter Substitution von Hydrocortison durchgeführt.

Agonisten des hypothalamischen Hormons, das zur Ausstoßung der hypophysären Gonadotropine (LH, FSH) führt, wurden ursprünglich für die Behandlung der sekundären Amenorrhö synthetisiert. Es hat sich gezeigt, daß diese Substanzen den hypophysären Rezeptor längerfristig besetzen und nach einem kurzen Sekretionspeak der Gonadotropine zu einer Suppression der LH-FSH-Ausschüttung führen. Damit lassen sie sich konsequenterweise als Therapeutika bei Patientinnen mit metastasierten Mammakarzinomen in der Prämenopause – bei denen bislang eine Ovarektomie durchgeführt wurde – einsetzen, indem sie eine hypogonadotrope Ovarialinsuffizienz erzeugen. Die Behandlung mit LH-RH-Agonisten könnte somit eine Alternative zur Ovarektomie bei prämenopausalen Patientinnen mit metastasiertem Mammakarzinom darstellen. Z. Zt. laufende kontrollierte Studien werden die noch offenen Fragen zur Dosis, zum Applikationsweg und zur Praktikabilität dieses Wirkungsprinzips beantworten (64).

Hormonadditive Verfahren

Die Möglichkeiten einer additiven medikamentösen endokrinen Therapie des Mammakarzinoms durch Zufuhr von Östrogenen, Androgenen, Gestagenen und Corticosteroiden ist seit langem bekannt. In einem unselektionierten Krankengut ist mit diesen additiven endokrinen Therapieverfahren in etwa 15–40% mit objektiven Remissionsraten zu rechnen. Leider sind diese endokrinen therapeutischen Möglichkeiten mit einer hohen Nebenwirkungsrate gastrointestinaler, gynäkologischer und andere Nebenwirkungen belastet, so daß diese Therapieverfahren (hochdosierte Östrogentherapie, Androgenbehandlung) heute nicht mehr eingesetzt werden. Eine wesentliche Bereicherung der additiven hormontherapeutischen Maßnahmen stellt die Entwicklung von antiöstrogenwirksamen Substanzen, z. B. des Tamoxifens dar (125). Diese Substanz verdrängt das Östrogen von seiner spezifischen Bindung am Östrogenrezeptor, ohne selbst wesentliche östrogenartige Wirkung in der Peripherie zu entfalten. Das Antiöstrogen Tamoxifen gehört heute bei Frauen in der Postmenopause, insbesondere bei denen, die einen positiven Östrogen- und Progesteronrezeptorbesatz aufweisen, zur Standardtherapie, deren therapeutische Effizienz bei nur geringen Nebenwirkungen (gelegentlich Hitzewallungen, Ausfluß und Thrombopenie) denen der klassischen endokrinen Behandlungsverfahren entspricht. Nicht geklärt ist, wieweit eine Antiöstrogenbehandlung bei prämenopausalen Patientinnen mit metastasiertem Mammakarzinom und gleichzeitig erhaltener Ovarialfunktion zur Tumortherapie eingesetzt werden kann oder ob ggf. eine höhere Dosierung von Tamoxifen bei dieser Patientinnengruppe eingesetzt werden muß (> 30 mg/die). Von den hormonadditiven Verfahren hat neben dem Antiöstrogen Tamoxifen insbesondere ein synthetisches Gestagen, das Medroxyprogesteronacetat (MPA) an Bedeutung gewonnen. Die Ansprechraten bei niedrig dosiertem MPA (< 500 mg/die) rangierten zwischen fehlendem Ansprechen und 24% Remission. Sprunghaft angestiegen ist das Interesse an einer Therapie mit Medroxyprogesteronacetat beim metastasierten Mammakarzinom durch die von italienischen Arbeitsgruppen kürzlich publizierten Ergebnisse, die über Remissionsraten von mehr als 40% bei einer hochdosierten MPA-Gabe (1000 mg/die und mehr) berichten (141). Der das Tumorwachstum inhibierende Effekt von MPA wird derzeit folgendermaßen diskutiert:

1. Das synthetische Gestagen MPA inhibiert Rezeptor, vermittelt die Synthese seines eigenen sowie des Östradiolrezeptors und wirkt damit als Antiöstrogen, da der für die östrogene Wirkung in den Zielzellen verantwortliche Östradiolrezeptor durch Down-Regulation aus der Tumorzelle eliminiert wird.

2. MPA wirkt als Glucocorticoid auf den Glucocorticoidrezeptor, wobei nicht geklärt ist, inwieweit dieser Effekt das Tumorwachstum hemmend beeinflußt.

3. MPA wirkt induzierend auf die 17β-Hydroxysteroid-Dehydrogenase, einem Schlüsselenzym des Östradiolstoffwechsels. Damit wird das aktuell intrazellulär vorhandene Östradiolangebot zugunsten von Östron reduziert.

4. Medroxyprogesteronacetat supprimiert die Neubildung von Nebennierenrindensteroiden und die Synthese hypophysärer Gonadotropine.

5. Neben diesen Effekten wirkt MPA in hoher Dosierung auf die Zielzelle auch direkt toxisch, wobei dieser Mechanismus im einzelnen noch unklar ist.

Insgesamt handelt es sich beim Medroxyprogesteronacetat um ein in der systemischen Behandlung des metastasierten Mammakarzinoms hochwirksames Agens, dessen optimale Dosierung und Applikationsform z. Zt. in zahlreichen Studien überprüft wird (141).

Endokrine Therapie des Endometrium- und Ovarialkarzinoms

Endometriumkarzinom

KELLY u. BAKER haben 1961 gestagenwirksame Steroide erstmals in der Behandlung des Endometriumkarzinoms eingesetzt. Überwiegend wurden die Gestagene relativ niedrig (< 300 mg/die) dosiert. Mit dieser sehr nebenwirkungsarmen Therapie lassen sich bei weiter fortgeschrittenen Tumoren in ca. 30% der Fälle objektive Tumorremissionen induzieren (76, 159). Mit einer hochdosierten Gestagentherapie (300–1000 mg/Tag) lassen sich auch an einem unselektionierten Krankengut durchaus höhere

Remissionsraten erzielen. Dabei ist jedoch anzumerken, daß die hochdosierte Gestagenbehandlung mit MPA mit zahlreichen Nebenwirkungen belastet sein kann, die für ältere Patientinnen mit entsprechendem Risiko durchaus eine Kontraindikation für diese endokrine Therapiemaßnahme darstellt. Diese Nebenwirkungen wie z. B. Gewichtszunahme, Muskelkrämpfe, Tremor, vaginale Blutungen, Thromboembolien, Thrombose und Thrombophlebitiden, sowie Verschlechterung eines Diabetes mellitus, Verschlechterung einer Hypertonie, Übelkeit und Erbrechen und cushingoider Habitus sind überwiegend der glucocorticoiden Wirkung des MPA zuzuschreiben und müssen im Einzelfall bei der Indikation und bei der Dosisfestlegung berücksichtigt werden. Das Ausmaß dieser Nebenwirkungen ist jedoch im Vergleich zur Polychemotherapie weitaus geringer. Neben dieser hochdosierten Medroxyprogesteronacetat-Therapie existieren auch überaus positive Erfahrungen mit dem Einsatz von Antiöstrogen (Tamoxifen) in der Behandlung des disseminierten Endometriumkarzinoms. In der Palliativbehandlung haben sich die Antiöstrogene als deutlich wirksam erwiesen, wobei unklar bleibt, ob hinsichtlich der tumorhemmenden Wirksamkeit Gestagene oder die Antiöstrogene Therapie der ersten Wahl sein sollten. Eine Indikation für eine primäre palliative Tamoxifentherapie erscheint uns gegenwärtig nur für Patientinnen gegeben, die wegen entsprechender Kontraindikation weder Gestagene noch eine Polychemotherapie erhalten dürfen.

Endokrine additive Therapiemaßnahmen als adjuvante Therapie des Endometriumkarzinoms werden derzeit für das Medroxyprogesteronacetat und das Tamoxifen im Stadium I in einer prospektiv randomisierten Multizenterstudie überprüft. Ergebnisse hierzu liegen noch nicht vor.

Ovarialkarzinom

Über hormonelle therapeutische Maßnahmen beim Ovarialkarzinom liegen in der Literatur nur wenige Daten vor. Die Ansprechraten endokriner Therapiemaßnahmen liegen etwa zwischen 5 und 15%. Möglich erscheint eine Therapie mit Medroxyprogesteronacetat. Erfolgversprechend erscheint auch hier die hochdosierte orale MPA-Therapie von 1000 mg/die und mehr zu sein. Die Indikation zum Einsatz dieser Therapie dürfte bei einem hormonrezeptorpositiven Tumorzellbesatz und einem Versagen der beim Ovarialkarzinom sehr wirksamen Chemotherapie liegen.

Unter der Annahme, daß auch das Wachstum der Ovarialkarzinomzellen rezeptorvermittelt beeinflußt werden kann, ist durchaus auch – bei positivem Hormonrezeptorbefund – der Einsatz von Antiöstrogenen denkbar. Ergebnisse hierzu liegen jedoch nicht vor.

III. Grundsätze der Immuntherapie

Einleitung

Bereits Ende des letzten Jahrhunderts wurden erste Untersuchungen beim Menschen durchgeführt mit dem Ziel, durch Manipulation des Immunsystems eine maligne Tumorerkrankung in ihrem Verlauf günstig zu beeinflussen. Trotz einer Vielzahl tierexperimenteller und klinischer Untersuchungsansätze in den letzten zwei Jahrzehnten konnte ein standardisiertes Konzept für eine effektive Immuntherapie menschlicher Tumoren - bei kritischer Betrachtung der erzielten Ergebnisse - bislang nicht erarbeitet werden. Eine Ursache hierfür ist sicher die Komplexität der Kooperations- und Interaktionsmechanismen der zellulären und humoralen Funktionen des gegen Tumoren gerichteten Abwehrsystems, die zum einen nur ungenügend analysiert oder nicht quantifizierbar sind und somit nicht gezielt beeinflußt werden können. Darüber hinaus ist bisher der überzeugende Nachweis tumorspezifischer Transplantationsantigene als Reaktionspartner einer spezifisch-immunologischen Abwehrreaktion nur für einige wenige ausgewählte menschliche Tumoren gelungen.

Solange der sichere Nachweis tumorspezifischer Antigene und die genaue Kenntnis von Interaktionen mit dem Immunsystem fehlen, kann eine Immuntherapie mit dem Ziel, durch Stimulation oder Modulation von Immunmechanismen das Tumorwachstum unter Kontrolle zu bringen, nur experimentellen Charakter haben.

Für die Beteiligung immunologischer Mechanismen bei Patienten mit malignen Tumoren gibt es eine Reihe von klinischen Hinweisen. Für einen wie auch immer gearteten immunologischen Überwachungsmechanismus des Tumorwachstums sprechen sorgfältig dokumentierte Spontanregressionen von Primärtumoren ohne Therapiemaßnahmen (43), die Beobachtung, daß Metastasen nach Entfernung des Primärherdes sich spontan zurückbilden, und die Erfahrung, daß Patienten über längere Zeitabstände hinweg im Gleichgewicht mit ihrem Tumor leben können. Als weiterer Hinweis für eine Beteiligung des Immunsystems bei der Tumorabwehr kann auch die auffallende Häufung von Lymphozyten, Plasmazellen und Makrophagen im Tumorgewebe selbst und im Umfeld des malignen Geschehens gewertet werden (171). In gleicher Weise sind Untersuchungsergebnisse zu interpretieren, die über eine erhöhte Inzidenz maligner Tumoren bei Patienten mit kongenitalen und erworbenen Immundefekten berichten. Tumorspezifi-sche Immunreaktionen konnten jedoch bislang nur für Tumoren, für deren Entstehung das Epstein-Barr-Virus verantwortlich gemacht wird, z. B. das Burkitt-Lymphom und das nasopharyngeale Karzinom sicher nachgewiesen werden. Die Untersuchungsbefunde über tumorspezifische Immunleistungen beim Melanom werden derzeit kontrovers diskutiert (131). Bei gynäkologischen Malignomen finden sich in der Literatur einige Hinweise auf gegen tumorassoziierte Antigene gerichtete zytotoxische Antikörper im Serum von Patienten mit Ovarialkarzinomen und Zervixkarzinomen (34, 35, 125). Zelluläre Immunreaktionen konnten beim Ovarialkarzinom und bei Mammakarzinomen beobachtet werden (59). HÖFFKEN u. Mitarb. berichteten 1977 über das Auftreten von Immunkomplexen im Serum von Mammakarzinompatientinnen sowie deren Korrelation zur Überlebenszeit (65). Nicht zuletzt muß eine erniedrigte Immunkompetenz im Sinne einer verminderten Reaktivität des zellulären Immunsystems, wie sie häufig, aber nicht generell, bei Tumorträgern nachgewiesen werden kann, als weiterer Hinweis auf eine Beteiligung immunologischer Mechanismen bei der Tumorabwehr gewertet werden. Eine Entscheidung, ob diese verminderte Immunreaktivität sekundär durch das Fortschreiten des Tumorwachstums oder durch die Ausbildung von Suppressormechanismen hervorgerufen wird oder Ausdruck eines für die Tumorentstehung ursächlich, primär vorhandenen Immundefektes ist, kann aufgrund fehlender Nachweismethoden tumorspezifischer Immunreaktionen nicht getroffen werden.

Ziele einer Immuntherapie

Aus diesen bei Tumorträgern beobachteten Veränderungen des Immunsystems lassen sich generell die in Tab. 20 dargestellten Zielsetzungen einer Immuntherapie ableiten. Das rationale Ziel einer Immuntherapie kann z. Zt. nicht in der Aktivierung von spezifischen Immunleistungen gesehen werden, solange eine tumorgerichtete spezifische Immunreaktivität beim Menschen nicht sicher nachgewiesen werden kann. Vordringliches Ziel der derzeit möglichen Stimulation des Immunsystems sollte die Wiederherstellung der Immunkompetenz sein, unabhängig davon, ob diese verminderte Immunreaktivität durch den Tumor oder durch die zur Tumortherapie einge-

Tabelle **20** Ziele einer Immuntherapie

1. Wiederherstellung der Immunkompetenz
2. Prophylaxe oder Rekonstruktion der durch Tumortherapie (Operation, Strahlentherapie, Chemotherapie) induzierten Immunsuppression
3. Vernichtung persistierender Tumorzellen nach kurativer Primärtherapie
4. Induktion oder Steigerung tumorspezifischer Immunreaktivität:
   a) Steigerung der zellulären Reaktivität
      natürliche Zytotoxizität (NK)
      spezifische T-Zell-Zytotoxizität und Inaktivierung von Suppressorzellen
   b) Aktivierung von Makrophagen
   c) Vermehrte Produktion von zytotoxischen Antikörpern
   d) Reduktion von blockierenden Serumfaktoren
   e) Reduktion von Serum-Immunkomplexen

Tabelle **21** Möglichkeiten einer Immuntherapie (nach *Fritze* [52] und *Kalden* [79] modifiziert)

Passiv: Antiserum gegen Tumorantigene; tumorspezifische Antikörper als Trägersubstanzen von zytotoxischen Medikamenten und Radionukleiden

Aktiv: Immunpotenzierung
1. Spezifisch:
   autologe, allogene Tumorzellen, Tumorantigene, modifizierte Tumorzellen (Azetylierung, Infektion, thermische Alteration, Neuraminidasebehandlung, litogene Proliferation, Hybridisierung)
2. Unspezifisch:
   BCG; MER-BCG; Corynebacterium parvum; DPD; bakterielle Antigene, Levamisol, Transferfaktor? Interferon? Thymosin
3. Kombiniert spezifisch/unspezifisch
4. Spezifisch in vitro:
   Immunisierung von Lymphozyten mit Tumorzellen, Tumorantigenen
5. Unspezifisch in vitro:
   mitogene Stimulation von Lymphozyten
   allogene gemischte Lymphozytenkulturen

Adoptiv: Gabe sensibilisierter allogener Lymphozyten, Knochenmarktransplantation, Transferfaktor, Immun-RNA, Interferon, Interleukine u. a. m.

setzten therapeutischen Maßnahmen bedingt ist. Über diese Rekonstruktion und Erhaltung der Immunkompetenz hinausgehend sind alle die Maßnahmen, die eine Steigerung der tumorgerichteten, spezifischen Abwehrreaktion induzieren sollen. Neben einer Stimulation von zytoxischen Killerzellen, einer vermehrten Produktion zytotoxischer Antikörper und einer Aktivierung von Makrophagen ist hierunter auch die Reduktion blockierender Serumfaktoren, Immunkomplexe und Suppressorzellen, die wichtige Effektorzellen des Immunsystems blockieren können, zu verstehen. Ziel einer Induktion oder Steigerung dieser tumorgerichteten spezifischen Immunreaktionen wäre die vollständige Zerstörung der nach kurativer Primärtherapie (Operation, Strahlentherapie, Chemo- und Hormontherapie) persistierenden Tumorzellen.

Derzeitige Möglichkeiten einer Immuntherapie

Generell stehen folgende in Tab. 21 zusammengestellten unterschiedlichen Möglichkeiten einer Immuntherapie zur Verfügung. Die passive und adoptive Immuntherapie hat bislang klinisch nur zu geringen Erfolgen geführt und hat damit keinen breiteren Eingang in klinische Studien gefunden. Für die aktive Form der Immunpotenzierung existieren dagegen eine Reihe von experimentellen und klinischen Daten.
Die Besonderheit der aktiv-spezifischen Immunpotenzierung liegt in einer Steigerung der Immunreaktivität des Organismus durch Immunisierung mit antigenen Strukturen des Tumors. Diese Immunisierung kann in vivo durch Applikation inaktivierter und modifizierter autologer oder allogener Tumorzellen sowie durch die Übertragung von gereinigten und angereicherten

Tumorantigenen erreicht werden. Eine weitere Möglichkeit zur aktiv-spezifischen Immunpotenzierung ist die Reinfusion von in vitro mit Tumorzellen oder Tumorantigenen spezifisch sensibilisierten Lymphozyten.
Der Angriffspunkt einer aktiv-unspezifischen Immunstimulation ist dagegen in einer Potenzierung der Makrophagenaktivität sowie einer Funktionssteigerung des gesamten retikuloendothelialen Systems (RES) zu sehen. Aufgrund unbefriedigender Ergebnisse der alleinigen aktivspezifischen Immuntherapie konzentrierten sich die tierexperimentellen und klinischen Untersuchungen der letzten Jahre auf die Möglichkeiten einer aktiv-unspezifischen Immunpotenzierung oder auf eine Kombination aus beiden Therapieformen.

Aktiv-unspezifische Stimulation des Immunsystems

Besonders zahlreiche Untersuchungen liegen zur aktiv-unspezifischen Immunpotenzierung mit dem Tuberkuloseimpfstoff Bacillus CalmetteGuéren (BCG) vor (108). Neben der Lebendvakzine wurden auch mercaptoäthanolbehandelte Zellwandpräparationen des Mykobakteriums (Methanolextrahierbares Residuum, MERBCG) geprüft (107). Die Wirksamkeit dieser Immunstimulantien liegt vorwiegend in einer Steigerung der phagozytären Aktivität und Enzyminduktion von Makrophagen im RES. Daneben scheint auch der zelluläre Schenkel des lympho zytären Immunsystems aktiviert zu werden. Der immunpotenzierende Effekt von BCG ist abhängig vom Stamm der Vakzine, dem Verhältnis lebender zu toten Keimen im Impfstoff, ihrer Viabilität, von der Art der Applikation (Skarifikation, Multipunktionstechnik, intradermal, intravenös, oral), der verabreichten Dosierung und der Dauer der Therapie. Neben der direkten lokalen Injektion in gut zugängliche Tumoren existieren klinische Untersuchungsreihen vorwiegend für eine systemische BCG-Immuntherapie, sowohl im Anschluß an eine abgeschlossene kurative Primärtherapie zur Prophylaxe von Rezidiven und Metastasen als auch als Kombination aus Immuntherapie mit einer kurativen oder palliativen Chemotherapie bei fortgeschrittenen Tumorerkrankungen.

Überimmunisierungen mit nachfolgender Immunsuppression durch Erschöpfung der Immunkompetenz oder sogar die Induktion des Tumorwachstums im Sinne eines Enhancements bzw. die Produktion von blockierenden Serumfaktoren konnten bislang nur selten beobachtet oder nicht sicher nachgewiesen werden. Als weiteres aktiv-unspezifisches Immunstimulans hat das Corynebacterium parvum seit einigen Jahren Eingang in die Immuntherapie maligner Tumoren gefunden. Die Vakzine enthält keine lebenden Keime und ist gut standardisiert. Der immunpotenzierende Effekt liegt bei systemischer Applikation offensichtlich ebenfalls in einer Aktivierung von Makrophagen, bei intratumoraler Injektion scheint es zusätzlich zu einer Stimulation von Thymuslymphozyten zu kommen (60, 136).

Bei der Suche nach chemisch eindeutig definierten Substanzgruppen zu aktiv-unspezifischen Immunstimulationen fanden sich bei der oralen Applikation des Antihelminthikums Levamisol in vitro deutliche Steigerungen supprimierter zellulärer Immunreaktionen (26). Verminderte Rezidivquoten, eine Verzögerung der Ausbildung von Metastasen und eine Konsolidierung des durch Chemotherapie induzierten Therapieerfolges sind bei der Anwendung von Levamisol berichtet worden. Die Therapieerfolge scheinen dosisabhängig zu sein; unterhalb einer Dosis von 2,5 mg/kg Körpergewicht und Tag oder unterhalb von 120 mg/m^2 Körperoberfläche und Tag zeigten sich keine ausreichenden Therapieerfolge (26). Neben BCG, MER-BCG, Corynebacterium parvum und Levamisol sind eine Reihe von Substanzen wie Purifide-Protein-Derivate (PPD) (107), Pseudomonas-Vakzine (27), Polyadenyl-Polyuridylsäure (Poly-A-Poly-U) (101). Azimexon (2-Cyanaziridine) (99) auf ihre Wirkung als aktive unspezifische Immunstimulantien des menschlichen Immunsystems untersucht worden. Daneben wurden als aktive spezifische Immunstimulantien Lysate aus spezifisch sensibilisierten Lymphozyten (Transferfaktor) (132), immunologisch aktivierte Ribonukleinsäuren aus lymphoiden Organen spezifisch immunisierter Tiere (Immun-RNA) (52), Thymushormone (55) und Interferone (103) auf ihre Wirksamkeit als Immunmodulatoren und Immunstimulatoren überprüft. Alle die genannten Substanzen haben unter bestimmten Bedingungen immunstimulierende Eigenschaften. Es ist jedoch keinesfalls bewiesen, daß sich diese Steigerung der Immunkompetenz auch direkt in einer verbesserten Unterdrückung des Tumorwachstums auswirkt. Gesichert erscheint bisher lediglich die Tatsache, daß mit einem Teil der aufgeführten Immunstimulantien die durch die konventionelle Tumortherapie bedingte Suppression des immunologischen Abwehrsystems zumindest teilweise rekonstruiert werden kann (98).

Bisherige Ergebnisse klinischer Studien der Immuntherapie

Eine Übersicht über den derzeitigen Stand der Immuntherapie gynäkologischer Malignome muß sich aufgrund der nur spärlich vorhandenen Daten auf die Darstellung von Einzelbefunden, die im wesentlichen bei Ovarial- und Kollumkarzinomen erhoben wurden, beschränken. Untersuchungen liegen überwiegend zur Wirkung einer aktiven unspezifischen bzw. einer Kombination aus einer aktiv-unspezifischen und einer aktiv-spezifischen Immuntherapie unter Zuhilfenahme einer gleichzeitigen Chemotherapie bei Patienten mit Ovarial- und Kollumkarzinomen vor (s. Tab. 22). Hierbei wurde die Effektivität von BCG mit und ohne zusätzliche Injektion bestrahlter allogener Tumorzellen geprüft. Die Ergebnisse lassen sich aufgrund kleiner Fallzahlen, fehlender Kontrollen, unterschiedlicher BCG-Stämme, wechselnder und zum Teil unbekannter Chemotherapieprotokolle weder vergleichen, noch ermöglichen sie Rückschlüsse, welcher Stimulationseffekt auf das Immunsystem erzielt wurde. Bei kritischer Wertung der bisher vorliegenden kontrollierten Studienergebnisse scheint bei Kollum- und Ovarialkarzinomen durch eine Kombination von Chemotherapie und aktiv-spezifischer sowie aktiv-unspezifischer Immuntherapie eine Verlängerung der Remissionsdauer und eine Verbesserung der Überlebenszeit möglich zu sein. Eine endgültige Beurteilung der Wirksamkeit einer aktiven Immuntherapie bei gynäkologischen Malignomen kann aufgrund der bisher vorliegenden sehr lückenhaften Daten vorerst nicht erfolgen. Anders sind die Voraussetzungen beim Mammakarzinom.

Tabelle **22** Therapiestudien bei gynäkologischen Karzinomen

Lokalisation des Karzinoms	Autor	Jahr	Pat. Zahl	Therapie	Kontrolle	Ergebnis	
Ovar	Hudson	1976		unklar + BCG	unklar	Überlebenszeit	?
Ovar	Crowther	1978	17	CAP + BCG + Tc	historisch	Überlebenszeit	+
Ovar	Alberts	1978 1979	121	AC + BCG	randomisiert	Remissionsrate Remissionsdauer Überlebenszeit	− + +
Ovar	Barlow	1980	19	CM/FC + C. parv.	randomisiert	Remissionsrate Remissionsdauer Überlebenszeit	Ø − Ø
Zervix	Taguchi	1978	61	Radiatio + PSK	randomisiert	Überlebenszeit	+
Zervix	Freedman	1981		Radiatio + Tc	randomisiert	Remissionsdauer	+

Zeichen und Abkürzungen: + = signifikant; − = nicht signifikant; Ø = nicht ausgewertet
A = Adriblastin; C = Endoxan; F = Fluorouracil; M = Methotrexat; P = Cisplatin; Tc = Tumorzellen (mod.); PSK = Polysaccharidpräparation (Mycel von Coriolus versicolor) C. parv. = Corynebacterium parvum

Tabelle **23** Therapieprotokolle bei fortgeschrittenem Mammakarzinom

Autor	Jahr	Pat. Zahl	Therapieform	Kontrolle	Ergebnisse	
Gutterman	1976	44	FAC + BCG	randomisiert	Remissionsrate Remissionsdauer Überlebenszeit	− + +
Haskell	1976	14	CMF + C. parv.	randomisiert	Remissionsrate Remissionsdauer Überlebenszeit	− − −
Israel	1976	88	CMF Vb ST + C. parv.	randomisiert	Remissionsrate Remissionsdauer Überlebenszeit	+ − +
Song	1977	33	AVMFC + BCG	randomisiert	Remissionsrate Remissionsdauer Überlebenszeit	− − −
Hortobagyi	1978	250	FAC + BCG + Levamisol	randomisiert	Remissionsrate Remissionsdauer Überlebenszeit	− + +
Pinsky	1978	47	CAMF + C. parv.	randomisiert	Remissionsrate Remissionsdauer Überlebensrate	+ − −
Stephens	1978	60	FAC + Levamisol	randomisiert	Remissionsrate Remissionsdauer Überlebenszeit	+ − +
Mayr	1979	120	VAC + C. parv.	randomisiert	Remissionsrate Remissionsdauer Überlebenszeit	− − −
Blumenschein	1980	506	FAC + Levamisol + BCG + C. parv. VAC + FUM + MER	randomisiert	Remissionsrate Remissionsdauer Überlebenszeit	− + +
McCulloch	1980	49	FAC + BCG	randomisiert	Remissionsrate Remissionsdauer Überlebenszeit	+ + +
Muss	1980	239	CAVFP + MER	randomisiert	Remissionsrate Remissionsdauer Überlebenszeit	− − −

Zeichen und Abkürzungen: + = signifikant; − = nicht signifikant
A = Adriblastin; C = Endoxan; F = Fluorouracil; M = Methotrexat; V = Vincristin; Vb = Vinblastin; P = Prednison; ST = Streptonigrin; C. parv. = Corynebacterium parvum

Tabelle **24**   Adjuvante Therapieprotokolle bei Mammakarzinomen

Autor	Jahr	Pat. Zahl	Therapieform	Kontrolle	Ergebnisse	
Rojas	1976	46	Placebo + Levamisol		Rezidivrate	—
					rezidivfreies Intervall	Ø
					Überlebenszeit	Ø
Sparks	1977	116	CMF + BCG	randomisiert	Rezidivrate	—
			CMF + BCG + Tc		rezidivfreies Intervall	—
					Überlebenszeit	—
Buzdar	1979	222	FAC + BCG	historisch	Rezidivrate	+
				(151 Pat.)	rezidivfreies Intervall	+
				ohne Chemotherapie	Überlebenszeit	+
Tormey	1979 1981	423	CMF + MER	randomisiert	Rezidivrate	—
					rezidivfreies Intervall	—
					Überlebenszeit	Ø
Cunningham	1980	194	CFP + BCG	randomisiert	Rezidivrate	—
					rezidivfreies Intervall	—
					Überlebenszeit	—
Hubay	1980	318	CMF	randomisiert	Rezidivrate	—
			CMF + Tamoxifen		rezidivfreies Intervall	—
			CMF + Tamoxifen + BCG		Überlebenszeit	?
Klefstroem	1980	72	Placebo	randomisiert	rezidivfreies Intervall	+
			Levamisol		Überlebenszeit	+
Micksche	1980	143	keine Therapie	randomisiert	Rezidivrate	+
			Chemotherapie			
			Chemotherapie + Azime- xon			
Mathé	1981	330	AVFC + CMF + BCG	randomisiert	rezidivfreies Intervall	—
					Überlebenszeit	—
Pouillart	1981	243	C L-PAM M + BCG	randomisiert	rezidivfreies Intervall	—
					Überlebenszeit	—

Zeichen und Abkürzungen: + = signifikant; − = nicht signifikant; Ø = nicht ausgewertet
A = Adriablastin; C = Endoxan; F = Fluorouracil; L-PAM = L-Phenyl-Alanin-Mustard, Mephalan, Alkaran; M = Methotrexat; V = Vincristin; P = Prednison; Tc = Tumorzellen (mod.)

Hier liegen einerseits Untersuchungen zu lokalen immuntherapeutischen Maßnahmen und andererseits zu systemischen Immuntherapien in Kombination mit einer Chemotherapie vor. Zur lokalen Immuntherapie wurden neben BCG und PPD (92), Corynebacterium parvum, das synthetische Polymer Glucan als unspezifisches Stimulans des retikuloendothelialen Systems und Dinitrochlorbenzol (DNCB) zur Sensibilisierung der zellulären Immunreaktionen verwendet. Gemeinsam ist allen diesen Untersuchungen eine mehr oder minder gute Ansprechrechrate in Form von objektiven Tumorreduktionen sowie kompletten und partiellen Remissionen auch über längere Beobachtungszeiträume hinweg. Diese erfolgversprechenden Daten der lokalen Immuntherapie führten zu einer konsequenten Überprüfung der Wirkung einer systemischen Immunpotenzierung als adjuvante Therapie nach abgeschlossener Primärtherapie und als Chemoimmuntherapie bei fortgeschrittenen Stadien des Mammakarzinoms. Tab. 23 gibt einen

Überblick über ausgewählte Therapieprotokolle einer Immun- und Chemoimmuntherapie des fortgeschrittenen Mammakarzinoms. Die Übersicht zeigt, daß durch eine aktiv-unspezifische Immuntherapie zusätzlich zur Chemotherapie zu unterschiedlichen Resultaten führen kann. Bei 4 der insgesamt 11 aufgeführten Studien war trotz der Immuntherapie keine Verbesserung der Remissionsraten, keine Verlängerung der Remissionsdauer und keine Verlängerung der Überlebenszeit nachzuweisen. Der zusätzliche Einsatz der immunpotenzierenden Substanzen wie BCG, MER und Corynebacterium parvum zur Chemotherapie hat offenbar in diesen Studien zu keiner meßbaren Verbesserung der Situation der Tumorträgerin geführt. Noch schlechter sind die bisher vorliegenden Ergebnisse der Untersuchungen zur adjuvanten Immun- bzw. Chemoimmuntherapie im Anschluß an eine abgeschlossene Primärtherapie (Tab. 24). Eine aktiv-unspezifische Immunpotenzierung allein oder in Kombination mit unterschiedlichen zytotoxisch wirksamen Medikamenten war nicht in der Lage, eine signifikante Verbesserung der Rezidivrate, eine Verlängerung des rezidivfreien Intervalls im Vergleich zu alleiniger Chemotherapie zu bewirken. Diese negativen Ergebnisse wirken um so schwerer, als bei der adjuvanten Chemoimmuntherapie eine der wesentlichen Voraussetzungen für die Wirksamkeit einer Immuntherapie, die Reduktion der Tumormasse durch die vorausgegangene Primärtherapie auf weniger als 10^6 bis 10^8 Tumorzellen durch die vorausgegangene Primärtherapie erfüllt ist.

Zusammenfassend muß man sagen, daß eine systemische unspezifische Immuntherapie ohne genaue Kenntnis der speziellen, im Einzelfall völlig unterschiedlichen komplexen Kooperationsmechanismen des Tumorabwehrsystems zu den beschriebenen enttäuschenden Resultaten führen mußte. Voraussetzung für eine wirkungsvolle Immuntherapie passiv, aktiv-spezifisch und aktiv-unspezifisch sowie adoptiv ist die erweiterte Kenntnis der Kooperations- und Interaktionsmechanismen des zellulären und humoralen menschlichen Abwehrsystems, die Quantifizierbarkeit der in allen Einzelbereichen vorhandenen Störungen und eine darauf aufbauende gezielte Immuntherapie. Die Untersuchungen der letzten Jahre weisen darauf hin, daß diese Voraussetzungen einer sinnvollen Immuntherapie doch erreicht werden können und berechtigen zu der Hoffnung, daß die Immuntherapie einen festen Platz im Therapiekonzept der Malignome erhalten wird.

IV. Krebsmedikamente mit fraglicher Wirksamkeit

Von Laien, Heilpraktikern und Ärzten werden eine Vielzahl von Behandlungsmaßnahmen gegen maligne Erkrankungen angepriesen, deren Wirksamkeit in keiner Weise wissenschaftlich belegt ist. Die Deutsche Krebsgesellschaft hat deshalb im Mai 1981 eine Expertenkommission berufen und ihr den Auftrag erteilt, eine Basisdokumentation über „Krebsmedikamente mit fraglicher Wirksamkeit" zu erstellen. Hierunter werden solche Medikamente verstanden, die von der Schulmedizin, die ihre Lehrmeinung auf wissenschaftlich begründete Argumente und Daten stützt, nicht anerkannt oder empfohlen werden (89, 124). Bei der Erstellung ihres Berichtes hat die Kommission den Schwerpunkt auf die Frage gelegt, ob die genannten Mittel ausreichend geprüft worden sind, so daß sich deren Einsatz in der Krebstherapie rechtfertigen läßt. Sie hat sich bei der Bewertung dieser Prüfungsergebnisse an den Maßstab gehalten, den man heute an jede zur Zulassung beim Bundesgesundheitsamt anstehende Substanz legen würde.

In dem Prüfbericht (123) werden wichtige, grundsätzliche Überlegungen zur Problematik der sogenannten „Außenseitermethoden", bezogen auf die Chemotherapie, dargelegt, die es wert sind, im Rahmen eines derartigen Lehrbuches wiedergegeben zu werden. Es scheint allerdings zum jetzigen Zeitpunkt nicht sinnvoll, auf die einzelnen Medikamente, deren vom Hersteller angegebenen Indikationsansprüche sowie auf die Ergebnisse der Prüfungen im Detail einzugehen.

Die Krebskranken selbst und auch ihre Angehörigen sind in einer schwierigen Situation, insbesondere dann, wenn die „schulmedizinischen" Behandlungsmethoden nicht ausreichend wirken oder zu wirken scheinen. Hier werden auch wissenschaftlich nicht belegte Berichte zum Krebsthema begierig und leider meist unkritisch aufgenommen. Außer Wissenschaftlern und praktizierenden Ärzten melden sich auch Interessenvertreter der Hersteller alternativer Präparate, Einzelpersonen oder Vereinigungen sowie Journalisten zu Wort. Mit Hilfe häufig unzutreffender Angaben und unzulänglicher Krankenberichte soll die wissenschaftlich begründete Lehrmeinung in Frage gestellt werden. Darüber hinaus wird den Betroffenen versprochen, daß es erwiesen sei, daß mit der empfohlenen Methode Krebs zu heilen, ein Vorstadium zu erkennen und zu behandeln oder dem Krebs überhaupt vorzubeugen sei.

Patienten und Gesunde, die auf die Möglichkeit von Maßnahmen zur Krebsverhütung und Behandlung hoffen, werden mit den genannten Argumenten vor allem über die Laienpresse sowie über pseudowissenschaftliche Lehrbücher, Patientenratgeber, Erfahrungsberichte und Anweisung über diagnostische und therapeutische Methoden angesprochen und „informiert". Begleitet wird diese Information durch Inserate in der „Regenbogenpresse", in zweifelhafter „Fach"-Literatur und sogar in Tageszeitungen.

Daß das bereitwillige Eingehen großer Bevölkerungsgruppen auf „Erfolgsmeldungen" und Angebote (angeblich) neuer Krebsmittel nicht als Maßstab für die Glaubwürdigkeit solcher Artikel gewertet werden kann, steht außer Frage. Es bleibt daher die oft undankbare Aufgabe des behandelnden Arztes, zum einen auf den begreiflichen Wunsch des Patienten nach einer zusätzlichen, „unkonventionellen" Therapie einzugehen, ihm die Möglichkeiten und Grenzen alternativer Therapien darzulegen, ihn aber auch vor fragwürdigen und sogar gefährlichen Methoden zu schützen. Hierfür benötigt der Arzt eine Übersicht über die derzeit gängigen unkonventionellen Krebstherapiearten, insbesondere aber über die hierunter fallenden Medikamente, die dem Patienten zum Teil ohne Verschreibung, jedoch in einem nicht geringen Prozentsatz zu erheblichen Preisen zugänglich sind. Die heute immer noch relativ unbefriedigenden Ergebnisse der medikamentösen Krebstherapie sind nicht zu verkennen. Die Krebstherapie muß dringend verbessert werden. Dazu gehört auch, daß man sich dem Unkonventionellen widmet. Wenn heute konventionelle oder unkonventionelle neue Mittel nur igendeinen Erfolg im Bemühen um die Verbesserung der Krebstherapie versprechen, ist man verpflichtet, solchen Hinweisen nachzugehen. Die Krebstherapie wird jedoch nicht verbessert, wenn ein Mittel, mit dem bei einem oder anderen Patienten gelegentlich die individuelle Situation günstig beeinflußt wird, unkritisch an alle Patienten weitergegeben wird, ohne daß man sich die Mühe macht, dem Wirkprinzip dieses Mittels, den Grundlagen der Dosierung, Verabreichung, Verteilung im Organismus, Entgiftung, Wechselwirkung und Toxizität näher nachzugehen. Fast alle von der Schulmedizin verwendeten Medikamente wurden zwar ebenfalls empirisch entdeckt, ihren Platz im Arzneischrank des Arztes fanden sie jedoch immer erst, nachdem sie nach oft mühsamer, langdauernder Forschungsarbeit einer intensiven Analy-

Tabelle 25 Ungeprüfte Methoden in der Onkologie (nach *Schumacher* [160])

a) *Krebstherapie aufgrund eines medizinischen Gesamtkonzepts:*
- Anthroposophische Medizin und Viscum album (Iscador, Helixor)
- Homöopathie oder der Simile-Biodynamismus
- Traditionelle chinesische Medizin und Akupunktur sowie Abwandlungen der Akupunktur (z.B. Elektroakupunktur nach Voll usw.)
- Homotoxinlehre nach Reckeweg
- Wasser-Erd-Element-Theorie nach Kappler

b) *Ernährungsrichtlinien und -theorien:*
- Krebskur total nach Breuss
- Eiweißfastenkur nach Vasarhelyi
- Ernährungsgrundregeln nach Windstosser
- Haysche Trennkost
- Heilfasten (Buchinger, Bauer)
- Krebsdiätvorschläge nach dem Prinzip der Makrobiotik
- Milchsäuretheorie und Isopathie nach Kuhl
- Moerman-Therapie
- Öl-Eiweiß-Kost nach Budwig
- Rohkostdiäten (z.B. Waerland)
- Vegetarische salzlose Krebsdiät nach Gerson

c) *Einzelmittel:*
- Actinina, – Bamfolin, – Beres-Tropfen, – Bromelain, – Karziviren,
- Carzodelan forte, – Furfurol, – Gelée royale, – Gelum oral RD,
- Germanium, – Ginseng, – Hefepräparate, – Kefir, – Laetrile (Vit. B 17),
- Ney Tumorin, – Petrasch Anthozym, – Petroleum, – Polyerga, – Polydyn,
- Randensaft, – Resistocell, – Revitorgan, – Tumosteron, – Wobe-Mugos,
- Vit. C (Orthomolekular-Therapie nach Pauling)

d) *Abwehrsteigerung und Kombinationsmethoden:*
- Frischzelltherapie nach Niehans
- Gewebeserotherapie nach Thomas
- Thymusextrakte
- Heilseren (Bonifazio, Bal' A)
- „Ganzheits- und Immuntherapie" nach Issels
- „Biologische Behandlung" nach Zabel

e) *Stimulation der aeroben Phosphorylierung der Krebszelle:*
- Alternativmedizin durch Ausdauerlauftraining nach van Aaken
- Sauerstoff-Krebs-Mehrschritt-Therapie nach von Ardenne
- Oxidationsfermentsubstitution mit Beta- und Anthozyanen nach Seeger
- Ozontherapie (hämatogene Oxidationstherapie nach Wehrli)

f) *Verschiedenes:*
- Bioelektronik nach Vincent
- Erdstrahlen und Krebs
- Fußreflexzonenmassage
- Mikrowellentherapie nach Samuels-Therapie
- Karzinomprotozoen nach Weber
- Geistheilungen
- Aktive Imaginationstherapie nach Simonton

se unterzogen und bis zur optimalen Wirkform weiterentwickelt wurden.

Die Durchsicht der Liste unkonventioneller Mittel der Krebstherapie ergab die erstaunliche Bilanz, daß für eine erhebliche Anzahl von Medikamenten entweder keine Untersuchungsunterlagen vorlagen oder verfügbar gemacht werden konnten oder daß die beigebrachten Unterlagen lückenhaft waren.

So ergibt sich abschließend die Forderung, daß alle zur Krebstherapie verwendeten Medikamente dem internationalen Standard entsprechend geprüft werden bzw. daß solche Prüfergebnisse nachgereicht werden, falls sie in der Vergangenheit nicht erhoben wurden (Tab. 25).

Literatur

1 Alberts, D.S., S.E. Salmon, T.E. Moon: Chemoimmunotherapy for advanced ovarian carcinoma with adriamycin-cyclophosphamide+BCG: Early report of a southwest oncology group study. Res. Results Cancer Res. 68 (1978) 160

2 Alberts, D.S., R.D. Hilgers, T.E. Moon, P.W. Martimbeau, S. Rivkius: Combination chemotherapy for alkylator-resistant ovarian carcinoma: A preliminary report of a southwest-oncology-group trial. Cancer Treat. Rep. 63 (1979) 301

3 Balzer, J., K.J. Lohe: Malignome des Corpus uteri. In: Gynäkologische Onkologie, hrsg. von H.G. Bender. Thieme, Stuttgart 1984

4 Barlow, J.J., M.S. Piver, S.B. Lele: High-dose methotrexate with „rescue" plus cyclophosphamide as initial chemotherapy in ovarian adenocarcinoms. A randomized trial with observation on the influence of c. parvum immunotherapy. Cancer 46 (1980) 1333

5 Bastert, G.: Wachstum von menschlichen Mammakarzinomen auf thymuslosen Nacktmäusen als Malignitätsparameter. AGO-Mitteilungsblatt, 2. April 1983

6 Bastert, G., H.P. Fortmeyer, H. Schmidt-Matthiesen (eds): Thymusaplastic Nude Mice and Rats in Clinical Oncology. Fischer, Stuttgart 1981

7 Bastert, G., H. Schmidt-Matthiesen, G. Voelcker, G. Peter, H.J. Hohorst: In-vitro-Sensibilitätstestung von Tumoren gegenüber aktiviertem Cyclophosphamid (4-Hydroxycyclophosphamid). Z. Krebsforsch. 84 (1975) 37

8 Baumgartner, G.: Nebenwirkungen der zytostatischen Chemotherapie. In: Maligne Tumoren, hrsg. von K. Karrer. Cyanamid-Lederle Information 1982

9 Beatson, G.T.: On the treatment of inoperable cases of carcinoma of the mamma. Suggestions for a new method on treatment with illustrated cases. Lancet 1896/II, 104

10 Bender, H.G., D.K. Hossfeld: Diagnostik und Therapie von malignen Tumoren und deren Vorstadien an der Mamma. In: Gynäkologische Onkologie, hrsg. von G. Bender. Thieme, Stuttgart 1984 (S. 257)

11 Blumenschein, G.R., J.O. Cardenas, R.B. Livingston, L.H. Einhorn, E.J. Freireich, J.A. Gottlieb: 5-fluorouracil, adriamycin and cyclophosphamid (FAC) combination chemotherapy for metastatic breast cancer. Clin. Res. 23 (1975) 3

12 Blumenschein, G.R., G.N. Hortobagyi, A.M. Buzdar, A. die Stephano, J.U. Gutterman, E.M. Hersh: Review of multiple nonspecific immunotherapeutic agents in combination with FAC-chemotherapy of stage IV breast cancer. In: Tumor Progression, hrsg. von R.G. Crispen. Elsevier, Amsterdam 1980 (S. 369)

13 Bogden, A.E., W.R. Cobb, D.J. Lepage, P.M. Has-

kell, T. A. Gulkin, A. Ward, D. E. Kelton, H. J. Esber: Chemotherapy responsiveness of human tumors as first transplant generation xenografis in the normal mouse. Cancer 48 (1981) 10

14 Bonadonna, G., A. Rossi, P. Valagussa: Present status of adjuvant CMF chemotherapy in operable breast cancer. 7th Internat. Symp. on the Biological Characterisation of Human Tumors, Budapest 13.-15.4. 1977

15 Bonadonna, G., P. Valagussa, A. Rossi, G. Tancini, C. Brambilia, M. Zambetti, U. Veronesi: Ten year experience with CMF-based adjuvant chemotherapy in resectable breast cancer. Breast Cancer Res. Treat. 5 (1980) 95

16 Bonadonna, G., E. Brusamolino, P. Valagussa, A. Rossi, L. Brugnatelli, C. Brambilla, M. de Lena, G. Tancini, E. Bajetta, R. Musumeci, U. Veronesi: Combination chemotherapy as an adjuvant treatment in operable breast cancer. New Engl. J. Med. 294 (1976) 405

17 Brock, N., J. Pohl: Urotoxizität der Oxazaphosphorin-Zytostatika und ihre Verhütung durch Mesna. In: Supportive Maßnahmen bei der internistischen Tumorbehandlung, hrsg. von P. Drings, W. Schreml. Zuckschwerdt, München 1983 (S. 234)

18 Bruckner, H. W., C. J. Cohen, G. Deppe, S. Bhardwej, D. Zaken, J. A. Storch, J. Goldberg, J. F. Holland: Ovarian cancer: schedul modification and dosage intensification of cyclophosphamide, hexamethyl-melamine, adriamycin and cis-platin regime (CHAP II). Rsc. Amer. Soc. clin. Oncol. 1 (1982) 107, Abstr. C 416

19 Brunner, K. W.: Stand der Chemotherapie beim metastasierenden Mammakarzinom. In: Neue Wege der Brustkrebsbehandlung. Aktuelle Onkologie 8, hrsg. von G. A. Nagel, U. Kadach, M. Kaufmann. Zuckschwerdt, München 1984 (S. 197)

20 Brunner, K. W., A. Goldbusch, R. Greiner: Die Chemotherapie als Primärtherapie beim nicht radikal operierten Ovarialkarzinom. Onkologie 8 (1985) 347

21 Buckner, C. D., R. Briggs, R. A. Clift, A. Fefer, D. D. Funk, H. Glucksberg, P. E. Neimann, R. Storb, E. D. Thomas: Intermittent high-dose cyclophosphamide (NSC 2671) treatment of stage III ovarian carcinoma. Cancer Chemother. Rep. 58 (1974) 697-704

22 Buzdar, A., T. Smith, K. Powell, G. Blumenschein, E. Gehan: Effect of timing of initiation of adjuvant chemotherapy on disease-free survival in breast cancer. Breast Cancer Res. Treat. 2 (1982) 163-169

23 Buzdar, A., G. Blumenschein, J. Gutterman, H. Hortobagyi, I. Campos, C. Tashima, T. Smith, E. Hersh, E. Freireich, E. Gehan: Adjuvant therapy with 5-flurouracil, adriamycin, cyclophosphamide and BCG (FAC-BCG) for stage II or III breast cancer. In: Adjuvant Chemotherapy of Cancer II, hrsg. von S. E. Salmon, S. E. Jones: Elsevier, Amsterdam 1979 (S. 277)

24 Cavalli, F.: Die adjuvante Chemotherapie beim Mammakarzinom: Ist eine Schlußbeurteilung schon möglich? In: Neue Wege der Brustkrebsbehandlung. Aktuelle Onkologie 8, hrsg. von F. Kubli, G. A. Nagel, U. Kadach, M. Kaufmann. Zuckschwerdt, München 1984 (S. 168)

25 Chabner, B. A., Ch. E. Myers: Clinical pharmacology of cancer chemotherapy. In: Cancer: Principles and Practice of Oncology, 2. Aufl., hrsg. von V. T. DeVita, S. Hellmann, S. A. Rosenberg. 1985

26 Chirigos, M. A., W. K. Amery: Combined levamisole therapy: A overview of its protective effects. In Immunotherapy of Human Cancer. Raven, New York 1978 (S. 181)

27 Clarkson, B. D., M. D. Dowling, I. S. Gree, J. B. Cunningham, J. H. Burchenal: Treatment of acute leukemia in adults. Cancer 36 (1975) 735

28 Cooper, R. G.: Combination chemotherapy in hormone resistent breast cancer. Proc. Amer. Ass. Cancer Res. 10 (1969) 15

29 Crowther, M. E., L. Levin, T. A. Poulton, M. J. Saffrey, O. M. Curling, C. N. Hudson: Active specific immunotherapy in ovarian cancer. Res. Results Cancer Res. 68 (1978) 166

30 Cunningham, M. P., J. A. Caprini, M. A. Oviedo, E. Cohen, B. Robinson, E. F. Scanlon: Immune response and recurrences in stage II and III breast cancer patients undergoing adjuvant chemoimmunotherapy. In: Tumor Progression, hrsg. von R. G. Crispen. Elsevier, Amsterdam 1980 (S. 355)

31 Decker, D. G., T. R. Fleming, G. D. Malhasian, M. J. Webb, J. A. Jeffries, J. H. Edmondson: Cyclophosphamide plus cis-platin in combination. Treatment program for stage III or IV ovarian carcinoma. Obstet. and Gynec. 60 (1982) 481

32 Dembo, A. J.: Radiotherapeutic management of ovarian cancer. Semin. Oncol. 11 (1984) 238-250

33 DeVita, V. T.: Principles of chemotherapy. In: Cancer: Principles and practice of Oncology, 2. Aufl., hrsg. von V. T. De Vita, S. Hellman, S. A. Rosenberg. Lippincott, Philadelphia 1985

34 DiSaia, Ph. J., R. H. Nalick, D. E. Townsend: Antibody cytotoxicity studies in ovarian and cervical malignancies. Obstet. and Gynec. 42 (1973) 644

35 DiSaia, Ph. J., F. N. Rutledge, J. P. Smith, J. G. Sinkovics: Cell-mediated immune reaction to two gynecologic malignant tumors. Cancer 28 (1971) 1129

36 Dold, U., H. Sack: Praktische Tumortherapie. Thieme, Stuttgart 1980

37 Donovan, J. F.: Nonhormonal Chemotherapy of endometrial adenocarcinoma: A review. Cancer 34 (1974) 1587

38 Drings, P.: Allgemeine Richtlinien zur internistischen Krebsbehandlung. In: Standardisierte Krebsbehandlung, hrsg. von G. Ott, H. Kuttig, P. Drings. Springer, Berlin 1982

39 Drings, P.: Zytostatische Prinzipien und Behandlungsschemata (einschließlich Therapie mit offenen Radionukleiden). In: Internistische Therapie in Klinik und Praxis, hrsg. von G. Schettler, E. Weber. Thieme, Stuttgart 1985

40 Ehrlich, C. E., L. H. Einhorn, F. B. Stehman, L. M. Roth: Response „Second-look" status and survival in stage III-IV epithelial ovarian cancer treated with cis-dichlorodiammine platinum II, adriamycin and cytoxan. Soc. Gyn. Oncology XIIth Annual Meeting Marcos Island Florida, Jan. 1981

41 E. O. R. T. C.: Breast Cancer Cooperative Group: Standards for the assessment of estrogen receptors in human breast cancer. Europ. J. Cancer 9 (1973) 379

42 E. O. R. T. C.: Breast Cancer Cooperative Group: Revision of the standards for the assessment of hormone receptors in human breast Cancer. Europ. J. Cancer 16 (1980) 1513

43 Everson, E. C., W. H. Cole: Spontaneous Regressions of Cancer. Saunders, Philadelphia 1966 (S. 1)

44 Fiebig, H. H., H. Henß, C. Schuchhardt, G. W. Löhr: Xenotransplantation and Chemotherapie menschlicher Tumoren. Vergleich des Ansprechens der Malignome beim Patienten und in der Nacktmaus. Verh. dtsch. Ges. inn. Med. 88 (1982) 966

45 Fink, U., H.-D. Peters, H. J. Schmoll: Supportive Maßnahmen: Antiemetische Therapie. In: Kompendium internistische Onkologie Teil 1, hrsg. von H. J. Schmoll, H. D. Peters, U. Fink. Springer, Berlin 1985 (S. 317)

46 Finney, R.: Adjuvant chemotherapy in the radical treatment of carcinoma of the breast. A clinical trial. Amer. J. Roentgenol. 111 (1971) 137-141

47 Fischer, J., J. Preiß: Allgemeine Grundlagen der Chemotherapie. In: Taschenbuch der Onkologie, hrsg. von J. Fischer. Urban & Schwarzenberg, München 1983

48 Fischer, J., H. Weigand, J. Preiß: Regionale Chemotherapie von Lebermetastasen. In: Taschenbuch der Onkologie, hrsg. von J. Fischer. Urban & Schwarzenberg, München 1983

49 Fisher, B., N. Slack, D. Katrych, N. Wolmark: Ten-year follow-up results of patients with carcinomas of the breast in cooperative clinical trial evaluating surgical adjuvant chemotherapy. Surg. Gynec. Obstet. 140 (1975) 528

50 Fisher, B., B. Carbone, S. G. Economou et al.: L-phenylalanine mustard (L-PAM) in the management of primary breast cancer. A report of early findings. New Engl. J. Med. 292 (1975) 117

51 Freedman, R. S., J. M. Bowen, J. Herson, A. Hamberger, J. T. Wharton, F. N. Rutledge: Experimental immunotherapy of human gynecological tumors with virus-modified homologous tumor-cell preparations. 17th Annual Meeting of the AACR, April 1981

52 Fritze, D., D. H. Kern, Y. H. Pilch: Transfer of tumor specific immunity with „immune" RNA: Prospects for treatment of human cancer. Klin. Wschr. 54 (1976) 851

53 Glascock, R. F., W. G. Hökstra: Selective accumulation of tritium labeled hexoestrol by the reproductive organs of immature female goats and sheep. Biochem. J. 72 (1959) 673

54 Goerttler, K.: Risiken und Nebenwirkungen zytotoxischer Therapie. Diagnostik 10 (1977) 367

55 Goldstein, A. L.: The history of the development of thymosin: Chemistry, biology and clinical applications. Amer. clin. climatol. Ass. 88 (1976) 79

56 Greenspan, E. M., M. Fieber, G. Lesnick, S. Edelman: Response of advanced breast carcinoma to the combination of the antimetabolite methotrexate, and the alkylating agent thio-tepa. Sinai J. Med. 30 (1963) 246

57 Gross, R., O. Claus: Chemotherapie von Tumorleiden: Vergangenheit und Gegenwart. Med. Welt (1982) 44

58 Gutterman, J. U., J. O. Cardenas, G. R. Blumenschein, G. N. Hortobagyi, R. B. Livingston, G. M. Maglivit, E. J. Freireich, J. A. Gottlieb, E. M. Hersh: Chemoimmunotherapy of disseminated breast cancer: Prolongation of remission and survival. Brit. med. J. 1976/II, 1222

59 Haberman, R. B., R. K. Oldham: Problems associated with study of cell-mediated immunity to human tumors by microcytotoxicity assays. J. nat. Cancer Inst. 55 (1975) 749

60 Halpern, B., G. Biozzi, C. Stiffel, D. Mouton: Inhibition of tumor growth by administration of killed corynebacterium parvum. Nature 212 (1966) 853

61 Hamburger, A. W., S. E. Salmon: Primary bioassay of human tumor stern cells. Science 197 (1977) 461

62 Haskell, C., R. C. Ossorio, G. Sarna: Cyclophosphamide, methotrexate, and 5-fluorouracil with and without corynebacterium parvum in the treatment of metastatic breast cancer. In: Neoplasm Immunity: Solid Tumor Therapy, hrsg. von R. G. Crispen. Franklin Institute Press, 1977 (S. 153)

63 Heim, M. E., W. Queißer: Gastrointestinale Toxizität zytostatischer Behandlung: Übelkeit und Erbrechen. Schleimhautschädigung. Diarrhoe und Obstipation. In: Supportive Maßnahmen bei der internistischen Tumorbehandlung, hrsg. von P. Drings, W. Schreml. Zuckschwerdt, München 1983 (S. 198)

64 Höffken, K., B. A. Miller, B. Miller, R. Becher, C. G. Schmidt: Neue Aspekte in der Hormontherapie des metastasierten Mammakarzinoms. Dtsch. med. Wschr. 110 (1985) 1799

65 Höffken, K., L. D. Meredith, R. A. Robbins, R. W. Baldwin, C. J. Davies, R. W. Blamey: Circulating immune complexes in patients with breast cancer. Brit. med. J. 1977/II, 218

66 Hortobagyi, G. N., J. U. Gutterman, G. R. Blumen-

schein, C. K. Tashima, M. Schwartz, M. A. Burgess, E. M. Hersh: The use of BCG and MER plus chemotherapy in the management of patients with disseminated breast carcinoma. In: Immunotherapy of Cancer: Present Status of Trials in Man, hrsg. von W. D. Terry, D. Windhorst. Raven, New York 1978 (S. 655)

67 Hortobagyi, G. N., J. U. Gutterman, G. R. Blumenschein, A. U. Buzdar, S. P. Richman, C. Wiseman, E. M. Hersh: Immunotherapy und chemoimmunotherapy for human breast cancer. In: Immunotherapy of Human Cancer, hrsg. von W. D. Terry, D. Windhorst. Raven, New York 1978 (S. 321)

68 Hortobagyi, G. N., J. U. Gutterman, G. R. Blumenschein, C. K. Tashima, M. A. Burgess, L. Einhorn, A. U. Buzdar, S. P. Richman, E. M. Hersh: Combination chemoimmunotherapy of metastatic breast cancer with 5-fluorouracil, adriamycin, cyclophosphamide, and BCG. Cancer 43 (1979) 1225 und 44 (1979) 1955

69 Hubay, C. A., O. H. Pearson, J. S. Marshall, R. S. Rhodes, S. M. Debanne, J. Rosenblatt, W. J. Flynn, Ch. Eckert, W. L. McGuire: Adjuvant chemotherapy, antiestrogen therapy and immunotherapy for stage II breast cancer. Cancer 46 (1980) 2805

70 Hudson, C. N., J. E. McHardy, O. M. Curling, P. E. English, T. A. Poulton, M. Crowther, M. Leighton: Active specific immunotherapy for ovarian cancer. Lancet 1976/II, 877

71 Illiger, H. J., F. Del Valle, D. Mühlenstedt: Adjuvante Chemotherapie beim primär radikal operierten Ovarialkarzinom. Onkologie 8 (1985) 316

72 Israel, L.: Immunotherapy with corynebacterium parvum in disseminated cancer. Ann. N. Y. Acad. Sci. 277 (1976) 241

73 Jensen, E. V.: The pattern of hormone receptor interaction. In: Some Aspects of Aetiology and Biochemistry of Prostatic Cancer, hrsg. von K. Griffiths, C. G. Pierrepoint. Alpha Omega Alpha, Cardiff 1970 (S. 151–169)

74 Jensen, E. V., H. I. Jacobsen: Basic guides to the mechanism of oestrogen action. Rec. Prog. Horm. 18 (1962) 387

75 Jensen, E. V., G. E. Block, S. Smith, K. Kyser, E. R. DeSombre: Estrogen receptors and breast cancer response to adrenalectomy. Cancer Inst. Monogr. 34 (1971) 55

76 Jonat, W., H. Maass: Grundlagen endokriner Therapieprinzipien. In: Allgemeine gynäkologische Onkologie Bd. X, hrsg. von R. H. Wulf, H. Schmidt-Matthiesen. Urban & Schwarzenberg 1985 (S. 283)

77 Jones, E.: Adjuvant Therapy of Cancer. Elsevier, Amsterdam 1977 (S. 157)

78 Jones, S. E., B. G. M. Durie, S. E. Salmon: Combination chemotherapy with adriamycin and cyclophosphamide for advanced breast cancer. Cancer (Philad.) 36 (1975) 90

79 Kalden, J. R.: Möglichkeiten einer Immuntherapie bei Patienten mit malignen Tumoren. In: Aktuelle Therapie maligner Tumoren, hrsg. von G. Hartwich. Symposiumband 4, Tumortherapie Service, Edition Lilly 1979

80 Karnofsky, D., W. H. Abelmann, L. F. Craver: The use of nitrogen mustards in the palliative treatment of carcinoma (with particular reference to bronchogenic carcinoma). Cancer 1 (1948) 634

81 Karrer, K.: Maligne Tumoren. Cyanamid-Lederle Information 1982

82 Katz, M. E., P. E. Schwarz, D. S. Kapp, S. Luikart: Epithelial carcinoma of the ovary: Current strategies. Ann. intern. Med. 95 (1981) 98–111

83 Kaufmann, M.: Adjuvante Chemo-/Hormontherapie – Neue Ergebnisse. In: Hormone, Antihormone, Cytostatica, hrsg. von U. Kadach, M. Kaufmann, F. Kubli. Zuckschwerdt, München 1985 (S. 3)

84 Kaufmann, M.: Prätherapeutische Testmethoden und Therapieplanung. In: Klinik der Frauenheilkunde und Geburtshilfe, Bd. X. Allgemeine gynäkologische Onkologie, hrsg. von K.-H. Wulf, H. Schmidt-Matthiesen. Urban & Schwarzenberg, München 1985 (S. 337)

85 Kaufmann, M., H. Maass, F. Kubli, W. Jonat, H. Caffier, F. Melchert and the Gynecological Adjuvant Breast Cancer Group (GABG): Risk adapted adjuvant chemo-hormonotherapy in operable nodal positive breast cancer. In: Adjuvant Therapy of Cancer IV, hrsg. von S. E. Jones, S. E. Salmon. Grune & Stratton, New York 1984

86 Kelly, R. M., W. H. Baker: Progestinal agents in the treatment of carcinoma of the endometrium. New Engl. J. Med. 264 (1961) 216

87 Kiser, J. I., A. Goldhirsch, E. Jungi, R. Joss, S. Salchli, K. Brunner: Skalphypothermie zur Verhütung des Zytostatika-bedingten Haarausfalls. In: Supportive Maßnahmen bei der internistischen Tumorbehandlung, hrsg. von P. Drings, W. Schreml. Zuckschwerdt, München 1983 (S. 316)

88 Kleckow, M., P. Drings: Die pulmonale Toxizität von Zytostatika. In: Supportive Maßnahmen bei der internistischen Tumorbehandlung, hrsg. von P. Drings, W. Schreml. Zuckschwerdt, München 1983 (S. 277)

89 Kleeberg, U. R.: Krebsmedikamente mit fraglicher Wirksamkeit. Med. Klin. 81 (1986) 433

90 Kleeberg, U. R., H. Erdmann, H.-P. Richter von Arnauld: Vademecum der Zytostatika-Therapie. Kehrer, Freiburg 1982

91 Klefström, P., P. Gröhn, E. Heinonen, P. Holsti, L. Nuortico: Combination of levamisole immunotherapy with conventional treatments in breast cancer. 6th Annual Meeting of European Society for Medical Oncology. Cancer Immunol. Immunother. 10 (1980) 27, Abstracts

92 Klein, E., O. A. Holtermann, F. Helm, D. Rosner, H. Milgrom, S. Adler, H. L. Stoll, R. W. Chase, L. R. Prior, G. P. Murphy: Immunologic approaches to the management of primary and secondary tumors involving the skin and soft tissues: Review of a ten-year program. Transplant. Proc. 7 (1975) 297

93 Kleine, W.: Genereller und individueller Aussagewert von tierexperimentellen Untersuchungen, AGO-Mitteilungsblatt, 2. April 1983

94 Kolb, S., S. Seiler, H. J. König: Hyperurikämie-Behandlung bei zytostatischer Therapie. Fortschr. Med. 46 (1982)

95 Korenman, S. G.: Estrogen receptor assay in human breast cancer. J. nat. Cancer Inst. 55 (1975) 543

96 Koyama, H., T. Wada, Y. Takahashi, Y. Nishizawa, T. Iwanaga, I. Aoki, T. Torawara, G. Kosaki, A. Kajital, A. Wada: Surgical adjuvant chemotherapy with mitomycin C and cyclophosphamide in Japanese patients with breast cancer. Cancer 46 (1980) 2373–2379

97 Kreienberg, R.: Wie frühzeitig sollte eine adjuvante Therapie beginnen – prä-, intra- oder postoperativ? In: Hormone, Antihormone, Zytostatika, hrsg. von U. Kadach, M. Kaufmann, F. Kubli. Zuckschwerdt, München 1986 (S. 121)

98 Kreienberg, R., F. Melchert, E.-M. Lemmel: Überwachung des Immunstatus bei Mammakarzinom-Patientinnen unter adjuvanter Chemotherapie und Polychemotherapie. Onkologie 2 (1979) 181

99 Kreienberg, R., D. Boerner, F. Melchert, E.-M. Lemmel: Reduction of the immunosuppressive action of chemotherapeutics in patients with mamma carcinoma by azimexone. Int. J. Immunopharmacol. 5 (1983) 49

100 Kurrle, E.: Antibiotische Prophylaxe und Therapie bei Granulozytopenie. In: Kompendium internistischer Onkologie Teil 1, hrsg. von H.-J. Schmoll, H. D. Peters, U. Fink. Springer, Berlin 1985 (S. 385)

101 Lacour, F., G. Delage, A. Spira, E. Nahin-Merlin, J. Lacour, A. M. Michelson, S. Bayet: Randomized trial with poly-A-poly-U as adjuvant therapy complementing surgery in patients with breast cancer: In vitro study of cellular immunity. Res. Results Cancer Res. 68 (1978) 129

102 Limburg, H., J. Brachetti: 16-jährige klinische Ergebnisse in der Behandlung des Ovarialkarzinoms nach dem Chemotherapieresistenztest. Geburtsh. u. Frauenheilk. 41 (1981) 126

103 Lucero, M. A., W. H. Fridman, M.-A. Prorost, C. Billardson, P. Pouillart, J. Dumont, E. Falcoft: Effect of various interferons on the spontaneous cytotoxicity exerted by lymphocytes from normal and tumorbearing patients. Cancer Res. 41 (1981) 294

104 Maass, H.: Indikationen und Ergebnisse der Antiöstrogenbehandlung. In: Neue Wege in der Brustkrebsbehandlung, hrsg. von F. Kubli, G. A. Nagel, U. Kadach, M. Kaufmann. Zuckschwerdt, München 1983 (S. 217)

105 Maass, H., W. Jonat: Steroidrezeptoren in Mammakarzinomen. Gebfra 39 (1970) 761

106 Martz, G.: Heutige Stellung und Besonderheiten der internistischen Krebstherapie. In: Internistische Krebstherapie, hrsg. von K. W. Brunner, G. A. Nagel. Springer, Berlin 1985 (S. 3)

107 Mathé, G.: Cancer Active Immunotherapie, Immunoprophylaxis and Immunorestauration. Springer, Berlin 1978

108 Mathé, G., O. Halle-Parenko, C. Bourut: Methanol extraction residue fraction of tubercle bacilli (MER) and other mycobacterial extracts as systemic immunity adjuvants in cancer immunotherapy. 1st. J. med. Sci. 12 (1976) 468

109 Mathé, G., J. L. Misset, F. de Vassal, M. Delegado, R. Plagne, D. Belpomme, J. Guerrin, B. Le Mevel, R. Metz, C. Jeanne, M. Schneider, H. Gaget, V. Morice: Adjuvant chemotherapy including adriamycin in operable breast carcinoma. Preliminary results of a phase III. trial. Conference on Clinical Oncology (UICC), Lausanne 1981, Anstr. 03-0508

110 Mattern, J., R. Wayss, M. Volm: Stellenwert der Zytostatikatestung in der Therapie maligner Tumoren. Dtsch. med. Wschr. 111 (1986) 676

111 Mayr, A. C., H. J. Senn, W. M. Gallmeier, U. Bruntsch, R. Becher, P. Drings, D. Fritze, M. Kaufmann, W. Queißer, U. Kempgens: Adriamycin-Kombinations-Chemotherapie mit oder ohne Immunstimulation durch Corynebacterium parvum beim metastasierenden Mammakarzinom. Dtsch. med. Wschr. 49 (1979) 1739

112 McCulloch, P. B., M. Poon, P. B. Dent, P. Dawson: A stratified, randomized trial of 5. U., adriamycin and cyclophosphamide alone or with BCG in stage IV breast cancer. 6th Annual Meeting of European Society for Medical Oncology. Abstracts in: Cancer Immunol. Immunother. 10 (1980) 33/129

113 Meerpohl, H. G., A. Pfleiderer, W. Kleine, G. Teufel: Chemotherapy for stage III–IV ovarian cancer. The CAP-regimen in previously untreated patients. Onkologie 5 (1982) 238

114 Melchert, F.: Die zytostatische Behandlung beim Mammacarcinom. Gynäkologe 10 (1977) 175

115 Melchert, F., R. Kreienberg: Nachsorge und Behandlung gynäkologischer Carcinome nach Primärtherapie. Ärzteblatt Rheinland-Pfalz 1 (1979) 47

116 Melchert, F., G. Bartzke, H. Rössler, R. Kreienberg: Welche Entscheidungshilfe bietet die Zytostatikasensibilitätstestung für den Einsatz der Chemotherapie bei Mamma- und Ovarialcarcinom-Patientinnen? In: Aktuelle Geburtshilfe und Gynäkologie, hrsg. von F. Melchert, L. Beck, H. Hepp, P. G. Knapstein, R. Kreienberg. Springer, Berlin 1986 (S. 255)

117 Mendelsohn, M. L.: The growth fraction: A new concept applied to tumors. Science 132 (1960) 1496

118 Micksche, M., M. Colot, P. Sagaster: Azimexon - a new immunmodulator - immunological and clinical investigations. 6th Annual Meeting of European Society for Medical Oncology. Abstracts in: Cancer Immunol. Immunother. 10 (1980) 33/132

119 Minne, H. W., R. Ziegler: Paraneoplastische Hormonsekretion: Genese, Inzidenz, Therapie. In: Supportive Maßnahmen bei der internistischen Tumorbehandlung, hrsg. von P. Drings, W. Schreml. Zuckschwerdt, München 1983 (S. 39)

120 Müller, W., G. A. Nagel: Die lokale und regionale Anwendung von Zytostatika. In: Internistische Krebstherapie, hrsg. von K. W. Brunner, G. A. Nagel. Springer, Berlin 1979

121 Muggia, F. M., G. Chia, L. J. Reed, S. L. Ronney: Doxorubicin-Cyclophosphamide: effective chemotherapy for advanced endometrial carcinoma. Amer. J. Obstet. Gynec. 128 (1977) 314

122 Muss, H. B., F. Richard II, M. R. Cooper, D. R. White, D. V. Jackson, J. J. Stuart, V. Howard, A. Shore, A. L. Rhyne, C. I. Spurr: Chemotherapy versus chemoimmunotherapy with methanol extraction residue of bacillus Calmette-Guérin (MER) in advanced breast cancer. Cancer 47 (1981) 2295

123 Nagel, G. A., D. Schmähl (Hrsg.): Krebsmedikamente mit fraglicher Wirksamkeit. Ergebnisse vorklinischer und klinischer Prüfungen. Zuckschwerdt, München 1984

124 Nagel, G. A., R. Hünig, K. W. Brunner: Die Therapie maligner Ergüsse. In: Internistische Krebstherapie, hrsg. von K. W. Brunner, A. Nagel. Springer, Berlin 1979

125 Nathanson, I.: Immunology and immunotherapy of human breast cancer. Cancer Immunol. Immunother. 2 (1977) 209

126 Nishino, Y.: Pharmakologie der Antiöstrogene. Gynäkologe 12 (1979) 199

127 Nissen-Meyer, R.: Treatment of node negative patients with an immediately given short chemotherapy course. Vortrag NIH Consensus Development Conference „Adjuvant Chemotherapy for Breast Cancer". Bethesda USA, 9.-11. Sept. 1985

128 Nissen-Meyer, R., K. Kjellgren, K. Malmiok, B. Mansson, T. Norin: Surgical adjuvant chemotherapy. Results with one short course with cyclophosphamide after mastectomy for breast cancer. Cancer 41 (1978) 2088

129 Noer, R. J.: Breast adjuvant chemotherapy. Effectiveness of Thio-TEPA as adjuvant ro radical mastectomy for breast cancer. A preliminary report. Cancer Chemother. Rep. 16 (1962) 137

130 Noteboom, W. D., J. Gorski: Stereospecific binding of estrogen in the rat uterus. Arch. Biochem. Biophys. 111 (1965) 359

131 Oettgen, H. F.: Tumorimmunologie. Behring. Inst. Mitt. 63 (1979) 100

132 Oettgen, H. F., L. J. Old, J. H. Farrow, F. T. Calentin, H. S. Lawrence, L. Thomas: Effects of dialyzable transfer factor in patients with breast cancer. Proc. nat. Acad. Sci. (Wash.) 71 (1974) 2319

133 Ozols, R. F., R. C. Young: Chemotherapy for ovarian cancer. Semin. Oncol. 11 (1984) 251-263

134 Papaioannou, A. N.: Preoperative chemotherapy. Advantages and clinical application in stage III breast cancer. Recent Res. Cancer (1985) 65-90

135 Peters, H.-D., U. Fink, H.-J. Schmoll: Toxizitäten. In: Kompendium internistischer Onkologie, hrsg. von H.-J. Schmoll, H.-D. Peters, U. Fink. Springer, Berlin 1986

136 Peters, L. J.: Actions and interactions of corynebacterium parvum in experimental tumor systems. In: Immunotherapy of Human Cancer, hrsg. von W. D. Terry, D. Windhorst. Raven, New York 1978 (S. 155)

137 Pfleiderer, A.: Six years of experience with Volm's chemosensitivity testing of ovarian cancer. Vortrag EORTC Symp. on Ovarian Cancer, Stockholm 1982

138 Pfleiderer, A.: Tumoren des Eierstocks. In: Gynäkologische Onkologie, hrsg. von H. G. Bender. Thieme, Stuttgart 1984 (S. 172)

139 Pinsky, C. M., R. L. De Jager, R. J. Kaufman, V. Mike, J. A. Hansen, H. F. Oettgen, I. H. Krakoff: Corynebacterium parvum as adjuvant to combination chemotherapy in patients with advanced breast cancer. Preliminary results of a prospective, randomized trial. In: Immunotherapy of Cancer: Present Status of Trials in Man, hrsg. von W. D. Terry, D. Windhorst. Raven, New York 1978 (S. 647)

140 Pollow, K., R. Kreienberg: Grundlagen und klinische Bedeutung von Steroid-Rezeptoren, 17-β-Hydroxy-steroid-Dehydrogenase und Serum-Tumormarkern beim Endometriumcarcinom. Gynäkologe 16 (1983) 93

141 Pollow, K., H.-J. Grill, R. Kreienberg, B. Pollow: Hochdosierte Medroxyprogesteronacetattherapie endokrin regulierter Tumoren: Grundlagen der Wirkung. In: Aktuelle Geburtshilfe und Gynäkologie, hrsg. von F. Melchert, L. Beck, H. Hepp, P. G. Knapstein, R. Kreienberg. Springer, Berlin 1986 (S. 299)

142 Possinger, K., R. Hartenstein, H. Ehrhart: Resistenztestung von menschlichen Tumoren gegenüber Cytostatika. Klin. Wschr. 54 (1976) 349

143 Possinger, K., H. Ehrhardt, C. Misera, R. Hartenstein: Zur Prophylaxe urotoxischer Komplikationen bei Zytostatika-Therapie. Fortschr. Med. 40 (1981)

144 Pouillart, P., T. Palangie, M. Jouve, E. Giralt, J. R. Vilcoq, C. Jaulerry, F. Brunin, G. Mathieu, F. Fenton, M. Magdelenat, J. C. Durand, J. P. Pilleron, J. Rousseau, J. P. Bateini, R. Calle, B. Asselain: Adjuvant chemotherapy with CMP, L. PAM and MTX (CAM) in breast cancer: Results of a randomized trial studying the role of BCG. Conference on Clinical Oncology (UICC), Lausanne 1981. Abstr. 14-0356

145 Ragaz, J., R. Baird, R. Rebbeck, A. Goldie, A. Coldman, J. Spinelli: Preoperative adjuvant chemotherapy (neoadjuvant) for carcinoma of the breast. Rationale and safety report. Recent Res. Cancer Res. 98 (1985) 99

146 Rieche, K., H. Berndt, B. Prahl: Continuous postoperative treatment with cyclophosphamide in breast carcinoma. A randomized clinical study. Arch. Geschwulstforsch. 40 (1972) 349-354

147 Rojas, A., J. Feierstein, E. Mickiewics, H. Glait: Levamisole in advanced human breast cancer. Lancet 1976/I, 211

148 Rosenberg, S. A., H. D. Suit, L. H. Balzer, G. Rosen: Sarcomas of the soft tissue and bene. In: Cancer, Principles and Practice of Oncology, hrsg. von H. T. DeVita, S. Hellman, S. A. Rosenberg. Lippincott, Philadelphia 1982 (S. 1036)

149 Rossof, A. H., et al.: Randomized evaluation of chlorambucil and melphalan in advanced ovarian cancer. Proc. Amer. Soc. Clin. Oncol. 17 (1976) 300

150 Salmon, S. E. (Ed.): Cloning of Human Tumor Stem Cells. Progress in Clinical and Biological Research, vol. 48. A. R. Liss, New York 1980

151 Salmon, S. E., D. D. von Hoff: In-vitro-evaluation of anticancer drugs with the human tumor stem cell assay. Semin. Oncol. 8 (1981) 377

152 Sauer, H. J., W. Wilmans: Internistische Therapie maligner Erkrankungen. Urban & Schwarzenberg, München 1980

153 Schaeffer, U. W.: Substitution aus Sicht des Klinikers. In: Supportive Maßnahmen bei der internistischen Tumorbehandlung, hrsg. von P. Drings, W. Schreml. Zuckschwerdt, München 1983 (S. 96)

154 Schinzinger, A.: Über carcinoma mammae. Zbl. Chir. 16 (1889) 55

155 Schlierf, G.: Krebs und Ernährung. In: Supportive Maßnahmen bei der internistischen Tumorbehand-

lung, hrsg. von P. Drings, W. Schreml. Zuckschwerdt, München 1983

156 Schmidt-Matthiesen, H.: Prätherapeutische Testmethoden zur Zytostatikabehandlung aus klinischer Sicht. In: Behandlung und Nachbehandlung des Mammakarzinoms, hrsg. von D. Schmähl, 3. Oberaudorfer Gespräch. Thieme, Stuttgart 1977

157 Schmidt-Matthiesen, H., G. Bastert: Gynäkologische Onkologie, 2. Aufl. Schattauer, Stuttgart 1984

158 Schulz, K.-D.: Die Chemotherapie des Ovarialkarzinoms. GBR Verlagsdienst B9 (1983) 25

159 Schulz, K.-D., R. Kaiser: Gegenwärtiger Stand der medikamentösen Behandlung des Endometriumkarzinoms. Gynäkologe 16 (1983) 114

160 Schumacher, K.: Problematik unkonventioneller Krebstherapie. Med. Klin. 81 (1986) 423

161 Senn, H. J.: Indikationen, Erfolgsaussichten und praktische Durchführung der internistischen Chemotherapie maligner Tumoren. In: Internistische Krebstherapie, hrsg. von K. W. Brunner, G. A. Nagel. Springer, Berlin 1985 (S. 92)

162 Senn, H. J., D. Lei, A. Castano-Almendral, W. Brunner, G. Martz, P. Obrecht, F. Melchert, W. Rhomberg: Chemo-(Hormon-)Therapie fortgeschrittener Ovarialkarzinome der FIGO-Stadien III und IV. Schweiz. med. Wschr. 110 (1980) 1202

163 Skipper, H. E.: Kinetics of mammary tumor cell growth and implications for therapy. Cancer 28 (1970) 1479

164 Smith, D. H., J. L. Lenis jr.: Schwangerschaftsbedingte Trophoblastneoplasie. In: Gynäkologische Onkologie, hrsg. von H. G. Bender. Thieme, Stuttgart 1984 (S. 312)

165 Song, J., C. Choi: Immunotherapy on patients with advanced breast cancer. In: Neoplasm Immunity: Solid Tumor Therapy, hrsg. von R. G. Crispen. Franklin Institute Press, Philadelphia 1977 (S. 161)

166 Sonntag, R. W., R. A. Joss: Gebräuchliche Zytostatika. In: Internistische Krebstherapie, hrsg. von K. W. Brunner, G. A. Nagel. Springer, Berlin 1980 (S. 17)

167 Sparks, F. C., B. E. Meyerowitz, K. P. Ramming, R. W. Wold, M. H. Goldsmith, S. R. Lemkin, I. K. Spears, D. L. Morton: Adjuvant chemotherapy and chemoimmunotherapy for breast cancer. In Salmon, S. E. S.; E. Jones: Adjuvant Therapy of Cancer. Elsevier, Amsterdam 1977 (S. 117)

168 Stephens, E. J. W., H. F. Wood, B. Manson: Levamisole: As adjuvant to cyclic chemotherapy in breast cancer. Res. Results Cancer Res. 68 (1978) 140

169 Taguchi, T.: Clinical Studies in PSK: Combination therapy of PSK with radiation in cancer of the uterine cervix. Res. Results Cancer Res. 68 (1978) 174

170 Teufel, G., H. Geyer, G. Gregoria, A. Fuchs, W. Kleine, A. Pfleiderer: Östrogen- und Progesteronrezeptoren in malignen Ovarialtumoren. Gebfra 12 (1983) 732

171 Thomas, E.: Current thought on facts that influence prognosis of gastric cancer. Med. J. Aust. 2 (1973) 821

172 Tormey, D., G. Falkson, R. Weiss, M. Perloff, O. Glidewell, J. F. Holland: Postoperative chemotherapy with/without immunotherapy for mammary carcinoma – a preliminary report. In: Adjuvant Chemotherapy of Cancer II, hrsg. von S. E. Salmon, S. E. Jones. Elsevier, Amsterdam 1979 (S. 253)

173 Umbach, G. E., H. v. Matthiesen, H. G. Bender: Die Chemotherapie des fortgeschrittenen Zervixkarzinoms. Ein Überblick. Tumordiagn. u. Ther. 7 (1986) 89

174 Varini, M.: Maligne Tumoren der Knochen und Weichteile. In: Internistische Krebstherapie, hrsg. von K. W. Brunner, G. A. Nagel. Springer, Berlin 1985 (S. 526)

175 Volm, M., M. Kaufmann, H. Hinderer, K. Goerttler: Schnellmethode zur Sensibilitätstestung maligner Tumoren gegenüber Cytostatika. Klin. Wschr. 48 (1970) 374

176 Volm, M., M. Kaufmann, J. Mattern, K. Wayss: Möglichkeiten und Grenzen der prätherapeutischen Sensibilitätstestung im Kurzzeittest. Schweiz. med. Wschr. 105 (1975) 74

177 Volm, M., K. Wayss, M. Kaufmann, J. Mattern: Pretherapeutic detection of tumour resistance and the results of tumour chemotherapy. Europ. J. Cancer 15 (1979) 983

178 Weiss, J., H.-J. Schmoll: Teratogenität und Mutagenität. In: Kompendium internistischer Onkologie, hrsg. von H.-J. Schmoll, H.-D. Peters, U. Fink. Springer, Berlin 1986

179 Wierzba, K., B. Wankowicz, E. Kaminska, A. Danycz: Cytostatics and immunosuppressive drug. In: Side Effects of Drugs, hrsg. von M. N. G. Dsches. Annual 9. Elsevier North-Holland, Amsterdam 1985

180 Yoshida, Y., S. Miura, H. Muou, S. Takenchi: Late results of combined chemotherapy for cure of breast cancer (axillary lymph node metastatis and therapeutic effect). In: 10th Ann. Meet. Japanese Soc. Cancer Ther. (1973), abstr. no 177

181 Young, R. C., B. A. Chabner, S. P. Hubbard, G. P. Canellos, V. T. De Vita jr.: Advanced ovarian adenocarcinoma. A prospective clinical trial of melphalan (L-PAM) versus combinations chemotherapy. New Engl. J. Med. 299 (1978) 2261

17. Tumornachsorge bei Frauen nach Primärbehandlung von Genitalkarzinomen

Allgemeine, berufliche und soziale Nachsorge[1]

H. MERKL

Die Nachsorge umfaßt alle Maßnahmen zur Genesung nach der Primärtherapie, zur Behandlung von Therapiefolgen, Minderung des Rückfallrisikos, Frühentdeckung von Rezidiven und Metastasen, psychischen Führung und Rehabilitation.

Rehabilitation bedeutet nach dem von der Weltgesundheitsorganisation geprägten Begriff die Beseitigung, Minderung oder wenigstens Stabilisierung einer funktionellen Einschränkung (impairment, disability and handicap) sowie die berufliche Wiedereingliederung.

In den letzten Jahren sind von regionalen Tumorzentren verschiedene Nachsorgeprogramme entworfen worden, die als Richtlinien gedacht sind, aber die individuelle Planung nicht ersetzen können und sollen. Bei kaum einer anderen medizinischen Entscheidung ist die Berücksichtigung persönlicher Fakten wie Alter, Beruf, Persönlichkeit, sozialer Rahmen, Vitalität und die Einstellung der Patientin zu ihrer Erkrankung so bedeutsam bei der Festlegung der Therapieschritte wie bei einer Krebskranken.

So werden alle Bemühungen um eine Behandlung scheitern, wenn die Patientin diese aus grundsätzlichen Erwägungen ablehnt, hingegen auch schwere Beeinträchtigungen des Wohlbefindens z. B. bei einer aggressiven zytostatischen Therapie in Kauf genommen, wenn Einsicht und Lebenswille die Patientin dazu befähigen.

Tumorkranke sind entweder als Folge der eingreifenden Therapie, des Organverlustes oder fortschreitenden Malignomwachstums an der freien Entfaltung ihrer Persönlichkeit behindert. Sie bedürfen deshalb langjähriger medizinischer Begleitung, die auch soziale und pädagogische Aspekte der Erkrankung berücksichtigen.

Die Patientin muß lernen, mit ihrer Behinderung umzugehen, sie als Faktum anzuerkennen und trotz der Schädigung ihren Körper zu bejahen. Mit Hilfe von Sozialarbeitern und Betriebsärzten ist anzustreben, einen der Behinderung entsprechenden Arbeitsplatz zu finden und damit die Wiederherstellung des Selbstwertgefühles einzuleiten.

Gesundheit, definiert als physisches und psychisches Wohlbefinden, ist nur in einem geordneten sozialen Umfeld zu erzielen. Wir fanden bei unseren Krebspatientinnen mit einer unerwartet raschen Tumorprogression trotz aggressiver Chemotherapie häufig erheblich gestörte soziale Beziehungen oder finanzielle Not, meist in Verbindung mit der Sorge um gefährdete Kinder.

Modelle der Nachsorge

Die Nachsorge mit ihren vielfältigen Aspekten kann nicht allein vom Hausarzt getragen werden, obschon ihm die wesentliche Rolle in der Betreuung und Führung der Patientin zufällt. Eine optimale Nachsorge ist nur in Teamarbeit möglich, durch die der Hausarzt informiert und entlastet wird. Ihm stehen wenigstens 10 Institutionen zur Verfügung, von denen er im Einzelfall Gebrauch machen kann. (Tab. 1).

Die onkologische Nachsorge wird heute in verschiedener Weise praktiziert. Entweder übernimmt die primärbehandelnde Klinik in ihrer Ambulanz auch die onkologische Nachbetreuung (z. B. Universitätskliniken), oder eine spezielle Nachsorgeklinik legt die Richtlinien der weiteren Therapie in Verbund mit der primärbehandelnden Klinik und onkologischen Zentren fest. Ist die Patientin bei Metastasen oder Rezi-

Tabelle **1** Institutionen der Krebsnachsorge

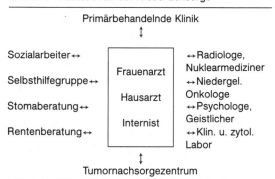

---

[1] Nachsorge bei Mammakarzinom siehe Bd. III/1 S. 3.130 ff.

diven therapeutisch gut eingestellt, kann der Hausarzt oder niedergelassene Onkologe die Behandlung weiterführen und sie bei einer Progression erneut zur Therapieumstellung einweisen.

Die Nachsorgeklinik

Die Nachsorgekliniken entstanden aus der Notwendigkeit, die primärbehandelnde Klinik zu entlasten und in speziellen Einrichtungen mit den Patientinnen die krankheitsspezifischen, teils somatischen, teils psychischen Probleme zu lösen. Bei der Aufstellung eines Programms mußten sich die Nachsorgekliniken an den Fakten orientieren, daß etwa die Hälfte der Patientinnen nach der Therapie von Genitalkarzinomen meist behandlungsbedürftige Harnwegsveränderungen aufweist, mit nahezu 50% Zweiterkrankungen zu rechnen ist und die Rezidivquote bei 30% liegt.

Eine ihren Aufgaben gerecht werdende gynäkologische Nachsorgeklinik ist eine Kombination von onkologischer Spezialklinik mit einer leistungsfähigen nuklearmedizinischen, röntgenologischen und sonographischen Abteilung, klinischem und zytologischem Labor, internistischer Fachabteilung mit EKG, Gastroskopie und Enteroskopie unter der Gesamtleitung von onkologisch versierten Gynäkologen und einer Kurklinik, die nach ihrer Lage und Einrichtung Entspannung und Erholung vermitteln kann.

Die Vorteile einer onkologischen Nachsorgeklinik sind:

- Wesentliche Entlastung der personal- und kostenintensiven Betten der primärbehandelnden Klinik,
- spezielle Erfahrung in der Erkennung und Behandlung von Folgeerkrankungen der Primärtherapie, geeignete Einrichtungen für die Diagnostik von Rezidiven und Metastasen, aus einem großen Krankengut resultierende Erfahrungen in der hormonellen und zytostatischen Therapie, Verbindung von Klinik und Erholungszentrum mit physikalischen und psychotherapeutischen Möglichkeiten,
- Mittlerfunktion zwischen primärbehandelnder Klinik und dem in der Nachsorge tätigen niedergelassenen Arzt.

Ein Nachteil der Nachsorgeklinik ist die Entfernung vom Heimatort. Die erwartete „Zauberbergatmosphäre" blieb aus, die Patientinnen fühlen sich in einer Solidargemeinschaft von Gleichkranken und profitieren gegenseitig von den Bewältigungsstrategien der anderen. Die Entlastung von häuslichen Pflichten und die räumliche Distanz zu den Sorgen des Alltags erleichtern eine neue Orientierung. Als fördernd empfinden die Kranken auch die individuelle Betreuung und Führung in einer ruhigen Krankenhausatmosphäre.

Interdisziplinäre Zusammenarbeit

In den letzten Jahren gelang eine zunehmende Koordinierung der Aufgaben und Tätigkeiten von Primär- und Nachsorgekliniken.

In Bayern bewährte sich die Integration der beiden Nachsorgekliniken in das Tumorzentrum der Universität München mit einer ständigen konsiliarischen Präsenz von Hochschullehrern der verschiedenen Fachrichtungen und die Zusammenfassung der onkologisch tätigen Kliniken in Arbeitskreise, die standardisierte Untersuchungs- und Behandlungspläne erarbeiten. So fließen die wissenschaftlichen Erfahrungen der Universitätskliniken in die Nachsorgeklinik und die praktischen Erkenntnisse aus der Therapie von zahlreichen Tumorpatientinnen zurück in das Tumorzentrum.

Auch die in Nordrhein-Westfalen tätige Arbeitsgemeinschaft für Krebsbekämpfung in Bochum ordnete den einzelnen Tumorzentren bestimmte Nachsorgekliniken zu, so daß ein kontinuierlicher sachlicher und personeller Austausch zwischen beiden Institutionen gesichert ist. Großstädte mit zahlreichen Krankenanstalten (wie z. B. Köln, Hamburg und München) begannen schon frühzeitig mit einer interdisziplinären Zusammenarbeit zwischen den Kliniken in onkologischen Fragen unter Federführung der Universität.

Allgemeine medizinische Nachsorge

Die medizinische Nachsorge ist ein Bestandteil des therapeutischen Gesamtplanes und begleitet die Patientin während ihres ganzen Lebens. Sie wird ergänzt durch eine berufliche und soziale Nachsorge.

Die Therapie des Malignoms mit den aggressiven Methoden der Operation, Strahlen- und Chemotherapie beeinflußt nicht nur das Tumorgewebe, sondern auch die benachbarten Organe und den Gesamtorganismus in vielfacher Weise.

Folgewirkungen der Therapie

Therapiebedingte Veränderungen wie Ureter- und Darmstenosen oder Verwachsungen sind, sofern nicht ein Behandlungsfehler unterlaufen ist, individuelle Reaktionen auf Operation und Bestrahlung und können trotz großer Sorgfalt nicht sicher vermieden werden. Die Fortschritte in der Operationstechnik und die Anwendung harter Strahlen in den letzten Jahrzehnten verringerten die Früh- und Spätfolgen deutlich.

Operationen im kleinen Becken bei ausgedehntem Ovarialkarzinom zur Tumorreduzierung sind notwendige Risikoeingriffe mit der Gefahr von Verletzungen des Darmes, der Blase und der Ureteren bei Lösung von Adhäsionen oder Tumorinfiltrationen. Auch Impfmetastasen in der Operationsnarbe, ein Brideneileus oder pelvine, radiogene Organveränderungen gehören zu den unvermeidlichen Risiken.

Radiogene Reaktionen und Spätfolgen

Haut

Die zur Tumorvernichtung erforderliche Strahlenmenge läßt auch bei harter Strahlung die durchflutete Haut nicht unbeeinflußt. Generell tritt ein Erythem auf, meist gefolgt von einer Epitheliolyse und deutlicher Pigmentierung. Diese Veränderungen sind bei gleicher Strahlendosierung individuell sehr unterschiedlich, von kaum erkennbarer Hautreaktion bis zu schwerwiegenden Hautläsionen (Blasenbildung, Ulzerationen und Nekrosen). Als Spätfolgen werden Gefäßveränderungen (Teleangiektasien), Atrophie oder Indurationen der Haut und des Unterhautzellgewebes beobachtet, die sich oft erst nach Jahren ausprägen (Tab. 2).

Strahlenverändertes Gewebe heilt bei Läsionen und Infektionen langsamer als in normalem Zustand und verliert an Elastizität. Die Haut wird trocken und neigt zu Fissuren, die als Eintrittspforte für Bakterien dienen können.

Um die Epidermis geschmeidig zu machen, muß sie täglich mit Hautfett als Salbe oder Puder versorgt werden, bei nässender Epitheliolyse mit wasserbindenden Emulsionen.

Die reduzierte Widerstandskraft der Epidermis gegen thermische, chemische und mechanische Beanspruchung läßt es ratsam erscheinen, sie durch entsprechende Kleidung zu schützen.

Tabelle 2 Stadien der Hautveränderungen nach Radiatio (nach *Leonhardt* [73])

Frühreaktionen	Spätfolgen
Suberythem ↓	Hautatrophie ↓
Erythem ↓	Pigmentverschiebung ↓
trockene Epitheliolyse ↓	Teleangiektasien ↓
Hyperpigmentierung ↓	Fibrose des Unterhautgewebes ↓
Feuchte Epitheliolyse ↓	Strahleninduration ↓
Erosion + Krustenbildung ↓	Narbenbildung mit Verziehungen und Funktionsstörungen ↓
Nekrosen ↓	
Geschwürbildung mit schlechter Heilungstendenz	Chron. Strahlenulkus

Harnwege

Die Nieren liegen bei der Genitalbestrahlung nicht unmittelbar im Strahlengebiet und werden nur von Streustrahlen getroffen. Radiogene Direktschäden sind deshalb kaum zu erwarten. Die Nieren werden jedoch stark in Mitleidenschaft gezogen, wenn Harnstauungen durch radiogene Ureterstenosierung über einen längeren Zeitraum zur Stauungsniere mit Parenchymschwund führen. Doppelt so häufig sind Nierenschäden durch aufsteigende Entzündungen nach radiogener Zystitis und Urethritis mit der Folge einer intrarenalen Transportstörung.

Die Blase und pelvine Ureterabschnitte sind nach dem Erfolgsorgan am stärksten einer Strahlenbelastung ausgesetzt.

Die Strahlentoleranz der Ureteren ist jedoch um den Faktor 2 größer als die des Blasenepithels.

Zu den frühen Reaktionen der Blase sind Dysurie, Tenesmen, Urininkontinenz, Harndrang, Rötung, Ödem, Restharnbildung und Zystitis, zu den späten Folgen Dranginkontinenz, Hämaturie, Nekrosen, Ulzera, Inkrustationen, Blasenscheidenfistel und chronischer Harnwegsinfekt zu rechnen (110).

Das Lumen des Ureters kann sich durch ein periurethrales Ödem einengen oder durch eine Atonie erweitern. Stenosierungen sind als Spätfolgen aufzufassen und veranlassen ohne Therapie eine Nierenstauung mit Funktionseinschränkung.

Auch Ureterfisteln werden beobachtet.

Nur die konsequente Überwachung der Patientin wenigstens in den ersten 5 Jahren zur frühen Erkennung und Behandlung von Strahlenreaktionen und Spätfolgen kann Dauerschäden verhindern oder wenigstens einschränken.

Dies gilt um so mehr, als über 50% der strahlenbedingten Komplikationen in unserem Krankengut keine Beschwerden verursachten und davon über 60% durch gezielte Behandlung beseitigt werden konnten (73).

Behandlung von Bestrahlungsfolgen

Nieren

Die bei jeder fünften bestrahlten Patientin festzustellenden Funktionsstörungen werden entweder durch aufsteigende pyelonephritische Prozesse oder Stauungen bei Ureterstenosen verursacht. Bakteriologische Untersuchungen, Infusionsurogramme und Nierenclearance lassen die Ursache der Störung und ihren Umfang erkennen als Grundlage einer gezielten Therapie.

Bei entzündlichen Vorgängen bewähren sich ausgetestete Antibiotika (Antibiogramm), bei pelvinen Nierenstauungen durch Ureterstenose eine Ureterschienung oder Nierenfistelung, Ureteroureterostomie (End-zu-Seit-Anastomose ei-

Tabelle **3**   Therapievorschläge von postradiogenen Blasenveränderungen (73)

Unspezifisch/zwischenzeitlich	Solubritat-Tee Rhoival-Tee
Miktionsstörungen bei Tonussteigerung bei Atonie	Buscopan – Drg., Supp., Amp. Ubretid – Tbl., Amp. Doryl – Tbl., Amp.
Beschwerden, Schmerzen, Tenesmen	Spasmo-Rhoival – Drg. Urospasmon – Tbl.
Bakteriurie	Antibiotika nach Antibiogramm
Zystitiden	Lokalinstillation von: Aristasept-Lösung Cysto-Myacine O.W.G. – Instill. Uro-Nebacetin-Lösung
Hämorrhag. Zystitiden	Spülbehandlung der Blase mit 0,9% Kochsalzlösung
Schwere Formen	100,0 ml Betaisodona-Lösung + 50,0 ml 1% Scandicain ad 5 l physiol. NaCl-Lösung oder 10,0 ml Actihaemyl + 1 Amp. Urbason Kristallsusp. 40 mg + 5,0 ml 1% Scandicain in 20-ml-Spritze aufziehen und bis zum Anschlag der Spritze 0,9% NaCl-Lösung aufziehen D.S. 3- bis 4mal täglich instillieren

Tabelle **4**   Therapie von radiologischen Darmstörungen (73)

Allgemein:	Regulierung des Stuhlganges, schlackenarme, leicht verdauliche, eiweiß- und vitaminreiche Kost. 5 bis 6 kleine Mahlzeiten
Diarrhö	Imodium – Kapseln Reasec – Tabletten
Obstipation	Paraffinöle z.B. Agarol
Störungen der Darmflora	Hylak- bzw. Hylak-forte-Tropfen
Strahlenproktitis	Lokalinstillation: 30 ml Lebertran ohne/mit Urbason kristall 40 mg Betnesol rektal – Instill. Azulfidine – Klysmen 30 ml Lebertran + Urbason kristall. 40 mg im Wechsel mit Actihaemyl 20,0 ml + Vogan – Aquat + Urbason kristall.

nes Harnleiters mit dem anderen), Ureterotransversopyeloneostomie (End-zu-End-Vereinigung eines Harnleiters in das Nierenbecken der anderen Niere), Ureteroenteroanastomose (Harnableitung in ausgeschaltete Darmschlingen) oder Ureterostomie (Einpflanzung des Harnleiters in die Haut) sowie Bricker-Blase (Implantation beider Ureteren in ein Iliumsegment mit transkutaner Ableitung des Harns).

Harnblase

Strahlenveränderungen der Blase traten in unserem Krankengut in ca. 55% auf, damit ist sie das gefährdetste Organ bei einer pelvinen Radiatio. Die in unserem Nachsorgeprogramm vorgesehenen Kontrolluntersuchungen dienen der frühen Feststellung und Behandlung von Bestrahlungsfolgen (Tab.3).
Die Spätfolgen der Bestrahlung lassen sich nur mit Geduld und Ausdauer von seiten des Arztes und der Patientin durch regelmäßige Instillationsbehandlungen über Monate beeinflussen und bedürfen jahrelanger engmaschiger Überwachung, da sich in den vernarbten Blasenepithelnischen und Krypten immer wieder Bakterien ansiedeln und resistent werden.

Rektum

Das bei der Strahlentherapie des Uterus und der Scheide im Strahlfeld liegende Rektum zeigt in unserem Krankengut in 45% Schleimhautveränderungen.
Während und im Anschluß an die Radiatio werden Diarrhöen, gelegentlich auch Obstipationen beobachtet.
Im Laufe von Monaten und Jahren wird die bestrahlte Rektumschleimhaut atrophisch, es treten Teleangiektasien mit Blutungsneigung auf, der Darm kann bis zum Verschluß stenosieren und die Anlage eines Anus praeternaturalis notwendig machen (Tab.4).

Begleiterkrankungen der Chemotherapie

Die systemische Therapie von Rezidiven und Metastasen ist entsprechend den verwandten Substanzen von unterschiedlichen Organ- und Blutveränderungen gefolgt:

Alkylantien:	Cyclophosphamid, Cytoxan, Melphalan, Chlorambucil, Thiotepa	Nausea u. Erbrechen, Diarrhö, gastrointestinale Läsionen Myelosuppression hämorrhagische Zystitis Alopezie, Nierenschädigung,

		maligne Zweiterkrankung (Blase, Leukämie).
Antimetaboliten:	5-Fluorouracil Methotrexat	Nausea u. Erbrechen, Diarrhö, Läsionen der Schleimhäute (Mundhöhle, Magen-Darm). Myelosuppression, Hepatopathie, mäßige Alopezie, gelegentlich Ataxie, Nierenschädigung.
Antibiotika:	Adriamycin, Doxorubicin, Actinomycin D, Dactinomycin, Cosmegen	Nausea u. Erbrechen ausgeprägt, Diarrhö, Hepatopathie, Stomatitis, Myelosuppression stark, Kardiomyopathie, Lokalreaktion, Alopezie.
Alkaloide:	Vincristin, Vinblastin	Nausea u. Erbrechen, Enteritis, Hepatopathie, Myelosuppression gering, periphere Neuropathie, Alopezie.
Cis-Platinum:		Nausea u. Erbrechen, Enteritis, Myelosuppression gering, periphere Neuropathie, Nephropathie, Otopathie, lokale Reaktionen.
Hexamethylenmelamin:		Nausea u. Erbrechen, Diarrhö, mäßige Myelosuppression, periphere Neuropathie.

Tabelle 5   Infektionen und Granulozytopenie – üblicher Sitz und Erreger (nach *Joschy*)

Lokalisation	Erreger
Verdauungstrakt	gramnegative Bazillen
Periodontitis	Escherichia coli
Pharyngitis	Klebsiella pneumoniae
Ösophagitis	Pseudomonas aeruginosa
Kolitis	
Perianalläsionen	grampositive Kokken
	Staphylococcus aureus
Atemwege	Staphylococcus
Sinusitis	epidermidis
Pneumonitis	
	Hefepilze
Haut	Candida spp.
Cellulitis (axillae,	Torulopsis glabrata
Venenpunktions- und	Aspergillus
Markpunktionsstelle)	fumigatus/flavus
	Mucor spp.

Infektion bei Tumorpatientinnen

Eine intensive zytostatische Therapie führt in der Regel zu einer Schwächung der körpereigenen Abwehr und zum Ausbreiten von Infektionen mit gelegentlich tödlichem Ausgang. Deshalb muß bei Nachweis von Infektionserregern die Behandlung von Infektionen den klinisch tätigen Onkologen besonders interessieren.

Die Tab. 5 von J. H. JOSCHY zeigt eine Aufstellung von entzündlichen Organreaktionen und der sie verursachenden Bakterienstämme.

Nach U. JEHN können bei neutropenischen Patientinnen eine Stomatitis und Pharyngitis neben betahämolytischen Streptokokken auch durch Pseudomonas aeruginosa, Enterobacteriaceae, Staphylococcus aureus und Candida bedingt sein, wobei Viren oder Mykoplasmen eine auslösende Rolle spielen mögen. Bei etwa 25% dieser Patienten entwickelt sich eine Bakteriämie.

Sputum wird bei Kranken mit Neutropenie oft nur in minimaler Menge produziert und ist nicht eitrig. Die Relevanz einer Sputumuntersuchung bei dieser Patientengruppe ist entsprechend gering. Deshalb ist eine transtracheale Aspiration oder andere invasive Methode zur Feststellung des Erregers einer Pneumonie angezeigt, ebenfalls Blutkulturen.

Im Frühstadium einer Ösophagitis werden aus Ösophagusschleimhautproben häufig Herpesviren oder Pseudomonas aeruginosa, in Spätstadien Candida isoliert. Eine Kolitis folgt primären abakteriellen Mykosaschäden und kann durch eine Untersuchung nicht festgestellt werden, da wahrscheinlich die normale aerobe Darmflora ätiologisch in Frage kommt. Bei einer neutropenischen Patientin sollte bei Anal- und Rektalabszessen eine Ausdifferenzierung erfolgen, da nicht selten Pseudomonas aeruginosa als

Erreger einer sich schnell ausbreitenden Infektion beobachtet wird.

Infektionen der Lunge, der Analgegend und des Oropharynx sowie intravasale Katheter sind die häufigsten Ausgangspunkte von bakterieller Sepsis bei Kranken mit Neutropenie; bei Candidaseptikämie kommen auch Ösophagitis und Kolitis in Betracht.

Infektbedingte Todesursachen sind nach JEHN bei granulozytopenischen Patientinnen in über 50% der Fälle durch systemische Infektionen mit opportunistischem Bild bedingt. Am häufigsten sind Infektionen durch Candidaspezies und Aspergillus, wobei ein hoher Prozentsatz von Candida tropicalis bei Leukämien und von Candida parapsilosis der Patienten mit parenteraler Ernährung gefunden wird. Die klinisch wichtigsten Fungistatika gehören den 3 großen Gruppen: 1. Polygene (z.B. Amphotericin B), 2. Pyrimidin-Analoge (z.B. 5-Fluorocytosin) und 3. Azole (z.B. Miconazol, Ketokonazol) an. Dabei ist zu beachten, daß die Toxizität von Polygenen hoch ist und Myelodepression, Allgemeinreaktionen, Nierenschäden, Hypokaliämie, Hb-Abfall und Thrombophlebitis eintreten können. Die Fungistatika Azole sind weniger toxisch, gastrointestinale Beschwerden und Leberenzymveränderungen sind möglich.

Therapie des Tumorschmerzes

Entstehung des Schmerzes

Bei einer Schädigung von Gewebe werden Serotonin, Bradykinin und Prostaglandin-E sowie Histamin und Kaliumionen freigesetzt und erregen die im Körper in großer Zahl vorhandenen Nozizeptoren. Das Prostaglandin-E wirkt dabei als Katalysator.

Schmerzleitung

Die an den Nozizeptoren entstandene Nervenerregung wird im Hinter- und Vorderseitenstrang des Rückenmarks als Schmerzinformation über 2 zentripetale Bahnen zur Verarbeitung in das zentrale Nervensystem geleitet. Über die Schaltstellen Rückenmark, Thalamus und Hirnrinde/Kleinhirn werden die Schmerzinformationen verarbeitet. Im Gehirn wird der Schmerz bewußt. In den sensomotorischen Arealen der Hirnrinde wird die Lokalisierung des schmerzhaften Reizes vorgenommen. Die vegetativen Funktionen werden vom Hypothalamus verändert. Im limbischen System erfolgt die emotionale affektive Verarbeitung des Schmerzreizes, in der Hirnrinde der Persönlichkeitsbezug der Schmerzerlebnisse. Die Verarbeitung des Schmerzes ist von emotionalen und kognitiven Faktoren abhängig.

Häufigkeit

Bei 85% der Knochenmetastasen und bei maligner Infiltration des Plexus pelvinus treten Schmerzen auf. Aber auch in etwa 40% der lokalisierten Tumorstadien und in 60–80% der fortgeschrittenen Tumorstadien bestehen behandlungsbedürftige Schmerzsymptome.

Schmerztherapie

Das Ziel einer Schmerztherapie ist die Linderung oder Beseitigung von Schmerzen, die von der Patientin als unerträglich bezeichnet werden. Es kann nicht das Ziel einer Schmerzbehandlung sein, auch leichte, gut erträgliche Schmerzen unter allen Umständen durch medikamentöse Maßnahmen zu beseitigen, da der Schmerz auch eine persönlichkeitsbildende Wirkung hat (siehe die psychologische Führung von Tumorkranken). Der Schmerz ist nie ein isoliertes Symptom und bedarf in der Regel einer somatopsychischen Allgemeinuntersuchung. Schmerzempfindung ist individuell stark verschieden und persönlichkeitsgeprägt. Die individuelle Schmerzempfindung ist abhängig von der emotionalen Verarbeitung des Schmerzgeschehens. Negative Einflüsse wie Ängste, Isolierung, Depressionen und Frustrationen verstärken die Schmerzempfindung, während chronische Schmerzen wiederum über Schlaflosigkeit und Inappetenz zu Entkräftung und verstärkter Schmerzempfindung führen.

Ursache des Tumorschmerzes

Nach G. SCHLEGEL (1982) werden 75% der Schmerzen durch eine Tumorprogression hervorgerufen, 20% sind tumortherapiebedingt, und 5% werden durch andere Krankheiten hervorgerufen.

Tumorwachstum

Tumorbedingte Verdrängungserscheinung (Abdomen, Gehirn). Tumorinfiltration von Organen, Nerven, Gefäßen, Lymphbahnen. Metastatischer Befall von Organen und Skelettsystem. Tumorkompression von Nerven, perifokales Ödem.

Therapiekomplikationen

Schleimhautläsionen, lokale Reaktionen auf Zytostatika (z.B. Adriamycin, Methotrexat), periphere Neuropathie nach Vincristin, postherpetische Neuralgien und Herpes zoster als Strahlungsfolgen. Phantomschmerz postoperativ.

Zusätzliche Komplikationen

Dekubitus.
Osteoporose.
Fraktur.
Diabetische Neuropathie.
Lumbale Diskopathie.
Rheumatoide Arthritis.
Am Entstehungsort werden Schmerzen hervorgerufen durch eine Kompression der Nervenstränge oder Infiltration der Nerven durch Tumorzellen oder entzündliche Reaktionen im Tumorbereich.

Schmerztherapie

Kausale Schmerztherapie

Zunächst muß der Versuch unternommen werden, den schmerzauslösenden Tumor durch Operation, Bestrahlung oder zytostatische Therapie kurativ oder palliativ zu beeinflussen. Oft wird dadurch schon eine wesentliche Linderung der Beschwerdesymptomatik erreicht. Auch Hormone, Corticoide und Calcitonin können zu einer Schmerzlinderung führen. I-Phosphonat wird bei Hyperkalziämie und zur Schmerzlinderung bei Skelettmetastasen angewandt.

Symptomatische Schmerztherapie

Zur medikamentösen Schmerztherapie werden peripher und zentral wirkende Analgetika eingesetzt, zu deren Ergänzung und Wirkungsverstärkung Psychopharmaka (Tranquilizer, Antidepressiva und Neuroleptika) verwandt werden. Die peripher wirkenden Pharmaka mit gleichzeitiger antipyretischer und antiphlogistischer Wirkung dienen der Behandlung leichter Schmerzen. Sie bewirken vorwiegend eine Prostaglandinverminderung durch Hemmung der Zyklooxygenase. Die zentralwirkenden Analgetika vom Typ des Morphens wirken über Opiatrezeptoren in verschiedenen Regionen des Gehirns durch Freisetzung körpereigener morphinartiger Substanzen (Endorphine). Durch Antidepressiva und Tranquilizer werden die Schmerzen besser verarbeitet und damit Analgetika eingespart.
Das bisherige Verfahren, Analgetika nach Bedarf zu verordnen, ist heute zugunsten eines Stufenplanes mit festen Applikationsintervallen verlassen worden.
Stufe 1: Peripher wirkende Analgetika vom Wirkungstyp der Acetylsalicylsäure und nichtsteroidale Antirheumatika.
Beispiele:

Substanz:	Dosierung:	Intervall:
Acetylsalicylsäure (Aspirin, Colfarit)	0,5 bis 3,0 g	3–6 Stunden
Diclofenac (Voltaren)	0,1 bis 0,2 g	4–6 Stunden
Paracetamol (Ben-u-ron)	0,6 bis 0,8 g	3–4 Stunden

Erzielen die einzelnen Substanzen, gegebenenfalls unter Zugabe eines Psychopharmakons, keine Schmerzfreiheit, wird auf die Stufe 2 übergegangen.
Stufe 2: Beispiele:

Substanz:	Dosierung:	Intervall:
Pentazocin, oral (Fortral),	0,05 bis 0,1 g	4–6 Stunden
parenteral	0,03 bis 0,06 g	4 Stunden
Tilidin plus Naloxon (Valoron-N)	0,05 bis 0,1 g	6 Stunden
Tramadol (Tramal)	0,05 bis 0,1 g	4–6 Stunden
Buprenorphin oral (Temgesic)	0,0002 g	4–8 Stunden

Genügt zur Schmerzbekämpfung auch nicht die Anwendung von Medikamenten aus der Gruppe 2, so sind zentralwirksame Analgetika vom Wirkungstyp des Morphins in Kombination mit Substanzen der Stufe 1 und 2 angezeigt. Auch hier ist eine Kombination vor allem mit Neuroleptika sinnvoll.
Beispiele:

Substanz:	Dosierung:	Intervall:
Pethidin (Dolantin)	0,1 bis 0,15 g	2–4 Stunden
Piritramid (Dipidolor)	0,007 bis 0,03 g	2–4 Stunden
Oxycodon (Eukodal)	0,005 bis 0,02 g	4–5 Stunden
Morphin oral (MST)	0,03 bis 0,06 g	8–12 Stunden
parenteral	0,01 bis 0,015 g	2–4 Stunden

Als Neuroleptika zur Wirkungsverstärkung bieten sich an:

Levomepromacin oral	0,06 bis 0,1 g	alle 4–6 Stunden
Haloperidol	0,001 bis 0,006 g	alle 6–8 Stunden
oder Chlorpromacin	0,01 bis 0,1 g	alle 6–8 Stunden

Eine Überschreitung der angegebenen Dosen ist bei sonst nicht beherrschbaren Schmerzen möglich und notwendig.
Lokale Therapie
Lokalanästhetika: Nervenblockade
　　　　　　　　Plexusblockade
　　　　　　　　peri-/intradurale Gabe

Tabelle **6**   Technik und Ergebnis der Ausschaltung von Schmerzfasern und -bahnen (nach *Pia* u. Mitarb.)

	Technik	Resultate
1. Periphere Durchtrennung periphere Nerven Hirnnerven	Exhairese z. B. der Trigeminusäste	Ausfall sämtlicher sensibler, motorischer und trophischer Einflüsse, Unterbrechung der Reflexbögen
2. Rhizotomie spinal kranial	Durchtrennung der sensiblen Wurzeln *(Foerster)*	Totaler segmentaler Sensibilitätsausfall mit Unterbrechung der Reflexbögen, bei Durchtrennung lumbosakraler Wurzeln Blasenstörungen
3. Traktotomie (Chordotomie) Tractus spinothalamicus	offene Durchtrennung geschlossene Unterbrechung a) lateral (*Mullan* 1966, *Rosomoff* 1968) b) ventrolateral (*Lin* u. Mitarb. 1966)	Ausfall kontralateraler Schmerz- und Temperaturempfindung, bei hohen Chordotomien Unterbrechung retikulospinaler Bahnen
Tractus bulbothalamicus	Durchtrennung nach Sjöquist	Ausfall kontralateraler Schmerz- und Temperaturbahnen
4. Thalamotomie	kleinzelliger Anteil des kaudalen Ventralkernes nach Hassler	Ausfall von Schmerz- und Temperaturbahnen
5. Lobotomie (Leukotomie)	nach Freeman u. Waats	Ausfall des Schmerzerlebnisses, erhebliche psychische bzw. Wesensänderung

Tabelle **7**   Zweiterkrankungen bei 503 Ovarialkarzinompatientinnen

Chronischer Leberparenchymumbauprozeß	bei 71 Patientinnen
Diabetes mellitus	bei 31 Patientinnen
Tuberkulose	bei 7 Patientinnen
Hyperlipidämie	bei 7 Patientinnen
Hyperthyreose	bei 19 Patientinnen
Ulcus duodeni oder ventriculi	bei 4 Patientinnen
Herz-Kreislauf-Krankheiten	bei 29 Patientinnen
Erkrankungen des ZNS	bei 6 Patientinnen
Chronische Nephritis	bei 7 Patientinnen
Sonstige Erkrankungen	bei 15 Patientinnen

Zusammen 196 Patientinnen = 39%

Tabelle **8**   Zweiterkrankungen bei 442 Zervixkarzinompatientinnen ohne Rezidiv

Zervixkarzinompatientinnen ohne Rezidiv	= 442	= 100%
davon:		
Diabetes	= 36 Pat.	= 8,2%
Herzinsuffizienz	= 43 Pat.	= 9,7%
Hypertonie	= 17 Pat.	= 3,8%
Lebererkrankung	= 12 Pat.	= 2,7%
Gallenerkrankung	= 19 Pat.	= 4,3%
Magen-Darm-Erkrankung	= 9 Pat.	= 2,0%
Harnwegserkrankung	= 35 Pat.	= 7,9%
Gynäkologische Erkrankung	= 10 Pat.	= 2,2%
Lungenerkrankung	= 11 Pat.	= 2,4%
Andere	= 20 Pat.	= 4,5%
Zweiterkrankungen	= 212	= 47,7%

Morphin:	Infusion mit Periduralkatheter
Phenol/Äthylalkohol:	Neurolyse
Strom:	Elektrostimulation des Rückenmarks

Neben der medikamentösen und physikalischen Therapie des Schmerzes erweiterten die Neurochirurgen durch Eingriffe an den Schaltzentren und peripheren Nerven die Möglichkeiten der Schmerzbekämpfung.

Die bei nahezu allen Schmerzmitteln beobachtete Abhängigkeit kann bei Tumorkranken mit inkurabler Progression vernachlässigt werden. Gelegentlich zwingen erhebliche Nebenwirkungen wie Atemdepression, Verstimmung und Blutdruckkrisen zu einem Wechsel der Pharmaka (117).

Zweiterkrankungen

Die Häufigkeit von Zweiterkrankungen bei Genitalkarzinomen ist sicherlich nicht zufällig, sondern Ausdruck einer multifaktoriellen Gesundheitsstörung, die auch als Folge einer gestörten Immunabwehrlage eintreten kann.

Die nachfolgend beschriebenen Zweiterkrankungen können allein oder in Kombination beobachtet werden. So fanden wir bei 503 Frauen nach Primärtherapie eines Ovarialkarzinoms 196 Patientinnen mit Zweiterkrankungen (Tab. 7).

Nahezu 50% der am Zervixkarzinom behandelten Frauen mußten wegen Zweiterkrankungen behandelt werden (Tab. 8).

Auch diese Gesundheitsstörungen müssen sorgfältig abgeklärt und therapiert werden, damit sie das Tumorleiden nicht negativ beeinflussen.
Bei der medizinischen Betreuung der Patientin mit Ovarialkarzinomen im Nachsorgeprogramm bewährte sich unsere Einrichtung des interdisziplinären Konsils, bei dem regelmäßig Patientinnen mit onkologischer Problemstellung Hochschullehrern aus 6 Disziplinen vorgestellt und gemeinsam ein Behandlungskonzept erarbeitet werden.

Rehabilitation

Das Ziel ärztlichen Bemühens ist nicht nur die Heilung der Krebskranken, sondern auch die weitgehende Wiederherstellung ihrer körperlichen und seelischen Gesundheit, die Wiedereingliederung in den Familienverband und die Wiederaufnahme einer angemessenen und befriedigenden beruflichen Tätigkeit.
Für eine wirksame Rehabilitation hat es sich als notwendig erwiesen, daß die kurativen Maßnahmen der Primärtherapie und der medizinischen Nachsorge mit dem rehabilitativen Verfahren im Rahmen von Nach- und Festigungskuren sowie evtl. speziellen Behandlungen in Rehabilitationskliniken und der beruflichen Wiedereingliederung und schließlich der Hilfe für eine wirtschaftliche Sicherung des Kranken im Sinne eines Gesamtplanes zur Rehabilitation koordiniert werden. (Die große Krebskonferenz; Schriftenreihe des Bundesministeriums für Jugend, Familie und Gesundheit, Bd. 83, 1980.)
Die Aufstellung dieses Gesamtplanes und des Rehabilitationsbedarfes ist die Aufgabe des betreuenden, niedergelassenen Arztes in enger Absprache mit der Klinik.
Die primären und sekundären Folgen einer operativen und radiogenen Therapie der Genitalkarzinome werden in der medizinischen Nachsorge ambulant oder klinisch behandelt. Nach einer angemessenen Zeit kann beurteilt werden, ob die Behandlungsfolgen abgeklungen und keine Rezidive oder Metastasen aufgetreten sind. Die resultierende Leistungsfähigkeit ist die Grundlage des Rehabilitationsplanes.
Dabei ergeben sich folgende Fragen:
Kann die Patientin aus ärztlicher Sicht ihre alte Berufstätigkeit ohne Schaden wieder aufnehmen?
Ist dies nach Alter, familiärer Belastung und Wohnort zumutbar?
Empfehlen sich evtl. eine Umschulung oder weitere spezielle Rehabilitationsmaßnahmen?
Muß die Eingliederung in das Berufsleben stufenweise erfolgen (Teilzeitarbeit)?
Ist die Patientin den Anforderungen des Berufes auch psychisch gewachsen?
Welche zusätzlichen Hilfsmöglichkeiten (Sozialarbeiter, Betriebsarzt, Selbsthilfegruppen, sozialpsychologischer Dienst usw.) bieten sich an?
Die Vorstellung, daß eine der Leistungsfähigkeit adäquate und aus medizinisch-therapeutischen Gründen sinnvolle Berufstätigkeit einer rezidiv- und metastasenfreien Patientin schaden würde, gelten als überholt.
Es berichten auch Frauen mit Metastasen, daß sie trotz der Kenntnis einer Tumorprogression ihre mit Freude und Engagement geleistete Tätigkeit im Beruf nicht missen wollen, solange es ihre Kräfte erlauben.
Nach SCHMIDT-MATTHIESEN (101) soll die Berentung kein blinder Automatismus sein, kein „Muß", sondern sich nach der tatsächlichen, individuellen, physischen Leistungsfähigkeit und dem emotionalen Leistungswillen richten, die nur bedingt in Relation zum Karzinomstadium oder der statistischen Prognose stehen.
Oft sind Persönlichkeitsstruktur, Bildung, Motivationen, Alter und Beruf sowie die Einbettung in die Umwelt das Entscheidende, in positiver wie in negativer Hinsicht. Man möge bedenken: Von der Berentung ist manchmal nur ein kleiner Schritt zur Steigerung des Krankheitsgefühls und zur Selbstaufgabe.
Wenn die körperliche Gesundheit langsam wieder erlangt ist, so können doch ausdauernde Leistungen noch schwerfallen oder Versagensängste einen vollen Einsatz verhindern. In diesem Falle können Teilzeitarbeiten eine akzeptable Lösung bieten. Verhindern Verwachsungsbeschwerden, Lymphödeme oder eine ausgeprägte Harninkontinenz z. B. eine körperliche Arbeit, so kann durch Umschulung eine sitzende Beschäftigung als Kassiererin, Telefonistin, Kontrolleurin unter anderem angestrebt werden.
Eine Arbeitsunfähigkeit ist nur dann gegeben, wenn die Patientin zu keiner geregelten Tätigkeit auf dem allgemeinen Arbeitsmarkt mehr fähig ist. Berufsunfähigkeit beinhaltet das körperliche oder geistig-seelische Unvermögen, im bisher ausgeübten Beruf weiterhin tätig zu sein.
Berentung bedeutet für die Berufstätige meist die Aufgabe eines wesentlichen Teiles ihres Lebensinhaltes, ihrer finanziellen Unabhängigkeit und der kollegialen Kontakte, der geistigen Anforderungen und der durch Anerkennung und innere Befriedigung erworbenen Selbstachtung.
Berentung kann zur Folge haben, sich durch den Verlust der sozialen Kontakte isoliert zu fühlen, zu vereinsamen, Anregungen zu vermissen und erhebliche finanzielle Einbußen zu erleiden.
Vor einer endgültigen Berentung sollten deshalb alle Möglichkeiten ausgeschöpft werden, um der arbeitswilligen Patientin eine medizinisch vertretbare und befriedigende Tätigkeit zu vermitteln. Nach bisheriger Erfahrung sind gerade bei Krebskranken die Arbeitgeber meist bereit –

wenn die betrieblichen Voraussetzungen bestehen –, sich für einen geeigneten Arbeitsplatz einzusetzen (25). Dies zu vermitteln, empfiehlt sich
die Inanspruchnahme einer Sozialarbeiterin und
des Betriebsarztes.

In der gesetzlichen Krankenversicherung (im
Gegensatz zur Rentenversicherung) liegt bereits
Arbeitsunfähigkeit vor, wenn der Kranke nach
seinem Gesundheitszustand nicht fähig ist, seiner vertragsmäßigen Arbeit voll nachzugehen,
oder dies nur unter der Gefahr tun kann, in absehbarer Zeit seinen Zustand zu verschlimmern.
Bei der Feststellung der Arbeitsunfähigkeit wird
allein auf die zuletzt ausgeübte Tätigkeit abge-
stellt.

Das Vorliegen einer Arbeitsunfähigkeit schließt
jedoch eine allmähliche Wiederaufnahme der
Arbeit insbesondere in den Fällen nicht aus, in
denen sie medizinisch unbedenklich oder sogar
wünschenswert ist. Aufgrund der weiterbestehenden Arbeitsunfähigkeit hat der Versicherte
allerdings Anspruch auf Krankengeld, auf das er
sich das erzielte Arbeitsentgelt anrechnen lassen
muß (B.M.A. Vb 3 – 44280 XI/1982). Die Aufnahme einer stundenweisen Beschäftigung bei
Arbeitsunfähigkeit ist freiwillig, der Arbeitgeber
muß einwilligen. Die Krankengeldbezugszeit beträgt 78 Wochen innerhalb von 3 Jahren.

Dem Wunsch der Patientin, auf ihren alten Arbeitsplatz zurückzukehren, sollte der Arzt zu-
stimmen, wenn er dies aus der individuellen Situation heraus unter Würdigung des derzeitigen
Gesundheitszustandes, der Auswirkung der Belastung und der Gesamtpersönlichkeit verant-
worten kann. Dazu wird er um so eher bereit
sein, je weniger anstrengend die Berufsausübung
für die Patientin ist.

Eine Rente auf Zeit (1–3 Jahre) empfiehlt sich
bei einem ausgedehnten Primärtumor mit
schlechter Prognose ohne sicheren Metastasen-
nachweis, schwerwiegenden Behandlungsfolgen
oder noch behandlungsbedürftigen psychischen
Läsionen. Dabei muß bedacht werden, daß die
Patientin zwischenzeitlich in der Regel ihren Arbeitsplatz verliert. Laien als Arbeitgeber in der
Privatwirtschaft wie im öffentlichen Dienst sind
behinderten Krebspatientinnen gegenüber –
trotz großer Hilfsbereitschaft – oft völlig hilflos.
Sie wissen nicht, wie sie mit ihnen umgehen sollen und welche Rücksichten geboten, noch wie
groß ihre physische und psychische Belastbarkeit sind. Ein offenes Gespräch des Betriebsarztes oder der Sozialarbeiterin mit dem Arbeitgeber kann dieses Informationsdefizit abbauen.

Selbsthilfegruppen

Die Selbsthilfegruppen entstanden aus der Frustration engagierter Patientinnen nach ihrer Primärtherapie, die sich mit mangelnder Aufklä-

rung, Einsamkeit und Unsicherheit nicht abfin-
den wollten und zur Selbsthilfe griffen. Sie
halten engen Kontakt untereinander und lassen
sich von Ärzten und Psychologen, Experten für
Stomapflege und Rentenrecht sowie Ernäh-
rungsbiologen beraten, um ihrer Erkrankung mit
Umsicht und Eigeninitiative begegnen zu können. Der Gefahr von seelisch zu belastenden Interaktionen in der Gruppe wie Problemübertra-
gungen oder neurotische Erlebnisreaktionen u.a.
sollte ein erfahrener Psychologe durch entsprechende Führung der Mitglieder begegnen. Allein
in Bayern bestehen schon in 45 Orten/Landkrei-
sen Selbsthilfegruppen für Krebsnachsorge, gegründet von Tumorkranken, um offen über ihre
Krankheit zu sprechen, ihr Selbstbewußtsein
und Selbstvertrauen zurückzugewinnen, medizinische und psychische Hintergründe zu erfahren, individuelle Probleme wie die der sozialen
Sicherheit und prothetischen Versorgung zu lösen, Rehabilitationsmaßnahmen zu erfahren und
persönliche Belastungen wie Angst, Unsicherheit
und Partnerprobleme aufzuarbeiten.

Sozialpsychologische Krebsberatungsstellen

Aus den detaillierten Wünschen der Frauen in
den Selbsthilfegruppen entstanden sozialpsycho-
logische Krebsberatungsstellen. Sie stellen sich
folgende Aufgaben: Tätig zu sein als regionale
Kontakt- und Informationsstellen für besondere
Fachfragen der Selbsthilfegruppen. Den Krebskranken menschlich aufzufangen und ihm zusätzlich zu den ärztlichen Bemühungen behilflich zu sein durch individuelle Informationen,
Beratung und langzeitliche Betreuung.

Bemüht zu sein bei der Linderung von Notsituationen im Alltag und die jährlich empfohlenen
gesetzlichen Krebsfrüherkennungsuntersuchun-
gen zu fördern.

Außerdem täuschende und irreführende Veröffentlichungen über Wundermethoden und Wun-
dermittel zur Krebsverhütung und Krebsheilung
sachlich richtigzustellen, die Bevölkerung aufzuklären und Informationen für Presse, Rundfunk
und Fernsehen zu liefern.

Der Bundesminister für Forschung und Technologie, in Abstimmung mit den Bundesministe-
rien für Arbeit und Sozialordnung und für Jugend, Familie und Gesundheit, hat im August
1984 einen Förderschwerpunkt eingerichtet, der
die Rehabilitation von Krebskranken zum Gegenstand hat. Die Forschungsthemen reichen
von der Rehabilitationsdiagnostik über die kritische Beurteilung gegenwärtig durchgeführter
Rehabilitationsmaßnahmen und ihre Inanspruchnahme bis zur Situation des Krebskranken in seiner Familie, die Krankheitsverarbei-
tung sowie die Entwicklung und Erprobung

eines Fortbildungsprogrammes für onkologisch tätige Ärzte und Fachkräfte zur psychologischen Betreuung von Krebskranken. Es ist zu erwarten, daß in den nächsten Jahren die Nachsorge und Rehabilitation von Krebskranken ähnlich der Krebsvorsorge zur selbstverständlichen Aufgabe des behandelnden Arztes gehört.

Die Ernährung von Tumorkranken

In den letzten Jahrzehnten sind von Biologen, Krebsforschern und Ernährungsphysiologen vielfache, zum Teil extreme Versuche unternommen worden, das Wachstum eines Tumors durch Nahrungsentzug zu stoppen, durch einseitige kohlenhydrat- oder eiweißreiche Kost direkt zu beeinflussen oder mit einer Vollwertkost die körpereigene Abwehr gegen das Malignom zu stärken.

Die Mißerfolge bestätigten, daß eine krebsfeindliche Diät bislang nicht aufgestellt werden konnte und sich der Tumor im Körper wie ein Parasit verhält, der nicht ohne gleichzeitige Schädigung der gesunden Organe durch Nahrungsentzug beeinflußt werden kann.

Mit Ausnahme ihrer Fähigkeit zur anaeroben Glykolyse ist auch die Krebszelle wie die Normalzelle in Wachstum und Funktion auf die elementaren Bausteine wie Eiweiß, Fette und Kohlenhydrate angewiesen.

Mit dem Scheitern einer krebsfeindlichen Diät wandte man sich logischerweise der Frage zu, wie man ernährungsmäßig den Körper bei seinem Kampf gegen Tumorzellen unterstützen und schädigende Einflüsse abwehren könnte.

Die Liste der karzinogenen Stoffe, die von der chemischen Industrie, Heizungsanlagen und Autoabgasen über die Luft in die Nahrungsmittel (Pflanzen und Tiere) gelangen, ist bei jährlich ca. 40 Millionen Tonnen gefährlicher chemischer Abfallstoffe und 1000 neuen chemischen Verbindungen allein in Amerika täglich anwachsend und nicht mehr überschaubar (CAPRA, FRITJOF 1982).

Es ist zu hoffen, daß das ökologische Bewußtsein in Zukunft über merkantile Interessen triumphiert und gesundheitsgefährdende chemische Stoffe nicht mehr produziert werden dürfen, wenn ihr Einsatz nicht streng kontrolliert und schadlos verlaufen kann. Bis dahin müssen wir mit dem Einfluß von Schadstoffen in Luft, Wasser und Nahrungsmitteln rechnen, von denen ein Teil karzinogen wirkt.

Auch die Landwirtschaft kann noch nicht über ausreichend wirksame biologische Mittel zur Schädlingsbekämpfung, Desinfektion des Stalles und Konservierung des Erntegutes verfügen.

Die karzinogene Wirkung des Tabakrauches ist heute statistisch gesichert, die Abkehr vom Rauchen selbst bei Krebskranken schwer zu erzielen.

Besteht noch eine Heilungschance, sollte das Rauchen aufgegeben, andernfalls so weit reduziert werden, daß eine ausreichende Nahrungsaufnahme möglich ist. Hochprozentiger Alkohol begünstigt die Entstehung von Ösophagus- und Magenkrebs, ebenso der häufige Genuß von geräuchertem oder gegrilltem Fisch und Fleisch durch Kohlenwasserstoffverbindungen. Das Aflatoxin des Schimmelpilzes soll Leberkrebs induzieren.

Aber nicht nur karzinogene Stoffe, sondern auch Fehlernährungen werden für die Entstehung von verschiedenen Krebsarten verantwortlich gemacht. So werden von BURKITT, D. P., wie auch anderen Autoren Zusammenhänge von ballastarmer Kost und Darmkrebs gesehen. Auch eine Überernährung mit Fettstoffen und Kohlenhydraten soll die Rate der Darmkarzinome, wie der hormonabhängigen Organe Mammae, Ovarien und Uterus signifikant erhöhen.

Bei leichtem Untergewicht dagegen ist nach der Statistik der Lebensversicherungen die Krebsmortalität erniedrigt (62).

Vollwertkost

Die Ernährungsphysiologen fordern heute übereinstimmend zur Prophylaxe und Therapie von Krebskrankheiten eine Vollwertkost, bei der die Fettzufuhr drastisch auf 50 g täglich gesenkt, Schlachtfette und Butter durch Margarine und Sonnenblumenöl ersetzt werden und der Eiweißbedarf (60 bis 80 g pro Tag) vorwiegend aus Fisch, Geflügel, Magermilch und Magerkäse gedeckt wird. Die Kohlenhydratzufuhr soll 300 g pro Tag nicht übersteigen und aus Vollkornerzeugnissen und Fruchtzucker bestehen. Dies entspricht einer Kalorienmenge von 1800 bis 2000.

Vitamine

Der Vitaminbedarf (A, B, C, D und E) kann durch Karotten, Tomaten, Sanddornbeeren oder Eigelb und Milch (Vitamin A), Vollkornbrot und Hefe (Vitamin E), frisches Obst, Gemüse, Salate (Vitamin C), Leber, Milch, Eigelb (Vitamin D) und Weizenkeime, Knoblauch und Sonnenblumenöl (Vitamin E) gestillt werden.

Kochsalz

Das Kochsalz soll nur sehr sparsam verwandt, bei erhöhtem Natriumspiegel im Blut ganz vermieden werden, da natürliche Nahrungsmittel genügend Kochsalz enthalten.

Kalium

Kaliumdefizite im Vollblut sind bei durchschnittlich 90% der Tumorkranken nachweisbar und müssen durch tägliche Kaliumzufuhr ausgeglichen werden. Reich an Kalium sind Früchte, der Normbedarf beträgt 2 g pro Tag (62).

Calcium
Das Calcium ist im Blut besonders bei malignen Knochenprozessen erhöht und kann durch erhöhte Flüssigkeitszufuhr und medikamentöse Behandlung eliminiert werden.

Magnesium
Magnesiummangel, der zu Herzinfarkten und Muskelkrämpfen führen kann, ist in der heutigen Kost häufig nachweisbar. Dieses Element ist wichtig für die oxidative Phosphorylierung und den Ionentransport, fördert die Abwehr- und Heilungsvorgänge und ist bei Malignomkranken in 80 bis 90% erniedrigt (100).

Selen
Selen stärkt die körpereigene Immunabwehr, besitzt in vitro antimutagene Eigenschaften und schützt Chromosomen vor Beschädigung durch chemische Karzinogene. Es schützt die Leber, entgiftet Schwermetalle und verbessert den Mikroblutkreislauf. Durchschnittliche Aufnahme von Selen in der Nahrung 70-120 µg/Tag, anzustrebende Selenaufnahme 250-300 µg/Tag (102).

Eisen
Eisenmangel beeinträchtigt die immunologischen Abwehrfunktionen und vermindert die Verbrennungsprozesse der Zelle. Er läßt sich zuverlässig durch die Eisenbindungskapazität nachweisen und durch Eisenpräparate beheben.

Hyperkalorische Ernährung
Krebskranke mit metastasenbedingtem Untergewicht können durch eine hyperkalorische Kost, notfalls in Infusionen verabreicht, eine bessere Lebensqualität und Lebensverlängerung erfahren, die Tumorkachexie verzögert oder verhindert werden. Es stehen ausreichend Präparate zur Sondenernährung oder Infusionstherapie zur Verfügung.
Die verschiedenen Krebsgesellschaften in Deutschland haben Anleitungen für eine stoffwechselaktive Kost herausgegeben, die dort kostenlos zu beziehen sind. Nach H. ANEMUELLER und J. K. RIES soll mit Hilfe der stoffwechselaktiven Kost bei Krebskranken im einzelnen folgendes erreicht werden: Zufuhr von essentiellen Nährstoffen, die für den Einbau in körpereigene und für den Ablauf des Stoffwechsels maßgebliche Enzyme bzw. Enzymsysteme erforderlich sind.
Aktivierung der sich in den Zellen abspielenden, energieliefernden Oxidationsprozesse.
Beeinflussung des Darmes, der Sekretion der Verdauungssäfte, der Aufschließung der Nährstoffe, der Darmschleimhaut, der Resorptionsleistung, der Darmbakterienflora und des Darmmilieus (geringstmögliche Bildung von Fäulnis- und Gärungsgiften).
Beeinflussung der Leber und ihrer dem Stoffwechsel dienenden Funktionen.

Entlastung der Mechanismen und Regulationen, die nach den Mahlzeiten Gehalte des Blutes an Glucose (Traubenzucker) und Lipiden (Fettstoffe) in Grenzen halten und normalisieren (hiermit auch Einfluß auf die Fließeigenschaften des Blutes).
Vermeidung nach Kohlenhydratverzehr auftretender höherer Anstiege des Blutzuckergehaltes (denn die Krebszelle lebt von der Vergärung des Zuckers).
Öffnung der kapillaren Strombahn, um durch optimale Durchblutung der Zellgewebe die Sauerstoffversorgung zu verstärken.
Verbesserung der Funktion des Grundgewebes bzw. des weichen, zellreichen Bindegewebes, das im gesamten Organismus die Kapillar- und Lymphgefäße begleitet, eine Zone der Flüssigkeitsbewegung und des Stoffaustausches zwischen Blut und Organzellen ist, ein potentielles Depot zur Ablagerung von Wasser, Natrium und Stoffwechselprodukten darstellt und schließlich mit spezifischen Zellen des RHS-Systems an der Immunkörperbildung bzw. -abwehr beteiligt ist.
Erleichterung der Ausscheidung von Endprodukten des Stoffwechsels und von Toxinen, die aus zerfallendem Tumorgewebe stammen.
Die bayerische Krebsgesellschaft schlägt folgende Grundnahrungsmittel vor: Frischobst, Nüsse, Nußmuse, Frischgemüse, Kartoffeln, Weizenschrot, Getreide, Mischschrot, Weizenflocken, Haferflocken, Leinsaat, Vollreis, Hirse, Knäckebrot, Weizenschrotzwieback, Weizenschrotgebäck, Vollkornbrot, Frischmilch, Sauermilch (Dickmilch, Buttermilch, Sanoghurt), ungesüßte Trinkmolke, Speisequark, Schichtkäse, Frischkäse, Sojavollmehl, Sojadelikatessen, vegetarische Aufstrichpasten, Frischfleisch, Geflügel, Fisch und Ei, Sonnenblumenkaltpreßöl, kalt gepreßtes Leinöl, Maiskeimöl, Olivenöl, frische Sahne, frische Butter, ungehärtete Margarine mit möglichst hohem Gehalt an Kaltpreßölen. Auch frisch eingefrorene Tiefkühlware ist zu empfehlen.
Möglichst vollständig auszuschließen sind Raffinadezucker (Rohr- oder Rübenzucker, Traubenzucker, Fruchtzucker), Zuckeraustauschstoffe (Fructose, Sorbit, Xylit), Süßstoffe (Saccharin, Cyclamat), alle mit Raffinadezucker oder Zuckeraustauschstoffen reichlich versehene Nahrungsmittel z.B. Konfitüre, Süßmoste, Limonaden, Kolagetränke, zuckerhaltige Backwaren, Süßigkeiten aller Art, Weißbrot, Feinmehlgebäcke, polierter Reis, voll raffinierte Speiseöle, vollraffinierte Backfette, Margarine aus vollraffinierten Fettrohstoffen ohne Zusatz von Kaltpreßölen.
Die stoffwechselaktive Kost soll den Organismus in seiner Abwehr gegenüber Krebszellen unterstützen, die Lebenserwartung vergrößern

und die Lebensfreude erhöhen. Sie ist die Basis für die Behandlung des Krebskranken.

Psychische Führung von Tumorkranken

Die Diagnose Krebs bedeutet für jede Betroffene einen tiefen Einschnitt in ihr bisheriges Leben. Meist verlief dieses bis dahin in den gewohnten Bahnen des Berufes oder der familiären Verpflichtungen und war beherrscht von dem Gefühl des Notwendigseins für andere, eines tragenden Selbstwertes und der Verläßlichkeit auf die eigenen körperlichen Funktionen.

Die mit dem Wort „Krebs" assoziierten vielfältigen realen Ängste und die in der Folge eintretenden somatischen Belastungen durch Operation und Bestrahlung oder Chemotherapie beanspruchen die seelischen Kräfte der Kranken bis an die Grenze des Erträglichen. Die Verarbeitung der Diagnose Krebs ist abhängig von der seelischen Struktur der Betroffenen.

Mit dem Begriff des bösartigen Tumors verbindet sich der Gedanke an Lebensverkürzung und qualvolles Sterben. Diese Grundängste begünstigen die Entstehung neuer Ängste. Das Unfaßbare und bisher für sich und die eigene Familie als Realität meist Geleugnete ist eingetreten: Eine Krankheit mit geringen Überlebenschancen. Die Patientin tauscht nun ihre menschliche Identität gegen eine Krebskrankenidentität aus (108).

Dieses Ereignis belastet nicht nur die Patientin, sondern auch ihre Familie, Freunde und Berufskollegen durch die Sorge um ihr weiteres Schicksal und dem Bewußtwerden der bedrohlichen Nähe einer meist tödlichen Erkrankung für die eigene Existenz.

Die Persönlichkeit der Krebskranken

Tumorkranke weisen ein ebenso breites Persönlichkeitsspektrum auf wie Patientinnen mit anderen Erkrankungen.

Kliniker mit jahrzehntelanger Erfahrung bei der Betreuung von Krebskranken kamen jedoch zu der Überzeugung, daß bestimmte Persönlichkeitsmerkmale bei Krebskranken überproportional vorliegen.

F. MEERWEIN faßte diese Beobachtungen wie folgt zusammen: „Tumorkranke neigen zu Verleugnung und Verdrängung von Belastungen und können ihre eigenen Gefühle kaum wahrnehmen, sie richten ihre Aggressionen nach innen statt nach außen. Sie können Zorn, Ärger und Wut nur schwer äußern, neigen zur Selbstaufopferung und Selbstbeschuldigung, führen einen starren, konformen Lebensstil und sind autoritäts- und religionsgläubig. Sie zeigen große Bereitschaft, sich den gegebenen Fakten unterzuordnen, unterhalten nur flache, verwundbare zwischenmenschliche Beziehungen, leben sexu-

ell gehemmt und besitzen ein hohes moralisch-ethisches Selbstkonzept. Sie neigen zu Hoffnungslosigkeit und Verzweiflung."

Diese Verhaltensweisen können in unterschiedlicher Stärke und Kombination in einer Kranken vorherrschen und ihre Reaktionen bestimmen.

Die Ursache dieser psychischen Prägung kann ein Mangel an Urvertrauen und Selbstsicherheit bei Personen sein, die in den entscheidenden kindlichen Entwicklungsjahren ein Defizit an Liebe, Zuwendung und Bestätigung durch überstrenge und verständnislose Eltern oder durch den Verlust einer geliebten Bezugsperson erfahren haben und sich von früh an die Liebe und Anerkennung ihrer Umgebung durch Leistung, Wohlverhalten, Bescheidenheit und Verleugnung eigener Bedürfnisse erzwingen mußten (130).

Andere erlangten durch ängstliche Überfürsorglichkeit (overprotected) der Eltern keine eigene Selbständigkeit.

Dieses Verhaltensmuster wird meist bis zum Lebensende im Beruf und Familie beibehalten und begünstigt bei hohen seelischen Belastungen eine Somatisierung, d.h. die Entstehung körperlicher Läsionen wie z.B. Magenulzera, Stenokardien, Migräne und in Verbindung mit Umweltgiften und angeborener Disposition vermutlich auch von Krebs.

Krankenhausbehandlung

Krebs bedeutet Trennung von der vertrauten Umgebung, dem Schutz und der Geborgenheit der Familie und Überantwortung der weiteren kurativen Aktionen an ein anonymes Krankenhaus mit meist unbekannten Ärzten und Pflegepersonal. Der Gedanke an Operation, Narkose und Organverlust erzwingt das Gefühl des Ausgeliefertseins.

Nur selten findet sich eine Vertrauensperson in Gestalt eines Arztes oder der Schwester, die eine Kranke bis in den Operationssaal begleitet und durch verständnisvolle und einfühlsame Aufklärung ihre Ängste mildert (ein gravierender Mangel, den viele Patientinnen beklagen!).

Diese Situation wird noch verschärft durch die Schmerzen nach dem Eingriff und das Erlebnis eines Organverlustes, der entweder die Fortpflanzungsfähigkeit (Hysterektomie) oder Weiblichkeit (Mammaamputation) in Frage stellt und damit den Sinngehalt von körperlichen Kontakten einschränkt.

Der Strahlentherapie wird ungeachtet aller Informationen immer noch die Angst vor Verbrennungen entgegengebracht, vor Schmerzen und bleibenden Hautveränderungen. Bei einer Radiatio der Genitalorgane wird zusätzlich eine Einschränkung der Libido und Kohabitationsfähigkeit befürchtet, das Ende der generativen Phase beklagt.

Die Gedanken kreisen auch um den möglichen

Verlust der körperlichen Anziehungskraft und die Einstellung des Partners zu den Organveränderungen, die seinen Liebesgenuß einschränken könnten.

In der Krankenhausatmosphäre mit seinen täglichen Verfügungen, Inspektionen und Infusionen bleibt wenig Raum für eine individuelle Selbstentfaltung oder die Erhaltung eines Selbstwertgefühls. Im Gegenteil verdichtet sich die körperliche und seelische Insuffizienz zu dem Gefühl der Vereinsamung und Isolierung, die durch den weitgehenden Verlust der emotionellen Zärtlichkeit mit dem Partner und den Kindern noch verstärkt wird.

Nach dem Überstehen der akuten Notsituation ängstigen im Hinblick auf die Zukunft Vorstellungen über eine evtl. Kündigung des Arbeitsverhältnisses bei längerer Abwesenheit oder die Unfähigkeit zur Bewältigung der häuslichen oder beruflichen Aufgaben.

Wie kann sich Selbstvertrauen entwickeln, wenn die Sorge über die Bildung von evtl. Metastasen einer positiven Lebenseinstellung entgegensteht?

Nicht nur unterschwellig wirkt auch die Vermutung, daß sich das Krebsleiden oder zumindest die Krebsbereitschaft auf die Kinder vererben könnte.

Diese seelischen Nöte führen bei nichtvitalen Persönlichkeiten zu einer Regredienz in frühe Entwicklungsphasen; der erwachsene Kranke wird wieder zu einem Kind, das alle Verantwortung an die Bezugspersonen in der Klinik delegiert und erwartet, daß es mit Autorität geführt wird. Als nunmehr angepaßter Patient fühlt man sich in der Obhut der Ärzte und Schwestern geborgen, die zum gedanklichen Mittelpunkt während des stationären Aufenthaltes erhoben werden.

Entlassung

Die Rückkehr nach Hause birgt nicht nur Freude und Glücksgefühl, die größte Hürde auf dem Wege der Genesung genommen zu haben, sondern auch die Notwendigkeit, aus der intensiven Betreuung kompetenter Fachleute auszuscheiden und sich wieder in den Alltag mit seinen Pflichten zu integrieren, Verantwortung für sich und andere zu übernehmen und auf die ständige Präsenz von Ärzten und Schwestern zu verzichten.

Oft ist die Patientin zu diesem Zeitpunkt ihren Aufgaben weder physisch noch psychisch gewachsen, der Körper mit seinen Operationsnarben und Strahleninduration fühlt sich an wie eine fremde Haut, an die man sich noch nicht gewöhnt hat, die bisherige Freude an der unversehrten Körperlichkeit will sich nicht mehr einstellen.

Einige wohlgemeinte ärztliche Ratschläge bei der Entlassung können den Verlust des erfahrenen Krankenhausarztes nicht aufwiegen, der Hausarzt bekennt oft bei aller Fürsorge: „Ich verstehe nichts von Krebs", die Patientin fühlt sich führungslos und ohne ausreichende Betreuung.

Fortschreitendes Krebswachstum

Während sich der Schock der ersten Diagnose Krebs in der Dramatik der Eingriffe zur Entfernung und Vernichtung des Tumors etwas verliert, bricht unter der Erkenntnis eines Rezidivs oder von Metastasen das mühsam erkämpfte seelische Gleichgewicht zusammen, es breitet sich Furcht aus und tiefe Resignation. Das Leben erfährt nun die schon befürchtete zeitliche Begrenzung, jede Stunde wird kostbar. Die bisherigen Schutzmechanismen wie Verdrängen und Verleugnung funktionieren zunächst nicht mehr, die Seele liegt fast schutzlos offen und reagiert mit den widersprüchlichsten Gefühlen: Hoffnungslosigkeit, Einsamkeit, Depressionen, Zorn, Aggressionen, Unsicherheit, Mutlosigkeit.

Die Kranke hadert und verhandelt mit Gott und den Ärzten, lehnt sich auf gegen ihr Schicksal, kämpft und resigniert, faßt neuen Mut und verzweifelt wieder.

KÜBLER-ROSS hat dieses Verhalten in fünf Stadien eingeteilt und auch dargelegt, daß sich die seelischen Entwicklungsstufen des Verleugnens, Zornes, Verhandelns, der Depression und schließlich Einwilligung in das Schicksal nicht zwangsläufig in dieser Reihenfolge ergeben, sondern je nach der Reife der Persönlichkeit Stufen übersprungen oder nicht erreicht werden können.

Während die Lebenszeitverkürzung bei zunehmend schlechterem Befinden oft als Erlösung angenommen wird, wächst die Sorge um das Schicksal der minderjährigen Kinder bei fortschreitender Erkrankung und wird häufig zum zentralen Problem.

Dieses kann sich verstärken, wenn der Ehemann nicht in der Lage ist, den Ausfall der Mutter durch liebevolle Zuwendung an die Kinder wenigstens teilweise zu kompensieren.

Bewältigung der Angst

„Die Angst gehört unvermeidlich zu unserem Leben und ist eine Spiegelung unserer Abhängigkeit und des Wissens um unsere Sterblichkeit. Die Angstobjekte wechseln, ihre Wirkung nicht: Sie lähmt oder aktiviert uns. Das Meistern der Angst bedeutet Reifung, das Ausweichen läßt uns stagnieren" (95).

Die Ängste der Krebskranken unterscheiden sich nicht prinzipiell von den durch andere schwere Erkrankungen ausgelösten wie Herzinfarkt, progressive Muskelatrophie, multiple Sklerose u. a. Die Vorstellung jedoch, von Krebs aufgezehrt und qualvoll sterben zu müssen, eröffnet der Angst weitere Dimensionen.

Die Antwort auf diese außerordentlichen seelischen Belastungen ist je nach Erfahrung, Persönlichkeitsstruktur und bestehenden Grundängsten unterschiedlich.

Der Schutzmechanismus des Menschen, wie Verleugnung oder Verdrängen der als untragbar empfundenen Schicksalsschläge mit anschließender langsamer Aufarbeitung der Bedrohung, sichert auch dem Labilen ein Überleben dieser Situation.

Jede Krebskrankheit löst typische Reaktionen aus. So fanden verschiedene Untersucher bei Genitalkarzinomkranken eine Einschränkung der Libido (60%) mit Abnahme der Orgasmusfähigkeit und Kohabitationsfrequenz, Minderung der Leistungsfähigkeit (52%), Depressionen (33%), weiterhin Nervosität, Schlafstörungen, Partnerprobleme, Abhängigkeitsgefühle sowie Einschränkung des Körper- und Selbstwertgefühls.

Alle als negativ empfundenen Ängste rufen Abwehrreaktionen hervor, die einzeln, in Kombination oder zeitlich unterschiedlich auftreten können.

Dazu gehören nach ANNA FREUD:

1. Verdrängung der Probleme.
2. Projektion von Gefühlen auf andere.
3. Identifizierung mit Vorbildern.
4. Verschiebung von Angstaggressionen auf Ersatzobjekte.
5. Reaktionsbildung = Umkehrung einer Empfindung ins Gegenteil.
6. Rationalisierung von Gefühlen.
7. Betäubung durch Alkohol, Drogen, Medikamente.
8. Symptombildung (psychosomatische Erkrankungen).
9. Sublimierung (geistige Überhöhung).
10. Vermeidung von angsterzeugenden Situationen.
11. Abschirmung von Ängsten.
12. Ohnmachtserklärung als Alibi.
13. Rollenspiel.
14. Gefühlspanzerung durch perfekte Abwehr.

PETER HERSCHBACH vom Max-Planck-Institut untersuchte an der gynäkologisch-onkologischen Klinik Bad Trissl bei 95 Patientinnen mit behandeltem Genitalkarzinom die Frage, welche Bewältigungsstrategien die Kranken für ihre Probleme anwandten und konnte fünf Coping-Items unterscheiden:

1. Dissonanzreduktion (Aufwertung der eigenen Situation durch aktive gedankliche Auseinandersetzung)	bei 22,7% aller Probleme	(„Ich sage mir, daß es anderen noch schlechter geht" oder: „Es gibt nichts Wichtigeres als . . .")́.
2. Kämpfen (aktiv nach Informationen suchen, Herausforderung annehmen)	bei 34,5% aller Probleme	(„Ich versuche selbst, an Informationen zu kommen." „Ich gebe nicht auf.")
3. Resignieren	bei 18,4% aller Probleme	(„Daran kann ich sowieso nichts ändern.")
4. Aussprechen mit Vertrauten (um sich emotional zu entlasten = Katharsis)	bei 9,2% aller Probleme	(„Ich spreche mich mit jemandem aus.")
5. Ablenken, Vermeiden	bei 15,2% aller Probleme	(„Ich versuche, nicht weiter darüber nachzudenken.")

Aus der klinischen Erfahrung kann gesagt werden, daß häufig Kämpfen und Dissonanzreaktion die Überlebenszeit verlängern, Resignation und Vermeidung hingegen abkürzen.

Dies zeigt sich auch eindrucksvoll beim Metastasenverhalten von ausgeprägt kämpferischen oder resignierenden Krebskranken. Gibt sich eine Patientin schon vor Beginn einer Chemotherapie auf, so ist der Behandlungserfolg meist bescheiden und kurzfristig.

Interessant ist der Zusammenhang von Konfession und Bewältigungsstrategie. So fand HERSCHBACH bei 82,4% der evangelischen Frauen die Strategie: Kämpfen, dagegen nur bei 17,6% der katholischen Kranken.

Vermutlich vermittelt die katholische Religionslehre stärker als die evangelische den Glauben an eine führende, verantwortliche und allmächtige Instanz, die richtet und leitet, so daß Krisensituationen eher mit Pessimismus und Resignation begegnet werden.

Inwieweit tatsächlich der Glaube das kämpferische oder resignierende Verhalten einer Patientin beeinflußt, müßte durch weitere Untersuchungen unter Berücksichtigung der Glaubensstärke, Beeinflußbarkeit, Selbstbewußtsein u. a. geprüft werden.

W. DMOCH weist mit Recht darauf hin, daß von der individuellen Bewertung der Krankheit das jeweilige Abwehr- und Anpassungsverhalten der Patientin abhängt und unterscheidet vier typische Reaktionen:

1. Herausforderung: Patientinnen, die ihre Erkrankung als eine schicksalhafte Herausforderung oder als eine Prüfung Gottes annehmen können, neigen eher zu einer differenzierten und kämpferischen Haltung und sind oft flexibler und kooperativer bei der Entwicklung von Behandlungs- und Anpassungsstrategien.

2. Feindseligkeit: Eine andere Gruppe empfindet den Krebs als etwas Unheimliches, wie einen unsichtbaren Feind, der sie bedroht. Bei ihnen spielen Angst und feindselige Gefühle gegenüber dem Arzt und der Therapie eine große Rolle, sie neigen in hohem Maße zu Projektionen: Die gesamte Umwelt wird als feindselig erlebt. Dies erschwert den Umgang mit ihnen.

3. Strafe: Eine dritte, recht große Gruppe von Patientinnen verarbeitet ihre Erkrankung als Bestrafung: Während ein kleiner Teil von ihnen sich gegen die als unrecht empfundene Strafe auflehnen möchte und Empörung äußert, zeigt der größere Teil der Gruppe unter dem Erleben einer gerechten Strafe für vermeintliche Sünden eine resignierte und apathische Einstellung.

4. Schwäche: Manche Frauen erleben ihr Malignom als körperlichen Ausdruck einer persönlichen Schwäche und schämen sich über den Makel, der ihnen anzuhaften scheint. Sie neigen in hohem Maße zur Verleugnung und zeigen häufig eine gekränkte und depressive, manchmal auch vorwurfsvolle Verfassung.

Besonders häufig finden sich massive Depressionen bei Frauen, die ihre Krebserkrankung als unwiederbringlichen Verlust von etwas besonders Wichtigem und Wertvollem erleben und von dieser Empfindung ganz getragen sind. Bei ihnen sind Reaktionen von feindseliger Vorwürfigkeit abwechselnd mit depressivem Rückzug beobachtbar.

Psychische Führung der Patientin durch den Arzt

Die vielfachen Probleme, denen ein Krebskranker von der Primärbehandlung bis zum Tode ausgesetzt ist, haben eine neue Fachrichtung ins Leben gerufen, die Psychoonkologie. Ihre Aufgabe sollte sich nach meiner Auffassung zunächst auf die Grundlagenforschung und Wissensvermittlung an Ärzte und Schwestern beschränken sowie die Auswahl und evtl. Durchführung von Gruppentherapien (z. B. autogenes Training, Meditation, Gesprächsführung, Beratung von Selbsthilfegruppen).

Die psychische Führung der Krebskranken ist primär der Auftrag des behandelnden Arztes, der konsiliarisch den Psychologen in Problemfällen zu Rate ziehen kann. Der Vertrauensbonus, den der behandelnde Arzt genießt, müßte von einem Psychologen erst erworben werden. Eine grundsätzliche Übernahme der seelischen Führung der Kranken durch einen Psychologen würden den Arzt und die Patientin eher belasten als hilfreich sein.

Die Krebskranke erhofft sich einen Arzt, der aufrichtig, kompetent, einfühlsam, sympathisch und offen für ihre Fragen ist. Er muß sich die Zeit nehmen, diesem berechtigten Anspruch zu genügen und als Ansprechpartner möglichst kontinuierlich zur Verfügung zu stehen.

Die seelische Not der Patientin verlangt nach einer gütigen Arztpersönlichkeit, der ihre Ängste versteht und tragen hilft. Es kann nicht Aufgabe des Klinikers oder Hausarztes sein, eine Psychotherapie wegen neurotischer Phobien vorzunehmen, das ist Sache des Psychoanalytikers, aber er muß in der Lage sein, die normalen Reaktionen auf die Tumorerkrankung aufzufangen und Hilfestellung zu ihrer Bewältigung zu geben. Nach bisheriger Erfahrung erzeugt die Krebserkrankung Ängste und Probleme, aber keine Neurosen bei psychisch Gesunden.

Aufklärung

Die offene, sachliche und hilfreiche Aufklärung über die Diagnose und Therapie bildet das tragende Fundament des Vertrauens zwischen Arzt und Patient. „Eine Notlüge als Basis trägt auch die bestgemeinten korrigierenden Informationsschritte später nicht mehr" (105). Dies setzt voraus, daß der betreuende Arzt frei ist von der Angst unliebsamer Reaktionen auf seine Diagnoseeröffnung.

Er muß Tränen und Verzweiflungsäußerungen ohne Abwehr ertragen und beruhigend einwirken können.

Daß diese Eigenschaft nicht Allgemeingut der Ärzte ist, lehrt die tägliche Erfahrung in einer Nachsorgeklinik: die relative Häufigkeit von bewußten Schondiagnosen oder Befundunterschlagungen in der primärbehandelnden Klinik. Diese führen in der Regel zu schwerwiegendem Vertrauensverlust und Verunsicherung der Patientin, der die Diagnose auf Dauer nicht verborgen bleiben kann.

Die Eröffnung einer so schwerwiegenden Erkrankung erfordert Zeit, sie kann nicht in den Ablauf einer Routinevisite eingeplant werden, sondern muß einem ruhigen Gespräch ohne störende Dritte vorbehalten bleiben. Durch vorsichtiges Herantasten erfährt man die Aufklärungsbereitschaft der Patientin und den richtigen Zeitpunkt.

Den Wunsch nach voller Aufklärung teilen nicht alle Patientinnen. Nach ihrem Verhalten lassen sich vier Gruppen unterscheiden:

1. Einzelne Kranke, die aus Furcht vor den Konsequenzen der Diagnose „Krebs" weder die Diagnose noch eine Behandlung akzeptieren.
2. Patientinnen, die sich vertrauensvoll den Weisungen des Arztes unterziehen, sich die Diagnose jedoch ersparen wollen.
3. Eine Hauptgruppe, die über ihre Krankheit wahrheitsgemäß, jedoch behutsam aufgeklärt werden möchte.
4. Die Angstleugner, die mit rationalen Begrün-

dungen den Arzt zu schonungsloser Wahrheit veranlassen wollen, ohne ihr auf die Dauer gewachsen zu sein.

Der Arzt, der die Diagnose als Haus- oder Klinikarzt übermittelt, sieht sich mit der Frage konfrontiert, ob diese hinreichend gesichert ist und welchen Weg er beschreiten muß, um den unterschiedlichen Bedürfnissen der Patientin und ihrer Fähigkeit des Ertragens gerecht zu werden.

J. ZANDER gibt zu bedenken, daß er es aus ärztlicher Sicht nicht für angemessen hält, wenn im Zusammenhang mit der Aufklärung vom „Mut zur Wahrheit" gesprochen wird, da ihm dieser Begriff zu absolut erscheint.

Er hält es für angemessen und notwendig, von der Wahrhaftigkeit als „Umschreibung menschlicher Einstellung, die sich um gleichermaßen wahres, ehrliches und redliches Verhalten im Reden, Denken und Handeln bemüht" zu sprechen.

Diese Auffassung verpflichtet den Arzt, seine Verhaltensweise ständig an den Reaktionen seiner Patientinnen zu prüfen und die individuelle Gesamtpersönlichkeit möglichst zu berücksichtigen.

Aus meiner Erfahrung von zahlreichen Einzel- und Gruppengesprächen mit Krebskranken möchte ich fünf Vorschläge zur Diskussion stellen, die dem noch nicht erfahrenen Arzt als Grundlage seines Vorgehens dienen können, aber im Einzelfall individualisiert werden müssen. Die rechtliche Auflage zur Aufklärung der mündigen Patientin als Voraussetzung für eine von ihr mitgetragene und mitverantwortete Therapie verpflichtet den Arzt zur Bekanntgabe der Diagnose. Unter Berücksichtigung der unterschiedlichen Bedürfnisse der Patientin lautet der erste Vorschlag:

Die Diagnose sollte der Patientin so nahe gebracht werden, wie es ihre Persönlichkeit erlaubt.

Mit der Diagnose „Krebs" löst der Arzt einen Schock aus, der durch die Hoffnung auf eine erfolgreiche Behandlungsmöglichkeit aufgefangen werden muß. Dieses Hilfsangebot sollte der Diagnose unmittelbar folgen: „Sie haben zwar einen ... Krebs, aber es besteht gute Aussicht, ihn durch folgende Maßnahmen zu beeinflussen:..."

Vorschlag 2: Keine Diagnose ohne Behandlungsangebot.

Die Diagnose soll möglichst sachlich sein, d.h. die Patientin über das Ausmaß und die Lokalisation so zu informieren, daß sie für die notwendigen Therapieschritte Verständnis und Entscheidungshilfe erhält. Die Sorgfaltspflicht des Arztes gebietet es auch, Behandlungsalternativen anzubieten unter sachlicher Darlegung der Vor- und Nachteile zu ihrer Meinungsfindung. Dabei

ist von eminenter Bedeutung, die Einstellung der Patientin zu erforschen und das Behandlungskonzept nach sorgfältiger Aufklärung dieser unterzuordnen in Würdigung des Willens einer mündigen Kranken. Denn die Patientin entscheidet über ihren Körper, nicht der Arzt.

Vorschlag 3: Informationen über die verschiedenen Behandlungsmethoden, Chancen und Risiken sollten objektiv erfolgen, aber der Kranken die Entscheidung überlassen werden.

Die Bewältigungsstrategie der Patientin für ihre Krankheitsprobleme kann den Vorstellungen ihres behandelnden Arztes widersprechen. Er muß jedoch der Versuchung widerstehen, sein Bewältigungskonzept der Kranken aufzuzwingen und sie damit zu verunsichern, sondern sie ermutigen und unterstützen, den ihr gemäßen Weg zu gehen.

Vorschlag 4: Die Art der Bewältigung einer seelischen Belastung muß der Patientin überlassen sein und darf vom Arzt nicht dirigistisch beeinflußt werden.

Krebskranke leben von der Hoffnung auf Genesung. Es gehört zum Wesen dieser Erkrankung, daß diese Hoffnung von ihr auch dann noch aufrechterhalten wird, wenn sich objektiv das Lebensende abzeichnet.

Die Patientin erwartet, daß der Arzt diese Aussicht auf Heilung teilt und in der Lage ist, die Gratwanderung zwischen Wahrheit- und Hoffnunggeben so zu meistern, daß das Vertrauen der Kranken gewahrt bleibt. Desillusionierende Bemerkungen wie: „Wir sind mit unseren therapeutischen Möglichkeiten am Ende" oder „Ich kann ihnen nicht mehr helfen" bedeuten für die Patientin Aufgabe des Lebensmutes und Resignation. Es ist daher auch unstatthaft, Fragen nach der noch zu erwartenden Lebensdauer mit einer Zeitangabe zu beantworten, zumal auch ein erfahrener Arzt in der Regel nicht abschätzen kann, welche Komplikationen das Ende beschleunigen und welche seelischen Kräfte es verlängern können.

Vorschlag 5: Die Hoffnung der Kranken muß so lange unterstützt werden, wie sie noch Hoffnung empfindet. Zeitliche Prognosen sind ärztlicherseits nicht zu vertreten.

Aktivierung der Selbstheilungskräfte

Jede Krebskranke hat den Wunsch, in der Auseinandersetzung mit ihrem Leiden aktiv und verantwortlich an ihrer Gesundung mitzuwirken.

Die Rolle der Psyche bei der Entstehung von Krebs ist noch nicht geklärt, ihr Einfluß auf das Metastasenverhalten dem psychologisch geschulten Arzt bekannt.

An unserem Krankengut von jährlich ca. 2000 Krebspatientinnen fanden wir am Metastasenverhalten von kämpferischen und resignierenden Patientinnen den Einfluß der Psyche auf das Krebsgeschehen häufig bestätigt. Bei resignierenden Frauen ist einer hormonellen oder zytostatischen Therapie meist nur ein bescheidener und kurzfristiger Erfolg beschieden. Es drängt sich deshalb die Vorstellung auf, daß die Überlebenszeit auch von der Psyche beeinflußt wird.

Vielfältig sind die Bemühungen der Ärzte und Psychologen, der Patientin eine Anleitung zur Verbesserung der Lebensqualität und Lebenschancen zu geben.

Grundlegende Arbeiten in der kaum noch überschaubaren Literatur zu diesem Thema stammen u.a. von E. LE SHAN, M. SIMONTON und A. TAUSCH. Insbesondere SIMONTON wurde mit seinem Erfahrungsbericht „Wieder gesund werden" in Deutschland bekannt.

Nahezu alle Autoren beabsichtigen mit ihrem Behandlungskonzept die körpereigene Abwehr, das Selbstbewußtsein und den Lebensmut zu stärken, Ängste zu bewältigen und die Kreativität zu fördern durch Entspannung, Meditation und Training der seelischen und körperlichen Anlagen.

Stellvertretend für andere Autoren werden die Behandlungskonzepte der drei genannten Psychologen zur Aktivierung der Selbstheilungskräfte vorgestellt:

M. SIMONTON fand bei Patienten mit überraschend günstigem Heilverlauf übereinstimmend einen zielgerichteten, starken Lebenswillen und die Überzeugung, daß man das Krankheitsgeschehen selbst positiv beeinflussen kann. Es wurde offenbar, daß „rein physische Interventionen nicht helfen, wenn nicht das ganze Gefüge von Körper, Geist und Emotionen auf die Gesundheit gerichtet sind".

Aus der Motivationsforschung war bekannt, daß Kranke mit der Motivationstechnik in ihrem Lebenswillen gestärkt werden können. M. SIMONTON und seine Frau wählten die Technik der Visualisierung („vor Augen führen"), bei der sich die Patientin das Behandlungsziel in völliger Entspannung bildlich vorstellt.

Die Patienten wurden angewiesen, sich dreimal täglich 5 bis 15 Minuten zunächst zu sammeln, dann bewußt jeden Muskel zu entspannen. Anschließend sollten sie sich in entspanntem Zustand gedanklich an einen ihnen sehr angenehmen und vertrauten Ort versetzen und sich die Krebsgeschwulst intensiv vorstellen. Der letzte Schritt war die Aufforderung, sich den Sieg der weißen Blutkörperchen über die Krebszellen vor Augen zu führen, die die abgetöteten Tumorzellen mit sich nehmen und anschließend über die Nieren ausschwemmen.

Gleiche Vorstellungen wurden bei strahlentherapeutischen oder zytostatischen Behandlungen empfohlen, die „den Leukozyten zu Hilfe eilen".

Als Nebeneffekt beobachtete M. SIMONTON eine deutliche Verringerung der Behandlungsbeschwerden.

Nach seinen Erfahrungen erfuhren die nach seiner Methode behandelten Patientinnen eine deutliche Verbesserung ihrer Lebensqualität und Lebensverlängerung.

E. LE SHAN wertete 152 Krankengeschichten von Krebspatienten aus und stellte fest, daß 72% den Verlust einer entscheidend wichtigen Beziehung vor dem Beginn ihrer Erkrankung erlitten hatten und daß die Mehrzahl der Krebspatienten unfähig waren, feindselige Gefühle auszudrücken. Krebs ist demnach oft ein Anzeichen dafür, daß etwas anderes im Leben der Patientin nicht in Ordnung ist.

In der gesunden Kontrollgruppe hatten nur 12% den Verlust einer entscheidenden Beziehung zu beklagen.

68 von 71 untersuchten Patienten waren in ihrem Leben oft verzweifelt, jedoch nur 3 von 88 Mitgliedern der Kontrollgruppe. Meist ist die Verzweiflung mit Einsamkeit verbunden.

Der Philosoph KIERKEGAARD hat gezeigt, daß man, um seiner Verzweiflung zu entgehen, das eigene Selbst aufgeben muß, das Selbst, an dem man verzweifelt.

Krebspatientinnen erleben, daß sie entweder sie selbst sein können und damit allein und ungeliebt oder aber sich selbst aufgeben müssen, um eine andere zu sein und als solche dann geliebt zu werden. Diese beiden Wege erscheinen ihnen als die einzig gangbaren.

Bei Menschen, die eine zentrale Beziehung verloren haben, die ihrem Leben Sinn gab, kommt es zu einer doppelten Blockierung. Auf der einen Seite sind sie der emotionalen Ausdrucksmöglichkeiten beraubt, die bisher ihr Dasein befruchtete, sie sind aber auch unfähig, die Gefühle von Groll und Feindseligkeit auszudrücken, die dieser Verlust hervorruft. Beide Blockierungen vergrößern die Verzweiflung und schaffen jenes gefühlsmäßige Klima, in welchem die Widerstandskraft gegen Krebs vermindert erscheint.

So schreibt LE SHAN: „Krebspatienten sind fast ausnahmslos voller Verachtung gegenüber der eigenen Person und ihren Fähigkeiten und Möglichkeiten. Man kann ihnen nicht dadurch helfen, daß man ihnen rät, ihre negativen Strebungen zu sublimieren. Eher müssen ihre positiven Strebungen aus dem Dunkel befreit werden, in dem sie so lange gefangen waren. Der Drang nach Verwirklichung und Vervollkommnung der eigenen Person ist tief im einzelnen verwurzelt. Zur Verwirklichung dieses Potentials aber bedarf es eines Ventils, und eben dieses Ventil hat der krebskranke Patient sich in seinem Versuch, die

Liebe und Zustimmung der anderen zu gewinnen, indem er ihnen als derjenige Mensch gegenübertrat, den sie sich in ihm wünschten, sein Leben lang selbst vorenthalten."

Das Ziel der Krisenpsychotherapie ist nach LE SHAN für jeden Menschen wieder ein anderes. Jeder Mensch hat, so meint er, seine besondere, ihm eigene Melodie; er sollte in seinen Aktionen und Reaktionen, in seiner Art des Umgangs mit den Mitmenschen und in seiner Kreativität seinem ganz besonderen Rhythmus folgen. Wenn er seine Melodie singt, dann empfindet er Lebensfreude, er genießt sein Leben, er findet einen Sinn darin. In den meisten Fällen ist der Patient deshalb so verzweifelt, weil er es immer unterlassen hat, seine eigene Melodie zu singen und diese Bemühungen haben ihm nichts als Enttäuschung und Selbstverachtung eingetragen. Nichts ist also wichtiger für ihn, als jetzt seine ureigene Melodie zu entdecken und sie allmählich laut und deutlich hören zu lassen.

LE SHAN löst sich von den herkömmlichen Behandlungsmethoden und den traditionellen Fragen: „Was fehlt dem Patienten und wodurch ist sein Leiden verursacht?" und vergewissert sich „was tut dem Patienten gut und wie lebt und handelt gerade dieser bestimmte Mensch, wie begegnet er seinen Mitmenschen, wie äußert sich seine Kreativität? Und was steht dieser seiner ganz bestimmten Art zu leben und handeln eigentlich entgegen?"

Er betont, daß er einen anderen Menschen erst dann und nur dann wirklich verstehen kann, wenn er mit ihm umgehe und auf ihn als auf ein vollständiges Selbst eingehe.

Man muß also lieben, um verstehen zu können.

Die wesentliche Frage für ihn lautet also nicht: „Was sollte ich für diese Patientin tun, um sie zu heilen?", sondern: „Wie kann ich eine Beziehung zu diesem Menschen errichten, die er zum Zwecke seines eigenen inneren Wachstums nutzen kann?"

Die Krebskranke muß lernen, ihre angeborene Kreativität zu pflegen, denn das Versäumnis kann tödlich sein. LE SHAN empfiehlt deshalb seinen Krebspatientinnen, sich mit folgenden 7 Fragen zu beschäftigen:

1. Kann ich Zorn und Ärger zum Ausdruck bringen, wenn ich ihn sehr heftig empfinde?
2. Versuche ich unter allen Umständen und ohne mich jemals zu beklagen, das Beste aus den Dingen zu machen?
3. Habe ich vielfältige Interessen und erfreuliche Beschäftigungen, oder ist meine gesamte Energie auf eine einzige Beziehung ausgerichtet, so daß ich bei einem Verlust oder Zusammenbruch dieser Beziehung keinen Grund zum Weiterleben hätte?
4. Halte ich mich für einen liebenswerten und brauchbaren Menschen und Mitmenschen, oder habe ich mich in meinem Leben immer eher nutz- und wertlos gefühlt? Fühle ich mich oft einsam, zurückgewiesen, isoliert von den anderen?
5. Tue ich mit meinem Leben das, was ich möchte? Sind meine Beziehungen zu anderen Menschen befriedigend für mich? Bin ich einigermaßen optimistisch, was die Frage meiner Selbstverwirklichung angeht, oder habe ich keine Hoffnung, daß ich diesen Zustand jemals erreichen werde?
6. Wenn ich in diesem Augenblick erfahren würde, daß ich nur noch ½ Jahr zu leben habe, würde ich dann mit meiner augenblicklichen Beschäftigung fortfahren? Oder habe ich geheime und unerfüllt gebliebene Träume, Hoffnungen, Wünsche, derer ich mich schäme und die mich mein Leben lang verfolgt haben?
7. Wenn ich erfahren würde, daß ich an einer tödlichen Krankheit leide, würde ich dann so etwas wie Erleichterung spüren?

Die Beantwortung dieser Fragen kann „Anlaß sein, das eigene Leben nun in die Hand zu nehmen, nach den im Grunde ersehnten Alternativen zu suchen und den Mut aufzubringen, das zu ändern, was der Verwirklichung unseres wahren und ureigenen Potentials im Wege steht".

Unsere wichtigste Überlegung muß also lauten: „Ist es möglich, sich dem Mitmenschen zuzuwenden und sich für sie verantwortlich zu fühlen, ohne das eigene Leben dafür zu opfern?"

Bei todkranken Patienten fordert LE SHAN, daß sich die Therapie auf die Erweiterung, Entfaltung und Befreiung des Selbst beschränken soll, nicht aber auf die physische Wiederherstellung.

Der Therapeut muß den Mut haben zu sagen: „Wir wissen nicht, wie die Sache ausgehen wird, aber wir werden unser Bestes tun. Die psychologische Arbeit, die Sie und ich hier gemeinsam leisten, kann im Grunde nur segensreich zur Auswirkung kommen. Sie wird Ihnen dazu verhelfen, Ihr Leben verstärkt als etwas zu betrachten, um das zu kämpfen sich lohnt und je härter man kämpft, desto größer sind die Chancen, worum es auch gehen mag."

ANNEMARIE TAUSCH, die selbst an Krebs erkrankte, machte sich zur Aufgabe, in psychologischen Gesprächsgruppen die krebskranken Teilnehmerinnen den Umgang mit ihrer Angst vor der Krankheit zu lehren, um diese dann in Gelassenheit umzuwandeln. Sie erlebte in ihrer Krankheit die Verständnislosigkeit der Umwelt, die Hilflosigkeit gegenüber den Angehörigen und das häufige Versagen von Ärzten und Pflegepersonal in den Krankenanstalten. Sie forderte ihre Patientinnen auf, offen über ihre durch das Leiden ausgelösten Empfindungen zu sprechen, die Krankheit zu verstehen suchen und sich mit ihr auseinanderzusetzen. Ihre Gespräche schlossen die Auseinandersetzung mit dem

Tode ein. Sie schreibt, daß eine der tiefsten Erfahrungen, die jeder von uns für sein seelisches Wachstum machen kann, darin besteht, sich dem Prozeß des Sterbens zu stellen. Sie bewies, daß es mit einfühlender und liebevoller Unterstützung gelingt, die Erkrankende zu einer Auseinandersetzung mit ihrer Situation zu veranlassen und ihre Krankheit und den Tod zu akzeptieren.

Bevor ein Arzt diese Hilfestellung gewähren kann, muß er sich selbst mit seiner Angst vor einer schweren Erkrankung und dem Tod auseinandergesetzt und ein ausreichendes Maß an Gelassenheit erreicht haben.

Da Angst Fluchtreflexe erzeugt, werden sich der Arzt, aber auch die Krankenschwester einer inneren Beziehung zu der Krebskranken widersetzen und sich damit der Möglichkeit einer Patientenführung entziehen, wenn sie ihre Ängste nicht bewältigen. Durch persönliche Erfahrung, das Studium der entsprechenden Literatur und Teilnahme an Balint-Gruppen kann die Fähigkeit zum vorurteilsfreien und liebevollen Umgang mit Krebskranken gewonnen werden. Dies ist gerade in der heutigen Zeit der Anonymität des Patienten im Krankenhaus und den nachlassenden Bindungen in der Familie zur Befreiung der Patientin aus ihrer Isolation dringend notwendig. Der Arzt, der sich in die Ängste seiner Patientin hineinversetzen kann, die sie von der Aufnahme ins Krankenhaus über die diagnostischen und therapeutischen Eingriffe bis zum Tode begleiten, wird in Kenntnis ihrer Psyche einen Weg finden, diese Belastungen durch eine entsprechende intensive Zuwendung zu mindern.

Dies ist nur möglich, wenn auch die Schwestern in diesen Betreuungskreis mit einbezogen und durch eine spezielle Unterrichtung vorbereitet werden. Dabei ist zu berücksichtigen, daß die Identifikation der Schwester mit ihrer erkrankten Geschlechtsgenossin noch intensiver sein kann als die des Arztes. Es bedarf eines langen Lernprozesses, um von dem Weg des Mitleidens, das Manipulieren und Manipuliertwerden einschließt, bis zum angstfreien Mitfühlen zu gelangen.

Die 3 angeführten Autoren folgen in ihrer Tätigkeit den Grundsätzen der Psychologie. Ihre Methode und Ziele werden zum Teil von Verhaltensforschern in Frage gestellt, tiefenpsychologische Verfahren von ihnen als unnötig oder gar schädlich angesehen.

Sie stellen diesen ihre eigenen Therapiemodelle entgegen, an denen sie Wissenschaftlichkeit, Praktikabilität und Wirtschaftlichkeit rühmen.

Verhaltenstherapeuten orientieren sich an den Belastungsfaktoren, die generell mit Krebskrankheiten einhergehen und entwickeln darauf Konzepte für psychologische Maßnahmen zur Kontrolle und Bewältigung von Belastungsreak-

tionen, Reduktion des Schmerzes, zur Lösung vielfacher persönlicher Probleme, zur Akzeptanz und Befolgung medizinischer Therapie sowie zur Verbesserung der Überlebenschancen (BRENGELMANN).

Wenn die psychische Betreuung von Krebskranken nicht vom behandelnden Arzt wahrgenommen wird, so kann durch eine Verhaltenstherapie eine verhältnismäßig große Anzahl von Patientinnen in Gruppentherapie von nur wenigen Psychologen geschult werden. Dabei wird keine individuelle Therapie angestrebt, sondern die Bewältigung der Belastungsfaktoren, denen nahezu jede Patientin durch ihre Krankheit ausgesetzt ist, in Gruppenarbeit.

Gesicherte statistische Ergebnisse über den Aufwand und Erfolg einer Verhaltenstherapie bei Krebskranken liegen noch nicht vor.

Ärztliche Hilfe im Endstadium

Geburt und Tod sind die Pole des Lebens. Der Tod gehört zum Leben wie die Geburt. Jede Frau erlebt ihren persönlichen Tod, wie sie unverwechselbar ihr individuelles Leben führt. Dem Tod setzt die Gesunde ihre körperliche Vitalität und den Lebenswillen entgegen. Wenn sich bei einer Tumorkranken die Abwehrkräfte erschöpfen, wächst der Wille zum Leben nicht selten in einem Maße, daß selbst in aussichtslos erscheinender Situation das Ende durch Mobilisation aller seelischen Reserven Monate oder Jahre hinausgezögert wird.

Bei langsamem Verlauf des Tumorgeschehens hat die Krebskranke eine Chance, sich mit dem Tode auseinanderzusetzen und diese Zeit zur Selbstfindung und Reifung zu nutzen. Wenn sie einer intensiven Behandlung und Schmerztherapie bedarf, erlebt sie die Endphase in einem Krankenhaus.

Den Abschied vom Leben als betreuender Arzt zu meistern wird an keiner Universität gelehrt. Dies ist wohl die Ursache, daß sich die Mehrzahl der Kliniker vor Sterbenden zurückzieht, die Zeit der Visite abkürzt und sich nur widerstrebend mit einer Sterbenden befaßt.

Eigene Todesängste und die Identifikation mit der Sterbenden sind Phänomene, denen der Arzt ausgesetzt ist und ohne deren Verarbeitung er keine der Bewältigungsstrategie der Patientin entsprechende Sterbehilfe leisten kann.

Das Wort Sterbehilfe beinhaltet alle Maßnahmen der Pflege, der ärztlichen Betreuung des Körpers in seinen Notsituationen und die individuelle Stützung der Persönlichkeit auf dem leidvollen Wege zum Tode durch Ärzte, Schwestern und Angehörige.

Aktive Hilfe zum Sterben auf Verlangen ist mit Euthanasie gleichzusetzen und widerspricht der ärztlichen Ethik, selbst mitleiderregende Überredungsversuche der Kranken oder ihrer Angehörigen dürfen bei den heutigen Möglichkeiten der Schmerzbekämpfung und Sedierung keinen Arzt verleiten, diesen stattzugeben. Davon zu unterscheiden sind im Endstadium die dann sinnlos erscheinenden eingreifenden ärztlichen Handlungen zur Verlängerung des Lebens wie Bluttransfusionen, Herztherapie oder unnötige diagnostische Manipulationen, wenn sie von der Patientin und ihren Angehörigen abgelehnt werden.

Ein Mitarbeiterteam, das offen Meinungen und Gefühle reflektieren kann, erleichtert dem verantwortlichen Arzt, mit den Angehörigen der Patientin eine Entscheidung zu treffen, die sowohl die ärztliche Ethik wie auch die Wünsche der Kranken berücksichtigt.

Wenn der Tod nicht in Anwesenheit der Familie und engsten Freunde zu Hause erwartet werden kann, müssen die Verwandten vom Klinikarzt über die Bedeutung ihrer Anwesenheit für die Patientin unterrichtet und ein sinnvoller Besuchsdienst eingerichtet werden, der den Belangen der Schwerkranken entspricht, damit sich in der Klinik der Abschied vom Leben in Geborgenheit und Würde vollziehen kann.

Auch für Kinder ist das Miterleben des meist friedvollen Hinübergleitens vom Leben in den Tod ihrer Mutter ein Ereignis, das ihre persönliche Einstellung zum Sterben in positiver Weise beeinflussen kann.

Kranke und Familie in Wechselwirkung

Das Verhalten der Angehörigen hemmt oder fördert die Lösung der Probleme, die der Patientin durch ihr Leiden entstanden sind.

In ihrer Not sucht sie den Schutz, das Verständnis und die Geborgenheit in der Familie, die sich dieser Aufgabe oft nicht gewachsen sieht.

Das häufige Versagen der Angehörigen wird verständlich, wenn man berücksichtigt, daß die Tumorerkrankung in der Familie mehrfache Ängste zur Folge hat:

Die Sorge um das weitere Schicksal der Betroffenen. Die Angst, selbst an Krebs erkranken zu können, und die Not, daß die Mutter ihrer Funktion in der Familie nicht mehr gewachsen sein könnte.

Dazu kommt das Unvermögen, die Ängste der Kranken auszuhalten, und die mangelnde Erfahrung im Umgang mit Krebskranken.

Die Folge ist eine zunehmende Isolierung der Kranken, die zur Einsamkeit und Verzweiflung führt.

Um diesem Schicksal zu entgehen, versucht die Patientin, die Flucht der Angehörigen in die Rationalisierung ihres Leidens mitzutragen, „du wirst die Operation gut überstehen, das ist heute kein bedrohlicher Eingriff mehr und anschließend wird noch bestrahlt, dann ist wieder alles in Ordnung".

Mit dieser Vereinfachung des Problems versuchen häufig die Angehörigen, das eigene Unbehagen und die Kranke zu beschwichtigen. Damit kommt die Patientin in die Situation, daß sie – um die Liebe der Familie nicht zu verlieren – gezwungen ist, diese zu trösten, statt Trost und Verständnis für ihre Nöte zu erfahren.

Wie gefährlich die Rationalisierung von Gefühlen sein kann, bewies mir eine krebskranke junge Frau mit Psychologieexamen, die bisher in ihrem Leben von seiten ihres Vaters und später ihres Ehemannes stets nur Beweise für die Sinnlosigkeit ihrer Ängste erhalten hatte, bis sie aus emotionaler Frustration die Erkrankung an Krebs als Erlösung empfand.

Die Intelligenz des Ehemannes erlaubte es, ihm diese Zusammenhänge rasch verständlich zu machen und ihn zu veranlassen, künftig die Ängste seiner Frau als „Realität" anzuerkennen und sie verständnisvoll in den Arm zu nehmen, statt ihre Emotionen unter sachlichen Argumenten zu begraben.

Der Erfolg dieser Bemühungen des Ehemannes war sehr eindrucksvoll: Die fast gescheiterte Ehe wandelte sich zu einer innigen Verbindung mit einer Bewußtseinserweiterung und Tiefe, daß die noch verbleibenden 2 Jahre bis zu ihrem Tod nach dem Bericht des Ehemannes fruchtbarer waren als man von 40 Jahren Ehe hätte erwarten können.

Auch dieses Beispiel zeigt, daß Krebskranke einen liebevollen und verständnisbereiten Partner benötigen, der sie aus ihrer Isolation durch Mittragen ihrer Ängste befreit.

Psychisch instabile Kranke, deren Erwartungen von der Familie enttäuscht wurden oder die sich den Herausforderungen ihres Lebens nicht gewachsen fühlen, neigen zur Flucht in die Krankheit oder in den Schmerz (häufig in den Phantomschmerz), dessen Unbeeinflußbarkeit durch jegliche medikamentöse oder operative Therapie und Ansprechen auf psychologische Maßnahmen (z. B. Hypnose) die psychische Fixierung beweisen. Nicht selten wird auch das jedem Kranken zugestandene Recht auf Rücksichtnahme und Verwöhnen über die Erfordernisse hinaus in Anspruch genommen oder die Krankheit zum Anlaß genommen, eine Reintegration in die bisherigen Aufgaben zu verweigern.

Krebskranke bestätigten mir immer wieder, daß sie durch die Anforderungen ihres Leidens einsichtiger, toleranter, wesentlicher und reifer geworden seien. Nicht wenige nehmen die Krankheit zum Anlaß, ihr Leben neu zu organisieren und damit die Krankheit als eine Chance des Neubeginns zu sehen.

Wir Ärzte können nur voller Bewunderung die Kraft und den Mut anerkennen, mit denen die meisten Kranken ihren vorgezeichneten Weg zu bewältigen suchen. Ihnen dabei hilfreich zur Seite zu stehen, ist vor dem Hintergrund einer Krebsmortalität von über 50% bei fortgeschrittenen Fällen die dringlichste ärztliche Aufgabe.

Schmerzerfahrung

AUER erinnert daran, „daß im Zeitalter menschlicher Selbstmanipulation wir uns wieder ernsthaft daran erinnern sollten, daß zu den in ihrem Lebenswert durch nichts anderes ersetzbaren Grunderfahrungen jedes einzelnen Menschen der Schmerz gehört. Wenn wir den Schmerz, auch noch den leisesten Schmerz, mit der technischen Automatik der Chemie auszuschalten uns angewöhnen, verändert sich unser Verhältnis zur Wirklichkeit, es wird naiv und trivial. Im menschlichen Leben geschieht nichts Wesentliches ohne den Schmerz. Der Schmerz stimuliert die Reize und drängt den Menschen, sich im Zentrum seiner Persönlichkeit mehr und mehr von den Belanglosigkeiten ab- und der Substanz des Humanen zuzuwenden.

Er mahnt uns an die Vergänglichkeit und Begrenztheit unseres Daseins.

Im redlichen Ja zum Schmerz stellt sich der Mensch dem Gefälle, durch das er dem Tod entgegengetrieben wird. Auch im Schmerz kann Menschsein zur optimalen Fülle glücken, kann höchste Lebensqualität erreicht werden. Die Vermeidung von Schmerz kann jedenfalls nicht ein Ziel sein, sie unter allen Umständen und mit allen Mitteln, bis hin zur direkten Tötung, zu erstreben.

Es ist schließlich auch der Blick auf die zu erwartenden Folgen, der die Ethiker wie die Juristen und Ärzte fast durchgehend die aktive Euthanasie abzulehnen zwingt. Es widerspricht unserer Vorstellung von Recht und Sittlichkeit, daß ein Mensch dem anderen seine Tötung gestatten kann. Außerdem kann auch ein notariell beglaubigter Wunsch nach dem Gnadentod bei unheilbarer Krankheit im Ernstfall durchaus einer anderen Auffassung weichen, möglicherweise aber kann diese Auffassung dann nicht mehr zum Ausdruck gebracht werden. Und schließlich müßte man im Falle einer Freigabe der aktiven Euthanasie mit einem nicht zu unterschätzenden sozialen Schaden aufgrund der Verunsicherung unseres Krankenhaus- und Medizinalwesens rechnen." (Die Deutsche Gesellschaft für Chirurgie hat festgelegt, daß direkte Eingriffe zur Lebensbeendigung ärztlich und rechtlich unzulässig sind, auch wenn sie vom Kranken verlangt werden. Dem ärztlichen Auftrag widerspricht auch die aktive Mitwirkung bei der Selbsttötung, zum Beispiel durch Überlassung von Tötungsmitteln. Eine grundsätzliche sittliche Wertung der Selbsttötung soll damit nicht verbunden sein. Auch der Bundesjustizminister erklärte: „Eine aktive Sterbehilfe ist auch dann unzulässig, wenn sie vom Arzt auf ausdrücklichen Wunsch des Sterbenden vorgenommen wird.")

Die Ansichten des Theologen AUER dürften sich mit den Überlegungen der meisten Mediziner weitgehend decken. Doch die Chance, durch Schmerz zu reifen, gilt wohl nur dann, wenn die Dauer und Qualität des Schmerzes eine Reifung unterstützen, also erträglich sind.

Sterbehilfe aus theologischer Sicht

ALFONS AUER hat 4 Thesen zur Sterbehilfe aufgestellt:

1. These: *Der Mensch hat Anspruch auf Sterbehilfe.*

   Diese soll ihn befähigen, die noch verbleibenden Möglichkeiten der Daseinsverwirklichung zu nutzen und in seinem Sterben ein Höchstmaß an Freiheit und Liebe zu verwirklichen in einer tragenden und bergenden Gemeinschaft.

2. These: *Ein wesentliches Element der Sterbehilfe ist der Mut zur Wahrheit.*

   Die Symptome des entgleitenden Lebens sind dem Verstand der Betroffenen zugänglich, weniger dem Lebenswillen, der sich dieser Erkenntnis entgegenstemmt. Mit viel Einfühlungsvermögen muß sich der Arzt mit dem Sterbenden solidarisieren, seine verschlüsselten Zeichen wahrnehmen und deuten.

   In den letzten Tagen vor dem Tod drückt eine Krebskranke ihr Ergehen oft in eindeutiger Weise aus: „Ich weiß, daß es zu Ende geht."

   In dieser Situation erwartet sie keineswegs eine klare bejahende Zustimmung, sondern Zeichen schweigenden Einverständnisses und Mitfühlens sowie eine Befreiung aus ihrer Isolation durch Zuwendung.

3. These: *Als eine Form der Sterbehilfe kann auch die sogenannte passive Euthanasie in Frage kommen.*

   Wenn eine Intensivpflege von der Patientin weiterhin gefordert wird, kann sie abgebaut werden für den Fall, daß der Prozeß des Sterbens bei einer unheilbaren Krankheit sich noch lange hinschleppt und die psychische Kraft zur Bewältigung nicht mehr ausreicht. (Die Behandlung beschränkt sich dann auf die jeweilig erforderlichen Maßnahmen zur Dämpfung von Schmerzen, Vermeidung von Hunger, Durst und Wundliegen sowie eine ausreichende Flüssigkeitszufuhr und Schlafhilfen.)

4. These: *Eine beabsichtigte, direkte vorzeitige Beendigung des menschlichen Lebens ist vom Standpunkt einer christlichen Ethik aus nicht zu vertreten.*

   Dazu führt C. SAUNDERS aus: „Zunächst weist die Erfahrung aus, daß die Bitte um Euthanasie von seiten Sterbenskranker ein Hilfeschrei ist, in dem sich das Versagen der Gesellschaft am Kranken dokumentiert. Zum zweiten hat man beobachtet, daß die Hälfte der Krebspatienten in den letzten Stadien der Krankheit keinerlei Schmerz empfindet, wo aber noch Schmerz ist, kann er gestillt werden. Es gibt keinen Schmerz, der nicht beseitigt werden kann.

Zum dritten sind nach der Erfahrung viele Patienten und deren Angehörige für die noch verbleibende Zeit dankbar gewesen; sie hat vor allem auch den Zurückbleibenden geholfen, mit dem Verlust fertigzuwerden, und viertens wird aller Voraussicht nach aktive Euthanasie nicht lange etwas bleiben, was auf Freiwilligkeit basiert.

Wenn es nicht mehr notwendig ist, weiter zu leben, verstehen sich Todkranke bald als unzumutbare Belastung für die Angehörigen. Rechte auf Sterbehilfe haben die gefährliche Tendenz, sich in Pflichten zu verwandeln. Im übrigen ist die Menschheit nicht so arm, daß sie sich die Pflege Sterbender nicht leisten kann. Die Gesellschaft sollte allen Anstrengungen, ihr eine derart negative, uninformierte und heimtückische Gesetzgebung aufzudrängen, widerstehen."

Endstadium

Die ärztlichen Maßnahmen beschränken sich im Endstadium auf die Milderung der Folgen einer Organmetastasierung.

Eine häufige Komplikation ist das Auftreten eines Aszites bei Peritonealkarzinose. Durch Einlegen eines Pleurocath-Dauerdrains in die Bauchhöhle von der linken Flanke aus – bei unklarem Befund unter sonographischer Kontrolle – lassen sich wiederholte Punktionen vermeiden, das Ablassen des Aszites gut steuern und somit Kreislaufdekompensationen vermeiden. Trotz wochenlanger Verweildauer des Katheters sehen wir bei sorgfältiger Pflege des Drainlagers und Verwendung steriler Einmalbeutel, wie sie bei Blasendauerkatheter benutzt werden, keine peritonitischen Infektionen.

Die Patientinnen fühlen sich durch diesen dünnen Kunststoffdrain nicht behindert und können damit aufstehen und sich bewegen.

Bei lokaler Tumorausbreitung und Infiltration des Darmes erzwingt nicht selten ein Ileus das Anlegen eines Anus praeternaturalis.

Bei einer Tumoraffektion der Leber beweist sich die Kompensationsfähigkeit dieses Organs, das oft erst bei massivem Befall eine Leistungsminderung durch Anstieg der Leberwerte anzeigt. Erst kurz vor der Dekompensation oder bei Verschluß der Gallenwege tritt in der Regel ein zunehmender Ikterus auf, der ein Coma hepaticum einleiten kann. Die Bilirubinwerte steigen entsprechend an.

Außer einer Leberschonkost, Eiweißersatz und Elektrolytausgleich durch entsprechende Infusionen ergeben sich keine therapeutischen Konsequenzen, zumal die durch ein Leberkoma ausgelöste Somnolenz der Patientin ein sanftes Hinübergleiten in den Tod ermöglicht.

Eine fortschreitende Lungenmetastasierung führt zur Dyspnoe mit erhöhter Pulsfrequenz, bei Beteiligung der Pleura zur Exsudatbildung und schmerzhaften Pleurareizungen. Den Erstickungsängsten wird mit Sauerstoffzufuhr durch Nasensonde begegnet, das Pleuraexsudat täglich perkutorisch kontrolliert und eventuell durch das Einlegen eines Pleurocath drainiert.

Eine leichte Sedierung und Tranquilizer sind angezeigt, bei bedrohlicher Atemnot trotz Sauerstoffzufuhr muß die Patientin durch das Atemzentrum schonende Sedativa so weit ruhig gestellt werden, daß sie die Ateminsuffizienz nicht mehr bewußt wahrnimmt.

Eine Dauerüberwachung ist angezeigt. Über die psychische Führung siehe Abschnitt „Bewältigung der Angst", S. 17.14ff.

Literatur

1 Aitken-Swan, J., E. Easson, Reactions of cancer patients on being told their diagnosis. Brit. med. J. 288 (1979) 779
2 Bahnson, C. B., The psychological aspects of cancer. Paper presented at the American Cancer Society's Thirteenth Science Writer's Seminar 1971
3 Bahnson, M. B., C. B. Bahnson, Ego defenses in cancer patients. Ann. N. Y. Acad. Sci. (1969)
4 Baltzer, J., Chr. Köhler: Ultraschalldiagnostik. In Ovarialkarzinom, hrsg. von J. Zander. Urban & Schwarzenberg, München 1982 (S. 72)
5 Baltzer, J., W. Köpcke, K. J. Lohe, C. Kaufmann, K. G. Ober, J. Zander: Die operative Behandlung des Zervix-Karzinoms. Geburtsh. u. Frauenheilk. Heft 5, (1944) 279–285
6 Bappert, L.: Der Knoten, Vertrauen und Verantwortung im Arzt-Patient-Verhältnis am Beispiel Brustkrebs. Rowohlt Verlag, Hamburg
7 Bauer, K. H., H. Schmidt-Matthiesen, G. Bastert, R. Schumann: Psychotherapie in der onkologischen Nachsorge – ein Erfahrungsbericht. Verh. dtsch. Ges. Gynäk. u. Geburtsh. 43. Versammlung X/1980, 309
8 Begemann-Deppe, M.: Im Krankenhaus sterben. In: Patientin und Krankenhaus, hrsg. von H. Begemann. Urban & Schwarzenberg, München 1976
9 Bender, G.: Gynäkologische Onkologie für die Praxis. Thieme, Stuttgart 1984
10 Bernaschek, G., Tatra, H. Janisch: Die rektale Sonographie, eine Erweiterung der Rezidivdiagnostik zervikaler Neoplasien. Geburtsh. u. Frauenheilk. 8 (1984) 495
11 Blondell, J. M.: The anticarcinogenic effect of magnesium. Med. Hypotheses 6 (1981) 863
12 Blumberg, E. M., P. M. West, F. W. Ellis, A possible relationship between psychological factors an human cancer. Psychosom. Med. (1954) 16
13 Bolen, J. S.: Meditation and psychotherapy in the treatment of cancer. Psychic, July–August 1973
14 Bowlby, J.: Verlust, Trauer und Depression, Fischer, 1983
15 Brewin, T. B.: The cancer patient: communication and moral. Brit. med. J. 1977/II, 779
16 Bukley, L. D.: Relation of diet to cancer. Med. Rec. (1914) 699

17 Bundesministerium für Jugend, Familie und Gesundheit: Band 83. Die große Krebskonferenz. Kohlhammer, Stuttgart 1980

18 Bundesarbeitsgemeinschaft für Rehabilitation: Die Rehabilitation Behinderter. Wegweiser für Ärzte. Deutscher Ärzteverlag, Köln 1984

19 Chigbuh, A. E.: Role of psychosomatic factors in the genesis of cancer. Riv. Inter. di Psicologia e Ipnosi (1975)

20 Collery, P., L. J. Anghileri, P. Coucoux, J. Durlach: Magnesium et cancer: données cliniques, Magnesium Bull. 1 (1981)

21 Cousins, N.: Der Arzt in uns selbst. Rowohlt, Reinbek 1981

22 Dattore, P. I., F. C. und L. Coyne: Premorbid personality differentiation of cancer and noncancer groups: A test of the hypothesis of cancer pronesess. J. Consult. clin. Psychol. 48 (1980) 388

23 Deutsch, E.: Aufklärungspflicht und Operationseinwilligung. Chirurg 50 (1979) 193

24 Diehl, V., A. Diehl: Die Krebserkrankung im Bewußtsein der Patientin. Dtsch. Arzt 10 (1979) 41

25 Dierkesmann: Rehabilitationskrankenhaus Karlsbad-Langensteinbach. Vortrag: „Nachsorge und Rehabilitation". Wissenschaftszentrum Bonn-Bad Godesberg X/1982

26 Di Saia, P. J., W. T. Creasman: Carcinoma of the fallopian tube. In Di Saia, P. J., T. Creasman: Clinical Gynaecology Onkology. Mosby, St. Louis 1981 (S. 351–356)

27 Dubach, U. C., K. N. v. Rechenberg: Krankheitsverständnis und Patienten-Arzt-Beziehung in der Ambulanz. Dtsch. med. Wschr. 102 (1977) 1239

28 Ebert-Hampel, B., C. Hölzle: Wissen und Befinden vor und nach dem präoperativen Aufklärungsgespräch am Beispiel von gynäkol. Eingriffen. Geburtsh. u. Frauenheilk. 12 (1983) 746–754

29 Edmonson, J. H., T. R. Fleming, D. G. Decker, G. O. Malkasian, E. O. Jorgensen, J. A. Jefferies, M. J. Webb, L. K. Kvols: Different chemotherapeutic sensitivities and host factors affecting in advanced ovarian carcinoma versus minimal residual disease. Cancer Treatm. Rep. 63 (1979) 241–247

30 Ehrhart, H.: Praktische Onkologie. In: Aktuelle Onkologie 22. Zuckschwerdt, München 1985

31 Ehrlich, C. E., L. H. Einhorn, F. B. Stehmann, L. M. Roth: Response „Second look" status and survival in stage III–IV epithelial ovarian cancer treated with cis dichlorodiammine platinum II., adriamycin and cytoxan. Soc. Gyn. Oncol. XIIth Ann. Meet. Marcos Island, Floride, Jan. 1981

32 Eisenberger, F., E. Schneider, P. Carl, A. Leonhardt, W. Wieland: Radiogene Veränderungen am Harntrakt ein Jahr nach kombinierter Radium-Supervolt-Therapie des weiblichen Genitalkarzinoms. Verhandlungsbericht der Deutschen Gesellschaft für Urologie. 27. Tagung vom 1. bis 4. Oktober 1975 in Düsseldorf. Springer, Berlin 1976

33 Eisenmenger, W., W. Spann: Probleme der Aufklärung. Vortrag auf dem 1. Deutschen Krebsnachsorgekongreß, Bad Neuenahr, September 1980

34 Ernst, M. E.: Krebs und danach? Hädecke, Weil der Stadt 1984

35 Fiore, N.: Fighting cancer-one patients perspective. New Engl. J. Med. 300 (1979) 284

36 Foley, K. M.: Painsyndrome in patients with cancer. In: Advances in Pain Research and Therapie, vol. 2, hrsg. von J. J. Bonica, V. Ventafridda. Raven Press, New York 1979

37 Forester, B., D. S. Kornfeld, J. Fleiss: Effects of psychotherapie on patients distress during radiotherapie for cancer. Psychosom. Med. 44 (1982) 118

38 Frazier, T. G., M. E. McGinn: The influence of magnesium, calcium and vitamin C on tumor growth in mice with breast cancer. J. Surg. Res. 27 (1979) 318

39 Freyberger, H.: Ärztlicher Umgang mit Tumorpatienten in psychologisch medizinischer Sicht. Münch. med. Wschr. 119 (1979) 1381

40 Friebel-Röhring, G.: Ich habe Krebs. Hebel, Rastatt 1985

41 Frischkorn, R.: Die Nachbestrahlung des operierten Zervix- und Korpuskarzinoms. Ergebnisse einer Expertenberatung. Arch. Gynec. 232 (1981) 175–180

42 Gallmeier, W. M., U. Bruntsch, E. M. Röttinger, M. Betzler: Praktische Onkologie 3. M. M. W. Medizin Verlag, München 1983

43 Gerle, B., G. Lunden, P. Sandblom: The patient with inoperable cancer from the psychiatric and social standpoints. Cancer 13 (1960) 1206

44 Glaus, A., W. F. Jungi, H. S. Senn: Onkologie für Krankenpflegeberufe. Thieme, Stuttgart 1982

45 Goldhofer, W., E. Merz, P. Brockerhoff, G. Hoffmann: Der gynäkologische Ultraschall. Fortbildungsbeitrag 111 der Akademie für Ärztl. Fortbildung in Rheinland-Pfalz. ÄRP 9/1985

46 Gostmozyk, J. G., G. Hess, H. Leithoff: Die Aufklärungspflicht aus ärztlicher Sicht. Dtsch. Ärztebl. 1 (1973) 25

47 Grossarth-Maticek, R.: Krebserkrankung und Familie. Familiendynamik 4 (1976)

48 Hackelöer, B. J.: Ultraschall in der Gynäkologie. Diagnostik 11 (1978) 448

49 Hahn, M.: Psychosoziale Nachsorge, Probleme und Hilfe. In Grundmann u. a.: Krebsbekämpfung, Bd. II. Krebsnachsorge. Fischer, Stuttgart 1980

50 Hartwich, P.: The question of disclosing the diagnosis of terminally ill patients. Arch. Psychiat. Nervenkr. 227 (1979) 23

51 Hausmann, M., B. J. Hackelöer, A. Staudach: Ultraschalldiagnostik in der Gynäkologie. Springer, Heidelberg 1985

52 Hettenbach, A., W. Wiest, H. J. Hartung: Peridurale Morphin-Analgesie zur Bekämpfung von tumorbedingten Schmerzen bei gynäkologischen Karzinompatientinnen. Geburtsh. u. Frauenheilk. 8 (1984) 503

53 Heuser-Schreiber, H.: Arzt und Patient im Gespräch. Aesopus, Basel 1982

54 Hoyme, U. B., A. Hirsch: Vulvektomie mit hinterer Exenteration bei ausgedehntem Vulvakarzinom. Geburtsh. u. Frauenheilk. 43 (1983) 351

55 Isele, H.: Betreuung Krebskranker aus hausärztlicher Sicht. Mitteilungsdienst der G. B. K., Nordrhein-Westfalen e. V. Nr. 26 (1979)

56 Joschi, J. H.: Empiric Therapy for Bacterial Infection in Granulocytopenic Patients. In U. Jehn: Infektionen bei Tumorpatienten. 70 Zuckschwerdt, München 1985

57 Kaiser, R.: Nachsorge beim Zervixkarzinom. In Krebsnachsorge, Friedrich-Thieding-Stiftung, 5. Fortbildungskongreß, Bad Neuenahr 1984

58 Kanzow, U.: Probleme der Sterbehilfe aus ärztlicher Sicht. Mitteilungsdienst der GBK Nordrhein-Westfalen Nr. 26 (1976)

59 Koenig, R. R.: Anticipating death from cancer – Physician and patient attitudes. Mich. Med. 68 (1969) 899

60 Köhle, K., Cl. Simons, H. Urban: Zur psychologischen Betreuung unheilbar Kranker. In Krebsbekämpfung, Bd. II Krebsnachsorge, hrsg. von Grundmann u. a. Fischer, Stuttgart 1980

61 Köhnen, R., E. Schneider: Kampf dem Krebs mit Diät. Lübbe, Bergisch-Gladbach 1976

62 Köpcke, W.: Problematik experimenteller Therapie-Evaluation. Medizin. Mensch. Gesellschaft 5 (1980) 4

63 Kram, C., J. Caldwell: The dying patient. Psychosomatics 10 (1969) 293

64 Kübler-Ross, E.: Interviews mit Sterbenden. Mohn, Gütersloh 1976

65 Kübler-Ross, E.: Reif werden zum Tode. Kreuz-Verlag Stuttgart 1979
66 Kübler-Ross, E.: Dem Kranken die Wahrheit sagen? Deutschlandfunk, Köln, Juni 1976
67 Kübler-Ross, E.: Leben, bis wir Abschied nehmen, Kreuz-Verlag, Stuttgart 1979
68 Kübler-Ross, E.: Was können wir noch tun? Mohn, Gütersloh 1984
69 Kübler-Ross, E.: Verstehen, was Sterbende sagen wollen. Mohn, Gütersloh 1985
70 Kuss, E.: Ansätze zur Chemie u. Immunologie des Ovarialkarzinoms. In: Ovarialkarzinom, hrsg. von J. Zander. Urban & Schwarzenberg, München 1982 (S. 41)
71 Lawson, N. C., D. Fitzgerald: Psychological research in cancer – An overview. Cancer Bull. 30 (1978) 49
72 Limburg, H., A. K. J. Brachetti, U. N. Riede: Fünfzehnjährige Ergebnisse in der Chemotherapie des Ovarialkarzinoms und neue Erkenntnisse zur adjuvanten Immuntherapie in der Gynäkologie. Verh. dtsch. Ges. Gynäk. u. Geburtsh. (1979)
73 Le Shan, Lawrence: Psychotherapie gegen den Krebs. Klett-Cotta, Stuttgart 1982
74 Lohe, K. J., J. Baltzer, J. Zander: Histologische Diagnose und individuelle Krebsbehandlung in der Gynäkologie. Münch. med. Wschr. 118 (1976) 1373–1378
75 Lohe, K. J., J. Baltzer, W. Wolf, R. Kürzl, H. Tschebiner: Zur Klinik des Uterussarkoms. Verh. dtsch. Ges. Gynäk. u. Geburtsh. 42. Versammlung 1978. Springer, Berlin 1979
76 Mc Intosh, J.: Patient's awareness and desire for information about diagnosed but undisc losed malignant disease. Lancet 1976/I, 300
77 Mc Kegney, F. P., L. R. Bailey, I. W. Yates: Prediction and treatment of pain in terminal cancer. Psychosom. Med. 43 (1981) 84
78 Meerwein, F.: Einführung in die Psycho-Onkologie. Huber, Bern 1981
79 Merkl, H.: Psychosoziale Aspekte bei der Behandlung von Tumorkranken. Mitteilungsdienst der G. B. K. Nordrhein-Westfalen Nr. 37 (1982)
80 Merkl, H.: Die Tumornachsorgeklinik. In: Gynäkologische Onkologie, hrsg. von H. G. Bender. Thieme, Stuttgart 1984 (S. 127)
81 Nagel, G. A.: Eine 4. Säule der Krebstherapie. Seleta 37 (1985) 301
82 Ott, G., H. Kuttig, P. Drings: Standardisierte Krebsbehandlung. Springer, Berlin 1982
83 Peper, E., K. R. Pelletier: Spontaneous remission of cancer. A bibliography. Mimeograph (1969)
84 Pfleiderer, A.: Organisation und Durchführung der Nachsorgeuntersuchungen bei Karzinompatientinnen, besonders bei gynäkologischen Karzinomen. Z. Allg.-Med. 53 (1977) 952–957
85 Pfleiderer, A.: Ovarialkarzinom. In: Ovarialkarzinom, hrsg. von J. Zander. Urban & Schwarzenberg, München 1982 (S. 7)
86 Pfleiderer, A., N. Eissenhauer: Probleme der Krebsnachsorge, Begutachtung u. Rehabilitation bei gynäkologischen Karzinomen. Beiträge zur Onkologie. Bd. IV. Karger, Basel 1980
87 Pohl, R. W., Wiest, S. Sievers, A. Port: Das Ovarialkarzinom an der Universitäts-Frauenklinik Mannheim, eine Übersicht über 311 Fälle. Geburtsh. u. Frauenheilk. 4 (1981) 270–279
88 Prollius, H.: Die Angst liegt hinter mir. Frauen und Krebs. Herder, Freiburg 1979
89 Raspe, H. H.: Informationsbedürfnisse von Patienten. Aufklärungsintentionen von Ärzten im Akutkrankenhaus. Med. Welt 28 (1977) 1990
90 Richter, H. E.: Der Krebs als psychisches Problem. Med. Welt 32 (1981) 177
91 Riemann, F.: Grundformen der Angst. Reinhardt, München 1974

92 Roth, J. K.: Hilfe für Helfer: Balintgruppe. Piper, München 1984
93 Salomon, G. F., R. H. Moos: Emotions, immunity and disease. Arch. Gen. Psychiat. 11 (1964) 657
94 Schätzing, E.: Die verstandene Frau. Lehmanns, München 1954
95 Schmähl, D.: Prophylaxe und Therapie von Behandlungsfolgen bei Karzinomen der Frau. 2. Oberaudorfer Gespräch. X/1975
96 Schmidt, K., W. Bayer: Mineralstoffwechsel beim Tumorpatienten, Bd. III. Dr. Fischer-Verlag für Medizin, Heidelberg 1984
97 Schmidt-Matthiesen, H.: Allgemeine Prinzipien der Nachsorge. Verh. dtsch. Ges. Gynäk. u. Geburtsh. 43. Versammlung. 213, X/1983
98 Schrauzer, G. N.: Die Rolle des Selens in der Praevention und Therapie maligner Erkrankungen. In: Mineralstoffwechsel beim Tumorpatienten, Bd. III. Dr. E. Fischer-Verlag, Heidelberg 1984
99 Schulz, K.-D.: Modell einer kooperativen Tumornachsorge durch Klinik und Praxis. Verh. dtsch. Ges. Gynäk. u. Geburtsh. 43. Vers. 232, X/1983
100 Senn, H. J.: Organisationsformen für die Behandlung von Tumorkranken. Schweiz. med. Wschr. 110 (1980) 1
101 Senn, H. J., A. Glaus: Schmerzen u. Schmerzbekämpfung bei Tumorkrankheiten. Schweiz. med. Wschr. 112 (1982)
102 Simonton, O. C., S. Simonton: Belief systems and management of the emotional aspects of malignancy. J. Transpersonal Psychol. 7 (1975) 1
103 Simonton, O. C., St. Matthews-Simonton, J. Creighton: Wieder gesund werden. Rowohlt, Reinbek 1982
104 Staehler, G., A. Leonhardt, A. Knapp, W. Wieland: Urologische Komplikationen nach Strahlentherapie von Karzinomen des Corpus uteri. Geburtsh. u. Frauenheilk. 45 (1985) 630
105 Tausch, A. M.: Gespräche gegen die Angst. Rowohlt, Reinbek 1981
106 Teufel, G.: Nebenwirkungen bei systemischer Therapie von Tumoren u. Möglichkeiten der Behandlung. In: Probleme der Krebsnachsorge. Beiträge zur Onkologie, Bd. IV, hrsg. von A. Pfleiderer, W. Eissenhauer. Karger, Basel 1980 (S. 63–75)
107 Teufel, G., A. Frauer, M. Eberl, A. Pfleiderer, J. Neunhoeffer: Therapieprobleme beim Sarkom des weiblichen Genitale. Verh. dtsch. Ges. Gynäk. u. Geburtsh., 42. Versammlung 1978. Springer, Berlin 1979
108 Uexküll v., Th.: Das Verhältnis der Heilkunde zum Tode. In: Organisiertes Sterben, hrsg. von D. Sudnow. S. Fischer 1973
109 Uexküll v., Th.: Lehrbuch der psychosomatischen Medizin. Urban & Schwarzenberg 1979
110 Ulbrich, R., W. Rath: Verlaufsbeobachtungen nach Therapie von Vulvakarzinomen unter besonderer Berücksichtigung der Elektroresektion nach Berven-Weghaupt. Verh. dtsch. Ges. Gynäk. u. Geburtsh. 42. Versammlung, 443, IX/78.
111 P. Unterburger, Trissl-Klinik: Interne Anleitung zur Schmerztherapie bei Tumorkranken (1985)
112 Vasterling, H. W.: Medizinische u. menschliche Probleme bei der Betreuung Krebskranker im Terminalstadium. Verh. dtsch. Ges. Gynäk. u. Geburtsh., 43. Versammlung, 242, X/1980
113 Weghaupt, K.: Vermeidbare und unvermeidbare Strahlenreaktionen bei der Strahlentherapie des Korpuskarzinoms. In: Prophylaxe u. Therapie von Behandlungsfolgen bei Karzinomen der Frau, hrsg. von D. Schmähl. 2. Oberaudorfer Gespräch, X/1975. Thieme, Stuttgart 1976
114 Wiesenhütter, E.: Blick nach drüben. Selbsterfahrungen mit dem Sterben. Mohn, Gütersloh 1976
115 Wirsching, M. H., B. Stierlin, G. Haas, G. Weber, B. Wirsching: Familientherapie bei Krebsleiden. Familiendynamik 6 (1981)

116 Witzel, L.: Beobachtungen an Sterbenden. Psychologie heute 2 (1975) 76

117 Worden, M. B., A. D. Weismann: Psychological Components of lagtime in cancer Diagnosis. J. psychosom. Res. 19 (1975) 1

118 Zander, J.: Ovarialkarzinom. Urban & Schwarzenberg, München, 1982

119 Zander, J.: Aufklärung des Krebskranken über die Diagnose, Behandlung und Prognose. Verh. dtsch. Ges. Gynäk. u. Geburtsh., 43. Versammlung, 166, X/1983

120 Zenz, M., E. Hilfrich, W. Burkert, S. Dammenhain: Schmerztherapie durch peridurale Morphin-Applikation bei Patientinnen mit terminaler gynäk. Karzinomerkrankung. Verh. dtsch. Ges. Gynäk. u. Geburtsh., 43. Versammlung, 310, X/1980

121 Ziegler, G.: Psychosomatische Aspekte der Onkologie. Mitteil. aus dem Institut für Psychosomatische Forschung, Tübingen 1982

122 Ziegler, G.: Zum derzeitigen Stand psychosomatischer Tumorforschung und Therapie. Krebsmedizin 3 (1982) 4

123 Ziegler, G.: Psychosomatische Aspekte der Onkologie. Publikationen aus dem Institut für psychosomatische Forschung. Enke, Stuttgart 1983

124 Zorn, F.: Mars. Kindler, München 1977

Spezielle medizinische Nachsorge bei gynäkologischen Malignomen

R. KREIENBERG und H. MERKL

Wie im vorausgegangenen Kapitel ausführlich dargestellt, umfaßt die Nachsorge alle Maßnahmen zur Genesung der Patientin nach der Primärtherapie. Vorrangiges Ziel jeder Nachsorge muß die menschlich-ärztliche Zuwendung, die Unterstützung der Zuversicht der Patientinnen, ihre Beratung in allen psychischen, sozialen und sexuellen Problemen und die Einleitung von Rehabilitationsmaßnahmen sein (22).
Wesentlicher Bestandteil jeder effektiven Nachsorge ist aber auch die medizinische Überwachung der Patientin. Aufgabe dieser medizinischen Nachsorge ist es (23),
- langfristig Krankheits- und Therapiefolgen zu erkennen und wirksame Behandlungsmaßnahmen einzuleiten,
- Rezidive und Metastasen frühzeitig zu entdecken und einer gezielten Therapie zuzuführen,
- Vorsorgeuntersuchungen hinsichtlich weiterer Krebserkrankungen durchzuführen,
- adjuvante oder andere Zusatzbehandlungen zur Stützung des Behandlungserfolges einzusetzen und zu überwachen und
- im Sinne einer Qualitätskontrolle die für das jeweilige Organmalignom erfolgreichste Behandlungsmethode festzustellen.

Dieser umfassende Leistungskatalog der medizinischen Nachsorge ist nur in engster Kooperation zwischen Klinik und Praxis zu realisieren. Als Voraussetzungen müssen die Zuständigkeit des für den Patienten verantwortlichen Arztes geklärt und die regelmäßige vollständige Dokumentation der jeweils erhobenen Befunde gewährleistet sein.
Generell sollte jede Nachsorgeuntersuchung aus einem standardisierten Basisprogramm und aus mittel- und langfristigen Ergänzungsuntersuchungen bestehen (7, 22).

Standardisiertes Basisprogramm

Das standardisierte Basisprogramm jeder medizinischen Nachsorge sollte aus folgenden Schwerpunkten bestehen:

1. Der *gründlichen Zwischenanamnese.* Hierbei sollten insbesondere Fragen nach karzinomspezifischen Warnzeichen einer Tumorprogression, nach umschriebenen Schmerzen, der etwa verminderten allgemeinen Leistungsfähigkeit, nach beschwerdefreier Miktion und Defäkation und nach Veränderungen des Körpergewichtes im Vergleich zur Voruntersuchung gestellt werden.
2. *Der klinischen karzinomspezifischen Untersuchung:* Umfangmessung und Palpation des Abdomens, bimanuelle vaginale und rektale Untersuchung, Feststellung der Lebergröße und Palpation der regionalen Lymphabflußgebiete sowie der kontralateralen Mamma müssen vorgenommen und die Befunde dokumentiert werden.
3. *Den allgemeinen Laboruntersuchungen* (s. hierzu Tab. 1). Die Bestimmung der Blutkörperchensenkungsgeschwindigkeit (BKS), des Blutbildes

Tabelle **1** Unspezifische Laborparameter zur Überwachung der Nebenwirkungen therapeutischer Maßnahmen bei gynäkologischen Malignomen

Laborparameter		durchzuführen bei:
1. Blutkörperchensenkungsgeschwindigkeit (BKS)		allen gynäkologischen Karzinomen
2. Blutbild	Hämoglobin Hämatokrit Leukozyten Thrombozyten	allen gynäkologischen Karzinomen
3. Leberfunktionstests	Serumalbumin SGOT, SGPT Gamma-GT Bilirubin Alkal. Phosphatase	allen gynäkologischen Karzinomen
4. Elektrolyte im Serum	Ca^{++}, K^+, Na^+	Mamma, Kollum
5. Harnpflichtige Substanzen	Harnstoff Harnsäure Kreatinin	Kollum, Korpus, Vagina und Vulva
6. Urinanalysen	Bakterien Eiweiß	Kollum, Korpus, Vagina und Vulva

(Hb, Hämatokrit, Leukozyten und Thrombozytenwerte), der Leberfunktionstests (SGOT, SGPT, Gamma-GT, Bilirubin, alkalische Phosphatase), der Elektrolyte (Calcium, Kalium und Natrium) und der harnpflichtigen Substanzen (Harnstoff, Harnsäure und Kreatinin) sind nicht als diagnostische Hilfsmittel zur Erkennung oder Verlaufsbeobachtung des malignen Tumorwachstums gedacht. Der Anteil richtig positiver Serumbefunde dieser allgemeinen Laborparameter zum Zeitpunkt einer klinisch eindeutig festgestellten Metastasierung beträgt nur 10–30%, womit erwiesen ist, daß diese Laborbestimmungen sich nicht zur Früherkennung von Rezidiven bzw. Metastasen eignen. Ihr besonderer Wert in der Nachsorge der gynäkologischen Karzinome besteht darin, daß sich mit ihrer Hilfe die durch das Tumorwachstum oder die Tumortherapie (Operation, Radiatio, Chemotherapie) sekundär veränderten Funktionen der Organe überwachen lassen.

4. *Den speziellen Laboruntersuchungen (Tumormarker usw.)* Im Gegensatz zu den oben genannten allgemeinen Laboruntersuchungen zur Prüfung der durch die Krankheit und deren Therapie veränderten Organfunktionen kann durch die Bestimmung von sog. Tumormarkern im Serum wichtige Informationen über den jeweiligen Stand des Tumorwachstums gewonnen werden. Mit ihrer Hilfe können im Rahmen der Nachsorge Radikalität der Primärtherapie, Tumorprogredienz, die Wirksamkeit von Folgetherapien und frühzeitig ein klinisch-radiologisch noch nicht entdeckbares Rezidiv bzw. Metastasen angezeigt werden.

Das Spektrum der klinisch relevanten Tumormarker bei gynäkologischen Karzinomen und bei Mammakarzinomen reicht von der Bestimmung tumorassoziierter Antigene und Enzyme bis hin zu den Akutphaseproteinen. Klinisch relevant sind heute für die gynäkologische Onkologie nur die biochemischen Marker, die in Tab. 2 für die einzelnen Organmalignome als „bewährt" eingestuft werden konnten (13).

Die anderen in Tab. 2 aufgeführten Tumormarker wie das Tissue polypeptide antigen (TPA), die Sialyltransferase, das schwangerschaftsspezifische β_1-Glykoprotein (SP$_1$), das schwangerschaftsassoziierte α_2-Glykoprotein (SP$_3$) und die Akutphasenproteine (α_1-Antitrypsin, α_2-Makroglobulin, und das C-reaktive Protein (CRP) haben aufgrund ihrer deutlich schlechteren Sensitivität und Spezifität und ihrer zum Teil deutlich höheren Störanfälligkeiten im Testsystem nur dann eine „Hilfsfunktion", wenn die als „bewährt" klassifizierten Tumormarkersubstanzen versagen.

Es muß festgestellt werden, daß keiner der heute zur Verfügung stehenden Marker tumorspezifisch ist. Alle weisen immunhistochemisch eine

Tabelle 2 Tumormarker in der gynäkologischen Onkologie

Mamma	CEA[1]
	CA 15-3[1]
	TPA[2]
	Sialyltransferase[2]
	SP$_3$[2]
	Akute-Phase-Proteine[2]
Ovar	CA 12-5[1]
	CEA[1]
	andere tumorassoziierte Antigene[2]
Kollum	CEA[1]
	SCC[1]
Korpus	CEA[1]
Vulva	CEA[1]
	SCC[?]
endodermale Sinustumoren	AFP[1]
	β-HCG[1]
Trophoblast	β-HCG[1]
	SP$_1$[1]

1 = bewährt 2 = Hilfsfunktion

mehr oder minder große Kreuzreaktion mit normalen Gewebsbestandteilen anderer Organe auf. Qualitative Unterschiede zwischen normal, benigne oder maligne bestehen meist nicht. Überwiegend werden quantitative Unterschiede im Serum von Tumorpatientinnen im Vergleich zu gesunden Kontrollpersonen oder Patientinnen mit benignen Erkrankungen gleicher Organe nachgewiesen.

Die uns heute von der Industrie zur Verfügung gestellten Markersubstanzen sind von der Testmethode her einfach und praktikabel, relativ gut standardisiert und innerhalb der gleichen Testmethode gut reproduzierbar. Testbestecke unterschiedlicher Hersteller lassen sich leider in Ermangelung internationaler Standards meist nicht miteinander vergleichen (25, 30). Darüber hinaus weist keiner der derzeit auf dem Markt befindlichen Tumormarker eine ausreichend hohe Spezifität und Sensitivität auf, um in der Tumordiagnostik ein generelles Screening oder die Definition von Risikogruppen zu ermöglichen. Zur Frage der Tumorlokalisation hat sich nach der Einführung der monoklonalen Antikörper insbesondere durch die Erarbeitung immunhistochemischer und immunradiologischer Techniken ein Forschungsgebiet entwickelt, das jedoch derzeit noch als überwiegend experimentell angesehen werden muß und dessen klinische Relevanz z. Zt. noch nicht endgültig abgeschätzt werden kann. Die Einbeziehung dieser Methoden in die medizinische Standardnachsorge erscheint jedenfalls zum jetzigen Zeitpunkt verfrüht.

Als bewiesen kann gelten, daß eine Reihe von

serologischen Tumormarkern offenbar eine Korrelation zum histologischen Tumortyp, zum Stadium der Erkrankung und zur Prognose aufweisen (13). Spezielles Einsatzgebiet von Tumormarkeruntersuchungen mit sicher nachgewiesener klinischer Relevanz ist die Therapiekontrolle. Es muß noch einmal betont werden, daß jeder der für die einzelnen Organkarzinome als bewährt qualifizierten Tumormarker sich zur Überprüfung der Radikalität der Primärtherapie, zur Früherkennung von Rezidiven bzw. Metastasen und zur Überwachung der Effektivität lokaler und systemischer Therapieformen wie Radio-, Chemo- und Hormontherapien einsetzen läßt. Der onkologisch tätige Arzt muß jedoch wissen, daß keiner der bislang bekannten Tumormarker in der Lage ist, Ergebnisse zu zeigen, die immer 100% dem tatsächlichen Krankheitsverlauf entsprechen. Trotzdem haben Tumormarker eine wertvolle Hilfsfunktion in der Therapiekontrolle, dürfen aber nie überinterpretiert werden und müssen ständig mit dem klinischen Bild der Patientin und den klinisch-radiologischen Untersuchungsbefunden aus der medizinischen Nachsorge korreliert werden.

Mittel- und langfristige Ergänzungsuntersuchungen

Die Ergänzung des standardisierten Basisprogramms der medizinischen Karzinomnachsorge durch die mittel- und langfristige Miteinbeziehung weiterer Untersuchungsmethoden hat das Ziel (22),
- nichtkarzinomatöse, aber typische, okkulte Begleitkomplikationen der Primärbehandlung aufzudecken,
- Metastasen zu erkennen, die sich aufgrund ihrer Lokalisation der Standarduntersuchung entziehen, und
- weitere Karzinomerkrankungen früh zu diagnostizieren.

Diese mittel- und langfristige Ergänzungsuntersuchungen (Tab. 3) umfassen zum einen die breit

Tabelle 3   Mittel- und langfristige Ergänzungsuntersuchungen in der Nachsorge gynäkologischer Malignome

I. Bildgebende Verfahren
Röntgen Thorax
Infusionsurogramm
Ganzkörperknochenszintigramm
Sonographie (Leber)
Computertomographie
Zysto-/Rektoskopie

II. Operative Kontrolleingriffe
Probelaparotomie (z. B. „Second-look"-Op.)
Stanz- und Drillbiopsien

zur Anwendung kommenden bildgebenden Verfahren und im weiteren Sinne auch operative Kontrolleingriffe. Der Einsatz dieser zum Teil sehr aufwendigen Untersuchungsmethoden in festgelegten Abständen, routinemäßig in der Nachsorge ist sicher umstritten. Der Nutzen einer solchen intensiven medizinischen Karzinomnachsorge für das Überleben der Patientinnen wird immer wieder bezweifelt, da prospektiv randomisierte Studien fehlen, die dies eindeutig beweisen könnten. Sicher führen aber die im Zuge einer standardisierten medizinischen Nachsorge früh entdeckten Rezidive und Metastasen zu einem früheren Einsatz operativer, strahlentherapeutischer und systemischer (Chemo- und Hormontherapien) Behandlungsmaßnahmen. Es muß erwartet werden, daß damit die Remissionsdauer mindestens bei den Tumoren, die auf eine der oben genannten Therapieformen ansprechen, verlängert werden kann (7, 26). Daneben wird durch die frühzeitige Entdeckung von Lokalrezidiven und deren Sanierung die Lebensqualität der betroffenen Patientinnen verbessert. Unbestritten ist, daß durch die regelmäßige Nachsorge Therapiefolgeerkrankungen zu einem früheren Zeitpunkt erkannt und damit einer erfolgreichen Behandlung zugeführt werden können.

Mit dem Instrumentarium der mittel- und langfristigen Ergänzungsuntersuchungen muß behutsam umgegangen werden. Ein allzu starres Schema würde der einzelnen Patientin eher schaden als nutzen. Lebensalter, Allgemeinzustand, Rezidiv- bzw. Metastasierungsrisiko, Ausmaß der Primärtherapie, zu erwartende Nebenwirkungen und Art und Aggressivität von Folgetherapien sollten bei der Planung der Ergänzungsuntersuchungen Berücksichtigung finden.

Kontrollintervalle und Dauer der Nachsorge

Seit Jahrzehnten wird in der gynäkologischen Onkologie eine suffiziente Nachsorge insbesondere von den großen Frauenkliniken durchgeführt. Es bestehen somit fundierte Erfahrungen über die Untersuchungsabstände, die zum einen von der Tumorbiologie, zum anderen von den noch behandlungsbedürftigen Folgen der Primärtherapie abhängen (21, 22).

Generell hat sich bewährt, bei allen Patientinnen mit gynäkologischen Karzinomen in den ersten 2–3 Jahren nach der Primärtherapie in vierteljährlichen Abständen das standardisierte Nachsorgebasisprogramm durchzuführen. In den folgenden Jahren sind halbjährliche Kontrollen ausreichend (s. hierzu auch Tab. 4). Die Nachsorgeuntersuchungen sollten mindestens 5 Jahre,

Tabelle 4   Kontrollintervalle in der Nachsorge

Zeit nach Therapie	Intervall*
1. Jahr	3 Monate
2. Jahr	3 Monate
3. Jahr	3 Monate
4.–10. Jahr	6 Monate

* Verkürzung oder Verlängerung des Intervalls in Abhängigkeit von der Krankheitsprognose

besser jedoch 10 Jahre konsequent durchgeführt werden. Die Kontrollintervalle für die mittel- und langfristigen Ergänzungsuntersuchungen sind für die einzelnen gynäkologischen Malignome unterschiedlich und werden deshalb dort abgehandelt.

Die medizinische Nachsorge des Ovarialkarzinoms

Zweifelsohne stellt das Ovarialkarzinom das „Problemkarzinom" auch im Bereich der Nachsorge dar (18). Jährlich erkranken ca. 15 von 100 000 Frauen an einer malignen Neubildung des Ovars. Die Inzidenz dieses Organmalignoms scheint ansteigend zu sein. Charakteristische Symptome, die frühzeitig auf eine maligne Erkrankung des Ovars hinweisen würden, fehlen, so daß mehr als zwei Drittel aller Patientinnen erst in fortgeschritteneren Tumorstadien der Primärbehandlung zugeführt werden.

Die Prognose der Erkrankung wird entscheidend vom Tumorstadium bei der Primärtherapie beeinflußt. Weitere Prognosekriterien sind daneben bekanntermaßen der Allgemeinzustand und das Alter der Patientin, der histologische Typ und der Differenzierungsgrad der Tumorzellen und die nach der Primärtherapie verbliebene Resttumormasse (19).

Die Heilungswahrscheinlichkeit des Ovarialkarzinoms hat sich in den letzten Jahrzehnten nur unwesentlich verändert. Die 5-Jahres-Überlebensrate liegt nach Angaben des Annual Report (2, 10) für alle Stadien bei etwa 30%.

Die Mehrzahl der Patientinnen mit einem Ovarialkarzinom stirbt bereits im ersten und zweiten Jahr nach Beginn der Behandlung (19).

Welche Probleme eine standardisierte medizinische Nachsorge aufwirft, wird besonders beim Ovarialkarzinom deutlich. Patientinnen in frühen Tumorstadien mit radikaler Operation, ohne chemotherapeutische Behandlungsmaßnahmen und nachgewiesener guter Prognose 5 Jahre rezidivfrei zu überleben, müssen mit demselben Nachsorgeprogramm überwacht werden wie die Vielzahl der Patientinnen in fortgeschritteneren

Tumorstadien und meist nicht abgeschlossener Chemotherapie, die insgesamt eine schlechte Prognose und ein hohes Rezidivrisiko aufweisen. Das bedeutet, daß die Intervalle und die Intensität der medizinischen Nachsorgeuntersuchungen und der dabei durchgeführten diagnostischen Maßnahmen individuell auf den Einzelfall zugeschnitten werden müssen. Tumorstadium, Malignitätsgrad des Tumors, Ausmaß des operativen Eingriffs, mögliche Therapiefolgen (Anus praeter, Fisteln, Ileus, Adhäsionen) und Art und Intensität von Folgetherapien (Chemotherapie, Radiatio) müssen jeweils bei der Planung der Nachsorge für den Einzelfall Berücksichtigung finden. Tab. 5 gibt eine Übersicht über das Basisprogramm und die mittel- und langfristigen Ergänzungsuntersuchungen beim Ovarialkarzinom und die dafür vorgesehenen Kontrollabstände (8).

Erhebung der Anamnese, karzinomspezifische klinische Untersuchungen und allgemeine Laboruntersuchungen orientieren sich an dem Rezidivierungs- und Metastasierungsverhalten dieses Organmalignoms. Neben der vaginalen und rektalen Untersuchung zur Beurteilung des kleinen Beckens (ggf. ergänzt durch Computertomographie, i.v. Pyelogramm, Röntgen Kolon und Vaginalsonographie) gehören die Suche nach Aszites (Leibesumfang, Sonographie), der Ausschluß eines Pleuraergusses (Perkussion, Auskultation, Röntgen Thorax), die Palpation der inguinalen Lymphknoten und die Beurteilung der Leber (Sonographie, CT, allgemeine Laborwerte) zu jeder Untersuchung.

Besondere Bedeutung in der Nachsorge des Ovarialkarzinoms haben die Erfassung und die Behandlung der Nebenwirkungen der Primärtherapie. Aus diesem Grunde muß sorgfältig nach Operationsfolgen (z. B. Dünndarmfisteln und Ileus), nach Folgezustände einer Strahlentherapie (Adhäsionen, Hepatitiden, Enterokolitiden, Darmnekrosen) und nach den nicht zu unterschätzenden Nebenwirkungen einer aggressiven Chemotherapie gefahndet und diese einer gezielten Behandlung zugeführt werden.

Das standardisierte Basisprogramm und hier insbesondere die Laboruntersuchungen werden beim Ovarialkarzinom durch die Bestimmung der Tumormarker CEA und CA 125 ergänzt. Das karzinoembryonale Antigen (CEA) ist der am häufigsten untersuchte Tumormarker bei diesem Organkarzinom und hat sich als aussagefähiger Marker klassifiziert (11). Die besondere Bedeutung des neuen Markersystems, dem Cancer-Antigen 125 (CA 125), das mittels eines monoklonalen Antikörpers nachgewiesen wird, ist darin zu sehen, daß es sich hierbei um einen hochspezifischen Tumormarker für serös-papilläre und undifferenzierte Adenokarzinome des

Tabelle **5** Tumornachsorge beim Ovarialkarzinom

	1. Jahr (in Mon.)				2. Jahr				3. Jahr				4. Jahr		5. Jahr	
	3.	6.	9.	12.	3.	6.	9.	12.	3.	6.	9.	12.	6.	12.	6.	12.
1. Anamnese Schmerzen (Abdomen, Rücken) Leistungsfähigkeit Stuhlgang Gewicht	●	●	●	●	●	●	●	●	●	●	●	●	●	●	●	●
2. Klinische Untersuchung Abdomen (Umfang, Palpation) gynäkolog. Untersuchung (Palpat. vaginal, rektal, Zytologie) Lebergröße, Lymphkn. inguinal	●	●	●	●	●	●	●	●	●	●	●	●	●	●	●	●
3. Labor (allgemein) BSG, Blutbild, GOT, GPT, Gamma-GT, alkal. Phosphatase, Kreatinin	●	●	●	●	●	●	●	●	●	●	●	●	●	●	●	●
4. Tumormarker CA 125 CEA	●	●	●	●	●	●	●	●	●	●	●	●	●	●	●	●
5. Röntgen Thorax i.v. Pyelogramm	●		●			●				●			●	●		●
6. Sonographie Abdomen		●		●		●		●		●		●		●		●
7. Computertomogramm (fakult.)																
8. Skelettszintigramm (fakult.)																
9. „Second-look"-Op. (fakult.)																

Ovars handelt, der sich ausgezeichnet mit der CEA-Bestimmung ergänzt.

Um die klinische Bedeutung des CA 125 an einem großen Kollektiv von Patientinnen mit malignen Ovarialtumoren zu überprüfen, wurde im Jahr 1984 die gynäkologische Tumormarkergruppe (GTMG, 9) gegründet. Die Arbeitsgruppen der Universitäts-Frauenkliniken Köln, Mainz, Marburg und Würzburg konnten die CA-125-Serumkonzentrationen im Verein mit den klinischen Daten von insgesamt 420 Patientinnen mit malignen Ovarialtumoren zusammentragen. Die Gemeinschaftsarbeit zeigt, daß die Sensitivität von CA-125-Bestimmungen im Serum präoperativ - in Abhängigkeit vom Stadium der Tumoren - zwischen 42 und 83% liegt (Stadium I 42%, Stadium II 68%, Stadium III 79%, Stadium IV 83%). Bei einem oberen Grenzwert von 65 U/ml findet sich eine Spezifität für gesunde Kontrollpersonen von 99%, für Patientinnen mit benignen Adnexprozessen von 92% und für Patientinnen mit Entzündungen von 83%.

Die Anteile der richtig positiven prätherapeutischen Befunde sind neben dem Stadium der Tumorerkrankung auch von dem histologischen Tumortyp abhängig. 90% der undifferenzierten Ovarialkarzinome, 80% der serösen Karzinome des Ovars, 62% der endometrioiden und 40% der muzinösen Karzinome weisen richtig positive Serumkonzentrationen dieses Markers auf. Die Positivitätsrate korreliert mit der Größe des postoperativ verbliebenen Resttumors und mit der Tumoraktivität in der Verlaufskontrolle (Abb. 1 und Abb. 2). Abb. 1. zeigt in Einzelverläufen, daß präoperativ (pop.) über den Grenzwert von 65 U/ml erhöhte CA-12-5-Werte nach suffizienter Primärtherapie sich normalisieren und bei Rezidivfreiheit im Normbereich verbleiben. Bei Patientinnen mit postoperativ verbliebenen Resttumoren finden sich nur kurzzeitige Abfälle der Serumkonzentrationen dieses Markers. Der Wiederanstieg der CA-12-5-Werte zeigt die Progredienz (Prog.) des jeweiligen Tumorwachstums an. Gleiches läßt sich in einer Sammelstatistik der GTMG zeigen. Nach erfolgreicher Primärbehandlung fanden sich nur bei 1% der rezidivfreien Frauen (NED = no evidence for disease) erhöhte Serumspiegel. Patientinnen mit einem rezidivierten oder progredienten Ovarialkarzinom wiesen dagegen in 74 bzw. 79% der Fälle CA-125-Werte von über 65 U/ml auf.

Darüber hinaus bedeutsam ist der Zusammenhang zwischen der CA-125-Serumkonzentration und den bei der Second-look-Operation erhobenen klinischen und histologischen Befunden (Tab. 6, 6).

Patientinnen mit Serumwerten von CA 125 über 65 U/ml haben trotz klinisch negativer Befunderhebung vor der Second-look-Operation unter

Einschluß aller radiologischen Methoden noch makroskopische oder mikroskopische Tumorreste im Abdomen. Bei Patientinnen mit CA-125-Serumspiegel im Normbereich (unter 65 U/ml) finden sich dagegen in 70% der Fälle weder makroskopisch noch mikroskopisch bei der Second-look-Operation ein Tumorrest.

Damit bestätigt diese Gemeinschaftsstudie an großen Fallzahlen, daß mit dem CA 125 erstmals ein Tumormarker zur Verfügung steht, der über eine klinisch ausreichende Sensitivität und Spezifität verfügt und dessen Serumkonzentration von der jeweils vorhandenen Tumormasse und dem histologischen Tumortyp abhängt. Der Tumormarker CA 125 ermöglicht somit in der Nachsorge des Ovarialkarzinoms eine frühzeitige Rezidiverkennung und kann Hinweise auf den Verlauf der Tumorerkrankung und dem jeweiligen Therapieerfolg geben. Daneben läßt sich bei Patientinnen mit klinisch negativem Tumorbefund bei erhöhten CA-125-Serumkonzentrationen über 65 U/ml die reine Inspektions-Second-look-Laparotomie vermeiden.

Damit wird deutlich, daß sich durch den kombi-

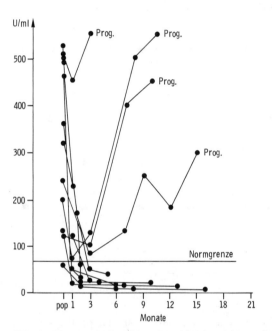

Abb. 1 Verläufe individueller CA-125-Serumspiegel bei Patientinnen mit Ovarialkarzinom präoperativ (präop.), postoperativ (pop.), bei Rezidivfreiheit und bei Progredienz (Prog.), Überwachungsbereich präoperativ und postoperativ in Monaten

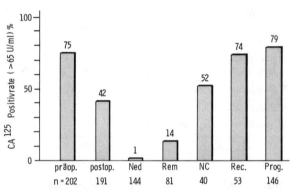

Abb. 2 Verlaufsuntersuchungen bei Patientinnen mit Ovarialkarzinomen (präop. = präoperativ, postop. = postoperativ, NED = No evidence for disease, REM = Remission, NC = No change, Rec. = Rezidiv, Prog = Progression (nach GTMG [9])

Tabelle 6 CA 125 beim Ovarialkarzinom: Serumspiegel und Second-look-Befunde (Daten der Arbeitsgruppen UFK Würzburg, Heidelberg und Mainz) (Anzahl [n] Patienten) (nach *Caffier* u. Mitarb.)

Präoperativ (vor SL-OP)		Anzahl Pat. total	Intraoperativer Befund bei SL-OP				
			Tumor makroskopisch			Tumor mikroskopisch[a]	
CA 125[b]	Klinisch		>2 cm	<2 cm	TU-frei	positiv	negativ
Negativ	Tu-negativ	40	–	4	36	8	28
Positiv	Tu-negativ	3	1	1	1	1	0
Negativ	Tu-positiv	4	2	2	–	–	–
Positiv	Tu-positiv	7	3	4	–	–	–
Total mit SL-Op		54	6	11	37	9	28

[a] Nur für makroskopisch Tu-freie Patienten, makroskopischer Rest-Tu wurde jeweils auch histologisch bestätigt
[b] Grenzwert 65 U/ml (Streuungsbereich negativer Pat. < 5–32, positiver 74–419)

nierten Einsatz standardisierter Basisnachsorge-untersuchungen, den mittel- und langfristigen Ergänzungsuntersuchungen zur Rezidiv- und Metastasensuche und der Bestimmung der Tumormarker CEA und CA 125 in risikoabhängigen definierten Abständen beim Ovarialkarzinom eine effektive medizinische Nachsorge durchführen läßt.

Medizinische Nachsorge beim Korpus- und Zervixkarzinom

Nach den Daten des Krebsregisters von Baden-Württemberg von 1981 betrug die Inzidenz des Korpuskarzinoms wie die des Zervixkarzinoms im Berichtsjahr 27 auf 100 000 Frauen. Die Relation zwischen der Häufigkeit dieser beiden Karzinome hat sich in den letzten Jahrzehnten deutlich zum Korpuskarzinom hin verschoben und liegt heute bei 1 : 1 (20). Das Endometriumkarzinom entwickelt sich überwiegend bei alten und älteren Frauen mit einem Häufigkeitsgipfel um das 55. bis 60. Lebensjahr, während das Haupterkrankungsalter für Zervixkarzinome zwischen dem 45. und 55. Lebensjahr liegt.

Dem Annual Report (2) sind für die beiden Karzinome folgende stadienabhängige 5-Jahres-Überlebensraten zu entnehmen:

Das Wissen um den Zeitpunkt und die Lokalisation der Tumorrezidive und über mögliche Behandlungsfolgen bestimmen bei beiden Organmalignomen Art und Organisation der Nachsorge.

Die Mehrzahl der Rezidive beim Korpus- und beim Zervixkarzinom tritt in den ersten 2-3 Jahren nach Abschluß der Primärtherapie auf (3, 4, 16).

Hauptlokalisation der Rezidive bei *Korpuskarzinomen* sind bei operierten Fällen das Tumorrezidiv im Scheidengrund oder in der Vagina. Bei ausschließlich strahlentherapeutisch behandelten Patientinnen finden sich überwiegend Rezidive im Uterus. Bei der Hälfte aller Patientinnen mit lokalen Rezidiven ist gleichzeitig mit Fernmetastasen zu rechnen (1, 27). Hierbei muß an eine diffuse Karzinose, an Lungenfiliae, an Leber- und Knochenmetastasen sowie in seltenen

Fällen (< 5%) an Metastasierung in Lymphknoten, in das Gehirn und das große Netz sowie mit Bauchwandrezidiven gerechnet werden (28).

Neben der Rezidiv- und Metastasensuche muß in der Nachsorge der Malignome des Corpus uteri auch auf Zweitkarzinome im Bereich der Mamma, des Magen-Darm-Traktes und des Ovars geachtet werden (28). Aufgrund des Altersgipfels dieses Karzinoms rücken häufig internistische Probleme in den Vordergrund der Nachsorge. Besondere Aufmerksamkeit erfordern auch frühzeitige Entdeckung und Behandlung von Therapiefolgen wie z.B. die weitgehend unvermeidbaren Strahlenreaktionen (29).

Als Lokalisation der Rezidivtumoren bei *Zervixkarzinomen* wird nach operativer Behandlung in etwa ⅔ der Fälle das kleine Becken, in etwa ⅓ der Fälle entferntere Organe wie Leber, Lunge und das Skelettsystem angegeben (4). Im Stadium I scheinen überwiegend Fernmetastasen und hochsitzende Lymphknotenrezidive, Im Stadium II am häufigsten Tumorrezidive im bestrahlten Bereich aufzutreten (20). Auch beim Zervixkarzinom ist neben der Rezidiv- und Metastasendiagnostik die Früherkennung von Behandlungsfolgen und deren Therapie eine der Hauptaufgaben der medizinischen Nachsorge. So kann die therapiebedingte Mortalität beim Zervixkarzinom bis zu 2% betragen (20). Schätzungsweise 10-15% aller behandelten Patientinnen mit Zervixkarzinomen zeigen Spätfolgen der Primärtherapie. Hier sind Darm- und Blasenkomplikationen wie z.B. Stenosen, Rektum-Scheiden- und Blasen-Scheiden-Fisteln offenbar am häufigsten (20).

Zu beachten sind weiterhin die von MERKL (17) beschriebenen hohen Zahlen (bis zu 50%) von Zweiterkrankungen wie Herzinsuffizienz, Diabetes mellitus, Harnwegs- und Gallenblasenerkrankungen und nicht zuletzt die bei jeder 20. Frau mit Zervixkarzinomen zu beobachtenden Zweitkarzinome.

Diese bekannten Daten zum Auftreten und der Lokalisation von Rezidiven bzw. Metastasen bei Korpus- und Zervixkarzinomen finden Eingang in das medizinische Nachsorgeprogramm. Tab. 8 gibt eine Übersicht über dieses standardisierte Basisprogramm und die mittel- und langfristig notwendigen Ergänzungsuntersuchungen bei diesen Organmalignomen (8). Die Untersuchungen sollten in den ersten drei Jahren in vierteljährlichen, dann in halbjährlichen Intervallen durchgeführt werden.

Das Basisprogramm ist an die speziellen Erfordernisse dieser beiden Karzinomformen angepaßt. Spezielle Anamnese, karzinomspezifische Untersuchung und allgemeine Laborparameter sind standardisiert und weitgehend bekannt. Als spezieller Laborparameter hat sich bei diesen

Tabelle **7** 5-Jahres-Überlebensraten beim Zervix- und Korpuskarzinom (2)

	Korpuskarzinom	Zervixkarzinom
Stad. I	73,6%	80%
Stad. II	55,7%	58,9%
Stad. III	31,3%	31,2%
Stad. IV	9,2%	8,3%

Tabelle 8 Tumornachsorge beim Korpus- und Zervixkarzinom

	1. Jahr				2. Jahr				3. Jahr				4. Jahr		5. Jahr	
	3.	6.	9.	12.	3.	6.	9.	12.	3.	6.	9.	12.	6.	12.	6.	12.
1. Anamnese Schmerzen Leistungsfähigkeit Beinödeme Gewicht	●	●	●	●	●	●	●	●	●	●	●	●	●	●	●	●
2. Klinische Untersuchung Gynäkolog. Untersuchung (palp., vaginal, rektal, Kolposkopie, Zytologie) Lebergröße LK inguinal, supraklav.	●	●	●	●	●	●	●	●	●	●	●	●	●	●	●	●
3. Labor BSG, Blutbild Kreatinin	●	●	●	●	●	●	●	●	●	●	●	●	●	●	●	●
5. Tumormarker CEA SCC	●	●	●	●	●	●	●	●	●	●	●	●	●	●	●	●
5. Röntgen Thorax Nierensonographie i.v. Pyelogramm				●				●				●		●		●
6. Computertomogramm (fakultativ)																
7. Skelettszintigramm (fakultativ)																
8. Rekto-/Zystoskopie (fakultativ)																
9. Stanzbiopsie u.a.m. (fakultativ)																
10. Diagn. Abrasio bei bestrahltem Korpuskarzinom 4–6 Monate nach Primärtherapie																

Karzinomen die Bestimmung des karzinoembryonalen Antigens als Tumormarker bewährt. Für die Nachsorge von Plattenepithelkarzinomen der Cervix uteri steht darüber hinaus seit 1986 erstmalig ein neues Markersystem, die Bestimmung des Tumorantigens (TA-4) – auch Squamous cell carcinoma antigen (SCC) genannt, zur Verfügung (14). Dieser neue Tumormarker ergänzt sich ausgezeichnet mit dem karzinoembryonalen Antigen. Durch die Bestimmung beider Marker simultan in der Nachsorge (Tab. 9) lassen sich bei mehr als 80% aller Patientinnen mit Plattenepithelkarzinomen die Effizienz primärtherapeutischer Maßnahmen überwachen und eine Früherkennung von Rezidiven bzw. Metastasierungen durchführen (14). Somit erfüllen diese Tumormarkeruntersuchungen eine klinisch relevante Hilfsfunktion und stützen die standardisierten Basisuntersuchungen in gleicher Weise wie die mittel- und langfristigen Ergänzungsuntersuchungen.

Die gründliche klinische Untersuchung, die allgemeinen Laboruntersuchungen und die Bestimmung der Tumormarker sollten durch mittel-

Tabelle 9 Simultane Bestimmungen von CEA und SCC bei Patientinnen mit rezidivierten Kollumkarzinomen (n = 33, nach *Kreienberg* u. *Möbus* [14])

		SCC		
		−	+	
CEA	−	5	11	16
	+	5	12	17
		10	23	33

CEA	17/33 (51,9%)
SCC	23/33 (69,7%)
CEA + SCC	28/33 (84,8%)

und langfristige Ergänzungsuntersuchungen wie Röntgen des Thorax, i.v. Pyelogramm und Nierensonographie in regelmäßigen Abständen zur Kontrolle der Therapiefolgen komplettiert werden. Aufwendigere bildgebende Untersuchungsverfahren wie Computertomographie, NMR und Skelettszintigraphie dagegen sollten nur unter strenger Indikation und bei noch gegebener klinischer Konsequenz in das Nachsorgeprogramm einbezogen werden.

Gleiches gilt generell auch für die Stanzbiopsie, die Feinnadelaspiration und die computertomographisch (CT-)gesteuerte Punktion zur histologischen oder zytologischen Sicherung unklarer oder auffälliger Befunde der Palpation im kleinen Becken oder bildgebender Verfahren (wie z. B. suspekte illiakale oder paraaortale Lymphknoten im CT). Diese Techniken müssen im Einzelfall bei entsprechender Indikation ergänzend in das Untersuchungsprogramm einbezogen werden, zumal ihre Gesamtverläßlichkeit in der Differenzierung gut- und bösartiger Befunde, wie z. B. für die Feinnadelaspiration nachgewiesen, heute mit mehr als 90% angegeben wird (24).

Es muß noch einmal betont werden, daß die Intensität und auch die Intervalle der Ergänzungsuntersuchungen wie schon beim Ovarialkarzinom ausführlich dargestellt – an die Krankheitsprognose, die Ausdehnung der Primärtherapie und die Aggressivität evtl. durchgeführter Zusatztherapien (Radiatio, Chemo- und Hormontherapie) und die dadurch zu erwartenden Folgeerscheinungen angepaßt werden müssen. Auch hier wäre ein allzu starres, auf den Individualfall der Patientin nicht adaptiertes Schema eher schädlich als nützlich, zumal bei Korpus- und Zervikarzinomen bei einer nachgewiesenen Progredienz des Leidens meist nur palliative therapeutische Maßnahmen durchzuführen bleiben.

Medizinische Nachsorge beim Tuben-, Vulva- und beim Vaginalkarzinom

Tuben-, Vulva- und Vaginalkarzinome treten im Vergleich mit den anderen Tumoren des weiblichen Genitales ausgesprochen selten auf. Nur 3–5% aller Genitalkarzinome sind Vulvakarzinome, 1–2% sind primäre Vaginalkarzinome und 0,3% sind Tubenkarzinome (5). Auch große Zentren diagnostizieren und behandeln pro Jahr nur wenige Einzelfälle dieser Organmalignome. Die medizinische Nachsorge muß bei diesen wenigen Fällen per se individualisiert werden. Generell hat sich die Durchführung eines Basisprogramms für die ersten 3 Jahre in vierteljährlichen, dann in halbjährlichen Abständen bewährt. Zwischenanamnese, karzinomspezifische Untersuchungen und allgemeine Laborparameter müssen hierbei an die spezifischen Eigenheiten der einzelnen Organmalignome adaptiert werden. Als spezielle Laboruntersuchung hat sich die Bestimmung des karzinoembryonalen Antigens als Basistumormarker für diese drei Karzinomformen ebenfalls bewährt. Für die Plattenepithelkarzinome der Vulva und Vagina

scheint darüber hinaus die Bestimmung des beim Zervixkarzinom bereits dargestellten Tumorantigens (TA-4 oder SCC) sinnvoll zu sein (14). Als mittel- und langfristige Ergänzungsuntersuchungen können für das Tubenkarzinom die für das Ovarialkarzinom dargestellten Untersuchungsmethoden und Intervalle, für die Vulva- und Vaginalkarzinome die der Uterusmalignome grob orientierend übernommen werden.

Darüber hinaus muß sich die Nachsorge beim Vulva- und Vaginalkarzinom besonders mit der Pflege lokaler operativer und strahlentherapeutischer Gewebsläsionen, der Beherrschung von Superinfektionen des Wundgebietes und der Linderung von Miktions- und Defäkationsbeschwerden und der Verhütung von Scheidenstenosen als bei diesen Organmalignomen typischen lokalen posttherapeutischen Beschwerdezuständen befassen.

Medizinische Nachsorge beim Mammakarzinom

Die Nachsorge und Rehabilitation bei Patientinnen mit Mammakarzinomen wird bereits in Band III, Teil I, Kapitel 4.130 ausführlich dargestellt und soll an dieser Stelle zur Komplettierung nur kurz wiedergegeben werden.

Beim Mammakarzinom treten die Mehrzahl der lokoregionalen Rezidive und der Metastasen (Knochen, Lunge, Leber, kontralaterale Mamma) in den ersten 3–4 Jahren nach Primärbehandlung auf. Direkte Therapiefolgen wie z. B. Ödeme des Armes sind durch die neuen eingeschränkt-radikalen Operationsverfahren und den gezielteren Einsatz der Nachbestrahlung nur noch selten (26). Auch bei Mammakarzinomen müssen die Intervalle und die Intensität der medizinischen Nachsorgeuntersuchungen individuell auf den Einzelfall zugeschnitten werden. Tumorgröße, Lymphknotenbefall in der Axilla, Malignitätsgrad des Tumors, Hormonrezeptorstatus, Ausmaß des operativen Eingriffs, evtl. durchgeführte Nachbestrahlung sowie adjuvante hormonelle und chemotherapeutische Maßnahmen müssen jeweils in die Planung der Nachsorge mit einbezogen werden.

Das Basisprogramm sowie die notwendigen mittel- und langfristigen Ergänzungsuntersuchungen für das Mammakarzinom sind in Tab. **10** wiedergegeben. Die Kontrollen sollten in den ersten 3 Jahren vierteljährlich, dann halbjährlich erfolgen. Auch bei diesem Organmalignom besteht das Basisprogramm aus Erhebung der Anamnese, der karzinomspezifischen klinischen Untersuchung, den allgemeinen und speziellen Laboruntersuchungen und den mittel- wie langfristigen Ergänzungsuntersuchungen, die heute

Tabelle **10** Tumormarkernachsorge beim Mammakarzinom

	1.Jahr (i.Mon.)				2. Jahr				3. Jahr				4. Jahr		5. Jahr		6. Jahr	7. Jahr	8. Jahr
	3.	6.	9.	12.	3.	6.	9.	12.	3.	6.	9.	12.	6.	12.	6.	12.			
1. Anamnese Schmerzen, Ödeme Leistungsfähigkeit Gewicht	●	●	●	●	●	●	●	●	●	●	●	●	●	●	●	●	●	●	●
2. Klinische Untersuchung lokal reg. LK (axillär, supra- klav.) Armumfang Lebergröße kontralaterale Mamma	●	●	●	●	●	●	●	●	●	●	●	●	●	●	●	●	●	●	●
3. Labor (allgemein) BSG, Blutbild GOT, GPT, Gamma-TG alkal. Phosphatase	●	●	●	●	●	●	●	●	●	●	●	●	●	●	●	●	●	●	●
4. Tumormarker CEA CA 15-3	●	●	●	●	●	●	●	●	●	●	●	●	●	●	●	●	●	●	●
5. Röntgen Thorax Mammographie				●				●				●		●		●			
6. Sonographie Leber				●				●				●		●		●			
7. Skelettszintigramm				●				●				●		●		●			
8. Computertomographie (fakultativ)																			

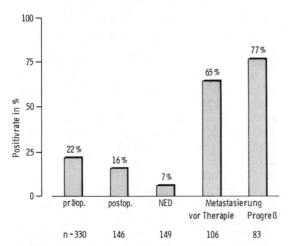

Abb. **3** Verlaufsuntersuchungen bei Patientinnen mit Mammakarzinomen (präop. = präoperativ, postop. = postoperativ, NED = No evidence for disease), Positivraten in Prozent für Grenzwert = 25 U/ml (nach *Kreienberg* u. Mitarb. [15])

standardisiert und weitgehend akzeptiert sind (8).

Das Standard-Nachsorgeprogramm wird auch beim Mammakarzinom durch die Bestimmung von Tumormarkern ergänzt. Bewährt haben sich hierbei das karzinoembryonale Antigen (CEA) und das neue Markersystem CA 15-3, das auf der Basis monoklonaler Antikörper nachgewiesen wird (12).

Die besondere Wertigkeit des CA 15-3, metastasierte Mammakarzinome zu erkennen, ergibt sich aus Abb. 3. Von 330 präoperativ (präop.) untersuchten Patientinnen mit Mammakarzinomen zeigten nur 22% richtig positive Serumspiegel über einen Grenzwert von 25 U/ml. Postoperativ (postop.) waren noch 16% der Serumspiegel erhöht. Nur 7% der 149 Patientinnen mit abgeschlossener Primärtherapie in der Nachsorge ohne Hinweis auf ein Rezidiv oder Metastasen (NED = No evidence for disease) zeigten erhöhte Serumkonzentrationen dieses Markers. Dagegen fanden sich zum Zeitpunkt der Metastasierung vor der Therapie in 65% und im Progreß sogar in 77% erhöhte Serumspiegel von CA 15-3 (15).

Werden CA 15-3 und CEA simultan im Serum bestimmt, so lassen sich mehr als 80% aller Patientinnen mit Mammakarzinomen im Rahmen der Nachsorge verlaufskontrollieren und Rezidive und Metastasen früher erkennen, als dies mit klinischen und radiologischen Methoden möglich ist. Daneben läßt sich mit beiden Markern die Therapie des bereits metastasierten Mamakarzinoms engmaschig überwachen. Die Bestimmung dieser beiden Tumormarker stellt damit eine wertvolle Ergänzung des Nachsorgeprogramms beim Mammakarzinom dar.

Der onkologisch tätige Arzt muß jedoch wissen, daß keiner der bislang bekannten Tumormarker in der Lage ist, Ergebnisse zu zeigen, die immer 100% dem tatsächlichen Krankheitsverlauf entsprechen. Tumormarker stellen eine wertvolle Hilfsfunktion zur Therapiekontrolle dar, dürfen aber nie überinterpretiert werden und müssen ständig mit dem klinischen Bild der Patientinnen und den klinisch/radiologischen Untersuchungsbefunden korreliert werden. Durch die Kombination serologischer Tumormarker synchron mit dem Einsatz klinischer und radiologischer Untersuchungsmethoden läßt sich die Diagnostik und vielleicht auch die Prognose von Rezidiven und Metastasen beim Mammakarzinom verbessern.

Literatur

1 Aalders, J., V. Abeler, P. Kolstad, M. Onsrud: 29th Annual clinical meeting of the American college of obstetricians and gynecologists. Obstet and Gynec. 56 (1980) 419
2 Annual Report on the Results of Treatment in Gynecological Cancer, vol. XVIII, Stockholm 1982
3 Baltzer, J., K. J. Lohe: Malignome des Corpus uteri. In: Gynäkologische Onkologie, hrsg. von H. Bender. Thieme, Stuttgart 1984 (S. 152)
4 Baltzer, J., W. Köpcke, K. J. Lohe, C. Kaufmann, K. G. Ober, J. Zander: Die operative Behandlung des Zervixkarzinoms. 5 (1984) 279 Geburtsh. u. Frauenheilk.
5 Bender, H. G.: Tumoren der Vulva. In: Gynäkologische Onkologie, hrsg. von H. G. Bender. Thieme, Stuttgart 1984 (S. 225)
6 Caffier, H., G. Crombach, M. Kaufmann, R. Kreienberg: CA 125 im Serum. Second-look-Befunde und Langzeitprognose des Ovarialcarcinoms. 4. Hamburger Symposium über Tumormarker, hrsg. von H. Greten, R. Klapdor. Thieme, Stuttgart (im Druck)
7 v. Fournier, D., H. Junkermann: Grundlagen der Tumornachsorge. In: Klinik der Frauenheilkunde und Geburtshilfe. Allgemeine gynäkologische Onkologie, Bd. X, hrsg. von K.-H. Wulf, H. Schmidt-Matthiesen. Urban & Schwarzenberg, München 1985 (S. 359)
8 Gesellschaft zur Bekämpfung der Krebskrankheiten NW e. V. Nachsorgerichtlinie der ATO 1982
9 Kaesemann, H., H. Caffier, F. J. Hoffmann, G. Crombach, H. Würz, R. Kreienberg, V. Möbus, P. Schmidt-Rhode, G. Sturm: Monoklonale Antikörper in Diagnostik und Verlaufskontrolle des Ovarialcarcinoms. CA 125 als Tumormarker. Eine kooperative Studie der Gynäkologischen Tumormarkergruppe (GTMG) Klin. Wschr. 64 (1986) 781
10 Kottmeier, H.-L., P. Kolstad, K. A. McGarrity, F. Petterson, H. Ulfelder: Annual report on the results of treatment in gynecological cancer. 18 (1982)
11 Kreienberg, R.: Möglichkeiten und Grenzen von Tumormarkeruntersuchungen in der Nachsorge von Ovarialcarcinom-Patientinnen. Gynäkologe 19 (1986) 128
12 Kreienberg, R., F. Melchert: Neuentwicklung auf dem Gebiet der Marker zur Diagnostik und Überwachung des Mammacarcinoms. In: Aktuelle Geburtshilfe und Gynäkologie, hrsg. von F. Melchert, L. Beck, H. Hepp, P. G. Knapstein, R. Kreienberg. Springer, Berlin 1986 (S. 266)
13 Kreienberg, R., F. Melchert: Tumormarkerbefunde – realistisch eingeschätzt. Kliniksarzt 16 (1987) 152
14 Kreienberg, R., V. Möbus: Carcinoembryonic antigen and tumorantigen TA-4 as tumor markers in cervical squamous cell carcinoma. 4. Hamburger Symposium über Tumormarker, hrsg. von H. Greten, R. Klapdor. Thieme, Stuttgart (im Druck)
15 Kreienberg, R., V. Möbus, H. Caffier, H. Kaesemann, F. J. Hoffmann, G. Crombach, H. Würz, P. Schmidt-Rhode, G. Sturm (GTMG): Wertigkeit des CA 15-3 und des CEA bei der Therapiekontrolle und Verlaufsbeobachtung des Mammacarcinoms (in Vorbereitung)
16 Lohe, K. J., J. Baltzer: Malignome der Cervix uteri. In: Gynäkologische Onkologie, hrsg. von H. G. Bender. Thieme, Stuttgart 1984 (S. 130)
17 Merkl, H.: Erfahrungen in einer gynäkologisch-onkologischen Spezialklinik mit der Nachsorge krebskranker Patientinnen. In: Krebsbekämpfung, Bd. II, hrsg. von E. Grundmann, W. Flaskamp. Krebsnachsorge, Fischer, Stuttgart 1980
18 Pfleiderer, A.: Klinik der gynäkologischen Krebskrankheiten. In: „Probleme der Krebsnachsorge“, hrsg. von A. Pfleiderer, W. Eissenhauer. Beiträge zur Onkologie. Karger, Basel 4 (1980) 12
19 Pfleiderer, A.: Tumoren des Eierstocks. In: Gynäkologische Onkologie, hrsg. von H. G. Bender. Thieme, Stuttgart 1984 (S. 172)
20 Pfleiderer, A., D. Richter, P. Thiessen, U. Kissel, B. Tibi, W. Nowara: Aktuelle Probleme bei der Nachsorge von Patientinnen mit Karzinomen der Zervix und des Corpus uteri. Onkologie 2 (1979) 62
21 Schmidt-Matthiesen, H.: Persönliche Umfrage bei deutschen Universitäts-Frauenkliniken zur jeweiligen Nachsorge (1980)
22 Schmidt-Matthiesen, H.: Allgemeine Prinzipien der Nachsorge Arch. Gynäk. 232 (1981) 218
23 Schmidt-Matthiesen, G. Bastert: Gynäkologische Onkologie, 2. Aufl. Schattauer, Stuttgart 1984
24 Sevin, B.-U., M. Saks, M. Nadji: Feinnadelaspiration in der gynäkologischen Onkologie. Gynäkologe 19 (1986) 116
25 Spitz, J.: Zur Problematik pathologisch erhöhter CEA-Werte in der Tumornachsorge. Ein Vergleich 12 verschiedener Assays zur Bestimmung des Serum-CEA-Spiegels. In: Klinische Relevanz neuer monoklonaler Antikörper, hrsg. von H. Greten, R. Klapdor. Thieme, Stuttgart 1986 (S. 132)
26 Thomsen, K., H. Maas: Erkrankungen der Brustdrüse: Therapie der Mammatumoren. In: Gynäkologie und Geburtshilfe, Bd. III/1 hrsg. von O. Käser, V. Friedberg, K. G. Ober, K. Thomsen, J. Zander. Thieme, Stuttgart 1985 (S. 3.92)
27 DeWaal, J. C.: Therapieergebnisse und Analysen von Einzelfaktoren beim Endometriumkarzinom Stadium I und II. Die Bedeutung der praeoperativen Bestrahlung bei 1109 Endometriumkarzinomen von 1966–1975. Dissertation, München 1979
28 Yoonessi, M., D. H. Anderson, G. W. Morley: Endometrial carcinoma. Cancer 43 (1979) 1944
29 Zippel, H. H., B. Ferrus-Schorne: Nachsorge beim Endometriumcarcinom. Gynäkologe 16 (1983) 119
30 Zwirner, M., Ch. Biegelmayer, R. Klapdor, R. Kreienberg, M. Lüthgens, H. J. Staab: Qualitätskontrolle bei Tumormarkern: Ergebnis einer internationalen Studie. In: Klinische Relevanz neuer monoklonaler Antikörper, hrsg. von H. Greten, R. Klapdor. Thieme, Stuttgart 1986 (S. 1, 27)

18. Differentialdiagnose akuter und chronischer Unterbauch- und Kreuzschmerzen

P. Brockerhoff

Schmerzen als diagnostische Wegweiser

Vorbemerkungen

Unterbauch-, Becken- und Kreuzschmerzen sind in früheren Jahren Gegenstand zahlreicher umfangreicher Publikationen gewesen (42), in denen immer wieder auf die besondere differentialdiagnostische Wertigkeit des Schmerzes bei gynäkologischen Erkrankungen hingewiesen wurde. Trotz zwischenzeitlicher Fortschritte der Neurophysiologie ist der Schmerz auch heute noch ein naturwissenschaftlich nur partiell geklärtes Phänomen, so daß sich nach wie vor die Diagnostik bei Schmerzen in erster Linie auf die klinische Erfahrung stützt. Daran haben auch verbesserte bildgebende Verfahren oder ein erweiterter Einsatz der Endoskopie grundsätzlich nichts geändert. Weit über die Hälfte aller Patientinnen, die aus akutem Anlaß ihren Frauenarzt aufsuchen, klagen über Schmerzen. Aber auch bei der Interpretation chronischer Schmerzen wird der Gynäkologe in hohem Maße in seinen ärztlichen Fähigkeiten gefordert: er muß zwischen vielschichtigen somatischen, aber auch psychischen Schmerzursachen differenzieren und die Forderung nach Schmerzfreiheit als berechtigte Lebenserwartung seiner Patientin akzeptieren.

Ein sinnvolles diagnostisches und therapeutisches Vorgehen wird darüber hinaus oft durch Ungeduld und eine zu hohe Erwartungshaltung der Patientinnen erschwert, was nicht selten zu einer undifferenzierten Analgetikarezeptur oder zu einer Eigenbehandlung der Patientin mit leicht verfügbaren Schmerzmitteln oder Psychopharmaka führt. Der Verbrauch bzw. Mißbrauch von Medikamenten zur Behandlung langandauernder Schmerzzustände ohne genauere Ergründung der Ursache hat seit einigen Jahren erheblich zugenommen. Die gesundheitsschädlichen und finanziellen Folgen dieser Entwicklung sind nicht absehbar.

Physiologie des Schmerzes

Bei von viszeralen Organen ausgehenden Schmerzen müssen verschiedene Komponenten unterschieden werden (31):
1. der eigentliche viszerale Schmerz,
2. der übertragene viszerale Schmerz,
3. der Schmerz, der durch die unmittelbare Affizierung der parietalen Auskleidung der Körperhöhlen ausgelöst wird,
4. der übertragene parietale Schmerz.

Afferenzen von inneren Organen, deren Erregung Schmerz auslöst, laufen überwiegend im Bereich des sympathischen Nervensystems und durch die weißen Rami. Im Bereich des kleinen Beckens wird die Situation dadurch kompliziert, daß ein Teil dieser Afferenzen, die ihre rezeptiven Strukturen unterhalb der sog. Beckenschmerzgrenze haben (z. B. Vagina), in den Bekkennerven zum Sakralmark laufen.

Die Verarbeitung afferenter nozizeptiver Informationen auf Rückenmarksebene und den höheren Stationen des ZNS ist bisher nahezu unerforscht (32). Man nimmt allgemein an, daß die Informationen von den viszeralen Organen bereits auf der Rückenmarksebene verändert werden – durch Konvergenz oder Divergenz, durch lokale neuronale Hemmung oder durch vom Hirnstamm deszendierende hemmende oder erregende neuronale Einflüsse.

Eine klinisch bedeutsame Folge der Informationsverarbeitung auf Rückenmarksebene sind Schmerzübertragungen im Bereich der Körperwand, der von denselben Spinalnerven innerviert wird wie das erkrankte viszerale Organ. Die entsprechenden Hautareale werden als Headsche Zonen bezeichnet und werden für das innere Genitale ventral in einer Breite von 8 cm oberhalb des Os pubis und der Leistenbeuge bis in die Höhe der Spinae iliacae anteriores superiores, dorsal von der oberen Hälfte des Os sacrum nach lateral bis in die Gegend der Glutealmuskeln angegeben (Abb. 1).

Ebenfalls auf Rückenmarksebene erfolgen die vegetativen und motorischen Schmerzreflexe wie z. B. Veränderung der Hautdurchblutung oder muskuläre Verspannungen.

Über die weitere zentrale Verarbeitung viszeraler

ventrale Zone   dorsale Zone

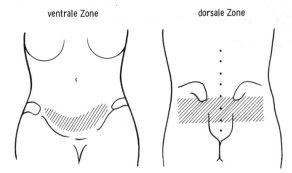

Abb. 1 Ventrale und dorsale Schmerzzone bei gynäkologischen Erkrankungen (nach *Renaer*)

Schmerzen bestehen folgende Vorstellungen (32): Im Gegensatz zur Körperoberfläche haben die Viszera entweder keine oder eine nur sehr unscharfe Repräsentation im thalamokortikalen System. Folglich überträgt der Kortex die zentralen Informationsprozesse, die bei Erregung viszeraler Nozizeptoren auftreten, als Schmerz auf die entsprechenden Bereiche der Körperoberfläche. Zweifellos wird aber auch unabhängig davon eine Nozizeption unmittelbar und relativ unverfälscht von den Viszera zum Kortex übertragen (lokaler viszeraler Schmerz). Es muß betont werden, daß die Kenntnisse über Mechanismen der Schmerzübertragung noch lückenhaft sind und nicht alle Formen der Schmerzverarbeitung in unsere derzeitigen neuroanatomischen Vorstellungen über den Aufbau der somatoviszeralen Sensorik eingebaut werden können.

Auch die Mechanismen der zentralen Weiterverarbeitung der Schmerzinformation sind noch weitgehend unerforscht. Zwei grundsätzliche Vorgänge im Stammhirn bzw. Großhirn sind hierzu zu unterscheiden: Zum einen besteht eine örtliche, zeitliche und intensitätsmäßige Diskriminierung der sensorischen Information, zum anderen eine affektbetonte Zuordnung, die auch für die Reaktion auf das Schmerzgeschehen eine Bedeutung hat.

Unzweifelhaft sind alle diese Vorgänge von äußerst komplexer Natur und beeinflussen sich gegenseitig. Dies macht verständlich, daß es bisher für die klinische Anwendung keine objektive Methode zur linearen quantitativen Schmerzmessung gibt. Qualität und Quantität des Schmerzerlebnisses schwanken interindividuell bei gleicher Reizart erheblich.

Neben Abhängigkeiten von biorhythmischen Schwankungen im Tagesverlauf sowie Schwankungen im Verlauf des Menstruationszyklus (prämenstruell herabgesetzte Schmerzschwelle) (7) ist das Schmerzerlebnis besonders verstärkenden oder abschwächenden psychischen Beeinflussungen unterworfen. Das Spektrum dieser

Einflußmöglichkeiten ist groß und reicht beispielsweise von der hohen Schmerztoleranz einiger Kreißender in Vorfreude auf die Geburt bis hin zu stärksten psychosomatisch ausgelösten Schmerzzuständen ohne faßbar pathologischen Organbefund bei ehelicher Konfliktsituation.

Schmerzanalyse

Will der Arzt den Schmerz als Wegweiser zur Diagnose verwenden, stehen ihm drei Möglichkeiten zur Verfügung.

Schmerzanamnese

Bei der Erhebung der Schmerzanamnese ist der Arzt zunächst auf die subjektiven Angaben der Patientin angewiesen. Während erfahrungsgemäß die zeitlichen Angaben (Erstmanifestation, zeitlicher Zusammenhang mit anderen Ereignissen, Verlauf) meist sehr exakt erfragbar sind, werden Informationen über Schmerzintensität und -qualität aus bereits genannten Gründen häufig erheblich subjektiv-emotional verfärbt wiedergegeben und sind daher differentialdiagnostisch nur bedingt verwertbar. Auch die Angaben der Patientin über die Schmerzlokalisation lassen nicht immer eine eindeutige differentialdiagnostische Schlußfolgerung zu: Besonders Schmerzen im kleinen Becken werden häufig als dumpf und schlecht lokalisierbar empfunden. Darüber hinaus kommen indirekte Schmerzlokalisationen, wie man sie z. B. in Form der Schulterschmerzen bei der Tubargravidität beobachten kann, vor.

Beobachtung der Schmerzhaltung

Besonders bei stärkeren akuten Schmerzen kann das Verhalten der Patientin charakteristisch sein: Bei kolikartigem viszeralem Schmerz ist die Patientin unruhig, wirft sich im Bett hin und her und krümmt sich. Hat das pathologische Geschehen in größerem Ausmaß auf das parietale Peritoneum übergegriffen (z. B. Peritonitis), hört diese motorische Unruhe auf. Da jetzt jede Bewegung den Schmerz erhöht, liegt die Patientin ganz ruhig und vermeidet auch das Sprechen.

Schmerzlokalisation durch Untersuchung

Eine Objektivierung der Schmerzlokalisation durch äußere und rektovaginale Untersuchung ist von großer Bedeutung, da der Maximalpunkt der Schmerzen häufig – wenn auch nicht immer – ihrem Entstehungsort entspricht. Die Untersuchung sollte stets äußerlich beginnen und von einem Bereich ausgehen, der von der Patientin als beschwerdefrei angegeben wird. Erst allmählich sollte sich der Untersucher zu dem als besonders schmerzhaft angegebenen Punkt vortasten. Gelegentlich nicht vermeidbare schmerzprovozierende Untersuchungstechniken sollten stets am Ende des Untersuchungsganges stehen und der Patientin zuvor als Maßnahme zur Objektivierung des Befundes erklärt und angekündigt werden.

Akute Unterbauchschmerzen

Die engen topographischen Beziehungen verschiedener Organsysteme im kleinen Becken ergeben bei akuten Schmerzen in diesem Bereich eine große Anzahl gynäkologischer, chirurgischer, internistischer neurologischer, orthopädischer und urologischer Differentialdiagnosen (Übersicht s. Tab. 1).

Da es sich bei der großen Anzahl der in Frage kommenden Krankheitsbilder um lebensbedrohliche Zustände handeln kann, sind eine schnelle, auf das Wesentliche beschränkte Diagnostik und ein rasches, richtiges therapeutisches Vorgehen meist von größter Bedeutung.

Nicht selten bleibt aufgrund der klinischen Situation für aufwendige Zusatzuntersuchungen

Tabelle 1 Übersicht über die wichtigsten Differentialdiagnosen bei akuten Schmerzen im kleinen Becken

I. Inneres Genitale	ektopische Schwangerschaft
	stielgedrehte Ovarialzyste
	Adnexitis
	Torsion eines subserösen Myoms
II. Darm	Appendizitis
	Divertikulitis
	perforierendes oder stenosierendes Karzinom
	Volvulus
	Kolitis
	Perforation
	Obstruktion
	Peritonitis
	Enteritis regionalis
	akute Gastroenteritis
	Mesenterialgefäßverschluß
	Meckelsches Divertikel
III. Retroperitoneum	Harnwegsinfekt
	akute Harnverhaltung
	Nephrolithiasis
	disseziierendes Aneurysma
	akute Pankreatitis
IV. Extraabdominal	Wirbelfraktur
	Bandscheibenprolaps
	Rückenmarktumor
	Osteomyelitis der Wirbelsäule
	Basale Pleuritis oder
	Lungenembolie
	Porphyrie
	Bauchdeckenhämatom (Muskelriß)
V. Nichtorganisch bedingt	Hysterie

keine Zeit. Die Wertigkeit verschiedener diagnostischer Verfahren bei der oft sehr schwierigen Differentialdiagnose akuter Unterbauchschmerzen soll daher besonders unter diesem Aspekt zunächst erläutert werden.

Wertigkeit diagnostischer Verfahren

Anamnese

Kaum ein Krankheitsbild ist so akut, daß nicht Zeit für eine zumindest orientierende Erhebung der Vorgeschichte wäre. Bei komatösen Patienten ist gegebenenfalls auf die Fremdanamnese durch Angehörige zurückzugreifen.

Dabei sollte die Frage nach bekannten *Allgemeinerkrankungen* nicht vergessen werden, da z. B. die *diabetische Ketoazidose* vor dem Koma, aber auch ein atypisch verlaufender Herzinfarkt bei Patienten mit *koronarer Herzerkrankung* das Bild eines akuten Abdomens vortäuschen können.

Aber auch die Kenntnis von *Voroperationen* kann differentialdiagnostisch von Bedeutung sein, da selbst eine vor vielen Jahren durchgeführte Appendektomie zu einem Bridenileus führen kann.

Die Erhebung der Regelanamnese kann wichtige Hinweise auf schwangerschaftsbedingte Schmerzzustände geben *(Abort, Extrauteringravidität)* – oder auch auf eine *Endometriose*.

Nicht nur das *zeitliche Auftreten*, sondern auch die *Dauer, Lokalisation* und der *Charakter* des Schmerzes sollten möglichst erfragt werden. Bei Schmerzen nach ungewohnter körperlicher Tätigkeit ist außer an eine *Stieldrehung* oder *Ruptur einer Zyste* auch an einen *Riß* im Bereich des M. rectus abdominis mit Hämatombildung zu denken, der außerordentlich schmerzhaft sein kann (13). Gegebenenfalls ist der Ausschluß eines *stumpfen Bauchtraumas* (z. B. nach Sturz, Sportunfall) erforderlich. Ist der Schmerzcharakter eher dumpf, so spricht dies mehr für *Prozesse der basalen Pleura* (sofern Atemabhängigkeit besteht) oder der viszeralen Organe, während bei einer Reizung des parietalen Peritoneums (z. B. bei *perforierter Appendix)* der Schmerz hell brennend und scharf empfunden wird. Schließlich sollte auch beobachtet werden, ob eine Beziehung der Schmerzen zur körperlichen Aktivität besteht: Patientinnen mit *Ureterkoliken* verhalten sich gewöhnlich sehr unruhig, während Patienten mit *Peritonitis* es vorziehen, möglichst ruhig zu liegen, da Bewegungen zu einer Verstärkung der Schmerzen führen.

Unterbauchschmerzen nach vorangegangenem *Fieber* oder *Schüttelfrost* machen entzündliche Erkrankungen *(Salpingitis* oder *Appendizitis)* als Schmerzursachen wahrscheinlich (28).

Häufiger *Harndrang mit Dysurie* deuten auf eine *Zystitis* hin. *Urinverfärbungen* können Folge ei-

Tabelle 2   Wichtige anamnestische Parameter in der Differentialdiagnostik akuter Schmerzen im kleinen Becken

I.   Vorerkrankungen?
     Voroperationen?

II.   Regelanamnese

III.   Schmerzanamnese
     a) zeitliches Auftreten?
     b) Dauer?
     c) Schmerzcharakter?
     d) Hauptlokalisation?
     e) Abhängigkeit von körperlicher Aktivität?

IV.   Fieber? Schüttelfrost?

V.   Miktionsbeschwerden?
     Urinverfärbung?

VI.   Defäkation? Diarrhöen?

VII.   Medikamenteneinnahme?

---

ner *Porphyrie, Hämolyse,* eines *Nierensteines* oder unter Umständen einer *beginnenden Hepatitis* sein.

Übelkeit und Erbrechen sind häufige Begleitumstände akuter Schmerzen im kleinen Becken unterschiedlichster Genese, so daß dieses Symptom differentialdiagnostisch meist wenig weiterführt (31). Die Frage nach *Diarrhöen* sollte jedoch stets gestellt werden, da diese häufig bei *Erkrankungen des Gastrointestinaltraktes* auftreten (19).

Schließlich sollte die Patientin auch nach *Medikamenteneinnahme* befragt werden. Z. B. können Barbiturate den akuten Schmerz einer *Porphyrie,* Steroidhormone eine akute *Pankreatitis* auslösen. Für die Beurteilung klinischer Befunde ist es darüber hinaus wichtig zu wissen, ob die Patientin kurz vor der Untersuchung Analgetika eingenommen hat. Die in Tab. 2 zusammengefaßten anamnestischen Parameter bei akutem Schmerz im Unterbauch sind in wenigen Minuten zu erfragen. Hierauf sollte in keinem Fall verzichtet werden, da sich aus der Anamnese bereits sehr wichtige differentialdiagnostische Hinweise für die weitere Abklärung der akuten Schmerzzustände ergeben können.

Klinische Untersuchung

Die klinische Untersuchung steht bei Patientinnen mit akuten Schmerzen im Bereich des unteren Abdomens besonders dann im Vordergrund, wenn die akute Symptomatik eine weitere Zusatzdiagnostik (Labor, Röntgen) nur in beschränktem Maße zuläßt.

Die Untersuchung beginnt mit der *Inspektion* der Patientin. Ein blasses Hautkolorit ist oft Anzeichen eines stärkeren *Blutverlustes.* Bei der Inspektion des Abdomens ist außer auf *Narben* als Zeichen vorangegangener, in der Anamnese von der Patientin nicht erwähnter Operationen auch

auf Zeichen einer *Hyperperistaltik* zu achten, die bei *Darmobstruktion* auftreten.

Nächster Untersuchungsschritt sollte die *Auskultation* des Abdomens sein, da diese Maßnahme auch von Patientinnen mit stärksten Beschwerden ohne Abwehr toleriert werden.

Fehlende *Darmgeräusche* sind seltener ein Hinweis auf Erkrankungen des inneren Genitales, sondern treten vielmehr bei gastrointestinalen Erkrankungen *(Perforation, Infarzierung, Pankreatitis)* auf.

Die nachfolgende *Palpation* des Abdomens sollte dort beginnen, wo am wenigsten Schmerzen angegeben wurden und am Punctum maximum des Schmerzes enden. Die Palpation der kontralateralen Seite löst meist nur bei abdominal bedingten, nicht aber bei vom Thorax ausstrahlenden Schmerzen eine Schmerzreaktion aus. Die *Schmerzlokalisation* nach dem Ort der stärksten peritonealen Reizung kann insgesamt wichtige diagnostische Hinweise liefern: Die Hauptschmerzen bei der Palpation werden im epigastrischen Bereich bis zum Nabel häufiger bei der *Ulkusperforation* oder der *akuten Pankreatitis* angegeben, während sich der Hauptschmerz bei der *Sigmadivertikulitis* im linken Unterbauch, bei der akuten *Cholezystitis* im rechten Oberbauch lokalisieren läßt. Für die *akute Appendizitis* wird ein Schmerzmaximum im Bereich des McBurneyschen Punktes angegeben (bei retrozäkaler oder im kleinen Becken gelegener Appendix sowie in der Schwangerschaft kann die Schmerzlokalisation bei der Appendizitis jedoch atypisch sein und gelegentlich erhebliche differentialdiagnostische Schwierigkeiten bereiten).

Zur palpatorischen Untersuchung des Abdomens gehört auch der Ausschluß von Bruchpforten, da auch *inkarzerierte Hernien* als Ursache akuter Schmerzen im kleinen Becken bestehen können.

Bei der *Perkussion* des Abdomens ist zwischen tympanischem Klopfschall *(gasgefüllte Darmschlingen)* und dumpfem Klopfschall mit stehenden Wellen *(Aszites)* zu unterscheiden.

Bei allen unklaren abdominellen Schmerzen - insbesondere in Kombination mit Krämpfen, Obstipation, Auftreibung des Leibes und Erbrechen - ist an einen *Ileus* zu denken. Beim *mechanischen Ileus* kann die Druckschmerzhaftigkeit des Abdomens gering sein und die Auskultation eher klingende intermittierende Darmgeräusche ergeben, während beim *paralytischen Ileus* oder beim *Strangulationsileus* das Abdomen diffus stark druckschmerzhaft ist und die Darmgeräusche völlig fehlen.

Neben der *vaginalen Untersuchung* zur Beurteilung von Uterus und Adnexe *(stielgedrehter zystischer* oder *solider Adnextumor* oder *subseröses Myom, Extrauteringravidität)* ist bei Patientinnen mit akuten Schmerzen im Bereich des kleinen

Beckens die *rektale Untersuchung* unerläßlich (39, 53). Hierbei lassen sich *Tumoren des Rektums, Abszesse* oder *tumoröse Absiedlungen im Douglasschen Raum* ertasten. Wird nach rektaler Untersuchung *Blut am Finger* beobachtet, kann dies für eine *Invagination,* einen *Mesenterialgefäßverschluß* (30) oder – besonders bei zunehmender Obstipation im Wechsel mit Durchfällen – für ein *Dickdarmkarzinom* oder eine *Divertikulitis* sprechen.

Bei unklaren Schmerzzuständen im Unterbauch sollte die *Temperaturmessung* bei der Patientin stets sowohl in der Axilla wie auch im Rektum erfolgen. Besonders bei der *Appendizitis* sind zwischen diesen Meßbereichen oft erhebliche Temperaturunterschiede nachweisbar.

Die *Blutdruckmessung* ist zur Erfassung einer Hypovolämie infolge *Blutverlustes* (z. B. bei Abort, rupturierter Zyste oder Extrauteringravidität oder Perforation eines Magengeschwürs) von größter Bedeutung. Ein systolischer Blutdruckabfall unter 80 mmHg mit einer Tachykardie von über 100 Schlägen/Min. ist meist Ausdruck eines Volumenmangelschocks und verlangt umgehendes Handeln. Eine Hypotension mit Tachykardie kann ebenfalls bei *fieberhaften Erkrankungen* auftreten oder Ausdruck eines *septischen Schocks* sein.

Die *Messung des Bauchumfangs* kann bei Verdacht auf *intraabdominale Hämorrhagie* für die Diagnosestellung hilfreich sein. Besonders bei adipösen Patientinnen sind jedoch die Meßwerte oft nicht exakt reproduzierbar und steigen erst nach größeren Blutverlusten in den Bauchraum auffällig an.

In Tab. 3 sind die wichtigsten klinischen Unter-

suchungen zusammengefaßt, die bei akuten Schmerzen im unteren Abdomen vorgenommen werden sollten. Die gründliche klinische Untersuchung der Patientin kann ebenfalls innerhalb weniger Minuten vorgenommen werden und häufig zusammen mit der Anamnese in kurzer Zeit zu einer richtigen Diagnosestellung führen. Demgegenüber sind die nachstehend genannten Zusatzuntersuchungen wesentlich zeitaufwendiger.

Laboruntersuchungen

Für die Akutdiagnostik sind nur solche Laborparameter hilfreich, deren Bestimmung in einer der klinischen Situation angemessenen Zeit möglich ist. Sofern für die *notfallmäßige Analyse* nur ein kleines Labor zur Verfügung steht, sollten folgende Bestimmungen durchgeführt werden:
1. Hämoglobingehalt im Blut,
2. Hämatokrit,
3. Erythrozytenzahl pro mm^3 Blut,
4. Leukozytenzahl pro mm^3 Blut,
5. ggf. Schwangerschaftsschnelltest,
6. ggf. Urinsediment und Nitritprobe im Urin.

Gerade in der akuten Notfallsituation ist die differentialdiagnostische Interpretation von Laborwerten nur im Zusammenhang mit den klinischen Befunden möglich (11). Eine frische intraabdominale Blutung führt z. B. erst mit einer gewissen Latenzzeit zum Abfall der Hämoglobinkonzentration im Blut und des Hämatokritwertes; ein negativer Schwangerschaftstest schließt eine Extrauteringravidität nicht aus (17), und eine Leukozytose muß nicht immer beweisend für ein entzündliches Geschehen sein, sondern kann auch bei akuter Stieldrehung eines Adnextumors auftreten.

Bei *ektopischen Schwangerschaften* sind die *Urinschwangerschaftstests* nur in etwa der Hälfte der Fälle positiv. Die radioimmunologische Bestimmung der β-Untereinheit des HCG ergibt demgegenüber in mehr als 90% von extrauterinen Schwangerschaften positive Befunde (37). Diese Bestimmungsmethode ist – sofern sie überhaupt zur Verfügung steht – für akute Notsituationen zu zeitaufwendig. Geeigneter ist hier ein seit kurzem zur Verfügung stehender Schnelltest (sog. *Rapid-β-HCG-Subunit-Radioimmunoassay),* bei dem aber mit einer höheren Rate falsch negativer Befunde gerechnet werden muß (11). Sofern die klinische Situation hierfür Zeit läßt und ein entsprechend ausgerüstetes Notlabor in Anspruch genommen werden kann, sollten bei unklaren abdominalen Beschwerden auch die *Leber-* und *Pankreasenzyme* untersucht werden. *Hepatitis* und *Pankreatitis* können eine starke abdominale Schmerzsymptomatik hervorrufen (51).

Tabelle 3 Die wichtigsten klinischen Untersuchungen in der Differentialdiagnostik akuter Schmerzen im kleinen Becken

I. Inspektion	Hautkolorit? Narben? Hyperperistaltik?
II. Auskultation	Darmgeräusche?
III. Palpation	Tumor? Schmerzmaximum? Hernien?
IV. Perkussion	Meteorismus? Aszites?
V. Vaginale Untersuchung	pathologische Resistenz?
VI. Rektale Untersuchung	Tumor? Einengung? Blut am Finger?
VII. Temperaturmessung	Entzündung?
VIII. Blutdruckmessung Bestimmung der Pulsfrequenz	RR-Abfall? Tachykardie?

[1] (s. auch Beitrag MERZ)

Schwere Entgleisungen der *Serumelektrolyte* können beim *Ileus, Gerinnungsstörungen* bei *septischen Verläufen* auftreten.

Nichtinvasive Zusatzuntersuchungen

Die abdominelle *Ultraschalluntersuchung*[1] des kleinen Beckens (60) setzt eine prallgefüllte Harnblase voraus, da sonst infolge von Darmüberlagerung eine Abgrenzung der Organe nicht möglich ist. Dies schränkt die Einsatzmöglichkeit der abdominellen Sonographie in der Differentialdiagnostik akuter Schmerzen im kleinen Becken deutlich ein. Allerdings besteht die Möglichkeit einer retrograden Blasenauffüllung oder der vaginalen Sonographie. Dies ist vor allem dann sinnvoll, wenn eine extrauterine Gravidität durch den Nachweis einer *intrauterinen Schwangerschaft* ausgeschlossen werden soll. Der positive Nachweis einer Extrauteringravidität gelingt sonographisch allerdings nur in etwa einem Fünftel aller Fälle. Bei Verdacht auf *akute Stieldrehung* läßt sich durch Ultraschall vor allem bei *zystischen Adnextumoren* häufig die klinische Diagnose sichern. Die Abgrenzung von einem *Darmvolvulus* kann hierbei jedoch Schwierigkeiten bereiten. Der sonographische Nachweis von *Aszites* oder einer *Stauungsniere* ist demgegenüber einfacher.

Die *Röntgen-Übersichtsaufnahme* des Abdomens im Stehen ist zumindest in der Klinik eine schnell durchführbare Untersuchungsmethode, die bei unklarer Schmerzsymptomatik großzügigst zur Anwendung gebracht werden sollte, sofern sie der Patientin zugemutet werden kann und keine Frühschwangerschaft besteht. Beim *Ileus* sind auf dem Röntgenbild Darmspiegel und meteoristische geblähte Darmabschnitte zu beobachten. Der Nachweis von freier Luft unter der Zwerchfellkuppel spricht für ein *perforiertes Magen-Darm-Ulkus.* In der Übersichtsaufnahme des Abdomens sind nicht selten röntgendichte Konkremente im Bereich der Gallenwege und des Harntrakts zu sehen. Sowohl bei *Nephrolithiasis* wie auch bei *Cholelithiasis* (51) kann sich die Hauptschmerzsymptomatik in den Unterbauch verlagern.

Invasive Diagnostik

Die *Douglas-Punktion* ist eine vergleichsweise einfache Methode zum Nachweis einer *intraperitonealen Hämorrhagie,* die nur dann kontraindiziert ist, wenn den Douglasschen Raum eine solide Resistenz ausfüllt. Die Aspiration von eitrigem Sekret bei der Punktion deutet auf schwere intraperitoneale Entzündungszustände hin. Diese Methode kann somit auch vor einer in diesem Fall meist sehr problematischen weiteren invasiven Diagnostik (s. unten) bewahren.

Außer der Douglas-Punktion setzen alle weiteren invasivdiagnostischen Methoden eine Narkose voraus. Die vor der Diagnostik stets durchzuführende *Narkoseuntersuchung* ergibt besonders dann, wenn bei der wachen Patientin eine Erhebung des Tastbefundes infolge schmerzhafter Abwehrspannung nicht möglich war, erstmals einen für die Differentialdiagnostik hinreichend sicheren gynäkologischen Befund. Vor Narkosebeginn sollten mit der Patientin mögliche weitergehende diagnostische und schließlich auch operativ-therapeutische Maßnahmen besprochen werden, wie Laparoskopie und Laparotomie.

Die *diagnostische Laparoskopie* hat den Vorteil, daß eine umgehende visuelle Diagnostik von pathologischen Veränderungen im kleinen Becken möglich ist. Sie wird von einigen Autoren (20, 28) auch zur Abklärung entzündlicher Erkrankungen empfohlen, in anderen Mitteilungen jedoch unter diesen Bedingungen als problematisch beschrieben (31). In unserer Klinik gelten akut fieberhafte Veränderungen im Unterbauch als relative, die Pelveoperitonitis als absolute Kontraindikation für die Durchführung einer diagnostischen Laparoskopie.

Der Entschluß zur *explorativen Laparotomie* hängt nicht nur von dem Umfang möglicher differentialdiagnostischer Rückschlüsse auf die Art der zugrundeliegenden Erkrankung ab. Entscheidend hierfür ist vor allem meist die Schwere des klinischen Bildes und der Verlauf. Ein *akutes Abdomen* kann mitunter innerhalb weniger Stunden mit seinen typischen Symptomen entstehen: diffuse Bauchdeckenspannung, Erbrechen, Obstipation, Tachykardie, fadenförmiger Puls, trockene Zunge, fleckige Rötung des Gesichts mit eingefallenen Wangen und spitzer Nase, Unruhe, kalter Schweiß, Blutdruckabfall und quälendem Durst. Da in diesem Fall der zeitliche Spielraum für diagnostische Maßnahmen begrenzt ist, ist es für den Frauenarzt, sofern sich nicht eine eindeutige Erklärung der Symptomatik in seinem Fachgebiet ergibt, ratsam, das weitere Vorgehen frühzeitig mit dem Chirurgen abzusprechen.

Genital bedingte akute Unterbauchschmerzen

Akute Adnexitis[1]

Die differentialdiagnostische Abgrenzung der Adnexitis von anderen akut-entzündlichen Erkrankungen im Bereich des Beckens (s. unten) kann Schwierigkeiten bereiten. Von den anamnestischen Parametern ist zu erwähnen, daß die akute Adnexitis vor allem bei jungen Frauen mit einem Altersgipfel von 20 Jahren und die

---

[1] (s. auch Beitrag Castano-Almendral/Käser)

[1] (s. auch Beitrag Hirsch, Band III)

Häufigkeit dieser Entzündung mit der sexuellen Aktivität korreliert. Bei einer Virgo intacta, aber auch bei Frauen in der späten Postmenopause sind Adnexitiden äußerst selten. Als prädisponierende Faktoren für die akute Adnexitis sind zu beachten:

1. wenige Tage zurückliegende Menstruationsblutung,
2. vorangegangener Abort oder Schwangerschaftsabbruch,
3. Intrauterinspirale,
4. vermehrter Fluor vaginalis.

Die Bedeutung dieser Faktoren ist daraus zu erklären, daß die akute Adnexitis in über 90% der Fälle aszendierend entsteht, wobei in den letzten Jahren neben unspezifischen Erregern auch Gonokokken wieder vermehrt als Adnexitiserreger nachgewiesen werden (23, 28).

Die Angabe von Schmerzcharakteristika, die für die akute Adnexitis typisch sind, ist problematisch. Allenfalls die Beobachtung, daß der akute, meist bilaterale Unterbauchschmerz suprasymphysär über wenige Stunden kontinuierlich bis zu einem konstanten Schmerzmaximum zugenommen hat, kann gegebenenfalls als Hinweis auf eine akute Adnexitis gewertet werden.

Eine zusätzlich bestehende Temperaturerhöhung ist zwar als Zeichen eines akut-entzündlichen Geschehens zu werten, wobei die Temperaturdifferenz zwischen Axilla und Rektum bei der akuten Adnexitis gelegentlich - jedoch nicht immer - geringer sein kann als bei anderen entzündlichen Erkrankungen im Unterbauch.

In der Literatur wird immer wieder darauf verwiesen, daß bei der akuten Adnexitis neben einer erheblich erhöhten Körpertemperatur vor allem eine starke Erhöhung der BSG bei nur mäßiger Leukozytose beobachtet wird (23, 28). Aber auch diese Parameter sind zur hinreichend sicheren Abgrenzung der Adnexitis gegenüber der Appendizitis nicht immer geeignet.

Bei der gynäkologischen Untersuchung deuten außer einem massiven Fluor insbesondere bilateral verdickte und dolente Adnexe sowie ein Portioschiebeschmerz auf eine akute Adnexitis hin.

Akute Stieldrehung

Ovarialtumoren und subseröse Myome können eine erhebliche Größe annehmen, ohne je Beschwerden verursacht zu haben. Im Falle einer akuten Stieldrehung stehen somit häufig keine Anhaltspunkte aus der Anamnese der Patientin zur Verfügung, sofern nicht aus einer vorangegangenen gynäkologischen Untersuchung ein gestieltes Myom oder ein Adnextumor bekannt sind. Auch nach einer ovariellen Stimulationstherapie im Rahmen der Sterilitätsbehandlung können zystische Adnexveränderungen mit akuter Stieldrehung auftreten.

Das plötzliche Einsetzen heftigster Schmerzen im Unterbauch - meist mit peritonealer Reizung - nach einer schnellen, gebremsten und ungewohnten Bewegung (z. B. Sport, Tanzen) sind stets verdächtig auf eine akute Stieldrehung. Durch Torsion des subserösen gestielten Myoms bzw. des Ovarialtumors kommt es zu einer Unterbrechung der Blutversorgung mit Gewebsnekrose, Ödembildung und lokaler Peritonitis, die neben Kapseleinblutungen zu den massiven Schmerzen führen.

Sofern noch keine diffuse peritoneale Abwehrspannung besteht, läßt sich bei schlanken Patientinnen gelegentlich von außen oder bei der bimanuellen Untersuchung ein dolenter einseitiger Tumor im kleinen Becken tasten. Häufig ist die Symptomatik jedoch so stark, daß die Diagnosestellung erst im Rahmen einer notfallmäßigen Laparatomie möglich ist.

Für die differentialdiagnostische Abgrenzung ist - sofern hierfür Zeit bleibt - besonders bei zystischen Adnextumoren die Sonographie eine Hilfe. Allerdings besteht hierbei die Möglichkeit der Verwechslung mit einer flüssigkeitsgefüllten Darmschlinge bei Volvulus (s. unten).

Sofern nicht eine Stieldrehung eines entzündlichen Adnextumors vorliegt, treten Temperaturerhöhungen erst mit einer Latenzphase auf. Dies ist differentialdiagnostisch von Bedeutung, da weitere Entzündungsparameter (BSG, Leukozytenzahl) auch bei der akuten Stieldrehung unspezifisch erhöht sein können.

Ruptur einer Ovarialzyste

Ein ähnliches - wenn auch in der peritonealen Symptomatik weniger ausgeprägtes - Beschwerdebild kann sich bei der Ruptur einer Ovarialzyste ergeben. Dabei sind die abdominalen Befunde häufig wechselnd oder passager; ein typischer Palpationsbefund fehlt.

Kommt es bei der Ruptur einer Ovarialzyste zu einer stärkeren intraabdominalen Blutung, so kann der klinische Befund dem einer Tubarruptur (s. unten) sehr ähnlich sein.

Schwerste, vital gefährliche Formen einer eitrigen Peritonitis können bei der Ruptur eines Tuboovarialabszesses innerhalb kürzester Zeit auftreten.

Douglas-Abszeß

Ein abgekapselter Eiterherd im Bereich der Adnexe wird nicht selten durch Netz- und Dünndarmadhäsionen gegen die freie Bauchhöhle abgegrenzt. Typische Hinweise für einen hieraus entstehenden Douglas-Abszeß sind charakteristisch tief im Becken ausstrahlende Schmerzen, Defäkationsschmerzen und anhaltend hohes Fieber. Die schnelle Sicherung der Diagnose erlaubt zumeist die vaginale und rektale Untersuchung, bei der eine vorgewölbte und stark dolente, evtl. fluktuierende Resistenz im Douglas-Raum zu tasten ist. Liegt ein deutlich fluktuierender reifer Abszeß vor, so kann die Diagnosesicherung durch die Punktion und bei der Gewinnung von Eiter Spaltung und Drainage von der Scheide aus bereits als ein Teil der Therapie erfolgen.

Akute Unterbauchschmerzen in der Schwangerschaft

Bei allen unklaren akuten Schmerzen im Unterbauch von Frauen im gebärfähigen Alter sollte die Frage aufgeworfen werden, ob eine Schwangerschaft vorliegen könnte, die der Patientin bisher nicht bekannt ist oder von ihr geleugnet wird. Besonders dann, wenn zusätzlich eine unklare Regelanamnese oder eine azyklische Blutung besteht, ist der Nachweis bzw. der Ausschluß einer Gravidität vordringlich.

Abort

Krampfartige akute Unterbauchschmerzen sind charakteristisch für den inkompletten Abort (weniger für den drohenden Abort) und durch die uterinen Kontraktionen bei der Ausstoßung des Schwangerschaftsprodukts erklärbar. Typisch ist ein Nachlassen der Schmerzstärke, nachdem der Uterus weitgehend entleert ist. Spiegeleinstellung und Palpation führen meist schnell zur richtigen Diagnosestellung.

Eine besonders schwere Symptomatik kann beim *septischen Abort* bestehen, wenn aufgrund einer transuterinen Infektion zusätzlich eine Pelveoperitonitis eingetreten ist. Fieber und/oder Schüttelfrost, ein weicher und hochdolenter Uterus, aus dem sich eitriges Sekret oder entzündlich-fötide Gewebsteile entleeren, sind Hinweise auf septische Komplikationen beim Abort. Unter diesen Bedingungen kann innerhalb weniger Stunden mit zunehmender abdomineller Symptomatik das Vollbild eines akuten Abdomens entstehen. Mit der Möglichkeit eines schweren septischen Schocks und sekundären Gerinnungsstörungen muß gerechnet werden.

Ektope Schwangerschaft

Die Symptomatik ektoper Schwangerschaften kann in Einzelfällen völlig unspezifisch sein (17). Bei allen plötzlich einsetzenden stärkeren Unterbauchschmerzen bei Frauen in gebärfähigem Alter sollte jedoch vorrangig an die Möglichkeit einer extrauterinen Schwangerschaft gedacht werden - besonders wenn aus der Vorgeschichte Faktoren bekannt sind, die das Risiko einer ektopen Schwangerschaft erhöhen, wie z.B. vorausgegangene ektope Schwangerschaften, rezidivierende Adnexitiden, Operationen an den Tuben oder die Anwendung eines IUP (Intrauterinpessars). Bei der häufigsten Form der ektopen

Schwangerschaft, der Tubargravidität (über 90% aller Extrauteringraviditäten), werden in der Anamnese meist eine 5- bis 9wöchige Amenorrhöe, kurzfristig aufgetretene Schmierblutungen sowie meist uncharakteristische, gelegentlich einseitige Unterbauchschmerzen angegeben. Die evtl. von der Patientin gemachte Angabe, ein vor kurzem bei ihr durchgeführter Schwangerschaftstest sei negativ gewesen, schließt eine Extrauteringravidität keinesfalls aus.

Zwei Verlaufsformen sind zu unterscheiden: bei der *Tubarruptur* kommt es zu einem plötzlich auftretenden, oft als stechend empfundenen Schmerz im Unterbauch mit Angstzuständen und zunehmender Kollapsneigung. Nach der Ruptur wird in Abhängigkeit von der Stärke der intraabdominalen Blutung eine allgemeine Schocksymptomatik und ein akutes Abdomen beobachtet: Die Patientin ist extrem blaß, äußerst ängstlich und klagt häufig über Übelkeit und Brechreiz. Es besteht ein Blutdruckabfall, eine Tachykardie und Tachypnoe sowie Zeichen der Kreislaufzentralisierung. Während bei der äußeren Untersuchung sich gelegentlich ein einseitiger Druckschmerz über der Rupturstelle mit Abwehrspannung konstatieren läßt, ist im weiteren Verlauf meist nur noch eine diffuse schmerzhafte Abwehrspannung des gesamten Abdomens zu beobachten.

Einen weniger dramatischen, oft protrahierteren Verlauf nimmt der *Tubarabort*: Die Symptome entwickeln sich häufig langsamer über ein bis zwei Wochen hin. Aber auch hier kann bei zunächst diskretem Verlauf ein hochakutes Geschehen mit ähnlich starken Symptomen wie bei der Tubarruptur eintreten.

Sofern sich bei akuten Unterbauchschmerzen der Verdacht auf eine Tubarruptur ergibt, bleibt für eine umfassende Diagnostik meist keine ausreichende Zeit. Die Diagnose wird aufgrund der klinischen Befunde und unter frühzeitiger Anwendung invasivdiagnostischer Verfahren (Narkoseuntersuchung, Douglas-Punktion, Laparoskopie oder sogleich Laparotomie) gestellt. Bei der weniger akuten Symptomatik des Tubarabortes können, sofern es die klinische Situation zuläßt, gegebenenfalls auch weitere labordiagnostische oder nichtinvasive Verfahren differentialdiagnostisch genützt werden (s.a. „Wertigkeit diagnostischer Verfahren").

Vorzeitige Wehen

Treten in der Schwangerschaft kolikartige Unterbauchschmerzen auf, kommt differentialdiagnostisch eine vorzeitige Wehentätigkeit in Betracht, deren tokographische Objektivierung vor der 24. Schwangerschaftswoche jedoch Schwierigkeiten bereiten kann. Sofern nicht ein auffälliger Zervixbefund die Annahme vorzeitiger Wehen unterstützt, müssen im Zweifelsfall auch extragenitale Schmerzursachen (s. unten) im Auge behalten werden. Ein akut einsetzender Dauerschmerz in der Schwangerschaft mit erhöhtem Grundtonus des Uterus – häufig, wenn auch nicht immer kombiniert mit einer vaginalen Blutung – kann Hinweis auf eine vorzeitige Plazentalösung sein (s. Geburtshilfe, Band II).

Extragenital bedingte akute Unterbauchschmerzen

Appendizitis in der Schwangerschaft

Akute rechtsseitige Unterbauchschmerzen in der Schwangerschaft sollten an eine Appendizitis denken lassen, die die häufigste Ursache eines akuten Abdomens während der Gestation darstellt. Bei der oft schwierigen Diagnostik der Appendizitis in der Schwangerschaft (12) muß bedacht werden, daß vom 5. Monat an das Zäkum bereits außerhalb des Beckens liegt. Übelkeit und Erbrechen als Symptome der Appendizitis werden leicht als ausschließlich gestationsbedingt angesehen. Eine sonst bei der Appendizitis häufig vorhandene Abwehrspannung der Bauchdecken kann in der Schwangerschaft fehlen. Der diagnostische Aussagewert von Laborbefunden ist eingeschränkt, da diese in der Schwangerschaft physiologischen Veränderungen unterworfen sind. Zur Differenzierung der Schmerzlokalisation kann versucht werden, durch Bewegung des Uterus zur rechten Beckenwand hin dort einen anschließenden Loslaßschmerz auszulösen (Schmidsches Zeichen) oder durch Linkslagerung der Schwangeren eine Wanderung des Schmerzmaximums zu bewirken, die gegen eine Appendizitis spricht (Adlersches Zeichen).

Schwangerschaftspyelonephritis

Bestehen neben Schmerzen im Unterbauch in der Schwangerschaft ein dumpfer Druckschmerz im Nierenlager mit Temperaturerhöhung, Schüttelfrost und Kollapsneigung, so deutet dies in erster Linie auf eine Pyelonephritis hin, die während der gesamten Schwangerschaft und im Wochenbett auftreten kann. Die Diagnose wird durch Urinsediment und -kultur gesichert. Differentialdiagnostisch abzugrenzen ist – neben einer Appendizitis bei vorwiegend rechtsseitiger Symptomatik – vor allem eine Urolithiasis, bei der jedoch die Schmerzen eher kolikartig sind und die meistens mit einer Mikro-Makro-Hämaturie einhergeht. Beim sonographischen Nachweis einer Abflußstörung des oberen Harntrakts ist zu beachten, daß in der Schwangerschaft eine Weitstellung des Hohlsystems auch ohne pathologische Veränderungen bestehen kann (47).

Ileus in der Schwangerschaft

Durch die Größen- und Lageveränderungen des Uterus in der Schwangerschaft (aber auch im Wochenbett) kommt es zu sekundären Verschiebungen von Darmschlingen, die hierbei torquiert, eingeklemmt oder durch eine Bride abgeschnürt werden können. Hieraus kann ein mechanischer Ileus in graviditate entstehen, der meistens erst nach dem 5. Monat beobachtet wird. Die dabei auftretenden kolikartigen Schmerzen werden vorwiegend im Mittel- bis Oberbauch angegeben und nicht selten als vorzeitige Wehen zunächst fehlgedeutet.
Sehr selten ist der Ileus e graviditate – eine vermutlich hormonal oder neural bedingte Darmparalyse ohne klares anatomisches Substrat.

Extragenital bedingte akute Unterbauchschmerzen

Auf die große Zahl möglicher extragenitaler Ursachen akuter Unterbauchschmerzen wurde bereits bei der allgemeinen Erörterung diagnostischer Maßnahmen hingewiesen. Abb. 2 gibt eine Übersicht – differenziert nach der Schmerzlokalisation – über die wichtigsten Krankheitsbilder, die nachfolgend unter dem Aspekt erläutert werden sollen, ob im Rahmen der interdisziplinären Differentialdiagnostik zunächst der Chirurg, der Internist oder der Urologe hinzugezogen werden sollte.

Chirurgische Erkrankungen

Akute Appendizitis

Bei allen akuten Schmerzzuständen im rechten Unterbauch sollte vorrangig an eine Appendizitis gedacht werden, da diese deren weitaus häufigste Ursache ist. Vorangegangenes Erbrechen und Übelkeit und ein sich in kurzer Zeit steigernder, von der Nabelgegend in den rechten Unterbauch verlagernder Schmerz, der dort im Bereich des McBurneyschen Punktes maximal als Druck- und Loslaßschmerz imponiert, sind typische Zeichen einer akuten Appendizitis. Als weiteres diagnostisches Kriterium – besonders bei der retrozäkal entzündeten Appendix – kann der sog. Psoasschmerz durch Heben des gestreckten rechten Beines gegen einen Widerstand ausgelöst werden.
Alle diese Zeichen können jedoch bei der akuten Appendizitis in unterschiedlicher Stärke ausgeprägt sein und auch bei anderen Erkrankungen des rechten Mittel- und Unterbauchs auftreten. Besonders schwierig ist die Abgrenzung einer Beckenappendizitis von einer vorwiegend rechtsseitigen Adnexitis. Eine höhere Temperaturdifferenz zwischen Axilla und Rektum sowie eine vergleichsweise hohe Leukozytose bei nur mäßig beschleunigter BSG sprechen eher für ei-

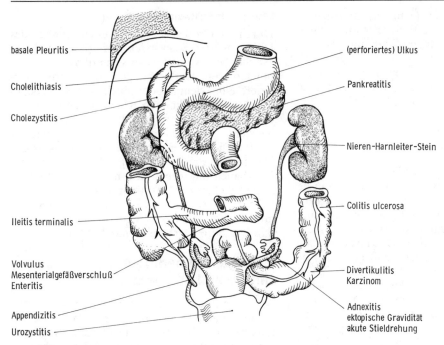

basale Pleuritis

Cholelithiasis

Cholezystitis

(perforiertes) Ulkus

Pankreatitis

Nieren-Harnleiter-Stein

Colitis ulcerosa

Ileitis terminalis

Volvulus
Mesenterialgefäßverschluß
Enteritis

Divertikulitis
Karzinom

Appendizitis

Adnexitis
ektopische Gravidität
akute Stieldrehung

Urozystitis

Abb. **2** Differentialdiagnose akuter Unterbauchschmerzen nach Schmerzlokalisation

ne akute Appendizitis. Aber auch diese differentialdiagnostischen Kriterien sind im Einzelfall nicht immer verläßlich. Bei unklaren Verläufen bedarf es vor allem bei der Differentialdiagnose Appendizitis-Adnexitis einer guten gynäkologisch-chirurgischen interdisziplinären Zusammenarbeit, wobei die Patientin im allgemeinen so lange in der Obhut des Chirurgen verbleiben sollte, bis eine Appendizitis mit hinreichender Sicherheit ausgeschlossen ist. Beachtet werden muß, daß bei Perforation einer Appendizitis die Schmerzsymptome vorübergehend deutlich nachlassen können und sich daher in dieser Phase der trügerische Eindruck einer Zustandsbesserung der Patientin ergeben kann.

Meckelsches Divertikel

Die akute Entzündung eines Meckelschen Divertikels kann eine ähnliche Symptomatik wie die Appendizitis hervorrufen und muß daher differentialdiagnostisch erwogen werden.

Peritonitis (nach Perforation)

Die häufigste Ursache einer diffusen Peritonitis infolge der Perforation eines abdominellen Hohlorgans stellt nach wie vor die perforierte Appendizitis dar (56). An zweiter Stelle stehen Perforationen von Gallenblase und Gallenwegen, ihnen folgen Ulkusperforationen des Magens und des Duodenums. Wichtig ist, daß bei allen Formen der Perforation - so auch bei der Divertikelperforation des Kolons - eine typische

organ- und krankheitsbezogene Anamnese fehlen kann.
Bei voller Ausprägung des Krankheitsbildes finden sich massiv schmerzhafte, brettharte Bauchdecken sowie weitere typische Zeichen eines akuten Abdomens (s. oben). Nur die frühzeitige Operation kann die immer noch sehr hohe Letalitätsquote senken.

Mechanischer Ileus

Klinische Zeichen der gestörten Darmpassage sind viszerale Bauchschmerzen, ein aufgetriebenes, überblähtes Abdomen und - sofern nicht bereits aufgrund von Überdehnung der Darmwand bei lokalem Verschluß und Störungen der Sekretion und Resorption eine Paralyse eingetreten ist - eine bei der Auskultation in Form klingender Darmgeräusche hörbare Widerstandsperistaltik. Radiologisch nachweisbare Darmspiegelbildungen bestätigen die Diagnose.
Der zeitliche Verlauf der zunächst intermittierend, meist kolikartig auftretenden Schmerzen variiert in Abhängigkeit von der Höhe und der Art der Obstruktion. Zu unterscheiden ist dabei vor allem zwischen einer einfachen Verlegung der Darmlichtung z. B. durch einen Tumor oder eine Strangulation. Während bei Verschluß des Dickdarms durch ein Kolonkarzinom die Symptomatik sich über Tage hin entwickeln kann, führt beispielsweise ein Dünndarmvolvulus innerhalb weniger Stunden zu stärksten Beschwerden.

Die Unterscheidung zwischen einfacher Obstruktion und Darmverschluß mit gleichzeitiger Strangulation des Mesenteriums und damit der ernährenden Gefäße ist deshalb wichtig, weil die Strangulation des Mesenteriums innerhalb weniger Stunden zu irreparablen Darmwandnekrosen führt. Nur bei frühzeitiger operativer Intervention ist die Prognose günstig.

Der Briden- bzw. Adhäsionsileus nach vorausgegangener Operation sowie die inkarzerierte Hernie machen den weitaus größten Anteil der Ursachen für einen Darmverschluß aus. Bei gründlicher Untersuchung der Patientin mit Ileusverdacht wird man bei mehr als der Hälfte aller Kranken äußere Hinweise auf die Verschlußursache in Form von Operationsnarben oder äußeren Hernien finden (56). Die häufigste Form des Bruches bei der Frau ist die Schenkelhernie unterhalb des Leistenbandes, bei der die Gefahr der Einklemmung größer ist als bei der Leistenhernie.

Akuter Mesenterialgefäßverschluß

Der akute Verschluß der Mesenterialarterien erfolgt vorwiegend embolisch und betrifft in erster Linie die A. mesenterica superior. Auslösende Faktoren sind u. a. Herzrhythmusstörungen, Herzklappenfehler oder eine Lungenvenenthrombose (30). Typisch ist ein plötzlich einsetzender starker und diffuser Bauchschmerz bei zunächst sonst geringem klinischem Befund. Nach 12 bis 24 Stunden kommt es dann zum Vollbild einer diffusen Peritonitis. Die Prognose ist mit einer Letalität von über 90% extrem schlecht. Eine frühzeitige, schon bei geringsten Verdachtsmomenten durchgeführte Angiographie mit der Chance einer Embolektomie kann allenfalls das Leben der Patientin retten.

Internistische Erkrankungen

Akute Gastroenteritis

Ein plötzlich – häufig nach Diätfehler – einsetzender diffus den gesamten Bauchraum betreffender Schmerz kann, begleitet von Übelkeit, Erbrechen und/oder Diarrhöen, Ausdruck einer akuten Gastroenteritis sein, wobei besonders die zuletzt genannten Symptome von differentialdiagnostischer Bedeutung sind. Neben einer Erhöhung der Temperatur wird bedingt durch die enteralen Flüssigkeitsverluste häufig eine Hämokonzentration mit erhöhten Hämatokritwerten im Blutbild beobachtet.

Enteritis regionalis

Akute, im rechten Unter- und Mittelbauch lokalisierte Schmerzen bei typischer Anamnese mit krampfartigen, dünnflüssigen Stühlen (evtl. mit Blutbeimengung) sollten an eine Enteritis regionalis denken lassen. Die differentialdiagnosti-

sche Abgrenzung der Schmerzsymptomatik bei diesem Krankheitsbild ist klinisch oft schwierig, da im chronischen Stadium meist zusätzlich Konglomerattumoren des Darms im rechten Unterbauch tastbar sind und zu Fehlinterpretationen Anlaß geben können. Die sichere Differenzierung gelingt meist erst durch Einbeziehung der Röntgendiagnostik (Magen-Darm-Passage, Kolonkontrastdarstellung).

Akute Pankreatitis

Schwere Formen der akuten Pankreatitis können das Vollbild eines akuten Abdomens hervorrufen. Wenngleich auch die Schmerzen bei der akuten Pankreatitis zunächst von der Tiefe des Oberbauches ausgehen, können sie sich doch in wenigen Stunden über das gesamte Abdomen ausbreiten. Sofern eine Cholelithiasis oder Alkoholabusus anamnestisch bekannt ist (zusammen in mehr als 75% aller Fälle als Risikofaktoren vorhanden), sollte bei stärksten akuten abdominellen Schmerzen stets an eine akute Pankreatitis gedacht werden. Entscheidend für die Diagnose ist der Nachweis stark erhöhter Amylasekonzentrationen im Blut. Eine hohe Leukozytose besteht ebenfalls fast immer.

Pseudoperitonitis

Der Begriff „Pseudoperitonitis" faßt kardialpleural, endokrin oder metabolisch bedingte akute Bauchschmerzen zusammen (57).

Während ein akuter basaler Myokardinfarkt oder eine akute basale Pleuritis in ihrer Schmerzsymptomatik nur in den seltensten Fällen über den Ober- und Mittelbauch bis in den Unterbauch ausstrahlen, können die endokrinen und metabolischen Formen der Pseudoperitonitis eine diffuse Schmerzhaftigkeit des gesamten Abdomens hervorrufen. Die Kenntnis dieser Erkrankungen ist differentialdiagnostisch vor allem deshalb wichtig, da im allgemeinen bei Erkrankungen mit Pseudoperitonitis operative Maßnahmen *kontraindiziert* sind!

Die Schmerzsymptome bei der Pseudoperitonitis können im Einzelfall heftiger sein als bei der „chirurgischen" Peritonitis. Es fehlt jedoch häufig die extreme, brettharte Anspannung der Bauchdecken, während Darmgeräusche meist noch vorhanden sind. Eine Diskrepanz zwischen den von der Patientin angegebenen Schmerzen und den objektiv erhebbaren Untersuchungsbefunden kann den ersten Hinweis auf das Vorliegen einer Pseudoperitonitis geben (cave: akuter Mesenterialgefäßverschluß!).

Bei bekanntem Diabetes mellitus muß bei akuten Schmerzen im Abdomen auch an eine *diabetische Ketoazidose* gedacht werden. Der Nachweis einer Hyperglykämie sowie einer Ketonurie bei deutlichem Acetongeruch des Patienten sichert die Diagnose. Es muß jedoch bedacht werden, daß bei entgleistem Diabetes mellitus und Ketoazidose zusätzlich abdominale Komplikationen auftreten können, die einer operativen Therapie bedürfen (57).

Ein weiteres Beispiel einer metabolisch bedingten akuten abdominellen Schmerzsymptomatik ist die *akute intermittierende Porphyrie,* die vor allem nach Einnahme von Arzneimitteln auftritt. Der auffallend rote und beim Stehen nachdunkelnde Urin ist wichtigstes diagnostisches Zeichen dieser Erkrankung.

Auf weitere Krankheitsbilder, die zu einer Pseudoperitonitis führen können, wie z. B. die Hyperchylomikronämie, die hämolytische Krise, die abdominelle allergische Krise oder die diffuse Darmblutung bei Gerinnungsstörungen unter Antikoagulantientherapie (57), kann an dieser Stelle nicht weiter eingegangen werden.

Vergiftungen

Stärkste abdominelle Beschwerden können sowohl durch Überdosierung wie auch durch direkte lokale Schädigung des Intestinaltraktes durch eine große Anzahl von Medikamenten, aber auch durch akzidentell oder in suizidaler Absicht eingenommene Giftstoffe ausgelöst werden (15).

Zu letzteren zählen Metallverbindungen, Insektizide, Pestizide sowie Reinigungs- und Lösungsmittel.

Urologische Erkrankungen

Vom Nierenbecken oder vom Harnleiter ausgehende Erkrankungen strahlen in ihrer Schmerzsymptomatik meist bis in das Genitale aus und können bei akuten Beschwerden erhebliche differentialdiagnostische Schwierigkeiten bereiten.

Urolithiasis

Da die Urolithiasis bei ca. 1% der Gesamtbevölkerung auftritt, stellt sie schon von ihrer Häufigkeit eine wichtige Differentialdiagnose bei Unterbauchschmerzen dar (47). Ihr typisches Symptom ist ein kolikartiger Schmerz, der von gastrointestinalen Symptomen (vor allem Erbrechen) begleitet sein kann. Das Abdomen ist weich. Der stärkste Schmerz wird häufig zunächst im Unterbauch angegeben und pflanzt sich erst im weiteren nach proximal fort. Bei prävesikalem Ureterstein bestehen zusätzlich Miktionsbeschwerden in Form von Pollakisurie und Dysurie. Leukozytenzahl und Körpertemperatur können bei sekundärer Infektion wie auch bei anderen entzündlichen Erkrankungen erhöht und somit differentialdiagnostisch nur eingeschränkt verwertbar sein. Demgegenüber stellt die fast immer nachweisbare Mikro- und Makrohämaturie das wichtigste klinische Untersuchungskriterium dar. Eine Dilatation der ableitenden Harnwege bei Urolithiasis kann schnell und einfach mittels der Sonographie diagnostiziert werden, während der positive Konkrementnachweis meist der Röntgenuntersuchung im Intervall vorbehalten bleibt.

Hydronephrose

Typisch für die intermittierende Hydronephrose ist ein Zusammenhang zwischen forcierter Diurese und dem Eintreten eines kolikartigen Schmerzes mit gleichzeitiger Leukozyturie als Zeichen einer begleitenden Entzündung (47). Die Diagnose kann im allgemeinen durch die Sonographie schnell gesichert werden.

Nierentumoren

Sehr große Hypernephrome oder Zystennieren können gelegentlich bis in das kleine Becken reichen und dort akute kolikartige Schmerzen hervorrufen.

Paranephritischer und paraurethraler Abszeß

Bei – meist hämatogen entstandenen – Abszeßbildungen im Retroperitoneum bestehen vorwiegend dumpfe Flankenschmerzen, es können jedoch auch akute Schmerzen mit hohen Temperaturen auftreten (1). Hieraus können differentialdiagnostische Probleme gegenüber entzündlichen Veränderungen im Bereich der Adnexe erwachsen, bei rechtsseitiger Lokalisation auch gegenüber einer akuten Appendizitis (in beiden Fällen positiver Psoasschmerz!).

Überlaufblase

Vor allem bei alten Frauen können Überlaufblasen mit einem Restharn von 2 bis 4 Litern suprasymphysär akute Schmerzsensationen bedingen – gelegentlich sogar mit Ileussymptomen! Die Beschwerden können umgehend durch eine einfache Katheterisierung beseitigt werden.

Chronische Unterbauchschmerzen

Die Abgrenzung chronischer Schmerzzustände von akuten Schmerzen ist nicht immer eindeutig möglich. Ebenso viele Krankheitsbilder können akut-chronisch wie andere chronisch-akut verlaufen. Somit gelten die zuvor für akute Schmerzen gegebenen Empfehlungen zum diagnostischen und differentialdiagnostischen Vorgehen grundsätzlich auch bei chronischen Schmerzen.

Ein sich über Wochen bis Jahre kontinuierlich oder schubweise manifestierender Unterbauchschmerz läßt aber – im Gegensatz zum akuten Schmerz – einen größeren zeitlichen Spielraum für die Diagnostik, den es zu nutzen gilt.

Diagnostisches Vorgehen

Insbesondere die Erhebung der *Anamnese* kann bei Patientinnen mit chronischen Unterbauchschmerzen sehr zeitaufwendig werden, da durch zusätzliche Fragen u. a. auch das persönliche und soziale Umfeld der Patientin sowie auch ihr Sexualleben einschließlich bisher verwendeter antikonzeptiver Praktiken oder auch Sterilitätsprobleme erfaßt werden sollten. Hier können sich erste wichtige Hinweise auf eine psychosomatische Ursache der geklagten Schmerzen ergeben.

Nicht selten wird die Patientin eine große Liste vorangegangener Therapieversuche vorlegen. Hier ist besonders auf Voroperationen zu achten, deren Operationsberichte man im Zweifelsfall anfordern sollte. Wichtig ist es auch, den Umfang der bisherigen Schmerztherapie, d. h. auch den täglichen Analgetikaverbrauch zu erfahren, um diesen zum Untersuchungsbefund korrelieren zu können. Die Zuordnung des Schmerzgeschehens zum Zyklusverlauf (Mittelschmerz?, prämenstrueller Schmerz?, Dysmenorrhöen?) sollte genau geklärt werden. Für die Abgrenzung von Funktionsstörungen außerhalb des Genitales (Darm, ableitende Harnwege) ist es bedeutsam, gegebenenfalls eine Schmerzabhängigkeit von Nahrungsaufnahme, Defäkation oder Miktion zu eruieren. In diesem Zusammenhang ist auch die Frage nach Blutbeimengungen im Stuhl oder Urin unerläßlich.

Das Ausmaß der Schmerzen und der Tastbefund bei der *klinischen Untersuchung* müssen nicht immer korrelieren. Auch kleine Narbenspangen oder Endometrioseherde im Bereich der Sakrouterinligamente können beispielsweise erhebliche chronische Unterbauchschmerzen verursachen. Eine subtile Austastung des kleinen Beckens einschließlich einer rektovaginalen Untersuchung ist daher bei Patientinnen mit chronischen Unterbauchschmerzen von größter Wichtigkeit.

Welche *biochemischen Laborwerte* zur weiteren differentialdiagnostischen Abklärung chronischer Unterbauchschmerzen herangezogen werden sollen, muß in Abhängigkeit vom klinischen Befund im Einzelfall entschieden werden. Aus diesem Grunde soll an dieser Stelle auf eine synoptische Übersicht verzichtet werden, zumal klinisch-chemische Befunde für den geübten Diagnostiker meist nur eine – quantifizierte – Bestätigung seiner Diagnose ergeben. Von allgemeiner Bedeutung sind vor allem die sog. biochemischen Entzündungsparameter wie BSG, Leukozytenzahl oder das C-reaktive Protein (CRP).

Die Erhebung eines Urinstatus (Sediment und biochemische Untersuchung des Urins), evtl. ergänzt durch eine mikrobiologische Analyse, sowie eine Untersuchung auf Blut im Stuhl können bei unklaren Fällen eine wertvolle differentialdiagnostische Hilfe sein.

Von den bildgebenden Verfahren steht heute bei der Abklärung von Unterbauchschmerzen die *Ultraschalldiagnostik* an erster Stelle. Sie ist zur Unterscheidung zystischer und solider Tumoren bei entsprechendem Tastbefund, bei unklarer Organzuordnung pathologischer Befunde oder bei durch Adipositas, willkürliche Abwehrspannung oder Aszites erschwerten Untersuchungsbedingungen eine wichtige Ergänzung zum klinischen Befund. Einschränkend muß gesagt werden, daß besonders bei Adhäsionsprozessen im kleinen Becken eine sonographische Differenzierung zwischen zystischen Adnexveränderungen und Darmanteilen schwierig sein kann – vor allem wenn die Untersuchung bei nicht ausreichend gefüllter Harnblase erfolgt (60).

Auch in der Diagnostik der ableitenden Harnwege ist die Sonographie bei vielen Fragestellungen (z. B. Hydronephrose, Hydroureter) das Verfahren der Wahl gegenüber *Röntgenuntersuchungen* wie z. B. das Urogramm. Demgegenüber ist bei Verdacht auf pathologische Veränderungen des Dünn- oder Dickdarms die Röntgendiagnostik (Magen-Darm-Passage, Kolonkontrastdarstellung) nach wie vor das wichtigste bildgebende Verfahren.

Die Computertomographie des kleinen Beckens ist eine kostenintensive und aufwendige Methode, die im allgemeinen nur bei spezieller Indikation angewendet werden sollte. Hierzu gehören u. a. die Suche nach einem Tumorrezidiv bei unklarem Tastbefund oder Kontraindikationen gegen invasivdiagnostisches Vorgehen bei suspekten klinischen Befunden (s. u.). Dabei muß bedacht werden, daß eine sichere Aussage über die Dignität eines Befundes aufgrund computertomographischer Kriterien allein auch nicht getroffen werden kann.

Von ganz entscheidender Bedeutung für die endgültige Abklärung chronischer Unterbauchschmerzen sind *endoskopische Verfahren*. Neben der Zystoskopie und der Rekto- bzw. Sigmoidoskopie, die in erster Linie bei entsprechender klinischer Symptomatik durchgeführt werden sollten, ist vor allem die *diagnostische Laparoskopie* ein wichtiges Verfahren zur Objektivierung chronischer Unterbauchbeschwerden. Da es sich hierbei um eine invasive Untersuchungsmethode handelt, sollten zuvor jedoch unbedingt alle nichtinvasiven Verfahren zur differentialdiagnostischen Abklärung ausgeschöpft werden.

Unter dieser Voraussetzung ergibt sich für die Durchführung einer diagnostischen Laparoskopie bei chronischen Unterbauchschmerzen eine vielseitige Indikationsstellung. Sie reicht von der weiteren Abklärung chronisch-rezidivierender Adnexitiden (in diesem Falle sollte möglichst nach antibiotischer Vorbehandlung im Intervall laparoskopiert werden) bis hin zum Verdacht auf kleine Endometrioseherde, z. B. im Bereich der Sakrouterinligamente oder auf Adhäsionsprozesse nach vorangegangener Appendektomie. Die Verwendung eines Laparoskops mit einem Arbeitskanal und/oder eines Zweiteinstichs hat dabei den Vorteil, daß auf diese Weise einzelne Organanteile (z. B. Fimbrientrichter) zur genaueren Inspektion besser mobilisiert, aber auch kleinere Adhäsionsstränge in gleicher Sitzung unter laparoskopischen Bedingungen durchtrennt werden können.

Bei der laparoskopischen Abklärung chronischer Unterbauchschmerzen sollte darüber hinaus bedacht werden, daß nicht wenige der betroffenen Patientinnen – mehr oder weniger aktuell – eine Sterilitätsproblematik aufweisen. Aus diesem Grunde ist es häufig ratsam, gleichzeitig eine Überprüfung der Tubendurchgängigkeit, z. B. mittels Chromopertubation, vorzunehmen.

Bei etwa einem Drittel aller Patientinnen mit chronischen Unterbauchschmerzen läßt sich bei der Laparoskopie kein pathologischer Befund im Bereich des kleinen Beckens erheben (30). Keinesfalls kann hieraus gefolgert werden, daß in allen diesen Fällen die diagnostische Laparoskopie eine unnötige Belastung der Patientin bedeute. Liegt kein organpathologischer Befund vor, so ist es besonders bei langjährigen Schmerzzuständen wichtig, die Patientin durch den Nachweis eines unauffälligen laparoskopischen Befundes davon zu überzeugen, daß psychosomatische Ursachen ihrer Beschwerden angenommen werden müssen. Dies führt gelegentlich zu einem spontanen Sistieren der chronischen Schmerzen, stellt aber auf jeden Fall eine wichtige Grundlage für eine sich anschließende psychotherapeutische Behandlung der Patientin dar.

Die *Explorativlaparotomie* zur Abklärung chronischer Unterbauchschmerzen bleibt Einzelfällen vorbehalten, bei denen z. B. aufgrund vorangegangener Operationen mit so massiven Verwachsungen gerechnet werden muß, daß eine Laparoskopie zu risikoreich erscheint, oder bei denen aus anderen Gründen ein endoskopisches Vorgehen kontraindiziert ist. In diesem Fall bedarf es einer besonders umfassenden präoperativen Aufklärung der Patientin, da zum einen besonders Adhäsionsprozesse im Falle einer weiteren Laparotomie auch trotz Adhäsiolyse postoperativ gleich starke oder sogar stärkere Beschwerden verursachen können und da zum anderen unverhoffte intraoperative Befunde bei offenem Abdomen umgehende – nicht selten sehr umfangreiche – therapeutische Konsequenzen verlangen.

Differentialdiagnose chronischer Unterbauchschmerzen

Chronische Adnexitis

Jede akute Adnexitis kann – zumal wenn nicht frühzeitig und/oder ausreichend therapiert wurde – in eine chronische Verlaufsform übergehen. Meist doppelseitige, als brennend oder stechend beschriebene Unterbauchschmerzen treten dann mit unterschiedlicher Intensität auf. Da allgemeinentzündliche Erscheinungen nicht selten fehlen und der Tastbefund meist nur gering ist, kann die Diagnose schwierig sein. Bei entsprechender Lokalisation können auch geringe Verwachsungen als Folgezustände einer zurückliegenden akuten Adnexitis erhebliche Beschwerden bereiten. Andererseits muß bedacht werden, daß eine große Zahl psychosomatischer Ursachen chronische Unterbauchschmerzen auslösen kann (s. unten). In diesem Fall würde die Diagnosestellung einer chronischen Adnexitis einen organpathologischen Befund unterstellen, zu unnötigen Arzneimittelverordnungen, Kuren usw. führen und eine auf die eigentlichen Schmerzursachen ausgerichtete Diagnostik behindern.

Die diagnostische Laparoskopie kann hier zur Abgrenzung zwischen organischen und nichtorganischen Schmerzursachen Wesentliches beitragen.

Endometriose

Die sekundäre Dysmenorrhö ist ein typisches Symptom der Endometriose. Andere Ursachen zyklusabhängiger, prämenstruell verstärkter Schmerzen, wie die Adenomyosis uteri, submuköse Myome, Polyposis endometrii, intrauterine Synechien oder Zervixstenosen (54), treten hinter der Endometriose hinsichtlich der Häufigkeit in den Hintergrund (Abb. 3). Beachtet werden sollte, daß bei der Endometriose zyklusabhängi-

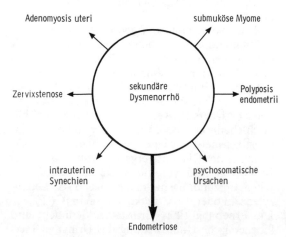

Abb. 3 Differentialdiagnose chronischer zyklusabhängiger prämenstrueller Unterbauchschmerzen

ge Schmerzen zwar häufig, keinesfalls jedoch obligat sind. Besonders infolge sekundärer Narbenbildung bei Endometriose können auch zyklusunabhängige Dauerschmerzen auftreten. Die Begleitsymptomatik bei der Endometriose richtet sich nach Schwere und Lokalisation: häufig werden – vor allem prämenstruell – Schmerzen bei der Kohabitation oder Defäkationsbeschwerden, gelegentlich auch Dysurien angegeben.

Neben der oft typischen Schmerzanamnese können tastbare Douglas-Knoten und Resistenzen im Bereich der Adnexe, narbige Verdickungen der Sakrouterinligamente oder – in seltenen Fällen – auch direkt sichtbare Herde in der Vagina Hinweise auf eine Endometriose geben. Die Besserung der Schmerzsymptomatik unter Einnahme eines oralen Kontrazeptivums läßt gelegentlich bei leichteren Fällen eine Diagnosestellung „ex juvantibus" zu, zur Sicherung der Diagnose ist jedoch zumeist die Laparoskopie erforderlich.

Adhäsionsbeschwerden

Adhäsionen zwischen Adnexen und dem Zäkum können bei vermehrter Darmperistaltik kolikartige auftretende chronische Unterbauchschmerzen auslösen. Vorangegangene Entzündungen oder Bestrahlungen, vor allem aber Operationen können Ursachen derartiger Adhäsionen sein. Ausgedehnte Verwachsungen mit stärksten Unterbauchschmerzen werden u. a. auch nach Antefixationsoperationen beobachtet. Es sei daher in diesem Zusammenhang betont, daß die mobile Retroflexio uteri allein als Ursache chronischer Unterbauchschmerzen *nicht* in Frage kommt. Ein ursächlicher Zusammenhang mit den angegebenen Schmerzen ist nur anzunehmen, wenn der retroflektierte Uterus z. B. bei ausgedehnter Endometriose im Douglas-Raum *fixiert* ist.

Erkrankungen des uterinen Halteapparates

Chronische Verlaufsformen der Parametritis können ebenso anhaltende Unterbauchschmerzen verursachen wie eine geburtstraumatisch bedingte Insuffizienz des uterinen Halteapparates (Allen-Masters-Syndrom [2]). Die dabei – zusammen mit einer sekundären Dyspareunie – auftretenden Schmerzen werden häufig als stechend intensiv in der Mitte des kleinen Beckens empfunden, seltener einseitig oder generalisiert.

Von größerer praktischer Bedeutung als dieses differentialdiagnostisch wichtige, aber doch seltene Krankheitsbild sind Narbenspangen der Restparametrien nach vorangegangener Hysterektomie. Sie gehen oft vom Scheidenstumpf aus und betreffen vor allem die hinteren Parametrien, die bei der Austastung des kleinen Beckens dann äußerst druck- und zugempfindlich

sind. Sie bereiten der Patientin besonders starke Kohabitationsbeschwerden, so daß nicht selten eine erneute Operation zur Exstirpation dieser Narbenspangen unumgänglich wird.

Tumoren

Myome und Ovarialtumoren können eine erstaunliche Größe erreichen, bevor sie Schmerzen verursachen. Diese entstehen meist erst nach Torsion, Einblutungen oder – bei Einklemmungserscheinungen – durch Druck auf umgehende Organe, besonders auf präsakrale Schmerzrezeptoren des zerebrospinalen Nervensystems (42). Dem Schmerz kommt als Frühsymptom gynäkologischer Tumoren nur in den wenigsten Fällen eine Bedeutung zu. Dies gilt leider auch für Malignome.

Extragenitale Schmerzursachen

Auf die engen topographischen Beziehungen verschiedener Organsysteme im kleinen Becken und die sich hieraus für die differentialdiagnostische Interpretation von Schmerzen ergebenden vielfachen Möglichkeiten wurde bereits bei der Erörterung akuter Unterbauchschmerzen hingewiesen. Viele der hierzu angeführten Krankheitsbilder (s. a. „Extragenital bedingte akute Unterbauchschmerzen") können einen chronischen Verlauf nehmen, so daß an dieser Stelle auf eine erneute Besprechung der Symptomatik verzichtet und auf eine tabellarische Übersicht (Tab. 4) verwiesen werden kann.

Bei rezidivierenden Unterbauchschmerzen ist – dies sei hervorgehoben – vor allem auch an

Tabelle **4** Übersicht über die wichtigsten Differentialdiagnosen bei chronischen Unterbauchschmerzen

I. Inneres Genitale	Adnexitis (chron.-rezidiv.)
	Endometriose
	Parametritis
	Adhäsionsprozeß
	Retroflexio uteri *fixata*
	Allen-Masters-Syndrom (2)
	Tumoren
II. Darm	Appendicitis chronica
	Divertikulose
	Ileitis terminalis
	Colitis ulcerosa
	Karzinom
III. Retroperitoneum	chron. Harnwegsinfekt
	Harnaufstau
	Pankreatitis
	Neuralgie
	Varicosis pelvis
IV. Extraabdominal	Erkrankungen der Wirbelsäule
	Osteomyelitis des Beckens
	Ostitis pubica
V. Psychosomatisch bedingte Schmerzen	

chronisch-entzündliche Darmerkrankungen zu denken: Die Ileitis terminalis oder die Colitis ulcerosa gehen meist mit einem charakteristischen Beschwerdebild einher und können durch radiologische Verfahren bzw. Darmendoskopie im Allgemeinen gut abgegrenzt werden. Dies gilt auch für Sigma- oder Rektumkarzinome.

Größere Schwierigkeiten kann bei chronischen rechtsseitigen Unterbauchschmerzen der Nachweis oder Ausschluß einer *chronischen Appendizitis* bereiten. Ein reproduzierbarer tiefer Druckschmerz bei der Palpation im Bereich des McBurneyschen Punktes und ein Füllungsdefekt bei der röntgenologischen Darstellung der Appendix können Hinweise auf eine chronische Appendizitis sein. Der Beweis der Richtigkeit der Diagnose ergibt sich aber erst aus dem histologischen Befund des Wurmfortsatzes. Dieses diagnostische Dilemma sollte, sofern eine Appendektomie erwogen wird, präoperativ mit der Patientin besprochen werden, zumal dem Beschwerdebild auch harmlose Ursachen wie ein Zoekum mobile, ein sog. Reizkolon oder eine psychosomatische Genese zugrunde liegen können.

Psychosomatische Aspekte chronischer Unterbauchschmerzen

Sofern bei gründlicher Durchuntersuchung der Patientin kein organpathologischer Befund erhoben werden kann und somit auch keine somatische Krankheit klinisch abzugrenzen ist, ergibt sich die Notwendigkeit zu überprüfen, ob die unspezifischen oder zunächst auch als funktionell bezeichneten Schmerzen im Bereich des kleinen Beckens psychosomatischer Genese sind (50). Bezeichnungen wie Pelvipathia vegetativa, Pelvipathia nervosa, Parametropathia spastica oder Parametritis chronica in der deutschsprachigen Literatur oder Ausdrücke wie Broad ligament neuritis, Pelvic sympathetic sinblome oder Pelvic congestion im Anglo-amerikanischen werden synonym zur Beschreibung ein- oder doppelseitiger Schmerzen im Unterleib ohne faßbares organisches Korrelat verwendet. Die Vielfalt der Bezeichnungen ist Ausdruck, das diffuse, schwer erfaßbare Krankheitsbild weiter zu präzisieren (21).

Typisch für chronische Unterleibsschmerzen mit psychosomatischer Genese sind u. a. sehr diffuse Schmerzangaben, eine lange Anamnese diagnostischer und auch operativer Maßnahmen ohne klare Diagnose oder eine adäquate Therapie. Dabei werden bei einer überwiegenden Zahl der Patientinnen körperliche Begleitsymptome wie Sexualstörungen, Magenfunktionsstörungen, Kopfschmerzen oder hypotone Kreislaufstörungen beobachtet. Meistens besteht demgegenüber bei den Patientinnen kein seelischer Leidensdruck, da sie ganz auf ihre körperlichen Symptome fixiert sind. Sie schildern ihre Lebenssituation – wenn direkt danach gefragt wird – meist als ganz normal oder sogar als idealisiert besonders gut. Zentrales Anliegen der Patientin sind allein ihre Beschwerden, die keineswegs simuliert sind, da ein echtes psychosomatisches Leiden im Sinne einer Organneurose vorliegt. Die Erwartungshaltung der Patientin gegenüber dem Arzt ist meist sehr hoch, zumal wenn früher konsultierte Kollegen aufgrund erfolgloser diagnostischer und therapeutischer Maßnahmen von der Patientin als Versager angesehen werden. Geht der Arzt in dieser Situation der Versuchung nach, sich mit dieser Idealisierung durch die Patientin zu identifizieren, kann sich hieraus eine äußerst schwierige Arzt-Patient-Beziehung entwickeln: die anfängliche Idealisierung des Arztes schlägt in Mißtrauen um, während dieser über die Reaktionen der Patientin enttäuscht ist. Hieraus resultiert dann meist ein – weiterer – Arztwechsel der Patientin. Auch bei behutsamem Vorgehen ist eine psychosomatisch orientierte Diagnostik meist durch die narzißtische Persönlichkeitsstruktur der Patientin (sehr leichte Verletzlichkeit und Kränkbarkeit, schwaches und labiles Selbstgefühl, diffuse Ängste) erschwert. Die Patientin erlebt ihre Beziehungsschwierigkeiten selbst nicht als Mangel und erkennt eine Konfliktsituation als mögliche Ursachen ihrer Beschwerden deshalb meist auch nicht. Direkte Fragen nach den meisten psychosomatischen Ursachen von Unterleibsschmerzen wie Fehlen einer sicheren familiären Geborgenheit, Mangel an körperlicher und emotionaler Wärme oder Partnerschaftskonflikte mit Störungen der sexuellen Erregungs- und Empfindungsfähigkeit sind somit kaum hilfreich. Demgegenüber kann das Gespräch über konflikthafte Streßsituationen, während deren die Schmerzen erstmals aufgetreten sind (z. B. Schwangerschaft, Heirat, Verlust eines Partners), wichtige Hinweise auf die psychosomatische Genese von Unterleibsschmerzen geben. Sofern sich die Patientinnen aus genannten Gründen nicht den weiteren therapeutischen Bemühungen entziehen, sollte eine Psychotherapie angestrebt werden, in deren Verlauf dann die zunächst nicht zugänglichen Ursachen der bestehenden Unterleibsschmerzen weiter eruiert werden können.

Kreuzschmerzen

Diagnostisches Vorgehen

Der Kreuzschmerz der Frau ist ein häufiges, jedoch auch gleichzeitig vieldeutiges Symptom. Die Schwierigkeiten der Diagnostik sind vor allem dadurch bedingt, daß eine verhältnismäßig große Zahl gynäkologischer und nichtgynäkologischer Erkrankungen Kreuzschmerzen auslösen können, so daß eine Zuordnung dieses Symptoms in vielerlei Richtung möglich ist. Für den Frauenarzt ergibt sich hieraus die Notwendigkeit, in Zusammenarbeit mit Röntgenärzten, Orthopäden, Neurologen, Urologen, Internisten oder Psychiatern durch den Einsatz zusätzlicher diagnostischer Maßnahmen die eigene Zuordnung des Symptoms weiter abzusichern. Auch für den Kreuzschmerz gilt, daß eine gründliche Erhebung der *Anamnese* wesentlich helfen kann, differentialdiagnostisch die richtigen Akzente zu setzen. Dabei wäre in der allgemeinen Anamnese insbesondere nach Vorerkrankungen zu fragen. Ist eine Malignombehandlung bekannt, so sollte an ein lokales Rezidiv, Metastasen im Bereich der Wirbelsäule oder aber auch ggf. an postaktinische Beschwerden (u. a. Osteoradionekrose) gedacht werden. Der direkte zeitliche Zusammenhang des Schmerzbeginns mit einer Entbindung kann Hinweis auf ein Allen-Masters-Syndrom (2) geben. Ein wertvolles Kriterium bei der Abklärung von durch Senkungszuständen des weiblichen Genitales bedingten Kreuzschmerzen kann die *Lagerungsabhängigkeit* sein:

Die Beschwerden nehmen häufig erst im Tagesverlauf nach mitunter berufsbedingtem Stehen, Laufen oder Treppensteigen stark zu und sind nach horizontaler Lagerung wieder rückläufig (10). Demgegenüber sprechen für nicht durch gynäkologische Erkrankungen bedingte Kreuzschmerzen vor allem folgende Besonderheiten: das plötzliche Auftreten nach Traumen, die Fixierung einer Lendenlordose, das Auftreten der Beschwerden im Zusammenhang mit körperlichen Bewegungen, das Vorhandensein der Schmerzen während der Bettruhe mit Abklingen nach den ersten Bewegungen sowie die Verstärkung der Beschwerden morgens nach Ruhe während der Nacht (34).

Bei der *klinischen Untersuchung* kann bereits die Beobachtung einer schmerzverkrampften Steifhaltung der unteren Wirbelsäule Hinweise auf eine pathologische Skelettveränderung geben. Bei der gynäkologischen Untersuchung der Patientin mit Kreuzschmerzen sollte – unter Einbeziehung auch der rektovaginalen Untersuchung – versucht werden, neben der Beurteilung des inneren Genitales auch eine möglichst umfangreiche und genaue Austastung der Beckenhöhle, vor allem auch der Kreuzbein-Steißbein-Wölbung und des Bereiches der Iliosakralgelenke, durchzuführen. Zur weiteren Diagnostik gehört auch eine segmentale klinische Untersuchung der Lendenwirbelsäule. Diese dient dazu, den von der Patientin angegebenen Schmerzbereich durch Palpation, Druck- und Rüttelschmerz

mehr zu lokalisieren. Bei der funktionellen Untersuchung kann durch eine Schmerzverstärkung bei Reklination ein Hinweis auf schmerzhafte Veränderungen im Bereich der Wirbelbogenstrukturen gewonnen werden, während Schmerzen bei Vorneigung eher typisch für bandscheibenbedingte Erkrankungen sind. Beachtet werden sollte, daß Kreuzschmerzen auch durch Erkrankung im Bereich der Iliosakralgelenke ausgelöst werden können. Diese können durch den Handgriff nach Menell untersucht werden, mit dem die Schmerzhaftigkeit dieser Gelenke bei ruckartiger Oberschenkelextension des gleichseitigen Beines in Bauch- oder Rückenlage überprüft wird. Schließlich sollte durch eine zumindest orientierende Untersuchung der Hüftgelenke ausgeschlossen werden, daß ein Hüftgelenkschaden Ursache der geklagten Kreuzschmerzen ist.

Nach Ausschluß schwangerschaftsbedingter Kreuzschmerzen (s. unten) sollte – besonders wenn Schmerzsymptomatik, Anamnese und klinischer Befund nicht übereinstimmen – eine zusätzliche *Röntgendiagnostik* durchgeführt werden: Neben der röntgenologischen Untersuchung der Wirbelsäule in 2 Ebenen, der Beckenübersichtsaufnahme sowie der ggf. gezielten Darstellung der Iliosakralgelenke können im Einzelfall differenziertere Techniken wie Tomographie, Myelographie oder Funktionsaufnahmen erforderlich werden, die im allgemeinen jedoch nur in Absprache mit dem Orthopäden oder durch diesen veranlaßt werden sollten.

Genitalbedingte Kreuzschmerzen

In der Sakralgegend ist der gesamte Aufhängeapparat des weiblichen Genitales zum Teil mit dem Periost des Kreuzbeines, zum anderen mit der Faszie der Skelettmuskulatur eng verflochten. Jede Reizung durch Zug, Druck, entzündliche Anschwellung oder narbige Schrumpfung kann durch Auswirkung auf die in dieser Gegend reichlich vorhandenen sensiblen Rezeptoren des zerebrospinalen Nervensystems zu Kreuzschmerzen führen.

Senkungszustände des inneren Genitales

Senkungsveränderungen des inneren Genitales sind die häufigsten Ursachen des gynäkologisch bedingten Kreuzschmerzes (Tab. 5). Auslösender Faktor ist eine chronische Überbeanspruchung des insuffizienten uterinen Halteapparates. Die Diagnosestellung durch Spiegeleinstellung und Palpation bereitet meist keine größeren Schwierigkeiten, so daß auf Einzelheiten an dieser Stelle nicht weiter eingegangen werden muß.

Tabelle 5   Häufigkeit gynäkologischer Diagnosen bei 187 poliklinischen Patientinnen der Universitätsfrauenklinik Mainz mit dem Symptom Kreuzschmerz

Diagnose	%
Senkungszustände des inneren Genitales	27,3
Uterus myomatosus	9,4
Chronisch-entzündliche Prozesse, Adhäsionen	13,7
Adnextumoren	7,1
Endometriose	8,2
Intrauterinspirale	6,7

Uterus myomatosus, Tumoren

Die Diagnose eines nur mäßig vergrößerten Uterus myomatosus reicht meist allein für die Erklärung der geklagten Kreuzschmerzen nicht aus. Größere subseröse Myome der Uterushinterwand können – ebenso wie retrouterine Ovarialtumoren – durch Druck auf den Plexus sacralis erhebliche Kreuzschmerzen hervorrufen.

Adhäsionsprozesse

Verwachsungszustände im kleinen Becken können neben chronischen Unterbauchschmerzen (s. oben) auch ganz erhebliche Kreuzschmerzen hervorrufen. Sie sind beispielsweise gefürchtete Spätkomplikationen nach nicht frühzeitig genug oder nicht ausreichend behandelten Adnexitiden. Adhäsionsstränge, die mitunter das gesamte innere Genitale mit einbeziehen können, finden sich ggf. auch postaktinisch oder postoperativ, wobei der Tastbefund vom isoliert schmerzhaften Narbenstrang bis zu größeren Konglomerattumoren reichen kann.

Endometriose

Auffallend zyklusabhängige Kreuzschmerzen können bestimmte Lokalisationen der Endometriose hervorrufen: Die sekundäre Endometriosis genitalis externa, die ihre überwiegende Lokalisation außer am Ovar im retrozervikalen Bereich (vor allem Sakrouterinligamente) hat, kann – besonders bei einer Retroflexio uteri – zu einer völligen Fixierung des Uterus an Endometrioseherde in diesem Bereich führen und so neben Kreuzschmerzen auch stärkste Kohabitationsbeschwerden auslösen. Zur Diagnosestellung kann außer der meist charakteristischen Anamnese die Laparoskopie erfolgreich beitragen.

Kreuzschmerzen in der Schwangerschaft

Im ersten Schwangerschaftsdrittel können Kreuzschmerzen ohne Krankheitswert auftreten, welche als Wachstumsschmerzen bei sich schnell vergrößerndem Uterus gedeutet werden. Sie sind abzugrenzen von Kreuzschmerzen bei einem beginnenden Abort oder bei Einklemmungser-

scheinungen im Falle einer sich nicht aufrichtenden Retroflexio uteri in der Schwangerschaft.

Ab dem II. Trimenon werden durch das zunehmende Gewicht der Gebärmutter Lumbosakralregion und Beckenring mechanisch stark beansprucht. Während unter normalen Bedingungen das Zusammenspiel zwischen Kraftleistung der Rückenmuskulatur und Tonus der Bauchmuskulatur eine optimal ausgewogene Lendenwirbelsäulenposition und Beckenneigung garantiert, wird in der Schwangerschaft dieses Gleichgewicht durch eine Aufdehnung der Bauchmuskulatur in einen labilen Zustand versetzt. Infolge einer schwangerschaftsbedingten Gewebsauflockerung besteht darüber hinaus eine ligamentäre Instabilität der Lendenwirbelsäule, so daß sich die Hyperlordose unmittelbar an den knöchernen Strukturelementen auswirkt und hier typische Beschwerden auslöst. Sakralgien in der Schwangerschaft können jedoch auch bei vorzeitiger Wehentätigkeit oder infolge von Stauungserscheinungen der ableitenden Harnwege auftreten.

Nicht genital bedingte Kreuzschmerzen

Eine sichere Abgrenzung zwischen genitalen und nichtgenitalen Ursachen von Kreuzschmerzen ist häufig nicht möglich. Seit langem ist bekannt, daß etwa jede fünfte Frau mit Kreuzschmerzen sowohl an einer gynäkologischen wie auch einer nichtgynäkologischen Erkrankung leidet, zu der die Zuordnung des Symptoms möglich, wenn auch nicht zwingend ist (10, 63). Darüber hinaus ist zu beachten, daß bei Erkrankungen im Bereich des kleinen Beckens, die über längere Zeit bestehen, infolge anhaltender Kreuzschmerzen Fehlhaltungen der Wirbelsäule mit entsprechenden sekundären Veränderungen auftreten und so den Eindruck primär krankhafter Veränderungen in diesem Bereich vortäuschen können.

Orthopädische Erkrankungen

Von den angeborenen statischen Fehlern der Wirbelsäule (z.B. angeborener Keilwirbel mit kyphotischer oder skoliotischer Abknickung des betroffenen Wirbelsäulenabschnittes) sind erworbene statische Fehler zu unterscheiden: zu letzteren gehören die verschiedenen Skoliosen des Wachstumsalters, die pathologischen Kyphosen nach Rachitis, die Scheuermannsche Erkrankung, die Osteomalazie und besonders häufig bei der alten Frau der starre Rundrücken bei Osteoporose. Zu beachten sind posttraumatische Veränderungen: geradezu typisch ist die schmerzhafte präsakrale Gefügelockerung nach den häufigen Wirbelbrüchen am 12. Brust- und 1. Lendenwirbel, wenn die Fraktur selbst längst belastungsstabil und symptomfrei verheilt ist (18).

Durch extravertebrale statische Fehler ausgelöste Kreuzschmerzen können nicht nur reflektorisch, sondern auch infolge von Beckenschiefstand bei einseitiger Hüftgelenkskontraktur, nach Beckenbrüchen, bei hohen angeborenen Hüftluxationen sowie bei pathologischen Veränderungen im Bereich der unteren Extremitäten auftreten.

Entzündliche Erkrankungen

Bei allen stärkeren und andauernden Kreuzschmerzen muß grundsätzlich auch an das Vorliegen eines entzündlichen Einschmelzungsprozesses im Bereich des Lumbosakralskelettes gedacht werden, wenn auch insbesondere die spezifischen Entzündungen in diesem Bereich im Rahmen einer Tuberkulose oder einer Lues selten sind.

Wesentlich häufiger sind demgegenüber rheumatische Entzündungsprozesse als Ursache für Kreuzschmerzen. Der rheumatische Kreuzschmerz wird häufig als ziehend oder reißend bezeichnet, zeigt - nicht selten wetterabhängig - Intensitätsschwankungen und steigert sich bei Bewegungsversuchen sofort.

Literatur

1 Albrecht, K.F.: Von Niere und Retroperitoneum ausgehender akuter Bauchschmerz. Therapiewoche 35 (1985) 1518
2 Allen, L., D. Masters: Traumatic laceration of uterine support. Amer. J. Obstet. Gynec. 70 (1955) 500
3 Arndt, H.J., W. Creutzfeldt: Abdominalschmerzen durch Adhäsionen und ihre laparoskopische Beseitigung. Dtsch. med. Wschr. 11 (1976) 395
4 Atlee, H.B.: Acute and Chronic Iliac Pain in Women (ed. 2). Thomas, Springfield, 1966 (S.183)
5 Baastrup, C.J.: Über Lumbago und krankhafte Veränderungen der Dornfortsätze der Lendenwirbel und des ersten Sakralwirbels und der dazwischen liegenden Weichteile (dän.). Nord. med. T. 35 (1935) 832, 945
6 Bernbeck, R.: Der Kreuzschmerz als gynäkologisch-geburtshilflich-orthopädisches Leitsymptom (allgemeine Pathologie und ätiologische Problematik). In: Klinik der Frauenheilkunde und Geburtshilfe, Bd. VII, hrsg. von H. Schwalm, G. Döderlein. Urban & Schwarzenberg, München 1968
7 Bernoth, E., M. Link, W. Weise: Gynäkologie - Differentialdiagnose und Klinik. Karger, Basel 1984 (S.11)
8 Botsford, T.W., R.E. Wilson: The Acute Abdomen (ed. 2). Saunders, Philadelphia 1977
9 Breitner, J.: Die Appendektomie bei gynäkologischen Operationen. Geburtsh. u. Frauenheilk. 26 (1966) 705
10 Brockerhoff, P.: Der Kreuzschmerz aus gynäkologischer Sicht. Therapiewoche 28 (1978) 5614
11 Brockerhoff, P.: Zur Differentialdiagnose akuter Schmerzen im kleinen Becken. Gynäkologe 17 (1984) 138
12 Brünner, H.: Appendizitis in der Schwangerschaft und bei gynäkologischen Operationen. In: Intra- und postoperative Komplikationen in der Gynäkologie, hrsg. von L. Beck. Thieme, Stuttgart 1979 (S.240)
13 Cohn, H., W. Hoffmann, M.G. Goldner: Spontaneous hemorrhage within the rectus sheath. New Engl. J. Med. 249 (1953) 1115

14 Demling, L.: Die Ileitis regionalis. Bibl. gastroent. 5 (1962) 278
15 Demol, P., T.R. Weihrauch: Akuter Bauchschmerz durch exogene Intoxikationen - Vergiftung und Arzneimittelüberdosierung. Therapiewoche 35 (1985) 1497
16 Dördelmann, P.: Das akute Abdomen aus der Sicht des Gynäkologen. Therapiewoche 35 (1985) 1510
17 Elser, H., D. Leis, W. Eiermann, W. Albrich, N. Lindenauer, E. Spindler: Anamnese und Befunde bei 501 Frauen mit der Aufnahmediagnose „Extrauteringravidität". Geburtsh. u. Frauenheilk. 41 (1981) 556
18 Exner, G.: Leitsymptom Kreuzschmerz. Dtsch. Ärztebl. 13 (1980) 815
19 Fahrländer, H., F. Gloor: Akute regionäre Enteritis. Dtsch. med. Wschr. 92 (1967) 1891
20 Frangenheim, H.: Die Differentialdiagnose akuter Unterbaucherkrankungen. Gynäkologe 11 (1978) 189
21 Grünberger, V.: Das akute Abdomen in der Gynäkologie. Zbl. Gynäk. 84 (1964) 1785
22 Grumbrecht, C.: Die Adnexitis. Dtsch. Ärztebl. 42 (1979) 2731
23 Guerriero, W.F., C.P. Guerriero, R.D. Edwards: Pelvic pain, gynecic and non-gynecic. Interpretation and management. Sth. med. J. 64 (1971) 1043
24 Güttgemann, A., H.W. Schreiber, W. Wulfing: Zur Therapie der Dickdarmdivertikulitis. Langenbecks Arch. klin. Chir. 302 (1963) 716
25 Halter, G.: Abdominalchirurgie in der Schwangerschaft. Arch. Gynäk. 195 (1961) 502
26 Hauber, K.P.: Differentialdiagnose der chronischen und akuten Adnexitis aus laparoskopischer Sicht. Gynäk. Prax. 1 (1977) 277
27 Herting, W., G.E. Feichter: Die akute Tubentorsion. Gynäk. Prax. 3 (1979) 61
28 Hirsch, H.A.: Die akute Salpingitis: Pathogenese, Ätiologie, Diagnose und Prognose. Gynäkologe 11 (1978) 176
29 Hoffmann, G., P. Brockerhoff: Bauch- und Beckenschmerzen bei gynäkologischen Erkrankungen. In: Neuraltherapie, hrsg. von R. Seithel. Hippokrates, Stuttgart 1985 (S.68)
30 Horsch, S., R. Schmidt, H. Pichlmaier: Akuter Verschluß der Mesenterialarterie - Klinik und Therapie. Dtsch. Ärztebl. 48 (1983) 36
31 Huff, R.W.: Pelvic pain. In: Gynecologic Disorders - Differentialdiagnosis and Therapy, hrsg. von C.J. Pauerstein. Grune & Stratton, New York 1982 (S.103)
32 Jänig, W.: Viszeraler Schmerz - sympathisches Nervensystem und Schmerz. diagnostik 15 (1982) 1123
33 Jeffcoat, T.N.A.: Pelvic pain. Brit. med. J. 3 (1969) 431
34 Kepp, R.: Die Kreuzschmerzen der Frau aus gynäkologischer Sicht. Zbl. Gynäk. 86 (1964) 1385
35 Kepp, R.: Kreuzschmerzen der Frau. Diagnostik 12 (1979) 1
36 Kühndel, K., K. Bilck: Die Diverticulitis des Sigmas in gynäkologischer Sicht. Zbl. Gynäk. 91 (1969) 136
37 Künzig, H.J., G. Nittner, E. Seitz: Tubargravidität: Aktuelle Aspekte in Diagnostik und Therapie. Geburtsh. u. Frauenheilk. 11 (1983) 683
38 Lee, R.A., J. Welch: Torsion of the uterine adnexa. Amer. J. Obstet. Gynec. 97 (1967) 974
39 Ledermair, O.: Akute Bauchsymptome in gynäkologischer Sicht. In: Akute Bauchsymptome - Erste Entscheidungen, hrsg. von H. Berger, F. Gschnitzer. Urban & Schwarzenberg, München 1981 (S.91)
40 Ledermair, O.: Akute Bauchsymptome in der Schwangerschaft. In: Akute Bauchsymptome - Erste Entscheidungen, hrsg. von H. Berger, G. Gschnitzer. Urban & Schwarzenberg, München 1981 (S.264)
41 Lundberg, W.I., J.E. Wall, J.E. Mathers: Laparoscopy in evaluation of pelvic pain. Obstet. and Gynec. 42 (1973) 872
42 Martius, H.: Die Kreuzschmerzen der Frau. Thieme, Leipzig 1939

43 Martius, G.: Schmerzhafte Hysterotomienarbe. In: Differentialdiagnose in Geburtshilfe und Gynäkologie, hrsg. von G. Martius, M. Schmidt-Gollwitzer. Thieme, Stuttgart 1984 (S. 240)

44 Nagel, M., L. Beck: Das akute Abdomen in der Schwangerschaft. Gynäkologe 4 (1971) 44

45 Nagel, M., L. Beck: Das spontane (operationsabhängige) akute Abdomen in der Gynäkologie. In: Intra- und postoperative Komplikationen in der Gynäkologie, hrsg. von L. Beck. Thieme, Stuttgart 1979 (S. 190)

46 Niethard, F. U.: Kreuzschmerzen aus orthopädisch-gynäkologischer Sicht. Gynäk. Prax. 5 (1981) 49

47 Petri, E., G. Hutschenreiter: Gynäkologisch-urologische Differentialdiagnostik. In: Gynäkologische Urologie, hrsg. von E. Petri. Thieme, Stuttgart 1983 (S. 275)

48 Rechenberger, H. G.: Das psychosomatische Sprechstundengespräch beim Frauenarzt. Therapiewoche 49 (1978) 9500

49 Renaer, M.: Chronic pelvic pain in women. Springer, Berlin 1981

50 Richter, D.: Die Adnexitis aus psychosomatischer Sicht. Therapiewoche 49 (1978) 9508

51 Rösch, W.: Das akute Abdomen: II. Aus der Sicht des Internisten. Dtsch. Ärztebl. 81 (1984) 351

52 Saegesser, M.: Das akute Bauch des Erwachsenen. Praxis 22 (1984) 754

53 Schenken, M.: Pelvic mass. In: Gynecologic Disorders – Differentialdiagnosis and Therapy, hrsg. von C. J. Pauerstein. Grune & Stratton, New York 1982 (S. 117)

54 Schmidt-Gollwitzer, M.: Zyklusabhängige Schmerzen. In: Differentialdiagnosis in Geburtshilfe und Gynäkologie, hrsg. von G. Martius, M. Schmidt-Gollwitzer. Thieme, Stuttgart 1984 (S. 90)

55 Schmidt-Gollwitzer, K., M. Schmidt-Gollwitzer: Akute abdominale Schmerzen und akutes Abdomen. In: Differentialdiagnose in Geburtshilfe und Gynäkologie, hrsg. von G. Martius, M. Schmidt-Gollwitzer. Thieme, Stuttgart 1984 (S. 95)

56 Schriefers, K. H., P. Germetta: Differentialdiagnose und Indikationsstellung zur operativen Therapie bei akutem Abdomen. Therapiewoche 35 (1985) 1469

57 Schuster, H. P.: Pseudoperitonitis. Kardial, endokrin oder metabolisch bedingte akute Bauchschmerzen. Therapiewoche 35 (1985) 1489

58 Strunk, C.: Die Pelvipathie. Therapiewoche 28 (1978) 9523

59 Taft, D.: Diagnostik des akuten Abdomens. Klin. J. 11 (1983) 6

60 Thiel, C., P. Brockerhoff: Weibliche Geschlechtsorgane. In: Real-time-Sonographie des Körpers, hrsg. von E. Bücheler, G. Fruedmann, M. Thelen. Thieme, Stuttgart 1983 (S. 379)

61 Uebermuth, H.: Chirurgisch-gynäkologische Grenzfragen, 2. Aufl. Thieme VEB, Leipzig 1962

62 Ungeheuer, E., W. Fabian: Das akute Abdomen: I. Aus der Sicht des Chirurgen. Dtsch. Ärztebl. 81 (1984) 345

63 Vara, P., W. Waris: Low-back-pain in gynaecological patients. Acta obstet. gynec. scand. 31 (1952) 387

19. Unerwartete Situationen bei der Laparotomie

A. Castaño-Almendral und O. Käser

Allgemeine Gesichtspunkte

Wir werden hier auf Krankheitsbilder eingehen, die nach eigenen Beobachtungen und nach Mitteilungen in der Literatur Überraschungsbefunde darstellen können. Es geht vor allem um die Besprechung von allgemeinen Grundsätzen, die für die *Operationstaktik* in solchen Situationen von Bedeutung sind. Hinsichtlich differentialdiagnostischer Überlegungen und Einzelheiten der chirurgischen Technik sei auf die Literatur verwiesen (1, 2, 12, 13, 17). Im übrigen wird die Kenntnis der typischen gynäkologischen und chirurgisch-urologischen Krankheitsbilder vorausgesetzt.

Die Häufigkeit unerwarteter Situationen ist durch die zunehmende präoperative Anwendung differenzierter diagnostischer Methoden (Laparoskopie, Ultraschalldiagnostik, Computertomographie u.a.) erheblich seltener geworden. Es gelingt heute, präoperativ in den meisten Fällen eine ziemlich exakte Diagnose zu stellen. Ganz eliminieren lassen sich Überraschungen nicht, und zwar aus folgenden Gründen:

1. Wegen einer akuten Symptomatik ergibt sich die Notwendigkeit schnell zu operieren; die diagnostischen Möglichkeiten konnten nicht ausgeschöpft werden.
2. Bei scheinbar eindeutiger Diagnose wird operiert; aussagekräftige, präoperative Untersuchungen werden unterlassen.
3. Trotz adäquater Diagnostik wird die Erkrankung zum Beispiel wegen ihrer Seltenheit nicht richtig gedeutet.

Prinzipiell ist mit folgenden *intraoperativen Befunden* zu rechnen:

1. Eine ungewöhnliche genitale Erkrankung;
2. eine gynäkologische Affektion mit Beteiligung benachbarter Strukturen (z.B. Darm, Harnwege);
3. eine Erkrankung oder Anomalie eines abdominalen oder retroperitonealen Organs oder von Strukturen mit oder ohne Befall des Genitales und schließlich
4. unauffällige Verhältnisse trotz sorgfältiger chirurgischer Exploration.

Ist der gynäkologische Operateur mit einer unerwarteten Situation konfrontiert, so ergeben sich verschiedene Möglichkeiten. Ein richtiger Entschluß kann für das Wohl der Patientin entscheidend sein. In erster Linie gilt es zu entscheiden, ob der Eingriff überhaupt durchgeführt bzw. beendet werden soll oder nicht. Neben medizinischen Überlegungen spielen dabei auch juristische Gesichtspunkte eine Rolle, z.B. die Frage, ob der geplante Eingriff ohne ausdrückliche Zustimmung der Patientin geändert oder erweitert werden darf. Grundsätzlich ist diese Frage zu verneinen, es sei denn, es liegt eine lebensbedrohliche Erkrankung vor, deren Behandlung keinen Aufschub duldet. In den meisten Fällen (z.B. bei retroperitonealen Tumoren) sollte man sich eher dazu entschließen, die Bauchhöhle evtl. nach Vornahme von Biopsien wieder zu schließen. Medizinische und juristische Gesichtspunkte sprechen für diesen Entschluß, besonders wenn keine wesentlichen Nachteile für die Patientin damit verbunden sind. Die endgültige Operation kann dann nach ergänzender Diagnostik und Vorbereitung und unter optimalen Bedingungen, u.U. in einem größeren Zentrum, vorgenommen werden. Falls die Beendigung der Operation unerläßlich erscheint, hat der Operateur zu entscheiden, ob er sich die einwandfreie Durchführung zutraut oder ob er die Hilfe eines Abdominalchirurgen oder Urologen in Anspruch nehmen soll. Im Zweifelsfall ist dieser Weg der richtige. Allerdings muß man erwarten, daß der gynäkologische Operateur notfalls, d.h. bei Fehlen eines chirurgischen Konsiliarius, eine lebensbedrohliche Situation beherrschen kann.

Vorbereitung zur Laparotomie

Das operative Vorgehen kann bei einer unerwarteten Situation dadurch entscheidend beeinflußt werden, daß keine adäquate Vorbereitung durchgeführt wurde. Hier sollen nur einige wichtige allgemeine Gesichtspunkte erläutert werden (s. Band III, Teil 1, Kap. 1).

Bei *Notfällen* ist die Vorbereitung naturgemäß auf ein Minimum beschränkt: Substitutionstherapie mittels Zentralvenenkatheter bei Schocksymptomatik; Bestimmung der Blutgruppe und Bereitstellung von Blutkonserven; Einführung einer transnasalen Magensonde; Kontrolle der Urinausscheidung durch Blasenkatheter und ausreichende Sauerstoffzufuhr, gegebenenfalls durch Intubation. Auch einige notfallmäßige Laboranalysen gehören zur Routine. Notwendige Behandlungsmaßnahmen können sein: Antibiotikagaben, Therapie einer Gerinnungsstörung, Behandlung eines Diabetes, Digitalisierung und die Gabe von Analgetika oder Sedativa (1, 11, 12).

Bei elektiven geplanten Operationen – *Wahleingriffen* – kommen als zusätzliche Maßnahmen in Frage: die Behebung einer Anämie und/oder Mangelernährung, die präoperative Atemtherapie und die Behandlung präexistenter internistischer Erkrankungen. Besonderer Aufmerksamkeit bedarf eine gute Darmvorbereitung, wenn eine Kolonoperation in Frage kommt. Diese zusammen mit einer perioperativen Antibiotikaprophylaxe hat zu einer drastischen Senkung der Morbidität und Letalität der kolorektalen Chirurgie geführt. Bei notfallmäßigen Eingriffen ohne Vorbereitung sind beide nach wie vor sehr hoch (1, 3). Eine anders nicht erreichbare Reinigung des Dickdarmes wird durch die orale Spülbehandlung erzielt. Diese orthograde Darmspülung („Whole gut irrigation") wird mit einer körperwarmen Lösung verschiedener Zusammensetzung (Ringer-Lösung, Ringer-Lactatlösung, Mannit, Fordtran u.a. mehr) am Tage vor der Operation vorgenommen. Störungen von Elektrolyt- und Säure-Basen-Haushalt als Folge dieser Spülung werden entsprechend den Werten von Chemogramm und Blutgasanalyse korrigiert. Der Wert einer zusätzlichen oralen Chemotherapeutikagabe ist noch umstritten. Als Kontraindikationen gegen die Darmspülung sind zu nennen: hochgradige stenosierende Darmprozesse, Herz- oder Niereninsuffizienz und hohes Alter oder schlechter allgemeiner Zustand. Hier bietet sich als Alternative eine im Dünndarm resorbierbare schlackenlose synthetische Diät und die retrograde mechanische Darmreinigung an (1, 2, 3).

Die chirurgische Exploration des Abdomens

Indikationen und Kontraindikationen

Eine systematische Inspektion und Palpation aller abdominalen und retroperitonealen Organe wird häufig unterlassen, wenn die präoperative Diagnose intraoperativ bestätigt wird. Eine *absolute Indikation* für die systematische Exploration der Bauchhöhle ist eine zunächst nicht nachweisbare Erkrankung, eine Diskrepanz zwischen dem erhobenen Befund und der klinischen Symptomatik oder auch eine präoperativ nicht erkannte Pathologie. Bei genitalen Malignomen, insbesondere bei scheinbar auf das kleine Bekken beschränkten malignen Ovarialtumoren, führt diese Untersuchung häufig zur Entdeckung klinisch okkulter Metastasen oder einer anderen primären Tumorlokalisation (Band III/1, Kap. 10). Eine diffuse Peritonitis oder eine Laparotomie wegen Trauma, auch ein solches iatrogener Art (z. B. Uterusperforation), stellen weitere Indikationen zur vollständigen Revision dar. Schließlich sollte bei frühen postoperativen Relaparotomien das gesamte Abdomen revidiert werden, auch wenn die Indikation zur Operation eindeutig feststeht. Manchmal werden dann weitere Blutungsquellen und/oder auch andere pathologische Befunde entdeckt. Die Revision des Abdomens ist dagegen bei lokalisierter, abgekapselter Peritonitis oder bei Abszessen absolut kontraindiziert.

Technik

Die chirurgische Revision des Abdomens erfordert zunächst einen richtigen Zugang, sodann die systematische Untersuchung aller intraabdominellen und retroperitonealen Organe und Strukturen (9). Längsschnitte haben gegenüber der queren Laparotomie den Vorzug, weil sie bei Bedarf beliebig nach kranial oder in einem Winkel von 45 Grad nach rechts oder links erweitert werden können. Besteht schon eine Laparotomienarbe (z. B. Pfannenstiel) so entscheidet der Befund, ob ein anderer Zugang gewählt werden soll. Nach Eröffnung des Peritoneums gilt die Aufmerksamkeit zunächst dem pathologischen Befund, der einer notfallmäßigen Versorgung bedarf (Blutung) oder aber eine Kontraindikation für eine weitere Exploration darstellt (lokalisierte Peritonitis). Steht nicht eine Blutung im Vordergrund, die sofort versorgt werden muß, so beginnt man mit der Inspektion und Palpation von Netz und Querkolon. Es folgen die Organe des suprakolischen dann des infrakolischen Raumes einschließlich des Retroperitoneums und zuletzt die Organe des kleinen Beckens. Es ist zweckmäßig, die Untersuchung rechts kaudal zu beginnen und dann in Uhrzeigerrichtung fortzusetzen (Abb. 1). Einer besonderen Indikation bedarf die Revision des retrogastrischen Raumes, der Gallenwege und des Duodenums (Technik nach Kocher) oder des Retroperitoneums (s. S. 35). Die Revision soll systemisch speditiv und sorgfältig erfolgen (20).

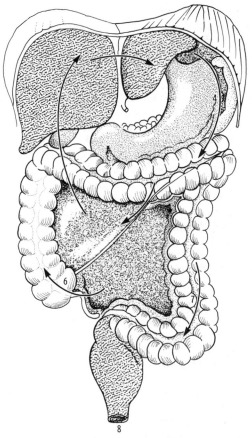

Abb. **1** Technik der chirurgischen Exploration des Abdomens

Komplikationen

Die Exploration des Abdomens ist nicht gefahrlos. Als Risiken mehr oder weniger spezifischer Natur sind zu nennen: die unbeabsichtigte Eröffnung eines Hohlorgans, der Riß eines parenchymatösen Organs (z. B. Milzverletzung), Blutungen und die Verschleppung eines Infektes. Diese Komplikationsmöglichkeiten müssen gegenüber den Gefahren der Unterlassung einer systematischen Exploration abgewogen werden (9, 23).

Unerwartete Situationen bei der Laparotomie

Zu unterscheiden sind unerwartete Befunde bei akuten Krankheitsbildern von solchen ohne akute Symptomatik. Bei Notfällen besteht, wie bereits erwähnt, die Notwendigkeit zu sofortigem Handeln. Bei den übrigen Fällen kann der Zeitpunkt der Operation nach anderen Gesichtspunkten gewählt werden.

Akute Krankheitsbilder

Indikation zur Laparotomie ist ein „akutes Abdomen". Die unter diesem Begriff zusammengefaßten Krankheitsbilder haben folgende Symptome gemeinsam: akute, heftige Leibschmerzen, Peritonitis, Peritonismus mit Störung der Darmfunktion und der Kreislaufregulation (Schock). Dieses Syndrom wird von einer Vielzahl von Krankheiten – auch extraabdominellen Ursprungs – verursacht (1, 17, 21, 23). Es ist verständlich, daß präoperativ die Diagnostik nicht immer gelingt und daß unerwartete Befunde nicht selten sind. Je nach der Pathologie, *intraabdominelle Blutung, Peritonitis* oder *Gefäßverschluß*, ergeben sich verschiedene chirurgisch-taktische Maßnahmen. Besondere Bedingungen bestehen in der Gravidität.

Leitsymptom: intraabdominelle Blutung, Schock

Die akute abdominale Symptomatik zwingt oft zur sofortigen Laparotomie. In weniger akuten Fällen läßt sich durch eine Douglas-Punktion, eine peritoneale Lavage oder eine Laparoskopie Blut in der Bauchhöhle nachweisen. Die Blutungsursache kann im genitalen oder im extragenitalen Bereich liegen.

Genitale Blutungsquellen

Extrauteringraviditäten. Ruptur eines graviden akzessorischen Uterushorns

Die Ursache ist in den meisten Fällen eine rupturierte *Tubargravidität.* Selten findet man eine *Ovarialgravidität* und noch seltener eine *Peritonealschwangerschaft.* Eine Rarität ist die *Ruptur eines graviden akzessorischen Uterushorns.* Präoperativ wird die Diagnose selten gestellt (10, 17). Häufig gehen dem akuten Ereignis intermittierende Schmerzattacken – wahrscheinlich durch Überdehnung des Brutraumes oder durch kleinere intraperitoneale Blutungen – voraus. Die Ruptur kann zu verschiedenen Zeitpunkten der Gravidität erfolgen, in einem eigenen Fall (Basel) etwa in der 35. Woche. Mutter und Kind überlebten. Der Uterus wurde supravaginal abgesetzt. Differentialdiagnostik ist an eine fortgeschrittene Peritonealgravidität oder an eine Schwangerschaft in einer Hälfte eines Uterus didelphys ohne Verbindung mit der Vagina zu denken. Die Gravidität kommt auch hier durch eine äußere Überwanderung zustande. In einem derart mißgebildeten Organ kann es aber auch ohne Schwangerschaft zu Blutstauung – Hämatometra, Hämatosalpinx – und Blutaustritt in die Bauchhöhle kommen.
Operatives Vorgehen: Das atretische Nebenhorn wird reseziert, eine Operation, die der Entfer-

nung eines breitgestielten subserösen Myoms entspricht. Probleme können durch die Hyperämie und durch eine partiell in der Umgebung inserierende Plazenta entstehen. Der Uterus wird je nach Situation belassen oder entfernt. Im zweiten Fall – Gravidität in einer mißgebildeten Uterushälfte – muß das Kind durch Schnitt entbunden werden. Der Uterus kann nach Herstellung einer Verbindung zur Vagina erhalten oder bei ungünstigen Verhältnissen entfernt werden. Der akzessorische gravide Uterus kann im übrigen auch durch eine Stieldrehung ein akutes Abdomen verursachen. Es wird unter Erhaltung der Adnexe reseziert (10, 12).

Menstrueller Reflux

Aus dem blutenden Endometrium kann Blut durch die Tuben in die Bauchhöhle gelangen. Aus bisher ungeklärten Gründen entstehen manchmal derart heftige Schmerzen, daß in Unkenntnis der Zusammenhänge eine Laparotomie vorgenommen wird. Der Genitalbefund ist unauffällig, im Douglas-Raum findet man Blut. Nach Absaugen und Spülung wird die Bauchhöhle wieder verschlossen. Aufgrund laparoskopischer Untersuchungen während oder kurz nach der Menstruation wissen wir heute, daß der menstruelle Reflux ein häufiges Ereignis ist (6).

Ovarielle Blutungen

Im Zusammenhang mit den ovariellen Funktionen können abdominelle Blutungen auftreten. Es sind Blutungen bei der *Ovulation* oder Hämorrhagien bei *Ruptur einer Follikel-* oder *Corpus-luteum-Zyste* (2, 13, 17, 19). Diese letzteren treten nicht so selten auch während der Frühgravidität auf. Ovulationsblutungen sogar mit Todesfolge sind auch unter Antikoagulantiengabe beschrieben worden. Zwei Fälle mit günstigem Ausgang wurden an der Baseler Klinik beobachtet. Die Ruptur von Zysten bei Überstimulation mit Clomid oder Gonodotropinen zur Behandlung einer ovariellen Sterilität kann ebenfalls zu lebensbedrohlichen Blutungen führen. Ähnlich ist die Pathogenese ovarieller Blutungen bei Trophoblasterkrankungen (2, 13, 17, 19).

Operatives Vorgehen: Bei der Laparotomie findet man eine Ruptur und eine blutende Stelle an der Oberfläche des Ovars. Das Ovar kann durch Zystenbildung mehr oder weniger stark verändert sein. Im allgemeinen genügt das Übernähen der blutenden Stelle oder eine Zystektomie. Ovarektomie oder Adnexresektion sollten bei diesen im allgemeinen jungen Frauen nach Möglichkeit vermieden werden. Zur Adhäsionsprophylaxe sind Aspiration des Blutes und ausgiebige Spülung des Beckens mit Ringer-Lösung von Bedeutung. Eine intrauterine Schwangerschaft geht in der Regel ungestört weiter.

Andere genitale Blutungen

Blutungsursachen sind Rupturen von *erweiterten Venen in der Mesosalpinx* oder von Venen subseröser *Myome* oder *Ovarialzysten*. Eine Varizenblutung ist intraoperativ u. U. kaum zu diagnostizieren. Wenn ein Schockzustand besteht, kollabieren die Venen. Unter der Infusionstherapie tritt die Blutung wieder auf. Die Behandlung besteht in Umstechungen und im Falle von Myomoder Ovarialzystenblutung in der Sanierung der Erkrankung. Eine solche ist auch bei einer durch *Endometriose* bedingten Blutung notwendig. Die *Ruptur eines ovariellen Endometrioms* kann zu akuten Symptomen führen. Häufiger sind Mikrorupturen mit kleinen Blutaustritten. Es entsteht eine chemische Peritonitis mit zyklischen Beschwerden wechselnder Intensität. Bei jungen Patientinnen steht die Funktionserhaltung im Vordergrund (mikrochirurgische Technik) (10).

Postoperative Blutungen und Komplikationen

Ergänzend sei hier noch auf *akute Blutungen* als Folge operativer gynäkologischer und geburtshilflicher Eingriffe hingewiesen, die häufig zu unerwarteten Situationen bei der Relaparotomie Anlaß geben (7). Die Blutstillung kann mit großen Schwierigkeiten verbunden sein (14). Besondere operative Probleme bieten die ausgedehnten retroperitonealen Hämatome. Bei laparoskopischer Verletzung eines Gefäßes sind neben einer ausreichenden Infusionstherapie lebensrettende Maßnahmen: die rasche Entscheidung zur Laparotomie, die saubere anatomische Darstellung nach Ausräumung des Hämatoms, die vorübergehende Blutstillung durch manuelle Kompression des blutenden Gefäßes und die chirurgische Versorgung evtl. durch einen Gefäßchirurgen. Eine unserer Patientinnen mit einer laparoskopischen Verletzung der A. iliaca communis hat wahrscheinlich nur deshalb überlebt, weil, wie immer bei einer Bauchspiegelung, das Laparotomiebesteck bereit lag. Unvorhergesehene Situationen sind ebenfalls keine Seltenheit bei der Operation folgender *postoperativer Komplikationen:* mechanischer Ileus, intraabdominelle Infekte und enterale und urologische Fisteln (7, 12, 13, 22, Band III/1).

Extragenitale Blutungsquellen:
Ruptur parenchymatöser Organe, Aneurysmaruptur, Rektushämatom

Ganz ausnahmsweise wird der operativ tätige Gynäkologe mit einem Hämatoperitoneum extragenitalen Ursprungs konfrontiert. Ursache kann eine *Ruptur von Leber und Milz,* noch seltener eine *Aneurysmaruptur* – Aorta, Milzarterie etc. – sein. Als Ursache von spontanen Rupturen ohne abdominales Trauma von Leber oder Milz kommen Tumoren, Abszesse, Gefäßanomalien, Systemerkrankungen (z. B. Leukosen) u. a. m. in Betracht. Bei Frauen „unter der Pille" ist an die Ruptur eines *Leberadenoms* zu denken (Band I).

Leberruptur

Leberrupturen kommen bei der schweren EPH-Gestose vor. Subkapsuläre Leberblutungen werden in 80% der Fälle bei Prä- oder Eklampsie festgestellt. Sie sind Folge einer disseminierten intravasalen Gerinnung. Die Leberruptur, meistens in der zweiten Schwangerschaftshälfte, unter der Geburt oder auch im Wochenbett (s. Band II, Teil 2) entsteht dann durch ein leichtes Trauma: Wehen, Erbrechen und/oder Konvulsionen. Die Krankheit beginnt mit plötzlichen Schmerzen im Oberbauch, Nausea, Erbrechen und Schock, und die Verwechslung mit einer vorzeitigen Lösung der Plazenta liegt nahe. Bei einer eigenen Patientin, II-Para, mit Diabetes und hypertensiver Spätgestose, trat das akute Ereignis im Anschluß an eine Sectio auf. Die abdominale Revision nach Verlängerung des Schnittes zeigt subkapsuläre Lebernekrosen, Kapselrisse und Blutungen, überwiegend am rechten Lobus hepaticus. Fetale und mütterliche Sterblichkeit sind hoch (5).

Operatives Vorgehen (bei Milz- und Leberruptur)

Die notfallmäßige Versorgung von Rupturen parenchymatöser Organe beeinhaltet folgende Maßnahmen: 1. rasches Auffinden der blutenden Stelle; 2. Versuch der Blutstillung durch manuelle Kompression und Tamponade unter lokaler Anwendung gerinnungsfördernder Mittel; 3. manuelle Kompression der zuführenden Gefäße (Lig. hepatoduodenale oder Milzhilus). Mit diesen Maßnahmen kommt man häufiger temporär zum Ziel. Je nachdem wird dann der zugezogene Abdominalchirurg die Splenektomie, die Ligatur der rechtsseitigen A. hepatica oder die partielle Leberresektion durchführen müssen, während der Gynäkologe u. U. die sofortige Schnittentbindung vornimmt (1, 23).

Rektushämatom

Unter den Blutungen außerhalb der Genitalorgane ist das Rektushämatom zu nennen. Diese Komplikation kommt gelegentlich in der Gravidität vor. Wegen seiner schlechten Abgrenzbarkeit, den massiven plötzlich einsetzenden Schmerzen im Unterbauch und u. U. den Zeichen einer akuten Anämie wird nicht selten laparotomiert. Man findet dann ein relativ großes Hämatom innerhalb der Rektumfaszie und einen Muskelriß. Die Blutungsquelle kann oft nicht identifiziert werden. Die *Behandlung* besteht in der Ausräumung des Hämatoms, wenn möglich der Blutstillung, dem Übernähen des Risses und einer Saugdrainage des Wundgebie-tes. Eine ergänzende Anamnese ergibt dann den Zusammenhang zwischen einer Überbeanspruchung der Bauchmuskulatur (Heben, Husten, Gymnastik oder Aerobic) und dem Beginn der Symptome (17).

Leitsymptom: Entzündung (Peritonitis)

Wenn Symptome einer Sepsis das Krankheitsbild des akuten Abdomens beherrschen, liegt eine Peritonitis vor. Diese kann primär bestehen oder sich sekundär als Folge eines mechanischen Ileus, eines Gefäßverschlusses oder anderer Krankheiten ausbilden. Die Ursache kann im genitalen oder im extragenitalen Bereich liegen (1, 2, 17, 21, 23).

Genitale Erkrankungen

In der Gynäkologie steht die lokale Peritonitis (Pelveoperitonitis) im Vordergrund. Als Ursache kommen primäre *pelvine Infekte* oder *Komplikationen nach gynäkologischen Eingriffen* (22) in Betracht. Die diffuse Peritonitis ist in der Gynäkologie selten. Das *Curtis-Fitz-Hug-Syndrom,* eine subchronische Perihepatitis, wird bei der Gonorrhö, aber auch bei Chlamydieninfekten beobachtet.

Septische pelvine Thrombophlebitis

Die verschiedenen Formen der pelvinen Infekte sind dem Gynäkologen geläufig. Wenig bekannt ist dagegen die septische pelvine Thrombophlebitis. Als septische Ovarialvenenthrombose tritt sie nicht allzu selten als Komplikation eines Abortes, einer Endometritis postgestationem oder postoperativ bei pelvinen Infekten (z. B. nach Sectio caesarea) auf. Typisch sind persistierende septische Temperaturen trotz hochdosierter Antibiotikatherapie. Eine Heilung erzielt man manchmal durch Zugabe von Heparin. Bei der Laparotomie findet man die stark ödematösen Adnexe, aber ohne Entzündungszeichen. Das Peritoneum entlang der Gefäße ist verdickt und die Vene strangförmig verdickt und gerötet. Die chirurgische Freilegung ergibt eine Thrombosierung der V. ovarica. Die *Behandlung* besteht in der Ligatur der V. cava inferior und/oder der Ovarialvene. Die zusätzliche Adnexektomie bzw. Hysterektomie ist nur bei eindeutiger Erkrankung dieser Organe indiziert. Die Notwendigkeit dazu besteht nach der Literatur in ca. 10% aller Fälle. Die volle Heparinisierung und die dem Antibiogramm entsprechend gezielte Antibiotikatherapie ergänzen die Behandlung (4).

Extragenitale Erkrankungen

Eine ausgeprägte Oberbauchsymptomatik bei *gastroduodenaler Perforation,* bei *Cholezystitis* oder *Pankreatitis* führt fast immer zu einer Einweisung dieser Patientin in eine Abteilung für viszerale Chirurgie. Daher wird der Gynäkologe nur sehr selten mit diesen Komplikationen konfrontiert, am ehesten bei einem ungewöhnlichen klinischen Verlauf oder im Zusammenhang mit einer Gravidität (5, 7, 23). Größere praktische Bedeutung haben die im Mittel- und Unterbauch lokalisierten Peritonitiden als Folge gastroenterologischer Erkrankungen. Allerdings sind heute solche überraschenden intraoperativen Diagnosen durch den häufigen Einsatz der Laparoskopie bei Adnexitisverdacht selten geworden. Anstelle der erwarteten Adnexitis können folgende Erkrankungen, nach Häufigkeit geordnet, gefunden werden: eine Appendizitis, eine Kolondivertikulitis, eine Darmperforation, eine akute Enteritis regionalis, die Meckel-Divertikulitis oder eine Lymphadenitis mesenterialis. Hier sollen nur einige chirurgisch-taktische Gesichtspunkte besprochen werden.

Akute Appendizitis

Die akute entzündete Appendix muß exstirpiert werden. Gewöhnlich bietet sich die anterograde Abtragung an. Bei fixierter oder retrozäkaler Lage der Appendix empfiehlt sich die retrograde Exstirpation. Eine Drainage der Bauchhöhle ist nur bei bereits erfolgter oder intraoperativ auftretender Perforation zu empfehlen. Bei Perforation oder Abszeßbildung ist eine Antibiotikatherapie angezeigt. Die Ansichten über die Indikationen verschiedener operativer Maßnahmen bei Abszeßbildung und diffuser Peritonitis sind nicht einheitlich. Ein gut abgekapselter Abszeß sollte allerdings nur drainiert und die Abszeßwand wenn möglich erhalten werden. Die Operation „à froid" erfolgt zu einem späteren Zeitpunkt. Die häufig vorhandene Begleitadnexitis bedarf in der Regel keiner chirurgischen Therapie. Dagegen sollte die Appendektomie bei Operationen wegen pelviner Infekte angestrebt werden (1, 12, 13, 20, 23).
Präoperativ von einer Appendizitis nicht zu unterscheiden sind: *Divertikulitis, Invagination* und *Stieldrehung der Appendix* sowie die *Zäkumperforation*. Schließlich kann erst im histopathologischen Labor als Ursache der Appendizitis u.a. einer der seltenen *Tumoren der Appendix* wie adenomatösen Polypen, Karzinoid und/oder Adenokarzinom festgestellt werden (23).

Divertikulitis

Indikationen zu einer notfallmäßigen Operation sind Komplikationen der Divertikulitis: *Perforation, Stenose* mit Ileus und *Fistelbildung*. Das Ziel ist die Beseitigung des septischen Herdes bzw. des Ileus. Für den in gastrointestinaler Chirurgie wenig erfahrenen Operateur empfiehlt sich bei der häufigeren Sigmadivertikulitis, die Operation nach Hartmann vorzunehmen. Der veränderte Darmabschnitt wird in kleinen Schritten darmnahe skelettiert und dann resе-

ziert. Das distale Darmende wird mit Einzelknopfnähten verschlossen, das proximale Ende wird durch eine separate Inzision als endständiger Anus praeter nach außen geleitet. Zu einem späteren Zeitpunkt kann dann die operative Wiederherstellung der Darmkontinuität erwogen werden. Dieses Vorgehen ist bei schlechtem Allgemeinzustand und schwerer Sepsis immer indiziert. Die bevorzugte Operation bei vorbereitetem Darm ist jedoch die Resektion mit primärer Anastomose. Beim geringsten Zweifel an der Vaskularisation und/oder Spannungsfreiheit der Anastomose soll eine Entlastungskolostomie angelegt werden. Früher notfallmäßig angewandte Maßnahmen wie Drainage des Entzündungsherdes und Anlegen eines Anus praeter werden heute kaum noch durchgeführt. Bei massivem Dickdarmileus und fehlender akuter Entzündungssymptomatik, ist das Anlegen eines Anus praeter transversalis oder besser eine primär offene Zäkostomie zu empfehlen. Bei komplizierter Divertikulitis des Zäkums ist die Resektion mit Ileotransversostomie das Verfahren der Wahl (1, 3, 23).

Darmperforationen

Perforationen können unterschiedliche Ursachen haben und in verschiedenen Darmabschnitten lokalisiert sein. Die Prognose ist im allgemeinen um so schlechter, je distaler die Perforation im Darmtrakt lokalisiert ist. Akut oder chronisch verlaufende *entzündliche Erkrankungen,* übersehene *iatrogene Läsionen* des Darms bei Operationen, *maligne Tumoren* und perforierende *intraluminale Fremdkörper* sind häufige Ursachen der („primären") Darmperforation. Jeder mechanische Ileus führt unbehandelt ebenfalls zur („sekundären") Darmperforation. Gelegentlich sind komplizierte gastroenterologische Eingriffe notwendig, so daß eine interdisziplinäre Zusammenarbeit mit einem Abdominalchirurgen notwendig ist (1, 21, 23).

Regionale Enteritis (Morbus Crohn)

Eine akute regionale Enteritis, meistens im Bereich des Ileums, kann eine Adnexitis oder Appendizitis vortäuschen. Durch Fistel- und Abszeßbildung und perifokale Verwachsungen entstehen Darmkonvolute, die mit einem gynäkologischen Tumor verwechselt werden können. OBER (16) hat über zwei Fälle im 5. resp. im 7. Schwangerschaftsmonat berichtet. Beide wurden mit der Diagnose „solider Ovarialtumor" laparotomiert. In einem Fall war nur das distale Ileum, im anderen auch das Zäkum erkrankt. Darmresektion und Anastomosierung verliefen komplikationslos, und beide Schwangerschaften endeten mit einem gesunden Kind. Bei der Laparotomie findet man ein stark verdicktes ödematöses terminales Ileum. Die Grenze zwischen erkranktem und gesundem Darm ist deutlich. Das Mesenterium der erkrankten Dünndarmschlingen ist stark verdickt, und die Lymphknoten sind geschwollen. Manchmal ist der proximale Dünndarm im Sinne eines Ileus gestaut. Die *Behandlung* der regionalen Enteritis ist medikamentös. Eine Indikation zur Darmresektion besteht nur bei Fistel- und Abszeßbildung und einer Stenose mit aktuellem oder potentiellem Ileus. Man wird deshalb in der Regel nach einer Lymphknotenbiopsie das Abdomen wieder schließen. Sicherheitshalber sollte die Appendektomie vorgenommen werden, um spätere differentialdiagnostische Probleme auszuschalten (1, 23).

Meckel-Divertikulitis

Eine Meckel-Divertikulitis ist eine relativ seltene Erkrankung. Nur ca. 2% aller Menschen sollen ein Meckel-Divertikel aufweisen. In etwa 30% der Fälle treten Komplikationen wie Entzündung, Perforation, Blutung, Invagination, Volvulus und Strangulationsileus auf. Sie werden vor allem bei Kindern und jungen Menschen beobachtet. Es empfiehlt sich deshalb, bei jeder Unterbauchlaparotomie nach einem Meckel-Divertikel zu fahnden und es gegebenenfalls zu entfernen, sofern keine Kontraindikation besteht. Das Divertikel wird, auch bei einer Entzündung, an der Basis abgetragen und der Darm in querer Richtung mit Einzelknopfnähten auf Stoß adaptiert. Die Nähte fassen Serosa, Muskularis und Submukosa (synthetische resorbierbare Fäden der Stärke 4-0) (1, 2, 3, 21, 23).

Leitsymptom: „vaskulärer Verschluß"

Akute abdominale Symptome mit den Zeichen eines vaskulären Verschlusses mit oder ohne Tumorbildung im Unterbauch haben verschiedene, zum Teil genitale, zum Teil extragenitale Ursachen.

Genitale Erkrankungen

Die häufigste genitale Erkrankung mit einer solchen Symptomatik ist die *Stieldrehung einer Ovarialzyste* oder *eines subserösen Myoms*. Selten beobachtet man *die Stieldrehung eines „normalen" Adnexes*. Diese Erkrankung bedarf einer kurzen Erläuterung.

Stieldrehung des „normalen Adnexes"

Torsion eines normalen Adnexes ist eine extreme Seltenheit. Meistens findet sich als Ursache eine (geringfügige) Begleitpathologie von Ovar oder Tube: Ovarialödem, kleine Ovarialzyste, insbesondere Dermoidzyste, Paraovarialzyste, Ovarfibrom, Hydrosalpinx oder ein Status nach Sterilisationsoperation u.a. Die Torsion umfaßt das Ovar, die Tube oder den ganzen Adnex. Die Stieldrehung kann inkomplett oder komplett

sein. Sie kommt in jedem Alter vor, allerdings sind die reproduktiven Jahre bevorzugt. Die Symptome beginnen plötzlich mit einseitigen, meistens rechts lokalisierten Unterbauchschmerzen. Man tastet einen druckempfindlichen und geringgradig verdickten Adnex. Durch den Hormonabfall kommt es öfter zu einer uterinen Entzugsblutung. Die Vermutungsdiagnose kann nur durch die Laparoskopie gesichert werden. Der Adnex ist ödematös, verdickt und blutig imbibiert. Es können Zeichen von Nekrose, Gangrän und sekundärer Infektion vorhanden sein. Im Douglas-Raum findet sich reichlich Sekret und evtl. Blut. Die Therapie richtet sich nach dem Befund. Die Adnexektomie ist indiziert, wenn die Venen thrombosiert oder die Organe nekrotisch sind. Um eine Lungenembolie zu verhindern, sollte sie erfolgen, ohne daß die Torsion rückgängig gemacht wird. Ergibt die makroskopische Beurteilung keinen Anhalt für Thrombosierung oder Nekrose, wird die Stieldrehung gelöst, die Durchblutung beobachtet und das Organ ggf. durch Fixation in seiner Lage stabilisiert. Damit kann die Funktion erhalten werden, was uns in einem Fall gelang. Manchmal ist die Entfernung eines Tumors an Ovar oder Tube notwendig. Bei einem Ovarialtumor sollte sicherheitshalber eine Schnellschnittuntersuchung vorgenommen werden, um ein Malignom auszuschließen (15).

Extragenitale Erkrankungen

Statt der erwarteten genitalen Pathologie findet der Gynäkologe bei der Laparotomie eine extragenitale Erkrankung. In Frage kommen: eine *Stieldrehung von Milz, Omentum* oder von *Appendices epiploicae*, ein *Volvulus*, ein *Verschluß von Mesenterialgefäßen* oder eine *Darmstrangulation durch Hernien* (inguinal, femoral, umbilikal, andere seltene Bruchpforten). Grundsätzlich besteht die Therapie im Versuch der sofortigen Beseitigung des vaskulären Verschlusses durch Thrombektomie bei Thrombosen oder Embolien der Mesenterialgefäße, durch Lösung der Torsion bei Volvulus oder durch die Beseitigung der Darmstrangulation. Je nach Befund können evtl. andere chirurgische Maßnahmen wie Bypass und/oder Exstirpation von nekrotischen oder gangränösen Strukturen notwendig sein. Es handelt sich dabei um spezielle gastroenterologische Operationen (1, 3, 20, 23).

Akutes Abdomen in der Gravidität. Schmerzhafte Frühgravidität

Bei Laparotomien wegen eines akuten Abdomens in der Gravidität werden häufiger unerwartete Befunde erhoben. Dies hat mehrere Gründe: 1. Die oben besprochenen gastroenterologischen und anderen Erkrankungen sind in der Gravidität selten, so daß an diese Möglichkeit nicht gedacht wird. 2. Der gravide Uterus führt zu einer Verlagerung der Organe und damit zu einer anderen Lokalisation der Schmerzen, falsche Diagnosen sind häufig. 3. Die Symptome sind weniger ausgeprägt als außerhalb der Gravidität. 4. Sie werden zudem häufig als schwangerschaftsbedingt (z. B. Erbrechen, Wehen) angesehen. Diese Umstände erklären die verspätete Diagnose und die schlechtere Prognose mancher Krankheiten in graviditate (s. Band II/2).

Die schmerzhafte Frühgravidität gibt heute wegen der verbesserten Diagnostik selten Anlaß zu einer Laparotomie. Das klinische Krankheitsbild wird von starken Schmerzen im Becken in der Frühgravidität beherrscht. Diese sind offenbar Dehnungsschmerzen, die durch die hormonelle Umstellung und durch Wachstum des Eies (Uterus) bedingt sind. Die Genitaluntersuchung löst heftige Schmerzen aus. Gelegentlich erscheint ein Adnex vergrößert, und es entsteht der Eindruck eines Tumors. Die Sonographie und evtl. die Laparoskopie klären die Beschwerden eindeutig (19). Die starken Schmerzempfindungen werden auch schnell durch eine vorübergehende Tokolyse beseitigt (Diagnose ex juvantibus).

Akute Symptome, normaler intraabdomineller Befund

Eine systematische Exploration des Abdomens bei der Laparotomie wegen akuter Symptome kann gelegentlich normale Befunde ergeben. Eine große Zahl von extraperitonealen Erkrankungen können ein akutes Abdomen vortäuschen oder pseudoperitonitische Erscheinungen erzeugen. Zu nennen sind: 1. *Kardiovaskuläre Erkrankungen:* Herzinfarkt, Herzinsuffizienz, Perikarditis, Aneurysma dissecans der Aorta und ein Budd-Chiari-Syndrom. 2. *Lungen-Pleura-Erkrankungen:* Pleuritis, Pneumonie, Pneumothorax, Mediastinitis, Lungenembolie. 3. *Urogenitale Erkrankungen:* Pyelonephritis, paranephritischer Abszeß, akute Hydronephrose, Nephrolithiasis, retroperitoneale Fibrose. 4. *Neurologische Affektionen* und *Krankheiten des Bewegungsapparates:* Wirbelfrakturen, Rippenfrakturen, Querschnittslähmung, Diskushernie und Herpes zoster (1, 21).

Eine Pseudoperitonitis wird bei folgenden Krankheiten beobachtet: 1. *Metabolische und endokrine Störungen:* Diabetes, Urämie, Porphyrie, Hypoglykämie, Morbus Addison, idiopathische oder alkoholische Hyperlipämie. 2. *Erkrankungen des Blutes:* maligne Leukose, Hämophilie, hämolytische Krisen, Schönlein-Henoch-Purpura, Serumkrankheiten. 3. *Neurologische Erkrankungen:* Tabes dorsalis, Epilepsie, Migräne, Neurose, Psychose. 4. *Intoxikationen:* Blei, Nikotin, Arsen, Thallium, Methylalkohol, Sulfide, Nitrite, alkoholische Hepatitis, Spinnenbisse.

5. *Kollagenosen:* akuter Gelenkrheumatismus, Periarteriitis nodosa, Lupus erythematodes, Dermatomyositis. 6. *Infektionen:* Malaria, Trichinosis, Pleurodynie, Parotitis epidemica, Mononukleose, Leptospirose, Meningitis (1, 21).

Befunde ohne akute Symptomatik

Bei diesen Fällen ist der Grund einer Operationsindikation meistens ein Tumor im Unterbauch, häufig eine parauterine Geschwulst. Bei der Laparotomie findet man neben der genitalen Pathologie eine Mitbeteiligung benachbarter Strukturen: Darm oder ableitende Harnwege. Aber auch Erkrankungen intra- und extraabdomineller Organe bzw. Strukturen kommen vor. Darunter stellen die retroperitonealen Befunde besondere operative Probleme dar (7).

Genitale Pathologie mit Befall benachbarter Organe und Strukturen: maligne Tumoren, Infekte, Endometriose

Maligne Genitaltumoren, Endometriose und *pelvine Infekte* können auf benachbarte Strukturen wie Ureteren, Blase oder Darm übergreifen. Die am häufigsten befallenen Darmabschnitte sind: der Übergang Sigma-Rektum, das Colon sigmoideum, das terminale Ileum, die Appendix und das Zäkum. Gefährdet sind auch der distale Anteil des Ureters und die hintere Blasenwand, die eine enge Beziehung zum Uterus aufweisen. Auch bei adäquater Abklärung können sich intraoperative Überraschungen ergeben. Normale Untersuchungsbefunde sind keine Garantie für eine Unversehrtheit dieser Strukturen.

Operationstaktik: Man wird zunächst versuchen, die veränderten Genitalorgane von den mitbeteiligten Nachbarorganen zu trennen. Gelingt dies nicht, so sollte eine (partielle) Resektion dieser Strukturen vorgenommen werden. Die Indikation wird durch die Art der genitalen Erkrankung und Ausdehnung der Veränderung bestimmt. Es spielen aber auch Erfahrung und persönliche Einstellung des Operateurs eine Rolle, vor allem bei gutartigen Erkrankungen. Dies erklärt wenigstens teilweise die in der Literatur angegebene, sehr unterschiedliche Häufigkeit von Resektionen.

Bei Endometriose, pelvinen Infekten und gutartigen Tumoren sind Darm-, Ureter- und/oder Blasenresektionen selten erforderlich (< 1%). Anders bei malignen Tumoren des Ovars oder der Zervix. Hier ist die Resektion befallener Strukturen notwendig, falls nur so die vollständige Entfernung der Läsion möglich ist. Wir selbst entschließen uns auch zur Resektion dieser Organe, wenn der geringste Verdacht auf eine Verletzung oder Beeinträchtigung der Organdurchblutung besteht. Im eigenen Krankengut rechnen wir bei der Operation lokal operabler Zervixkarzinome (Stadium I b und II a) mit einer *Ureter- und/oder partiellen Blasenresektion* wegen Tumorbefalls in etwa 1% der Fälle. Weitere Ureterresektionen (ca. 3%) waren wegen unbeabsichtigter Durchtrennung, Zweifeln an der guten Durchblutung oder Verletzung des periureteralen Gewebes indiziert. Bei den letzten 230 erweiterten Hysterektomien haben wir in 10 Fällen eine Ureterresektion mit ureterovesikaler Implantation durchgeführt (offene Implantation, Antirefluxplastik). Alle Fälle heilten ohne eine durch diesen Eingriff bedingte Komplikation. Viel häufiger sind *Dünndarm- und Kolonresektionen* im Rahmen der zytoreduktiven Chirurgie fortgeschrittener Ovarialkarzinomen (11). Wir führen sie bei etwa jeder dritten Operation durch (s. Band III/2, Kap. 10).

Erkrankungen extra- oder intraabdomineller Organe und Strukturen

Nicht selten kommt es vor, daß sich der vermutete Genitaltumor bei der Laparotomie als extragenitale Erkrankung erweist oder daß beides vorliegt, eine genitale und eine extragenitale Pathologie. In Frage kommen Erkrankungen der Bauchdecken, der Abdominalorgane und des Retroperitoneums.

Bauchdecken

Tumoren und Zysten der Bauchdecken können mit Genitaltumoren verwechselt werden. Andererseits täuschen *Bauchdeckenhernien* Tumoren der Bauchdecken vor. Die klinische Differentialdiagnose ist meistens unproblematisch. Dies trifft auch für die *Lipome,* die *Nabelendometriose* und die *Bauchdeckenmetastasen* (am häufigsten Ovarial- oder Magenkarzinome) zu. Gewöhnlich sind sie im Nabel oder in Narben lokalisiert. Verwechslungen mit Genitalbefunden kommen eigentlich nur bei Urachuszysten und Desmoidtumoren vor (17, 23).

Urachuszyste

Diese Fehlbildungen sind meistens symptomlos; sie können gelegentlich eine beträchtliche Größe erreichen, bevor sie Kompressionserscheinungen hervorrufen. Mögliche Komplikationen sind Infekte und Fisteln zwischen Blase und Nabel mit Urinaustritt. Betroffen sind hauptsächlich Kinder und Jugendliche. Die Ursache der Beschwerden wird gewöhnlich erst bei der chirurgischen Exploration aufgedeckt. Die Therapie besteht in der Entfernung des zystischen Urachus bis zur Blase evtl. nach Punktion. Manchmal ist auch eine Blasennaht oder die Korrektur einer Nabelhernie notwendig.

Desmoidtumor

Dieser seltene Tumor entsteht gewöhnlich an der vorderen Rektusscheide und tritt vor allem bei Multiparae auf. Er kann von einem organisierten Bauchdeckenhämatom nicht unterschieden werden. Erst die chirurgische Revision entdeckt den wahren Sachverhalt (solider Tumor von 10 cm Durchmesser und mehr). Die Therapie besteht in der breiten Exzision der befallenen Muskulatur. Bei restriktiver Resektion ist die Rezidivhäufigkeit sehr groß. Biologisch handelt es sich um ein Sarkom geringer Malignität.

Abdominelle Organe

Erkrankungen abdomineller Organe können mit genitalen Befunden verwechselt werden. Die Wahrscheinlichkeit einer falschen Diagnose ist um so geringer, je kranialer im Abdomen das Ursprungsorgan liegt. Zu nennen sind: Zysten, Tumoren und andere Pathologie von *Leber, Milz, Pankreas,* selten *Magen.* Beim *Hydrops der Gallenblase* wird man bei der Laparotomie rasch feststellen, daß ein Oberbauchorgan beteiligt ist. Die Hilfe eines Abdominalchirurgen ist unumgänglich.

Pseudotumoren und „Adhäsionszysten"

Bei adipösen Patientinnen wird gelegentlich ein linksseitiger Unterbauchtumor getastet. Unter der Verdachtsdiagnose „Ovarialtumor" wird operiert. Man findet entweder ein lipomatös verdicktes Mesosigma oder Verwachsungen nach abgelaufener Adnexitis. Pseudotumoren können auch durch Stauungen von Darmabschnitten (Atonie oder Verwachsungen) verursacht werden (16).

Es kommt aber auch vor, daß ein zystisch verändertes, vollständig vom Sigma bedecktes Ovar bei der Laparotomie übersehen wird. Es sind meistens Patientinnen, die bereits früher operiert wurden. Sie klagen dann weiterhin über Schmerzen, wobei der Tastbefund unergiebig ist. Gelegentlich findet man bei der Ultraschalluntersuchung einen hochgelegenen zystischen Befund. Erst bei der Relaparotomie mit Darstellung des retroperitonealen Raumes entdeckt man das zystische Ovar. Aufgrund eigener Beobachtungen empfehlen wir in solchen Fällen, das Sigma zu mobilisieren und die Adnexe aufzusuchen. Zu den Pseudotumoren zählen auch die *Adhäsionszysten.* Es sind durch Verwachsungen künstlich abgetrennte Räume, die mit Peritonealflüssigkeit gefüllt sind. Sie können eine beträchtliche Größe erreichen und nach eigenen Beobachtungen mehr als 500 ml Flüssigkeit enthalten. Die Behandlung besteht in der Lösung der Verwachsungen. Zur Vermeidung von Rezidiven bzw. als Verwachsungsprophylaxe kann intraabdominell Dextran instilliert werden. Die Wirksamkeit dieser Therapie ist allerdings umstritten. Effektiver ist es, die Darmperistaltik zu aktivieren. Bei Rezidiven haben wir Adhäsionszysten unter Ultraschallkontrolle punktiert und durch Injektion sklerosierender Substanzen erfolgreich verödet.

Chronische Peritonitiden

Unter dem Leitsymptom „Tumor", mit oder ohne Aszites, wird unter der Verdachtsdiagnose „maligner Ovarialtumor" laparotomiert. Anstatt eines Tumors findet man eine diffuse chronische peritoneale Entzündung ähnlich einer Miliartuberkulose und ein mehr oder weniger ausgeprägter Aszites. Dieser ist gelb, grün oder blutig tingiert. Manchmal finden sich breite Verwachsungen. Das ganze Peritoneum parietale und viszerale ist gerötet und diffus übersät von wenige Millimeter großen rundlichen Knötchen. Erst die histologische und bakteriologische Untersuchung klärt das Krankheitsbild. Es kann sich um eine *Tuberkulose,* eine *Histoplasmosis,* einen *Chlamydieninfekt* oder eine durch Fremdkörper hervorgerufene *granulomatöse Peritonitis* handeln. Diese Form wird auch bei Frauen beobachtet, die keine Laparotomie durchgemacht haben. Es wird angenommen, daß das Fremdmaterial durch die Tuben in die Bauchhöhle gelangt ist. Bei einer Laparotomie kommt es immer zu einer Kontamination mit Fremdmaterial. Da sich eine granulomatöse Peritonitis selten entwickelt, werden zusätzliche Ursachen (Allergie) postuliert. Nach Sicherung der Diagnose wird man in diesen Fällen die Bauchhöhle wieder verschließen. Ausgedehnte Adhäsiolysen sind kontraindiziert. Eine Antibiotikatherapie richtet sich nach den gefundenen Erregern (1, 23).

In diesem Zusammenhang soll auch auf die *sklerosierende Peritonitis* oder Peritonitis chronica fibrosa encapsulata hingewiesen werden. Es wird ein Zusammenhang mit der Einnahme von Betablockern vermutet. Das Peritoneum ist weißlich verdickt, von einer zuckergußähnlichen Kapsel überzogen. Im allgemeinen ist das kleine Becken besonders stark befallen und meistens obliteriert. Nach vorsichtiger Entfernung der kapselartigen Gebilde wird das Abdomen ohne Drainage wieder verschlossen. Im übrigen entspricht die postoperative Behandlung jener einer Peritonitis. Histologisch bestehen die Verdickungen aus fibrotischem Bindegewebe, Fibrinablagerungen und Infiltraten von lymphoretikulären Zellen (23).

Bei Patienten die unter dem Leitsymptom Aszites operiert werden, ist das Abdomen seltenerweise mit einer weißen chylusartigen Flüssigkeit gefüllt. Es handelt sich um die seltene *lymphatische* oder *Chylusperitonitis.* Sie ist auf einen Verschluß der mesenterialen Lymphgefäße oder der Cisterna magna durch Verwachsungen, Hernien oder eine andere Kompression von außen zurückzuführen. Die Operation hat das Ziel, die Ursache der Erkrankung zu beseitigen und den Inhalt des Abdomens abzusaugen. Die Opera-

tion kann je nachdem mit erheblichen technischen Schwierigkeiten einhergehen (23).

Pathologie des großen Netzes

Pathologische Veränderungen des Omentums können Anlaß zu Verwechslungen mit genitalen Geschwülsten sein. *Infektiöse und chronische oder plastisch entzündliche Veränderungen und Adhäsionszysten* wurden bereits erwähnt. Selten kommen zystische und primär solide Tumoren vor. Zu nennen sind: *Lymphzysten* und polyzystische *Lymphangiome,* zystische *Hämangiome, Dermoidzysten, parasitäre Zysten* (meist Echinokokkenzysten) und posttraumatische *Pseudozysten,* sodann *Lipome* und *Fibrome.* Unter den primär malignen Tumoren stehen *Sarkome* im Vordergrund. Zystische und solide Tumoren können sehr groß werden, bevor sie sich durch Kompressionserscheinungen klinisch bemerkbar machen. Bei gutartigen Tumoren ist die partielle, bei bösartigen die totale Netzresektion die Behandlung der Wahl. Bei Befall von Nachbarorganen soll die „En-bloc-Resektion" versucht werden (8).

Pathologie des Mesenteriums

Ganz selten kommt es vor, daß statt einer Ovarialzyste ein zystisches Gebilde oder ein Tumor des Mesenteriums gefunden wird. Die *lymphatischen Zysten* und das *Lymphangioma cavernosum* sind die häufigsten der seltenen mesenterialen zystischen Gebilde. Wir verfügen über eine eigene Beobachtung. Es werden aber auch Zysten mit Darminhalt *(enterogene Zysten),* mit Luftinhalt sowie *Dermoidzysten* beobachtet. Eine verkäsende *Lymphknotentuberkulose* und ein organisiertes *Hämatom* können Zysten vortäuschen. Die Behandlung besteht in der Entfernung der Zyste. Die operationstechnischen Probleme sind allerdings nicht zu unterschätzen. So erfordert die Entfernung des angiomatös veränderten Mesenteriums eine Dünndarmresektion mit Wiederherstellung der Darmkontinuität durch End-zu-End-Anastomose (1, 23).

Es gibt primäre und sekundäre *mesenteriale Tumoren.* Die ersteren sind selten. Mesotheliome und lymphatische Tumoren werden beobachtet. Bei einer 40jährigen Frau haben wir ein Lymphosarkom des Mesenteriums gesehen. Der Tumor war inoperabel. Nach Chemo- und Strahlentherapie hat die Patientin über 8 Jahre beschwerdefrei überlebt. Sekundäre Tumoren sind dagegen häufig, meistens Metastasen intraabdomineller Tumoren (Pankreas, Magen, Ovar) oder solche von Mamma- und Lungenkarzinomen.

Pathologie des Darmes

Abgesehen von der bereits erwähnten *Enteritis regionalis* (Morbus Crohn), haben Krankheiten des Dickdarmes und der Appendix praktische

Bedeutung für den operativ tätigen Gynäkologen. *Dünndarmtumoren* sind dagegen selten. Sie machen lediglich 3% aller Malignome des Magen-Darm-Traktes aus. Ihre Symptomatik – Subileus und Darmblutungen ohne klinisch nachweisbaren Tumor – gibt kaum Anlaß zu Verwechslungen mit einer genitalen Pathologie (1, 23).

Divertikulose und Divertikulitis
Bei älteren (über 60jährigen) Patientinnen soll bei linksseitigem Befund auch immer an die Möglichkeit eines Divertikulitistumors gedacht werden. Der Kolonkontrasteinlauf unter Anwendung des Doppelkontrastverfahrens schafft in der Regel Klarheit. Die Unterlassung der radiologischen Untersuchung ist verantwortlich für die überraschende intraoperative Diagnose. In den letzten 15 Jahren haben wir in der Baseler Frauenklinik diesen Befund 10mal beobachtet. Die Differentialdiagnose zu einem Kolonkarzinom ist im allgemeinen nicht schwierig. Bei der Divertikulitis fällt die ausgeprägte Perikolitis mit starken Verwachsungen, die starre Darmwand und das verdickte und verkürzte Mesenterium auf. Im Zweifelsfall kann eine Kolonoskopie mit Biopsie Klarheit schaffen. Liegen keine Komplikationen einer Divertikulitis (s. S. 19.6) vor, so sollte eine Kolonresektion nicht vorgenommen werden, zumal gewöhnlich keine adäquate Darmvorbereitung durchgeführt wurde. Die Sanierung der Erkrankung erfolgt mit weniger Risiken zu einem späteren Zeitpunkt nach entsprechender Vorbereitung. Kolonoperationen, besonders bei Divertikulitis ohne entsprechende Vorbereitung, sind mit einer hohen Morbidität und Letalität (nach Literaturangaben 25–50%) belastet (1, 3, 23).

Das Kolonkarzinom
Dieses Karzinom geht am häufigsten vom Rektosigmoid, seltener vom Zäkum und extrem selten vom Colon transversum aus. Manchmal wird es überraschend bei einer gynäkologischen Laparotomie festgestellt. In der Baseler Frauenklinik haben wir dies in den letzten 15 Jahren 12mal erlebt (8 Sigmakarzinome, 3 Zäkumkarzinome und 1 Transversumkarzinom). 8mal lag zusätzlich eine eindeutige genitale Pathologie vor. Vier Patientinnen wurden unter der Verdachtsdiagnose Ovarialtumor operiert. Wir führten 3 rechtsseitige Hemikolektomien mit Ileo-Kolon-Anastomose, eine partielle Kolektomie des Transversum mit End-zu-End-Anastomose und 8 rektosigmoidale Resektionen („anterior resection") mit Wiederherstellung der Darmkontinuität durch tiefe Anastomose durch. In keinem dieser Fälle trat eine durch die Dickdarmoperation bedingte Komplikation auf. Bei solchen Fällen sollte intraoperativ ein chirurgischer Konsiliarius zugezogen und die Operationsindika-tion, die Art und der beste Zeitpunkt des Eingriffes mit ihm besprochen werden (1, 23).

Mukozele der Appendix
Extrem selten erweist sich ein rechtsseitiger zystischer Unterbauchtumor als eine Mukozele der Appendix. Dieser Pseudotumor kann eine beträchtliche Größe erreichen. Die Abtragung ist einfach (cave Ruptur). Bei der Operation muß aber immer eine Revision des Abdomens vorgenommen werden, um andere Tumoren (z. B. Karzinoid) oder mesenteriale Lymphknotenmetastasen auszuschließen. Die Ruptur der Mukozele, akut oder in Schüben, kann Ursache eines Pseudomyxoma peritonei sein (16). Der *Gallertbauch* wird etwas häufiger im Zusammenhang mit muzinösen Zystomen des Ovars gesehen. Die Therapie dieser Erkrankung ist unbefriedigend. Nach makroskopisch vollständiger Entfernung der Tumormassen haben wir in einem Fall eine langanhaltende Remission mit der intraperitonealen Applikation von Radiophosphor (^{32}P) erreicht. Prophylaktisch ist die Vermeidung eines Austrittes von Zysteninhalt in den Peritonealraum bei der Entfernung von Ovarialzysten von Bedeutung. Die sorgfältige histologische Untersuchung der Mukozele ist wichtig. Als Ursache findet man meistens eine abgelaufene chronische Entzündung, selten einen *gut- und bösartigen Tumor der Appendix*. Ein Karzinoid unter 2 cm Durchmesser bedarf keiner weiteren Therapie. Dagegen sollte bei Adenokarzinom oder größeren Karzinoiden nachträglich eine ileozäkale Resektion vorgenommen werden (23).

Chronisch perityphlitischer Abszeß
Ergänzend soll noch auf den *chronisch verlaufenden perityphlitischen Abszeß* hingewiesen werden. Die drei von uns in den letzten 15 Jahren beobachteten Fälle wurden alle unter der Verdachtsdiagnose eines rechtsseitigen parauterinen Tumors unklarer Genese laparotomiert. Anamnestisch wiesen aber alle eine Episode subakuter rechtsseitiger Unterbauchschmerzen auf. Auch die weiteren Beschwerden wiesen auf eine Darmpathologie hin, obschon eine gastroenterologische Abklärung unergiebig war. Bei der Laparotomie fand sich ein Konglomerattumor, bestehend aus rechten Adnexen, unterem Ileum und Zäkum. Die Operation bestand aus einer rechtsseitigen Adnexektomie, einer ileozäkalen Resektion und einer End-zu-End-Anastomose zwischen Ileum und aszendierendem Kolon. Unter einer Antibiotikaprophylaxe war der postoperative Verlauf unauffällig. Als Ursache wurde histopathologisch eine subakut verlaufende Appendizitis vermutet.

Erkrankungen des Retroperitonealraumes

Die retroperitoneale Region ist ein ausgedehnter spaltförmiger Raum zwischen Peritoneum und

Hinterwand des Abdomens. Hier befinden sich die großen Abdominalgefäße mit ihren zahlreichen Ästen, Lymphgefäße, Lymphknoten, die Cisterna magna, Nerven und Ganglien des somatischen und vegetativen Nervensystems sowie Pankreas, Nieren, Nebennieren und Ureteren. Diese Organe und Strukturen stellen ein großes Potential für eine vielseitige Pathologie dar. Unter den Krankheitsbildern sind die *retroperitoneale Fibrose* und die *retroperitonealen Tumoren* und *Pseudotumoren,* aber auch die intraligamentären Myome und Zysten sowie einige weitere Veränderungen für den gynäkologischen Operateur von Bedeutung (7, 14, 18, 23).

Retroperitoneale Fibrose (Ormondsche Krankheit)

Diese diffuse progressive fibrosierende Erkrankung beginnt in der Lumbalregion und greift frühzeitig auf Ureteren und Gefäße über. Die Krankheit wird anfänglich meist übersehen und erst in einem späten Stadium diagnostiziert (25).

Die retroperitoneale Fibrose ist ein *Syndrom,* das durch eine große Zahl von Faktoren verursacht werden kann. Ätiologisch werden u. a. diskutiert: vorausgegangene Traumen; Extravasation von Blut, Urin oder Lymphe; ein Vitamin-E-Defizit; maligne Erkrankungen; die Weber-Christian-Krankheit; systemische rheumatische Erkrankungen des Bindegewebes (Polyarthritis nodosa, Sklerodermatomyositis) und verschiedene Medikamente (Ergotaminderivate, Methyldopa, Analgetika, Betablocker). In neuester Zeit wird die idiopathische Ormondsche Krankheit als Teil einer diffusen sklerosierenden Fibrose angesehen. Histologisch findet sich eine starke Vermehrung von fibrotischem, zellarmem Bindegewebe und eine mehr oder weniger ausgeprägte lymphoretikuläre Infiltration.

Die *Symptome* stehen im Zusammenhang mit dem Befall der retroperitonealen Strukturen: unklar definierte Lumbalschmerzen, rezidivierende Nierenkoliken und Urininfekte, beginnende Urämie, venöse Stauung sowie Durchblutungsstörungen der unteren Extremitäten. Ausscheidungsurogramm und Lymphographie können die Vermutungsdiagnose erhärten.

Die *Therapie,* meistens medikamentös, richtet sich wenn möglich nach der Ätiologie. Chirurgische Maßnahmen kommen ausschließlich zur Behandlung der Komplikationen in Frage. Bei rezidivierenden Niereninfekten bzw. Koliken mit Erweiterung der ableitenden Harnwege ist eine Ureterolyse indiziert. Bei Pyonephrose oder maligner Hypertension ist eine Nephrektomie nicht zu umgehen. Bei Symptomen eines Gefäßverschlusses kann die transluminale Dilatation der Aorta versucht werden. Die Ergebnisse der operativen Behandlung sind im allgemeinen unbefriedigend (23).

Über zwei Fälle von retroperitonealer Fibrose hat OBER (16) berichtet. Der von uns beobachtete Fall weist interessante ätiologische, symptomatologische und klinische Merkmale auf:

Eine 54jährige Patientin wurde im Jahre 1975 wegen einer Verdickung des vorderen Drittels der Vagina und einer Infiltration des rechten Parametriums in die Klinik eingewiesen. Der Befund glich einem parametranen Rezidiv eines Zervixkarzinoms. Die Patientin hatte im Jahre 1967 wegen gutartiger Ovarialtumoren eine Hysterektomie mit beidseitiger Adnexektomie durchgemacht. Die Punktionsbiopsie des rechten Parametriums ergab histologisch Fragmente von stark sklerosiertem, offenbar entzündlich verändertem fibrotischen Bindegewebe ohne Anhalt für Malignität. Bei der weiteren Abklärung fand sich eine hochgradige Abflußstörung mit Hydronephrose der rechten Niere. Daraufhin erfolgte am 8.4. 1975 die Laparotomie. Es fanden sich narbige Veränderungen im rechten Parametrium mit hochgradiger Einengung des Ureters. Es wurde eine Uterolyse, eine Teilexstirpation des Ureters und eine Implantation mit Boari-Plastik durchgeführt. Histologisch fand sich eine chronische Entzündung ohne Anhalt für Malignität, und es wurde die Vermutungsdiagnose „retroperitoneale Fibrose" geäußert. Deshalb wurde mit einer Cortisonbehandlung begonnen. Bei den weiteren Nachkontrollen blieb der Genitalbefund unverändert. Im Frühjahr 1977 trat eine Schwellung des rechten Beines auf. Die Patientin wurde zur weiteren Abklärung und Behandlung in die Medizinische Angiologie überwiesen. Es fand sich eine venöse und lymphatische Stauung des rechten Beines, eine Verengung der rechten V.iliaca externa und eine Varikose mit chronisch-venöser Insuffizienz beiderseits. Eine Antikoagulantien- und Kompressionsbehandlung brachten keinen Erfolg. Im Juni 1979 traten septische Temperaturen auf, die durch eine Stauung der linken Niere bedingt waren, weshalb am 7.7. 1979 in der Urologischen Klinik die operative Freilegung und eine linksseitige Ureterozystoneostomie nach Boari durchgeführt wurde. Histologisch fand sich ein diffuses lymphohistiozytäres malignes Lymphom mit Befall von Retroperitoneum und Ureter. Die Patientin wurde zur weiteren Behandlung in die Medizinische Onkologie verlegt. Nach kombinierter Strahlen- und Chemotherapie konnte eine vollständige Remission erzielt werden, die bis heute (1987) andauert.

Retroperitoneale Tumoren und Pseudotumoren

Der operativ tätige Gynäkologe kann gelegentlich überraschend mit einem retroperitonealen tumorartigen Befund konfrontiert werden (7, 16). Die häufigsten und klinisch relevanten Ursachen sind:
- *Mißbildungen und kongenitale Tumoren:* Beckenniere, Meningozele oder „Rachischisis anterior", Teratome und Sakraldermoide.
- *Neurogene Tumoren:* Neurofibrom (24), Ganglioneurom, seltene meningeale Tumoren.
- *Osteogene Tumoren:* Osteon, Chordom, Sarkom.
- *Mesodermale Tumoren:* u.a. Fibrom, Myom, Lypom, Sarkome, primäre lymphatische Tu-

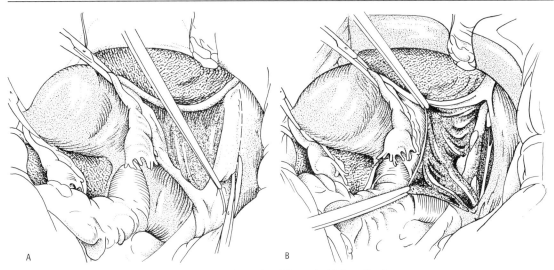

A   B

Abb. **2**   Technik der Darstellung der retroperitonealen Räume im kleinen Becken

moren (Lymphosarkom, Morbus Hodgkin etc.), retroperitoneale Metastasen, entzündliche Granulome (z. B. Tuberkulose), lymphogene oder Chyluszysten und nichtklassifizierbare Tumoren.

- *Retroperitoneale Hämatome.*
- *Gefäßmißbildungen* (Aneurysmen und arteriovenöse Verschlüsse).
- *Intraligamentäre Myome und Zysten.*
- *Zysten durch Parasiten* (z. B. Echinokokkenzysten).

Operationstaktik
Ein richtiges Vorgehen ist von entscheidender Bedeutung. Zunächst gilt es durch Inspektion und Palpation, Lokalisation, Konsistenz – zystisch oder solid – Größe, Ausdehnung, Beweglichkeit und topographische Beziehung des Tumors zu den benachbarten Organen und Strukturen zu beurteilen.
Der nächste Schritt ist die Eröffnung des Retroperitonealraumes. Die Technik hängt von der Lokalisation des Befundes ab. Bei intraligamentären oder im Becken lokalisierten Tumoren wird das Peritoneum parietale entlang den iliakalen Gefäßen vom Lig. rotundum bis zum Lig. infundibulopelvicum gespalten. Vasa iliaca, Ureter und ovarielle Gefäße werden identifiziert und freigelegt (Abb. 2). Bei rechts von der Aorta lokalisierten Tumoren wird entweder das Peritoneum parietale von der rechten A. iliaca communis bis zum dritten Anteil des Duodenums entlang der Aorta gespalten oder aber das Peritoneum seitlich vom Colon ascendens inzidiert und mobilisiert (Abb. 3). Die wichtigsten retroperitonealen Organe werden dargestellt und identifiziert. Die linksseitige retroperitoneale Region wird durch Inzision des laterokolischen Peritoneums und Verlagerung von Colon descendens und Sigma nach rechts erreicht (Abb. 4). Wer diese Techniken nicht beherrscht und auch keinen Chirurgen oder Urologen um Hilfe bitten kann, sollte die Operation abbrechen und sie unter günstigen Umständen ausführen lassen.
Wichtig ist sodann die Identifikation eines Aneurysmas, einer Meningozele (Rachischisis anterior) oder einer Beckenniere, die Kontraindikationen für weitere operative Maßnahmen darstellen. Manchmal kann eine Feinnadelpunktion oder eine Biopsie mit Schnellschnittverfahren zur weiteren diagnostischen Abklärung beitragen. Falls die Entfernung des Tumors indiziert erscheint und möglich ist, sollte sie technisch vorsichtig und schrittweise durchgeführt werden. Retroperitoneale Tumoren lassen sich selten problemlos exstirpieren. Es drohen folgende Gefahren: Läsionen großer Gefäße, von Ureteren, Darm oder Nerven. Mehr als ein Drittel aller retroperitonealen Tumoren sind nicht operabel. Der Tumor oder die Tumorreste sollten dann mit Metallclips markiert werden, um eine gezielte Strahlentherapie zu ermöglichen. Das Operationsgebiet wird zum Schluß ausgiebig drainiert.
Die retroperitonealen Tumoren im engeren Sinne, die retroperitonealen Hämatome und die Gefäßmißbildungen bedürfen einiger ergänzender Bemerkungen.

Retroperitoneale Tumoren und Zysten
Die meisten *retroperitonealen Tumoren und Zysten* haben ihren Ursprung in den großen retroperitonealen Organen: Pankreas, Nieren und Nebennieren. Sie machen etwa 80% aller retroperitonealen Tumoren aus. Die Tumoren der embryonalen Furche des Urogenitaltraktes, die des Bindegewebes, Fetts, der Faszien, Muskel, Lymphknoten und Nerven werden als retroperi-

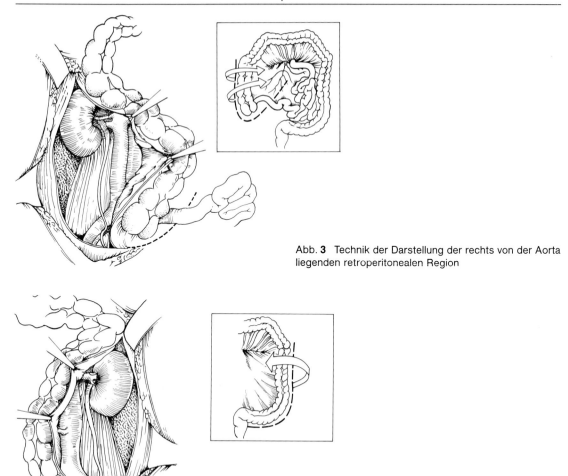

Abb. **3** Technik der Darstellung der rechts von der Aorta liegenden retroperitonealen Region

Abb. **4** Technik der Darstellung der links von der Aorta liegenden retroperitonealen Region

toneale Tumoren im engeren Sinne bezeichnet. Sie sind extrem selten. Meistens (ca. 80%) sind es Malignome. Obwohl alle Altersgruppen betroffen sein können, treten sie gehäuft bei Frauen über 40 Jahre auf. Sie breiten sich lokal aus und können eine beträchtliche Größe erreichen – vor allem Liposarkome – bevor sie sich klinisch durch Kompression benachbarter Strukturen bemerkbar machen. Die häufigsten Symptome sind: Abdominalschmerzen, Gewichtsverlust, Appetitlosigkeit, Erbrechen und Rückenschmerzen. Man tastet einen Tumor, der gelegentlich Beziehung zu den Genitalorganen aufweist. Trotz aufwendiger präoperativer Untersuchung mit den verschiedensten bildgebenden Verfahren, gelingt es in mehr als einem Drittel der Fälle nicht, eine definitive präoperative Diagnose zu stellen. Natur und tatsächliche Ausdehnung der Erkrankung können oft erst bei der chirurgisch-histologischen Exploration erkannt werden. Die Therapie besteht in der Regel in einer Kombination von Operation, Strahlen- und Chemothera-

pie. Die Letalität der Operation liegt bei 10%. Die 5-Jahres-Ergebnisse sind je nach Histologie sehr unterschiedlich, die der retroperitonealen Sarkome betragen etwa 15% (7, 18, 23).

Retroperitoneales Hämatom
Gelegentlich manifestiert sich ein *retroperitoneales Hämatom* nach einem gynäkologisch-chirurgischen Eingriff nicht als akutes Krankheitsbild, sondern als parauteriner Tumor unterschiedlicher Größe. Bei der Operation findet man retroperitoneal, vor oder neben dem Uterus, den abgekapselten und organisierten Bluterguß. Die Therapie besteht in der Ausräumung. Eine Drainage ist bei unvollständiger Hämostase indiziert. Ob eine Hysterektomie vorgenommen werden soll, hängt vom Ausmaß der Verletzung, vom Kinderwunsch und vom Alter der Patienten ab (16).

Gefäßmißbildungen und arteriovenöse Fisteln
Gefäßmißbildungen und arteriovenöse Fisteln kommen im Beckenbereich extrem selten vor.

OBER hat über zwei arteriovenöse Fisteln berichtet. In einem eigenen Fall eines Aneurysmas der A. uterina kam es bei zwei Abrasiones und der vaginalen Hysterektomie wegen postmenopausalen Blutungen jedesmal zu einer lebensbedrohlichen Hämorrhagie. Die Symptomatologie variiert außerordentlich. Bei der gynäkologischen Untersuchung fällt eine weiche Resistenz neben dem Uterus und ein schwirrendes Tastgefühl auf. Die Verdachtsdiagnose kann durch eine Serienangiographie bestätigt werden. Diese Untersuchung ist auch indiziert, wenn alle anderen Untersuchungen extrem starke uterine Blutungen nicht erklären. Die Behandlung besteht in der Ligatur der zuführenden Arterie (16).

Literatur

1 Allgöwer, M., F. Harder, L. F. Hollender, H. J. Peiper, J. R. Siewert (Hrsg.): Chirurgische Gastroenterologie, Bd. I und II. Springer, Berlin 1981

2 Bernoth, E., M. Link, W. Weise: Gynäkologie. Differentialdiagnose und Klinik. Karger, Basel 1984

3 Chassin, J. L.: Operative Strategy in General Surgery, vol. I and II. Springer, New York, 1980/1984

4 Duff, P., R. S. Gibbs: Pelvic vein thrombophlebitis: Diagnostic dilemma and therapeutic challenge. Obstet. Gynec. Surv. 38 (1983) 365–373

5 Fagan, E. A., V. S. Chadwick: Disorders of gastrointestinal tract, pancreas and hepato-biliary System. In: Medical Disorders in Obstetric Practice, hrsg. von M. de Swiet (S. 270–346). Blackwell, Oxford 1984

6 Halme, J., M. G. Hammond, J. F. Hulka, S. G. Raj, L. M. Talbert: Retrograde menstruation in healthy women and in patients with endometriosis. Obstet. and Gynec. 64 (1984) 151–154

7 Halter, G.: Atypische gynäkologische Operationen. In: Klinik der Frauenheilkunde und Geburtshilfe, Bd. VI. Ergänzung 7. Begründet von H. Schwalm, hrsg. von G. Döderlein, K. H. Wulf. Urban & Schwarzenberg, München 1972 (S. 156/1–156/1111)

8 Hollender, L. F., F. Bur: Chirurgie des großen Netzes. Springer, Berlin, 1985

9 Holt, R. W.: Exploration of the abdomen. In: Management of Complication in Gynecologic Oncology, hrsg. von G. Delgado, J. P. Smith. Wiley, New York 1982 (S. 3–16)

10 Jones, H. W., J. A. Rock: Reparation and constructive Surgery of the female generative Tract. Williams & Wilkins, Baltimore, London 1983

11 Käser, O., A. Castaño-Almendral: Intestinal Surgery in gynecological oncology. Proceedings of international meeting of Gynecological Oncology, Venice-Lido, April 1985 (S. 289–292)

12 Käser, O., F. A. Iklé, H. A. Hirsch: Atlas der gynäkologischen Operationen, 4. Aufl. Thieme, Stuttgart 1983

13 Mattingly, R. F., J. D. Thompson (Eds.): Te Linde's Operative Gynecology. Lippincott, Philadelphia 1985

14 Melchert, F., R. Günther: Akute Blutungen im kleinen Becken. Gynäkologe 17 (1984) 131–137

15 Nichols, D. H., P. J. Julian: Torsion of the adnexa. Clin. Obstet. Gynec. 28 (1985) 375–380

16 Ober, K. G., O. Käser: Unerwartete Situationen bei der Laparotomie. Gynäkologie und Geburtshilfe, Bd. III Spezielle Gynäkologie, hrsg. von O. Käser, V. Friedberg, K. G. Ober, K. Thomsen, J. Zander. Thieme, Stuttgart 1972 (S. 1069–1082)

17 Peckham, B. M., S. S. Shapiro (Eds.): Signs and Symptoms in Gynecology. Lippincott, Philadelphia 1983

18 Petri, E. (Hrsg.): Gynäkologische Urologie. Thieme, Stuttgart 1983

19 Richter, K., H. Elser, W. Albrich, D. Leis: Die Extrauteringravidität. Klinik der Frauenheilkunde, Bd. VIII. Ergänzung 1984 146/1–146/45, hrsg. von K. H. Wulf, H. Schmidt-Matthiesen. Urban & Schwarzenberg, München 1984

20 Rob, Ch., R. Smith, H. Dudley (Eds.): Atlas of General Surgery. Butterworth, London 1983

21 Säuberli, H., F. Lagiardèr (Hrsg.): Das akute Abdomen. Huber, Bern 1985

22 Schaefer, G., E. A. Graber (Eds.): Complications in Obstetric and Gynecologic Surgery Harper & Row, Publ. Hagerstown 1981

23 Schwartz, S. I., H. Eliss, W. C. Huser (Eds.): Maingot's Abdominal Operations, 8th ed. vol. I and II. Appleton-Century-Crofts, Norwalk/Conn. 1985

24 Teichmann, A., W. Kuhn, A. Argyrakis: Solitäres Neurofibrom des Beinplexus (Plexus lumbosacralis). Ein Fallbericht. Geburtsh. u. Frauenheilk. 45 (1985) 411–413

25 Wagenknecht, L. V.: Retroperitoneale Fibrosen. Thieme, Stuttgart 1978

20. Blutgerinnung und Schock

Gerinnungsstörungen

H. LUDWIG und H.-J. GENZ

Physiologie der Hämostase

Grundbegriffe

Zu diesem großen Kapitel der Physiologie sind in letzter Zeit eine Reihe von ausgezeichneten Übersichten erschienen, auf die verwiesen wird (9, 66, 94, 106, 108). Die ungestörten Abläufe der Hämostase haben eine vitale Bedeutung. Sie setzen intakte Steuerungsvorgänge voraus. Diese Steuerungsvorgänge genügen einer Autoregulation. Sie begrenzt Blutaustritte aus dem Gefäßsystem und verhindert andererseits die Verstopfung der Strombahn durch Blutgerinnsel. Die Gefäßwand nimmt an der Aufrechterhaltung des Steuerungsmechanismus teil. Bei einer Verletzung führt die Kontraktion der Gefäßwand am Ort der Läsion, die Einstülpung der Ränder des Gefäßwanddefektes, die Bildung des primären Thrombozytenthrombus und die Verdichtung desselben durch Blutgerinnungsvorgänge zur Begrenzung des Schadens. Auch die permanente Reparatur von Gefäßwanddefekten ist eine Konsequenz der ungestört ablaufenden Hämostase.

Man stellt den Ablauf der Blutgerinnung in Kaskadenform dar und trägt damit der schrittweisen Aktivierung von Gerinnungsfaktoren bis zur Fibrinbildung als dem Endglied einer mehrstufigen Reaktionskette Rechnung (Abb. 1). Innerhalb der Kaskaden kann man zwischen der Aktivierungsphase und der Phase der Prothrombinumwandlung unterscheiden. Die Aktivierungsphase kann intravasal oder extravasal gestartet werden. Die intravasale Kontaktaktivierung kommt dann zustande, wenn das strömende Blut mit anderen Strukturen als dem intakten Endothel in Berührung kommt. Besondere Be-

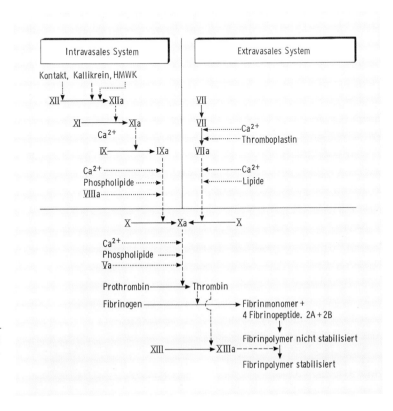

Abb. 1 Schematische Darstellung der Gerinnungskaskade. (aus *F. Duckert*: Blutgerinnung, Fibrinolyse, Thrombose. In: Thrombose und Embolie, hrsg. von F. Koller, F. Dukkert. Schattauer, Stuttgart 1983 [S. 3]) HMWK = hochmolekulares Kininogen

dingungen gelten für die terminale Strecke von Spiralarterien, wo in der zweiten Hälfte der Schwangerschaft das intakte Endothel durch Zytotrophoblast ersetzt wird (s. später). Kontakt mit nicht endothelialer Oberfläche ist auch das Prinzip der extravasalen Aktivierung, jedoch unter der Bedingung der nicht mehr integrierten Strombahn. Hierbei spielt die Bildung des ersten hämostatischen Pfropfes aus Thrombozyten eine entscheidende Rolle. Sobald endothelfreie Gefäßwandstrukturen oder extravasales Gewebe dem Blutstrom ausgesetzt wird, kommt es zu einer Anlagerung von Plättchen. Diesen Vorgang bezeichnet man als Plättchenadhäsion. Die Adhäsion der Thrombozyten induziert eine Freisetzungsreaktion, an der eine Anzahl von thrombozyteneigenen Substanzen, aber auch Prostaglandine und vor allem die Membranstruktur der Plättchen beteiligt ist. Die Veränderung der Blutströmung im Bereich von Gefäßdefekten spielt für die Ausbildung des Gerinnungsthrombus, der den Plättchenthrombus stabilisiert, eine entscheidene Rolle.

Die Thrombozyten besitzen einen lebhaften Stoffwechsel. Aktivierung der Thrombozyten bedeutet Formveränderung (Ausbreitung) und Freisetzung von Thrombozyteninhaltsstoffen. Mit diesem Vorgang verbunden ist die Synthese von aggregationsfördernden Substanzen wie ADP, Thromboxan A_2 und PAF (platelet activating factor). Thromboxan A_2, das aus Prostaglandinendoperoxiden entsteht, ist überdies ein besonders starker Vasokonstriktor.

Die Endothelzellen der Gefäßwand bilden aus denselben Endoperoxiden das Prostacyclin, welches antagonistisch zum Thromboxan A_2 aggregationshemmend und vasodilatierend wirkt.

Plasmatische Blutgerinnung und Plättchenfunktion sind dadurch miteinander verknüpft, daß die Thrombozyten das für die intravasale Gerinnung obligate Phospholipid stellen. Es wird an der Oberfläche der Thrombozyten in der Aktivierungsphase verfügbar (6).

Kontaktaktivierung – intravasales System der Blutgerinnung (Intrinsic-System)

Dem interessanten Phänomen der Aktivierung der Blutgerinnung innerhalb des Gefäßsystems ist intensive Forschung gewidmet worden. Hat man doch versucht, über die Aufklärung der einzelnen Schritte der Kontaktaktivierung als Startphase der Gerinnungskaskade des intravasalen Systems mögliche therapeutische Beeinflussungen zu erkennen, die nicht erst in der Prothrombinumwandlungsphase wirksam werden wie orale Antikoagulantien oder Heparin.

Der zentrale Faktor der Kontaktaktivierung ist die proenzymatische Form des Faktors XII, welcher offenbar in der Lage ist, die nicht ideale Benetzbarkeit einer Gefäßwand zu erkennen und sich an diese Stelle anzulagern. Dadurch wird eine Konformationsänderung im Molekül eingeleitet, welches schließlich durch Kallikrein in den aktivierten Faktor XII a aktiviert wird. Auch eine gegenläufige Reaktion, nämlich die Aktivierung von Präkallikrein zu Kallikrein durch den aktivierten Faktor XII (Faktor XII a), spielt sich ab. Man hat auch erkannt, daß beide Reaktionen durch hochmolekulare Kininogene verstärkt und offenbar auch beschleunigt werden. Hier liegt der Angriffspunkt des Kininogensystems in der Gerinnungskaskade. Auch die Reaktionskette der Fibrinolyse und einer weiteren, welche das Komplementsystem einbezieht, wird durch aktivierten Faktor XII ausgelöst. Es gibt einen Faktor-XII-Mangel (Hageman disease). Die wechselseitigen Beziehungen der Effektoren des Ablaufs der Kontaktaktivierung der Blutgerinnung und damit der Startreaktion intravasaler Gerinnung ist in Abb. 2 wiedergegeben. Die direkte Aktivierung von Faktor XI erscheint möglich, jedoch ist diese Frage mit In-vitro-Studien nicht aufzuklären. Bis zur Entstehung des aktivierten Faktors XI (Faktor XI a) sind Calciumionen nicht notwendig. Der weitere Schritt jedoch, die Aktivierung von Faktor IX, kann sich nur in Gegenwart von Calciumionen abspielen. Calciumionen, Faktor VIII als Akzelerator des Gerinnungssystems und Phospholipide sind die Voraussetzungen für die Bildung von aktiviertem Faktor X, der reaktionsverstärkende Faktor VIII (das antihämophile Globulin), welcher als koagulierendes Protein ebenso wie als Antigen bestimmt werden kann (Faktor VIII: C, Faktor VIII R: Ag), werden gemeinsam mit Faktor X und Faktor IX a an der Oberfläche von Lipidbläschen gebunden, mit Hilfe von Calciumionen. Nun spielt das Phospholipid für die entscheidende Aktivierung des Faktor X eine gewissermaßen lokalisierende Rolle. Die Reaktion, welche in der Umwandlung des Proenzyms Fak-

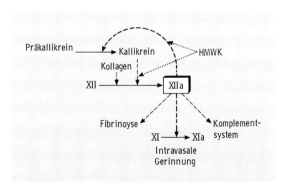

Abb. 2 Schematische Darstellung der Kontaktaktivierung (23)

tor X zum Enzym Faktor Xa resultiert, ist ähnlich der folgenden Prothrombinumwandlung. Denn nach der Aktivierung des Faktors X gibt es auch für das extravasale System der Blutgerinnung nur noch eine Reaktionssequenz. Die Reaktionspartner sind dann Faktor Xa, Prothrombin Faktor V, Lipide und Calciumionen. Diese Reaktion läuft langsam ab. Erst in der letzten Phase der Gerinnung entsteht Thrombin (Faktor IIa) aus Prothrombin (Faktor II), indem das Prothrombinmolekül in Bruchstücke zerlegt wird, wobei die Spaltung innerhalb von Peptidbindungen erfolgt. Das Thrombin besteht aus zwei Polypeptidketten, die mit einer Disulfidbrücke gebunden bleiben. Die schwerere P-Kette des Thrombins trägt das aktive Serin (alle Gerinnungsfaktoren sind Serinproteasen).

Gewebeaktivierung – extravasales System der Blutgerinnung (Extrinsic-System)

Gelangt das Blut durch eine Gefäßverletzung in extravasales Gewebe, so verläuft die Bildung des aktivierten Faktor X weniger kompliziert. Die Reaktionskaskade beginnt jetzt mit der Aktivierung des in das Gewebe leicht penetrierenden Faktors VII durch Gewebe-Thromboplastin. Dieses Thromboplastin besteht aus einem Eiweißanteil, der für die Spezifität des Moleküls verantwortlich ist, und aus einem Lipidanteil als Verstärker der Aktivierung.

Fibrinbildung

Die aus der Fibrinogenumwandlung resultierenden Fibrinmonomere polymerisieren, bilden ein dreidimensionales Fibrinnetz (Quervernetzung), das aber nur begrenzt hämostatisch wirksam ist, solange Faktor XIII (fibrinstabilisierender Faktor) nicht neue stabile Bindungen zwischen den Fibrinmonomeren herbeigeführt hat. Erst durch die Wirksamkeit des fibrinstabilisierenden Faktors ist das Fibrinnetz endgültig gebildet, unabhängig davon, ob die Aktivierung der Gerinnungskaskade auf dem Wege des intravasalen oder extravasalen Systems zustande gekommen ist. Das so gebildete stabile Fibrin ist widerstandsfähiger gegen fibrinolytische Degradation als nicht stabilisiertes Fibrin. Es ist die Matrix für die Blutstillung ebenso wie für die Wundheilung.

Gerinnungsinhibitoren: Obschon das Hemmungspotential des Blutes größer ist als sein Gerinnungspotential, ist dieser Umstand kein Hindernis für die physiologisch ablaufende intravasale Gerinnung, da die Bindung von Gerinnungsfaktoren an Lipide diese der Wirkung der Inhibitoren praktisch entzieht. Aber auch hier besteht eine Verknüpfung mit anderen Systemen. Der Cl-Inaktivator ist ein Inhibitor des Komplementsystems und gleichzeitig der wichtigste Inhibitor der Faktors XIIa, ebenso ein wichtiger Inhibitor des Kallikreins. Aktive Gerinnungsfaktoren werden durch allgemeine Proteaseninhibitoren, z. B. das α_2-Makroglobulin, gehemmt. Das sogenannte progressive Antithrombin (Antithrombin III) spielt die wichtigste Rolle, da es nicht nur das Thrombin, sondern auch die Gerinnungsenzyme Faktor XIIa, XIa, IXa und Xa hemmt. Diese Hemmung ist irreversibel. Die Reaktionsgeschwindigkeit des Antithrombins III wird durch Heparin stark beschleunigt (120). Allein ist Heparin unwirksam. Der Heparin-Kofaktor, der für die Wirksamkeit der Heparinbehandlung entscheidend ist, ist mit dem Antithrombin III identisch. Die Hemmung der Thrombinbildung durch den Heparin-Antithrombin-III-Komplex in geeigneten Konzentrationen kann das Blut ungerinnbar machen. Ein ererbter Antithrombin-III-Mangel ist bekannt. Damit ist eine Häufung der Thrombosemorbidität familiär verbunden (Abb.3).

Fibrinolyse: Das fibrinolytische System erfüllt die physiologische Aufgabe, die durch die Kontaktaktivierung zustande gekommene Fibrinablagerung wirksam zu beseitigen. Man kennt als physiologische Aktivatoren Urokinase, einen Gewebeaktivator, sowie einen Aktivator aus der Gefäßwand. Der Plasminogenaktivator der Gefäßwand kann heute durch gentechnologische Methoden gewonnen werden (tPA). Diese Fibrinolyseaktivatoren sind proteolytische Enzyme (Proteasen), welche das Plasminogen als inaktives Enzym durch Spaltung einer Peptidbindung in das aktive Plasmin überführen. Auch Plasmin besteht aus zwei Polypeptidketten, die mit einer Disulfidbrücke zusammengehalten werden. Plas-

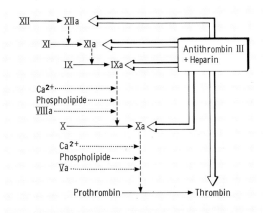

Abb.3 Schematische Darstellung der Hemmung der Gerinnungsenzyme durch das Antithrombin III und Heparin (23)

minogen hat eine hohe Fibrinaffinität, wird an Thromben absorbiert, innerhalb des Thrombus in Plasmin umgewandelt, weswegen eine endogene Thrombolyse möglich ist, welche die natürliche Reparationsfunktion bei intravasaler Gerinnung darstellt. Erwähnenswert ist, daß eine gegenseitige Beeinflussung von Fibrinolyse und intravasaler Gerinnung möglich ist. Die Beeinflussung geschieht in der Kontaktphase, da Faktor XIIa und Kallikrein die Plasminogen-Plasmin-Umwandlung födern kann.

Inhibitoren der Fibrinolyse sind plasmapräsent wie CI-Inaktivator, α_2-Makroglobulin und α_2-Antiplasmin. Das α_2-Antiplasmin hemmt Plasmin besonders rasch.

Verbrauchskoagulopathie und intravasale Gerinnung

Definition und Nomenklatur

Arterielle und venöse Thrombosen und Thromboembolie in der Lunge sind als lokalisierte Formen intravasaler Gerinnung so gut wie nie mit einem signifikanten Verbrauch von Gerinnungsfaktoren verbunden. Ausnahmen sind nur zu erwarten, wenn sich obliterierende Thrombosen über mehrere Etagen hinziehen und allein durch die Quantität der Fibrinbildung in den Thrombosen zum Verbrauch von Gerinnungsfaktoren führt. Von einer sekundär erworbenen Gerinnungsstörung spricht man dann, wenn große Abschnitte oder sogar die ganze Zirkulation von

disseminierter intravasaler Gerinnung (DIC) betroffen sind. Diese Form der disseminierten Mikrothrombose geht immer mit einem signifikanten Vebrauch von Gerinnungsfaktoren einher, obgleich nicht immer eine klinische hämorrhagische Diathese daraus resultiert. Das Phänomen der Spontanblutungen wird durch das Ausmaß des Abfalls der Thrombozyten bestimmt, Wunden wie der puerperale Uterus, Operationswunden, Stichkanäle (intravenöse Verweilkatheter) werden auch bei einer mäßig ausgebildeten Verbrauchskoagulopathie bluten. Die disseminierte intravasale Gerinnung ist nicht identisch mit Verbrauchskoagulopathie, da auch andere proteolytische Einwirkungen einen Verbrauch von Gerinnungsfaktoren herbeiführen können, z.B. bei systemischer Hyperfibrinolyse, oder durch leukozytäre Proteasen. Der Begriff der „Verlustkoagulopathie" sollte auf solche Formen beschränkt werden, wo ein gleichzeitiger Abfall der Serumgesamtproteine festgestellt wird und der Verlust von Protein aus der Zirkulation durch massive Transsudation in die Lunge oder in den Darm zustande kommt. Der Begriff der Verlustkoagulopathie ist aber nicht angezeigt, wo sich eine disseminierte intravasale Gerinnung infolge eines hämorrhagischen Schocks, d.h. nach exzessiven Blutverlusten, entwickelt. In diesen Fällen handelt es sich um eine schockbedingte Verbrauchskoagulopathie, die durch disseminierte Kontaktaktivierung an geschädigten Endothelien in der Mikrozirkulation gestartet wird, wobei der Strömungsarrest in der Mikrozirkulation und die daraus resultierende Azidose des Endothels vermutlich die auslösende Ätiologie ist.

Tabelle **1**   Laborbefunde bei Blutungen infolge Verbrauchskoagulopathie, Synthesestörungen (hepatogene Koagulopathie) und Hyperfibrinolyse

| | Verbrauchskoagulopathie | | Synthese Störung | Hyper- fibrinolyse |
| | akute Form | protrahierte Form | | |
	Typ: schwere Abruptio placentae	Typ: septischer Abort/ Endotoxinschock	Typ: akute Schwangerschaftsfettleber	Typ: Dead-fetus-Syndrom
Thrombozytenzahl	↓↓	↓	↓	−
Fibrinogen	↓↓	↓	↓	↓↓
Partialthromboplastinzeit (PTT)	↑	(↑)	↑	−
Quick-Wert	↓	(↓)	↓↓	−
Thrombinzeit	↑	(↑)	−	↑
Fibrinmonomere	↑	↑	↑	−
Fibrinspaltprodukte	↑	↑	↑	↑↑
Antithrombin III	↓	↓	↓	−
Plasminogen	↓	−	−	− (↓)
α_2-Antiplasmin	−	−	−	−
Faktor V	−	↓	−	−
Faktor VIII	↓↓	↓	−	−
Faktor XIII	↓	↓	↓	↓

Auch die Zufuhr und der Produktionsort für Gerinnungsfaktoren spielt eine Rolle. Schon geringfügiger Verbrauch von Gerinnungsfaktoren führt bei Synthesestörungen (Leberinsuffizienz) zum Abfall von Gerinnungsfaktoren und Fibrinogen unter eine Schwellengrenze. Thrombozytopenien können verschiedene Ursachen haben, sie müssen nicht immer auf eine disseminierte intravasale Gerinnung zurückzuführen sein.

Verlaufsformen der DIC

Die intravasale Gerinnung kann akut oder chronisch verlaufen. Der gesteigerte Verbrauch kann durch gesteigerte Produktion kompensiert werden; das gilt für Gerinnungsfaktoren ebenso wie für Thrombozyten. Man bezeichnet nach einem Vorschlag von P. W. STRAUB (134) diese Formen der chronischen disseminierten intravasalen Gerinnung als kompensiert. Im geburtshilflichen Bereich wird die akute intravasale Gerinnung häufiger zu beobachten sein.

Die charakteristischen Laboratoriumsbefunde bei der disseminierten intravasalen Gerinnung (Tab. 1) können bei lokalisierten Prozessen, wie KASABACH-MERRITT-Syndrom, Aortenaneurysmen, vorzeitige Plazentalösung, beobachtet werden. Sie muß nicht immer durch die Einschwemmung von Thromboplastin aus Gewebe oder durch disseminierte Wirkung von Endotoxin auf Endothelien zustande kommen. Einem Vorschlag von McKAY (98) folgend ist es für klinische Entscheidungen nützlich, bei der intravasalen Gerinnung zwischen disseminiert und lokalisiert, akut und chronisch, kompensiert und dekompensiert zu unterscheiden. In der kompensierten Form ist die Blutstillungsstörung zwar durch geeignete Laboratoriumsmethoden nachweisbar, führt aber nicht zu einer klinischen Manifestation spontaner Blutungen (z. B. Präeklampsie). Die dekompensierte Form ereignet sich, wenn im Zustand kompensierter intravasaler Gerinnung zusätzlich akute Einschwemmungen von gerinnungsaktivierenden Effektoren zustande kommen, wie z. B. Endotoxin bei einer Chorionamnionitis, Gewebethromboplastin bei vorzeitiger Plazentalösung oder Fruchtwasserbestandteile bei einer Fruchtwasserembolie, in einer Gravidität, die bereits durch eine kompensierte intravasale Gerinnung gekennzeichnet ist (Präeklampsie). Die Verlaufsform einer DIC hängt also entscheidend von der Ätiologie ab, dem Mechanismus der Start- oder „Trigger"-Noxe (Tab. 2).

Diagnose der Verbrauchskoagulopathie

Das klinische Bild wird beherrscht von der kombiniert plasmatisch-thrombozytären Hämostase-

Tabelle **2** Bekannte Auslösemechanismen einer intravasalen Gerinnung und häufig mit Verbrauchskoagulopathie verlaufende Krankheiten (nach *Oehler, G., H. G. Lasch:* Gerinnungsstörungen im Schock. In: Schock, hrsg. von *G. Riecker.* Springer, Berlin 1984 [106, 117].

„Trigger"	Krankheit
Endotoxin	– Sepsis mit gramnegativen Bakterien – *Septischer Abort* – „Toxic-shock"-Syndrom – *Chorioamnionitis* – Leberinsuffizienz – (endogene Darmflora)
Umsatzstörungen von Gerinnungsfaktoren: verminderter Abstrom bzw. gestörter Abbau von aktivierten Faktoren	– *Schock* – Kasabach-Merrit-Syndrom – *schwere Gestose* mit uteroplazentarer Insuffizienz und progressiver Fibrinierung der Plazenta – Aortenaneurysma – Leberschädigung – postnatale Hypertension
Einschwemmung von Gewebsthromboplastin bzw. thromboplastinähnlicher Substanzen	– Tumoren – Leukämie – Leberzellnekrose – Polytrauma – Virusinfekte mit massiver Endothelzerstörung – *Abruptio placentae* – *Fruchtwasserembolie* – hämolytisch-urämisches Syndrom – thrombotisch-thrombozytopenische Purpura – *HELLP*-Syndrom* – starke Erhöhung der Blutfette
Proteolytische Enzyme	– Leukämie – Schlangengifte – „Dead-fetus"-Syndrom
Fremdoberfläche	– extrakorporale Zirkulation
Antigen-Antikörper-Komplexe	– Fehltransfusionen – Transplantatabstoßungen – Immunthrombozytopenie

* *Hemolysis Elevated Liverenzymes Low Plantelet*

störung. Man findet nebeneinander flächenhafte oder punktförmige petechiale Blutungen an Haut (Abb. 4), Schleimhaut, aber auch auf peritonealen Oberflächen, in der Leberkapsel, in der weichen Gehirnhaut und in der Darmwand. Diese Spontanblutungen treten bei akuten Formen der Verbrauchskoagulopathie auf. Die chronische Verbrauchskoagulopathie, zumal wenn sie in kompensierter Form über längere Zeit verläuft, kann ohne klinische Symptome verlaufen, aber dennoch typische Veränderungen wichtiger Laborparameter der Hämostase nach sich ziehen. In der Regel wird aber eine Verbrauchskoagulopathie im Verlauf von Schock auftreten: Blut-

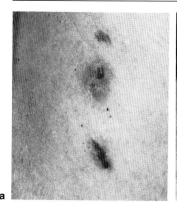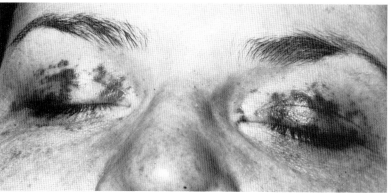

a   b

Abb. 4 a + b Blutungen um Einstichstellen bei einer 22jährigen Patientin mit septischem Abort, Endotoxinschock und DIC. Petechien der Oberlider

druckabfall, Pulsbeschleunigung, Tachypnoe, kalte Akren, Schweißausbrüche, marmorierte Haut. Funktionsausfälle in lebenswichtigen Organen, wie Niere (Oligurie und Anurie), Lunge (respiratorische Insuffizienz mit Abfall der Sauerstoffsättigung des peripheren Blutes, röntgenologische Zeichen der Schocklunge), Gehirn (Bewußtseinstrübung), Leber (Lebervergrößerung, Bilirubin und Transaminasenanstieg) sind direkte Folgen der verminderten Organperfusion die sich durch disseminierte Fibringerinnsel in der Mikrozirkulation dieser Organe verschlimmert. Die meisten der für die Diagnose von Defektkoagulopathien entwickelten Tests kehren im diagnostischen Spektrum einer Verbrauchskoagulopathie wieder, jedoch wird die Diagnose vor allem aus der Kombination von Befunden gestellt. Für eine Verbrauchskoagulopathie beweisend sind Veränderungen des Fibrinogenmoleküls im zirkulierenden Blut, die auf Thrombin bzw. auf Plasminwirkung zurückgeführt werden können, nämlich auf das Entstehen von Fibrinmonomerkomplexen und Fibrinogenspaltprodukten. Spezifische Methoden, die dazu dienen, solche Veränderungen zu quantifizieren, sind aufwendig und daher in der klinischen Gerinnungsdiagnostik kaum praktikabel, sie haben aber für die Aufklärung der Pathogenese akuter und chronischer intravasaler Gerinnung in der Geburtshilfe Entscheidendes geleistet (41). Unter den sogenannten Globaltests reagiert die Thromboplastinzeit, angegeben in Prozent der Norm, empfindlich auf den intravasalen Verbrauch von Faktoren, insbesondere auf den Mangel an Faktor II, V, VII, X und Fibrinogen. Der Wert ist daher auch bei leichteren Formen oder bei kompensierter disseminierter intravasaler Gerinnung erniedrigt. Die partielle Thromboplastinzeit wird erst nach massivem Absinken der Plasmaspiegel der Faktoren II, V, VIII, IX und X eindeutig pathologisch verlängert, ebenso bei hoher Konzentration von Fibrinogenspalt-

produkten im Plasma und durch Heparin. Die Thrombinzeit wird erst dann pathologisch lang, wenn das Fibrinogen unter etwa 80 mg/dl abgesunken ist. Dennoch sollte auf die Messung der Thrombinzeit für die Diagnostik einer Verbrauchskoagulopathie nicht verzichtet werden, da sie besonders empfindlich auf Fibrinpolymerisationsstörungen durch Fibrinogenspaltprodukte, auf Fibrinbildungsstörungen und auf Heparin reagiert. Um Heparin als Ursache der Verlängerung der Thrombinzeit auszuschließen, muß der Test mit Barbitalpuffer (Heparinhemmstoff) wiederholt oder besser die Bestimmung der heparinempfindlichen Reptilasezeit angeschlossen werden. Globaltests allein sind für die Diagnose und für die Verlaufskontrolle einer Verbrauchskoagulopathie nicht ausreichend. Als empfindlicher Indikator für den Schweregrad einer disseminierten intravasalen Gerinnung mit Verbrauchskoagulopathie ist das Absinken der Faktoren V und VIII: C im Plasma zu bewerten. Ein pathognomonisch wichtiger Hinweis ist die Veränderung der Thrombozytenzahl, insbesondere der Abfall der Thrombozyten unter $80\,000/mm^3$ ($= 80 \times 10^9/l$ SI-Einheiten). Die dadurch verursachte Verlängerung der Blutungszeit wird bei wiederholter intravasaler Gerinnungsaktivierung durch die damit verbundene Aggregationsstörung der Thrombozyten noch stärker.

Neue Entwicklungen in den Labormethoden: Gerinnungsbestimmungen mit chromogenen Substraten bieten den Vorteil photometrischer Analysen mit hoher Präzision. Wegen ihrer großen Sensitivität können kleine Probemengen bearbeitet werden. Einzelne Gerinnungs-, Fibrinolysefaktoren sowie deren Inhibitoren können direkt bestimmt werden, ohne daß für die Bestimmung die ganze Kaskade durchlaufen werden muß (Abb. 5). Ein chromogenes Substrat besteht aus einem Peptid, das mit einem geeigneten Farbstoff verbunden ist. Art und Reihenfolge der

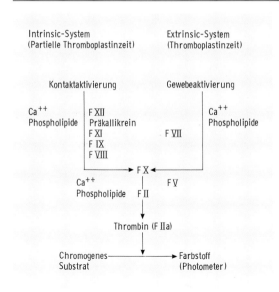

Abb. **5** Schema der Wirkungsweise von chromogenen Substraten in der Gerinnungsdiagnostik

Aminosäuren, aus denen das Peptid aufgebaut ist, bestimmen die Spezifität für das zu messende Enzym. Die Aminosäuresequenz imitiert die Spaltstelle des natürlichen Enzyms (Gerinnungsfaktor).

Zur Erfassung von zirkulierenden Fibrinmonomeren im Plasma stehen auch dem Routinelabor der Äthanol- und Protaminsulfattest, neuerdings auch der Monotest FM zur Verfügung. Beide erstgenannten Tests basieren auf dem Phänomen, daß sich thrombininduziertes lösliches Fibrin im Plasma mit Äthanol oder Protaminsulfat gelieren läßt (Parakoagulation). Diese Gelierungstests sind jedoch störanfällig. Es ergeben sich falsch positive Befunde bei erhöhter Fibrinogenkonzentration, sowie falsch negative Ergebnisse bei erniedrigtem Fibrinogenwert oder bei der Aktivierung der Fibrinolyse. Für den qualitativen Nachweis von löslichem Fibrin eignet sich eine signalhafte immunolgische Erythrozytenaggregationsreaktion als Zeichen der Destabilisierung einer Suspension von fibrinmonomerbeladenen menschlichen Erythrozyten bei Präsenz von löslichem Fibrin (FM-Test). Laborbefunde, die bei Blutungen infolge von Verbrauchskoagulopathie, Synthesestörungen oder Hyperfibrinolyse auftreten, sind in Tab. **1** zusammengefaßt.

Funktionen der Prostaglandine in der Hämostase

Thromboxan A_2 und Prostacyclin wirken hinsichtlich der Aggregationstendenz von Thrombozyten und des Tonus der Gefäße antagonistisch. Beide Prostaglandinderivate steuern die Konzentration von zyklischer Adenosinmonophosphorsäure (c-AMP) in den Thrombozyten durch entgegengesetzt gerichtete Beeinflussung membranständiger Adenylzyklasen: Prostacyclin führt zur Erhöhung, Thromboxan A_2 zur Erniedrigung des c-AMP-Gehaltes in den Thrombozyten. c-AMP regelt die Verfügbarkeit von Calcium in den Thrombozyten, was für deren Aggregation und Freisetzungsreaktionen an ihrer Oberfläche wichtig ist. Je höher die thrombozytäre c-AMP-Konzentration, um so weniger freies Calcium und um so geringer die Aggregation. Sowohl Calcium als auch c-AMP wirken auf Phospholipase A_2 und beeinflussen damit die weitere Bereitstellung von Thromboxan A_2. Dadurch können einmal gestartete Aggregationsvorgänge fortgesetzt werden.

Durch pharmakologische Eingriffe in den Prostaglandinstoffwechsel kann man die Aggregationsfähigkeit der Thrombozyten beeinflussen, z.B. indem die Zyklooxygenase inhibiert wird. Acetylsalicylsäure azetyliert dieses Enzym und hemmt die Endoperoxidbildung in den Thrombozyten. Da das thrombozytäre System gegenüber Zyklooxygenasehemmern, wie Acetylsalicylsäure, Dipyridamol oder Sulfinpyrazon empfindlicher ist als das der Gefäßwand, kann man eine erwünschte Aggregationshemmung klinisch erreichen, ohne die Gefäßwandwirkung der Prostaglandine empfindlich zu stören (106).

Blutgerinnung und Schock

Es wurde bereits erwähnt, daß für das intakte Gefäßendothel die Nichtbenetzbarkeit kennzeichnend ist, d.h., eine Anhaftung von Thrombozyten und Leukozyten ist schwer möglich und weder über das intra- noch über das extravasale System der Blutgerinnung findet eine nennenswerte Aktivierung statt. Das normale Endothel besitzt also antithrombotische Eigenschaften, eine sogenannte Thromboresistenz, mit der es zur Aufrechterhaltung des hämostatischen Gleichgewichtes beiträgt. Hierbei spielt das *Protein C*, gebunden an ein Protein des Gefäßendothels (Thrombomodulin) eine Rolle (64, 141). Die an das Gefäßlumen grenzende Endothelzellwand ist von einem Film aus Glykoproteinen, der wie ein Schutzfilm wirkt, überzogen. Dort wird die Aktivierung des Systems der Blutgerinnung ebenso wie die Plättchenaggregation gebremst. Das Endothel bindet über das Protein C-Thrombomodulin Thrombin, welches auch unter normalen Umständen in der Blutbahn in aktiver Form in Spuren zirkuliert (latente Gerinnung). Thrombin wird vermutlich auf diese Weise aus dem Kreislauf eliminiert. Auch vasoaktive Substanzen mit thrombozytenaggregierendem Effekt wie Serotonin, ADP, werden von normalen Endothelzellen metabolisiert und ausgeschaltet. Ein potenter Fibrinolyseaktivator wird im Gefäßendothel gebildet. Am intakten Endothel vermag dessen Wirkung Fibrinniederschläge aufzulösen, was gleichfalls den natürlichen Schutz gegen parietale Thrombusbildungen bedeutet. Es wurde auch vermutet, daß das Gefäßendothel Komplexbildungen zwischen Gerinnungsfaktoren und Inhibitoren begünstigen kann (106, 117).

Unter Schockbedingungen entwickeln sich jedoch frühzeitig Veränderungen an der Oberfläche des Gefäßendothels und in der Endothelzelle selbst, womit die erwähnten Schutzmechanismen gegen die intravasale Aktivierung der Hämostase ganz oder teilweise verlorengehen. Zerstörung von Endothelzellen unter experimentellen Hypoxiebedingungen sind beschrieben. Nach experimentellem Endotoxinschock können auch Endothelproliferationen auftreten. Mit einer generalisierten Gefäßendothelschädigung verschiedenen Schweregrades sollte bei jeder Form von Schock gerechnet werden (99). In verschiedenen Gefäßregionen sind solche Endothelveränderungen in unterschiedlicher Stärke nachweisbar. Besonders ausgeprägte Veränderungen wurden in den großen Gefäßen, wie Aorta und V. cava, bzw. im Endokard gefunden. Immer führt die Schädigung des Endothels zu einer lokalen Aggregation von Thrombozyten, jedoch ist die Größe und das weitere Verhalten dieser primären Thrombozytenaggregation abhängig von den Begleitumständen, insbesondere von rheologischen Faktoren (48). Nach Ausstoßung von Endothelzellen wird das subendotheliale Gewebe freigelegt, so daß dann dort eine direkte Adhäsion und Aktivierung von Thrombozyten am nunmehr exponierten Kollagen der Basalmembran erfolgen kann (Kontaktaktivierung). Reaktive Strukturen sind die intakte Basalmembran, aber auch tiefer gelegene Kollagenfasern, Elastin und Mikrofibrillen. In Kapillarstrecken geht die Aktivierung von freiliegenden Strukturen der Basalmembran aus. Prostacyclin wird in geschädigten Abschnitten der Gefäßwand nicht mehr ausreichend gebildet.

Als Endprodukt der plasmatischen Gerinnung entsteht Fibrin. Fibrinpolymere bilden Komplexe mit Fibrinogen und bleiben in Lösung. Sie werden mit dem Plasmastrom weiterbefördert. Azidose oder Versagen der Mikrozirkulation führen dann aber bald zur Lokalisation dieser mobilen Fibrinogen-Fibrinpolymer-Komplexe, welche unter der Wirkung von fibrinstabilisierendem Faktor (F XIII) zu ortsstabilen Fibrinausfällungen in bestimmten Gefäßregionen der Organe und in der Peripherie werden. Dieser letzte Reaktionsschritt ist nicht mehr thrombinabhängig. Er läßt sich daher auch durch eine jetzt eingeleitete Heparinbehandlung nicht mehr beeinflussen. Diffuse Fibrinausfällungen in dem

voluminösen venösen Schenkel der Mikrozirkulation sind die Folge. Sie bedingen generalisierte Strombahnblockaden und können so das Schlüsselereignis für die Irreversibilität des Schocks werden. Wo Fibrin intravasal abgelagert wird, kommt über den Plasminogenaktivator der Gefäßwand und das mit dem Fibrinogenmolekül gekoppelte Plasminogen die reaktive Fibrinolyse gesetzmäßig in Gang. Sie kann unter Umständen Fibringerinnsel komplett aus der Strombahn wieder beseitigen. Es entstehen jedoch die antikoagulatorisch wirksamen Fibrinolyseprodukte, wie sie für den Nachweis einer abgelaufenen intravasalen Gerinnung besonders beweiskräftig sind. Defibrinierungssyndrome mit schweren Blutungskomplikationen können aus überschießender reaktiver Fibrinolyse resultieren (86). Der Plasminogenaktivator wird in der intakten Gefäßwand synthetisiert, aber eine schockbedingte Beeinträchtigung der Gefäßwandstruktur und ihrer Synthesefunktion muß zur Reduktion der reparativen Fibrinolysepotenz führen. Die Verminderung der Freisetzung von Fibrinolyseaktivatoren aus der Gefäßwand ist auch für den traumatischen Schock nachgewiesen worden. Die Insuffizienz der lokalen Fibrinolyse im Schock muß für die Erklärung der Persistenz von Fibringerinnsel in der Mikrozirkulation in Betracht gezogen werden. Hinzu kommt, daß die Abräumkapazität des RES im Schock eingeschränkt ist. Sowohl aktivierte plasmatische Gerinnungsfaktoren als auch evtl. mit Fibrinbruchstücken und Toxinen beladene Thrombozyten werden dem RES aus dem Kreislauf angeboten. Wo sie nicht prompt eliminiert werden können, schaffen sie weitere Voraussetzungen für intravasale Gerinnungsvorgänge an anderem Ort. Eine wichtige Funktion des RES besteht darin, daß es Endotoxin und endotoxinbeladene Zellen und Zelltrümmer absorbiert und abbaut. Die im Schock aus den mikrozirkulatorisch geschädigten Darmwandzellen vermehrt liberierten Endotoxine werden z.B. von einem funktionell gestörten RES nur unzureichend geklärt und gelangen in den Kreislauf zurück („spill over") (27). Damit sind prokoagulatorische Wirkungen in der gesamten Kreislaufperipherie und im Gefäßsystem zentraler Organe verbunden, weil Endotoxin Endothel überall schädigt und auf diese Weise das endogene Gerinnungssystem weiter bzw. erneut aktiviert. Ein Circulus vitiosus kommt in Gang. Beim Endotoxinschock spielen die Leukozyten in der Pathogenese intravasaler Gerinnungsvorgänge eine besondere Rolle. Unter der Wirkung von Endotoxin können größere Mengen von thromboplastischem Material aus Leukozyten freigesetzt werden. Tierexperimentelle Untersuchungen haben gezeigt, daß für die Entstehung intravasaler Gerinnsel unter der Wirkung von Endotoxin lediglich Leukozyten vorhanden sein müssen, nicht jedoch Thrombozyten (100a).

Disseminierte intravasale Gerinnung und Verbrauchskoagulopathie in der Schwangerschaft und unter der Geburt

Pathogenese

Die Häufigkeit von schweren Hämostasestörungen infolge Verbrauchskoagulopathie in der Schwangerschaft und vor allem unter der Geburt ist in den letzten Jahren zurückgegangen (50). Sie haben immer eine vorwiegend kasuistische Rolle gespielt und begegnen uns auch heute vor allem als dramatischer klinischer Fall, bisweilen sogar forensisch. Das Seltenerwerden kann damit erklärt werden, daß Risikokonstellationen, die zu Verbrauchskoagulopathien führen können, heute nahezu jedem Geburtshelfer bekannt sind, so daß er sich zu präventiven geburtshilflich-klinischen Maßnahmen rechtzeitig entschließen kann. Dazu gehören die Prophylaxe des hämorrhagischen Schocks durch Infusionen und die präventive Schnittentbindung ebenso wie die Vermeidung von Plazentatraumen. Auch sind ältere Methoden (55), schwere postpartuale Blutungen zu stillen, durch sicherere ersetzt worden (Prostaglandine) (47, 51, 53, 54, 61, 136).

Die ungestörte Schwangerschaft ist hämostaseologisch gesehen ein Beispiel für eine kompensierte Verbrauchsreaktion im System der Blutgerinnung, bzw. es handelt sich um eine milde vermehrte Gerinnungsbereitschaft mit höherer Konzentration von Gerinnungsfaktoren, niedrigerem Inhibitorspiegel, aber gesteigerter Aktivationsbereitschaft der gefäßwandeigenen Fibrinolyse. Die Ursachen für diesen Zustand, der sich bereits im I. Trimenon der Schwangerschaft einstellt, liegt in der Steigerung der Proteinsynthese in der uteroplazentaren Einheit und in der Adaptation des mütterlichen Gefäßsystems an die Schwangerschaft (7, 52, 133). Ausdruck dieser Besonderheit der Hämostase ist eine leicht vermehrte Neigung zu Venenthrombosen. Solche treten während der Schwangerschaft eher im Bereich der superfiziellen, oft varikös veränderten Venen auf, im Wochenbett häufiger in den tiefen Leitvenen. Beide Inzidenzzahlen sind höher als bei gleichaltrigen nicht schwangeren Frauen (83).

Die Untersuchung des Plasmas belegt diese besondere Situation der Schwangerschaft, denn die meisten Gerinnungsfaktoren des Intrinsic-Systems und auch Faktor VII sind vermehrt plasmapräsent. Die systemische Fibrinolyse ist vor allem gegen das Ende der Schwangerschaft wegen erniedrigtem Plasminogen vermindert reaktionsbereit. Der Antithrombin III-Plasmaspiegel, d. h. der des wichtigen, zirkulierenden Antikoagulans, ist post partum vermindert. Möglicherweise wird der gefäßwandständige Plasminogenaktivator in den Venen schwangerer Frauen vermehrt gebildet, die Liberierungsbereitschaft der lokalen Fibrinolysefaktoren ist zumindest in gut gefüllten Venen größer.

Die vermehrte Plasmapräsenz von Gerinnungsfaktoren ist jedoch nicht die Ursache von Thrombosen. Es sei daran erinnert, daß alle Gerinnungsfaktoren, welche für die Umwandlung von Fibrinogen in Fibrin benötigt werden, im Plasma in inaktiver, proenzymatischer Form zirkulieren. Sie sind überdies an Trägerproteine gekoppelt, welche im Verlauf der Schwangerschaft vermehrt synthetisiert werden. Sobald jedoch Kontakt- oder Gewebeaktivierung einsetzt, werden die sich daraus ergebenden längeren intravasalen (Intrinsic-System) oder kürzeren extravasalen (Extrinsic-System) Gerinnungskaskaden wirksam. Die Gelegenheit zur Kontaktaktivierung ergibt sich vor allem aus dem Verhalten der Gefäße in der uteroplazentaren Strombahn, da in den terminalen Spiralarterien der Uteruswand in der Mitte der Schwangerschaft ein Ersetzungsprozeß von Endothel durch Zytotrophoblast einsetzt, der zu gelegentlichen Expositionen von Basalmembranfasern und Gefäßgrundsubstanz führen muß (89, 127). Umsetzungsvorgänge spielen sich auch am Endothel peripherer Venen ab, wenn diese sich der vermehrten Füllung anpassen. Variköse Entgleisungen dieses Anpassungsvorganges sind bekannt. An beiden Orten liegen mögliche Startmechanismen für eine Aktivierung der intravasalen Blutgerinnung. Von der Akuität, dem Ausmaß und der Topographie dieser Vorgänge hängt es ab, ob Venenthrombosen entstehen, Einengungen oder Verschlüsse mit thrombotischem Material in den terminalen Spiralarterien mit naheliegenden Konsequenzen für die nachgeschalteten Abschnitte des intervillösen Raumes und das fetale Wachstum, bzw. disseminierte Mikrothromben nach Einschwemmung von Bakterientoxinen aus einer infizierten Fruchthöhle (85). Nicht die absolute Höhe des Plasmaspiegels bestimmter Gerinnungsfaktoren ist entscheidend, sondern die durch die Schwangerschaft angehobene Reaktionsbereitschaft des ganzen Systems, welches zudem wegen der Erweiterung um die Strombahn der uteroplazentaren Einheit besonders exponiert ist. Die neue, schwangerschaftstypische Gefäßregion ist denn auch in der Regel der Ausgangspunkt von Störungen, was sich in bestimmten Fällen unter der Geburt zeigt, während der mit der Ablösung der Plazenta aus der Dezidualschicht des Uterus besonders gewebethrombokinasereiche Formationen in unmittelbare Nähe mütterlicher Gefäße geraten. Die normale Blutstillung post partum setzt das Funktionieren des extravasalen Systems der Blutgerinnung voraus, gleich den Vorgängen bei Gefäßverletzungen im allgemeinen. Die Größe des uterinen Wundbettes und die Besonderheiten der durch die Schwangerschaft stigmatisierten plasmatischen Hämostase erklären gelegentliche Entgleisungen in die übersteigerte Gerinnungsaktivierung bis zur Verbrauchskoagulopathie (31, 84, 104).

Das klassische Beispiel einer aktuen Verbrauchskoagulopathie ist die *vollkommene vorzeitige Ablösung der Plazenta* (32, 65, 71, 88, 102, 105). Protrahierte Verbrauchskoagulopathien spielen sich bei mittelschweren und schweren *Gestosen* ab (30, 59, 96, 97, 107), weil dann ein gesteigerter Verbrauch von Gerinnungsfaktoren innerhalb der uteroplazentaren Strombahn einsetzt, wie am Resultat der fibrinreichen Gefäßthromben morphologisch nachgewiesen werden kann. Durch die Analyse der pathologischen Syntheserate und des gestörten Turnovers von Einzelfaktoren der Gerinnung wurden pathophysiologische Reaktionsketten erkennbar (17, 18, 42, 80, 137). Dies gilt auch für den veränderten Gehalt an Gerinnungsfaktoren im Fruchtwasser (25).

Auch die korpuskulären Elemente des Blutes weisen Veränderungen auf. die Erythrozyten werden zerstört. Es treten Fragmentozyten und Schistozyten in Erscheinung, die Thrombozytenzahl ist meist vermindert. Als Zeichen des gesteigerten Thrombozytenumsatzes werden Makrothrombozyten aus dem Mark ausgeschwemmt (8, 21, 33, 34, 76). Besonders die akute Thrombozytopenie kann differentialdiagnostisch schwierig von immunologisch bedingten Formen chronischer Thrombozytopenie (ITP) in der Schwangerschaft abzugrenzen sein (37, 74). Die Hämolyse bei Präeklampsie weist pathophysiologisch Ähnlichkeiten mit der Hämolyse beim hämolytisch-urämischen Syndrom auf (40). Gelegentlich stehen Ausfallserscheinungen der Leber im Vordergrund des klinischen Geschehens. Das klinische Erscheinungsbild hängt dann vom Ausmaß des Leberschadens ab. Die akute Fettleber in der Schwangerschaft stellt die schwerste Form einer Schwangerschaftskomplikation mit Synthesestörung von Gerinnungsfaktoren *und* Verbrauch infolge disseminierter intravasaler Gerinnung dar (14). Bei der Präeklampsie und *Eklampsie* werden ebenfalls hepatogene Synthesestörungen und Störungen der Clearance von Gerinnungsfaktoren beschrieben (57, 63). Das gemeinsame Auftreten von Hämolye, pathologisch erhöhter Leberenzymaktivität und niedriger Plättchenzahl wird seit einigen Jahren als eigenständiges Syndrom, sogenanntes HELLP-Syndrom, wiederholt als besonders schwere Form der Gestose beschrieben (28, 29, 38, 39, 79, 92, 140). Die *Fruchtwasserembolie* schließlich führt, sofern sie überlebt wird, zu einer sekundären Hämostasestörung und ist damit ein klassisches Beispiel für die schockbedingte Verbrauchskoagulopathie (113). Die heute am häufigsten beobachtete Form ist eine progressive, lange, subklinisch verlaufende Verbrauchskoagulopathie bei *Chorionamnionitis* nach vorzeitigem Blasensprung (72, 81, 82). Oft ist es dann erst die vaginale oder abdominale Entbindung, welche mit der Ausmassierung von Toxinen aus dem sich kontrahierenden Uterus den septischen Schock auslöst und die klinischen Zeichen der Hämostasestörung hervorruft. Der *postpartale hämorrhagische Schock* führt, erst dann, wenn er nicht durchbrochen wird, sondern die Minderperfusion von Organen und Kreislaufperipherie anhält, zu einer

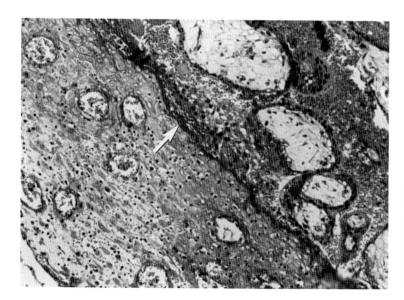

Abb. **6** Extravasal niedergeschlagenes Fibrin. Ausschnitt von der Implantationszone einer Schwangerschaft in der 12. Woche. Fibrinniederschlag (Pfeil) an der Berührungszone zwischen mütterlichem und fetalem Gewebe. Hämatoxilin-Eosin, Fibrinfärbung nach *Ladewig*. 130fache Vergrößerung

sekundärer Verbrauchskoagulopathie. Diese fällt besonders in der Phase des Wiederingangkommens der Kreislauffüllung, also bei bereits wirksam werdender Therapie auf.

Aus den Laborbefunden (s. Tab. 1) kann man verschiedene Schweregrade der Verbrauchskoagulopathie ablesen.

Das Wesentliche spielt sich an der Verbindung von Plazenta und Dezidua ab. Dort ist bereits im Verlauf der gesamten Schwangerschaft extravasal Fibrin niedergeschlagen worden. Dieses läßt sich mit histologischen und histochemischen Methoden einwandfrei nachweisen (Abb. 6). Bei

intrauteriner Wachstumsverzögerung infolge von schwangerschaftsspezifischen Erkrankungen, typisches Beispiel die schwangerschaftsinduzierte Hypertonie, sind größere Fibrinniederschläge in der Plazenta zu sehen, die gelegentlich Terminalzotten konzentrisch umgeben können. Die Diffusionsstrecke zwischen dem intervillösen Spalt und dem Zotteninnenraum wird verlängert (Abb. 7).

Wir wissen heute, daß sich Entscheidendes in den Spiralarterien abspielt. Dort kommt es von der Mitte der Schwangerschaft an zu einem Ersatz von Endothel durch Zytotrophoblast

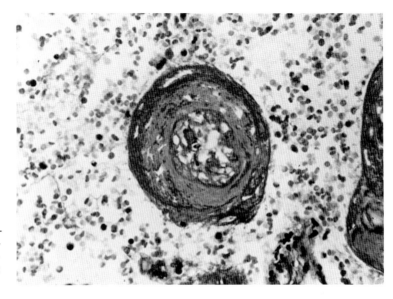

Abb. **7** Konzentrische Fibrinniederschläge um eine Terminalzotte in einer Terminplazenta, Eklampsie. Hämatoxilin-Eosin, Fibrinfärbung nach *Ladewig.* 130fache Vergrößerung

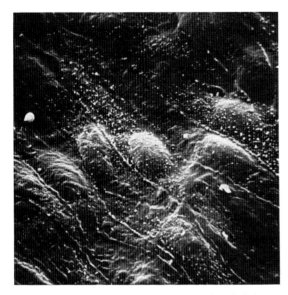

Abb. **8** Endothel im terminalen Abschnitt einer Spiralarterie. Uterus 20. Schwangerschaftswoche. Rasterelektronenmikroskopie, 5000fache Vergrößerung

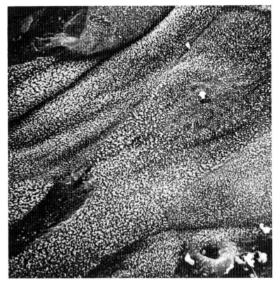

Abb. **9** Ersatz des Endothels durch Zytotrophoblast. Terminalstrecke einer Spiralarterie, 32. Schwangerschaftswoche. Rasterelektronenmikroskopie, 5000fache Vergrößerung

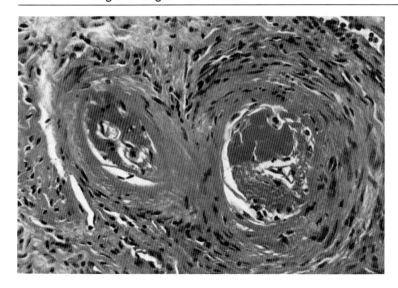

Abb. **10** Thrombotisch verschlossene Endstrecken der Spiralarterien in einem Uterus bei Präeklampsie. Hämatoxilin-Eosin, Fibrinfärbung. 160fache Vergrößerung

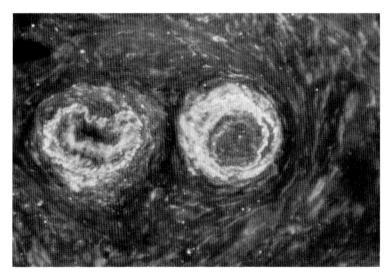

Abb. **11** Immunohistologie. Fällung gegen Antihuman-Fibrinogen-Serum. Spiralarterien. Fibrinausfällung entlang der Wand. Fibrinreiche Thromben. Terminalstrecken der Spiralarterien. Uterus bei Präeklampsie, 120fache Vergrößerung

(Abb. **8**, **9**) (89). Der Vorgang kann temporär zur Freilegung von kollagenen Fasern der Basalmembran führen. Die Zytotrophoblastzellen, welche das Endothel in den terminalen Strecken der Spiralarterien ersetzt haben, zeigen an der Oberfläche ein dem Synzytiotrophoblasten analoges Verhalten. Ein brauchbares morphologisches Kriterium dafür bietet die Beschaffenheit der mikrovillösen Organisation der Trophoblastoberfläche. Sie spielt von der distalen Strecke der Spiralarterien bis in den intervillösen Raum der Plazenta die Rolle der Grenzfläche gegen das strömende mütterliche Blut. Veränderungen in der Benetzbarkeit dieser Grenzfläche haben für Kontaktaktivierung der Blutgerinnung dieselbe Bedeutung wie Endothelschäden. Vergröberungen des Reliefs des Trophoblasten, Applanierungen bzw. Zerstörung der apikalen Trophoblastmembran markieren Zustandsände-

rungen im Blut-Gewebe-Kontaktbereich und starten die Aktivierung der Kaskade des Intrinsic-Systems der Blutgerinnung gleich wie ein Endothelschaden in der Gefäßregion der übrigen Organe und der Peripherie des mütterlichen Körpers. Dem Endothelschaden durch Schock, Azidose, Endotoxin, Entzündungen etc. entsprechen dort, wo Endothel durch Trophoblast ersetzt ist, spezifische Schäden des Trophoblasten, wie sie bei Spätgestosen gefunden werden: Abnorme Differenzierung der Trophoblastoberfläche oder sogar der Verlust jeglicher Differenzierung, Zerstörung der apikalen Trophoblastmembran als Grenzfläche gegen das mütterliche Blut. In der Terminalstrecke der Spiralarterien sieht man entsprechend dem erwarteten Verhalten der Blutgerinnung Fibrinthromben, welche das Lumen dieser Gefäße einengen oder verschließen (Abb. **10**, **11**). Der Prozeß führt zu Konsequen-

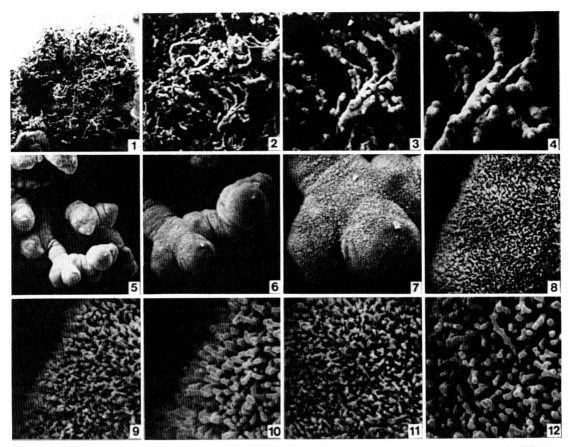

Abb. 12 Terminplazenta, Rasterelektronenmikroskopie. Organisation der Plazenta (Abb. 1: 50fach, Abb. 2: 100fach, Abb. 3: 200fach, Abb. 4: 500fach). Organisation der Terminalzotten (Abb. 5: 1000fach, Abb. 6: 2000fach, Abb. 7: 5000fach, Abb. 8: 10000fach).
Organisation der synzytialen Oberfläche mit mikrovillösem Relief (Abb. 9: 12000fach, Abb. 10: 20000fach, Abb. 11: 12000fach, Abb. 12: 20000fach)

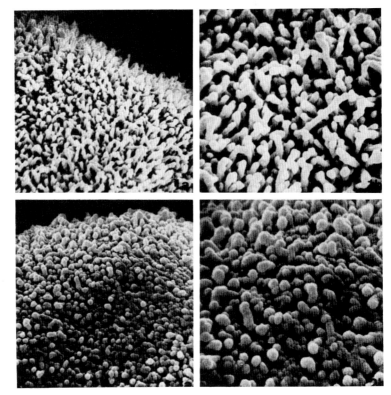

Abb. 13 Die Organisation des mikrovillösen Reliefs in 10-20000facher Vergrößerung. Obere Reihe: normal. Untere Reihe: Plazenta 38. Schwangerschaftswoche, Präeklampsie. Beachte die Vergröberung des Zottenreliefs

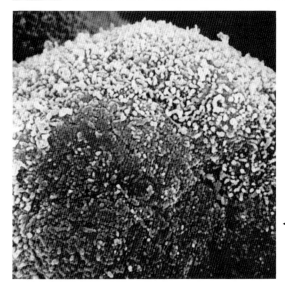

zen in der nachgeschalteten Strombahn, dem intervillösen Raum der Plazenta. Die Gliederung der Plazenta bis in die terminalen Zotten erlaubt unter normalen Umständen die freie Fluktuation von Zottenbäumen im intervillösen Raum, der mit maternem Blut gefüllt ist (Abb. **12**). Die Austauschflächen, die von der Basalplatte bis zur Chorionplatte und überall an den Zottenflächen von der synzytialen Trophoblastfläche mit ihrem mikrovillösen Relief ausgekleidet ist, bleibt unter regelhaften Umständen wie intaktes Endothel

◄ Abb. **14**   Oberfläche einer Terminalzotte, 10 000fache Vergrößerung. Zerstörung des Zottenreliefs und Applanation. Veränderungen der idealen Benetzbarkeit der Zottenoberfläche bei Plazentarerkrankungen. Rasterelektronenmikroskopie, 10 000fache Vergrößerung

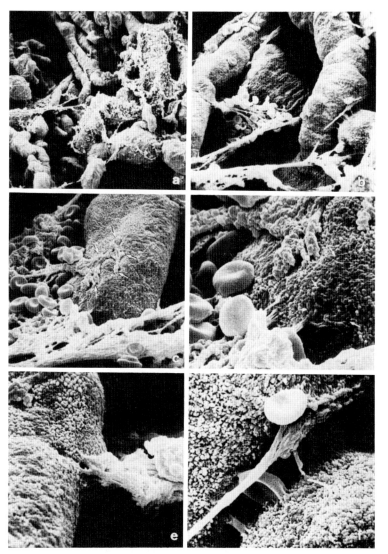

Abb. **15**   Rasterelektronenmikroskopie, Ausschnitt aus einem weißen Plazentarinfarkt. Die Situationen **a–f** zeigen in aufsteigender Vergrößerung mit Rasterelektronenmikroskopie die Verankerung von Fibrin an den Terminalzotten, deren Oberfläche verändert ist (vergröbertes bzw. applaniertes oder bereits mit Fibrin bedecktes synzytiales Relief), Einschlüsse von Erythrozyten in die Fibrinbrücken. Die Vergrößerungen: **a:** 200fach, **b:** 500fach, **c:** 1000fach, **d:** 2000fach, **e:** 5000fach, **f:** 10 000fach

ideal benetzbar. Bei Trophoblasterkrankungen, wie sie regelmäßig als primäre Phänomene (oder als sekundäre Begleiterscheinungen?) von Präeklampsien auftreten, treten immer Variationen des mikrovillösen Reliefs bis zu dessen vollständiger Applanation auf (Abb. 13, 14). In der Folge spielt sich gesetzmäßig dasselbe im intervillösen Raum ab wie an einer krankhaft veränderten Endotheloberfläche: Die ideale Benetzbarkeit ist aufgehoben, die Kontaktaktivierung der Blutgerinnung hat eingesetzt, man findet Bestandteile von maternem Blut eingebunden in Fibrinnetze, in denen also Erythrozyten und Granulozyten haften. Solche Netze spannen sich zwischen den Terminalzotten aus. Es entstehen Brücken zwischen diesen Terminalzotten, die wie Fesseln wirken. Sie führen zur Immobilität von Terminalzotten, zur Sequestrierung ganzer Abschnitte des intervillösen Raumes. Diese „Infarzierung" muß den Austausch zwischen maternem Blut und der fetalen Strombahn innerhalb der Zotten erheblich beeinträchtigen. Das Zustandekommen von weißen Plazentarinfarkten kann auf diese Weise sehr eindrucksvoll belegt werden (Abb. 15). Die Pathogenese des Infarktes beginnt in den terminalen Abschnitten der Spiralarterien.

Fibrin als Endprodukt der Blutgerinnung ist in der uteroplazentaren Einheit bereits in der frühen Schwangerschaft nachweisbar. Es vermehrt sich aber bei schwangerschaftsspezifischen Erkrankungen drastisch. Post partum bildet es eine die plazentare Wundfläche auskleidende Fibrintapete (Abb. 16, 17). Bei heftigen postpartalen Blutungen muß diese Fibrintapete weggespült werden. Ist es zu einer Verbrauchskoagulopathie gekommen, kann sich diese für die Aufrechterhaltung der intrauterinen Blutstillung essentielle Fibrintapete nicht schnell genug nachbilden. Starke postpartale Blutungen sind die Folge. Das ausfließende Blut ist dann schlecht gerinnbar und bildet nur schwache, sich schnell wieder auflösende Gerinnsel, oft ist es ungerinnbar. Mit Prostaglandin intravenös läßt sich eine beträchtlich verstärkte Kontraktion des Uterus erreichen und damit die Drosselung der Blutzufuhr so verlängern, daß in utero ausreichend Zeit bleibt, um eine erneute Fibrintapete aufzubauen, sofern das Angebot der Gerinnungsfaktoren und Fibrinogen dazu noch ausreicht. Es spielt sich ein Wettlauf zwischen Aufbau einer extravasalen Fibrintapete und Nachschub von Blut ab.

Die Verbrauchskoagulopathie unterscheidet sich nach den Anlässen, nach der Akuität; es gibt die akute und die protrahierte Form (98). Sie ist stets ein *sekundäres* Phänomen und verbunden mit der sogenannten disseminierten intravasalen Gerinnung, d.h. in der Mikrozirkulation niedergeschlagenem Fibrin. Man kann klinische Risikokonstellationen definieren, bei denen eine Hä-

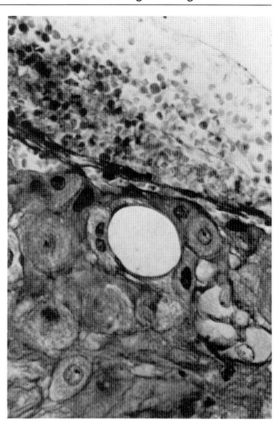

Abb. **16** Uteruswand post partum Biopsie nach Sectio. Dezidua, deziduale Vene bedeckt mit einem schmalen Fibrinfilm, locker durch Fibrinnetz fixiert, Erythrozyten und Thrombozyten. Auskleidung der Uteruswand post partum im Bereich des Plazentarbettes. Fibrintapete

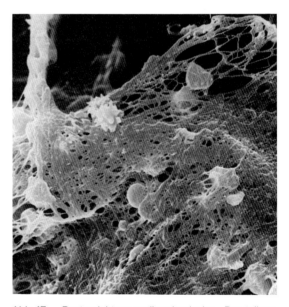

Abb. **17** Rasterelektronenmikroskopische Darstellung der Fibrintapete post partum an einer Biopsie, gewonnen bei Sectio. Dichtes Fibrinnetz mit Einschlüssen von Erythrozyten und Granulozyten. Fibrintapete post partum. Rasterelektronenmikroskopie. 2000fache Vergrößerung

mostasestörung, sei sie subklinisch oder klinisch, häufiger zu erwarten ist.

Fruchtwasserembolie

Die Fruchtwasserembolie ist ein Ereignis von höchster Dramatik mit einem oft katastrophalen Ausgang. Sie ist selten. MORGAN (100) hat in einer 1979 veröffentlichten Übersicht 272 Fälle allein aus der englischsprachigen Literatur zusammengestellt. Die Fruchtwasserembolie ist ein Beispiel für die gesetzmäßige Verknüpfung von Schock und Hämostasestörung unter den Bedingungen einer Schwangerschaft.
Die Erstbeschreiber STEINER u. LUSHBAUGH (130, 131, 132) haben die *Inzidenz* auf 1:8000 geschätzt, spätere Angaben nennen 1:80000 (26), 1:7000 bis 1:37000 (58), 1:83000 (56) (Tab. 3).
Die große Variationsbreite in den mitgeteilten Inzidenzzahlen ist darauf zurückzuführen, daß man noch vor wenigen Jahren außer den autoptischen Kriterien keine hinreichend beweiskräftigen klinischen und zytologischen Diagnosemerkmale hatte. So beruhen alle verfügbaren epidemiologischen Zahlenangaben zur Fruchtwasserembolie im wesentlichen auf älteren autoptischen Befunden. Der relative Anteil der Fruchtwasserembolie hat in der Statistik mütterlicher Mortalität zugenommen, da früher führende Ursachen wie Abort, Thromboembolie der Lunge, geburtsbedingte Blutungen und Präeklampsie zurückgegangen sind (121). In Schweden hat die Fruchtwasserebmolie mit tödlichem Ausgang einen Anteil von 16,5% (56), in den USA einen von 9% (101) an der mütterlichen Mortalität erreicht.
Die *Pathogenese* der Fruchtwasserembolie ist auch heute nicht zweifelsfrei aufgeklärt. Sicher ist, daß eine Fruchtwassermenge in den zentralen mütterlichen Kreislauf gelangen kann, die ausreicht, um in der peripheren pulmonalen Strombahn akut zu Obstruktionen zu führen und darüber hinaus einen Kontraktionsreiz in pulmonalen Gefäßen auszulösen, so daß als Resultat dieser Einschwemmung eine akute kardiorespiratorische Insuffizienz einsetzt, welche die Kriterien des kardiopulmonalen Schocks erfüllt

Tabelle **3**   Häufigkeit der Fruchtwasserembolie – Literatur

	Geburten
Steiner u. *Lushbaugh* 1941	1 : 8000
Anderson 1967	1 : 33952
Barno u. *Freeman* 1959	1 : 37323
Liban u. *Raz* 1969	1 : 42316
Watananukul u. Mitarb. 1979	1 : 27000
Resnik u. Mitarb. 1976	⎰1 : 47000
1968–1973	⎱1 : 63500

und zu einem akuten Cor pulmonale führt: Dyspnoe, Zyanose, hoher zentralvenöser Druck, Kreislaufzusammenbruch wegen Minderfüllung des linken Ventrikels, Benommenheit, Koma. Über den Eintrittsmechanismus von Fruchtwasser in den venösen Kreislaufschenkel der Mutter gibt es verschiedene Vorstellungen, die in Einzelfällen zutreffen mögen, aber nicht alle Phänomene erklären können. Nach der am meisten diskutierten Hypothese gelangt Fruchtwasser vermutlich durch Defekte der Eihautschichten in Uteruswandvenen, die Einschwemmung größerer Mengen setzt Einrisse im unteren Uterinsegment und in der Zervix voraus. So fand SMIBERT (129) Verletzungen des Geburtskanals bei den meisten seiner 20 Fälle. Möglicherweise gehen dem „hohen Blasensprung" bei abdichtendem vorangehendem Teil Störungen in der Fruchtwasseraufnahme durch die Amnionkanälchen (81) voraus. Es gibt schließlich Hinweise dafür, daß die vorzeitige Lösung der Plazenta überzufällig oft mit Fruchtwasserembolie kombiniert ist (109). Fruchtwasser könnte daher auch in das retroplazentare Gefäßbett gelangen und von dort in aufgerissene Venenmündungen eingepreßt werden. Thromboplastische Aktivität des Fruchtwassers wurde nachgewiesen (20, 139), obschon sie schwach zu sein scheint (111).
Die bekannten *klinischen Prädispositionen,* nämlich Mehrlingsschwangerschaften, Polyhydramnie, hyperaktive Wehen, Oxytocinüberdosierung, vorzeitige Plazentalösung, großes Kind scheinen nahezulegen, daß das Auftreten einer Fruchtwasserembolie ursächlich mit hohem intraamnialen Druck verknüpft ist. Dieser Annahme widersprechen jedoch einige Beobachtungen und Befunde. Fruchtwasserembolien sind nämlich auch in Fällen aufgetreten, in denen keine der genannten Prädispositionen vorgelegen haben, z. B. in der Schwangerschaftsmitte. ADAMSONS u. Mitarb. (1) infundierten trächtigen Rhesusaffen Fruchtwasser intravenös und fanden keine der kritischen Veränderungen kardiovaskulärer Parameter bzw. keine Verbrauchskoagulopathie. Heute ist gesichert, daß zumindest in der Spätschwangerschaft kontinuierlich Fruchtwasserbestandteile in den mütterlichen Kreislauf eingeschwemmt werden. KUHLMAN u. Mitarb. (67) untersuchten zentralvenöses Blut peripartal und fanden Fruchtwasserbestandteile, vor allem Muzin, seltener Epithelien oder Lanugo.
Die *klinischen Zeichen einer Fruchtwassereinschwemmung* treten plötzlich und ohne Vorwarnung auf; die klassische Reihenfolge ist Hyperpnoe, Tachypnoe, Zyanose, Schock, Koma, oft verbunden mit klonisch-tonischen Krämpfen oder Zeichen von Lungenödem. Luftnot und Zyanose stehen ganz im Vordergrund, die überwiegende Mehrheit der kasuistischen Mitteilungen – die englischsprachige Literatur wurde

1979 von MORGAN zusammengestellt, der über 272 Fälle berichtet – ereignete sich unter der Geburt bei Terminschwangerschaften, jedoch auch bei Schwangerschaften im II. Trimenon, insbesondere bei Schwangerschaftsabbrüchen oder Evakuationen des Uterus wegen intrauterinem Fruchttod (100). Fruchtwasserembolien können sich noch Stunden nach der Geburt entwickeln (2, 4, 5, 95).

Üblicherweise wird die Fruchtwasserembolie autoptisch gesichert, indem man Fruchtwasserbestandteile in der Pulmonalstrombahn findet. Interessante Beobachtungen belegen jedoch, daß Fruchtwasserbestandteile offensichtlich in der peripartalen Periode auch bei asymptomatischen Frauen in die pulmonale Strombahn eingeschwemmt werden können, weil sich im zentralvenösen Blut zytologische Nachweise von abgeschilfertem Amnionepithel, Lanugohaarbestandteilen, vor allem aber von Muzin finden ließen (67). Es muß daher angenommen werden, daß ein Transport von Fruchtwasserbestandteilen in die zentrale materne Zirkulation möglich ist, auch ohne klinische Symptomatik. Es ist gegenwärtig unklar, wie häufig dieses Phänomen auftritt und ob ihm eine klinische Bedeutung zukommt. Die Schleimbestandteile im Fruchtwasser stammen aus dem Respirationstrakt oder Gastrointestinaltrakt des Fetus. Im autopischen Material fanden PETERSON u. TAYLOR (109) in allen der 40 untersuchten Fälle Muzin und in 32 Fällen Amnionepithelzellen. Selten werden Fruchtwasserbestandteile auch innerhalb der Alveolen gefunden. Sie können die Lunge verlassen und in Herz, Niere, Gehirn, Dünndarm, Leber, Milz, Pankreas, Nebennieren und Gallenblase nachgewiesen werden. In einem autoptisch untersuchten Fall wurden die beweisenden Nachweise über Immunperoxidasefärbung fetaler Isoantigene geführt (60). Mit Hilfe der Immunhistologie dürften sich die Interpretationsprobleme für fetales Material in maternem Gewebe endgültig überwinden lassen. Die erste zytologische Untersuchung aus Blut des rechten Herzens, das man über einen Zentralvenenkatheter gewonnen hat, stammt von RESNIK (116). Über solche Untersuchungen ist auch von andern wiederholt berichtet worden. Mit dem Swan-Ganz-Katheter ergeben sich noch bessere Nachweismöglichkeiten, da die Ausbeute von Blut, das direkt aus dem rechten Vorhof gewonnen wird, offenbar größer ist (22, 24, 95). Ältere Untersuchungen von LANDING (73) legen nahe, daß abgeschilferte Amnionepithelien zwischen Amnion und Chorion gelangen können. Sie erreichen diese Verschiebeschicht offenbar auf dem Weg über die Amnionkanälchen (81, 90). Ausgedehnte tierexperimentelle Untersuchungen zur Pathogenese des kardiovaskulären und respiratorischen Schocks nach Fruchtwassereinschwemmung sind unternommen worden und ausführlich referiert (113). Sie lassen sich dahingehend zusammenfassen, daß Speziesunterschiede bestehen, die zellulären und Débrisbestandteile im Fruchtwasser offenbar eine große Rolle spielen, zusätzlich aber offenbar vasoaktive Stoffe mit dem Fruchtwasser in die zentrale mütterliche Zirkulation gelangen, wodurch Vasokonstriktion im Bereich der pulmonalen Strombahn bei systemischer Vasodilatation zustande kommt. Man muß vermuten, daß es sich dabei um Prostaglandin $F_{2\alpha}$ handelt.

Die Fruchtwasserembolie ist immer mit einer akuten disseminierten intravasalen Gerinnung verbunden, jedoch wird die Blutung wegen des mit der akuten Phase der Fruchtwasserembolie verbundenen kardiorespiratorischen Schocks verzögert eintreten und erst zu ungerinnbarer Blutung aus dem Uterus führen, wenn sich der Kreislauf aus dem kardiorespiratorischen Schock zu erholen beginnt. Dann besteht die Gefahr der Ausbildung eines sekundären hämorrhagischen Schocks, der die durch die vorausgegangenen Ereignisse hinterlassenen Fibrinbildung in der pulmonalen Mikrozirkulation potenzieren muß. Die Gefahr ist daher mit dem Überleben der akuten Phase noch nicht gebannt. Im Fruchtwasser ist ein thromboplastinähnliches Koagulans gefunden worden, das durch Heparin komplett inaktiviert werden kann. WEINER, REID u. ROBY (139) haben außerdem erwogen, ob Fruchtwasser nicht für die Gerinnung im postpartalen Uterus eine wesentliche Rolle spiele. Durch verschiedene Untersuchungen in den vergangenen zwei Jahrzehnten ist gesichert worden, daß die Fruchtwasserembolie mit einer Hämostasestörung infolge disseminierter intravasaler Gerinnung verbunden ist (Zusammenstellung der kasuistischen und Übersichtsliteratur siehe bei 13, 26, 35, 58, 77, 91, 93, 95, 112, 113, 124, 126, 135, 138). Die *Behandlung* der Fruchtwasserembolie wird sich zunächst dem Schock, der arteriellen Hypoxämie und sekundär der disseminierten intravasalen Gerinnung widmen. Assistierte Beatmung unter Sauerstoffüberdruck, Volumentherapie und Vasopressoren sind erforderlich. Dopamin und Norepinephrin sind verwendet worden. Empfehlenswert ist die Digitalisierung, ferner eine Isoproterenolbehandlung, jedoch sollte nach Überwinden des initialen Schocks von der weiteren Behandlung mit Vasopressoren Abstand genommen werden, im Hinblick auf die drohende hämorrhagische Schocksituation durch eine jederzeit zu erwartende profuse Blutung aus dem Uterus. Die dichte Überwachung der hämodynamischen Situation, am besten mit Hilfe eines Swan-Ganz-Katheters, ist sehr empfehlenswert, zumal aus diesem Katheter über seriell gefärbte Blutausstriche der Nachweis von Muzin, Amnionzellen und Lanugohaare[1] gelingen kann, was die Diagnose der Fruchtwasserembolie sichern würde. Vorsicht ist jedoch vor der Punktion der V. subclavia geboten, da die disseminierte intravasale Gerinnung zu massiven Blutungen aus dieser Vene, mit der Folge eines Hämatothorax, führen kann. In dieser Situation ist die Behandlung eines Hämatothorax, der durch eine nicht stillbare Blutungsquelle aus der V. subclavia unterhalten wird, ein oft genug unlösbares Problem. Auf die Entwicklung eines Lungenödems muß geachtet werden. Die assistierte Sauerstoffbeatmung darf nicht zu früh unterbrochen werden. Positiver endexspiratorischer Druck (PEEP-Beatmung) hilft den stets drohenden Kollaps größerer Alveolarregionen zu vermeiden. Das Lungenödem ist eine zwar sekundäre Erscheinung nach dem primär überstandenen kardiorespiratorischen Schock, aber es kann dennoch den letalen Ausgang bestimmen. Gelegentlich werden günstige Erfahrungen mit Cortikosteroiden berichtet (118).

Abruptio placentae

Das am ältesten bekannte Beispiel für die Auslösung einer Verbrauchskoagulopathie, im Zusammenhang mit der Geburt ist die vorzeitige Lösung der Plazenta. Die ältere Literatur ist anderswo erwähnt (87). Der Zusammenhang von Abruptio placentae und Hypofibrinogenämie ist von J. A.-PRITCHART (115) einwandfrei nachgewiesen worden. Ältere Geburtshelfer werden sich an den früher gängigen Ausdruck der „Afibrinogenämie" unter der Geburt erinnern, eine Bezeichnung, welche richtigerweise festgestellt hat, daß ein Fibrinogenmangel vorlag, der akut eingetreten ist, die jedoch andererseits dazu verführt hat, von dem bloßen Fibrinogenersatz allein die Heilung des Übels zu erwarten. Es ist nachgewiesen, daß die vorzeitige Plazentalösung zu einer akuten Einschwemmung von Gewebebestandteilen aus der uteroplazentaren Ablösungsfläche führt (32, 71). Wegen der massiven Blutgerinnung im retroplazentaren Raum gelangt auch Thrombin in den mütterlichen Kreislauf, wodurch die Aktivierung der intravasalen Koagulation gestartet wird. In dieser Phase führt die Koagulopathie zu einer raschen Massenzunahme des retroplazentaren Blutaustrittes, der zu einer kompletten Ablösung der Plazenta führen kann, auch dort, wo sie primär nicht in einem größeren Ausmaß abgelöst war. J. A. PRITCHART (114) hat 250 Fälle von vorzeitiger Plazentalösung mit der Folge des intrauterinen Fruchttodes gesammelt, die umfangreichste Übersicht zu diesem dramatischen geburtshilflichen Krankheitsbild, welche die Weltliteratur kennt. Aufgrund seiner Erfahrung hat er eine Gradeinteilung für die vorzeitige Plazentalösung angegeben. Bei Ablösung von mehr als der Hälfte der Plazenta ist praktisch stets ein Defekt der Hämostase erkennbar, auch geringere Ablösungen führen jedoch zu Verbrauchsreaktionen im Gerinnungssystem, die durch empfindliche Labormethoden entdeckt werden können. Es empfiehlt sich, bei Verdacht auf das Vorliegen einer vorzeitigen Plazentalösung die Thrombozyten in zweistündlichem Abstand zu verfolgen. Sinken die Thrombozytenwerte unter $80\,000/mm^3$ ($80 \times 10^9/l$) ab, so darf man auch bei Fehlen von anderen Laborbefunden, deren Erarbeitung möglicherweise längere Zeit in Anspruch nimmt, vom Bevorstehen einer Verbrauchskoagulopathie ausgehen (50, 128). In dieser Situation ist die Entleerung des Uterus so schnell wie möglich indiziert, nicht nur aus fetaler, sondern auch aus mütterlicher Indikation. Heparin sollte vor der Entleerung des Uterus nicht gegeben werden, es hat nur eine Berechtigung, wenn im äußersten Notfall die Substitution von Gerinnungsfaktoren und Fibrinogen erforderlich wird, um das durch die Verbrauchskoagulopathie eingetretene Defizit zu beheben und die Gefahr einer Überkorrektur zu bannen.[1] Die reaktive Fibrinolyse nach einigen Stunden, die sich in einer starken Nachblutung des postpartalen Uterus äußern kann, ist eine Gefahr, der man erst in der Blutungsphase durch die Kombination von schockbekämpfenden Maßnahmen mit Aprotinin (Trasylol, Antagosan) begegnen darf. Eine zu frühe Anwendung von Fibrinolyseinhibitoren beschwört die Gefahr der Stabilisierung von disseminierten Fibringerinnseln herauf.

Dead-fetus-Syndrom

Die Koagulopathie, die der längeren Retention eines abgestorbenen Fetus gelegentlich folgt, geht auf eine chronisch disseminierte intravasale Gerinnung zurück (43, 119). Sie wird kompliziert durch die dabei stets wirksam gewordene reaktive Fibrinolyse, evtl. aber auch durch die Einschwemmung von aktivierten Proteasen aus dem nekrotisierenden Bereich der uteroplazentaren Grenzzone. Die Durchbrechung uteroplazentarer Schranken, etwa bei operativen Maßnahmen der Uterusentleerung auf vaginalem Wege, kann dazu führen, daß erst recht aktive Proteasen eingeschwemmt werden. Der Hämostasezusammenbruch durch die auf eine chronisch disseminierte intravasale Gerinnung aufgepfropfte Hyperfibrinolyse (70) läßt sich am besten dadurch

---

[1] Evtl. auch immunozytologische Nachweise fetaler Antigene und der noch einfachere von Muzin (PAS) (16, 60, 75)

[1] Da die verwendeten Konzentrate zum Teil aktivierte Gerinnungsfaktoren, jedoch keine Gerinnungsinhibitoren enthalten.

vermeiden, daß Intervalle von mehr als einer Woche zwischen dem Absterben des Fetus und Entleerung des Uterus erst nicht in Kauf genommen werden.

Restitution nach Behandlung von Blutungen

Für die Schockbehandlung ist besonders wichtig, sich daran zu erinnern, daß der Ersatz der verlorengegangenen Blutmenge noch nicht ohne weiteres zur Restitution einer physiologischen Hämostase führt, da zirkulierende Inhibitoren, wie z. B. Fibrindegradationsprodukte, die Gerinnungszeit erheblich verlängern und eine Halbwertszeit bis zu 24 Stunden haben können. An sich wäre die Transfusion von frischem Blut die ideale Form der Substitutionsbehandlung. Sie birgt aber die Gefahr einer Transfusionshepatitis oder HIV-Infektion in sich. Dieser Gefahr kann durch die Transfusion von Erythrozytenkonzentraten und frischgefrorenem Plasma besser begegnet werden. Frischgefrorenes Plasma stellt unter der Voraussetzung, daß es möglichst frei von (zerstörten) Thrombozyten ist, die beste Form der Substitution von intakten, nicht aktivierten Gerinnungsfaktoren dar. Außerdem enthält es in ausreichender Menge Gerinnungsinhibitoren, so daß eine Behandlung auch ohne Schutz von Heparin erfolgen kann. Die charakteristische Klinik wird durch Tachypnoe, Tachykardie, kalte Akren, gelegentlich Akrozyanosen und akrale Nekrosen, vor allem aber durch Oligurie bis zur Anurie gekennzeichnet. Die intrarenale Blutverteilung ist bei obstetrischen Hämorrhagien sehr rasch empfindlich gestört. Die Durchblutung beschränkt sich dann nur noch auf den juxtamedullären Kortex, während die äußere Kortex kaum noch durchblutet wird. Diese, vor allem in der Nierenrinde eintretende Hypoperfusion führt zu den charakteristischen Nierenrindennekrosen, die sich mikroskopisch als glomeruläre Thrombosen abspielen.

Intrauterine Infektion

Der septische Abort oder die intrauterine Infektion in der mittleren oder späteren Gravidität (Chorioamnionitis) kann einen Endotoxinschock nach sich ziehen und dann eine disseminierte intravasale Gerinnung auslösen (19, 43, 68, 69, 85, 122). Septische Komplikationen sind auch bei legalen Aborten immer noch Ursache mütterlicher Todesfälle (11, 36, 45, 46, 103, 110, 125). Es sind vorzugsweise Infektionen mit gramnegativen Bakterien, die Endotoxin bilden, aber auch koagulasepositive Staphylokokken der Gruppe I und II sind als Toxinbildner beim „Toxic-shock"-Syndrom bekannt geworden (15, 44). Endotoxinämie führt zu Endothelschäden,

Thrombozytenaggregation und in der Folge zu Fibrinbildung entlang der geschädigten Gefäßwand; dieses ereignet sich disseminiert in der Mikrozirkulation. Bald treten auch sekundäre Veränderungen an roten Blutkörperchen auf. Diese charakteristischen Defektformen haben ihre natürliche Verformbarkeit verloren und zirkulieren als Fragmentozyten. Der Begriff einer *mikroangiopathischen Hämolyse* wurde dafür geprägt. Man unterscheidet klinisch zwei Phasen des septischen Schocks: eine sogenannte warme Phase, in welcher die Patientin voll ansprechbar bleibt und unter Hitzeschüben, Tachykardie, Tachypnoe und Hypotonie leidet. Die warme Phase kann schnell in die kalte, blasse Phase übergehen, die durch Zentralisation des Kreislaufs zustande kommt: kalte Körperperipherie, drastische Verminderung der Urinausscheidung, Blässe Bewußtseinstrübung. Für beide Phasen sind Befunde der disseminierten intravasalen Gerinnung typisch, insbesondere der Abfall der Thrombozyten. Man hat daraus die Konsequenz gezogen, bei infizierten Aborten zur Vermeidung des drohenden septischen Schocks mit Einschwemmung von Endotoxin und damit verbundener disseminierter intravasaler Gerinnung Heparin zu verabreichen; 5000 IE Heparin für je 6 Std. als Dauerinfusion nach Bolusinjektion von 5000 IE. Die wichtigste therapeutische Maßnahme bleibt die Beseitigung des uterinen oder parauterinen Infektionsherdes, entweder mit Entleerung oder Entfernung des Uterus (78). Bei ausgedehnter Wandbeteiligung des Uterus empfiehlt sich die Mitentfernung der Tuben, evtl. auch der Ovarien (68, 69, 85). Die Uterusexstirpation im Zustand des Endotoxinschocks ist eine riskante Maßnahme, auf die man gut vorbereitet sein sollte. Gleichwohl bleibt sie oft genug die am sichersten wirksame therapeutische Alternative. Verglichen mit anderen obstetrischen Anlässen der disseminierten intravasalen Gerinnung, wie Abruptio placentae, ist die Mortalität des Endotoxinschocks hoch und liegt immer noch etwa bei 50% aller Fälle. Die Prognose hängt entscheidend davon ab, in welchem Stadium der Infektion der progressiven Endotoxinämie entgegengewirkt werden kann bzw. die Elimination des Herdes gelingt. Sobald sich das klinische Bild einer Verbrauchskoagulopathie herausgebildet hat, sollte man davon ausgehen, daß disseminierte Endotoxinschäden am Endothel der Mikrozirkulation von Peripherie und Organen (Niere, Lunge, Gehirn, Herz) aufgetreten sind, die auch noch nach Beseitigung des Infektionsherdes das kritische Krankheitsbild unterhalten können (3, 62).

Für die Überwachung einer Patientin mit septischem Schock muß der Blutdruck in kurzen Abständen gemessen werden, ebenso Puls, Atemfrequenz, zentralvenöser Druck registriert werden. Ein zentraler Venenkatheter ist nützlich. Die Urinausscheidung sollte stündlich verfolgt werden, ebenso das spezifische Gewicht des Urins. Daraus ergeben sich die besten klinischen Beurteilungskriterien. Ein bedrohliches Zeichen ist das Absinken der Urinausscheidung auf weniger als 30 ml/Std. Flache Tachypnoe und Hypoxie sind häufige Vorboten der septischen Schocklunge; frühzeitige assistierte Beatmung kann notwendig werden. Flüssigkeitsverluste, insbesondere Blutverluste, sollten ersetzt werden unter Beobachtung des zentralvenösen Drucks. „Fresh frozen plasma", Humanbumin, 5%ige Glucose, auch niedermolekulares Dextran (Dextran 40) eignen sich zur Aufrechterhaltung der peripheren und Organdurchblutung besonders auch zur Vermeidung von Mikrozirkulationsstörungen infolge von Erythrozytenaggregationen (49). Die metabolische Azidose ist progredient, sofern sie nicht frühzeitig korrigiert wird. 0,45%ige Kochsalzlösung mit 2–3 Amp. Natriumbicarbonat trägt dazu bei, die metabolische Azidose zu korrigieren. Diese Pufferung muß zügig erfolgen. Lactat eignet sich wegen der Umwandlung in Bicarbonat weniger gut.

Antibiotika sollten selektiert eingesetzt werden, was die frühzeitige Verfügbarkeit eines Antibiogramms voraussetzt. Antibiotika werden intravenös zugeführt, als erste Wahl eignen sich Ampicillin, Tobramycin, Clindamycin. Metronidazol kann bei anaeroben Infektionen wertvoll sein. Nephrotoxische Antibiotika sollten in Fällen mit Oligurie vermieden werden. Auf das Serumkreatinin ist zu achten. Aminoglykoside (Tobramycin) können unter Beobachtung der Kreatininkonzentration im Serum intervallmäßig verwendet werden. Auf die mit Penicillin als Kaliumsalz beigebrachten Kaliummengen bei Nierenversagen sollte man achten (Serumkalium verfolgen). Glucocorticosteroide (Dexamethason, Methylprednisolon) als intravenöse Infusion in der Dosis von 20 mg Dexamethason oder 125 mg Methylprednisolon sind oft angewandte Additive. Glucocorticosteroide tragen wesentlich zur Prophylaxe gegen die Entwicklung einer Schocklunge bei. Die Indikation von Analeptika (Alpha- und Betamimetika), aber auch die von Alpha- und Betablockern ist tierexperimentell untermauert. Die Wahl des richtigen Präparats hängt davon ab, ob vasopressorische oder vasodilatatorische Effekte erwünscht sind (warme oder kalte Schockphase). In der warmen hypotensiven Phase des septischen Schocks ist ein Vasopressor eher angezeigt; in der kalten und blassen Phase der Zentralisierung bei septischem Schock kann eine Volumensubstitution, zusammen mit milde vasodilatatorischen Medikamenten wichtiger sein (Chlorpromazin). Bei erhöhtem zentralvenösem Druck kommt Isoproterenol in Frage, falls nicht eine Tachykardie über

120/min eingetreten ist. Dopamin, der natürliche Präkursor des Norepinephrins, muß mit besonderer Kritik angewendet werden (200 mg in 500 ml 5%iger Glucose). Bei Tachykardie über 120/min während Stunden ist die Digitalisierung angezeigt.

Die Behandlungsvorschläge für den septischen Schock vom Endotoxintyp sind ca. 20 Jahre alt. Sie haben sich bewährt. Geändert hat sich die Generation der Antibiotika, weniger das Management der Schockbehandlung oder die Indikation zur operativen Intervention (12). Ob die Substitutionsbehandlung mit Antithrombin III in Zukunft günstigen Einfluß auf die Mortalitätsrate hat, bleibt offen, da in den betroffenen Fällen eine Fülle von differenten Substanzen eingesetzt wird, so daß der Wert des einzelnen Pharmakons nur schwer zu beurteilen ist (123).

Postplazentarperiode

Postpartale Verbrauchskoagulopathien haben ihre Ursache oft genug in einer traumatischen Plazentarperiode (86). Brüske Handgriffe auf den Fundus uteri zur Expression einer nicht gelösten Plazenta (Abb. 18), können rasch Gewebethromboplastin freisetzen und einschwemmen. Infektiöse Prozesse, die deziduale Nekrosen hervorrufen, können über einen ganz anderen Weg der Ätiologie zu derselben Pathogenese führen, einer vom Uterus unterhaltenen Verbrauchskoagulopathie. Ist Dezidua und Myometrium von Endotoxinbildnern besetzt, so werden defekte Thrombozyten und defekte Erythrozyten neben nekrotischer Dezidua in die Blutbahn eingeschleust. Auch in diesen Fällen unterhält der Uterus die Hämostasestörung. Sie kann oft genug nur behoben werden, wenn der Uterus entfernt wird. Auf die Halbwertszeit von Endotoxin, etwa 2 Stunden, und die sehr viel längere der zirkulierenden Inhibitoren muß hingewiesen werden. Man befindet sich stets in einem Wettlauf mit dem Geschehen in der Mikrozirkulation, das man sich so plastisch wie nur möglich vorstellen muß, um für sein rasches Handeln genügend motiviert zu sein. Kann man Laborbefunde nicht abwarten oder zumindest nicht auf die Wiederholung von signifikanten Werten warten, so helfen doch Beobachtungen am Krankenbett weiter. Nicht immer sind petechiale Blutungen oder akrale Zirkulationsstörungen so deutlich wie etwa bei verschleppten Fällen von septischem Schock (Abb. 19 a + b). Gelegentlich muß man auf diskrete Hinweise achten, wie kokardenförmige Blutungen um Einstichstellen (s. auch Abb. 4 a), spontane Sugillationen (s. auch Abb. 4 b) und akrale Durchblutungsstörungen. Erinnern wir uns auch daran, daß Erythrozyten sowohl beim hämorrhagischen Schock wie auch bei durch Endotoxineinschwemmung zustande

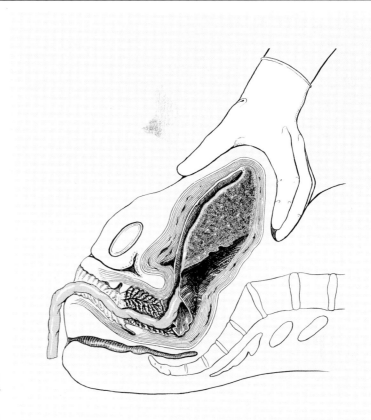

Abb. **18** „Expression" der Plazenta
mit dem Credéschen Handgriff (aus
E. Bumm: Grundriß zum Studium
der Geburtshilfe, II. Aufl. Bergmann,
Wiesbaden 1917 [S. 653])

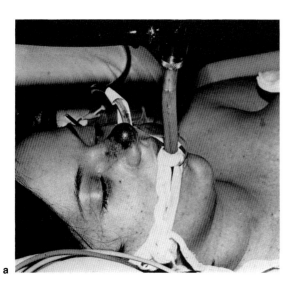

a

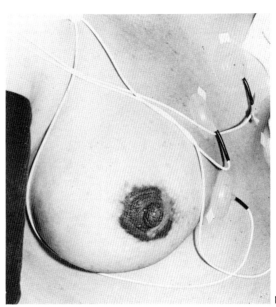

b

Abb. **19a + b** Akrale Nekrosen bei einer 18jährigen Frau
mit Puerperalsepsis nach Chorioamnionitis und vorzeiti-

gem Blasensprung im Zustand des Endotoxinschocks
(überlebt)

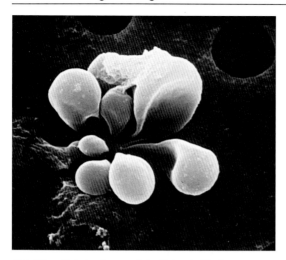

Abb. **20 a** Siebdruckversuch im Schock: Sludge

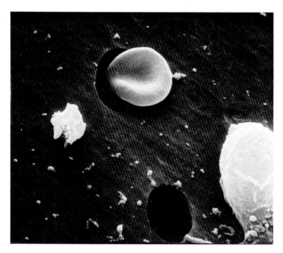

Abb. **20 b** Normaler Befund. Rasterelektronenmikroskopie mit Milliporfilter und Erythrozytenpassage. 5000fache Vergrößerung

gekommene Verbrauchsreaktionen mit dem plasmatischen Gerinnungssystem reagieren, zirkuläre Sludge-Konglomerate bilden, die den Perfusionsdruck, gemessen als Siebdruck, stark erhöhen (Abb. **20 a** + **b**). Wenn sie in der Peripherie durch Fibrin zerreißen, entstehen Fragmentozyten, die man im Blutausstrich erkennen kann. Sie erreichen gelegentlich eine Konzentration von 1% und sind also in einem auf 100 Gesichtsfelder zu finden.

Zusammenfassung

Die Schwangerschaft ist, auch wenn sie völlig ungestört verläuft, mit einer Aktivierungssteigerung des Gerinnungssystems verbunden. Dazu gehören nicht nur die plasmatischen Gerinnungsfaktoren, sondern auch die Faktoren der Fibrinolyse, die Thrombozyten und beim Auftreten einer disseminierten intravasalen Gerinnung auch die Erythrozyten. Die Aktivierung der Gerinnung bleibt in der Schwangerschaft unter normalen Umständen milde, ist aber ein Ausdruck der Adaptation des mütterlichen Organismus an das Homotransplantat Fetus. Man kennt parallele morphologische Phänomene an der Berührungszone von Transplantaten, wie an der uteroplazentaren Einheit der frühen Schwangerschaft. Eine klinische Verbrauchskoagulopathie als konkret feststellbare Folge disseminierter intravasaler Gerinnung mit Beeinträchtigung der Mikrozirkulation von bestimmten Prädilektionsorganen, wie Lunge, Niere, Herz, Gehirn, ist immer ein sekundäres Phänomen. Inzwischen hat die Definition klinischer Risikoprofile, wie schwangerschaftsbedingte Hypertonie, Abruptio placentae, Fruchtwassereinschwemmung, Placenta praevia, Chorioamnionitis mit der ohne Blasensprung und schweren Postpartalblutungen, dazu geführt, sich auf die Hämostasekomplikationen einzustellen und frühzeitig damit zu rechnen. Eine rasche, möglichst atraumatische Entbindung und vorsichtig geleitete Plazentarperiode ist der beste Schutz gegen einen Zusammenbruch des Gerinnungssystems. Die Korrektur muß bedenken, daß Hämostasestörungen durch zirkulierende Inhibitoren Fibrinmonomerkomplexe und Fibrinogenspaltprodukte sehr stark verzögert werden kann. Die Wiederherstellung der Organzirkulation, insbesondere die Verhinderung von Nierenrindenschäden, Schocklunge und irreparablen Gehirnschäden bei disseminierter intravasaler Gerinnung, ist das Ziel jeder therapeutischen Bemühung. Diese sollte phasengerecht sein und an konkreten Befunden orientiert werden (Tab. 4). Polypragmasie, etwa Injektion von Heparin plus Fibrinolysehemmer plus Transfusion von älteren Blutkonserven, ist gefährlich und leitet oft die Irreversibilität des Geschehens ein. Wegen der Bedeutung der uteroplazentaren Einheit als Auslöser der Pathogenese von Verbrauchskoagulopathien – ungeachtet der unterschiedlich langen Entwicklungszeit in Abhängigkeit von verschiedenen Krankheitsbildern – ist die obstetrische Verbrauchskoagulopathie eine Einheit, weswegen ihre erfolgreiche Behandlung ohne ein entsprechend eingerichtetes geburtshilfliches Vorgehen nicht möglich ist.

Therapeutische Richtlinien

Volumensubstitution: Die Therapie einer Patientin mit *hämorrhagischem Schock* verlangt eine rasche Beurteilung der Schockursache und seines Stadiums (Blutdruck, Puls, Atemfrequenz, Menge der Urinausscheidung, Hinweise auf metabo-

Tabelle 4   Kurzinformation über Infusionstherapie zur Verbesserung der Blutstillung bei Hämostasedefekten

Klinik	Labor	Therapie
Blutung infolge Verbrauchskoagulo-pathie, insbesondere ungerinnbare Blutung ex utero	Quick pathologisch PTT pathologisch PTZ pathologisch Fibrinogen tief Thrombozyten erniedrigt FSP + (Staphylokokken-Clumping-Test positiv, Reptilasezeit erhöht) Äthanol- oder Protaminsulfattest + FM-Test + + + Einzelfaktoren (II, V, X) erniedrigt	Substitution von Gerinnungsfaktoren durch „fresh frozen plasma" gewärmtes Frischblut + Dextran 40 im Transfusionsintervall Fibrinogen als Haemocomplettan, Hu-man-Fibrinogen[1] unter Schutz von klei-nen Dosen Heparin (−2500 IE) Fibraccel (Lipidhämostyptikum aus ho-mologem Thromboplastin) Antithrombin-III-Konzentrat
Rasche Wiederauflösung ausgesto-ßener Blutgerinnsel (reaktive Hyper-fibrinolyse)	FSP + + (40 µg/l)	Aprotinin (Trasylol, Antagosan) EACA, AMCHA

Cave: [1] Solange es stark aus dem Uterus blutet, kein Heparin

lische Azidose, Zustand der Akren). Die diagno-stischen und therapeutischen Erstmaßnahmen müssen *gleichzeitig* ablaufen. Die therapeuti-schen Erstmaßnahmen orientieren sich an der vitalen Bedrohung der Patientin. Die Blutungs-quelle ist Uterus, Zervix oder Vagina, nur sehr selten eine andere Lokalisation. Die Identifika-tion der Blutungsquellen sollte keine Schwierig-keiten bereiten, obschon die sorgfältige inspek-torische Untersuchung einer Schockpatientin nicht einfach ist. In der *Reihenfolge des Vorge-hens* steht an erster Stelle die Eröffnung eines oder mehrerer sicherer venöser Zugangswege, was man in der Regel durch Punktion eines zen-tralen Gefäßes (V. subclavia, V. jugularis inter-na) erreichen wird. Die peripheren Venen sind im mittelschweren und im schweren Schock nicht mehr auffindbar und nicht kanulierbar. An die Schaffung der Zugangswege schließt sich un-mittelbar die Volumensubstitution an; sie erfolgt nach Abnahme der erforderlichen Blutproben (s. Tab. 4, inkl. Kreuzblut) schnell und ohne Verzö-gerung. Der zeitliche Beginn dieser Erstmaßnah-men ist für den weiteren Verlauf und die Pro-gnose von großer Bedeutung. Zur Volumensub-stitution kommen Plasmaersatzmittel in Form von kolloidalen Lösungen zur Anwendung. Die Transfusion von Blut steht nicht zuletzt wegen der Gefahr einer Mikroembolisierung in die Lungenendstrombahn, wegen der Steigerung der Blutviskosität und wegen der Übertragungsge-fahr von Infektionen (Hepatitis, AIDS) erst an zweiter Stelle. Als Mittel der Wahl steht unter den Blutderivaten aber das *5%ige Humanalbu-min* zur Verfügung, dessen geringe Volumen-überlastungsgefahr für das Herz einen Vorteil gegenüber künstlichen volumenexpandierenden Lösungen bedeutet. Als billigere Alternative zum 5%igen Humanalbumin hat sich uns humane Plasmaproteinlösung (PPL) bewährt. Diese viel benutzte Lösung ist eine stabilisierte Plasmapro-

teinfraktion aus menschlichem Plasma. Sie ent-hält mindestens 85% Albumin und onkotisch wirksame, hitzestabile Alpha- und Betaglobuli-ne. Die Lösung ist pasteurisiert, d.h. über 10 Stunden auf 60 °C erhitzt (Immuno). Manche Humanalbuminpräparate stehen nur als 20%-Konzentrat zur Verfügung. Unter den kör-perfremden kolloidalen Volumenersatzmitteln, den sogenannten Plasmaexpandern, haben sich hochmolekulare Polysaccharide vom Typ des *Dextrans* 60 oder 40 in 6%iger bzw- 10%iger Lö-sung, vor allem wegen seiner Volumenwirkung, der günstigen intravasalen Halbwertszeit und seinen die Mikrozirkulation verbessernden Ei-genschaften, nämlich der Vermeidung von Erythrozyten-Sludge, bewährt. Die maximale Dosierung sollte 1500 ml/Tag bzw. 1,5 g/kg Körpergewicht nicht übersteigen. Bei höherer Dosierung besteht die Gefahr der Blutungsnei-gung infolge des dosisabhängigen Effektes auf die Thrombozytenaggregation.

Der Nachteil aller Plasmaersatzmittel, vor allem aber der Dextranlösungen, liegt in der Gefahr von Nebenwirkungen, wobei anaphylaktischen Reaktionen die größte Bedeutung zukommt. Prophylaktische Maßnahmen sind nach dem heutigen Stand des Wissens möglich und deren Effekt ist erwiesen. Vor Beginn der Infusion von Dextranlösung sollten 20 ml Promit (Dextran 1 mit mittlerem Molekulargewicht von ca. 1000 in 15%iger Lösung) langsam intravenös appliziert werden. Anaphylaktische Reaktionen lassen sich vermeiden, wenn während der Vorausinjektion - sorgfältig bei aller gebotenen Eile - diese Vor-sichtsmaßnahme nicht außer acht gelassen wer-den. Auch unabhängig hiervon ist eine überlegte Indikationsstellung sowie die ununterbrochene Beobachtung der Patientin vor allem in der Initi-alphase der Infusionsbehandlung zu fordern. Andere kolloidale Plasmaersatzstoffe sind *Gela-tine*präparate oder *Hydroxyäthylstärke*präparate mit niedrigerem Molekulargewicht zwischen 20 000 und 40 000. Sie zeigen gegenüber Dextran 60 eine etwas geringere und kürzere Wirkung und verlangen daher auch eine etwas höhere Dosierung. Kristalloide Lösungen, z. B. Ringer-Acetat-Lösung evtl. mit 5% Glucose, beinhalten wegen ihrer notwendigerweise höheren Dosierung und Infusionsgeschwindigkeit die Gefahr der Hyperhydratation. Sie können deshalb nicht als Standardtherapie empfohlen werden und haben demzufolge nur ihren Platz als Überbrückungsmittel bzw. als Vehikel für andere Medikation (z. B. Dopamin, Dobutamin), für die eine langsame Infusion geboten ist. Wenn mehr als 25% des Blutvolumens verlorengegangen ist bzw. der Hämoglobinwert unter 10 g% und Hämatokrit deutlich unter 30% abgesunken ist, ist eine zusätzliche Gabe von Blut oder Blutbestandteilen (Erythrozytenkonzentrate) zur Substitution von Sauerstoffträgern absolut indiziert. Hierbei bewährt sich das Anwärmen von Frischblut. Ältere Blutkonserven sollten im Schock nicht verwendet werden. Mögliche Nebenwirkungen der Bluttransfusionen, nämlich metabolische Störungen durch den in den Konserven vorhandenen Stabilisator, Hyperkaliämie, Steigerung der Blutviskosität, Hepatitis oder Übertragung von AIDS, sind stets gegenüber ihren Vorteilen abzuwägen, insbesondere in Grenzfällen, in denen eine vitale Indikation zur Bluttransfusion nicht besteht. Die Substitution im hämorrhagischen Schock sollte mit Plasmaproteinlösung, mit kolloidalen Volumenersatzmitteln vom Typ des Dextrans, ersatzweise mit Gelatine oder Hydroxyäthylstärke (heute seltener gebraucht) beginnen, fortgesetzt werden evtl. mit Humanalbumin 5% und schließlich mit Vollblut als angewärmtes Frischblut.

Medikamente: Die *medikamentösen Maßnahmen* richten sich auf die Substitution von Gerinnungsfaktoren mit Fresh-frozen-Plasma, Human-Fibrinogen-Konzentrat, welches jedoch nur unter dem Schutz von Heparin (bis 2500 IE) verabreicht werden soll. Bei stark abgesunkenen Thrombozytenzahlen können Fibraccelinfusionen (Behring) überbrückend wirksam sein. Antithrombin-III-Konzentrat soll nur dann angewendet werden, wenn der Antithrombin-III-Plasmaspiegel gemessen werden kann und auf Werte unter 50% abgesunken ist. Die Behandlung einer metabolischen Azidose mit Pufferlösungen (Natriumbicarbonat, THAM) sollte entsprechend den Veränderungen des Säure-Basen-Haushalts in Richtung auf eine metabolische Azidose (Base excess > −5 mmol/l), unter Berücksichtigung der engen Zusammenhänge, wie sie zwischen Elektrolyt- und Säure-Basen-Haushalt bestehen, erfolgen. Die Anwendung vasoaktiver Substanzen mit alphaadrenolytischer, z. B. Phenoxybenzamin (Dibenzyline), Phentolamin

(Regitin) bzw. betastimulierender Wirkung wie Dopamin und Dobutamin, kann sich empfehlen wegen der damit erreichbaren Verbesserung der peripheren Perfusion und der stark positiv inotropen Wirkung am Herzen. Voraussetzung für die Anwendung dieser Medikamente ist jedoch die kontinuierliche Überwachung der Kreislaufsituation. Bei anhaltender Mikrozirkulationsstörung kann durch die zusätzliche Anwendung niedermolekularer Dextrane, z. B. Rheomacrodex, und von Heparin in Dosierungen bis 2500 IE auf 6 Stunden vorgebeugt werden. Hingegen ist bei einem rein hämorrhagischen Schock die Anwendung von Corticoiden ebensowenig wie die Gabe von Antibiotika indiziert.

Besondere therapeutische Regeln beim septischen Schock

Beim *septischen Schock* ist der kausale Therapieansatz die Elimination des septischen Herdes. Diese Regel ist dann schwierig zu befolgen, wenn multiple Herde, z. B. parametrane, subphrenische oder Schlingenabszesse vorliegen und nur die großzügige Drainage des Abdomens angewendet werden kann. Gleichzeitig mit der Entscheidung zur operativen Entfernung oder der Drainage der septischen Herde, also noch vor medikamentösen Maßnahmen, muß eine adäquate Volumensubstitution ausgeführt werden, die beim septischen Schock größere Rücksichten auf den Zustand der Herzleistung erfordert als beim hämorrhagischen Schock. Ein invasives hämodynamisches Monitoring ist beim septischen Schock im Zusammenhang mit der Volumensubstitution zu fordern. Die zweite, synchrone Maßnahme besteht in der Beatmung des Patienten. Die Diagnose „septischer Schock" schließt also die Bereitschaft und großzügige Indikation zur assistierten Beatmung ein. Daher sind die Grundprinzipien der Therapie des septischen Schocks *(1)* Herdsanierung, *(2)* Volumensubstitution und *(3)* Beatmung. Die Behandlung mit Antibiotika hat nach den heutigen Erfahrungen die Erwartungen bei septischem Schock mit Sepsis *nicht* voll erfüllt. Zwar sind in den letzten 10 Jahren wesentliche Veränderungen im Keimspektrum bei septischen Krankheitsbildern und auch eine nachhaltige Änderung der Bakterienresistenz registriert worden. Aber trotz Einführung neuer antibiotischer Pharmaka ist selbst nach Anwendung einer hochwirksamen bakteriziden Kombinationstherapie eine sichere Verbesserung des Therapieerfolges bei Sepsis und septischem Schock durch Antibiotika allein nicht zu erreichen.

Die Wahl des Antibiotikums in der Behandlung eines septischen Schocks sind diejenigen von bakterizidem Wirkungstyp und geringerer Toxizität, die in hoher Dosierung parenteral verabreicht werden müssen. Die Applikation erfolgt am besten in Form einer Kurzinfusion oder als langsame intravenöse Injektion, um wirksame Blutspiegel zu erreichen. Bei bedrohlicher Einschränkung der Nierenfunktion, die bei Patientinnen im septischen Schock häufig beobachtet wird, müssen Chemotherapeutika mit kurzer Halbwertszeit und geringer Nephrotoxizität verwendet werden. Die häufig unvermeidbare Anwendung von Antibiotikakombinationen schon zu einem Zeitpunkt bevor die Diagnose feststeht, d.h. eine ungezielte Initialbehandlung mit einem breitwirksamen Antibiotikum, ist mit erhöhtem Toxizitätsrisiko verbunden und hat meistens die Ausbreitung therapieresistenter Keime zur Folge. Daher sollte möglichst rasch eine bakteriologische Diagnose festgestellt und die Antibiotika in der Folge nur noch gezielt angewendet werden, womit meist ein Wechsel des führenden Antibiotikums bzw. eine Aufgabe der Kombination verbunden ist. Die Aminglykoside werden bei aeroben, gramnegativen Bakterien, die resistent sind gegen die weniger toxischen Cephalosporine und Ampicillin, bevorzugt angewendet. Bei Sepsis, verursacht durch anaerobe Bacteroides-Spezies, sind Cefoxitin, Lamoxactam, Metronidazol oder Clindamycin zu bevorzugen.

Therapiemaßnahmen mit gesicherter klinischer Wirkung im septischen Schock sind auch die gezielte Substitution von Blutkomponenten und Blutgerinnungsfaktoren (s. Tab. 4). α2-adrenerge Substanzen vom Typ Dopamin und Dobutamin haben im septischen Schock eine Wirkung auf das Myokard, in Abhängigkeit von der Dosierung. Dopamin ist eine körpereigene Substanz. Sie wird im Stoffwechsel durch Decarboxylierung aus 3,4-Dihydroxyphenylalanin (DOPA) gebildet und kann zu Noradrenalin oxidiert werden. Die Wirkung auf die sympathischen Rezeptoren ist nicht nur quantitativ, sondern auch qualitativ dosisabhängig: In niedriger Dosierung kommt es fast ausschließlich zu einer Stimulierung der Betarezeptoren, wogegen im mittleren Dosisbereich sowohl Beta- wie auch Alpharezeptoren beeinflußt werden. Zusätzlich wirkt Dopamin im Splanchnikusbereich auf spezifische „Dopaminrezeptoren", die eine Vasodilatation der Nieren- und Mesenterialgefäße bewirken und die Ausscheidungsfunktion der Niere bei deutlicher Zunahme der Natrium- und Kaliumelimination sowie der osmolaren Exkretion aktivieren. Dopamin führt zu einer Steigerung der inotropen Leistung und damit Steigerung des Herzzeitvolumens über eine Vergrößerung des Schlagvolumens ohne Frequenzanhebung. Die Systemflußsteuerung mit Steigerung der Koronar-, Nieren- und Splanchnikusdurchblutung bei gleichzeitiger Erhöhung der Natriumsekretion wird verbessert, gekoppelt mit einer Abnahme der Haut- und Muskeldurchblutung. Diese erwünschten Wirkungen werden bei einem Körpergewicht von ca. 70 kg im Dosisbereich zwischen 175 und 280 μg Dopamin/Minute erzielt. Höhere Dosierungen führen zu einer Steigerung des peripheren Widerstandes, einer Erhöhung des enddiastolischen linken Ventrikeldruckes mit möglicher Lungenstauung und Einschränkung der Nierensekretion. Nur in Ausnahmefällen, z.B. wenn bei guter Perfusion ein extrem niedriger peripherer Gefäßwiderstand im Vordergrund steht (Toxinämie), sind α1-adrenerge Substanzen vom Typ des Suprarenins indiziert. Die Anwendung muß mit größter Zurückhaltung erfolgen. Bei Patienten mit Sepsis und beginnendem Nierenversagen ist die hochdosierte Diuretikaapplikation, z.B. Furosemid-Na (Lasix), indiziert. Bei medikamentös refraktärem Nierenversagen gelten die grundsätzlichen Indikationen zur Hämodialyse, die nicht zu spät indiziert werden darf.

Als *Prophylaxe* des septischen Schocks ist eine volle Heparinisierung sinnvoll; so hat z.B. beim septischen Abort die Anwendung von Heparin in vielen Fällen die Ausbildung eines Endotoxinschocks verhindert. Bei schon manifestem septischem Schock ist von Heparin jedoch nicht mehr viel zu erwarten; seine Anwendung ist umstritten. Möglicherweise beugt es der Perpetuierung von Mikrozirkulationsstörungen und der Agglomeration von Fibrindefektpolymeren vor. Voraussetzung dafür wäre jedoch, daß es in genügender Konzentration die Organmikrozirkulation (Niere, Lunge, Herz, Gehirn) erreicht. Seine Wirkung wird also auch von der Schnelligkeit abhängen, mit welcher die Organzirkulation wieder in Gang kommt. Heparin sollte kontrolliert appliziert werden, d.h., PTT- und Antithrombin-III-Plasmakonzentrationen sollten gemessen werden. Die Indikation für Corticoide und Immunglobuline ist in Einzelfällen gegeben und sollte, wenn überhaupt, in der Frühphase angewendet werden.

Literatur

1 Adamsons, K., E. Mueller-Henbach, R. E. Myers: The innocuousness of amniotic fluid infusion in the pregnant rhesus monkey. Amer. J. Obstet. Gynec. 109 (1971) 988

2 Ahmed, P., C. Traube, O. Fresko: Amniotic fluid embolism. N. Y. St. J. Med. 85 (1985) 267

3 Altemeier, W. A.: Sepsis in surgery. Arch. Surg. 117 (1982) 107

4 Anderson, D. G.: Amniotic fluid embolism. A re-evaluation. Amer. J. Obstet. Gynec. 98 (1967) 336

5 Barno, A., D. W. Freeman: Amniotic fluid embolism. Amer J. Obstet. Gynec. 77 (1959) 1199

6 Baumgartner, H. R.: Pathogenese und pathologische Anatomie der Thrombose. In: Thrombose und Embolie, hrsg. von F. Koller, F. Duckert. Schattauer, Stuttgart 1983 (S. 15)

7 Beller, F. K., C. Ebert: The coagulation and fibrinolytic enzyme system in pregnancy and in the puerperium. Europ. J. Obstet. Gynec. reprod. Biol. 13 (1982) 177

8 Borok, Z., J. Weitz, J. Owen, M. Auerbach, H. L. Nossel: Fibrinogen proteolysis and platelet α-granule release in preeclampsia/eclampsia. Blood 63 (1984) 525

9 Bowie, E. J. W., A. A. Sharp: Hemostasis and Thrombosis. London 1985

10 Bumm, E.: Grundriß zum Studium der Geburtshilfe, 11. Aufl. Bergmann, Wiesbaden 1917 (S. 653)

11 Cates, W., jr., D. A. Grimes: Deaths from second trimester abortion by dilatation and evacuation: Causes, prevention, facilities. Obstet. and Gynec. 58 (1981) 401

12 Cavanagh, D., P. J. Clark, A. G. W. McLeod: Septic shock of endotoxin type. Amer. J. Obstet. Gynec. 102 (1968) 13

13 Cawley, L. P., R. C. Douglass, C. L. Schneider: Nonfatal pulmonary amniotic embolism. An unusual transplacental path of entry. Obstet. and Gynec. 14 (1959) 615

14 Cheng, C. Y.: Acute fatty liver of pregnancy – survival despite associated severe preeclampsia, coma and coagulopathy. Aust. N. Z. J. Obstet. Gynaec. 23 (1983) 120

15 Chesney, P. J., J. P. Davis, W. K. Purdy, P. J. Wand, R. W. Chesney: Clinical manifestations of toxic shock syndrome. J. Amer. med. Ass. 246 (1981) 741

16 Clark, S. L., Z. Pavlova, J. Greenspoon, J. Horenstein, J. P. Phelan: Squamous cells in the maternal pulmonary circulation. Amer. J. Obstet. Gynec. 154 (1986) 104

17 Condie, R. G.: A serial study of coagulation factors XII, XI and X in plasma in normal pregnancy and in pregnancy complicated by pre-eclampsia. Brit. J. Obstet. Gynaec. 83 (1976) 636

18 Condie, R. G., D. Ogston: Sequential studies on components of the haemostatic mechanism in pregnancy with particular reference to the development of pre-eclampsia. Brit. J. Obstet. Gynaec. 83 (1976) 938

19 Corrigan, J. J., W. L. Ray, N. May: Changes in the blood coagulation system associated with septicemia. N. Engl. J. Med. 279 (1968) 851

20 Courtney, L. D., M. Allington: Effect of amniotic fluid on blood coagulation. Brit. J. Haemat. 22 (1972) 353

21 Crowley, J. P.: The diagnosis and treatment of thrombocytopenia and intravascular coagulation in late pregnancy. Ri. Med. J. 66 (1983) 319

22 Dolyniuk, M., E. Orfie, H. Vania, R. Karlman, P. Tomich: Rapid diagnosis of amniotic fluid embolism. Obstet. and Gynec. 61 (1983) 28S

23 Duckert, F.: Blutgerinnung, Fibrinolyse, Thrombose. In: Thrombose und Embolie, hrsg. von F. Koller, F. Duckert. Schattauer, Stuttgart 1983 (S. 3.)

24 Duff, P., B. Engelsgjerd, L. W. Zingery, R. W. Huff, M. M. Montiel: Hemodynamic observations in a patient with intrapartum amniotic fluid embolism. Amer. J. Obstet. Gynec. 146 (1983) 112

25 During, R., B. Burchard, J. Töwe: Bestimmung ausgewählter Gerinnungsparameter im Fruchtwasser von Gestosepatientinnen. Zbl. Gynäk. 106 (1984) 1369

26 Editorial: Amniotic-fluid embolism. Lancet 1979/II, 398

27 Fine, J.: Reflexions. Contemp. Surg. 7 (1975) 48

28 Fischl, F., W. Grünberger: Pathologische Leberenzymwerte. Ein geeignetes Warnsymptom des drohenden intrauterinen Fruchttodes bei EPH-Gestosen? Zbl. Gynäk. 104 (1982) 1282

29 Fischl, F., W. Grünberger: Changes of liver and electrolytic profile in slight, moderate and severe EPH-gestosis in comparison with cases of intrauterine fetal death. Clin. Exp. Obstet. Gynec. VII (1980) 157

30 Fuse, Y., K. Fuse: Coagulation system in toxemia of pregnancy. Asia Oceania J. Obstet. Gynaec. 9 (1983) 413

31 Gilabert, J., J. Aznar, J. J. Parrilla, E. Regañon, V. Vila, A. Estelles: Alterations in the coagulation and fibrinolysis system in pregnancy labour and puerperium, with special reference to a possible transitory state of intravascular coagulation during labour. Thrombos. Haemost. (Stutt.) 40 (1978) 387

32 Gilabert, J., A. Estelles, J. Aznar, M. Galbis: Abruptio placentae and disseminated intravascular coagulation. Acta obstet. gynec. scand. 64 (1985) 35

33 Giles, C.: Intravascular coagulation in gestational hypertension and pre-eclampsia: the value of haematological screening tests. Clin. lab. Haemat. 4 (1982) 351

34 Giles, C., T. C. M. Inglis: Thrombocytopenia and macrothrombocytosis in gestational hypertension. Brit. J. Obstet. Gynaec. 88 (1981) 1115

35 Girard, P., H. Mal, J. F. Laine, P. Petitpretz, B. Rain, P. Duroux: Left heart failure in amniotic fluid embolism. Anesthesiology 64 (1986) 262

36 Gold, J., W. Cates Jr., M. Nelson, A. M. Kimball, R. W. Rochat, D. A. Chester, C. W. Tyler jr.: A cluster of septic complications associated with illegal induced abortions. Obstet. and Gynec. 56 (1980) 311

37 Goldengerg, R. L., J. F. Huddleston, R. O. Davis, B. A. Harris: Toxemia of pregnancy masquerading as idiopathie thrombocytopenic purpura. Obstet. and Gynec. 62 (1983) 32S

38 Goodlin, R. C.: Severe pre-eclampsia: Another great imitator. Amer. J. Obstet. Gynec. 125 (1976) 747

39 Goodlin, R. C., D. B. Cotton, H. C. Haesslein: Severe edema-proteinuria-hypertension gestosis. Amer. J. Obstet. Gynec. 132 (1978) 595

40 Gordon, B. R., S. D. Saal: Post-partum hemolytic uremic syndrome: Treatment with plasma exchange. Clin. Exp. Dial. Apheresis 7 (1983) 169

41 Graeff, H., R. Hafter: Detections and relevance of cross linked fibrin derivatives in blood. Semin. Thromb. Hemost. 8 (1982) 57

42 Graeff, H., R. von Hugo, R. Schröck: Recent aspects of hemostasis, hematology and hemorheology in preeclampsia-eclampsia. Europ. J. Obstet. Gynec. reprod. Biol. 17 (1984) 91

43 Graeff, H., W. Kuhn, U. Bleyl: Coagulation Disorders in Obstetrics. Thieme, Stuttgart 1980

44 Green, S. L., K. S. LaPeter: Evidence for postpartum toxic-shock syndrome in a mother-infant pair. Amer. J. Med. 72 (1982) 169

45 Grimes, D. A., W. Cates jr., R. M. Selik: Fatal septic abortion in the United States, 1975–1977. Obstet. and Gynec. 57 (1981) 739

46 Grimes, D. A., W. Cates jr., C. W. Tyler jr.: Comparative risk of death from legally induced abortion in hospitals and nonhospital facilities. Obstet. and Gynec. 51 (1978) 323

47 Hayashi, R. H., M. S. Castillo, M. L. Noah: Management of severe postpartum hemorrhage due to uterine atony using an analogue of prostaglandin $F_{2\alpha}$. Obstet. and Gynec. 58 (1981) 426

48 Heilmann, L.: Hämorheologische Untersuchungen in der Schwangerschaft. Perimed, Erlangen 1981

49 Heilmann, L., M. Beez: Neuere klinische Aspekte zur Hämodilution. Schattauer, Stuttgart 1987

50 Heilmann, L., H.-J. Genz, H. Ludwig: Schwere geburtshilfliche Hämostasedefekte: Diagnostik und therapeutisches Vorgehen. Geburtsh. u. Frauenheilk. 42 (1982) 853

51 Heinzl, S., M. Hendry: Die Behandlung der postpartalen Atonie mit Prostaglandinen. Z. Geburtsh. Perinat. 190 (1986) 92

52 Hellgren, M., M. Blombäck: Studies on blood coagulation and fibrinolysis in pregnancy, during delivery and in the puerperium. I. Normal condition. Gynec. Obstet. Invest. 12 (1981) 141

53 Henson, G., J. D. Gouch, M. D. G. Gillmer: Control of persistent primary postpartum hemorrhage due to uterine atony with intravenous prostaglandin

E_2. Case report. Brit. J. Obstet. Gynaec. 90 (1983) 280

54 Hertz, R.H., R.J.Sokol, L.J.Dierker: Treatment of postpartum uterine atony with prostaglandin E_2 vaginal suppositories. Obstet. and Gynec. 56 (1980) 129

55 Hester, J.D.: Postpartum hemorrhage and reevaluation of uterine packing. Obstet. and Gynec. 45 (1975) 501

56 Hogberg, U., I.Joelsson: Amniotic fluid embolism in Sweden, 1951-1980. Gynec. Obstet. Invest. 20 (1985) 130

57 Horn, U., H.Schlosser, F.-W.Steffen: Eclampsia sine eclampsia - Ein Fallbericht. Zbl. Gynäk. 104 (1982) 1552

58 von Hugo, R., M.Rust, R.Deckardt, H.Graeff: Fruchtwasserembolie. Gynäkologe 17 (1984) 124

59 Imrie, A.H., C.G.L.Raper: Severe intravascular coagulation preceding severe pre-eclampsia. Brit. J. Obstet. Gynaec. 84 (1977) 71

60 Ishiyama, I., M.Mukaida, E.Komuro, W.Keil: Analysis of a case of generalized amniotic fluid embolism by demonstrating the fetal isoantigen (A blood type) in maternal tissues of B blood type, using immunoperoxidase staining. Amer. J. clin. Path. 85 (1986) 239

61 Jacobs, M.M., F.Arias: Intramyometrial prostaglandin $F_{2\alpha}$ in the treatment of severe postpartum hemorrhage. Obstet. and Gynec. 55 (1980) 665

62 Kafrissen, M.E., M.W.Barke, P.Workman, K.F. Schulz, D.A.Grimes: Coagulopathy and induced abortion methods: Rates and relative risks. Amer. J. Obstet. Gynec. 147 (1983) 344

63 Killam, A.P., S.H.Dillard, Jr., R.C.Patton, P.R. Pederson: Pregnancy-induced hypertension complicated by acute liver disease and disseminated intravascular coagulation. Five case report. Amer. J. Obstet. Gynec. 123 (1975) 823

64 Kisiel, W.: Human plasma protein C. Isolation, characterization, and mechanism of activation by α-thrombin. J. Clin. Invest. 64 (1979) 761

65 Knab, D.R.: Abruptio placentae. An assessment of the time and method of delivery. Obstet. and Gynec. 52 (1978) 625

66 Koller, F., F.Duckert: Thrombose und Embolie. Schattauer, Stuttgart 1983

67 Kuhlman, K., D.Hidvegi, R.K.Tamura, R.Depp: Is amniotic fluid material in the central circulation of peripartum patients pathologic? Amer. J. Perinat. 2 (1985) 295

68 Kuhn, W., H.Graeff: Der „septische" Abort. Dtsch. Ärztebl. 31 (1972) 2062

69 Kuhn, W., H.Graeff: Infizierter Abort und disseminierte intravasale Gerinnung (DIG). Med. Welt 22 (1971) 1199

70 Kuhn, W., H.Graeff: Gerinnungsstörungen in graviditate. Bibl. Gynaec. 52 (1969) 105

71 Kuhn, W., R.Ulbrich, W.Rath: Changes of the clinical presentation of abruptio placentae. Europ. J. Obstet. Gynec. reprod. Biol. 17 (1984) 131

72 Kurz, C.S., H.-J.Genz, H.Ludwig: Vorzeitiger Blasensprung. In: Praxis der Perinatalmedizin, hrsg. von J.W.Dudenhausen. Thieme, Stuttgart 1984 (S.206)

73 Landing, B.H.: The pathogenesis of amniotic-fluid embolism. II. Uterine factors. New Engl. J. Med. 243 (1950) 590

74 Lavery, J.P., W.L.Koontz, Y.K.Liu, R.Howell: Immunologic thrombocytopenia in pregnancy; use fo antenatal immunoglobulin therapy: Case report and review: Obstet. and Gynec. 66 (1985) 41S

75 Lee, K.R., P.M.Catalano, S.Ortiz-Giroux: Cytologic diagnosis of amniotic fluid embolism. Report of a case with a unique cytologic feature and emphasis on the difficulty of eliminating squamous contamination. Acta Cytol. 30 (1986) 177

76 Leiberman, J.R., M.Aharon, M.Schuster, T.Plot-

nick-Schtadler, I.Nathan, A.Dvilansky: Beta-thromboglobulin in preeclampsia. Acta obstet. gynec. scand. 64 (1985) 407

77 Liban, E., S.Raz: A clinicopathologic study of fourteen cases of amniotic fluid embolism. Amer. J. clin. Path. 51 (1969) 477

78 Lohe, K.J., B.Lampe, H.Graeff, K.Holzmann, J.Zander: Die Hysterektomie bei Sepsis nach Kaiserschnitt. Geburtsh. u. Frauenheilh. 43 (1983) 27

79 Long, R.G., P.J.Scheuer, S.Sherlock: Pre-eclampsia presenting with deep jaundice. J. clin. Path. 30 (1977) 212

80 Lox, C.D., G.J.Maciulla, J.J.Corrigan: Alterations in the prothrombin coagulation pathway due to preeclampsia. Obstet. and Gynec. 54 (1979) 635

81 Ludwig, H.: Morphologische Untersuchungen an der Eihaut. In: Aktuelle Geburtshilfe und Gynäkologie, hrsg. von F.Melchert, L.Beck, H.Hepp, P.-G.Knapstein, R.Kreienberg. Springer, Berlin 1986 (S.34)

82 Ludwig, H.: Kontroverse Vorschläge zum Vorgehen beim vorzeitigen Blasensprung. In: Nürnberger Symposium - Umstrittene Probleme in der Geburtshilfe und Gynäkologie, hrsg. von G.Stark. Demeter, Gräfelfing 1984 (S.84)

83 Ludwig, H.: Die Hämostase in der Schwangerschaft und ihre Störungen. In: Thrombose und Embolie, hrsg. von F.Koller, F.Duckert. Schattauer, Stuttgart 1983 (S.488)

84 Ludwig, H.: Verbrauchskoagulopathie. Arch. Gynec. 232 (1981) 669

85 Ludwig, H.: Der Endotoxinschock in der Gynäkologie. Anaesthesiol. u. Wiederbel. 50 (1970) 49

86 Ludwig, H.: Hämostaseologie-Probleme in der geburtshilflich-gynäkologischen Forschung und Klinik. Arch. Gynäk. 207 (1969) 370

87 Ludwig, H.: Zur Pathogenese, Diagnose und Therapie des akuten hämorrhagischen Syndroms in der Geburtshilfe. Fortschr. Med. 82. (1964) 717

88 Ludwig, H.: Diagnose und Therapie des akuten hämorrhagischen Syndroms bei vorzeitiger Plazentalösung. Fortschr. Med. 82 (1964) 858

89 Ludwig, H., H.Metzger: The Human Female Reproductive Tract. Springer, Berlin 1976

90 Ludwig, H., H.Metzger, M.Korte, H.Wolf: Die freie Oberfläche des Amnionepithels. Arch. Gynäk. 217 (1974) 141

91 Lumley, J., R.Owen, M.Morgan: Amniotic fluid embolism. A report of three cases. Anaesthesia 34 (1979) 33

92 MacKenna, J., N.L.Dover, R.G.Brame: Preeclampsia associated with hemolysis, elevated liver enzymes, and low platelets - An obstetric emergency? Obstet. and Gynec. 62 (1983) 751

93 Mainprize, T.C., J.R.Maltby: Amniotic fluid embolism: A report of four probable cases. Canad. Anaesth. Soc. J. 33 (1986) 382

94 Mammen, E.F.: Intensivmedizin aktuell. Medizinische Verlagsgesellschaft, Marburg 1987

95 Masson, R.G., J.Ruggieri, M.M.Siddiqui: Amniotic fluid embolism: Definitive diagnosis in a survivor. Amer. Rev. resp. Dis. 120 (1979) 187

96 Mayberry, L.J., A.B.Forte: Pregnancy-related disseminated intravascular coagulation (DIC) MCN 10 (1985) 168

97 McKay, D.G.: Hematologic evidence of disseminated intravascular coagulation in eclampsia. Obstet. gynec. Surv. 27 (1972) 399

98 McKay, D.G.: Disseminated Intravascular Coagulation. An Intermediary Mechanism of Disease. Harper & Row, New York 1965

99 Mittermayer, C.: Pathology of shock. Med. Welt 26 (1975) 1473

100 Morgan, M.: Amniotic fluid embolism. Anaesthesia 34 (1979) 20

100a Müller-Berghaus, G., E.Bohn, W.Höbel: Activation

of intravascular coagulation by endotoxin: The significance of granulocytes and platelets. Brit. J. Haemat. 33 (1976) 213

101 Mulder, J. I.: Amniotic fluid embolism: An overview and case report. Amer. J. Obstet. Gynec. 152 (1985) 430

102 Naeye, R. L.: Abruptio placentae and placenta previa: Frequency, perinatal mortality, and cigarette smoking. Obstet. and Gynec. 55 (1980) 701

103 Nemec, D. K., T. J. Prendergast jr., W. D. Trumbower: Medical abortion complications. An epidemiologic study at a mid-Missouri clinic. Obstet. and Gynec. 51 (1978) 433

104 Niedner, W., D. Schmidt, K. D. Hofmann, E. Weller, G. Kukuk, R. Laube: Diaplazentare Einwirkung auf die disseminierte intravasale Gerinnung (DIC) im Asphyxiemodell. II. Beeinflussung des Gefäßinhaltes. Z. Geburtsh. Perinat. 185 (1981) 62

105 Notelovitz, M., S. F. Bottoms, D. F. Dase, P. J. Leichter: Painless abruptio placentae. Obstet. and Gynec. 53 (1979) 270

106 Oehler, G., H. G. Lasch: Gerinnungsstörungen im Schock. In: Schock, hrsg. von G. Riecker. Springer, Berlin 1984 (S. 203)

107 Ogle, M. E., A. B. Sanders: Preeclampsia. Ann. Emerg. Med. 13 (1984) 368

108 Ogston, D.: The Physiology of Hemostasis. Cambridge (USA) 1983

109 Peterson, E. P., H. B. Taylor: Amniotic fluid embolism. An analysis of 40 cases. Obstet. and Gynec. 35 (1970) 787

110 Peterson, W. F., F. N. Berry, M. R. Grace, C. L. Gulbranson: Second-trimester abortion by dilatation and evacuation: An analysis of 11 747 cases. Obstet. and Gynec. 62 (1983) 185

111 Phillips, L. L., E. C. Davidson: Procoagulant properties of amniotic fluid. J. Obstet. Gynaec. Brit. Cwlth 73 (1966) 903

112 Phuapradit, W., P. Nilprapussorn, S. Srivannaboon: Amniotic fluid embolism. A case report with definite diagnosis in a survivor. J. med. Ass. Thailand 68 (1985) 609

113 Price, T. M., V. V. Baker, R. C. Cefalo: Amniotic fluid embolism. Three case reports with a review of the literature. Obstet. Gynec. Surv. 40 (1985) 462

114 Pritchard, J. A., R. Mason, M. Corley, J. Pritchard: Genesis of severe placental abruption. Amer. J. Obstet. Gynec. 108 (1970) 22

115 Pritchard, J. A., M. R. Wright: Pathogenesis of hypofibrinogenaemia in placental abruption. New Engl. J. Med. 261 (1959) 218

116 Resnik, R., W. H. Swartz, M. H. Plumer, K. Benirschke, M. E. Stratthaus: Amniotic fluid embolism with survival. Obstet. and Gynec. 47 (1976) 295

117 Riecker, G.: Schock. Springer, Berlin 1984

118 Rinaldo, J. E., R. M. Rogers: Adult respiratory-distress syndrome. Changing concepts of lung injury and repair. New Engl. J. Med. 306 (1982) 900

119 Romero, R., T. P. Duffy, R. L. Berkowitz, E. Chang, J. C. Hobbins: Prolongation of a preterm pregnancy complicated by death of a single twin in utero and disseminated intravascular coagulation. Effects of treatment with heparin. New Engl. J. Med. 310 (1984) 772

120 Rosenberg, R. D.: Actions and interactions of Antithrombin III and heparin. New Engl. J. Med. 292 (1975) 146

121 Sachs, B. P., D. A. J. Brown, S. G. Driscoll, E. Schulman, D. Acker, B. J. Ransil, J. F. Jewett: Maternal mortality in Massachusetts: Trends and prevention. New Engl. J. Med. 316 (1987) 667

122 Schander, K.: Zur Problematik des septischen Schocks in der Gynäkologie und Geburtshilfe. Therapiewoche 29 (1974) 3162

123 Schregel, W., H. Straub, G. Wolk, R. Schneider: Erfolgreiche Therapie einer Verbrauchskoagulopathie bei EPH-Gestose mit mehrfachem Organversagen. Anästh. Intensivther. Notfallmed. 19 (1984) 201

124 Schrempel, A., E. Fiebing: Die akute Gerinnungsstörung nach Fruchtwasserinfusion. Zbl. Gynäk. 104 (1982) 1545

125 Selik, R. M., W. Cates jr., C. W. Tyler jr.: Behavioral factors contributing to abortion deaths: A new approach to mortality studies. Obstet. and Gynec. 58 (1981) 631

126 Shah, K., R. Karlman, J. Heller: Ventricular tachycardia and hypotension with amniotic fluid embolism during cesarean section. Anesth. Analg. 65 (1986) 533

127 Sheppard, B. L., J. Bonnar: Scanning electron microscopy of the human placenta and decidual spiral arteries in normal pregnancy. J. Obstet. Gynaec. Brit. Cwlth 81 (1974) 20

128 Sher, G., B. E. Statland: Abruptio placentae with coagulopathy: A rational basis for management. Clin. Obstet. Gynec. 28 (1985) 15

129 Smibert, J.: Amniotic fluid embolism. A clinical review of twenty cases. Aust. N. Z. J. Obstet. Gynaec. 7 (1976) 1

130 Sperry, K.: Landmark perspective: Amniotic fluid embolism. To understand an enigma. J. Amer. med. Ass. 255 (1986) 2183

131 Steiner, P. E., C. C. Lushbaugh: Landmark article, Oct. 1941: Maternal pulmonary embolism by amniotic fluid as a cause of obstetric shock and unexpected deaths in obstetrics. J. Amer. med. Ass. 255 (1986) 2187

132 Steiner, P. E., C. C. Lushbaugh: Maternal pulmonary embolism by amniotic fluid as a cause of obstetric shock and unexpected deaths in obstetrics. J. Amer. med. Ass. 117 (1941) 1245

133 Stirling, Y., L. Woolf, W. R. S. North, M. J. Seghatchian, T. W. Meade: Haemostasis in normal pregnancy. Thrombos. Haemost. (Stuttg.) 52 (1984) 176

134 Straub, P. W.: Intravaskuläre Gerinnung. In: Thrombose und Embolie, hrsg. von F. Koller, F. Duckert. Schattauer, Stuttgart 1983 (S. 749)

135 Stromme, W. B., V. L. Fromke: Amniotic fluid embolism and disseminated intravascular coagulation after evacuation of missed abortion. Obstet. and Gynec. 52 (1978) 77S

136 Toppozada, M., M. El-Bossaty, H. A. El-Rahman, A. H. Shams El-Din: Control of intractable atonic postpartum hemorrhage by 15-methyl prostaglandin $F_{2\alpha}$. Obstet. and Gynec. 58 (1981) 327

137 Vaziri, N. D., J. Toohey, D. Powers, K. Keegan, A. Gupta, S. Alikhani, M. Mashood, A. Barbari: Activation of intrinsic coagulation pathway in preeclampsia. Amer. J. Med. 80 (1986) 103

138 Watananukul, P., S. Benjawongkulchai, B. Boonsiri: Amniotic fluid embolism: Report of five cases. Southeast Asian J. Trop. Med. Publ. Health 10 (1979) 424

139 Weiner, A. E., D. E. Reid, C. C. Roby: The hemostatic activity of amniotic fluid. Science 110 (1949) 190

140 Weinstein, L.: Syndrome of hemolysis, elevated liver enzymes and low platelet counts: A severe consequence of hypertension in pregnancy. Amer. J. Obstet. Gynec. 142 (1982) 159

141 Witt, I., E. Zimmer: Protein C: Klinische Bedeutung und Bestimmungsmethoden. De Gruyter, Berlin 1986

21. Venenerkrankungen unter gynäkologisch-geburtshilflichen Aspekten

Thromboembolische Erkrankungen

H. Ludwig und H.-J. Genz

Venenthrombosen

Historisches

Die weiße Schwellung der Beine bei Wöchnerinnen wurde bis zum Ende des 18. Jahrhunderts ursächlich noch mit „Milchversetzung", „Milchmetastasen", „Dépôt laiteux" oder „Infiltration laiteuse" in Zusammenhang gebracht. Richtig daran ist der zeitliche Zusammenhang mit der Stillperiode. Charles White (203) beschrieb die später als Phlegmasia alba dolens puerperalis bezeichnete, für das Wochenbett typische Erkrankung als eine Verlegung von Lymphbahnen. Eine lesenswerte Darstellung der Medizingeschichte zur Thromboselehre findet sich bei H. Buess (36). In heutiger Sicht war das so beschriebene Krankheitsbild eine rasch progrediente okklusive Iliofemoralvenenthrombose der Wöchnerin.

Bumm und Warnekros (37, 195) haben eine thrombotische Form des Puerperalfiebers mit Beteiligung von parauterinen Venen, in denen sich infizierte Thromben ausbreiten, als besondere Wochenbettkomplikation erkannt. Es ist dieselbe Wochenbettkomplikation, die heute als septische Beckenvenenthrombose mit dem Begriff des „enigmatic fever" in Zusammenhang gebracht wird und von der puerperalen, akuten Ovarialvenenthrombose abgegrenzt werden kann (65).

Die Gefahr beider Erkrankungen liegt in der repetitiven Embolisierung mit infizierten Mikrothromben. Hingegen ist in der Regel Ausgangspunkt einer akuten Thromboembolie der Lunge die blande Iliofemoralvenenthrombose mit partiellem und vollständigem Verschluß großer Leitvenen des Beckens und der Beine, deren Gefahr darin liegen kann, daß symptomarme oder asymptomatische Verläufe verkannt werden und die massive Lungenembolie das erste Zeichen der Thrombosekrankheit ist. Sigwart (177) beschreibt die Situation: „Ohne Ahnung einer bestehenden Gefahr läßt der Arzt die Wöchnerin nach fieberfreiem Wochenbett im Bett aufsitzen oder gar aufstehen, oder die Wöchnerin nimmt sich die Bettschüssel zur Defäkation, die wie so häufig bei Wöchnerinnen erschwert ist und zu starkem Pressen nötigt. Da, wie vom Blitz aus heiterem Himmel getroffen, sinkt die Wöchnerin zurück. Einige schnappende Atembewegungen, und die Frau ist tot. Ein großer Pfropfthrombus hat sich aus der V. femoralis oder aus der V. iliaca losgelöst und den Hauptstrang einer Lungenarterie verlegt. Die Wöchnerin ist einer Lungenembolie erlegen, ein Tod, dem wohl an Tragik kaum einer gleichkommt." Die schlechte Vorhersehbarkeit dieser oft genug tödlichen Komplikationen im Wochenbett, aber auch nach gynäkologischen Operationen, war es, die nach wirksamen Verhütungsmaßnahmen der Thromboseprophylaxe haben suchen lassen. Die Vorbeugung gegen thromboembolische Komplikationen ist ungeachtet der breitgefächerten und intensiven Thromboseforschung immer noch nicht befriedigend gelöst. Das Problem liegt darin, daß die Vermeidung thromboembolischer Komplikationen einen großen prophylaktisch-therapeutischen Aufwand voraussetzt, keineswegs frei von ernsten Nebenwirkungen, andererseits die sichere Diagnose von Bein- und Beckenvenenthrombosen mit klinischen Mitteln nicht gelingt und daher ihrerseits einen hohen apparativen Aufwand voraussetzen würde, wenn man bei allen Wöchnerinnen und allen Kranken postoperativ für die Erkennung auch beginnender Venenthrombosen sorgen wollte. Die Frage der Wochenbett- und postoperativen Thrombose beschäftigt die Kliniker daher intensiv. Während sich ältere Arbeiten auf Autopsiematerial berufen, konzentrieren sich die in den Jahren 1950–1970 entstandenen epidemiologisch ausgerichteten Studien auf klinisch erhobene Befunde. Mit der Verfügbarkeit sensibler apparativer Methoden etwa seit 1970, insbesondere mit dem Radiojodfibrinogenaufnahmetest, sind prospektive Untersuchungen möglich geworden, deren Ziel es war, den Effekt von medikamentösen antithrombotischen Formeln zu untersuchen. Diesen Studien verdanken wir auch für unser Fachgebiet zuverlässige Inzidenzzahlen für Beinvenenthrombosen. Eine sichere Diagnose von Beckenvenenthrombosen ist nur mit sehr aufwendigen apparativen Verfahren möglich, weswegen ähnlich zuverlässige Inzidenzzahlen auf breiterer Basis zu postoperativen und puerperalen Bekkenvenenthrombosen einstweilen fehlen, obschon die kasuistische Weltliteratur kürzlich zusammengestellt wurde (65).

Prädisposition zu venösen Thrombosen und Lungenembolien

Es hat nicht an Versuchen gefehlt, das Ausmaß der postoperativen und postpartalen Thrombosegefährdung aus dem Vorhandensein und aus der Kombination prädisponierender Faktoren abzulesen. Bis zu einem gewissen Grad ist die Konstruktion eines Risikoprofils möglich, und praktisch verhält sich die überwiegende Mehrheit der operierenden Kliniker in der Ausrichtung vorbeugender Maßnahmen nach der Erkenntnis, daß die Thrombosegefährdung, etwa nach einem komplikationslosen Standardeingriff, nicht für alle Patientinnen die gleiche ist (118) Anhänger einer generellen Thromboseprophylaxe ignorieren diese Erfahrung und wenden ein, daß Venenthrombosen selbst bei sehr jungen Frauen oder sogar bei Kindern und Jugendlichen auftreten können ohne das Vorhandensein von faßbaren Prädispositionen. Dieses werden aber so extrem seltene Ereignisse sein, daß sie für eine dem realen Risiko angemessene klinische Thrombosevorsorge praktisch außer Betracht bleiben können.

Zu den durch alte und neue Untersuchungen gesicherten Erkenntnissen gehört, daß die Thromboseinzidenz Abhängigkeiten vom *Alter* zeigt. So fand SEVITT (173) bei Autopsien von Patienten, die an den Folgen eines Unfalles gestorben waren, eine Thromboemboliefrequenz von nicht weniger als 75% der über 60jährigen und von 47% der unter 45jährigen. In Basel stellten WERTHEMANN u. RUTISHAUSER (200) autoptisch eine recht regelmäßige Zunahme von tödlichen wie nicht tödlichen Lungenembolien mit jedem Altersjahrzehnt fest, besonders jenseits des 40. Altersjahres. Erst nach dem 80. Lebensjahr scheint die Häufigkeit nicht mehr zu steigen, sondern abzunehmen. Mit dem Radiojodfibrinogenaufnahmetest konnte die Zunahme der postoperativen tiefen Venenthrombosen mit fortschreitendem Alter einwandfrei nachgewiesen werden. Es kann jedoch nur vermutet werden, weshalb das höhere Lebensalter zur Thrombose disponiert. Möglicherweise ist die Freisetzung von Fibrinolyseaktivatoren und von Prostaglandin aus der Gefäßwand im Alter geringer. Auch spielen strukturelle Gefäßumbauprozesse, die an der arteriellen Strombahn so eindeutig nachzuweisen sind, auch für die venöse Strombahn eine Rolle. Überzeugende Beweise liegen dafür bis-

her nicht vor. Interessanterweise ergibt sich auch kein signifikanter Unterschied des Thromboserisikos zwischen den Geschlechtern. Während früher das häufige Vorkommen venöser Thrombosen bei Frauen in den Zusammenhang mit Multiparität gebracht wurde, sind diese Zusammenhänge gegenwärtig nicht mehr klar erkennbar. Auch hat die puerperale Thrombose in den Ländern Afrikas, Asiens und Südamerikas bei multiparen Frauen nie denselben Stellenwert eingenommen wie in Europa oder den USA (15a, 59a, 123). Mortalitätsstatistiken, welche Todesfälle an Lungenembolien in den Jahren seit 1963 auflisten, zeigen eine leichte Zunahme der Lungenemboliesterblichkeit bei Frauen im gebärfähigen Alter, was auf den Einfluß oraler Kontrazeptiva auf die Inzidenz spontaner Venenthrombosen schließen läßt (116a). Es bleibt festzuhalten, daß das Geschlecht als prädisponierender Faktor für venöse Thrombosen und Lungenembolien eine geringere Rolle spielt, als man aus älteren Arbeiten angenommen hat. Erfahrungen, die man während der beiden Weltkriege gemacht hat und ebenso Ergebnisse einer geographischen Pathologie legen nahe, daß zwischen Überernährung, Übergewicht und venösen Thrombosen enge Beziehungen bestehen müssen, die nicht unbedingt direkter Art zu sein brauchen (167a). Vergleiche von Autopsieprotokollen aus Afrika und den Vereinigten Staaten belegen, daß die Zahl der Thromboembolien ebenso wie die der Herzinfarkte in Afrika geringer ist als in den Vereinigten Staaten. Ähnliche Angaben liegen von SANDRITTER (166, 167) für den Vergleich USA, Kanada, Europa (bis 5%), verglichen mit Südamerika, Afrika und Asien (0,5%), vor. Auch die autoptisch nachgewiesene Lungenemboliinzidenz in Japan (0,8%) ist geringer als die in Boston (23,8%) (85). Man hat lange Zeit unterstrichen, daß Übergewicht zu venösen Thrombosen disponiere. Wie sich aber gezeigt hat, trifft dieses wohl nur indirekt zu, weil Übergewicht häufig mit anderen thrombosefördernden Faktoren, etwa Varikosis, Mangel an körperlicher Aktivität, Diabetes, korreliert. Das Übergewicht selbst scheint von nur geringerem Einfluß zu sein. Dessenungeachtet wird man das Körpergewicht als prädisponierenden Faktor für eine Thromboseprädiktion weiter berücksichtigen, da es leicht bestimmt werden kann und als Ersatz für andere wichtigere, aber weniger leicht meßbare Faktoren bietet (123).

Der Einfluß des Zigarettenrauchens auf venöse Thrombosen ist unklar. Vermutlich hat es keine entscheidenden Einflüsse auf die Manifestation einer Venenthrombose (75, 129, 142).

Die sorgfältige Anamnese ist von besonderer Bedeutung für die Erfassung einer Prädisposition zur Venenthrombose. Abgelaufene venöse Thrombosen hinterlassen eine Neigung zur Rezidivthrombose (Thrombophilie). Diese Neigung erklärt sich aus dem Vorhandensein eines postthrombotischen Syndroms bzw. einer chronisch venösen Insuffizienz, letztere oft mit sekundärer Varikosis vergesellschaftet. Wiederholt ablaufende Venenthrombosen können aber auch auf eine angeborene bzw. ererbte Thrombosetendenz hinweisen (55a, 145a, 157a, 162a, 167b). Sie kann verursacht werden durch die anatomische Anomalie von Venenklappen oder durch Anomalien in der Blutgerinnung, der Fibrinolyse oder des Verhaltens der Plättchen. Für die Erhebung der Vorgeschichte ist wichtig, daß nach besonders thrombosegefährdeten Phasen gefragt wird, wie nach Erscheinungen unmittelbar nach einer Operation, nach einem Trauma, nach einer Geburt, nach einer Infektionskrankheit. Eine besonders aufmerksame Untersuchung der Beine mit Berücksichtigung von venösen Befunden gehört zur Klärung einer Thromboseneigung. Das wird oft genug vernachlässigt. Hier eröffnet sich eine Domäne der einfachen klinischen Methodik, da Zeichen chronisch venöser Insuffizienz und eines postthrombotischen Syndroms so erkannt werden können. In einer prospektiven Studie mit 95 Patientinnen, die sich einer Operation unterziehen mußten, traf ein klinisch erfaßbares angiologisches Merkmal, das als Prädispositionszeichen erkannt wurde, auf die Hälfte zu. Von den als auffällig bezeichneten Patienten erkrankten 48% postoperativ an einer tiefen Venenthrombose (Nachweis mit Radiojodfibrinogenaufnahmetest), von den Patienten mit unauffälligen Befunden an den Beinen nur 23,4%. Der Unterschied ist statistisch signifikant (168).

Bettlägerigkeit, die länger als 3 Tage in Anspruch nimmt und ein Alter über der 40-Jahre-Grenze sind die wichtigsten prädisponierenden Faktoren für die Entwicklung von Beinvenenthrombosen. Die Zusammenhänge sind besonders deutlich für Patientinnen mit Polytrauma. Auch bei Patienten mit Hemiplegien können in den gelähmten Extremitäten häufig Thrombosen mit Radiojodfibrinogenaufnahmetest nachgewiesen werden. Aber nicht nur Inaktivität, sondern auch ungewohnte und übermäßige Betätigung kann zu venösen Thrombosen führen („effort thrombosis – strain thrombosis"). Eine solche Überanstrengungsthrombose ist vor allem von Armvenen bekannt (40, 69, 75, 158, 171). Die postoperative Periode ist als besonders thrombosegefährdet anzusehen.

Definition

Eine Phlebothrombose ist der komplette oder partielle Verschluß einer Leitvene durch einen Thrombus, oft, aber nicht immer verbunden mit den klinischen Zeichen der Behinderung des venösen Rückflusses wie Schmerzen, Schwellung und Füllung eines venösen Umgehungskreislaufs. Synonyme sind akute tiefe Venenthrombose (TVT) bzw. Deep vein thrombosis (DVT). Die Phlegmasia alba dolens ist eine Sonderform, der historische Begriff beschreibt eine eher langsam entstandene, ausgedehnte Thrombose von subfaszialen Leitvenen an den unteren Extremitäten, verbunden mit einem massiven Lymphödem. Die Phlegmasia coerulea dolens hingegen ist eine akute massive thrombotische Okklusion aller Beinvenen (Massenthrombose) mit dramatischem Beginn (reißenden Schmerzen und dunkelzyanotischer Verfärbung der erkrankten Extremität), erheblichem Ödem und dadurch sekundär ausgelöstem teilweisem arteriellem Verschluß.

Ein Zusatz „akut" führt das Kriterium der Entstehungszeit ein und erlaubt so die Angrenzung jäh einsetzender, innerhalb von Stunden zustande gekommener Symptome von subakuten, schleichend entstandenen venösen Abflußbehinderungen oder von persistierenden chronischen venösen Abflußhindernissen, die auch als „postthrombotisches Syndrom" bezeichnet werden. Subakute Venenthrombosen sind inkomplette, durch Thromben verursachte venöse Abflußbehinderungen. Das postthrombotische Syndrom ist eine Folge ausgedehnter organisierter Thromben mit thrombotischen Zerstörungen der Venenwandstrukturen, verbunden mit Mikrozirkulationsstörungen im Drainagegebiet der erkrankten Venen, wie sie sich einige Zeit (Monate) nach einer nicht vollständig ausgeheilten, akuten Venenthrombose ergeben. Die Lokalisationen von Venenthrombosen sind vorzugsweise die Leitvenen der Beine und des Beckens (Iliofemoralvenenthrombose), seltener die untere oder obere Hohlvene, die Leitvenen des Armes oder des Halses. Für Beckenvenenthrombosen sind kleinere Thrombosen im Ausbreitungsgebiet der V. iliaca interna nach traumatischen vaginalen Geburten, nach Sectio und nach gynäkologischen Operationen vor allem im Zusammenhang mit Infektionen wichtig, weil sie septische puerperale oder postoperative Erkrankungen unterhalten können. Sie sind mit der Verfeinerung diagnostischer Methoden nachweisbar geworden (8, 164).

Entzündliche Infiltrate der Venenwand und ihrer Adventitia treten bei Phlebothrombose und subfaszialen Beinvenen im Gegensatz zur Thrombophlebitis epifaszialer Venen zurück. Darin liegt ein klinisches Unterscheidungsmerkmal. Der Begriff „Thrombophlebitis" hat sich als Bezeichnung für die Entzündung der Venenwand und des adventitiellen Gewebes („Periphlebitis") mit begleitender Thrombose für oberflächlich gelegene, also subkutane bzw. epifasziale Venen, durchgesetzt. Der Begriff wird jedoch auch für die septische Thrombose von kleineren Beckenvenen gebraucht (65). Dennoch kann man das Vorhandensein lokaler entzündlicher Venenwandschäden auch für die subfasziale Phlebothrombose nicht ausschließen, wie gelegentliche histologische Überprüfungen zeigen. Die Unterscheidung von Phlebothrombose und regionaler Thrombophlebitis geschieht vorwiegend aus topographischen und prognostischen Gründen. Die akute Phlebothrombose subfaszialer Leitvenen der Beine hat eine beträchtliche, die Thrombophlebitis subkutaner Venen hingegen kaum eine Lungenembolieletalität. Die septische Thrombophlebitis der Beckenvenen führt nicht selten zu disseminierten, infizierten Mikroembolien der Lungen, so gut wie nie zur akuten Thromboembolie der Lungen.

Inzidenz

Angaben zur Häufigkeit des Auftretens von Venenthrombosen müssen schwanken, je nachdem, ob auch die Thrombophlebitis subkutaner Venen oder ausschließlich tiefen Venenthrombosen in eine Erhebung miteinbezogen wurden. Die Inzidenzrate muß ferner davon abhängen, ob klinische oder neben der Klinik auch apparative oder sogar humorale („silent thrombosis" [5]) Diagnoseverfahren zugrunde gelegt werden, ob die Ergebnisse einer medikamentösen Thromboseprophylaxe, etwa für die Inzidenz postoperativer und puerperaler Thrombosen, in die Untersuchung eingehen, schließlich ob es sich um retrospektive oder prospektive Studien handelt. Mit der Auswertung von Autopsieergebnissen hat sich gezeigt, daß die Inzidenz von Venenthrombosen unterschiedlich ist, je nachdem, ob die Sichtung des Obduktionsgutes retrospektiv oder prospektiv war. Mit der Verbesserung der diagnostischen Möglichkeiten hat sich der Anteil der klinisch unentdeckt gebliebenen Phlebothrombosen zwar vermindert, andererseits sind die heute verfügbaren apparativen Methoden organisatorisch schwierig einzusetzen und teuer, so daß die große Mehrzahl der Kliniker noch auf die klinische Diagnose vertraut. Damit aber werden ohne Zweifel viele Venenthrombosen, vor allem dann, wenn sie sich nach einigen Tagen spontan zurückbilden, übersehen.

Postoperative Venenthrombosen in der Gynäkologie

Strobel (1981) berichtet über eine Thromboseinzidenz nach gynäkologischen Eingriffen, festgestellt mit klinischen Methoden, von 0,16‰. Die Inzidenz tödlicher Lungenembolien war hoch und betrug 0,3‰. Das Krankengut umfaßt 6115 Patientinnen aus den Jahren 1970–1980; eine medikamentöse Thromboseprophylaxe, abge-

sehen von der üblichen perioperativen Infusionsbehandlung, erfolgte nicht (186).

Mit Einführung des Radiojodfibrinogenaufnahmetests in die klinische Forschung wurden systematische prospektive Untersuchungen zur Inzidenz von Thrombosen in der postoperativen Phase möglich (113). Die Methode lieferte die Grundlage für multizentrische prospektive Studien, welche in verschiedenen operativen Disziplinen, u.a. auch in der Gynäkologie, vor allem zur Beurteilung des Erfolges medikamentös-prophylaktischer Maßnahmen eingesetzt worden sind. Die damit gefundene Inzidenz liegt eindeutig höher als die auf der klinischen Manifestation einer tiefen Venenthrombose beruhenden älteren Zahlen. Wahrscheinlich erfaßt der Radiojodfibrinogenaufnahmetest auch prognostisch bedeutungslose tiefe Venenthrombosen. Es haben sich nämlich die Inzidenzzahlen für die tödliche Lungenembolie kaum verändert, worin das Hauptargument für Zweifel an der klinischen Relevanz der mit dem Radiojodfibrinogenaufnahmetest diagnostizierten Venenthrombosen besteht. Andererseits ist die Übereinstimmung der mit dem Radiojodfibrinogenaufnahmetest ermittelten Inzidenzzahlen für Wadenvenenthrombosen und Thrombosen der unteren beiden Oberschenkeldrittel mit der Phlebographie hoch (95%). Man muß annehmen, daß die klinisch erfaßbaren, weil eindeutig manifestierten tiefen Venenthrombosen nur einen Teil der postoperativen thrombotischen Komplikation darstellen, wenn auch wohl diejenigen, welche als besonders emboliegefährdet anzusehen sind. Die Diskrepanz zwischen den Inzidenzzahlen von tiefen Venenthrombosen, die mit apparativer Methodik gewonnen worden sind, und solchen, die auf ausschließlich klinischen Kriterien beruhen, erklären den hohen Anteil an autoptisch bzw. klinisch gesicherten Lungenembolien ohne vorausgegangene klinische Beinvenenthrombose. Sie stammen entweder aus den Beckenvenen oder aus flottierenden Beinvenenthrombosen mit nur partiellen Verschlüssen ohne klinisches Korrelat.

Im postoperativen Verlauf nach gynäkologischen Standardoperationen, wie z.B. nach abdominaler oder vaginaler Hysterektomie, ist mit einer Inzidenz von 18–19% (21) zu rechnen. Darunter fallen größtenteils subklinische Thrombosen, welche nur mit apparativen Methoden, z.B. dem Radiojodfibrinogenaufnahmetest, erfaßt werden können. Nach Anwendung einer generell oder großzügig indizierten Thromboembolieprophylaxe mit niedrig dosiertem Heparin bzw. mit Heparin/DHE oder Dextran in verschiedener Dosierung, haben sich die Inzidenzzahlen der Beinvenenthrombose um die Hälfte oder mehr senken lassen (Tab. **1a, 1b**). Aus einigen dieser Untersuchungen läßt sich ab-

Tabelle **1a** Positive Befunde mit dem Radiojodfibrinogenaufnahmetest (tiefe Beinvenenthrombose – DVT) nach chirurgischen Eingriffen ohne medikamentöse Thromboseprophylaxe

Postoperativ positive ^{125}J-Fibrinogenbefunde:
ohne medikamentöse Prophylaxe

Autor:	Jahr	^{125}J-DVT
Bonnar (29)	1972	11%
Friend (79)	1972	18%
Ballard (12)	1973	29%
Walsh (194)	1974	14%
Ruckley (165)	1974	14%
Clayton (49)	1976	16%
Endl (73)	1977	37%
Adolf (3)	1978	29%
Taberner (189)	1978	23%

Tabelle **1b** Positive Befunde mit dem Radiojodfibrinogenaufnahmetest (tiefe Beinvenenthrombose – DVT) nach chirurgischen Eingriffen unter medikamentöser Thromboseprophylaxe mit s. c. Heparininjektionen in kleinen Dosierungen („low dose") bzw. mit perioperativen intravenösen Dextran-70-Infusionen

Postoperativ positive ^{125}J-Fibrinogenbefunde:
HEPARIN s. c.

Autor:	Jahr	Dosierung	^{125}J-DVT
Ballard (12)	1972	2 × 5000 E/s. c.	3,6%
McCarthy (147)	1974	2 × 5000	11,0%
Baertschi (11)	1975	2 × 5000	7,4%
Buttermann (38)	1977	2 × 5000	7,0%
Hohl (99)	1978	3 × 5000	2,5%
Adolf (3)	1978	2 × 5000	7,0%
Taberner (189)	1978	2 × 5000	6,1%
Kunz (126)	1979	2 × 5000	14,8%
		2 × 5000 + DHE	7,0%
Hohl (100)	1980	3 × 5000	3,1%
		2 × 2500 + DHE	6,6%
Brehm (32)	1981	2 × 7500	10,1%
Hohl (101)	1983	3 × 5000	1,6%

DEXTRAN i. v.

		Op.-Tag/postop.		
Lambie (127)	1970	500 ml	3 × 250 ml	10,0%
Bonnar (29)	1972	1000	–	0,8%
Davidson (55)	1972	500	3 × 250	10,0%
McCarthy (147)	1974	500	1 × 500	16,0%
Hohl (101)	1983	1000	1 × 500	14,5%

lesen, daß nach vaginalen Hysterektomien weniger Beinvenenthrombosen auftreten als nach abdominalen Hysterektomien. Diese Unterschiede könnten auf kürzere Operationszeit, Verminderung des Operationstraumas durch Vermeidung der Bauchdeckeninzision, aber auch auf eine günstigere Ausgangskonstellation bei vaginaler Hysterektomie zurückzuführen sein. Eine drastische Herabsetzung der Thromboseinzidenz infolge der medikamentösen Thromboseprophylaxe ist nach Operation maligner gynäkologischer

Tumoren nicht zu erwarten. Hohe Inzidenzzahlen von Beinvenenthrombosen (12–15%) nach der Operation maligner Tumoren werden dabei gemessen (46). Nach Auffassung erfahrener Autoren (44, 46, 47, 48, 49, 194) ist nach der Operation maligner Tumoren eine prophylaktische Behandlung mit Heparin in niedriger Dosierung zur Vermeidung von tiefen Venenthrombosen und Lungenembolien nicht ausreichend. Auch die präoperative Gabe von Östrogenen erhöht das postoperative Thromboserisiko etwa von 17 auf 39% (22, 82).

Venenthrombosen in der Schwangerschaft

In den Arbeiten, die in der Zeit nach der Jahrhundertwende entstanden sind, wird die Thromboseinzidenz im Wochenbett mit 0,12–2,5% angegeben. Aus den verfügbaren weit größeren Übersichten aus den Jahren 1960–1971, die sich noch auf klinische Untersuchungen berufen, geht hervor, daß mit einer Inzidenz epi- und subfaszialer puerperaler Thrombosen zwischen 0,23 und 2,51% zu rechnen sei. Bemerkenswert ist, daß sich die Inzidenz im Verlauf der zurückliegenden 80 Jahre so gut wie nicht geändert hat (81, 121, 136, 155). Wir haben selbst unter 4781 nach der Geburt stationär betreuten Frauen innerhalb von 6 Jahren 18 klinisch diagnostizierte Thrombosen (0,08%) beobachtet. Tödliche Verläufe nach Lungenembolie hatten wir nicht. Offen bleibt die Frage nach dem quantitativen Verhältnis der Thromboseinzidenz in der Schwangerschaft zu der im Wochenbett. Periphlebitiden und Varizenthrombosen sind in der Schwangerschaft seltener (0,19%) als im Wochenbett (1,14%). Wo eine höhere Inzidenz von tiefen Venenthrombosen in der Gravidität gefunden wurde, geschah das stets in Kliniken, die als Zentren für die Behandlung von Schwangerschaftsthrombosen angesehen werden müssen, so z. B. Helsinki mit 1,23%, München mit 0,44% und Essen mit 0,46% klinisch diagnostizierten tiefen Venenthrombosen in der Schwangerschaft. Die Inzidenzangaben beziehen sich dabei jeweils auf die Zahl aller gleichzeitig dort betreuten Schwangerschaften. Eine solche Selektion verfälscht ohne Zweifel die natürliche Verteilung. Dieses wird besonders deutlich aus einer großen Untersuchung an den Geburtsfällen der Mayo Clinic (25 082), nach der sich die subfaszialen tiefen Thrombosen in der Schwangerschaft (0,03%) zu denen im Wochenbett (0,15%) wie 1 : 5 verhalten (1, 2).
Gilt aber auch für die Schwangerschaft (ohne Einbeziehung des Wochenbetts) ein erhöhtes Thromboembolierisiko im Vergleich zum Zustand außerhalb der Gravidität? Dazu gibt es eine Inzidenzuntersuchung aus dem Cuyahoga

Tabelle **2**   Inzidenz von tiefen Beinvenenthrombosen in der Schwangerschaft und im Wochenbett aus der Literatur seit 1960. Diagnose mit klinischen Kriterien gestellt, mit Ausnahme (117)

Autor	Jahr	Schwangersch.	Geburten	Inzidenz tiefe Beinvenenthrombose	
				Schwangersch. %	Wochenbett %
Hiilesmaa (98)	1960	3 162	39 493	1,23	0,37
Stamm (182)	1964	135 000		0,3	
Strobel (187)	1964		10 839		0,17
Villasanta (193)	1965	43 790		0,027	
Ludwig (134)	1966	25 000 ca.	20 292	0,44	0,15
Daniel (54)	1967		9 324		0,47
Husni (108)	1967		23 485	0,034	0,08
Müller (150)	1969	10 000 ca.		0,1	
Weekes (197)	1970		34 639	0,02	0,23
Aaro (2)	1971	32 337	32 337	0,05	0,15
Gurll (91)	1971	13 500		0,05	
Henderson (96)	1972	29 770		0,047	
Coon (51)	1973	7 932		0,59	
Flessa (77)	1974	20 000	20 000	0,095	1,2
Wessler (201)	1976			0,018	0,15
Riedel (162)	1977			0,07	0,15
Weil (198)	1978	4 300		0,11	
Ludwig (137)	1983	4 768	4 761	0,46	0,12
Richter (161)	1983		18 426	0,11	0,092
de Swiet (60)	1983		35 000		0,05
Kierkegaard (117)	1983	14 869		0,013*	0,061*
insgesamt		ca. 344 440	ca. 248 500	0,21%	0,25%

* Phlebographie zur Sicherung der Diagnose

County. Dort betrug die Inzidenz an Lungenembolien pro Jahr für die Altersgruppe zwischen 15 und 45 Jahren 2,7:1 000 000 Männer und 3,8:1 000 000 Frauen. Schloß man die schwangeren Frauen aus, so blieb noch eine Inzidenz von 2,7:1 000 000 Frauen pro Jahr übrig; die gleiche Ziffer, wie für die Männer (31). Aus diesen und weiteren Angaben läßt sich die relative Thrombosehäufigkeit der Schwangerschaft, verglichen mit der Nichtschwangeren, schätzen; sie ist, wie zu erwarten war, erhöht, und zwar etwa doppelt so groß (103, 125, 155).

KIERKEGAARD (117) berichtet über das Ergebnis von Phlebographien bei gegebenem klinischen Verdacht auf tiefe Beinvenenthrombose in der Schwangerschaft. Post partum ergibt sich eine Inzidenz von 0,61‰, während die ältere Literatur davon ausgegangen war, daß nach klinischem Eindruck 2–5% aller Wöchnerinnen an Thrombosen erkranken. Offensichtlich werden mit klinischen Kriterien häufiger Thrombosen im Wochenbett diagnostiziert, als danach mit der Phlebographie objektiviert werden können. Mit Hilfe der Impedanzplethysmographie hat BERGQVIST (20) eine Phlebothromboseinzidenz von 1,8% nach Kaiserschnitt ermittelt. Mit dem Radiojodfibrinogenaufnahmetest fand FRIEND (79) bei 117 Wöchnerinnen, die mit hochdosierten Oestrogenpräparaten abgestillt worden waren, dreimal (2,6%) eine Beinvenenthrombose;

JACKSON (109) untersuchte prospektiv 20 Wöchnerinnen mit derselben Methode und konnte keine Beinvenenthrombose nachweisen. WELTI (199) berichtet von 0,6% Thromboembolien nach Sectio, die sich in den Jahren 1964–1973 ohne prophylaktisches Regime ereignet haben. Jede dritte davon verlief tödlich (0,22%). Nach Eklampsie, Sepsis und Blutungen nahm die Müttersterblichkeit an Lungenembolie in einem Bezirk der DDR 1959–1969 den vierten Rang ein (9). Die Angaben zur Thrombosemorbidität und zur Inzidenz der nichttödlichen oder der tödlichen Lungenembolie müssen sich je nach der Beobachtungsperiode und den klinischen Rahmenbedingungen erheblich unterscheiden. Die Wiedergabe der Inzidenzzahlen für Schwangerschaft und Wochenbett aus 21 klinischen Einzel- bzw. Sammelstatistiken (Tab. 2) eröffnet einen ungefähren Einblick in die Größenordnung des Problems. Gerade in der Schwangerschaft sind falsch positive klinische Thrombosediagnosen häufig, wie die phlebographische Untersuchung von KIERKEGAARD (117) an einer kleinen Zahl belegt. Der Grund hierfür ist in der Kompressionswirkung, welche der spätgravide Uterus auf die V. cava caudalis ausübt, zu vermuten. Zweifellos ist das Wochenbett mehr gefährdet als die Schwangerschaft, jedoch sind die Unterschiede eher gering.

Die Inzidenz der puerperalen Ovarialvenenthrombose und der septischen, parauterinen Beckenvenenthrombophlebitis liegt zusammengenommen bei ca. 1:2000 Geburten (6, 33, 111). Nach operativen Entbindungen, insbesondere nach Sectio, ist sie vermutlich sogar um etwas das Zehnfache höher (63, 80). Die puerperale Ovarialvenenthrombose (21 a, 41 a, 144 a, 204 a) wurde bisher eher zufällig erkannt, wenn wegen Verdacht auf Appendizitis, Tuboovarialabszeß, Peritonitis oder Stieldrehung post partum operiert werden mußte (in 24 von 30 Fällen [151]). Sie verursacht einen in der Regel rechtsseitigen, vom kornualen Ende des Uterus und gegen die Flanke verlaufend, erheblich schmerzhaften Tastbefund und kann durch Computertomographie, Ultraschall oder urographisch sichtbar gemachte Eindellung an der Vena-ovarica-Ureterkreuzung („right ovarian vein syndrome" [57, 58]) objektiviert werden. Schwieriger zu diagnostizieren ist die parauterine septische Beckenvenenthrombophlebitis. Verdachtsmomente sind Puerperalfieber, welches nicht auf gezielte Antibiotikabehandlung, wohl aber auf die Kombination von Antibiotika mit Heparin anspricht („enigmatic fever" [68]), und disseminierte, septische Lungenembolien (111).

Pathogenese

Die Thrombusbildung geht von einer zunächst lokalisierten Plättchenaggregation aus. Zirkulierende Thrombozytenaggregate werden adhäsiv und bleiben am Endothel der Vene haften. Die Bildung des Thrombus durch weitere Apposition adhäsiver Thrombozytenaggregate, Fibrin und Erythrozyten ist ein Prozeß, der von der Aktivierung der Blutgerinnung (intravasales System der Blutgerinnung; Kontaktaktivierung) am Ort des initialen Plättchenthrombus ebenso abhängt wie von den rheologischen Bedingungen im vorbeiströmenden Blut. Je geringer die verbleibende Blutstromgeschwindigkeit, desto schneller das Thrombuswachstum, je intensiver die Gerinnungsaktivierung im Bereich des initialen Thrombus, desto umfangreicher die lokale Fibrinbildung, je nachhaltiger die Rheologie der Erythrozyten gestört ist, desto mehr rote Blutkörperchen werden in immer kürzerer Zeit in den sich so verfestigenden Thrombus einbezogen. Dessen überwiegende Bestandteile sind Erythrozyten und Fibrin als sekundäre Appositionen nach der Adhäsion einer initialen Plättchenaggregation. Es ist wichtig, sich zu vergegenwärtigen, daß die Blutgerinnungsvorgänge, welche zu großen, fibrinreichen Thromben führen, sekundäre Phänomene sind, welche gleichwohl das Ausmaß der Phlebothrombose bestimmen (Abb. 1 a–f).
Die pathogenetisch interessante Frage ist die

nach den Ursachen für die Adhäsion der initialen Plättchenaggregate. Aggregationsverhalten und Adhäsionsfähigkeit der Thrombozyten an der Gefäßwand werden von den antagonistisch wirksamen Endprodukten der Prostaglandinsynthese in Thrombozyten und Gefäßwand (Thromboxan und Prostacyclin) bestimmt, eine Störung in der örtlichen Regulation resultiert in der Anheftung eines Plättchenthrombus an dem scheinbar unveränderten Endothel der Vene.
Thromboxan, liberiert aus der Blutplättchenmembran, fördert die Plättchenaggregation ebenso wie die Vasokonstriktion; Prostacyclin aus der Gefäßwand hemmt die Plättchenaggregation ebenso wie die Vasokonstriktion. In der Initialphase der Thrombusbildung überwiegen dilatatorische (Prostacyclin) und plättchenaggregationsfördernde (Thromboxan A_2) Einflüsse über Antagonismen. Die Bilanz der Prozesse an und in der Gefäßwand führt zu der Bildung eines lokalen, thrombozytenreichen Thrombus, der am Endothel haftet. Das weitere Wachstum des Thrombus und die Änderung seiner Zusammensetzung entwickelt sich unabhängig davon. Der Zustand der Blutströmung in dem betroffenen Abschnitt des Gefäßes und das Ausmaß der lokalen Aktivierung und der systemischen Aktivierbarkeit der Blutgerinnung sind die wesentlichen, das weitere Geschehen bestimmenden Faktoren für die Beschaffenheit und Wachstumsgeschwindigkeit eines intravasalen venösen Thrombus (s. auch Kapitel „Physiologie der Hämostase").
Ein parietaler Thrombus verschließt die Vene zunächst noch nicht, wenngleich er ihr Lumen einengt. Er setzt sich aus anfangs fragilen Aggregaten von Thrombozyten, Fibrinmonomeren und Erythrozyten zusammen, um welche sich Fibrin bildet und den Thrombus durch Retraktion und Apposition stabilisiert (Appositionsthrombus). In dem noch lockeren und von Plasma durchströmten, das Gefäßlumen einengenden Parietalthrombus entstehen weitere Fibrinmonomerkomplexe. Diese werden in das sich ausbreitende Fibrinnetz einbezogen, aber auch an das Plasma abgegeben. Der Nachweis von Fibrinopeptid A und von hochmolekularen Fibrinmonomerkomplexen ermöglicht die hämostaseologische Verdachtsdiagnose einer beginnenden Thrombose („silent thrombosis" [5]), noch bevor die venöse Strombahn durch einen voluminösen Gerinnungsthrombus komplett verlegt ist und gröbere klinische Symptome wahrzunehmen sind. Die Konzentration von ortsstabilem Fibrin innerhalb der Phlebothrombose läßt sich nach der Injektion von isotopenmarkiertem Humanfibrinogen von außen verfolgen (Radiojodfibrinogenaufnahmetest), der Anteil von korpuskulären Blutbestandteilen im Thrombus durch den Einbau zugeführter markierter Leukozyten, Erythro-

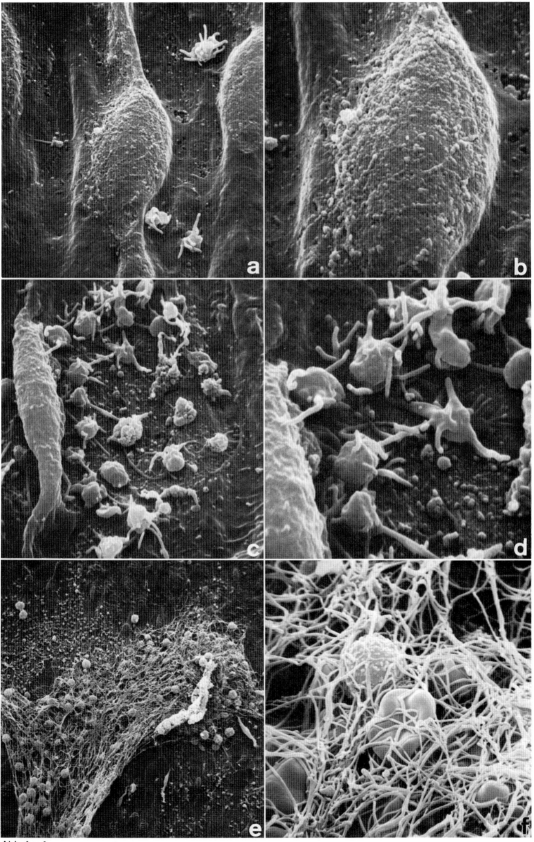

Abb. **1 a–f**

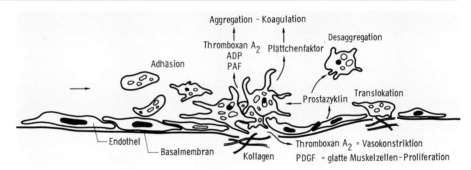

Abb. 2 Darstellung der Reaktion von Blutplättchen an einer thrombogenen Oberfläche (Subendothel, Kollagen). Haftende Thrombozyten setzen eine Reihe von Substanzen frei: *In Richtung Gefäßlumen* Thromboxan A_2, Adenosindiphosphat (ADP) und plättchenaktivierende Faktor (PAF), wodurch die Aggregation der Thrombozyten gefördert wird. Plättchenfaktor 4 neutralisiert Heparin, bindet Aggregate am Endothel und fördert die Blutgerinnung (Koagulation).
In Richtung Gefäßwand Thromboxan A_2 und „platelet derived growth factor" (PDGF), wodurch vasokonstriktorische Einflüsse entstehen und die Proliferation glatter Muskelzellen aus der Gefäßwand stimuliert wird.
Die Aktivierung des kontraktilen Systems der Thrombozyten (dramatische Formänderung, Pseudopodienbildung) ist mit einer Freisetzungsreaktion von Prostaglandin-Endoperoxiden, Thromboxan A_2 und PAF (platelet activating factor) verknüpft

zyten oder Thrombozyten abschätzen (24, 42, 45, 112–114, 149)

Krankheitsbild

Anamnese

Kranke mit Iliofemoralvenenthrombose klagen bereits vor dem Einsetzen einer einseitigen Beinschwellung über Belastungsschmerzen in dem erkrankten Bein, über Schweregefühl und Spannungsschmerzen, seltener über Parästhesien oder Wadenkrämpfe. Spontane Thrombosen ausgenommen, taucht in der Vorgeschichte ein Bezug zu einer prädisponierenden Situation (z. B. Schwangerschaft [18, 19]), einer bestimmten medikamentösen Behandlung (z. B. orale Kontrazeptiva [104], Corticosteroide, Antagonisten der Antikoagulantien und Fibrinolytika) oder zu der Grundkrankheit (z. B. maligne Tumoren, Herzkrankheiten, Infektionskrankheiten, bestimmte hämatologische Krankheiten, Dehydration und

Schock) auf. Die Immobilisation aus verschiedenen Anlässen spielt dabei eine große Rolle. Die Beschwerden sind von der Lokalisation der Thrombose abhängig: dumpfe Wadenschmerzen bei Thrombosen der tiefen Wadenvenen (Venen des M. soleus) oder der V. poplitea, Taubheits- und Schweregefühl im Bein bei Thrombose der V. femoralis und V. poplitea sowie der hinteren und vorderen Unterschenkelvenen, sehr schnelles Auftreten von zirkulären Schwellungen des ganzen Beines bei absteigender Iliofemoralvenenthrombose (mehr als 90% aller Venenthrombosen sind Bein- oder Beckenvenenthrombosen). Armschwellungen bei Armvenenthrombosen folgen einer kurzen Phase unbestimmter diffuser Schmerzhaftigkeit in Schulter- und Ellbogengelenk. Bei Kranken, die aus anderen Gründen stationär behandelt werden, ist der Beginn einer akuten Phlebothrombose in der Regel charakterisiert durch ein unbestimmtes Krankheitsgefühl bzw. durch eine zunächst nicht ge-

---

◀ **Abb. 1 a–f** Phasen der Thrombusbildung. Rasterelektronenmikroskopie nach Glutaraldehydfixierung und Critical-Point-Trocknung. Venole aus menschlichem Netzgewebe, eigene Untersuchungen.
1. Phase: Adhäsion von Thrombozyten am Endothel.
a Prominente Endothelzelle, in deren unmittelbarer Nachbarschaft drei Thrombozyten mit Pseudopodienbildung. x 5000
b Detail aus **a.** Luminale Oberfläche der Endothelzelle mit körniger Struktur. Vergleiche die glatte Struktur in unmittelbarer Nachbarschaft. x 10 000
2. Phase: Beginnende Aggregation adhärenter Thrombozyten.
c Ausgestoßene Endothelzelle, daneben Thrombozyten mit Pseudopodien, die untereinander Kontakt aufnehmen (visköse Metamorphose beginnt). x 5000
d Detail aus **c.** Luminale Oberfläche einer Endothelzelle in Kontakt mit einigen aggregierten Thrombozyten. Formierung eines Thrombozytenthrombus. x 10 000
3. Phase: Verfestigung des initialen Thrombozytenthrombus durch Fibrin und andere Blutzellen.
e Thrombozytenaggregation (obere Bildhälfte) geht in Fibrin-Blutzell-Thrombus über. Aufgefächerte Adhärenz am Endothel. x 500
f Detail aus **e.** Im Zentrum des Fibrin-Blutzell-Thrombus vernetzte Fibrinfasern mit eingeschlossenem Granulozyt und Erythrozyten. x 5000

nauer erklärbare Verschlechterung im Allgemeinbefinden. Die Kranken geben häufig nichts weiter an, als daß etwas mit ihrem Befinden nicht mehr stimme. Subfebrilität und Pulsbeschleunigung begleiten dieses unbestimmte Krankheitsgefühl. Diese Allgemeinzeichen sollten den Arzt veranlassen, an die Differentialdiagnose Phlebothrombose zu denken und sorgfältig danach zu fahnden.

Symptomatologie und klinische Diagnose

Akut auftretende Wadenschmerzen und einseitige Beinschwellungen sind Hinweiszeichen auf eine Phlebothrombose, jedoch nicht venenspezifisch. Sie kommen auch nach Traumen vor. In Frühfällen beschränkt sich das einseitige Ödem ganz oder vorwiegend auf die subfaszialen Logen, hingegen manifestieren sich entzündliche oder lymphatische Schwellungen eher epifaszial. Sehr gute Hinweise liefert eine Untersuchung im Stehen - proximal der Wade gelegene venöse Strombahnhindernisse: einseitige livide Verfärbung von Fuß und Wade, Prallfüllung der Fußrückenvene; Femoralvenenthrombosen: Prallfüllung der V.saphena magna und verstärkte Venenzeichnung auf der Dorsalseite des Oberschenkels; Beckenvenenthrombosen: vermehrte Füllung der ipsilateralen Kollateralvenen in der Leisten- und Schamgegend (138).

Die Palpation der subfaszial liegenden Gewebepartien am *liegenden* Bein sollte nach einem bestimmten Schema folgen. Man achte darauf, daß die Muskulatur der untersuchten Extremität entspannt ist. Diese Entspannung erreicht man dadurch, daß man den Kranken auffordert, das Bein im Kniegelenk abzuwinkeln und aufzustellen, wobei man die Wade mit der untersuchenden Hand unterstützt, so daß die Extremität locker in der Hand des Untersuchers ruht. Man tastet bei so entspannter Beinmuskulatur die Fußsohle im Bereich der Innenkante, die Gegend rechts und links von der Achillessehne (Bisgaardscher Raum), den M.soleus und die Lücke zwischen den Köpfen des M.gatrocnemius in der oberen Wade. Mit der Auslösung des „Ballottement" verschafft man sich eine zusätzliche Information über subfasziale Ödeme in dieser Region. Die durchhängende Wade wird kurz angestoßen, die Nachschwingungen sind gegenüber der gesunden Seite abgeschwächt.

Der Druckpunkt zwischen den Köpfen des M.gastrocnemius (Neuhofsches Zeichen) ist für Thrombosen innerhalb des M.soleus typisch. Bei Ausbreitung der Phlebothrombose bis in die Höhe des Kniegelenkes und darüber hinaus läßt sich der Wadenzugschmerz (Homanssches Zeichen) durch Dorsalflexion des Fußes auslösen, Schmerzen in der distalen Tibia oberhalb des Sprunggelenkes bei Plantarflexion des Fußes deuten auf Beteiligung der vorderen Tibialvenen

hin. Druckschmerz im Bereich der Fossa poplitea begründet einen Verdacht auf Thrombose der V.poplitea. Schmerzen lassen sich auch mit passivem Durchstrecken des Kniegelenkes auslösen (Siggsches Zeichen). Die Loge der V.femoralis kann in der Gegend des Canalis adductorius, etwa handbreit oberhalb des Kniegelenkspaltes an der Innenseite des Oberschenkels leicht palpiert werden. Die V.femoralis verläuft dort parallel zu der tiefer gelegenen V.profunda femoris, letztere ein häufiger Sitz klinisch stummer Phlebothrombosen. Abzugrenzen sind Thrombosen in der V.saphena magna. Diese Vene zieht subkutan und epifaszial an der Innenseite des Oberschenkels zur Leistenbeuge und mündet unterhalb des Leistenbandes in die V.femoralis. Okkludierende Thrombosen der V.saphena magna am Oberschenkel sind immer tastbar und machen sich meist durch eine entzündliche Reaktion (geröteter Strang) des umgebenden adventitiellen Gewebes (Thrombophlebitis und Periphlebitis) bemerkbar. Die Unterscheidung einer Femoralvenenthrombose von einer Thrombophlebitis der V.saphena magna ist aus prognostischen Gründen wichtig; der Radiojodfibrinogenaufnahmetest spricht auf beide Formen an.

Man sollte in Steinschnittlagerung die Vulva und das vordere Scheidendrittel überprüfen sowie die suprapubische Region auf gefüllte subkutane Venen hin absuchen. Hingegen ergibt die Austastung der Beckeneingeweide von vaginal und rektal kaum je Anhaltspunkte für das Vorliegen einer Iliofemoralvenenthrombose. Die iliakalen Venenlogen sind von rektal her nicht abzutasten. Der Betastung zugänglich sind hingegen paravaginale und paravesikale pelvine Venenplexus, die bei einer Thrombose der V.iliaca communis als vikariierende kollaterale Strombahn überfüllt und druckschmerzhaft sind. Auch die einseitige Überfüllung der Vv.obturatoriae am Beckenboden ist von vaginal und rektal her durch Gewebewiderstand, Fluktuation und Druckschmerz festzustellen. Die Diagnose einer parauterinen Venenthrombose, etwa nach Sectio (z.B. „enigmatic fever") kann unmöglich sein bzw. nur ex juvantibus (Antibiotika *und* Heparin) gelingen (111).

Die puerperale Ovarialvenenthrombose tritt rechts häufiger auf als links. Ursache dieser Bevorzugung der rechten Seite ist der in aufrechter Position retrograde Strömungsverlauf in der linken Ovarialvene bei beibehaltener antegrader Strömung durch die rechte Ovarialvene (151). Die venöse Drainage des Uterusblutes post partum geschieht überwiegend via rechte Ovarialvene (Abb.3). Im Falle einer Endomyometritis puerperalis muß deshalb eher rechts als links mit purulenten Thromben gerechnet werden, obschon doppelseitige Thrombosen bekannt sind.

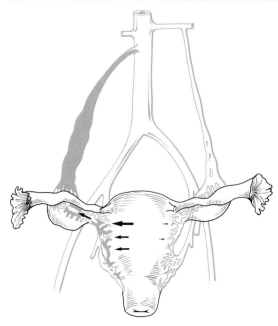

Abb. **3** Entwicklung der rechtsseitigen puerperalen Ovarialvenenthrombose: retrograder Strömungsverlauf in der linken, antegrader Strömungsverlauf in der rechten V. ovarica. Der diese Vene obliterierende Thrombus erhält evtl. kontaminiertes Drainageblut aus beiden Hälften des Fundus uteri.

Die kleinen, gestreckten Pfeile markieren den Entwicklungsgang septischer parauteriner Venenthrombosen bei Endomyometritis puerperalis (Ursache des „enigmatic fever")

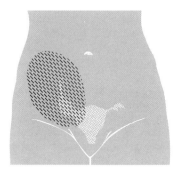

Abb. **4** Dolenzzone im Bereich des rechten Unterbauchs mit Ausstrahlung zur Flanke bei rechtsseitiger Ovarialvenenthrombose. Massierter Befund seitlich und oberhalb der rechten Uteruskante zu tasten. Der Tastbefund verliert sich in der Zäkalgegend

Man tastet einen massierten, schmerzhaften Befund in der seitlichen Verlängerung der Uteruskante (Abb. 4). Die Ovarialvenen können bis doppeltdaumendick erweitert und prall mit thrombotischem Material gefüllt sein. Da die venöse Drainage des puerperalen Uterus vorwiegend über die rechte Seite erfolgt und die rechte V. ovarica unterhalb der rechten Nierenvene direkt in die V. cava inferior mündet, kommen

auch aszendierte Thrombosen der V. cava caudalis vor. Ein wertvoller diagnostischer Hinweis kann durch die Feststellung einer Eindellung des rechten Ureters in Höhe des 5. Lendenwirbels (i. v. Pyelogramm) gewonnen werden. Diese Eindellung wird schon durch varikös erweiterte, erst recht durch einen thrombosierten Vena-ovarica-dextra-Plexus an der Kreuzungsstelle verursacht. Eine bessere Diagnosemöglichkeit ergibt sich durch die Computertomographie (8, 57, 164).

Für Beinvenenthrombosen ist die Umfangmessung die einfachste klinische Methode der Objektivierung. Sie sollte als Vergleichsmessung zur gesunden Extremität erfolgen. Es hat sich als zweckmäßig erwiesen, an den Beinen folgende Höhenmarkierungen vergleichend abzumessen: unmittelbar supramalleolär, über dem größten Wadenumfang (ca. 10 cm unterhalb des unteren Patellarandes am liegenden Bein), 15 cm oberhalb des Patellarandes in der Mitte des Oberschenkels im entspannten Zustand der Oberschenkelmuskulatur. Die Meßstellen werden markiert, um die Vergleichsmessung zu einem späteren Zeitpunkt an derselben Stelle zu gewährleisten.

Die klinische Diagnose der akuten Phlebothrombose hängt von der Erfahrung des Untersuchers entscheidend ab. Jedoch wird auch der geübte Arzt für die Indikationsstellung zu einer eingreifenden Therapie der Phlebothrombose (Antikoagulantien, Fibrinolytika, Thrombektomie) objektivierende Methoden der apparativen Diagnostik benötigen, da die Treffsicherheit der ausschließlich klinischen Diagnostik zumal bei oligosymptomatischen Fällen sehr skeptisch beurteilt wird (50–65% [28]).

Bei entsprechenden klinischen Hinweisen muß vor allem in der Schwangerschaft und im Wochenbett auch an seltenere Thromboselokalisationen gedacht werden, so z. B. an zerebrale Sinusthrombosen (64, 128, 206) und an Nierenvenenthrombosen (13, 156).

Apparative Diagnostik

(1) Phlebographie, Computertomographie

Mit Hilfe der aszendierenden Phlebographie (146) kann man frische und ältere thrombotische Verschlüsse in den tiefen Bein- und Beckenvenen, in subkutan gelegenen Venen und Varizen, in Muskelvenen (M. soleus) erfassen und die Durchgängigkeit zwischen dem oberflächlichen und tiefen venösen System (Vv. communicantes und Vv. perforantes) überprüfen. Das Verfahren hat daher seinen Stellenwert als Referenzmethode, an der die Zuverlässigkeit anderer Verfahren ermittelt wird. Die Nachteile liegen in dem hohen Aufwand und in den Kosten. Exazerbationen frischer Thrombosen sind überdies bekannt, weswegen es sich empfiehlt, mit dem üblicherweise 60%igen Kontrastmittel eine Bolusinjektion von 5000 IE Heparin i. v. zu verabreichen. Als Screening-Methode ist die Phlebographie nicht geeignet. Für die Diagnose iliakaler Venenthrombosen mit oder ohne Beteiligung der V. cava inferior und insbesondere der Ovarialvenenthrombose beginnt sich die Computertomographie durchzusetzen. Sie ist für letztere zuverlässiger als die intravenöse Pyelographie und ersetzt in Zukunft vermutlich die Explorativlaparotomie (8, 164).

(2) Xeroradiographie

Die Vorteile der Xeroradiographie für die Diagnose einer akuten Phlebothrombose liegen darin, daß man mit einer geringeren Konzentration des Kontrastmittels (30%) auskommt, den größeren Belichtungsspielraum der Hartstrahltechnik ausnützen und das umgebende Gewebe mitbeurteilen kann (110). Die Abbildungsqualität ist gut, der Objektumfang größer, die Bilder lassen sich im Auflicht beurteilen. Nachteile liegen in der Vermehrung der Strahlenbelastung und darin, daß die Beckenregion nicht erfaßt wird.

(3) Radionuklidphlebographie

Nach Injektion von 1–2 mCi ^{99m}Tc-markierten Albumin-Makroaggregaten oder ^{99m}Tc-beladenen Albumin-Mikrosphären in beide Fußrückenvenen (antegrades Verfahren) wird der Abfluß des Tracers über die Beinvenen bis in die Beckenregion mit Hilfe einer Kamerasequenzszintigraphie registriert. In demselben Untersuchungsgang wird eine Lungenszintigraphie angefertigt. Die Lunge filtert größere Anteile des markierten Albumins aus dem Kreislauf heraus, so daß die Blutkonzentration rasch absinkt und die Ablesbarkeit des Test limitiert ist. Kriterium der Diagnose ist die Aufstauung des Tracers unterhalb des intravasalen Thrombus bzw. seine Adhärenz an den Thrombusflächen, vermittelt durch unspezifische Oberflächenkontakte. Wadenvenenthrombosen und ältere Thromben werden weniger zuverlässig erfaßt. Varikosis, große Venenklappen, Punktionsstellen ergeben nicht selten falsch positive Resultate. Die Methode eignet sich auch zur Feststellung von thrombotischen Verschlüssen im Vena-iliaca-interna-System (eigentliche Beckenvenenthrombosen) und für die Diagnose einer absteigenden Iliofemoralvenenthrombose (66, 83, 163, 196).

(4) Radionuklidanreicherungsverfahren
Radiojodfibrinogenaufnahmetest (113, 114)

Nach Blockade der Schilddrüse mit Jodid werden 0,1 mCi ^{125}J-Humanfibrinogen intravenös injiziert. Die Jodvorgabe kann oral erfolgen mit gelöstem Kaliumjodid (150 mg), mindestens 4 Std. vor der Tracer-Injektion oder intravenös mit Natriumjodid (100 mg), mindestens 1 Std.

vor der Tracer-Injektion. Frühestens 6 Std. nach der Injektion des Tracers werden 12 Meßpunkte an beiden Beinen korrespondierend (5 Punkte über der V. femoralis, 1 Punkt über der V. poplitea, 6 Punkte an der Innenseite des Unterschenkels) mit einem netzunabhängigen Szintillationsdetektor-Ratemetersystem vergleichend im 24-Stunden-Intervall abgetastet. Die Angaben werden auf relative Meßwerte bezogen, die sich aus der Differenz zwischen den jeweils absoluten Werten über dem Herz (4. Interkostalraum links) und den Beinen ergeben. Als Kriterium für das Vorhandensein einer Thrombose wird eine Messung gewertet, die gegenüber den benachbarten Punkten desselben Beines sowie gegenüber den korrespondierenden Punkten der kontralateralen Seite um mehr als 15% höher liegt. Das Ergebnis sollte bei der folgenden Messung tendenziell reproduzierbar sein. Die Sensitivität des Tests ist gut für den ganzen Unterschenkel, für die Fossa poplitea und für die untere Hälfte des Oberschenkels; sie ist begrenzt für die obere Hälfte des Oberschenkels bis zur Leiste. Der Test ist für das Innere der Beckenregion nicht aussagefähig.

Der Test kann in einem prospektiven und in einem retrospektiven Ansatz verwendet werden. Prospektiv eignet er sich für die Beurteilung der Entstehung von Thrombosen aus bestimmten prädisponierenden Situationen, wie z. B. nach Operationen, und ist so unerläßlich geworden für die Effizienzkontrolle prophylaktischer Maßnahmen. Retrospektiv eignet er sich für die Diagnose von bestehenden, klinisch stummen Thrombosen des Unterschenkels und der unteren Hälfte des Oberschenkels. Die Übereinstimmung mit der Phlebographie liegt bei 80–90% (78, 112, 113, 152, 154).

Die Verwendung von ^{131}J-Humanfibrinogen erlaubt wegen der größeren Gesamtstrahlenemission und der damit verbundenen Reichweite auch den Nachweis von Beckenvenenthrombosen. Es müßten für einen Thrombusnachweis mit der Ganzkörperszintigraphie 0,3–0,4 mCi verabreicht werden. Für die Punktmessung würden zwar 0,1 mCi ^{131}J-Humanfibrinogen ausreichen, jedoch müßte wegen der höheren Strahlenenergie die Messung mit stationären Gammastrahlmeßgeräten erfolgen, was gegenüber dem Verfahren mit ^{125}J-Humanfibrinogen erhebliche praktische Nachteile hätte. Die Halbwertszeit von ^{131}J beträgt 8 Tage, die von ^{125}J 60 Tage. Die Meßperiode kann deshalb für ^{125}J-Präparate länger sein ohne die Notwendigkeit einer Nachinjektion. Der Test mit ^{125}J-Präparaten hat sich durchgesetzt.

(5) Test mit markiertem Plasmin

Die Injektion von ^{99m}Tc-markiertem Schweineplasmin in die Kubitalvene führt infolge der Affinität von Plasmin zu Thromben innerhalb kurzer Zeit zu einer Anreicherung des markierten Enzyms innerhalb der intravasalen Thrombose. 10–15 Minuten nach der Injektion des Tracers werden bei 30°-Beinhochlagerung korrespondierende Meßpunkte an beiden Beinen von der Knöchelgegend bis zur Leiste mit einem Szintillationszähler abgetastet. Aus den aufgenommenen Impulsen ergibt sich der Meßwert. Dessen Angabe erfolgt in Prozent des über dem Kopf des Kranken abgenommenen Basiswertes, der für die Verteilung des Tracers im Gesamtblutpool repräsentativ ist. Beim Gesunden liegt die Variationsbreite zwischen 20% in der Knöchelregion und 200% in der Leistenregion. Darin liegt ein wesentlicher Unterschied zu den Impulswerten, die mit dem Radiojodfibrinogenaufnahmetest erhalten werden. Pathologisch sind einseitige Abweichungen der Werte von korrespondierenden Meßstellen an den Beinen. Die Sensitivität der Methode liegt bei 91–100%, die Spezifität bei 33–51%. Die Methode ist bei bilateralen Thrombosen der Bein- und Beckenvenen nicht aussagefähig (4, 56, 70, 153).

(6) Versuche, ^{99m}Tc-markierte Streptokinase

und -*Urokinase* (67, 148) nach demselben Prinzip zu verwenden, sind hinsichtlich ihrer praktischen Verwendbarkeit umstritten.

(7) Test mit markierten Erythrozyten

Die Reinjektion von ^{99m}Tc-markierten Erythrozyten des Kranken (Markierung durch Inkubation von 3–5 ml Citratblut für 5 Minuten mit 10 mCi ^{99m}TcO$_4$) erlaubt die Visualisierung des venösen Blutpooles mit Hilfe einer Gammakamera. Kriterien der Thrombose sind segmentale Ausfälle der Tracer-Konzentration, dessen vermehrte Konzentration in kollateralen und subkutanen Venen und gelegentlich im gesamten venösen Blutpool unterhalb der thrombosierten Venenstrecke. Die Übereinstimmung mit der konventionellen Phlebographie ist gut. Vorteile ergeben sich gegenüber der Radionuklidphlebographie dadurch, daß die markierten Erythrozyten in der Lunge nicht herausgefiltert werden. Infolge langer Überlebensdauer der markierten Erythrozyten des Kranken sind wiederholte Aufnahmen möglich, wodurch Veränderungen im thrombosierten Segment und im distalen venösen Blutpool verfolgt werden können (24).

(8) Test mit ^{111}In-markierten Thrombozyten

CLARKE-PEARSON u. Mitarb. (42, 45, 149) haben ein Verfahren angegeben, mit dem sich postoperative Beckenvenenthrombosen nachweisen lassen. Diese Methode ist bisher zwar nur tierexperimentell erprobt, eröffnet aber durch die Anreicherung von markierten Plättchen eine Diagnosemöglichkeit für parauterine bzw. Venenthrom-

bosen im Operationsgebiet des kleinen Beckens. Oberhalb und unterhalb der Thrombose reichern sich indiummarkierte Thrombozyten an, der Thrombus selbst wird ausgespart. Die Spezifität der Methode ist hoch; ihre Übereinstimmung mit phlebographischer Kontrolle offenbar sehr gut. Sie dürfte sich in Zukunft vor allem dort anbieten, wo eine retrograde phlebographische Darstellung der Venengebiete distal der V. iliaca interna nicht möglich ist. Dies trifft vor allem für septische postoperative Beckenvenenthrombosen zu, etwa nach Kaiserschnitt. Das Verfahren erlaubt eine objektive Aussage über eine Thromboselokalisation, die bisher der Diagnose nicht zugänglich war (45).

(9) Doppler-Ultrasonographie

Mit Ultraschall kann die Qualität der Blutströmung in oberflächlichen und tiefen Extremitätenvenen auskultatorisch erfaßt und in Kurvenform geschrieben werden. Man macht sich dabei zunutze, daß die normale Atemtätigkeit den venösen Rückstrom rhythmisch verändert. Distal von thrombotischen Obstruktionen fällt der Einfluß der Atmung auf den venösen Rückstrom aus, so daß anstatt des rhythmisch wechselnden nur noch ein kontinuierliches Strömungsgeräusch wahrzunehmen ist. Die Höhe der Abnahmestelle, z.B. am Bein, gibt einen Anhaltspunkt über das blockierte Segment der Vene: Ist bereits in der Leistengegend die Atemabhängigkeit des Strömungsgeräusches aufgehoben, so besteht der Verdacht auf einen Verschluß im Bereich der Beckenvenen. Liegt der Verschluß im Bereich der V. femoralis, so wird man in der Leistengegend noch das normale rhythmische Phänomen, über der V. poplitea jedoch ein kontinuierliches Strömungsgeräusch registrieren. Bei Unterschenkelvenenthrombosen, welche die Vv. tibiales posteriores einbeziehen, tragen zusätzliche Kompressionsversuche zur richtigen Diagnose bei: Der Verdacht auf ein venöses Abflußhindernis im Bereich der Wadenvenen ist dann gegeben, wenn nach Kompression der Wadenmuskulatur die atemabhängigen Strömungsspitzen abgeflacht sind oder verschwinden.
Größere Kollateralgefäße kann man mit Doppler-Methode isoliert überprüfen. Die Akzentuierung der Strömungsgeräusche über der V. saphena magna spricht für eine Überfüllung dieser bei Oberschenkelvenenthrombosen wichtigsten Kollateralvene.
Die Vorteile der Doppler-Ultrasonographie liegen in der Möglichkeit, die Flußgeschwindigkeit in Einzelvenen über Auskultationsphänomene zu beurteilen (182a). Die Kosten des Verfahrens sind gering. Ein Resultat ist innerhalb von 10–15 Minuten zu erwarten. Die Sensitivität der Methode für die Erkennung von Becken- und Oberschenkelvenenthrombosen ist sehr gut; sie

ist eingeschränkt im Hinblick auf Unterschenkelvenenthrombosen. Doppler-Ultrasonographie und Radiojodfibrinogenaufnahmetest ergänzen sich gegenseitig, da letzterer besonders sensitiv für die Erkennung von Unterschenkelvenenthrombosen ist (28, 30, 74, 176, 205).

(10) Impedanzplethysmographie und Phleborheographie

Die venöse Füllungskapazität der unteren Extremität kann nach dem Prinzip der standardisierten temporären Blockade des venösen Rückstromes und seiner instantanen Reaktion auf die Wiedereröffnung beurteilt werden. Die Messung in dem distal der Blockade liegenden Extremitätenquerschnitt erfolgt entweder mit Hilfe der Impedanz oder mit der Registrierung der Dehnungsspannung. Proximal der Meßstelle wird eine Stauung von in der Regel 60 mmHg Druck angebracht. Dadurch steigt das Volumen in dem distalen Extremitätenquerschnitt an, da der arterielle Zufluß erhalten, der venöse Abfluß aber blockiert ist. Die so erzeugte Volumenzunahme wird während 1–4 Minuten gemessen und als venöse Füllungskapazität bei vorgegebenem Staudruck definiert. Eine optimale Füllungskapazität ist bei durchgängigen Venen zu erwarten, nach Lösen der Stauung entsprechend eine rasche Wiederabführung des gestauten Blutvolumens. Distal der Stauung gelegene Strombahnenverlegungen, etwa durch Thrombose, verhindern die maximale Füllung des Segmentes, die venöse Füllungskapazität ist erniedrigt. Nach Lösen der Stauung wird die Volumenkurve weniger steil abfallen als unter normalen Bedingungen. Aus den plethysmographischen Diagrammen ergeben sich diagnostische Aussagen (152a). Die kombinierte Bestimmung beider Größen, des Füllungsvolumens wie der Steilheit des Volumenabfalls, erlauben quantifizierbare Aussagen. Die Sensitivität der Methode ist gut für Becken- und Oberschenkelvenenthrombosen, eingeschränkt für Unterschenkelvenenthrombosen (53, 62, 202).

(11) Thermographie

Die Wärmeabstrahlung aus einer Extremität wird mit Hilfe einer Thermovisionseinrichtung (Thermokamera, elektronischen Aufzeichnung und Speicherung) durchgeführt. Die Technik bedarf eines homogen klimatisierten Raumes. Kriterium ist die Wärmeabstrahlung der erkrankten Extremität. Der Vergleich mit der Phlebographie ergibt gute Übereinstimmung. Fehlerquellen sind entzündliche Reaktionen, z.B. infizierte Hämatome oder Erysipele. Die Sensitivität der Methode für Unterschenkelvenenthrombosen ist gut, etwas schlechter für die Oberschenkelvenenthrombosen. Für Beckenvenenthrombosen ist die Methode nicht brauchbar. Es wird empfoh-

len, die Thermographie als Screening-Methode einzusetzen und bei positivem Ausfall Ausdehnung und Lokalisation der Thrombose durch Phlebographie zu objektivieren, da eine anatomische Thrombosediagnose (Ausdehnung und Lokalisation) nicht zu erwarten ist. Die Methode hat den Vorteil, daß sie ohne Belästigung der Patienten ausgeführt werden kann (50, 133).

Kombination der Methoden zur Diagnose

Mit der Kombination der zur Verfügung stehenden apparativen Methoden sind Informationen zu gewinnen, wie sie sonst nur mit der Phlebographie möglich waren. Die nichtinvasiven Methoden objektivieren klinische Eindrücke, sind für Screening-Verfahren besser geeignet als die Phlebographie und sichern die Ergebnisse einer konservativen Behandlung. Verlaufsbeobachtungen, wie sie mit der Phlebographie nicht möglich wären, sind so durchführbar geworden. Andererseits wird man auf die Kontrastphlebographie dort nicht verzichten dürfen, wo eine anatomisch genaue Diagnose für die Indikation zu einer eingreifenden Therapie (z.B. Thrombektomie) gestellt werden muß.

Thrombophilie aufgrund hämostaseologischer Befunde

Bestimmte Laboratoriumsbefunde sind zur Charakterisierung der „Thrombophilie" herangezogen worden. Nur wenige haben sich als zuverlässig erwiesen. Diese Tests können in einem Minimalprogramm zusammengefaßt werden. Dabei sollte man unterscheiden zwischen Befunden, die eine Thrombosetendenz anzeigen, ohne daß eine intravasale Thrombusbildung bereits in Gang ist, und solchen, die eine schon erfolgte oder lokale oder allgemeine Aktivierung der Blutgerinnung ankündigen. Erhöhte Fibrinopeptid-A-Spiegel können auf das Vorhandensein parauteriner Thrombophlebitis hinweisen und für die Abgrenzung von puerperaler Endometritis nützlich sein (198a).

Die gesteigerte Gerinnungsbereitschaft wird durch einen hohen Quick-Wert, durch hohe Fibrinogenkonzentrationen und durch eine auffallend kurze, aktivierte Partialthromboplastinzeit (geringer als 25 Sekunden) angezeigt.

Einen ungenügenden Schutz vor Thrombose und einen möglichen Hinweis auf eine familiäre Thromboseneigung kann durch die Bestimmung von Antithrombin III erreicht werden. Liegt die Antithrombin-III-Aktivität unterhalb von 70% der Norm, so sollte zumindest auf die Entwicklung einer Thrombose geachtet werden und vermehrt anamnestische, insbesondere familienanamnestische Hinweise bedacht werden (130, 189a, 190). Zusammenhänge haben sich auch zwischen Venenthrombose, intrauterinem

Fruchttod und dem Vorhandensein eines zirkulierenden „Lupus Antikoagulans" ergeben. Die Plasmapräsenz von Anticardiolipin-Antikörpern und Lupusantikoagulans kann inzwischen als empfindlicher Hinweis auf eine „Thrombophilie" bei Schwangeren angesehen werden (6a, 75a, 92a, 108b, 191a).

Bei manifester Makrothrombose ist eine Kombination von aktivierter Blutgerinnung und aktivierter Fibrinolyse zu erwarten. Die lokale Bilanz fällt zugunsten der Gerinnung aus. Fibrindegradationsprodukte (FDP) werden erhöht sein und gleichzeitig die Partialthromboplastinzeit (PTT) kurz.

Lokale Thrombosen können bis zur disseminierten intravasalen Gerinnung (Mikrothrombosen) führen, die dann mit erniedrigtem Quick-Wert, erniedrigtem Fibrinogen, verminderter Thrombozytenzahl und hohen Fibrindegradationsprodukten (FDP) verbunden ist und sich dann nicht mehr von einer DIC anderer Pathogenese unterscheidet.

Eine besondere Gefahr für arterielle Verschlüsse liegt bei hohen Thrombozytenzahlen, hohen Hämatokritwerten und verminderter Perfusion vor.

Unter den Fibrinolysetests ist der Provokationstest, bei dem durch Stauung am Arm eine Abgabe von Plasminogenaktivatoren aus den Endothelzellen der Venenwand ans Blut „provoziert" wird, die zuverlässigste Aussage zugestanden. Wenn wenig oder kein Aktivator (91a) abgegeben wird bzw. bei Prostacyclinmangel (127a), ist die allgemeine Thrombosegefahr erhöht. Die Bestimmung des Plasmafibrinogens und des Hämatokrits kann in den meisten Fällen die kompliziertere Viskositätsmessung ersetzen. Wichtig ist, daß die Aktivierung der intravasalen Blutgerinnung durch den Nachweis von Fibrinogenfibrinmonomerkomplexen im Plasma angezeigt wird. Die einfachste Nachweismethode ist der Äthanolgelierungstest nach Godal, der nur selten falsch positive, häufiger falsch negative Resultate liefert. Die quantitative Bestimmung der Fibrindegradationsprodukte (FDP) ist zuverlässig. Sind die damit bestimmten Spaltprodukte erhöht, so bedeutet es, daß ein Lyofibrin gebildet wird. Die FDP stammen nur selten ausschließlich von Fibrinogen.

Eine noch genauere Bestimmung ist mit dem Fibrinopeptid A, mit dem Nachweis des Plättchenfaktors 4 und dem β-Thromboglobulin möglich (10, 107, 132). Diese Bestimmungen erlauben die Diagnose einer in Gang befindlichen Blutgerinnung größeren Ausmaßes, wenn der Verbrauch der Gerinnungfaktoren durch die Thrombusbildung durch gesteigerte Synthese nicht mehr kompensiert werden kann; es kommt dann auch zu einem Abfall von Faktor V und VIII sowie der Thrombozyten bei gleichzeitig

starkem Anstieg der FDP (z. B. bei Phlegmasia coerulea dolens). Die Unterscheidung zu einer dekompensierten intravasalen Gerinnung ist vom Laboratorium her dann kaum mehr möglich, hingegen liefern die Klinik und die Lokalbefunde die richtige Differentialdiagnose.

Für die Schwangerschaft ist eine durch die vermehrte Liberierungsbereitschaft von lokaler Fibrinolyseaktivität kompensierte Hyperkoagulabilität typisch, wie sie inzwischen durch eine systematische Untersuchung erneut belegt wurde (185). Versagen der fibrinolytischen Gegenregulation bzw. Endotheldefekte durch Infekt, Trauma oder einfache Überdehnung der venösen Gefäßwand können die Kompensationsmechanismen der intravasalen Gerinnung in einem gegebenen Segment der venösen Strombahn aufheben. Die mit der entstehenden Thrombose verbundene Aktivierung der Blutgerinnung kann als Thrombophilie bezeichnet werden bzw. als lokale intravasale Gerinnung. Diese Bedingung wird nur bei einigen Schwangeren realisiert und noch seltener zu einer manifesten Venenthrombose. Auch ist die Entwicklung bis zur Thrombose im Einzelfall nicht vorherzusagen. Die für die Schwangerschaft typische hämostaseologische Konstellation stellt jedoch *generell* eine Prädisposition zur lokalen intravasalen Gerinnung und zur Thrombose dar. Ein zunächst lokaler Thrombus dringt in angrenzende Gefäßgebiete mit intaktem Endothel vor. Es entstehen multiple oder sogar disseminierte Thromben. Eine methodisch gut fundierte Datensammlung an 72 schwangeren Frauen liegt aus Großbritannien vor. Die Daten dieser prospektiv vom I. Trimenon bis in das frühe Wochenbett verfolgten Untersuchungen umfassen Blutdruck, Gewicht, Thrombozyten, Fibrinogen, Faktoren II, V, VIII:C, VIII R:Ag, X, Antithrombin III, α_1-Antitrypsin und α_2-Makroglobulin (185).

Antithrombotika in der Gravidität

Cumarine

Prophylaktische und therapeutische Behandlungen mit Antithrombotika in der Gravidität begegnen besonderen Risiken. Bei Einsatz von Cumarinderivaten in der Schwangerschaft, z. B. bei Patienten mit prothetischem Herzklappenersatz (64a, 127b, 156a, 175a) oder rezidivierenden Venenthrombosen, ist problematisch. Das Auftreten eines Herzinfarktes in der Gravidität ist extrem selten, dann aber unter Umständen bei völlig gesunder Koronarzirkulation hervorgerufen durch einen frischen Koronararterienthrombus (43). Thrombotische Endokarditis kann bei Präeklampsie nach Pulmonalarterienkatheterismus auftreten (42a). Mitteilungen über fetale Mißbildungen oder Erkrankungen, deren Zusammenhang mit der Behandlung (vor allem

Warfarin) eindeutig ist, liegen vor (92). Diese Beobachtungen haben zu dem Begriff der „Warfarinembryopathie" geführt. Es handelt sich um isolierte oder multiple Skelettmißbildungen, die infolge von pathologischen Kalzifikationen während der fetalen Entwicklung auftreten. Die Blockade von Vitamin K soll für den Einbau von Calcium in fetale Knochen und Knorpel wichtigen Osteokalzine hemmen. In Abwesenheit von Vitamin K gelinge die Synthese von Osteokalzinen nur bis zum Proosteokalzin. Resultat der Vitamin-K-Blockade beim Fetus ist eine als Chondrodysplasia punctata bezeichnete Wachstumsstörung des fetalen Skelettes. Sie ähnelt einem genetischen Defekt, der als Conradi-Hünermann-Syndrom bekannt wurde. Bei einigen nach Warfarinbehandlung der Mutter geborenen Kindern sind folgende Fehlbildungen festzustellen: flache, eingezogene Nase infolge Hypoplasie durch Agenesie des Septum nasi, Hypoplasie der Nasalia, Choanalstenose, Kalzifizierungspunkte in Wirbeln, langen Röhrenknochen und Kreuzbein, Deformitäten der Knochen, Ausbleiben der Verknöcherung der hinteren Bögen der Wirbelkörper bis zur Spina-bifida-Bildung, Klavikelaplasie. Bei der Warfarinembryopathie fehlen die bei der analogen genetisch bedingten Form vorhandenen Katarakte oder ichthyosiforme Hautveränderungen. Die teratogenetische Terminationsperiode dieser warfarininduzierten fetalen Skelettveränderung liegt in der 6.–9. Woche, aber auch später ist die Gefahr von Ossifikationsstörungen nicht ganz auszuschließen.

Neben diesen als „Warfarinembryopathie" bekannten multiplen Skelettfehlbildungen kommen nach Behandlung einer Schwangeren mit Cumarinderivaten, insbesondere Warfarin, gelegentlich auch kindliche zentralvenöse Störungen vor, nämlich Mikrophthalmie, Optikusatrophie, Hypertelorismus, Störungen im N. opticus mit Blindheit, Störungen im N. statoacusticus mit Schwerhörigkeit bis Taubheit. Man erklärt sich das Zustandekommen dieser zentralnervösen Ausfälle als Folge von Einblutungen in das Zentralnervensystem während der Fetalentwicklung. Für eine solche Genese spricht, daß zeitliche Regeln nicht abgelesen werden können. Die Dosierung des Cumarinpräparates scheint wesentlich zu sein. Eine auch nur leichte Überdosierung kann solche Störungen auslösen, während offensichtlich eine über die gesamte Behandlungsdauer beibehaltene korrekte Dosierung oraler Antikoagulantien, wie Beobachtungen unter strenger Dosiskontrolle zeigen (145), für den Fetus tolerabel zu sein scheint. Es ist wenig darüber bekannt, ob solche Mißbildungen oder zentralnervöse Ausfälle auch nach der Behandlung mit anderen Cumarinderivaten als dem Warfarin auftreten. Da für die Embryopathie aber der Vit-

amin-K-Antagonismus der Cumarine ursächlich zu sein scheint, muß befürchtet werden, daß alle Cumarinderivate Embryopathien ohne Ausnahme zur Folge haben können. Nach den Untersuchungen von KORT u. CASSEL (124) tritt die Warfarinembryopathie bei mütterlichen Prothrombinspiegeln von mehr als 40% nicht auf. Dieser Bereich müßte danach als die unterste Toleranzgrenze für eine Cumarinbehandlung in der Schwangerschaft angesehen werden. KORT u. CASSEL (124) beziehen sich auf Warfarinbehandlungen an 40 Patientinnen, bei denen wegen prothetischer Herzklappen eine Indikation zur Antikoagulation bestand. Die Behandlungen wurden unter strenger Überwachung der Dosierung ausgeführt. Die Abort- und Totgeburtrate lag dennoch bei 12,1%, und zwei Drittel davon wurden auf die Wirkung der Antikoagulantien zurückgeführt. Die Literatur zur Frage der Verwendung oraler Antikoagulantien in der Schwangerschaft ist in den letzten Jahren recht umfangreich geworden (25, 27, 41, 76, 92, 93, 102, 108a, 108c, 122, 130a, 145, 174, 175, 183, 184).

Heparin

Die Alternative zur Cumarinbehandlung stellt Heparin dar. Die Behandlung mit Heparin während der Schwangerschaft ist einer oralen Cumarinbehandlung schon deshalb überlegen, weil natives Heparin die intakte Plazentaschranke nicht zu durchdringen vermag (10a, 56a, 158a). Möglicherweise gilt das nicht für niedermolekulare Heparine und für Heparinanaloga (96a, 116). Dazu fehlen bisher Untersuchungen. Der Nachteil der Heparinbehandlung liegt in der parenteralen Applikationsweise. Tägliche subkutane Indikationen sind nötig. Auch über die pulsatile i.v. Anwendung von Heparin in der Schwangerschaft liegen erste Erfahrungen vor (12a, 91b). Unter einer Heparinbehandlung während der Schwangerschaft ist die Inzidenz von Aborten und Totgeburten höher. HALL (92) berichtet über 135 Geburten nach Schwangerschaften, während deren mit Heparin behandelt worden war: 2 Spontanaborte, 17 Totgeburten und 19 Frühgeburten werden berichtet. Von den Frühgeburten verstarben 10. Embryonale oder fetale Mißbildungen in Analogie zu der Warfarinembryopathie wurden indessen nicht gefunden. Die Ursache der intrauterinen Todesfälle blieb unbekannt. Blutungen in der uteroplazentaren Grenzzone sind nicht beobachtet worden. HELLGREN (95) hat 37 Patientinnen untersucht, die während der Schwangerschaft Heparin erhielten. Zwei Drittel dieser Schwangerschaften verliefen normal und endeten mit einem gesunden Kind; in einem Drittel der Fälle traten Frühgeburtsbestrebungen auf.

Das Risiko einer heparinbedingten fetomaternalen Komplikation kann durch Einhaltung einer

Tagesdosis von maximal 15000 IE, verteilt auf 2–3 Einzeldosen, vertretbar klein gehalten werden. Die Dosierung spielt also auch für Heparin ebenso wie für orale Antikoagulantien eine entscheidende Rolle (135, 180).

Die Heparinbehandlung wird mit der aktivierten Partialthromboplastinzeit (aPTT) (157) gesteuert. Die Dosis soll danach so gewählt werden, daß die aPTT 3–4 Std. nach der subkutanen Injektion 5–10 Sekunden über einem vorher gemessenen Ausgangswert liegt. Nach ambulanter Behandlung mit Heparin in Form der subkutanen Selbstinjektion besteht auch ein bestimmtes Risiko lokaler Infektionen am Injektionsort.

Heparinallergien treten nach eigenen Beobachtungen lokal oder systemisch mit einer Häufigkeit von 4% auf. Die Behandlung besteht im Wechsel des Heparinpräparates und in der lokalen Verwendung corticoidhaltiger Salben. Haarausfall ist in etwa 2% der Fälle zu beobachten. Weitere Nebenwirkungen einer Langzeitbehandlung sind Osteopenie und Thrombopenie. Als Ursache der Osteopenie wird Hyperparathyreoidismus bzw. die kationenbindende Chelateigenschaft des Heparins diskutiert. Die kritische Heparindosis dafür liegt bei 10000 IE pro Tag für mindestens 4 Monate. Auf Komplikationsmöglichkeiten wie Rippen- und Wirbeldeckplatteneinbrüche sollte vor einer Heparinlangzeitbehandlung hingewiesen werden (86, 181, 204). Die heparinbedingte Thrombopenie ist präparatabhängig und eher bei Heparinen zu erwarten, die aus Lungengewebe gewonnen werden.

Niedermolekulares *Dextran* eignet sich für eine mehrwöchige Behandlungsdauer in der Gravidität nicht, wegen der damit verbundenen Volumenbelastung. Aspirin als Thrombozytenaggregationshemmer wird in der Schwangerschaft aus anderen Indikationen von einigen empfohlen. Im Hinblick auf die Prophylaxe einer Venenthrombose sind Aggregationshemmer wenig wirksam (14, 34, 84, 179, 188).

Verlauf und Prognose

Verlauf und Prognose einer akuten Phlebothrombose hängen entscheidend von dem rechtzeitigen Einsetzen einer wirksamen Therapie ab. Im günstigsten Fall kommt es zu einer Restitutio ad integrum. Ohne rechtzeitige wirksame Behandlung bleibt ein Schaden im tiefen Venensystem (Venenklappen) zurück, in dessen Folge sich ein postthrombotisches Syndrom bzw. eine chronisch venöse Insuffizienz entwickelt (26a, 131a, 203a).

Therapie der Venenthrombose

Bei akuter Phlebothrombose konkurrieren konservative und operative Maßnahmen. Für den Fall hinreichender Erfahrung kann die Thrombolyse mit Streptokinase oder Urokinase versucht werden. Bei Kontraindikation zur Thrombolyse oder nach erfolgloser Lysebehandlung wird die Thrombektomie angestrebt. Bei Patienten über 65 Jahre, eingeschränkter Lebenserwartung oder bei verschleppter Thrombose kommt ausschließlich die Heparinbehandlung in Frage. Die Thrombolyse mit Streptokinase bei obliterierenden und ausgedehnten Venenthrombosen bzw. bei bedrohlichen Lungenembolien wurde auch *während der Schwangerschaft* angewendet (56b, 136). Das Verfahren hat jedoch gelegentlich zu schweren Blutungskomplikationen geführt, weswegen es besonders erfahrenen Therapiezentren vorbehalten bleiben sollte und allgemein nicht empfohlen wird (160).

Die Thrombolyse mit Streptokinase bei postoperativer tiefer, obliterierender Bein- und Beckenvenenthrombose, vor allem aber bei Phlegmasia coerulea dolens (72) bietet außerhalb der Schwangerschaft, z.B. im Wochenbett, gegenüber einer ausschließlichen Behandlung mit Antikoagulantien Vorteile: Durch Exo- und Endothrombolyse werden fibrinreiche Thromben abgebaut und die in die Thrombosemassen einbezogenen Venenklappen wieder freigelegt, bevor sie durch Organisationsvorgänge im Thrombus zerstört werden. Wie aus zahlreichen angiographischen Befunddokumentationen (97, 169) hervorgeht, gelingt es in etwa zwei Drittel aller Fälle von akuter Phlebothrombose, die Strombahn nicht nur wiederzueröffnen, sondern auch ein postthrombotisches Syndrom zu vermeiden. Das Thrombusalter scheint entgegen einer früheren Annahme nicht das entscheidende Kriterium für die Lysierbarkeit eines endovasalen Thrombus zu sein (170). Für die Thrombolyse akuter Phlebothrombosen hat sich folgende schematische Streptokinasedosierung durchgesetzt: Man beginnt mit einer Initialdosis von 250000–750000 Ch.E. Streptokinase, die in 50–100 ml Lösung infundiert wird. Das Infusionsmedium spielt nur eine untergeordnete Rolle. Gelatinezubereitung ist gut brauchbar. Während der Infusion der Initialdosis sollte man die Patientin nicht unbeobachtet lassen, da anaphylaktische Reaktionen in der Initialphase nicht selten sind. Finden sich in der Vorgeschichte Anhaltspunkte für Streptokokkeninfekte, so sollte man mit einem einfachen Streptokinaseresistenztest eine Information über den bereits bestehenden Antistreptokinasetiter zu gewinnen suchen. Eine nur mäßig erhöhte Streptokinaseresistenz zwingt zur Steigerung der Initialdosis, eine beträchtlich erhöhte Streptokinaseresistenz (mehr als 600 Ch.E./ml Plasma), wie sie auch bis etwa 6 Monate nach vorausgegangener Streptokinasebehandlung zu erwarten ist, verbietet eine thrombolytische Therapie mit Streptokinase.

An die Infusion der Initialdosis schließt sich gleitend die Infusion der Erhaltungsdosis an. Es hat sich als zweckmäßig erwiesen, die Dosis für die ersten vier Behandlungsstunden auf 200 000 Ch. E. Streptokinase/Std. einzurichten. Die Urokinasedosierung liegt bei 4000–4500 IE/kg initial für 10 Minuten, gefolgt von einer Dauerinfusion mit 4500 IE/kg/Stunde (56b). Der Zustand einer vom Plasma her aufrechterhaltenen Exo- und Endothrombolyse kann danach mit 100 000 Ch. E. Streptokinase/Std. bzw. 4000 IE/kg/Stunde Urokinase aufrechterhalten werden. Als Antidot kommen synthetische oder native Fibrinolysehemmer (EACA, AMCHA, Trasylol) in Frage. Sie unterbrechen die durch Streptokinase oder Urokinase induzierte Aktivierung von Plasminogen in der Blutbahn prompt. Die Gesamtdauer der thrombolytischen Therapie richtet sich nach dem klinischen bzw. angiographisch kontrollierten Erfolg. Die Thrombolyse akuter Venenverschlüsse ist in der Regel bereits nach 48 Std. so weit gediehen, daß auf eine Rezidivprophylaxe mit Antikoagulantien übergegangen werden kann. Diese darf nie fehlen.

Unseren eigenen Erfahrungen nach ist Heparin dafür am besten geeignet. Zwischen dem Ende der Streptokinaseinfusionsbehandlung und dem Einsetzen einer Behandlung mit Heparin sollte eine Medikationspause von 1–3 Std. eingehalten werden. Während dieser Pause wird die Plasmathrombinzeit wiederholt bestimmt. Die durch Streptokinase ausgelöste Verlängerung der Plasmathrombinzeit auf das 4–6fache des Ausgangswertes sollte bereits wieder eine Wende zur Normalisierung zeigen, bevor man mit Heparin weiterbehandelt. Man will so vermeiden, daß die durch zirkulierende Fibrinmonomere und hochmolekulare Degradationsprodukte hervorgerufene Erhöhung der Antithrombinaktivität (Antithrombin VI) mit der unmittelbar weitergeführten Heparinbehandlung potenziert wird. Die Aufrechterhaltung einer gesteigerten Antikoagulation im Plasma ist jedoch zur Vermeidung von Thromboserezidiven erforderlich. Es empfiehlt sich, die antithrombotische Behandlung mit Antikoagulantien mehrere Wochen lang nach erfolgreicher Thrombolyse aufrechtzuerhalten, wobei man auf die subkutane Heparinbehandlung (Verfahren der Low-dose-Heparinbehandlung mit 10 000 bis maximal 15 000 IE/Tag), eine Heparinbehandlung in angepaßter (aPTT) Dosierung (106) oder auf Oxycumarinpräparate zurückgreifen wird. Die Low-dose-Heparinbehandlung hat gegenüber der Oxycumarinmedikation den Vorteil, keiner regelmäßigen Laborüberwachung zu bedürfen. Ihr Nachteil liegt in der Notwendigkeit täglicher subkutaner Injektionen mit unvermeidlichen kleinen Hämatomen bei Langzeitbehandlung. Die Urokinasebehand-

lung erfordert einen längeren Zeitraum; sie wird in der Regel auf eine Woche oder mehr ausgedehnt. Die Dosierung liegt bei 4000–4500 IE/kg/Std.

Ein wichtiger Gesichtspunkt betrifft die Beendigung der thrombolytischen Behandlung und den Übergang auf die Antikoagulantiennachbehandlung zur Vermeidung eines Thromboserezidivs. Der Erfolg der Thrombolyse sollte gesichert sein. Eine Erfolgskontrolle der Thrombolyse mit den oben geschilderten apparativen Methoden der Thrombosediagnose ist dort, wo eine Phlebographie nicht angewendet werden kann oder sich diese aus anderen Gründen (hohe Thromboserezidivgefahr) verbietet, erforderlich. Der endgültige Erfolg der thrombolytischen Behandlung wird eher vorherzusagen sein, wenn die thrombolytische Behandlung mit Streptokinase oder mit Urokinase erst dann abgebrochen wird, sobald objektive Anhaltspunkte dafür gewonnen werden können, daß der Thrombus vollständig oder weitgehend verschwunden ist. Die Lyse älterer Thromben kann eine einwöchige Behandlung mit Fibrinolytika erforderlich machen. Dafür ist Urokinase zu bevorzugen. Für die Erfolgsbeurteilung ist eine prätherapeutische sichere Diagnose über Lokalisation und Ausbreitung der Thrombose unerläßlich.

Thrombektomie

Die Thrombektomie bei akuter Phlebothrombose verfolgt eine zweifache Zielsetzung: 1. eine Lumenwiederherstellung unter Erhaltung schlußfähiger Venenklappen und 2. die prompte Ausschaltung eines potentiellen Embolusstreuherds. Entscheidend für den Behandlungserfolg ist das von der Diagnose bis zur Operation verstrichene Zeitintervall. Jenseits des 4.–7. Tages nach klinischem Krankheitsbeginn ist die Thrombose meist so weit fixiert, daß deren vollständige Entfernung aus der Vene technisch nicht mehr möglich ist. Die Zeitgrenze ist nicht immer streng zu ziehen, da sich das reale Alter des Venenverschlusses aus der Vorgeschichte und dem Krankheitsverlauf im Einzelfall kaum sicher bestimmen läßt. Der Nachweis flottierender Thromben im Iliofemoralbereich ist eine Indikation für eine operative Desobliteration.

Bei den meisten Iliofemoralvenenthrombosen liegen noch zusätzlich segmentale Verschlüsse in der Ober- oder Unterschenkeletage vor, so daß sich der Operateur auf eine Desobliteration längerer Venenstrecken einstellen muß. Es bedarf dazu zwingend eines präoperativen Phlebogramms.

Die Thrombektomie ausgedehnter Wadenvenenthrombosen ist selten möglich. Hingegen ist das operative Verfahren bei obliterierenden Iliofemoralvenenthrombosen in geübter Hand das Verfahren der Wahl. Die meisten Gefäßchirurgen geben der Operation den Vorzug vor der thrombolytischen Behandlung. Die Operation nach einer thrombolytischen Behandlung ist mit einer Erhöhung der Blutungsgefahr verbunden. Eine gewisse Gefährdung besteht aber auch für die Thrombolyse nach einer desobliterierenden Operation im Hinblick auf Nachblutungen aus den Katheterstellen.

Die linksseitige Iliofemoralvenenthrombose ist in etwa der Hälfte der Fälle mit einem Beckenvenensporn vergesellschaftet. Die Chancen der Strombahnwiederherstellung sind daher links deutlich geringer als auf der rechten Seite. Die Desobliteration der V. femoralis und der V. iliaca externa erfolgt transfemoral von der V. femoralis communis aus. Als gut geeignete Desobliteratoren haben sich Ring und Ballon bewährt. Um eine Embolisierung zentralwärts zu verhindern, genügt die Anhebung des Oberkörpers über das Leistenniveau (sogenannte Anti-Trendelenburg-Lagerung) und ein kontrollierter inspiratorischer Atemstillstand in Allgemeinnarkose. Die Desobliteration im Bereich des Unter- und Oberschenkels kann am sichersten durch stramme Auswicklung des elevierten Beines erreicht werden. Eine zusätzliche Freilegung der V. cava inferior ist unnötig. Es empfiehlt sich aber, intraoperativ eine Vasographie bzw. eine endoskopische Lumenkontrolle vorzunehmen. Als protektive Maßnahme gegen einen Rezidivverschluß sollte eine temporäre arteriovenöse Fistel angelegt werden. Indikation für eine temporäre arteriovenöse Fistel sind *(1)* die inkomplette Desobliteration einer frischen Phlebothrombose, *(2)* der Vena-axillaris- oder Vena-subclavia-Verschluß, der länger als eine Woche zurückliegt. Arteriovenöse Fisteln dienen der Aufrechterhaltung der Rekanalisation durch erhöhten Druck und Fluß in die Vene.

Prophylaxe thromboembolischer Komplikationen

Für die Vermeidung postoperativer Thrombosen spielen die Volumensubstitution unmittelbar nach der Operation mit geeigneten Plasmaexpandern sowie die frühzeitige Mobilisation des Kranken eine große, vermutlich die wesentliche Rolle. Zur Thromboseprophylaxe haben sich bewährt: *(1)* Dextran als Infusion, *(2)* Heparin in niedriger Dosierung (10000–15000 USPE/die) und *(3)* orale Antikoagulantien. Thrombozytenaggregationshemmer (z.B. Acetylsalicylsäure) eignen sich zur Vermeidung von Venenthrombosen nicht. Hingegen ist die Behandlung mit niedrig dosiertem Heparin in subkutanen Intervallinjektionen erfolgreich für die Vermeidung postoperativer und postpartaler Thrombosen (131). Aus einer (115) von mehreren multizentrischen Doppelblindstudien, welche über 1292 Patienten

berichtet, erwies sich die Injektion von 5000 IE Heparin zwei Stunden vor der Operation und in einem 8-Stunden-Intervall nach der Operation als das ideale prophylaktische Agens. Mit dem Radiojodfibrinogenaufnahmetest nachgewiesen, konnte damit die Morbidität an akuter Phlebothrombose bei postoperativen Patienten von 20,6% auf 7,7% reduziert werden. Zwischen beiden Gruppen zeigte sich keine signifikante Differenz im Auftreten von postoperativen Blutungen, jedoch ist mit Wundheilungsstörungen (Wundhämatome) in etwa 10–13% zu rechnen (eigene Befunde).

Über sehr gute Ergebnisse der Prophylaxe mit Dextran 70 wird berichtet (88). Eine randomisierte Multizenterstudie hat etwa 8000 postoperative Patienten auf die prophylaktische Wirksamkeit von Low-dose-Heparin und Dextran-70-Infusionen über 2 Tage überprüft. Das harte Kriterium war die tödliche Lungenembolie. Die Unterschiede in beiden Gruppen waren nicht signifikant, d.h., Dextran, intravenös verabreicht, verhinderte in demselben Umfang tödliche Lungenembolien wie subkutane Injektionen von Heparin in niedriger Dosierung. In der Dextrangruppe ereigneten sich unerwartet mehr intraoperative Blutungskomplikationen, mehr postoperative Blutungen und mehr kleine Wundhämatome als in der Heparingruppe (88, 89). Die Verabreichung von Dextran ist nach der Einführung der Prophylaxe mit Hapten sicherer geworden, weil sich so mit hoher Zuverlässigkeit schwere allergische Komplikationen (anaphylaktischer Schock auf Dextran) vermeiden lassen.

Chirurgische Prophylaxe der Lungenembolie

Bei chronisch-rezidivierenden Beinvenenthrombosen, schubweisen kleinen Lungenembolien, rezidivierenden Beckenvenenthrombosen oder Ovarialvenenthrombosen (insbesondere, wenn diese während einer Explorativlaparotomie gefunden werden [17]), stellt sich die Frage nach einer sicheren Vermeidung weiterer Lungenembolien. Chirurgische Maßnahmen sind dann die bessere Alternative, wenn eine konsequente prophylaktische Heparinbehandlung wegen erheblicher Blutungsneigung kontraindiziert ist oder wenn Eingriffe wegen starker Blutung vorgenommen werden. Die Blockade der V. cava caudalis unterhalb der Einmündung der Nierenvenen mit Plikatur oder Clip kann sehr nützlich sein. Die sicherste Technik scheint das transabdominale Vorgehen in Allgemeinanästhesie zu sein. Die V. cava caudalis kann durch entsprechend gelegte Nähte oder durch Anlegen besonderer Clips (Moretz, Miles, Adams) bzw. Filter weitgehend eingeengt werden, ohne den Rückfluß komplett zu blockieren (108a). Dabei sollten beide Vv. ovaricae gleichzeitig ligiert werden, um Sekundärthrombosen in den erweiterten Parallelvenen mit der Gefahr von sekundären Lungenembolien aus solchen Reservoirs zu verhüten. Die Ligatur der Gonadalvenen ist bei extraperitonealem Zugang schwierig oder unmöglich (26).

In Fällen mit stark herabgesetzter Operabilität kann man sich mit der Einführung eines Venenschirmchens durch die obere Hohlvene in die untere Hohlvene in Lokalanästhesie behelfen. Nachteil dieses Verfahrens ist die hohe Inzidenz von Beinödemen und massiven Kollateralvenenerweiterungen.

Lungenembolie

Die Symptomatologie der Thromboembolie der Lunge hängt vom Ausmaß der Verlegung der Lungenarterien bzw. von evtl. bereits bestehenden Veränderungen an Herz oder Lungen ab. Schwere Formen der Lungenembolie haben eine schlechte Spontanprognose. Eine erste Lungenembolie geht nicht selten weiteren Embolien voraus. Die schnelle Diagnose und ein entschlossenes therapeutisches Handeln sind daher für den Verlauf entscheidend (94), insbesondere für die seltenen Fälle von Lungenembolie in der Schwangerschaft (126a, 159, 164a, 185a).

Nach dem Vorschlag von GROSSER (87) (Tab. 3) erfolgt die Einteilung der Lungenembolien nach Schweregraden. Eine solche Einteilung erleichtert das Urteil über die Prognose und ermöglicht therapierelevante Unterscheidungskriterien nach Schweregrad. Der klinische Verdacht auf Lungenembolie ist bei jeder plötzlich auftretenden Atemnot gerechtfertigt (16); bei akut auftretenden thorakalen und atemabhängigen Schmerzereignissen; bei Herz-Kreislauf-Störungen, die mit Blutdruckabfall verbunden sind; bei postoperativer Lungenentzündung (Fieber, Husten, Hä-

moptoe). Jedes der genannten Ereignisse steht besonders dann in Verdacht, durch eine Lungenembolie hervorgerufen zu sein, wenn Umstände vorliegen, die zu tiefen Venenthrombosen prädisponieren, wie Immobilität, Herzinsuffizienz (52), anamnestische Hinweise auf frühere Venenthrombosen und Lungenembolien, Varikosis, familiäre Thrombose- und Thromboembolieneigung, hämostaseologisch nachweisbare thrombophile Faktoren wie Mangel an Antithrombin III (71, 141, 191, 192) oder Protein C (23, 119, 120, 139, 140, 141, 143, 144, 172), Hyperfibrinogenämie, Thrombozytose, Polyglobulie, aber auch nach Einnahme von hormonalen Kontrazeptiva (7, 35, 59) sowie im Rekompensationsstadium nach Herzinsuffizienz und nach einer abrupten Beendigung einer Antikoagulantienbehandlung (94). Man sollte auch daran denken, daß Thrombopenie nicht vor einer Lungenembolie schützt. Die genannten prädisponierenden Momente sollten bei entsprechend klinischer Symptomatologie ohne Verzögerung eine Vertiefung der Diagnostik veranlassen. Das Leitsymptom ist Tachypnoe und Dyspnoe, seltener Zyanose. Auftreten und Tiefe der Zyanose sind abhängig vom roten Blutbild. Ist sie besonders intensiv, muß an eine rechtskardiale Drucksteigerung gedacht werden, die ein Foramen ovale eröffnen kann. Starke allgemeine Unruhe, Urin-, Stuhlinkontinenz oder gar Bewußtlosigkeit sind Zeichen der dann schon eingetretenen zerebralen Hypoxie.

Bedside-Diagnose

Über dem embolisierten Lungenbezirk wird man kaum einen charakteristischen Perkussions- oder Auskultationsbefund erheben können; charakteristisch ist der ipsilaterale Zwerchfellhochstand und die eingeschränkte Beweglichkeit der betreffenden Zwerchfellhälfte. Feuchte Nebengeräu-

Tabelle 3   Kriterien der verschiedenen Schweregrade von Thromboembolien der Lunge

Schweregrad	klein	submassiv	massiv	fulminant
Grad nach *Grosser* (87)	I	II	III	IV
System.-Art. Druck	unverändert	(↓)	↓	↓ ↓
PO$_2$	unverändert	↓	↓ ↓	↓ ↓
P$_A$ (A. pulmonalis)	unverändert	(↑)	↑	↑ ↑
Gefäßobliteration	periphere Äste	Segmentarterien	PA-Hauptast bzw. 2 oder mehr Lappenarterien oder deren Äquivalente	PA-Stamm oder bd. Hauptäste
Prognose	nicht tödlich *ohne* Reduktion kardiopulmonaler Reserven	nicht tödlich *mit* Reduktion kardiopulmonaler Reserven	tödlich innerhalb von Std. durch Rechtsherzversagen	foudroyant in 15 Min. tödlich durch Rechtsherzversagen oder Hirnanoxie

sche sind in der gegebenen Situation Ausdruck eines Lungeninfarktes bzw. einer Infarktpneumonie.

Nach klinischen Symptomen einer akuten Rechtsherzbelastung (Akzentuierung des zweiten Pulmonaltons) soll gesucht werden. Meistens verhindern Dyspnoe und Tachykardie einen zweifelsfreien Nachweis solcher kardialen Auskultationsphänomene. In der Mehrzahl der Fälle werden klinische Zeichen einer akuten Venenthrombose sogar fehlen. Der ehemals obturierende Thrombus könnte nämlich schon ganz oder teilweise in die Lungen verschleppt worden sein bzw. eine akute Venenthrombose könnte noch keine klinisch faßbaren Zeichen (Beinschwellung) gesetzt haben. Wegen des Fehlens von Symptomen einer Beinvenenthrombose sollte aber der Verdacht auf Lungenembolie nie fallengelassen werden, wenn die entsprechende pulmonale und allgemeine Symptomatik sonst vorliegt. Bei akuter Atemnot, verbunden mit Schock unter der Geburt, aber auch in der Gravidität und sogar noch post partum, ist die wichtigste Differentialdiagnose die Fruchtwasserembolie (s. Kapitel 20).

Laboruntersuchungen

Eine evtl. vorhandene Leukozytose ist nicht spezifisch. Die hämostaseologischen Kriterien einer Thrombose (Tab. 4) sind meist vorhanden, aber es ist zeitraubend, auf die Ergebnisse zu warten. Die Kombination von Hypoxie und Hypokapnie können Hinweiszeichen sein. Bei leichteren Schweregraden einer Lungenembolie fehlen auch diese. In schweren Fällen kann sogar eine Hyperkapnie auftreten.

Das akute Cor pulmonale zeigt sich im Elektrokardiogramm mit dem Bild der akuten rechtsventrikulären Koronarinsuffizienz. Häufig ist ein flüchtiger Rechtsschenkelblock und/oder eine

Tabelle 4 Schnelle Orientierung über Thrombophilie bzw. existente makro- oder mikrothrombotische Prozesse durch einfache Labordaten

Gesteigerte Blutgerinnungsbereitschaft	Aktivierte Blutgerinnung und Fibrinolyse
Quick hoch	FDP hoch
Fibrinogen hoch	FDP hoch
aPTT kurz (<25 Sek.)	aPTT kurz
Ungenügender Thromboseschutz	*Disseminierte intravasale Gerinnung*
Antithrombin III erniedrigt (<70%)	Quick erniedrigt
	Fibrinogen erniedrigt
	Thrombozyten vermindert
	FDP hoch

FDP: Fibrindegradationsprodukte
aPTT: aktivierte partielle Thromboplastinzeit

Rechtsabweichung der elektrischen Herzachse. Der Wert des EKG für die Erkennung einer Lungenembolie liegt nicht so sehr im Nachweis des akuten Cor pulmonale als vielmehr im Ausschluß anderer Ursachen wie Herzinfarkt, Kardiomyopathie, paroxysmale Tachykardie oder Perikarditis. Ergänzende Untersuchungen gelingen mit der Ultraschallechokardiographie, mit einfacher Röntgenthoraxaufnahme, mit der Computertomographie oder Lungenszintigraphie. Beweisend ist die Pulmonalisangiographie. Als sichere angiologische Kriterien gelten Gefäßabbrüche ohne Füllung der peripheren Abschnitte, partielle Gefäßokklusionen; deutlich hinweisende Befunde sind Kaliberschwankungen, Oligämie, Dellung in der Peripherie oder asymmetrische Kontrastmittelverteilungen in den Lungen.

Der zur Pulmonalisangiographie eingebrachte Katheter eignet sich zur Bestimmung und Überwachung des pulmonalarteriellen Drucks, dessen Messung für die Überwachung der Intensivtherapie gefordert wird.

Bei massiver Lungenembolie oder dem Verdacht auf fulminante Lungenembolie (Grad III oder IV) sollte mit den nichtinvasiven Methoden, die auch in ihrer Kombination keine sichere Entscheidung zulassen, weitere für die Therapie wertvolle Zeit nicht verloren werden. Vielmehr ist die rasche Durchführung der Pulmonalisangiographie nach Einleitung und unter weiterer Fortführung intensivmedizinischer Maßnahmen das diagnostische Verfahren der Wahl.

Therapeutische Maßnahmen bei Lungenembolie

Bei Verdacht auf das Vorliegen einer Lungenembolie wird man folgende Erstmaßnahmen einleiten:
(1) Bettruhe, korrekte Lagerung,
(2) Zentralvenöser Zugang,
(3) Heparin 10000 IE i.v., danach 40000 IE/24 Std. als Dauertropfinfusion,
(4) Sedierung (z.B. Valium 5 mg i.v.),
(5) Ruhigstellung ohne Eigenaktivität der Patientin,
(6) Sauerstoff per Nasensonde (ca. 3 l/min),
(7) Schmerzbekämpfung.
Die Patientin mit Lungenembolie vom Schweregrad III und IV sollte möglichst rasch auf eine Intensivstation verlegt werden, damit man dort weitere diagnostische Erstmaßnahmen wie EKG, venöse und arterielle Blutgasanalysen, Bestimmung des zentralen Venendrucks, Röntgenaufnahmen des Thorax, Ultraschall-Doppler-Untersuchung der Beinvenen, Bestimmung der pulmonalen Drucke und Pulmonalis-Angiographie durchführen kann, *während gleichzeitig die Therapie beginnt.* Die kontinuierliche Kontrolle

von Vitalfunktionen (Blutdruck, Pulsfrequenz, Atemfrequenz, Temperatur, Urinausscheidung, zentralvenöser Druck, PAP) muß veranlaßt werden. Bei Schocksymptomatik gehört die Gabe von kreislaufwirksamen Medikamenten (Dopamin, Dobutamin, Suprarenin, evtl. Antiarrhythmika) sowie unter Umständen die sofortige Intubation und die Beatmung der Patientin zu den ersten Maßnahmen. Diese dienen der Absicherung der Diagnose ebenso wie dem Ausschluß möglicher anderer differentialdiagnostisch relevanter Akutzustände (Myokardinfarkt, Myokarditis, Pneumonie, Spontanpneumothorax). Auch wenn keine eingreifenden diagnostischen Möglichkeiten wie Lungenszintigraphie und Pulmonalisarterienangiographie zur Verfügung stehen, ist bei entsprechenden anamnestischen Angaben (Beinvenenthrombose, chronische venöse Insuffizienz, maligner Tumor, Zustand postoperativ, vorausgegangene Infektion, kurz zurückliegende Einnahme von hormonalen Kontrazeptiva) und passendem klinischen Befund, eine akute Lungenarterienembolie als die wahrscheinlichste Komplikation anzunehmen. Das dann angewandte Behandlungskonzept ist identisch mit der Therapie von Patientinnen, bei denen die Lungenembolie durch Lungenszintigraphie oder Pulmonalisarterienangiographie gesichert werden konnte.

Der Schweregrad IV der Lungenembolie ist gekennzeichnet durch die Schocksymptomatik. Bei Fehlen von Kontraindikationen ist dann unverzüglich die Einleitung einer therapeutischen Fibrinolyse mit Urokinase oder Streptokinase indiziert. Bei angiographisch nachgewiesener Lungenarterienembolie (Perfusionsausfall in der Regel über 60%) wird diese therapeutische Thrombolyse, wenn möglich, in Operationsbereitschaft durchgeführt. Als Ultima ratio bleibt die akute Thorakotomie mit Embolektomie.

Heparin: Die Applikation von Heparin bei Patientinnen mit Lungenembolie stellt eine prophylaktische Maßnahme dar; sie reicht bei Schweregrad I immer, bei Schweregrad II oft aus. Heparin verhindert das appositionelle Wachstum von Thromben in der Lungenstrombahn und damit eine mögliche weitere Ausdehnung des Perfusionsdefektes, gleichzeitig verhindert es die Apposition von Thromben im Quellgebiet der Lungenembolie (Begrenzung der Beinvenenthrombose, Erleichterung der lokalen spontanen Thrombolyse) (61). Durch Hemmung der Plättchenfunktion verhindert Heparin weiterhin die Bildung und Freisetzung von vasoaktiven Substanzen wie Thromboxan und Serotonin und vermag so kardiopulmonale Akutreaktionen auszuschalten (Vasokonstriktion der Pulmonalarterien und Bronchokonstriktion) (90). Einer initialen Bolusinjektion von 10 000–15 000 IE Heparin schließt sich die Heparindauerinfu-

sion an, die wegen der verkürzten Halbwertszeit von Heparin bei Lungenembolien in der Größenordnung von 40 000 IE Heparin/24 Std. liegen soll (178). Eine solche Behandlung ist mit der Thrombinzeit oder mit der aktivierten partiellen Thromboplastinzeit (aPTT) zu überwachen. Die Heparindosis sollte man nach den Laborwerten entsprechend adaptieren, mindestens 5–10 Sek. über dem Ausgangswert, jedoch noch sicher meßbar: Eine ausreichende Antikoagulation liegt dann vor, wenn sich die Globalgerinnungszeiten etwa auf das Doppelte der Norm verlängert haben. Die Heparintherapie sollte mindestens 10 Tage lang beibehalten werden. Bei etwa einem Drittel der Patienten, die länger als eine Woche kontinuierlich mit Heparin behandelt werden, kann sich eine Thrombopenie entwickeln, deren pathogenetische Ursache in den meisten Fällen unklar ist. Sie verschwindet nach Absetzen von Heparin in einigen Tagen. Auch die Entwicklung einer Verbrauchskoagulopathie ist unter Heparin beschrieben worden (15). Bei Auftreten bedrohlicher Blutungen läßt sich die Wirkung des Heparins durch Applikation von Protaminchlorid sofort unterbrechen.

Nach der Behandlungsphase mit Heparin sollen orale Antikoagulantien für mindestens 8 Wochen unter sorgfältiger Überwachung der Dosis verordnet werden, da Spätrezidive von Lungenembolien, vor allem postoperativ, nicht selten sind. Gefährlicher als eine Überdosierung ist die Unterdosierung oraler Antikoagulantien. Thrombozytenaggregationshemmer reichen für die Nachbehandlung von akuten thromboembolischen Komplikationen nicht aus (39, 105).

Literatur

1 Aaro, L. A., Th. R. Johnson, J. L. Juergens: Acute superficial venous thrombophlebitis associated with pregnancy. Amer. J. Obstet. Gynec. 97 (1967) 514–518

2 Aaro, L. A., J. L. Juergens: Thrombophlebitis associated with pregnancy. Amer. J. Obstet. Gynec. 109 (1971) 1128–1133

3 Adolf, J., G. Buttermann, A. Weidenbach, F. Gmeineder: Optimierung der medikamentösen Thromboseprophylaxe in der Gynäkologie. Geburtsh. u. Frauenheilk. 38 (1978) 98–104

4 Adolfsson, L., I. Nordenfelt, H. Olsson, I. Torstensson: Diagnosis of deep vein thrombosis with $^{99}Tc^m$-plasmin. Acta med. scand. 211 (1982) 365–368

5 Alkjaersig, N., A. Fletcher, R. Burstein: Association between oral contraceptive use and thromboembolism: A new approach to its investigation based on plasma fibrinogen chromatography. Amer. J. Obstet. Gynec. 122 (1975) 199–209

6 Allan, Th. R., G. C. Miller II, A. J. Wabrek, R. C. Burchell: Postpartum and postabortal ovarian vein thrombophlebitis. Obstet. and Gynec. 47 (1976) 525–527

6a Altomonte, L., A. Zoli, D. Accili, A. Mangia, A. Bianco, M. Magaro: Thrombosis, recurrent abortions and intrauterine foetal death in patient with lupus anticoagulant. Clin. Rheumatol. 4 (1985) 455

7 Amaury, T., L. Andrade: Oral contraceptives and

postoperative venous thrombosis. Letter to DeStefano, F., B. V. Stadel: Amer. J. Obstet. Gynec. 143 (1982) 227 and Reply. Amer. J. Obstet. Gynec. 145 (1983) 773–774

8 Angel, J. L., R. A. Knuppel: Computed tomography in diagnosis of puerperal ovarian vein thrombosis. Obstet. and Gynec. 63 (1984) 61–64

9 Anton, W., K. Niedner: Spätgestose als Ursache der Müttersterblichkeit und die besondere Bedeutung nichtkonvulsiver Verlaufsformen. Zbl. Gynäk. 93 (1971) 598–609

10 Arocha-Pinango, C. L., A. Ojeda: Does the β-TG/PF$_4$ Ratio have any value? Thrombos. Haemostas. (Stuttg.) 49 (1983) 147

10a Åstedt, B.: Thrombosebehandlung während der Schwangerschaft. Zbl. Gynäk. 108 (1986) 777

11 Baertschi, U., A. Schaer, P. Bader, P. Morf: Thromboseprophylaxe nach gynäkologischen Operationen: Eine Vergleichsstudie von Low-Dose-Heparin und oralen Antikoagulantien. Geburtsh. u. Frauenheilk. 35 (1975) 754–760

12 Ballard, R. M., P. J. Bradley-Watson, F. D. Johnstone, A. Kenney, T. G. McCarthy, S. Campbell, J. Weston: Low doses of subcutaneous heparin in the prevention of deep vein thrombosis after gynaecological surgery. J. Obstet. Gynaec. Brit. Cwlth 80 (1973) 469

12a Barss, V. A., P. A. Schwartz, M. F. Greene, M. Phillippe, D. Saltzman, F. D. Frigoletto: Use of the subcutaneous heparin pump during pregnancy. J. reprod. Med. 30 (1985) 899

13 Baum, N. H., E. Moriel, E. Carlton: Renal vein thrombosis. J. Urol. 119 (1978) 443

14 Beaufils, M., S. Uzan, R. DonSimioni, S. C. Colau: A prospective controlled study of dipyridamole and aspirin in high risk pregnancy. Clin. Exp. Hypertens. (B) 1 (1982) 335

15 Bell, W. R., N. S. Anderson, A. O. Anderson: Heparin-induced coagulopathy. J. Lab. clin. Med. 89 (1977) 741

15a Bell, W. R., J. R. Bartholomew: Pulmonary thromboembolic disease. Curr. Probl. Cardiol. 10 (1985) 1

16 Bell, W. R., T. L. Simon, D. L. DeMets: The clinical features of submassive and massive pulmonary emboli. Amer. J. Med. 62 (1977) 355

17 Beller, F. K., K. Quakernack, G. Wittrin: Ovariale Venenthrombose als Zufallsbefund beim Kaiserschnitt. Zbl. Gynäk. 102 (1980) 1059–1062

18 Beller, F. K., Ch. Ebert: Physiology of the coagulation system in pregnancy. Europ. J. Obstet. Gynec. Reprod. 13 (1982) 177–197

19 Beller, F. K., Ch. Ebert: Haemostasis and thrombosis in pregnancy. In: The Thromboembolic Disorders, hrsg. von J. van de Loo, C. R. M. Prentice, F. K. Beller. Schattauer, Stuttgart 1983 (S. 481–491)

20 Bergqvist, A., D. Bergqvist, T. Hallböök: Acute deep vein thrombosis after cesarean section. Acta obstet. gynec. scand. 58 (1979) 473–476

21 Bergqvist, D.: Postoperative Thromboembolism – Frequency, Etiology, Prophylaxis. Springer, Berlin 1983

21a Berlin, M., P. Fleishman: Puerperal ovarian vein thrombosis. Int. Surg. 70 (1985) 179

22 Bernstein, K., U. Ulmsten, B. Astedt, L. Jacobsson, S. Mattson: Incidence of thrombosis after gynecologic surgery evaluated by improved ^{125}I-fibrinogen uptake test. Angiology 31 (1980) 606–613

23 Bertina, R. M., A. W. Broekmans, I. K. van der Linden, K. Mertens: Protein C deficiency in a Dutch family with thrombotic disease. Thromb. Haemostas. (Stuttg.) 48 (1982) 1–5

24 Beswick, W., R. Chmiel, R. Booth, I. Vellar, E. Gilford, C. N. Chesterman: Detection of deep venous thrombosis by scanning of ^{99m}technetium-labelled red-cell venous pool. Brit. med. J. 1979/I, 82–84

25 Bloomfield, D. K.: Fetal death and malformations associated with the use of coumarin derivatives in pregnancy. Amer. J. Obstet. Gynec. 107 (1970) 883

26 Blumenberg, R. M., M. L. Gelfand: Long-term follow-up of vena cava clips and umbrellas. Amer. J. Surg. 33 (1978) 162–163

26a Boccalon, H., M. Reggi: Computerized records in vascular pathology. V. Computer-assisted management of records in venous pathology. J. Mal. Vasc. 11 (1986) 140

27 Bofinger, M. K., J. Warkany: Warfarin and fetal abnormality. Lancet 1976/I, 911

28 Bollinger, A., U. K. Franzeck: Diagnose der tiefen Becken- und Beinvenenthrombose. Schweiz. med. Wschr. 112 (1982) 550–556

29 Bonnar, J., J. Walsh: Prevention of thrombosis after pelvic surgery by British dextran 70. Lancet 1972/I, 614

30 Bounameaux, H., B. Krähenbühl, S. Vukanovic: Diagnosis of deep vein thrombosis by combination of Doppler ultrasound flow examination and strain gauge plethysmography. Thromb. Haemostas. (Stuttg.) 47 (1982) 141–144

31 Breckenridge, R. T., O. D. Ratnoff: Pulmonary embolism and unexpected death in supposedly normal persons. New Engl. J. Med. 270 (1964) 298

32 Brehm, R., K. Philipp: Überwachung der postoperativen Thromboseprophylaxe mit niedrig dosiertem Heparin mit dem Radiojod-Fibrinogentest. Geburtsh. u. Frauenheilk. 41 (1981) 431–434

33 Brown, Th. K., R. A. Munsick: Puerperal ovarian vein thrombophlebitis: A syndrome. Amer. J. Obstet. Gynec. 109 (1971) 263–273

34 Buchan, P. C., H. N. MacDonald: Aspirin in pregnancy. Lancet 1979/I, 147

35 Bucher, U., M. Kägi, E. A. Beck: Scheinbare und wirkliche Nebenwirkungen der oralen Kontrazeptiva aus internistisch-hämatologischer Sicht. Eine kritische Würdigung der Literatur. Schweiz. Rdsch. Med. (Praxis) 65 (1976) 570–580

36 Buess, H.: Geschichtliches zur Lehre von Thrombose, Embolie und hämorrhagischer Diathese. In: Die thromboembolischen Erkrankungen, 2. Aufl., hrsg. von Th. Naegeli, P. Matis, R. Gross, H. Runge, H. W. Sachs. Schattauer, Stuttgart 1960 (S. 3–26)

37 Bumm, E.: Histologische Untersuchungen über die puerperale Endometritis. Arch. Gynäk. 40 (1891) 398–418

38 Buttermann, G., W. Theisinger, A. Weidenbach, U. Hartung, D. Welzel, H. W. Pabst: Quantitative Bewertung der postoperativen Thromboembolieprophylaxe. Med. Klin. 72 (1977) 1624–1683

39 Bynum, L. J., J. E. Wilson, III: Low-dose heparin therapy in the long-term management of venous thromboembolism. Amer. J. Med. 67 (1979) 553

40 Cadenat, F. M.: Les thrombophlébites du membre supérieur. Paris méd. 35 (1920) 253

41 Carson, M., M. Reid: Warfarin and fetal abnormality. Lancet 1976/I, 1356

41a Chague, D., E. Keller, P. Ballarini, S. Rossier, B. Gollentz: Thrombophlebite de la veine ovarienne droite. Diagnostic et surveillance scanographique de deux cas. J. Radiol. 67 (1986) 241

42 Check, W. A.: Lokalisation von Thromben mit markierten Thrombozyten. J. Amer. med. Ass. D 2 (1983) 1–4

42a Chestnut, D. H., P. D. Lumb, F. Jelovsek, A. P. Killam: Nonbacterial thrombotic endocarditis associated with severe preeclampsia and pulmonary artery catheterization. A case report. J. reprod. Med. 30 (1985) 497

43 Ciraulo, D. A., A. Markovitz: Myocardial infarction in pregnancy associated with a coronary artery thrombus. Arch. intern. Med. 139 (1979) 1046

44 Clarke-Pearson, D. L., F. R. Jelovsek, W. T. Creasman: Thromboembolism complicating surgery for cervical

and uterine malignancy: Incidence, risk-factors, and prophylaxis. Obstet. and Gynec. 61 (1983) 87–94

45 Clarke-Pearson, D.L., W.T.Creasman, M.Rattston, R.E.Coleman: Indium-labelled platelet imaging of postoperative pelvic vein thrombi. Obstet. and Gynec. 62 (1983) 109–116

46 Clarke-Pearson, D.L., R.E. Coleman, I.S. Synan, W.Hinshaw, W.T.Creasman: Venous thromboembolism prophylaxis in gynecologic oncology: A prospective, controlled trial of low-dose heparin. Amer. J. Obstet. Gynec. 145 (1983) 606–613

47 Clarke-Pearson, D.L., I.S.Synan, E.Coleman: The natural history of postoperative venous thromboemboli on gynecologic oncology: A prospective study of 382 patients. Amer. J. Obstet. Gynec. 148 (1984) 1051–1054

48 Clarke-Pearson, D.L., I.S. Synan, W.T. Hinshaw: Prevention of postoperative venous thromboembolism by external pneumatic calf compression in patients with gynecologic malignancy. Obstet. and Gynec. 63 (1984) 92–98

49 Clayton, J.K., J.A.Anderson, G.P.McNicol: Preoperative prediction of postoperative deep vein thrombosis. Brit. med. J. 1976/II, 910–912

50 Cooke, E.D., M.F.Pilcher: Deep vein thrombosis: Preclinical diagnosis by thermography. Brit. J. Surg. 61 (1974) 971–978

51 Coon, W.W., P.W.Willis, J.B.Keller: Venous thromboembolism and other venous diseases in the Tecumseh Community Health Study. Circulation XLVIII (1973) 839

52 Coon, W.W.: Risk factors in pulmonary embolism. Surg. Gynec. Obstet. 143 (1976) 385–390

53 Cranley, J.J., A.J.Gay, A.M.Grass, F.A.Simeone: A plethysmographic technique for the diagnosis of deep venous thrombosis of the lower extremities. Surg. Gynec. Obstet. 136 (1973) 385–394

54 Daniel, O.G., H.Campbell, H.A.C.Turnbull: Puerperal thromboembolism and suppression of lactation. Lancet 1967/II, 287

55 Davidson, A.I., M.E.A.Brunt, N.A.Matheson: A further trial comparing dextran 70 with warfarin in the prophylaxis of postoperative venous thrombosis. Brit. J. Surg. 59 (1972) 314

55a Davies, J.A.: The pre-thrombotic state. Clin. Sci. 69 (1985) 641

56 Deacon, J.M., P.J.Ell, P.Anderson, O.Khan: Technetium ^{99m}plasmin: A new test for the detection of deep vein thrombosis. Brit. J. Radiol. 53 (1980) 673–677

56a Deiter, R.W.: Thromboembolic disease in pregnancy: A prospective trial of intermittent heparin therapy during the antepartum period. J. Amer. Osteopath. Ass. 85 (1985) 247

56b Delclos, G.L., F.Davila: Thrombolytic therapy for pulmonary embolism in pregnancy: A case report. Amer. J. Obstet. Gynec. 155 (1986) 375

57 Derrick, F.C., R.R.Rosenblum, K.M.Lynch: Pathologic association of the right ureter and right ovarian vein. J. Urol. 97 (1967) 633

58 Derrick, F.C., W.R.Turner, E.E.House, H.A.Stresing: Incidence of right ovarian vein syndrome in pregnant females. Obstet. and Gynec. 35 (1970) 37–38

59 DeStefano, F., H.B.Peterson, H.W.Ory, P.M.Layde: Oral contraceptives and postoperative venous thrombosis. Amer. J. Obstet. Gynec. 143 (1982) 227–228

59a de Swiet, M.: Thromboembolism. Clin. Haemat. 14 (1985) 643

60 de Swiet, M.: Anticoagulants in pregnancy. In: Clinical Pharmacology in Obstetrics, hrsg. von P.Lewis. Wright, Bristol 1983 (S.79–87)

61 Deykin, D.: The use of heparin. New Engl. J. Med. 290 (1969) 37

62 Didolkar, S.M., Ch.Koontz, P.I.Schimberg: Phlebo-

rheography in pregnancy. Obstet. and Gynec. 61 (1983) 363

63 diZerega, G., L.Yonekura, S.Roy, R.M.Nakamura, W.J.Ledger: A comparison of clindamycin-gentamycin and penicillin-gentamycin in the treatment of post-cesarean section endometritis. Amer. J. Obstet. Gynec. 134 (1979) 238–242

64 Dörstelmann, D., H.Dobiasch, W.Mattes, R.Reuther: Hirnvenen- und Sinusthrombose. Ein Beitrag zur Antikoagulantienbehandlung. Nervenarzt 52 (1981) 243–246

64a Donzeau-Gouge, P., A.N-Guyen, B.Touchot, S.Dunica, S.Weber, F.Guerin, A.Piwnica: Acute thrombosis of a St.Jude Medical aortic prosthesis in a pregnant woman. Thorac. Cardiovasc. Surg. 33 (1985) 248

65 Duff, P., R.Gibbs: Pelvic vein thrombophlebitis: Diagnostic dilemma and therapeutic challenge. Obstet. gynec. Surv. 38 (1983) 365–373

66 Duffy, G.J., D.D'Auria, T.G.Brien, D.Ormond, J.A.Mehigan: New radioisotope test for detection of deep venous thrombosis in the legs. Brit. med. J. 1973/I, 712–714

67 Dugan, M.A., J.J.Kozar, G.Ganse, N.D.Charkes: Localization of deep vein thrombosis using radioactive streptokinase. J. nucl. Med. 14 (1973) 233–234

68 Dunn, L.J., L.W.Van Voorhis: Enigmatic fever and pelvic thrombophlebitis. New Engl. J. Med. 276 (1967) 265

69 During, R., G.Schwarzlos: Phlebologie aus gynäkologischer Sicht. Z. Ärztl. Fortbild. 74 (1980) 1003–1004

70 Edenbrandt, C.-M., J.Nilsson, P.Ohlin: Diagnosis of deep venous thrombosis by phlebography and ^{99}Tc^{m}-plasmin. Acta med. scand. 211 (1982) 59–64

71 Editorial: Familial antithrombin III deficiency. Lancet 1983/I, 1021–1023

72 Elliot, M.S., E.J.Immelman, P.Jefferey, S.R.Benatar, M.R.Funston, J.A.Smith, P.Jacobs, B.J.Shepstone, A.D.Ferguson, J.H.Louw: The role of thrombolytic therapy in the management of phlegmasia caerulea dolens. Brit. J. Surg. 66 (1979) 422

73 Endl, J., W.Auinger: Frühdiagnose der postoperativen tiefen Beinvenenthrombose mit dem ^{125}-Jod-Fibrinogentest an einem gynäkologisch operierten Patientengut. Wien. klin. Wschr. 89 (1977) 304

74 Evans, D.S.: The early diagnosis of thromboembolism by ultrasound. Ann. roy. Coll. Surg. 49 (1971) 225

75 Feinleib, M.: Venous thrombosis in relation to cigarette smoking, physical activity and seasonal factors. The Milbank Memorial Fund Quarterly: The Epidemiology of Venous Thrombosis. Vol. L/1 (1972) Teil 2, 123

75a Feinstein, D.I.: Lupus anticoagulant, thrombosis, and fetal loss. New Engl. J. Med. 313 (1985) 1348

76 Fillmore, S.J., E.McDevitt: Effects of coumarin compounds on the fetus. Ann. int. Med. 73 (1970) 731

77 Flessa, H.C., H.I.Glueck, A.Dritschilo: Thromboembolic disorders in pregnancy: Pathophysiology, diagnosis and treatment with emphasis on heparin. Clin. Gynec. 17 (1974) 195

78 Fridrich, R., H.E.Schmitt: Zur Diagnose der Venenthrombosen mit nuklearmedizinischen Verfahren. Med. Welt 26 (1975) 1960–1964

79 Friend, J.R., V.V.Kakkar: Deep vein thrombosis in obstetric and gynecological patients. In: Thromboembolism: Diagnosis and Treatment, hrsg. von V.V. Kakkar, A.J. Jouhar. Livingstone, Edinburgh 1972

80 Gibbs, R.S., P.M.Jones, R.Wilder: Antibiotic therapy of endometritis following cesarean section. Obstet. and Gynec. 52 (1978) 31

81 Gilabert, J., J.Aznar, J.Parrilla, E.Reganon, V.Vila, A.Estelles: Alterations in the coagulation and fibri-

nolysis system in pregnancy, labour and puerperium with special reference to a possible transitory state of intravascular coagulation during labour. Thrombos. Haemostas. (Stuttg.) 40 (1978) 386

82 Göretzlehner, G., G. Frick, U. Frick: Hormonale Kontrazeption – Thromboembolie und Operationsrisiko. Zbl. Gynäk. 98 (1976) 600–610

83 Gomes, A. S., M. M. Webber, D. Buffkin: Contrast venography vs. radionuclide venography: A study of discrepancies and their possible significance. Radiology 142 (1982) 719–728

84 Goodlin, R. C.: Correction of pregnancy-related thrombocytopenia with aspirin without improvement in fetal outcome. Amer. J. Obstet. Gynec. 146 (1983) 862–864

85 Gore, I., A. Hirst, K. Tanaka: Myocardial infarction and thromboembolism. Arch. intern. Med. 113 (1964) 323

86 Griffith, G. C., G. Nichols, J. D. Asher, B. Flanagan: Heparin osteoporosis. J. Amer. med. Ass. 193 (1965) 91–94

87 Grosser, K.-D., K. Koch: Thromboembolie der Lungen. Intensivmedizin 21 (1984) 138–144

88 Gruber, U. F., T. Saldeen, T. Brokop, B. Eklöf, I. Eriksson, I. Goldie, L. Gran, M. Hohl, T. Jonsson, S. Kristersson, K. G. Ljungström, T. Lund, H. Maartman Moe, E. Svensjö, D. Thomson, J. Torhorst, A. Trippestad, M. Ulstein: Incidence of fatal postoperative pulmonary embolism after prophylaxis with dextran 70 and low-dose heparin: an international multicentre study. Brit. med. J. 280 (1980) 69–72

89 Gruber, U. F.: Prevention of fatal postoperative pulmonary embolism by heparin dihydroergotamine or dextran 70. Brit. J. Surg. 69 (Suppl.) (1984) 54–58

90 Gurewich, V., M. L. Cohen, D. P. Thomas: Hormonal factors in massive pulmonary embolism. Amer. Heart J. 76 (1968) 784

91 Gurll, N., Z. Helfand, E. F. Salzman, W. Silen: Peripheral venous thrombophlebitis during pregnancy. Amer. J. Surg. 121 (1971) 449

91a Haggroth, L., C. Mattsson, P. Felding, I. M. Nilsson: Plasminogen activator inhibitors in plasma and platelets from patients with recurrent venous thrombosis and pregnant women. Thromb. Res. 42 (1986) 585

91b Hahn, C. L.: Pulsatile heparin administration in pregnancy: A new approach. Amer. J. Obstet. Gynec. 155 (1986) 283

92 Hall, J. G., R. M. Pauli, K. M. Wilson: Maternal and fetal sequelae of anticoagulation during pregnancy. Amer. J. Med. 68 (1980) 122–140

92a Harris, E. N., J. K. Chan, R. A. Asherson, V. R. Aber, A. E. Gharavi, G. R. Hughes: Thrombosis, recurrent fetal loss, and thrombocytopenia. Predictive value of the anticardiolipin antibody test. Arch. intern. Med. 146 (1986) 2153

93 Harrod, M. J. E., P. S. Sherrod: Warfarin embryopathy in siblings. Obstet. and Gynec. 57 (1981) 673–676

94 Heinrich, D., J. Mulch: Differentialtherapie der akuten Lungenembolie: Antikoagulation, Fibrinolyse und/oder Operation. Hämostaseologie 4 (1984) 83–90

95 Hellgren, M., E. B. Nygards: Long-term therapy with subcutaneous heparin during pregnancy. Gynec. Obstet. Invest. 13 (1982) 76–89

96 Henderson, S. R., C. J. Lund, W. T. Creasman: Antepartum pulmonary embolism. Amer. J. Obstet. Gynec. 112 (1976) 476

96a Henny, C. P., H. Ten-Cate, J. W. Ten-Cate, M. F. Prummel, M. Peters, H. R. Buller: Thrombosis prophylaxis in an AT III deficient pregnant woman: Application of a low molecular weight heparinoid (letter). Thromb. Haemost. 55 (1986) 301

97 Hess, H.: Thrombolytische Therapie. Schattauer, Stuttgart 1967

98 Hiilesmaa, V.: Occurrence and anticoagulant treatment of thromboembolism in gravidas, parturients and gynecologic patients. Acta obstet. gynec. scand. 39 (1960) Suppl. 2

99 Hohl, M., K. P. Lüscher, U. F. Gruber: Nebenwirkungen bei perioperativer Thromboembolieprophylaxe. Gynäkologe 11 (1978) 45–53

100 Hohl, M. K., K. P. Lüscher, M. Annaheim, R. Fridrich, U. F. Gruber: Dihydroergotamine and heparin or heparin alone for the prevention of postoperative thromboembolism in gynecology. Arch. Gynec. 230 (1980) 15–19

101 Hohl, M. K., U. F. Gruber: Thromboembolie-Prophylaxe in der Frauenheilkunde. Huber, Bern 1983

102 Holzgreve, W., J. C. Carey, B. D. Hall: Warfarin induced fetal abnormalities. Lancet 1976/II, 914–915

103 von Hugo, R., W. Theiss, W. Kuhn, H. Graeff: Thromboembolische Erkrankungen in der Geburtshilfe. Gynäkologe 17 (1984) 115–123

104 Hulka, B. S.: Effect of exogenous estrogen on postmenopausal women: The epidemiologic evidence. Obstet. gynec. Surv. 35 (1980) 389–399

105 Hull, R., T. Delmore, E. Genton, J. Hirsh, M. Gent, D. Sackett, D. McLoughlin, P. Armstrong: Warfarin sodium versus low-dose heparin in the long-term treatment of venous thrombosis. New Engl. J. Med. 301 (1979) 855–858

106 Hull, R., T. Delmore, C. Carter, J. Hirsh, E. Genton, M. Gent, C. Turpie, D. McLaughlin: Adjusted subcutaneous heparin versus warfarin in the long-term treatment of venous thrombosis. New Engl. J. Med. 306 (1982) 492–493

107 van Hulsteijn, H., E. Briet, C. Koch, J. Hermans, R. Bertina: Diagnostic value of fibrinopeptide A and beta-Thromboglobulin in acute deep venous thrombosis and pulmonary embolism. Acta med. scand. 211 (1982) 323–330

108 Husny, E. A., L. I. Pena, A. E. Lenhert: Thrombophlebitis in pregnancy. Amer. J. Obstet. Gynec. 97 (1967) 901

108a Hux, C. H., R. J. Wapner, B. Chayen, P. Rattan, B. Jarrell, L. Greenfield: Use of Greenfield filter for thromboembolic disease in pregnancy. Amer. J. Obstet. Gynec. 155 (1986) 734

108b Isa, L., S. Lodi: Recurrent intra-uterine deaths, venous thrombosis and „lupus anticoagulant". Acta obstet. gynec. scand. 64 (1985) 689

108c Iturbe-Alessio, I., M. C. Fonseca, O. Mutchinik, M. A. Santos, A. Zajarias, E. Salazar: Risks of anticoagulant therapy in pregnant women with artificial heart valves. New Engl. J. Med. 315 (1986) 1390

109 Jackson, P.: Puerperal thromboembolic disease in „high risk" cases. Brit. med. J. 1973/I, 263

110 James, P., H. Baddeley, J. W. Boang: Xeroradiography – its use in peripheral contrast medium angiography. Clin. Radiol. 24 (1973) 67–71

111 Josey, W. E., S. R. Staggers: Heparin therapy in septic pelvic thrombophlebitis: A study of 46 cases. Amer. J. Obstet. Gynec. 120 (1974) 228–233

112 Jung, W., R. Fridrich, F. Duckert, U. F. Gruber: Der Radiofibrinogentest zur Diagnose frischer tiefer Venenthrombosen. Schweiz. med. Wschr. 105 (1975) 391–398

113 Kakkar, V. V., A. N. Nicolaides, J. T. G. Renney, J. R. Friend, M. D. Clarke: ^{125}J-labelled fibrinogen test adapted for routine screening for deep vein thrombosis. Lancet 1970/I, 540–542

114 Kakkar, V. V.: The diagnosis of deep vein thrombosis using the ^{125}J fibrinogen test. Arch. Surg. 104 (1972) 152

115 Kakkar, V. V., T. P. Corrigan, D. P. Fossard: Prevention of fatal postoperative pulmonary embolism by low dose of heparin. Lancet 1975/II, 45–51

116 Kakkar, V. V., B. Djazaeri, J. Fok, M. Fletcher, M. F.

Scully, J. Westwick: Low-molecular-weight heparin and prevention of postoperative deep vein thrombosis. Brit. med. J. 284 (1982) 375–379

116a Kay, C. R.: The royal college of general practitioners' oral contraception study: Some recent observations. Clin. Obstet. Gynaec. 11 (1984) 759

117 Kierkegaard, A.: Incidence and diagnosis of deep vein thrombosis associated with pregnancy. Acta obstet. gynec. scand. 62 (1983) 239–243

118 Kimball, A. M., A. V. Hallum, W. Cates: Deaths caused by pulmonary thromboembolism after legally induced abortion. Amer. J. Obstet. Gynec. 132 (1978) 169–173

119 Kisiel, W., W. M. Canfield, L. H. Ericsson, E. W. Davie: Anticoagulant properties of bovine plasma protein C following activation by thrombin. Biochemistry 16 (1977) 5824–5831

120 Kisiel, W.: Human plasma protein C – isolation, characterization, and mechanism of activation by alpha-thrombin. J. clin. Invest. 64 (1979) 761–769

121 Klein, H. V.: Die puerperale und postoperative Thrombose und Embolie. Arch. Gynäk. 94 (1911) 117–262

122 Kleinbrecht, J.: Zur Teratogenität von Cumarin-Derivaten. Dtsch. med. Wschr. 107 (1982) 1929–1931

123 Koller, F., F. Duckert: Thrombose und Embolie. Schattauer, Stuttgart 1983

124 Kort, H. J., G. A. Cassel: An appraisal of warfarin therapy during pregnancy. S. Afr. med. J. 60 (1981) 578–579

125 Kotz, H. L., G. W. Geelhoed: Letal thromboembolism and its prevention in pelvic surgery. A review. Gynec. Oncol. 12 (1981) 271–280

126 Kunz, S., R. C. Briel, A. Drähne: Das Thromboserisiko nach abdominaler und vaginaler Hysterektomie. Effektivität und Praktikabilität verschiedener Arten medikamentöser Prophylaxe. Geburtsh. u. Frauenheilk. 39 (1979) 932–939

126a Kuske, A., T. Hess: Lungenembolie. Schweiz. Rdsch. Med. Prax. 74 (1985) 697

127 Lambie, J. M., D. C. Barber, D. P. Dhall, N. A. Matheson: Dextran 70 in prophylaxis of postoperative venous thrombosis. A controlled trial. Brit. med. J. 1970/I, 144

127a Lanham, J. G., M. Levin, Z. Brown, A. E. Gharavi, P. A. Thomas, G. C. Hanson: Prostacyclin deficiency in a young woman with recurrent thrombosis. Brit. med. J. (Clin. Res.) 292 (1986) 435

127b Lapiedra, O. J., J. M. Bernal, S. Ninot, I. Gonzalez, E. Pastor, P. J. Miralles: Open heart surgery for thrombosis of a prosthetic mitral valve during pregnancy. Fetal hydrocephalus. J. cardiovasc. Surg. 27 (1986) 217

128 Lavin, P. J. M., I. Bone, J. T. Lamb, L. M. Swinburne: Intracranial venous thrombosis in the first trimester of pregnancy. J. Neurol. Neurosurg. Psychiat. 41 (1978) 726

129 Lawson, D. H., J. F. Davidson, H. Jick: Oral contraceptive use and venous thromboembolism: absence of an effect of smoking. Brit. med. J. 1977/II, 729

130 Lechner, K., E. Thaler: Antithrombin-III-Mangel. Dtsch. med. Wschr. 107 (1982) 145–147

130a Lee, P. K., R. Y. Wang, J. S. Chow, K. L. Cheung, V. C. Wong, T. K. Chan: Combined use of warfarin and adjusted subcutaneous heparin during pregnancy in patients with an artificial heart valve. J. Amer. Coll. Cardiol. 8 (1986) 221

131 Lehmann, R., W. Severin: „Low-Dose-Heparin" und andere Verfahren zur Thromboembolie-Prophylaxe bei gynäkologischen Operationen. Zbl. Gynäk. 102 (1980) 1247–1253

131a Lindhagen, A., A. Bergqvist, D. Bergqvist, T. Hallbook: Late venous function in the leg after deep venous thrombosis occurring in relation to pregnancy. Brit. J. Obstet. Gynaec. 93 (1986) 348

132 Lindström, B., C. Holmdahl, O. Jonsson, A. Korsan-Bengsten, S. Lindberg, B. Petrusson, S. Petterson, J. Wikstrand, J. Wojciechowski: Prediction and prophylaxis of postoperative thromboembolism – a comparison between peroperative calf muscle stimulation with groups of impulses and dextran 40. Brit. J. Surg. 49 (1982) 633–637

133 Lockner, D., Ch. Paul, B. Hedlund, S. Schulman, D. Nyman: Thermography in the diagnosis of DVT. Thromb. Haemostas. 46 (1981) 652–654

134 Ludwig, H.: Prophylaxe thromboembolischer Komplikationen und Behandlung der akuten Lungenembolie. Münch. med. Wschr. 108 (1966b) 1035

135 Ludwig, H.: Antikoagulation in der Schwangerschaft und im Wochenbett. Geburtsh. u. Frauenheilk. 30 (1970) 337

136 Ludwig, H.: Thromboembolische Erkrankungen in der Schwangerschaft und unter der Geburt. Geburtsh. Perinat. 176 (1972) 169

137 Ludwig, H.: Venenthrombosen in der Schwangerschaft und im Wochenbett. In: Thrombose und Embolie, hrsg. von F. Koller, F. Duckert. Schattauer, Stuttgart 1983 (S. 482–505)

138 Madar, G., L. K. Widmer: Diagnostische Probleme bei der akuten tiefen Thrombophlebitis. Vasa 3 (1974) 433–439

139 Mammen, E. F.: Protein C und S. Hämostaseologie 4 (1984) 138–147

140 Mannucci, P. M., S. Vigano: Deficiencies of protein C, an inhibitor of blood coagulation. Lancet 1982/II, 463–466

141 Marder, V. J.: Molecular bad actors and thrombosis. New Engl. J. Med. 310 (1984) 588–589

142 Marks, P., P. A. Emerson: Increasing incidence of deep vein thrombosis after myocardial infarction in non-smokers. Brit. med. J. 1974/II, 232

143 Marlar, R. A., A. J. Kleiss, J. H. Griffin: Human protein C inactivation of factors V and VIII in plasma by the activated molecule. Ann. N. Y. Acad. Sci. 370 (1981) 303–310

144 Marlar, R. A., J. H. Griffin: Deficiency of protein C inhibitor in combined factor V/VIII deficiency disease. J. clin. Invest. 66 (1980) 1186–1189

144a Martin, B., G. P. Mulopulos, P. J. Bryan: MRI of puerperal ovarian-vein thrombosis (case report). A. R. J. 147 (1986) 291

145 Marx, R., Th. Wuppermann: Venenthromboseprophylaxe in der Gravidität vom Standpunkt der Nebenwirkungen von Antithrombotika aus betrachtet. Hämostaseologie 1 (1981) 170–172

145a Massignon, D., P. Clerc-Renaud, H. Desenfant, P. Coeur, M. Dumont: Dépistage du risque thromboembolique du post-partum par le dosage de l'antithrombine III. Espoir deccu! J. Gynéc. Obstét. Biol. Réprod. (Paris) 15 (1986) 171

146 May, R., R. Nissl: Die Phlebographie der unteren Extremität, 2. Aufl. Thieme, Stuttgart 1973

147 McCarthy, T. G., J. McQueen, F. D. Johnstone, J. Weston, S. Campbell: A comparison of low-dose heparin and intravenous dextran 70 in the prophylaxis of deep vein thrombosis after gynecologic surgery. J. Obstet. Gynaec. Brit. Cwlth 81 (1974) 486

148 Millar, W. T.: Localization of deep venous thrombosis using technetium-^{99m}-labelled urokinase. Lancet 1974/II, 695–696

149 Moser, K. M., R. G. Spragg, F. Bender: Study of factors that may condition scintigraphic detection of venous thrombi and pulmonary emboli with Indium-III-labelled platelets. J. nucl. Med. 21 (1980) 1051

150 Mueller, M. J., T. B. Lebherz: Antepartum thrombophlebitis. Morbidity with long-term heparin and a proposed regimen of therapy. Obstet. and Gynec. 34 (1969) 874

151 Munsick, R. A., L. A. Gillanders: A review of the syn-

drome of puerperal ovarian vein thrombophlebitis. Obstet. Gynec. Surv. 36 (1981) 57–66

152 Negus, D., D. J. Pinto, L. P. LeQuesne, N. Brown, M. Chapman: ^{125}J-labelled fibrinogen in the diagnosis of deep-vein thrombosis and its correlation with phlebography. Brit. Surg. 55 (1968) 835–839

152a Nicholas, G. G., R. P. Lorenz, J. J. Botti, R. A. Chez: The frequent occurrence of false-positive results in phleborheography during pregnancy. Surg. Gynec. Obstet. 161 (1985) 133

153 Olsson, C.-G., U. Albrechtson, L. Darte, R. B. R. Persson: ^{99}Tc^m-plasmin for immediate detection of deep vein thrombosis in 106 consecutive patients. 2nd. Congress of the European Soc. Nucl. Med., London 1978

154 Olsson, C.-G.: A modified (^{125}J) fibrinogen technique for thrombus detection in the whole leg. Scand. J. clin. Lab. Invest. 39 (1979) 677–684

155 Paton, R. C., G. P. McNicol: Medical prophylaxis of venous thromboembolism. In: The Thromboembolic Disorders, hrsg. von J. van de Loo, C. R. M. Prentice, F. K. Beller. Schattauer, Stuttgart 1983 (S. 295–309)

156 Patterson, R. J., A. Chisolm: Puerperal renal vein thrombosis. Obstet. and Gynec. 62 (1983) 515–545

156a Pavankumar, P., U. Kaul, S. Mukhopadhyaya, B. Dass, P. Venugopal: Thrombosis of mitral valve prosthesis during pregnancy – successful surgical treatment. Indian. Heart J. 37 (1985) 125

157 Paget, Sir James: zit. nach M. Feinleib 1972

157a Plate, G., E. Einarsson, B. Eklof: Etiologic spectrum in acute iliofemoral venous thrombosis. Int. Angiol. 5 (1986) 59

158 Pridmore, B. R., K. H. Murray, P. M. McAllen: The management of anticoagulant therapy during and after pregnancy. Brit. J. Obstet. Gynaec. 82 (1975) 740

158a Priollet, P., M. Roncato, M. Aiach, E. Housset, M. H. Poissonnier, J. Chavinie: Low-molecular-weight heparin in venous thrombosis during pregnancy (letter). Brit. J. Haemat. 63 (1986) 605

159 Rath, W., M. Hölzl, W. Kuhn: Thromboembolische Erkrankungen in Schwangerschaft, Wochenbett und nach Kaiserschnitt. Prophylaxe und Therapie. Gynäk. Prax. 6 (1982) 241–253

160 Rath, W., H. Köstering, W. Kuhn: Die akute Becken- und Oberschenkelthrombose in der Schwangerschaft und im Wochenbett. Diagnostik und Therapie. Gynäk. Prax. 7 (1983) 505–518

161 Richter, R.: Prophylaxe und Therapie der tiefen Beinvenenthrombose während der Schwangerschaft, Geburt und Wochenbett. Swiss Med. 5 (4a) (1983) 75–76

162 Riedel, H., A. Dittrich, K. Schumann: Behandlung der Thrombophlebitis in der Schwangerschaft. Dtsch. med. Wschr. 102 (1977) 1228–1230

162a Rose, P. G., G. F. Essig, P. S. Vaccaro, J. T. Brandt: Protein S deficiency in pregnancy. Amer. J. Obstet. Gynec. 155 (1986) 140

163 Rosenthall, L., N. D. Greyson: Observations on the use of ^{99m}Tc albumin macroaggregates for detection of thrombophlebitis. Radiology 94 (1970) 413–416

164 Ross, M. G., M. C. Mintz, R. Tuomala, F. D. Frigoletto jr.: The diagnosis of puerperal ovarian vein thrombophlebitis by computed axial tomography scan. Obstet. and Gynec. 62 (1983) 131–133

164a Rubin, L. J.: Pulmonary thromboembolic disease – diagnosis, management and prevention. Amer. J. med. Sci. 290 (1985) 167

165 Ruckley, C. V.: Heparin versus dextran in the prevention of deep vein thrombosis. A multi-unit controlled trial. Lancet 1974/II, 118

166 Sandritter, W., H. Felix: Geographical pathology of fatal lung embolism. Path. Microbiol. (Basel) 30 (1967) 742

167 Sandritter, W., C. Beneke: Thrombose. In: Handbuch der speziellen pathologischen Anatomie, 12. Aufl.,

Erg.-Bd. I, hrsg. von M. Staemmler. De Gruyter, Berlin 1968 (S. 465)

167a Sautter, R. D.: Etiology and prevention of thromboembolic disease. Taming a complex circulatory malfunction. Postgrad. Med. 79 (1986) 159

167b Schafer, A. I.: The hypercoagulable states. Ann. intern. Med. 102 (1985) 814

168 Schaub, N., F. Duckert, R. Fridrich, U. F. Gruber: Häufigkeit postoperativer tiefer Venenthrombosen bei Patienten der Allgemeinen Chirurgie und Urologie. Langenbecks Arch. Chir. 340 (1975) 23

169 Schmutzler, R., F. Koller: Die Thrombolyse-Therapie. Ergebn. inn. Med. Kinderheilk. 22 (1965) 157–210

170 Schoop, W., M. Martin, E. Zeitler: Beseitigung alter Arterienverschlüsse durch intravenöse Streptokinase-Infusion. Dtsch. med. Wschr. 93 (1968) 2321–2324

171 Von Schrötter: zit. nach F. M. Cadenat 1920

172 Seligsohn, U., A. Berger, M. Abend, L. Rugin, D. Attias, A. Zivelin, S. I. Rapaport: Homozygous protein-C deficiency manifested by massive thrombosis in the newborn. New Engl. J. Med. 310 (1984) 559–562

173 Sevitt, S.: Venous thrombosis in injured patients. In: Thrombosis, hrsg. von S. Sherry, K. M. Brinkhous, E. Genton, J. M. Stengle. National Acad. Sciences, Washington/D. C. 1969

174 Sharman, S., B. D. Hall: Warfarin and fetal abnormality. Lancet 1976/I, 692

175 Shaul, W. L., J. G. Hall: Multiple congenital anomalities associated with oral anticoagulants. Amer. J. Obstet. Gynec. 127 (1977) 191–198

175a Shemin, R. J., M. Phillippe, V. Dzau: Acute thrombosis of a composite ascending aortic conduit containing a Bjork-Shiley valve during pregnancy: Successful emergency cesarean section and operative repair. Clin. Cardiol. 9 (1986) 299

176 Sigel, B., G. L. Popky, D. K. Wagner, J. P. Boland, E. McD Mapp, P. Feigl: A Doppler ultrasound method for diagnosing lower extremity venous disease. Surg. Gynec. Obstet. 127 (1968) 339–350

177 Sigwart, W.: Die Pathologie des Wochenbetts. In: Biologie und Pathologie des Weibes, Bd. VIII/1, hrsg. von J. Halban, L. Seitz. Urban & Schwarzenberg, Wien 1927 (S. 658)

178 Simon, T. L., T. M. Hyers, J. P. Gaston, L. A. Harker: Heparin pharmacokinetics: Increased requirements in pulmonary embolism. Brit. J. Haemat. 39 (1978) 111

179 Slone, D., V. Siskind, O. P. Heinonen, R. R. Monson, D. W. Kaufman, S. Shapiro: Aspirin and congenital malformations. Lancet 1976/I, 1373

180 Spearing, G., J. Fraser, G. Turner, G. Dixon: Long-term self-administrated subcutaneous heparin in pregnancy. Brit. med. J. 1978/I, 1457

181 Squires, J. W., L. W. Pinck: Heparin induced spinal fractures. J. Amer. med. Ass. 241 (1979) 2417

182 Stamm, H.: Das typische Bild der geburtshilflichen und der gynäkologischen Thromboembolie. Bibl. Gynaec. 28 (1964) 113

182a Stellamor, K., M. Urban, W. Hruby: Venendiagnostik mittels Duplexsonographie. Röntgen-Bl. 38 (1985) 353

183 Stevenson, R. E., O. M. Burton, G. J. Ferlauto, H. A. Taylor: Hazards of oral anticoagulants during pregnancy. J. Amer. med. Ass. 243 (1980) 1549–1551

184 Stier, R., G. Wolff: Warfarin-Embryopathie nach Marcumar-Therapie in der Schwangerschaft. 2. Tagung der Arbeitsgemeinschaft Klinische Genetik, Gesellsch. für Anthropologie und Humangenetik, Gießen 1980

185 Stirling, Y., L. Woolf, W. R. S. North, M. J. Seghatchian, T. W. Meade: Haemostasis in normal pregnancy. Thromb. Haemostas. (Stuttgart) 52 (1984) 176–182

185a Stock, R.J., H.Skelton: Fatal pulmonary embolism occurring two hours after exteriorization of the uterus for repair following cesarean section. Milit. Med. 150 (1985) 549

186 Strobel, E.: Embolieletalität nach gynäkologischen Operationen - Klinische Erfahrungen ohne Antikoagulantien. Geburtsh. u. Frauenheilk. 41 (1981) 749–753

187 Strobel, E.: Untersuchungen über die Bedeutung der thromboembolischen Komplikationen in der Geburtshilfe. Bibl. Gynaec. 28 (1964) 131

188 Stuart, M.J., S.J.Gross, H.Elrad, J.E.Graeber: Effects of acetylsalicylic-acid ingestion on maternal and neonatal hemostasis. New Engl. J. Med. 307 (1982) 909

189 Taberner, D.A., L.Poller, R.W.Burslem, J.B.Jones: Oral anticoagulants controlled by the British comparative thromboplastin versus low-dose heparin in prophylaxis of deep vein thrombosis. Brit. med. J. 1978/I, 272

189a Tengborn, L., T.Bengtsson: Antithrombin III concentrate. Thromboprophylaxis during pregnancy in a patient with congenital antithrombin III deficiency. Acta obstet. gynec. scand. 65 (1986) 375

190 Thaler, E., H.Niessner, G.Kleinberger, A.Gassner: Antithrombin-III replacement therapy in patients with congenital and acquired antithrombin-III deficiency. Thrombos. Haemostas. 42 (1979) 327

191 Thaler, E., K.Lechner: Substitutionstherapie mit Antithrombin III Konzentrat. Dtsch. med. Wschr. 107 (1982) 147–149

191a Vermylen, J., D.Blockmans, B.Spitz, H.Deckmyn: Thrombosis and immune disorders. Clin. Haemat. 15 (1986) 393

192 Vessey, M., L.Meister, R.Flavel, D.Yeates: Outcome of pregnancy in women using different methods of contraception. Brit. J. Obstet. Gynaec. 86 (1979) 548

193 Villasanta, U.: Thromboembolic disease in pregnancy. Amer. J. Obstet. Gynec. 93 (1965) 142

194 Walsh, J.J., J.Bonnar, F.W.Wright: A study of pulmonary embolism and deep leg vein thrombosis after major gynecological surgery using labelled fibrinogen-phlebography and lung scan. J. Obstet. Gynaec. Brit. Cwlth 81 (1974) 311

195 Warnekros, K.: Zur Prognose der puerperalen Fiebersteigerungen auf Grund bakteriologischer und histologischer Untersuchungen. Arch. Gynäk. 104 (1915) 301–380

196 Webber, M.M., L.R. Bennett, M. Cragin, R. Webb: Thrombophlebitis-demonstration by scintiscanning. Radiology 92 (1969) 620–623

197 Weekes, L.R., A.G.Deukmedjian: Thromboembolic disease in pregnancy. Amer. J. Obstet. Gynec. 107 (1970) 649

198 Weil, A., R.Freund: Thrombose veineuse profonde durant la grossesse: Etat actuel des possibilités diagnostiques et thérapeutiques. Schweiz. Rdsch. Med. (Praxis) 67 (1978) 966

198a Weiner, C.P., H.Kwaan, F.Duboe: Diagnosis of septic pelvic thrombophlebitis by measurement of fibrinopeptide A. Amer. J. Perinat. 2 (1985) 93

199 Welti, H.: Prophylaxie thrombo-embolique par physiotherapie avec et sans Heparine a faibles doses en Gynécologie-Obstétrique. Résultats d'une étude multicentrique controllée et randomisée. Rev. méd. Suisse rom. 101 (1981) 925–934

200 Werthemann, A., G.Rutishauser: Zur pathologischen Anatomie der Thrombose. In: Thrombose und Embolie, hrsg. von Th.Koller, W.R.Merz. Schwabe, Basel 1955

201 Wessler, S.: Medical Management of venous thrombosis. Amer. Rev. Med. 27 (1976) 313

202 Wheeler, H.B., S.C.Mullick, J.N.Andersond, D. Pearson: Diagnosis of occult deep vein thrombosis by a noninvasive bedside technique. Surgery 70 (1971) 20–28

203 White, Ch.: Classic pages in obstetrics and gynecology. Amer. J. Obstet. Gynec. 119 (1974) 1125

203a Wienert, V.: Phlebologische Erkrankungen in der Schwangerschaft. Z. Hautkr. 60 (1985) 1835

204 Wise, P.H., A.J.Hall: Heparin-induced osteopenia in pregnancy. Brit. med. J. 281 (1980) 110–111

204a Wong, T.C., D.S.Bard, L.W.Pearce: Unusual case of IUD-associated postabortal sepsis complicated by an infected necrotic leiomyoma, suppurative pelvic thrombophlebitis, ovarian vein thrombosis, hemoperitoneum and drug fever. J. Ark. med. Soc. 83 (1986) 138

205 Yao, J.S.T., R.E.Henkin, J.J.Bergan: Venous thromboembolic disease. Arch. Surg. 109 (1974) 664–670

206 Younker, D., M.M. Jones, J. Adenwala, A. Citrin, T.H.Joyce: Maternal cortical vein thrombosis and the obstetric anesthesiologist. Anesth. Analg. 65 (1986) 1007

Varizen

F. Haid-Fischer und H. Ludwig

Definition

Eine „Varize" ist ein unter funktionellen und anatomischen Aspekten als defekt anzusehender Venenabschnitt. Die krankhafte Funktion bedeutet in der Regel die Umkehr der Blutströmung, Ausnahmen bestehen für viszerale Varizen, Varizen der Bauchdecken und Vulvavarizen. Die Histologie des erkrankten Venenabschnittes bietet vielfältige Abweichungen von der normalen Gefäßwandstruktur, nämlich im Bereich der Intima und Subintima, an den elastischen Faserschichten, an der Lamina muscularis, an den Venenklappen und in der adventitiellen Verankerung der Vene. Außerdem ist die „Varize" in der Regel länger als die gesunde Venenstrecke, sie verläuft daher geschlängelt, ihre luminale Weite wechselt und sie wölbt die Haut vor. Die Destruktion der Venenwand führt immer zur Schlußunfähigkeit von benachbarten Venenklappen, so daß zur Definition des varikösen Symptomenkomplexes im Bereich der Extremitäten (so gut wie nur der Beine) die Venenklappeninsuffizienz gehört. Venen der Vulva (bzw. des Skrotums), der Bauchdecken oder der Viszera haben keine Venenklappen, aber auch dort kommt die Umkehr der physiologischen Strömung z.B. in Vulvavarizen, Bauchdeckenvenen oder in Arkadenvenen des Mesenteriums oder Mesokolons vor.

Der Begriff „Varize" muß von dem der „Venektasie" abgegrenzt werden. Für die „Venektasie" gilt, daß dabei kein Wandumbau feststellbar ist. Jede Überfüllung einer Venenstrecke beginnt mit Ektasie der betreffenden Vene. Persistiert die Überfüllung, so setzt sie einen Umbau der Venenwand in Gang; die Übergänge in die variköse „Erkrankung" sind fließend. Im allgemeinen ärztlichen Sprachgebrauch wird die klare begriffliche Unterscheidung nicht immer getroffen. Kleine „Ektasien" subkutaner Venen haben morphologische Defekte ihrer Wand, welche für die Reversibilität des Befundes wichtig sind. Zur „Varize" gehört die Vorstellung von der irreparabel geschädigten Vene. Diese Unterscheidungen sind wichtig, wenn es z.B. um die Frage der Rückbildungsfähigkeit von Schwangerschaftsvarizen geht. Die klinische Beobachtung lehrt, daß einige dieser „Varizen" nach der Schwangerschaft wieder völlig verschwinden, jedoch unter bestimmten Umständen (nachfolgende Schwangerschaft, Ovulationshemmer) an derselben Stelle wieder auftreten können. Solche Fakten *relativieren* die Strenge der gegenwärtig möglichen Begriffsbestimmung.

Eine „Varize" kann durch therapeutische Maßnahmen verschlossen oder entfernt, jedoch nicht zu einer normalen Vene wiederhergestellt werden. Eine „Venektasie" hingegen sollte sich zurückbilden können, so daß der ehemals auch funktionell gestörte Strombahnabschnitt wieder eine normale venöse Strömungsdynamik zuläßt. Aus diesem Grunde sind ein Teil der „Schwangerschaftsvarizen", vor allem retikuläre, als *rückbildungsfähige* Venektasien zu definieren.

Großkalibrige Stammvenen, wie die V. saphena magna und parva, können ebenso wie kleine intrakutane Venen, die dann als „Besenreiser" bezeichnet werden, varikös entarten. Solange die tiefen, d.h. die subfaszial gelegenen Leitvenen des Beines (V. femoralis, V. poplitea, V. tibialis posterior), ebenso wie die Verbindungsvenen zwischen der subfaszialen und der epifaszialen Loge, in welcher z.B. die V. saphena magna bzw. parva verlaufen, die sogenannten Vv. perforantes, intakt bleiben und das Blut dort nicht entgegen der physiologischen Strömungsrichtung fließt, bleibt der venöse Abstrom des betreffenden Extremitätenquerschnittes offen, es entsteht keine *Stauung*, obschon subkutane Venen varikös degeneriert sein können. Es handelt sich dann zwar um *relevante Befunde*, die jedoch keinen Krankheitscharakter haben, also im strengen Sinne *nicht krankhaft* sind. Diese Frage spielt für die Bewertung der Inzidenz eine Rolle.

Venöse Stauungen bis hin zur „*chronisch venösen Insuffizienz*" entstehen erst dann, wenn auch die Klappen der subfaszialen Leitvenen *gemeinsam* mit denen der Vv. perforantes schlußunfähig geworden sind, wobei in den Leitvenen eine allerdings segmental begrenzte Strombahnumkehr eintreten *kann*.

Als für die Inzidenzbewertung und für therapeutische Konsequenzen wichtig ist von L. K. WIDMER u. Mitarb. (11) auf die Abgrenzung anormaler von krankhaften Befunden hingewiesen worden: „disorder versus disease". *Krankhafte Be-funde* liegen dann vor, wenn komplizierend Zeichen einer chronisch-venösen Insuffizienz, Entzündungen, Thrombosen, Lungenembolien oder postthrombotische Folgen gefunden werden können. HAID-FISCHER unterscheidet zwischen „unkomplizierter" und „komplizierter" Varikosis. Eine komplizierte Varikosis liegt dann vor, wenn eine *Kombination* von Varizen mit chronisch-venöser Insuffizienz, Phlebitis, tiefer Thrombose *oder* Lungenembolie besteht.

Unter topographischen Gesichtspunkten unterscheidet man intrakutane Varizen („Besenreiser") (Abb. 1, Farbtafel VII), epifasziale (subkutane) retikuläre Varizen (Abb. 2, Farbtafel VII), die zur Verzweigung epifaszialer Stammvenen gehörenden „Seitenastvarizen" und die variköse Degeneration von Stammvenen am Bein (V. saphena magna und parva) (Abb. 3, Farbtafel VII). Für die funktionelle Beurteilung der Beinvenen wichtig ist der Zustand der in der Leistengegend gelegenen Mündungsklappe in der V. saphena magna zur V. femoralis hin, dort, wo die Mündung der V. saphena magna die Faszie zur tiefen Leitvene des Beines durchquert.

Als „Perforansinsuffizienz" wird die alleinige Degeneration der kurzen Verbindungsvenen zwischen den epi- und subfaszialen Venen bezeichnet. Da sich dabei kleine Hautvorwölbungen, sogenannte „Kölbchen", bilden und gut tasten lassen („blow out"), wird eine Perforansinsuffizienz kaum übersehen. Sie weist auf eine Umkehr der Strömung von der Tiefe in die Oberfläche und nicht von der Oberfläche in die Tiefe hin. In diesem Bereich sind oft Faszienlücken zu tasten. Eine Prädilektionsstelle ist die Supramalleolargegend. Die dort gelegenen, dicht stehenden Vv. perforantes sind die Cockettschen Venen.

Ätiologie und Pathogenese

Die *Ätiologie* der sogenannten *sekundären* Varizen ist übersichtlich, da es sich durchweg um Folgen von thrombotischen Verschlüssen in subfaszialen Leitvenen handelt. Solche thrombotischen Verschlüsse können lange zurückliegen, die Anamnese unaufgeklärt bleiben. Die Venenthrombosen heilen durch Organisation des intravasalen Thrombus aus, sie werden „organisiert". Der venöse Rückstrom wird in der Folge über die subkutanen Kollateralvenen umgeleitet; dort entsteht bald eine Überlastung, welche zu einer Wandanpassung an den gesteigerten intravasalen Druck und schließlich zu einem strukturellen Umbau der Wand in der dilatierten Venenstrecke führt. Dem Umbau der Wand folgt bald die

Desintegration der Strukturen und ihre Degeneration.

Die sekundären Varizen sind mit Stauungszeichen assoziiert. Am Fuß findet man oft mit der Corona phlebectatica paraplantaris Zeichen der persistierenden Überlastung des venösen Schenkels in den Beinen (Abb. 4, Farbtafel VII). Postthrombotische, variköse Ulzera treten in der Spätfolge solcher „postthrombotischen Syndrome" auf. Ihre Prädilektion ist das untere Unterschenkeldrittel oder die Knöchelgegend, wo sich die Stauungsfolgen zuerst manifestieren.

Die bindegewebige Organisation einer Venenthrombose benötigt 6–12 Monate. Daher ist die Zeitspanne bis zur Ausbildung von sekundären Varizen variabel, aber länger als 6 Monate. Lassen sich die Zusammenhänge mit einem thrombotischen oder einem selteneren kompressorischen Venenverschluß anamnestisch nicht mehr aufklären, so bleibt die ätiologische Einordnung dieser Varizen offen. Die Diagnose „sekundäre Varikosis" hängt nicht nur vom Befund, sondern auch von dem Umfang anamnestischer Klärung und Klärungsmöglichkeit ab.

Die Ätiologie der *primären* Varizen ist vielfältiger und keineswegs hinreichend aufgeklärt. Gesichert ist, daß es hereditäre Anomalien der Venenklappen gibt, wie die familiäre Häufung der Disposition zu Varizen belegt. Endokrine Einflüsse sind in zweiter Linie wichtig: Das klinische Erscheinungsbild der graviditätsbedingten Varizen weist in diese Richtung. Die Ätiologie der „Varicosis e graviditate" ist jedoch nicht so einheitlich, wie man früher angenommen hat. In der frühen Schwangerschaft nimmt die Füllungskapazität der Bein- und Beckenvenen zu, lange bevor sich Volumen und Gewicht des Uterus oder die Körperhaltung der Schwangeren im dritten Trimenon auf die Hämodynamik der unteren Körperhälfte ausgewirkt haben. Die Adaptation des mütterlichen Organismus an die Schwangerschaft kann bis zur Ausbildung von Bein- und Vulvavarizen führen (Abb. 5, Farbtafel VII). Auch die parauterinen Venen sind überfüllt und erweitert (Abb. 6, Farbtafel VII). Das weist früh auf wirksame Steuerungsvorgänge hin, die sich insbesondere an den Venen der unteren Körperhälfte bemerkbar machen, aber im ganzen venösen System mit geeigneten Untersuchungsmethoden nachgewiesen werden können. Körperhaltung, Gewicht von Uterus, Plazenta, Fruchtwasser und Fetus sind im dritten Trimenon zusätzlich wirksam. Die Haltung der Schwangeren im dritten Trimenon beeinflußt den venösen Rückstrom. Im ruhigen Stehen ohne Betätigung der Muskelpumpe tritt eine Art oszillierendes Vena-cava-Syndrom auf (10). Die Uterusdurchblutung reagiert darauf. Das Auftreten spontaner Uteruskontraktionen in der Spätschwangerschaft kann darauf hindeuten, daß die

Strömungsdynamik in den Beinvenen mit der uteropelvinen Durchblutung korreliert ist.

Für die *Pathogenese* interessant sind Hinweise auf die Bedeutung der *Prostaglandine* für die uteroplazentare und fetale Vaskuloneogenese. Es könnte sein, daß neben genetischen Faktoren auch solche eine Rolle spielen, die in der embryonalen und fetalen Entwicklungsphase wirksam sind.

Für die *lokale Pathogenese* von Varizen in der Schwangerschaft sind strukturelle Umsetzungen in der Grundsubstanz (Glykokalix) und in der glatten Muskulatur der Venenwand wichtig. Beide Kompartimente werden durch die quantitativen Veränderungen der Östrogene und des Progesterons, aber auch vom HCG beeinflußt. Progesteron scheint vorwiegend auf die Anpassung des Venenwandtonus, Östrogene auf metabolische und strukturelle Prozesse im Endothel, in der Grundsubstanz der Subintimalzone bis zur Lamina elastica und in der Adventitia zu wirken. Überzeugende Befunde, welche die lokale Pathogenese von primären Varizen in der *frühen* Schwangerschaft erhellen würden, liegen nicht vor.

Inzidenz

Die Inzidenz der Varikosis wird unterschiedlich beurteilt. Die Daten aus der Literatur stimmen nicht überein, weil das Probanden- bzw. Patientengut oft selektiert ist und die Beurteilungskriterien bei der Varikosis wie bei kaum einer anderen Krankheit variieren. Auch die Frage, was ist krankhaft, was eine Abweichung von der Norm, spielt in die Inzidenzbewertung hinein.

Nach BORSCHBERG (3) sind es 2%, nach CEPELAK u. Mitarb. (5) 12% und nach einer Umfrage bei praktizierenden Ärzten sind es sogar 10–40% (9) der Erwachsenen, welche „venenkrank" sein sollen. Die unterschiedliche Selektion erklärt sich aus der Herkunft der Daten aus einmal allgemeinen, zum anderen phlebologisch spezialisierten Praxen bzw. Polikliniken.

Fehler der Selektion vermeiden weitgehend die in Buchform veröffentlichten prospektiven epidemiologischen Studien aus Tübingen von H. FISCHER (6) und aus Basel von der Arbeitsgruppe um L. K. WIDMER (11).

Die Basler Autoren unterscheiden zwischen einer medizinisch bedeutsamen und einer medizinisch nicht bedeutsamen Varikosis. Eine Unterscheidung solcher Kategorien wurde zum ersten Mal versucht. Sie ist möglich, wenn man neben dem Varizentyp die Form der „chronisch-venösen Insuffizienz" (CVI) und die Assoziation mit typischen Komplikationen beurteilt.

Medizinisch *nicht* bedeutsam („disorder") sind das Auftreten von leichten oder mittelschweren „Besenreiser"varizen oder das Vorhandensein von nur retikulären Varizen. Zu derselben Kategorie gehört auch die Kombination von „Besenreisern" oder retikulären Varizen mit Varizen der Stammvenen, beides aber nur in leichter Ausprägung.

Medizinisch bedeutsam („disease") sind alle ausgeprägten Kombinationen von „Besenreisern" und/oder retikulären Varizen *mit* CVI oder *mit* Varizen der Stammvenen.

Diese medizinisch bedeutsame Form fand sich alterskorrigiert bei der Frau gleich häufig wie beim Mann, nämlich bei 12,9% (Männer) bzw. 12,0% (Frauen).

Die Altersabhängigkeit ist ausgeprägt, man beobachtet sie unter 70jährigen 3- bis 8mal häufiger als bei 40jährigen.

Die *medizinisch bedeutsame* Varikosis kann noch eingehender differenziert werden. Aus praktischen Gründen ist eine weitere Unterteilung dieser Kategorie wichtig. Die Basler Studie unterscheidet weiter eine relevante von einer nicht relevanten Varikosis. (a) nicht relevante Varikosis bei Probanden, die noch keine oder nur eine temporäre Episode von CVI haben,

(b) relevante Varikosis bei Probanden mit ausgeprägter CVI.

Die Basler Studie geht auf die Unterscheidung in primäre und sekundäre Varikosis nicht ein. Sie stellte auch fest, daß sich Probanden ohne Varizen und solche mit medizinisch nicht bedeutsamer Varikosis bezüglich ihres spezifisch venösen Morbiditätsrisikos *nicht* unterscheiden.

Eine *relevante* Varikosis hatten alterskorrigiert 9,4% der Männer bzw. 9,3% der Frauen. Es ist eine wichtige Feststellung, daß bei der Frau *keine höhere Inzidenz* relevanter Varikosis gefunden wurde. Die Altersabhängigkeit war linear. Im Lebensalter unter 35 Jahren waren relevante Varizen eher die Ausnahme (Tab. 1), abgesehen von der Phase der Schwangerschaft. Dieses Faktum belegt abermals, daß ein großer Teil der schwangerschaftsbedingten Varizen rückbildungsfähig sein müssen. Tritt eine Kombination von aufeinanderfolgenden Schwangerschaften mit späterer Beckenbodeninsuffizienz auf, so muß die Mor-

Tabelle 1 Geschlechtsunspezifische, alters*abhängige* Inzidenz *relevanter* Varikosis (aus *Widmer, L. K.,* u. Mitarb.: Venen-, Arterien-Krankheiten, koronare Herzkrankheit bei Berufstätigen. Huber, Bern 1981)

	Relevante Varikosis	Krankhafte Varikosis
Erwachsene:		
unter 55 Jahren	5%	1,5%
über 55 Jahre	14%	8,0%

bidität an Varizen bei Frauen entsprechend steigen. In der Tat fanden die Autoren der Basler Studie im 70. Lebensjahr beim Mann 2,5mal, jedoch bei der Frau 7,5mal häufiger den Befund einer relevanten Varikosis.

Zu den Komplikationen rechnen auch die Autoren der Basler Studie die CVI, Varikophlebitis, tiefe Bein- oder Beckenvenenthrombose, und Lungenembolie. Lag eine relevante Varikosis vor, so war 9mal häufiger mit einer solchen Komplikation zu rechnen als bei Gleichaltrigen ohne relevante Varizen. Die Unterschiede waren aber nur im Hinblick auf die Komplikationsmerkmale CVI und Varikophlebitis signifikant, nicht hinsichtlich der Lungenembolie.

Vier Risikofaktoren traten besonders hervor: Alter, familiäre Belastung, Übergewicht, Parität. Das Alter war der dominierende Faktor. Die übrigen Risikofaktoren spielten, mit Ausnahme der Parität, eine geringere Rolle. Es wurde auch *keine* Korrelation zwischen der Einnahme von oralen Kontrazeptiva und der Inzidenz von Varizen gefunden.

Eine *krankhafte Varikosis,* d. h. Varizen in Assoziation mit Zeichen einer CVI, fand sich bei 3,8% der Männer bzw. 2,7% der Frauen. Bei beiden Geschlechtern war die Altersabhängigkeit linear. Die Komplikationsdichte war bei krankhafter Varikosis größer. Es kam 20mal häufiger zu einer der genannten Komplikationen: Varikophlebitis (7mal häufiger), Lungenembolie (4mal häufiger). Eine typische CVI lag bei allen vor, da dieser Begriff definitionsgemäß die „krankhafte" Varikosis beschreibt. Unter den älteren Patientinnen hatten ca. 14% ein Ulcus cruris.

Der Altersvergleich spielt für die Bewertung der Inzidenzzahlen eine große Rolle. Studien ohne eine solche Alterskorrektur sind von geringem Wert. Um einen Anhaltspunkt für die Einschätzung des Verhältnisses von *relevanten* zu *krankhaften* Befunden zu erhalten, vergleicht man mit Stoffwechselstörungen. Das Verhältnis beider Kategorien zueinander entspricht dem der Glukosetoleranzstörung zum Diabetes mellitus.

Klinik

Anamnestische Daten: Die Basler Studie hat 3744 Männer und 785 Frauen nach „Venenleiden", Beinbeschwerden und einschlägigen therapeutischen Maßnahmen befragt. Alle Probanden wurden anschließend untersucht. Die Frage nach der familiären Belastung mit Venenleiden wurde von 31% der Frauen positiv beantwortet. Die Frage nach der persönlichen Anamnese von Beinbeschwerden, nämlich nach Spannungs-, Schwere-, Schwellungsgefühl, nächtlichen Fuß-

oder Wadenkrämpfen, Beinschmerzen oder „restless legs", wurden von 70% der Frauen positiv beantwortet. Frauen leiden häufiger und dann auch intensiver an Venenleiden als Männer. Anamnestische Angaben über Phlebitiden wurden von 14% der Frauen gemacht. Auch hierbei spielte das Alter der Befragten eine große Rolle: Die anamnestische Phlebitishäufigkeit nahm pro Dekade um etwa 2,5% zu. Viele erinnern sich bei weit zurückliegenden Ereignissen nur noch vage an die Diagnose „Venenentzündung" oder „Thrombose". Sie können auch nicht angeben, ob bei der zurückliegenden Erkrankung Entzündungs- oder Stauungszeichen überwogen haben. Die Kombination von Phlebitis *und* Lungenembolie wurde von 1,3% der befragten Frauen angegeben. Angaben über eine zurückliegende Lungenembolie machten 2,8% der Frauen.

Symptomatik: Wenn man alle Typen und Schweregrade der Varikosis einbezog, so fand man bei 61% der untersuchten Frauen einen positiven Befund. Varikosis der Stammvenen war bei 14% vorhanden, von diesen hatten vier Fünftel zugleich „Besenreiser" und/oder retikuläre Varizen. Beide Varizenformen kamen zusammen 4mal häufiger vor als die Stammvenenvarikosis. Ausgeprägte retikuläre Varikosis war bei 20% der Frauen vorhanden, eine isolierte Stammvenenvarikosis bei 4,4%. Eine Bevorzugung des linken Beines war *nicht* vorhanden.

Die CVI, alle drei Schweregrade (s. unten) eingeschlossen, fand sich bei 15% aller Untersuchten ohne Rücksicht auf das Geschlecht. Immerhin waren jedoch Hautveränderungen bei 6% und Ulcera cruris bei 1% vorhanden. Die Korrelation dieser objektiv erhobenen Befunde mit dem Alter war linear.

Komplikationen: Als Komplikation gelten die CVI, die Phlebitis epifaszialer Venen, die Thrombose subfaszialer Leitvenen und die Thromboembolie der Lunge. Die CVI kann auch beim post-thrombotischen Syndrom, bei Insuffizienz von Vv. perforantes oder bei arteriovenösen Fisteln auftreten. Bei sonst unkomplizierter Varikosis ist das Vorhandensein von CVI ein Merkmal der Venen„krankheit" („disease"). Für die Beratung in der Sprechstunde ist wichtig, daß bei Frauen mit *nur* „Besenreiser" oder *nur* retikulären Varizen Komplikationen nicht häufiger auftreten als bei Venengesunden. Hingegen sind bei kombinierten Befunden von „Besenreisern" und/oder retikulären Varizen mit Stammvenenvarikosis, insbesondere einer solchen mit Mündungsklappeninsuffizienz in der Leistengegend, die Komplikationen Phlebitis oder CVI etwa 2mal häufiger als bei der erstgenannten Gruppe.

Obschon das Geschlecht das Auftreten einer Varikosis offenbar viel weniger beeinflußt als gemeinhin angenommen, ist Schwangerschaft und insbesondere höhere Parität ein eindeutig prädisponierender Faktor für krankhafte Varikosis. Die Spätmanifestation ist auffallend, weswegen der Faktor Beckenbodeninsuffizienz offenbar wichtig ist.

Komplikationen der Varikosis

Varikophlebitis: Die entzündliche Reaktion der Gefäßwand ist das führende, die Symptomatik auslösende Geschehen. Die Vene ist derb, oft strangförmig tastbar und immer druckschmerzhaft. Die Rötung entspricht anfangs dem Verlauf der erkrankten subkutanen Vene, kann aber bald auch über die Begrenzung der Vene hinausgreifen und mit einer herdförmigen entzündlichen Reaktion die Umgebung der Vene einbeziehen (Periphlebitis). Die umgekehrte Reihenfolge, erst Umgebungsreaktion, dann Entzündung der Venenwand-, ist seltener. Sie kommt z. B. bei paravenösen Injektionen vor. Das subkutane Gewebe ist aufgelockert und ödematös. Der Verlauf der Vene wird innerhalb des Entzündungsherdes nicht mehr feststellbar. Erst wenn ein Thrombus die Varize vollständig verschließt, wird der Verlauf durch knotige oder strangige Tasteindrücke wieder verfolgbar.

Solange die entzündlich-herdförmigen Veränderungen der Periphlebitis das Bild bestimmen, lindern Kataplasmen mit alkoholhaltigen Gelen oder Salben, Antiphlogistika und - zum Gehen - angelegte Kompressionsverbände oder -strümpfe die Beschwerden. Solange der Befund lokalisiert bleibt und beschränkt auf eine variköse Venenstrecke unter der Haut, darf man davon ausgehen, daß es sich um eine lokalisierte Erkrankung handelt, deren Embolisationsgefahr sehr gering ist. Die Patientinnen werden daher auch nicht in Bettruhe gehalten, sondern es wird ihnen erlaubt, mit Kompressionsverbänden bzw. Kompressionsstrümpfen weiter in Bewegung zu bleiben. Das Anlegen von Strümpfen gleichzeitig mit einer Gel- oder Salbenbehandlung ist problematisch. Bei Ruhigstellung des betroffenen Beines besteht die Gefahr des Weiterdringens eines Thrombus in der subkutanen Varize der Vv. perforantes hinaus in die subfaszialen Leitvenen. Eine solche Ausweitung des lokalen Geschehens müßte nicht sofort durch die Schwellung des ganzen Beines auffallen. Diese Schwellung tritt jedoch immer dann sehr rasch ein, wenn die subfasziale Leitvene durch einen Thrombus verschlossen wird. Eine kurzfristige ärztliche Kontrolle der Situation bei Varikophlebitis ist deshalb erforderlich.

Bei Anwendung eines einfachen Therapieschemas unter Kompressionsbehandlung klingen die Beschwerden und die entzündlichen Erscheinungen meist schnell ab. „Venenpharmaka" oder gar Antibiotika sind nicht erforderlich.

Varikothrombophlebitis: Bei tastbarem Thrombus und sichtbarer knotiger Vorwölbung der thrombosierten Varize ist die Inzision mit nachfolgender Entleerung der Thrombosepfröpfe das einfachste und am meisten zuverlässige Therapiekonzept. Es lindert die Beschwerden sofort. Über dem getasteten Thrombus wird, evtl. in Lokalanästhesie, eine Stichinzision in die Varize gesetzt und der Thrombus von proximal und distal her exprimiert. Man bewegt zwei sterile Tupfer gegeneinander in Richtung auf die Inzisionsöffnung. Gelegentlich sind mehrere Inzisionen erforderlich. Das Manöver ist nicht ausführbar, solange eine akute Periphlebitis besteht. Akute Periphlebitis *und* tastbarer Thrombus erzwingen einige Tage des Abwartens, bis nach dem Abklingen der akut entzündlichen Zeichen die Inzision ausgeführt werden kann. Nach der Inzision ist ein Kompressionsverband erforderlich, der von dem Fuß bis gut handbreit oberhalb der Inzisionsstelle am Bein reichen muß. Es wäre falsch, die behandelte Stelle nur segmental zu verbinden. Vielmehr gehört die Kompressionsbehandlung zwingend zu dem Behandlungskonzept.

Chronisch-venöse Insuffizienz: Der Begriff „chronisch-venöse Insuffizienz" (CVI) faßt eine chronische Rückflußstörung des Blutes aus peripheren in die zentralen Venen und deren Folgen zusammen. Er wird fast nur auf die Beinvenen angewendet. Der Zustand nach einer Thrombose („postthrombotisches Syndrom") ist in der Regel die Ursache der CVI. Die drei wichtigsten pathogenetischen Faktoren der CVI sind:

(1) Persistierende Venenverschlüsse oder nur partiell rekanalisierte Segmente subfaszialer Leitvenen.
(2) Klappenschlußunfähigkeit der subfaszialen, epifaszialen und verbindenden (perforierenden) Venen.
(3) Mangelhafte Wirksamkeit der Beinmuskelpumpe.

Die Varizen, welche sekundär entstehen, gehen auf die chronische Strömungsumkehr zurück. Bei jeder Muskelkontraktion wird Blut aus den subfaszialen Venen in die epifaszialen ausgepreßt. Die Vv. perforantes werden dabei schnell überlastet, ihre Klappen gehen zugrunde. Venenklappeninsuffizienz bei Varikosis kann die Ursache einer CVI sein, ohne daß je eine verschließende Thrombose der subfaszialen Leitvenen abgelaufen wäre. In diesem Fall sind jedoch stets die Klappen der Vv. perforantes in die Schäden der varikösen Degeneration einbezogen, und die Umkehr der physiologischen Blutströmung ist ein Dauerzustand. Schließlich kann auch das bloße Versagen der Muskelpumpe in

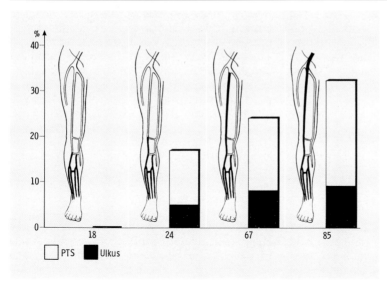

Abb.**7** Inzidenz des „postthrombotischen Syndroms", abhängig von der Lokalisation und Ausdehnung der Thrombose in den subfaszialen Leitvenen (aus *Biland, L., E. Zamp, L. K. Widmer:* Internist 28 (1987) 285–290. Mit freundlicher Genehmigung des Springer-Verlages, Heidelberg)

den Beinen bei langdauernder Immobilisation der benachbarten Gelenke bzw. Hypotrophie der Beinmuskulatur zur Ursache einer CVI werden. Längst nicht alle Patienten mit CVI weisen phlebographisch nachweisbare Schäden an den subfaszialen Leitvenen der Beine auf (4).

Venöse Thrombosen werden viel häufiger als arterielle rekanalisiert. Die Klappensegel der ursprünglich in den Thrombus eingeschlossenen Veneninnenstruktur bleiben nach der Rekanalisierung jedoch verklebt, sie werden starr oder sind zerstört. Die Rekanalisierung einer venösen Thrombose führt daher dann, wenn der Thrombus über mehrere Wochen persistierte, immer zu einer Defektheilung, selbst wenn das Lumen des Gefäßes teilweise oder sogar ganz wiederhergestellt ist. Die Folge einer Defektheilung muß jedoch nicht immer eine CVI sein, z. B. dann, wenn die kollateralen Kompensationsmechanismen der venösen Strombahn ausreichen: In einem Viertel der Patienten fehlen nach Ausheilung einer Thrombose der subfaszialen Leitvenen des Beines die Zeichen einer CVI vollständig (2).

Das Auftreten eines postthrombotischen Syndroms ist abhängig von der Ausdehnung des ursprünglichen thrombotischen Prozesses: Es ist relativ selten nach Thrombosen, welche auf den Unterschenkel beschränkt geblieben sind (18%), häufiger dann, wenn die V. poplitea in die Thrombose einbezogen wurde (24%), und in mehr als zwei Dritteln aller Fälle zu erwarten, wenn die ganze Strecke der V. femoralis (67%) bzw. die Leitvene des Beckens (85%) thrombosiert war (1) (Abb. 7).

An die Phase der akuten Thrombose kann sich eine symptomarme *Latenzperiode* anschließen, die später von einer wieder deutlichen und progressiven CVI abgelöst wird. Selbst apparativ erhobene funktionelle Befunde wie Venendruckmessung und Plethysmographie können sich zunächst bessern, später wieder verschlechtern. Die Morbidität von Patienten mit CVI ist erhöht. Herzinfakte und Thromboembolien der Lunge stehen als Todesursachen im Vordergrund.

Nach der klinischen Symptomatik läßt sich die CVI in drei Schweregrade unterteilen:

Grad I: leichte Formen mit diskreten Ödemen, Kölbchenvenen am medialen Fußrand und Corona phlebectatica paraplantaris.

Grad II: Hyperpigmentation und/oder Atrophie blanche, evtl. mit indurierten Ödemen.

Grad III: Zusätzlich florides oder abgeheiltes Ulcus cruris (2).

Die *klinische* Beurteilung erfolgt im Stehen, weil dann die typische livide Verfärbung eindeutiger zu sehen ist und sekundäre Varizen sich besser füllen. Auf den Füllungszustand der V. saphena magna und ihrer Seitenäste ist besonders zu achten. Bei Verschlüssen im Becken sind die Kollateralvenen der Leisten- und Schamgegend überfüllt, bei Verschlüssen im Bereich der V. cava inferior können sich monströse Varizen im lateralen Beckenbereich, in der Inguinalgegend, aber auch innerhalb der vertebralen Kollateralen ausbilden (Caput medusae). Diese klinische Beurteilung erlaubt eine erste Einordnung. Die genauere Diagnostik geschieht heute apparativ, nämlich mit Hilfe der Doppler-Sonographie, der Plethysmographie, der dynamischen Plethysmographie auf dem Laufbandergometer und der Phlebographie.

Prophylaxe und Sanierung

Kompressionsverband: HAID-FISCHER unterscheidet den nur angewickelten, nicht fixierten Verband von einem fixierten, ärztlich angelegten Kompressionsverband. Für diesen Kompressionsverband muß die Binde mit konzentrischem Druck gewickelt werden, nicht nur unter Zug. Der Bindenkopf wird dabei in seiner ganzen Breite so gegen das Bein gedrückt, daß beide Bindenränder dieselbe Spannung haben. Kein Rand soll einschnüren oder abstehen.

Der Verband wird anmodelliert. Die optimale Kompression, die dabei ausgeübt wird, kann erlernt werden. Das bedarf korrekter Schulung. Der Verband sitzt dann richtig, wenn das Bein seine natürliche Konfiguration darunter wiedergewonnen hat. Verschiedene Verbandarten sind angegeben worden (7). Ihre Wirksamkeit ist gut und durch objektive Untersuchungen erwiesen (8).

Kompressionsverbände werden, zumal von Schwangeren, selten richtig angelegt. Die angebotenen Kompressionsstrümpfe üben in den Kompressionsklassen 2 und 3 einen genügenden Druck auf die Beinvenen aus. Von der Mitte der Schwangerschaft an sind Strumpfhosen zu bevorzugen, deren Beckenteil weniger straff ist. Solche Strumpfhosen sitzen bei schwangeren Frauen besser als Kompressionsstrümpfe, die an den Oberschenkeln abschließen. Mit Strumpfhosen wird die Gefahr der Einschnürung im Bereich des oberen Oberschenkeldrittels so gut wie sicher vermieden. Wichtig ist die stärkere Kompression in dem Bereich des unteren Unterschenkeldrittels. Kompressionsstrumpfhosen und -strümpfe sind nicht ohne Mühen anzuziehen. Man muß die Patienten instruieren. Salben und alkoholhaltige Kosmetika zerstören bei regelmäßiger Anwendung das Strumpfgewebe. Auch sonst unterliegen die angebotenen Kompressionsstrümpfe dem Verschleiß. Selten reicht daher eine Verordnung für die Dauer von Schwangerschaft und Wochenbett aus.

Sanierung variköser Befunde: Die Frage der Sklerosierung und Varizenoperation wird heute kontrovers beurteilt. In der Schwangerschaft sehen wir keine Indikationen zur Sklerosierung oder Operation. Die Rückbildungsfähigkeit variköser Befunde ist groß, die begleitende Phlebitis einer Sklerosierungsbehandlung in der Schwangerschaft besonders unangenehm, wenn auch kaum schädlich, die notwendigen straffen Kompressionsverbände von Schwangeren schlechter anzulegen als von Nichtschwangeren, zumal jenseits der 28. Woche. Die phlebologische Situation sollte nach Abschluß der Wochenbettphase beurteilt werden. Variköse Residuen wird man dann mit größerer Aussicht auf eine längere symptomfreie Zeitspanne behandeln können.

Die Erfolgsaussichten einer Sklerosierungsbehandlung von Varizen werden von phlebologisch tätigen Ärzten oft zu optimistisch eingeschätzt. Rezidive stellen sich in mehr als der Hälfte aller Fälle nach spätestens einigen Jahren ein. Die kosmetischen Erfolge sind bei exakter Ausbehandlung zufriedenstellend.

Für die chirurgische Behandlung gilt, daß sie unter dem Schutz von sofortigen Kompressionsverbänden ausgeführt werden sollte, um übergreifende Thrombosen zu verhindern. Auch wenn die Varikosis per se eine nur gering erhöhte Thrombosemorbidität bedingt, sollten abnorme Venenbefunde an den Beinen stets ein Anlaß sein, genauer zu untersuchen und die Anamnese sorgfältig zu erheben. Es wird sich daraus öfter die Indikation zur medikamentösen Thromboseprophylaxe mit Low dose Heparin oder Dextran ergeben.

Wir sehen davon ab, Wöchnerinnen nach vaginalen Geburten Antikoagulantien zu verabreichen, es sei denn, andere Indikationen als die postpartale Situation sind gegeben. Die Inzidenz von Lungenembolien nach komplikationslosen Geburten ist bei Frauen mit relevanter Varikosis nicht höher als bei Frauen ohne variköse Befunde. Die Frühmobilisation und Kompressionsstrümpfe genügen für das Wochenbett in der Regel.

Venenpharmaka: ihre Wirksamkeit ist beschränkt. Manche zählen sie zu den umstrittenen Medikamenten (2). Von einigen, so z.B. Dihydroergotamin, ist eine venentonisierende Wirkung dokumentiert; bei anderen, z.B. Rutosiden, steht ein ödemprotektiver Effekt im Vordergrund. Die Literatur zur Pharmakotherapie variköser Befunde ist umfangreich und kontrovers. Wenn man davon ausgeht, daß es sich um eine begleitende Therapie *neben* den sicher wirksamen physikalischen Maßnahmen wie Kompressionsverbände und -strümpfe handelt, wird man sich gelegentlich zur Rezeptur bestimmter Präparate, mit denen man Erfahrungen gewonnen hat, entschließen.

Literatur

1 Biland, L., E. Zemp, L. K. Widmer: Zur Epidemiologie der venösen Thromboembolie. Internist 28 (1987) 285–290

2 Bollinger, A.: Zur Diagnose und Therapie des postthrombotischen Syndroms. Internist 28 (1987) 344–355

3 Borschberg, E.: The prevalence of varicose veins in the lower extremities. Karger, Basel 1967

4 Browse, N. L., G. Clemenson, M. L. Thomas: Is the postphlebitic leg always postphlebitic? Relation between phlebographic appearances of deep-vein thrombosis and late sequelae. Brit. med. J. 281 1167

5 Cepelak, V., R. Barcal, M. Belesova, L. Cajz, J. Simon: Zur Epidemiologie der Venenerkrankungen - Erfahrungen aus zwei Populationsstudien. Erg. Angiol. 4 (1971) 17

6 Fischer, H.: Venenleiden. Eine repräsentative Untersu-

chung in der Bevölkerung der Bundesrepublik Deutschland (Tübinger Studie). Urban & Schwarzenberg, München 1981

7 Haid-Fischer, F., H. Haid: Venenerkrankungen, Phlebologie f. Klinik und Praxis Thieme-Verlag, 5. Aufl. 1985

8 Jones, N. A., P. J. Webb, R. I. Rees, V. V. Kakkar: A physiological study on elastic compression stockings in venous disorders of the leg. Brit. J. Surg. 67 (1980) 569–572

9 Occelli, R., L. Langle: Varices et Statistiques. Rev. Prat. (Paris) 13 (1970) 1969

10 Schneider, K. T. M., A. Bollinger, A. Huch, R. Huch: The oscillating ‚vena cava syndrome‘ during quiet standing – an unexpected observation in late pregnancy. Brit. J. Obstet. Gynaec. 91 (1984) 766–780

11 Widmer, L. K., H. B. Stähelin, C. Nissen, A. da Silva: Venen-, Arterien-Krankheiten, koronare Herzkrankheit bei Berufstätigen. Prospektiv-epidemiologische Untersuchung. Basler Studie I–III 1959–1978. Huber, Bern 1981

22. Untersuchung bei Sexualdelikten

P. M. CARSTEN

Notzuchtverbrechen nehmen offenbar an Frequenz zu. Das ist dadurch begründet, daß das gesellschaftliche Problem „Gewalt gegen Frauen" einen anderen Stellenwert bekommen hat. So ist es klar, daß von juristischer Seite her empfindsamer an diese Angelegenheit herangegangen wird. Bei diesem erweiterten öffentlichen Interesse ist eigentlich zu erwarten, daß die Zahl der Notzuchtprozesse zunimmt. Das ist aber keineswegs so. BAUMFALK sowie CARSTEN u. Mitarb. 1979 konnten aufzeigen, daß nur in knapp 6% der 2086 Fälle, die in der Universitäts-Frauenklinik Charlottenburg in der Zeit von 1967 bis 1977 begutachtet wurden, eine gerichtliche Verhandlung folgte. Das ist unglaublich selten. Kommt doch zu diesen Fällen noch die große Dunkelziffer der Vergewaltigungsversuche bzw. Vergewaltigungen hinzu, bei denen die Frauen nicht die Polizei aufsuchten. Diese Situation muß sich ändern. Die Aufklärung muß jedoch besser werden. Das läßt sich im frauenärztlichen Bereich durch eine umfangreichere und einfühlsamere Untersuchung erreichen. Das gelingt, angemessen durch die Verwendung einer standardisierten Abfragungsliste (Tab. 1). Nur so können möglichst viele Parameter angemessen berücksichtigt werden. BAUMFALK (1) und SCHUBERT (6) konnten immerhin zeigen, daß dann nur in 42% bis 50% zufriedenstellende Angaben zu den einzelnen Parametern gefunden wurden.

Hinweise vor der Untersuchung

Vor allen Untersuchungen und den sich daraus ergebenden Mitteilungen an Dritte, Untersucher/Laboratorium, Polizei, gerichtliche Instanzen u. a., ist unbedingt das Einverständnis einzuholen. Bei Minderjährigen kann es im Einzelfall auch in Abwesenheit von Eltern und Vormund genügen, wenn die Betroffene die Fragen klar versteht und Einblick in die Konsequenzen der Untersuchung hat. Im Zweifel ist es gut, in einem solchen Fall das Einverständnis des Gerichtes einzuholen. Das ist durchaus möglich, da es sich bei Jugendlichen und Kindern häufig um länger zurückliegende Sexualdelikte handelt. –

Die Erklärung des Einverständnisses sollte Teil des Formulars sein, auf dem die Notzuchtergebnisse festgehalten werden (s. Protokollbogen für Notzuchtbegutachtungen der Univ.-Frauenklinik Charlottenburg).

Vor der Untersuchung sollte sich der Arzt über das Arzt-Patientin/Opfer-Verhältnis Gedanken machen. Nur zu oft gehen Ärzte und Untersucher widerwillig an diese Untersuchung heran. Die meisten Notzuchtbegutachtungen geschehen nicht während der Routinearbeitszeit. Sie sind häufig in der Nacht, und dieses ist letztlich unbequem. Diese Unbequemlichkeit, aber auch die Unsicherheit im Umgang mit Patienten dieses Problemkreises können sich übertragen, so daß die Betroffenen sensibilisiert sein können. Erfahrene Ärzte denken an die Unterbrechung ihrer Praxis und die schlechtbezahlte/lästige Zeit, die sie im Gerichtssaal warten müssen. Hinzu kommen Gedanken an mögliche unangenehme Situationen während der Befragung im Gerichtssaal. Damit ist angedeutet, daß der Arzt nur ungern an die Situation der Notzuchtbegutachtung herangeht. Auf der anderen Seite bzw. auf dem gynäkologischen Untersuchungsstuhl ist eine ängstliche, in ihrem Grundgefühl erschütterte Patientin, die häufig auch noch körperliche Traumen aufweist. Viel zu oft ist das Resultat der Begutachtung ein zweites großes seelisches Trauma. Das muß man sich vor der Untersuchung immer wieder klar machen. Aus den genannten Gründen wurde versucht, in den Vereinigten Staaten Zentren zu schaffen, die sich um vergewaltigte Frauen kümmern und die sehr häufig gleich zu Beginn an mit in die Untersuchung einbezogen werden. Auf diese Weise können erfahrene Hilfskräfte nicht nur den Schaden bei den Betroffenen minimieren, sondern auch gegebenenfalls bei Untersuchung und Befragung hilfreich sein und Spannungen abbauen helfen. Diese Art der Assistenz kann auch im Interesse von Frauenorganisationen sein.

Tabelle **1** Abfragungsliste

Frauenklinik Charlottenburg

Stuprumbegutachtung

NAME: _____

VORNAME: _____

GEBURTSTAG: _____ TELEFON: _____

ANSCHRIFT: _____

Enthebung
von der ärztl. Schweigepflicht: _____

OPFER:

Allgemeiner Eindruck

Allgemeinzustand	gut	☐
	herabgesetzt	☐
erscheint	altersentsprechend	☐
	älter	☐
	jünger	☐
Einfluß von	Alkohol	☐
	Drogen	☐

Sonstiges _____

psychische Alteration	starke	☐
	mäßige	☐
	keine	☐

Soziale Daten

Stand:	ledig	☐
	verheiratet	☐
	getrennt lebend	☐
	geschieden	☐
	verwitwet	☐

Beruf:

Partner:	fester Partner	☐
	mehrere Partner	☐
	kein Partner	☐

Nationalität:

in Deutschland seit 19_____

ANZEIGER		
	Opfer	☐
	Vater	☐
	Mutter	☐
	Großeltern	☐
	Freund/Verlobter	☐

andere Person:

Anzeige: Datum _____

Uhrzeit _____

TÄTER

Anzahl: _____

Alter der Täter: _____

Täter dem Opfer	unbekannt	☐
	flüchtig bekannt	☐
	gut bekannt	☐
mit Opfer	verwandt	☐
Einfluß von	Alkohol	☐
	Drogen	☐

Sonstiges _____

Nationalität _____

TATZEIT

Datum _____

Uhrzeit _____

TATORT Wohnung	des Opfers	☐
	des Täters	☐
Sonstiger Ort:		

TATBEHAUPTUNG

Anwendung von	KO-Tropfen	☐
	Lockmitteln	☐

Sonstiges _____

Aggression des Täters	keine	☐
	verbale	☐
	Festhalten	☐
	Schlagen	☐
	Würgen	☐
	Waffen	☐
	Einführen von Fingern	☐
	Gegenständen	☐
Verkehr	versucht	☐
	vollendet	☐
anal	versucht	☐
	vollendet	☐
oral	versucht	☐
	vollendet	☐
Samenerguß	bemerkt	☐
Gegenwehr	ja	☐
	nein	☐
Vergehen	einmalig	☐
	mehrfach	☐
	langzeitig	☐

Sonstiges _____

glaubwürdig	ja	☐
	nein	☐
	unklar	☐

UNTERSUCHUNGSBEFUNDE

Datum _____ Uhrzeit _____

Stunden nach der Tat _____

nach der Tat	geduscht	☐
	gebadet	☐
	vaginale Spülung	☐
	Harn/Stuhl entleert	☐
	Kleidung gewechselt	☐
in den letzten 24 Stunden	Medikamente	☐
	Alkohol	☐
	Drogen	☐
Koituserfahrung	ja	☐
	nein	☐

Wann war die letzte Kohabitation vor der Tat?

_____

mit wem? _____

Tabelle **1** Fortsetzung

(Blutgruppenbestimmung, AB0-Ausscheider?)

frühere Schwangerschaften? _____

gyn. Operationen? _____

Zyklus regelmäßig ☐
unregelmäßig ☐

Datum letzte Regel _____

Zyklustag der Tat _____

kontrazeptive Maßnahmen:

GYN. UNTERSUCHUNG

außergyn. Verletzungen: keine ☐
Kratzspuren ☐
Hämatome ☐
Injektionsstellen ☐
Würgemale ☐
Foto (Rechtsmedizin) ☐

äußeres Genitale unauffällig ☐

Schleim und perigenital ☐
Spermaspuren in der Wäsche ☐

Fremdkörper (Sand etc.) ☐

	Vulva	Damm	Anus
Schürfwunden	☐	☐	☐
Kratzwunden	☐	☐	☐
Blutungen	☐	☐	☐
Einrisse	☐	☐	☐

genauere Beschreibung:

Hymen unverletzt ☐
keine frischen Verletzungen ☐
flache Kerben frisch ☐
alt ☐
tiefe Kerben frisch ☐
alt ☐
Kolposkopie ☐
Ballonkatheter ☐
Photo ☐

Dehnbarkeit
des Hymens _____ cm

des Introitus _____ cm

Besonderheiten

Vagina unauffällig ☐

Verletzungen nein ☐
leicht ☐
schwer ☐

Details:

übriges Genitale unauffällig ☐

auffällig: Portio ☐
Uterus ☐
Adnexe links ☐
Adnexe rechts ☐

Untersuchung schmerzhaft ☐

Besonderheiten:

ABSTRICHE auf Spermien

Vagina nativ durchgeführt ☐

Spermien keine ☐
immobil einzeln ☐
massenhaft ☐

mobil einzeln ☐
massenhaft ☐

CK nativ durchgeführt ☐

Spermien keine ☐
immobil einzeln ☐
massenhaft ☐

mobil einzeln ☐
massenhaft ☐

Zervixschleim klar ☐
trüb ☐

Spinnbarkeit _____ cm

Anus nativ durchgeführt ☐

Mund Speichelprobe (Filterpapier)
durchgeführt ☐

Sonstige Abstriche

Vagina nativ durchgeführt ☐

	negativ	positiv
Trichomonaden	☐	☐
Pilze	☐	☐
Bakterien	☐	☐
Leukozyten	☐	☐
Erythrozyten	☐	☐

Tupfer Scheide ☐
Anus ☐
Mund ☐
(saure Phosphatase?)
(Blutgruppenserologie)

PAP _____

	negativ	positiv
GO-Kultur	☐	☐
Neisser	☐	☐
Schwangerschaftstest	☐	☐

Spezialuntersuchungen bei der
polizeitechnischen Untersuchungsstelle

Spermiennachweis	negativ	positiv
Objektträger		
CK	☐	☐
Scheide	☐	☐
Anus	☐	☐
Mund	☐	☐

Spermiennachweis Tupfer	negativ	positiv
CK	☐	☐
Scheide	☐	☐
Anus	☐	☐

Prostatasekret
saure Phosphatase ☐ ☐

Kontrolluntersuchungen

Blut Luesserologie ☐
Hepatitis-Antigen ☐
Blutgruppe ☐
ggf. HIV-Serologie ☐

Tabelle **1** Fortsetzung

	Alkohol- und Drogennachweis	☐
	Beta-HCG	☐
Urin	Gravidität	☐
	Suchtmittel	☐
Ultraschall _____		

KONSILIARIUS		
	Chirurgie	☐
	innere Medizin	☐
	HNO	☐
	Augen	☐
	Urologie	☐
	Neurologie	☐
	Psychiatrie	☐
	Psychosomatik	☐
Sonstiges _____		

KONTROLLE		
sofort:	(bei Beschwerden)	☐
nach 48 h	GO-Kultur	☐
nach 1–3 Wochen	Beta-HCG	☐
	Grav.-Test	☐
nach 6 Wochen	Luesserologie	☐
nach 3 Monaten	ggf. HIV-Serologie	☐
Sonstiges _____		

erforderliche Therapie		
	Verletzungen	☐
	Kontrazeption	☐
Besonderheiten:		

Beurteilung:

Zur Vorgeschichte/Anamnese

Vor jeder körperlichen Untersuchung steht im allgemeinen die Befragung. Hierzu ist gleich anmerkend festzustellen, daß auch erfahrene Untersucher gelegentlich einzelne wesentliche Punkte nicht abfragen, wenn sie frei und ohne Checkliste an die Untersuchung herangehen. Für uns heißt dies aber auch, daß der begutachtende Arzt auch – im allgemeinen ist dies ja schon bei der Polizei geschehen – nach der ausführlichen Schilderung des Ereignisses fragt. Wenn wir uns als Ärzte zwar nicht unbedingt als Mitarbeiter der Staatsanwaltschaft sehen und unsere eigentliche Aufgabe im Helfen liegt, dann soll doch nichts übersehen werden. Hinweisen muß nachgegangen werden. Schließlich sollen ja die „5 W" abgeklärt werden, nämlich:

Wer?
Was?
Wann?
Wo?
Warum?

So finden sich in unserer Checkliste die Frage nach dem Allgemeinzustand, dem Alter, der altersentsprechenden Erscheinung, aber auch die Frage nach dem Einfluß von Alkohol und Drogen sowie der Hinweis auf eine mögliche psychische Alteration. Nach allgemeinen Fragen, die die anzeigende Person und den Täter betreffen, muß der Sachverständige die genaue Tatzeit wissen. Hilfreich ist auch die Kenntnis, ob Lockmittel verwandt wurden und welcher Art die Aggression des Täters war. Zum Sexualverkehr – „versucht oder vollendet mit Samenerguß" – wird man gelegentlich nur widersprüchliche Angaben erhalten. Wir konnten kürzlich aufzeigen, daß die Angaben bezüglich der Ejakulation häufig ungenau sind und daß bei Frauen, die eine Ejakulation verneinten, immerhin noch in 13% Spermien nachgewiesen werden konnten. Bei Frauen, die keine die Ejakulation betreffenden Angaben machen konnten, ließen sich in 66% Spermien nachweisen. Das zeigt, wie schwierig es für die betroffenen Frauen ist, diesbezüglich Angaben zu machen. Spermabefunde sollten daher nicht als Kriterien für die Glaubwürdigkeit der von sexuellen Straftaten betroffenen Frauen herangezogen werden. Die serologische Untersuchung des spermaverdächtigen Materials erlaubt einen Angeschuldigten als Täter hinzustellen. Es sollte klar sein, daß bei der Dokumentation der Untersuchungsbefunde auch das Zeitintervall zwischen Tat und Untersuchung festgehalten wird. Von größter Bedeutung ist das Abfragen des Parameters, ob nach der Tat geduscht, gebadet wurde, ob vaginale Spülungen, Harn-/Stuhlentleerungen durchgeführt und ob die Kleider gewechselt wurden. In diesem Zusammenhang haben aber auch Fragen nach der letzten Medikation, nach Alkohol, möglichen Drogenabusus in den letzten 24 Stunden zu stehen. Bei dieser Gelegenheit sollte auch gefragt werden, ob und wann im letzten Vierteljahr ein Arzt bzw. ein Psychotherapeut aufgesucht wurde.

Nicht nur bei Jugendlichen ist die Frage nach der Koituserfahrung zu stellen. Bei den Jugendlichen ist es auch wichtig zu wissen, ob bei der Menstruationshygiene Tampons benutzt werden. Natürlich gilt auch eine Frage nach dem letzten Sexualverkehr vor der Tat und wer der letzte Sexualpartner war. Diese Befragung ist zu ergänzen durch die gynäkol./geburtshilfl. Anamnese mit Schwangerschaften, Operationen, Zyklus, letzter Regel und kontrazeptiven Maßnahmen. Die letzte Frage ist besonders wichtig, denn gelegentlich stellt sich die Frage nach „der Pille danach".

Körperliche Untersuchung

Sie gliedert sich in folgende Teile:

den außergenitalen Bereich/Allgemeinbefund,
das Genitale,
Spermanachweis- (und die Spurensicherung),
die ergänzenden Laboruntersuchungen, gegebenenfalls Konsiliaruntersuchungen.

Nach der Befragung sollte zunächst der äußere Zustand der Betroffenen festgehalten werden, dazu gehört die Berücksichtigung folgender Punkte:

Zustand der Kleidung (zerrissen, verunreinigt, womit/wodurch, blutig), dies auch unter Berücksichtigung von Oberbekleidung, Unterwäsche, Strümpfe und Schuhen.
Die Haut: schmutzig, z. B. mit Erdspuren, Schleifspuren etc.
Hämatome, Kratzspuren, Fingerabdrücke, Nagelspuren insbesondere an der Innenseite der Oberschenkel, bedingt durch gewaltsames Spreizen der Beine; Hämatome an den Beinen, aber auch an den Armen. Hier muß die Größe auch mit Zentimeterangaben erfolgen.
Die Farbe von Hämatomen und Druckstellen muß festgehalten werden, genauso wie eventuelle Injektionsstellen. Die Beschreibung hat sich auch auf das Gesicht zu erstrecken. Es ist auf Würgemale zu achten, d. h., der ganze Körper muß betrachtet werden. Die genaue Beschreibung sollte gegebenenfalls durch Fotos ergänzt werden. Schließlich sind Puls und Blutdruck genauso festzuhalten wie die Körpertemperatur.

Frauenärztliche Untersuchung

Die frauenärztliche Untersuchung gliedert sich in 3 Teile: Inspektion, Spurensicherung, bimanuelle Untersuchung/Rektaluntersuchung.

Inspektion

Bei der Inspektion ist auf Blutreste, Sekret, Spermareste und natürlich Verletzungen zu achten. Dabei soll der Bereich der Schambehaarung nicht vernachlässigt werden. Bei der Inspektion des Hymens ist in Fällen von möglicher Defloration zwingend das Kolposkop zu benutzen. Vielfach kann man sich die Beurteilung des Hymens durch Einführen eines Ballonkatheters erleichtern. Letzterer wird in der Scheide aufgeblasen und vorsichtig von innen gegen das Jungfernhäutchen gedrückt. Es strafft sich darüber, die Beurteilung wird erleichtert. Die Weite der Hymenalöffnung wird auch mit dem Zentimetermaß gemessen. Der Einriß des Jungfernhäutchens erfolgt häufig im unteren Anteil bei 5 bzw. 7 Uhr, aber auch bei 2 und 10 Uhr. Bei Kerben im Hymen ist darauf zu achten, ob diese Kerben bis auf den Grund durchgehen, d. h. bis an den Ansatz des Jungfernhäutchens reichen. Bei einer Defloration erkennt man auch kolposkopisch die Läsion mit Blutresten, auf die später eine Fibrinauflagerung kommt. Es kann durchaus sein, daß der Einriß des Hymens nicht bis auf den Grund durchgeht und ohne erkennbare Narbe abheilt. Die Narbenbereiche erscheinen im allgemeinen jedoch verdickt und beim Ausdrücken als weißliche, blutleere Gewebsstelle. Angeborene Einkerbungen haben eine Beziehung zu den Columnae rugarum. Eine Unterbrechung der Hymenalsubstanz am Grund ist also ein sicheres Deflorationszeichen. Frische Defloration erkennt man durch Blut bzw. Fibrinreste, Ödem, petechiale Blutungsherde und Rhagade. Die Heilung der Risse hat im allgemeinen eine Abrundung zur Folge. Sehr häufig werden durch eine Defloration keine Schmerzen ausgelöst. Angst und Spannung können diese jedoch verstärken. In diesem Zusammenhang ist bei jungen Mädchen, die noch keinen Verkehr hatten, unbedingt nach der Menstruationshygiene zu fragen. Durch die Benutzung von Tampons kann eine Defloration erfolgen. Wir müssen aber auch wissen, daß viele Hymen sehr fleißig sind. Ihr Reichtum an bindgewebiger Grundsubstanz begünstigt eine erstaunliche Dehnbarkeit, d. h., selten einmal kann ein Hymen auch nach der Kohabitation intakt bleiben. Ein vorsichtiges Einführen von Fingern oder Kinderspekula ist daher vielfach möglich. Die vielen verschiedenen Hymenformen sollen hier nicht beschrieben werden. Wichtig ist, daß mit kolposkopischer Hilfe festgestellt werden kann, ob die Defloration frisch oder alt ist.
Auch bei Kindern ließen sich in ca. 35% von uns untersuchten Fälle Spekula verwenden und Scheide, Portio inspizieren sowie die notwendigen Abstrichentnahmen durchführen.
Ein Großteil der Betroffenen, mehr jedoch Kinder, verhalten sich widersprüchlich, wenn sie gefragt werden, wo ihr eigener Körper berührt wurde. Das betrifft sowohl die Immissio penis als auch die Berührung des Genitales und seiner Umgebung durch Finger. Hier hat sich bei gleichzeitiger Befragung die Berührung mittels Knopfsonde bewährt. So läßt sich schließlich feststellen, ob ein Coitus ante portas durchgeführt wurde oder nicht. Dabei werden äußeres Genitale, Damm, Introitus, Scheide, aber auch die Innenseite der Oberschenkel mit der Sonde berührt und die Betroffene befragt, ob der Kontakt mit dem Vergewaltiger in der betreffenden Region war.

Spermanachweis/Spurensicherung

Der wesentliche Akzent der Untersuchung liegt auf dem Nachweis der Spermien. Er ist aus Vagina, Zervikalkanal, aber auch ggf. aus Anus und Mund zu erbringen (s. Tab. 1).

Die unklaren Angaben der Frauen, die die Ejakulation betreffen, zeigen die Dringlichkeit der Spurensicherung. Hierzu gehören letztlich die Untersuchungen von Nativpräparaten aus Scheide und Zervix, aber auch die Untersuchung auf saure Phosphatase.

Nachweis der sauren Phosphatase (modifizierte Bestimmung nach BERG):

Lösung I: (Pufferlösung pH 5)
200 g Natriumacetat,
5 ml Eisessig,
1000 ml destilliertes Wasser.
Lösung II: 70 mg Dianisyltetrazoniumsulfat,
100 mg Natrium - 1 - nach Naphylphosphat. Lösung I und II werden zusammengebracht und filtriert.

Das Material wird mit der oben angegebenen Lösung in Kontakt gebracht. Bildet sich ein blauvioletter Farbstoff, so wird dies als positiver Befund angegeben. Während der Menstruation kann der Spermiennachweis schwierig sein. Es ist sinnvoll, einige Tropfen Seifenlösung dem Vaginalabstrich zuzusetzen. Die Erythrozyten werden dadurch hämolysiert.

Auch eine Verdünnung mit physiologischer Kochsalzlösung kann versucht werden, um bei der Menstruation den Spermiennachweis zu erleichtern.

Besser ist es noch, wenn fixierte und gefärbte Präparate aus Vagina und Zervix von einem Zweitbegutachter kontrolliert werden:

Anfärbung der Präparate nach BEACCHI (Spermienköpfe stellen sich rot dar, Spermienschwänze blau). Verwandt wird 1%iges Säure-Fuchsin. 1%ige Methylenblaulösung und 1%ige HCl, Verhältnis 1:1:40.

Berücksichtigt man schließlich, daß sich bei Prüfung des Nachweises der sauren Phosphatase die Ausbeute an Spermanachweisen auf knapp 75% steigern läßt, so ergibt sich die Folgerung, bei der Bewertung sehr vorsichtig zu sein, falls nicht dieser Umfang an Nachweisen durchgeführt werden konnte.

Man kann durchaus die Phosphatasereaktion an den Anfang der Untersuchung zum Spermiennachweis stellen. Die positive Phosphatasereaktion des Prostatasekrets gibt den Hinweis auf den durchgeführten Sexualverkehr. Die Phosphatasereaktion ist überflüssig, wenn im Nativpräparat mikroskopisch Spermien nachgewiesen werden. Wichtig ist dabei zu wissen, daß in ca. 14% eine negative Phosphatasereaktion die Abwesenheit von Sperma nicht ausschließt. Eine negative Phosphatasereaktion findet man bei Prostataerkrankung, aber auch bei Anwendung von chemischen Kontrazeptiva. Eine falsch positive Phosphatasereaktion ist oft stoffwechselbedingt.

In der UFK Charlottenburg hat es sich bewährt, die Untersuchungen in Zusammenarbeit mit der polizeitechnischen Untersuchungsstelle (PTU) durchführen zu lassen. Durch sie kann die Speichelprobe auf Filterpapier nach dem Oralverkehr leicht begutachtet werden, aber auch Spermanachweise aus Analabstrichen können erbracht werden. Dies gilt natürlich auch für die Untersuchung von getrocknetem Sekret der Vulva, Haut und Haaren (Aufschwemmung mit physiologischer Kochsalzlösung, in ein steriles Gefäß). Im einzelnen ist mit dem Material so zu verfahren:

1. Entnahme von Scheidensekret im Nativpräparat.
2. Entnahme von Zervixsekret mittels Knopfkanüle oder Öse und Verbringung auf den Objektträger im Nativpräparat. Beide Präparate trocknen lassen.
3. Auswischen der Scheide mit einem Tupfer, der in ein steriles Gefäß gebracht wird und zur PTU geht.
4. Die Phosphatasebestimmung.
5. Urinprobe für die kriminaltechnische Untersuchung.
6. Blutprobe, gegebenenfalls Blutprobe für die kriminaltechnische Untersuchung.

Sinnvoll ist schließlich auch der Ausschluß einer Schwangerschaft durch entsprechende Urinuntersuchungen bzw. Beta-HCG-Kontrolle, die Untersuchung auf koinzidente Genitalinfektion.

Weiterhin: Blutproben für serologische Untersuchung (Luesserologie, Hepatitisantigen, HTLV-III).

Ärztliche Versorgung des Notzuchtopfers

Neben der Begutachtung besteht für den Arzt die Verpflichtung zur ärztlichen Hilfestellung. Das schließt nicht nur die 14% der Frauen ein, die eine extragenitale Verletzung haben, davon 4% schwerwiegende. Die große Prozentzahl der psychisch betroffenen Frauen findet man in keiner Statistik wieder. Die ungeheure Dimension läßt sich nur erahnen. Hier ist also besonders Feingefühl angebracht. Folgende Punkte sind bei der ärztlichen Versorgung zu berücksichtigen:

Versorgung von Wunden.
Go-Kontrolle und Prophylaxe.

Lueskontrolle und Prophylaxe.

Mögliche Entzündungsbehandlungen, ggf. Tetanusprophylaxe.

Prophylaxe einer ungewollten Schwangerschaft.

Psychische Betreuung.

Die Infektionsabklärung und Prophylaxe ist in anderen Kapiteln besprochen worden. Die Prophylaxe einer ungewollten Schwangerschaft stellt frauenärztlicherseits einen wichtigen Punkt der Betreuung dar. Hier bieten sich folgende Möglichkeiten an:
1. Tetragynon.
2. Hochdosierte Östrogene.
3. Mittelhohe Dosis Gestagene.
4. Das Intrauterinpessar.

Die Entscheidung, welche Maßnahme prophylaktisch ergriffen wird, hängt auch davon ab, wie lange das Ereignis zurückliegt. Dabei hat heutzutage die Kombination von Östrogen und Gestagen in mittlerer Dosierung (Tetragynon) das Primat. Es kann bis zu 72 Stunden post cohabitationem begonnen werden. Die Versagerquote soll bei 1,6% liegen. Die Dosierung besteht in $2 \times 0,1$ mg Äthinylöstradiol und 1 mg Norgestrel sowie 12 Stunden später die gleiche Dosierung. Östrogene in hoher Dosierung werden wegen der Nebenwirkung und Komplikationen nicht mehr empfohlen. Für Gestagene gilt, daß sie nur innerhalb der ersten Stunden nach der Kohabitation verwendet werden sollen.

a) Östrogene hochdosiert:
   24 bis 48 Stunden post cohabitationem.
   Dosierung: 5 mg Äthinylöstradiol für 5 Tage (Progynon C).
   Nebenwirkung: Übelkeit, Erbrechen, Mastodynie.
   Komplikationen: Gerinnungsstörungen und Ödeme.

b) Gestagene mittlerer Dosierung bis zu 3 Stunden post cohabitationem (maximal bis 12 Stunden)
   0,3% Versager.
   Dosierung: 0,6 mg Norgestril (= ca. 20 Tabl. Microlut).
   Keine Nebenwirkung, keine Komplikationen.

c) Östrogene und Gestagene mittlerer Dosierung (Tetragynon):
   bis zu 72 Stunden post cohabitationem,
   ca. 1,6% Versager.
   Dosierung: sofort $2 \times 0,1$ mg Äthinylöstradiol sowie
   1 mg Norgestrel.
   Gleiche Dosierung noch einmal nach 12 Stunden.

Kontrollen

Frauenärztliche Kontrollen sind sinnvoll. Nach ca. 48 Stunden sollte eine Go-Kultur angelegt werden. Nach 1–3 Wochen stellt sich u.a. die Frage des Schwangerschaftstestes. Nach 6 Wochen müßte die Kontrolle der Lues-Serologie-Werte erfolgen.

Wir empfehlen bei der Untersuchung auch die Kontrolle der HIV-Serologie. Dazu ist es wichtig, die Werte nach 3 Monaten zu kontrollieren, um eine Infizierung des Opfers auszuschließen.

Der Arzt im Gerichtstermin

Bei sorgfältiger gründlicher Protokollierung können im Gerichtstermin für den Arzt kaum Schwierigkeiten auftreten. Als Sachverständiger oder sachverständiger Zeuge muß er darauf eingerichtet sein, seine Befunde zu erläutern. Da nur selten Gutachten zur Glaubwürdigkeit vorliegen und weil der Frauenarzt im allgemeinen sich zur Glaubwürdigkeit nicht, bzw. schlecht äußern kann, sollte alles vermieden werden, was über die frauenärztliche Befundbeschreibung hinausgeht. So wird die gutachtliche Äußerung häufig bei unauffälligem gynäkologischem Befund „Notzucht möglich", „Zustand nach kürzlichem Geschlechtsverkehr" lauten müssen. Die angemessene Berücksichtigung der psychischen Situation anläßlich der Untersuchung wird schließlich dem Richter dann eher helfen, die Situation richtig einzuschätzen.

Literatur

Weiterführende Literatur
1 Baumfalk, W.: Zur Notzuchtsbegutachtung. Inauguraldissertation – Freie Universität Berlin 1979
2 Carsten, P.M., M.Schubert, Gossdiewski: Valence of Seperate Sperm-Tests. XIII.Congress of International Academy of Legal Medicine and Social Medicine, Budapest 1985
3 Carsten, P.M., M.Stauber, W.Baumfalk: A gynaecological investigation of sexual assault. IX.World Congress of Gynaecology and Obstetrics, Tokyo 1979
4 Halbert, D.R., D.E.D.Jones: Medical Management of the sexually assaulted women. J. reprod. Med. 20 (1978) 265–274
5 Hayman, C.R., C.Lanza: Sexual assault on women and girls. Amer. J. Obstet. Gynec. 109 (1971) 480–495
6 Schubert, S.: Spermabefunde bei von Sexualstraftaten betroffenen Frauen. Inauguraldissertation – Freie Universität Berlin 1985
7 Schwerd, W.: Spurenkundliche Untersuchung bei Sexualdelikten. In: Gynäkologie und Geburtshilfe, Bd.III, hrsg. von O.Käser, V.Friedberg, K.G.Ober, K.Thomsen, J.Zander. Thieme, Stuttgart 1972 (S.1044–1049)
8 Volk, P., M.Hilgarth: Ärztliche Untersuchungen nach fraglichen Sexualdelikten. Fortschr. Med. 97/11 (1979) 501–503

23. Endoskopische Verfahren in der Gynäkologie

Laparoskopie

H. Hepp und W. Meier

Die gynäkologische Laparoskopie hat in den letzten Jahren eine große diagnostische und auch operativ/therapeutische Bedeutung erlangt. In vielen Fällen wird erst durch die Laparoskopie eine klare Diagnose gestellt, so daß eine Explorativlaparotomie mit all ihren Risiken und allgemeinen Belastungen vermeidbar wird. Auch ermöglicht die Laparoskopie sehr oft die frühzeitige Diagnose und rechtzeitige Therapie, wodurch in vielen Fällen neben der Heilung auch eine Verkürzung der Hospitalisation erreicht wird.

Erst nachdem die Entwicklung der internistischen Laparoskopie, entscheidend beeinflußt von Kalk (70), abgeschlossen und zu einer unentbehrlichen diagnostischen Methode der inneren Medizin geworden war, fand die Laparoskopie auch in der Gynäkologie zunehmend Verbreitung. Mitte der sechziger Jahre wurde die zunächst als risikoärmer betrachtete Methode der Kuldoskopie - die Inspektion der Beckenorgane von der Scheide aus über den Douglasschen Raum - aufgrund verbesserter Geräte zugunsten der Laparoskopie verlassen. Vor allem Palmer (102) im französischen, Frangenheim (46) und Semm (125) im deutschsprachigen Raum, trugen entscheidend zur Verbreitung der Methode bei. Der von Semm (125) für die gynäkologische Laparoskopie eingeführte Begriff der „Pelviskopie" hebt ausschließlich auf die Endoskopie des Beckens ab. Die semantische Diskussion ist noch nicht beendet.

Im nachfolgenden Beitrag wird vorwiegend die diagnostische Laparoskopie/Pelviskopie beschrieben. Auf die operative Laparoskopie wird im 2. Abschnitt hingewiesen. Die laparoskopische Tubensterilisation wird in Band I abgehandelt.

Diagnostische Laparoskopie

Instrumentarium

Nach dem Prinzip der totalen Reflexion eines Lichtstrahls erhält man durch die Zusammenfassung einer Vielzahl von dünnen, optisch isolierten Quarzstäben (10-70 μm) zu einem ungeordneten Bündel ein flexibles Lichtleitkabel mit fast verlustloser Lichtleitung. Zwischen die Lichtquelle und dem Bündel der Lichtleitfasern wird ein Wärmefilter geschaltet, so daß am Ende des Kabels Licht mit hoher Luxleistung ohne seinen Wärmeanteil austritt (Kaltlicht). Mit Hilfe von Kugelblitzröhre und Integralkabel sind qualitativ hochwertige Photodokumentationen, durch die Verwendung von Hochdruck-Dampflampen (z.B. Xenon) Film- und Videoaufzeichnungen möglich. Dabei wird der Elektronenblitz extrakorporal erzeugt und über das Lichtleitkabel kontinuierlich bis zum Austritt am distalen Ende des Endoskops geführt. Für die laparoskopische Dokumentation werden 11-mm-Optiken verwendet. Über weitere Verbesserungen der erforderlichen Geräte wird ständig berichtet (19).

Für endoskopische Zwecke wird heute ausschließlich extrakorporal erzeugtes Licht, sog. Kaltlicht, verwendet. Die Lichtquelle befindet sich außerhalb des Operationsbereichs und besteht aus Halogen- oder Jodquarzlampen von 100-250 Watt Leistung, die Helligkeit ist meist stufenlos regulierbar. Da der plötzliche Lichtausfall während der Laparoskopie, insbesondere bei kleineren operativen Eingriffen, ein erhöhtes Risiko darstellen würde, sind die auf dem Markt befindlichen Geräte jeweils mit zwei Halogenlampen ausgerüstet.

Von allen Endoskopherstellern werden heute Optiken nach dem von Hopkins (64) entwickelten und von Franke (49) verbesserten Prinzip des Stablinsensystems angeboten. Dabei wird das Licht im Gegensatz zu den früheren Endoskopen in Quarzstäben geleitet und an sog. Luftlinsen gebrochen, wodurch die Streustrahlung vermieden und eine hohe Brillanz des Bildes erreicht wird. Die große Apertur des Stablinsensystems steigert die Bildhelligkeit erheblich, so daß bei gleicher Leistung dünnere Optiken produziert werden können. Alle hochwertigen Optiken besitzen ein ausgezeichnetes Auflösungsvermögen, gute Randschärfe und korrekte Farbwiedergabe über das ganze Spektrum. Sie werden mit verschiedenen Blickwinkeln, Blickrichtungen und Blickfeldern angeboten. Flexible Endoskope, wie sie hauptsächlich in der Gastroenterologie verwendet werden, spielen für die gynäkologische Laparoskopie derzeit keine Rolle.

Die Sterilisation und Pflege der optischen Instrumente folgt den üblichen Grundregeln. Die schonendste Sterilisation erfolgt mit Formalintabletten in Klarsichtkästen über 24 Stunden. Von manchen Herstellern wird das Autoklavieren der Optik empfohlen, wobei das rasche Erhitzen eine hochgradige Belastung des Systems darstellt. Durch das Einlegen der Optik in Desinfektionslösungen für ca. 20 Minuten wird ebenfalls eine ausreichende Desinfektion erreicht, welche die anschließende Wiederverwendung ohne Einschränkung gestattet (12). In einer prospektiven Multicenter-Studie konnte kein erhöhtes Infektionsrisiko in der Desinfektionsgruppe gegenüber der Sterilisationsgruppe nachgewiesen werden (66). Die Rate der postlaparoskopischen Wundinfektionen liegt bei 0,03–0,3% (90, 109).

Die modernen Insufflationsapparate steuern auf mechanischem Wege die CO_2-Insufflation nach Zeit, Volumen und Druck. Über die verschiedenen Manometer können der aktuelle intraabdominale Druck, der Insufflationsdruck und die Größe der bereits erreichten Gasblase ständig kontrolliert werden. Über eine Nachfüllautomatik wird nach Auffüllen des Pneumoperitoneums der Ersatz des durch Resorption und undichte Instrumente verlorengehenden Gasvolumens gewährleistet. Für spezielle Fragen der operativen Laparoskopie sind elektronisch gesteuerte Geräte und eine Reihe von Zusatzgeräten entwickelt worden (127, 128).

Zum Einführen der Laparoskope dient ein Trokar mit Hülse. Die verschiedenen Modelle unterscheiden sich hauptsächlich durch die Art der Spitze, die konisch, dreikantig oder schraubenartig geschliffen ist. Für die Routinediagnostik werden Trokare mit einem Außendurchmesser von 6 bzw. 7 mm verwendet. Sollen Befunde zu wissenschaftlichen Zwecken photodokumentiert werden, muß ein 11-mm-Trokar zur Einführung einer Optik mit entsprechendem Lichtleiterquerschnitt benutzt werden.

Die Hülse des Trokars enthält ein Ventil, das sich beim Zurückziehen des Trokars automatisch schließt und damit das Ausströmen des insufflierten Gases verhindert. Über einen seitlichen Stutzen an der Hülse kann während der Laparoskopie kontinuierlich Gas insuffliert werden. Um Verbrennungen der Haut während elektro-

chirurgischer Eingriffe zu vermeiden, werden neuerdings Trokarhülsen auch aus Kunststoff hergestellt.

Vorbereitung, Aufklärung

Während die internistische Laparoskopie hauptsächlich in Lokalanästhesie vorgenommen wird, erfolgt die gynäkologische Laparoskopie in der Regel in Allgemeinnarkose. Dadurch ist neben der Schmerzfreiheit eine optimale Relaxation gegeben, was bei der Anlage des Pneumoperitoneums und beim Einstechen des Trokars von Bedeutung ist. Außerdem kann bei unvorhergesehen auftretenden Komplikationen ohne Zeitverlust operativ reagiert werden (73). Der Eingriff in Lokalanästhesie bzw. Periduralanästhesie sollte nur dem sehr erfahrenen Operateur und wenigen zielgerichteten Eingriffen, z. B. der laparoskopischen Tubensterilisation, vorbehalten sein (62, 63, 104).

Die Patientin wird im allgemeinen am Vortag der geplanten Laparoskopie stationär aufgenommen, labormäßig und apparativ durchuntersucht, abgeführt und entsprechend anästhesiologischer Richtlinien wie zu einer Laparotomie vorbereitet und prämediziert. Soll die Laparoskopie „ambulant" durchgeführt werden, erfolgen die notwendigen Untersuchungen einige Tage vor dem geplanten Eingriff. „Ambulante Laparoskopie" bedeutet, daß die Patientin am Morgen des geplanten Eingriffs stationär aufgenommen, jedoch nicht hospitalisiert wird (88). Es muß sichergestellt sein, daß nach dem Eingriff für einen ausreichenden Zeitraum eine sorgfältige Überwachung gegeben ist (8, 11, 20, 156). Unter diesen Voraussetzungen ist nicht mit einer Erhöhung der Komplikationsrate zu rechnen (88).

Die ausführliche Information über die Notwendigkeit und den Ablauf des Eingriffs erfolgt durch den Operateur, wobei stets geklärt werden sollte, ob kleinere chirurgische Interventionen per laparoscopiam in gleicher Sitzung geplant sind. Weiterhin wird die Patientin über die möglichen Komplikationen (s. u.), die während des Eingriffs auftreten können, umfassend aufgeklärt; auch über die Zahl der evtl. notwendigen Trokareinstiche muß gesprochen werden. Die Einwilligung zu einer evtl. notwendig werdenden Laparotomie muß stets vorliegen (46, 125).

Im Operationssaal wird die Patientin in Steinschnittlage gelagert, wobei auf dem Operationstisch eine Kopftieflage nach Trendelenburg (ca. 15°) möglich sein sollte. Da es bei der Narkoseeinleitung zur Überblähung des Magens kommen kann, ist oft ein Magenschlauch nützlich. Hierdurch liegt der aufgeblähte Magen nicht im Einstichbereich von Veress-Nadel und Trokar, eine Perforation des Magens wird somit vermeidbar. Nach sorgfältiger chirurgischer Desinfektion, entsprechend einer Laparotomie unter besonderer Berücksichtigung der Nabelgrube, wird die Harnblase katheterisiert. Eine volle Harnblase beeinträchtigt die Beckenübersicht ganz erheblich. Vor Beginn jeder Laparoskopie muß selbstverständlich immer eine bimanuelle Untersuchung des weiblichen Genitales vorgenommen werden, um bei entspannter Patientin eine klinische Diagnose zu erheben und sich dabei über die Größe, Beweglichkeit, Lage des Uterus und seinen Bezug zu den Nachbarorganen zu orientieren (125). Insbesondere vor einer Laparoskopie mit Chromopertubation müssen zur Vermeidung aszendierender Infektionen entzündliche Prozesse im Bereich der Vagina und der Zervix ausgeschlossen werden (58). Je nach Indikation des Eingriffs wird eine uterine Sonde bzw. ein Pertubationsbesteck angelegt. Eine Ausnahme bildet die Differentialdiagnose EUG/intrauterine Gravidität, bei der sich das Einführen eines Instrumentes verbietet (45).

Technik

Als Einstichstelle der Veress-Kanüle als auch des Trokars wird in der Gynäkologie bevorzugt die untere Nabelgrube gewählt. Neben kosmetischen Gründen bietet diese Stelle den Vorteil, daß bei schlanken Patientinnen nur wenige Millimeter, bei adipösen Frauen maximal 1–2 cm Bauchwand durchstochen werden müssen (125). Um Strömungshindernisse sicher zu erkennen, wird vor dem Einstich die Kanüle auf Durchgängigkeit und Funktion geprüft; bei einer Einflußgeschwindigkeit von 1 l Gas/min darf der Insufflationswiderstand von Zuführungsschlauch und Nadel bei höchstens 2–3 mm Hg liegen. In Trendelenburg-Lage (15°) erfolgt unter maximaler Elevation der relaxierten Bauchdecken das Einführen der Veress-Nadel in Richtung Mitte des kleinen Beckens in einem Winkel von 45° (46, 58, 125). Bei zu flachem Einstechen perforiert die Nadel das Peritoneum nicht und ein präperitoneales Emphysem ist die Folge. Nach Perforation des Peritoneums schnellt der Mandrin vor die Nadelspitze, so daß der scharfe Anteil der Nadel keine Verletzungen erzeugen kann. Durch den Injektionsaspirationstest läßt sich die intraperitoneale Lage der Kanüle sichern (125). Dieser Test hat sich hauptsächlich bei adipösen Patientinnen und bei Durchführung des Eingriffs durch weniger erfahrene Operateure bewährt.

Bei nicht voroperierten Patientinnen wird zum Teil das Einführen des Trokars ohne Pneumoperitoneum beschrieben; dabei soll die Komplikationsrate nicht höher liegen (21, 35).

Während von den Internisten hauptsächlich N$_2$O verwendet wird, erfolgt in der Gynäkologie die Anlage des Pneumoperitoneums vorwiegend mit CO$_2$. Im Prinzip zeigen N$_2$O und CO$_2$ eine gleichschnelle Resorptionsgeschwindigkeit und gute Verträglichkeit. Obwohl N$_2$O ein nichtbrennbares Gas ist, verhält es sich bei Verbrennungsvorgängen wie Sauerstoff, so daß sich CO$_2$ bei der gynäkologischen Laparoskopie, insbesondere in Verbindung mit kleineren elektrochirurgischen Eingriffen, als das geeignetere Gas erwiesen hat (46, 125). Bei adäquater Anästhesie sind dabei keine durch Resorptionsvorgänge bedingte Veränderungen im Säure-Basen-Haushalt zu erwarten (13).

Nach Sicherung der intraperitonealen Lage der Veress-Nadel erfolgt unter ständiger Kontrolle der Druckverhältnisse die Insufflation von 1 l CO$_2$/min bis zu einem intraabdominalen Druck von maximal 10–12 mm Hg. Liegt der vermeintlich intraabdominale Druck bereits bei geringer zugeführter Gasmenge in Höhe des Insufflationsdruckes, so ist eine falsche Lage der Nadelspitze anzunehmen; der Eingriff muß ebenso wie bei einem Druckanstieg auf über 20 mm Hg abgebrochen werden.

Durch den Sondierungstest (125) kann man sich über evtl. Verwachsungen im Einstichbereich orientieren und die Einstichrichtung festlegen. Zur Einführung des Trokars hat sich an unserer Klinik die Z-Stich-Technik bewährt (125, 158). Nach sagittaler Hautinzision in der unteren Nabelgrube wird die Trokarspitze eingelegt und je nach Sondierungstest 90° nach links bzw. rechts subkutan 2–4 cm gestochen. Nach Elevation der Bauchdecke wird dann der Trokar in Richtung Uterus vorgeschoben; bei dieser Technik werden die periumbilikalen Gefäße und die Aortenbifurkation umgangen (125). Von anderen Autoren wird das direkte Eingehen mit dem Trokar in Richtung kleines Becken empfohlen, ohne daß über eine höhere Komplikationsrate berichtet wird (46). Das unter Sicht durch die Trokarhülse einzuführende Laparoskop kann praktisch keine Verletzungen verursachen. Nach Kontrolle der Einstichregion erfolgt zunächst ein orientierender Rundblick, wobei besonders darauf zu achten ist, ob ein retroperitoneales Hämatom vorliegt; erst dann beginnt die systematische Inspektion der Beckenorgane. Dabei orientiert man sich zunächst am Fundus uteri, anschließend erfolgt die Inspektion der Tuben, Ovarien, Parametrien, Beckenwände, Ligg. suspensorii ovarii und des Douglasschen Raumes (s. Farbtafel VIII, Abb. **1**). Weiterhin wird die Oberfläche der Därme, die Appendix, das große Netz und nach Wenden des Laparoskops der Oberbauch inspiziert. Bereitet die Darstellung der Adnexe Schwierigkeiten, so ist das Einführen eines Taststabes unerläßlich. Dies geschieht entweder über den Arbeitskanal des Operationslaparoskops oder besser über einen zweiten Einstich im Unterbauch. Mittels Diaphanoskopie wird je nach Gegebenheit rechts oder links eine gefäßfreie Stelle ausgewählt und der Trokar unter Sicht eingeführt.

Nach Beendigung des Eingriffs und nochmaliger Inspektion des gesamten Abdomens wird das Endoskop entfernt und das Gas über die Trokarhülse abgelassen; durch Kompression der Bauchdecken soll versucht werden, das Gas so vollständig wie möglich zu exprimieren. Trotz dieser Manipulation bleibt fast immer eine gewisse Menge Restgas zurück, das sich unter der Zwerchfellkuppe ansammelt und zu charakteristischen Beschwerden im Bereich der Schultern führen kann (120). Nach Entfernen der Trokarhülse können die Wundränder meist mittels eines Heftpflasters adaptiert oder mittels einer Intrakutan-Einzelknopfnaht verschlossen werden.

Durch Modifikation der herkömmlichen Technik wurde die sogenannte „offene Laparoskopie" entwickelt (51, 53, 54, 77, 78). Ziel dieser Technik war und ist die Senkung ernster Komplikationen. Hierbei wird das Abdomen über eine 1–2 cm lange Inzision schichtweise eröffnet und das Pneumoperitoneum mittels eines speziellen Instrumentariums angelegt. Der Wundverschluß erfolgt ebenfalls schichtweise.

In einer randomisierten Multicenter-Studie konnte kein signifikanter Unterschied in den Komplikationsraten der konventionellen und „offenen Laparoskopie" nachgewiesen werden (159). Dies wird auch von anderen Autoren und der American Association of Gynecologic Laparoscopists (AAGL) bestätigt (85, 113). Die Anwendungsrate der offenen Laparoskopie wird in den USA (AAGL, 1982) mit 4% angegeben (113).

Indikationen

Aus der Vielzahl der Indikationen zur Laparoskopie (Tab. 1) seien nur die wichtigsten und häufigsten herausgegriffen.

Eine der häufigsten Indikationen ist heute die Abklärung akuter Unterbauchbeschwerden und dabei der Nachweis oder Ausschluß der akuten Adnexitis. JACOBSON (68) konnte zeigen, daß in seinem Krankengut die klinische Diagnose einer akuten Adnexitis nur in 65% laparoskopisch bestätigt werden konnte. Bei 23% der Patientinnen fand sich ein normaler innerer Genitalbefund, 12% hatten andersartige pathologische Veränderungen. Unter Anwendung der Kriterien Hyperämie des peritonealen Tubenüberzugs, Tubenödem und seröses bzw. fibrinöses Douglas-Sekret konnten diese Ergebnisse von zahlreichen Autoren bestätigt werden (2, 27, 86, 94). Vor allem wurde in keiner der Untersuchungen eine

Tabelle 1   Indikationen zur Laparoskopie

1. Abklärung akuter Unterbauchbeschwerden
2. Abklärung chronischer Unterbauchbeschwerden
3. Differentialdiagnose Adnexitis-Appendizitis
4. Sterilitätsabklärung
   a) primäre Sterilität
   b) sekundäre Sterilität
   c) Beurteilung vor mikrochirurgischer Tubenoperation
   d) Second-look-Laparoskopie nach Mikrochirurgie
   e) IVF und GIFT
5. Refertilisierungswunsch
6. V. a. EUG
7. Endometriose
   a) Beurteilung der Ausbreitung
   b) Second-look nach medikamentöser Behandlung
8. Ovarialkarzinom
   a) Kontrolle von operierten Frühstadien
   b) Spätkontrolle erfolgreich behandelter Patientinnen
9. Klärung von Genitalmißbildungen
10. V. a. Uterusperforation
11. Suche nach perforiertem IUD
12. Therapieresistente Abdominalbeschwerden

negative Beeinflussung der Erkrankung durch die Laparoskopie beobachtet, so daß die Vorbehalte gegen eine diagnostische Laparoskopie bei akut entzündlichen Unterbaucherkrankungen aufgegeben werden mußten (89). Noch 1969 hatte sich FRANGENHEIM (45) eher vorsichtig zum Thema Laparoskopie bei Verdacht auf entzündliche Unterbaucherkrankungen geäußert.

Aufgrund des breiten Erregerspektrums (41) und der Tatsache, daß erwartungsgemäß eine schlechte Korrelation zwischen Zervixabstrich und Douglas-Sekret (15, 40, 142, 143), zum Teil auch zwischen Douglas-Sekret und Fimbrienabstrich besteht (143), ist für die adäquate Adnexitisbehandlung der Erregernachweis per laparoscopiam sehr hilfreich (61); dabei kommt dem Fimbrienabstrich offensichtlich die größere Bedeutung zu, auch in Hinblick auf den Nachweis von Chlamydia trachomatis (65). Nur durch die frühzeitig laparoskopisch gestellte Diagnose und die aufgrund mikrobiologischer Testung eingeleitete Therapie können die Spätfolgen wie Infertilität, Adhäsionen, Hydrosalpinx usw. vermindert werden (155). Auch wir haben in den letzten Jahren bei Verdacht auf eine akute Adnexitis dieses Vorgehen eingeführt. Nach Vorliegen des mikrobiologischen Befundes erfolgt die evtl. notwendig werdende Umsetzung auf die ausgetesteten Medikamente.

Auch zur Abklärung unklarer Unterbauchbeschwerden kann heute nicht mehr auf die Laparoskopie verzichtet werden (23, 76, 139). Bei ca. 30% der Patientinnen läßt sich laparoskopisch kein pathologischer Befund erheben (27), wobei dieser Anteil bei Patientinnen mit chronischen Beschwerden noch wesentlich höher liegt (94,

131). Weiter finden sich abgesehen von der akuten Adnexitis in abnehmender Reihenfolge Adhäsionen, Endometriosen, Ovarialzysten, EUG und Appendizitis (14, 27, 55, 81, 94). Durch den frühzeitigen Einsatz der Laparoskopie können eine unnötige Antibiotikatherapie und/oder Hospitalisierung vermieden und die Patientinnen ohne wesentlichen Zeitverlust der gezielten Therapie zugeführt werden. Um die Rate unnötiger Appendektomien weiter zu senken, sollte bei der Differentialdiagnose Adnexitis - Appendizitis vermehrt von der Laparoskopie Gebrauch gemacht werden (80). Andererseits kann, wie schon gesagt, vor allem bei jungen Patientinnen mit dem frühen Nachweis einer Adnexitis die Sterilitätsrate vermindert werden.

Einen besonders hohen Stellenwert hat die Laparoskopie in der Sterilitätsabklärung. Während die HSG (Hysterosalpingographie) aufgrund ihrer relativ geringen Treffsicherheit von 43–76% nur eine begrenzte diagnostische Aussage zuläßt (67, 82, 93, 100, 122), kann durch die diagnostische Laparoskopie mit Chromopertubation nicht nur die Tubendurchgängigkeit geprüft, sondern auch eine genaue Beschreibung der topographischen Situation im kleinen Becken gegeben werden; insbesondere bei der Beurteilung von Tubenmotilität, Tubenlänge, Adhäsionen und Ovarialfunktion ist die Laparoskopie der HSG deutlich überlegen. Wird simultan zur Laparoskopie das Uteruskavum mittels Hysteroskopie abgeklärt, kann heute nach Meinung vieler Autoren auf die HSG vollständig verzichtet werden (26, 98, 122, 147, 150, 153). In Einzelfällen, z. B. bei endoskopischem Verdacht auf einen proximalen Tubenverschluß oder bei Verdacht auf eine Genitaltuberkulose, sollte nach Laparoskopie und Hysteroskopie zusätzlich die HSG in sinnvoller Kombination eingesetzt werden (22, 46, 100, 134). Eine Miliartuberkulose der Tubenserosa ist laparoskopisch leicht erkennbar, eine endosalpingitische Tuberkulose kann durch die HSG diagnostiziert werden.

Die häufigste Indikation zur Laparoskopie stellt die ungeklärte Sterilität dar (100). Während bis vor kurzem bei Verdacht einer primären oder sekundären Tubensterilität die Laparoskopie relativ spät eingesetzt wurde, zeigt sich heute ein deutlicher Trend hin zur frühzeitigen Laparoskopie; dabei muß allerdings die endokrine und andrologische Diagnostik abgeschlossen sein. In einer großen Studie konnte bei 44% der Patientinnen mit ungeklärter Sterilität ein pathologischer Befund im kleinen Becken nachgewiesen werden (22, 100, 149, 160); andere Autoren geben eine noch höhere Inzidenz an. Nach vorausgegangener Unterbauchlaparotomie oder nach entzündlichen Unterbaucherkrankungen finden sich in mehr als 70% pathologische Befunde (25, 100). Auch aufgrund des hohen Anteils an erst-

mals diagnostizierten Endometriosen (55) erscheint die frühzeitige Laparoskopie sinnvoll.

Bei außerhalb diagnostizierter Pathologie im kleinen Becken und bei Refertilisierungswunsch nach Tubensterilisation führen wir in der Regel eine erneute Laparoskopie mit Chromopertubation durch (100, 148). Oft erlaubt nur der vom Operateur erhobene Befund eine abgewogene Indikationsstellung zu einem eventuellen mikrochirurgischen Eingriff und ermöglicht die sorgfältige präoperative Aufklärung über den vorgesehenen Eingriff und dessen Prognose.

Eine weitere Indikation ist die sog. Second-look-Laparoskopie nach erfolgter Mikrochirurgie. Einige Autoren empfehlen die frühe Laparoskopie nach 4–12 Wochen oder noch früher, wobei neben der Diagnostik die Möglichkeit der frühzeitigen Adhäsiolyse leichter Verwachsungen im Vordergrund steht (29, 34, 116, 140, 144, 152). Andere Autoren sind der Meinung, daß eine Second-look-Laparoskopie erst nach 6–12 Monaten erfolgen sollte (46, 50). Die endgültige Klärung des besten Zeitpunktes kann nur durch eine prospektive Studie erfolgen (31). Die späte Second-look-Laparoskopie wird nach ca. 1 Jahr angeboten. Nicht selten wird der Eingriff heute über eine hormonale Stimulation entsprechend zyklisch koordiniert, um bei Nachweis eines erneuten beidseitigen Tubenverschlusses eine Follikelpunktion mit In-vitro-Fertilisierung (IVF) vorzunehmen.

Durch die IVF und GIFT (Gamete Intra Fallopian Transfer) hat sich eine weitere Indikation zur Laparoskopie ergeben. Obwohl zunehmend über alternative Methoden der Eizellgewinnung berichtet wird (83, 84), ist nach Meinung vieler Autoren die Laparoskopie zur Zeit die zuverlässigste Methode zur Follikelaspiration (38, 96, 137, 138, 139, 161, 162). Die Laparoskopie sollte 32–34 Stunden nach HCG-Gabe und nochmaliger Ultraschallkontrolle zum Ausschluß einer bereits erfolgten Ovulation durchgeführt werden (43).

Auch bei Verdacht auf eine Extrauteringravidität ist die Laparoskopie in Verbindung mit der Ultraschalldiagnostik eine unerläßliche diagnostische Methode. Während früher nur 6–8% der Extrauteringraviditäten als intakte Tubargravidität diagnostiziert und operiert wurden (46), konnte die Zahl der frühen nicht rupturierten Extrauteringraviditäten durch den Einsatz der Laparoskopie deutlich gesteigert werden (5, 42). Während eine rupturierte EUG relativ leicht diagnostiziert werden kann, bereitet bei unspezifischer Symptomatik die Diagnose der intakten EUG oft erhebliche Schwierigkeiten. Sobald aufgrund der Anamnese und der klinisch-chemischen Befunde der Verdacht auf eine EUG besteht, sollte unverzüglich mit oder ohne Douglas-Punktion die Laparoskopie durchgeführt

Tabelle 2 Vergleich der Komplikationsraten. Gegenüberstellung der Statistiken 1949–1977 (126) und 1978–1982 (121)

	Laparoskopien	Schwere Komplikationen		Mit Laparotomie		Todesfälle	
Umfrage 1 (1949–1977)	265900	949	(3,56‰)	690	(2,59‰)	24	(0,09‰)
Umfrage 2 (1978–1982)	292442	563	(1,93‰)	240	(0,82‰)	15	(0,051‰)
Reduktion der Komplikationen		45,8%		68,3%		43,3%	
Gesamtstatistik	558342	1512	(2,7‰)	930	(1,67‰)	39	(0,07‰)

werden (146). Durch die frühzeitige Diagnose der intakten EUG kann die mütterliche Mortalität und Morbidität gesenkt werden, außerdem bietet sich die Möglichkeit der tubenerhaltenden Chirurgie (59). Je nach Situation kann die rekonstruktive Tubenchirurgie ein- oder zweizeitig erfolgen (31, 59, 123, 132, 135). Auch über die pelviskopisch-operative Behandlung der EUG wird zunehmend berichtet (9, 128, 129).

Bei der Abklärung und Behandlung der Endometriose ist es durch die Laparoskopie möglich geworden, bereits in einem frühen Stadium die definitive Diagnose zu stellen und die notwendigen therapeutischen Maßnahmen einzuleiten (18). Auch kleinere operative Eingriffe wie Adhäsiolyse und Koagulation kleiner Endometrioseherde können vorgenommen werden (56, 141). Über die erfolgreiche Anwendung von CO_2- und Argon-Laser wurde ebenfalls berichtet (28, 75). Durch eine Second-look-Laparoskopie nach operativer und/oder medikamentöser Endometriosetherapie können frühzeitig und sicher der Therapieerfolg beurteilt und evtl. notwendige weitere therapeutische Schritte eingeleitet werden.

Noch bis vor wenigen Jahren wurde vor allem in den USA auf die Möglichkeit der laparoskopischen Verlaufskontrolle bei der Behandlung des Ovarialkarzinoms hingewiesen (6, 101, 114, 115). Aufgrund der verbesserten apparativen Möglichkeiten (CT, NMRI) und der heutigen Vorstellungen über die Second-look-Operation nach Chemotherapie ist die Laparoskopie zur Beurteilung des Krankheitsverlaufes nicht mehr gerechtfertigt. Lediglich zur Nachkontrolle von operierten frühen Stadien und zur Spätkontrolle primär erfolgreich behandelter Patientinnen scheint der Einsatz der Laparoskopie noch sinnvoll (69). Bei Verdacht auf Uterusperforation nach Kürettage oder bei der Suche nach einem verlorengegangenen IUD kann durch die Laparoskopie u. U. die Laparotomie vermieden werden (57, 128).

Auch in der Kinder- und Jugendgynäkologie finden sich eine Reihe von Indikationen für die diagnostische Laparoskopie; dabei kommt nach entsprechender endokriner Diagnostik der Abklärung der Amenorrhö, des Ausmaßes von Ge-

nitalmißbildungen und der Intersexualität eine besondere Bedeutung zu. Bei akuten und chronischen Unterbauchbeschwerden sollte ebenfalls vermehrt von der Laparoskopie Gebrauch gemacht werden (48).

Komplikationen

Während man sich in früheren Jahren vor allem mit der Frage der Technik und Indikationsstellung beschäftigt hatte, wurde in neuerer Zeit den Komplikationen mehr Aufmerksamkeit gewidmet. Durch die Umfragen von PHILLIPS (108, 109, 110, 111, 112, 113) innerhalb der AAGL konnten anhand großer Patientenzahlen fast alle möglichen Komplikationen und deren Häufigkeit analysiert werden. Auch für den deutschen Sprachraum liegen entsprechende Arbeiten vor (60, 121, 126, 130, 136).

In der Statistik über die Laparoskopien in der Bundesrepublik der Jahre 1978–1982 zeigt sich eine deutliche Abnahme der Komplikationsrate im Vergleich zur Statistik der Jahre 1949–1977 (Tab. 2). Die Rate der schweren Komplikationen liegt bei 1,93‰. In 0,82‰ mußte aufgrund der aufgetretenen Komplikationen laparotomiert werden. Die Mortalitätsrate lag bei 0,051‰ (121).

Neben bestimmten Komplikationen, in Verbindung mit der Narkose, der Infektion und Blutung, die auch bei anderen chirurgischen Eingriffen zu finden sind, gibt es eine Reihe von Komplikationsmöglichkeiten, die für die gynäkologische Laparoskopie typisch sind (46, 89). Die meisten Komplikationen entstehen durch die Blindpunktion mit der Veress-Kanüle zur Anlage des Pneumoperitoneums (46, 58).

Eine häufige Komplikation ist die Entstehung eines Emphysems. Je nach Sitz der Insufflationskanüle kommt es zu einem subkutanen oder präperitonealen Emphysem, auch Netz- und Mesenteriumemphyseme sind beschrieben worden. In seltenen Fällen kann das Emphysem retroperitoneal liegen, sich ins Mediastinum ausdehnen und dort als Rarität einen Spontanpneumothorax verursachen (46). Meist sind die gesetzten Emphyseme harmloser Natur, da das Gas innerhalb von ca. 10 Minuten resorbiert wird. Gelingt es trotz Auspressen der präperitonealen Gasblase nicht, die Veress-Nadel richtig zu plazieren, kann von einer zweiten Einstichstelle 2 cm links oberhalb des Nabels bzw. vom hinteren Scheidengewölbe aus erneut die Insufflation versucht werden (46, 58); alternativ kann die „offene Laparoskopie" durchgeführt werden (36, 53, 54, 78). Durch die Beachtung der verschiedenen Sicherheitstests vor Insufflationsbeginn und vor allem durch die ständige Kontrolle des Druckmanometers sind präperitoneale Emphyseme frühzeitig erkennbar (46, 125).

Aus der früheren Literatur sind Gasembolien bekannt, die durch die versehentliche Insufflation von Gas in Gefäße entstehen können; häufig handelt es sich dabei um Hirnembolien über ein offenes Foramen ovale (44, 46, 52, 154). Da das Auftreten einer irreversiblen Gasembolie von der insufflierten Menge CO_2 pro Zeit abhängig ist (87), läßt sich diese Komplikation durch den Aspirationstest und sofortigen Abbruch der Insufflation bei erhöhtem Insufflationsdruck vermeiden. Trotzdem wird auch noch in jüngerer Zeit von derartigen Komplikationen berichtet (24, 76, 103, 105, 117).

Die unkontrollierte Gasinsufflation in die Bauchhöhle, d. h. ohne Beachtung des intraabdominalen und Insufflationsdruckes, kann über verschiedene Mechanismen zu schweren Herz-Kreislauf-Komplikationen führen (4, 32, 89). Bei Ansteigen des intraabdominalen Druckes über den Grenzbereich von 12–14 mm Hg kann durch eine zunehmende Druckdifferenz zwischen Thorax und Abdomen (3) eine Hyperkapnie (79, 89) entstehen, die zu charakteristischen Symptomen wie Tachykardie und Arrhythmie führen kann (105). Weiterhin bewirkt ein deutlich erhöhter intraabdominaler Druck eine Verminderung des venösen Rückstroms, eine Verlagerung der Herzachse und damit eine Reizbildungs- und Reizleitungsstörung, die einen akuten Herzstillstand zur Folge haben können (58). Auch die Trendelenburg-Lage führt im Zusammenhang mit einem erhöhten intraabdominalen Druck gelegentlich zu kardiovaskulären Veränderungen (17, 74, 99). Bei korrektem Einsatz der heute zur Verfügung stehenden Insufflationsgeräte und sorgfältiger anästhesiologischer Überwachung sind auch diese Komplikationen absolut vermeidbar.

Die gefährlichste Komplikation droht heute nach wie vor durch die Verletzung größerer Gefäße (Tab. 3), wobei insbesondere bei schlanken Patientinnen durch die geringe Distanz zwischen Bauchwand und Aorta ein nicht ausreichendes Pneumoperitoneum begünstigend wirkt. Während eine akute Blutung sofort bemerkt wird, sind retroperitoneale Blutungen evtl. zunächst okkult und lassen sich erst nach einiger Zeit an der Blauverfärbung und Vorwölbung des parie-

Tabelle 3 Ursachen der aufgetretenen schweren Komplikationen in den Jahren 1978–1982 (121)

Punktion großer Gefäße	207	36,8%
Punktion von Darmschlingen, Magen	146	25,9%
Verbrennungen von Darm, Blase, Ureter etc.	84	14,9%
Andere Komplikationen	126	22,4%
Insgesamt	563	100%

Tabelle 4 Ursachen der erforderlichen Laparotomien nach Auftreten schwerer Komplikationen in den Jahren 1978–1982 (121)

Gefäßverletzungen	124	51,7%
a) mit der Veress-Nadel	52	(21,7%)
b) mit dem Trokar	53	(22,1%)
c) keine Angaben	19	(7,9%)
Verbrennungen	64	26,7%
Narkosezwischenfälle	3	1,2%
Andere Komplikationen	49	20,4%
Insgesamt	240	100%

talen Peritoneums erkennen; oft sind aufgrund des Blutdruckabfalls und der Tachykardie vom Anästhesisten die ersten Hinweise zu erwarten. Als häufigste Ursache für Gefäßverletzungen werden technische Fehler genannt (7, 72, 89, 95, 97, 106); auch über Todesfälle wurde berichtet (46, 106, 107). Die Häufigkeit gefährlicher retroperitonealer Blutungen läßt sich nicht angeben, da die Dunkelziffer derartiger Zwischenfälle nicht abzuschätzen ist (39, 46).

Bei Verletzung des Darms durch die Veress-Kanüle muß nicht unbedingt laparotomiert werden (23, 76, 119, 133); wegen der Möglichkeit einer Peritonitis muß die Patientin jedoch antibiotisch behandelt und streng stationär beobachtet werden. Kommt es allerdings durch den Trokar zu Verletzungen von Dünn- oder Dickdarm (Tab. 4), ist die sofortige Laparotomie erforderlich (37, 151); dabei empfiehlt es sich, bis zur Eröffnung des Peritoneums zur Orientierung den Trokar in situ zu belassen. Die seltene Komplikation eines Netz- oder Darmprolapses (46, 89) ist durch den kulissenartigen Verschluß der Bauchdecken nach Z-Stich nicht möglich (58). Der Z-Stich kann allerdings in seltenen Fällen ein kleines Hämatom im M. rectus abdominis verursachen.

Auch technische Schwierigkeiten sollten zu den Komplikationen gerechnet werden. Während in früheren Jahren ein Teil der sog. „failed laparoscopy" auf mangelhaftes Instrumentarium zurückzuführen war (60), ist es heute das Nichterreichen eines Pneumoperitoneums, hauptsächlich bei Adipositas, mehreren Voroperationen und nach Anlage eines präperitonealen Emphysems. Die Häufigkeit wird in der Literatur mit 0,43–43‰ angegeben (36). Selbst von erfahrenen Operateuren wird eine Rate von 0,43‰ mitgeteilt. Je nach Indikation ist in diesen Fällen die Insufflation über das hintere Scheidengewölbe oder die „offene Laparoskopie" zu empfehlen.

Neben diesen technisch-methodischen Komplikationen sind für einzelne Indikationsbereiche charakteristische neue Komplikationsmöglichkeiten entstanden. So können bei der Sterilitätsdiagnostik in Zusammenhang mit der Durchgängigkeitsprüfung der Tuben beginnende oder latente Entzündungen aufflackern. Eine subtile Vordiagnostik kann dies verhindern. Weiterhin kann es bei der Pertubation zu einem Entweichen des Gases oder Blaulösung in das lockere Bindegewebe der Mesosalpinx kommen. Gelangt das Gas in die Gefäße der Mesosalpinx, ist aufgrund der geringen Insufflationsmenge von 30–100 ml CO_2/min eine Gasembolie nicht zu befürchten (87), da offensichtlich das Gas an die Alkalireserve gebunden werden kann; der Eingriff sollte jedoch sicherheitshalber abgebrochen werden. Ein Übertritt der Blaulösung in die Gefäße ruft keine nennenswerten Störungen hervor (58).

Kontraindikationen

Der Vielzahl von Indikationen zur Laparoskopie stehen nur wenige Kontraindikationen gegenüber, wobei die ursprüngliche Liste von Kontraindikationen auf den Tagungen der Deutschen Gesellschaft für Endoskopie und der AAGL in wesentlichen Punkten eingeschränkt werden konnte (89, 108, 109). Die meisten verbliebenen Kontraindikationen sind relativ und zu einem Großteil vom Können und der Erfahrung des einzelnen Operateurs abhängig.

Eine absolute Kontraindikation für die Laparoskopie stellt wie bei der Laparotomie die vom Anästhesisten festgestellte Narkoseunfähigkeit dar. In diesen Fällen kann evtl. der Eingriff in Abwägung der Risiken in Periduralanästhesie erfolgen.

Auch bei Verdacht auf eine massive intraabdominelle Blutung ist eine endoskopische Diagnostik kontraindiziert. Abgesehen von dem Zeitverlust bei der Anlage des Pneumoperitoneums kann durch den erhöhten intraabdominalen Druck die schlechte Kreislaufsituation lebensbedrohlich beeinflußt werden. Außerdem ist durch die Blutansammlung im Bauchraum die endoskopische Diagnose meist nicht möglich. Im Gegensatz dazu ist bei Verdacht auf eine leichte intraabdominale Blutung (z. B. Ovarblutung, Tubarabort) die Laparoskopie das Mittel der Wahl (58, 89).

Vorausgegangene Laparotomien finden sich heute bei etwa 10–30% der laparoskopischen Eingriffe (76, 145, 156), ohne daß dies zu einem wesentlichen Anstieg der Komplikationen geführt hätte (1, 130). Unter Berücksichtigung der Art und Indikation des vorangegangenen Eingriffs und unter Anwendung einer sorgfältigen Technik bei der Laparoskopie kann daraus heute keine Kontraindikation mehr abgeleitet werden. Lediglich bei vorausgegangener Peritonitis, Ileusoperation oder bei Befürchtung ausgeprägter Verwachsungen nach Radiatio besteht eine relative Kontraindikation; in diesen Fällen kann evtl. die Technik der „offenen Laparoskopie" eingesetzt werden (36, 53, 54, 78).

Auch die Adipositas stellt nur eine relative Kontraindikation dar (46, 91); eventuell auftretende technische Schwierigkeiten können durch die Anlage des Pneumoperitoneums über das hintere Scheidengewölbe (10, 46, 71) oder durch die Technik der „offenen Laparoskopie" überwunden werden.

Zwerchfellhernien stellen zwar nach wie vor ein gewisses Risiko bei der Laparoskopie, jedoch keine Kontraindikation dar. Es wird empfohlen, den intraabdominalen Druck auf maximal 10 mm Hg zu begrenzen. Eine Intubationsnarkose ist obligat (46, 89, 125). Auch bei Vorliegen einer Nabelhernie kann durch die Wahl eines anderen Einstichortes für Veress-Kanüle und Trokar das Risiko gesenkt werden. Jedoch wurde bei Vorliegen von Nabelhernien über eine Häufung von Dünndarminkarzerationen berichtet (124), ohne daß sich daraus eine Kontraindikation für die Laparoskopie ableiten ließe.

Operative Laparoskopie

In den letzten Jahren ist es zu einer deutlichen Zunahme der operativen Laparoskopie gekommen. In den deutschen Statistiken der Jahre 1949–1977 (126) und 1978–1982 (121) findet sich für die operative Laparoskopie inklusive Tubensterilisation ein Anstieg von 47,0% auf 58,7% (s. Abb. 2). Dabei ist die Zunahme der operativen Laparoskopie auf den Anstieg der laparoskopischen Tubensterilisationen zurückzuführen, während der Prozentsatz der übrigen laparoskopisch-operativen Eingriffe gleich geblieben ist.

Aufgrund des erweiterten Indikationsbereiches für die operative Laparoskopie (Tab. 5) sind neue Komplikationen aufgetreten. Die Komplikationen der laparoskopischen Tubensterilisation sind in Band I beschrieben.

Neben kleineren laparoskopisch-operativen Eingriffen wie Biopsie, Adhäsiolyse, Ovariolyse, Salpingolyse und Koagulation von Endometrioseherden wird in einigen Kliniken mit

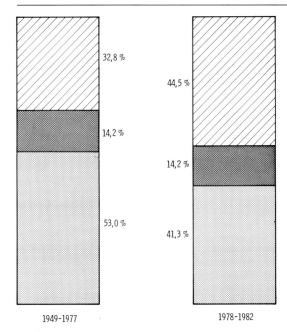

1949-1977   1978-1982

▨ Tubensterilisation

▩ operative Laparoskopie

▢ diagnostische Laparoskopie

Abb. **2** Art der laparoskopischen Eingriffe. Vergleich der Statistiken 1949–1977 (126) und 1978–1982 (121)

Tabelle **5** Indikationen zur operativen Laparoskopie

1. Tubensterilisation
2. Biopsie
3. Adhäsiolyse
4. Adhäsiolyse – Ovariolyse – Salpingolyse
5. Koagulation von Endometrioseherden
6. Fimbriolyse
7. Salpingostomie
8. Adnexektomie
9. Salpingektomie
10. Konservierende EUG-Op.
11. Appendektomie
12. Myomenukleation usw.

Hilfe verbesserter technischer Möglichkeiten das Indikationsspektrum zur operativen Laparoskopie zunehmend erweitert. Eine Ovarektomie, Salpingektomie, Tubenchirurgie, Myomenukleation und Appendektomie werden per laparoscopiam durchgeführt (128, 129). Zu dieser Thematik sei auf die Operationslehre von Semm (128) verwiesen. Es bleibt abzuwarten, ob sich diese Art der operativen Gynäkologie durchzusetzen vermag.

Literatur

1 Ahn, Y. W., B. Owens: Techniques for laparoscopy on patients with previous abdominal surgergy. Int. J. Fertil. 24 (4) (1979) 264

2 Allen, L. A., M. G. Schoon: Laparoscopic diagnosis of acute pelvic inflammatory disease. Brit. J. Obstet. Gynaec. 90 (1983) 966

3 Baratz, R. A., J. H. Karis: Blood gas studies during laparoscopy under general anesthesia. Anesthesiology 30 (1969) 463

4 Barton, J. J.: In: Experience with Laparoscopy in a Nonteaching Hospital, hrsg. von W. D. Edgerton. Amer. J. Obstet. Gynec. 116 (1973) 184

5 Beck, P. L. Broslovsky, M. L. Tancer: The role of laparoscopy in the diagnosis of ectopic pregnancy: a plea for conservative management. Int. J. Gynaec. Obstet. 22 (1984) 307

6 Berek, J. S., C. T. Griffiths, J. M. Leventhal: Laparoscopy for second-look evaluation in ovarian cancer. Obstet. and Gynec. 58 (1981) 192

7 Bisler, H., J. Kunde et al.: Verletzungen der großen Gefäße bei gynäkologischen Laparoskopien. Geburtsh. und Frauenheilk. 40 (1980) 553

8 Bridenbaugh, L. D., R. M. Soderstrom: Lumbar epidural block anesthesia for outpatient laparoscopy. J. reprod. Med. 23 (1979) 85

9 Bruhat, M. A., H. Manhes et al.: Treatment of ectopic pregnancy by means of laparoscopy. Fertil. and Steril. 33 (1980) 411

10 Burmucic, R., R. Kömetter: Die Laparoskopie bei der adipösen Frau. Geburtsh. u. Frauenheilk. 40 (1980) 1006

11 Calverley, R. K., L. C. Jenkins: The anaesthetic management of pelvic laparoscopy. Canad. Anaesth. Soc. J. 20 (1973) 679

12 Centers for Disease Control: Guidelines for hospital environmental control. Cleaning, disinfection and sterilization of hospital equipment. Infect. Control 2 (1981) 131

13 Chamberlain, G.: The recovery of gases insufflated at laparoscopy. Brit. J. Obstet. Gynaec. 91 (1984) 367

14 Chaparro, M. V., S. Ghosh, A. Nashed, A. Pliak: Laparoscopy for the confirmation and prognostic evaluation of pelvic inflammatory disease. Int. J. Gynaec. Obstet. 15 (1978) 307

15 Chow, A. W., K. L. Malkasian, J. R. Marshall et al.: The bacteriology of acute pelvic inflammatory disease. Amer. J. Obstet. Gynec. 122 (1975) 876

16 Cognat, M., D. Rosenberg et al.: Laparoscopy in infants and adolescents. Obstet. and Gynec. 42 (1973) 515

17 Cognat, M., Z. Papathanassion, V. Gomel: Laparoscopy in infants and adolescents. J. Reprod. Med. 13 (1974) 11

18 Cohen, M. R.: Laparoscopy in the diagnosis and management of endometriosis. J. Reprod. Med. 27 (5) (1982) 240

19 Cohen, M. R.: What's new in endoscopy still photography. J. Reprod. Med. 29 (1984) 589

20 Collins, K. M., P. W. Docherty et al.: Postoperative morbidity following gynaecological outpatient laparoscopy. A reappraisal of the service. Anaesthesia 39 (1984) 819

21 Copeland, C., R. Wing, J. F. Hulka: Direct trocar insertion at laparoscopy: an evaluation. Obstet. and Gynec. 62 (1983) 655

22 Corson, S. L.: Use of the laparoscope in the infertile patient. Fertil. and Steril. 32 (1979) 359

23 Corson, S. L., R. J. Bolognese: Laparoscopy: an overview and results of a large series. J. Reprod. Med. 9 (1972) 148

24 Craft, I., P. Bowen-Simpkins: Puerperal laparoscopic sterilization. Fertil. and Steril. 24 (1973) 426

25 Cumming, D. C., P. J. Taylor: Historical predictability of abnormal laparoscopic findings in the infertile woman. J. Reprod. Med. 23 (1979) 295

26 Cumming, D. C., P. J. Taylor: Combined laparoscopy and hysteroscopy in the investigation of the ovulatory infertile female. Fertil. and Steril. 33 (1980) 475

27 Cunanan, R.G. jr., N.G.Courey, J.Lippes: Laparoscopic findings in patients with pelvic pain. Amer. J. Obstet. Gynec. 146 (1983) 589

28 Daniell, J.F., D.H.Brown: Carbondioxide laser laparoscopy: initial experience in experimental animals and humans. Obstet. and Gynec. 59 (1982) 761

29 Daniell, J.F., D.E.Pittaway: Short interval second-look laparoscopy after infertility surgery: a preliminary report. J. Reprod. Med. 28 (1983) 281

30 DeCherney, A.H., N.Kase: The conservative surgical management of unruptured ectopic pregnancy. Obstet. and Gynec. 54 (1979) 451

31 DeCherney, A.H., H.C.Mezer: The nature of posttuboplasty pelvic ahesions as determined by early and late laparoscopy. Fertil. and Steril. 41 (1984) 643

32 Desmond, G., R.A.Gordon: Ventilation in patients anaesthesized for laparoscopy. Canad. Anaesth. Soc. J. 17 (1970) 378

33 Destefano, F., J.R.Greenspan et al.: Complications of interval laparoscopic tubal sterilization. Obstet. and Gynec. 61 (1983) 153

34 Diamond, M.P., J.F.Daniell et al.: Tubal patency and pelvic adhesions at early second-look laparoscopy following intraabdominal use of the carbondioxide laser: initial report of the intraabdominal laser study group. Fertil. and Steril. 42 (1984) 717

35 Dingfelder, J.R.: Direct laparoscopic trocar insertion without prior pneumoperitoneum. J. Reprod. Med. 21 (1978) 45

36 Dodson, M.G.: The treatment of failed laparoscopy using open laparoscopy. Int. J. Gynaec. Obstet. 22 (1984) 331

37 Edgerton, W.D.: Experience with laparoscopy in a nonteaching hospital. Amer. J. Obstet. Gynec. 116 (1973) 184

38 Edwards, R.G.: Human Conception in Vitro. Academic Press, London 1982

39 Erkrath, K.D., G.Weiler, G.Adebahr: Zur Aortenverletzung bei Laparoskopie in der Gynäkologie. Geburtsh. u. Frauenheilk. 39 (1979) 687

40 Eschenbach, D.A.: Acute pelvic inflammatory disease: etiology, risk factors and pathogenesis. Clin. Obstet. Gynec. 19 (1976) 147

41 Eschenbach, D.A., T.M.Buchanan, H.M.Pollack, et al.: Polymicrobial etiology of acute pelvic inflammatory disease. New Engl. J. Med. 293 (1975) 166

42 Esposito, J.M.: Ectopic pregnancy – the laparoscope as a diagnostic aid. J. Reprod. Med. 25 (1980) 17

43 Fowler, R.E., S.T.Chan et al.: Steroidogenesis in human follicles approaching ovulation as judged from assays of follicular fluid. J. Endocr. 72 (1977) 259

44 Frangenheim, H.: Indikationen, Technik und Komplikationen der Laparoskopie und Kuldoskopie in der Gynäkologie. Geburtsh. u. Frauenheilk. 7 (1962) 597

45 Frangenheim, H.: Zölioskopie (Laparoskopie und Kuldoskopie), Douglaspunktion. In: Gynäkologie und Geburtshilfe 1, hrsg. von: O. Käser, V. Friedberg, K.G.Ober, K.Thomsen, J.Zander. Thieme, Stuttgart 1969 (S.875)

46 Frangenheim, H.: Die Laparoskopie in der Gynäkologie, Chirurgie und Pädiatrie, 3.Aufl. Thieme, Stuttgart 1977

47 Frangenheim, H.: Komplikationen bei der gynäkologischen Laparoskopie. In: Intra- und postoperative Komplikationen in der Gynäkologie, hrsg. von L.Beck. Thieme, Stuttgart 1979 (S.56)

48 Frangenheim, H.: Laparoskopie während Pubertät und Adoleszenz. Gynäkologe 16 (1983) 23

49 Franke, G.: Der Aufbau moderner Endoskope. Feinwerktechnik 74 (1970) 382

50 Gomel, V.: Salpingostomy by microsurgery. Fertil. and Steril. 29 (1978) 380

51 Grimes, E.M.: Open laparoscopy with conventional instrumentation. Obstet. and Gynec. 57 (1981) 375

52 Hartleb, J.: Luftembolie bei der Lararoskopie. Dtsch. med. Wschr. 80 (1955) 1532

53 Hasson, H.M.: A modified instrument and method for laparoscopy. Amer. J. Obstet. Gynec. 110 (1971) 886

54 Hasson, H.M.: Open laparoscopy: a report of 150 cases. J. Reprod. Med. 12 (1974) 234

55 Hasson, H.M.: Incidence of endometriosis in diagnostic laparoscopy. J. Reprod. Med. 16 (1976) 135

56 Hasson, H.M.: Electrocoagulation of pelvic endometriotic lesions with laparoscopic control. Amer. J. Obstet. Gynec. 135 (1979) 115

57 Hepp, H.: Zum Problem des „verlorenen" Intrauterinpessars. Geburtsh. u. Frauenheilk. 37 (1977) 653

58 Hepp, H.: Vermeidung von Komplikationen bei der gynäkologischen Laparoskopie und Hysteroskopie. In: Intra- und postoperative Komplikationen in der Gynäkologie, hrsg. von L.Beck. Thieme, Stuttgart 1979 (S.65)

59 Hepp, H., P.Scheidel: Operatives Vorgehen bei der Extrauteringravidität. In: Gießener gynäkologische Fortbildung 1981, hrsg. von W.Künzel, R.Rauskolb. Thieme, Stuttgart 1982

60 Hepp, H., W.Goldhofer, G.Reisach: „Gynäkologische Laparoskopie von 1952-1975" – eine kritische Analyse. Arch. Gynäk. 224 (1977) 275

61 Hirsch, H.A.: Die Behandlung akuter pelviner Infektionen. Gynäkologe 11 (1978) 221

62 Hirsch, H.A.: Die Unfruchtbarmachung der Frau. Gynäkologe 17 (1984) 210

63 Hirsch, H.A., S.Herbst, K.Decker: Tubensterilisation durch bipolare Elektrokoagulation. Geburtsh. u. Frauenheilk. 37 (1977) 869

64 Hopkins, H.H.: On the diffraction theory of optical images. Proc. roy. Soc. A 217 (1953) 408

65 Hoyme, U.B., J.Swacek: Chlamydia trachomatis – laparoskopische Probenentnahme und Diagnose bei der Salpingitis. Geburtsh. u. Frauenheilk. 44 (1984) 307

66 Huezo, C.M., F.DeStefano, G.Rubin, H.W.Ory: Risk of wound and pelvic infection after laparoscopic tubal sterilization: instrument disinfection versus sterilization. Obstet. and Gynec. 61 (1983) 598

67 Hutchins, C.J.: Laparoscopy and hysterosalpingography in the assessment of tubal patency. Obstet. and Gynec. 49 (1977) 325

68 Jacobson, L., L.Weström: Objectivized diagnosis of acute pelvic inflammatory disease. Amer. J. Obstet. Gynec. 105 (1969) 1088

69 Käser, O., A.C.Almendral: Chirurgie der malignen Ovarialtumoren. In: Ovarialkarzinom, hrsg. von J.Zander. Urban & Schwarzenberg, München 1982

70 Kalk, H., W.Brühl: Leitfaden der Laparoskopie und Gastroskopie. Thieme, Stuttgart 1951

71 Kastendieck, E.: Zur Anlage des Pneumoperitoneums bei der gynäkologischen Laparoskopie. Geburtsh. u. Frauenheilk. 33 (1973) 376

72 Katz, M., P.Beck, M.L.Tancer: Major vessel injury during laparoscopy: anatomy of two cases. Amer. J. Obstet. Gynec. 135 (1979) 544

73 Keith, L., A.Silver, M.Becker: Anesthesia for laparoscopy. J. Reprod. Med. 12 (1974) 227

74 Kelman, G.R., G.H.Swapp et al.: Cardiac output and arterial blood-gas tension during laparoscopy. Brit. J. Anaesth. 44 (1972) 1155

75 Keye, W.R., J.Dixon: Photocoagulation of endometriosis by the argon laser through the laparoscope. Obstet. and Gynec. 62 (1983) 383

76 Kleppinger, R.K.: One thousand laparoscopies at a Community Hospital. J. Reprod. Med. 13 (1974) 13

77 König, U.D.: Technik der „Offenen Pelviskopie". Eine neue Methode zur Erhöhung der Sicherheit bei der Bauchspiegelung. Fortschr. Med. 41 (1979) 1850

78 König, U.D.: Die offene Pelviskopie. Gynäkologe 15 (1982) 30

79 Künzel, W., E.Kastendieck, G.Ferneding: Der Säure-Basen-Status und die Ventilation während gynäkologischer Laparoskopien. Anaesthesist 21 (1972) 294

80 Leape, L.L., M.L.Ramenofsky: Laparoscopy for questionable appendicitis. Ann. Surg. 191 (1980) 410

81 Ledger, W.J.: Laparoscopy in the diagnosis and management of patients with suspected salpingo-oophoritis. Amer. J. Obstet. Gynec. 138 (1980) 1012

82 Leeton, J., J.M.Talbot: A comparative study of laparoscopy with hysterosalpingography in 100 infertility patients. Aust. N.Z.J. Obstet. Gynaec. 13 (1973) 169

83 Lenz, S., J.Lauritzen: Ultrasonically guided percutaneous aspiration of human follicles in local anaesthesia: a new method to collect oocytes for in vitro fertilization. Fertil. and Steril. 38 (1982) 673

84 Lenz, S., J.G.Lauritzen, M.Kjellow: Collection of human oocytes for in vitro fertilisation by ultrasonically guided follicular puncture. Lancet (1981) 1163

85 Letchworth, A.T., J.L.Kane, A.D.Noble: Laparoscopy or minilaparotomy for sterilization of women. Obstet. and Gynec. 56 (1980) 119

86 Levinson, C.J.: Laparoscopy: report of 500 consecutive cases. Wis. med. J. 72 (1973) 141

87 Lindemann, H.J.: Komplikationen bei der CO_2-Hysteroskopie. Arch. Gynäk. 219 (1975) 257

88 Lindemann, H.J., R.P.Lueken, A.Gallinat: Erfahrungen mit 3120 klinisch-ambulanten laparoskopischen Tubensterilisationen. Geburtsh. u. Frauenheilk. 41 (1981) 500

89 Loffer, F.D., D.Pent: Indications, contraindications and complications of laparoscopy. Obstet. Gynec. Surv. 30 (1975) 407

90 Loffer, F.D.: Disinfection vs. sterilization of gynecologic laparoscopy equipment: the experience of the Phoenix Surgicenter. J. Reprod. Med. 25 (1980) 263

91 Loffer, F.D., D.Pent: Laparoscopy in the obese patient. Amer. J.Obstet. Gynec. 125 (1976) 104

92 Lübke, F.: Komplikationen bei Laparoskopien. Arch. Gynäk. 224 (1977) 282

93 Maathuis, J.B., J.G.M.Horback, E.V.van Hall: A comparison of the results of hysterosalpingography and laparoscopy in the diagnosis of fallopian tube dysfunction. Fertil. and Steril. 23 (1972) 428

94 McBride, N., R.L.Newman: Diagnostic Laparoscopy. Int. J. Gynaec. Obstet. 15 (1978) 556

95 McDonald, N.R., G.F.Collins jr. et al.: Vascular trauma secondary to diagnostic and therapeutic procedures: Laparoscopy. Amer. J. Surg. 135 (1978) 651

96 Mettler, L., K.Semm et al.: Human ovum recovery via operative laparoscopy and in vitro fertilization. Fertil. and Steril. 38 (1982) 30

97 Mintz, M.: Risks and prophylaxis in laparoscopy: a survey of 100000 cases. J. Reprod. Med. 18 (1977) 269

98 Mohr, J., H.S.Lindemann: Hysteroscopy in the infertile patient. J. Reprod. Med. 19 (1977) 161

99 Motew, M., A.Ivankovich et al.: Cardiovascular effects and acid-base and bloodgas changes during laparoscopy. Amer. J. Obstet. Gynec. 115 (1973) 1002

100 Musich, J.R., S.J.Behrman: Infertility laparoscopy in perspective: review of five hundred cases. Amer. J. Obstet. Gynec. 143 (1982) 293

101 Ozols, R.F., R.C.Young et al.: Peritoneoscopy in the management of ovarian cancer. Amer. J. Obstet. Gynec. 140 (1981) 611

102 Palmer, R.: Les explorations fonctionelles gynécologiques. Masson, Paris 1963

103 Paulson, G.W., K.DeVoe jr.: Neurological complications of laparoscopy. Amer. J. Obstet. Gynec. 140 (4) (1981) 468

104 Penfield, A.J.: Laparoscopic sterilization under local anesthesia. J. Reprod. Med. 12 (1974) 251

105 Peterson, E.P.: Anesthesia for laparoscopy. Fertil. and Steril. 22 (1971) 695

106 Peterson, H.B., J.R.Greenspan et al.: Deaths associated with laparoscopic sterilization in the United States, 1977–1979. J. Reprod. Med. 27 (1982) 345

107 Peterson, H.B., J.R.Greenspan, H.W.Ory: Death following puncture of the aorta during laparoscopic sterilization. Obstet. and Gynec. 59 (1982) 133

108 Phillips, J.M., J.F.Hulka, L.Keith et al.: Survey of gynecological laparoscopy for 1975. J. Reprod. Med. 16 (1976) 105

109 Phillips, J.M., J.F.Hulka, D.Keith et al.: Laparoscopic procedures: a national survey for 1975. J. Reprod. Med. 18 (1977) 219

110 Phillips, J.M., B.Hulka et al.: Laparoscopic procedures: The American Association of Gynecologic Laparoscopists' Membership Survey for 1975. J. Reprod. Med. 18 (1977) 277

111 Phillips. J.M., J.F.Hulka, B.Hulka et al.: American Association of Gynecologic Laparoscopists' 1976 Membership Survey. J. Reprod. Med. 21 (1978) 3

112 Phillips, J.M., J.F.Hulka, B.Hulka et al.: American Association of Gynecologic Laparoscopists' 1979 Membership Survey. J. Reprod. Med. 26 (1981) 529

113 Phillips, J.M., J.F.Hulka, H.B.Peterson: American Association of Gynecologic Laparoscopists' 1982 Membership Survey. J. Reprod. Med. 29 (8) (1984) 582

114 Piver, M.S., S.B.Lele et al.: Second-look laparoscopy prior to proposed second-look laparotomy. Obstet. and Gynec. 55 (1980) 571

115 Quinn, M.A., G.J.Bishop et al.: Laparoscopic follow-up of patients with ovarian carcinoma. Brit. J. Obstet. Gynaec. 87 (1980) 1132

116 Raj, S.G., J.F.Hulka: Second-look laparoscopy in infertility surgery: therapeutic and prognostic value. Fertil. and Steril. 38 (1982) 325

117 Rawlings, E.E., G.Balgobin: Complications of laparoscopy. Brit. med. J. 1 (1975) 727

118 Renon, P., A.O.Trounson et al.: The collection of human oocytes for in vitro fertilization. An instrument for maximizing oocyte recovery rate. Fertil. and Steril. 35 (1981) 409

119 Reynolds, R.C., A.L.Panca: Gastric perforation, an anesthesia-induced hazard in laparoscopy. Anesthesiology 38 (1973) 84

120 Riedel, H.-H., K.Semm: Das postpelviskopische (laparoskopische) Schmerzsyndrom. Geburtsh. u. Frauenheilk. 40 (1980) 635

121 Riedel, H.-H., P.Conrad, K.Semm: Die deutsche Pelviskopiestatistik der Jahre 1978–1982. Geburtsh. u. Frauenheilk. 45 (1985) 656

122 Scheidel, P., H.Hepp: Endoskopische Diagnostik vor rekonstruktiven Eingriffen an der Tube. Geburtsh. u. Frauenheilk. 42 (1982) 824

123 Schenker, J.G., S.Evron: New concepts in the management of tubal pregnancy and the consequent postoperative results. Fertil. and Steril. 40 (1983) 709

124 Schiff, I., F.Naftolin: Small bowel incarceration after uncomplicated laparoscopy. Obstet. and Gynec. 43 (1974) 674

125 Semm, K.: Pelviskopie und Hysteroskopie. Schattauer, Stuttgart 1976

126 Semm, K.: Statistischer Überblick über die Bauchspiegelung in der Frauenheilkunde bis 1977 in der Bundesrepublik Deutschland. Geburtsh. u. Frauenheilk. 39 (1979) 537

127 Semm, K.: Die Automatisierung des Pneumoperitoneums für die endoskopische Abdominalchirurgie. Arch. Gynäk. 232 (1980) 738

128 Semm, K.: Operationslehre für endoskopische Abdominal-Chirurgie. Schattauer, Stuttgart 1984

129 Semm, K., L. Mettler: Technical progress in pelvic surgery via operative laparoscopy. Amer. J. Obstet. Gynec. 138 (1980) 121

130 Semm, K., F. W. Dittmar, L. Mettler: Das voroperierte Abdomen: Möglichkeiten und Grenzen der Pelviskopie (Kasuistik von 1970-1975). Arch. Gynäk. 224 (1977) 276

131 Semchyshyn, S., R. C. Strickler: Laparoscopy, is it replacing clinical acumen? Obstet. and Gynec. 48 (1976) 615

132 Siegler, A. M., C. P. Wang, C. Westoff: Management of unruptured tubal pregnancy. Obstet. Gynec. Surv. 36 (1981) 599

133 Smith, B. D., T. F. Dillon: Laparoscopy. Fertil. and Steril. 21 (1970) 193

134 Snowden, E. U., J. C. Jarrett, M. Y. Dawood: Comparism of diagnostic accuracy of laparoscopy, hysteroscopy and hysterosalpingography in evaluation of female infertility. Fertil. and Steril. 41 (1984) 709

135 Stangel, J. J., V. Reyniack, M. L. Stone: Conservative surgical management of tubal pregnancy. Obstet. and Gynec. 48 (1976) 241

136 Stark, G., P. Heise, R. Bischoff: 10jährige Erfahrung mit der Laparoskopie in der Städtischen Frauenklinik Nürnberg. Fortschr. Med. 97 (1979) 457

137 Steptoe, P. C. R. G. Edwards: Laparoscopic recovery of preovulatory human oocytes after priming of ovaries with gonadotropins. Lancet 1 (1970) 683

138 Steptoe, P. C., R. G. Edwards: Reimplantation of a human embryo with subsequent tubal pregnancy. Lancet 1976/I, 880

139 Steptoe, P. C.: Gynecological laparoscopy. J. Reprod. Med. 10 (1973) 211-226

140 Surrey, M. W., S. Friedman: Second-look laparoscopy after reconstructive pelvic surgery for infertility. J. Reprod. Med. 27 (1982) 658

141 Suslewski, J. M., F. D. Curcio et al.: The treatment of endometriosis at laparoscopy for infertility. Amer. J. Obstet. Gynec. 138 (1980) 128

142 Sweet, R. L.: Diagnosis and treatment of acute salpingitis. J. Reprod. Med. 19 (1977) 21

143 Sweet, R. L., J. Mills, K. W. Hadley et al.: Use of laparoscopy to determine the microbiologic etiology of acute salpingitis. Amer. J. Obstet. Gynec. 134 (1979) 68

144 Swolin, K.: Electromicrosurgery and salpingostomy: long-term results. Amer. J. Obstet. Gynec. 121 (1975) 418

145 Talbot, H. M., J. Leeton: The role of laparoscopy in 1400 patients. Med. J. Aust. 1 (1974) 36

146 Tancer, M. L., I. Delke, N. P. Veridiano: A fifteen year experience with ectopic pregnancy. Surg. Gynec. Obstet. 152 (1981) 179

147 Taylor, P. J.: Correlations in infertility: Symptomatology, hysterosalpingography, laparoscopy and hysteroscopy. J. Reprod. Med. 18 (1977) 339

148 Taylor, P. J.: Reversal of female sterilization: how reliable is the previous operation-report. J. reprod. Med. 27 (1982) 246

149 Taylor, P. J., D. C. Cummings: Laparoscopy in the infertile female. Curr. Probl. Obstet. Gynec. 2 (1979) 1

150 Taylor, P. J., A. Leader et al.: Correlation between laparoscopic and hysteroscopic findings in 497 women with otherwise unexplained infertility. J. Reprod. Med. 29 (1984) 137

151 Thompson, B. H., C. R. Wheeless jr.: Gastrointestinal complications of laparoscopy sterilization. Obstet. and Gynec. 41 (1973) 669

152 Trimbos-Kempner, T. C. M., J. B. Trimbos, E. V. van Hall: Adhesion formation after tubal surgery: results of the eight-day laparoscopy in 188 patients. Fertil. and Steril. 43 (1985) 395

153 Valle, R.: Hysteroscopy in the evaluation of female infertility. Amer. J. Obstet. Gynec. 137 (1980) 425

154 Wenderoth: Luftembolie bei Laparoskopie? Dtsch. med. Wschr. 81 (1956) 947

155 Weström, L.: Effect of acute pelvic inflammatory disease on fertility. Amer. J. Obstet. Gynec. 121 (1975) 707

156 Wheeless jr. C.: Outpatient laparoscopic sterilization under local anesthesia. Obstet. and Gynec. 39 (1972) 767

157 Wheeless jr., C. R., B. H. Thompson: Laparoscopic sterilization. Review of 3600 Cases. Obstet. and Gynec. 42 (1973) 751

158 Whitelaw, J. M., V. F. Nala: „Z" procedure for laparoscopy. Amer. J. Obstet. Gynec. 115 (1973) 864

159 World Health Organiszation: Minilaparotomy or laparoscopy for sterilization: a multicenter, multinational randomized study. Amer. J. Obstet. Gynec. 143 (1982) 645

160 Wood, G. P.: Laparoscopic examination of the normal infertile woman. Obstet. and Gynec. 62 (1983) 642

161 Wood, C., A. Trounson: Clinical in Vitro Fertilization. Springer, Berlin 1984

162 Wood, C., J. Leeton et al.: Technique for collecting mature human oocytes for in vitro fertilization. Brit. J. Obstet. Gynaec. 88 (1981) 756

Hysteroskopie

H. HEPP und K. J. NEIS

Die erste Hysteroskopie wurde kurz nach der ersten Zystoskopie von PANTALEONI im Jahre 1869 durchgeführt (21). Während endoskopische Untersuchungen anderer Organe, wie z.B. die Zystoskopie, sehr bald klinisch etabliert waren, hat die Hysteroskopie erst in jüngster Zeit einen festen Platz in der Gynäkologie erhalten. Zunächst mußten organspezifische Probleme gelöst werden: die Aufdehnung des Cavum uteri zur optimalen Darstellung der Uterushöhle und des Zervikalkanals, die Vermeidung von Sichtbehinderungen durch artifizielle oder präexistente Blutungen sowie die Entwicklung kleinlumiger Hysteroskope, die auch für eine ambulante Untersuchung geeignet waren. Neben französischen, amerikanischen und skandinavischen Gynäkologen waren es im deutschen Sprachraum vor allem von MIKULICZ-RADECKI und FREUND (1927), GAUSS (1928), SCHROEDER (1934), MENKEN (1968) und LINDEMANN (1971 u.a.), die sich um die Entwicklung der Methode verdient gemacht haben.

Heute stehen Hysteroskope mit einem Durchmesser von 3 bis 8 mm zur Verfügung, die, von leistungsfähigen Kaltlichtquellen gespeist, gute Sichtverhältnisse gewährleisten. Die Aufdehnung des Cavum uteri mit CO_2, welche 1925 erstmals von RUBIN (22) vorgeschlagen wurde, wurde von LINDEMANN (9, 11) weiterentwickelt und perfektioniert, so daß eine Panoramaübersicht über das Cavum uteri problemlos möglich ist und etwaige Schleimhautblutungen keine Sichtbehinderungen mehr darstellen.

Instrumentarium

Das Hysteroskop besteht aus einem Schaft, durch den die Optik mit einem Durchmesser von 3 bis 6 mm und einer meist 25 bis 30° Vorwärtsoptik eingeführt wird. Der Schaft enthält einen zusätzlichen Arbeitskanal von 1 bis 3 mm, durch den das Medium insuffliert und in den Instrumente zu endoskopischen Operationen wie Scheren, Biopsiezangen, Koagulationselektroden, Tubensonden oder Laserlichtleiter eingeführt werden können.

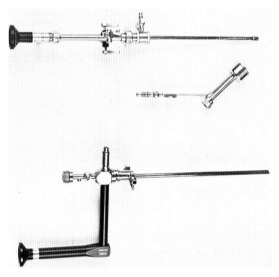

Abb. **1**   Standardhysteroskop und Operationshysteroskop mit Portioadapter; Schaftdurchmesser 8 mm

Prinzipiell finden heute 3 verschiedene Gerätetypen Verwendung. Hierbei handelt es sich um das konventionelle Hysteroskop mit einem Schaftdurchmesser von 8 mm, welches vorzugsweise in Vollnarkose, seltener in Parazervikalblockade eingesetzt wird. Das Hysteroskop gewährleistet mit seiner 6-mm-Optik ein ausgezeichnetes, helles Panoramabild, hat jedoch den Nachteil, daß eine ambulante Anwendung zumindest erschwert ist, da immer eine Dilatation des Zervikalkanals vorgenommen werden muß. Eine Abwandlung dieses Hysteroskops stellt das Operationshysteroskop mit abgewinkelter Optik dar, welches aufgrund seiner Bauart bei intrauterinen Eingriffen auch den Einsatz starrer Instrumente erlaubt. Der Arbeitskanal hat einen Durchmesser bis zu 3 mm. Beide Hysteroskope werden über einen Adapter mit Saugglocke an der Portio befestigt, wobei das Hysteroskop durch einen zentralen Kanal eingeführt wird (Abb.1).

Abwandlungen dieser Standardhysteroskope stellen Endoskope mit kleineren Durchmessern der Optik und des Schaftes dar (Abb.2). Ein gewisser Nachteil dieser kleinen Optiken liegt in einer Einschränkung des Gesichtsfeldes sowie

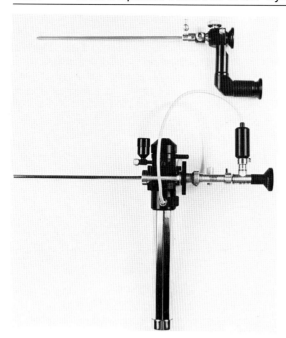

Abb. 2 Kontaktmikrokolpohysteroskop und Kompakthysteroskop mit integrierter Licht- und CO_2-Quelle; Schaftdurchmesser 5 mm

einem Verlust an Helligkeit im Cavum uteri, was aber durch spezielle optische Weitwinkelsysteme und leistungsfähige Kaltlichtquellen zum Großteil wieder ausgeglichen werden kann.

Der entscheidende Vorteil liegt jedoch in der Möglichkeit der ambulanten Anwendung, wobei meist keine Analgesie notwendig ist. Da zuvor der Zervikalkanal nicht dilatiert werden muß, schließt der innere Muttermund fast immer dicht ab, so daß auch die Anlage eines Portioadapters entfallen kann (16).

Als letzte Variante müssen die Kontakthysteroskope (2, 13) erwähnt werden, bei denen nach Kontakt mit der Oberfläche des Endometriums oder der Zervix eine bis zu 150fache Vergrößerung möglich ist. Nach zuvoriger Anfärbung des zu untersuchenden Areals und Aufnahme des Farbstoffs in die Kerne des Oberflächenepithels sind Aussagen über das Kernmuster, die Anordnung der Zellen im Verband sowie über die Kernform möglich.

Distensionsmedien, Lichtquelle, Photodokumentation

Zahlreiche Untersucher (24) benutzen zur Dilatation des Cavum uteri hochvisköse Dextranlösungen, welche gute Sichtverhältnisse ermöglichen, da sie sich kaum mit Blut mischen. Nachteilig wirkt sich jedoch aus, daß die Lösung warm gehalten werden muß, das Instrumentarium verklebt, wenn es nicht sofort mit heißem Wasser gereinigt wird, und allergische Reaktionen bei Anwendung von Dextranen beschrieben sind. Insgesamt ist der Umgang mit diesem Distensionsmedium umständlicher als die CO_2-Dilatation (9), die sich zunehmend durchsetzt.

Hierzu stehen heute mehrere, speziell für die CO_2-Hysteroskopie entwickelte Geräte zur Verfügung (9, 10, 23). Sie sind alle so konzipiert, daß die CO_2-Insufflation unter kontrollierten Bedingungen stattfindet. Hierbei kann sowohl der maximale intrauterine Druck als auch der CO_2-Flow vorgegeben werden. Nötigenfalls könnten beide Parameter auch während der Hysteroskopie den individuellen Erfordernissen angepaßt werden. Als ideal wird heute ein intrauteriner Druck von weniger als 60 mm Hg angesehen, da dieser noch unterhalb der Tubenpertubationsschwelle liegt. Der Flow sollte normalerweise 100 ml/min nicht übersteigen. Als Maximalwerte werden ein CO_2-Flow von 350 ml/min sowie ein intrauteriner Druck von 200 mm Hg angegeben (4, 11, 12).

Wir haben zur Herstellung und Aufrechterhaltung einer Pneumometra niemals intrakavitäre Drücke über 100 mm Hg und einen Flow über 100 ml/min benötigt.

Als Lichtquelle eignen sich fast alle heute im Handel befindlichen energiereichen Kaltlichtquellen mit einer Leistung ab 150 Watt. Leistungsschwächere Anlagen sind vor allem bei kleinkalibrigen Hysteroskopen nicht zu empfehlen, da das Blickfeld ansonsten nicht optimal ausgeleuchtet ist.

Zur Photodokumentation ist zusätzlich zur Kaltlichtquelle ein Blitzgenerator erforderlich. Dieser ist als Zusatzgerät lieferbar. Daneben gibt es auch Kaltlichtquellen mit integrierten, teilweise computergesteuerten Blitzsystemen, welche sich ab einer Blitzleistung von über 500 Watt zur Photodokumentation im Rahmen der Hysteroskopie eignen. Wir verwenden hierzu ein Vario-Objektiv (f = 70–140 mm) und eine Kamera, welche das einfallende Licht auf der Filmebene mißt und die Belichtungszeit entsprechend korrigiert. Aus Gründen der einfacheren Handhabung empfiehlt sich der Filmtransport mittels Winder. Optimale Ergebnisse sind nur bei Anwendung von Filmen ab 400 ASA zu erwarten. Diese können bei Bedarf zusätzlich heller entwickelt werden.

Technik

Die Hysteroskopie wird heute sowohl in Allgemeinnarkose als auch ambulant durchgeführt.

Nach Desinfektion der Scheide und der Zervix wird ein Selbsthaltespekulum eingesetzt. Bei großlumigen Hysteroskopen erfolgt nun entweder in Vollnarkose oder in PCB eine Dilatation des Zervikalkanals bis Hegar 7, mit anschließendem Anlegen des Portioadapters. Bei den kleinlumigen Hysteroskopen wird das Instrument ohne Dilatation und ohne Adapter in den Zervikalkanal und das Cavum eingeführt.

Bei 571 ambulanten Hysteroskopien, mit kleinlumigen Hysteroskopen (Schaftdurchmesser 5 mm) war die Passage des inneren Muttermundes in 75% problemlos, in 20% erschwert und in 5% nicht möglich. In 16,5% war eine PCB erforderlich, in 5% eine Dilatation des Zervikalkanals notwendig (15).

Durch die Insufflation von CO_2 dehnt sich der Zervikalkanal auf und kann beim Einführen der Optik in toto inspiziert werden. Nach der Passage des inneren Muttermundes sieht man in das Cavum uteri, welches vom Isthmus aus mit der Vorwärtsoptik meist gut überschaubar ist. Es folgt sodann die Inspektion des Fundus, der Tubenwinkel sowie der Uterusvorder- und -hinterwand, wobei sowohl auf Veränderungen der normalen Anatomie (Mißbildungen, Myome) als auch auf pathologische Endometriumsbilder geachtet wird.

Indikationen

Mit zunehmendem Einsatz der Hysteroskopie erweitert sich auch der Indikationskatalog. Hierbei muß zwischen bereits fest etablierten Indikationen (Tab. 1) und solchen, welche zur Zeit noch wissenschaftlich bearbeitet werden, unterschieden werden (Tab. 2).

Abklärung unklarer uteriner Blutungen

Bewährt hat sich der Einsatz der Hysteroskopie bei unklaren uterinen Blutungen, insbesondere nach vorausgegangenen Abrasiones, ohne daß

Tabelle 1 Indikationen zur Hysteroskopie

Abklärung uteriner Blutungen
Intrauterines Staging des Endometriumkarzinoms
Fertilitäts- und Sterilitätsdiagnostik
Lost IUD
Abklärung unklarer zytologischer Befunde

Tabelle 2 Indikationen zur Hysteroskopie, welche zur Zeit wissenschaftlich bearbeitet werden

Ambulante Endometriumdiagnostik
Chorionbiopsie
Transzervikale Sterilisation
Kontakthysteroskopie
Intrauterine Laserchirurgie

hierbei ein pathologischer Befund erhoben werden konnte. Wir können die Erfahrung anderer Autoren bestätigen (1), wonach bei der Abrasio 30 bis 40% der Endometriumpolypen nicht erfaßt werden und so Ursache therapieresistenter Blutungen bleiben. Weitere intrauterine Veränderungen, die mit der Abrasio allein oft nicht faßbar werden, sind kleine submuköse Myome, welche entweder hysteroskopisch transzervikal abgetragen werden können oder unter Umständen eine Indikation zur Hysterektomie darstellen. Die Vorteile der einer Abrasio vorgeschalteten Hysteroskopie werden in zahlreichen Publikationen beschrieben (1, 2, 6, 7).

Staging des Adenokarzinoms des Endometriums

Zur Diagnose und zum intrauterinen Staging des Endometriumkarzinoms gilt die fraktionierte Abrasio als Methode der Wahl. Durch Kontamination der Fraktion I mit Gewebe der Fraktion II kann in bis zu 75% aller vermeintlichen Stadien FIGO II ein falsch positives Ergebnis vorgetäuscht werden (17). Hier bietet sich die Hysteroskopie zur exakten Beschreibung der intrauterinen Ausbreitung des Tumors an. Die Treffsicherheit wird in der Literatur zwischen 90 und 100% angegeben (7, 17), so daß in den meisten Fällen eine Übertherapie vermieden werden kann, in seltenen Fällen das Stadium II erst entdeckt wird.

Fertilitäts- und Sterilitätsdiagnostik

Ursache einer Infertilität können Uterusfehlbildungen, Synechien oder intrauterine Myome sein. Diese Veränderungen können hysteroskopisch exakt erfaßt und beurteilt werden. Fehlinterpretationen erscheinen hierbei weniger häufig aufzutreten als bei der Hysterographie (5, 28). Darüber hinaus bietet die Hysteroskopie, insbesondere bei zarten Synechien auch gleichzeitig einen therapeutischen Ansatz, in dem die Verwachsungen während der Untersuchung mit dem Hysteroskop stumpf durchtrennt werden können (2). Operative hysteroskopische Eingriffe bei Mißbildungen, wie die Resektion von Septen oder eine transzervikale Myomenukleation, sollten wegen möglicher Komplikationen dem erfahrenen Operateur vorbehalten bleiben.

Bei der Sterilitätsdiagnostik sollten Hysteroskopie und Pelviskopie simultan durchgeführt werden, da nur so eine exakte Beurteilung des gesamten Genitales möglich ist (27). Die Chromopertubation kann hierbei über das Hysteroskop erfolgen. Bei Verdacht auf einen funktionellen Tubenverschluß kann darüber hinaus eine Sondierung der Tube mit nochmaliger Chromopertubation versucht werden (4, 14).

„Lost IUD"

Zur Entfernung eines „verlorenen" Intrauterinpessars stellt die Hysteroskopie die Methode der Wahl dar (3, 29). Wir führen stets zuerst eine Ultraschalluntersuchung mit der Frage durch, ob sich das IUD noch im Uterus befindet. Ist dies der Fall, so wird es hysteroskopisch lokalisiert, gefaßt und entfernt. Seit der Verwendung kleinlumiger Hysteroskope ist dies problemlos ambulant, falls nötig in Parazervikalblockade möglich. Ist der Faden hochgeschlagen und wünscht die Patientin ein Belassen des Intrauterinpessars in situ, so kann auch lediglich der Faden wieder hervorluxiert werden.

Eingewachsene Intrauterinpessare sollten mittels Operationshysteroskop, je nach Befund auch unter gleichzeitiger pelviskopischer Kontrolle in Laparotomiebereitschaft entfernt werden.

Die hysteroskopische Entfernung eines Intrauterinpessars in der Frühgravidität ist, wenn die Patientin eine Fortsetzung der Gravidität wünscht, ebenfalls der blinden Suche und Retraktion des Pessars vorzuziehen, da auf jeden Fall ein atraumatischeres Vorgehen gewährleistet ist.

Abklärung auffälliger Vaginalsmears

Auffällige Vaginalsmears ohne kolposkopisch faßbares Korrelat, welche auf das Endometrium oder die Endozervix als Ursprung hinweisen, stellen ebenfalls eine Indikation zur ambulanten Hysteroskopie dar. Endometriumkarzinome, welche bei symptomatischen Patientinnen in etwa 60% im Vaginalsmears erfaßbar sind (19), können mittels der Hysteroskopie bestätigt, lokalisiert und bezüglich ihrer Ausdehnung exakt beschrieben werden. Gleichzeitig werden zur histologischen Sicherung der Diagnose eine Biopsie aus dem Cavum sowie eine Zervixabrasio durchgeführt. Damit bleibt der Patientin eine fraktionierte Abrasio in Vollnarkose erspart. Auch andere endometriale Veränderungen wie Hyperplasien sowie intrazervikale Läsionen wie rein endozervikal wachsende Adeno- oder Plattenepithelkarzinome der Endozervix oder Zervixpolypen können hysteroskopisch diagnostiziert werden (18).

Weitere Indikationen zur Hysteroskopie werden wissenschaftlich bearbeitet:

Ambulante Endometriumsdiagnostik

Durch kombinierte hysteroskopische und bioptische bzw. zytologische Abklärung unterschiedlicher Zustandsbilder des Endometriums unter ambulanten Bedingungen soll versucht werden, bei asymptomatischen und symptomatischen Patientinnen, das Prinzip der Kolposkopie und des Zervixabstriches auf das Cavum uteri zu übertragen.

Erste Untersuchungen zeigen, daß bei entsprechender Erfahrung Hyperplasien und Karzinome mit einer so hohen Sicherheit diagnostiziert bzw. ausgeschlossen werden können, daß bei einem Teil der Patientinnen mit atypischen Blutungen auf eine fraktionierte Abrasio verzichtet werden kann, ohne daß dadurch die diagnostische Sicherheit beeinträchtigt wird (16, 18). Gleichzeitig ergeben sich neue Ansätze zur Vorsorge sowie zur Früherkennung des Endometriumkarzinoms.

Chorionbiopsie

Die hysteroskopische Chorionbiopsie wurde schon 1973 von KULLANDER u. SANDAHL (8) beschrieben. Auch eigene erste Erfahrungen zeigen, daß in fast allen Fällen ausreichend Substrat gewonnen werden kann und zumindest Frühkomplikationen selten sind. Das Verfahren ist jedoch noch nicht völlig ausgereift, da zu Einzelheiten wie der Frage der Notwendigkeit der Dilatation des Cavum uteri vor der Biopsie und des Zugangs zur Plazenta vor der 10. Schwangerschaftswoche noch zu wenig Erfahrungen vorliegen und somit keine abschließenden Aussagen möglich sind.

Hysteroskopische Sterilisation

Bereits seit Jahren werden Versuche zur transzervikalen Tubensterilisation unternommen. Die transzervikale Elektrokoagulation der Tuben ist jedoch mit einer Fehlerrate von durchschnittlich 33% behaftet (26). Daneben wurden schwere Komplikationen wie Darmläsionen, Peritonitiden und Uterusperforationen beobachtet. Durch die seit einigen Jahren eingesetzten Kunststoffblocks, womit die Tubenwinkel verschlossen werden können, oder der Ausfüllung der Tuben mit flüssigem Kunststoff, der sich anschließend verfestigt, hat die Komplikationsrate zwar abgenommen, jedoch liegt die Zahl der erfolgreichen Sterilisationen immer noch durchschnittlich bei lediglich 80% (26) (s. Kap. Sterilisation der Frau).

Kontakthysteroskopie

Mit der Kontaktmikrokolpohysteroskopie soll eine exakte Aussage über die Ausdehnung und den Schweregrad einer zervikalen intraepithelialen Neoplasie möglich sein. Das Instrument bietet die Möglichkeit der einfachen, 20fachen, 60fachen und 150fachen Vergrößerung, wobei nach Anfärben des Oberflächenepithels der Zervix mit Tinte die Kerne dargestellt werden können (2). Aufgrund des nur sehr kleinen Gesichts-

Tabelle **3** Komplikationen der Hysteroskopie

Art der Komplikation	Häufigkeit	Vermeidung	Literatur
Uterusperforation	1‰	präoperative Sondierung, Vorschieben der Optik nur unter Sicht	*Lindemann* (10)
Exazerbation einer Endomyometrits/Adnexitis	2‰	Beachtung der absoluten Kontraindikationen	*Hepp* (4)
Herz- und Atemstillstand bei der CO_2-Hysteroskopie	Einzelfälle	CO_2-Hysteroskopie nur mit speziellen Insufflatoren	*Siegler* (27)
Darmläsionen bei intrauterinen Eingriffen	Einzelfälle	simultane Pelviskopie	*Siegler* (27)
Kreislaufdysregulationen nach Lokalanästhesie	vereinzelt	Verwendung bestimmter Lokalanästhetika	*Lindemann* (10)
Tumorzellenverschleppung bei Malignomen	denkbar, nie sicher nachgewiesen	intrauteriner Druck unterhalb der Tubenpertupationsschwelle	*Neis* (15)

feldes ist eine Orientierung innerhalb des Zervikalkanals sowie im Bereich der Ektozervix nur sehr schwer möglich. Darüber hinaus scheint uns die Qualität des Bildes bei einer Vergrößerung von 1:150 nicht hinreichend, um eine Aussage über den Schweregrad der dysplastischen Veränderungen machen zu können. Kolposkopie und Differentialzytologie sind der Methode eindeutig überlegen. Entsprechend hat sich die Methode auch im deutschsprachigen Raum bisher nicht durchsetzen können.

Intrauterine Laserchirurgie

Der Einsatz des Lasers in der Hysteroskopie ist noch weitgehend unerprobt. Jedoch sind hier zahlreiche Möglichkeiten des Einsatzes von der Vaporisierung des Endometriums bis zur Resektion intrauteriner Septen und submuköser Myome vorstellbar.

Kontraindikationen

Absolute Kontraindikationen der Hysteroskopie stellen akute oder chronische Entzündungszustände des inneren Genitales dar, da durch den Eingriff mit einer Exazerbation der Erkrankung gerechnet werden muß. Als relative Kontraindikationen sind starke uterine Blutungen sowie eine intakte Intrauteringravidität anzusehen.

Komplikationen (Tab. 3)

Perforation

Die Perforation des Uterus kann weitestgehend vermieden werden, wenn vor dem Eingriff der Uterus sorgfältig sondiert wurde und der Untersucher über Lage und Verlauf des Zervikalkanals sowie der Uterushöhle orientiert ist. Anschließend wird das Instrument unter Sicht in das Cavum eingeführt. Entsprechend liegen die Angaben über eine Perforation des Uterus lediglich bei 1‰ (10).

Entzündungen

Die Zahl der im Anschluß an eine Hysteroskopie auftretenden entzündlichen Komplikationen liegt bei etwa 2‰. Voraussetzung hierfür ist, daß die Kontraindikationen beachtet werden. Im Zweifelsfall sollte die Hysteroskopie erst nach Ausschluß einer Infektion des inneren Genitales (BSG, Leukozyten, Körpertemperatur, bakteriologischer Abstrich) durchgeführt werden (4).

CO_2-Insufflation

Vereinzelt wurden schwere Komplikationen, teils mit letalem Ausgang, mitgeteilt, welche alle auf eine unkontrollierte CO_2-Insufflation zurückzuführen waren. Sowohl LINDEMANN (11) als auch SEMM (23) konnten in tierexperimentellen und klinischen Studien nachweisen, daß die mit den heutigen im Handel befindlichen Insufflatoren für die Hysteroskopie insufflierten CO_2-Mengen keinen oder nur einen minimalen Einfluß auf den Astrup-Wert und somit das Befinden der Patientin haben. Bei allen bekannt gewordenen Komplikationen mit Herz- und

Atemstillstand lag der Flow über 350 ml/min oder der Gasdruck war nicht apparativ gesteuert. Die Voraussetzungen für eine kontrollierte CO_2-Insufflation wurden bereits oben beschrieben.

Operative Komplikationen

Die häufigsten operativen Komplikationen sind Uterusperforation und/oder Läsion des anliegenden Darms. Sie sind im Rahmen transzervikaler Elektrokoagulation der Tuben, bei hysteroskopischer Resektion uteriner Septen sowie der Abtragung von Myomen beschrieben (4, 20, 25) worden. Zur Vermeidung dieser Zwischenfälle empfiehlt sich, vor allem bei größeren intrauterinen Eingriffen, eine simultane Pelviskopie, um eine sich anbahnende oder eingetretene Perforation rechtzeitig zu erkennen und eine Miteinbeziehung des Darms zu vermeiden.

Narkose

Die Hysteroskopie mit kleinlumigen Hysteroskopen kann ohne Narkose durchgeführt werden. Bei einer Parazervikalblockade wird von LINDEMANN 1%iges Ultracain empfohlen, da hierbei im Gegensatz zu anderen Lokalanästhetika weder Kreislaufdysregulationen noch Methämoglobinbildungen beobachtet wurden (10).

Verschleppung von Tumorzellen

Rein theoretisch ist es denkbar, daß durch die Hysteroskopie Tumorpartikel transtubar in das Abdomen gelangen. Vor allem JOELSON hat sich ausgiebig mit dieser Problematik beschäftigt (7). Danach sind die Behandlungsergebnisse der Endometriumkarzinome von Kliniken, welche routinemäßig präoperativ hysteroskopieren und hysterographieren, nicht schlechter als die anderer Kliniken. Wir haben die Operationspräparate der von uns hysteroskopierten Patientinnen mit Endometriumkarzinom nachuntersucht und die Tuben in Serienstufenschnitten aufgearbeitet. Hierbei konnte niemals eine Tumorzellverschleppung nachgewiesen werden (15). Wenn überhaupt Tumorzellen durch die Hysteroskopie ins Abdomen gelangen, so wachsen diese dort auch nicht unbedingt an. Dennoch sollte stets versucht werden, den intrauterinen Druck unterhalb der Tubenpertubationsschwelle zu halten, um so das Risiko der Tumorverschleppung bereits prospektiv zu vermeiden.

Zusammenfassung

Die Hysteroskopie hat in den letzten Jahren einen festen Platz in der Diagnostik und Therapie intrauteriner Erkrankung gefunden. Sie stellt eine wertvolle Bereicherung der Diagnostik dar, die dort beginnt, wo andere Methoden wie die fraktionierte Abrasio oder die Hysterographie keine Klärung des Krankheitsbildes mehr ermöglichen.

Mit zunehmender Verbreitung nimmt auch die Zahl der Indikationen stetig zu. Eine besonders erfreuliche Entwicklung stellt die Möglichkeit der ambulanten Hysteroskopie mit kleinlumigen Instrumenten dar, wobei die optische Qualität des Bildes im Vergleich zu den großlumigen Hysteroskopen fast unverändert erhalten werden konnte. Hier finden sich Ansätze für eine ambulante Endometriumdiagnostik sowie zur Vorsorge des Endometriumkarzinoms. Bei der Entfernung verlorener Intrauterinpessare sowie beim intrauterinen Staging des Endometriumkarzinoms ist die Hysteroskopie heute allen anderen Methoden überlegen. Transzervikale Sterilisationen sind bisher mit einer hohen Versagerquote belastet, wenngleich das Konzept einer ambulanten hysteroskopischen Sterilisation besticht und deshalb weiter verfolgt werden sollte. Die bisherigen Ergebnisse der hysteroskopischen Chorionbiopsie lassen diese Methode der ultraschallgesteuerten Aspiration zumindest als gleichwertig erscheinen. Insgesamt ist die Hysteroskopie eine einfach durchzuführende und leicht erlernbare Methode, deren Komplikationsrate bei Beachtung der Kontraindikationen und bei richtiger Anwendung im Promillebereich liegt.

Literatur

1 Burnett, J.E.: Hysteroscopy-controlled curettage for endometrial polyps. Obstet. and Gynec. 24 (1964) 621
2 Hamou, J., P.J.Taylor: Panoramic, contact, and microcolpohysteroscopy in gynecologic practice. Curr. Probl. Obstet. and Gynec. 6 (1982)
3 Hepp, H.: Zum Problem des „verlorenen" Intrauterinpessars. Geburtsh. u. Frauenheilk. 37 (1977) 653
4 Hepp, H.: Vermeidung von Komplikationen bei der gynäkologischen Laparoskopie und Hysteroskopie. In: Intra- und postoperative Komplikationen in der Gynäkologie, hrsg. von L.Beck. Thieme, Stuttgart 1979
5 Hepp, H., H.Roll: Die Hysteroskopie. Gynäkologe 7 (1974) 166
6 Hepp, H., G. Hoffmann, R. Kreienberg, P. Brockerhoff: Indikation zur Hysteroskopie bei der Diagnostik des Korpuskarzinoms. Gynäk. Prax. 2 (1978) 81
7 Joelsson, I.S.: Hysteroscopy for delineating the intrauterine extent of endometrial carcinoma. In: Hysteroscopy, Principles and Practice, hrsg. von A.M.Siegler, H.J.Lindemann. Lippincott, Philadelphia 1984 (S.154)
8 Kullander, S., B.Sandahl: Fetal chromosome analysis after transcervical placental biopsies during early pregnancy. Acta obstet. gynaec. scand. 52 (1973) 355

9 Lindemann, H.-J.: Pneumometra für die Hysteroskopie. Geburtsh. u. Frauenheilk. 33 (1973) 18

10 Lindemann, H.-J.: Atlas der Hysteroskopie. Fischer, Stuttgart 1980

11 Lindemann, H.-J., A. Gallinat: Physikalische und physiologische Grundlagen der CO_2-Hysteroskopie. Geburtsh. u. Frauenheilk. 36 (1976) 729

12 Lindemann, H.-J., J. Mohr, A. Gallinat, M. Buros: Einfluß von CO_2-Gas während der Hysteroskopie. Geburtsh. u. Frauenheilk. 36 (1976) 153

13 Marleschki, V.: Die moderne Zervikoskopie und Hysteroskopie. Zbl. Gynäk. 88 (1966) 637

14 Mohri, T., C. Mohri, F. Yamadori: Tubaloscope: Flexible glassfiber endoscope for intratubal observation. Endoscopy 4 (1970) 226

15 Neis, K. J.: Ergebnisse endoskopischer, zytologischer und histologischer Untersuchungen im Rahmen einer Hysteroskopiesprechstunde. Habilitationsschrift, Universität des Saarlandes 1986

16 Neis, K. J., H. Hepp: Kontaktmikrokolpohysteroskopie, kritische Bilanz erster Erfahrungen. In: Moderatorenbericht der Sektion gynäkologische u. geburtshilfliche Endoskopie, hrsg. von H.-J. Lindemann. Arch. Gynec. 235 (1983) 1, 11

17 Neis, K. J., N. K. Schöndorf: Zur Problematik der präoperativen Diagnostik des Zervixbefalls beim Endometriumkarzinom. Geburtsh. u. Frauenheilk. 43 (1983) 616

18 Neis, K. J., M. Bitsch, H. Hepp: Ergebnisse einer kombinierten hysteroskopischen und zytologischen Diagnostik zur Erfassung pathologischer Veränderungen des Endometriums. In: Klinische Forschung in der Gynäkologie und Geburtshilfe, hrsg. von R. Kaiser. Thieme, Stuttgart 1985

19 Neis, K. J., M. Bitsch, N. K. Schöndorf: Zur Treffsicherheit der Vaginalzytologie beim Adenokarzinom des Endometriums. Geburtsh. u. Frauenheilk. 44 (1984) 291

20 Neuwirth, R. S.: Hysteroscopic management of symptomatic submuous fibroids. Obstet. and Gynec. 62 (1983) 509

21 Pantaleoni, D.: On endoscopic examination of the cavity of the womb. Med. Press Circ. 8 (1869) 26

22 Rubin, I. C.: Uterine endoscopy, endometroscopy with the aid of uterine insufflation. Amer. J. Obstet. Gynec. 10 (1925) 313

23 Semm, K., V. Rimkus: Technische Bemerkungen zur CO_2-Hysteroskopie. Geburtsh. u. Frauenheilk. 34 (1974) 451

24 Siegler, A. M.: A comparison of gas and liquid for hysteroscopy. J. reprod. Med. 15 (1975) 73

25 Siegler, A. M.: Risks and complications of hysteroscopy. In: Hysteroscopy, hrsg. von H. van der Pas, B. van Herendael, D. van Lith, C. Keith. MTP Press Limited, Boston 1983 (S. 75)

26 Siegler, A. M.: The quest for a hysteroscopy method of sterilization. In: Hysteroscopy Principles and Practice, hrsg. von A. M. Siegler, H.-J. Lindemann. Lippincott, Philadelphia 1984 (S. 239)

27 Taylor, P. J., A. Leader, R. E. Georg: Combined laparoscopy and hysteroscopy in the investigation of infertility. In: Hysteroscopy, Principles and Practice, hrsg. von A. M. Siegler, H.-J. Lindemann. Lippincott, Philadelphia 1984 (S. 207)

28 Valle, R. F.: Hysteroscopy in the evaluation of female infertility. Amer. J. Obstet. Gynec. 137 (1980) 425

29 Wagner, H.: Diagnosis and treatment of complications of intrauterine contraceptive devices. In: Hysteroscopy, hrsg. von H. van der Pas, B. van Herendael, D. van Lith, C. Keith. MTP Press Limited, Boston 1983 (S. 185)

Urethrozystoskopie

B. Schüssler und H. Hepp

Instrumentarium

Der Beginn der neuzeitlichen Urethrozystoskopie ist untrennbar mit dem Namen Nitze verbunden, der 1879 erstmals ein sog. „Kystoskop" vorstellte. Der entscheidende Fortschritt lag im Einführen der Lichtquelle in die Blase hinein sowie in einer Erweiterung des Gesichtsfeldes durch ein verbessertes optisches System (21). Weitere Marksteine sind die Einführung des Kaltlichts, wobei das Licht über Glasfiberbündel in die Blase eingestrahlt wird, sowie die Verbesserung des optischen Systems durch den englischen Physiker Hopkins im Jahre 1959 (14). Die grundlegende Änderung bestand in der Anwendung von Glas als Transmissionsmedium und Luft als Leitungssystem. Dadurch wurde die Transmissionskapazität des Systems verdoppelt.

Die heute zur Verfügung stehenden Urethrozystoskope setzen sich aus folgenden Elementen zusammen (Abb. 1):

1. Instrumentenschaft mit Obturator und eigenständig regulierbarem Zu- und Abflußsystem.
2. Ansetzbarer Arbeitskanal zum Einführen des endoskopischen Instrumentariums mit oder ohne Albarran - Lenksystem zur Richtungsänderung der eingeführten Instrumente (3).
3. Optik mit Kaltlichtanschluß.

Als Optiken stehen zur Verfügung:
1. Geradeausblickoptik (0°).
2. Vorausoptik (30°).
3. Steilblickoptik (70°).

Diese können während einer Untersuchung bei liegendem Zystoskop beliebig ausgetauscht werden.

Zur Zystoskopie sollte die 70-Grad-Optik verwendet werden. Damit ist die vollständige Übersicht über die Harnblasenvorderwand gewährleistet. 0- bzw. 30-Grad-Optik dienen zum einen zur Urethroskopie, zum anderen können nur mit diesen Optiken endoskopische Arbeiten durchgeführt werden. Die zur Verfügung stehenden Metallschäfte haben einen Durchmesser zwischen 15,5 und 23,5 Charr, entsprechend 4,3 bis 7,8 mm. Die Auswahl richtet sich nach den Erfordernissen. So ist die Applikation dickerer Ureterenkatheter nur über einen Schaft mit großem Durchmesser möglich. Feinste PE-Zangen lassen sich aber auch über den 15,5-Charr-Schaft einlegen.

Neuerdings kommen in der Urologie auch flexible Fiberoptikendoskope mit Durchmessern zwischen 4,8 und 5,3 mm zur Anwendung (5, 29). Diese haben gegenüber den starren Endoskopen den Vorteil, daß man mit einer einzigen Optik sowohl Blase wie auch Urethra und gleichzeitig auch den oberen Harntrakt spiegeln kann. Darüber hinaus ist auch eine Steinschnittlagerung entbehrlich, da aufgrund des flexiblen Systems die Position des Untersuchers nicht vorgegeben ist.

Zur Entfaltung der Harnblase und der Urethra stehen Elektrolytlösungen und Aqua bidest. als flüssiges und Kohlendioxid (CO_2) als gasförmiges Medium zur Verfügung. Gegenüber Flüssigkeit führt Kohlendioxid zu einer vermehrten Gefäßinjektion des Urothels und ruft sehr häufig schon bei geringer Blasenfüllung einen starken Harndrang hervor. Als Vorteil ist die einfache und saubere Handhabung sowie die Sterilität anzusehen. Aqua bidest. ist immer dann notwendig, wenn bei stärkerer intravesikaler Blutung eine Hämolyse zur Verbesserung der Sichtverhältnisse gewünscht wird.

Notwendige Zusatzinstrumente sind:

1. PE-Zange sowie Punktkoagulationsgerät
Damit ist die Entnahme von Biopsien jederzeit gewährleistet. Beim Eintreten von intravesikalen Blutungen können diese mit der Punktkoagulation gestillt werden. Beide Funktionen gleichzeitig erfüllt auch die von Tauber entwickelte kombinierte Biopsie- und Koagulationszange, die allerdings für die blasenhalsnahe Biopsie bei der Frau wegen mangelnder Sichtmöglichkeit nicht gut geeignet ist (27).

2. ELLIK-Evakuator oder Blasenspritze
Zur Entleerung der Harnblase von Blutkoagula bzw. gröberen Sedimenten ist eine auf das Zystoskop starr aufsetzbare Blasenspritze bzw. ein sog. ELLIK-Evakuationsgerät unerläßlich.

3. Urethroskopadapter nach Nickel
Mit den herkömmlichen Zystoskopschäften ist eine Urethroskopie bei der Frau nur unzurei-

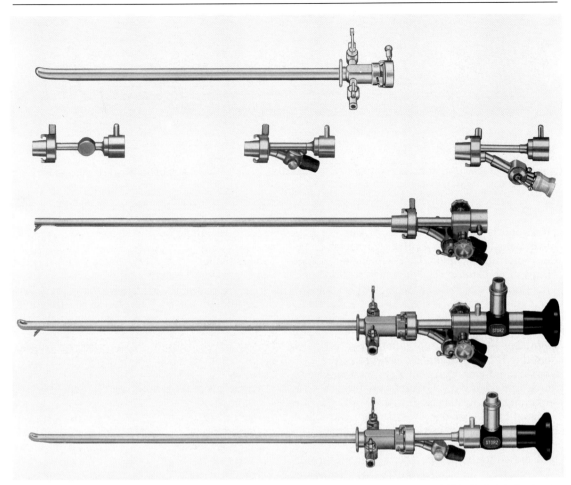

Abb. **1** Urethrozystoskopie. **a** Instrumentenschaft mit Obturator und regulierbarem Zu- und Ablauf. **b** Arbeitseinsatz mit einem Arbeitskanal. **c** Arbeitseinsatz mit zwei Arbeitskanälen sowie Albarran-Lenksystem. **d** und **e** Zusammengesetztes Instrument mit Optik, mit (**d**) und ohne (**c**) Albarran-Lenksystem

chend möglich. Ursächlich verantwortlich ist der Abstand vom Endpunkt der Optik zur Auslaßstelle der Spülflüssigkeit, die üblicherweise in einem Abstand von 14 mm liegen. Eine ausreichende Entfaltung der Harnröhre zur sicheren Beurteilung auch der distalen Anteile läßt sich mit dem Zystoskopadapter nach Nickel erzielen (Abb. 2). Besser geeignet erscheint ein von Robertson entwickeltes spezielles Urethroskop, dessen Einsatz allerdings wegen des größeren Durchmessers nicht immer gegeben ist (24).

4. Ballon- oder Kondomzystoskopie
Größere vesikovaginale Fisteln lassen eine suffiziente Beurteilung der Blase wie auch der Blasenkapazität nicht zu, da eine Blasenfüllung nicht zustande kommt. Bewährt hat sich in solchen Fällen die Inspektion über einen an einem Zystoskop befestigten transparenten auffüllbaren Ballon (12).

5. Spion
Hierbei handelt es sich um flexible Glasfiberoptiken oder bewegliche Gliederoptiken, die auf das Okular aufgesetzt werden können. Damit eröffnen sich folgende Möglichkeiten:
a) Demonstration von Befunden,
b) endoskopische Photographie,
c) Zystoskopie über die Zusatzoptik bei Patientinnen, die nicht in Steinschnittlage gebracht werden können.

Technik

Nach Entleerung der Harnblase wird die Patientin in Steinschnittlage gebracht. Es erfolgt eine Spiegeleinstellung, um die Topographie von Urethra und Harnblase über die Lage der vorderen Vaginalwand beurteilen zu können. Damit ist auch die Einführrichtung des Zystoskops vorgegeben. Gegenüber der einfachen lokalen Des-

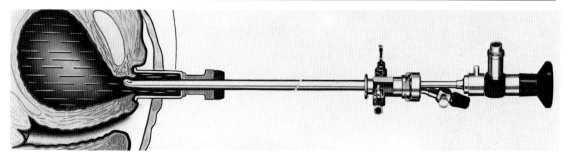

Abb. **2** Nickeladapter zum Aufsatz auf den Zystoskopschaft. Damit ist eine Auffüllung der gesamten Urethra zur ausreichenden Inspektion bei der Urethroskopie möglich

infektion der Harnröhrenmündung des Introitus bietet das sterile Abdecken keinen entscheidenden Vorteil hinsichtlich der Frequenz iatrogener Harnwegsinfekte (11). Nach Inspektion und Desinfektion des Meatus externus wird zunächst der Zystoskopschaft über die Urethra eingeführt. Die Vorbereitung mittels lokalanästhesierendem Gel ist bei der Frau nicht zwingend notwendig, kann aber bei ängstlichen Patientinnen oder bei dem durch Funktionsuntersuchung begründeten Verdacht auf eine Harnröhrenenge sinnvoll sein. Nach Entfernung des Obturators erfolgt die Bestimmung des Restharns. Im Anschluß wird die 70-Grad-Optik eingelegt und die Harnblase nach Auffüllen systematisch untersucht. Orientierungspunkte sind dabei der Blaseneingang und die dahinterliegende Interureterenleiste. Es wird zunächst das Ureterostium einer Seite aufgesucht und spiegelsymmetrisch nach der kontralateralen Uretermündung gefahndet. Als nächstes erfolgt die Einstellung der Luftblase zur Identifizierung des Blasendaches. Die Urethroskopie, die nur unter permanenter Spülung möglich ist, erfolgt üblicherweise bei Rückzug des Instruments, nachdem zuvor der Wechsel auf eine 0- bzw. 30-Grad-Optik erfolgt ist und der Schaft gegenüber dem Meatus urethrae externus mittels Nickeladapter abgedichtet wurde. Gelingt wegen eines Passagehindernisses die Einlage des Zystoskops in die Harnblase primär nicht, so kann über die 0-Grad-Urethroskopie von außen nach innen das Hindernis unter Sicht eventuell umfahren werden.

Als Chromozystoskopie bezeichnet man die Spiegelung der Harnblase nach Gabe eines nierengängigen Farbstoffs, z. B. Indigocarmin, der in einer Dosis von 0,02 g auf 5 ml intravenös injiziert wird. Je nach Nierenfunktion sowie Hydratationszustand und auch Stauungssituation kommt es nach 4–8 Minuten zum Ausstoßen farbstoffhaltigen Urins aus den Ostien. Aufgrund möglicher Kreislaufalterationen sowie allergischer Reaktionen ist ein routinemäßiger Einsatz z. B. zur einfacheren Ureterlokalisation nicht indiziert, da eine gleichzeitige exakte

Funktionsbeurteilung der Niere nicht möglich ist.

Ein sinnvoller Einsatz ergibt sich bei der Suche nach ektopen Uretermündungen, Lokalisation des Ureterostiums bei gleichzeitig bestehendem bullösem Ödem sowie bei der Differentialdiagnose ureteraler bzw. vesikovaginaler Fisteln.

Grundsätzlich müssen bei der Urethrozystoskopie folgende Kriterien beurteilt werden:

1. Urothel
 Vermehrte bzw. verminderte Gefäßinjektion.
 Ulzeration.
 Einblutung.
 Tumorbildung.
 Bullöses Ödem.
2. Blasenwand
 Trabekelierung.
 Divertikel.
 Tumorimpression.
3. Ureterostien
 Lokalisation.
 Aussehen.
 Anzahl.
 Urinausscheidung.

Zur Dokumentation der erhobenen Befunde haben sich neben der Deskription Befundskizzen in einem vorgegebenen Dokumentationsschema bewährt.

Indikation

Die Urethrozystoskopie ist ein integrativer Bestandteil des präoperativen Stagings gynäkologischer Malignome. Darüber hinaus ist sie immer dann indiziert, wenn der Verdacht auf morphologische Veränderung im Bereich des unteren Harntrakts besteht.

Bei funktioneller Diagnostik des unteren Harntrakts ist sie nicht in der Lage, die urodynamische Untersuchung und Diagnosestellung zu ersetzen. Sie trägt im Zusammenspiel von Urodynamik, radiologischer und sonographischer Diagnostik zu einem besseren Gesamtbild bei und kann darüber hinaus in bestimmten Fällen bei der Auswahl des operativen Verfahrens zur Korrektur einer Streßinkontinenz nützlich sein (7, 32).

Im einzelnen ergeben sich folgende Indikationen:

1. Genitaltumoren
Jeder unklare Unterbauchtumor, jedes histologisch gesicherte Korpus-, Kollum-, Vulva- oder Vaginalkarzinom bedarf einer Urethrozystoskopie. Diese trägt zum Staging wie auch zur Festlegung der Therapie, insbesondere der operativen Strategie bei. Bei jeder vom Normalbefund abweichenden Veränderung (bullöses Ödem, Tumor, Ulkus) müssen multiple Biopsien den Malignomeinbruch in den unteren Harntrakt beweisen. Negative Biopsien schließen eine Blasenwandinfiltration, insbesondere beim bullösen Ödem, nicht aus.

2. Mikro- und Makrohämaturie
Die Zystourethroskopie erlaubt bei einer Makrohämaturie die Differentialdiagnose zwischen Ursachen mit Lokalisation im unteren bzw. oberen Harntrakt. Dabei ist über den Nachweis eines blutig tingierten Urinstrahls aus dem Ostium auch die Seitenlokalisation zum oberen Harntrakt gegeben.

3. Abklärung funktioneller Störungen des unteren Harntrakts
Blasenentleerungsstörung bei infravesikaler Obstruktion nach Ausschluß einer Detrusor-Sphinkter-Dyssynergie bedürfen der Lokalisation des Hindernisses. Auch bei der Urgeinkontinenz muß nach Ursachen im Bereich des unteren Harntrakts (z.B. interstitielle Zystitis) gefahndet werden. Durch den Nachweis einer narbig starren Urethra nach mehrfachen Streßinkontinenzoperationen sowie eines abnorm weiten urethrovesikalen Übergangs wird die Entscheidung zu einem bestimmten Operationsverfahren mitbeeinflußt.

4. Rezidivierende Harnwegsinfekte
In diesen Fällen muß nach Infektionsherden im Bereich der Urethra und der Blase gesucht werden (z.B. Divertikel). Darüber hinaus ist auf refluxverdächtige Ostien zu achten.

5. Verdacht auf Urogenitalfistel und Fistellokalisation
Die Inspektion des unteren Harntrakts mittels Urethrozystoskopie ist bei der Diagnostik urogenitaler Fisteln unabdingbar. Sie erlaubt die genaue topographische Zuordnung zur Harnblase und Urethra sowie die zur Festlegung der operativen Korrektur wichtige Beziehung zu den Ureterostien. Die Endoskopie dient auch dazu, den Abheilungsgrad der Fistel zu beurteilen, um den optimalen Zeitpunkt einer operativen Korrektur festlegen zu können (Farbtafel VIII, Abb. 3).

6. Condylomata acuminata
Diese breiten sich nicht nur im Bereich des äußeren Genitales, sondern bis hinein in die Harnröhre aus, so daß beim Befall der Urethra eine entsprechende Therapie notwendig ist.

7. Verdacht auf Ureter duplex
In den allermeisten Fällen ist eine urographische Unterscheidung zwischen einem tiefen Ureter fissus und einem Ureter duplex nicht möglich. In solchen Fällen muß ein zweites Ostium ausgeschlossen werden.

Befunde

Urethroskopie

Divertikel und Entzündungen im Bereich der Skeneschen Drüsen sind die am häufigsten vorkommenden pathologischen Veränderungen im Bereich der Urethra. Die Skeneschen Drüsen münden in der Regel in die dorsale Wand der distalen Harnröhre (15). Sämtliche Veränderungen machen sich neben einer vermehrten Gefäßinjektion auch durch den Austritt von Pus aus den Ausführungsgängen bemerkbar. Dieser kann gelegentlich durch ein vorsichtiges Ausmelken der Drüsen über einen in die Vagina eingelegten Finger provoziert werden (13).

Divertikel sind ebenfalls an der Hinterwand gelegen und kommen bei etwa 3–5% aller Frauen vor (4, 6, 13). Der Hinweis auf ein Divertikel ergibt sich häufig durch einen Druckabfall im Bereich der Urethra bei der urodynamischen Bestimmung des Ruheverschlußdrucks (31). Ist die Lokalisation über die Urethroskopie nicht möglich, so ist die weitere Abklärung über eine Doppelballon-Urethrographie indiziert (2, 8).

Die senil-atrophische Urethritis ist gekennzeichnet durch eine verminderte Vaskularisierung und durch einen Rückgang der Faltenbildung (9, 25).

Ein sog. starrer Blasenhals, gekennzeichnet durch einen weißlichen, im Spülstrahl sich nicht öffnenden urethrovesikalen Übergang, ist bei der Frau als Ursache von Blasenentleerungsstörungen selten. Läßt sich gleichzeitig urodynamisch eine Trabekulierung der Harnblase sowie ein hyperaktiver Detrusor nachweisen, so muß zusammen mit dem Urologen die Frage einer Blasenhalskerbung geklärt werden.

Zystoskopie

Ein häufig anzutreffender Befund ohne pathognomonische Bedeutung sind grau-weißliche Auflagerungen im Bereich des Trigonum vesicae. Diese auch als pseudomembranöse Trigonitis bezeichnete Veränderung ist bedingt durch eine Plattenepithelmetaplasie, ähnlich dem in der

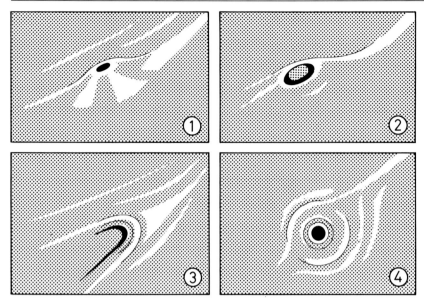

Abb. **8** Formvarianten der Ureterostien. 1 Normales Ostium, 2 stadionförmiges Ostium, 3 hufeisenförmiges Ostium, 4 Golflochostium

Vagina, und kommt weder bei präpubertären Frauen noch bei Männern vor (30).

Demgegenüber sind echte Tumoren der Harnblase bzw. ein Tumoreinbruch eines gynäkologischen Malignoms problemlos abzugrenzen (Farbtafel IX, Abb. 4 und Abb. 5). Obwohl Urotheltumoren überwiegend papillär imponieren, ist bei gleichzeitig vorhandenem gynäkologischem Karzinom eine endgültige Differentialdiagnose nur über die histologische Beurteilung möglich.

Ein bullöses Ödem ist Ausdruck einer lymphogenen Zirkulationsstörung in der Blasenwand. Es findet sich bei einer ausgeprägten Zystitis ebenso wie bei radiogener Schädigung der Harnblase, wie auch als erste Anzeichen einer Tumorinfiltration in die Blasenwand. Mensesabhängige Hämaturie mit Einblutung in die Blasenwand, meist umgeben von Narbengewebe, deutet auf eine Blasenendometriose hin (Farbtafel IX, Abb. 6).

Eine auffallend blasse, gelblich imponierende Blasenschleimhaut nach vorausgegangener Bestrahlungstherapie gynäkologischer Malignome ist Hinweis für eine nutritive Störung und gelegentlich verbunden mit der Ausbildung von Fisteln (Farbtafel IX, Abb. 7).

Bei der Beurteilung der Ureterostien lassen sich neben den schlitzförmig auf den Ureterenleisten gelegenen normalen Ostien folgende Formvarianten gut unterscheiden (Abb. 8):
1. stadionförmig,
2. hufeisenförmig,
3. golflochförmig.

Sämtliche Formvarianten sind als refluxverdächtig anzusehen (18). Bei der Suche nach zusätzlichen Ostien sind diese meist weiter lateral oder neben der Interureterenleiste zu erwarten und unterscheiden sich häufig durch ihre Form.

Die Beobachtung der Urinausscheidung gibt nicht nur einen Hinweis auf die Funktionstüchtigkeit beider Nieren, sondern erlaubt auch die Diagnose einer Ureterozele, die sich erst durch die peristaltische Welle des Ureters unmittelbar vor dem Ostium füllt und dann sekundär zur Entleerung kommt. Dabei spricht man erst dann von einer Ureterozele, wenn diese einen Durchmesser von mehr als 1 cm aufweist. Während eine Blasenauslaßobstruktion durch eine große Ureterozele Seltenheitswert hat, muß immer nach einer Doppelureterbildung gefahndet werden, da diese zusammen mit Ureterozelen gehäuft auftreten (1, 26, 28).

Ulzerationen in Zusammenhang mit sternförmigen Submukosaeinblutungen sind Hinweise für eine interstitielle Zystitis (16). Die Biopsie dient in diesen Fällen zum Ausschluß anderer Ursachen, wie z. B. eines Karzinoms oder einer Tuberkulose (19). Eine echte Trabekulierung liegt dann vor, wenn sie sich auch bei gefüllter Harnblase nachweisen läßt. Im Verbund mit einer bei der Frau sehr selten vorkommenden schweren Blasenentleerungsstörung mit rezidivierenden Harnwegsinfekten findet man gelegentlich Blasenkonkremente. Häufiger findet sich die Trabekulierung als Ausdruck schwerer, ungehemmter Detrusorkontraktionen, sei es im Rahmen einer motorischen Urgeinkontinenz oder auch einer Reflexinkontinenz (10, 22, 23).

Blasendivertikel müssen unbedingt endoskopisch inspiziert werden, da in diesen häufiger mit einem Blasenkarzinom zu rechnen ist (17, 20).

Literatur

1 Aas, T. N.: Ureterocele: A clinical study of sixty eight cases in fifty-two adults. Brit. J. Urol. 32 (1960) 133

2 Adams, W. E.: Urethrographie. Bull. Tulane med. Fac. (1964) 107

3 Albarran, J.: Cystoscope urethral, 12th international congress of medicine. Moscow Bull. Acad. Med. (1897)

4 Anderson, M.: The incidence of diverticula in the female urethra. J. Urol. 98 (1967) 96

5 Clayman, R. V., P. Reddy, P. H. Lange: Flexible fiberoptic and rigid-rod lens endoscopy of the lower urinary tract: A prospective controlled comparison. J. Urol. 131 (1981)

6 Davis, B. L., D. G. Robinson: Diverticula of the female urethra assay of 120 cases. J. Urol. 194 (1979) 850

7 O'Donnell, P.: Water endoscopy. In: Female Urology, hrsg. von S. Raz. Saunders, Philadelphia 1983 (p. 51)

8 Dretler, S. P., C. D. Vermillion, D. L. McCullough: The roentgenographic diagnosis of the female urethral diverticula. J. Urol. 107 (1972) 72

9 Edwards, I. E., J. Malvern: The urethral pressure profile: Theoretical considerations and clinical applications. Brit. J. Urol. 46 (1974) 325

10 Fox, M., G. J. Jarvis, L. Henry: Idiopathie chronical urinary retention in the female. Brit. J. Urol. 47 (1976) 797

11 Fozard, J. B. J., D. F. Grenn, O. M. Harrison, P. H. Smith, N. Zoltie: Asepsis and outpatient cystoscopy. Brit. J. Urol. 55 (1983) 680

12 Hartung, R.: Endoskopische Diagnostik. In: Urologie in Klinik und Praxis, Bd. 1, hrsg. von R. Hohenfellner, E. J. Zingg. Thieme, Stuttgart 1982 (S. 237)

13 Hennessy, J. D.: Urethral diverticulum in the female. Brit. J. Urol. 39 (1958) 415

14 Hopkins, H. H. (1959): Rod Lens Image Transmission. British Patent Nr. 054629

15 Huffmann, J. W.: The detailed anatomy of the paraurethral ducts in the adult human female. Amer. J. Obstet. Gynec. 55 (1948) 86

16 Hunner, G. L.: A rare type of bladder ulcer. J. Amer. med. Ass. 70 (1918) 203

17 Kelalis, P. P., P. McLean: The treatment of diverticulum of the bladder. J. Urol. 98 (1967) 349

18 Lyon, R. P., S. Marshall, E. A. Tanagho: The ureteral orifice: Its configuration and competency. J. Urol. 102 (1969) 504

19 Messing, E. M., T. A. Stamey: Interstitial cystitis. Urology 12 (1978) 381

20 Montagne, D. J., R. L. Boltuch: Primary neoplasma in vesical diverticula: Report of 10 cases. J. Urol. 116 (1976) 41

21 Nitze, M.: Beobachtungs- und Untersuchungsmethode für Harnröhre, Harnblase und Rectum. Wien. med. Wschr. 24 (1879) 650

22 Rees, D. L. P., J. E. A. Wickham, H. N. Whitfield: Bladder instability in women with recurrent cystitis. Brit. J. Urol. 49 (1977) 561

23 Rees, D. L. P., H. N. Whitfield, A. K. M. S. Islam et al.: Urodynamic findings in adult females with frequency and dysuria. Brit. J. Urol. 47 (1976) 853

24 Robertson, J. R.: Gynecologic urethroscopy. Amer. J. Obstet. Gynec. 115 (1973) 986

25 Smith, P.: Age changes in the female urethra. Brit. J. Urol. 44 (1972) 667

26 Tanagho, E. A.: Anatomy and management of ureteroceles. J. Urol. 107 (1972) 729

27 Tauber, R.: Koagulations-Probeexzisionszange zur vereinfachten Harnblasenbiopsie. Akt. Urol. 15 (1984) 257

28 Thompson, G. J., P. P. Kelalis: Ureterocele: Clinical appraisal of 176 cases. J. Urol. 91 (1964) 488

29 Tsuchida, S., H. Sugawara: A new flexible fibercystoscope for visualization of the bladder neck. J. Urol. 109 (1973) 830

30 Tyler, D. E.: Stratified squamous epithelium in the vesical trigone and urethra. Finding correlated with the menstrual cycle and age. Amer. J. Anat. 111 (1962) 319

31 Wagner, U., G. Debus-Thiede, F. Christ: Die Bedeutung des Urethraldruckprofils bei der Diagnostik des Harnröhrendivertikels.

32 Worth, P. L.: Cystourethroscopy. In: Clinical Gynaecological Urology, hrsg. von S. L. Stanton. Mosby, St. Louis 1984 (S. 136)

Rektoskopie

B. SCHÜSSLER und H. HEPP

Instrumentarium und Patientenvorbereitung

Der Geburtshelfer PHILIP BOZZINI stellte 1807 erstmals eine „einfache Vorrichtung zur Beleuchtung von inneren Körperhöhlen, speziell des Rektums und Uterus", vor (2). Als Lichtquelle diente eine Kerze. Dieses Prinzip wurde für die Rektoskopie bis etwa um die Jahrhundertwende verbessert. Seitdem ist dieses Instrument mit einer Nutzlänge von 30 cm und 20 mm Durchmesser weitgehend unverändert geblieben (6). Es setzt sich zusammen aus (Abb. 1):
1. Schaft,
2. Trokar,
3. Optik,
4. Ventilanschluß,
5. Ballon zur manuellen Luftauffüllung.

Die durchschnittliche Eindringtiefe beträgt zwischen 15 und 20 cm (2, 3). Neuerdings werden in der Gastroenterologie zunehmend flexible Rektosigmoidoskope mit Fiberglasoptik eingesetzt (1, 7). Die bisher zur Verfügung stehenden 60 cm langen Instrumente sind jetzt um eine 35 cm lange Version bereichert worden, die durch einfache Bedienung zur Abklärung gynäkologischer Fragestellungen ausreichend ist (Abb. 2) (6).
Folgende Vorteile zeichnen die flexible Optik gegenüber dem starren Rektosigmoidoskop aus:
1. Größere Eindringtiefe,
2. kürzere Untersuchungsdauer,
3. höhere Befundausbeute,
4. geringere Schmerzbelastung für die Patientin.
Alle diese Vorteile setzen aber eine geübtere Hand voraus. Darüber hinaus muß insbesondere im gynäkologischen Bereich die Kosten-Nutzen-Analyse Berücksichtigung finden (3).

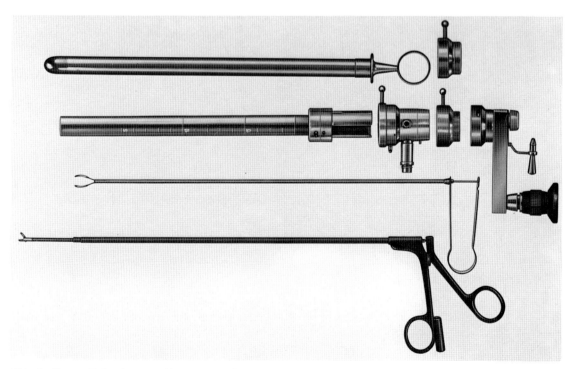

Abb. **1** Starres Rektoskop. **a** Obturator, **b** Schaft mit Optik sowie Ansatz für Kaltlichtanschluß und Insufflation, **c** Faßzange zum Eingehen mit Tupfer unter Sicht, **d** Biopsiezange

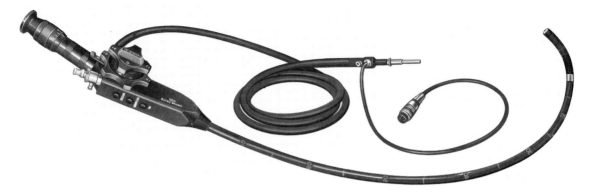

Abb. **2** Flexibles Rektosigmoidoskop (35 cm) mit Kaltlichtanschluß, steuerbarer Spitze und Insufflationsanschluß

Zur Vorbereitung des Darms ist üblicherweise die Gabe eines salinischen Klysmas ausreichend. Nach einer Wartezeit von etwa 15 Minuten und anschließender Entleerung des Darms ist eine ausreichende Übersicht gewährleistet.

Für die Lagerung der Patientin gibt es verschiedene Möglichkeiten:
1. Knie-Ellenbogen-Lage,
2. Lagerung auf dem Kipptisch,
3. Linksseitenlage nach Simpson,
4. Steinschnittlage.

Die Steinschnittlage, die dem Gynäkologen am meisten vertraut ist, besitzt den Nachteil, daß der Bauchinhalt auf das Sigma drückt und damit eine Entfaltung nur über große Luftinsufflation möglich ist. Demgegenüber ist die Knie-Ellenbogen-Lage insbesondere für den alten Patienten sehr unbequem und kann deshalb nur kurze Zeit durchgehalten werden.

Vor Beginn der Rektoskopie ist eine ausführliche Aufklärung der Patientin über den Untersuchungsgang erforderlich. Sind operative Eingriffe erforderlich, so ist eine Einverständniserklärung unumgänglich.

Indikation und Kontraindikation

Die Rektosigmoidoskopie in der Gynäkologie deckt nicht das gesamte Indikationsspektrum wie anale Blutung, Schleimabgänge, Stuhlunregelmäßigkeiten, anale Schmerzen ab, sondern ist begrenzt auf folgende Indikationsbereiche:
1. Gynäkologische Malignome,
2. Endometriose,
3. Condylomata acuminata.

Bei der präoperativen Diagnostik gynäkologischer Malignome ist die Rektoskopie unverzichtbarer Bestandteil. Ihre Indikation ist unabhängig vom rektalen Tastbefund. Sie dient zum Nachweis eines Tumoreinbruchs in das Rektum und hilft somit, die Ausdehnung der gynäkologischen Geschwulst festlegen zu können. Damit ist gleichzeitig eine sinnvolle präoperative Therapieplanung gegeben. Während die Rektoskopie bzw. die Rektosigmoidoskopie für Primärtumoren von Corpus und Cervix uteri, der Vagina und auch der Vulva ausreichend ist, ist bei dem Verdacht auf Ovarialkarzinom bzw. unklaren Tumoren im kleinen Becken die Rektoskopie nur dann ausreichend, wenn sie additiv zum röntgenologischen Kolonkontrasteinlauf durchgeführt wird. Alternativ muß die Rektokoloskopie zur Anwendung kommen.

Der Kondylombefall des äußeren Genitales muß einer Proktorektoskopie zugeführt werden, da diese sich bis in den Analkanal hinein entwickeln können.

Eine eigentliche Kontraindikation für die Rektoskopie ist nicht bekannt. Jedoch sollte bei mangelnder Kooperation der Patientin ebenso von diesem Eingriff Abstand genommen werden wie bei florid entzündlichen Darmerkrankungen (Colitis ulcerosa, Morbus Crohn, Divertikulitis) wie auch bei einer Peritonitis. Ist eine Probeexzision vorgesehen, so ist der vorausgehende Ausschluß einer hämorrhagischen Diathese selbstverständlich.

Komplikationsmöglichkeiten

Komplikationen bei der Rektoskopie sind selten. Möglich sind:
1. Blutungen nach Biopsie
   Diese kommen meist von selbst zum Stehen. Hilfreich ist gelegentlich die Kompression mit einem suprareningetränkten Tupfer oder bei Persistenz die Elektrokoagulation. Starke Blutung macht die chirurgische Blutstillung notwendig.
2. Perforation
   Nach HAGER sind Perforationen ausschließlich bei der Rektoskopie in Narkose möglich,

da ansonsten die Schmerzsymptomatik frühzeitig zum Abbruch der Untersuchung zwingt (4). Erfolgt die Perforation nach intraperitoneal, so ist die Laparotomie unumgänglich.

Untersuchungsablauf

Vor Einführen des Instrumentes in den After ist eine Inspektion und Palpation der analen Region sowie die digitale rektale Austastung von Analkanal und Ampulla recti notwendig. Ist dies nicht möglich, so sollte die Untersuchung dem erfahrenen Proktologen überlassen werden. Im Anschluß wird das durch Obturator verschlossene und mit Gleitmitteln versehene Rektoskop unter leichtem Gegenpressen der Patientin bis zur sicheren Überwindung des Sphincter ani bis etwa 4 cm unter mäßigem Druck eingeführt. Unter Sicht mit gleichzeitiger Luftinsufflation wird das Instrument, immer im Darmlumen liegend, nach kranial geführt, wobei eine Knickbildung im Bereiche des rektosigmoidalen Übergangs in etwa 14 cm Höhe für die starren Instrumente eine natürliche Obergrenze darstellt. Die Beurteilung der Schleimhaut erfolgt beim Zurückziehen des Gerätes in schraubenförmigen Bewegungen (4).

Befunde

Rektoskopische Befunde bei gynäkologischen Grunderkrankungen sind selten. Am häufigsten findet sich ein Tumoreinbruch bei gynäkologischen Malignomen (Farbtafel X, Abb.3). Ein solcher Karzinomeinbruch in die Rektumschleimhaut ist von einem primären Darmtumor bereits dann makroskopisch möglich, wenn es sich um eine polypöse Schleimhautwucherung

handelt (Farbtafel X, Abb.4 und Abb.5). Die endgültige Entscheidung bringt in jedem Fall erst die histologische Untersuchung. Ein Endometriosebefall in der Schleimhaut des Rektums ist ein seltener Befund (Farbtafel X, Abb.6).

Bei gynäkologischen Malignomen wie auch bei der Endometriose schließt ein negativer rektoskopischer Inspektions- bzw. Biopsiebefund eine darmnahe Erkrankung nicht aus. Die Indikation zu einer Darmresektion bzw. exenterativen Chirurgie fällt deshalb letztendlich über Tastbefund bzw. intraoperativen Situs.

Darmblutungen bei Ulzerationen nach Bestrahlungstherapie gynäkologischer Malignome sind gelegentlich nur sehr schwer von primären Darmerkrankungen (z.B. Colitis ulcerosa, Darmkarzinom) zu unterscheiden. Eine histologische Diagnose sollte dennoch erst nach erfolgloser konservativer Therapie angestrebt werden, da die Darmwand im bestrahlten Gebiet außerordentlich fistelgefährdet ist.

Literatur

1 Bohlmann, T.W., R.M.Katan, G.R.Lipsautz: Fiberoptic pansigmoidoscopy: An evaluation and comparison with rigid sigmoidoscopy. Gastroenterology 72 (1977) 644
2 Bozzini, P.: Der Lichtleiter oder Beschreibung einer einfachen Vorrichtung und ihrer Anwendung zur Erleuchtung innerer Höhlenzwischenräume des lebenden animalischen Körpers. Landesindustrie Verlag, Weimar 1807
3 Frühmorgen, P.: Recto-Coloscopie. In: Gastroenterologische Diagnostik, hrsg. von A.Blum, J.Siewert, R.Ottenjahn, C.Lehr. Springer, Berlin 1985 (S.266)
4 Hager, Th.: Proktoskopie - Rectoskopie. In: Diagnostik in der Gastroenterologie, hrsg. von W.Domschke, H.Kock. Thieme, Stuttgart 1979 (S.121)
5 Nivatvongs, S., D.S.Fryd: How far does the proctosigmoidoscope reach? New Engl. J. Med. 303 (1980) 380
6 Phillip, J., M.Classen: Rektoskopie und Sigmoidoskopie - Neue Geräte. Internist 26 (1985) 6
7 Winawer, S.J., S.D.Leitner, C.Boyle, R.C.Kurtz: Comparison of flexible sigmoidoscopy with other diagnostic techniques in the diagnosis of rectocolon neoplasia. Dig. Disch. Sci. 24 (1983) 268

24. Bildgebende diagnostische Verfahren in der Gynäkologie

Ultraschalldiagnostik in der Gynäkologie

E. Merz

Seit der grundlegenden Arbeit von Donald, McVicar u. Brown (13) aus dem Jahre 1958 hat die Sonographie in der Geburtshilfe eine weite Verbreitung gefunden, während sich die Anwendung im gynäkologischen Bereich nur langsam durchgesetzt hat. In der Zwischenzeit gibt es jedoch auch auf dem gynäkologischen Sektor eine Vielzahl von Einsatzmöglichkeiten (Tab. 1), so daß die Sonographie aus der gynäkologischen Diagnostik heute nicht mehr wegzudenken ist.

Der Grund für den bislang begrenzten Einsatz der Sonographie in der gynäkologischen Diagnostik dürfte vorwiegend darin zu sehen sein, daß viele bei der Tastuntersuchung erhobene Befunde direkt per laparoscopiam oder laparotomiam abgeklärt wurden und daß die Ultraschalldiagnostik im gynäkologischen Bereich aufgrund der Variationsmöglichkeiten normaler und pathologischer Befunde sowie der Gefahr der Fehldeutung nicht nur eine weitreichende Erfahrung des Untersuchers, sondern auch ein geeignetes Ultraschallgerät voraussetzte. Die anfangs ausschließlich verwendeten Compound-Scanner boten durch ihr hohes Auflösungsvermögen zwar eine optimale Diagnostik im kleinen Becken, sie waren jedoch aufgrund ihres hohen Anschaffungspreises für die gynäkologische Praxis kaum erschwinglich und deshalb nur wenigen Zentren vorbehalten. Erst mit der Einführung qualitativ hochwertiger und relativ preisgünstiger Real-time-Sektor-Scanner (3,5–5 MHz), welche aufgrund ihres seitlichen Abstrahlwinkels ebenfalls einen guten Einblick in das kleine Becken erlauben und zusätzlich noch den Vorteil bieten, auch Bewegungsabläufe, wie z. B. Darmperistaltik, nachweisen zu können, hat die Sonographie in der gynäkologischen Diagnostik eine breitere Anwendung gefunden.

Als bildgebendes, nicht invasives und vor allem jederzeit durchführbares Verfahren stellt die Sonographie nicht nur eine hilfreiche Ergänzung zum erhobenen Tastbefund dar, sondern ist in bezug auf Organzuordnung und Größenbestimmung von Tumoren im kleinen Becken sogar der palpatorischen Untersuchung überlegen. Den-

Tabelle 1   Einsatzmöglichkeiten des Ultraschalls in der Gynäkologie

1. Darstellung des normalen inneren Genitales, insbesondere bei Patientinnen, bei denen die Palpationsuntersuchung erschwert ist (Adipositas, reflektorische Abwehrspannung)
2. Kontrolle des Follikelwachstums im Rahmen der Sterilitätsdiagnostik und -therapie
3. Abklärung von Genitalanomalien (z. B. Uterus bicornis)
4. Abklärung entzündlicher Veränderungen, insbesondere bei starken Unterbauchschmerzen
5. Diagnostik der Extrauteringravidität
6. Abklärung von Resistenzen im kleinen Becken
7. Lagekontrolle von Intrauterinpessaren
8. Restharnbestimmung und Harninkontinenzdiagnostik
9. Zystenpunktion oder Aszitespunktion unter sonographischer Sicht
10. Überwachung des Therapieerfolges (Endometriose- oder Karzinomtherapie)
11. Postoperativer Einsatz bei Verdacht auf Nachblutung, Abszeßbildung oder Harnstauung (Hydronephrose)
12. Mammadiagnostik

noch kann es trotz ausreichender Erfahrung sowohl bei der alleinigen palpatorischen als auch bei der sonographischen Untersuchung zu Fehldiagnosen kommen. Durch Kombination beider Methoden sowie Kenntnis der Anamnese und entsprechender Laborparameter können diese jedoch weitgehend vermieden werden.

Häufigster Anlaß für eine gynäkologische Ultraschalluntersuchung ist ein auffälliger Palpationsbefund. Von der Sonographie wird der bildliche Nachweis, die Größenbestimmung, die Organzuordnung und Differenzierung der Resistenz erwartet. Grundsätzlich kann bereits aufgrund des Absorptionsverhaltens zwischen soliden und zystischen Tumoren unterschieden werden. Solide Tumoren absorbieren Schallwellen, so daß häufig nur die dem Schallkopf zugewandte Tumorwand klar dargestellt werden kann, während die abgewandte Seite im sogenannten Schallschatten liegt. Zystische Tumoren zeigen aufgrund der guten Leitfähigkeit von Flüssigkeit eine dorsale Schallverstärkung. Differentialdiagnostische Schwierigkeiten können jedoch bei zystisch degenerierten oder gut durchbluteten Tumoren entstehen, da diese eine Zyste vortäuschen und nur bei einer entsprechenden Grauwertabstufung (8, 32) erkannt werden können. Eine sichere Unterscheidung von benignen und malignen Veränderungen im kleinen Becken ist sonographisch nicht möglich, jedoch lassen Kontur- und Strukturunregelmäßigkeiten eines Tumors oder der Nachweis sekundärer Tumorzeichen (z. B. Aszites) den Verdacht eines Malignoms aufkommen.

Untersuchungstechnik

Voraussetzung für jede transabdominal durchgeführte gynäkologische Ultraschalldiagnostik ist eine gut gefüllte Harnblase der Patientin, wodurch die gasgefüllten Darmschlingen aus dem kleinen Becken verdrängt werden und somit ein akustisches Fenster zum kleinen Becken geschaffen wird (31). Allerdings sollte die Harnblase auch nicht zu voll sein, da dadurch die Beckenorgane an die Beckenwand gedrängt werden und die Diagnostik nicht nur erschwert, sondern auch ein falsches Bild wiedergegeben werden kann. Eine ideale Blasenfüllung wird dadurch erzielt, daß die Patientin eine Stunde vor der Untersuchung ca. 1 l kohlensäurefreie Flüssigkeit trinkt. Erfordert die Situation, wie z. B. bei Verdacht auf eine Extrauteringravidität, eine sofortige Diagnostik, so kann die Blase mit 300–400 ml Kochsalz über einen Einmalkatheter unter sterilen Kautelen retrograd aufgefüllt werden. Außer der vollen Harnblase ist im Normalfall auch ein entleerter Darm vorteilhaft, da einzelne gefüllte Darmschlingen einen Adnex- oder Douglas-Tumor vortäuschen können.

Die Ultraschalluntersuchung wird in Rückenlage der Patientin vorgenommen. Man beginnt mit einem orientierenden Längsschnitt in Unterbauchmitte, womit bei ausreichender Blasenfüllung die Lage und Größe des Uterus, die Endometriumstruktur sowie der Douglassche Raum beurteilt werden können. Durch Lateralverschiebung der Schnittebene läßt sich das jeweilige Ovar im Längsschnitt darstellen. Die Untersuchungen in transversaler Schnittebene zeigen je nach Schnitthöhe suprasymphysär die Zervix mit dem Parametrangewebe, kranialwärts das Corpus uteri mit den lateral davon gelegenen Ovarien. Seitlich davon kann man zusätzlich die Beckenwand, den M. iliopsoas und die Iliakalgefäße einsehen.

Außer der transabdominalen Untersuchungstechnik stehen heute für Spezialuntersuchungen auch Endosonographieschallköpfe für Rektum, Scheide, Blase und Uterus zur Verfügung. Bei diesen Sonographiesonden rotiert der Schallkopf innerhalb eines Tubus mit einem schalldurchlässigen Fenster entweder um die Längsachse oder in Longitudinalrichtung, womit bei seitlicher Abstrahlung je nach Gerätetyp ein 270°- bis 360°-Bild und bei frontaler Abstrahlung ein 240°-Bild gewonnen wird. Die Frequenz dieser Schallköpfe liegt hauptsächlich in einem Bereich von 4–6 MHz.

Insbesondere bei der Tumordiagnostik sollte die gynäkologische Ultraschalluntersuchung nicht nur auf das kleine Becken beschränkt sein, sondern es sollten grundsätzlich auch die Nieren mit den ableitenden Harnwegen und der Oberbauch mit der Leber in den Untersuchungsgang mit einbezogen werden, da nur so sekundäre Tumorveränderungen wie Harnwegsobstruktion, paraaortale Lymphome, Aszites oder Leberfiliae nachgewiesen werden können.

Normale Beckenanatomie

Im medianen Längsschnitt kommt hinter der gefüllten Harnblase der Uterus als birnenförmiges, relativ echoarmes Organ zur Darstellung (Abb. 1–5). Corpus und Cervix uteri lassen sich gut differenzieren. Innerhalb des Cavum uteri kann je nach Zyklustag und -phase das Endometrium in unterschiedlicher Echogenität und Breite gefunden werden (1). Der Uterus zeigt in den meisten Fällen eine Anteversio-Anteflexio-Stellung (Abb. 1), in einigen Fällen kann insbesondere auch in Abhängigkeit von Blasen- und Darmfüllung eine Streckstellung (Abb. 2) oder Retroflexio-Stellung (Abb. 3) gefunden werden.

Bei der geschlechtsreifen Frau hat der Uterus eine Länge von 5–8 cm (Durchschnitt 6,7 cm) und einen a.-p. Durchmesser von 1,6–3,0 cm (Durchschnitt 2,5 cm) (44) (Abb. 1). Mit zunehmender Parität können größere Werte gefunden werden (Abb. 4). Nach der Menopause nimmt die Uterusgröße wieder deutlich ab (Abb. 5).

Kaudal der Zervix findet man die Scheide als echoreiche, leicht gebogene Doppelkontur (Abb. 1–5), welche kaudalwärts bis in Höhe des Os pubis eingesehen werden kann. Dorsal der Scheide und des Uterus kommt je nach Füllungszustand das Rektum in unterschiedlicher Echodichte zur Darstellung (Abb. 1–5). Erfolgt die Untersuchung im Transversalschnitt, so erkennt man suprasymphysär dorsal der gefüllten Harnblase die Cervix uteri und das parametrane Bindegewebe. Wird die Schnittebene weiter nach kranial verschoben, so findet man in Beckenmitte das Corpus uteri als runde bis ovale, echoarme Struktur, in deren Zentrum das Endometrium als echoreicher Querstreifen abgebildet wird (Abb. 6). Seitlich des Uterus sieht man die Ovarien als längsovale, echoarme Gebilde (Abb. 6), welche bei der geschlechtsreifen Frau

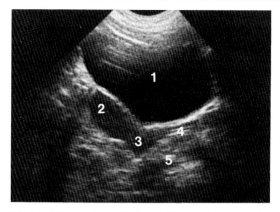

Abb. **1**   Uterus einer Nullipara (Länge 6,3 cm, Breite 3,3 cm, Höhe 3,2 cm) in Anteversio-Stellung (Längsschnitt). Die Anteflexio wird durch die volle Harnblase aufgehoben. 1 Harnblase, 2 Corpus uteri, 3 Cervix uteri, 4 Vagina, 5 Rektum

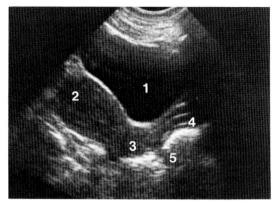

Abb. **4**   Uterus einer III-Para (Länge 9 cm, Breite 5 cm, Höhe 4,5 cm) in Anteversio-Stellung (Längsschnitt). 1 Harnblase, 2 Corpus uteri, 3 Cervix uteri, 4 Vagina, 5 Rektum

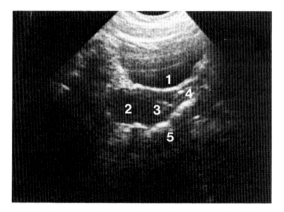

Abb. **2**   Uterus in Streckstellung (Längsschnitt). 1 Harnblase, 2 Corpus uteri, 3 Cervix uteri, 4 Vagina, 5 Rektum

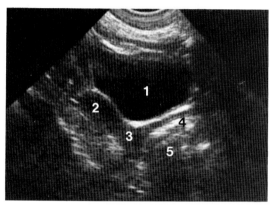

Abb. **5**   Atrophischer Uterus in der Postmenopause (Länge 5 cm, Breite 2,5 cm, Höhe 2 cm (Längsschnitt). 1 Harnblase, 2 Corpus uteri, 3 Cervix uteri, 4 Vagina, 5 Rektum

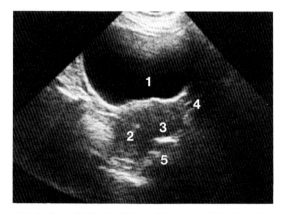

Abb. **3**   Retroflektierter Uterus (Längsschnitt). 1 Harnblase, 2 Corpus uteri, 3 Cervix uteri, 4 Vagina, 5 Rektum

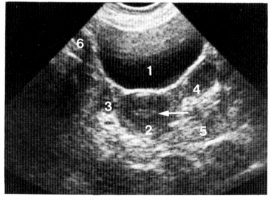

Abb. **6**   Inneres Genitale im Querschnitt. 1 Harnblase, 2 Corpus uteri mit Endometrium (←) 3 re. Ovar, 4 li. Ovar, 5 Darm, 6 M. iliopsoas

ein durchschnittliches Volumen von 4 cm^3 (1,8–5,7 cm^3) (14) bzw. 4,33 cm^3 $+/-1,91$ cm^3 (s) (23) aufweisen. Aufgrund der Lagevariabilität gelingt die Darstellung beider Ovarien nicht immer in derselben Ebene, so daß zur Erfassung des zweiten Ovars eine Verschiebung der Schallebene notwendig ist. Befindet sich ein Ovar relativ weit kranial oder an der Beckenwand, so kann es infolge Darmüberlagerung gelegentlich nicht dargestellt werden. Vereinzelt kann auch ein gefüllter Darmabschnitt ein Ovar vortäuschen; bei längerer Beobachtung läßt sich jedoch die Darmperistaltik mit dem Real-time-Scanner nachweisen. Bestehen Zweifel an der Identität des Ovars, so können die Ovarialgefäße im Lig. suspensorium ovarii als Referenzebene verwendet werden (19). Die Tuben wie auch die Ligg. rotunda lassen sich normalerweise nicht darstellen. Verschiebt man die Schnittebene noch weiter nach kranial, so werden in Bildmitte die Wirbelsäule und seitlich davon der M. iliopsoas mit den Iliakalgefäßen sichtbar.

Follikeldiagnostik im normalen und stimulierten Zyklus

KRATOCHWIL u. Mitarb. (33) konnten bereits 1972 aufzeigen, daß Follikel am Ovar sonographisch darstellbar sind. HACKELÖER u. Mitarb. (20, 21, 22, 23) gelang es dann, durch systematische Beobachtung der Follikelreifung im normalen und stimulierten Zyklus nachzuweisen, daß zwischen den sonographisch gemessenen Follikeldurchmessern und den Hormonparametern Östradiol und LH eine gute Korrelation besteht. Des weiteren konnte nachgewiesen werden, daß die Sonographie in der Ovulationsbestimmung nicht nur der Basaltemperaturmessung (21), sondern bei multifollikulärem Wachstum auch den endokrinen Parametern überlegen ist (6). Somit ist die Sonographie als nichtinvasive Methode heute aus der Sterilitätsdiagnostik und -therapie nicht mehr wegzudenken.

Normaler Zyklus

Im normalen Zyklus finden sich innerhalb der ersten Zyklustage häufig mehrere kleine, ca. 0,4–0,6 cm große, echoleere Bläschen an beiden Ovarien. Etwa ab dem 10. Zyklustag kann man in einem der beiden Ovarien das Wachstum eines solitären Follikels mit einem Durchmesser von 1 cm beobachten (Abb. 7). Unter einem weiteren linearen Wachstum von 2–3 mm/die (Abb. 8) erreicht der Follikel präovulatorisch eine Größe von 18–24 mm (Abb. 9) (20). Während der Follikel sich zunächst meist in etwas ovaler Form darstellt, weist er vor der Ovulation häufig eine prallgefüllte, runde, zystische Struktur auf. Mit hoch auflösenden Ultraschallgeräten kann es präovulatorisch auch gelingen, den Cumulus

oophorus als intrafollikuläre Struktur sonographisch nachzuweisen (20, 22). Die Follikeldarstellung gelingt jedoch nicht immer problemlos. Insbesondere bei sehr adipösen Patientinnen ist die Erkennung der Follikel schwierig. Auch erschweren eine zu leere oder zu volle Harnblase die Follikeldiagnostik. Im ersten Fall sind die Ovarien meist noch durch Darmschlingen überlagert, im zweiten Fall sind die Ovarien so weit an die Beckenwand gedrängt, daß der Follikel nur mit Mühe gefunden werden kann. Nicht zuletzt kann gelegentlich ein quer angeschnittenes Gefäß, insbesondere bei ausgeprägter Adnexvarikosis, oder ein flüssigkeitsgefülltes Darmareal als Follikel fehlgedeutet werden.

Postovulatorisch ist der Follikel entweder völlig verschwunden oder er läßt sich nur noch als kleine zystische Struktur nachweisen. Gelegentlich kann der Liquor folliculi als freie Flüssigkeit im Douglasschen Raum dargestellt werden. Durch die Einblutung in die Follikelhöhle (Corpus rubrum) kann sonographisch eine follikelähnliche Struktur gefunden werden, welche jedoch echoreiche Binnenechos aufweist. Mit der Ausbildung des Corpus luteum findet man dann im Bereich des ehemaligen Follikels eine deutlich hyperreflektive Zone (Abb. 10). Diese Veränderung kann jedoch nur wenige Tage beobachtet werden, danach stellt sich das Ovar wieder als homogene Struktur dar.

Störungen der Follikelreifung können ebenfalls sonographisch entdeckt werden. Das LUF-Syndrom (luteinized unruptured follicle) (11, 28), bei dem eine vorzeitige Luteinisierung des Follikels auftritt, bevor dieser sprungreif ist, läßt sich durch den vorzeitigen Nachweis echoreicher intrafollikulärer Strukturen und den fehlenden Eisprung erkennen (11). Eine Entwicklung zur Follikelzyste muß dann angenommen werden, wenn der Follikel eine Größe von 3 cm überschreitet.

Stimulierter Zyklus

Vorrangige Bedeutung hat die Sonographie bei der Stimulierungsbehandlung mit Clomiphen (50) oder Gonadotropinen (16, 23) erlangt, welche meist mit einem multifollikulären Wachstum einhergeht (Abb. 11 und 12). Während die Hormonbestimmungen beim multifollikulären Wachstum keine sichere Aussage über Anzahl und Reifegrad der heranwachsenden Follikel zulassen, kann dies durch sonographische Verlaufsbeobachtungen exakt ermittelt werden. Eine Überstimulierung mit Entwicklung riesiger Follikelzysten (Abb. 13) kann vermieden und auch die Gefahr der Mehrlingsgravidität kann reduziert werden. Eine besondere Rolle spielt die Sonographie bei der Eizellgewinnung für die In-vitro-Fertilisation. Zum einen dient sie der optimalen Terminierung der Eizellgewinnung, zum andern gelingt es zunehmend, mit bestimm-

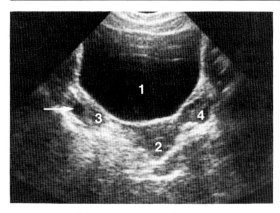

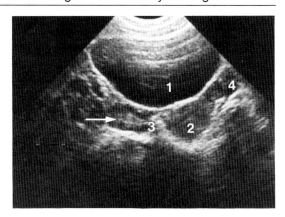

Abb. **7** Follikel (→), Durchmesser 1,0 cm, 10. Zyklustag

Abb. **7–10** Follikelentwicklung im normalen Zyklus (Unterbauchquerschnitt). 1 Harnblase, 2 Uterus, 3 re. Ovar, 4 li. Ovar

Abb. **10** Corpus luteum (→), 17. Zyklustag

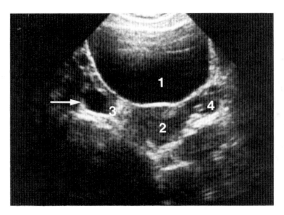

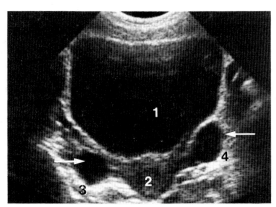

Abb. **8** Follikel (→), Durchmesser 1,6 cm, 13. Zyklustag

Abb. **11** Follikelentwicklung (→ ←) an beiden Ovarien unter Clomiphentherapie (Querschnitt). 1 Harnblase, 2 Uterus, 3 re. Ovar, 4 li. Ovar

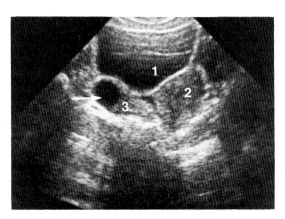

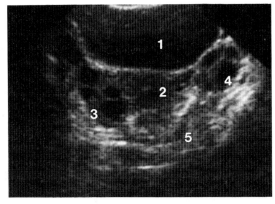

Abb. **9** Präovulatorischer Follikel (→), 15. Zyklustag

Abb. **12** Multifollikuläres Wachstum an beiden Ovarien unter Gonadotropintherapie. 1 Harnblase, 2 Uterus, 3 re. Ovar, 4 li. Ovar, 5 Darm

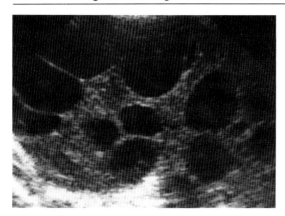

Abb. **13** Überstimulierung unter Gonadotropintherapie. Massive Auftreibung des Ovars durch große Follikelzysten (Längsschnitt)

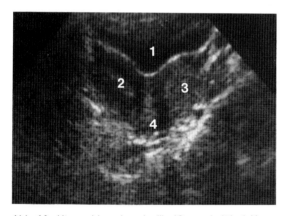

Abb. **14** Uterus bicornis unicollis (Querschnitt). 1 Harnblase, 2 re. Uterushorn, 3 li. Uterushorn, 4 Zervix

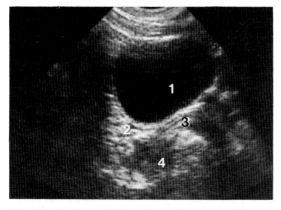

Abb. **15** Rokitansky-Küster-Hauser-Syndrom mit Uterus- und Vaginalaplasie (Längsschnitt). 1 Harnblase, 2 Uterus fehlt, 3 Scheidenlumen fehlt, 4 Darm

ten Punktionseinrichtungen die einzelnen Follikel unter Ultraschallsicht transvesikal oder transvaginal zu punktieren und die Eizelle abzusaugen (12, 15), ohne daß eine Allgemeinnarkose erforderlich ist.

Angeborene Genitalfehlbildungen

Während äußerlich sichtbare Veränderungen wie die Vaginalaplasie oder Hymenalatresie durch eine klinische Untersuchung aufgedeckt werden können, erfordert die Abklärung einer Uterus- oder Adnexfehlbildung eine weiterreichende Diagnostik. Gegenüber der invasiven diagnostischen Laparoskopie bietet die Sonographie zwei Vorteile:
1. Es ist ein risikoloser, nichtinvasiver Eingriff, womit Hemmungsfehlbildungen (49) wie ein Uterus bicornis unicollis (Abb. **14**) oder eine Uterusaplasie (Abb. **15**) bereits in der Pubertät erkannt werden können.
2. Die mit Genitalfehlbildungen häufig einhergehenden Mißbildungen des Harnwegssystems, wie einseitige Nierenaplasie oder Beckenniere, können gleichzeitig nachgewiesen werden. Somit kann die invasive Diagnostik in Form der Laparoskopie oder Hysterosalpingographie den Fällen vorbehalten bleiben, die sich mit der Sonographie nicht abklären lassen.

Infektionen

Entzündungen im Bereich des kleinen Beckens können je nach Dauer und Intensität zu einem stark unterschiedlichen sonographischen Bild führen. Akute Adnexitiden lassen häufig eine Flüssigkeitsansammlung im Douglasschen Raum oder innerhalb der Tube erkennen; in der Frühphase der Entzündungen fehlen jedoch meist sonographische Veränderungen. Obwohl die Diagnose der akuten Entzündung in erster Linie anhand des klinischen Bildes und der Laborparameter gestellt wird, bietet die sonographische Untersuchung eine wertvolle Ergänzung zum Tastbefund. Während die Aussagekraft bei der meist sehr schmerzhaften bimanuellen Untersuchung, insbesondere bei adipösen Patientinnen, häufig eingeschränkt ist, besitzt man mit der Sonographie eine schmerzlose Untersuchungsmethode, mit der nicht nur akute Entzündungen, sondern auch postentzündliche Veränderungen näher abgeklärt werden können. Entzündungen der Tube führen zur Flüssigkeitsansammlung im Tubenlumen, wodurch die Tube sonographisch darstellbar wird (25). Verklebt der Fimbrientrichter, so bildet sich eine Saktosalpinx, die als zystische Resistenz neben oder hinter dem Uterus gefunden werden kann. Von einer meist runden Ovarialzyste unterscheidet sie sich durch ein eher birnenförmiges Aussehen mit breitem ampullärem und schmalerem isthmischem Anteil. Binnenechos einer Saktosalpinx lassen sonographisch eine weitere Differenzierung zu. Ist der Innenraum der aufgetriebenen Tube echofrei, so liegt eine Hydrosalpinx vor. Handelt es sich dagegen um eine Pyosalpinx (Abb. 16) oder Hämatosalpinx, so findet man diffus verteilte zarte Binnenechos, die durch den Eiter bzw. die Blutkoagula hervorgerufen werden. Ist das Ovar in die Entzündung mit einbezogen und kommt es zur Ausbildung eines Tuboovarialabszesses, so zeigt sich sonographisch neben dem Uterus eine ein-, zwei- oder mehrkammerige Resistenz mit verdickter Wand und diffus verteilten feinen Binnenechos (Abb. 17). Bei Absinken des Detritus kann innerhalb des Abszesses eine Spiegelbildung beobachtet werden (48). Verwechslungen mit Endometriosezysten, einer eingebluteten Corpus-luteum-Zyste, einer Extrauteringravidität, einer gefüllten Darmschlinge oder einer Dermoidzyste sind möglich; eine Differenzierung gelingt jedoch in Kombination mit Anamnese, klinischem Befund und den laborchemischen Parametern meist. Diagnostische Schwierigkeiten können bei einem perityphlitischen Abszeß bestehen, wenn die Appendix im kleinen Becken liegt.

Kommt es postoperativ zur Hämatom- oder Abszeßbildung im kleinen Becken, so ist vorwiegend der Douglassche Raum als tiefster Punkt betroffen. Sonographisch findet man eine unscharf begrenzte zystische Raumforderung in der Excavatio rectouterina, welche bei einem Abszeß feinere Binnenechos als bei einem Hämatom aufweist (14). Um eine multilokuläre Abszeßbildung auszuschließen, sollte grundsätzlich auch der Oberbauch, insbesondere der subphrenische und subhepatische Raum, auf Abszeßherde überprüft werden. Liegt ein solitärer Douglas-Abszeß vor, so kann dieser gezielt unter Ultraschallsicht punktiert und drainiert werden (35). Werden Nachbarorgane der Adnexe, wie z. B. der Darm, in den Entzündungsprozeß mit einbezogen und kommt es zur Verklebung einzelner Darmschlingen mit der Adnexe, so resultiert ein Pseudotumor, der sonographisch als unregelmäßige, teils solide, teils zystische Resistenz imponiert (Abb. 18). Bei schwerer intraabdominaler Entzündung mit Bildung eines paralytischen Ileus ist die sonographische Diagnostik wegen der Darmgasüberlagerung stark eingeschränkt.

Postentzündliche Adhäsionen im kleinen Becken können, außer bei gleichzeitigem Vorliegen von Aszites, kaum sonographisch dargestellt werden; jedoch kann indirekt durch Lageveränderung des Uterus (Verziehung nach lateral, Retroflexio uteri) auf deren Vorhandensein geschlossen werden. Ähnliches gilt für die einseitige chronische Parametritis, bei der es zur Ausbildung einer

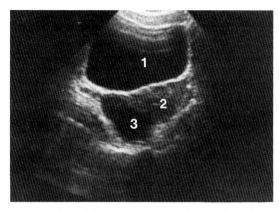

Abb. **16** Pyosalpinx re. mit zarten Binnenechos (Querschnitt). 1 Harnblase, 2 Uterus, 3 Pyosalpinx

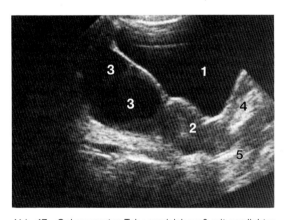

Abb. **17** Gekammerter Tuboovarialabszeß mit verdickter Wandung und zarten Binnenechos (Längsschnitt). 1 Harnblase, 2 Uterus, 3 Abszeßkammern, 4 Vagina, 5 Rektum

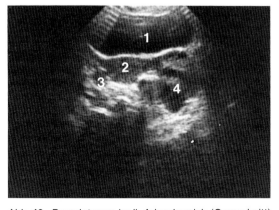

Abb. **18** Pseudotumor im li. Adnexbereich (Querschnitt) bei entzündlicher Verklebung der Darmschlingen. 1 Harnblase, 2 Uterus, 3 re. Ovar, 4 Darm-Adnex-Konglomerat

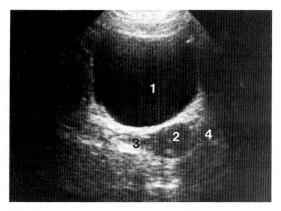

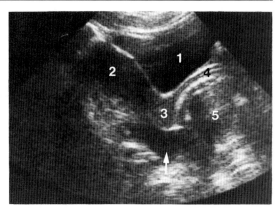

Abb. **19** Nach li. verzogene Zervix bei Zustand nach Parametritis li. (Querschnitt). 1 Harnblase, 2 Zervix, 3 re. Parametrium, 4 verdicktes und verkürztes li. Parametrium

Abb. **22** Freie Flüssigkeit im Douglasschen Raum (↑) bei EUG (Längsschnitt). 1 Harnblase, 2 Corpus uteri, 3 Cervix uteri, 4 Vagina, 5 Rektum

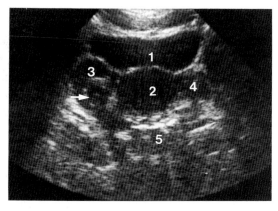

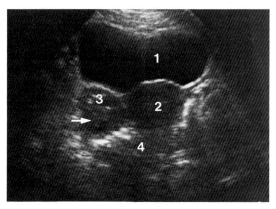

Abb. **20** Intakte extrauterine Gravidität in der re. Tube, 6. SSW (Querschnitt). Gestationssack mit hyperreflektorischem Randsaum und zentraler Lage des Embryos (→). 1 Harnblase, 2 Uterus, 3 flüssigkeitsgefüllte Tube, 4 li. Ovar, 5 Rektum

Abb. **23** Solid-zystischer Adnextumor re. bei EUG (→), Tube noch intakt (Querschnitt). 1 Blase, 2 Uterus, 3 re. Tube, aufgetrieben, 4 Rektum

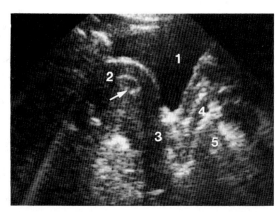

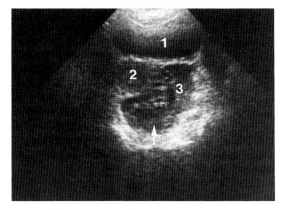

Abb. **21** Pseudofruchthöhle in Korpusmitte mit einfacher Ringstruktur bei Extrauteringravidität (↗) (Längsschnitt). 1 Harnblase, 2 Corpus uteri, 3 Cervix uteri, 4 Vagina, 5 Rektum

Abb. **24** Tubarabort li. mit Ausbildung eines Douglas-Hämatoms (↑) (Querschnitt). 1 Harnblase, 2 Uterus, 3 li. Tube, aufgetrieben

schwieligen Verdickung des parametranen Bindegewebes mit Verlagerung der Zervix nach lateral kommen kann (Abb. 19).

Extrauteringravidität (EUG)

Obwohl die Ultraschalluntersuchung einen erheblichen Fortschritt in der Diagnostik der Extrauteringravidität gebracht hat, ist der frühe sonographische Nachweis einer Extrauteringravidität nach wie vor nicht ganz unproblematisch. Zwar kann in manchen Fällen eine Extrauteringravidität bereits sonographisch nachgewiesen werden, bevor ein entsprechender Tastbefund erhoben wird. Das vielfältige sonographische Erscheinungsbild bringt jedoch nicht selten diagnostische Schwierigkeiten mit sich. Der sichere sonographische Nachweis einer Extrauteringravidität gelingt nur dann, wenn ein ektoper Fruchtsack mit einem vitalen Embryo gefunden wird (Abb. 20). Dies gelingt jedoch nur relativ selten, da das ektope Schwangerschaftsprodukt meist innerhalb der ersten Wochen zugrunde geht. Das sonographische Augenmerk muß auf die unmittelbare Umgebung des Uterus gerichtet werden, da über 95% der Extrauteringraviditäten innerhalb der Tube liegen (24). Sekundäre Abdominalgraviditäten nach Tubarabort oder Tubarruptur sind selten (37). Kann sonographisch eindeutig eine intrauterine Fruchthöhle mit Embryo nachgewiesen werden, so ist damit eine Extrauteringravidität nahezu ausgeschlossen, da das gleichzeitige Auftreten einer intra- und extrauterinen Gravidität mit einer Inzidenz von 1:30 000 (2) ein äußerst seltenes Ereignis ist.
Sonographische Verdachtskriterien für das Vorliegen einer Extrauteringravidität (17, 30, 39) sind bei positivem Schwangerschaftstest (β-HCG):

- der normal große oder vergrößerte Uterus ohne Fruchthöhle,
- ein hoch aufgebautes Endometrium mit eventueller Ausbildung einer Pseudofruchthöhle (Abb. 21),
- freie Flüssigkeit im Douglasschen Raum (Abb. 22),
- ein zystischer, solider oder zystisch-solider Adnextumor (Abb. 23 u. 24).

In ca. 20% der Fälle (17) kommt es aufgrund der dezidualen Reaktion zur Ausbildung einer Pseudofruchthöhle (Abb. 21) (17, 52), welche die Größe einer echten Fruchthöhle erreichen kann. Von der regelrechten Fruchthöhle kann sie dadurch unterschieden werden, daß nur eine einfache Ringstruktur im Gegensatz zur doppelten Ringstruktur bei der intrauterinen Gravidität besteht (7) und daß der Pseudofruchtsack eine zentrale intrauterine Lage gegenüber einer dezentralen Lage des Fruchtsackes bei der normalen Gravidität aufweist (17, 40).

Flüssigkeit im Douglas-Raum ist kein spezifischer Befund für eine EUG, sondern wird auch nach dem Eisprung oder bei einer Entzündung im kleinen Becken gefunden. Fehlt Flüssigkeit im Douglasschen Raum, so spricht dies nicht gegen eine ektope Schwangerschaft, da es sich hierbei noch um eine frühe Tubargravidität handeln kann. Zudem können geringe Blutmengen zwischen den Darmschlingen meist nicht erkannt werden. Auch die Adnexveränderungen können ein recht unterschiedliches sonographisches Bild aufweisen. Ist die Tube noch intakt, so fällt nur eine kleine echoreiche Ringstruktur (Abb. 20) oder eine umschriebene, teils zystische, teils solide Resistenz neben dem Uterus auf (Abb. 23). Ist die Tube bereits rupturiert oder liegt ein Tubarabort vor, so findet man infolge der Entstehung eines größeren Hämatomes neben dem Uterus eine unregelmäßige zystische bis solide Resistenz, die bis in den Douglasschen Raum reichen kann (Abb. 24). Ein auffälliger Tastbefund bei positivem Schwangerschaftstest erweist sich sonographisch nicht selten auch als eine Corpus-luteum-Zyste, die meist einen Durchmesser von über 3 cm hat. Da eine Corpus-luteum-Zyste sowohl bei einer intrauterinen als auch bei einer extrauterinen Gravidität gefunden werden kann, schließt der sonographische Nachweis einer solchen Zyste eine Extrauteringravidität nicht aus.
Die Diagnose einer Extrauteringravidität kann als gesichert gelten, wenn folgende Faktoren gemeinsam vorkommen:

1. β-HCG positiv,
2. uterine Schmierblutungen nach 5- bis 8wöchiger Amenorrhö,
3. auffälliger Tastbefund,
4. sonographisches Hinweiszeichen oder direkter Nachweis der EUG.

Ist der Schwangerschaftstest positiv, das Cavum uteri jedoch leer, und bestehen anamnestisch Verdachtsmomente auf eine Extrauteringravidität, so empfiehlt es sich, die Patientin so lange zu beobachten, bis eindeutig entschieden werden kann, ob es sich um eine intra- oder extrauterine Gravidität oder um einen Abort handelt. Ist der β-HCG-Test negativ, so ist eine ektope Schwangerschaft zwar unwahrscheinlich, aber nicht völlig ausgeschlossen (17).

Tumoren im kleinen Becken

a) Uterus

Die häufigsten benignen Geschwülste am Uterus stellen die Myome dar, welche sich in den meisten Fällen problemlos im Ultraschall darstellen lassen. Die überwiegende Zahl der Leiomyome wird im Korpusbereich (Abb. 26–28) gefunden, in ca. 8% trifft man sie auch im Zervixbereich an (47). Gelegentlich sieht man im Ultraschallbild

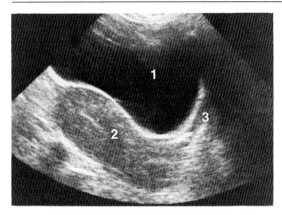

Abb. **25** Diffuse Myomatose des Uterus (Länge 11,6 cm, Breite 6,2 cm, Höhe 4,8 cm, Längsschnitt). 1 Harnblase, 2 Uterus, 3 Vagina

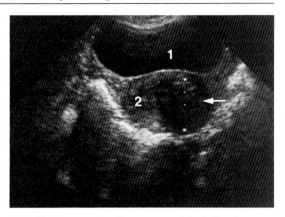

Abb. **28** Intramurales Korpusmyom li. (←), Durchmesser 4 cm (Querschnitt). 1 Harnblase, 2 Uterus

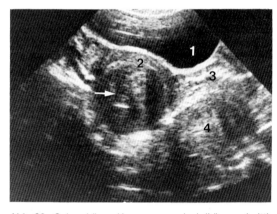

Abb. **26** Submuköses Korpusmyom (→) (Längsschnitt). 1 Harnblase, 2 Uterus, 3 Vagina, 4 Rektum

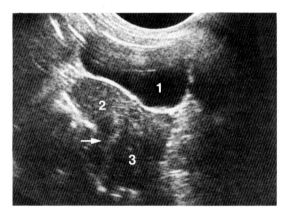

Abb. **29** Gestieltes subseröses Hinterwandmyom, im Douglasschen Raum liegend (Längsschnitt). Deutlich sichtbar der Myomstiel (→). 1 Harnblase, 2 Uterus, 3 Myom

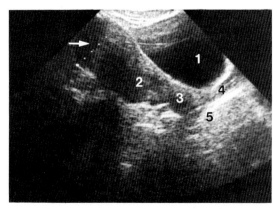

Abb. **27** Subseröses Fundusmyom (→), Durchmesser 5,8 cm (Längsschnitt). 1 Harnblase, 2 Corpus uteri, 3 Cervix uteri, 4 Vagina, 5 Rektum

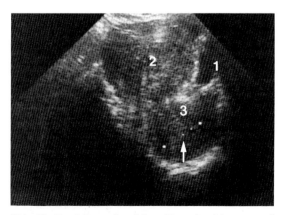

Abb. **30** Gestieltes submuköses Myom in statu nascendi (↑) (Längsschnitt). Zervix deutlich aufgetrieben durch das 5 cm große Myom. 1 Harnblase, 2 Corpus uteri, 3 Cervix uteri

nur eine Verdickung des Uterus, die einer diffusen Myomatose entspricht (Abb. 25). Liegen einzelne Myomknoten vor, so fallen diese sonographisch als runde Resistenzen im Uterus auf. Die Ultraschalluntersuchung erlaubt nicht nur eine genaue Lage- und Größenbestimmung, sondern es kann auch auf die Ausbreitungsform, wie vorwiegend submuköses (Abb. 26), subseröses (Abb. 27 u. 29) oder intramurales Wachstum, (Abb. 28) geschlossen werden. Ist das Myom gut durchblutet oder erweicht, so stellt es sich in seiner Struktur meist echoärmer als das übrige Uterusgewebe dar (Abb. 27, **28**). Verkalkungen imponieren dagegen als echoreiche Areale innerhalb des Myomknotens (Abb. 26). Gestielte subseröse Hinterwandmyome (Abb. 29) können Probleme bei der Organzuordnung bereiten, da sie gelegentlich von einem Ovarial- oder Endometriosetumor im Douglasschen Raum kaum unterschieden werden können, außer wenn der Myomstiel auf die Verbindung zum Uterus hinweist. Kleinere subseröse Fundusmyome sind gelegentlich wegen Darmüberlagerung nicht oder nur schwierig nachweisbar. Gestielte submuköse Myome können polypartig aus dem Zervikalkanal herauswachsen, wobei man sonographisch eine deutliche Auftreibung der Zervix findet (Abb. 30). Liegen mehrere Myomknoten am Uterus vor, so zeigt sich der Uterus als mehrknolliger Unterbauchtumor, welcher je nach Regression der einzelnen Myomknoten ein unterschiedliches Schallmuster aufweist (Abb. 31). Die Sonographie eignet sich vor allem auch für die Verlaufskontrolle des Myomwachstums, da im Gegensatz zum Tastbefund, der subjektiven Eindrücken unterliegt, eine exakte Größenbestimmung möglich ist.

Eine maligne Veränderung innerhalb des Uterus kann nur durch die histologische Untersuchung bewiesen werden. Dennoch kann die Sonographie aufgrund einer nachweisbaren Organauftreibung und Strukturunregelmäßigkeit wichtige Hinweise für das Vorliegen eines bösartigen Uterustumors geben und vermittelt im Einzelfall auch einen makroskopischen Eindruck über das Ausmaß des Tumorbefalles und der Wandinfiltration. Dabei läßt sich die Infiltrationstiefe am ehesten mit der Hysterosonographie (26, 42) erfassen.

Das Korpuskarzinom (Abb. 32) fällt meist durch eine teils echoarme, teils echoreiche, inhomogene Struktur im Korpusinnern auf, die das Corpus uteri insgesamt auftreibt. Differentialdiagnostische Schwierigkeiten können bestehen bei Vorliegen eines submukösen, regressiv veränderten Myoms, einer Blasenmole oder einer glandulär-zystischen Hyperplasie. Kommt es infolge eines tumorbedingten Verschlusses des Zervikalkanals zur Entwicklung einer Sero- oder Pyometra, so stellt sich das flüssigkeitsgefüllte Cor-

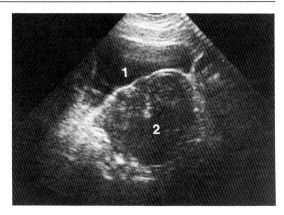

Abb. **31** Mehrknolliger Uterus myomatosus (Querschnitt) mit teilweise erweichten, echoarmen und verkalkten, echoreichen Knoten. 1 Harnblase, 2 Uterus myomatosus

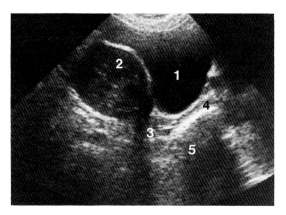

Abb. **32** Korpuskarzinom (Längsschnitt). Auftreibung des Corpus uteri durch unregelmäßige, teils echoarme, teils echoreiche Tumormassen. 1 Harnblase, 2 Corpus uteri, 3 Cervix uteri, 4 Vagina, 5 Rektum

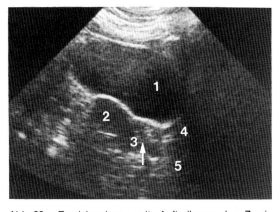

Abb. **33** Zervixkarzinom mit Auftreibung der Zervix durch teils echoarme, teils echoreiche Tumormassen unter Ausbildung einer Tumorhöhle (↑) (Längsschnitt). 1 Harnblase, 2 Corpus uteri, 3 Cervix uteri, 4 Vagina, 5 Rektum

pus uteri als zystische mittelständige Unterbauchresistenz dar.

Zervixkarzinome fallen sonographisch erst dann auf, wenn es zu einer Auftreibung des Collum uteri oder infolge des Tumorzerfalls zur Ausbildung einer Zervixhöhle kommt (Abb. 33). Breitet sich der Tumor aus und infiltriert die Nachbarorgane, so können im Ultraschall die teils echoärmeren, teils echoreicheren Tumormassen als unregelmäßig vorwuchernde solide Zapfen beobachtet werden (Abb. 34). Ein Problem bietet vor allem die Erkennung des Parametrienbefalls. Möglicherweise können hier endosonographische Verfahren, vor allem die Rektalsonographie (3), zukünftig weitere diagnostische Aufschlüsse geben.

b) Adnexe

Durch die Einführung der Grauwerttechnik konnte eine deutliche Verbesserung in der sonographischen Differenzierung von Adnex- und insbesondere von Ovarialtumoren erzielt werden. Neben der Unterscheidung von zystischen und soliden Tumoren ermöglicht der Nachweis von Binnenechos in Zysten oder die Darstellung unterschiedlicher Gewebeechos in soliden Tumoren Hinweise auf deren Genese, wobei betont werden muß, daß es sich nur um Hinweise und nicht bereits um eine histopathologische Diagnose handeln kann. Insbesondere die sichere Unterscheidung zwischen gutartigen und bösartigen Ovarialtumoren ist sonographisch nicht möglich, jedoch lassen auch hier bestimmte Veränderungen wie dicke Septen und unregelmäßige solide Knoten im Innern einer Zyste (38) oder eine sehr inhomogene Struktur eines soliden Tumors den Verdacht auf ein Malignom aufkommen.

Die häufigsten gutartigen Veränderungen am Ovar stellen die einfachen Ovarialzysten (Follikel-, Corpus-luteum- und Retentionszysten) dar. Sonographisch zeigen sie eine dünne glattwandige Begrenzung mit echoleerem Innenraum und einer dorsalen Schallverstärkung (Abb. 35). Eine Unterscheidung von einem kleineren Kystom (Abb. 36) ist nicht möglich, außer wenn dieses solide wandständige Areale zeigt. Auch regressiv veränderte epitheliale Tumoren mit ausgedehnten zystischen Arealen können im Einzelfall ein ähnliches Bild zeigen, jedoch fallen hier unterschiedliche echoreiche Binnenstrukturen auf (Abb. 37).

Endometrioide Zysten (Abb. 38) weisen meist breitere Zystenwände, feine Binnenstrukturen und teilweise auch periphere echoreichere Anteile (10) auf. Sie können ein- oder zweiseitig auftreten und liegen häufig im Douglasschen Raum. Eine Unterscheidung gegenüber entzündlichen Adnextumoren kann schwierig sein, zumal auch vom klinischen Bild her die Beschwerden ähnlich sein können.

Dermoidzysten zeigen in etwa 33–43% der Fälle (34, 35) ein charakteristisches Muster (18): Innerhalb eines vorwiegend zystischen Tumors mit dicker Wandung findet sich ein stark hyperreflektives Areal, welches Talgmassen entspricht. Teilweise kann hinter diesem soliden Areal ein Schallschatten beobachtet werden (Abb. 39). Abhängig vom Zysteninhalt (Fett, Talg, Haare, Haut, Drüsengewebe, Knochen, Knorpel, Zähne) kann das Erscheinungsbild der Dermoide deutlich von vorwiegend zystisch bis hin zu vorwiegend solide variieren. Gelegentlich lassen sich Dermoide sogar sonographisch überhaupt nicht darstellen (34). Wird bei der Ultraschalluntersuchung keine charakteristische Dermoidstruktur gefunden, so können differentialdiagnostische Schwierigkeiten gegenüber einer gefüllten Darmschlinge, einer endometrioiden Zyste oder einem Ovarialabszeß bestehen. Auch eine eingeblutete Corpus-luteum-Zyste kann aufgrund eines umschriebenen echoreicheren Hämatoms (Abb. 40) einer Dermoidzyste ähneln. Gegenüber letzterem kann eine Kontrolluntersuchung wenige Tage später Klärung bringen, bei der die Corpus-luteum-Zyste aufgrund zwischenzeitlich abgelaufener Resorptionsvorgänge dann meist vorwiegend zystisch erscheint, während die Struktur des Dermoids gleichbleibt.

Wird ein größerer ein- oder mehrkammeriger zystischer Tumor ohne weitere Binnenechos im kleinen Becken gefunden, so muß ein seröses Kystom angenommen werden (Abb. 41). In den seltenen Fällen einer neurogenen Blasenentleerungsstörung kann eine übervolle Harnblase einen zystischen Unterbauchtumor vortäuschen (Abb. 42). Auffallend ist jedoch die „fehlende Harnblase" kaudal des Tumors.

Muzinöse Kystome können ein enormes Ausmaß erreichen. Sonographisch findet sich ein mehrkammeriger zystischer Tumor mit verschieden großen Zysten, die je nach Inhalt unterschiedliche Binnenechos aufweisen können (Abb. 43). Eine Seitenzuordnung ist sonographisch bei großen zystischen Tumoren häufig nicht möglich.

Gutartige solide Tumoren des Ovars sind selten. Liegt ein Ovarialfibrom vor, so findet man dieses aufgrund seines Eigengewichtes charakteristischerweise hinter dem Uterus im Douglasschen Raum. Typisches sonographisches Bild ist ein glatt begrenzter ovaler Tumor mit einer homogenen Binnenstruktur (Abb. 44). Gestielte subseröse Myome können gelegentlich nicht von einem soliden Ovarialtumor unterschieden werden.

Maligne Ovarialtumoren haben kein einheitliches sonographisches Erscheinungsbild und variieren in bezug auf zystische und solide Areale (41, 43). Je mehr ein Ovarialtumor unregelmäßi-

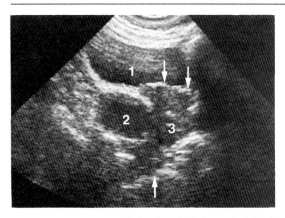

Abb. **34** Carcinoma colli, Stadium IV (Längsschnitt) mit Befall von Blase (↓↓) und Rektum (↑). Durch Verschluß des Zervikalkanals und Verjauchung Entstehung einer Pyometra. 1 Harnblase, 2 Corpus uteri mit Pyometra, 3 aufgetriebene Zervix

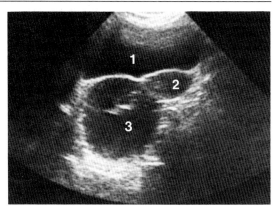

Abb. **37** Regressiv verändertes Adenofibrom mit größeren zystischen Arealen (Querschnitt). 1 Harnblase, 2 Uterus, 3 Adenofibrom

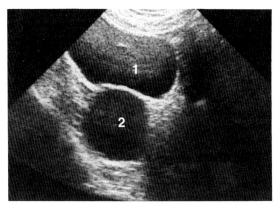

Abb. **35** 6 cm große Retentionszyste im Bereich des re. Ovars (Längsschnitt). 1 Harnblase, 2 Zyste

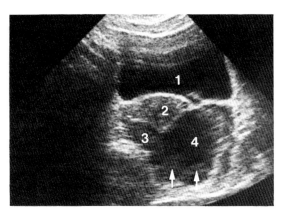

Abb. **38** Endometrioide Zyste im Bereich der li. Adnexe (5,5 × 4 × 4 cm) (Querschnitt). Charakteristisch die dikkere Zystenwandung und die peripheren echoreicheren Areale (↑↑) bei ansonsten zarten Binnenechos. 1 Harnblase, 2 Uterus, 3 re. Ovar, 4 Endometriosezyste

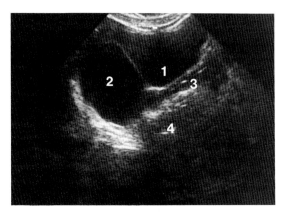

Abb. **36** Kystoma simplex (8,5 × 6,0 × 6,5 cm) oberhalb des Scheidenstumpfes bei Zustand nach vaginaler Hysterektomie (Längsschnitt). 1 Harnblase, 2 Kystom, 3 Vagina, 4 Rektum

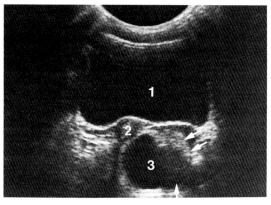

Abb. **39** Dermoidzyste li., Durchmesser 4,8 cm (Querschnitt). Vorwiegend zystischer Tumor mit hyperreflektiver Zone (⇄). Dorsal dieser Zone Schallabschwächung (↑). 1 Harnblase, 2 Uterus, 3 Dermoid

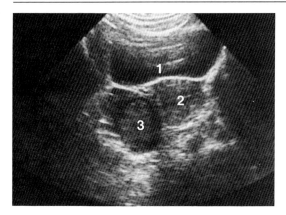

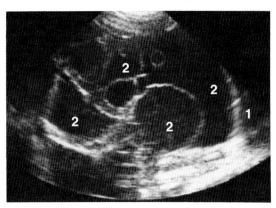

Abb. **40**   Eingeblutete Corpus-luteum-Zyste re. (4,9 × 4,4 × 3,7 cm) (Querschnitt). Glatt begrenztes, relativ echoreiches Hämatom im Innern der Zyste sichtbar. 1 Harnblase, 2 Uterus, 3 Corpus-luteum-Zyste mit Hämatom

Abb. **43**   Riesiges, nahezu das gesamte Abdomen ausfüllendes, muzinöses Ovarialkystom mit multiplen Kammern und unterschiedlichen Binnenechos (Längsschnitt). 1 Harnblase, 2 Kammern innerhalb des Kystoms

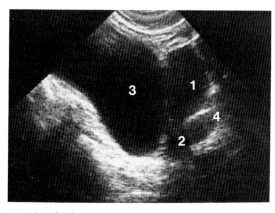

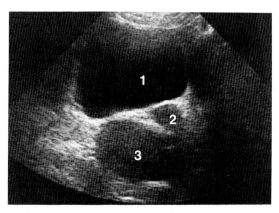

Abb. **41**   Großes einkammeriges seröses Kystom (16 × 12 × 7 cm) (Längsschnitt). 1 Harnblase, 2 retroflektierter atrophischer Uterus, 3 Kystom, 4 Vagina

Abb. **44**   Ovales Ovarialfibrom im Douglasschen Raum (9 × 5,6 × 6,5 cm). Homogene echoarme Struktur (transversaler Schrägschnitt). 1 Harnblase, 2 atrophischer Uterus, 3 Ovarialfibrom

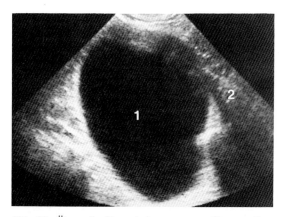

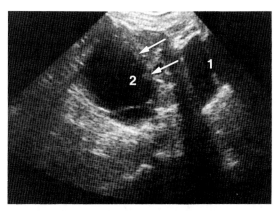

Abb. **42**   Übervolle Blase bei neurogener Blasenentleerungsstörung, Vortäuschung eines Unterbauchtumors (Längsschnitt). 1 Harnblase, 2 Symphyse

Abb. **45**   Serös-papilläres Ovarialkarzinom, teils solide, teils zystisch und gekammert (Längsschnitt). Auffallend die verdickte Wandung und ein zapfenartiges Vorwuchern an der Innenwand (↙ ↙). 1 Harnblase, 2 Ovarialkarzinom

ge solide Strukturen zeigt, desto mehr muß ein Malignom angenommen werden (Abb. 45). Nach wie vor stellt die Früherkennung von malignen Ovarialtumoren ein großes Problem dar. Obwohl durch den Vergleich der beiden Ovarien in bezug auf Größe oder deren Volumen (9, 44) eine einseitige Ovarialveränderung prinzipiell festgestellt werden kann, bleibt abzuwarten, ob frühe solide Ovarialtumoren bereits im Stadium I erkannt werden können. Möglicherweise gelingt eine Frühdiagnose mit der neuerdings verfügbaren Vaginosonographie, die eine genauere Beurteilung der Ovarialstruktur zuläßt (s. S. 24.18).

In seltenen Fällen kann eine unregelmäßig gefüllte Darmschlinge ein Ovarialkarzinom vortäuschen. Klärung bringt hier der Palpationsbefund, der den unregelmäßigen Adnextumor vermissen läßt.

Können zusätzlich bereits Aszites (Abb. 46) oder Leberfiliae sonographisch nachgewiesen werden, so erhärtet sich der Verdacht eines malignen Ovarialtumors. Peritonealmetastasen oder Lymphknotenfiliae lassen sich wegen der Darmgasüberlagerung nur in wenigen Fällen sonographisch nachweisen (43, 54). Hier scheint die Computertomographie für die Diagnostik geeigneter zu sein (29). Liegt eine Carcinosis peritonei mit Verklebung der Darmschlingen vor, so kann sonographisch ein gekammerter Aszites beobachtet werden, während der Aszites bei Leberzirrhose die Darmschlingen frei umspült (31).

Lagekontrolle von Intrauterinpessaren

Die richtige Lage eines Intrauterinpessars stellt eine wichtige Voraussetzung für seine Wirkung als Antikonzeptivum dar. Der visuelle Nachweis des Bändchens bei der Spekulumeinstellung erlaubt nur die Aussage, daß die Spirale intrauterin liegt, wohingegen mit der Ultraschalluntersuchung die exakte Lage innerhalb des Uterus nachgewiesen werden kann (4, 27, 46). Sonographisch stellt sich das Intrauterinpessar (IUP) bei richtigem Sitz als echoreiche, klar umrissene Struktur innerhalb des Uteruskavums dar (Abb. 47). Je nach Echostruktur kann auf den jeweiligen IUP-Typ, wie Kupfer-T oder Lippesloop, geschlossen werden. Für die Lagebeurteilung müssen Wanddicke und Länge des Uterus berücksichtigt werden. Ein richtiger Sitz darf dann angenommen werden, wenn die Distanz zwischen Fundus uteri und oberer Pessarbegrenzung nicht größer als ⅓ der Uteruswandstärke ist (4).

Schmierblutungen, Hypermenorrhöen oder Schmerzen stellen nicht selten Nebenwirkungen nach Einlage eines Intrauterinpessars dar. In einigen Fällen sind es jedoch Anzeichen einer fal-

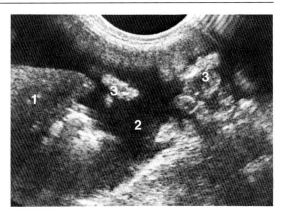

Abb. **46** Ausgeprägter Aszites bei Ovarialkarzinom (Längsschnitt). 1 Leber, 2 Aszites, 3 Darmschlingen

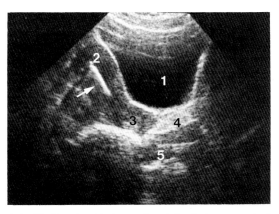

Abb. **47** Regelrechte Lage eines Intrauterinpessars (↗) (Längsschnitt). 1 Harnblase, 2 Corpus uteri, 3 Cervix uteri, 4 Vagina, 5 Rektum

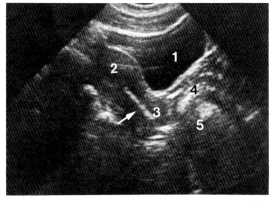

Abb. **48** Disloziertes IUP innerhalb der Zervix (↗) (Längsschnitt). Fundus-Spiralen-Abstand 3,6 cm. 1 Harnblase, 2 Corpus uteri, 3 Cervix uteri, 4 Vagina, 5 Rektum

schen IUP-Lage, die sonographisch einfach nachgewiesen werden kann (Abb. **48**). Auch Spontanperforationen können im Ultraschall dargestellt werden, wenn ein Teil des IUP noch im Uterus oder in der Uteruswand liegt. Ist das IUP bereits in das Abdomen zwischen die Darmschlingen abgewandert, gelingt der sonographische Nachweis nur in Ausnahmefällen.

Um die kontrazeptive Sicherheit eines IUP nicht von Anfang an zu gefährden, sollte grundsätzlich nach jedem Einlegen eine sonographische Lagekontrolle vorgenommen werden. Des weiteren empfiehlt sich eine weitere sonographische Kontrolluntersuchung nach 4 und 12 Wochen, um die innerhalb der ersten Zyklen nach der Applikation gelegentlich vorkommende Dislokation bzw. Spontanausstoßung des IUP rechtzeitig zu erkennen (46).

Weitere Anwendungsmöglichkeiten des Ultraschalls in der Gynäkologie

Weitere Anwendungsmöglichkeiten des Ultraschalls in der Gynäkologie ergeben sich bei der Bestimmung des Restharns, der Diagnostik der Streßinkontinenz, der transabdominalen Zysten- oder Aszitespunktion, der Kontrolle von Tumoren unter und nach der Therapie, der postoperativen Kontrolluntersuchung und nicht zuletzt bei der Mammadiagnostik:

Im Gegensatz zum Blasenkatheterismus erlaubt die Ultraschalluntersuchung eine nichtinvasive Bestimmung des Restharnvolumens (36, 51). Anhand des größten Längs-, Breiten- und Höhendurchmessers der Blase kann das Volumen (V) nach der Formel für ein Rotationsellipsoid $V = Länge \times Breite \times Höhe \times 0,524$ (51) berechnet werden, womit für den Routinebetrieb ausreichend genaue Werte gewonnen werden.

Veränderungen des Urethra-Blasen-Winkels können sonographisch nachgewiesen werden (5, 53), so daß die Ultraschalluntersuchung auch bei der Diagnostik der Harninkontinenz mit eingesetzt werden kann.

Einfache Retentionszysten können transabdominal-transvesikal unter Ultraschallsicht punktiert und der Inhalt zytologisch und klinisch-chemisch untersucht werden. Ebenso läßt sich unter sonographischer Sicht eine optimale Stelle für eine notwendige Aszitespunktion finden.

Die sonographische Verlaufskontrolle ermöglicht insbesondere bei der Endometriosetherapie und der Zytostatika- oder Strahlentherapie maligner Tumoren eine objektivere Beurteilung des Therapieerfolges als die Tastuntersuchung, zumal auch die Veränderungen im Tumorinnern mit beurteilt werden können.

Postoperative Komplikationen, wie Nachblutung, Hämatom- oder Abszeßbildung, können ebenfalls durch die Ultraschalluntersuchung er-

faßt werden. Postoperativer Flankenschmerz sollte, auch bei nur geringer Ausprägung, stets Anlaß zu einer Ultraschalluntersuchung beider Nieren sein, um eine Harnabflußstörung mit Aufstau oder eine Ureterfistelbildung mit lokalem Urinom auszuschließen.

Damit kann die Sonographie in verschiedenen Situationen als Entscheidungshilfe für das weitere klinische Management dienlich sein.

Bezüglich der Anwendung der Sonographie im Bereich der Mammadiagnostik darf auf das Mamma-Kapitel verwiesen werden.

Literatur

1 Bald, R., B.J. Hackelöer: Ultraschalldarstellung verschiedener Endometriumformen. In: Ultraschalldiagnostik 82, hrsg. von R. Otto, F.X. Jann. Thieme, Stuttgart 1983 (S. 187–192)
2 Berger, M.J., M.L. Taymor: Simultaneous intrauterine and tubal pregnancies following ovulation induction. Amer. J. Obstet. Gynec. 113 (1972) 812–813
3 Bernaschek, G., H. Janisch: Eine Methode zur Objektivierung des Parametrienbefundes beim Zervixkarzinom. Geburtsh. u. Frauenheilk. 43 (1983) 498–500
4 Bernaschek, G., M. Endler, A. Beck: Zur Lage von Intrauterinpessaren. Geburtsh. u. Frauenheilk. 41 (1981) 566–569
5 Bernaschek, G., R. Spernol, G. Wolf, A. Kratochwil: Vergleichende Bestimmung des Urethra-Blasenwinkels bei Inkontinenzfällen mittels Ultraschall und lateralem Urethrozystogramm. Geburtsh. u. Frauenheilk. 41 (1981) 339–342
6 Borruto, F., W. Albrich: Untersuchungen zur ultrasonographischen Feststellung der Ovulation. Gynäk. Rdsch. 23 (1983) 160–165
7 Bradley, W.G., C.E. Fiske, R.A. Filly: The double sac sign of early intrauterine pregnancy: Use in exclusion of ectopic pregnancy. Radiology 143 (1982) 223–226
8 Burckhardt, C.B.: Technische Grundlagen der Grauwertdarstellung. Ultraschall 1 (1980) 242–246
9 Campbell, S., L. Goessens, R. Goswamy, M. Whitehead: Real-time ultrasonography for determination of ovarian morphology and volume. Lancet 1982/I, 425–426
10 Coleman, B.G., P.H. Arger, C.B. Mulhern jr.: Endometriosis: Clinical and ultrasonic correlation. Amer. J. Roentgenol. 132 (1979) 747–749
11 Coulam, C.B., L.M. Hill, R. Breckle: Ultrasonic evidence for luteinization of unrupted preovulatory follicles. Fertil. and Steril. 37 (1982) 524–529
12 Dellenbach, P., I. Nisand, L. Moreau, B. Feger, C. Plumere, P. Gerlinger, B. Brun, Y. Rumpler: Transvaginal sonographically controlled ovarian follicle puncture for egg retrieval. Lancet 1984/I, 1467
13 Donald, I., J. MacVicar, T.G. Brown: Investigation of abdominal masses by pulsed ultrasound. Lancet 1958/I, 1188–1195
14 Doust, B.D., F. Quiroz, J.M. Stewart: Ultrasonic distinction of abscesses from other intra-abdominal fluid collections. Radiology 125 (1977) 213–218
15 Feichtinger, W., P. Kemeter: Laparoscopic or ultrasonically guided aspiration for in vitro fertilization? J. Vitro Fertil. and Embryo Transfer 1 (1984) 244
16 Fink, R.S., L.P. Bowes, C.E. Mackintosh, W.I. Smith, E. Georgiades, J. Ginsburg: The value of ultrasound for maintaining ovarian responses to gonadotrophin stimulant therapy. Brit. J. Obstet. Gynaec. 89 (1982) 856–861
17 Goldhofer, W., E. Merz: Extrauteringravidität: Sonographische Kriterien und ihre klinische Wertigkeit. Ultraschall 6 (1985) 194–199

18 Guttman jr., P. H.: In search of the elusive benign cystic ovarian teratoma: application of the ultrasound "tip of the iceberg" sign. J. clin. Ultrasound 5 (1977) 403–406

19 Hackelöer, B. J., S. Nitschke-Dabelstein: Ovarian imaging by ultrasound: An attempt to define a reference plane. J. clin. Ultrasound 8 (1980) 497–500

20 Hackelöer, B. J., H. P. Robinson: Ultraschalldarstellung des wachsenden Follikels und Corpus luteum im normalen physiologischen Zyklus. Geburtsh. u. Frauenheilk. 38 (1978) 163–168

21 Hackelöer, B. J., R. Dörfler, S. Nitschke, R. Buchholz: Ultraschalldarstellung des Follikelwachstums und Basaltemperaturmessung – ein Vergleich zweier Methoden zur Ovulationsbestimmung. Ultraschall 1 (1980) 133–139

22 Hackelöer, B. J., R. Fleming, H. P. Robinson, A. H. Adam, J. R. T. Coutts: Correlation of ultrasonic and endocrinologic assessment of human follicular development. Amer. J. Obstet. Gynec. 135 (1979) 122–128

23 Hackelöer, B. J., S. Nitschke, E. Daume, G. Sturm, R. Buchholz: Ultraschalldarstellung von Ovarveränderungen bei Gonadotropinstimulierung. Geburtsh. u. Frauenheilk. 37 (1977) 185–190

24 Helvacioglu, A., E. M. Long jr., S. L. Yang: Ectopic pregnancy. An eigth-year review. J. reprod. Med. 22 (1979) 87–92

25 Henkel, B.: Die ultrasonographische Diagnostik pathologischer Veränderungen der Tuba uterina. Ultraschall 3 (1982) 152–159

26 Hötzinger, H., H. Becker, V. Becker: Intrauterine Ultraschalltomographie (IUT): Vergleich mit makroskopischen Präparatschnitten. Geburtsh. u. Frauenheilk. 44 (1984) 219–224

27 Ianniruberto, A., A. Mastroberardino: Ultrasonic localization of the Lippes loop. Amer. J. Obstet. Gynec. 114 (1972) 78–82

28 Jewlewicz, R.: Management of infertility resulting from anovulation. Amer. J. Obstet. Gynec. 122 (1975) 909–920

29 Johnson, R. J., G. Blackledge, B. Eddleston, D. Crowther: Abdomino-pelvic computed tomography in the management of ovarian carcinoma. Radiology 146 (1983) 447–452

30 Kobayashi, M., L. M. Hellman, L. P. Fillisti: Ultrasound. An aid in the diagnosis of ectopic pregnancy. Amer. J. Obstet. Gynec. 103 (1969) 1131–1140

31 Kratochwil, A.: Ultraschalldiagnostik in der Gynäkologie. Gynäkologe 9 (1976) 166–180

32 Kratochwil, A.: Ultraschall-Grauwerttechnik. Ultraschall 1 (1980) 232–241

33 Kratochwil, A., G. Urban, F. Friedrich: Ultrasonic tomography of the ovaries. Ann. Chir. Gynaec. Fenn. 61 (1972) 211–214

34 Laing, F. C., V. F. Van Dalsem, W. M. Marks, J. L. Barton, D. A. Martinez: Dermoid cysts of the ovary: Their ultrasonographic appearances. Obstet. and Gynec. 57 (1981) 99–104

35 McArdle, C. R., L. Simon, C. Kiejna: Vaginal drainage of posthysterectomy abscess under direct ultrasonic guidance. Obstet. and Gynec. 63 (1984) 90S–92S

36 McLean, G. K., S. L. Edell: Determination of bladder volumes by gray scale ultrasonography. Radiology 128 (1978) 181–182

37 Meinert, J.: Die fortgeschrittene Extrauterin-Gravidität. (Zugleich ein Beitrag zur kombinierten extra- und intrauterinen Schwangerschaft.) Geburtsh. u. Frauenheilk. 41 (1981) 490–495

38 Meire, H. B., P. Farrant, T. Guha: Distinction of benign from malignant ovarian cysts by ultrasound. Brit. J. Obstet. Gynaec. 85 (1978) 893–899

39 Müller, E., W. Leucht: Ultraschalldiagnostik bei ektopen Schwangerschaften. Ultraschall 2 (1981) 158–168

40 Nelson, P., J. D. Bowie, E. R. Rosenberg: Early intrauterine pregnancy or decidual cast: An anatomic-sonographic approach. J. Ultrasound Med. 2 (1983) 543–547

41 Paling, M. R., T. H. Shawer: Abdominal ultrasound in advanced ovarian carcinoma. J. clin. Ultrasound 9 (1981) 435–441

42 Popp, L. W., R. P. Lueken, W. Müller-Holve, H. J. Lindemann: Gynäkologische Endosonographie: erste Erfahrungen. Ultraschall 4 (1983) 92–97

43 Requard, C. K., F. A. Mettler jr., J. D. Wicks: Preoperative sonography of malignant ovarian neoplasmas. Amer. J. Roentgenol. 137 (1981) 79–82

44 Sample, W. F., B. M. Lippe, M. T. Gyepes: Gray-scale ultrasonography of the normal female pelvis. Radiology 125 (1977) 477–483

45 Sandler, M. A., T. M. Silver, J. J. Karo: Gray-scale ultrasonic features of ovarian teratomas. Radiology 131 (1979) 705–709

46 Schmidt, E. H., H. Wagner, K. Quakernack, F. K. Beller: Ergebnisse der Lageüberwachung von Intrauterinpessaren durch Ultraschall. Geburtsh. u. Frauenheilk. 39 (1979) 138–143

47 Stegner, H. E.: Gynäkologie und Geburtshilfe. Enke, Stuttgart 1984 (S. 436)

48 Uhrich, P. C., R. C. Sanders: Ultrasonic characteristics of pelvic inflammatory masses. J. clin. Ultrasound 4 (1976) 199–204

49 Valdes, C., S. Malini, L. R. Malinak: Ultrasound evaluation of female genital tract anomalies. A review of 64 cases. Amer. J. Obstet. Gynec. 149 (1984) 285–292

50 Vargyas, J. M., R. P. Marrs, O. A. Kletzky, D. R. Mishell: Correlation of ultrasonic measurement of ovarian follicle size and serum estradiol levels in ovulatory patients following clomiphene citrate for in vitro fertilization. Amer. J. Obstet. Gynec. 144 (1982) 569–573

51 Walz, P.: Spezielle urologische Diagnostik: Restharnbestimmung. In: Ultraschalldiagnostik, hrsg. von B. Braun, R. Günther, W. B. Schwerk. 1. Ergänzungslieferung 5 (1984) 4

52 Weinraub, Z., R. Langer, Y. Letko, I. Bukovsky, E. Caspi: Falscher intrauteriner Fruchtsack in der Ultraschalldiagnostik der Extrauteringravidität. Geburtsh. u. Frauenheilk. 41 (1981) 642–644

53 White, R. D., D. McQuown, T. A. McCarthy, D. R. Ostergard: Real-time ultrasonography in the evaluation of urinary stress incontinence. Amer. J. Obstet. Gynec. 138 (1980) 235–237

54 Wicks, J. D., F. A. Mettler jr., R. D. Hilgers, F. Ampuero: Correlation of ultrasound and pathologic findings in patients with epithelial carcinoma of the ovary. J. clin. Ultrasound 12 (1984) 397–402

Transvaginale Sonographie in der Gynäkologie

E. MERZ

Mit der Entwicklung eines transvaginalen Panorama-Sektor-Scanners mit einem 240°-Bildausschnitt steht in jüngster Zeit eine neue Schallsonde zur Verfügung, welche bei frontaler Abstrahlung eine übersichtliche Erfassung des inneren Genitales von der Scheide aus ermöglicht (Abb. 1a und 1b). Im Gegensatz zur herkömmlichen transabdominalen Ultraschalldiagnostik besitzt die transvaginale Sonographie den Vorteil, daß die Patientin zum einen ohne jegliche Blasenfüllung untersucht werden kann, wodurch

Wartezeiten und der unangenehme Druck der vollen Harnblase für die Patientin wegfallen. Zum andern ist die Bildqualität oft wesentlich besser, da die Schallsonde direkt an das innere Genitale herangeführt werden kann, wodurch dieses stets im Fokusbereich des Schallkopfes liegt.

Auch entfallen durch die transvaginale Applikation der Schallsonde die bei der transabdominalen Sonographie gelegentlich zu beobachtenden Bildbeeinträchtigungen infolge dicker oder vernarbter Bauchdecken und gasgefüllter Darmschlingen.

Nachteil der transvaginalen Schallsonde ist hingegen, daß der Tiefenbereich aufgrund der Nahfokussierung auf wenige Zentimeter begrenzt ist, so daß sich das Untersuchungsgebiet auf das kleine Becken beschränkt. Auch erfordert die Darstellung des inneren Genitales von der Scheide aus ein Umdenken bezüglich der anderen Abbildungsverhältnisse. So werden kranial gelegene Strukturen sowohl im Längs- als auch im Querschnitt stets im oberen Bereich des Bildschirms dargestellt (Abb. 2 und 3). Die Abbildung ventral gelegener Strukturen erfolgt im Längsschnitt an der rechten Bildseite, die der

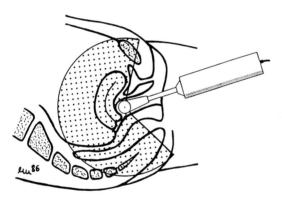

Abb. 1a Bildausschnitt bei der transvaginalen Sonographie mit frontal abstrahlendem 240°-Panorama-Schallkopf (Längsschnitt)

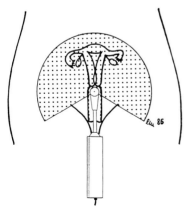

Abb. 1b Bildausschnitt bei der transvaginalen Sonographie mit frontal abstrahlendem 240°-Panorama-Schallkopf (Frontalschnitt). Uterus in Streckstellung abgebildet

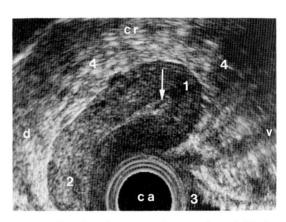

Abb. 2 Normal großer, antevertierter und anteflektierter Uterus einer Nullipara, Längsschnitt. Corpus uteri (1), Cervix uteri (2), leere Harnblase (3), Darm (4), Endometrium (↓). Die Schallsonde befindet sich im vorderen Scheidengewölbe (cr = kranial, ca = kaudal, v = ventral, d = dorsal)

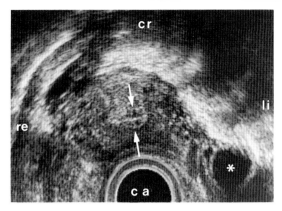

Abb. **3** Corpus uteri mit hoch aufgebautem Endometrium (↓) und li. Ovar mit sprungreifem Follikel (*) im Querschnitt (cr = kranial, ca = kaudal, li = links, re = rechts)

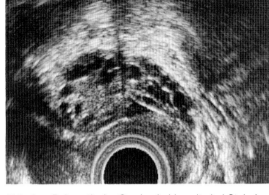

Abb. **4a** Polyzystische Ovarien beiderseits bei Stein-Leventhal-Syndrom, Querschnitt

dorsal gelegenen Strukturen an der linken Bildseite (Abb. 2). Im Frontal- (Abb. 1b) oder im Querschnitt (Abb. 3) werden die Strukturen anatomiegerecht dargestellt, so daß rechts im kleinen Becken liegende Organe im linken Bildbereich und links im kleinen Becken liegende Organe im rechten Bildbereich erscheinen.

Als Anwendungsgebiete für die transvaginale Sonographie können in der Gynäkologie angesehen werden (2):
1. Kontrolle des Follikelwachstums im Rahmen der Sterilitätsdiagnostik (Abb. 3).
2. Nachweis polyzystischer Ovarien (Abb. 4a und 4b).
3. Abklärung unklarer Unterbauchschmerzen (vorwiegend auch EUG-Diagnostik).
4. Tumordiagnostik im kleinen Becken (Abb. 5–10).
5. IUP-Kontrolle.
6. Transvaginale Punktionen (Follikel- und Zystenpunktion).

Insbesondere bei der Follikelpunktion im Rahmen der In-vitro-Fertilisation bietet die transvaginale Sonographie gegenüber der transabdominalen Sonographie den Vorteil, daß die Schallsonde sehr nahe an das betreffende Ovar herangeführt werden kann. Hierdurch gelingt vor allem bei tiefliegenden Ovarien eine genauere Darstellung der Ovarien und der Follikel als bei der transabdominalen Sonographie. Zudem ist auch der Punktionsweg zum Ovar bei der transvaginalen Punktion deutlich kürzer als bei der transabdominal-transvesikalen Follikelpunktion (1).

Insgesamt stellt die transvaginale Sonographie mit einem Panorama-Sektorschallkopf ein effektives Verfahren dar, welches bei den Patientinnen eine gute Akzeptanz gefunden hat und sowohl in der Klinik als auch in der Praxis des niedergelassenen Frauenarztes schnell und problemlos eingesetzt werden kann. Dabei ist die

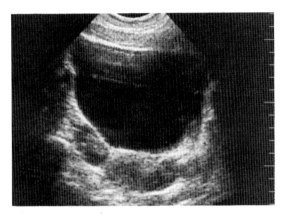

Abb. **4b** Gleicher Befund wie Abb. 4a im transabdominalen Querschnittsbild

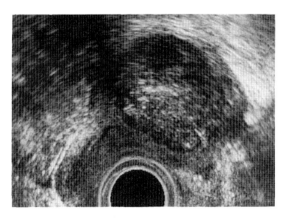

Abb. **5** Uterus myomatosus mit 5 cm großem, teilweise verkalktem intramuralem Korpushinterwandmyom. Uterus anteflektiert, Längsschnitt

transvaginale Sonographie – allein schon aufgrund der begrenzten Eindringtiefe – nicht als ein Verfahren anzusehen, welches die transabdominale Sonographie verdrängt, sondern als Ergänzungs- oder Alternativverfahren, das bei Patientinnen, die die Blase nur ungenügend füllen

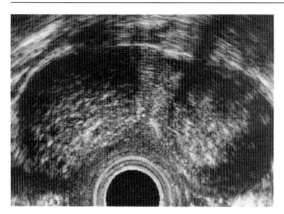

Abb. **6** Bilateral symmetrisch angelegte intraligamentäre Uterusmyome (Durchmesser 5,5 cm), Querschnitt

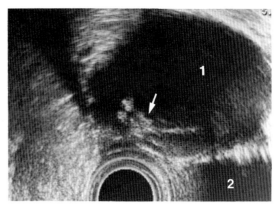

Abb. **9** Serös-papilläres Kystadenom des li. Ovars (10,8 × 8,0 × 8,1 cm) (1), seitlicher Längsschnitt. Innerhalb der zystischen Resistenz findet sich eine wandständige echoreiche papilläre Wucherung (↓). Teilgefüllte Harnblase (2)

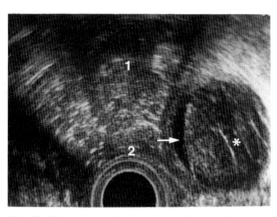

Abb. **7** Eingeblutete Corpus-luteum-Zyste mit organisiertem Hämatom (*) und Flüssigkeitssichel (→), Frontalschnitt. Uterus in Streckstellung. Corpus uteri (1), Cervix uteri (2)

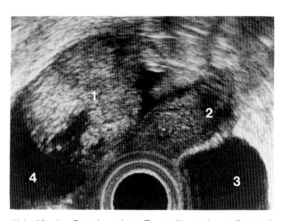

Abb. **10** Im Douglasschen Raum liegender, teils zystischer, teils unregelmäßiger solider Ovarialtumor (6,9 × 4,2 × 5,2 cm großes Ovarialkarzinom) (1), Längsschnitt. Anteflektierter Uterus (2), gefüllte Harnblase (3), Aszites (4)

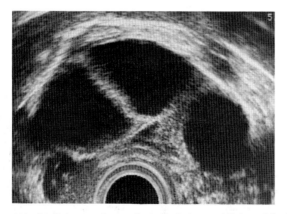

Abb. **8** Gekammertes seröses Kystadenom (10,4 × 6,2 × 7,4 cm), Querschnitt

können oder die Blasenfüllung als sehr schmerzhaft empfinden, und bei Patientinnen, bei denen die transabdominale Diagnostik kein eindeutiges Ergebnis bringt, zum Einsatz kommen sollte.

Für die Zukunft ist zu hoffen, daß durch die Möglichkeit der exakteren Ovardarstellung mit der transvaginalen Sonographie auch der Nachweis eines Ovarialkarzinoms früher gelingt als mit der transabdominalen Sonographie.

Literatur

1 Kemeter, P., W. Feichtinger: Trans-vaginal oocyte retrieval using a transvaginal sector probe combined with an automated puncture device. Hum. Reprod. 1 (1986) 21–24

2 Merz, E.: Transvaginale oder transabdominale Ultraschalldiagnostik? Ein Vergleich zweier Methoden in Gynäkologie und Geburtshilfe. Ultraschall Klin. Prax. 2 (1987) 87–94

Computertomographie und Magnetresonanztomographie

K.-J. Klose und P. Wolff

Einleitung

Die Computertomographie wurde zur Diagnostik gynäkologischer Tumoren im Gegensatz zu anderen Körperstammuntersuchungen nur zögernd eingesetzt. Trotz großer Fortschritte in der Diagnostik bleibt der Einsatz des Verfahrens in der Abklärung dieser Tumoren kontrovers.

Die bimanuelle Tastuntersuchung bei Verdacht auf das Vorliegen eines Uterus- oder Ovarialtumors ist durch keine andere Methode zu ersetzen. Die neuen bildgebenden Verfahren stellen demnach nur eine Ergänzung dieser Basisdiagnostik dar. Ziel einer differenzierten prätherapeutischen Diagnostik ist die möglichst genaue Einordnung eines neuentdeckten Tumorleidens unter den Gesichtspunkten der adäquaten stadiengerechten Therapie und der stadienabhängigen Prognose der Erkrankung.

Die konventionellen Röntgenuntersuchungen
- Beckenübersicht,
- intravenöse Pyelographie,
- Kolonkontrasteinlauf,
- Magen-Darm-Passage,
- Hysterographie

liefern naturgemäß keine Darstellung des Tumors selbst, sondern nur eine Aussage über seine Wirkung auf die Umgebung (Cavum uteri, Harnleiter, Dick- und Dünndarm). Ihre Informationen tragen damit zur Differenzierung höherer Tumorstadien bei.

Mit der Angiographie kann über die Verdrängungserscheinungen hinaus durch den Nachweis einer Tumoranfärbung in der kapillären Phase der Tumor zwar dargestellt werden, eine differenzierte räumliche Aussage liefern jedoch erst die parenchymdarstellenden bildgebenden Verfahren
- Ultraschall,
- Computertomographie,
- Magnetresonanztomographie.

Aufgrund der historischen Entwicklung, aber auch wegen ihrer breiten Verfügbarkeit, einfachen Handhabung, geringen Belastung der Patienten und hohen Kosten-Nutzen-Relation steht dabei die Sonographie an erster Stelle der Maßnahmen (s. dort) und wird durch die Computertomographie ergänzt, falls dies für die therapeutische Entscheidung relevant ist.

Für die zukünftige Anwendung der MRT alternativ oder ergänzend zur CT dürften in erster Linie die Kostenfrage und die Verfügbarkeit der Methode eine Rolle spielen. Entscheidend für den Einsatz der CT und MRT wird jedoch ihre Aussagekraft in der präoperativen Diagnostik und Stadieneinteilung der Tumoren ebenso wie die Treffsicherheit der Methoden bei der Beurteilung postoperativer bzw. radiotherapeutischer Folgezustände in der Abgrenzung zu Tumorrezidiven sein.

Physikalische Grundlagen

Die Entwicklung der hier zu besprechenden computertomographischen Verfahren (Computertomographie, Magnetresonanztomographie) war ganz entscheidend beeinflußt von der Entwicklung der allgemeinen Computertechnologie. Beiden Methoden gemeinsam ist die computerberechnete Bildrekonstruktion („Imaging"). Die Methoden unterscheiden sich grundlegend in der Art der Erzeugung von Signalen im menschlichen Körper.

Bei der Röntgen-Computertomographie (RCT) oder auch Transmissionscomputertomographie (TCT) wird der vom Körper nicht absorbierte bzw. transmittierte Anteil eines Röntgenstrahlenfächerbündels für die Bildrekonstruktion genutzt. Die nuklearmagnetische Resonanz-Computertomographie (NMR-CT), vereinfacht auch Magnetresonanzcomputertomographie (MR-CT) oder Magnetresonanztomographie (MRT), hingegen nutzt die vom Körper ausgesendeten Hochfrequenzsignale, die nach Anregung von magnetisierbaren Atomen im Körperinneren entstehen.

Ein ganz wesentlicher Vorteil der MRT ist die Möglichkeit, durch geeignete Wahl der Anregungs- bzw. Bildaufnahmeparameter Schichtbilder des menschlichen Körpers in beliebigen Ebenen aufzunehmen. Dies ist insbesondere bei Fragestellungen vorteilhaft, bei denen Strukturen beurteilt werden müssen, die sich in Körperlängsrichtung ausdehnen (z.B. kleine intraspinale Tumoren, vaginale Infiltration beim Zervixkarzinom).

Computertomographie

Bilderzeugung

Grundlage der Bilderzeugung bei der Computertomographie ist die Schwächung eines durch den Körper gesendeten Röntgenstrahls. Dieser wird durch Interaktion der energiereichen Photonen (Röntgenstrahlen) mit der Materie absorbiert.

Die unterschiedliche Röntgenstrahlenabsorption wird neben der zu durchstrahlenden Schichtdicke im wesentlichen durch den Schwächungskoeffizienten hervorgerufen. Dieser wiederum wird durch die Ordnungszahl Z der Materie in der dritten Potenz beeinflußt. Hieraus erklärt sich die intensive Röntgendichte von Knochen (Calcium, $Z = 20$) und von Röntgenkontrastmitteln (Jod, $Z = 35$).

Im Gegensatz zur konventionellen Röntgendiagnostik, bei der die transmittierte Röntgenstrahlung über eine Film-Folien-Kombination direkt zur Schwärzung des Filmes führt, ist die Bildentstehung bei der Röntgen-Computertomographie wesentlich komplexer.

Hierbei wird die transmittierte Röntgenstrahlung nach entsprechender Bündelung von einem Detektorsystem (Festkörperdetektoren: Szintillationskristalle aus Natrium- bzw. Cäsiumjodid; Gasdetektoren: Ionisationskammern mit Xenon) registriert und in ein elektrisches Signal umgewandelt. Die Summe der aus den nebeneinander angeordneten Detektoren aufgenommenen Signale wird als Schwächungs- oder Absorptionsprofil einer Meßelektronik zugeführt. Nach analog-digitaler Konversion des Meßsignals kann dieses an den Bildrechner (Computer) weitergeleitet werden, wo aus der Vielzahl der aufgenommenen Absorptions- bzw. Transmissionsprofile nach Kalibrierung und Normierung durch geeignete mathematische Transformationen (Faltung, Spreizung, Rückprojektion) ein digitales Bild rekonstruiert wird. Dieses digitale Bild läßt sich nach digital-analoger Umwandlung als Graustufenbild auf einem Monitor wiedergeben und photographisch dokumentieren.

Bildinformation

Die diagnostische Aussage der Röntgen-Computertomogramme basiert neben der verzerrungsfreien, axialen Wiedergabe anatomischer Details im wesentlichen auf zwei Bildinformationen:
1. Auflösung von Strukturen unterschiedlicher Dichte
   Das hohe, dosisabhängige Dichteauflösungsvermögen der Röntgen-Computertomographie ist der konventionellen Röntgendiagno-

stik um den Faktor 100 überlegen und damit ihr herausragendes Merkmal. Mit Hilfe der CT sind Dichteunterschiede im Gewebe in der Größenordnung von 2‰ (entspricht 2 HE) auflösbar. Hierdurch gelingt z.B. eine sichere Differenzierung kleiner zystischer bzw. fetthaltiger Läsionen.
2. Ortsauflösung
   Die axiale (d.h. in der Bildebene) Ortsauflösung wird zum einen durch die endliche Größe der Detektoren und deren Abstand, zum anderen durch die Größe der Bildmatrix bestimmt. Diese wiederum ist abhängig von der Speicherkapazität des Bildrechners, der für jeden Bildpunkt je nach Aufnahmebedingung zwischen 0,7 und 1,5 Schwächungsprofile für eine verläßliche Bildberechnung bearbeiten muß. Je nach Größe der Bildmatrix (256×256 bis 1024×1024 Bildpunkte) ergibt sich dabei ein Rechenaufwand von ca. 100 000 bis über 1 000 000 Rechenoperationen. Bei modernen Röntgen-Computertomographiegeräten liegt die Auflösung derzeit bei 0,4 mm bzw. bei 13 Linienpaaren pro Zentimeter. Sie ist damit deutlich geringer als die Ortsauflösung konventioneller Röntgenfilme (insbesondere im Vergleich zur Mammographie, die um den Faktor 40 bis 50 höher liegt). Eine weitere Steigerung ist derzeit nicht sinnvoll, da hieraus auch eine für den Patienten nicht vertretbare Erhöhung der Strahlenbelastung resultieren würde.

Neben der axialen Ortsauflösung wird die räumliche Auflösung des Computertomogramms durch die endliche Schichtdicke des untersuchten Körperquerschnittes beeinflußt. Diese kann in den derzeit verwendeten Geräten in der Regel variabel gestaltet werden (1 bis 12 mm). Die Schichtdicke ist abhängig von der Detektorgestaltung, die aus Gründen der Signalregistrierung und des Signal-Rausch-Verhältnisses nicht beliebig verkleinert werden kann.

Gerätetechnologie

Die ursprünglichen Röntgen-Computertomographiegeräte, wie sie von den beiden Erfindern Mc Cormack und Hounsfield verwendet wurden, bestanden aus einer Strahlenquelle und einem Detektor. Hiermit wurde das zu untersuchende Objekt zunächst in millimeterbreiten Schritten in einer Ebene abgetastet und das dazugehörige Schwächungs- oder Transmissionsprofil registriert. Dann erfolgte eine Drehung des Aufnahmesystems und die Abtastung des Objektes in weiteren Ebenen. Auf diesem Prinzip der Translations- und Rotationsbewegung beruhten auch die ersten klinisch eingesetzten Transmissions-Computertomographiegeräte, in denen bereits zur schnelleren Meßdatenerfassung ein Röntgenstrahlbündel von mehreren Detektoren registriert wurde. Die Abtastzeiten dieser ersten Scanner lagen bei ca. 2½ Minuten. Hiermit waren Untersuchungen am unbewegten Schädel gut möglich.

Für den Ganzkörperbereich kam der Durchbruch der Transmissions-Computertomographie-Technik jedoch erst durch die Entwicklung von Geräten, die nach dem reinen Rotationsprinzip in einem Bruchteil der Zeit (1 bis 5 Sekunden) das Objekt abtasten. Dabei wird der Röntgenfächerstrahl (fanbeam) entweder von mehreren Hundert mitbewegten oder stationär angeordneten Detektoren registriert und der Meßelektronik zugeführt. Die Zahl der Detektoren reicht heute bei bewegten Systemen bis zu 1024, bei stationären Anlagen bis zu 2400 Elementen.

Magnetresonanztomographie

Atomare Grundlagen

Wie oben bereits erwähnt, unterscheidet sich die Magnetresonanztomographie von der Transmissions-Computertomographie im wesentlichen dadurch, daß bei der MRT die Signale aus dem Körperinnern mit Hilfe von Magnetfeldern und elektromagnetischen Wellen im Megahertzbereich (Rundfunkwellen) erzeugt werden. Hierbei ist die Verteilung der Signale im wesentlichen Ausdruck der biochemischen Unterschiede der einzelnen Gewebe und weniger der physikalischen Dichte wie bei der Transmissions-Computertomographie.

Die Methode beruht auf dem physikalischen Prinzip der Kernspinresonanz (nuclear magnetic resonance [NMR]), die in Physik, Chemie und Biologie seit Jahrzehnten breite Anwendung gefunden hat.

Atomkerne mit einer ungeraden Zahl von Protonen bzw. Neutronen haben neben anderen Eigenschaften wie Masse und Ladung einen Drehimpuls, den man Kernspin nennt. Mit diesem Spin des Atomkerns ist ein magnetisches Moment gekoppelt, d.h., der Kern stellt einen magnetischen Dipol dar, dessen Achse parallel zur Spinachse liegt.

Der menschliche Körper besteht im wesentlichen aus Wasserstoff, Kohlenstoff, Sauerstoff und Stickstoff, wobei das häufigste Element der Wasserstoff ist. Der Kern des Wasserstoffatoms besteht aus einem Proton, welches aufgrund der Eigenrotation einen Eigendrehimpuls, den sog. Spin, hat. Normalerweise sind die Richtungen der Protonenspins im Körper statistisch im Raum verteilt, und die vielen magnetischen Dipole heben sich in ihrer Wirkung nach außen auf. Wird der Patient einem starken Magnetfeld ausgesetzt, so richten sich die magnetischen Momente parallel bzw. antiparallel zum Magnetfeld aus. Diese beiden Zustände haben unterschiedliche Energieinhalte. Unter Aufnahme bzw. Abga-

be von Energie können diese Spins von einem Zustand in den anderen klappen. Abhängig vom Magnetfeld und von der Temperatur kommen beide Zustände unterschiedlich häufig vor. Diese Differenz ergibt eine Magnetisierung der Protonen im menschlichen Körper, die nach außen wirksam ist.

Bei näherer Analyse des Protonenspins erkennt man, daß diese im Magnetfeld nicht exakt parallel bzw. antiparallel ausgerichtet sind, sondern sie kreiseln (präzedieren) um die Feldlinien, ähnlich einem Spielzeugkreisel im Schwerefeld der Erde. Die Präzessionsfrequenz hängt vom Magnetfeld ab und wird in der Kernphysik auch als Larmorfrequenz bezeichnet.

Signalerzeugung

Strahlt man senkrecht zur Hauptfeldrichtung eine hochfrequente elektromagnetische Welle der passenden Frequenz ein, so können die Spins zum Umklappen angeregt werden. Für die Summenmagnetisierung hat dies den Effekt, daß sie aus der $+Z$-Richtung entweder in die XY-Ebene bzw. in die $-Z$-Richtung gekippt werden, je nach Leistung des eingestrahlten Hochfrequenzimpulses. Die Leistung ist durch die HF-Amplitude und die Impulsdauer bestimmt. Man spricht von 90-Grad-Impulsen beim Kippen der Magnetisierung in die XY-Ebene (z.B. saturation recovery, steady state free precession) und von 180-Grad-Impulsen bei Umkehr der Magnetisierungsrichtung (z.B. inversion recovery, spin echo), wobei der 180-Grad-Impuls naturgemäß eine höhere Leistung hat als der 90-Grad-Impuls. Das Kippen der Magnetisierung wird nur dann erreicht, wenn die Frequenz der Welle gleich der Präzessionsfrequenz ist. In diesem Falle spricht man von Resonanz und von Resonanzfrequenz.

Relaxationszeiten

Das System von Wasserstoffatomkernen, welches mit Hilfe der Larmorfrequenz aus dem thermischen Gleichgewicht gebracht wurde, kehrt unter Abgabe der aufgenommenen Energie mit bestimmten Zeitkonstanten - den Relaxationszeiten - in den Ausgangszustand zurück. Diese Energieabgabe ist von der Kopplung der Wasserstoffatomkerne an die umgebenden Atome abhängig und folgt dabei zwei unterschiedlichen Prozessen:

1. die Energieabgabe an Nicht-Wasserstoffatomkerne (Spin-Gitter-Wechselwirkung) und
2. die Energieabgabe an benachbarte Wasserstoffatomkerne (Spin-Spin-Wechselwirkung).

Die entsprechenden Zeitkonstanten werden als Spin-Gitter-Relaxationszeit T1 bzw. Spin-Spin-Relaxationszeit T2 bezeichnet. Sie sind für die einzelnen Gewebearten stark unterschiedlich. In der Regel ist T1 (0,5–2 Sekunden) deutlich länger als T2 (10–200 Millisekunden).

Pulssequenzen

Die MR-Tomographie verwendet eine gepulste Anregung der Wasserstoffatomkerne, d. h., die Anregungspulse und Auslesepulse werden nur für kürzere Zeit in die Probe eingestrahlt. Diese Pulse haben im allgemeinen eine Länge von Mikro- bis zu wenigen Millisekunden, während die charakteristischen Zeiten eines MR-Experimentes, also Pulswiederholzeit, Ausleseverzögerung und Relaxationszeiten, im Bereich von 30 bis mehreren 1000 Millisekunden liegen. Die Anregung der Wasserstoffatomkerne kann je nach Fragestellung mit verschiedenen Pulssequenzen erfolgen.

Bilderzeugung

Die Einstrahlung von HF-Impulsen, z. B. in Form einer Spin-Echo-Messung, ergibt ein Kernresonanzsignal aus dem gesamten Volumen, das von der Empfangsspule erfaßt wird. Um das Bild einer Schicht im menschlichen Körper zu erzeugen, müssen
1. die Protonen einer Schicht bestimmter Lage und Dicke angeregt werden und
2. innerhalb dieser Schicht muß eine Ortsinformation gewonnen werden.

Hierzu wird dem statischen Magnetfeld ein lineares Gradientenfeld überlagert. Dieses ändert seine Feldstärke in Körperlängsrichtung (Z-Richtung) in definierter linearer Form. Dies hat zur Folge, daß bei einem gegebenen Hochfrequenzsignal die Resonanzbedingungen nur an einer definierten Stelle erfüllt sind.

Mit zwei weiteren überlagerten Gradientenfeldern in X- und Y-Richtung kann verschiedenen Orten in der angewählten Schicht eine Frequenz- bzw. Phaseninformation zugeordnet werden.

Wird nun in einer Spin-Echo-Sequenz die Signalfolge von Hochfrequenzimpulsen und -gradienten geeignet gewählt, so erzeugt man Echosignale, welche die verschiedenen Frequenzen und Phasen als Summe enthalten.

Zur Erzeugung des gesamten Bildes werden in der Regel 256 Spinechos gemessen. Als Ergebnis einer kompletten Meßsequenz erhält man ein 3-D-Rohdatenbild, vielfach auch Hologramm genannt. Mit Hilfe mathematischer Operationen (2-D-Fourier-Transformation) wird, ähnlich wie in der Computertomographie, dann das Objektbild berechnet. Dies geschieht innerhalb von wenigen Sekunden.

Eine Reihe von Entwicklungen in jüngster Zeit, wie
- neue Impulsfolgen zur Verbesserung des Gewebekontrastes und zur Verkürzung der Meßzeit,
- Triggerung der Messung mit EKG und Atmung,
- Blutflußmessung,
- spektroskopische Bildgebung,
- Bildgebung mit Natrium-23-Atomkernen und
- räumlich begrenzte Phosphorspektroskopie,

erschweren derzeit die Beurteilung des endgültigen Stellenwertes der MRT in der Gesamtheit der bildgebenden Verfahren.

Untersuchungstechnik

Computertomographie

Vorbereitung des Patienten

Vor der Untersuchung sollte der Patient eine mindestens vier- bis sechsstündige Nahrungskarenz einhalten. Dies hat zwei Gründe:

Erstens kommt es hierdurch zu einer Reduktion der Magen- und Darmperistaltik. Es treten weniger Bewegungsartefakte auf, die bei CT-Geräten mit kurzen Abtastzeiten kaum ins Gewicht fallen. Bei sehr schlanken Patienten können sie jedoch nach Kontrastierung des Magen-Darm-Kanals mit 500–1000 ml einer verdünnten Gastrografinlösung (2–4 Vol.-%) oder einer Barium-Fertigsuspension (E-Z-CAT) auftreten und dann durch die Gabe von 20–40 mg Buscopan i. v. beseitigt werden.

Zweitens wird die eventuell notwendige Gabe von intravenösem Kontrastmittel nicht blockiert, bei der aus medizinrechtlichen Gründen eine solche Nahrungskarenz im Rahmen elektiver Untersuchungen eingehalten werden sollte. Die computertomographische Untersuchung gliedert sich meistens in zwei Untersuchungsgänge, die aus der Nativuntersuchung (ohne Kontrastmittel) und der Kontrastmitteluntersuchung bestehen.

Nativuntersuchung

Die Nativuntersuchung erfolgt in der Regel bei senkrecht stehender Gantry (Abtasteinheit) mit dem Patienten in Rückenlage. Das Aufsuchen entsprechender Schichtebenen wird durch die Anwendung eines elektronischen Übersichtsbildes (Topogramm, Scout-View, Toposcan, Scanogramm etc.) erleichtert. Die gewünschte Region (Retroperitoneum, Becken) wird in kontinuierlichen Schichten mit einer Schichtdicke von 7 bis 12 mm untersucht. Zur Vermeidung von Bewegungsartefakten erfolgt die Untersuchung in Atemstillstand.

Kontrastmitteluntersuchung

Die Gabe von nierengängigen Kontrastmitteln erfolgt stets unter den Gesichtspunkten der besseren morphologischen Differenzierbarkeit der abgebildeten Strukturen, insbesondere der Abgrenzung von Lymphknoten in der Paraaortal- und Parailiakalregion, aber auch zur Sichtbarmachung und Differenzierung pathologischen Gewebes (Abszeß, Tumor). Für die genannten Fragestellungen empfiehlt sich die Gabe des Kontrastmittels in Form der sog. Bolustechnik. Hierunter versteht man die rasche intravenöse Applikation von 1-2 ml einer 60- bis 76%igen Kontrastmittellösung (300-380 mg Jod/ml) pro kg Körpergewicht. Die hieraus resultierende starke Dichteanhebung der Gefäßstrukturen wird zur optimalen Ausnutzung möglichst mit der Anfertigung von CT-Bildern in rascher Folge (Angio-CT, Serien-CT), d. h. der Anfertigung von mehreren Bildern pro Minute gekoppelt.

Besonderheiten der Untersuchungstechnik

Vor der computertomographischen Untersuchung des kleinen Beckens sind eine Reihe von Zusatzmaßnahmen indiziert. Zur Markierung des Scheidengrundes ist die Einführung eines (lufthaltigen) Tampons vorteilhaft (19). Alternativ kommen Bernstein- und Plexiglasphantome zur Anwendung. Zur Beurteilung der Harnblasenwand ist eine gute Blasenfüllung notwendig. Die Patienten sollten daher vor der Untersuchung reichlich Flüssigkeit trinken und die Harnblase nicht entleeren. Mitunter reicht dies zur Beurteilung der Harnblasenwand nicht aus, so daß eine intravenöse Kontrastierung mit nierengängigen Kontrastmitteln erforderlich ist. Alternativ kann bei liegendem Harnblasenkatheter die Harnblase mit 150-300 ml eines verdünnten (1-2%) wasserlöslichen Kontrastmittels aufgefüllt werden.

Die in der Literatur angegebenen Methoden zur Harnblasenkontrastierung unter Verwendung negativer Kontrastmittel wie Gas (CO_2 oder Luft) bzw. Öl (1, 8) haben sich in der Routine nicht durchgesetzt.

Entscheidend für die Differenzierung tumoröser Veränderungen von intestinalen Strukturen ist die Kontrastierung des Dick- und Dünndarms. Hierzu muß mitunter neben der oralen Applikation einer verdünnten Kontrastmittellösung (s. o.) die gleiche Lösung in Form eines rektalen Einlaufs appliziert werden.

Magnetresonanztomographie

Während der magnetresonanztomographischen Untersuchung ist der Patient einem hohen Magnetfeld ausgesetzt. Es ist daher darauf zu achten, daß magnetisierbare Gegenstände vom Patienten abgelegt werden und vom Untersuchungsgerät ferngehalten werden. Hierzu gehören auch Scheckkarten, deren Kodierung durch das Magnetfeld zerstört wird. Besonders wichtig erscheint der Ausschluß von Patienten mit operativ eingebrachten Metallclips, da diese durch das Magnetfeld angezogen werden und zu schweren Verletzungen führen können.

Wegen der nicht abzuschätzenden Interaktion mit dem eingestrahlten Hochfrequenzsignal sind Patienten mit Herzschrittmacher von der Untersuchung auszunehmen.

Bedingt durch den im Vergleich zum CT-Gerät längeren und engeren Untersuchungstunnel (Gantry) ist mit einer höheren Rate an Klaustrophobie bei den Patienten zu rechnen. Diese kann reduziert werden, indem man dem Patienten ein kleines Tuch auf die Augen legt bzw. ein Beruhigungsmittel intravenös appliziert.

Bei Untersuchung des kleinen Beckens ist auf eine gute Füllung der Harnblase zu achten. Zur besseren Abgrenzung von Darmschlingen wird die Applikation kohlensäurehaltiger Flüssigkeit peroral zur Dünndarmmarkierung und die rektale Applikation von Luft zur Darstellung des Dickdarms empfohlen. Alternativ kann eine eisenhaltige Lösung (Fe^{2+} 5m) als paramagnetisches Kontrastmittel eingesetzt werden.

Eine Untersuchung in Atemstillstand wie bei der CT ist aufgrund der längeren Untersuchungszeit bei der MRT nicht möglich. Um gröbere Bewegungsartefakte auszuschalten, wird der Patient aufgefordert, ruhig zu liegen und ruhig zu atmen.

Kontrastmitteluntersuchungen

Auch bei der MRT können Kontrastmittel zur Erweiterung der diagnostischen Aussage eingesetzt werden. Sie unterscheiden sich grundsätzlich von den Röntgenkontrastmitteln, bei denen eine Dichteerhöhung im Gewebe erzielt wird, dadurch, daß sie zu einer Veränderung der Magneteigenschaften des Gewebes führen.

Prinzipiell müssen drei verschiedene Kontrastmitteltypen in der MRT unterschieden werden:

1. Änderung der Wasserstoffatomkerndichte.

   Hierzu gehören Substanzen wie Fett, Alkohol, Wasser und Luft, die sich durch einen unterschiedlich hohen Protonengehalt von den parenchymatösen Organen unterscheiden. Die beiden Letztgenannten sind aufgrund der Verträglichkeit z. B. zur Darstellung des Magen-Darm-Kanals geeignet.

2. Kontrastmittel mit ungepaartem Spin der Valenzelektronen.

   Hierzu gehören Stickstoffoxide, molekularer Sauerstoff und stabile freie Radikale. Die beiden erstgenannten Substanzgruppen sind aufgrund ihrer Toxizität (Stickstoffoxid) bzw. ihrer nur geringen Veränderungen des Signalverhaltens nur von theoretischem Interesse. Ein wesentlicher Nachteil der freien Radikale ist ihre kurze Halbwertszeit im Organismus. Wegen ihrer Organspezifität sind sie jedoch auch weiterhin Gegenstand wissenschaftlicher Untersuchungen.

3. Paramagnetische Metallionen.

Hierzu gehören im wesentlichen Elemente aus der Reihe der Actiniden und Lanthaniden. Ein besonders großes effektives magnetisches Element weist das Gadolinium-Ion (Gd^{3+}) auf. Es befindet sich zur Zeit in Form einer Komplexbildung mit dem Dimegluminsalz der Diäthylentriaminpentaessigsäure (DTPA) in klinischer Erprobung. Eine abschließende Aussage über den Nutzen dieser Substanz, die z. T. zu einer deutlichen Signalerhöhung in Tumoren führt, ist z. Zt. noch verfrüht.

Aufnahmetechnik

Wie oben bereits erwähnt, richtet sich die zur Anwendung kommende Pulssequenz (Mode) nach der jeweiligen Fragestellung und hier jeweils geeigneten Meßparametern. Von den vier unterschiedlichen Pulssequenzen haben sich jedoch die Spin-Echo- und Inversion-Recovery-Pulssequenz allgemein durchgesetzt.

Bei der Spin-Echo-Pulssequenz wird nach einem 90-Grad-Anregungsimpuls zu einer ersten Refokussierung nach einer gewissen Zeit ein 180-Grad-Auslesepuls eingestrahlt. Hierdurch steigt das Signal langsam zu einem Maximum wieder an, bevor es mit einer Zeitkonstanten wieder abfällt. Durch Einstrahlen weiterer 180-Grad-Impulse kann dieser Vorgang wiederholt werden. Es lassen sich dabei immer kleiner werdende Amplitudenmaxima registrieren, deren Verbindungslinie (Einhüllende der Amplitudenmaxima) durch die Relaxationszeit T2 bestimmt wird.

Bei der Inversion-Recovery-Pulssequenz erfolgt die Anregung zunächst mit einem 180-Grad-Impuls. Die Magnetisierung wird hierdurch invertiert. Nach der sog. Inversionszeit wird dann ein 90-Grad-Ausleseimpuls eingestrahlt. Hierdurch erfolgt eine Quermagnetisierung in der XY-Ebene, die meßbar ist. Die Signalhöhe hängt dabei von der Inversionszeit, d. h. von der Erholung der Z-Magnetisierung ab. Durch Variation der Inversionszeit kann die Erholung der Z-Magnetisierung Punkt für Punkt gemessen und hieraus die Relaxationszeit T1 berechnet werden. Eine Standardisierung der Untersuchungsparameter ist derzeit noch nicht vorgeschrieben. Hieraus ergeben sich Probleme in der Vergleichbarkeit der jeweiligen Untersuchungsdaten.

Bilderzeugung

Das erste Verfahren zur Bilderstellung mit der MRT war die Zeugmatographie. Dieses Verfahren ist mit der Bildgewinnung in der CT (Rückprojektion) vergleichbar.

Die z. Zt. am häufigsten verwendete Art der Bildrekonstruktion ist die 2-D-Fourier-Transfor-

mation. Darüber hinaus kommen immer mehr Meßverfahren zur Kompensation der langen Untersuchungszeiten zum Einsatz, die entweder mehrere Schichten gleichzeitig (Multiple-Slice-Verfahren) aufnehmen, oder mehrere Echos zwischen den einzelnen Anregungsimpulsen registrieren (Multiple-Echo-Verfahren).

Im experimentellen Stadium finden sich derzeit Pulssequenzen, die es ermöglichen, MR-Bilder innerhalb weniger Sekunden zu erstellen (Flash-Imaging) (5). Hiermit könnte es in Zukunft möglich sein, auch Funktionsabläufe mit der MRT zu untersuchen.

Spezielle Diagnostik

Uterustumoren

Kollumkarzinom

Stadieneinteilung

Die klinische Stadieneinteilung erfolgt nach den Richtlinien der FIGO (Fédération Internationale Gynécologie et d'Obstétrique 1954). Zum besseren Vergleich international gewonnener Ergebnisse dient die TNM-Klassifizierung der UICC (Union Internationale Contre le Cancer 1979), wobei hier Befunde spezieller röntgenologischer Maßnahmen und die Ergebnisse einer Operation mit einfließen können, ohne das Stadium nach der FIGO zu verändern. Eine Kurzfassung der Stadieneinteilung ist in Tab. 1 wiedergegeben.

Das klinische Staging erfolgt unter Einsatz der Inspektion, bimanuellen Palpation und Kolposkopie mit fraktionierter Kürettage. Röntgenologische Zusatzinformationen werden durch die Urographie, den Kolonkontrasteinlauf sowie die Röntgenuntersuchung der Thoraxorgane und des Skeletts gewonnen. Bei entsprechend hohen Tumorstadien kommen die endoskopischen Methoden der Rektoskopie und Zystoskopie zum Einsatz. Szintigraphische Verfahren stehen mit der Isotopennephrographie zur Erfassung früher Harnleiterobstruktionen und der Knochenszintigraphie zum frühzeitigen Nachweis einer ossären Metastasierung zur Verfügung. Trotz einiger Einschränkungen ist eine Früherfassung der lymphogenen Absiedlung nur mit Hilfe der Lymphographie (s. dort) möglich.

Andere radiologische Verfahren (Angiographie, Hysterographie) haben in der Routinediagnostik keine Bedeutung.

Computertomographie und Magnetresonanztomographie

Mit beiden Methoden sind bei der Abklärung des Kollum-Karzinoms eine Vielzahl von Informationen zu erzielen, welche die Aussage ande-

Tabelle **1** Tumorklassifikation bei Zervixkarzinomen (mod. nach [34])

FIGO	UICC	Tumorwachstum	Erkennbarkeit im CT	CT	MRT
0	T_{is}			Ø	Ø
I a	T_1 a	beschränkt auf die Zervix, mikroinvasiv		Ø	O
b	b	klinisch invasiv		O	◑
II a	T_2 a	Infiltration der ob. zwei Drittel der Vagina	auch bei Verwendung eines Tampons unsicher	◑	●
b	b	Infiltration der Parametrien	beginnende Infiltration unsicher	◑	●
III a	T_3 a	Ausdehnung auf das untere Drittel der Vagina	bei Verwendung eines Tampons möglich	◑	●
b	b	Infiltration der Parametrien bis zur Beckenwand		●	●
IV	T_4	Ausdehnung auf Blase und Rektum ggf. über das Becken hinaus	beginnende Infiltration der Hohlorgane meist nicht erkennbar	●	●
	N_1	regionäre LK-Metastasen		◑	◑
	N_4	juxtaregionäre LK-Metastasen (inkl. paraaortal)		◑	◑
	M	Fernmetastasen	parenchymatöse Organe im Abdomen und Lunge	●	●

Ø = nicht erkennbar
O = selten oder unsicher erkennbar

◑ = in einem Teil der Fälle erkennbar
● = in der Mehrzahl der Fälle erkennbar

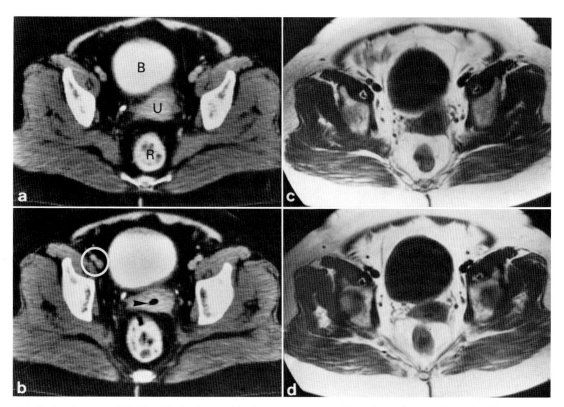

Abb. **1** Carcinoma colli I b, Z. n. Konisation und Radiumeinlage. **a** und **b** CT (mit Kontrastmittelbolus), **c** und **d** MRT axial (SE, TR = 560 ms, TE = 40 ms): vergleichbare Schnitte: Pfeilspitze = Gaseinschluß im Zervikalkanal, Kreis = Iliakalgefäße (hell = Arterie, grau = Vene), B = Blase, U = Uterus, R = Rektum

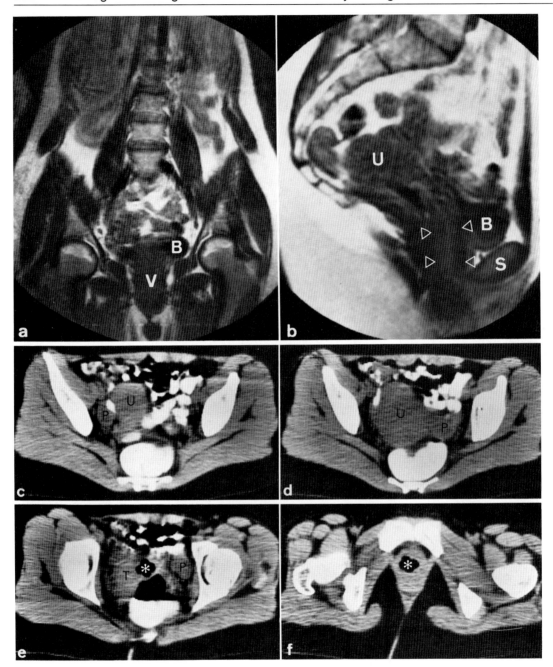

Abb.2 Carcinoma colli III ($pT_{3a}N_1$). **a** und **b** MRT koronar, sagittal (SE, TR = 500 ms, TE = 40 ms): V = Vagina, B = Blase, U = Uterus, S = Symphyse. Erhebliche Auftreibung der Vagina, zentraler Streifen mit erhöhter Signalintensität (zwischen den Pfeilspitzen), Sekret und Schleim-hautödem entsprechend. **c–f** CT. **c** Parametrane Infiltration re. **d** Parametrane Infiltration li. **e** Scheideninfiltration. **f** Scheide kaudal frei, U = Uterus, P = knotige parametrane Infiltration, T = Tumor paravaginal, * = Tampon

rer diagnostischer Verfahren bestätigen, ergänzen oder korrigieren können.

Kollum

Tumoren der Stadien T_{is} und T_1, d.h. auf die Zervix beschränkte Karzinome, sind computertomographisch nicht zu erfassen (60).

In der MRT hingegen läßt sich der Endozervikalkanal in einer Dicke von 5–10 mm in nahezu allen Fällen als zentraler, signalreicher Streifen in T2-betonten Bildern nachweisen. Das Zervikalstroma hat aufgrund seines mehr fibrösen Charakters eine geringere Signalintensität. Tumoren des Zervikalkanals können aufgrund die-

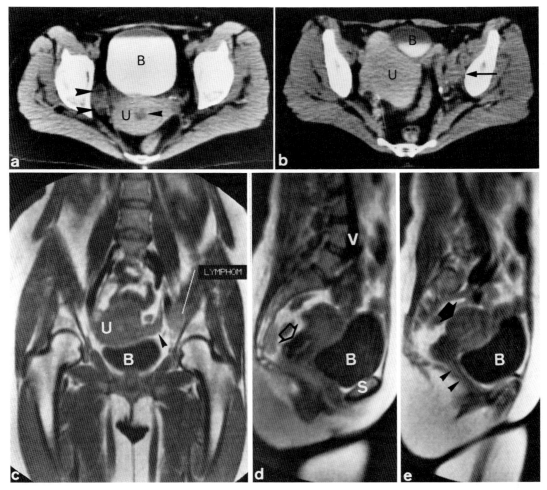

Abb. 3 Carcinoma colli III ($pT_{2b}N_2$). **a** und **b** CT, U = Uterus mit Sekretstau (kleine Pfeilspitzen), B = Blase, Pfeil = Lymphknotenmetastase iliakal, große Pfeilspitzen = hyperplastische Lymphknoten. **c** MRT (SE, TR = 500 ms, TE = 40 ms) koronar: Uterus mit zentraler Dreischichtung und parametraner Infiltration (Pfeilspitze),

U = Uterus, B = Blase. **d** und **e** MRT (SE, TR = 500 ms, TE = 40 ms) sagittal: Pfeil offen = Carcinoma colli, Pfeil geschlossen = Uterus myomatosus: beide mit signalintensivem Endozervikalkanal bzw. Endometrium. Pfeilspitzen = Vagina (nicht befallen), B = Blase, S = Symphyse, V = V. cava inferior

ser Differenzierung entweder anhand der Verziehung und Destruktion des Endozervikalkanales oder durch hohe Signalintensität in T2-betonten Bildern erkannt werden.

Computertomographisch werden Kollumtumoren erst sichtbar, wenn sie zu einer Form- und Größenänderung geführt haben. Ihre Erkennbarkeit wird durch die Anwendung bolusförmiger Kontrastmittelgabe erleichtert (31). Mitunter ist jedoch das Kollumkarzinom im Stadium I durch vorausgegangene Manipulation (Konisation, Radiumeinlage) oder durch die tumoröse Infiltration (41) anhand eines zentralen Gaseinschlusses als Ausdruck des starren Zervikalkanales erkennbar (Abb. 1). Hierbei kennzeichnen inhomogene Gaseinschlüsse den exulzerierenden Tumor (10).

Als indirektes Hinweiszeichen auf das Vorliegen eines Kollumkarzinoms kann in der MRT eine Verbreiterung der Intermediärzone des Corpus uteri, deren Bedeutung derzeit noch umstritten ist (13, 45, 78), erkannt werden. Die Ursache für die Verbreiterung dieser Intermediärzone bei Tumoren der Zervix über 5 cm bleibt zunächst unklar, möglicherweise handelt es sich um ein obstruktives Blutflußphänomen.

Sowohl computertomographisch als auch magnetresonanztomographisch sind entzündliche und tumoröse Veränderungen der Zervix nicht differenzierbar (7).

Parametrien und Vagina

Die Ausbreitung des Kollumkarzinoms auf die Vagina und die Parametrien sind die Leitsymptome der Tumoren im Stadium II und III. Hierbei ist die Infiltration der Vagina durch kli-

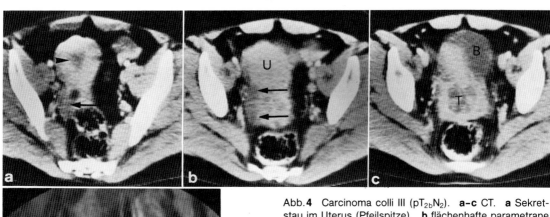

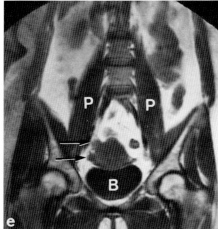

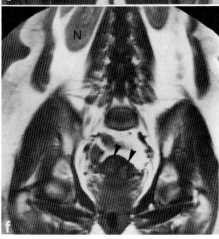

Abb. 4 Carcinoma colli III (pT$_{2b}$N$_2$). **a–c** CT. **a** Sekretstau im Uterus (Pfeilspitze), **b** flächenhafte parametrane Infiltration (Pfeile), **c** inhomogene Dichte im Tumor nach Kontrastmittelbolus, U = Uterus, B = Blase, T = Tumor. **d–f** MRT (SE, TR = 500 ms, TE = 40 ms) koronar, **d** LK parakaval rechts (Pfeile) C = Cava, A = Aorta, Pfeilspitzen = Ureter. **e** parametrane Infiltration (Pfeile), P = Psoas, B = Blase. **f** kein Harnstau, signalreiche Darstellung des Tumors (Pfeilspitzen), N = Niere

nische Methoden (Inspektion, Palpation) eindeutiger zu entscheiden. Computertomographisch läßt sie sich erst nach vorheriger Markierung der Vagina mit einem Tampon oder Plexiglas-(Bernstein-)Phantom durch den Nachweis einer asymmetrischen Wandverdickung oder hypodenser Areale in der Vaginalwand erkennen (Abb. 2). Die Differenzierung des oberen Drittels ist wegen der unmittelbaren Nachbarschaft des Scheidengewölbes zur Cervix uteri besonders schwierig. Bei der Beurteilung der Vaginalinfiltration bietet die MRT bei Anwendung koronarer und sagittaler Schichten (33) deutliche Vorteile (Abb. 3).

Die größte Herausforderung an prätherapeutische Staging-Untersuchungen stellt zweifellos die parametrane Infiltration dar. Hierbei ist auch mit klinischen Mitteln bei flächenhafter Ausbreitung nicht zu entscheiden, ob es sich um eine kontinuierliche Tumorausbreitung oder eine kollaterale Entzündung handelt (24). Die beginnende parametrane Infiltration (T$_{2a}$) ist mit beiden Methoden nur zu vermuten. Erst fortgeschrittene Fälle lassen sich computertomographisch bzw. magnetresonanztomographisch erfassen. Die parametrane Infiltration tumoröser und entzündlicher Genese stellt sich als pathologische Weichteilvermehrung mit lateraler, ventraler und dorsaler Extension im CT und MRT dar. Die Dichtewerte dieser Infiltrationen können wegen des begleitenden Exsudates niedrig sein, die Signalintensität ist intermediär (Abb. 4).

Häufiger als die flächenhafte Infiltration ist die noduläre Darstellung der Parametrien als Ausdruck der regionären Lymphknotenmetastasierung. Die Beurteilung gestaltet sich bei einseiti-

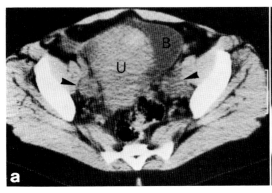 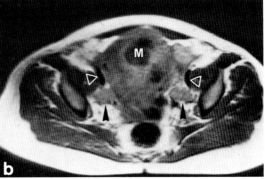

Abb. 5 Carcinoma colli III. **a** CT, **b** MRT (SE, TR = 820 ms, TE = 40 ms) axial: knotige Infiltration parametran (Pfeilspitzen), signalfreie Iliakalgefäße (Pfeilspitzen offen), M = Myom (signalarm) mit intermediärem Randsaum (komprimiertes Myometrium?), U = Uterus, B = Blase

gem Befall wegen der dann asymmetrisch seitenbetonten Verdickung und Verdichtung des parametranen Bandapparates, gegebenenfalls mit gleichzeitiger Verziehung der Zervix auf die befallene Seite, einfacher (57).

Am allerschwierigsten bei der Beurteilung der parametranen Infiltration ist die Frage nach dem Vorliegen einer „Operationsebene", d. h. die Differenzierung des Tumorstadiums T_{2b} bzw. T_{3b} (Abb. 5). Die Regel, daß zwischen der parametranen Infiltration des Kollumtumors und der Beckenwand ein Streifen von Fettgewebe vorhanden sein muß (T_{2b}) bzw. durch pathologisches Fremdgewebe ersetzt ist (T_{3b}), erweist sich im Einzelfall immer wieder als unzuverlässig.

Dies führt letztendlich zu einer kontroversen Beurteilung dieser Frage in der Literatur (11, 18, 29, 30, 37, 41, 56, 69, 70, 77).

Entscheidend für die differente Beurteilung der einzelnen Autoren ist dabei die zugrunde gelegte Vergleichsmethode. Aufgrund der bekannten fehlerhaften Ergebnisse des klinischen Stagings (1, 3, 12, 52, 58, 75) kann für eine exakte Methodenbeurteilung nur die histopathologische Korrelation herangezogen werden. Hiernach ist jedoch entsprechend den sehr differenzierten und kritischen Ergebnissen von RÄBER u. Mitarb. eine relevante Mehrinformation durch die computertomographische Untersuchung nicht zu erzielen. Auch die ersten vergleichenden CT-MRT-Studien zu dieser Frage bestätigen diese Tendenz (7, 47).

Harnleiter, Blase, Rektum

In einer Studie von GOLDMANN u. Mitarb. (28) erwies sich die CT bei der Beurteilung des harnableitenden Systems von Zervixkarzinompatientinnen in 90% der Fälle (n = 108) als gleichwertig oder besser im Vergleich zur Ausscheidungsurographie. Hierbei stimmen beide Methoden in ihrer Aussagekraft in den Stadien I a bis II a (73%) überein. Bei den Tumoren in den Stadien II b bis

IVb konnte der gesamte Harnleiter im CT jedoch wesentlich besser erkannt werden als mit der Ausscheidungsurographie. Mit der CT waren in 31%, mit der Ausscheidungsurographie in nur 6% der Fälle klarere Befunde zu erzielen. Somit ist die Grundlage für den Verzicht auf die Ausscheidungsurographie als Staging-Maßnahme bei fortgeschrittenen Tumoren gegeben, wenn computertomographisch eine Harnstauungsniere nachgewiesen werden kann. Die Indikation für die Ausscheidungsurographie ergibt sich lediglich zur Darstellung des Verlaufes des kontralateralen Harnleiters bei geplanter Operation.

Magnetresonanztomographische Untersuchungen zu dieser Fragestellung liegen bislang zwar noch nicht vor, es ist jedoch aufgrund der Möglichkeit der frontalen Schichtuntersuchung zu erwarten, daß sich beide Untersuchungsmethoden in ihren Ergebnissen hier nur unwesentlich unterscheiden (Abb. 6) (79). Für die Invasion der Harnblase bzw. des Rektosigmoids gilt prinzipiell, daß die tumoröse Infiltration zu einer zirkumskripten Wandverdickung führt, die computertomographisch zwar faßbar ist, gegenüber einer unspezifisch entzündlichen Reaktion (z. B. bullöses Ödem der Harnblase) jedoch nur durch entsprechende endoskopische Untersuchungsmethoden abgegrenzt werden kann (8). Darüber hinaus ist bei tumoröser Ausmauerung des kleinen Beckens der Ursprung des Tumors oft nicht mehr festzustellen (Abb. 7).

Korpuskarzinom

Stadieneinteilung

Die Stadieneinteilung der Korpuskarzinome nach der UICC bzw. FIGO geht aus Tab. 2 hervor. Das Endometriumkarzinom wird in der Regel durch fraktionierte Kürettage diagnostiziert. Die Mehrzahl der Karzinome in den Stadien I oder II werden primär der Operation zugeführt,

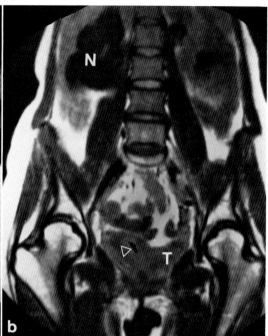

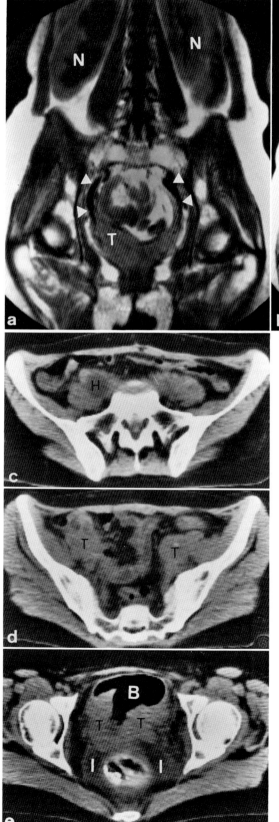

Abb. 6   Kollumkarzinomrezidiv. **a** und **b** MRT (SE, TR = 1000 ms, TE = 40 ms) koronar: Harnstau beiderseits, links Z. n. perkutaner Nephrostomie, N = gestaute Niere, re. mehr als li., T = Tumorrezidiv mit Einbruch in die Harnblase (offene Pfeilspitze), geschlossene Pfeilspitzen = gestauter Harnleiter mit distaler, tumorbedingter Stenose. **c–e** CT. **c** H = gestauter Harnleiter. **d** T = Rezidivtumor. **e** B = Blase mit Luft (Fistel), T = Rezidivtumor, I = Infiltration des pararektalen Fettkörpers

und die Computertomographie spielt nur eine untergeordnete Rolle.

Computertomographie

Die fokale oder diffuse Vergrößerung des Corpus uteri, eventuell unter Einschluß von nekrotischen Arealen in Form von Hypodensitäten erlaubt den direkten Nachweis des Tumors. Das Ausmaß der Wandinfiltration und die Tumorausdehnung insgesamt sind vorteilhaft nach Gabe von Kontrastmittel und durch Seriencomputertomographie abzugrenzen. Indirekte computertomographische Nachweiszeichen sind der Sekretstau infolge Zervikalstenose sowie Symptome der extrauterinen Ausbreitung und Lymphknotenmetastasierung. Wie für das Kollumkarzinom gilt, daß die CT wertvoller in der Ausdehnungsbestimmung fortgeschrittener Tumoren als im Nachweis früher Stadien ist. Hierbei ist die CT insbesondere im Nachweis klinisch nicht vermuteter Netz- und Lymphknotenmetastasen bei Patienten mit Uterussarkomen und schlecht differenzierten Endometriumkarzinomen wertvoll (Abb. 8).

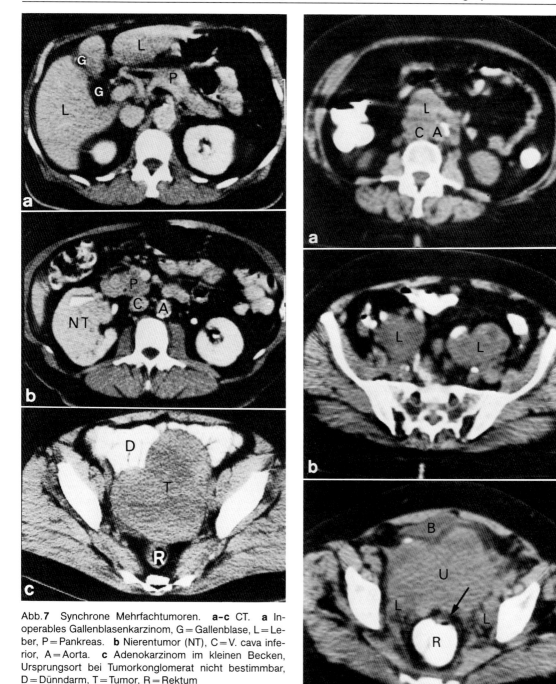

Abb. **7** Synchrone Mehrfachtumoren. **a–c** CT. **a** In-operables Gallenblasenkarzinom, G = Gallenblase, L = Le-ber, P = Pankreas. **b** Nierentumor (NT), C = V. cava infe-rior, A = Aorta. **c** Adenokarzinom im kleinen Becken, Ursprungsort bei Tumorkonglomerat nicht bestimmbar, D = Dünndarm, T = Tumor, R = Rektum

Abb. **8** Adenokarzinom, unreif (Adenoakanthom). **a–c** CT: L = Lymphknotenmetastasen (paraaortal, pa-railiakal, parametran), C = V. cava inferior, A = Aorta, U = Uterus, B = Blase (nach ventral verlagert), R = Rek-tum (mit Kontrastmittel gefüllt), Pfeil = Infiltration des pa-rarektalen Fettgewebes

Magnetresonanztomographie

Das normale Corpus uteri zeigt in T_1-betonten Bildern meist eine homogene Intensität, dem Collum uteri vergleichbar. Dagegen zeigen T_2-betonte Bilder nahezu regelhaft eine Drei-schichtung mit einem signalintensiven Endome-trium (33) sowie einem peripheren Myometrium, dessen Signalintensität geringer als Fett, jedoch deutlich höher als Bauchmuskulatur liegt. Da-

Tabelle **2** Tumorklassifikation bei Korpuskarzinomen (mod. n. [34])

FIGO	UICC	Tumorwachstum	Erkennbarkeit im CT	CT	MRT
0	T_{is}			∅	∅
I a	T_1 a	nur Corpus uteri Cavum u. < 8 cm ∅	ab 5 cm ∅ als uncharakteristische Raumforderung	○	◑
b	b	Cavum u. > 8 cm ∅		●	●
II	T_2	Ausdehnung auf Zervix		○	●
III	T_3	Ausdehnung über Uterus hinaus auf Vagina	auch bei Verwendung eines Tampons unsicher	◑	●
		auf Parametrien	beginnende Infiltration unsicher	●	●
		auf Adnexe	als Raumforderung ab 3 cm ∅	◑	●
IV a	T_4	Ausdehnung auf Blase und Rektum, über das Becken hinaus	beginnende Infiltration der Hohlorgane meist nicht erkennbar	●	●
	N_1	regionäre LK-Metastasen		◑	◑
IV b	M	Befall entfernter Organe	parenchymatöse Organe im Abdomen, Lunge	●	●

∅ = nicht erkennbar   ◑ = in einem Teil der Fälle erkennbar
○ = selten oder unsicher erkennbar   ● = in der Mehrzahl der Fälle erkennbar

zwischen findet sich eine Schicht intermediärer Signalintensität wie Bauchmuskulatur, deren genaue anatomische Zuordnung noch umstritten ist. Das Endometrium zeigt zyklusabhängige Höhenschwankungen.

Das Korpuskarzinom ist in T_1-betonten Bildern lediglich anhand der Vergrößerung der Gebärmutter erkennbar. Eine Signaldifferenz ist nicht erkennbar. In T_2-gewichteten Bildern demaskiert sich das Endometriumkarzinom durch Verbreiterung und irreguläre Konturierung der Endometriumschicht sowie durch den Nachweis von Arealen mit intermediärer und geringer Signalintensität in der sonst sehr signalreichen Endometriumzone. Somit ist magnetresonanztomographisch durch den direkten Tumornachweis auch in frühen Tumorstadien eine Verbesserung der präoperativen Diagnostik möglich. Als indirekte Tumorzeichen beim Endometriumkarzinom können die Unterbrechung oder Ausdünnung der Intermediärzone bei Invasion des Myometriums sowie die Verbreiterung des Endozervixstreifens bei Befall des Corpus uteri angesehen werden.

Andere Uterustumoren

Leiomyome

Unter den gutartigen Geschwülsten des Uterus stehen die Leiomyome mit 95% der Fälle im Vordergrund. Absolut gesehen sind sie bei 20% aller Frauen nach dem 35. Lebensjahr zu erwarten. Computertomographisch stellen sie in der Regel Zufallsbefunde dar, die sich in Form einer exzentrischen Auftreibung bzw. asymmetrischen

Wandverdickung erkennen lassen. Ohne Kontrastmittel sind Dichteunterschiede zum Myometrium erst dann zu erkennen, wenn die Knoten zentrale Nekrosen aufweisen. Diese imponieren als hypodense Einschmelzungsbezirke. Darüber hinaus lassen sich computertomographisch sehr gut die charakteristischen grobscholligen Verkalkungen erkennen. Nach Kontrastmittelgabe stellen sich gut vaskularisierte Myomknoten als hyperdense Strukturen im Vergleich zum übrigen Myometrium dar (Abb. 9) (65).

Die magnetresonanztomographischen Kriterien der Leiomyome des Uterus sind in mehreren Arbeiten niedergelegt (15, 47, 78). Hiernach stellen

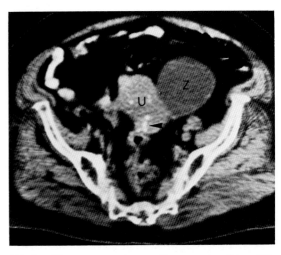

Abb. **9**   Uterus myomatosus, Serosazyste links. CT: U = Uterus, Z = Zyste, Pfeilspitze = Verkalkungen

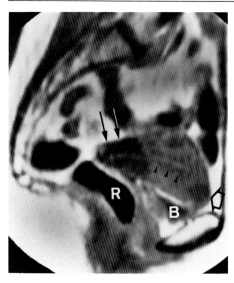

Abb. **10** MRT (SE, TR = 500 ms, TE = 40 ms) sagittal: Uterusmyom (offener Pfeil) bei Carcinoma colli III (Pfeile). Dreischichtung des Uterus (Pfeilspitzen), R = Rektum, B = Blase

sich die Tumoren im T_1-betonten Bild in der Regel signalarm dar, in Abhängigkeit vom Vaskularisationsgrad können sie jedoch auch isointensiv zum Myometrium in Erscheinung treten (Abb. **10**) (33).

Mitunter entsteht durch das expansive Wachstum der Myomknoten ein signalintensiver Randsaum, der wahrscheinlich dem komprimierten Myometrium entspricht.

Im T_2-betonten Bild zeigen sie eine mittlere Signalintensität, und lediglich bei Nekrose oder Blutung ist mit einer hohen Signalintensität zu rechnen. Verkalkungen führen in allen Sequenzen zu einer Signalauslöschung bzw. zu Signalinhomogenitäten.

Fetthaltige Uterustumoren

Diese seltenen Tumoren (ca. 0,1%) sind computertomographisch aufgrund ihres Fettgehaltes diagnostizierbar und von den ebenso seltenen Mischtumoren abzugrenzen. Die sarkomatöse Entartung ist wie oben beschrieben jedoch nicht zu differenzieren (53).

Bindegewebstumoren

Fibroide des Uterus sind computertomographisch ohne Kontrastmittelgabe vom Myometrium nicht zu trennen. Die meist sehr großen Raumforderungen weisen nach Kontrastmittelgabe einen hypodensen Charakter auf (2).

Das magnetresonanztomographische Verhalten ist ähnlich. In T_1-betonten Bildern entspricht die Signalintensität der des Uterus. Bei Anwendung der Inversion recovery zeigt sich jedoch eine ge-

ringere Signalintensität, was für das Vorliegen längerer T_1-Relaxationszeiten spricht (15).

Sarkome

Die sarkomatöse Entartung von Leiomyomen (ca. 0,5%) ist ebenso wie die primären Sarkome des Uterus (ca. 2% der Uterustumoren) vom Korpuskarzinom nicht zu trennen. Lediglich das schnelle Wachstum und die Einschmelzungstendenz können als Hinweise angesehen werden.

Chorionepitheliome

Dieser potentiell hochmaligne Tumor ist differentialdiagnostisch eher durch die charakteristische Anamnese (Abort, vorausgegangene Geburt, Blasenmole) und seine Neigung zur ausgedehnten Metastasierung eher als durch seine lokale Symptomatik, die in der Regel nur mit einer geringen Vergrößerung des Uterus einhergeht, zu differenzieren.

Tumornachsorge und Rezidivdiagnostik

Im Rahmen der Nachsorge von Kollum- und Korpuskarzinompatienten müssen normale postoperative Befunde und Veränderungen nach Strahlentherapie von rezidivverdächtigen Gewebeformationen differenziert werden. Die Kenntnis postoperativer und radiogener Veränderungen ist daher von erheblicher Bedeutung (21).

Mit keinem anderen Untersuchungsverfahren ist in einem Untersuchungsgang die Abklärung der lokalen Verhältnisse und die Beurteilung der Fernmetastasierung so problemlos möglich wie mit der CT. Insbesondere die Erkennung oberflächennaher Prozesse ist dabei besser möglich als mit der Sonographie. Durch geeignete Untersuchungstechnik lassen sich z. B. fokale Läsionen der Leber auch artdiagnostisch einordnen und von Lebermetastasen abgrenzen.

Postoperative Befunde

Nach einer Hysterektomie ist zwischen der Harnblase und dem Rektum oberhalb des Scheidenstumpfes eine zarte Narbenplatte erkennbar. Lediglich nach supravaginaler Uterusamputation stellt sich der Zervixrest als Weichteilstruktur dar. Für die Differenzierung gegenüber einem Rezidiv ist daher die anamnestische Angabe des Operationsverfahrens von eminenter Bedeutung.

Nach Lymphadenektomie können paravasal an der Beckenwand Narbenplatten Tumorbildungen vortäuschen (23). Nach Radikaloperationen ist auch mit dem Auftreten von Lymphzysten entlang der Gefäße oder paravaginal zu rechnen (43), die sich computertomographisch als homogene rund-ovaläre Raumforderungen mit wasserähnlicher Densität darstellen.

Tab.3   Strahlentherapiefolgen (nach *Breit* [10])

AKUT

Symptom	CT-Befunde
Exazerbation v. Entzündungen (Adnexe, Parametrien)	Abszeß (Tuboovarialabszeß): zystoider Tumor, nach KM-Bolus Randenhancement (hyperämischer Saum)
Eitrige Einschmelzungen von Myomen (n. intrakavitärer Therapie)	Pyometra: erhebliche Auftreibung des Uterus mit zentraler Dichteminderung und Verschmälerung der Wand DD: Myomnekrosen, Zervikalstenose, nekrotischer Tumor
Radiogene Zystitis (5–6%)	Verdickung der Harnblasenwand mit Konturunregelmäßigkeiten
Radiogene Enteritis (Dünn- und Dickdarm)	Verdickung der Darmwand mit geringerer Wanddichte (Ödem)
Nekrosen (lokal, LK) (n. komb. Radiatio)	hypodense Zonen, evtl. mit Gaseinschlüssen (lokal) inhomogene Dichtewerte (LK)

CHRONISCH

Symptom	CT-Befunde
Subkutane Indurationen	bandförmige Verdichtungen im Bereich der Strahlenfelder ventral und dorsal
Osteonekrosen	fleckförmig, inhomogene Knochenstruktur (Skleroseinseln), Aufhebung der normalen Konturen
Zweittumoren (Sarkome) (Blase, Uterus, Rektum, Kolon)	wie Primärtumoren Latenz 10–15 Jahre
Radiogene Schrumpfblase	Wandverdickung, Verkleinerung der Blase
Fistelbildung	KM-Übertritt (nach i. v. Gabe) in Scheide oder Rektum (Dichteanstieg)
Fibrose des Beckenbindegewebes (Parametrien, Hüllfaszien des Rektums, uterine Bänder)	streifige oder plattenförmige (selten noduläre) Verdichtungen Folgen: Harnstau, Lymphödem, Gefäßverschluß

Befunde nach Strahlentherapie

Eine Reihe von Veränderungen nach Radiotherapie, insbesondere nach kombinierter Bestrahlung, sind computertomographisch faßbar. Sie können in akute und chronische Therapiefolgen eingeteilt werden. Aus Gründen der Übersichtlichkeit werden sie hier tabellarisch wiedergegeben (Tab.3). Die besondere Problematik der Beckenfibrose nach Operation, insbesondere jedoch nach Bestrahlung, gipfelt in der Feststel-

lung FRIEDBERGS (24), wonach man sich immer der großen Gefahr bewußt sein muß, einen auf Strahlenreaktion beruhenden Tastbefund durch erneute Bestrahlung in einen noch schlimmeren anatomischen Befund zu verwandeln. Deswegen ist die Abgrenzung normaler posttherapeutischer Veränderungen gegenüber einem Rezidiv von großer praktischer Bedeutung.

Rezidivdiagnostik

Computertomographie

Im Gegensatz zu konventionellen radiologischen Verfahren stellt die Computertomographie mit ihrem hohen Weichteilkontrast eine Verbesserung der Rezidivdiagnostik dar (65, 74). Die Differenzierung zwischen Granulationsgewebe und Tumorgewebe ist jedoch auch nach Kontrastmittelgabe nicht möglich. Dies gilt insbesondere für dichte, noduläre Strukturen bis zu 2 cm Größe. Hier ergibt sich eine klare Indikation zur CT-gesteuerten Punktion, die wegen der guten Übersichtlichkeit der Strukturen im kleinen Becken einer ultraschallgesteuerten Punktion überlegen ist. Zur Verbesserung der Trefferquote sollte dabei die Gewinnung histologischer Präparate mit Biopsiekanülen mit einem Außendurchmesser von 0,8–0,95 mm angestrebt werden. Die Komplikationsrate ist dabei nicht höher anzusetzen als bei der Feinnadelaspirations-Zytologiegewinnung (32, 35).

Rezidive nach primärer Strahlentherapie eines Uterusmalignoms sind naturgemäß schlechter zu differenzieren als nach primär radikaler Operation (74). Hingegen ist die Erkennung von Rezidivtumoren an der Beckenwand ab einer Größe von 1,5–2 cm möglich (Abb. 11) (65). Die Treffsicherheit der Computertomographie in der Rezidivdiagnostik ist für Zervixkarzinome bei etwa 84% und für Korpuskarzinome bei etwa 90% anzusetzen.

Magnetresonanztomographie

Detaillierte Untersuchungen zur Frage der Rezidivdiagnostik mit Hilfe der MRT liegen derzeit noch nicht vor. Bei geeigneter Wahl der Aufnahmeparameter ist jedoch der Weichteilkontrast bis zu 80mal größer als in der Computertomographie (Abb. 12). Die Möglichkeit der multiplanaren Schichtuntersuchung und die Tatsache, daß mehrere Meßparameter (T_1-, T_2- Relaxationszeit, Protonendichte, Protonenbewegung) zur Verfügung stehen, lassen vermuten, daß in Zukunft mit der Möglichkeit der Gewebetypisierung die Unterscheidung Narbe–Rezidiv möglich sein wird.

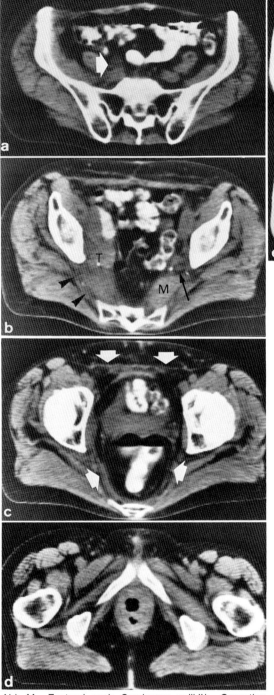

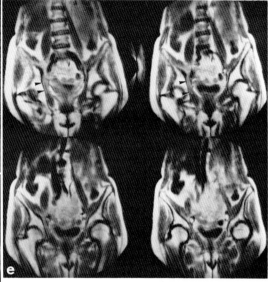

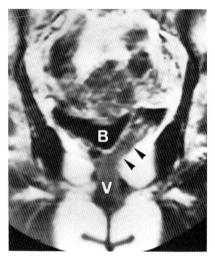

Abb. **12** Scheidenstumpfrezidiv links, MRT (SE, TR = 400 ms, TE = 40 ms) koronar: B = Blase, V = Vagina, Pfeilspitzen = Rezidiv

Abb. **11** Zustand nach Carcinoma colli II b, Operation und kombinierter Radiatio: Beckenwandrezidiv rechts. **a–d** CT. **a** Hydroureter (Pfeil). **b** Beckenwandrezidiv, T = Tumor, M = normaler M. piriformis, Pfeil = normaler N. ischiadicus links, Pfeilspitzen = Infiltration der Muskulatur und des N. ischiadicus rechts. **c** Pfeile = Induration des subkutanen Gewebes nach Radiatio = Fibrose der pararektalen Hüllfaszien. **d** Beinödem rechts (Lymphstau). **e** MRT (SE, TR = 1000 ms, TE = 40 ms) koronar: Beckenwandrezidiv (Pfeilspitzen), Gefäße durchgängig, d.h. keine Thrombose

Ovarialtumoren

Unter den Tumoren des weiblichen Genitaltraktes sind bösartige Ovarialtumoren die häufigste Todesursache. Dies hängt sicherlich zum Teil damit zusammen, daß zum jetzigen Zeitpunkt eine Frühdiagnose – wie beim Kollumkarzinom – noch nicht möglich ist. Große Erwartungen werden in dieser Hinsicht in immunologische Methoden gesetzt (42). Ein bildgebendes Verfahren zur Frühdiagnostik des Ovarialkarzinoms existiert bislang nicht (71). Für die bildgebende Diagnostik mittels Ultraschall (s. dort), Computertomographie und Magnetresonanztomographie besteht darüber hinaus die Schwierigkeit, die häufig zufällig entdeckten funktionellen Zysten von der bunten Vielfalt der Ovarialtumoren mit eindeutig benigner, fragwürdiger (Borderline-Tumoren) und maligner Dignität zu differenzieren.

Dignitätsbeurteilung

Neben der Größe des Ovars geht in die Beurteilung der Dignität der radiomorphologische Aspekt des Ovarialtumors ein. Die Größe des nor-

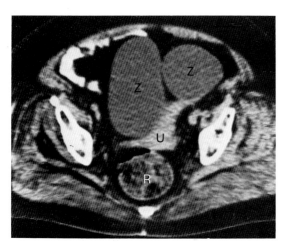

Abb.**13**   CT: seröses Zystom beiderseits, U = Uterus, Z = Zysten, R = Rektum

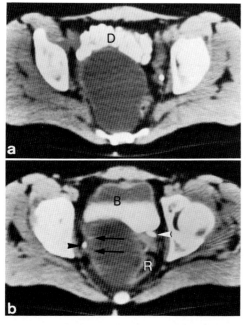

Abb.**14**   Seröses Zystom und Follikelzysten, unklare Dignität bei unregelmäßiger Wand (Pfeile). **a** und **b** CT: Pfeilspitzen = nicht gestauter Harnleiter nach KM, B = Blase, D = Dünndarm, R = ausgespanntes Rektum

malen Ovars gestattet es nicht, dieses regelmäßig in der CT abzubilden. Obwohl magnetresonanztomographisch noch keine größeren Erfahrungen vorliegen, scheint jedoch die Abbildung des normal großen Ovars mit kleinen eingelagerten Follikelzysten im MRT bei geeigneter Wahl der Untersuchungsebene in vielen Fällen möglich.

Tumor-like-lesions

Computertomographisch ist eine Diagnostik tumorähnlicher Veränderungen (Tumor-like-lesions) ab einer Größe von 2–3 cm möglich. Solange diese Follikel-, Corpus-luteum-, Endometriose- und einfachen serösen Zysten eine dünne Wand mit glatten Konturen und rundlich ovalärer Gestalt aufweisen, ist ihre Einordnung in nahezu 95% der Fälle möglich (64). Die Septierung innerhalb polyzystischer Ovarien ist computertomographisch nur zu vermuten. Schwierigkeiten ergeben sich bei Einblutungen und Infektionen innerhalb der funktionellen Zysten, die zu einer inhomogenen Binnenstruktur und Dichte führen. Oft ist dann die Abgrenzung von entzündlichen Tuboovarialabszessen bzw. von malignen Tumoren nicht mehr möglich.

Benigne Tumoren

Die benignen epithelialen Tumoren (seröse, papilläre und muzinöse Zystadenome) bereiten hinsichtlich ihrer Einordnung ebenfalls selten Schwierigkeiten. Scharf konturierte, dünnwandige Raumforderungen unterschiedlicher Größe lassen mitunter bindegewebige Septen im Binnenraum erkennen. Die Binnenstruktur ist im übrigen homogen (Abb.13). Eine sichere Differenzierung zwischen serösen und muzinösen Zystomen gelingt aufgrund der Dichteanalyse jedoch nicht.

Schwierigkeiten ergeben sich durch Wandverdikkungen (Abb.14) z.B. bei serösen, papillären Zystomen, deren papilläre Anteile in Form von umschriebenen Zystenwandverdickungen erkennbar sind. Die Beurteilung der Zystenwand gestaltet sich magnetresonanztomographisch aufgrund der hohen Signalunterschiede zwischen Zysteninhalt und -wand einfacher (Abb.15). Hingegen entgehen die bei serösen Zystomen und Borderline-Tumoren mitunter nachweisbaren Verkalkungen in der Zystenwand dem MRT-Nachweis.

Unter den benignen mesenchymalen Tumoren fällt das Ovarialfibrom in der Regel durch die begleitende Ergußbildung (Aszites, Pleuraerguß, Perikarderguß) im Sinne des Meigs-Syndroms auf. Die Tumoren selbst sind solide und zeigen gelegentlich zentrale Einschmelzungen bei regressiven Veränderungen.

Eine spezifische Diagnose ist bei den benignen embryonalen Tumoren – Dermoidzysten – möglich. Sie demaskieren sich durch den unter-

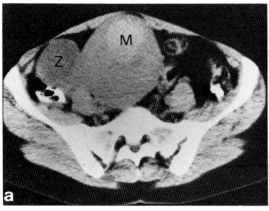
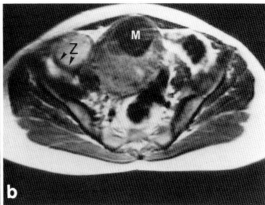

Abb. **15** Uterus myomatosus, Serosazyste rechts.
a CT. **b** MRT (SE, TR = 820 ms, TE = 40 ms) axial: M = Myom, Z = Zyste mit dicker, glatter Wand (Pfeilspitzen)

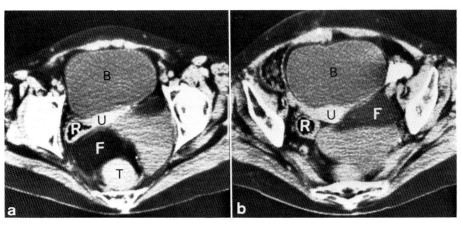

Abb. **16** Dermoidzyste präsakral. **a** und **b** CT: F = Fett, T = Talg, B = Blase, U = Uterus, R = Rektum (ausgewalzt)

schiedlich hohen Anteil an Fett und die charakteristischen kugelförmigen Talgeinlagerungen sowie die in 50% der Fälle nachweisbaren Verkalkungen (Abb. 16).

Maligne Ovarialtumoren

Im Gegensatz zu den benignen Ovarialtumoren fallen die malignen und potentiell malignen Ovarialtumoren durch eine dicke Wand mit irregulären Konturen und nodulärer Binnenstruktur bzw. solid-zystischem Erscheinungsbild auf (Abb. 17). Die Verkalkungen haben einen amorphen bis bizarren Charakter. Als Ausdruck des malignen Wachstums lassen sich mit unterschiedlicher Treffsicherheit Metastasierungszeichen nachweisen (Aszites und Pleuraerguß, Lymphknotenmetastasen, Darminfiltration, subkapsuläre Lebermetastasen, Netzmetastasen, Peritonealbefall, Mesenterialbefall) (Abb. 18).

Aufgrund ihres in der Regel höheren Anteils solider Strukturen weisen die Tumoren ein deutliches Kontrastmittelenhancement auf. Sowohl die epithelialen Tumoren als auch die mesenchymalen Tumoren und die Ovarialmetastasen weisen dabei keine sicheren Differenzierungsmöglichkeiten auf. Für die Differenzierung der Tumoren des sexuell differenzierten Parenchyms (Granulosazelltumoren, Thekome, Arrhenoblastom) (Abb. 19) stehen ohnehin die endokrinologischen Manifestationen im Vordergrund.

Nach den Arbeiten von STEINBRICH u. Mitarb. (64) gilt zusammenfassend für die Dignitätsbeurteilung von Ovarialtumoren folgendes:

1. Rein zystische Tumoren sind in ca. 95% benigne Blastome oder Tumor-like-lesions. Die Treffsicherheit der CT liegt in dieser Gruppe bei 92%.
2. Bei den überwiegend zystischen Tumoren mit glatten Zystenwänden kommen maligne und benigne Tumoren gleich häufig vor. Auch unter Berücksichtigung indirekter Malignitätszeichen liegt die Treffsicherheit in dieser Gruppe bei 62%.
3. Überwiegend zystische Tumoren mit irregulä-

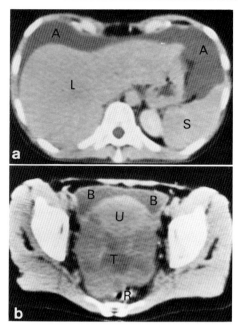

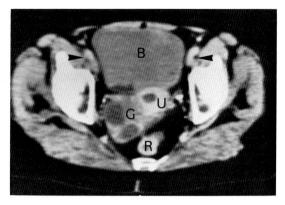

Abb. **19** CT mit Kontrastmittelbolus: G = Granulosazelltumor (teils mikrofollikulär, teils trabekulär), B = Blase, U = Uterus mit glandulär zystischer Hyperplasie des Endometriums, R = Rektum, Pfeilspitzen = Gefäße

Abb. **17** Papilläres Adenokarzinom der Ovarien, Stadium III. **a** und **b** CT. **a** Aszites (A) im Oberbauch, L = Leber, S = Milz. **b** Tumor (T) mit soliden und zystischen Anteilen, U = Uterus, B = Blase, U und B ventral verlagert, R = Rektum, dorsal ausgespannt

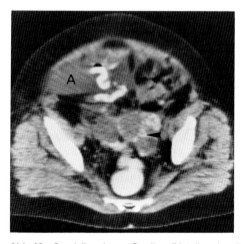

Abb. **18** Ovarialkarzinom, Stadium IV, teils adenoid-tubuläres, teils papilläres Adenokarzinom, massenhaft Psammomkörperchen. CT: A = Aszites, Pfeilspitze = zarte Verkalkungen

rer Oberfläche sind in ca. 95% maligne und können in 89% als solche identifiziert werden.
4. Überwiegend solide oder rein solide Tumoren konnten aufgrund der Oberflächenbeurteilung und der indirekten Malignitätszeichen in 76% bzw. 66% eingeordnet werden.
Magnetresonanztomographische Studien zur Dignitätsbeurteilung von Ovarialtumoren liegen

derzeit noch nicht vor. Es ist jedoch zu erwarten, daß aufgrund des ca. 80mal höheren Weichteilkontrastes der MRT im Vergleich zur CT eine weitere Verbesserung der Ergebnisse erzielt werden kann.

Stadieneinteilung

Der Nachweis einer auf das Ovar begrenzten Raumforderung im Stadium I (Tab. 4) gelingt zur Zeit im CT nicht. Magnetresonanztomographisch ist hier eine Verbesserung zu erhoffen. Die Nachweisgrenze des Ovarialkarzinoms ist bei einer Größe von 2–3 cm anzunehmen (67). Auch eine Differenzierung des Stadiums II mit Nachweis des Übergreifens des Ovarialkarzinoms auf den Uterus oder Infiltration des übrigen Beckengewebes gelingt nur in Einzelfällen. Die jeweiligen C-Stadien (Aszitesnachweis) sind computertomographisch besser zu erfassen als mit der Sonographie (10). Für das therapeutische Vorgehen ergeben sich aus diesen diagnostischen Unsicherheiten keine Konsequenzen, da bei Nachweis eines malignen Ovarialtumors die abdominelle Hysterektomie mit bilateraler Adnexentfernung und Omentektomie als Regeloperation durchgeführt werden sollte (50). Das Stadium III, gekennzeichnet durch die intraperitoneale Tumoraussaat per kontinuitatem oder durch den Aszites ist computertomographisch mit unterschiedlicher Sensitivität (Aszites – 100%, Omentum majus – 70%, Peritoneum – 65%, Mesenterium – 35%) (68) zu diagnostizieren. Hierbei geben Tumorabsiedlungen von 0,5–1 cm auf dem parietalen Peritoneum und kleiner als 3 cm auf dem viszeralen Peritoneum Anlaß zur Fehlbeurteilung. Auch die Tumorinfiltration des Omentum majus und des Mesenteriums entzieht sich einer exakten computertomographischen Beurteilung.
Insgesamt wird das korrekte Staging der Ovari-

Tabelle **4** Tumorklassifikation bei Ovarialkarzinomen (mod. n. [34])

FIGO	UICC	Tumorwachstum	Erkennbarkeit im CT	CT	MRT
I	T_1	nur Ovarien	gegebenenfalls als		
a	a	nur ein Ovar	Raumforderung 2–3 cm	∅	◑
b	b	beide Ovarien	Durchmesser	∅	◑
c	c	zusätzlich Aszites		●	●
II	T_2	mit Ausdehnung auf das Becken	eine Unterscheidung zwischen		
a	a	auf Uterus/Tuben	T_1 und T_2 ist in der Regel nicht	○	◑
b	b	andere Beckengewebe	möglich	◑	◑
c	c	zusätzlich Aszites		●	●
III	T_3	mit Ausdehnung auf Dünndarm, Omentum	des öfteren als Konglomerattumor erkennbar, nicht jedoch die Tumorinvasion in den Darm	◑	◑
		intraperitoneale Metastasen	selten innerhalb von Aszites	◑	◑
	N_1	regionäre LK-Metastasen		◑	◑
IV	M	Fernmetastasen	parenchymatöse Organe im Abdomen, Lunge	●	●

∅ = nicht erkennbar
○ = selten oder unsicher erkennbar

◑ = in einem Teil der Fälle erkennbar
● = in der Mehrzahl der Fälle erkennbar

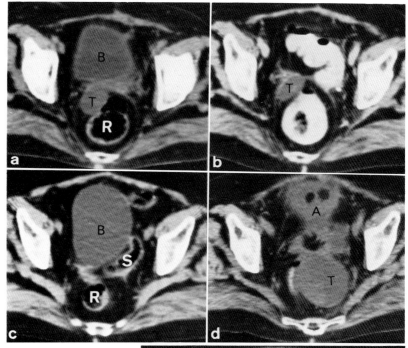

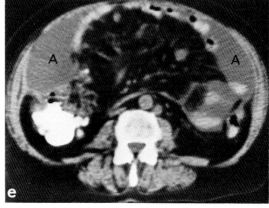

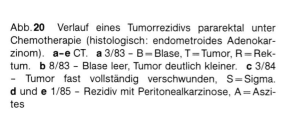

Abb. **20** Verlauf eines Tumorrezidivs pararektal unter Chemotherapie (histologisch: endometroides Adenokarzinom). **a–e** CT. **a** 3/83 – B = Blase, T = Tumor, R = Rektum. **b** 8/83 – Blase leer, Tumor deutlich kleiner. **c** 3/84 – Tumor fast vollständig verschwunden, S = Sigma. **d** und **e** 1/85 – Rezidiv mit Peritonealkarzinose, A = Aszites

altumoren mit 62–85% angegeben (59, 62, 68). Sie liegt damit deutlich über den Ergebnissen des klinischen und sonographischen Stagings. Insgesamt besteht dabei eine Neigung zum Overstaging, da sich die kleinen auf das Ovar beschränkten Tumoren nur unzureichend einschätzen lassen. Unter den zur Verfügung stehenden Methoden zum präoperativen Staging kann die CT als die Methode der Wahl angesehen werden (17, 36, 48, 76).

Tumornachsorge und Rezidivdiagnostik

Da der Nachweis von kleinen Veränderungen in der Größe von 1–1,5 cm der computertomographischen Diagnostik entgeht, kann sie die Second-look-Laparotomie zur Überprüfung des Therapieerfolges nach Chemotherapie nicht ersetzen. Der negative Befund im CT schließt weder den Resttumor aus, noch kann eine komplette Remission bestätigt werden (27, 48, 64, 67). Bei Verdacht auf Rezidivtumor ist die CT zur Dokumentation und Ausdehnungsbestimmung gegenüber anderen Methoden wiederum überlegen (10, 36, 76) (Abb. 20).

Lymphknotendiagnostik

Lymphographie

Die diskontinuierliche Ausbreitung von gynäkologischen Tumoren in frühen Tumorstadien ist bekannt und bislang konkurrenzlos nur durch die Lymphographie präoperativ zu sichern (10). Die Indikation zur Lymphographie ergibt sich nach GERTEIS (25) jedoch nicht nur im prätherapeutischen Staging, sondern auch zur Kontrolle des Therapieerfolges (nach Operation, Radiatio, Chemotherapie) und in der Rezidivdiagnostik. In den Händen erfahrener Untersucher ergibt sich eine Treffsicherheit dieser Methode in der Größenordnung von 95% (25, 26, 51).

Als Metastasenkriterien gelten im Lymphangiogramm Umgehungskreisläufe sowie Kontrastmittelstasen. Diese werden durch die Blockade des Lymphdurchflusses im metastatisch befallenen Lymphknoten im Gegensatz zu degenerativ veränderten Lymphknoten hervorgerufen. Im nachfolgenden Lymphadenogramm findet sich ein Speicherdefekt, der je nach Metastasengröße partiell, subtotal oder total ausfallen kann (Abb. 21). Eine Ausnahme bilden Karzinommetastasen, die das lymphatische Parenchym diffus durchwachsen, ohne die Lymphsinus zu blockieren. Diese kommen bevorzugt bei histologisch

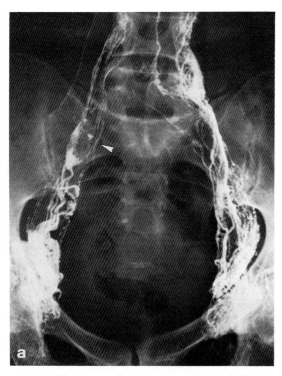
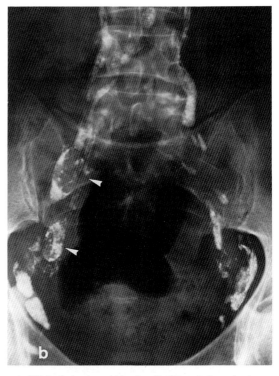

Abb. **21** Carcinoma colli. **a** Lymphangiogramm: Ein sich bei der Einlaufphase bereits darstellender Lymphknoten (Pfeil) zeigt einen deutlichen Speicherdefekt. Kaliberunregelmäßigkeit der benachbarten Gefäße. **b** Lymphadenogramm: Speicherdefekte in vergrößerten parailiakalen LK (Pfeil) bei metastatischem Befall

entdifferenzierten Adeno- oder soliden Karzinomen vor und führen im Lymphadenogramm zu lakunär bis blasig aufgelockerten Speicherstrukturen. Die kleine, den Lymphknoten nicht deformierende und nicht vergrößernde Tumormetastase ist mit keinem anderen bildgebenden Verfahren nachweisbar (Abb. 22). Mit ihrem Vorkommen muß jedoch beim Kollumkarzinom in den Stadien I und II in ca. 33%, beim Korpuskarzinom in 20–30% und beim Ovarialkarzinom in ähnlicher Häufigkeit gerechnet werden. Hierbei gilt für das Ovarialkarzinom entgegen der allgemeinen Ansicht nicht, daß die hoch paraaortalen Lymphknoten bevorzugt befallen werden (14, 68). Unter dem Eindruck dieser relativ hohen diskontinuierlichen Metastasierungsrate hat sich in den letzten Jahren die paraaortale Lymphadenektomie als Regeloperation durchsetzen können (68). Hierbei kann die Lymphographie als Kontrollparameter für die komplette Lymphadenektomie eingesetzt werden, da dies zu einem konsequenteren operativen Vorgehen erzieht und die inkomplette Lymphadenektomie mit mehr als 4 belassenen Lymphknoten deutlich schlechtere 5- und 10-Jahres-Überlebensraten aufweist (38). Mit den Spätaufnahmen nach Lymphographie ist jedoch eine einfache Therapiekontrollmöglichkeit auch für strahlentherapeutische und chemotherapeutische Belange gegeben.
In der Rezidivdiagnostik deckt die postprimär eingesetzte Lymphographie unzureichend prätherapeutisch eingeordnete Tumorstadien auf oder erkennt präklinische Metastasen (54).

Computertomographie

Eine Vielzahl von Publikationen über den Wert der CT in der Diagnostik von metastatisch veränderten Lymphknoten im Retroperitoneum liegen vor (26, 46, 49, 68, 74).
Nahezu einhellig wird in diesen Arbeiten bestätigt, daß der nur in seiner Struktur veränderte Lymphknoten (entsprechend dem lymphographischen Speicherdefekt) computertomographisch nicht erkennbar ist und damit zu falsch negativen Resultaten führt (22).
Als Beurteilungskriterium für den Befall retroperitonealer Lymphknoten gilt im CT die Lymphknotenvergrößerung, wobei die Werte für den pathologisch befallenen Lymphknoten zwischen 1,5 und 2 cm Größe differieren. In einer Studie an 102 normalen bipedalen Lymphogrammen konnten PETERS u. Mitarb. (55) folgende Größen für abdominelle und retroperitoneale Lymphknoten nachweisen (retrokrural: 7 mm, lumbal: 10 mm, iliakal: 12 mm, inguinal: 18 mm). Damit erweist sich die mit 15 mm Durchmesser angenommene Größe zur Metastasendiagnostik als zu ungenau und willkürlich.

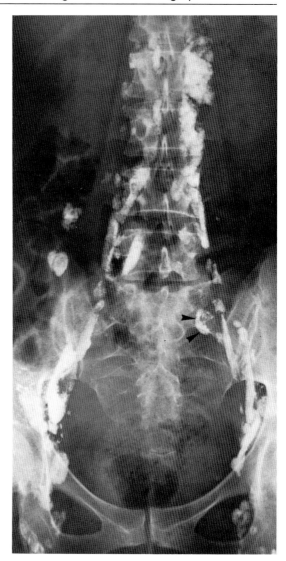

Abb. **22** Carcinoma colli, Lymphadenogramm: Speicherdefekt in einem metastatisch befallenen, nicht vergrößerten Lymphknoten (Pfeil)

Falsch positive Resultate ergeben sich darüber hinaus durch Verwechslung mit Darmstrukturen, vaskulären Strukturen und therapiebedingten Veränderungen (Hämatome, Narbengewebe, Lymphozelen) (22). Die Vergrößerung allein gestattet auch nicht eindeutig die Differenzierung zwischen metastatisch befallenem Lymphknoten, die in der CT eher solide imponieren, und hyperplastischen Lymphknoten, die meist eine geringere Dichte aufweisen (Abb. 23).

Magnetresonanztomographie

Die Lymphknotendiagnostik in der MRT wird bislang einheitlich so beantwortet, daß sich im Vergleich mit der CT keine Vorteile ergeben (20,

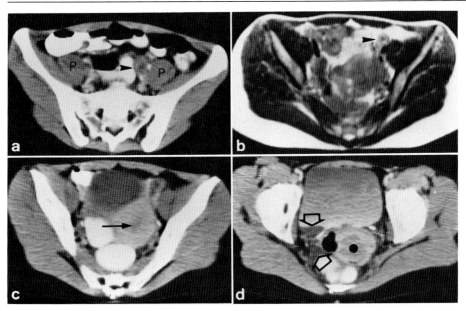

Abb. 23   Carcinoma colli IIb, pT$_{2b}$N$_1$, Plattenepithelkarzinom: Lymphknoten iliakal links mit zentraler Nekrose (Pfeilspitzen). **a** CT: P = M. psoas. **b** MRT (SE, TR = 500 ms, TE = 40 ms) axial. **c** CT: Uterus mit Sekret- stau (Pfeil). **d** CT: Kollumkarzinom nach Kontrastmittelbolus, tonnenförmige Auftreibung mit zentraler Hypodensität (Punkt), hyperplastische LK im rechten Parametrium (offene Pfeile)

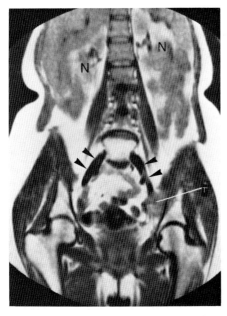

Abb. 24   MRT (SE, TR = 500 ms, TE = 40 ms) koronar: N = Nieren, T = Tumormetastase im Lymphknoten, fest der Beckenwand aufsitzend (fehlendes Fettgewebe), Pfeilspitzen = Gefäße

46). Es ist jedoch zu erwarten, daß aufgrund des höheren Weichteilkontrastes sich langfristig für die Diagnostik von Lymphknotenmetastasen Vorteile zeigen. Insbesondere die Tatsache, daß zur Differenzierung gegenüber vaskulären Struk- turen (Abb. 24) keine Kontrastmittelgabe erforderlich ist, kann in geeigneten Fällen vorteilhaft sein.

Insgesamt gilt für die CT wie für die MRT, daß der positive Lymphknotennachweis bei hohen Tumorstadien die Lymphographie ersetzen kann.

Immunszintigraphie

Monoklonale Antikörper sind Immunglobuline, die gegen eine bestimmte Molekülstruktur (Epitop) gerichtet sind und jeweils von Zellen einheitlichen Ursprungs (Klone) in Zellkulturflaschen produziert werden.

Die Technologie zur Herstellung monoklonaler Antikörper wurde von KÖHLER u. MILSTEIN 1975 (40) entwickelt. Monoklonale Antikörper bedeuten eine wesentliche Bereicherung der medizinischen Diagnostik. Die Möglichkeiten liegen zum einen in der Behandlung menschlicher Tumoren durch direkte Zytotoxizität dieser monoklonalen Antikörper (MAK) bzw. nach ihrer Kopplung an Medikamente (z. B. Zytostatika, Toxine oder Radionuklide). Die Kopplung an Radionuklide hat dabei nicht nur therapeutische Ansatzmöglichkeiten, sondern bietet auch die Grundlage für eine immunologisch orientierte Diagnostik von Primärtumoren bzw. ihren metastatischen Läsionen. Hierbei ist nicht nur ein immunhistochemischer Nachweis okkulter Tumorzellen in Aspirationszytologiepräparaten, Lymphknoten oder Knochenmarkpunktionen und in Pleuraergüssen denkbar, sondern nach Kopplung mit geeigneten Radionukliden auch ein direkter szintigraphischer Nachweisansatz für die Diagnostik. Die ist z. Zt. Gegenstand intensiver experimenteller und klinischer Untersuchungen. Hierbei finden neben gastrointestinalen Karzinomen insbesondere auch gynäkologische Tumoren besondere Aufmerksamkeit, bei denen in ersten Studien bereits ein praktischer Wert der Immunszintigraphie nachgewiesen werden konnte (39). Die Verwendung monoklonaler Antikörper ist dabei der Anwendung polyklonaler Antikörper überlegen (62). Mit der Verwendung von monoklonalen Antikörperfragmenten (F ab)$_2$ wird dabei noch einmal die Tumorselektivität erhöht (61).

Bislang liegen eine Reihe von Publikationen über die Immunszintigraphie mit CA 19-9 und CEA-AK zum Nachweis gastrointestinaler Karzinome und ihrer Rezidive vor (6, 16, 61). Hierbei ergab sich eine hohe Treffsicherheit der Methode, wobei auch klinisch okkulte Tumoren nachgewiesen werden konnten. Studien an Patientinnen mit Ovarialkarzinomen unter Verwendung des CA 12-5 sind derzeit in Arbeit und lassen ähnliche Resultate erwarten (4).

Mit Hilfe der Emissionscomputertomographie (SPECT), von der allgemein eine Verfeinerung der Diagnostik erwartet wird, liegen bislang noch keine einheitlichen Ergebnisse vor (5).

Darüber hinaus ist in Zukunft auch an eine Kopplung der monoklonalen Antikörper mit paramagnetischen Substanzen zur Verbesserung der MRT-Tumorlokalisation zu denken.

Literatur

Physikalische Grundlagen

1 Hübener, K. H.: Computertomographie des Körperstammes. In: Röntgen - wie? wann?, hrsg. von W. Frommhold. Thieme, Stuttgart 1981
2 Kaufman, L., L. E. Crooks, A. R. Margulis: NMR-Tomographie in der Medizin. Schattauer, Stuttgart 1984
3 Petersilka, E., M. Pfeiler: Zur Technik der Computertomographie. Röntgen-Ber. 6 (1977) 233
4 Poretti, G.: Vergleich zwischen CT- und NMR-Bildgebung. Physikalische Aspekte. Schweiz. med. Wschr. 114 (1984) 1500
5 Ramm, B., W. Semmler, M. Laniado: Einführung in die MR-Tomographie. Grundlagen und klinische Anwendung. Enke, Stuttgart 1986
6 Schittenhelm, R., G. Schwierz: Technik und Bildaufbau. In: Ganzkörper-Computertomographie, hrsg. von G. Friedmann, E. Bücheler, P. Thurn. Thieme, Stuttgart 1981 (S. 1)
7 Schultz, E.: Computertomographie-Verfahren. Transmissions-, Emmissions-, Magnetische Resonanz-CT. Physik, Technik und medizinische Perspektiven. Thieme, Stuttgart 1984
8 Wegener, O. H.: Ganzkörper-Computertomographie. Bildanalyse in der Praxis. Karger, Basel 1981
9 Young, S. W.: Nuclear Magnetic Resonance Imaging. Basic Principles. Raven, New York 1984
10 Zeitler, E.: Kernspintomographie. Einführung für Ärzte und Studenten. Deutscher Ärzte-Verlag, Köln 1984

Spezielle Diagnostik

1 Averette, H. E., J. H. Ford jr., R. C. Dudan, R. E. Girtanner, W. J. Hoskins, M. H. Lutz: Staging of cervical cancer. Clin. Obstet. Gynec. 18 (1975) 215-232
2 Baert, A. L., A. Wackenheim, L. Jeanmart: Abdominal Computed Tomography. Springer, Berlin 1980
3 Baltzer, J., W. Köpcke, K. J. Lohe, C. Kaufmann, K. G. Ober, J. Zander: Die operative Behandlung des Zervixkarzinoms. Geburtsh. u. Frauenheilk. 44 (1984) 279-285
4 Bast, R. C. jr., T. L. Klug, E. St. John, E. Jenison, J. M. Niloff, H. Lazarus, R. S. Berkowitz, T. Leavitt, T. Griffiths, L. Parker, V. R. Zurawski jr., R. C. Knapp: A radioimmunoassay using a monoclonal antibody to monitor the course of epithelial ovarian cancer. New Engl. J. Med. 309 (1983) 883-887
5 Baum, R. P.: pers. Mitteilung: Immunszintigraphie mit Indium-111 markierten monoklonalen Antikörpern: Erste Erfahrungen und grundsätzliche Überlegungen. Isotopen Diagnostik Nr. 8 (1986) 9-10
6 Baum, R. P., F. D. Maul, R. Senekowitsch, M. Lorenz, C. Hottenrott, J. Happ, R. Standke, J. F. Chatal, J. C. Saccavini, H. Kriegel, G. Hör: Radioimmunoscintigraphy of CA 19-9/CEA producing tumors using I-131 labeled F (ab')$_2$ fragments of monoclonal antibodies (19-9/anti-CEA radioimmunocktail). In: Nuclear Medicine in Clinical Oncology, hrsg. von C. Winkler. Springer, Berlin 1986 (S. 197-206)
7 Bies, J. R., J. H. Ellis, K. K. Kopecky, G. P. Sutton, E. C. Klatte, F. B. Stehman, C. E. Ehrlich: Assessment of primary gynecologic malignancies: Comparison of 0.15-T resistive MRI with CT. Amer. J. Roentgenol. 143 (1984) 1249-1257
8 Bonney, W. W., L. C. Chiu, C. A. Culp: Computed tomography of the pelvis. J. Urol. (Baltimore) 120 (1978) 457-464
9 Breit, A.: Angiographie der Uterustumoren und ihrer Rezidive. Thieme, Stuttgart 1967
10 Breit, A., U. Rohde: Computertomographie gynäkologischer Tumoren. Thieme, Stuttgart 1983
11 Brenner, D. E., N. O. Whitley, T. Prempree, U. Villasanta: An evaluation of the computed tomographic scanner for the staging of carcinoma of the cervix. Cancer 50 (1982) 2323-2328
12 Brunschwig, A.: Surgical treatment of carcinoma of the cervix. Amer. J. Roentgenol. 102 (1968) 147-151
13 Bryan, P. J., H. E. Butler, J. P. LiPuma, J. R. Haaga, S. J. El Yousef, M. I. Resnick, A. M. Cohen, V. K. Malviya, A. D. Nelson, M. Clampitt, R. J. Alfidi, J. Cohen, S. C. Morrison: NMR scanning of the pelvis: Initial experience with a 0,3 T system. Amer. J. Roentgenol. 141 (1983) 1111-1118
14 Burghardt, E., H. Pickel, E. Holzer, M. Lahousen: The significance of lymphadenectomy in therapy of ovarian carcinoma. Amer. J. Obstet. Gynec. 146 (1983) 111-112
15 Butler, H., P. J. Bryan, J. P. LiPuma, A. M. Cohen, S. El Yousef, J. G. Andriole, J. Lieberman: Magnetic resonance imaging of the abnormal female pelvis. Amer. J. Roentgenol. 143 (1984) 1259-1266
16 Chatal, J. F., J. C. Saccavini, P. Fumoleau, J. Y. Douillard, C. Curtet, M. Kremer, B. Le Mevel, H. Koprowski: Immunoscintigraphy of colon carcinoma. J. nucl. Med. 25 (1984) 307
17 Chen, S. S., S. Kumari, L. Lee: Contribution of abdominal computed tomography (CT) in the management of gynecologic cancer: Correlated study of CT image and gross surgical pathology. Gynec. Oncol. 10 (1980) 162-172
18 Choyke, P. L., D. Thickman, H. Y. Kressel, J. H. Lynch, M. H. Jaffe, L. R. Clark, R. K. Zeman: Controversies in the radiologic diagnosis of pelvic malignancies. Radiol. Clin. N. Amer. 23 (1985) 531-549
19 Cohen, W. N., F. E. Seidelmann, P. J. Bryan: Use of a tampon to enhance vaginal localization in computed

tomography. Amer. J. Roentgenol. 128 (1977) 1064–1065

20 Dooms, G.C., H.Hricak, L.E.Crooks, C.B.Higgins: Magnetic resonance imaging of the lymph nodes: Comparison with CT. Radiology 153 (1984) 719–728

21 Doubleday, L.C., M.E.Bernardino: CT findings in the perirectal area following radiation therapy. J. Comput. assist. Tomogr. 4 (1980) 634–638

22 Feuerbach, St., P.Lukas, J.Gmeinwieser: Fehlinterpretationen im Computertomogramm bei malignen Lymphknotenerkrankungen im Becken und Abdomen. Digit. Bilddiagn. 4 (1984) 176–180

23 Fochem, K., J.Klumair: Zur Rezidivfrage bei Lymphadenektomierten. Röntgen-Bl. 33 (1980) 516–519

24 Friedberg, V., O.Käser, K.G.Ober, K.Thomsen, J.Zander: Behandlung der Uteruskarzinome. In: Gynäkologie und Geburtshilfe, Bd. III. Spezielle Gynäkologie, hrsg. von O.Käser, V.Friedberg, K.G.Ober, K.Thomsen, J.Zander. Thieme, Stuttgart 1972

25 Gerteis, W.: Gynecology: Female genital tumors. In: Viamonte, M., A.Rüttimann: Atlas of Lymphography. Thieme, Stuttgart 1980

26 Ginaldi, S., S.Wallace, B.-S.Jing, M.E.Bernardino: Carcinoma of the cervix: Lymphangiography and computed tomography. Amer. J. Roentgenol. 136 (1981) 1087–1091

27 Goldhirsch, A., R.Joss, R.Greiner, K.W.Brunner: Das Ovarialkarzinom: Neue prognostische und therapeutische Gesichtspunkte. Schweiz. med. Wschr. 44 (1980) 1597–1605

28 Goldman, S.M., E.K.Fishman, N.B.Rosenshein, O.M.B.Gatewood, S.S.Siegelman: Excretory urography and computed tomography in the initial evaluation of patients with cervical cancer: Are both examinations necessary? Amer. J. Roentgenol. 143 (1984) 991–996

29 Grumbine, F.C., N.B.Rosenhein, E.A.Zerhouni, S.S.Siegelman: Abdominopelvic computed tomography in the preoperative evaluation of early cervical cancer. Gynecol. Oncol. 12 (1981) 286–290

30 Haertel, M.: Zur Computertomographie gynäkologischer Karzinome. Fortschr. Röntgenstr. 132 (1980) 652–657

31 Hamlin, D.J., F.A.Burgener, J.B.Beecham: CT of intramural endometrial carcinoma: Contrast enhancement is essential. Amer. J. Roentgenol. 137 (1981) 551–554

32 Hauenstein, K.H., B.Wimmer, N.Freudenberg: Die Schneidbiopsiekanüle zur histologischen Diagnostik abdomineller und retroperitonealer Raumforderungen. Sonographische oder computertomographisch gesteuerte Punktion? Fortschr. Röntgenstr. 143 (1985) 96–101

33 Hricak, H., C.Alpers, L.E.Crooks, P.E.Sheldon: Magnetic resonance imaging of the female pelvis: Initial experience. Amer. J. Roentgenol. 141 (1983) 1119–1128

34 Hübener, K.H.: Computertomographie des Körperstammes. Thieme, Stuttgart 1981

35 Jaques, P.F., E.Staab, W.Richey, G.Photopulos, M.Swanton: CT-Assisted pelvic and abdominal aspiration biopsies in gynecological malignancy. Radiology 128 (1978) 651–655

36 Johnson, R.J., G.Blackledge, B.Eddleston, D.Growther: Abdominopelvic computed tomography in the management of ovarian carcinoma. Radiology 146 (1983) 447–452

37 Kilcheski, T.S., P.H.Arger, C.B.Mulhern jr., B.G.Coleman, H.Y.Kressel, J.I.Mikuta: Role of computed tomography in the presurgical evaluation of carcinoma of the cervix. J. Comput. assist. Tomogr. 5 (1981) 378–383

38 Kjorstad, K.E., A.Kolbenstvedt, T.Strickert: The value of complete lymphadenectomy in radical treatment of cancer of the cercix, stage I B. Cancer 54 (1984) 2215–2219

39 Koch, O., G.Uhlenbruck, R.Gross: Marker, Malignome und monoklonale Antikörper. Dtsch. Ärztebl. 81 (1984) 9–14

40 Köhler, G., C.Milstein: Continuous cultures of fused cells secreting antibody of predefined specificity. Nature 256 (1975) 495

41 Köster, O., P.Braun, K.Lackner, G.Leyendecker: Computertomographie und Klinik beim Karzinom des Collum uteri. Fortschr. Röntgenstr. 140 (1984) 136–144

42 Kreienberg, R.: Möglichkeiten und Grenzen von Tumormarkeruntersuchungen in der Nachsorge bei Ovarialkarzinom-Patientinnen. Gynäkologe 19 (1986)

43 Kutzner, J., H.Ernst, K.Klose, R.Kreienberg: Wertigkeit der Diagnostik postoperativer Lymphzysten im Becken. Fortschr. Röntgenstr. 133 (1980) 68–71

44 Lee, J.K.T., R.J.Stanley, S.S.Sagel, B.L.McClennan: Accuracy of CT in detecting intraabdominal and pelvic lymph node metastases from pelvic cancers. Amer. J. Roentgenol. 131 (1978) 675–679

45 Lee, J.K.T., D.J.Gersell, D.M.Balfe, J.L.Worthington, D.D.Picus, G.Gapp: MR-anatomical correlation of normal and abnormal uterus: In vitro study. Radiology 157 (1985) 175

46 Lee, J.K.T., J.P.Heiken, D.Ling, H.S.Glazer, D.M.Balfe, R.G.Levitt, W.T.Dixon, W.A.Murphey jr.: Magnetic resonance imaging of abdominal and pelvic lymphadenopathy. Radiology 153 (1984) 181–188

47 Lukas, P., R.Schröck, N.Rupp, M.Reiser, B.Allgayer, St.Feuerbach, A.Hofrichter, H.J.Heller: Die MR-Tomographie bei gynäkologischen Erkrankungen im kleinen Becken. Fortschr. Röntgenstr. 144 (1986) 159–165

48 Mamtora, H., I.Isherwood: Computed tomography in ovarian carcinoma: Patterns of disease and limitations. Clin. Radiol. 33 (1982) 165–171

49 Marincek, B., M.-C.Devaud, J.Triller, W.A.Fuchs: Value of computed tomography and lymphography in staging carcinoma of the uterine cervix. Europ. J. Radiol. 4 (1984) 118–121

50 Megibow, A.J., D.H.Hulnick, M.A.Bosniak, E.J.Balthazar: Ovarian metastases: Computed tomographic appearances. Radiology 156 (1985) 161–164

51 Musumeci, R., G.De Palo, R.Kenda, J.D.Tesoro-Tess, F.Di Re, R.Petrillo, F.Rilke: Retroperitoneal metastases from ovarian carcinoma: Reassessment of 365 patients studied with lymphography. Amer. J. Roentgenol. 134 (1980) 449–452

52 van Nagell, J.R., J.W.Roddick, D.M.Lowin: The staging of cervical cancer: Inevitable discrepancies between clinical staging and pathologic findings. Amer. J. Obstet. Gynec. 110 (1971) 973–978

53 Oppenheimer, D.A., B.A.Carroll, S.W.Young: Lipoleiomyoma of the uterus. J. Comput. assist. Tomogr. 6 (1982) 640–642

54 De Palo, G., R.Kenda, A.Luini, P.Spinelli, S.Pilotti, R.Musumeci: Restaging of patients with ovarian carcinoma. Obstet. and Gynec. 57 (1981) 96

55 Peters, P.E., K.Beyer: Querdurchmesser normaler Lymphknoten in verschiedenen anatomischen Regionen und ihre Bedeutung für die computertomographische Diagnostik. Radiologe 25 (1985) 193–198

56 Photopulos, G.J., W.H.McCartney, L.A.Walton, E.V.Staab: Computerized tomography applied to gynecologic oncology. Amer. J. Obstet. Gynec. 135 (1979) 381–383

57 Piana, L., R.Rosello, J.L.Boutiere, J.Padaut, G.Roux, R.Clement: Intérêt de la tomodensitométrie dans le traitement du cancer du col utérin. Bull. Cancer 66 (1979) 519–524

58 Räber, G., B. Pötzschke: Wert der Computertomographie zur Parametrienbeurteilung bei Zervixkarzinomen. Fortschr. Röntgenstr. 143 (1985) 544–549

59 Rohde, U., W. Steinbrich: Röntgendiagnostik des Ovarialkarzinoms unter besonderer Berücksichtigung der Computertomographie. Strahlentherapie 158 (1982) 717–721

60 Rohde, U., H. J. Spechter, A. Breit: Computed tomography in gynecology. In: Total Body Computerized Tomography, hrsg. von P. Gerhardt, G. van Kaick. Thieme, Stuttgart 1979 (S. 183–188)

61 Senekowitsch, R., F. D. Maul, H. J. C. Wenisch, H. Kriegel, G. Hör: Immunoscintigraphy of human pancreatic carcinoma in nude mice with I-131-F(ab')$_2$-fragments of monoclonal antibodies. J. nucl. Med. 26 (1985) 110

62 Schlom, J., M. O. Weeks: Potential clinical utility of monoclonal antibodies in the management of human carcinomas. In: Important Advances in Oncology. Hrsg. De Vita, V. T., S. Hellmann, St. A. Rosenberg. Lippincott, Philadelphia 1968, pp. 170–192

63 Steinbrich, W., U. Rohde: Präoperative Klassifikation von Ovarialtumoren mit der Computertomographie. Strahlentherapie 158 (1982) 722–725

64 Steinbrich, W., U. Rohde: Ovarialtumoren im computertomographischen Bild – Korrelation von Histologie und CT-Diagnose. Röntgen-Bl. 37 (1984) 127–134

65 Steinbrich, W., U. Rohde, G. Friedmann: Wert der Computertomographie für die Diagnostik der Uterustumoren und ihrer Rezidive. Radiologe 22 (1982) 154, 161

66 Tisnado, J., M. A. Amendola, J. W. Walsh, R. L. Jordan, M. A. Turner, J. Krempa: Computed tomography of the perineum. Amer. J. Roentgenol. 136 (1981) 475–481

67 Triller, J., A. Goldhirsch: Computertomographie, primäre Laparotomie und second-look-Operation bei Ovarialkarzinom. Fortschr. Röntgenstr. 140 (1984) 294–303

68 Triller, J., A. Goldhirsch, W. A. Fuchs: Wertigkeit der Computertomographie in der Beurteilung von Lymphknotenmetastasen beim Ovarialkarzinom. Fortschr. Röntgenstr. 141 (1984) 35–39

69 Vick, C. W., J. W. Walsh, J. B. Wheelock, W. H. Brewer: CT of the normal and abnormal parametria in cervical cancer. AJR 143 (1984) 597–603

70 Waldmann, R., F. Ziegler, T. Schumacher: Die Bedeutung der Computertomographie für die Diagnostik, Stadieneinteilung und Nachsorge des Kollumkarzinoms. Röntgenpraxis 39 (1986) 11–20

71 Wallach, R. C., B. Kabakow, E. Jerez, G. Blinick: The importance of second-look surgical procedures in the staging and treatment of ovarian carcinoma. Sem. Oncology 2 (1975) 243–246

72 Walsh, J. W., D. R. Goplerud: Prospective comparison between clinical and CT staging in primary cervical carcinoma. AJR 137 (1981) 997–1003

73 Walsh, J. W., M. A. Amendola, D. J. Hall, J. Tisnado, D. R. Goplerud: Recurent carcinoma of the cervix: CT diagnosis. AJR 136 (1981) 117–122

74 Walsh, J. W., M. A. Amendola, K. F. Konerding, J. Tisnado, T. A. Hazra: Computed tomographic detection of pelvic and inguinal lymph-node metastases from primary and recurrent pelvic malignant disease. Radiology 137 (1980) 157–166

75 Welander, C. E., V. K. Pierce, D. Normi: Pretreatment laparotomy in cardinoma of the cervix. Gynec. Oncol. 12 (1981) 336–340

76 Whitley, N., D. Brenner, A. Francis, T. Kwon, U. Villasanta, J. Aisner, P. Wiernik, J. Whitley: Use of the computed tomographic whole body scanner to stage and follow patients with advanced ovarian carcinoma. Invest. Radiol. 6 (1981) 479–486

77 Whitley, N. O., D. E. Brenner, A. Francis, U. V. Santa, J. Aisner, P. H. Wiernik, J. Whitley: Computed tomographic evaluation of carcinoma of the cervix. Radiology 142 (1982) 439–446

78 Worthington, J. L., D. M. Balfe, J. K. T. Lee, D. J. Gersell, J. P. Heiken, D. Ling, H. S. Glazer, A. J. Jacobs, M. S. Kao, B. L. McClennan: Uterine neoplasms: MR imaging. Radiology 159 (1986) 725–730

79 Friedburg, H. G., J. Hennig, A. Frankenschmidt: Rare-MR-Urographie: Ein schnelles nicht-tomographisches Aufnahmeverfahren zur Darstellung der ableitenden Harnwege mittels magnetischer Kernresonanz. Radiologe 27 (1987) 45–47

Für die Erstellung der kernspintomographischen Aufnahmen danke ich Herrn Dr. A. Halbsguth (Praxis Dr. Halbsguth/Dr. Lochner, Frankfurt). Die photographischen Arbeiten verdanke ich Herrrn Droeder aus der Photoabteilung des Institutes.

Immunszintigraphie gynäkologischer Tumoren

R. P. BAUM und G. HÖR

Definition

Die Immunszintigraphie mit radioaktiv markierten monoklonalen Antikörpern gegen tumorassoziierte Antigene ist ein neues, bildgebendes nuklearmedizinisches Verfahren zur *Diagnostik* maligner Tumoren, zur *Therapieverlaufskontrolle* z. B. bei systemischer oder regionaler Chemotherapie („functional imaging") und zur In-vivo-Quantifizierung der Tumorvitalität (abbildungsunterstützte Funktionsdiagnostik (11), *„Immunszintimetrie"*).

Funktionsprinzip

Der weitgehend spezifische Tumornachweis mittels einer Gammakamera beruht auf der szintigraphischen Darstellung von tumorassoziierten Antigendeterminanten auf der Tumorzelle mit Hilfe injizierter radionuklidmarkierter monoklonaler Antikörper.

Grundlagen der Immunszintigraphie

Herstellung monoklonaler Antikörper

KÖHLER u. MILSTEIN (35) beschrieben 1975 erstmals ein Verfahren zur Herstellung von Antikörpern mit prädefinierter Spezifität. Diese sogenannte *Hybridomtechnologie* erwies sich als eine bahnbrechende Entdeckung (Nobelpreis 1984), die es erstmals ermöglichte, hochspezifische monoklonale Antikörper in praktisch unbegrenzter Menge herzustellen. Hybridome sind heterokaryontische Zellen, die durch Zellverschmelzungen (Hybridisierung) von antikörperproduzierenden B-Lymphozyten (Spezifität) und Myelomzellen (Immortalität) gewonnen werden. Das Fusionsprodukt (meist aus Milzlymphozyten und Myelomzellen der Maus) vereinigt somit in sich zwei fundamentale Eigenschaften: Die Produktion spezifischer, über die Chromosomen der B-Lymphozyten codierter Antikörper, die jeweils nur aus einer Art von Schwer- (Heavy = H) und Leicht-(Light = L) Ketten bestehen *und* die potentielle Unsterblichkeit der Myelomzelle, die

die Herstellung von nahezu beliebigen Mengen eines spezifischen Antikörpers ermöglicht. Diese, nur von einem bestimmten klonierten Hybrid abstammenden Antikörpermoleküle („tausendfache eineiige Zwillinge"), die jeweils einer bestimmten Immunglobulinsubklasse zugehören (z. B. IgG1, IgG2a, 2b, IgG3, IgM) und sich hochspezifisch nur an ein ganz bestimmtes Epitop auf dem relevanten Antigen binden, werden *monoklonale Antikörper* genannt. Als Immunogene können z. B. frische Tumorzellextrakte, Tumorzelllinien oder auch synthetische Antigene verwendet werden. Dies hat in den letzten Jahren zur Entdeckung einer Vielzahl neuer, durch monoklonale Antikörper definierter tumorassoziierter Antigene geführt (Tab. 1). Die Hybridomtechnologie hat der Biologie und Medizin den Zugang und die Lösung einer Vielzahl von Problemen ermöglicht. Einige, besonders im Zusammenhang mit der Immunszintigraphie interessierende Einsatzmöglichkeiten sind in Tab. 2 aufgeführt.

Markierung monoklonaler Antikörper mit radioaktiven Isotopen

Zur Markierung monoklonaler Antikörper können verschiedene Radionuklide verwendet werden (Tab. 3), die sich in ihren physikalischen Eigenschaften (Halbwertszeit, Gammastrahlenenergie) ebenso wie in ihrer Kopplungsfähigkeit an die Proteinstrukturen der Antikörper unterscheiden. Neben *direkten* Markierungsverfahren (z. B. Jodogenmethode) wie für Jod 131 oder Jod 123 werden für komplexbildende Radionuklide (Indium 111, Gallium 67) *Chelatbildner* wie Diethylentriaminpentaessigsäure (DTPA) eingesetzt, um eine stabile Bindung an das Antikörpermolekül zu erreichen. Entscheidend ist, daß durch die Markierung die *Immunreaktivität* des Antikörpers möglichst wenig beeinträchtigt wird. Dies kann in vitro (kompetitiver Zellbindungsassay) und in vivo (Biodistributionsstudien z. B. bei xenotransplantierten Tumoren auf der Nacktmaus) überprüft werden. Wichtig ist auch, eine hohe *Markierungsausbeute* zu erreichen, d. h., daß möglichst über 90% des injizierten Antikörpers

Tabelle **1** Monoklonale Antikörper und korrespondierende tumorassoziierte Antigene bei gynäkologischen Tumoren (Auswahl)

Antikörper	Immunglobulinklasse	Antigen	Vorkommen bei gynäkologischen Tumoren
HMFG1	IgG1	humanes Milchfettglobulin	Mammakarzinom Ovarialkarzinom
HMFG2	IgG1	Carbohydrat	Ovarialkarzinom Mammakarzinom
791T/36	IgG2	72 kD Membranprotein (Osteosarkomzellinie)	Ovarialkarzinom Corpus-uteri-Karzinom Mammakarzinom
H17E2	IgG1	plazentare alkalische Phosphatase (PLAP)	Ovarialkarzinom
NDOG2	IgG2b	PLAP	Ovarialkarzinom
3E 1–2	IgM	Zellmembran u. Zytoplasma Mammakarzinom	Mammakarzinom
M8	IgG1	Milchfettglobulinmembran (HMFGM)	Mammakarzinom
Anti-Beta HCG	IgG1	humanes Choriongonadotropin	Chorionkarzinom
19–9	IgG1	CA 19–9	Ovarialkarzinom (muzinös) Mammakarzinom
OC 125	IgG1	CA 125	Ovarial-Ca (serös) Korpuskarzinom Mammakarzinom
155H5	IgG2b	Thomsen-Friedenreich-Antigen	Mammakarzinom Endometriumkarzinom Adenokarzinom
12H12	IgG2	hochmolekulares Membranprotein von Mammakarzinomzellen	Mammakarzinom
MA10/11	IgG2a (Ratte)	humane Mammakarzinomzellen	Mammakarzinom

(1–2 mg) mit dem Radionuklid markiert sein sollten. Die spezifische Aktivität (Radioaktivität pro mg Antikörper) beträgt hierbei meist zwischen 37 und 111 MBq pro mg Antikörper.

Problemstellungen und Lösungsstrategien

Intakte Antikörper versus Antikörperfragmente

Im allgemeinen ist zu diagnostischen Zwecken die Verwendung von *Antikörperfragmenten* (F[ab′]2 oder Fab) dem Einsatz von intakten Antikörpern vorzuziehen, da die raschere Blutclearance und schnellere Elimination nicht tumorfixierter Antikörperfragmente eine frühzeitigere und bessere Tumordarstellung ermöglichen (45, 53). Die Abspaltung des Fc-Teils verringert außerdem den unspezifischen Hintergrundkontrast, womit das Tumor-Non-Tumor-Verhältnis verbessert wird. Bei einigen Antikörpern (z.B.

791T/36) zeigte sich jedoch, daß die Verwendung von Fragmenten nicht den erwarteten Vorteil mit sich brachte. Es ist daher notwendig, für jeden einzelnen Antikörper die am besten geeignete Applikationsform mit dem passenden Radionuklid durch entsprechende tierexperimentelle und klinische Studien zu definieren.

Singuläre Antikörper versus Antikörpermixturen

Die früher übliche Verwendung polyklonaler Antikörper gewährleistete per se eine Absättigung verschiedener Epitope der meist heterogenen Tumorzellpopulationen. Dies ist mit einem einzelnen monoklonalen Antikörper nicht möglich. Die simultane Injektion mehrerer monoklonaler Antikörper *(„Radioimmuncocktails")* soll dieses Problem lösen und zu einer vermehrten Absättigung von unterschiedlichen zellständigen Tumorantigenen führen, womit die szintigraphische Darstellung durch einen erhöhten Tumorkontrast verbessert wird.

Tabelle **2**   Anwendungsmöglichkeiten monoklonaler Antikörper im Umfeld der Immunszintigraphie

1. *In vitro*
- Immunhistochemie (z. B. Nachweis von CEA, CA 19-9, CA 125, 12H12 u. v. a. tumorassoziierten Antigenen)
- Immunzytologie
- Serumtumormarkerdiagnostik (RIA, ELISA, Lumineszensassay u. a.) z. B. CEA, CA 15-3, CA 19-9, CA 125, 12H12, Beta-HCG, Alphafetoprotein

2. *In vivo*
- Immunszintigraphie („Radioimmunoimaging") mit planarer, computerisierter Gammakameraszintigraphie; Emissionscomputertomographie (ECT); Positronenemissionstomographie (PET); evtl. Kernspinresonanztomographie (NMR) mit Ga-DTPA markierten monoklonalen Antikörpern)
- Immunszintimetrie (quantitative Tumorvitalitätsdiagnostik)
- Radioimmuntherapie
- Immuntherapie (zytotoxische Antikörper, Komplementaktivierung, NAK-(Natural killer cells)Therapie)
- Immunkonjugattherapie (Antikörper plus Toxin (z. B. Ricin A), Antikörper plus Zytostatikum (Doxorubicin, Methotrexat)

Tabelle **3**   Radionuklide zur Markierung von Antikörpern (Diagnostik)

Radionuklid	Gamma-strahlen-energie	Physika-lische Halb-wertszeit	Antikörper-bindung
Jod 131	364 keV	8,05 d	direkt
Jod 123	159 keV	13,0 h	direkt
Indium 111	173/247 keV	2,8 d	via DTPA
Techneti-um 99m	140 keV	6,04 h	direkt
(Gallium 67)	93/185/300 keV	78 h	via DTPA
	u. a.		

Wie mehrere klinische Studien gezeigt haben (6, 10, 11, 12, 13, 21), ist hierdurch eine Steigerung der diagnostischen Sensitivität möglich.

Jodmarkierung versus metallische Radionuklide

Jod 131 ist das bisher wegen der einfachen und effektiven Markierungstechnik und leichten Erhältlichkeit am häufigsten zur Immunszintigraphie verwendete Radionuklid. Es ist jedoch aus vielen Gründen *nicht optimal:* Die Gammastrahlenenergie (364 keV) liegt in einem für Gammakameras ungünstigen Bereich. Die gleichzeitige Betastrahlenemission bedingt eine zusätzliche (unnötige) Strahlenbelastung des Patienten. Wegen der thyreoidalen Jodaffinität muß eine effektive Schilddrüsenblockade (z. B. mit Kalium

jodatum und Perchlorat) durchgeführt werden. Aufgrund seines Metabolismus wird Jod 131 gastral sezerniert und wegen der raschen Dehalogenisierung in vivo renal ausgeschieden, was gelegentlich die Unterscheidung zwischen freier (unspezifischer) Jodanreicherung und spezifischer Antikörperanreicherung (= Tumor) erschwert.

Jod 123 ist als reiner Gammastrahler (159 keV) wesentlich besser für die Diagnostik geeignet, jedoch wirft die kurze Halbwertszeit (13 h) logistische Probleme auf (Zyklotronprodukt, hohe Kosten). In mehreren klinischen Studien konnte jedoch sowohl bei gastrointestinalen (25) als auch bei gynäkologischen (31) Tumoren gezeigt werden, daß insbesondere bei Verwendung von Fab-Fragmenten und der Emissionscomputertomographie (SPECT) immunszintigraphisch mit J-123-markierten Antikörpern eine hohe diagnostische Sensitivität erzielt werden kann.

Indium 111 wird derzeit zunehmend häufiger als Markierungsnuklid eingesetzt, da es sehr günstige strahlenphysikalische Eigenschaften (Gammaenergie 173 und 247 keV, Halbwertszeit 2,8 Tage) besitzt. Die Bindung an den Antikörper ist jedoch nicht (wie bei Jod) direkt möglich, sondern muß über einen Chelatbildner (DTPA) erfolgen. Hierdurch kommt es zu einem veränderten biokinetischen Verhalten des Antikörper-Radionuklid-Komplexes mit einer gegenüber Jod deutlich verlangsamten Clearance im retikuloendothelialen System (Leber-Milz-Knochenmark-Anreicherung). Diagnostisch stört hierbei am meisten der relativ hohe Leberkontrast, was z. B. den Nachweis von Lebermetastasen erschwert.

Technetium 99m steht kostengünstig ubiquitär zur Verfügung (Generatorprodukt) und weist strahlenphysikalisch optimale Eigenschaften auf (reiner Gammastrahler, 140 keV). Die physikalische Halbwertszeit (6 h) ist jedoch unter Berücksichtigung der Antikörperkinetik sehr kurz. Seit kurzem befindet sich ein Antikörperbesteck (Anti-CEA; BW 431/26, Behringwerke, Marburg) zur Markierung mit Tc 99m in klinischer Prüfung. Die Bindung von Tc 99m an den Antikörper erfolgt hierbei an zuvor reduzierte Disulfidbrücken (50). Wie erste eigene Studien zeigen, ist hierdurch ein Tumornachweis bereits 6 bis 24 h p. i. möglich, was für die Zukunft – bei weiterer Bestätigung dieser ersten Ergebnisse – hoffnungsvolle Perspektiven für die Routineanwendung der monoklonalen Antikörpertechnik zur szintigraphischen Tumordiagnostik eröffnet.

Klinische Indikationen

Die immunszintigraphische Tumordiagnostik ist momentan noch als ein präklinisches Verfahren anzusehen, dessen klinischer Stellenwert im Rahmen multizentrischer Studien derzeit genauer definiert wird. Umfangreiche eigene Erfahrungen in retrospektiv und prospektiv durchgeführten Studien bei über 400 Patienten bestehen bei gastrointestinalen Tumoren mit J-131-, In-111- und Tc-99m-markierten F(ab')2-Fragmenten verschiedener monoklonaler Antikörper gegen CEA, CA 19-9 und CA 125 (10, 11, 12, 13). Grundlage der folgenden Ausführungen sind die Erfahrungen und Ergebnisse einer europäischen Multizenterstudie mit Jod-131-markierten F(ab')2-Fragmenten des *monoklonalen Antikörpers OC 125* (IMACIS 2®)[1] bei mehreren hundert Patienten (5). OC 125, ein von Bast u. Mitarb. (2, 3) erstmals beschriebener Antikörper, erkennt ein tumorassoziiertes, hochmolekulares Glykoprotein (CA 125), welches immunhistochemisch bei über 80% aller epithelialen (nichtmuzinösen) Ovarialkarzinome nachweisbar ist. Die Bestimmung von CA 125 im Serum hat sich zur Verlaufskontrolle und Rezidivdiagnostik bei serösen Ovarialkarzinomen als hilfreich erwiesen (3, 16, 36).

Ovarialkarzinom

Rezidivdiagnostik nach primär kurativer Operation

Die *frühzeitigere Rezidivdiagnose* nach primär kurativer Operation bei Patienten mit ansteigenden CA-125-Werten im Serum und negativen bzw. fraglichen sonographischen und/oder computertomographischen Befunden ist eine mögliche Indikation zur Immunszintigraphie mit J-131- oder In-111-markierten OC-125-Antikörpern. Abb. **1**, Farbtafel XI, zeigt ein entsprechendes klinisches Beispiel.

Therapiekontrolle unter Polychemotherapie

Bereits 1983 beschrieben Bast u. Mitarb. (3) eine positive Korrelation zwischen CA-125-Serumspiegeln und Progression bzw. Regression der Erkrankung bei 93% der untersuchten Patienten. Diese Befunde wurden inzwischen von mehreren Arbeitsgruppen bestätigt (16, 36, 49). Leider ergab sich jedoch auch, daß bei 44–73% aller Patienten, die klinisch nach Primärtumoroperation und anschließender Polychemotherapie keinen Hinweis auf eine Persistenz des Tumorleidens zeigten und normale CA-125-Werte im Serum aufwiesen (<35 U/ml), dennoch bei der Second-look-Operation Tumorgewebe nachweisbar war (Durchmesser meist kleiner als 2 cm). Dieser Patientengruppe kommt besondere Be-

[1] Isotopendiagnostik CIS, Dreieich

deutung zu, da ihnen bei immunszintigraphisch positivem Tumornachweis eine Second-look-Operation evtl. erspart bliebe. Ein persistierend erhöhter oder steigender Tumormarkerspiegel unter Chemotherapie weist auf ein Tumorrezidiv bzw. eine nicht effektive Behandlung hin, dies oftmals mehrere Monate vor der klinischen Evidenz. In einem solchen Fall kann ein positives Immunszintigramm ein weiterer Beweggrund für eine Second-line-Therapie oder eine nochmalige operative Tumorreduktion sein.
Abb. **2a/2b**, Farbtafel XI, zeigen ein Immunszintigramm jeweils vor und nach erfolgreicher kombinierter Chemotherapie.

Präoperative Immunszintigraphie bei vermutetem Ovarialkarzinom

Neben der Kontrolle einer Langzeitchemotherapie steht in der Behandlung des Ovarialkarzinoms die frühzeitigere Diagnose des Primärtumors ganz im Vordergrund. Nur 2% aller Ovarialkarzinome werden bekanntlich bei routinemäßigen gynäkologischen Untersuchungen entdeckt und die geringe 5-Jahres-Überlebensrate von 25–30% beruht vor allem auf der sehr schlechten Prognose der oftmals fortgeschrittenen Primärtumoren. Als Screening-Test eignet sich die Tumormarkerbestimmung im Serum nicht, da sie nicht tumorspezifisch ist und bei kleinen Primärtumoren oftmals normale Serumspiegel vorliegen (36). Auch die Immunszintigraphie eignet sich nicht als Suchmethode auf ein Tumorleiden bei einer primär normalen Population. Bei begründetem Verdacht auf ein gynäkologisches Karzinom im kleinen Becken kann die Immunszintigraphie jedoch möglicherweise hilfreich beim *Tumor-Staging* sein (17) (Lymphknotenbefall, Fernmetastasen), insbesondere, da sie grundsätzlich (ohne vermehrte Strahlenexposition) als Ganzkörperuntersuchung durchgeführt wird. Abb. **3a/3b/3c**, Farbtafel XII, zeigen das präoperative Immunszintigramm bei einer Patientin mit einem großen zystischen Beckentumor sowie das Operationspräparat und den immunhistochemischen Befund (serös-papilläres Ovarialkarzinom).

Mammakarzinom

Die engmaschige Kontrolle bei Patienten mit Mammakarzinom nach Abschluß der Primärbehandlung ist deshalb besonders wichtig, weil eine gezielte Therapie bei rechtzeitiger Metastasendetektion den Krankheitsverlauf oft über Jahre positiv beeinflussen kann. Das *karzinoembryonale Antigen* (CEA) und neuere durch monoklonale Antikörper definierte tumorassoziierte Antigene haben sich in vielen Fällen als wertvoller und frühzeitiger Indikator für das Auftreten einer Metastasierung erwiesen (52).

Tabelle **4**   Klinische Studien mit MAK bei gynäkologischen Malignomen

Antikörper	Antigen	Nuklid	Technik	Positivrate/ Gesamtanzahl TU	Sensitivität	Autoren
HMFG1 HMFG2 intakt	Humanes Milchfettglobulin Carbohydrat	^{123}J	planar/ECT	24/39	62% retrospektiv	Epenetos u. Mitarb.
791 T/36 intakt, IgG2	72 kD Membranprotein Osteo- sarkomzellinie 791 T	^{131}J	Gammakamera/ planar	8/17	47% retrospektiv	Williams u. Mitarb.
791 T/36 intakt, IgG2	72 kD Membranprotein Osteo- sarkomzellinie 791 T	^{131}J	Gammakamera/ planar	11/12	92% retrospektiv	Symonds u. Mitarb.
791 T/36 intakt, IgG2	72 kD Membranprotein Osteo- sarkomzellinie 791 T	^{131}J	planar	16/18	89% retrospektiv	Perkins u. Mitarb.
H17E2, IgG1	Plazenta, alkal. Phosphatase (PLAP)	^{111}In	planar/ECT	10/15	67% retrospektiv	Epenetos u. Mitarb.
HMFG2, IgG1, intakt	s. o., > 300 kD Glykoprotein (muzinähnlich)	^{123}J	Gammakamera/ planar	35/40	88% retrospektiv	Granowska u. Mitarb.
				11/15	73% prospektiv	
HMFG2, IgG1 intakt	s. o., > 300 kD Glykoprotein (muzinähnlich)	^{123}J	planar („probability mapping")	19/20	95% prospektiv	Granowska u. Mitarb.
HMFG2, intakt	s. o., > 300 kD Glykoprotein (muzinähnlich)	^{123}J	planar	16/18	89% retrospektiv	Pateisky u. Mitarb.
NDOG2, IgG2b	PLAP	^{123}J	planar	10/13	77% retrospektiv	Jackson u. Mitarb.
3E1-2, IgM	Zellmembran u. Zytoplasma Mammakarzinom	^{131}J	Gammakamera/ planar	9/9	100% retrospektiv	Thompson u. Mitarb.
OC 125, IgG1 F(ab')$_2$	CA 125 (HMW-Glykoprotein)	^{131}J	planar/SPECT	58/71	82% retrospektiv	Baum u. Mitarb.
OC 125, IgG1 F(ab')$_2$	CA 125 (HMW-Glykoprotein)	^{131}J	planar	24/28	86%	Bourguet u. Mitarb.
OC 125, IgG1 F(ab')$_2$ + 19-9 F(ab')$_2$	CA 125 CA 19-9	^{131}J	planar/SPECT	16/24	67% prospektiv	Chatal u. Mitarb.
OC 125, IgG1 F(ab')$_2$	CA 125	^{131}J	planar/SPECT	77/94	82% retrospektiv	
				18/28	64% prospektiv	European Study Group
OC 125, F(ab')$_2$	CA 125	^{111}In	planar/SPECT	6/8	75% retrospektiv	Doherty u. Mitarb.
M8 Anti-Beta-HCG	HMFGM Humanes Choriongonadotropin	^{111}In ^{131}J	planar planar/SPECT	13/17 4/5	77% prospektiv	Rainsbury u. Mitarb. Chatal u. Mitarb.

Die *Tumorlokalisation* erweist sich jedoch oftmals ebenso wie eine effektive Therapiekontrolle als schwierig. In dieser Situation kann die Immunszintigraphie z.B. mit radionuklidmarkierten Antikörpern gegen CEA oder andere tumorassoziierte Antigene (CA 19-9, CA 125 u. a.) von Nutzen sein. Größere systematische Studien, die einen eindeutigen Vorteil der Immunszintigraphie gegenüber anderen konventionellen diagnostischen Methoden belegen, fehlen jedoch bislang. Weiterhin scheint der „ideale" Antikörper für die immunszintigraphische Diagnostik des Mammakarzinoms trotz einer Vielzahl von Antikörpern (Tab. 1) und Markierungs- sowie Szintigraphietechniken (Tab. 4) noch nicht gefunden zu sein. Eigene Erfahrungen beim Mammakarzinom bestehen vor allem mit einem J-131-markierten „Radioimmuncocktail" von F(ab')2-Fragmenten gegen CEA und CA 19-9 (IMACIS)[1] (Farbtafel XIII, Abb. 4a/4b).

---

[1] Isotopendiagnostik CIS, Dreieich

Ergebnisse klinischer Studien

Die Resultate bisheriger immunszintigraphischer Studien mit monoklonalen Antikörpern sind in Tab. 4 zusammengefaßt. Über die längste und wohl umfangreichste Erfahrung insbesondere in der Diagnostik des *Ovarialkarzinoms* verfügt zweifelsohne die Londoner Arbeitsgruppe (17, 32). Abb. 5a/5b, Farbtafel XIII, zeigt die immunszintigraphische Diagnose eines muzinösen Ovarialkarzinoms mit dem J-123-markierten HMFG2-Antikörper. Bemerkenswert ist, daß eine prospektive Untersuchung mit dem vorhergenannten Antikörper eine Sensitivität von 95% (bei allerdings geringer Spezifität) ergab (32). Aus der Vielzahl weiterer Antikörper, die zur Immunszintigraphie von gynäkologischen Tumoren eingesetzt wurden, seien beispielhaft 791T/36 (Farbtafel XIV, Abb. 6) und B72/3 (Farbtafel XIV, Abb. 7a/7b) genannt.

Zusammenfassung und Ausblick

Die Immunszintigraphie mit radioaktiv markierten monoklonalen Antikörpern gegen tumorassoziierte Antigene ist ein neues, vielversprechendes nuklearmedizinisches Verfahren, das im Bereich der gynäkologischen *Tumordiagnostik* insbesondere beim *Ovarialkarzinom* (Rezidivdiagnostik, Verlaufskontrolle, Primärdiagnostik) und beim Mammakarzinom (Rezidivlokalisation, evtl. Therapiekontrolle) zur Anwendung gelangt. Umfangreiche Untersuchungen beim Ovarialkarzinom sowie Pilotstudien beim *Mammakarzinom* konnten einen diagnostischen Zugewinn im Vergleich mit konventionellen Verfahren (Röntgen, Ultraschall, CT, Szintigraphie) belegen. Die Entwicklung neuer monoklonaler Antikörper, auch gegen bereits seit langem bekannte tumorassoziierte Antigene wie z. B. Beta-HCG (Farbtafel XV, Abb. 8), und insbesondere Fortschritte auf dem Gebiet der Antikörpermarkierung (In-111, Tc-99m) sowie technologische Verbesserungen (z. B. Emissionscomputertomographie) stützen die Hoffnung auf einen routinemäßigen Einsatz des Verfahrens im Rahmen der onkologischen Nachsorge und evtl. Primärdiagnostik. Eine weitere, hoffnungsvolle Anwendungsmöglichkeit ist die *Radioimmuntherapie* z. B. mit Jod-131- oder Yttrium-90-markierten monoklonalen Antikörpern. Erste Phase I–II Studien z. B. beim Ovarialkarzinom (intraperitoneale Applikation) haben bereits begonnen (27), jedoch sind hierzu noch zahlreiche Fragestellungen zu klären.

Literatur

1 Armitage, N. V., A. C. Perkins, M. V. Pimm, M. L. Wastie, R. W. Baldwin, J. D. Hardcastle: Imaging of primary and metastatic colorectal cancer using an ^{111}In-labelled antitumor monoclonal antibody. Nucl. Med. Commun. 6 (1985) 623

2 Bast, R. C., M. Feeney, H. Lazarus, L. M. Nadler: Reactivity of a monoclonal antibody with human ovarian carcinoma. J. clin. Invest. 68 (1981) 1331

3 Bast, R. C., T. L. Klug, E. St. John, E. Jenison, J. M. Niloff, H. Lazarus, R. S. Berkowitz, T. Leavitt, T. Griffiths, L. Parker, Y. R. Zurawski, R. C. Knapp: A radioimmunoassay using a monoclonal antibody to monitor the course of epithelial ovarian cancer. New Engl. J. Med. 15 (1983) 883

4 Baum, R. P., G. Hör: Immunszintigraphie – Entwicklung, derzeitiger Stand und Ausblick. Nucl.-Med. 25 (1986) 157

5 Baum, R. P., J. F. Chatal, J. C. Saccavini, P. Fumoleau: (European Study Group): Immunoscintigraphy of epithelial ovarian carcinoma after injection of ^{131}I labelled F(ab′)2 fragments from monoclonal antibody OC 125. Results of a European Multicenter Study (submitted for publication)

6 Baum, R. P., M. Lorenz, C. Hottenrott, G. Hör: Immunoscintigraphy and continuous regional chemotherapy of liver metastases: A prospective study controlled by surgery, histology, and immunohistochemistry. J. nucl. Med. 28 (1987) 706

7 Baum, R. P., M. Lorenz, R. Senekowitsch, M. Albrecht,

G. Hör: Klinische Ergebnisse der Immunszintigraphie und Radioimmuntherapie. Nucl.-Med. 26 (1987) 68

8 Baum, R. P., J. F. Chatal, J. C. Saccavini, R. Senekowitsch, J. Happ, K. Manegold, F. Berthold, G. Hör: Radioimmunotherapy with I-131 labeled monoclonal antibodies 19-9/anti-CEA and OC 125. J. nucl. Med. 6 (1986) 1019

9 Baum, R. P., M. Albrecht, C. J. Thaler, J. Happ, R. Senekowitsch, A. Freudemann, G. Bittner, H. Schmidt-Matthiesen, G. Hör: Immunoscintigraphy of ovarian cancer with monoclonal antibody OC 125: First results. Nucl.-Med. 25 (1986) A 43

10 Baum, R. P., F. D. Maul, R. Senekowitsch, J. C. Saccavini, M. Lorenz, J. Happ, F. Berthold, H. Kriegel, G. Hör: Radioimmunoscintigraphy and radioimmunotherapy with monoclonal antibodies (19-9/anti-CEA and OC 125). In: Radioaktive Isotope in Klinik und Forschung, Bd. XVII, Teil I, hrsg. von R. Höfer, H. Bergmann. H. Egermann Verlag, Wien 1986 (S. 443)

11 Baum, R. P., F. D. Maul, R. Klapdor, R. Senekowitsch, M. Lorenz, C. Hottenrott, R. Montz, J. Happ, H. Kriegel, J. F. Chatal, G. Hör: Immunszintigraphie kolorektaler Tumoren mit [131]J-markierten monoklonalen Antikörpern (19-9/Anti-CEA): Erste Ergebnisse. NUC-Comp. 16 (1985) 121

12 Baum, R. P., F. D. Maul, R. Senekowitsch, M. Lorenz, C. Hottenrott, J. Happ, R. Standke, J. F. Chatal, J. C. Saccavini, H. Kriegel, G. Hör: Radioimmunoscintigraphy of CA 19-9/CEA producing tumors using I-131 labeled F(ab′)2 fragments of monoclonal antibodies (19-9/anti-CEA radioimmunococktail). In: Nuclear Medicine in Clinical Oncology, hrsg. von C. Winkler. Springer, Berlin 1986 (S. 197)

13 Baum, R. P., M. Lorenz, R. Senekowitsch, J. F. Chatal, J. C. Saccavini, C. Hottenrott, J. Happ, E. Staib-Sebler, M. v. Schuttenbach, G. Hißnauer, I. Kornemann, M. Albrecht, J. Frohn, R. Buhl, G. Herrmann, D. Drahovsky, A. Encke, H. Schmidt-Matthiesen, H. Kriegel, K. Hübner, G. Hör: Clinical experience in cancer diagnosis with radiolabeled monoclonal antibodies in 200 patients and initial attempts at radioimmunotherapy. In: Radiolabeled Monoclonal Antibodies for Imaging and Therapy. Potential, Problems, and Prospects, hrsg. von S. C. Srivastava. Pergamon Press, New York (in press)

14 Begent, R. H. J., G. Stanway, B. E. Jones, K. D. Bagshawe, F. Searle, R. F. Jewkes, P. Vernon: Radioimmunolocalization of tumours by external scintigraphy after administration of ^{131}I antibody to human chorionic gonadotropin: preliminary communication. J. roy. Soc. Med. 73 (1980) 624

15 Bourguet, P., P. Kerbrat, D. Gedouin, J. Y. Herry, J. C. Saccavini: Immunoscintigraphy in ovarian cancer: Comparison with CT scan, ultrasonography, and laparotomy. Nucl.-Med. 25 (1986) A 42

16 Brioschi, P. A., O. Irion, P. Bischof, M. Bader, M. Forni, F. Krauer: Serum CA 125 in epithelial ovarian cancer. A longitudinal study. Brit. J. Obstet. Gynec. 94 (1987) 196

17 Britton, K. E., M. Granowska, J. Shepherd: Localisation of cancer of the ovary and metastases using ^{123}I labelled monoclonal antibody HMFG-2 compared to surgical findings. In: Monoclonal Antibodies in Cancer Detection and Therapy, hrsg. von R. W. Baldwin, V. S. Byers. Academic Press, London 1985 (S. 202)

18 Buraggi, G. L., L. Callegaro, A. Turrin, N. Cascinelli, A. Attili, H. Emanuelli, M. Gasparini, G. Deleide, G. Plassio, M. Dovis, G. Mariani, P. G. Natali, G. A. Scassellati, U. Rosa, S. Ferrone: Immunoscintigraphy with ^{123}I, ^{99m}Tc and ^{111}In-labelled F(ab′)2 fragments of monoclonal antibodies to a human high molecular weight melanoma associated antigen. J. nucl. Med. All. Sci. 28 (1984) 283

19 Carrasquillo, J. A., K. A. Krohn, P. Beaumier, R. W.

McGuffin, J. P. Brown, K. E. Hellström, I. Hellström, S. M. Larson: Diagnosis and therapy for solid tumors with radiolabeled antibodies and immune-fragments. Cancer Treat. Rep. 68 (1984) 317

20 Chatal, J. F.: Comparative prospective detection of carcinoma recurrences with SPECT imaging using radiolabeled monoclonal antibodies, ultrasonography and computed tomography. In: Radiolabeled Monoclonal Antibodies for Imaging and Therapy. Potential, Problems, and Prospects, hrsg. von S. C. Srivastava. Pergamon Press, New York (in press)

21 Chatal, J. F., J. C. Saccavini, P. Fumoleau, J. Y. Douillard, C. Curtet, M. Kremer, B. LeMevel, H. Koprowski: Immunoscintigraphy of colon carcinoma. J. nucl. Med. 25 (1984) 307

22 Chatal, J. F., J. C. Saccavini, P. Fumoleau, N. Tournemaine, C. Curtet, M. Kremer, A. Chetanneau, P. Peltier: Prospective SPECT imaging detection of recurrence of gynecological carcinoma using ^{131}I-OC 125 or 19-9 F(ab')2 monoclonal antibodies. Nucl.-Med. 25 (1986) A 42

23 Davies, J. O., E. R. Davies, P. C. Jackson, E. M. Pitcher, C. S. Sadowski, G. M. Stirrat, C. A. Sunderland: Radionuclide imaging of ovarian tumours with ^{123}I-labelled monoclonal antibody (NDOG$_2$) directed against placental alkaline phosphatase. Brit. J. Obstet. Gynec. 92 (1985) 277

24 Delaloye, B., A. Bischof-Delaloye, J. C. Volant, J. Pettavel, V. v. Fliedner, F. Buchegger, J. P. Mach: First approach to therapy of liver metastases in colorectal carcinoma by intrahepatically infused I-131 labeled monoclonal anti-CEA antibodies. Europ. J. nucl. Med. 11 (1985) A 37

25 Delaloye, B., A. Bischof-Delaloye, F. Buchegger, V. v. Fliedner, J. P. Grob, J. C. Volant, J. Pettavel, J. P. Mach: Detection of colorectal carcinoma by emission-computerized tomography after injection of ^{123}I-labeled Fab or F(ab')2 fragments from monoclonal anti-carcinoembryonic antigen antibodies. J. clin. Invest. 77 (1986) 301

26 Dhokia, B., P. A. Canney, D. Pectasides, A. J. Munro, M. Moore, P. M. Wilkinson, C. Self, A. A. Epenetos: A new immunoassay using monoclonal antibodies HMFG1 and HMFG2 together with an existing marker CA 125 for the serological detection and management of epithelial ovarian cancer. Brit. J. Cancer 54 (1986) 891

27 Epenetos, A. A.: Intraperitoneal therapy of ovarian cancer. In: Radiolabeled Monoclonal Antibodies for Imaging and Therapy. Potential, Problems, and Prospects, hrsg. von S. C. Srivastava. Pergamon Press, New York (in press)

28 Epenetos, A. A., D. Carr, P. M. Johnson, W. F. Bodmer, J. P. Lavender: Antibody-guided radiolocalisation of tumours in patients with testicular or ovarian cancer using two radioiodinated monoclonal antibodies to placental alkaline phosphatase. Brit. J. Radiol. 59 (1986) 117

29 Epenetos, A. A., D. Snook, H. Durbin, P. M. Johnson, J. Taylor-Papadimitriou: Limitations of radiolabeled monoclonal antibodies for localization of human neoplasms. Cancer Res. 46 (1986) 3183

30 Epenetos, A. A., G. Hooker, H. Durbin, W. F. Bodmer, D. Snook, R. Begent, R. T. D. Oliver, J. P. Lavender: Indium-111 labelled monoclonal antibody to placental alkaline phosphatase in the detection of neoplasms of testis, ovary, and cervix. Lancet 1985/II, 350

31 Epenetos, A. A., S. Mather, M. Granowska, C. C. Nimmon, L. R. Hawkins, K. E. Britton, J. Shepherd, J. Taylor-Papadimitriou, H. Durbin, J. S. Malpas: Targeting of iodine-123-labelled tumour-associated monoclonal antibodies to ovarian, breast, and gastrointestinal tumours. Lancet 1982/II, 999

32 Granowska, M., J. Shepherd, K. E. Britton, B. Ward, S. Mather, J. Taylor-Papadimitriou, A. A. Epenetos,

M. J. Carroll, C. C. Nimmon, L. A. Hawkins, M. Slevin, W. Flatman, T. Horne, J. Burchell, H. Durbin, W. Bodmer: Ovarian cancer: diagnosis using ^{123}I monoclonal antibody in comparison with surgical findings. Nucl. Med. Commun. 5 (1984) 485

33 Hör, G., R. P. Baum, F. D. Maul, J. Happ, M. Lorenz, C. Hottenrott, A. Encke: Immunszintigraphie bei Reziciven kolorektaler Karzinome und deren Metastasen. Erste Frankfurter Erfahrungen. Dtsch. Ärztebl. 83 (1986) 2862

34 Jackson, P. C., E. M. Pitcher, J. O. Davies, E. R. Davies, C. S. Sadowski, G. E. Staddon, G. M. Stirrat, C. A. Sunderland: Radionuclide imaging of ovarian tumours with a radiolabelled (^{123}I) monoclonal antibody (NDOG$_2$). Europ. J. nucl. Med. 11 (1985) 22

35 Köhler, G., C. Milstein: Continuous cultures of fused cells secreting antibody of predefined specificity. Nature (London) 256 (1975) 495

36 Lambert, J.: The value of CA 125 serum assay in the management of ovarian cancer. Brit. J. Obstet. Gynec. 94 (1987) 193

37 Mach, J. P., F. Buchegger, M. Forni, J. Ritschard, C. Berche, J. D. Lumbroso, M. Schreyer, C. Girardet, R. S. Accolla, S. Carrel: Use of radiolabelled monoclonal anti-CEA antibodies for the detection of human carcinomas by external photoscanning and tomoscintigraphy. Immunol. Today 2 (1981) 239

38 Nuti, M., Y. A. Teramoto, R. Mariani-Costantini, P. Horan Hand, D. Colcher, J. Schlom: A monoclonal antibody (B 72.3) defines patterns of distribution of a novel tumor-associated antigen in human mammary carcinoma cell population. Int. J. Cancer 29 (1982) 539

39 Pateisky, N., K. Philipp, W. D. Skodler: Radioimmunodetection in patients with suspected ovarian cancer. J. nucl. Med. 26 (1985) 1369

40 Perkins, A. C., M. V. Pimm, M. K. Birch: The preparation and characterisation of ^{111}In-labelled 791T/36 monoclonal antibody for tumor immunoscintigraphy. Europ. J. nucl. Med. 10 (1985) 296

41 Perkins, A. C., M. C. Powell, M. V. Pimm, M. L. Wastie, E. M. Symonds, R. W. Baldwin: Immunoscintigraphy of gynecological tumors. In: Nuclear Medicine in Clinical Oncology, hrsg. von C. Winkler. Springer, Berlin 1986 (S. 177)

42 Quinones, J., G. Mizejewski, W. H. Beierwaltes: Choriocarcinoma scanning using radiolabeled antibody to chorionic gonadotropin. J. nucl. Med. 12 (1971) 69

43 Rainsburgy, R. M.: The localization of human breast carcinoma by radiolabelled monoclonal antibodies. Brit. J. Surg. 71 (1984) 805

44 Rainsbury, R. M., J. H. Westwood, R. C. Coombes, A. M. Neville, R. J. Ott, T. S. Kalirai, V. R. McCready, J. C. Gazet: Location of metastatic breast carcinoma by a monoclonal antibody chelate labelled with Indium-111. Lancet 1983, 934

45 Senekowitsch, R., R. P. Baum, F. D. Maul, H. J. C. Wenisch, S. Möllenstädt, H. Kriegel, G. Hör: Biokinetische Studien zur szintigraphischen Darstellung xenotransplantierter menschlicher Pankreaskarzinome mit ^{131}Jod markierten F(ab')2-Fragmenten verschiedener monoklonaler Antikörper. NUC Comp. 6 (1985) 414

46 Senekowitsch, R., W. Bode, G. Reidel, H. Glässner, S. Möllenstädt, H. Kriegel, H. W. Pabst: Improved radioimmunoscintigraphy of human mammary carcinoma xenografts after injection of an anti-antibody. Nucl.-Med. 26 (1987) 13

47 Shepherd, J. H., M. Granowska, K. E. Britton, S. Mather, A. A. Epenetos, B. G. Ward, M. Slevin: Tumourassociated monoclonal antibodies for the diagnosis and assessment of ovarian cancer. Brit. J. Obstet. Gynec. 94 (1987) 160

48 Symonds, E. M., A. C. Perkins, M. V. Pimm, R. W. Baldwin, J. G. Hardy, D. A. Williams: Clinical implications of immunoscintigraphy in patients with ovarian ma-

lignancy: a preliminary study using monoclonal antibody 791T/36. Brit. J. Obstet. Gynec. 92 (1985) 270

49 Schilthuis, M.S., J.G.Aalders, J.Bouma, H.Koogi, J.Fleuren, P.H.B.Willemse, H.W.A.De Bruijn: Serum CA 125 levels in epithelial ovarian cancer: relation with findings at second-look operations and their role in the detection of tumour recurrence. Brit. J. Obstet. Gynec. 94 (1987) 202

50 Steinsträßer, A., A.Schwarz, L.Kuhlmann, K.Bosslet: Einfluß des Markierungsverfahrens auf die Kinetik monoklonaler Antikörper. Nucl.-Med. 26 (1987) 44

51 Thompson, C.H., S.A.Stacker, N.Salehi, M.Lichtenstein, M.J.Leyden, J.T.Andrews, I.F.C.McKenzie:

Immunoscintigraphy for detection of lymph node metastases from breast cancer. Lancet 1984/II, 1245

52 Viebahn, C., A.Besserer, F.Opri: Die Bedeutung des CEA für die Therapie und Nachsorge des Mammakarzinoms. Tumor Diagnostik 2 (1981) 39

53 Wahl, R.L., C.W.Parker, G.W.Philpott: Improved radioimaging and tumor localization with monoclonal F(ab')2. J. nucl. Med. 24 (1983) 316

54 Williams, M.R., A.C.Perkins, F.C.Campbell, M.V.Pimm, J.G.Hardy, M.L.Wastie, R.V.Blamey, R.W.Baldwin: The use of monoclonal antibody 791T/36 in the immunoscintigraphy of primary and metastatic carcinoma of the breast. Clin. Oncol. 10 (1984) 375

Sachverzeichnis

Kap. 1-10 = Bd. I; Kap. 11-24 = Bd. II